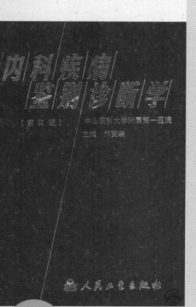

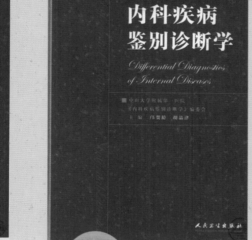

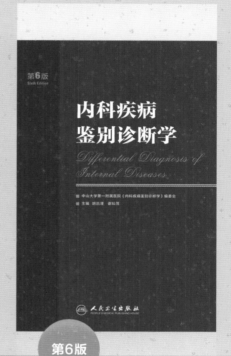

第4版
2000

第5版
2006

第6版
2014

内科疾病鉴别诊断学

第 7 版

中山大学附属第一医院《内科疾病鉴别诊断学》编委会

主　　编　胡品津　谢灿茂

副主编　李　娟　李延兵　李洵桦　杨念生　黄锋先　陈旻湖
　　　　　董吁钢　曾进胜

编　　者（以姓氏笔画为序）

王礼春	王锦辉	方燕南	叶玉津	田真壹	刘　娟
刘　晨	刘庆华	刘烈华	许韩师	杜志民	李　海
李　娟	李延兵	李志坚	李洵桦	李骄星	杨念生
肖英莲	肖海鹏	吴　琪	何　瑶	何建桂	余　剑
邹外一	张　宁	张　成	陈　玲	陈　洁	陈子怡
陈艺莉	陈白莉	陈伟英	陈旻湖	范玉华	林健雯
罗益锋	周列民	周振海	周鸿雁	周燕斌	郑一帆
胡品津	柳　俊	钟碧慧	修玲玲	郭禹标	唐可京
黄亚娟	黄知敏	黄锋先	黄慧玲	曹筱佩	盛文利
梁柳琴	董吁钢	曾　勉	曾进胜	曾志荣	谢灿茂
蔡冬梅	熊理守				

主编助理　黄鑫炎　刘杨丽

人民卫生出版社

·北　京·

图书在版编目（CIP）数据

内科疾病鉴别诊断学 / 胡品津，谢灿茂主编 . —7 版 . —北京：人民卫生出版社，2021.11（2024.12 重印）
ISBN 978-7-117-31378-0

Ⅰ. ①内… Ⅱ. ①胡…②谢… Ⅲ. ①内科 —疾病 — 鉴别诊断 Ⅳ. ①R504

中国版本图书馆 CIP 数据核字（2021）第 045601 号

人卫智网	www.ipmph.com	医学教育、学术、考试、健康，购书智慧智能综合服务平台
人卫官网	www.pmph.com	人卫官方资讯发布平台

内科疾病鉴别诊断学
Neike Jibing Jianbie Zhenduanxue
第 7 版

主　　编：胡品津　　谢灿茂
出版发行：人民卫生出版社（中继线 010-59780011）
地　　址：北京市朝阳区潘家园南里 19 号
邮　　编：100021
E - mail：pmph @ pmph.com
购书热线：010-59787592　010-59787584　010-65264830
印　　刷：人卫印务（北京）有限公司
经　　销：新华书店
开　　本：889×1194　1/16　　印张：61.5　　插页：2
字　　数：2125 千字
版　　次：1975 年 11 月第 1 版　　2021 年 11 月第 7 版
印　　次：2024 年 12 月第 3 次印刷
标准书号：ISBN 978-7-117-31378-0
定　　价：328.00 元

打击盗版举报电话：010-59787491　E-mail：WQ @ pmph.com
质量问题联系电话：010-59787234　E-mail：zhiliang @ pmph.com

主编简介

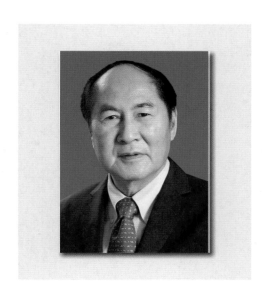

胡品津 内科学二级教授，一级主任医师，博士研究生导师，国务院政府特殊津贴获得者，中山大学资深名医。

现任中山大学附属第六医院消化内科医学部主任，历任中山大学附属第一医院消化内科专科主任、内科主任、副院长、药物临床试验机构主任。曾任第八届中华医学会消化病学分会副主任委员、炎症性肠病学组组长，亚洲炎症性肠病学会主席，*Journal of Digestive Disease* 副主编，《中华消化杂志》副主编，*Journal of Crohns and Colitis*、《中华内科杂志》等编委。现任《中华炎性肠病杂志》总编辑。

从医 50 余年，一直工作在临床一线。主要研究方向为炎症性肠病、幽门螺杆菌及其相关疾病、功能性胃肠病等。在国内外期刊发表论著及述评 400 多篇，主编专著和教材 6 部。获省、部级科技进步奖 5 项。培养博士研究生 27 名，硕士研究生 9 名，博士后 6 名。

主编简介

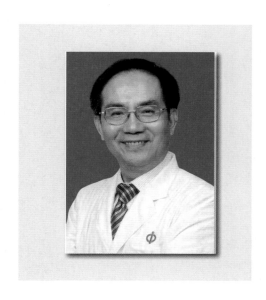

谢灿茂 医学博士,内科学二级教授,一级主任医师,博士研究生导师。国务院政府特殊津贴获得者,全国医药卫生系统先进个人,全国卫生系统先进工作者,中山大学名医。

现任中山大学附属第一医院呼吸与危重症医学科首席专家、学科带头人。曾任中山大学附属第一医院呼吸内科主任,内科主任,内科教研室主任,诊断学教研室主任,副院长。

中华医学会呼吸病学分会、内科学分会常委、顾问,中国医师协会呼吸医师分会常务理事,中国医药教育协会感染疾病专业委员会常委。广东省医学会常务理事,呼吸病学分会、内科学分会主任委员,粤港澳大湾区内科联盟主席,广东省中西医结合委员会呼吸病专业委员会主任委员,中国医院协会常务理事,广东省医院协会副会长等。

从事呼吸与危重症医学医疗、教学和科研工作40余年,专业方向为胸膜疾病、呼吸感染性疾病、气道疾病和危重症医学等。发表论文近200篇,20多篇分别发表在 *Am Respir Crit Care Med*, *Chest* 等杂志。主编专著10部,教育部全国高等医药院校规划教材《内科学》副主编,参编国家卫生健康委员会全国高等医学院校教材《内科学》第6~9版,《全科医学》第1~4版,8年制及7年制教材《内科学》第3版,临床研究生及专科医师教材《呼吸病学》第2版。《中华结核和呼吸杂志》等杂志编委、顾问和特邀审稿专家,*International Pleural Newsletter* 国际顾问,*Seminars in Respiratory and Critical Care Medicine* 中文版主编。培养博士研究生、硕士研究生和博士后50余名。

序

2021年，适逢中国共产党建党100周年，中国西医发源地博济医局（原中山大学中山医学院前身）创立186周年，中山大学附属第一医院迎来了111周年华诞，《内科疾病鉴别诊断学》也迎来了第7版的再版更新。

已有百年积淀的中山大学附属第一医院，其独树一帜且成效显著的临床工作思维模式，聚焦于核心胜任力的全方位医学人才培养体系，以及"医病医身医心、救人救国救世"的中山医魂，为中国的医疗卫生健康事业做出了卓越贡献。

《内科疾病鉴别诊断学》诞生于1975年，由中山大学附属第一医院内科的邝贺龄教授主编。这本书一经问世，就因其广博的知识覆盖、科学的临床思维和实践指导与引领作用，深得所有临床医生的钟爱，成为每位医生和医学生良师益友般的案头经典，伴随着几代医生的成长。经过近50年的反复修订、完善和更新，现已成为我国临床医生心中的学术品牌、手中的珍贵典藏。

《内科疾病鉴别诊断学》在迭代改进的过程中，萃取了一个多世纪以来中山大学附属第一医院殿堂级医学专家的临床思维和诊治经验，融入了现代医学科学技术日新月异的长足进步和累累硕果，是中国一代代名医崇尚医德、精于医术的大医精神之缩影。可以毫不夸张地说，这本书也见证了中国医学领域的蓬勃发展与健康中国建设所取得的伟大成就。

第7版的修订得到中山大学附属第一医院《内科疾病鉴别诊断学》编委会的高度重视，期间经过反复修改和打磨，以确保其能赓续传承与创新发展，不断完善科学性、先进性和实用性，以期践行中山医人"医病医身医心、救人救国救世"的初心与使命，为健康中国和中华民族的伟大复兴贡献中山医的智慧和力量。

最后，向参与此书修订和编写的专家学者们致敬！向《内科疾病鉴别诊断学》经典致敬！

2021年4月28日

前言

《内科疾病鉴别诊断学》是邝贺龄教授在 1975 年组织中山医学院附属第一医院(中山一院)的内科临床专家集体编写而成的。鉴于历史原因,首版没有作者的姓名,甚至也没有主编的署名,仅冠以编写组。而且,在当时资讯匮乏的条件下,作者获取有限的资料,并结合自己的经验撰写这本著作的困难和艰辛可想而知。本书一经问世,由于其内容丰富,涵盖面广,图文并茂,编撰严谨,实用性强,深得读者的欢迎和喜爱,得以不断再版。

《内科疾病鉴别诊断学》是一本为临床各级医师提供常见症状和体征鉴别诊断的实用工具书和参考书。本书特色鲜明,以症状或体征为纲,疾病为目,纲举目张,临床医师可以通过症状或体征查阅涵盖内科、感染科和神经内科绝大多数的常见病、少见病和罕见病,以及繁多的临床综合征,从而提高对内科疾病的诊断和鉴别诊断能力。因此,本书可读性与实用性兼备,迄今仍然是国内外难得的一本关于症状和体征鉴别诊断的巨著。

本书编撰的指导思想是传承与拓新并举;文字力求简洁明了、层次清楚、逻辑性强;表格设计合理、内容精练、重点突出、鉴别要点一目了然;内容能够反映内科学诊断方面的进展,保持科学性、先进性和实用性,强调临床诊断中的疾病特征,鉴别诊断的要点和难点。

由于医学的不断发展,对疾病的认识不断深入和诊断手段的不断改善和丰富,疾病诊治指南的更新,一些疾病的命名、概念、分类和诊断方法在不断的变化。有鉴于此,在保持本书风格、体例和特色不变的前提下,根据读者的反馈,对有关章节进行增删或改写。在第 6 版的基础上,第 7 版增加了"便秘""钠、钾、钙、磷代谢异常""瘫痪""肌肉萎缩"和"认知障碍"共 5 章;删除了"腹部肿块"一章;"低血糖状态"改为"低血糖症","颅内病变"改为"颅内压增高"。另外,近年新出现的疾病(如新型冠状病毒肺炎)及新的诊断标准大多在本书得以介绍,内容得以增加与拓新。

《内科疾病鉴别诊断学》是一本凝结近半个世纪中山一院内科临床专家集体心血的著作,是以邝贺龄教授为代表的几代中山一院人辛勤耕作的结晶。本书一直秉承由中山一院副教授以上,有丰富临床和教学经验的专家担任编者的传统,作者承前启后,几经更迭,初心不改;内容推陈出新,与时俱进,努力拓新。值此本书再版之际,感谢几代作者对本书的辛勤劳动!

由于本书所列的症状和体征(个别章节为影像学表现)与其他学科交叉较多,如外科、妇产科、儿科、耳鼻喉科、皮肤科和影像学科等,加之编者的水平和视角有限,难免有错漏之处,恳请读者一如既往地不吝指正。

中山大学附属第一医院《内科疾病鉴别诊断学》第 7 版编委会

2021 年 3 月

第6版
前 言

　　《内科疾病鉴别诊断学》于1975年问世,当时是由邝贺龄教授组织中山医学院附属第一医院的一批内科、传染病科和神经科有丰富临床经验的专家集体编写而成的。因深受读者欢迎,至2006年已修订至第5版。本书的特色非常鲜明,以症状或体征为纲、疾病为目,涵盖内科、感染病科和神经内科绝大多数常见病、少见病及罕见病,对每一疾病的基本概念、临床表现、诊断及鉴别诊断进行重点突出、简明扼要的介绍,实是难得的一本关于内科疾病鉴别诊断的巨著。本书既可作为案头的工具书,又可作为学习和研究的参考书,可读性和实用性兼备。

　　随着医学的发展,最新修订的第6版即将出版。内科疾病鉴别诊断这门科学既古老,又在不断变化。临床资料的收集及疾病鉴别诊断的思维始终是基础,而随着对疾病认识的深入和诊断手段的改善,不少疾病的分类、命名、概念及诊断方法却在不断变化中。根据此原则,本书保持原第5版的定位、特色和体例不变,并根据当前医学发展对有关章、节的内容进行增删或改写。原第1至第5版的参考文献只采用国内临床研究的参考文献,考虑到一些少见病,特别是一些国外常见而国内少见的疾病在我国研究尚欠深入,第6版适当增加了一些相关的国外文献。

　　本书第5版是由邝贺龄教授和胡品津教授共同主编的,在编写期间,邝贺龄教授辞世。在本次最新修订的第6版中,保留了邝贺龄教授在第5版撰写的第1章“疾病鉴别诊断的原则和方法”,目的是让后辈能从中领悟名家的治学精髓,并以此纪念为《内科疾病鉴别诊断学》付出了大量心血的邝贺龄教授。

　　由于本书各章节中交叉学科甚多,加之编者水平有限,难免有不少错漏之处。恳望读者一如既往,赐以批评和指正。

中山大学附属第一医院《内科疾病鉴别诊断学》第6版编委会

2014年4月

目 录

1

疾病鉴别诊断的原则和方法

处理疾病先从诊断入手,准确和迅速的诊断,是疾病能否得到及时和合理处理的前提。进行诊断时,往往先从患者就诊时诉说的症状开始。内科疾病病种繁多,同一种疾病可有多种不同临床病象("同病异征"),某一临床病象又可见于不同疾病("同征异病")。所以,正确的诊断必须基于对引起某一(些)病象的各种可能病因进行鉴别。这便是本书要讨论的内科疾病鉴别诊断问题。

在临床工作中,对疾病的诊断和鉴别诊断过程包括两大要素:诊断流程和临床思维。前者是一个规定的标准程序,是每位医生必须遵从的规范,不遵守规范迟早会出错;后者是临床工作中的一种思维方式,医生的临床思维能力需要经过临床实践的不断锻炼才能提高,医生的医学知识面越广、临床经验越丰富、越勤于学习和善于总结,临床思维能力就越强,临床水平就越高。

一、疾病诊断的流程

在疾病诊断的流程中有 3 个基本环节:①诊断资料的收集;②综合和分析资料,建立初步诊断,有需要时安排进一步有关检查;③根据进一步检查结果,动态观察临床变化和治疗反应,最后验证和修正诊断(图 1-1)。

(一)诊断资料的收集

诊断资料的收集是每一个医生的诊断学基本功,从医学生的学习开始,到住院医师的培训,贯穿整个从医生涯,其重要性怎样强调都不过分。其内容和方法在诊断学有关著作中已有详细论述,重点强调如下:

1. **完整的病史** 询问病史要有耐心,要讲究技巧,才能获取完整和准确的病史。完整和准确的病史是做出临床诊断的重要线索。受各种客观和主观因素的影响,

临床上收集到的病史难免片面和不准确,遗漏一些关键的细节更常发生,这是误诊或不能做出快速诊断的常见原因,临床医生要时刻注意避免。

2. **全面的体格检查** 体征在临床诊断中具有和病史同样重要的价值,只有全面的体格检查才可以尽可能多地发现互相关联的异常体征。临床医生要养成按顺序进行全身体格检查的习惯,习惯会变成自然,自然会越来越熟练。近年来,不少临床医生在诊断时不重视体格检查而更喜欢依赖器械检查,这是错误的,盲目的器械检查不但增加患者的精神和经济负担,而且常延误诊断。

3. **常规实验室和基本的器械辅助检查** 包括血、尿、粪便三大常规,套餐式的肝肾功能和血液生化检查,必要时加上腹部 B 超、胸部平片、心电图等基本的辅助检查,能提供体格检查不能发现的身体状况指标,基本上满足常见内科疾病初步诊断所需资料的要求。这些检查,对住院患者是必要的,对单靠病史和体检无法做出诊断的门诊患者,根据情况选择部分或全部检查也是可取的。

(二)整理资料,建立初步诊断

这个环节是诊断流程中的核心环节,通过这个环节可以基本确定疾病诊断的指向性,有时可做出比较肯定的临床诊断,即使不能做出肯定诊断,也可以缩小鉴别诊断的范围,决定进一步检查和观察的方向。无法辨明诊断方向或者诊断方向不正确,则会多绕弯路,延误诊断。在这个环节上最能体现临床医生的临床医学知识面和临床思维能力。

1. **诊断资料的综合** 将有价值的病史、阳性体征、异常的实验室指标和器械检查征象整理出来,通过梳理归纳成要点。

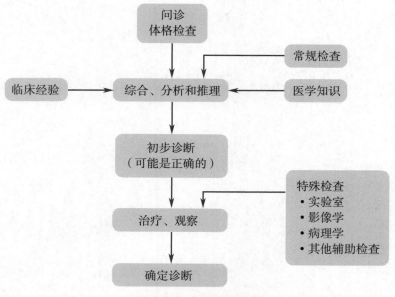

图 1-1 疾病诊断的流程图

2. **分析和推理**　从整理好的诊断资料中,找出主要特征及伴随特征,提出临床表现相似的一组疾病进行鉴别。通过比较已知特征与这组疾病各自不同的诊断标准的符合度,根据符合度的顺序提出最可能的诊断、可能的诊断、可能性很少的诊断。

必须强调,这一鉴别诊断的步骤,是每一个疾病诊断的必经过程,即便对看似诊断很明确的疾病,与其他相似疾病鉴别的这根"弦"都不能松(不能忽略这个步骤),许多医疗纠纷就是因为临床医生忽略了与严重疾病的早期或不典型表现相鉴别而引起的。

事实上,如何进行疾病鉴别诊断的分析和推理,往往是对一个临床医生的临床知识面和临床思维能力的一种"考试",我们将在下文临床思维中详细论述。

3. **安排进一步检查**　做出初步诊断后,若诊断资料尚不能提供确定诊断的足够证据时,可按该疾病确诊条件的要求,补充需要的相关检查。临床上更常见的情况是,初诊时收集到的诊断资料是一组并不构成足以提示某一疾病的特征,或只是个别的表象(如高血压、血尿、水肿等),此时应抓住某一主要病征,参考有关病征的诊断流程(所谓"诊断树"),有针对性、有序地安排相关检查。

实验室检查和器械检查的选择应以保证安全为前提,把对疾病的诊断价值放在首位。在内科学专著及本书中,对每一疾病或病征的各种相关检查的诊断价值都有评述(主要根据是兼顾检查的敏感性和特异性,以及其在不同情况下的侧重点),可参照选择。但不能生搬硬套,应因病(不同的疾病)、人(不同个体状况和患者意愿)、时(不同病程阶段)、地(所在医院的条件)灵活掌握。一定要避免无针对性的大包围式检查,避免过分依赖实验室和器械检查的不良诊断方式。

(三) 验证诊断和修正诊断

这是从初步诊断到最终确定诊断的最后一个环节。在这个环节中通过进一步检查得出的结果,以及在疾病病程的动态观察中发现早期未出现的疾病的典型病征或发现疾病的过程符合该疾病的自然病程,满足初步诊断的疾病诊断条件,从而初步诊断便得到验证,疾病可以确诊。否则,就要通过对收集到的诊断资料重新核实、分析,改变诊断思路,提出另外的诊断可能(部分或全部修改初步诊断),必要时增加某些检查项目。若我们修改的诊断最终满足诊断条件,得以证实,这便是修正诊断。这个验证诊断和修正诊断的过程同样需要临床思维,在下文临床思维中对此亦会有详细论述。

必须注意,在临床实际工作中,对一些急重病例,在诊断资料未足以确定诊断之前,也要先找出可能性最大的疾病,做出临时诊断,迅速采取治疗措施,同时再进行深入检查,以免贻误治疗时机。

二、关于临床思维

一般来说,每个人处理每件事情都会有一个思维的过程,不同人处理不同事件可能既符合普遍思维规律,又有各自不同的思维方式和过程。临床思维指的是临床医生在处理临床问题时既符合普遍思维规律,又有临床医学特点的思维方式和过程。有很多从不同角度对临床思维的论述,既有从理论高度的探讨,又有各种不同的经验之谈,见仁见智,主要还得靠自己在临床实践中历练和感悟。本文简单介绍内科疾病鉴别诊断时一些临床思维的基本原则,供参考。

(一) 找出诊断和鉴别诊断的切入点和主线

内科疾病繁多,既有"同病异征",又有"异病同征",如何才能从众多临床的表象中,梳理出诊断的头绪?其中关键是找到进行诊断和鉴别诊断的切入点,再根据切入点伴随的主要临床表现找到诊断和鉴别诊断的主线,然后沿着主线逐步深入,找出一组疾病进行鉴别。举两个例子说明:

病例1,患者主诉不规则发热2个月。慢性发热是此例鉴别诊断的切入点,我们会想到慢性发热的常见病因通常是风湿性疾病、血液病、恶性肿瘤、呈慢性病程的常见感染性疾病如结核病等。通过询问病史、体格检查及基本辅助检查显示该患者有多关节痛、肝肾功能损害,少量胸腔积液,于是我们选定鉴别诊断的主线是发热伴多系统损害,重点鉴别风湿性疾病。进一步进行血沉和C反应蛋白、自身抗体组合及补体检查,可能找到系统性红斑狼疮的诊断依据,并通过分析及必要的进一步检查与其他风湿性疾病鉴别。

病例2,患者主诉腹泻、腹痛、体重下降5个月余。我们认为此病例选择慢性腹泻作为鉴别诊断的切入点比较直接。慢性腹泻的疾病谱很广,应从排便情况和粪便检查作为起点进行初步分类。通过病史询问,知道患者排大便3~5次/天、多为稀烂便,大便常规检查提示隐血试验阳性,于是我们选定鉴别诊断的主线沿炎症性腹泻进行。先安排粪便病原体检查(寄生虫检查和致病菌培养)和结肠镜检查。病原体检查可以鉴别是否存在感染性腹泻及鉴定何种病原学感染。该患者一般病原体检查结果阴性,而结肠镜发现了回盲部病变,于是鉴别诊断沿回盲部病变的疾病鉴别继续深入。从结肠镜下所见病变形态及组织活检,可能确定诊断或提示可能诊断,当组织活检只能提出可能诊断或不能提供有价值的诊断线索时,则根据结肠镜所见的病变形态,结合已知的临床诊断资料进行分析,提出相似的一组疾病,据此有序地安排进一步有针对性的检查进行鉴别。

由此可见,抓住切入点可以比较迅速进入鉴别诊断的主题(重点),抓住主线可以比较接近鉴别诊断的方向。

（二）通过"排除法"缩小鉴别诊断的范围

临床上,对一些病情简单的常见病或具有典型"特殊病征"的疾病可以比较迅速做出符合诊断标准的判断而确定诊断,但多数情况下,确定诊断必须通过在一组病象相近的疾病中进行比较的鉴别诊断过程。相近的疾病有时会很多,通过"排除法"缩小鉴别诊断的范围,可减少不必要的检查,缩短确定诊断的时间,是诊断流程之"分析和推理"环节中常用的一种思维方式。这里说的"排除",是指当缺乏某一疾病本应必备的特征和/或本应具有的临床表现及临床过程,我们在诊断中对此疾病不予考虑。"排除"亦有程度之分,"肯定排除"的疾病不再考虑,"基本排除"的疾病暂时亦不考虑,"未能完全排除"的疾病放在鉴别诊断之末,必要时再考虑。应用排除法排除疾病时要注意,有些未被发现的必备特征有可能在鉴别诊断当时未出现,或因为实验室和器械检查的敏感度而有可能出现假阴性结果。

（三）对实验室和器械检查结果分析的临床思维

在现代医学时代,虽然实验室和器械检查对疾病的诊断和鉴别诊断发挥了重要作用,但最终还是要通过临床医生的分析和判断进行诊断。临床医生必须认识各种检查在不同疾病、疾病的不同时期、不同情况下的诊断价值和局限性,对检查结果的分析务必密切结合临床。近年来,对复杂疾病的诊治,提倡多学科合作,其中就包括放射影像科和病理科,通过临床医生与放射影像科和病理科专业医生的沟通,可实时调整诊断思路和判断。强调对实验室和器械检查结果分析的临床思维,这是因为在临床中盲目依赖实验室和器械检查结果而误诊的例子比比皆是。

（四）鉴别诊断中一些值得注意的问题

医学前辈们在疾病鉴别诊断的实践中积累了许多经验,很值得借鉴,举例如下:

1. 先考虑常见病、当地的多发病或当时的流行病,再考虑少见病、罕见病。

2. 先排除器质性疾病,再考虑功能性疾病。

3. 注意运用"一元论"的思维,即避免用两个或以上的诊断去牵强解释看似无关联的临床表象,而应尽量找到一个疾病的诊断去将各种表象联系起来,从而得出对全部临床表象的合理解释。

（五）确定诊断的思维

理论上,确定某一疾病的诊断应符合如下条件:①患者的临床表现和辅助检查结果满足该病诊断标准的必须条件,并能彻底排除其他相似疾病,再审查确诊的疾病能解释患者的全部临床表现和辅助检查结果;②按该病进行的治疗,达到预期结果;③随访见疾病过程符合本病的自然病程。

但实际临床工作中,不能完全生搬硬套所谓诊断标准,仍然要充分运用我们的临床思维。有些疾病有客观的诊断"金标准",以某些感染性疾病分离出病原体、恶性肿瘤组织病理检查发现肿瘤细胞为典型。但即使这些有金标准的疾病,有时也会因检查的假阴性而延误诊断,如败血症血培养会受采血时机和方法的影响,淋巴瘤活检会受活检部位和取材的影响。更多内科疾病的诊断是通过临床表现与辅助检查的综合分析做出的,此时更突显临床医生根据诊断资料在"符合"某一疾病诊断与"排除"其他疾病诊断中进行思辨的临床思维。对一些尚无充分把握确定诊断的疾病,随访中密切观察病情变化及对治疗的反应尤为重要。即使如此,有时亦会被假象蒙敝,比如肠道T细胞淋巴瘤被误诊为克罗恩病,采用糖皮质激素治疗后也可能会持续相当一段时间的临床缓解,应予警惕。

值得一提的是,有些内科疾病因病灶隐敝或因临床表现缺乏特异性,会在相当一段时间内无法明确诊断,除了细致地重复收集诊断资料和认真进行再分析、必要时选择有针对性的先进检查技术或有创性检查外,有时只能依靠长程随访密切观察。有一些罕见病,限于临床医师的认识水平而未能诊断,可通过文献检索寻找启发。还有一些目前未知的疾病,多表现为综合征,常与遗传性基因突变有关,有待我们研究。

（六）提高个人素质有助提高临床思维能力

临床思维虽然特指临床工作过程的思维,但亦必然包含一般思维的基本规律。很难想象,一个平时处事主观、片面、粗心大意或优柔寡断的人能成为一个具有良好临床思维能力的临床医生。在培养医生的过程中,需要注意从学生时期开始的素质教育,拓宽社会生活阅历,这些将有助于对优秀的临床医生的全面培养。

最后,用一句话概括内科疾病鉴别诊断的基本原则:诊断疾病时,临床医生需要遵从规范的诊断和鉴别诊断流程,并善于在全过程中运用临床思维。

（胡品津）

参考文献

1. 万学红,卢雪峰.诊断学.第9版.北京:人民卫生出版社,2018

2. 何权瀛.更科学更合理地选择实验室和特殊检查项目.中华

医学杂志,2000,80(12):888-889.

3. 潘祥林,王涓冬,赵华.临床诊断思维.中华诊断学电子杂志,2015,(2):84-85.

2

发　热

【定义】

正常人的体温在体温调节中枢的调节下,产热与散热处于动态平衡之中,维持人体的体温在相对恒定的范围之内。口腔温度(舌下测温)范围为 36.3~37.2℃,直肠内温度一般比口腔温度高 0.3~0.5℃,腋窝温度比口腔温度低 0.2~0.4℃。

在生理状态下,不同的个体、同一个体不同的时间和不同的环境,其体温会有所不同。①不同个体:儿童由于代谢率高,体温可比成年人高;老年人代谢率低,体温比成年人低;个别人的基础体温可比正常范围略高或略低 0.5℃左右。②同一个体不同的时间:正常情况下,人体体温在早晨较低,下午较高,但一般波动范围不超过 1℃;妇女在排卵期和妊娠期体温较高,月经期较低。③不同的环境:运动、进餐、情绪激动和高温环境下工作时体温较高,低温环境下体温较低。

在病理状态下,由于各种不同原因致人体产热增多和/或散热减少,使体温升高超过正常范围时,称为发热。一般来说,口腔温度在 37.3℃以上或直肠温度在 37.6℃以上,可认为发热。临床上按热度高低将发热分为低热(37.3~38℃)、中等度热(38.1~39℃)、高热(39.1~41℃)及超高热(41℃以上)。

【病因学分类】

引起发热的病因很多,按有无病原体侵入人体,分为感染性发热和非感染性发热两大类。

(一)感染性发热

引起感染性发热的病原体有病毒、衣原体、支原体、立克次体、细菌、真菌、螺旋体及寄生虫等。

病原体及其代谢产物或炎性渗出物等外源性致热原,在体内作用于致热原细胞如中性粒细胞、单核巨噬细胞等,使其产生并释放白细胞介素 -1、干扰素、肿瘤坏死因子及炎症蛋白 -1 等而引起发热。感染性疾病占发热病因的 50%~60%。

(二)非感染性发热

由病原体以外的其他病因引起的发热称为非感染性发热。非感染性发热常见于以下原因。

1. 吸收热 由于组织坏死、组织蛋白分解和坏死组织吸收引起的发热称为吸收热。

(1)物理和机械性损伤:大面积烧伤、创伤、大手术后、骨折、内脏出血和热射病等。

(2)血液系统疾病:白血病、恶性淋巴瘤、恶性组织细胞病、骨髓增生异常综合征(MDS)、多发性骨髓瘤、急性溶血、血型不合输血等。

(3)肿瘤性疾病:血液恶性肿瘤之外的各种恶性肿瘤。

(4)血栓栓塞性疾病:①静脉血栓形成,如深静脉血栓、门静脉血栓。②动脉血栓形成,如心肌梗死、肺动脉栓塞、肠系膜急慢性缺血。③微循环血栓形成,如血栓性血小板减少性紫癜、弥散性血管内凝血(DIC)等。

2. 变态反应性发热 变态反应产生的抗原 - 抗体复合物成为外源性致热原,激活了致热原细胞,使其产生并释放白细胞介素 -1、干扰素、肿瘤坏死因子及炎症蛋白 -1 等引起发热。如药物热、血清病以及各种结缔组织病(如风湿热、系统性红斑狼疮、多发性肌炎与皮肌炎、结节性多动脉炎等)。

3. 中枢性发热 有些致热因素不通过内源性致热原而直接损害体温调节中枢,使体温调定点上移后发出调节冲动,造成产热大于散热,体温升高,称为中枢性发热。这类发热的特点是高热无汗。

(1)物理因素:如中暑等。

(2)化学因素:如重度催眠药中毒等。

(3)机械因素:如颅内出血或颅内肿瘤细胞浸润等。

(4)功能性因素:如自主神经功能紊乱和感染后低热等。

4. 其他 如甲状腺功能亢进症、痛风、严重脱水、因致热原引起的输液或输血反应等。

【发热疾病的检查】

(一)问诊

发热的病因复杂,常造成诊断上的困难。认真细致的问诊常能为进一步检查提供重要提示。问诊的要点:①起病时间、季节、起病情况(缓急)、病程、程度(热度高低)、频度(间歇性或持续性)、诱因。②有无畏寒、寒战、大汗或盗汗。③多系统症状询问,如是否伴有皮疹、出血、黄疸、咳嗽、咳痰、咯血、胸痛、腹痛、呕吐、腹泻、尿频、尿急、尿痛、头痛、肌肉及关节痛。④患病以来一般情况,如精神状态、食欲、体重改变及睡眠。⑤诊治经过(拟诊、药物、剂量、疗效)。⑥传染病接触史、疫水接触史等流行病学资料;手术史、流产或分娩史、用药史、职业特点等。其中一些重要问题需要强调如下:

1. 病史 详细询问病史往往会给发热的诊断与鉴别诊断提供重要线索,例如传染病的流行病学资料,如当地季节性的流行病情况(如流行性感冒、登革热、手足口病等);疫区接触史(如有牧区逗留与牲畜接触史者可患布鲁菌病、有血吸虫病疫水接触史者可引起急性血吸虫病等)。发热前 2~3 周有皮肤外伤及疖肿史是诊断葡萄球菌败血症的重要线索。大量使用广谱抗生素可引起二重感染,长期使用糖皮质激素、免疫抑制药、肿瘤化学治疗(化疗)等引起机会感染。在用药过程中出现原因不明发热要注意药物热的可能。

2. 发热的特点

(1) 发热的临床过程和特点

1) 体温上升期：体温上升有两种方式。①骤升型：体温在几小时内达 39℃ 以上，常伴有寒战，见于疟疾、大叶性肺炎、败血症、流行性感冒、急性肾盂肾炎、输液或输血反应等。②缓升型：体温逐渐上升，在数日内达高峰，多不伴寒战，如伤寒、结核病、布鲁菌病等所致的发热。

2) 高热期：是指体温上升达高峰之后保持一定时间。不同疾病持续时间长短不等。如疟疾可持续数小时；大叶性肺炎、流行性感冒可持续数日；伤寒则可长达数周。

3) 体温下降期：①骤降型，指体温于数小时内迅速下降至正常，有时可略低于正常，常伴有大汗淋漓。常见于疟疾、急性肾盂肾炎、大叶性肺炎和输液反应等。②渐降型，指体温在数日内逐渐降至正常，如伤寒、风湿热等。

(2) 热型：不同病因所致发热的热型也常不同。

1) 稽留热：体温恒定地维持在 39~40℃ 以上的高水平，达数日或数周，24 小时内体温波动范围不超过 1℃。稽留热常见于大叶性肺炎、恙虫病、流行性脑脊髓膜炎、斑疹伤寒及伤寒的高热期。

2) 弛张热：又称败血症热型。体温常在 39℃ 以上，24 小时内体温波动范围超过 2℃，但都在正常水平以上。弛张热常见于败血症、化脓性炎症、风湿热、重型肺结核等。

3) 间歇热：体温骤升达高峰后持续数小时，然后迅速降至正常水平，无热期（间歇期）可持续 1 日至数日。如此高热期与无热期反复交替出现。间歇热可见于疟疾、急性肾盂肾炎、淋巴瘤等。

4) 波状热：体温逐渐上升达 39℃ 或以上，数日后又逐渐下降至正常水平，持续数日后又逐渐升高，如此反复多次。波状热常见于布鲁菌病、登革热等。

5) 回归热：体温急骤上升至 39℃ 或以上，持续数日后又骤然回复到正常水平，高热期与无热期各持续若干天后规律性交替。回归热可见于鼠咬热、回归热、回归热型结节性非化脓性脂膜炎、淋巴瘤等。

6) 不规则热：发热的体温曲线无一定规律。不规则热常见于结核和风湿热。

一般说来，热程短、高热、寒战等中毒症状者，有利于感染性疾病的诊断；如热程中等，但呈渐进性消耗、衰竭者，以结核和恶性肿瘤多见；热程长，无毒血症状，发作与缓解交替出现，则有利于风湿性疾病的诊断。

3. 发热的伴随症状

(1) 寒战：常见于急性感染性疾病、输血或输液反应、急性溶血等。

(2) 全身状况：渐进性消瘦衰竭见于结核、恶性肿瘤等；不少结缔组织病早期精神、食欲及体重可无明显变化。

(3) 各系统症状：可提示疾病的部位。其中，皮疹见于许多急性发热性传染病和一些其他发热性疾病，是发热鉴别诊断的重要线索，注意有无皮疹，皮疹的特征、分布、病程中出现及消退时间等都有鉴别诊断价值（参见 2.2）；伴有肺部体征的发热是发热的常见病因，多为感染性疾病，有时不易鉴别，应予注意（参见 2.3）。

(二) 体格检查

全面而细致的体格检查非常重要。

1. 一般状况及全身皮肤及黏膜检查　注意全身营养状况。恶病质提示重症结核、恶性肿瘤。皮疹的检查及其鉴别诊断价值已如前述。皮肤和软组织的化脓性病灶常为发热病因，或败血症的来源。皮肤及巩膜出现黄疸提示肝、胆道疾病、溶血性疾病和中毒性肝损害。

2. 淋巴结检查　注意全身浅表淋巴结有无肿大。局部淋巴结肿大、质软、有压痛者，要注意相应引流区有无炎症。局部淋巴结肿大、质硬、无压痛，可能为癌肿转移。局部或全身淋巴结肿大、质地韧实有弹性、无压痛者可能为淋巴瘤。全身淋巴结肿大尚可见于急性及慢性白血病、传染性单核细胞增多症、系统性红斑狼疮等。

3. 头颈部检查　结膜充血多见于肾综合征出血热（流行性出血热）、斑疹伤寒、麻疹；扁桃体肿大，其上有黄白色渗出物可以拭去，为化脓性扁桃体炎；外耳道流出脓性分泌物为化脓性中耳炎；乳突红肿伴压痛为乳突炎、鼻窦压痛点有压痛提示鼻窦炎。检查颈部时，注意有无阻力，阻力增加或颈项强直提示为脑膜刺激，见于脑膜炎或脑膜脑炎。甲状腺弥漫性肿大、质软（血管杂音）提示为甲状腺功能亢进。

4. 心脏检查　胸廓隆起常提示心脏肥大；胸骨下段压痛提示白血病、恶性组织细胞病；心脏扩大和新出现的收缩期杂音提示为风湿热；原有心瓣膜病病程中杂音性质改变，需考虑感染性心内膜炎，应查超声心动图、血培养。

5. 肺部检查　一侧肺局限性叩浊、触觉语颤增强，有湿啰音，提示为大叶性肺炎；下胸部或背部固定或反复出现湿啰音，见于支气管扩张伴继发感染；一侧肺下部叩浊、呼吸音及触觉语颤减低，提示胸腔积液。

6. 腹部检查　右上腹压痛、墨菲征（Murphy sign）阳性伴皮肤及巩膜黄染，提示为胆囊炎、胆石症发热；中上腹明显压痛、胁腹部皮肤见灰紫斑（Greu-Turner 征）或脐周皮肤青紫（Gullen 征），甚至上腹部可触及肿块，见于坏死性胰腺炎；转移性腹痛伴麦氏点压痛，多为阑尾炎；右下腹或全腹疼痛伴压痛，有时在右下腹或脐周可扪及腹块，腹壁瘘管形成，可能为克罗恩病；全腹压痛、反跳痛见于腹膜炎;肝大、质硬、表面有结节或巨块,提示为肝癌;肝、脾同时肿大,可见于白血病、淋巴瘤、恶性组织细胞病、系统性红斑狼疮、败血症等。季肋点压痛、肾区叩击痛,提示上尿路感染。

7. 四肢检查 杵状指(趾)伴发热,可见于肺癌、肺脓肿、支气管扩张、感染性心内膜炎等。多关节红肿和压痛见于风湿热、系统性红斑狼疮、类风湿关节炎。化脓性关节炎、结核性关节炎、痛风的早期常侵犯单个关节。发热伴肌肉疼痛见于许多急性传染病,一般无特征性诊断意义。如腓肠肌剧烈疼痛,甚至不能站立与行走,常提示钩端螺旋体病。多发性肌肉显著疼痛可见于多发性肌炎或皮肌炎。

8. 神经系统检查 发热伴意识障碍和/或脑膜刺激征见于中枢神经系统感染、中枢神经系统白血病或其他肿瘤。应注意发热兼有中枢神经系统症状、体征者,不少起源于急性全身感染、内分泌代谢障碍、结缔组织病、中毒等全身性疾病,但这些疾病多有相应病史和临床表现,应注意与中枢神经系统疾病鉴别。

(三)实验室及辅助检查

血、尿、粪常规与X线胸片属发热的常规检查。血培养应列为未明原因发热的常规检查。其他检查根据临床提示,有针对性地选择应用。

1. 血常规检查 白细胞计数及分类对发热的鉴别诊断有重要初筛价值。白细胞总数及中性粒细胞升高,多提示为细菌性感染,尤其是化脓性感染;也见于某些病毒感染如肾综合征出血热;成人斯蒂尔病、风湿热亦有白细胞增多。极度白细胞增多见于白血病及类白血病反应。大多数病毒感染无白细胞增多,甚至减少;这一现象亦可见于某些细菌感染(如伤寒或副伤寒、结核病的某些类型)和某些原虫感染(如疟疾、黑热病)。白细胞减少伴中性粒细胞减少,常见于使用具有抑制白细胞不良反应的药物,因合并感染而发热。伴嗜酸性粒细胞增多见于寄生虫病、变态反应性疾病等;伤寒时,嗜酸性粒细胞消失是一个有力的诊断支持点,有助于与其他急性传染病鉴别。绝对性淋巴细胞增多,见于传染性单核细胞增多症、传染性淋巴细胞增多症、百日咳、淋巴细胞性白血病等;淋巴细胞减少,见于大多数病毒性感染,如严重急性呼吸综合征(SARS)和人感染高致病性禽流感肺炎等。全血细胞减少伴发热,见于恶性组织细胞病、重型再生障碍性贫血、白细胞减少的急性白血病、全身血行播散性结核病、癌肿骨髓转移、黑热病、获得性免疫缺陷综合征(艾滋病)等。

2. 尿常规检查 尿中白细胞增多,尤其是出现白细胞管型,提示急性肾盂肾炎;尿中出现红细胞,可见于尿道感染、败血症等。蛋白尿伴或不伴管型尿,见于钩端螺旋体病、肾综合征出血热、系统性红斑狼疮等;蛋白尿也见于轻链型多发性骨髓瘤。

3. 粪常规检查 隐血试验阳性,粪红细胞、白细胞阳性均提示有胃肠道病变。

4. X线胸片 伴有肺部病征的发热是发热的常见病因,且肺结核目前在我国仍然常见,因此胸部X线检查应列为发热的常规检查。

5. 血培养和骨髓培养 血培养应列为未明原因发热(尤其具感染性血象者)的常规检查,该检查对败血症、伤寒或副伤寒、布鲁菌病、感染性心内膜炎等疾病的病因学诊断具有决定性意义。骨髓培养可提高诊断的敏感性。对长期使用广谱抗生素、糖皮质激素、免疫抑制药及化疗药物者,或严重疾病状态全身衰竭患者,要注意真菌或厌氧菌感染的可能,应加做血真菌和厌氧菌培养。

6. 各种传染病的血清学免疫学检查和病原学检查 目前我国仍有多种传染病流行,这类疾病构成中国人急性发热的常见病因。再者,由于早期干预治疗,临床表现常不典型,因此血清学免疫学检查和病原学检查对这类疾病的及早确诊至关重要。可根据流行病学资料及临床表现的提示选择有关检查。

7. 骨髓涂片检查 原因未明的长期发热(尤其伴进行性贫血者)是骨髓涂片检查的指征。该检查对各种血液病具有确诊的价值。

8. 结缔组织病相关检查 原因未明的长期发热,疑有结缔组织病者可进行相关检查,包括红细胞沉降率(ESR,血沉)、C反应蛋白(CRP)、蛋白电泳、免疫球蛋白、补体等常规项目,以及选择检查各种自身抗体,如抗核抗体(ANA)谱、类风湿因子(RF)、抗中性粒细胞胞质抗体(ANCA)、抗磷脂抗体等。

9. 影像学检查 影像学检查对确定感染部位十分重要。除了上述X线胸片作为常规检查外,根据临床提示可选择B超、CT、MRI、PET-CT用于胸、腹及颅内病灶的诊断;X线小肠钡剂造影用于消化道病变诊断;内镜逆行胰胆管造影(ERCP)或磁共振胰胆管成像(MRCP)用于胆道病变诊断。

10. 内镜检查 包括呼吸内镜(支气管镜、胸腔镜和纵隔镜),消化内镜(胃镜、结肠镜、小肠镜、胶囊内镜等),泌尿内镜(如膀胱镜),耳、鼻、咽喉镜等,尤其是结合内镜下取活检往往能为诊断提供重要依据并常有确诊价值。

11. 活体组织检查 淋巴结活检对原因未明的长期发热而兼有淋巴结肿大者往往能为诊断提供重要依据,阳性发现对淋巴结结核、淋巴瘤及癌的淋巴结转移有确诊价值。对某些诊断有困难的血液病,如淋巴瘤、白血病、恶性组织细胞病、多发性骨髓瘤等骨髓活检可提高检出率。对诊断确有困难而有肝大、脾大或腹膜后淋巴结或纵隔淋巴结肿大者，可考虑在 B 超或 CT 引导下行肝、脾、淋巴结穿刺或腹腔镜下取活检。

12. 其他 疑感染性心内膜炎或心肌病者行超声心动图检查。疑中枢神经系统感染者行脑脊液检查。疑甲状腺功能亢进症（甲亢）者行甲状腺功能检查。PPD 皮试和 γ- 干扰素释放试验作为结核病的辅助检查。某

些血清肿瘤标志物如甲胎蛋白（AFP）、CA19-9、癌胚抗原（CEA）、CA125 对消化系恶性肿瘤、前列腺特异抗原（PSA）对前列腺癌具有辅助诊断价值。炎症标志物如 C 反应蛋白、红细胞沉降率有助发现隐性的炎症性发热，降钙素原有助于区分感染性与非感染性炎症。生化、肝功能、血清酶学检查对内分泌疾病、肝炎、心肌梗死、心肌炎、肌炎的诊断有帮助。

2.1 发热性疾病

热程在 2 周以内的发热临床上一般称为急性发热。急性发热临床常见，病因以急性感染占首位，其中又以自限性的病毒性急性传染病最为常见。热程超过 3 周的发热临床上一般称为慢性发热，非感染性发热疾病如风湿性疾病、血液病、恶性肿瘤等常是慢性发热鉴别诊断的重点，而一些我国常见的呈慢性病程的传染病如结核病、布鲁菌病等，以及隐蔽的局灶感染亦要注意。常见的内科发热性疾病见表 2-1。

一、感染性疾病

（一）发热性传染病

流行病学资料是传染病诊断的关键。必须了解当地传染病流行的规律。我国幅员辽阔，各地疫情差异很大，因此应了解全国疫区的分布。近年来，我国国际交往范围广而频繁，输入性传染病增加，因此对境外传染病趋势亦要了解。典型的急性传染病表现为潜伏期、前驱期、极期和恢复期的临床过程。许多急性传染病病程中伴有皮疹发生，掌握出疹的时间与发热的关系和皮疹的特征，在鉴别诊断中有重要意义。也有许多急性传染病尤其是经呼吸道传播者，伴有明显呼吸道症状，认识伴有肺部病征的急性传染病及掌握其诊断要点，也是鉴别诊断的重要一环。确诊依赖血清免疫学检查或病原学检查。

1. 病毒感染

（1）流行性感冒：流行性感冒简称流感，是由流感病毒引起的急性发热性呼吸道传染病。传播途径为人与人通过飞沫经呼吸道传播，人群对流感病毒普遍易感。流感病毒可分为甲、乙、丙 3 型。其中甲型流感病毒易引起世界性流行性感冒大流行，乙型流感病毒则引起局部暴发和小流行，丙型流感病毒仅以散发形式出现。

本病的潜伏期一般为 1~7 日，多数为 2~4 天。通常以突然畏寒、寒战、高热急骤起病，伴有全身酸痛、头痛、面潮红、结膜充血、虚弱无力等全身中毒表现，而呼吸道

症状并不严重。血象白细胞总数减少，淋巴细胞相对增加。热程 3~5 日，全身症状逐渐好转，但鼻塞、流涕、咽痛、干咳等上呼吸道症状逐渐显著。在流行性感冒多见的冬、春季节，门诊上述症状的患者连续 3 日持续增加，并呈直线上升趋势，或发热患者 2 例以上的家庭连续增多，就应高度警惕本病的可能。在流行性感冒流行期，根据接触史和典型临床表现诊断不难。特殊实验室检查主要作为病原学诊断：①免疫荧光或免疫酶联染法检测抗原；② PCR 测定流感病毒 RNA；③取患者起病 3 日内的含漱液或咽拭子做鸡胚接种或组织细胞接种培养分离病毒；④血清学检查。

非典型与散发流行性感冒，易误诊为急性上呼吸道感染。但后者通常为非暴发流行、起病较缓、症状较轻，上呼吸道症状较明显，全身中毒症状不明显。此外，流行性感冒亦易与多种早期的急性传染病相混淆，因此，须注意动态观察，以免造成误诊。值得一提的是，近年来人感染高致病性禽流感病例屡有报道，该病病情严重、病死率高，早期症状与流行性感冒相似，但往往很快出现肺部症状，应予警惕。

（2）人感染高致病性禽流感：参见 2.3。

（3）流行性腮腺炎：由腮腺炎病毒引起，人一人通过飞沫经呼吸道传播。世界范围流行，好发于儿童和青少年，自我国疫苗普种之后发病率明显下降。潜伏期 12~25 日。可有 1~2 日非特异性前驱期症状，如低热、头痛、全身不适等；亦可以腮腺部位肿痛伴发热起病。腮腺肿胀具特征性，多一侧先肿，1~4 日后累及对侧，腮腺肿大、边界不清、触痛、表面皮肤灼热感但不红。腮腺肿大1~3 日达高峰，持续 4~5 日后逐渐消退，随之热退。血常规白细胞总数正常或稍升高，分类淋巴细胞比例增高。

腮腺炎病毒可累及神经系统和其他器官或腺体，可在腮腺肿大后发生，亦可不伴腮腺肿大而单独发病，后者往往导致鉴别诊断的困难。并发症包括睾丸 - 附睾炎、卵巢炎、无菌性脑膜炎、脑炎、耳聋、胰腺炎、心肌炎、肺炎等。

表 2-1　常见内科发热疾病的分类

感染性疾病

　发热性传染病

病毒感染	流行性感冒、人感染高致病性禽流感、其他病毒性上呼吸道炎、流行性腮腺炎、麻疹、风疹、天花、水痘、传染性单核细胞增多症、传染性淋巴细胞增多症、巨细胞病毒感染、登革热、肾综合征出血热（流行性出血热）、新疆出血热、发热伴血小板减少综合征*、流行性乙型脑炎、森林脑炎、淋巴细胞脉络丛脑膜炎、脊髓灰质炎、手足口病、病毒性肝炎、艾滋病、严重急性呼吸综合征（SARS）、寨卡病毒感染**、埃博拉病毒病**、2019 冠状病毒病
立克次体感染	流行性和地方性斑疹伤寒、恙虫病、Q 热、猫抓病、人粒细胞无形体病
细菌感染	细菌性痢疾、伤寒和副伤寒、百日咳、白喉、流行性脑脊髓膜炎、猩红热、结核病、布鲁菌病、兔热病、鼠疫、炭疽、鼻疽、类鼻疽、鼠咬热、猪链球菌病
螺旋体感染	钩端螺旋体病、回归热、莱姆病
寄生虫感染	疟疾、阿米巴病、急性血吸虫病、丝虫病、黑热病（内脏利什曼病）、旋毛虫病、弓形虫病

　非传染病感染性疾病（局部或全身）

细菌性感染	细菌性肺炎、支气管扩张并发感染、肺脓肿、细菌性脓胸、感染性心内膜炎、化脓性心包炎、肾盂肾炎、急性阑尾炎、急性胆道感染、细菌性肝脓肿、急性腹膜炎、细菌性脑膜炎、其他各种局灶性细菌感染、败血症、化脓性门静脉炎
衣原体、支原体感染	肺炎衣原体肺炎、鹦鹉热衣原体肺炎、沙眼衣原体肺炎、肺炎支原体肺炎
真菌感染	念珠菌病、曲霉病、隐球菌病、毛霉病、肺孢子菌病、马尔尼菲篮状菌病、组织胞浆菌病、真菌性败血症

非感染性疾病

风湿性疾病	风湿热、系统性红斑狼疮、类风湿关节炎、成人斯蒂尔病、原发性血管炎、回归热型结节性非化脓性脂膜炎、多发性肌炎和皮肌炎、干燥综合征、混合性结缔组织病、组织细胞坏死性淋巴结、急性发热性嗜中性皮肤病、自身炎症性疾病、免疫缺陷性疾病
变态反应性疾病	药物热、血清病
血液病、恶性肿瘤	急性白血病、淋巴瘤、慢性活动性 EB 病毒感染、卡斯尔曼病（Castleman disease）、噬血细胞综合征、恶性组织细胞病、组织细胞坏死性淋巴结炎、白细胞减少和粒细胞缺乏症、其他恶性实体肿瘤
组织坏死与血液吸收	急性胰腺炎、急性心肌梗死、脏器栓塞或血栓形成、血栓性静脉炎、急性溶血、体腔积血或血肿形成、大面积烧伤、严重创伤
其他	毒性弥漫性甲状腺肿、痛风、结节病、热射病、铸造热、恶性高热、未明热

注：*. 我国新增法定上报的传染病，按乙类传染病上报；

　　**. 为境外新近暴发流行的严重传染病。

典型病例根据流行病学资料及腮腺肿大特点不难诊断。无腮腺肿大的不典型病例应依靠实验室检查结合流行病学资料做出诊断。实验室检查包括病原学检测（分子生物学检测腮腺炎病毒 RNA、病毒分离）和血清学免疫检查（ELISA 检测血清特异性 IgM 抗体）。

流行性腮腺炎与化脓性腮腺炎鉴别：后者腮腺肿大多为单侧，有明显红、肿、热、痛，血常规白细胞总数和中性粒细胞比例升高。与其他病毒引起的腮腺炎鉴别：各自伴有其流行病学特点及不同临床表现，鉴别困难者则依靠病原学检查和血清免疫学检查。

（4）麻疹：由麻疹病毒引起，人—人通过飞沫经呼吸道传播。世界各地均可见，呈地区性流行，常在同一家庭、学校与患者接触后得病。冬、春季为发病高峰。以儿童多见，我国自普种疫苗后发病率已显著减少，且发病年龄后移，5 岁以上和青少年发病比例增加。潜伏期为 10~14 天。前驱期主要症状为发热及上呼吸道卡他症状,同时有眼结膜充血、流泪、畏光表现,在发病第2~3日可于双侧近白齿颊黏膜处出现细砂样灰白色小点,绕以红晕,称麻疹黏膜斑,为本病早期特征。出疹期在起病3~5日后,发热、上呼吸道症状和全身症状加重;皮疹先于耳后发际出现,然后发展到面部,自上而下躯干及四肢蔓延直至手掌足底,皮疹为2~3mm大小散在的斑丘疹,呈淡红色,然后密集呈鲜红色,持续约5日。恢复期在皮疹出齐后按出疹顺序隐退、脱屑、色素沉着,伴全身症状逐渐减轻、热退,整个病程10~14日。

根据上述皮疹的特征及临床表现,结合流行病学资料,血象白细胞计数正常或减少,典型病例不难诊断。麻疹黏膜斑的出现对出疹前早期诊断有帮助。80%~90%患者鼻咽、眼分泌物涂片染色镜检可见脱落的上皮多核巨细胞。病原学诊断包括鼻咽分泌物分离麻疹病毒和血清免疫学检查。

轻症麻疹可见于有一定免疫力者(如接种过疫苗而抗体水平下降者),全身症状轻、皮疹散在甚至可无皮疹。重型麻疹(出血性麻疹)多见于免疫力低下者,病情重、皮疹密集融合出血、并发症多、预后差。成人麻疹的临床症状较重。

麻疹主要与风疹、猩红热、药物皮疹鉴别(表2-2)。在病情不典型时,尚需与肠道病毒感染、斑疹伤寒等伴有相似皮疹的发热性疾病鉴别。

(5)风疹:由风疹病毒感染引起,人—人通过飞沫经呼吸道传播。一年四季均可发病,常在集体单位中流行。主要发生于儿童,亦可见于青少年。潜伏期较长,为14~21天,前驱期短,临床症状较麻疹轻。发热1~2天后即有皮疹出现,分布于颜面部,迅速波及躯干、四肢,但四肢远端皮疹稀疏且少见于手掌、足底,皮疹为2~3mm斑丘疹,呈玫瑰色,可融合成片。出疹期伴有耳后、枕部甚至全身淋巴结肿大,无痛或轻压痛。皮疹3天左右消退,疹退后不脱屑、不留色素沉着。疹退伴热退。风疹早期白细胞总数减少,淋巴细胞增多,并可出现异形淋巴细胞。

根据接触史、皮疹出现快消退快、伴耳后及枕部淋巴结肿大,典型病例诊断不难。风疹主要与麻疹、猩红热、药物皮疹鉴别(见表2-2)。

(6)水痘:由水痘-带状疱疹病毒(VZV)引起,人—人通过空气飞沫或接触疱疹疱浆经呼吸道传播。水痘冬、春季多发,多见于小儿,在托幼机构集体发病常见。潜伏期为10~21天。皮疹可于发病数小时内分批出现,同时出现发热、头痛、咽痛、四肢酸痛和胃肠道症状。皮疹先见于躯干,逐渐延及面部,最后达四肢,呈向心性分布。皮疹发展快为本病的特征之一,开始为粉红色帽针头大的斑疹,数小时内变为丘疹,再经数小时变为水疱,短者这一过程仅6~8小时。水疱初呈清澈水珠状,以后稍浑浊,壁薄易破,数日内开始皱缩、结痂,痂脱落后不留瘢痕。因皮疹分批出现,病程中可见各期皮疹同时存在,皮疹很痒。疱疹还可见于手、口、咽、外阴等处。水痘为自限性疾病,大多预后良好。不典型水痘有大疱性水痘、出血性水痘、新生儿水痘、成人水痘等。

根据水痘接触史和典型皮疹特征,典型病例诊断不难。必要时可选择实验室检查明确诊断:①补体结合试验;②PCR方法检测鼻咽部分泌物VZV DNA;③病毒分离。

表2-2 猩红热、麻疹、风疹、药疹的鉴别

	猩红热	麻疹	风疹	药疹
潜伏期	2~5天	7~14天	14~21天	6~10天
皮疹出现	第1~2日	第3~5日	第1~2日	用药后6~10d
皮疹特点	初见于上胸部及颈底,然后迅速波及全身。在弥漫充血基础上的密集而均匀的针尖大小的点状猩红色斑疹,面部仅发红而无皮疹,唇周苍白。后期有脱屑	皮疹先于耳后发际出现,然后迅速波及全身,可及手掌、足底。皮疹2~3mm,为斑丘疹,初呈淡红色,然后密集呈鲜红色、暗红色。后期有脱屑与色素沉着	皮疹初见于面颈部,迅速向下蔓延,但四肢远端皮疹稀疏且少见于手掌、足底。皮疹为细点状斑丘疹,呈淡红色。皮疹迅速出现而又迅速消退,不脱屑,无色素沉着	皮疹呈多种形态,往往对称分布
血象	白细胞数及中性粒细胞比例增高	白细胞减少	白细胞总数减少,淋巴细胞增多,出现异形淋巴细胞	多数病例白细胞减少,少数病例可白细胞增多
其他特征	骤起寒战、高热,伴咽颊炎,杨梅舌	上呼吸道卡他症状,麻疹黏膜斑	耳后、枕骨下淋巴结肿大,无压痛	药物治疗后出现、常同时伴荨麻疹

水痘需与手足口病、带状疱疹等有疱疹出现的急性传染病鉴别，各自皮疹不同特征可资鉴别。应注意水痘与天花的鉴别，但1980年世界卫生组织（WHO）已宣布全球天花灭绝。水痘合并脑炎需与罕见的急性脑病伴内脏脂肪变性（Reye综合征）鉴别：前者为VZV感染脑炎，一般发生于病程3~8天，表现与一般病毒性脑炎相仿；后者原因未明，仅见于儿童，一般发生于水痘恢复期，以肝、肾、脑明显脂肪变性伴重度脑水肿为特征，临床表现为呕吐、意识障碍、肝大和转氨酶水平升高，病死率高。

（7）传染性单核细胞增多症：本病是急性原发性EB病毒（EBV）感染引起的一种急性或亚急性单核-巨噬细胞系统反应性增生的传染病。人—人主要通过唾液暴露传播。全球约95%成人曾感染EBV，且绝大多数在15岁前获得，但大多数为隐性感染，仅有部分人的原发性EBV感染引起传染性单核细胞增多症。本病分布广泛，多呈散发性，以15~30岁的年龄组为多。发病急缓不一。发病期典型病例表现为三联征：①发热，多为中至高热，可呈弛张热、稽留热或不规则热；②咽峡炎，表现为明显咽痛，检查见咽、悬雍垂、扁桃体充血及肿大，并迅速出现斑状或膜状黄灰色苔膜，少数有溃疡和假膜形成；③浅表淋巴结肿大，全身淋巴结均可累及，而以颈淋巴结肿大最为常见，无明显压痛。此外，多有脾大，一般为轻中度肿大。约10%患者有肝大并有转氨酶升高，少数可出现黄疸。有时可出现皮疹，呈多形性斑疹、丘疹。病初起时白细胞计数正常，病后第10日左右白细胞总数升高，分类淋巴细胞明显增多，并出现异形淋巴细胞（>10%以上）。病程多为1~4周，多预后良好。

诊断：临床症状（发热、咽峡炎、淋巴结肿大）及典型血常规（淋巴细胞明显增多和出现异形淋巴细胞>10%以上）提示诊断。结合血清学检查确诊：嗜异凝集试验敏感性较高，但特异性较差；血清EBV衣壳抗原（VCA）IgM抗体阳性提示EBV新近感染；血EBV DNA阳性可诊断存在活动性EBV感染。

鉴别诊断：传染性单核细胞增多症临床表现呈多样性，易误诊为急性咽炎、急性扁桃体炎、流行性感冒、病毒性肝炎、伤寒、急性白血病或恶性淋巴瘤，神经系统受累者可误诊为乙型脑炎。外周血出现异形淋巴细胞（>10%以上）是提示本病的重要线索：异形淋巴细胞虽亦可见于某些其他病毒性感染，但其数量一般<10%。下列疾病与本病表现相似，需要特别注意鉴别。①传染性淋巴细胞增多症：该病好发于幼儿，故儿童传染性单核细胞增多症需与该病鉴别，该病上呼吸道症状明显，而淋巴结肿大少见、无肝大及脾大，淋巴细胞虽增加明显但主要为成熟淋巴细胞，血EBV抗体及EBV DNA均阴性。②血液系统肿瘤：诊断存疑时，骨髓细胞学检查可鉴别。③巨细胞病

毒感染：绝大多数成人巨细胞病毒（CMV）为隐性感染，少数发生原发性感染者，表现与本病相似，但临床上咽痛和颈部淋巴结肿大少见，嗜异凝集试验阴性及血清VCA IgM抗体阴性及EBV DNA阴性有助排除EBV感染，而血CMV DNA阳性支持CMV感染。事实上，CMV感染最常发生在各种原因所致的免疫缺陷者，乃因潜伏体内CMV激活所致，病情进展快而严重，常累及肺部（参见2.3），诊断的关键是对该类人群提高警惕，及早做CMV相关检查。

（8）登革热：登革热是由登革病毒引起，人—人经蚊传播的急性传染病。登革热全球广泛流行，尤其在热带和亚热带，如东南亚国家，我国的广东、广西、云南、福建等地。常发生在5~11月份，7~9月份为高峰期。人群普遍易感，我国高发年龄段为20~50岁。潜伏期2~15天。典型病例为突发高热，体温可达39℃以上，第3~5日体温可降至正常，过1~2天后体温又再升高，称为双峰热。发热同时伴剧烈头痛、肌肉和骨关节剧烈酸痛、眼眶和眼球后痛等全身症状。面部及眼结膜显著充血、颈及上胸皮肤潮红，全身浅表淋巴结经度肿大和触痛。皮疹于发病后2~5天出现，初见于手掌、足底或躯干，然后蔓延至全身。皮疹呈麻疹样，少数呈猩红热样，或介于两者之间。皮疹于3~5天后消退，常与热退同步。整个病程5~7天。部分病例在病程后期在不同部位有不同程度出血，如皮肤瘀点、鼻出血、胃肠道出血、血尿、阴道出血等。血常规白细胞和血小板减少，部分病例血小板减少可相当明显。重症登革热患者在起病3~7天进入极期，因毛细血管通透性增加伴血小板减少而发生渗液和出血，出现胸腔积液和腹水、严重出血倾向、休克、神志障碍、多脏器功能损害，危重者可死亡。

诊断需结合流行病学、临床表现和实验室检查进行综合分析。在流行区或到过流行区、在流行季节发病；临床表现为突然高热，伴剧烈头痛、肌肉、骨关节痛，颜面、颈部皮肤潮红，全身浅表淋巴结肿大，发热2天后出现皮疹；血常规白细胞和血小板减少，应考虑本病。ELISA检测特异性IgM抗体阳性、血凝抑制试验有助诊断。确诊有赖于病原学检查，包括病毒分离和RT-PCR检测登革热病毒RNA。

本病早期应与流行性感冒、肾综合征出血热、钩端螺旋体病等鉴别，发疹期应与各种急性发疹性传染病鉴别。鉴别诊断中，流行病学资料至关重要。鉴别诊断有困难者，血清免疫学检查或病毒病原学检查是必要的。

（9）肾综合征出血热：又称流行性出血热。是由汉坦病毒引起、经鼠传播的自然疫源性疾病。以发热、出血、肾损害为主要临床表现。鼠密度与人群发病率基本一致，我国发病率居世界首位，全国各地均有报道，一年

四季均可发病,流行高峰家鼠型为 5~6 月份,野鼠型为 10~12 月份,混合型为双高峰。本病典型的临床表现可分为发热期、低血压期、少尿期、多尿期及恢复期五期,但可交叉重叠。①发热期:以畏寒、寒战、高热开始,体温可高达 39~40℃,多为弛张型。全身症状较重,主要表现为头痛、腰痛、眼眶痛("三痛")和颜面、眼眶区、上胸部明显充血("三红")如酒醉貌。皮肤、黏膜出血为常见症状,通常出现于发病第 2~5 日,多见于上半身,尤其是腋部与上胸部,亦见于结膜、软腭,呈散在出血点、斑,有时密集的小出血点排列成链条状,具有诊断参考价值。此期已可出现肾区叩痛及尿常规异常。②低血压期:发热持续数日(一般 3~7 天),热退后症状反而加重并呈现低血压,有的甚至休克,常伴轻重不一的精神症状。③少尿期:病程 5~7 天起,出现少尿,甚至尿闭,部分患者可无少尿但已有氮质血症。此期精神症状及出血症状更重。④多尿期:少尿期持续数日后,尿量逐渐增加,但氮质血症反而上升,至后期尿量可增至 3 000ml/d 或以上,此时全身症状开始减轻。⑤恢复期:一般在病程 4 周后开始恢复,尿量逐渐恢复正常,全身状况逐渐好转。

实验室检查:血常规白细胞总数增加,早期中性粒细胞比例增加,以后淋巴细胞比例增加、异形淋巴细胞增加、血小板减少。尿常规明显尿蛋白,见红细胞、白细胞及管型。血尿素氮和血肌酐水平升高。

诊断:①在流行地区和流行季节有鼠类直接或间接接触史;②发热、出血性皮疹和肾功能损伤的临床表现和病程的 5 期经过;③尿常规见尿蛋白、红白细胞及管型,血尿素氮和肌酐升高。血清免疫学汉坦病毒特异性 IgM 抗体阳性或汉坦病毒核酸检测阳性可确诊。

本病早期应与流行性感冒、伤寒、钩端螺旋体病、登革热、斑疹伤寒、恙虫病等急性传染病及败血症相鉴别。有皮肤出血点者应与血小板减少性紫癜相区别。有尿常规改变或出现急性肾衰竭时,应与各种病因所致的肾脏疾病鉴别。此外,本病在发热、全身症状和皮肤出血性点/斑、蛋白尿等方面与新疆出血热相似,但后者在我国仅见于新疆,是由蜱传播的自然疫源性疾病。本病还要与近年在我国新发生的发热伴血小板减少综合征鉴别。

(10)发热伴血小板减少综合征:我国 2009 年开始在湖北、河南等地发现并报道,其后通过进一步研究,于 2010 年在世界首先报道本病,定名为发热伴血小板减少综合征(severe fever with thrombocytopenia syndrome, SFTS)。认定本病是由一种属布尼亚病毒科的新病毒引起,将该病毒命名为发热伴血小板减少综合征病毒(SFTSV)。目前认为宿主主要为家畜,如牛、羊、猪、鸡等,蜱为传播媒介。其后本病在东亚、地中海国家及美国也有报道,但仍以中国最为常见。目前我国发现本病的已

有 15 个省,主要集中在中部、东部地区及东北部分地区,以湖北、河南、山东、安徽发病最多,发病率有增加趋势,应予注意。本病多见于丘陵和山区的农村,流行于初夏至深秋而以 5~6 月为发病高峰,各年龄均有报道,但绝大多数发生于 35 岁以上人群。

临床表现为突然发热,多在 38℃以上,或高热,伴明显食欲下降、乏力、恶心、呕吐、腹泻,可有头痛、肌痛等。同时伴有下列实验室检查异常:血常规白细胞减少而中性粒细胞及淋巴细胞比例正常、血小板减少、血清酶学指标异常,如丙氨酸氨基转移酶(ALT)、天冬氨酸氨基转移酶(AST)、乳酸脱氢酶(LDH)、肌酸激酶(CK)、肌酸激酶同工酶(CK-MB)升高,可有蛋白尿、氮质血症。此期经历约 1 周。其后 1~2 周内,大部分患者症状逐渐改善,伴上述实验室指标逐渐恢复,约 2 周后症状及实验室指标完全恢复正常。少部分患者在发病 1 周后症状持续并加重,伴血小板进一步减少和血清酶学指标进一步升高,并逐渐出现多脏器功能衰竭,包括出血倾向、呼吸衰竭、休克、弥散性血管内凝血(DIC)等。不同地区报道的病死率不同,5%~15%。

依据流行病学资料、发热等临床症状和血常规白细胞减少和血小板减少疑诊者,必须将血标本送疾病控制部门做病原学确诊。病原学诊断包括病毒核酸检测、血清特异性抗体检测和病毒分离。

因很多医师对本病缺乏认识,需要将本病与多种临床表现相似并伴有血小板减少的发热性疾病做认真鉴别,如肾综合征出血热、登革热、伤寒、败血症、血小板减少性紫癜等。

(11)流行性乙型脑炎(乙脑):乙脑是由乙脑病毒引起的急性中枢神经系统感染,为猪-蚊-人传播方式。亚洲广泛流行,我国自开展疫苗普种后现今发病率已很低。发病高峰为夏、秋季,多见于 2~10 岁儿童。典型病例表现为急性起病,起病头 3 天表现为发热,体温多在 39℃或以上,伴头痛、呕吐、精神疲乏和嗜睡。极期发生在 3~10 天,高热不退伴中枢神经症状和体征,症状有意识障碍、程度不等的昏迷、抽搐或惊厥,体征有脑膜刺激征、深浅反射改变、病理性锥体束征等。极期过后进入恢复期,热退,中枢神经症状和体征恢复。乙脑患者以轻型或普通型多见,不留后遗症。重型乙脑呈高热、昏迷、反复或持续惊厥,病程长,可留后遗症,严重者可死亡。

诊断:①流行病学资料,夏、秋季为好发季节,2~10 岁儿童多见。②临床表现,发热伴中枢神经系统症状和体征。③实验室检查,血常规示白细胞总数升高但淋巴细胞比例增加,脑脊液呈病毒性改变,即无色透明、白细胞计数轻度升高以单个核细胞为主、蛋白轻度升高、糖和氯化物正常。④免疫学检查确诊,血清和/或脑脊液特

异性 IgM 抗体阳性,另血清补体结合试验、中和试验、血凝抑制试验等传统方法亦可应用。

本病需与其他引起中枢神经系统症状的发热性疾病鉴别。①化脓性脑膜炎:流行性脑脊髓膜炎曾在我国发生过多次大流行,自我国开展疫苗普种后至今发病率已极低,而其他细菌引起的化脓性脑膜炎反见增多。鉴别诊断中流行病学资料可资参考,脑脊液检查有确定的鉴别价值。化脓性脑膜炎脑脊液浑浊、白细胞计数增多非常显著且以多核细胞为主、蛋白明显升高、糖及氯化物降低、涂片及培养细菌阳性。②严重感染引起的中毒性脑病或假性脑膜炎:严重感染,如各种急性传染病重症患者(如中毒性菌痢)或败血症,尤其在儿童,可出现中枢神经系统症状和体征,但伴有原发病,中枢神经系统症状和体征往往与原发病病情加重和减轻同步,脑脊液检查除压力升高外其余正常,中枢神经系统症状和体征一般恢复较快。③结核性脑膜炎:近年我国结核病有明显上升趋势,且肺外结核并不少见,应注意鉴别。结核性脑膜炎患者往往有结核病接触史,并多伴肺或其他部位的结核病灶。结核性脑脊液与病毒性脑脊液不同点:前者无色或微浊呈毛玻璃样、静置后往往有薄膜形成,糖与氯化物一致性下降,脑脊液(特别是取薄膜)涂片抗酸染色有时可检出抗酸杆菌。④其他病原体引起的脑膜炎和/或脑炎:森林脑炎和淋巴细胞脉络丛脑膜炎属少见的传染性病毒性脑炎,急性传染病如流行性感冒、流行性腮腺炎、登革热、斑疹伤寒、钩端螺旋体病(脑膜脑炎型)、疟疾(脑型疟疾)等,以及机会感染病原体如真菌、原虫感染,均可引起脑膜炎和/或脑炎,需要鉴别(参见 49、50)。

(12)脊髓灰质炎:由脊髓灰质炎病毒引起,患者或隐性感染者的鼻咽分泌物和粪便通过粪-口传播。夏、秋季节多见,4 个月至 5 岁儿童好发。自 WHO 发起全球消灭脊髓灰质炎行动,至 2014 年,全球仅剩 9 个国家存在,其中巴基斯坦和阿富汗与我国接壤,故仍需警惕输入性传染。

临床表现为发热起病,伴头痛、咽痛、肌痛、烦躁和颈背肌强直,在发热数日后热度下降或双峰热第二峰热下降时,出现肢体(尤为下肢)的非对称性肌张力减退、患侧腱反射减退甚至消失,但无感觉障碍,如果有与疫区类似患者接触史,要考虑此病。脑脊液检查呈病毒性脑脊液特征。确诊必须有病原学证据:血清和脑脊液特异性 IgM 抗体阳性,咽分泌物、粪、血、脑脊液病毒分离到脊髓灰质炎病毒。本病需与各种病因引起的脑炎、脑膜炎鉴别,亦要与引起肌张力变化的疾病如感染性多发性神经根炎、重症肌无力、周期性麻痹等鉴别。

(13)手足口病:由肠道病毒(以柯萨奇病毒 A16 型和肠道病毒 71 型最为多见)引起,通过接触被患者或隐性感染者的鼻咽分泌物和粪便污染的食品、用具经口传播或通过飞沫经呼吸道传播。本病流行于亚太地区,近年我国各地均有流行。发病高峰在 5~7 月,好发于 5 岁以下儿童。潜伏期 2~10 天,平均 3~5 天。急性起病,发热、流涕、厌食、口痛。口腔黏膜出现小疱疹,继破溃为溃疡,分布于舌、颊、硬腭,可延及牙龈、咽、扁桃体。与此同时,皮肤出现斑丘疹,很快转为小水疱,小水疱直径 3~7mm,疱壁厚而较硬、内液体较少,绕红晕,呈离心性分布,以手足为多,常在手背、指间,数个至数十个不等。数日内水疱自行吸收消退、不留痕。病程多不超过 1 周,预后好。个别病例呈重症,于手足口出疹期 1~5 天后出现神经系统症状和体征,继发生心肺功能衰竭,病死率高。

在流行地区、流行季节,出现典型临床症状和体征,尤其是口腔和手足部位典型皮疹特征和分布,诊断不难。确诊依靠病毒学检查。

本病需与水痘、疱疹性咽峡炎及其他肠道病毒感染性疾病鉴别。

(14)急性病毒性肝炎:可引起急性病毒性肝炎的肝炎病毒目前公认的有甲、乙、丙、丁、戊肝炎病毒 5 种。甲型肝炎主要是粪-口途径传播,食入被甲型肝炎病毒污染的水源或食物常是暴发流行的方式,乙、丙、丁型肝炎主要经血液传播,戊型肝炎以往称非甲非乙型肝炎,主要是粪-口途径传播。急性病毒性肝炎或慢性肝炎急性发作的典型表现为乏力、食欲减退、肝区痛或不适,体征有肝大和触痛、肝区叩击痛,可有黄疸。肝功能检查异常(最常见为 ALT 增高),病原学检查包括特异性血清标志物和病毒核酸检测阳性。因为在发病前驱期可有畏寒、发热,有些病例有上呼吸道症状,类似感冒;有些病例腹泻症状明显,类似急性胃肠炎;少数患者出现关节痛,类似风湿热,应注意鉴别。详细询问乏力和食欲缺乏的典型症状,注意做肝功能检查可助鉴别,病毒性肝炎血清系列标志物的检测和病毒核酸检测可确诊。

(15)艾滋病:获得性免疫缺陷综合征(aquired immunodeficiency syndrome,AIDS)即艾滋病,是当今世界性医疗和社会性问题,我国亦难幸免。目前艾滋病在我国虽然仍呈低流行态势,但因既往感染者陆续进入发病期,故发病人数及死亡人数较前增加。本病由人类免疫缺陷病毒(human immunodeficiency virus,HIV)引起,HIV 存在于感染者血、精液、阴道分泌物、乳汁中,经性接触、血液及血制品和母婴传播。本病病程分急性期、无症状期和艾滋病期。艾滋病期出现明显症状,主要表现:① HIV 相关症状,表现为持续发热、腹泻、体重下降,可伴全身淋巴结肿大。②机会感染,各种病原体感染均可发生。③机会肿瘤,以淋巴瘤和卡波西肉瘤最常见。艾滋病急性期大多数患者无症状或症状轻微,不易在普通门诊发现,在症状期临床表现多样,易与多种疾病混淆。如能细心识别流行病学史,及时进行HIV筛查诊断不难,目前我国已将HIV筛查作为手术、侵入性检查等医疗操作前的常规检查。HIV病原学诊断主要是HIV抗体阳性并经补充试验证实。

(16)严重急性呼吸综合征(SARS)参见2.3

(17)2019新型冠状病毒病(COVID-19)参见2.3

2. 立克次体感染

(1)斑疹伤寒:分流行性斑疹伤寒和地方性斑疹伤寒。前者由普氏立克次体感染引起,经人-体虱-人传播,多在冬、春季发病,该病在我国已基本得到控制。后者由莫氏立克次体感染引起,鼠蚤传播,属自然疫源性疾病,呈散发性(国内以河南、河北、山东和辽宁等地报道的病例较多),以夏、秋收割季节多发。两种斑疹伤寒临床表现相似,但流行性斑疹伤寒病情较重、病死率较高。地方性斑疹伤寒潜伏期为8~14天,常急骤起病,体温于第7日达高峰,呈稽留热或弛张热,伴头痛、肌肉痛、眼结膜及面部充血,偶见神志障碍、昏迷、脑膜刺激征。皮疹于病程第4~6日出现,为本病重要体征,见于大多数病例。皮疹初见于胸、腹,1天内迅速波及全身,而面部及手心、足底少见,皮疹初为粉红色斑疹,继转为暗红色斑丘疹,出血性皮疹少见。热程约14天,热渐退伴疹退。

地方性斑疹伤寒的诊断:依据流行病学资料及发热与皮疹特征疑似本病者,外斐试验有助诊断,但特异性差,间接免疫荧光试验检测特异性IgM抗体有诊断价值且有助于与流行性斑疹伤寒鉴别。

鉴别诊断:应与流行性斑疹伤寒鉴别,还要与恙虫病、登革热、肾综合征出血热、伤寒和副伤寒、钩端螺旋体病、回归热等鉴别。

(2)恙虫病:由恙虫病东方体感染引起,属自然疫源疾病,啮齿类动物为主要传染源,恙螨为传播媒介。我国各地有散发流行,长江以南称为老疫区,以北为新疫区。本病可见于一年四季,但以6~9月为高峰。与草丛密切接触的人群,如农民、野外劳动者,亦包括曾到过草丛的游人均可患病。潜伏期5~20天。起病急,高热,体温可达39~40℃,伴寒战、头痛、肌痛、颜面潮红、结膜充血。严重者有谵妄、重听、神志改变。发热病程3周左右,甚至更长。焦痂和溃疡为本病的特殊体征,见于大多数患者。焦痂多见于腋窝、腹股沟、外生殖器、肛门等处。螨虫叮咬处出现红色丘疹,成水疱后破裂,中央坏死,结痂呈褐色或黑色,绕以红晕,称为焦痂。痂皮脱落后成小溃疡,边缘略隆起,底部为淡红色肉芽肿。因焦痂与溃疡无痒痛,又在隐蔽部位,易被患者和医师忽略,故必须仔细体检。其附近的淋巴结肿大、疼痛,有助于本病的诊断。皮疹发生率各次各他流行报道的发生率不等,为小的斑

疹或斑丘疹,暗红色,多见于胸背部和腹部,向四肢发展,面部很少,手掌、足底无疹,一般在发病后2~8天后出现,持续数日后隐退。血常规白细胞总数减少或正常,常有不同程度血小板减少,可有蛋白尿。

根据流行病学资料和发热病程、焦痂和溃疡的特征和部位、伴有焦痂附近淋巴结肿痛及一过性皮疹的临床表现进行综合分析,可做出临床诊断。对不明原因发热患者要注意询问草丛接触史及注意检查隐蔽处的焦痂,可避免误诊误治。外斐试验阳性有诊断参考价值。PCR检测恙虫病东方体特异基因片段诊断价值更高。

本病需与斑疹伤寒、登革热、肾综合征出血热、伤寒和副伤寒、钩端螺旋体病、回归热等鉴别。

(3)Q热:由贝纳柯克斯体引起,属自然疫源性疾病,全国各地均有散发报道。家畜如牛、羊、马等为传染源,蜱是传染媒介,病原体通过蜱在家畜中传播,Q热病原体在蜱内可长期存在并经卵传代,因此家畜的分泌物和蜱粪均可通过呼吸道和接触传播。牧区、与家畜密切接触职业的人群易得病,多见于15岁以上。发病无明显季节性。大多数呈自限性发热,症状轻,无特异性,病程短。亦有少部分临床表现为慢性Q热,热程可长达数月以上,此型常并发Q热感染性心内膜炎,其特点为细菌培养阴性;Q热肺炎(参见2.3);Q热肝炎,肝活检见肉芽肿。

该病极易误诊和漏诊。轻症易与上呼吸道感染、流行性感冒、肺炎混淆。慢性Q热应与伤寒、结核病、布鲁菌病等长期发热疾病鉴别,Q热心内膜炎、Q热肺炎、Q热肝炎应分别与其他病因引起的心内膜炎、肺炎、肝炎鉴别。Q热外斐试验阴性,有助于与其他立克次体感染区别。确诊依赖血清免疫学、病原体特异性核酸检查和病原分离。

(4)猫抓病:本病是汉赛巴通体经猫抓、咬后侵入人体而引起的传染病。主要临床表现为被猫抓咬后3~10天,局部皮肤出现斑丘疹,少数丘疹转为水疱或脓疱,继而破溃形成小溃疡,结痂可留下短暂色素沉着。抓伤部位引流区域淋巴结肿大。全身症较轻,半数患者有发热(>38.3℃)及出现胃肠道症状和结膜炎。结膜炎伴耳前淋巴结肿大为本病重要体征之一。

本病的焦痂与溃疡须与恙虫病鉴别,后者的临床症状重,焦痂和溃疡多在隐蔽部位,流行病学史有助于鉴别。淋巴结或皮损处的活检涂片(Warthin-Starry饱和银染色)发现汉赛巴通体有助诊断。

(5)人粒细胞无形体病:人粒细胞无形体病是由嗜吞噬细胞无形体感染外周血中性粒细胞引起的一种急性传染病。传染源主要是鼠类,其他野生动物也可是传染源,为动物-蜱-人传播途径。常见于林区工作的职业人群或旅游者,夏季为发病高峰。临床表现非特异性,包括发

热、畏寒、头痛、肌痛等。多数为轻症病例,呈自限性,病程1个月内。少数重症患者(主要见于免疫底下者)表现为间质性肺炎和/或出血倾向,可死于呼吸衰竭或DIC。血常规示白细胞减少和血小板减少,尿常规示尿蛋白、红细胞、白细胞、管型。如血涂片中性粒细胞内见特征性桑葚样包涵体和/或间接免疫荧光抗体检测急性期和恢复期血清抗体阳性可做出临床诊断。如恢复期血清抗体效价较急性期升高4倍以上可以确诊,病原特异性核酸检查或细胞培养分离到病原体也是确诊依据。

3. 细菌感染

(1)急性细菌性痢疾:是由志贺菌引起的常见急性肠道传染病。主要临床表现为发热、腹泻、黏液脓血便、腹痛、里急后重。严重者可发生感染性休克或/和中毒性脑病(参见23.1)。

(2)伤寒和副伤寒:伤寒和副伤寒由沙门菌属细菌引起,前者为伤寒沙门菌(伤寒杆菌),后者为副伤寒甲、乙、丙沙门菌。传染源为患者或无症状带菌者的粪、尿,经污染的水源、食物或密切接触传播。全年可发生,而多见于夏、秋季。人群普遍易感,病后获持久性免疫。我国各地均有报道,但发病有缓慢下降趋势,副伤寒比伤寒少见。

1)伤寒:发热是伤寒的早期症状,有时为唯一症状,因此是未明原因发热经常要考虑的疾病之一。凡高热持续1周以上原因未明者,需注意伤寒的可能。传统观点认为具有诊断参考价值的临床表现:①热型早期呈梯形上升,极期呈稽留热型持续,后期呈弛张型缓解,病程多为3~4周。②伤寒毒血状态,表现为表情淡漠,无欲面容。③相对缓脉与重脉。④发病1周左右胸前、腹上区分批出现少数玫瑰疹(直径2~4mm淡红色斑丘疹、压之褪色),多在2~4天内消失。⑤脾轻度肿大。⑥血常规示白细胞总数减少,相对淋巴细胞增多,嗜酸性粒细胞减少或消失,有时骨髓检查可找到伤寒细胞。

近年来,我国伤寒的发病率已明显降低,其流行高峰亦已较为平坦,且由于起病早期多已接受过抗菌药物治疗,故临床表现多不典型。因此,依靠流行病学资料和典型临床表现做出伤寒的临床诊断往往有困难,关键是要注意伤寒的可能。确诊主要靠病原学和血清免疫学检查:①1周后肥达反应"O"抗体凝集效价≥1:80,H抗体凝集效价≥1:160,有诊断参考价值,病程中效价逐渐升高意义更大,但有假阴性和假阳性。②血、骨髓培养伤寒杆菌阳性是确诊的依据,尿、粪培养阳性可弥补培养的不足。

如有明确的流行病学特征,有助早期与其他急性发热性传染病鉴别。发热极期需与发热病程长的各种发热性疾病如结核病、布鲁菌病、钩端螺旋体病、斑疹伤寒、恶性疟疾、败血症等鉴别(参见2.5)。伤寒出现并发症,如

肠出血、肠穿孔、中毒性心肌炎、中毒性肝炎、溶血性尿毒综合征等,要与类似疾病鉴别,可参考有关章节。

2)副伤寒:流行病学特点与伤寒相同,但发病率较伤寒低。副伤寒临床表现难与伤寒鉴别,但副伤寒潜伏期较短,急性起病较多,早期胃肠炎症状较明显,热型不如伤寒典型。副伤寒丙可出现败血症及迁徙病灶。与伤寒相同,确诊有赖病原学及血清免疫学检查,但要注意副伤寒丙的血清凝集效价较低,少数患者可始终阴性。

(3)白喉:由白喉棒状杆菌引起,人—人由飞沫经呼吸道传播,好发于儿童。临床特征为咽、喉、鼻充血及肿胀伴灰白色假膜形成,发热及全身中毒症状。因疫苗普种,我国自2004年以来已无病例报道。

(4)百日咳:是由百日咳杆菌感染引起的急性呼吸道传染病,人—人由飞沫经呼吸道传播,好发于儿童,1岁以下婴幼儿易患。因疫苗普种,在我国已基本控制,但仍有散发病例报道,不容忽视。根据流行病学接触史,临床表现为典型阵发性痉挛性咳嗽和吸气性吼声,血常规示淋巴细胞显著升高,诊断不难。鼻咽拭子细菌培养阳性可确诊。要与其他病原体引起的支气管炎、肺炎表现为痉挛性咳嗽的病例鉴别。

(5)流行性脑脊髓膜炎:是由脑膜炎球菌感染引起的急性化脓性脑膜炎,人—人由飞沫经呼吸道传播,好发于儿童和青少年。自我国实施疫苗普种以来,至今发病率已降到极低,但未完全消灭。本病与其他细菌感染引起的化脓性脑膜炎临床表现相似,均表现为高热、头痛、呕吐、神志改变以及脑膜刺激征阳性,血常规示白细胞总数及中性粒细胞比例升高,脑脊液检查呈化脓性改变。流行病学接触史、皮肤及黏膜出血点/斑疹向流行性脑脊髓膜炎诊断,主要靠血和脑脊液细菌培养鉴别。本病还要与其他病原体引起的脑膜炎和/或脑炎以及严重感染引起的中毒性脑病或假性脑膜炎鉴别。

(6)猩红热:由A组β溶血性链球菌感染引起,多为人-人呼吸道传播。一年四季可发病,冬、春季为发病高峰期。人群普遍易感,但好发于学龄期儿童和青少年,随着我国经济和医疗卫生条件改善,我国发病率已明显下降,但有报道近年又有上升趋势。潜伏期2~5天,起病急骤,有寒战、高热、明显咽痛、头痛、全身酸痛等全身中毒症状。检查见咽红肿、扁桃体上点状或片状分泌物,软腭充血水肿,有小米粒大的红色斑疹或出血点称黏膜内疹,一般先于皮疹出现,有早期诊断提示价值。发疹在起病第1~2日出现,从耳后、颈底及上胸部开始,1天内即蔓延及胸、背、上肢,最后至下肢,表现为在弥漫充血基础上的密集而均匀的针尖大小的点状猩红色斑疹,常融合成片,压之褪色,偶呈"鸡皮样"丘疹,重者可有出血疹。面部仅有发红而无皮疹,口鼻周围反现苍白,即所谓猩红热

面容。病初起时,舌披白苔,乳头红肿,突出于白苔之上,2~3 天后白苔脱落,舌面光滑呈肉红色,乳头仍突起,称"杨梅舌"。皮疹一般在 48 小时内达到高峰,2~4 天完全消失,重症者可持续 7 天或更久。出疹时体温更高,皮疹遍布全身时,体温逐渐下降。皮疹消退后 1 周开始脱皮,不留色素沉着。血象白细胞总数和中性粒细胞比例增高,出疹后可有嗜酸性粒细胞增多。恢复期少数病例可并发由链球菌所致的免疫反应性疾病,如风湿热、急性肾小球肾炎等。

猩红热诊断可根据典型临床症状(急骤寒战、发热、咽炎、皮疹特征),结合流行病学资料和血常规白细胞增高做出临床诊断。咽拭培养 A 组溶血性链球菌阳性有诊断参考价值,但缺乏特异性。

猩红热须与风疹、麻疹、药疹鉴别(见表 2-2)。金黄色葡萄球菌感染亦可呈腥红热样皮疹,细菌培养可资鉴别。

(7)结核病:结核病是由结核分枝杆菌感染引起的慢性感染性疾病。本病是全球性常见传染病,我国发病率高,在全球属高发国家,应予高度重视。结核病以肺结核最为常见(参见 2.3),肺外结核包括消化系统结核(食管、胃、肠、腹膜和肠系膜淋巴结、肝、脾、胰等,其中以结核性腹膜炎和肠结核最常见)、泌尿系统结核、结核性脑膜炎、淋巴结结核、皮肤结核、骨结核、结核性关节炎、结核性心包炎、生殖器结核等,肺外结核多与活动性肺结核共存,亦可单独存在。

本病临床一般表现为慢性起病,长期低热、多呈午后潮热,伴全身结核毒血症状如疲乏、盗汗等,是不明原因发热的重点鉴别诊断疾病(参见 2.5)。当病灶急剧进展扩散时,本病可出现高热,呈稽留热或弛张热热型,可伴畏寒而少有寒战。常见于血行播散型肺结核,多在免疫功能低下时发生,此时易与伤寒、败血症或血液病混淆,要注意鉴别(参见 2.3)。本病诊断依据:X 线胸片是肺结核的常规检查,但易漏诊微小结核病灶,特别是粟粒性结核,对疑似病例胸部 CT 至关重要。PPD 皮试阳性提示有过结核感染,但不能区分潜伏感染还是活动性感染,且常有假阳性和假阴性,如 PPD 皮试强阳性对诊断有支持作用。γ- 干扰素释放试验意义与 PPD 皮试相仿,但敏感性高,结果阴性排除价值高。痰、腹水或脑脊液沉渣、活检组织抗酸染色找到抗酸杆菌有重要诊断价值。活检见干酪坏死性肉芽肿,如能排除其他原因引起者有确诊价值。结核杆菌特异性核酸检测或培养必要时也可用于诊断。

(8)布鲁菌病:布鲁菌病又称波状热,是由布鲁菌感染引起的急性或慢性传染病。属自然疫源性疾病,羊、牛、猪等为主要传染源,人主要通过伤口接触动物或食用污染的奶或肉而传播。本病在世界各地流行,我国主要疫区在内蒙古、新疆及其邻近省份,但近年南方多省亦有报道,可能与检疫疏漏有关。本病多呈散发或多发流行,春末、夏初高发,疫区农牧民及从事皮革、肉类加工工人多见。潜伏期 1 周至数月乃至 1 年不等,一般在 2~4 周。急性期:多缓慢起病,少数急性起病。发热以弛张热多见,波状热虽仅见于约 1/4 患者,但具特征性。多汗为突出症状,呈热降时大汗淋漓。大多数伴关节炎,单发或多发大关节,表现为炎节剧痛难忍,可有红肿,发生脊柱炎者不在少数。睾丸炎亦是本病特征,见于约 1/3 男性,多为单侧。其他症状有头痛、肌痛、神经痛、肝大、脾大、淋巴结肿大等。自然病程长,未经治疗者 6 个月至数年。慢性期:病程超过 1 年为慢性期。可由急性期发展而来,表现为症状反复复发。亦可由慢性感染引起,表现为长期低热或体温正常,以夜汗、头痛、肌痛、关节痛、疲乏为主要表现。部分患者失眠、焦虑、抑郁等神经功能症状突出。部分患者可发生全身单个或多个器官损害,如关节炎、睾丸炎、外周神经炎、脑脊膜脑炎、心肌炎等。血常规示白细胞总数正常而淋巴细胞比例增高,红细胞沉降率急性期明显增高与炎症活动度相关。

根据流行病学资料和临床表现缓慢或急性发热伴多汗、头痛、关节痛等,如有波状热、睾丸炎等特征性表现可做出临床拟诊。流行病学资料很重要,注意追问 3 个月内疫区接触史。血清免疫学检查(如凝集试验)有重要诊断价值。血、骨髓、穿刺液布鲁菌培养有确诊价值,但培养条件要求求高、耗时长。

本病是不明原因发热,要注意鉴别诊断的疾病(参见 2.5)。有关节炎、脑膜脑炎、心肌炎、睾丸炎等组织器官损害时要与类似疾病鉴别。

(9)兔热病:由土拉弗朗西斯菌感染引起,属自然疫源性疾病。传染源主要是野兔,人通过被带菌的昆虫叮咬或破损皮肤与病兔或被污染的环境接触感染,故主要见于疫区猎人、农牧民及有疫区野外接触史者。自然疫源地限于北半球,我国青海、西藏、内蒙古、黑龙江等地有报道。临床表现为突起高热伴毒血症状,病程持续 1~3 周,亦可迁延数月。最常见的临床类型是溃疡腺型或腺型,表现为被昆虫叮咬处或皮肤破损处初起丘疹,继化脓、坏死,后成溃疡,周围隆起呈硬结而不红、有痛,腋下及腹股沟淋巴结肿痛(腺型只有淋巴结肿痛而无皮损)。其他临床类型还有肺型(参见 2.3)、胃肠型、中毒型、眼腺型、咽腺型等。

诊断依据流行病学资料和发热、皮肤溃疡及淋巴结肿大的临床表现。血清免疫学(如凝集反应)有重要诊断价值。脓液、淋巴结穿刺液或血液土拉弗朗西斯菌培养或细菌特异性核酸检查有确诊价值。溃疡腺型兔热病需与鼠疫、炭疽、鼻疽、类鼻疽、鼠咬热等有皮损伴淋巴结肿大的发热性传染病鉴别；肺炎型兔热病要与各种病因肺炎鉴别；中毒型兔热病要与引起长期发热的感染性疾病、血液病、风湿性疾病等鉴别。

（10）鼠疫：鼠疫是由鼠疫杆菌感染引起的烈性传染病。传染源为鼠类和其他啮齿类动物，鼠疫患者亦为传染源。人鼠疫流行前常先有鼠间鼠疫流行，鼠蚤作为传播媒介以鼠 - 蚤 - 人方式传播致人发生腺型鼠疫，腺型鼠疫患者发展为肺鼠疫后又通过飞沫人 - 人传播，造成人鼠疫大流行。鼠疫疫区分布于全球，曾多次发生世界性人鼠疫大流行，导致大量死亡。我国疫区分布普遍，不断有动物鼠疫流行，近年人鼠疫病例有增加趋势。我国将鼠疫列为法定上报的甲类传染病。

潜伏期 2~3 天。突发寒战、高热，体温至 39~41℃，稽留热型，剧烈头痛及毒血症症状。常见各型鼠疫临床特点和病程。①腺鼠疫：此型最常见，淋巴结肿大（腹股沟开始至腋下、颈部）伴红、肿、痛，继化脓溃破，起病即发生，2~4 天达高峰，可继发肺炎或败血症，未治者多于起病 3~5 天内死亡，如能度过 1 周者有恢复机会。②肺鼠疫：毒血症严重，起病 24~36 小时后出现肺部病征，未治者 2~3 天内死亡（参见 2.3）。③败血症型鼠疫：可原发或继发，严重毒血症，伴中枢神经系统症状和出血，如不及时处理于数小时至 3 天内死亡。本病以往病死率高达 70%，抗菌药物应用以来降至 5% 左右。

根据流行病学资料和典型临床表现诊断不难，确诊依靠细菌学检查。

（11）炭疽：是炭疽杆菌感染引起的急性传染病，属自然疫源性疾病。传染源主要是患病的牛、羊、马等食草动物，炭疽患者的分泌物及排泄物亦有传染性，属人畜共患疾病。传播途径主要是皮肤接触患畜及其皮毛感染，进食染菌未煮熟肉类或吸入炭疽菌芽孢可致肠炭疽或肺炭疽。人群普遍易感，与畜类密切接触的农牧民、屠宰场工人、兽医和皮革加工的工人易发病。本病在我国内蒙古、西北和西南地区有地方性流行。

临床上以皮肤炭疽最常见，分炭疽痈和恶性水肿两型，前者多见，主要为皮肤病变，为非发热性疾病；后者病情严重，发热和全身毒血症状明显，可死亡。少数表现为肺炭疽、肠炭疽（参见 23.1）有发热及相应脏器临床表现，败血症型炭疽多继发于恶性水肿型炭疽或肺炭疽和肠炭疽。

（12）鼻疽：由马鼻疽伯克菌感染引起，属自然疫源性疾病。马科动物是主要传染源，主要通过皮肤及黏膜接触病畜分泌物和排泄物传播。本病少见，中东、南美、南亚偶有发生，我国偶有报道。细菌从皮肤破损处进入，形成一个小结节，随病程进展，感染部位呈蜂窝织炎，并沿引流区域淋巴管形成串状脓肿，进而破溃形成瘘管。当细菌从黏膜进入体内时，可引起眼、鼻和口腔感染继而出现溃疡和肉芽肿性病变。起病即出现寒战、高热等全身症状。严重病例首先出现全身丘疹，随后发展为全身脓疱，侵入血液而形成败血症，病死率高。轻中症患者转慢性感染。

本病少见且临床表现多样，不易诊断。如注意接触病畜史，结合血清免疫学、分泌物涂片亚甲蓝染色镜检和细菌培养等方法有助于诊断。

本病须与炭疽、类鼻疽、孢子丝菌病、链球菌蜂窝织炎和败血症鉴别。

（13）类鼻疽：是类鼻疽伯克菌感染引起的人畜共患疾病，病菌是广泛存在于泥土、积水处的自然腐生菌，可视为机会致病菌，发病一般多见于免疫功能低下者。本病见于热带或亚热带，如东南亚及澳大利亚北部，我国广东、广西、海南、福建有报道。临床表现与鼻疽相似，感染的皮肤破损处结节形成，引流区域淋巴结肿大和淋巴管炎，伴发热等全身症状。急性肺部感染是类鼻疽最常见的类型（参见 2.3）。

（14）鼠咬热：鼠咬热是被带菌鼠类咬伤或抓伤后，由小螺旋菌或念珠状链杆菌感染引起。国内报道的病例仅见小螺旋菌感染，本病少见。鼠咬伤口可愈合，潜伏期 1~4 周后急骤起病，寒战、高热，发热呈回归型，伴全身中毒症状。鼠咬部位已愈合伤口处发生热、肿、痛，呈紫黑色，继形成水疱，继而坏死、溃疡，上覆以黑痂，并有局部淋巴结炎，常伴全身皮疹。发热及全身症状可呈反复发作，未治者病程数周至 1 年以上。血液、伤口渗液、淋巴结穿刺物做暗视野荧光检查可发现活动迅速的小螺旋体。鼠抓咬史、皮损特点及回归热型，结合病原学检查可诊断。本病要与类鼻疽、疟疾、回归热、斑疹伤寒及败血症等相鉴别。

（15）猪链球菌病：是由多种不同群的致病性猪链球菌感染引起的一种人畜共患急性传染性疾病。猪感染链球菌流行并不少见，人感染猪链球菌而致病的情况虽然少见，但我国江苏、四川等地曾有散发流行报道，因本病病情凶险、病死率高，应予注意。传染源主要为猪链球菌感染的病猪和带菌猪，高危人群为猪饲养、屠宰、加工人员，感染途径主要通过接触病死猪时致病菌经破损皮肤和黏膜侵入人体，或吃了未完全煮熟的病猪肉而感染。目前尚未发现人与人之间的传播。

人感染猪链球菌潜伏期平均 2~3 天。临床上可分为 4 种类型：普通型、休克型、脑膜炎型和混合型。起病急，临床表现为发热伴全身毒血症状。休克型病例迅速进展为中毒性休克综合征。脑膜炎型表现为头痛、呕吐、昏迷，脑膜刺激征阳性，脑脊液呈化脓性改变。还有少数病例为混合型,即在中毒性休克综合征基础上出现化脓性脑膜炎表现。实验室检查外周血白细胞计数升高和中性粒细胞比例升高。诊断上结合流行病学资料和临床表现,确诊有赖于血、脑脊液细菌培养。本病少见、病情复杂而凶险、特征性表现少,需与各种急性感染性疾病鉴别,关键是注意此病,及早做细菌培养确诊。

4. 螺旋体感染

(1)钩端螺旋体病:鼠和猪是本病的主要传染源,其带有致病性钩端螺旋体(钩体)的尿可以污染各种水源,人与污染的水源接触,钩体通过暴露部位的皮肤进入人体而造成感染。全国各地均有本病报道,但以南方各省多见,近年发病率有明显下降趋势。本病具有如下流行病学特点:①疫水接触史,患者在起病3~20天内到过鼠类出没或猪尿污染的污水沟、稻田,皮肤曾与污水接触。对散发病例,因很多场所被污染,有时无明确接触史而常被漏诊。②主要流行于夏、秋收割季节,亦可在洪水过后造成流行。③患者多为青壮年农民、饲养员,外地进入疫区者亦易患病。

本病临床表现复杂,轻重不一,轻者似感冒,仅表现为轻度发热。典型的临床特点为:早期有高热,全身乏力,眼结膜充血,腓肠肌压痛及全身浅表淋巴结肿大等类似败血症的表现。中期(早期症状出现后3~14天)为肝、肾、肺等多器官损害表现,根据此期不同器官损害的临床表现,本病可分为多种临床类型,各型临床特点及与相似疾病的鉴别诊断要点如下。①流行性感冒伤寒型:以全身症状为特征,起病急骤,畏寒发热,头痛、全身肌痛,并有鼻塞、咽痛、咳嗽等,而无其他系统的病征。早期易误诊为流行性感冒、上呼吸道感染,但本病患者往往同时或随之出现不同程度的肝、肾功能损害,半数有皮肤及黏膜出血,不支持流行性感冒和上呼吸道感染。仔细调查流行病史有助于鉴别诊断。极期要与伤寒、肾综合征出血热、败血症等鉴别。②肺出血型:表现因病情严重程度不同而异,咳嗽和不同程度咯血,可发生呼吸循环衰竭。应与肺炎、肺结核、支气管扩张、肺肿瘤等鉴别(参见2.3)。③黄疸出血型:表现为黄疸和出血(皮肤及黏膜出血点/斑,可有程度不等的鼻出血、咯血、呕血、黑便、尿血、阴道流血等),血总胆红素和转氨酶升高,多伴不同程度肾损害(尿蛋白、红细胞、白细胞和管型,可出现少尿、无尿)。本型易误诊为黄疸型肝炎,但后者以食欲缺乏为主,无眼结膜充血和腓肠肌压痛,ALT、AST升高更明显,而CK不高,病毒性肝炎系列标志物和流行病学史可资鉴别(参见28.2)。④肾衰竭型:本型以肾损害为突出表现而无黄疸。本型与肾综合征出血热临床表现有相似之处,但后者通常有酒醉貌,无腓肠肌压痛,呈5期病程,血清学汉坦病毒特异性IgM抗体阳性或汉坦病毒核酸检测阳性可

资鉴别。⑤脑膜脑炎型:呈脑膜脑炎症状和体征,脑脊液检查呈无菌性脑脊液特征。本型要与其他各种病因引起的脑膜脑炎鉴别,其他病因的脑膜脑炎无腓肠肌压痛,少伴肝肾功能异常(参见55.2)。

钩端螺旋体病的病原学诊断:应用暗视野显微镜可直接检查患者血、尿及脑脊液等标本中的钩端螺旋体。动物接种技术可提高阳性率。显微镜下凝集溶解试验常用,自病程第1周末开始升高,在第3、4周达高峰,间隔两周双份血清,效价增高4倍以上有诊断价值。近年有开展病原特异性核酸检查。

本病病情复杂,诊断常有困难。重视疫区污水接触史流行病学资料,注意早期腓肠肌痛的特点并综合肝肾检查异常和出血倾向,仔细对各型相似疾病进行鉴别排除,通过血清免疫学及病原学检查确诊。

(2)回归热:回归热是由回归热螺旋体引起的急性虫媒传染病,按传播途径分为虱传和蜱传回归热,前者患者是唯一传染源,人 - 体虱 - 人传播,以往曾在我国流行,现已无报道;后者传染源为啮齿类和兔类动物,蜱是传播媒介,为动物 - 蜱 - 人传播,属自然疫源性疾病,我国新疆偶见个案报道。蜱传回归热呈典型回归热特点,即体温急骤上升至39℃或以上,持续数日后又骤然回复到正常水平,无热间歇持续数日后又复发作,发热期与间歇期交替反复出现。并有全身肌肉酸痛、肝大、脾大。本病可多次复发,自然病程长。发热期取血或骨髓做涂片或血涂厚片镜检回归热螺旋体可诊断。本病需与波状热、疟疾、莱姆病、斑疹伤寒等鉴别。

(3)莱姆病(Lyme disease):由伯氏疏螺旋体引起,传染源主要是野生和驯养的哺乳动物。蜱是传播媒介,传播途径为动物 - 蜱 - 人。本病常见于林区工作的职业人群或旅游者,夏季为发病高峰。世界各地均有发病,我国大部分省份均有散发病例。一般将本病分为皮损期、器官器质性病变期和慢性期3期。①皮损期:开始表现为慢性移行性红斑与流感样或脑膜炎症状。症状开始时,在大腿、腹股沟、腋窝等好发部位出现1个红色斑疹或丘疹,然后逐渐扩大,形成一片大的圆形皮损,外缘有鲜红边界,皮损早期中央有时呈致密红斑、硬变、疱疹、坏死,皮损逐步扩大至数厘米至数十厘米,一般经2~3周皮损自行消退。此期伴有发热、流感样或脑膜炎症状,一般在7~10天后消退,亦有反复发作者。②器官器质性病变期:发生在数周至数月后,出现神经系统、关节、心脏等组织器官的器质性病变。神经系统病变表现为脑脊髓膜炎、脑炎、脑神经炎、外周神经炎等;关节病变表现为1个或数个关节肿痛;少部分患者有心脏受累,以房室传导受累多见、可见房颤和心包炎,常为一过性多预后良好。③慢性期:上述症状可持续数月至数年,反复发作或持续

存在便进入慢性期。

本病的诊断主要依据流行病学资料与临床表现,慢性移行红斑具有重要诊断价值。神经系统、关节损害等要与相关疾病鉴别。血清学免疫学常用特异性抗体检测,有重要诊断价值。血液、脑脊液、皮肤活检标本培养阳性则可确诊,但耗时而阳性率低。近年有开展伯氏疏螺旋体特异性核酸检查。

5. 寄生虫感染

(1)疟疾:是由疟原虫引起的传染病。携带疟原虫的无症状携带者和患者是传染源,蚊是传播媒介,蚊叮咬人传播。本病呈全球分布,尤以非洲和东南亚多见,我国以往曾高发,但消灭疟疾成果显著,目前绝大部分患者为输入病例,本地病例以云南为主。

间日疟和三日疟具有间歇性、规律性、发作性寒战及高热和大汗,伴有贫血和肝大、脾大等典型的临床表现,诊断不难。而恶性疟疾的临床症状较复杂而多样化,发热前寒战较少,热型多不规则,热后较少出汗。伴头痛、肌痛、食欲缺乏等症状,常有恶心、呕吐、腹泻等消化道症状。高热患者如有剧烈头痛,并出现谵妄、抽搐和昏迷,脑膜刺激征明显时称为脑型疟疾,易误诊为各种其他感染性脑膜炎脑炎。部分恶性疟患者有相对缓脉,加之有脾大和白细胞减少,易与伤寒相混淆。在到过疟疾流行地区后,出现不明原因的发热,应警惕疟疾的可能。发现疟原虫是诊断疟疾的主要依据,一次血片检查阴性不能否定,应在发作过程中反复检验。在发热前的畏寒期采血做厚滴片检查,可提高阳性率。血片阴性时可做骨髓涂片检查,其阳性率较血片为高。氯喹或奎宁对疟疾治疗有特效,一般用药后1~2天体温下降,症状基本控制,对高度疑似病例可用常规剂量做诊断性治疗,但判断要慎重。

(2)阿米巴病:是由溶组织内阿米巴引起的传染病。携带阿米巴包囊的无症状携带者、恢复期或慢性期患者为传染源,粪便污染经口传播,水源污染引起地方性流行,男性同性恋引起的局部流行近年报道增多。本病呈全球分布,我国亦呈广泛分布但有较明显地区性,多见于卫生条件落后的农村。内阿米巴原虫寄生于人的大肠腔内呈无症状定植状态,侵袭肠壁发生阿米巴肠病,也可由肠经血液循环进入肝、肺、脑等肠外器官分别引起阿米巴肝脓肿、阿米巴肺脓肿、阿米巴脑膜炎。阿米巴引起的肠外器官感染伴有明显发热。

(3)急性血吸虫病:我国流行的血吸虫病由日本血吸虫引起,钉螺是日本血吸虫的唯一中间宿主,其排出尾蚴入水,人接触疫水时尾蚴经皮肤、黏膜入血而被感染。我国经过几十年努力,血吸虫病已得到有效控制,但近年老疫区病例又有回升,且有由老疫区蔓延而产生的新疫区。

血吸虫病有严格的地区性(钉螺存在地)是本病重要流行特点。血吸虫病分为急性期和慢性期,前者为发热性疾病。

急性血吸虫病多发于夏、秋季,多见于初次接触疫水感染者,但慢性血吸虫患者在再次大量感染后亦可表现为急性感染。平均潜伏期40天左右,其间可出现疫水接触处皮肤发痒,红色小丘疹1~2天消失。起病时多有发热,发热情况因感染轻重及个体反应不同而异。可高热持续不退,伴精神萎靡、意识淡漠、重听、腹胀,可有相对缓脉而误诊为伤寒,但白细胞总数增高及分类中嗜酸性粒细胞增多(一般占20%~40%)可与伤寒鉴别。急性血吸虫患者有肝大、伴不同程度触痛、转氨酶轻度升高,要与病毒性肝炎、肝脓肿等鉴别。血吸虫卵所造成的异位肺损害(参见2.3),有轻度咳嗽,X线胸片常示两肺中下野大小略不等的粟粒点状影,应与血行播散型肺结核鉴别。肠道症状(参见23.1)表现为腹泻、腹痛、黏液血便,应与痢疾鉴别。部分患者可出现腹膜刺激征,腹部饱满,有柔软感和压痛,要与结核性腹膜炎鉴别。

凡夏、秋季接触疫水,病初出现尾蚴皮炎,具有发热、肝大伴触痛、腹痛、腹泻,而血中嗜酸性粒细胞明显增高者,需考虑急性血吸虫病的诊断。但不典型和重症病例可不出现嗜酸性粒细胞增高或反减少,据此,亦不能否定急性血吸虫病的可能。下述检查有助于确立急性血吸虫病的诊断。

1)血清免疫学检查:①抗体检测,环卵沉淀试验(COPT)目前仍在疫区广泛应用。近年建立快速ELISA法,简便、快速、敏感性和重复性好。但注意抗体检测法不能区别既往感染与现症患者。②抗原检测,可证实活动性感染。各种方法尚在进一步研究中。

2)粪便检查虫卵:目前采用尼龙袋新鲜粪便集卵孵化法,提高了阳性率,为主要的检查方法。但一次阴性不能轻易除外本病,宜反复多次进行。

3)直肠黏膜活组织检查:可提高检出虫卵的阳性率。

(4)丝虫病:丝虫病是由丝虫寄生在人体淋巴组织、皮下组织和浆膜腔引起的寄生虫病。我国流行的是班氏丝虫和马来丝虫。本病早期主要为淋巴管炎和淋巴结炎,晚期主要为淋巴管阻塞引起的相关症状。

丝虫病曾呈世界范围广泛流行,严重危害人类健康。WHO决议到2020年要在全球消灭本病,我国2008年已宣布全国消灭丝虫病,但在原疫区仍留有晚期症状患者。

(5)黑热病(内脏利什曼病):利什曼病是由利什曼原虫引起的人畜共患疾病,根据原虫寄生部位不同分成3个类型,其中在我国流行的为内脏利什曼病,又称黑热病。黑热病由杜氏利什曼原虫引起,由犬等哺乳动物或患者通过白蛉传播。本病曾在我国广泛流行,通过综合治理措施,近年发病率已降到很低水平,绝大多数病例见于新疆、甘肃和四川,内蒙古、陕西、山西偶有报道。临床上为缓慢发展病程,表现为长期不规则发热、寒战、肝大、脾大、进行性贫血、淋巴结肿大、慢性消耗,常见面部、腹部及四肢皮肤颜色变深。新近接触疫区而发病者起病可较急。本病如未经治疗病死率极高。血常规见三系减少而以贫血为重。确诊依靠骨髓、淋巴结或脾穿刺镜检发现病原体,结合抗体检查可提高诊断准确性。本病需与各种慢性发热性疾病及血液病鉴别。

(6)旋毛虫病:是由旋毛线虫引起的寄生虫病。我国西南、中原及东北地区为主要流行区。猪为旋毛线虫感染的主要传染源。发病前1~2周有生食或半生食含旋毛虫幼虫包囊的猪肉史。初期表现为发热伴肠炎症状,如腹痛、腹泻。起病约2周后,发热加重,多为弛张热型,伴全身肌肉严重疼痛、压痛和局部水肿,可有皮肤斑丘疹或猩红热皮疹。血常规示白细胞总数和嗜酸性粒细胞增高,血清CK和LDH升高。确诊有赖于肌肉(三角肌或腓肠肌)活检找到幼虫或梭型包囊,血清免疫学检查近年国内已有不少研究。本病少见,常易误诊,应与各种发热性疾病,表现为明显肌痛的疾病鉴别。

(7)弓形虫病:由刚地弓形虫感染引起。猫为主要传染源,还有其他哺乳动物如犬等,通过摄入被猫和犬粪污染的食物、水或经手接触猫和犬唾液经口传播。本病呈世界性分布,但绝大多数为隐性感染,据调查,欧美国家人群抗体阳性率可高达50%,我国在8%左右。但随着我国宠物饲养增多,感染也会增加。显性感染主要见于免疫力下降患者。轻症表现为淋巴结肿大和低热等非特异性症状。重者侵犯中枢神经系统、肺、视网膜等多个器官,病情复杂。本病诊断困难,病原学检查、抗体检测、头颅CT/MRI综合分析,必要时做治疗性诊断。

(二)非传染病感染性疾病

1. 细菌感染

(1)局部组织、器官的细菌性感染:发热的鉴别诊断中,排除了发热性传染病后,首先要考虑的便是身体各部位的组织、器官的感染,特别是细菌感染。因为这类疾病是发热性疾病的最常见病因,而且感染部位的相应症状和体征明显而易于识别。通过详细的病史询问和系统的体格检查不难发现诊断的线索,进一步有针对性的实验室检查和/或影像学检查常可做出初步诊断,病原学检查有助确诊。这类疾病诊断和鉴别诊断时应注意:相应症状和体征隐匿或不典型时易被忽略;要与该组织器官的非感染性疾病鉴别;与引起类似症状和体征

的邻近脏器疾病鉴别;进一步检查排除可能合并感染的基础病。兹将常见的组织、器官的细菌性感染的相应局部症状和体征及相关实验室和影像学检查列表(表2-3)如下。

(2)感染性心内膜炎:感染性心内膜炎是指因微生物直接感染而产生的心内膜炎症,多伴有赘生物形成。菌血症是本病发生的必要条件,器质性心脏病是本病的易患因素。易发生感染性心内膜炎的常见基础心脏病包括各种病因的心瓣膜病、先天性心血管畸形、人工瓣膜置换术和心血管植入电子装置(如植入心脏起搏器)。长期经静脉注射治疗或静脉注射毒品成瘾也是本病易患因素。有上述基础心脏病患者进行有创检查或治疗(如口腔科手术)也可诱发感染性心内膜炎。此外,慢性Q热可并发感染性心内膜炎。引起本病微生物病原种类很多,我国目前仍以链球菌和葡萄球菌为最常见。

主要临床表现:①发热是最常见症状,体温高低及热型因病因和病原不同及个体差异而不同,多为中等度不规则热,极少数老年、尿毒症、体质衰弱者可不发热。②新出现心脏杂音或原有心脏杂音增强或性质改变,以主动脉关闭不全杂音多见(参见15)。③贫血和脾大。进行性贫血多见,部分患者有脾大。④皮肤及黏膜病变可能由自身免疫或微血管栓塞引起,包括瘀点、甲床下出血、奥斯勒结节(Osler node,指或趾垫处豌豆大的红色或紫色结节)、詹韦损害(Janeway lesion,手掌或足底1~4mm的无痛性出血红斑)、罗特斑(Roth spot,视网膜中心白色的卵圆形出血斑)。

常见并发症:①最常见的为心力衰竭,其他有心肌脓肿、化脓性心包炎和心肌梗死。②动脉栓塞常见,由赘生物脱落的栓子引起,可发生于任何部位,而以脑、肾、脾、冠状动脉、肠系膜、四肢的体循环栓塞常见,可引起相应临床表视,并可进一步发展为迁徙性脓肿。右心心内膜炎引起的肺循环栓塞则导致肺栓塞,可造成肺梗死。③细菌性动脉瘤,受累动脉为近端主动脉、脑、内脏等,破裂或压迫时发生相应症状。④肾栓塞可引起肾梗死,免疫复合物可导致肾小球肾炎,所以感染性心内膜炎患者常有尿检查的异常。⑤中枢神经系统可因脑栓塞、细菌性动脉瘤、脑脓肿、脑出血等各种原因,而出现表现不一、程度不等的中枢神经系统表现。

诊断依据:发热和心脏杂音,特别是有心脏本身的易患因素或静脉注射毒品成瘾者,高度警惕本病。伴贫血、脾大、皮肤及黏膜病变(瘀点、甲床下出血、奥斯勒结节、詹韦损害、罗特斑)、动脉血栓等表现支持本病诊断。超声心动图检出赘生物有重要诊断价值。血培养阳性有助确诊。可根据感染性心内膜炎Duke诊断标准诊断本病(表2-4)。

表 2-3　常见的组织、器官的细菌性感染的局部症状和体征及相关检查

疾病	相应局部症状和体征	实验室检查	影像学	病原学	参见内容
细菌性肺炎	咳嗽、咳痰,叩诊轻浊音、听诊湿啰音		胸部 X 线	痰涂片及培养	2.3
支气管扩张并发感染	同上,但有明确既往反复发作史		胸部 X 线(缓解后复查)	同上	2.3
肺脓肿	肺基础病,咳嗽、胸痛		胸部 X 线	脓肿穿刺液涂片及培养	2.3
细菌性脓胸	肺基础病,咳嗽、胸痛、呼吸困难,患侧胸廓饱满、叩诊浊音、呼吸音减弱	胸腔穿刺胸腔积液检查	胸部 X 线	胸腔积液培养	6.1
感染性心内膜炎	心脏基础病,心脏杂音		超声心动图	血培养	本节
化脓性心包炎	心前区痛,心包摩擦音,急性心脏压塞症状	心包穿刺心包液检查	胸部 X 线,超声心动图,CT/MRI	心包穿刺液培养	17.1
肾盂肾炎(急性或慢性急性发作)	尿频、尿急、尿痛,腰痛,肋脊角压痛、肾区叩击痛	尿常规	双肾及输尿管 B 超,静脉肾盂造影	中段尿培养	37.2
急性阑尾炎	腹痛转移或集中在右下腹,麦氏点压痛		腹部 B 超		26.1
急性胆道感染	右上腹痛、黄疸,右上腹压痛、反跳痛及肌紧张	胆酶及肝酶异常	腹部 B 超		26.1
细菌性肝脓肿	肝区痛或右上腹痛,肝大及压痛或肝区叩击痛	肝酶异常	腹部 B 超	脓肿穿刺液涂片及培养	30.1
细菌性腹膜炎	全腹痛,全腹压痛、反跳痛及肌紧张	腹腔穿刺腹水检查		腹水培养	29.3
细菌性脑膜炎	头痛、呕吐,脑膜刺激征	腰椎穿刺脑脊液检查		脑脊液涂片及培养	55.2
脑脓肿	头痛、呕吐,中枢神经定位体征		头颅 CT/MRI		55.2

其他局灶性细菌感染:膈下脓肿、肾周脓肿、盆腔脓肿等;化脓性中耳炎、化脓性关节炎、化脓性骨髓炎;其他各部位的浅部化脓性感染(如疖、皮下急性蜂窝织炎、丹毒等)或深部化脓性感染(如臀肌脓肿等)

关于本病血培养和超声心动图的建议:①血培养。据报道,本病血培养假阴性率 2.5%~32%,主要是采血前使用了抗菌药物,宜停用抗菌药物后采血,增加采血次数。另一类原因为病原微生物为苛氧非典型微生物,应选择特殊培养方法。②超声心动图。经食管超声心动图(TEE)对感染性心内膜炎诊断敏感性高于经胸超声心动图(TTE),故当 TTE 阴性而仍高度怀疑感染性心内膜炎时可加做 TEE。

鉴别诊断:本病近年典型症状已不多见,因病情轻重不一、复杂多变,故鉴别诊断至为重要。发热而心脏体征微者,要与败血症、伤寒、结核等感染性疾病,风湿热,系统性红斑狼疮等免疫性疾病和风湿性疾病,恶性淋巴瘤等恶性肿瘤鉴别。中枢神经症状突出者要与相关中枢神经系统疾病鉴别。发热、心脏杂音、栓塞表现有时要与心房黏液瘤鉴别。

表 2-4　感染性心内膜炎改良的 Duke 诊断标准(2015 修订版)

主要标准

一、血培养阳性(符合以下至少一项标准)

1. 两次不同时间的血培养检出同一典型 IE 致病微生物:如草绿色链球菌、链球菌、金黄色葡萄球菌,社区获得性肠球菌

2. 多次血培养检出同一 IE 致病微生物

(1)2 次至少间隔 12 小时以上的血培养阳性;

(2)所有 3 次血培养均阳性,或 ≥ 4 次的多数血培养阳性(首次与最后一次血培养时间间隔 ≥ 1 小时)

3. Q 热病原体 1 次血培养阳性或其 IgG 抗体滴度 >1:800

二、影像学阳性证据(符合以下至少一项标准)

1. 超声心动图异常

1)赘生物

2)脓肿、假性动脉瘤、心脏内瘘

3)瓣膜穿孔或动脉瘤

4)新发生的人工瓣膜部分破裂

2. 通过 18F-FDG PET/CT(仅在假体植入 >3 个月时)或放射标记的白细胞 SPECT/CT 检测出人工瓣膜植入部位周围组织异常活性

3. 由心脏 CT 确定的瓣周病灶

次要标准

一、易患因素:心脏本身存在易患因素,或静脉注射毒品成瘾者

二、发热:体温 >38℃

三、血管征象(包括仅通过影像学发现的):主要动脉栓塞,感染性肺梗死,细菌性动脉瘤,颅内出血,结膜出血,詹韦(Janeway)损害

四、免疫性征象:肾小球肾炎,奥斯勒(Osler)结节,罗特(Roth)斑,类风湿因子阳性

五、致病微生物感染证据:不符合主要标准的血培养阳性,或与 IE 一致的活动性致病微生物感染的血清学证据

注:确诊:符合 2 项主要标准,或 1 项主要标准 +3 项次要标准,或 5 项次要标准;

疑诊:符合 1 项主要标准 +1 项次要标准,或 3 项次要标准。

(3)败血症:败血症(septicemia)是指病原微生物侵入血液循环并生长繁殖,产生大量毒素和代谢产物所引起的全身炎症综合征(systemic inflammatory response syndrome,SIRS)。败血症期间细菌栓子随血流栓塞出现迁徙性炎症,全身有多处脓肿形成时称为脓毒血症(pyemia)。败血症如合并感染性休克或多器官功能衰竭称为严重败血症。

引起败血症的病原微生物主要是细菌,也可以是真菌,后者少见但近年有增加趋势。败血症多继发于体内已经存在的感染灶,也可以是原发的。败血症分为社区感染和医院感染,后者近年有增加趋势,其中由血管内导管植入引起的导管相关性血流感染是医院感染的重要原因之一。原有严重基础病如恶性肿瘤、尿毒症、严重糖尿病、自身免疫性疾病、血液病、慢性阻塞性肺疾病(COPD)、艾滋病等,再加上免疫抑制药物使用或外科手术,在机体免疫功能低下状态下易发生败血症。

败血症临床表现。①毒血症:寒战、高热,热型各异,以弛张热多见,伴全身不适、头痛、肌痛、关节痛以及胃肠道症状。心率加快、呼吸加快、过度换气常见,可有神志改变。②皮疹:见于部分患者,形态多样,以瘀点最常见。③关节表现:见于部分患者,常为膝关节等大关节红、肿、热、痛。④肝大、脾大:一般为轻度肿大。⑤迁徙性病灶:见于病程较长的革兰氏阳性球菌或厌氧菌败血症,病程中陆续出现转移性化脓性病灶,如皮下脓肿、肺脓肿、肝脓肿、化脓性关节、化脓性骨髓炎等,少数可发生感染性心内膜炎。⑥合并症:以感染性休克最常见,还可发生 DIC、急性呼吸窘迫综合征(ARDS)、多器官功能障碍综合征(MODS)。

不同病原体临床表现有一定差异,了解这些差异有助于临床诊断,亦有助于在未取得血培养结果前的经验性抗菌药物选择。根据我国近年的调查,我国败血症的病原体以金黄色葡萄球菌和大肠埃希菌为多见,但表皮葡萄球菌、铜绿假单胞菌及一些耐药菌败血症有增加趋势,厌氧菌及真菌败血症亦非罕见。①金黄色葡萄球菌败血症:原

发灶多为皮肤、骨、关节化脓性病灶或导管插管，急骤起病，寒战、高热明显。皮疹及迁徙性化脓病灶多见。感染性休克较少见。②凝固酶阴性葡萄球菌（表皮葡萄球菌）败血症：常见于体内异物留置或植入者（如静脉导管、人工关节、人工瓣膜、起搏器等）。由于表皮葡萄球菌为正常皮肤表面的细菌，血培养假阳性率高。如当患者发热不退，体内留有异物处局部皮肤红、肿、压痛，或人工瓣膜患者出现新的杂音或多发性血栓形成时，往往提示感染，如取得双份（身体左、右侧静脉）血培养同时阳性意义更大。③肠球菌败血症：主要为医院感染，原发灶多为泌尿生殖道、消化道肿瘤及腹腔感染。由于本病近年有增多趋势，对多种抗菌药物耐药，故应重视。④革兰氏阴性杆菌败血症：医院感染居多。最常见大肠埃希菌。原发感染灶多在腹腔、泌尿生殖道、肺部。休克发生率高、出现早、持续时间长。铜绿假单胞菌败血症通常继发于重度烧伤或严重免疫低下，临床表现较一般革兰氏阴性杆菌败血症凶险，可有较特征性中心坏死性皮疹。⑤厌氧菌败血症：厌氧菌多从肠道肿瘤、发炎的憩室、感染的胆道、女性生殖道、褥疮等处入侵血流。厌氧菌多与需氧菌同时混合感染。上述情况时应加做厌氧菌培养。⑥真菌败血症：以念珠菌感染为主，近年来发病率明显增高，绝大部分为机体免疫低下的医院感染，常见于长期接受广谱抗生素、糖皮质激素、免疫抑制药或肿瘤化学治疗（化疗）患者。因此，对具有上述易感因素，持续高热，经足量高效抗生素治疗无效，尤其存在真菌感染灶（如口腔黏膜、皮肤）者应警惕本病的可能。血培养发现真菌可确诊，但阳性率低、耗时长。因此，对高度怀疑本病者，G试验有提示作用，选择广谱抗真菌药物治疗体温下降至正常者亦为有力的佐证。⑦单核细胞增多性李斯特菌败血症：单核细胞增多性李斯特菌属革兰氏阴性菌，虽少见，但经验性选用抗菌药物对该菌覆盖率低，常因此而延误有效治疗，病死率高。该病除孕妇特殊人群外，还见于原有自身免疫病和恶性肿瘤等基础病免疫功能低下人群。除发热外，胃肠道症状和中枢神经系统症状常见，应予警惕。

诊断依据：急性高热伴血常规示白细胞总数及中性粒细胞明显增高，伴下列情况1项或1项以上要考虑本病：①无局限于某一系统的急性感染；②新近有皮肤、黏膜感染、挤压疮或疖史、外伤史；③已存在某一系统或局灶感染，经有效抗菌药物不能控制，特别是出现毒血症时；④病程中出现皮疹、肝大、脾大、迁徙性脓肿、感染性休克；⑤严重基础病、原发或继发免疫功能缺陷者、接受创伤性检查或治疗（包括外科手术）者。血或骨髓培养阳性可确诊。

血培养：目前一般医院的常规是在发热38.5℃或以上时静脉采血，采血10~20ml，分别注入需氧培养瓶和厌氧培养瓶。下列措施有助提高血培养阳性率：在抗菌药物应用前采血；如患者已用抗菌药物，可用含树脂或活性炭的中和抗生素培养瓶采样；采血时间在寒战、高热发作时尽快进行（最好10分钟内），增加采血部位（左、右侧），增加采血量或次数（距第一次采血4小时，或连续2~3天）；必要时增加骨髓培养；如怀疑某些特殊感染，如L型细菌、军团菌、分枝杆菌、真菌等，采用特殊培养基。下列措施有助提高血培养的特异性：要排除污染所致的假阳性，采血时严格消毒，同时做双份（身体左、右侧静脉）血培养见同一细菌，多次采血见同一细菌；怀疑导管相关性血流感染时剪下导管头端5cm或在静脉留置管采血与外周采血同时培养。

某些感染标志物及其诊断价值：血清降钙素原显著升高有助鉴别感染性炎症与非感染性炎症。血清真菌细胞壁成分(1,3)-b-D葡聚糖检测（G试验）阳性提示可能存在真菌感染。

鉴别诊断：一要避免漏诊。延误诊断的因素包括：未发现或未注意到原发感染灶；基础病或原发感染灶掩盖了败血症症状；特殊人群如老年人、严重衰竭、白细胞减少症等患者发热症状和/或白细胞增高不明显、血培养假阴性等。提高对这些影响因素的认识，提高血培养的阳性率是关键。二要避免误诊。需要与败血症鉴别的主要是无明显局限于某一系统病变的长期高热性疾病，包括：

1）成人斯蒂尔病（成人Still病）：发热、皮疹、关节痛、白细胞增多的临床特点酷似败血症。但本病有如下特点以资鉴别：①高热而毒血症症状轻。②间歇热型。③反复出现一过性皮疹和/或关节炎或关节痛。④白细胞增多但无嗜酸性粒细胞减少或消失。⑤血清铁蛋白显著增高。⑥血培养阴性。⑦抗生素治疗无效，而糖皮激素或非甾类抗炎药效果明显。但本病无特异性诊断手段，为排除性诊断。

2）恶性淋巴瘤：长期高热与败血症相似，但该病有肝、脾、淋巴结进行性肿大；皮疹多为浸润性斑丘疹、结节、斑块和溃疡；呈慢性消耗性病程。淋巴结、皮肤组织活检和/或骨髓检查可确诊。

3）感染性心内膜炎：心脏体征轻微而有发热与脾大，血培养阳性时与某些白细胞不升高的革兰氏阴性败血症相似，但该病血培养病原体多为链球菌或葡萄球菌，多有心脏基础病或静脉注射毒品成瘾的易患因素，动脉栓塞常见，超声心动图阳性结果鉴别诊断价值大。

4）伤寒或副伤寒：发热、脾大与某些白细胞不升高的革兰氏阴性败血症相似，但本病除有流行病学史外，可有某些本病的特殊表现。肥达试验有助诊断，血培养伤寒或副伤寒杆菌阳性可确诊。

5）血行播散型肺结核（急性粟粒型肺结核）：发热呈稽留热或弛张热型而呼吸道症状不明显时与败血症相

似,本病如下特征有助鉴别:结核病史或接触史;表现为盗汗、怠倦的结核毒血症状与表现为寒战、高热、肌关节痛的败血症毒血症症状不同;X线胸片可发现肺部粟粒病变,但易漏诊,故以胸部CT诊断价值大。

6) 其他:本病还要与疟疾等各种长期发热的少见发热性传染病和风湿热、系统性红斑狼疮等免疫性疾病和风湿性疾病鉴别。

(4) 化脓性门静脉炎:化脓性门静脉炎是指门静脉主干及其肝内分支的化脓性炎症,常伴门脉血栓形成。本病多继发于门静脉分支所引流的脏器化脓性病变。临床有三大表现:原发病表现;高热、寒战等脓毒血症症状;肝大、肝区痛及压痛。腹部B超检查门脉系及肝脓肿有助诊断,CT血管重建有诊断价值(参见26.1)。

2. 衣原体、支原体感染 衣原体或支原体感染以呼吸道感染最常见(参见2.3)。

3. 深部真菌感染 深部真菌感染是指侵犯角质层以下的皮肤、皮下组织或全身各系统组织和器官的真菌感染,近年改称为侵袭性真菌病。多数真菌广泛存在于自然界乃至人体内,属于条件致病菌,因此侵袭性真菌病主要见于免疫缺陷人群:严重基础病如糖尿病、尿毒症、晚期肝硬化、自身免疫性疾病、血液系统恶性肿瘤或实体性恶性肿瘤等患者,器官移植(包括骨髓移植)患者,特别是上述患者长期接受广谱抗生素、糖皮质激素、细胞毒药物或免疫抑制药等治疗或导致生理屏障破坏的创伤性检查或治疗时,艾滋病患者并发各种机会性真菌感染特别常见。各种真菌引起的侵袭性真菌病共同临床特点:发热伴其所感染部位的相应临床表现,发生真菌性败血症时出现高热伴毒血症症状,并可发生全身多器官播散性感染。血清真菌细胞壁成分(1,3)-b-D葡聚糖检测(G试验)阳性提示可能存在除隐球菌和接合菌外的真菌感染,但假阳性(输注血制品、链球菌感染、纤维素膜血液透析等可阳性)率高。血清曲霉特异性真菌抗原检测对曲霉病诊断价值较高,但亦存在假阳性和假阴性问题。无菌液真菌镜检和培养以及组织病理学有确诊价值。由于侵袭性真菌病临床表现并无特异性,免疫学检查的诊断敏感性和特异性尚不理想,真菌培养耗时且敏感性不足,组织活检临床上常受限,因此目前提出了综合危险因素、临床特征、微生物学和组织病理学进行分级诊断的策略(表2-5)。

近年来,我国侵袭性真菌病呈明显上升趋势,其中以念珠菌和曲霉最常见,其次为隐球菌、接合菌和肺孢子菌,美洲流行的非条件致病菌(如组织胞浆菌病)国内近年亦有报道。各种真菌感染好发部位及临床表现有一定差异。①念珠菌病:肺部感染、泌尿系感染和消化系感染常见,还有念珠菌心内膜炎、腹腔内念珠菌感染、念珠菌脑膜炎等。此外,黏膜念珠菌病如口腔、阴道等处念珠菌

感染亦常见。肝、脾念珠菌病症状隐匿,CT/MRI有助发现。②曲霉病:肺曲霉病最常见。③隐球菌病:中枢神经系统感染最常见,肺部感染次之。隐球菌病偶可于无明显真菌感染高危因素的社区正常人群中发生,值得注意。④毛霉病:肺部感染常见。⑤肺孢子菌病:主要是肺孢子菌肺炎。⑥组织胞浆菌病:荚膜组织胞浆菌病是北美、中美地区的常见传染病,我国自首例输入性病例报道后多地陆续有报道,主要表现为肺部的急性或慢性感染。播散型组织胞浆菌病见于免疫功能缺陷患者,可累及单核-巨噬细胞系统及全身器官,如不及时发现、及时治疗,病死率高。此类型骨髓取材组织胞浆菌镜检及培养阳性率高。侵袭性真菌病各系统组织器官表现详见有关内容,其中肺真菌感染和中枢神经系统真菌感染分别见2.3和55.2。

表 2-5 侵袭性真菌病的分级诊断标准

诊断级别	危险因素	临床特征[a]	微生物学	组织病理学
确诊	+	+	+[b]	+
临床诊断	+	+	+[c]	-
拟诊	+	+	-	-

注:+.有;-.无;[a].包括影像学;[b].无菌液真菌培养阳性;[c].除确诊标准[b]外,也可以是特异性真菌抗原检测阳性或非无菌液连续≥2次分离到同种真菌(但要与其他疾病鉴别)。

二、非感染性疾病

(一)风湿性疾病

风湿性疾病是一大类泛指以骨、关节及其周围软组织为主要症状,可累及内脏器官的异质性疾病。弥漫性结缔组织病是风湿性疾病的重要一类,属系统性自身免疫性疾病。多数有发热,发热可为首发症状,亦可在病程中出现,常呈慢性、间歇性,往往不伴明显的毒血症状。这类疾病临床表现复杂多变,但除发热外尚有如下共同特征:①常伴关节痛、肌痛和皮疹。②往往有多器官系统受累。③多有高免疫蛋白血症和多可检出自身抗体。④病程迁延,缓解与发作反复交替。⑤糖皮质激素治疗多有效。本节主要介绍有发热症状的弥漫性结缔组织病。

1. 风湿热 风湿热是一种反复发作的急性或慢性全身性结缔组织免疫炎症疾病,主要累及心脏、关节、中枢神经系统、皮肤和皮下组织。本病常见于5~15岁的儿童和青少年,但亦可见于成人。发病与A组链球菌感染密切相关,随着居住和生活条件改善及细菌感染后抗生素及时应用,本病发病率在我国已显著下降。

临床表现：多数患者发病前先有咽炎或扁桃体炎等上呼吸道感染史。大多数患者有不规则低热至中等度热，亦可呈高热。本病发热常伴有不成比例的心动过速，多因伴有心肌炎。本病主要临床表现如下。①关节炎：典型者为游走性多关节炎，不典型者可只有单关节炎或仅表现为多关节痛。②心脏炎：包括心肌炎、心内膜炎和心包炎。③皮肤改变：皮疹可为荨麻疹、斑丘疹、多形红斑、结节性红斑和环形红斑，而以环形红斑为多见且具诊断意义。环形红斑的特征为淡红色环形红晕、边缘轻度隆起、环内皮肤颜色正常、压之褪色、不痛不痒，常见于躯干和四肢内侧。皮下小结节出现于风湿活动时，特征为豌豆大小、质硬、无触痛、活动与皮肤无粘连，常位于关节伸侧及枕部、前额等处。④舞蹈病：表现为精神异常、不自主运动和共济失调。

实验室检查：血常规白细胞及中性粒细胞比例轻至中度升高。血清抗链球菌溶血素 O（ASO）效价增高（>500U）提示近期曾有溶血性链球菌感染；ESR 和 C 反应蛋白（CRP）升高提示有炎症活动。

诊断标准：风湿热无特异性诊断方法，需综合临床表现辅以实验室检查，并结合动态观察做出诊断。临床上沿用 Jones 诊断标准（表 2-6），即先前有链球菌感染的证据者（近期患过猩红热；咽喉拭子培养或快速链球菌抗原试验阳性；血清抗链球菌溶血素 O 效价增高），初次急性风湿热诊断要求具有 2 项主要表现，或 1 项主要表现加 2 项次要表现；复发急性风湿热诊断要求具有 2 项主要表现，或 1 项主要表现加 2 项次要表现，或 3 项次要表现（参见 43.1）。

表 2-6　风湿热的改良 Jones 诊断标准
（美国心脏协会 2015 年版）

主要表现

　①心脏炎（临床和 / 或亚临床*）

　②关节炎（多发性关节炎）

　③舞蹈病

　④环形红斑

　⑤皮下结节

次要表现

　①多发性关节痛（除外关节炎作为主要标准）

　②发热

　③ESR 和 / 或 CRP 升高

　④心电图 PR 间期延长（除外心脏炎作为主要标准）

注：*. 亚临床心脏炎通过风湿性瓣膜炎超声心动图诊断。

（1）以心脏炎为主要症状的鉴别：①感染性心内膜炎，发热和心脏杂音与风湿热心脏炎相似。但该病多有原发心脏基础病等易患因素，有进行性贫血、脾大、皮肤及黏膜病变（瘀点、甲床下出血、奥斯勒结节、詹韦损害、罗特斑）、动脉血栓等表现等，反复血培养阳性，超声心动图在瓣膜上发现赘生物可资鉴别。对已证实合并细菌性心内膜炎的风湿性心脏病患者，经足量抗生素治疗症状无改善或一度改善后又恶化，要考虑风湿热活动，按复发性急性风湿热的 Jones 标准诊断。②病毒性心肌炎，发热及心肌炎与风湿热心脏炎相似。该病发热时间较短，病变极少侵犯心瓣膜，无环形红斑或皮下结节，实验室检查白细胞减少或正常，ASO、ESR、CRP 均正常。

（2）以关节炎为主要症状的鉴别：以发热伴急、慢性关节炎为突出症状的疾病种类繁多，需与风湿性关节炎鉴别，包括感染性或感染变应性、免疫性或风湿性、代谢障碍性、血液病相关及其他各种病因（鉴别的疾病及鉴别要点见 43、44）。

（3）系统性红斑狼疮：发热、关节痛、皮疹、心脏炎、ESR 增快等与风湿热相似。但本病有特征性面部蝶形红斑或盘状红斑及皮损的光过敏，肾损害多见，多种自身抗体阳性，通过综合分析可资鉴别。

（4）链球菌感染后状态（链球菌感染综合征）：在急性链球菌感染同时或感染后 2~3 周出现低热、乏力、关节痛，ESR 增快，ASO 升高，心电图有期前收缩、轻度 ST-T 改变，均与风湿热相似。但综合分析未达风湿热 Jones 诊断标准，有效抗生素治疗后症状迅速消失。

不典型的风湿热是不明原因发热鉴别诊断的疾病之一（参见 2.5），应予注意。

2. **系统性红斑狼疮**　系统性红斑狼疮（SLE）是一种表现有多系统损害的慢性自身免疫病，其血清具有以抗核抗体为代表的多种自身抗体，病程以病情缓解和急性发作交替为特点。女性发病比男性多见，各年龄段均可发病，但以 20~40 岁最常见。我国报道的患病率高于西方国家的报道。

诊断和诊断标准：约 90% 患者在病程中出现各种热型的发热，以低、中热为常见。本病临床表现复杂多样，轻重不一，并可随病程而变化。对发热伴有皮损、关节损害、多发性浆膜炎、多脏器损害、血液系统异常患者，特别是育龄期女性，要考虑本病。行常规血、尿检查，转氨酶检查及自身抗体组合检查（主要是抗核抗体谱、抗磷脂抗体和抗组织细胞抗体）以及补体测定有助发现本病。本病无特异性诊断，诊断可参考美国风湿病学会 2009 年系统性红斑狼疮的分类标准（见表 44-10）。

要注意对早期不典型病例的诊断，临床上常会遇到未完全符合上述诊断标准而疑诊 SLE 的病例。可做进一步免疫相关的检查（我国的上海标准将 C3 补体、狼疮试验及肾活检列入诊断标准);一定时间的随访有可能出现新的临床证据,特别是有血清学免疫异常者,更要密切随访。

鉴别诊断:

(1)多种风湿性疾病和免疫性疾病,如风湿热、类风湿关节炎、成人斯蒂尔病、原发性血管炎、自身炎症性疾病等,都可有发热、皮疹、关节炎(痛)等与 SLE 相似的临床表现,要注意鉴别。还要注意,SLE 可与其他自身免疫性疾病如干燥综合征、类风湿关节炎、皮肌炎、桥本甲状腺炎等重叠,称为重叠综合征。

(2)SLE 的各种关节、肾、心血管、呼吸系统、神经系统、造血系统、消化系统等的临床表现,要与相应器官系统的疾病作鉴别。

3. 类风湿关节炎　类风湿关节炎是以关节慢性炎症性病变为主要表现的全身性自身免疫性疾病(参见44.1)。由于本病起病初期以及在病程中可有不同程度发热,因此在发热的鉴别诊断中要注意本病的早期和不典型表现。

本病以关节炎为主要临床表现,因此需与各种病因的关节病鉴别。本病是一种高度异质性疾病,可出现包括皮肤、肺、心脏和神经系统在内的关节外表现,需与多种风湿性疾病以及相应器官系统的疾病鉴别。

4. 成人斯蒂尔病(成人 Still 病)　成人斯蒂尔病是一种病因未明的,以间歇性发热、一过性多形皮疹、关节炎或关节痛,并伴有周围血白细胞总数增高为主要表现的临床综合征。各年龄组男女均可患病,以 20~40 岁多见。

临床表现:起病急骤。主要表现有:①发热:是最主要的症状,体温在 39℃ 以上,多呈弛张热型,发热一般持续 1~2 周后可自行消退。发热时常无感染的毒血症状,热退后可如常人。间隔一至数周后又复发,病程可数月、数年乃至十数年不等。②皮疹:多有皮疹,呈一过性,随发热而起、随热退而退。皮疹为多形性及多变性,可呈点状和小片红色斑疹或斑丘疹,亦可表现荨麻疹样皮疹、多型红斑等,多分布于四肢及躯干。③关节及肌肉症状:绝大多数患者有关节痛,主要累及大关节,但亦可侵犯小关节。关节多有压痛,但肿胀少见且较轻。这些症状亦多与发热伴行,发热时发作或加剧、热退时缓解或减轻,多可恢复正常而少有遗留关节变形。多数伴有不同程度肌肉疼痛。④淋巴结肿大:半数患者有全身淋巴结肿大,活动无触痛。热退时可随之缩小。⑤咽痛:常见,检查可见咽充血、咽后壁淋巴滤泡增生和扁桃体肿大,热退后可消退。⑥其他:肝大、脾大常见,多随热退而缩小。可发生心包炎、胸膜炎,偶有脑膜脑炎,反复发作者可累及肾,严重者可并发嗜血细胞综合征。

实验室检查:①发热时白细胞总数增高,一般在 15×10^9/L 以上,少数可高达 50×10^9/L,并有明显的核左移。骨髓检查常提示感染性骨髓象。②ESR 明显增快,CRP 升高。③血清铁蛋白明显增高,国内一组测定本病的铁蛋白的平均为 1 194.5mg/L,活动期平均 2 742.9mg/L,而其他风湿性疾病平均为 94mg/L。因此认为血清铁蛋白明显增高(>1 000mg/L)可作为成人斯蒂尔病诊断的佐证。

诊断和鉴别诊断:成人斯蒂尔病是一种综合征,只有在排除其他疾病基础上,综合临床特点和实验室检查做出诊断。临床上遇有不明原因的间歇性高热而呈良性病程,伴关节痛或关节炎、皮疹,白细胞增高而血培养阴性,自身抗体阴性,血清铁蛋白显著增高,抗生素治疗无效而肾上腺皮质激素效果显著,需考虑本病的可能,在排除各种感染、恶性肿瘤及其他风湿病基础上做出诊断。日本提出的 Yamaguchi 标准(表 2-7)可供参考。

表 2-7　成人斯蒂尔病诊断的 Yamaguchi 标准

主要条件	次要条件
1. 发热,体温 ≥ 39℃ 并持续 1 周以上	1. 咽痛
2. 关节痛持续 2 周以上	2. 淋巴结和 / 或脾大
3. 典型皮疹	3. 肝功能异常
4. 白细胞计数 ≥ 15×10^9/L	4. 类风湿因子和抗核抗体阴性
排除	
1. 感染性疾病(尤其是败血症和传染性单核细胞增多症)	
2. 恶性肿瘤(尤其是恶性淋巴瘤和白血病)	
3. 其他风湿病(尤其是结节性多动脉炎,有关节外征象的风湿性血管炎)	
以上诊断指标中符合 5 项或以上(其中主要指标 2 项或以上)者可诊断成人斯蒂尔病	

成人斯蒂尔病的诊断必须十分慎重，一些败血症经抗生素治疗后血培养可以阴性，某些潜在的隐性感染有时难以发现，有些恶性淋巴瘤多次活检也可无异常发现而对糖皮质激素亦有短暂疗效，有些罕见病不为医师了解。故成人斯蒂尔病是一种排除性诊断。

5. 原发性血管炎　血管炎是一组以血管壁炎症和坏死为基本特征的疾病。继发于某一确诊疾病如感染、肿瘤、药物或某种已知的风湿免疫病等而发生的血管炎为继发性血管炎。原发性血管炎是指病因未明的、因血管炎而导致多系统损害的一组自身免疫病。因受累血管大小、类型、部位、病理特点不同，可导致不同的相应组织器官供血不足的临床表现。原发性血管炎有多种分类方法，简单的可按受累血管大小进行分类和命名（表2-8）。

表2-8　原发性血管炎的分类

大血管炎	小血管炎
巨细胞动脉炎（颞动脉炎） 大动脉炎 中血管炎 结节性多动脉炎 川崎病	ANCA 相关性血管炎 肉芽肿性多血管炎（韦氏肉芽肿病） 嗜酸性肉芽肿性多血管炎［许尔许斯特劳斯综合征（Churg-Strauss syndrome, CSS）］ 显微镜下多血管炎 免疫复合物性小血管炎 IgA 性血管炎（过敏性紫癜） 原发性冷球蛋白血症血管炎 低补体血症性荨麻疹性血管炎（抗 C1q 性血管炎）

兹介绍主要的伴有发热的原发性血管炎如下：

（1）结节性多动脉炎：结节性多动脉炎是一种累及肌层中小动脉全层、抗中性粒细胞胞质抗体（ANCA）阴性的坏死性血管炎，可仅累及皮肤，亦可累及多器官系统，以肾、心脏、胃肠道和外周神经多见，但不累及肺和肾小球。

本病好发于 40~50 岁男性。临床表现多样、轻重不一，严重者多器官受累、病情急剧恶化，可致死亡。发热常见，可高热，也可低热。系统症状取决于受累器官。①皮肤表现：25%~52% 患者有如血管性紫癜、结节红斑样皮肤结节、网状青斑、远段指（趾）缺血或坏死及雷诺现象。②关节肌肉表现：46%~63% 患者有关节炎或关节痛、肌痛和间歇性跛行。③神经系统表现：36%~72% 患者有神经系统受累，以外周神经受累为多，表现为肢体感觉异常、腕下垂、足下垂。④肾表现：45%~83% 患者出现不同程度的肾损害，常表现为肾血管性高血压和不同程度氮质血症，可有蛋白尿、血尿。⑤消化系统表现：腹痛、

腹泻。可发生肠穿孔或肠出血。其他还有冠脉炎而引起的心脏表现、睾丸肿痛等。

本病临床表现无特异性，早期诊断困难。对疑诊病例尽早做血管造影和病理活检有助诊断。血管造影可见肾、肝、肠系膜及其他脏器的中动脉及小动脉有微小动脉瘤形成和节段性狭窄；病理活检可见受累部位中、小动脉坏死性血管炎。1990 年美国风湿病学会关于结节性多动脉炎的分类标准（表2-9）可供参考，但应排除其他结缔组织病的继发血管炎。

表2-9　美国风湿病学会关于结节性多动脉炎的分类标准

标准	定义
体重下降	病初即有，无节食或其他因素
网状青斑	四指或躯干呈斑点及网状斑
睾丸痛或触痛	并非由于感染、外伤或其他因素所致
肌痛、无力、下肢触痛	弥漫性肌痛或无力，或小腿肌肉压痛
单神经炎或多发性神经炎	单神经炎、多发性单神经炎或多神经炎的出现
舒张压 ≥ 90mmHg	出现舒张压 ≥ 90mmHg 的高血压
尿素氮或肌酐升高	血尿素氮 ≥ 14.3mmol/L，或血肌酐 ≥ 133mmol/L，非因脱水或阻塞所致
乙型肝炎病毒	HBsAg 阳性或 HBsAb 阳性
动脉造影异常	显示内脏动脉闭塞或动脉瘤，除外其他原因引起
中、小动脉活检	血管壁有中性粒细胞或单核细胞浸润

注：10 项中有 3 项阳性可做出诊断。1mmHg＝0.133kPa。

（2）抗中性粒细胞胞质抗体相关性血管炎（ANCA 相关性血管炎）：ANCA 相关性血管炎是一组主要累及毛细血管、微小静脉和微小动脉的系统性血管炎疾病，包括肉芽肿性多血管炎（韦氏肉芽肿病）、变应性肉芽肿性多血管炎［许尔许斯特劳斯综合征（Churg-Strauss syndrome, CSS）］和显微镜下多血管炎。免疫学检查呈 ANCA 阳性。多器官系统受累，最常见的是肾和肺。任何年龄可患病，多见于 40~50 岁。临床共同表现：①发热、疲乏、食欲减退和体重下降等全身症状。②呼吸系统：上呼吸道表现为鼻、鼻咽、鼻窦及支气管病变相关症状，下呼吸道表现肺部病变相关症状如咳嗽、咯血、哮喘。③肾：尿常规可见尿蛋白、红细胞和管型，可出现肾功能不全。④神经系统：主要

是外周神经受累的表现。⑤皮肤、肌肉和关节等损害。

诊断依据:无特异性诊断,综合临床、ANCA 检测和病理活检诊断。

1990 年美国风湿病学会制定的肉芽肿性多血管炎的分类标准:①鼻或口腔炎症(痛或无痛性口腔溃疡,脓性或血性鼻分泌物)。② X 线胸片示结节、固定浸润灶或空洞。③镜下血尿(>5 个红细胞 / 高倍镜视野)或红细胞管型。④组织病理见动脉壁、动脉周围或血管外部区域肉芽肿。有 2 项阳性可诊断。

1990 美国风湿病学会制定的变应性肉芽肿性多血管炎的分类标准:①哮喘。②外周血白细胞分类嗜酸性粒细胞增多 >10%。③单发或多发神经病变。④游走性或一过性肺浸润。⑤鼻窦病变。⑥病理见血管外周嗜酸性粒细胞浸润。有 4 项或以上可诊断。

目前未有统一的显微镜下多血管炎诊断标准,对不明原因发热、肺受累、肾受累的中老年患者要考虑本病,ANCA 检测及肾活检有助诊断。

6. 回归热型结节性非化脓性脂膜炎(Weber-Christian disease) 本病是一种原因未明的原发于脂肪小叶的非化脓性炎症。本病少见,任何年龄均可发病,但以青壮年女性多见。临床主要表现为反复发作的皮下结节或斑块,伴发热。仅有皮损者称为普通型,累及内脏者称为系统型。

临床表现:①皮肤病变,皮下结节或斑块,数个至十数个,大小不等,质中至硬,有轻压痛,与皮肤粘连时表面发红至紫,少数可坏死破溃溢出非化脓性脂质。主要分布在躯干及四肢近端,尤以大腿、臀及腹部多见。数日至数周后消失,可反复复发。②发热,皮损出现同时或数日后开始,体温可高达 40℃ 以上,多呈弛张热型,1~2 周后热退。发热伴皮损外还常伴关节痛和肌肉痛。病程迁延,反复发作持续数月或更长。③内脏受累,见于系统型。消化系统受累表现为厌食、恶心、腹痛、腹泻、黄疸,发生硬化性肠系膜脂膜炎时可出现肠梗阻;呼吸系统受累表现为胸痛、呼吸困难,X 线检查可见肺部阴影;眼、心脏、中枢神经系统、肾亦有见受累者。

实验室检查无特异性,外周血白细胞可减少,活动期 ESR、CRP 和球蛋白升高。累及脏器时有受累脏器相关检查异常。

诊断和鉴别诊断:因本病少见,早期常被误诊。遇回归型发热伴相对特征性的皮损时要考虑此病,皮下结节活检有助诊断。鉴别诊断应特别注意与其他发热伴相似皮损的疾病鉴别,如结核病的硬红斑、皮下脂膜炎样 T 细胞淋巴瘤、出现结节性红斑的各种风湿性疾病。

7. 多发性肌炎和皮肌炎 特发性炎症性肌病是一组横纹肌慢性非化脓性炎症性疾病,主要包括多发性肌炎和皮肌炎(参见46.5),前者仅有肌肉病变,后者兼有皮肤病变,两者均可累及肺、心脏、食管、关节等组织器官。因疾病过程中常有发热,故在发热鉴别诊断中要考虑。

8. 干燥综合征(Sjogren syndrome,SS) 干燥综合征是一种以累及泪腺、唾液腺等外分泌腺体为主,以高度淋巴细胞浸润为特征的弥漫性结缔组织病。与诊断明确的弥漫性结缔组织病如 SLE、类风湿关节炎(RA)等并存者称继发性 SS,原因不明者称原发性 SS。本病好发于女性。临床主要表现为干燥性角、结膜炎,口腔干燥症,可累及多器官系统,如肺、肝、胰、肾、血液系统和神经系统而出现复杂临床表现。患者多有发热、乏力等全身症状,少数患者可有 39℃ 以上高热,可有皮疹和关节痛,因此亦是发热鉴别诊断中要考虑的疾病。

原发性干燥综合征诊断:综合口干燥症和干燥性角、结膜炎,抗 SSA 和 / 或抗 SSB 抗体阳性,唇腺的灶性淋巴浸润等检查做出诊断。

9. 混合性结缔组织病(MCTD) 目前普遍认同 MCDT 是一种独立的结缔组织病。本病的特点为具有系统性红斑狼疮、多发性肌炎或皮肌炎、系统性硬化病、类风湿关节炎等弥漫性结缔组织病某些症状的混合,而又不能确定为其中的某一疾病,此时称为 MCTD。发热经常出现。一般肾损害少见且轻。实验室检查高阳性率和高效价的抗 U1-RNP 抗体具有一定特征性;高效价 ANA、抗 Sm 抗体阴性、抗 ds-DNA 抗体罕见阳性。注意如能达到确诊标准诊断某一疾病时则不应诊为 MCDT。

10. 组织细胞坏死性淋巴结炎 又称 Kikuchi 病,是一种主要累及淋巴结的良性、自限性、全身性疾病,多见于日本、中国等东方国家,西方国家少见。好发于青壮年,女性稍多。发病前多有类感冒症状,发热高低及热型不一,体温可高达 39~40℃。本病多累及颈部淋巴结,也可多部位先后出现淋巴结肿大,肿大淋巴结活动、无粘连,伴疼痛或压痛,淋巴结常随发热高低而增大或缩小,可有皮疹、肝大、脾大。外周血白细胞计数在正常范围内或降低,红细胞沉降率升高。疾病呈自限性,自然病程 1 个月至数月,但可反复复发。抗生素治疗无效,而糖皮质激素有效是其特点。本病要特别注意与结核性淋巴结炎和淋巴瘤鉴别。淋巴结活检和免疫组化具诊断和鉴别诊断价值,淋巴结正常结构消失,副皮质附近有大片坏死,其内混杂以多数碎片,坏死区周围有大量组织细胞而无粒细胞浸润,组织细胞可吞噬核碎片。本病可与 SLE 重叠,应注意。

11. 急性发热性嗜中性皮肤病(Sweet syndrome) 为少见病,主要见于女性,表现为皮肤突然出现疼痛性红斑、结节或斑块,典型皮损呈扁平隆起的多环形圆或卵圆形的红斑,边缘见假性水疱状突起,主要分布于手臂、面部和颈部,常伴发热,亦可有关节痛。皮肤活检真皮显示有特征性成熟的中性粒细胞浸润,多有外周血白细胞和中性粒细胞升高。本病常为特发性,常先有感染,亦可继发于血液肿瘤或多种弥漫性结缔组织病。

12. 自身炎症性疾病(autoinflammatory diseases,AUIDs) AUIDs是一组由于基因突变导致编码蛋白功能改变,导致固有免疫失调而最终引起全身或器官炎症反应的罕见疾病。AUIDs正式命名至今不足20年,是一组崭新的疾病。随着对AUIDs认识的逐渐深入,越来越多的疑难疾病通过结合临床表现和基因检测结果,最终被确诊为AUIDs。

AUIDs常表现为反复发生的发热,伴皮疹、浆膜炎、淋巴结肿大和关节痛/炎等,并可累及全身组织器官。发作期急性期炎症反应物升高,而发作间期下降或者恢复正常。过去认为,AUIDs因具有基因遗传性而好发于婴幼儿和青少年,但部分患者幼年时发病直至成年后才确诊,部分患者可以成年后才发病。

AUIDs按照遗传方式可以分为单基因疾病和多基因多因素疾病,单基因疾病又可按临床表现进一步分类(表2-10)。

表2-10 自身炎症性疾病分类

分类	中文全称	英文缩写
按遗传方式分类		
单基因遗传病	家族性地中海热	FMF
	肿瘤坏死因子受体相关周期性综合征	TRAPS
	冷炎素相关周期性综合征	CAPS
	甲羟戊酸激酶缺乏症	MKD
	Blau 综合征	BS
	化脓性关节炎 - 坏疽性脓皮病 - 痤疮综合征	PAPAS
	Majeed 综合征	—
	IL-1 受体拮抗剂缺乏症	DIRA
	蛋白酶体相关自身炎症综合征	PRAAS
	STING 相关血管病	SAVI
	ADA2 缺陷症	DADA2
多基因多因素疾病	周期性发热 - 阿弗他口炎 - 咽炎 - 淋巴结炎综合征	PFAPA
	成人斯蒂尔病	AOSD
	全身型幼年特发性关节炎	sJIA
	要氏综合征	YAOS
按临床表现分类的单基因 AUIDs		
周期性发热	家族性地中海热	FMF
	冷炎素相关周期性综合征	CAPS
	甲羟戊酸激酶缺乏症	MKD
	肿瘤坏死因子受体相关周期性综合征	TRAPS
化脓性疾病	化脓性关节炎 - 坏疽性脓皮病 - 痤疮综合征	PAPAS
	Majeed 综合征	—
	IL-1 受体拮抗剂缺乏症	DIRA
肉芽肿性疾病	Blau 综合征	BS
银屑病相关	I-36 受体拮抗剂缺乏综合征	DITRA
脂膜炎诱发脂营养不良相关疾病	中条 - 西村综合征	NNS
	关节挛缩 - 肌萎缩 - 脂膜炎诱发营养不良	JMP
	慢性非典型中性粒细胞性皮炎伴脂营养不良及发热	CANDLE
伴血管病疾病	STING 相关血管病	SAVI
	ADA2 缺陷症	DADA2

13. 免疫缺陷性疾病 免疫缺陷性疾病可表现为发热,与本病继发感染、自身免疫和淋巴组织增生等各种病变有关,病变可累及全身多组织器官。免疫缺陷性疾病包括先天性和获得性,常见有普通变异型免疫缺陷和其他病因的低丙种球蛋白血症(参见 24.2)。

（二）变态反应性疾病

这类疾病是具特异体质患者对变应原的一种变态反应,主要表现为发热和皮疹。脱离变应原症状消失,再次接触同样变应原症状复发,多有类似既往史,也可无既往史但在身体状况改变时发生。

1. 药物热 由用药所致的发热称为药物热,药物过敏反应是最普遍的机制。首次用药所致的发热可经 7~10 天的致敏期后发生;再次用药发生的药物热发生较快,容易联想到与用药有关。不同程度发热,常为高热,热型呈弛张热或间歇热等,亦可为低热,药物热常表现为发热虽高但不伴明显毒血症状。常伴有全身不适、头痛、肌痛、关节痛。药物热大多伴有药物性皮疹,但亦可无皮疹,后者常见于抗生素引起的药物热。药物疹形态多样,包括①麻疹样或猩红热样,此型最常见;②荨麻疹型;③固定红斑型;④多形红斑型;⑤湿疹型;⑥紫癜型;⑦大疱表皮松解型;⑧剥脱性皮炎型。后两种为重型药疹,因轻型未得到及时处理发展而来。几乎所有的药物可引起药物疹,不同种类药物引起的药物疹类型可不同。

诊断依据和鉴别诊断:用药过程中出现无法用原发病解释的发热,特别是发热伴有皮疹、有既往史者应考虑药物热。停药后热退及相应症状消失,再次使用又复发可确诊。在使抗生素治疗感染性发热过程中出现的药物热可不伴皮疹,此时尤要注意药物热与感染性发热的鉴别,当抗生素治疗后一般症状好转,体温下降渐趋正常后体温再度上升,患者虽有高热,但不伴明显的中毒症状,应考虑药物热的可能性。此时,若无新感染的证据,应考虑停药观察,若停药后热退体温不再上升,则药物热的诊断成立。

2. 血清病 血清病是由于注射动物免疫血清后所并发的一种免疫复合物型变态反应性疾病。由非蛋白质类药物引起的相似疾病则称为血清病样反应。

血清病发病在初次暴露变应原后 1~3 周内发生,既往有同一变应原暴露史者多在再次暴露 12~36 小时内发生。发热渐起,体温最高至 39℃ 左右。绝大多数有疹,多数与发热同时发生,多为荨麻疹样风团,亦有呈斑丘疹,伴有发痒。常在注射部位首先发生,继之手掌和足底,而后蔓延至四肢、躯干。常伴关节肿痛、浅表淋巴结肿大、胃肠道症状。严重者出现喉头水肿。

（三）血液病和恶性肿瘤

1. 急性白血病 急性白血病包括急性髓细胞白血病(简称急粒)和急性淋巴细胞白血病(简称急淋),共同临床表现为正常造血细胞生成抑制和白血病细胞增殖浸润的相关表现。急粒表现:①发热,半数患者以发热起病,可低热,亦可高热,出现高热者绝大多数合并感染。②贫血,视就诊早晚,呈轻至重度贫血。③出血,可发生于全身各部位,早期以皮肤瘀点和瘀斑、鼻出血、牙龈出血和月经过多常见。急淋表现:①淋巴结、肝、脾大。②骨和关节痛,胸骨下段压痛常见。③其他组织器官的浸润,如口腔表现为牙龈增生,皮肤出现蓝灰色斑丘疹或紫蓝色结节,睾丸肿大,神经系统、消化系统等系统浸润的相关症状。本病进展快,未经治疗平均生存期仅 3 个月。实验室检查见血象异常:白细胞增多,并见数量不等的原始和幼稚细胞,也有少数患者白细胞正常或减少,可低至 <1.0×10⁹/L,此时不易找到原始和幼稚细胞;不同程度的正细胞性贫血;血小板减少,常低于 60×10⁹/L,晚期可极低。骨髓检查是诊断急性白血病的主要依据:骨髓象见原始和幼稚细胞明显增多(占骨髓有核细胞 ≥ 20%),同时见多核细胞和幼红细胞减少。

诊断和鉴别诊断:根据临床表现、血象和骨髓象一般诊断不难。注意与下列疾病鉴别。

(1)某些病毒感染性疾病表现为外周血单个核细胞增多症:最常见的是传染性单核细胞增多症,表现为外周血白细胞增高、淋巴细胞增加和异形淋巴细胞,但异形淋巴细胞形态与原始细胞不同,疾病本身的临床过程及血清免疫学检查有助鉴别,骨髓检查可排除白血病。

(2)类白血病反应:是机体受到较严重的病理损害时所发生的造血组织异常反应,其特征是外周血白细胞数增多(可高达 50×10⁹/L)及核左移,可出现幼稚细胞,血象与白血病相似。病因以重度感染为多,亦可见于急性溶血、中毒、大出血、恶性肿瘤等。但类白血病反应骨髓象原始细胞一般不超过 2%,病因去除后类白血病反应即消除。

(3)急性粒细胞缺乏症恢复期:骨髓象早幼粒细胞增加,与急粒相似。但外周血少有贫血和血小板减少,骨髓中早幼粒细胞形态正常且无 Auer 小体,短期内骨髓成熟细胞恢复正常。

(4)再生障碍性贫血(AA):低增生性白血病早期可表现为血象三系减少,骨髓象可资鉴别。

(5)骨髓增生异常综合征:RAEB 型除病态造血外,外周血有原始和幼稚细胞,与急性白血病相似,但骨髓象原始细胞占骨髓有核细胞 <20%,未达急性白血病标准。而 WHO 已将 RAEB-t 型归为急性白血病。

2. 淋巴瘤 淋巴瘤是一组起源于淋巴结或淋巴组织的恶性肿瘤。本病呈高度异质性,根据组织病理学特征分为霍奇金淋巴瘤和非霍奇金淋巴瘤两大类(参见

31.2)，以后者多见。近代通过免疫学和分子生物学指标又对这两大类淋巴瘤进一步分成各种亚型，不同亚型的生物学行为、临床表现及预后可有不同。本病男性稍多于女性，可发生于任何年龄，霍奇金淋巴瘤发病年龄有两个高峰，分别为 15~30 岁和 60 岁以上；非霍奇金淋巴瘤发病随年龄增加而增加，中位年龄在 60 岁。

淋巴瘤的共同临床表现：

(1)无痛性进行性淋巴结肿大或局部肿块：淋巴瘤可发生于全身任何部位，以浅表淋巴结(以颈部、锁骨上及腋下最常见)、扁桃体、鼻咽部、脾和骨髓最常见。可因压迫或浸润不同组织器官而产生相应症状和体征，如累及纵隔、肺门、肺产生呼吸道症状或上腔静脉压迫综合征，累及胃肠道产生消化道症状或腹块，腹膜后淋巴结肿大压迫输尿管致肾积水，累及肝、肾、神经系统、骨骼等产生相应症状，累及皮肤出现皮下结节、浸润性肿块或斑块、溃疡等。晚期浸润骨髓可发展为急性淋巴细胞白血病。各组织器官淋巴瘤的临床表现可见相关内容。

(2)发热及全身症状：发热常见，体温高低不一，可高热，常伴盗汗、疲乏、不明原因消瘦等。其发热有如下特点：①部分患者以发热为首发或主要症状，尤见于深部病变者。②呈弛张热、周期热或不规则热型。③可呈长热程，有些病例至明确诊断时，病程已达数月甚至达 1 年以上。④毒血症状常不明显。⑤抗感染治疗无效，部分患者对糖皮质激素暂时有效，但继续使用体温再升。⑥随热程延长，全身呈慢性消耗性表现。

(3)肿瘤伴发综合征：有时可见自身免疫性血液病(如自身免疫性溶血性贫血或免疫性血小板减少性紫癜)、特发性胆管炎、肾病综合征、外周或中枢神经病变等。

诊断：根据临床表现，对疑诊病例常规行胸、腹、盆腔 CT/MRI，目的是发现肿大淋巴结和肿块，指导进一步检查。PET-CT 可提供全身病变的完整信息且发现病灶的阳性率更高，如 SUV 值非常明显升高对淋巴瘤与炎症鉴别诊断有帮助。活组织病理学检查及免疫组化是淋巴瘤诊断的"金标准"，只有淋巴瘤得到病理确诊并对分型做全面评估后才可以确定治疗方案并开始治疗。骨髓穿刺及活检对淋巴瘤已累及骨髓者可确诊。在空腔脏器的病灶，可通过内镜下行多点大块活检。如果 CT 或 PET-CT 发现腹腔内明确病灶而穿刺无法到达或有风险时，可行腹腔镜下活检。应注意，对高度疑似病例一次活检阴性不能否定淋巴瘤诊断，因为活检未取到肿瘤组织在淋巴瘤病例相当常见，必要时需要多次活检。

鉴别诊断：①与其他引起淋巴结肿大的疾病鉴别(参见 32)，尤其注意与感染或弥漫结缔组织病的反应性淋巴结肿大鉴别，或非淋巴瘤的淋巴增殖性疾病如卡斯尔曼病、Kikuchi 病等疾病鉴别；②与长期发热的疾病鉴别，淋巴瘤的发热是不明原因长期发热的最常见疾病之一(参见 2.5)；③结外淋巴瘤与相应器官的炎性病变和恶性肿瘤鉴别见有关章节。

3. 慢性活动性 EB 病毒感染　EB 病毒感染绝大多数为无症状的隐性感染，感染后在人体呈终生潜伏状态，世界 95% 以上成人存在 EB 病毒潜伏感染。部分原发性 EB 病毒感染发生传染性单核细胞增多症已如前述。个别患者在无免疫缺陷状态下，EB 病毒感染 T/NK 细胞，发生慢性活动性 EB 病毒感染(CAEBV)。表现为：①持续或反复发作(病程一般 >3~6 个月)的传染性单核细胞增多症症状，包括发热、肝大、脾大、淋巴结肿大。②血清 EBV-DNA 明显升高，EBV-VCA-IgM 多呈阳性。③临床表现和病程不能用其他疾病解释。满足全部 3 项可诊为 CAEBV。CAEBV 在 WHO 制定的淋巴瘤分类中被归到儿童 EBV⁺T 细胞淋巴组织增生性疾病(EBV⁺T-cell LPD)中。本病常预后不良，不少病例可经过长短不一时间后发展为白血病或淋巴瘤。本病东亚比西方多见，好发于儿童和青少年，但亦见于成人，且后者近年有增多趋势。

4. 卡斯尔曼病　卡斯尔曼病(Castlman's disease)是一种少见的巨大淋巴结增生性疾病，病因未明。局灶型以浅表或纵隔淋巴结肿大为多见，多无全身症状。多中心型有多系统受累，表现为发热伴浅表和/或深部淋巴结肿大、肝大、脾大，免疫球蛋白升高，可合并肾病综合征、重症肌无力、周围神经病变、淀粉样变等，可有 POEMS 综合征。多中心型常为侵袭性，部分可进展为淋巴瘤，预后较差。确诊需靠淋巴结活检病理检查，病理分为浆细胞型、透明血管型、混合型。

5. 噬血细胞综合征　噬血细胞综合征(HS)又称噬血细胞淋巴组织细胞增生症(HLH)，是由遗传或获得因素引起免疫紊乱，导致活化的淋巴细胞和组织细胞增生，及发生组织器官非可控性炎症反应的一组综合征，有明显的吞噬血细胞现象。原发性由遗传因素引起，少见，发生在婴幼儿。继发性最常见于恶性肿瘤(尤以非霍奇金淋巴瘤和急性白血病多见)，其次为各种病原体感染，再次为弥漫性结缔组织病如成人斯蒂尔病、SLE 等。

临床表现和实验室检查：①典型临床表现为急骤起病、进行性加重，高热、寒战，关节肌肉痛，肝、脾、淋巴结肿大，常有中枢神经系统症状。②外周血细胞减少，一系至三系。③肝功能异常，尤以甘油三酯和铁蛋白升高突出。④凝血障碍，尤以血浆纤维蛋白原降低突出。⑤骨髓、淋巴结、脾病理检查见组织细胞异常增生，有明显噬血细胞现象(组织细胞吞噬数个至十数个红细胞或白细胞)。

诊断：在上述原有基础病上发生急骤难以控制的高热，伴全血细胞减少及凝血障碍要警惕本病，常规做骨髓检查或淋巴结活检。2004 年提出的 HLH 诊断标准：①发热。②脾大。③血细胞减少至少二系。④高甘油三酯血症或低纤维蛋白血症。⑤骨髓、脾、淋巴结中发现噬血细胞。⑥NK 细胞活性减低或缺失。⑦铁蛋白升高 ≥ 500μg/L。⑧ sCD$_{25}$(sIL2R) 水平 ≥ 2 400U/ml。8 项中符合 5 项可诊断噬血细胞综合征。

6. 恶性组织细胞病　恶性组织细胞病是异常组织细胞增生所致的恶性疾病。真正的恶性组织细胞病极少见，诊断应十分慎重(参见 31.2)。WHO 分类已无此病名称，而将具有多器官累及的恶性组织细胞病归入组织细胞肉瘤。本病主要表现为高热，肝、脾、淋巴结肿大，全血细胞减少及进行性衰竭，病情凶险，预后不良。骨髓检查或活检提供诊断依据。确定真正恶性组织细胞病关键在于找到的异常组织细胞至少具有一种以上组织细胞标记，而缺乏 T 细胞、B 细胞、朗格汉斯细胞、滤泡树突状细胞及髓系细胞标记。

7. 组织细胞坏死性淋巴结炎　又称 Kikuchi 病，是一种病因不明的非肿瘤性淋巴结肿大的疾病。本病较少见，多见于东亚国家。青年女性好发。起病急性或亚急性，临床表现：①发热，中、高度发热，呈不规则热、弛张热或反复间断发热。②淋巴结肿大，以颈部、腋窝及腹股沟常见，质软、活动、轻触痛或不痛、周围无炎症反应，随发热高低而增大或缩小。可有纵隔、腹膜后淋巴结肿大。少数伴肝大、脾大。③可有一过性皮疹。本病呈良性过程，数周至数月症状缓解，糖皮质激素疗效甚佳。血象见白细胞计数减少，淋巴细胞分类增加，有异型淋巴细胞，红细胞及血小板减少多正常。确诊依靠淋巴结活检，见淋巴结正常结构消失，副皮质附近有大片坏死，其内混杂以多数碎片，坏死区周围有大量组织细胞而无粒细胞浸润，组织细胞可吞噬核碎片。免疫组化有助识别细胞来源。本病需要与恶性淋巴瘤、结缔组织病、传染性单核细胞增多症等鉴别。

8. 白细胞减少和粒细胞缺乏症　当外周血白细胞计数低于正常值(<3.5×10^9/L)，称白细胞减少症；当中性粒细胞绝对计数 <1.5×10^9/L 时称中性粒细胞减少症，<0.5×10^9/L 时称粒细胞缺乏症。根据血常规结果即可做出诊断。本病主要临床表现及严重后果是感染性发热，感染的概率与中性粒细胞减少的程度轻重和持续时间长短相关。本病常表现为急性发热，常见感染部位为呼吸道和泌尿系，严重者出现高热、黏膜坏死性溃疡和严重败血症。

本病鉴别诊断的关键是认识其病因，以利监测本病的发生和及早去除可去除的病因。最常见的病因是细胞毒性药物、化学毒物和电离辐射，因此在应用可致白细胞减少的药物治疗期间应密切监测血常规。病毒感染亦常引起一过性白细胞减少，但多不严重。多种自身免疫病如系统性红斑狼疮、类风湿关节炎等是成人继发性自身免疫性中性粒细胞减少症常见病因，此时要区别是疾病本身引起还是治疗药物引起。成人的慢性特发性中性粒细胞减少症亦不少见，但多不严重、无症状，呈良性过程。有白细胞减少表现的其他各种血液病，有本身疾病特异性表现及实验室检查所见可资鉴别。

(四) 组织坏死与血液吸收

凡发生组织坏死与血液吸收的疾病(见表 2-1)均可有不同程度的发热，疾病本身的特异症状可提示诊断。内科常见的与发热鉴别诊断关系密切的疾病主要是：

急性胰腺炎早期发热是胰腺炎产生的非感染性炎症反应引起，重症胰腺炎后期发热则常与胰腺坏死及/或胰腺渗液合并感染相关。急性胰腺炎有明显上腹痛、外周血白细胞和中性粒细胞升高、血尿淀粉酶升高(参见 26.1)。

(五) 其他

1. 毒性弥漫性甲状腺肿　毒性弥漫性甲状腺肿(参见 38.1)可有低至中度发热。甲状腺危象是病情加重的严重表现，尤其合并感染、创伤或大手术和精神应激时发生。危象前期原有症状加重，危象期以高热或超高热为特征，伴显著心动过速，心率达 160 次/min 以上、大汗、极度不安至出现精神症状。甲状腺功能亢进(甲亢)合并感染、败血症时有时不易区分是否存在甲亢危象，此时抗感染同时应按甲亢危象处理。

2. 痛风　痛风急性发作时可有低热至中热。具有急性痛风性关节炎典型表现(参见 43.3)，并能排除其他引起发热的原因可诊断。

3. 结节病　本病为一种原因未明的多系统器官受累的肉芽肿性疾病，以累及肺部为主(参见 2.2)，有发热。

4. 热射病　热射病为重度中暑，表现为高温和意识障碍，可以致命。有明确中暑诱因。

5. 铸造热　铸造热是由于吸入在熔炼铜时产生的高分散度的氧化锌烟雾所引起的一种急性发热反应。大量吸入金属烟雾后，即可感觉口内有金属甜味，不久有全身乏力、头痛、胸闷、恶心等症状。一般在吸入烟雾 4~8 小时后出现寒战，持续 1~2 小时，体温逐渐升至 38~39℃或更高，伴有口渴、头痛、头晕、耳鸣、全身肌肉及关节酸痛。多于数小时后出汗热退。轻者 1 天，重者 2~3 天后，全身症状消失，无遗留不适。恢复后再接触，可以再发病。

6. 恶性高热　恶性高热是一种少见的遗传性亚临床肌肉病，患者平时无异常表现，在全麻过程中接触挥发性吸入麻醉药(如氟烷、安氟醚、异氟醚等)、氯胺酮、琥珀胆碱后出现骨骼肌强直性收缩，产生大量能量，导致体温持续快速增高（可高达45℃），在没有特异性治疗药物的情况下，一般的临床降温措施难以控制体温的增高，最终可导致患者死亡。恶性高热绝大多在麻醉手术期发生，少数在复苏期延迟发生。我国报道该病病死率高达70%以上，远高于西方发达国家，主要原因是大部分医院手术室未备有抢救该病的特效药丹曲洛林（dantrolene）。本病要与导致高代谢状态的疾病如甲亢、嗜铬细胞瘤、感染、输血反应和某些非特异性药物诱发反应（如神经安定综合征）等鉴别，根据典型临床表现及磷酸肌酸激酶和肌红蛋白显著升高鉴别不难。

2.2　发疹性发热

多种发热性疾病伴有皮疹，最常见于急性传染病及弥漫性结缔组织病和变态反应性疾病。皮疹是发热鉴别诊断的重要线索。注意有无皮疹，皮疹的特征、分布、病程中出现及消退时间等都有重要鉴别诊断价值，有些特异性皮疹的出现能够立即提供诊断的方向。常见发疹性发热的皮疹特征见表2-11。

表 2-11　常见发疹性发热的皮疹特征

	斑疹、丘疹	荨麻疹	疱疹	瘀点、瘀斑	溃疡	特殊表现
麻疹	√					
风疹	√					
水痘			√			
登革热	√			√		
肾综合征出血热				√		
手足口病			√			
斑疹伤寒	√					
恙虫病	√				√	焦痂
猫抓病			√		√	
伤寒/副伤寒	√					
流行性脑脊髓膜炎				√		
猩红热	√（猩红热皮疹）					
兔热病					√	
鼠疫					√	
炭疽					√	
鼻疽	√	√			√	
鼠咬热	√				√	
钩端螺旋体病				√		
莱姆病						慢性移行红斑
感染性心内膜炎				√		奥斯勒结节、詹韦损害
败血症				√		
风湿热	√	√				环形红斑；皮下结节

	斑疹、丘疹	荨麻疹	疱疹	瘀点、瘀斑	溃疡	特殊表现
系统性红斑狼疮	√					颊部红斑;盘状红斑;光过敏皮损
成人斯蒂尔病	√	√				多形红斑
结节性多动脉炎				√		结节性红斑;网状青斑
结节性脂膜炎						皮下结节或斑块处皮肤表面发红
皮肌炎						Cottron 征等
急性发热性嗜中性皮肤病						疼痛性红斑、结节
药物热	√	√				多形红斑;大疱表皮松解;剥脱性皮炎
血清病		√				
急性白血病				√		
淋巴瘤						皮下结节、浸润性肿块、溃疡

2.3 发热伴肺部阴影

发热伴肺部阴影患者多有呼吸道的症状,如咳嗽、咳痰、胸痛、咯血和呼吸困难,但这些症状并无诊断特异性,因此,详细询问病史、体格检查和必要的辅助检查是非常重要的。X 线表现为肺部阴影,也没有特异性,往往需结合其他有关的检查,甚或有创性检查才能确定阴影的病因。而且,位于膈上和脊柱旁的阴影,常规 X 线胸片常难以发现,胸部 CT 检查可发现这些部位的病变。因此,对于诊断不明或治疗效果不佳的患者,建议行胸部 CT 检查或增强扫描。

对于发热伴肺部阴影的鉴别诊断,可按下列步骤进行。

一、鉴别感染性或非感染性肺部阴影

肺部感染是发热伴有肺部阴影最常见的原因。因此,首先要分析患者的发热、肺部阴影是否由于感染导致,如肺炎、肺脓肿、肺结核及支气管扩张并感染等。以肺炎为例,其诊断除影像学浸润阴影是新出现或增大外,多有咳嗽、咳脓痰、气短,肺部实变或干、湿啰音,也可有意识障碍和胸痛等症状和体征,血白细胞增多和核左移、C 反应蛋白和降钙素原升高等实验室检查指标的变化。但是,有些老年肺炎患者可没有咳嗽、咳痰或白细胞

升高,而表现为跌倒、功能状态改变、食欲减退、尿失禁和意识障碍等,约 30% 患者入院时并无发热。在病原学方面,有 50% 以上社区获得性肺炎(community acquired pneumonia,CAP)患者临床上未能检出病原体。因此,某些情况下,没有发热和呼吸道症状时也不能完全排除肺炎的诊断。同时,鉴别肺部阴影是否为新出现或增大也有困难,尤其在慢性肺疾病、缺少近期影像学对照的情况下。另外,非感染性疾病如肺水肿、肺癌、急性呼吸窘迫综合征、肺不张、肺栓塞、肺嗜酸性粒细胞增多症、结缔组织疾病或血液病的肺部浸润等,同样可有发热和肺部阴影,致使鉴别诊断很困难。因此,临床上经常会出现把非感染性疾病的发热伴肺部阴影误诊为肺炎的情况,尤其是在一些老年人或入住 ICU 的重症患者中,常常因合并肺不张、肺水肿或肺栓塞等而被误诊为肺炎,临床误诊率 17%~26%。迄今尚未有敏感度和特异度高的理想的肺炎临床诊断标准,因此,对于发热伴肺部阴影的患者,首先必须进行个体化鉴别诊断,避免误诊及治疗不当。

急性肺部炎症有许多原因,绝大多数由于感染所致,也可由于变态反应、风湿性疾病引起,化学性或物理性(放射性)因素所致的急性肺部炎症较少见(表 2-12)。

表 2-12　伴有肺部阴影的急性发热疾病

病因种类	疾病
感染性疾病	
细菌性肺炎	肺炎链球菌肺炎、肺炎克雷伯菌肺炎、金黄色葡萄球菌肺炎、铜绿单胞菌肺炎、军团菌肺炎、支气管扩张并发感染、急性肺脓肿、吸入性肺炎、肺结核、非结核分枝杆菌肺病、类鼻疽肺病、肺型炭疽病、肺型鼠疫、肺型土拉伦斯菌病(野兔热)、肺奴卡菌病、肺放线菌病
支原体和衣原体肺炎	肺炎支原体肺炎、肺炎衣原体肺炎、鹦鹉热衣原体肺炎、沙眼衣原体肺炎
病毒性肺炎	流感病毒性肺炎、禽流感肺炎、传染性非典型肺炎(严重急性呼吸综合征,SARS)、中东呼吸综合征(MERS)、新型冠状病毒肺炎(COVID-19)、巨细胞病毒性肺炎、腮腺炎病毒性肺炎、艾滋病(AIDS),肺炎型传染性单核细胞增多症
立克次体肺炎	Q 热肺炎、恙虫病肺炎
钩端螺旋体感染	肺出血型钩端螺旋体病
真菌感染	肺念珠菌病、肺曲霉病、肺毛霉病、肺隐球菌病、肺孢子菌肺炎、马尔尼菲篮状菌病、肺芽生菌病、组织胞浆菌病
寄生虫感染	阿米巴肺脓肿、急性血吸虫病的肺部病变、人比翼线虫病
变态反应性疾病	过敏性肺炎、单纯性肺嗜酸性粒细胞浸润症(吕弗勒综合征)、急性嗜酸性粒细胞肺炎、慢性嗜酸性粒细胞肺炎、风湿性肺炎
结缔组织病相关肺损害	系统性红斑狼疮肺炎、类风湿关节炎、硬皮病、特发性炎症性肌病、成人斯蒂尔病等
血管炎相关性肺损害	肉芽肿性多血管炎、嗜酸性肉芽肿性多血管炎、显微镜下多血管炎、贝赫切特病
特发性间质性肺炎	急性间质性肺炎、隐源性机化性肺炎、急性纤维素性和机化性肺炎、非特异性间质性肺炎、特发性肺纤维化、结节病
化学性与物理性损害	化学性肺炎、药物性肺病、急性放射性肺炎、类脂性肺炎
其他	弥漫性肺泡出血、胆固醇肺炎

（一）感染性疾病的实验室检查

临床上除了应该进行详细的病史采集、体格检查外,下述感染相关指标和标志物与发热伴肺部感染有关,可能对区分感染性或非感染性肺部病变的诊断有一定帮助。

1. 感染性炎症相关指标或标志物

（1）外周血白细胞（WBC）：如 WBC ≥ 10×10^9/L 多为细菌感染,但严重感染时 WBC 也可明显降低。病毒、支原体、衣原体、结核和真菌感染时白细胞计数可正常、轻度升高或降低。外周血嗜中性粒细胞中是否有较多杆状核和 / 或幼稚细胞出现,是一项简单但十分有意义的检查,在常规显微镜下检测嗜中性粒细胞杆状核和 / 或幼稚细胞的比例,对鉴别感染或非感染疾病,特别是观察抗感染治疗效果有重要意义,但在白血病等血液恶性肿瘤时除外。

（2）C 反应蛋白（CRP）：肺炎时 CRP 水平比非感染性肺部疾病者如支气管哮喘、慢性阻塞性肺疾病等明显升高,可作为肺炎的诊断参考。不同的研究其诊断肺炎的CRP 阈值有差别,有建议 CRP 升高超过正常值上限的 3

倍可作为肺炎的诊断标准之一。特别注意 CRP 在一些非感染性病变也可升高,如风湿性疾病、心血管疾病、肿瘤性疾病、腹腔手术后等,应注意鉴别。

（3）降钙素原（procalcitonin,PCT）：是目前用于判断细菌感染与否的重要标志物。非感染性炎症性疾病（如结缔组织疾病、痛风等）血清 PCT 水平一般不增加或轻微增加,病毒感染可轻微升高,一般不超过 0.1μg/L（正常值 <0.05μg/L）,而细菌感染时血清 PCT 水平则可明显升高。因此,PCT 水平可以用于评估细菌感染的风险并指导抗感染药物的使用。当 PCT 水平 <0.1μg/L 时,认为没有细菌感染的可能;PCT 水平在 0.25~0.5μg/L 时,存在细菌感染的可能;PCT 水平 >0.5μg/L 时,细菌感染的可能性进一步增大。此外,有文献报道 PCT 水平在革兰氏阴性菌感染患者比革兰氏阳性菌感染患者更高。

（4）白介素 -6（IL-6）：在炎症反应中,IL-6 的升高早于其他细胞因子,也早于 CRP 和 PCT,而且持续时间长,可用于急性感染的早期诊断,其升高水平与细菌感染的严重程度成正比。但鉴别感染性与非感染性的特异性不如 CRP 和 PCT。非感染性疾病如手术、创伤、自身免疫性疾病和无菌性胰腺炎也可升高，评价时应予注意。

（5）可溶性髓系细胞表达触发受体-1（sTREM-1）：急性炎症反应时在中性粒细胞及单核-巨噬细胞表面表达，释放于血液或体液，出现早、半衰期短。荟萃分析结果表明其诊断细菌感染敏感度 82%，特异度 86%，阳性似然比 5.66，阴性似然比 0.21。支气管肺泡灌洗液 sTREM-1 水平区别细菌性或真菌性肺炎的敏感度达98%，特异度 90%。尿液 sTREM-1 水平诊断意义不大，某些非感染性炎症如急性胰腺炎、类风湿关节炎、炎症性肠病和外科手术后也可升高。

（6）肾上腺髓质素前体（pro-ADM）：肾上腺髓质素（ADM）来源于血管内皮细胞和平滑肌细胞，具有抗感染和炎症调节作用。pro-ADM 是其前体，在血液循环中较稳定。在肺炎、脓毒症和局部细菌感染均可升高。CAP 患者 pro-ADM 水平与 PSI 评分和 CURB-65 评分正相关。

2. 病原体检测

（1）呼吸道标本：包括痰液、呼吸道吸取物和支气管肺泡灌洗液（BALF）等，可涂片和培养，对感染病原的诊断极有帮助。

（2）无菌体液：如胸腔积液和血液，其诊断价值高于呼吸道标本。

3. 病原体抗原和抗体检测

（1）尿肺炎链球菌抗原：肺炎链球菌是 CAP 最常见的病原体，但传统的细菌培养方法阳性率低、周期长，痰培养前多用过抗生素致使培养阳性率低等因素限制了其使用价值。尿抗原检测法操作简单、快速、特异性较高，且不受初始抗菌药物使用的影响。目前报道其诊断敏感度可达 97%，特异度接近 100%，感染部位的体液如胸腔积液、脑脊液等也可阳性。但该抗原存在时间长，有时不易区分现症或既往感染。

（2）尿嗜肺军团菌抗原：与人类疾病关系密切的嗜肺军团菌（Legionella pneumophila，LP）有 16 个血清型，我国主要以 LP1 和 LP6 为主。LP 培养困难，阳性率极低。军团病患者的尿液中可检出一种抗原，其浓度是血清中的 30~100 倍。发病后 1 天内即可检测到，持续数日至数周。诊断重症军团病的敏感度 80%~90%，特异度 >99.5%，诊断轻症军团菌感染的敏感度 44%~53%，故敏感度可能与疾病的严重程度相关。值得注意的是，目前尿抗原检测只限于诊断 LP1 型军团菌，对于其他血清型LP 感染可能会导致漏诊，必须结合临床情况对结果进行分析。

（3）非典型病原体抗体：血清肺炎支原体、衣原体、嗜肺军团菌抗体，如急性期和恢复期 IgG 抗体有 4 倍或以上变化可以诊断。单份血清 IgM 增高可供参考，但阳性率低。

（4）病毒抗原和抗体：病毒抗原呼吸道标本有鼻咽吸取物和鼻咽拭子、喉冲洗液或支气管肺泡灌洗液（BALF）等，如病毒呼吸道疾病流行季节，应检测病毒抗原。方法有培养、PCR、二代测序技术（next generation sequencing technology，NGS）等。有报道住院肺炎患者 20%~40% 病毒抗原阳性，此系病毒引致的肺炎还是病毒感染易于引起细菌感染仍不清楚，故需结合临床表现、影像学和实验室检查结果综合评价，约 20% 细菌性 CAP 同时感染病毒。

血清病毒抗体：原发感染的依据有①双份血清比较，特异性 IgG 由阴性转变为阳性。②病毒特异性 IgM 抗体的出现。③急性期与恢复期双份血清中特异性 IgG 抗体呈 4 倍以上变化。

4. γ-干扰素释放试验（interferon gamma release assay，IGRA） 目前有两种较为成熟的 IGRA 方法：结核杆菌特异性细胞免疫反应（A.TB）检测和结核感染 T 细胞斑点技术（T-spot.TB）检测。我国临床常用的是后者，结果不受卡介苗接种及免疫抑制状态影响，对病因鉴别有帮助。国外文献报道其诊断敏感度 88%~90%，特异度86%~93%。国内 10 项研究结果 Meta 分析显示 T-spot.TB 诊断敏感度和特异度分别为 88% 和 89%。其不足之处在于无法区分活动性和潜伏性结核感染，因此其阴性结果对排除结核感染意义更大。

5. 真菌感染相关标志物

（1）血清隐球菌荚膜多糖抗原：隐球菌感染后在体内可形成大量荚膜多糖并释放入血和脑脊液，检测血清和脑脊液等标本的隐球菌抗原可早期、快速诊断隐球菌感染。肺隐球菌病患者血清抗原检测阳性率 <40%，但假阳性率低（<1%），特异度高，支气管肺泡灌洗液和胸腔积液阳性率较血清高。

（2）(1,3)-β-D-葡聚糖（BG）：诊断侵袭性真菌感染有参考价值。敏感度、特异度、阳性预测值和阴性预测值分别为 70%~93%、77%~90%、52%~84% 和 75%~98%。阳性结果可早于影像学异常的出现，对侵袭性真菌感染的早期诊断有帮助，血浆 BG 水平可随病情而动态变化，对判断病情和疗效有一定意义。需注意可发生假阳性的情况，如血液透析、输注白蛋白及丙种球蛋白等血制品、使用 β-内酰胺类抗菌药物及检验标本处理欠佳等。接合菌（如毛霉）和隐球菌感染 BG 测定阴性。

（3）半乳甘露聚糖（galactomannan，GM）：主要用于曲霉感染的辅助诊断，其敏感度和特异度在不同的患者人群中不尽相同。血液恶性肿瘤患者其敏感度 70%，特异度 92%；造血干细胞移植患者其敏感度 82%，特异度86%；实体器官移植患者敏感度仅为 22%，特异度 84%。

用肺泡灌洗液（BALF）行 GM 检测，与血清相比敏感度可从 38% 提高到 92%，提示对肺曲霉病患者，BALF 可作为 GM 检测的首选标本。β- 内酰胺类抗菌药物如哌拉西林 / 他唑巴坦是 GM 检测假阳性的常见原因，其他可引起假阳性结果的还包括使用环孢素、用平衡盐液作为支气管肺泡灌洗收集液、多发性骨髓瘤等。

（二）感染性和非感染性肺部阴影的影像学表现

一般来说，仅凭影像表现很难明确区分是感染性或非感染性病变和哪种特定的病原体，但可以缩小鉴别范围，而且个别病原体可出现相对特殊的影像学改变。值得注意的是，非感染性肺部病变也可以有相似的影像学表现，必须结合患者的临床特征、实验室检查等进行鉴别。

感染性肺部病变可表现为肺实质和间质的炎症，在影像学上表现为斑片状、磨玻璃、实变、球状、空洞性、血管支气管束周围渗出等阴影。表现为大叶性肺炎主要见于肺炎链球菌；当大叶实变伴有叶间裂膨隆时提示有肺炎克雷伯菌肺炎可能；当病变表现类似肺水肿改变时考虑病毒性肺炎或肺孢子菌肺炎；吸入性细菌性肺炎病灶多见于两下叶和近后背肺野；而病变累及上肺叶且为双侧时，以非典型病原体及肺结核相对多见；短期内（3 天左右）出现肺空洞是金黄色葡萄球菌和铜绿假单胞菌肺炎可能，1 周时出现多发性小空洞（坏死性肺炎）见于肺炎克雷伯菌肺炎；肺实变及肺气囊见于金黄色葡萄球菌肺炎；同时出现肺空洞及胸腔积液则为社区获得性耐甲氧西林金黄色葡萄球菌（MRSA）肺炎和军团菌肺炎可能性大。

病毒性肺炎的 X 线胸片表现为两肺纹理增粗、模糊，可见网状及小模糊结节影，小片状浸润或广泛浸润影，常以两下肺为主，而 CT 上可见磨玻璃影，支气管壁增厚，伴支气管周围及弥漫性小叶中心模糊小结节影。传染性病毒性肺炎如严重急性呼吸综合征（SARS）、新型冠状病毒肺炎，可从最初的两侧淡薄磨玻璃影可很快发展为两侧肺野的实变影。

肺真菌病可表现为肺纹理增粗、形状及大小不一的结节状影或均匀大片浸润影；侵袭性肺曲霉病 X 线胸片表现胸膜下楔形、结节、肿块和空洞影，有些患者如中性粒细胞缺乏症患者 CT 典型的影像表现早期为晕轮征（halo sign），继而实变、坏死，最后形成新月体征（crescent sign）和空洞。变应性支气管肺曲霉病（ABPA）的 CT 表现为手套或指套征，伴有中央型支气管扩张。肺孢子菌肺炎表现为以肺门为中心的渗出影。

肺结核多发生在上叶的尖后段、下叶的背段和后基底段，病理改变呈多态性，即浸润、增殖、干酪、纤维钙化病变可同时存在，而致影像表现多样化，病变变化较慢，易形成空洞和播散病灶。

非感染性肺部阴影的影像学也表现为肺实质和间质的炎症，可为斑片状、磨玻璃、实变、球状、空洞性、血管支气管束周围渗出等阴影，与感染性阴影难于鉴别。但是，有些情况可以提供线索，如磨玻璃、网格状和牵拉性支气管扩张并存的阴影，此起彼伏的渗出影、结节或实变影，小叶间隔增厚或气体陷闭的马赛克征，反晕轮征，以及抗生素治疗无效的肺部阴影等。

二、肺部感染性疾病

不同病原体导致的肺部感染有其相应的特点。了解这些特点可估计可能的病原体，进而选择合理的经验性抗感染治疗。因此，临床上可根据不同病原体所致的临床特点首先区分为细菌性、病毒性、真菌性、结核性或其他，然后再根据患者的临床、实验室检查和影像表现寻找可能的致病原。

中华医学会呼吸病学分会制定的社区获得性肺炎（CAP）和医院获得性肺炎（HAP）与呼吸机相关肺炎（VAP）诊断标准见表 2-13。

下述不同病原体肺炎的临床特点可供临床鉴别诊断参考。

（一）细菌性肺炎

临床共同特征：起病急骤，可有脓毒性休克表现，较少有上呼吸道症状，或先有上呼吸道疾病，继而急性加重（提示病毒和细菌重叠感染）；血白细胞计数 >15 × 10^9/L 或 ≤ 6 × 10^9/L，杆状核升高；血清 PCT ≥ 0.25μg/L；影像学有节段性密度增高影或肺叶实变。

1. 肺炎链球菌肺炎　肺炎链球菌肺炎是最常见的社区获得性肺炎。发病多见于冬、春季节，青壮年男性罹患较多。发病前常有受凉、淋雨、饥饿、疲劳、醉酒和流感病毒肺炎史。起病急骤，多以寒战突然起病，继而高热，多呈稽留热型。颜面潮红，呼吸浅速，甚至出现呼吸困难与发绀。咳嗽频繁，初为干咳，2~3 天后咳少量黏痰，常呈铁锈色，以后逐渐变为脓性。患侧胸痛常见。可有唇侧疱疹出现。病变早期肺部病变部位可有叩诊轻浊音与听诊捻发音。外周血早期白细胞增多、显著核左移与中毒性颗粒。

在病期第 3~4 天病变侵及整个肺叶，出现明显肺实变体征，浊音界与受累肺叶的境界相一致，听诊发现支气管呼吸音、细湿啰音与捻发音，此时临床诊断更为明确。

肺炎链球菌肺炎早期无特征性表现，凡患者突然畏寒或寒战、高热、胸痛伴肺部呼吸音减弱，白细胞增多，须考虑此病的可能性。胸部 X 线检查对早期诊断最有帮助。在发病后 24~36 小时的 X 线检查，受累肺叶可见有阴影出现，而此时体格检查可尚无典型的实变体征。此阴影通常从肺门向外周扩展，最后侵及整个肺叶，但目前典型的大叶性病变不多见，且不会形成肺部空洞。痰液

表 2-13　肺炎的定义与临床诊断标准

CAP 定义与临床诊断标准	HAP 与 VAP 定义与临床诊断标准
1. 社区发病 2. 肺炎相关临床表现 　(1) 新近出现的咳嗽、咳痰或原有呼吸道疾病症状加重，伴或不伴脓痰、胸痛、呼吸困难及咯血 　(2) 发热 　(3) 肺实变体征和 / 或闻及湿啰音 　(4) 外周血白细胞计数 >10×10^9/L 或 <4×10^9/L，伴或不伴细胞核左移 3. 胸部影像学检查显示新出现的斑片状浸润影、叶或段实变影、磨玻璃影或间质性改变，伴或不伴胸腔积液 　符合 1、3 及 2 中任何一项，并除外肺结核、肺部肿瘤、非感染性肺间质性疾病、肺水肿、肺不张、肺栓塞、肺嗜酸性粒细胞浸润症及肺血管炎等后，可建立临床诊断	1. HAP 是指患者住院期间没有接受有创机械通气、未处于病原感染的潜伏期，而于入院 48 小时后新发生的肺炎 2. VAP 是指气管插管或气管切开患者接受机械通气 48 小时后发生的肺炎，机械通气撤机、拔管后 48 小时内出现的肺炎也属于 VAP 范畴 3. 临床诊断标准 　胸部 X 线或 CT 显示新出现或进展性的浸润影、实变影或磨玻璃影，加上下列 3 种临床症候中的 2 种或以上，可建立临床诊断 　(1) 发热，体温 >38℃ 　(2) 脓性气道分泌物 　(3) 外周血白细胞计数 >10×10^9/L 或 <4×10^9/L 　影像学是诊断 HAP/VAP 的重要基本手段，应常规行 X 线胸片，尽可能行胸部 CT 检查

涂片革兰氏染色镜检及培养可证明肺炎链球菌的存在。尿肺炎链球菌抗原可呈阳性。

临床上重症肺炎多由肺炎链球菌所致，患者以中、老年人较多，但青壮年者也不少。患者临床主要表现为高热或体温不升，呼吸困难，明显发绀，白细胞增多或减少，但核左移显著。重症肺炎有时局部体征不明显，甚至有时须经尸检才能证实诊断。

有的病例早期出现意识不清、谵妄、抽搐、昏迷、脑膜刺激征等症状，而肺炎体征尚未显露，可能系肺炎链球菌肺炎并发脑膜炎，易误诊为败血症、流行性脑脊髓膜炎、脑炎等疾病。个别病例表现为发热、腹痛、黄疸，可误诊为急性胆囊炎。个别右下叶肺炎患者右下腹痛，可误诊为急性阑尾炎。因此凡在肺炎多发的冬、春季节，遇见原因未明的急性发热兼有上述表现者，切勿忽略肺炎的可能性，如病情许可，应及时做 X 线检查以明确诊断。

2. 肺炎克雷伯菌肺炎　临床特点类似肺炎链球菌肺炎。多为中年与老年男性，多发于慢性消耗性疾病与免疫力低下的基础上，如原有肺部疾病、糖尿病、手术后和酒精中毒的患者。此病发病急骤，以寒战、高热起病，并有胸痛、呼吸困难与发绀。患者呈急性重病容，神经精神症状也常见。重症病例可迅速发生休克而危及生命。痰为砖红色，或胶冻样，类似杨梅果酱，甚黏稠，但也可呈铁锈色。痰中可发现大量肺炎克雷伯菌。血象常呈中等度白细胞增多，核左移。肺实变体征可能早期出现，但无典型体征者较常见。主要并发症有脓胸、脓气胸、败血症和慢性肺炎等。高毒力（或称高致病性）肺炎克雷伯菌肺炎需注意有无肝脓肿或其他器官脓肿，应行肝或其他器官影像学检查，以免漏诊。尤其是药物敏感试验对抗生

素普遍敏感的肺炎克雷伯菌肺炎。

X 线检查病变包括大叶实变、小叶浸润和蜂窝状脓肿（坏死性肺炎，空洞直径小于 2cm）形成，坏死性空洞约在病后 1 周出现。大叶实变多位于右上叶，严重而黏稠的炎性渗出物使叶间裂呈弧形下坠。免疫功能抑制和慢性肺部疾患者表现为小叶浸润。16%~50% 伴脓肿形成，形成单个或多个薄壁脓肿，最后遗留广泛纤维性变或变为迁延性慢性肺脓肿。

临床上遇见年纪较大、全身情况较差的急性肺炎患者，应提高警惕。特别是在青霉素治疗下未见好转，肺部病变反而进展时，或在病程中迅速发生休克时，应立即做痰涂片、培养及血培养、胸部及肝影像学检查。

3. 金黄色葡萄球菌肺炎　本病是由金黄色葡萄球菌引起的肺部急性化脓性炎症。常发生在有基础疾病如糖尿病、血液病、艾滋病、肝病或支气管肺疾病者。儿童患流行性感冒或麻疹时亦易罹患，成人可见于流行性感冒后。年老、体弱、较长期应用广谱抗生素或糖皮质激素等均为发病诱因。多急骤起病，高热、寒战，发热多呈不规则型或弛张型，胸痛，痰脓性，可早期出现循环衰竭。此病与肺炎链球菌肺炎在临床上的不同点：败血症经过，热程较长（2~4 周），治疗显效后徐缓退热。特征性痰呈脓血性或黏液脓性，与肺炎链球菌肺炎的铁锈色痰有所不同。约半数病例出现皮疹，可为荨麻疹、出血性斑丘疹、瘀斑或瘀点等，而无唇疱疹出现。胸部体征早期不显著，叩诊轻浊音、呼吸音减弱及细湿啰音。胸部体征往往与严重的呼吸困难、发绀、血性痰、休克等症状不相称。

外周血白细胞计数增高，中性粒细胞比例增加，核左移并有中毒颗粒。此病的 X 线特点：多发性小叶性炎

症浸润阴影，但也可为大叶性，早期（3天）病灶内空洞形成，大空洞或蜂窝状改变及肺气囊形成等，其中尤以后者对诊断更有价值。痰、胸腔积液或血培养阳性有助于本病的确诊。

临床上如患者有下列表现之一时，须考虑金黄色葡萄球菌肺炎的可能性：①恶寒或寒战、发热、咳嗽、咳脓血痰，胸痛，呼吸困难及伴有皮疹者。②败血症或流行性感冒后出现与胸部体征不相称的呼吸困难、发绀等症状，发热迁延不退或退热后又复燃者。③短期内两肺多发性炎症病灶，或一侧肺炎早期即出现肺脓肿、胸膜炎或肺气囊者。④已诊断为肺炎，但对青霉素治疗无良好反应者。上述情况应做细菌学检查。按药物敏感试验分成甲氧西林敏感金黄色葡萄球菌（MSSA）和甲氧西林耐药金黄色葡萄球菌（MRSA），后者治疗较困难，且病死率高，临床需注意鉴别。社区获得性（CA-MRSA）与医院获得性金黄色葡萄球菌（HA-MRSA）肺炎临床表现有所不同（表2-14）。

4. 铜绿假单胞菌肺炎　铜绿假单胞菌是医院获得性肺炎的最常见病原体之一，高龄、体弱、结构性肺疾病、COPD、先期应用广谱抗生素、入住ICU、应用糖皮质激素、粒细胞缺乏以及器械污染等是常见的危险因素。大面积皮肤烧伤合并铜绿假单胞菌感染而引起肺炎也有时可见。

临床上除急性肺炎表现如寒战、发热外，咳嗽、黄脓性痰，少数患者痰呈浅绿色，往往早期出现谵妄、发绀，并可有倒错性发热（即发热高峰在每天上午出现）及相对缓脉。重症者有脓毒症表现，可有低血压或休克。胸痛和咯血不常见。肺部X线可表现为磨玻璃影、实变影、支气管壁增厚和广泛支气管性肺炎，小叶中心结节影、结节状阴影及肺脓肿形成，肺脓肿疾病早期即可发生。胸腔积液多见。

此病经过较重，预后凶险，也可并发血流感染，多见于免疫抑制宿主，因此确诊有赖于痰或无菌体液（胸腔积液和血液）的细菌培养。

5. 军团菌肺炎　本病1976年首次在美国发现并命名，近年国内多处亦发现有散发病例，还曾有暴发性流行。潜伏期2~10天。临床和影像学表现与其他细菌性肺炎相似，但多为重症。患者多有全身症状。前驱症状为头痛、肌痛、乏力和食欲减退。可突发高热（常有相对缓脉）、畏寒、咳嗽、呼吸困难、胸痛。肺外表现突出，如头痛、意识障碍、嗜睡，肌痛、关节痛，腹泻、恶心或呕吐。胸部影像学为单肺叶的斑片渗出影进展到实变影，与一般细菌性肺炎相似，部分病例可累及双肺。1/3~2/3患者有不同程度的胸腔积液。患者痰液、胸腔积液和气管吸出物中均可检出军团菌。血清特异性免疫学检查亦有助于诊断。尿军团菌抗原及呼吸道分泌物直接荧光抗体染色法有助于本病早期诊断，前者敏感性是80%~90%，特异性是98%~100%，检测时间<1小时，但后者敏感性较低。聚合酶链式反应（PCR）也有助于诊断，血、尿标本的敏感性为75%~82%，特异性90%~100%。诊断上本病与其他社区获得性肺炎相比较，头痛、腹泻、肌酸激酶值升高、严重低钠（<130mmol/L）、肝功能异常在军团菌肺炎中多见，对β-内酰胺类抗生素不敏感。

由于军团菌培养和检测未普遍开展，1998年温思罗普大学发表了温思罗普大学医院（WUH）标准，以便于区分军团菌肺炎和其他细菌感染的肺炎（表2-15）。回顾性

表2-14　CA-MRSA和HA-MRSA的不同特征

参数	CA-MRSA	HA-MRSA
典型患者	年轻人、健康人群、学生、职业运动员、军人	老年人、过度操劳和/或重症、慢性患者
感染部位	易侵犯皮肤软组织，引起蜂窝织炎和脓肿。可引起坏死性CAP、脓毒性休克、骨关节感染	常有菌血症无明显感染病灶，可有外科伤口、外露溃疡、静脉导管、导尿管，也可引起VAP
传播	社区获得，可在家庭、运动队中播散	在卫生保健机构内传播，很少在家庭中接触传播
诊断场所	医院门诊或社区卫生机构	多在医院内，但在初级保健机构中皮肤软组织和尿路HA-MRSA感染在增加
病史	无明显医疗史或卫生保健接触史	有MRSA定植、感染和近期外科史；住院或护理院史、抗菌药物使用史；透析、长期留置导管
菌株毒力	易在社区播散，*PVL*基因多阳性，易引起坏死性软组织和肺部感染	社区播散有限，无*PVL*基因
SCCmec型	Ⅳ和亚型a~h、Ⅴ为主	Ⅰ、Ⅱ或Ⅲ亚型突出
抗菌药物敏感	与HA-MRSA相比，对大多数抗生素敏感	多重耐药，可选择抗生素非常有限

注：本表根据Nathwani D.J Antimicrob Chemother，2008，61（5）：976-994加以修改

表 2-15　温思罗普大学医院（WUH）军团病评分系统

参数	评分	例1	例2	例3
临床表现				
头痛	1	1	1	
意识错乱 / 脑病	2			2
嗜睡	3		3	
耳痛	−3			
干咳 / 咽喉痛	**−3**			
声音嘶哑	−3			
脓痰	2	2		
少 - 中量咯血	**−1**			**−1**
胸膜炎性胸痛	−2	−2		−2
稀便 / 腹泻	**3**	**3**		
腹痛而无腹泻	5			
腹痛伴腹泻	5			
相对缓脉	**5**			
β- 内酰胺类抗生素无反应	5			
急性肾衰竭	5	5		
实验室检查				
低钠血症	1	1	1	1
低磷血症	4			
转氨酶升高	4		4	
总胆红素升高	**2**			
冷凝集素效价升高	−3			
肌酐升高	1	1		
显微镜下血尿	2			2
合计		**11**	**9**	**2**

注：≥ 10 分 = 临床诊断；5~9 分 = 疑诊；<5 分 = 排除。例 1 是临床诊断，例 2 为疑诊，例 3 排除。

分析发现该标准能较好地区分军团菌肺炎和其他细菌感染的肺炎，但假阳性率较高。如用大环内酯类及氟喹诺酮类等药物治疗有效也支持诊断。另外，治疗后临床症状好转而 X 线胸片表现仍进一步恶化也是本病的特点之一。

6. 支气管扩张并发感染　支气管扩张患者典型症状为慢性咳嗽、脓痰、反复咯血和肺部同一部位反复感染。并发急性细菌感染时，患者有发热、咳嗽、咳脓痰加重等症状，或咯血后出现感染的症状。X 线胸片所见类似支气管肺炎、干酪样肺炎或浸润型肺结核。诊断须根据既往病史与治疗效果。如过去屡次在同一部位发生肺炎，则强烈支持支气管扩张合并感染的诊断。此病经积极的抗菌治疗后，如炎症吸收，阴影逐渐消失，X 线胸片显示索条状卷发阴影，而胸部 CT 则可显示明确的支气管扩张征象。常见病原体为铜绿假单胞菌、流感嗜血杆菌、肺炎克雷伯菌等，有些感染经治不愈，要考虑是否非典型分枝杆菌感染、结核分枝杆菌感染等。

7. 急性肺脓肿　急性肺脓肿根据感染途径可分成 3 个类型。

（1）吸入性肺脓肿：大多数肺脓肿主要由于吸入上呼吸道或口腔内带有细菌的分泌物所引起。全身衰弱、受凉、醉酒、中毒、鼻窦炎等常为发病基础。麻醉与手术、食物反流或呕吐、昏迷状态、溺水等均可为诱因，而睡眠中吸入性感染则被认为是最常见的诱因。致病菌多为厌氧菌,其他常见细菌有化脓性链球菌、金黄色葡萄球菌、肺炎克雷伯菌和铜绿假单胞菌等,但往往是多种细菌的混合感染。

患者往往以恶寒或寒战、高热、虚弱、胸痛、心率加快等症状急骤起病。体温常呈弛张热、稽留热或不规则型热。患者大多无呼吸困难与发绀。胸部体征常不显著,但也可呈轻浊音、呼吸音减弱或粗糙、散在湿啰音等。白细胞显著增多与核左移。只根据胸部体格检查,易忽略肺脓肿的诊断,尤其是深在的肺脓肿,往往无明显的体征。炎症浸润破溃后形成脓肿,脓肿向支气管穿破时患者突然咳出大量脓臭痰及坏死组织,静置后多可分为3层:上层为泡沫样痰,中层为黏液样成分,下层为坏死组织。

脓肿分布多位于右肺,右上肺的后段最常累及,其次为左、右下肺叶的背段。X线检查早期可见肺野有单个或多个界限模糊的片状阴影。而后此阴影的中心变为圆形透亮区,出现气液平面,转换体位时此气液平面随之改变,据此可以确定肺脓肿的诊断。

(2)继发性肺脓肿:某些细菌性肺炎(金黄色葡萄球菌、铜绿假单胞菌和肺炎克雷伯菌等)、支气管扩张、支气管囊肿、支气管肺癌、肺结核空洞等继发感染可导致继发性肺脓肿。支气管异物阻塞也是导致肺脓肿特别是小儿肺脓肿的重要因素。肺部邻近器官的化脓性病变,如膈下脓肿、肾周脓肿、脊柱旁脓肿或食管穿孔等波及到肺也可引起肺脓肿。阿米巴肝脓肿好发于右肝顶部,易穿破膈肌至右肺下叶,形成阿米巴肺脓肿。

(3)血源性肺脓肿:通常并发于败血症,特别是金黄色葡萄球菌败血症的病程中。细菌性栓子血行播散到肺,引起小血管栓塞、炎症和坏死而形成肺脓肿。脓肿常为多发性,且常为双侧性。患者在全身感染的基础上发病,常伴高热、寒战、胸痛、咳嗽及血痰。痰量不多,肺部体征不明显。诊断主要依靠X线检查。胸部平片显示双肺多发性圆形病灶。脓肿形成后可见气液平面,有的形成张力性脓腔,可破裂而发生脓气胸。血培养常有致病菌生长,提示脓肿发生在败血症的基础上。也应细致检查其他器官的迁徙性化脓病灶。

8. 吸入性肺炎 吸入性肺炎是指吸入鼻咽、口腔或胃内容物引起的肺部炎症改变,亦称肺吸入综合征,可以为感染性或非感染性。50%正常人睡眠时有吸入,10%CAP和30%HAP是吸入引起的。吸入性肺炎可分成化学性、细菌性和阻塞性肺炎3类。细菌性吸入性肺炎又可分成社区吸入性肺炎和医院内吸入性肺炎,前者的常见细菌为厌氧菌(85%~93%),如厌氧性链球菌、梭形杆菌属和类杆菌,以及革兰氏染色阴性的肠杆菌。后者常见菌25%为厌氧菌,如产黑色素类杆菌、口腔类杆菌、消

化链球菌等。而需氧菌和兼性厌氧菌是院内感染的常见菌,主要有金黄色葡萄球菌、化脓性链球菌、肺炎克雷伯菌、肠杆菌类和铜绿假单胞菌以及其他假单胞菌。吸入性肺炎病死率:CAP 是 19.4%,HAP 是 28.4%。

详细的病史询问可帮助诊断。患者多有吸入危险因素:①会厌机械性功能异常,如吞咽和咳嗽反射功能不全等。②神经系统疾病,基底核、髓质/脑卒中、延髓麻痹、意识改变等。③胃相关性原因,如胃瘫、胃出口梗阻、肥胖、妊娠等。④食管疾病,如狭窄、憩室、肿瘤、气管食管瘘、食管下段括约肌张力下降、上段肌张力升高、胃食管反流性疾病、药物诱发的食管下段括约肌功能异常等。⑤医源性因素,如消化道内镜检查、鼻胃管及饲养、经皮胃造瘘及饲养、气管内插管、气管切开、支气管镜检查等。⑥免疫损害,如纤毛功能降低、体液和细胞功能降低等。⑦老年人和卒中患者。

吸入性肺炎的分类和临床表现如下:

(1)化学性吸入性肺炎(孟德尔森综合征):20世纪40年代由孟德尔森首先报道,系由于吸入反流的毒性物质引起,最常见是胃酸,还有胆汁或其他胃内容物。临床特点:①大量反酸后引起。②严重呼吸困难,通常在吸入后短时间内发生,表现为急性呼吸窘迫综合征(ARDS),严重低氧血症,部分患者有喘息。③体检可闻肺部干、湿啰音,有发绀、心动过速、低血压。④32%患者低体温。⑤X线胸片或CT示双肺弥漫性渗出影。发生ARDS时预后不良。

(2)细菌性吸入性肺炎:①急骤起病、畏寒、高热。②咳嗽、咳黏痰或脓痰,1~2周脓肿形成溃破后则有大量脓痰。③大多伴有患侧胸痛。④80%患者伴有咯血。⑤影像学以肺上叶后段和下叶为主的渗出或实变影。

(3)阻塞性吸入性肺炎:①吸入颗粒物质史,包括吸入脂性物质引起外源性类脂性肺炎。②症状,视吸入异物的大小而异,吸入较大异物阻塞在大气道者可突然窒息死亡,阻塞中、小气道可引起节段性肺炎或肺不张。③合并细菌感染者有肺炎临床表现。

多数患者可有吸入的危险因素。外周血白细胞增加,C反应蛋白升高,X线胸片示肺部有浸润影或支气管炎表现。

9. 肺结核 无细菌性肺炎的临床特点,多数起病隐匿,咳嗽、咳痰2周以上,或痰中带血,午后潮热,倦怠、乏力、盗汗、食欲减退和消瘦。胸部影像学病变多在肺尖后段、背段和后基底段,呈多态性阴影。血白细胞计数正常或轻度升高,红细胞沉降率增快,血清PCT一般不高。

血行播散型肺结核、浸润性肺结核、空洞性肺结核、干酪样肺炎、结核性胸膜炎等都可引起急性发热与肺部阴影,临床上须与其他原因的肺部病变相区别。

（1）血行播散型肺结核：亦称急性粟粒型肺结核，多见于婴幼儿和青少年，特别是营养不良、患传染病和长期应用免疫抑制药导致抵抗力明显下降的小儿，也可见于成人。起病急，持续高热，中毒症状严重。虽然病变侵及两肺，极少有呼吸困难，但也有发生急性呼吸窘迫综合征者。可有全身浅表淋巴结肿大、肝大、脾大，有时可发现皮肤淡红色粟粒疹和脑膜刺激征。体格检查时肺部叩诊与听诊体征轻微或缺如，与病情的严重性不相称，如不注意常易致误诊。X线胸片和胸部CT可见由肺尖至肺底呈大小、密度和分布均匀的粟粒状结节阴影，结节直径2mm左右（参考8.24）。

（2）浸润性肺结核：属于继发型肺结核，由新发的吸入感染，或由局限性病灶、播散性病灶恶化而成，为活动性肺结核。轻者无明显症状，有些患者呈急性发热，与流行性感冒的临床表现相似，其他为长期微热、心悸、盗汗、乏力、容易烦躁、微咳、咳痰、厌食、体重减轻等中毒症状。

肺部体征因病灶大小、数量及部位而定。病灶小者，无异常体征。病灶较大或较多时，可出现轻浊音与细湿啰音。红细胞沉降率中度增快。痰中可检出结核杆菌。

X线检查特点：病变部位不定，在成年人多发生在肺尖、锁骨下部；病变多样性，阴影密度较浅，如絮状，边缘模糊，界限不清，可融合形成空洞。

鉴别诊断则须与肺炎支原体肺炎、不完全性大叶性肺炎、肺吸虫病、支气管扩张合并感染等鉴别。

下肺结核：下肺结核不是临床诊断，仅指肺结核的非常见部位。下肺结核临床上少见，可见于艾滋病、糖尿病和其他免疫抑制患者。病变位于肺门以下肺野，右下叶结核多于左下叶。咯血是常有的症状。全身中毒症状与一般上肺结核无差异，但病程发展较快。发病常类似支气管肺炎。X线阴影特征与一般肺结核相同，但以大片状广泛浸润为多，且在早期即可有肺不张与空洞形成。早期诊断往往较为困难，最易误诊为肺脓肿与肺炎，有时甚至被误诊为肺包虫病（肺棘球蚴病）。下列几点有助于早期鉴别诊断。

1）下肺结核患者有恶寒、寒战者少见。咳嗽与胸痛一般较肺炎或肺脓肿为轻，脓痰不多见，病程则较肺炎或肺脓肿长。

2）大多数下肺结核患者的白细胞总数在正常范围内。

3）肺脓肿与下肺结核好发部位虽然都在肺下叶背段，但青年患者在下叶背段有空洞性病变，而症状与肺脓肿不尽相符时，应注意下肺结核的可能性。

4）下肺结核诊断的主要根据是痰中查得结核杆菌，应反复进行痰集菌涂片检查，必要时做培养或动物接种。

5）相当数量的下肺结核患者同时有支气管内膜结

核，支气管镜检查是诊断的重要方法之一。

（3）空洞性肺结核：亦属于继发性肺结核，临床症状较多，发热、咳嗽、咳痰和咯血等。空洞形态不一，可呈虫蚀样空洞、薄壁空洞、厚壁空洞、张力性空洞以及干酪溶解性空洞等，多有支气管播散病变。空洞内一般无气液平面，空洞周围炎性病变较少，常伴有条索、斑点及结节状病灶。痰中一般容易检到结核杆菌。合并肺炎时，应与肺脓肿相鉴别。

（4）干酪样肺炎：亦属于继发性肺结核，与浸润性肺结核不同，主要是干酪样变比病灶周围炎变化显著，进展急剧，是严重的结核病类型。干酪样肺炎起于结核杆菌的支气管播散，在机体抵抗力极度降低和对结核杆菌变态反应增高的情况下发病，临床与病理上可区分为大叶性干酪样肺炎与小叶性干酪样肺炎两种。

1）大叶性干酪样肺炎：发病急，与肺炎链球菌肺炎相似，但温度上升较慢，经2~3天升至39~40℃，逐渐转为弛张热，并有恶寒、呼吸困难、胸痛、咳嗽、咳痰、痰中时有带血、食欲缺乏、极度疲乏等症状。体格检查可发现呈大叶分布的肺实变体征。X线检查发现大片阴影，数周后可溶解形成空洞，呈虫蚀样空洞。血象示白细胞计数正常或轻度增多。大部分患者于发病1个月左右痰中发现结核杆菌。此病主要须与非结核性大叶性肺炎（主要是肺炎链球菌大叶性肺炎）相鉴别。干酪样肺炎发病较后者为慢，无唇疱疹，无铁锈色痰，颜面苍白而非潮红，痰中可找到结核杆菌，血中白细胞数通常 $<15.0 \times 10^9/L$，青霉素疗效不佳，且患者发病前往往已有食欲欠佳、消瘦、潮热、盗汗等结核全身中毒症状。由于此病经过严重，凡遇到大叶性肺炎而疑为结核性时，应即积极进行抗结核治疗，以免耽误病情。干酪样肺炎兼有空洞时须与肺脓肿相鉴别，前者有空洞形成时痰中应找到结核杆菌。

2）小叶性干酪样肺炎：多见于病程长、治疗效果不佳、全身情况及抵抗力很差的慢性肺结核患者，或发生于并发糖尿病的肺结核患者，主要病变是散布于两肺的多数性干酪样病灶。这些病灶可同时或分批出现。X线胸片上显示大小不一、边缘模糊的阴影，可能为3~8片。上述情况的患者如突然发生急性肺部感染的症状，如畏寒、发热、咳嗽、咳痰、脉快、呼吸困难、发绀等时，应考虑小叶性干酪样肺炎的可能性。体格检查可发现两肺散在干啰音与湿啰音，但叩诊浊音不显著。小叶性干酪样肺炎早期与非结核性小叶性肺炎不易鉴别，主要鉴别根据为前者血中常无白细胞增多或仅轻度增多，而后者常有明显的白细胞增多；前者痰中常可找到结核杆菌，而后者则无阳性发现。

10. 非结核分枝杆菌肺病 非结核分枝杆菌（NTM）广泛存在于自然界，是一种条件致病菌，可引起相关组织或脏器病变,如皮肤、淋巴结、肺部及全身播散性病变,最常见是非结核分枝杆菌肺病。其临床表现、肺部影像学表现酷似结核病,且痰中可发现抗酸杆菌经常被误诊为肺结核。

临床对于可疑者应积极进行痰培养及菌种鉴定以获得正确诊断,以下情况提示非结核分枝杆菌肺病:①肺内空洞病变为主,周围浸润病变和支气管播散病变少。②抗结核治疗无效,痰菌持续阳性。③有慢性肺部病变,如支气管扩张、慢性支气管炎、肺气肿、尘肺、肿瘤和长期使用糖皮质激素等。④分枝杆菌培养阳性但菌落形态和生长速度不同于结核杆菌。

中华医学会结核病学分会 2012 年《非结核分枝杆菌病诊断与治疗专家共识》的诊断标准:具有呼吸系统症状和 / 或全身症状,经胸部影像学检查发现有空洞性阴影、多发性支气管扩张及多发性小结节病变等,已排除其他疾病,在确保标本无外源性污染的前提下,符合以下条件之一者可做出非结核分枝杆菌肺病的诊断:①痰非结核分枝杆菌培养 2 次均为同一致病菌。② BALF 中非结核分枝杆菌培养阳性 1 次,2+ 以上。③ BALF 中非结核分枝杆菌培养阳性 1 次,抗酸杆菌涂片阳性度为 2+ 以上。④经支气管镜或其他途径的肺活组织检查,发现分枝杆菌病的组织病理学特征改变(肉芽肿性炎症或抗酸染色阳性),且非结核分枝杆菌培养阳性。⑤肺活组织检查发现分枝杆菌病的组织病理学特征改变(肉芽肿性炎症或抗酸染色阳性),并且痰标本和 / 或 BALF 中非结核分枝杆菌培养阳性≥ 1 次。

11. 类鼻疽肺病 类鼻疽是类鼻疽伯克霍尔德菌(类鼻疽假单胞菌)引起的人兽共患传染病,主要通过污染的水源、土壤经破损皮肤传染,或经污染的食物由消化道传染。其发病具有地域性分布,主要在热带和亚热带,属于地方性传染病,我国海南、广东、广西、福建、香港、台湾是多发地区。类鼻疽病多发于中年(22~66 岁,平均47 岁)男性,农民与渔民多见,大多有基础疾病,如糖尿病、继发型肺结核和类风湿关节炎等。畏寒、发热见于所有患者。急性肺部感染是类鼻疽病的最常见类型,约占70.5%,可为轻症的肺炎至严重的坏死性肺炎。起病多急骤,恶寒或寒战、高热(多呈稽留热)、头痛、全身肌痛、胸痛、干咳或有咯血,呼吸困难、休克和败血症等。体格检查有局部皮肤脓肿,肝、脾和淋巴结肿大,肺部体征少,可有湿啰音。大多患者血白细胞计数升高,中性粒细胞占优势。半数患者有肝功能损害,71% 血培养类鼻疽假单胞菌阳性。胸部 X 线大多数为肺上叶病变,有浸润病灶和 / 或空洞,空洞多为单发,大小差异很大,少有液平,常可与肺炎、肺结核或其他慢性肉芽肿疾病混淆。确诊主要依靠病原菌分离及血清学检查。病原学标本可来自血

液、脓肿液、痰液和尿液等,血清学检查则用标准类鼻疽伯克霍尔德菌诊断血清,类鼻疽特异性抗体可阳性。

12. 肺型炭疽病 诊断炭疽病须注意流行病学史。此病是重要职业病之一,主要见于从事畜牧、皮毛、毛织等职业的人或曾与病畜接触的人。近年有用于生物恐怖活动。肺型炭疽病的发生是由于吸入混有炭疽杆菌芽孢的尘埃而致感染,又称吸入性炭疽,预后很差,临床少见。凡遇急性发热患者伴有肺部感染症状,咳泡沫样血痰,兼有上述流行病学史者,须考虑有肺型炭疽病的可能性。

发病急骤,有寒战、高热、咳嗽、胸痛、大汗、心率增速、气促、喘鸣、发绀等症状,继而咯出锈色或血样痰。患者神志一般清醒。重症者发绀显著,血压下降,脉搏细速,有明显的休克现象。肺部可闻及散在的细湿啰音,或有胸腔积液征。体征与病情严重程度不成正比。外周血白细胞数增高。

确诊须依靠细菌学检查。痰与胸腔渗出液直接涂片,均可发现革兰氏染色阳性、具有荚膜的粗大的炭疽杆菌。培养也容易获得阳性结果。

13. 肺型鼠疫 鼠疫是危害人类严重的烈性传染病之一,病原体为鼠疫杆菌,传染源为受感染的鼠类或其他野生啮齿类动物。

鼠疫潜伏期多为 2~3 天,甚少超过 5 天。肺型鼠疫可分原发性与继发性:前者于发病后即出现肺部征象,表现为急性肺 - 胸膜炎;后者继发于腺鼠疫之后。

肺型鼠疫发病急骤,寒战、高热、胸痛、咳嗽、咳痰。痰最初为黏液性,后变稀薄稍带泡沫,不久可成鲜红色血样,痰中含大量鼠疫杆菌。呼吸困难与发绀迅速出现。肺部体征多不明显,有时可发现肺部局限性浊音、散在性湿啰音与捻发音、胸膜摩擦音。X 线检查可为正常或仅发现轻微病变,往往与病情的严重性不相称。肺型鼠疫常发展为败血症,未接受及时有效治疗者常于 2~3 天内死于心力衰竭、出血、休克,病死率高达 70%~100%。

凡在鼠疫可能发生的地区和环境,遇有急性肺部感染患者,有明显的中毒症状、早期衰竭,或同时有淋巴结肿胀及出血现象,应考虑此病的可能性。痰液细菌学检查(包括涂片及培养)容易获得阳性结果,对确诊提供可靠依据。

14. 肺型土拉伦斯菌病(野兔热) 土拉伦斯菌是革兰氏阴性球杆菌,又称野兔热,是人畜共患病。一般发生在夏季,潜伏期通常 1 周。起病急骤,体温迅速上升达39~40℃,伴全身乏力、畏寒、头痛、背痛、全身肌痛。病情发展时出现谵妄、昏睡、烦躁不安等急性全身中毒症状。患者体温升高持续 2~5 天,随之徐缓下降。肺型土拉伦斯菌病多表现为小叶性肺炎,病程为迁延性(1~2 个月或更长),有时痰中带血,有化脓的倾向。患者常有较轻的

中毒症状,肺部体征不明显,无唇疱疹及显著的白细胞增多,往往并发干性或渗出性胸膜炎。最常见的溃疡腺型叮咬处皮肤溃疡性病损,多发于手或手指。开始呈红丘疹,继而发生脓疱,破溃后形成中心性坏死,逐渐变成边缘较硬的溃疡。局部淋巴结肿大疼痛,亦可破溃。病程一般持续3~4周,恢复缓慢,需2~3个月或更长。诊断依靠流行病学史、急性期和恢复期双份血清凝集反应等检查可确诊。

15. **肺奴卡菌病** 肺奴卡菌病可以引起肺部感染,以星形奴卡菌最为常见。奴卡菌广泛分布于自然界,不属于人体正常菌群,故为外源性感染。自从糖皮质激素与免疫抑制药广泛应用以来,以及艾滋病等免疫抑制宿主的增多,奴卡菌病有增加的趋势。73%奴卡菌病初发于肺,故患者常表现发热、咳嗽、咳痰、咯血、胸痛、脓胸(占20%)等症状,常伴有乏力、食欲减退、消瘦等全身症状。奴卡菌可侵及中枢神经系统和皮肤,可出现相应症状和表现。X线表现无特异性,可有肺炎样、多发性结节、肺脓肿、空洞形成、胸腔积液、粟粒样病灶等征象。易发生血行播散性感染。诊断可根据患者为免疫抑制宿主,以及痰、胸腔积液、脑脊液或皮肤组织刮取物等标本革兰氏染色阳性,或抗酸染色阳性,或培养中发现奴卡菌,并除外其他原因的肺部病变。

16. **放线菌病** 放线菌属于人体正常菌群的微生物,在人体抵抗力减弱的情况下可引起感染。肺放线菌病国内报道例数不多,发病通常徐缓,开始表现为支气管炎症状,患者有咳嗽,咳黏痰。当感染侵入肺部引起肺炎或脓肿时,症状加重,咳脓痰或血痰,伴有寒战、发热,可累及胸膜及胸壁。此病的临床表现和胸部X线征象并无特异性,因而早期诊断不易,常被误诊为肺结核、结核性胸腔积液、肺脓肿或肺癌等。如对上述疾病在诊断上有所怀疑,而对本病有所警惕,而进行细菌检查,可在痰中或胸腔积液中找到"硫磺颗粒"及培养出放线菌。

此病后期损害肋骨,产生胸壁脓肿及胸壁瘘管形成,此时诊断则较易。在瘘管分泌物中也可找到"硫磺颗粒"及放线菌。

(二)支原体和衣原体肺炎

临床特征:年轻人多发,可有家庭聚集性,持续干咳超过5天且没有急性加重表现;血白细胞计数正常或稍高,血清PCT ≤ 0.1μg/L;影像学改变可出现在上叶或双侧,间质改变较实质病变更常见。急性期和恢复期血清特异性IgG有4倍或以上变化可以诊断。口咽、鼻咽拭子,气道分泌物,吸取物,胸腔积液、支气管黏膜活检和肺活检标本核酸检测或培养阳性有重要参考意义。

1. **肺炎支原体肺炎** 由肺炎支原体感染引起的肺炎称为肺炎支原体肺炎,此病秋、冬季节多见,但季节性差异并不明显。国内社区获得性肺炎流行病学调查肺炎支原体肺炎占20.7%,且多合并其他细菌感染。青壮年较易罹患,群聚性发病常见。潜伏期1~2周,缓慢起病,发热呈中等度,多持续1~2周,也可持续3周。咳嗽是常见症状,发病初期以阵发性干咳为主,且以无明显加重为特征,以后约半数病例可咳少量黏痰或痰中带血丝,或少量咯血,而无铁锈色痰。另一特点是全身症状较为明显,如乏力、头痛、咽痛、食欲缺乏、腹泻、肌痛、耳痛等。体格检查肺部体征与X线表现不相称,虽X线检查有显著改变,但肺部实变体征却不明显。

X线检查肺部阴影往往在发病后2~5天出现,通常有下列三项特点:①肺纹理增多。②沿增多的肺纹理出现不规则的斑片状实质阴影。③多数改变集中于肺门附近。病变以下叶多见。上述的X线表现大多于1~4周内消散。单纯依靠X线检查往往难与其他肺炎、肺结核表现相鉴别。

肺炎支原体肺炎目前还没有统一的诊断标准。日本呼吸协会制定的非典型肺炎临床诊断标准可供参考:①年龄<60岁。②没有或仅有轻微的基础疾病。③顽固性咳嗽。④胸部体格检查无明显异常。⑤无痰或快速诊断试验未发现病原体。⑥外周血白细胞计数<10×10⁹/L。满足6项中至少4项或1~5项中3项或以上应考虑为非典型肺炎。但是,这些标准在老年患者以及有严重基础疾病的患者鉴别诊断就较为困难。

2. **肺炎衣原体肺炎** 肺炎衣原体可引起上呼吸道感染,如鼻窦炎、中耳炎和咽炎,也可引起下呼吸道感染,如支气管炎和肺炎。近年肺炎衣原体肺炎患病率有增高的趋势,儿童和老年人多见,占社区获得性肺炎的6%~19%。国内报道一组665例社区获得性肺炎流行病学调查结果,肺炎衣原体占6.6%。起病多隐袭,早期表现为上呼吸道感染的症状,如声音嘶哑、咽痛、发热等,症状通常较轻,数天或数周后患者上呼吸道症状减退,开始出现咳嗽,提示下呼吸道受累。其他症状有肌痛、头痛、不适和乏力。重症感染可有脓痰、呼吸困难等,多见于COPD和心力衰竭患者。可伴有肺外表现如中耳炎、结节性红斑、心内膜炎、关节炎、甲状腺炎、脑炎和吉兰-巴雷综合征等。X线胸片显示肺叶或肺段的浸润病灶,多见于下叶。

3. **鹦鹉热衣原体肺炎** 鹦鹉热衣原体寄生于鹦鹉、鸽、鸡等100余种家禽和野生鸟类体内,主要感染禽类和低等哺乳类动物,人类并不常见。本病通常发生于与受感染鸟密切接触者,感染途径为通过呼吸道吸入疫鸟排泄物气溶胶。病原体吸入体内后首先进入肝、脾的网状内皮细胞进行增殖,再经血液循环进入肺和其他器官,所以人类的鹦鹉热既可以是呼吸道感染,也可能是以呼吸道为主的全身感染。

本病起病多隐袭,病情轻者如流感样症状。重症肺炎者多有寒战、发热、体温逐渐升高,第1周内可达40℃以上,热程3~4周,伴乏力、头痛、关节及肌肉疼痛,亦可有结膜炎、口腔炎、鼻出血或出现类似伤寒的玫瑰疹。1周左右才出现呼吸道症状,如咳嗽、少量咳痰或痰中带血,病变严重者可有呼吸困难及发绀。病程中尚可出现食欲缺乏、恶心、呕吐、腹痛、腹泻等消化道症状,心肌炎、心内膜炎及心包炎,亦可有嗜睡、谵妄、木僵、抽搐、意识不清等神经精神症状。体检肺部体征常较症状轻,病初可无明显体征,以后可有湿啰音,少数患者可有肺实变征或胸腔积液征。X线胸片显示早期从肺门向外放射的浸润病灶。病灶可融合成叶性分布,以下叶多见。常有弥漫性支气管肺炎或间质性肺炎的X线表现。肺内病变吸收缓慢。

本病确诊须依靠衣原体分离培养和/或特异性血清学检查。本病需与病毒性肺炎、支原体肺炎、流行性感冒、肺结核、真菌感染等鉴别。与肺炎衣原体肺炎的鉴别主要是后者通常无鸟类接触史,临床症状较轻,体温很少超过37.8℃,且很少累及呼吸道以外器官。微量免疫荧光(MIF)抗体试验可用于鉴别不同的衣原体。

4. 沙眼衣原体肺炎 沙眼衣原体包括15个血清型,引起人类沙眼、性病淋巴肉芽肿、包涵体性结膜炎、生殖道感染、新生儿肺炎。在极少数情况下,沙眼衣原体也引起免疫缺陷成人患者的呼吸道感染,甚至正常成人的社区获得性肺炎,病因不清。

沙眼衣原体新生儿肺炎主要见于2~12周新生儿及婴儿,通过感染的母亲产道时受感染。大多数无发热,起始症状通常是鼻炎、伴鼻腔黏液性分泌物和鼻塞。随后发展为断续的咳嗽,呼吸急促和肺部啰音,可伴有心肌炎和胸腔积液。肺部X线显示间质浸润。半数患儿可伴有急性包涵体性结膜炎。

(三)病毒性肺炎

临床特征:无细菌性肺炎的临床特点,有相关流行病学史,上呼吸道症状明显;胸部影像学可表现为斑片状密度增高影,密度较淡,两侧多见;血白细胞计数正常或稍升高,血清 PCT ≤ 0.1μg/L。病毒核酸检测、病毒抗原检测和病毒分离培养是确诊依据。

流行性感冒暴发期间,或2019冠状病毒病(COVID-19)流行期间,病毒可成为 CAP 主要原因。流行性感冒流行时少数为原发病毒性肺炎,多数为病程后期并发细菌性肺炎。而 COVID-19 则主要表现为肺炎,即新型冠状病毒肺炎,重症者可并发细菌和真菌感染。

1. 流感病毒性肺炎 流感病毒性肺炎一般发生于流行性感冒流行高峰期间。患者除有流行性感冒本身的症状外,发病早期即有呼吸困难甚或发绀。肺部体征为叩诊轻浊音以及由两侧肺底向上蔓延的湿啰音等。X线检查主要表现为间质性肺炎,并夹杂以不同形态的支气管炎样改变,可见肺内斑片状、多叶段渗出性病灶;进展迅速者,可发展为双肺弥漫的渗出性病变或实变,个别病例可见胸腔积液。季节性甲型流感病毒(H1N1、H2N2和H3N2等)所致的病毒性肺炎主要发生于婴幼儿、老年人、慢性心肺疾病及免疫功能低下者,2009年甲型H1N1流感病毒还可在青壮年、肥胖人群、有慢性基础疾病者和妊娠妇女等人群中引起严重的病毒性肺炎,部分发生难治性低氧血症。

流感病毒性肺炎的诊断根据:①发生于流行性感冒流行期间,起病较急,发热,在发病早期伴有显著的上呼吸道症状,如咽痛、喷嚏、流涕、咳嗽、呼吸困难、肺部啰音等。②血象示白细胞数正常或减少。③X线检查肺部有肺炎征象,主要呈支气管肺炎和间质性肺炎表现,也可有肺实变。④曾用抗菌药物治疗而未见良效者。⑤鼻咽分泌物或口腔含漱液可分离出流感病毒或病毒抗原、核酸检测阳性。恢复期血清中抗流感病毒抗体效价比急性期有4倍或以上升高有助于回顾性诊断。

流感病毒性肺炎主要与肺炎支原体肺炎、肺结核等相区别。

2. 人感染高致病性禽流感肺炎 禽流行性感冒(禽流感)是禽类的甲型流感病毒亚型感染。1997年中国香港首次发现禽流感病毒能够直接感染人类,18例禽流感 H5N1 病毒感染患者中6例死亡。目前发现且证实可感染禽类又可感染人类的主要有禽甲型流感病毒 H5N1、H7N1-3、H7N7、H7N9、H9N2、H10N8和近年发生的 H5N6 等亚型,其中以 H5N1 和 H5N6 亚型引起的病情重,病死率均在 60% 以上。人感染高致病性禽流感的传染源主要为患禽流感或携带禽流感病毒的鸡、鸭、鹅等家禽,患病者大多有接触史;传播途径主要通过呼吸道,以往认为无人与人之间传播,目前有人与人传播的报道。高危人群是与不明原因病死家禽或感染、疑似感染禽流感家禽密切接触者。人感染高致病性禽流感潜伏期一般为1~3天,通常在7天以内。临床上多为急性起病,早期表现流感样症状,主要为发热,体温大多持续在39℃以上,热程1~7天,一般为3~4天,可伴有流涕、鼻塞、咳嗽、咽痛、头痛和全身不适。部分患者可有恶心、腹痛、腹泻、稀水样便等消化道症状。重症患者病情发展迅速,可出现肺炎、急性呼吸窘迫综合征、肺出血、胸腔积液、全血细胞减少、肾衰竭、败血症、休克及脑病合并内脏脂肪变性综合征(Reye综合征)等并发症。体检时重症患者有肺部实变体征。实验室检查外周血白细胞总数一般不高或降低,重症患者多有白细胞总数及淋巴细胞下降。重症患者胸部 X 线检查可显示单侧或双侧肺炎,少数可伴有胸腔积液等。其影像学特征:①胸部 X 线主要表现为肺实质渗出性病变,两肺可见大片状及团絮状高密度影,中心区密度较高,边缘区密度较淡。阴影密度高于常见的病毒性肺炎。②影像学异常变化快,呈游走性。③典型病变病灶累及两肺,大致呈对称性,分布广泛。④临床症状与胸部 X 线表现不完全相符。病灶吸收迟于临床改善。依靠流行病学史,结合临床表现和实验室检查,并排除流行性感冒、普通感冒和其他病毒性肺炎、细菌性肺炎、支原体和衣原体肺炎等疾病后,可做出临床诊断。确诊有赖于病原学及血清学检测结果,最可靠的方法是从呼吸道标本中分离出禽流感病毒。

3. **传染性非典型肺炎** 传染性非典型肺炎是新出现的传染病,WHO 称为严重急性呼吸综合征(SARS),是由 SARS 冠状病毒所致的一种具有明显传染性、可累及多个脏器系统的特殊肺炎。主要通过飞沫、气溶胶或接触污染的物品传播。但自 2003 年暴发后未见新的病例报道。全球病例数 8 437 例,死亡 813 例,病死率 9.6%。

潜伏期为 2~10 天,起病急骤,多以发热为首发症状,体温常 >38℃,可有寒战、咳嗽、少痰,偶有血丝痰、心悸、气促,甚或呼吸窘迫。可伴有肌肉酸痛、头痛、关节痛、乏力和腹泻。患者多无上呼吸道卡他症状。肺部体征不明显,部分患者可闻及少许湿啰音,或有肺实变体征。抗菌药物治疗无效。患者的呼吸道症状和肺部体征与胸部 X 线检查的改变相比常常较轻。实验室检查外周血白细胞计数一般不升高或降低,淋巴细胞减少。胸部 X 线早期可无异常表现或淡薄阴影,随疾病发展可见不同程度片状、斑片状浸润阴影,或呈网状样改变;部分患者肺部病变进展迅速,呈大片浓密模糊的炎性浸润阴影,边缘不清,分布在一个或数个肺叶(段),多为双侧改变,严重者呈"白肺"。肺部阴影吸收消散较慢,与临床体征可不一致。

诊断强调流行病学史,疑似者可做血清 SARS 冠状病毒的特异抗体检测和鼻冲洗液或含漱液 PCR 检测,注意排除上呼吸道感染、流行性感冒、细菌性或真菌性肺炎等临床表现类似的呼吸系统疾病。

4. **中东呼吸综合征** 中东呼吸综合征(Middle East respi-ratory syndrome,MERS)是新出现的传染病。2012 年 9 月沙特阿拉伯报道首例患者后,至 2015 年 9 月全球 26 个国家报道 1 493 例患者,527 例死亡,病死率 35%。目前病原体确定是中东呼吸综合征冠状病毒(MERS-CoV),在沙特阿拉伯的单峰骆驼分离出来,而世界其他地区至今未发现。大多病例是动物传染到人,人与人传播较少。2015 年国内广东省惠州市首次发现输入性 MERS 病例,患者为韩国确认病例的密切接触者。

本病多见于男性老年人,有基础疾病更易罹患,如糖尿病、慢性肾病、慢性心脏病等。潜伏期平均 5.2 天,95% 患者出现症状约为 12 天。常见症状是发热伴寒战、咳嗽、呼吸困难,严重者发展为急性呼吸窘迫综合征和多器官功能障碍综合征,肌肉酸痛,胃肠道症状也较常见,如恶心、呕吐、腹泻、腹痛等。

91% 患者外周血白细胞和单核细胞正常,1/3 患者血小板减少。影像学可表现为双侧胸膜下或基底肺组织为主的异常,单侧或双侧弥漫性病变,如磨玻璃影、支气管充气征、空洞形成、结节影、实变,甚至胸腔积液等。诊断主要采用逆转录酶实时 PCR(RT-rtPCR)等技术。

5. **新型冠状病毒肺炎(Corona virus disease 2019,COVID-19)(简称新冠肺炎)** 是 2019 年底新发的急性呼吸道传染病。根据世界卫生组织(WHO)官网 2021 年 2 月 22 日发布的消息,全球 223 个国家和地区有 COVID-19 流行,病例已超过 11 110 万例,死亡 246 万例,病死率为 2.2%。

新型冠状病毒是 COVID-19 的病原体,与其他冠状病毒具有类似的形态特征,通过血管紧张素转化酶 2(ACE2)感染人体。主要通过飞沫、气溶胶和接触传播。所有年龄段的人群均易感,而老年人、男性、妊娠期女性、吸烟者、肥胖者和有基础疾病者为重症高危人群。

潜伏期 1~14 天,平均约为 5 天。首发症状为咳嗽、发热、气促、咽痛,其他症状有疲乏、肌痛、恶心、呕吐等,部分患者以嗅觉或味觉功能障碍、鼻漏、结膜炎等为首发表现。新冠肺炎患者多有明显的气促、胸闷、干咳和发热,可发生急性呼吸窘迫综合征(ARDS)、细菌和真菌感染、脓毒症、多器官功能障碍(MODS)等。

影像学是诊断新冠肺炎的重要手段。胸片在疾病早期和轻症患者可无异常,常见表现为磨玻璃影和实变影;胸部 CT 常见表现为肺外周的磨玻璃影、实变影,下肺多发,还有血管支气管束增粗、小叶间隔或小叶间隔增厚、网格状影等异常改变。发生胸腔积液约 5%,积液量少。接受机械通气者易发生气胸。

诊断主要依据流行病学史和病原学检查。核酸检测采用 RT-PCR 和 / 或二代测序技术,标本取咽拭子、痰和其他下呼吸道分泌物、血液、粪便、尿液等,检测下呼吸道标本更加准确。如新型冠状病毒核酸检测阳性可确诊。血清新型冠状病毒特异性 IgM 抗体、IgG 抗体阳性也有利于诊断,一般不单独作为诊断依据。其他检查异常包括早期外周血白细胞总数正常或降低,淋巴细胞减少,部分患者肝酶、乳酸脱氢酶、肌酶、肌红蛋白、肌钙蛋白和铁蛋白增高。降钙素原一般正常,而多数患者 C 反应蛋白和血红细胞沉降率升高。重症患者炎症因子升高。

6. **巨细胞病毒肺炎** 巨细胞病毒(CMV)肺炎多发

生在免疫抑制宿主,如恶性肿瘤、接受大量免疫抑制药、细胞毒药物、放射治疗、AIDS 等免疫功能低下者易罹患本病。近年器官移植病例增多,特别是肾移植、骨髓移植术后常发生严重的 CMV 感染,病死率高。如有以下情况,应高度怀疑巨细胞病毒肺炎:①免疫抑制宿主,器官移植受者多发生在术后 2~4 个月。②发热,体温多在 38℃ 以上。③阵发性干咳,常伴有明显的呼吸困难。④多有全身症状,关节及肌肉疼痛、腹胀、直立性低血压等。⑤肺部体征早期无明显异常。⑥X 线胸片早期可能无异常发现,随病情发展,逐渐出现双侧弥漫性间质性肺炎或肺泡浸润,肺外周和肺底部常被累及。

确诊需借助实验室检查,常用的检查包括病毒分离、PCR、核酸杂交、抗原检测,DNA、mRNA 检测等。

7. 腮腺炎病毒性肺炎 国内报道一组成年人流行性腮腺炎并发肺炎的主要表现:临床症状与体征均不显著,仅少数有微热、咳痰或全身不适等症状。胸部 X 线检查发现肺野内散布有点状、小斑片状或大片状不均匀密度的阴影,通常以右下肺野较为显著,持续时间较长,为 48~165 天(平均 95.7 天)。血象无特殊改变。冷凝集试验阴性。磺胺类药物、青霉素、氯霉素治疗均不能使肺部 X 线征改善。肺部病变大概由于腮腺炎病毒侵犯肺间质及肺泡壁所致。

8. 艾滋病 艾滋病(AIDS)由感染艾滋病病毒(HIV)引起,合并肺部病变引起发热并非少见,但并非一定是病毒引起,其他病原体感染亦可引起。艾滋病肺部感染的病原体主要有肺孢子菌,此外,巨细胞病毒、弓形虫、隐球菌、类圆线虫、军团菌、肺结核、非结核分枝杆菌等也可引起肺炎参见有关内容。

由于患者就诊时不知或否认有 HIV 感染,临床医师有时会漏诊。有作者提出有下列情况 2 项或以上者须考虑艾滋病肺部病变:①双侧肺门周围网状或网结状阴影。②上述改变在 3~5 天迅速发展为两肺弥漫性肺间质肺实质浸润甚至为均质性肺实变。③结节样、线条样病变,伴有或不伴有肺门或纵隔淋巴结肿大。④肺炎症经积极治疗无效甚至病灶发展增多。

如患者同时有下列 1 项危险因素伴 1 项相关症状时,即检测抗 HIV 抗体协助诊断。

危险因素:①有静脉药瘾史。②有同性恋或异性乱交史。③10 年内有输血或输血制品史。④来自流行地区曾与艾滋病可疑患者接触史。

相关症状:①长期发热(>1 个月)伴体重减轻。②慢性腹泻 >1 个月。③咳嗽 1 个月以上,伴气短。④剧烈头痛,甚至出现脑膜刺激征。

9. 肺炎型传染性单核细胞增多症 传染性单核细胞增多症是一组以喉痛、颈淋巴结肿大、疲乏和发热为特征的临床综合征。许多病原体可以致病,但以 EB 病毒常见,接吻是主要的传染途径,年轻人多发。症状以发冷、发热、疲乏、淋巴结肿大、咽充血、肌酸痛、头痛、食欲缺乏等最为常见。少数患者有肺炎表现,主要为咳嗽、胸痛,部分病例有血丝痰或铁锈色痰。体格检查约有 1/3 病例有肺实变征。X 线检查所有病例均有显著改变,可有斑片影、磨玻璃影、堆云状阴影或肺纹理增多等,其中以磨玻璃阴影最具特征性。

EB 病毒引起的传染性单核细胞增多症的诊断试验包括外周血细胞分类中各种单核细胞占 0.50 以上,或异型淋巴细胞在 0.10 以上。嗜异性抗体约 85% 患者阳性,第 1 周阳性反应 72%,但特异性不高,其他急性感染和自身免疫性疾病可假阳性,如经豚鼠肾吸附后效价 ≥ 1∶64,或效价变化 4 倍以上者可诊断。VCA IgM 抗体特异性高,阳性率 95%(第 1 周 85%)。嗜异性抗体和 VCA IgM 在感染后 3~12 个月转阴。VCA IgG 是以往 EB 病毒感染的最好诊断试验,阳性率 100%,平均中位阳性时间 31 日。其他如免疫印迹抗体测定可以区分急性期、恢复期和既往感染,阳性率 100%;血病毒负荷和口咽病毒负荷阳性率分别为 80% 和 100%。

10. 其他病毒性肺炎 除了上述病毒可以引起肺炎之外,人副流感病毒、腺病毒、呼吸合胞病毒、鼻病毒、疱疹病毒、博卡病毒等均可导致肺炎。其症状无特异性,但胸部 CT 表现有一定的特征性(表 2-16),可作为诊断参考。诊断需病原学检查确立。

(四)立克次体感染

立克次体是介于细菌和病毒之间的微生物,有类似一般细菌的形态和结构,绝大多数又具有与病毒相似的在宿主细胞内才能生长、繁殖的特性。

1. Q 热肺炎 Q 热是由 Q 热立克次体(coxiella burnetii,伯内特考克斯体)引起的急性传染病,大部分患者有肺炎。许多野生动物、家畜、家禽都可自然感染。与病畜或其排泄物接触或饮用其生乳为主要的感染方式。

潜伏期 9~26 天,平均为 10~14 天,但在吸入感染时可缩短至 3 天。急性感染以流感样综合征开始,如发热、咳嗽、肌痛和头痛。多以恶寒、高热而急骤发病,发热呈弛张热型,一般持续 5~14 天,然后迅速下降或 2~3 天内降至正常。少数热程可持续 3 个月以上。剧烈的持续性头痛往往是此病的特征,关节痛也常见。患者可有相对缓脉。与其他立克次体病不同,此病无皮疹。

Q 热肺炎通常在病期第 3~4 天出现。一般只有轻微的咳嗽,无痰或咳少量黏痰。胸部 X 线检查显示均匀模糊阴影,表现为节段性肺炎或累及整个肺叶,尤以左下肺叶为多见。X 线检查异常而呼吸道症状轻微或无明显体征。

表 2-16　不同病毒性肺炎的胸部 CT 表现

病毒	病灶分布	实变	磨玻璃影	结节	支气管壁增厚	胸腔积液
流感病毒	气道、多病灶	+	+	++	C	UC
冠状病毒	外周、多病灶	+++	+	罕见	UC	罕见
CMV	弥漫性	++	++++	++	UC	罕见
腺病毒	多病灶	+++	+++	小叶中心 +	UC	C
腮腺炎病毒	多病灶	罕见	++	罕见	UC	罕见
HSV	多病灶、节段	++	+++	+	UC	F
VZV	多病灶	罕见	晕轮征	1-10mm,后期结节钙化	UC	罕见
博卡病毒	弥漫性	++	++	罕见	UC	C
HPIV	气道、多病灶	+	+	小叶中心 ++	C	UC
麻疹病毒	多病灶	罕见	+	+	UC	C
RSV	气道、多病灶	+	+	小叶中心 +++	C	C
HMPV	气道、多病灶	+	+	小叶中心 +++	C	UC
鼻病毒	多病灶	+	++	罕见	UC	罕见
EBV	弥漫性、肺炎罕见	罕见	++	罕见	UC	V

注:CMV 巨细胞病毒;HSV 单纯疱疹病毒;VZV 水痘 - 疱疹病毒;HPIV 人副流感病毒;RSV 呼吸合胞病毒;HMPV 人偏肺病毒;EBV EB 病毒;F 非常常见;C 常见;UC 不常见;V 不确定;+ 10%~25%;++ 25%~50%;+++ 50%~75%;++++ >75%

Q 热的确诊有免疫荧光测定(IFA)或酶联免疫吸附试验(ELISA),测定血清中特异性 IgG、IgM 和 IgA。如 IgM ≥ 110U/ml 或双份血清 IgG 有 4 倍升高可诊断急性感染。其他如补体结合试验、伯内特立克次体凝集试验、毛细管凝集试验等也可协助诊断。初发者可用 PCR 检测 Q 热立克次体。本病外斐试验阴性。

本病与布鲁菌病的传染源及传播途径有共同点,故可有两者混合感染。

2. 恙虫病肺炎　恙虫病又称丛林斑疹伤寒(scrub typhus),是由恙虫病立克次体引起的急性发热自然疫源性传染病,以恙螨幼虫为媒介传染给人。我国患者多在 5 月开始出现,6~7 月为发病高峰。我国以南部、东南、西南和东部地区多见。临床特点为突然起病、发热、皮疹、淋巴结肿大、肝大、脾大和皮肤焦痂等,严重者可引起多器官功能衰竭。

肺炎者主要表现为咳嗽,多为干咳或轻咳,可有咳少量白色黏痰、胸闷、胸痛,严重时可出现间质性肺炎,以呼吸困难为主,可出现发绀、急性呼吸衰竭。肺部体格检查可有湿啰音,少数有干啰音,或仅肺部呼吸音变粗。X 线胸片提示肺浸润,双侧多见。肺间质炎症改变表现为肺纹理增多及模糊,呈网状影,并有小斑点病变。肺部炎性渗出病变表现为增粗的肺纹理间可见斑片状、小片状、部分呈大片状密度均匀、边缘模糊阴影。可有少量或大量胸腔积液。合并急性肺损伤 / 急性呼吸窘迫综合征者胸部 X 线可表现双肺弥漫性浸润阴影、磨玻璃影改变。

恙虫病诊断上具备以下 4 项中的 3 项者可做出诊断:①流行季节到过疫区,有田野作业或草丛中坐卧史。②高热并发现特征性焦痂或溃疡。③淋巴结肿大、皮疹。④外斐试验 1:160 以上。肺部合并症者除符合恙虫病诊断标准,有肺部临床表现和胸部 X 线改变外,需注意排除其他肺部疾患,如支原体肺炎、肺炎链球菌肺炎、浸润性肺结核等。

(五)螺旋体感染

肺出血型钩端螺旋体病即钩端螺旋体出血性肺炎,是近年来比较多见的急性感染。患者多无黄疸,肝、肾损害较不显著,较易于误诊。

大多起病急骤,有恶寒或寒战、高热、头痛、全身肌痛等症状,类似流行性感冒;部分起病较缓,仅轻微发热,伴有鼻咽部症状,易与轻症流行性感冒或急性上呼吸道感染相混淆。2~3 天后出现咳嗽、痰中带血、咯血、胸闷、气促及轻度发绀。有的病例发生大咯血,引起严重呼吸困难、发绀,甚至窒息。患者肺炎症状虽显著,但胸部体征较少,仅部分病例叩诊呈轻度浊音和闻及湿啰音。患者通常并发心肌炎,表现为胸闷、脉搏加速与心电图改变。

X线影像异常在病程第4~11天出现,也可较早或较迟,X线胸片上呈现双侧肺野斑片状模糊阴影,以中、下肺野尤著,其性质大多属于出血性炎症性实质性病变。胸部CT可见多形态变化表现,可早期发现X线胸片没有显示肺内出血改变,亦可显示病灶形态与分布范围,能判断肺部出血的程度。值得注意的是,部分病例在出血性肺炎症状尚未出现前已有异常的X线征,对早期诊断提供重要根据。

在有钩端螺旋体病的地区,值夏、秋季流行季节,遇有类似流行性感冒或急性上呼吸道感染患者,须警惕此病的可能性。患者发病前3~20天曾与疫水有接触史,尤其是初到该地区者,对提示诊断有重要意义。若患者已出现出血性肺炎症状,则可能性更大,但须与其他原因的肺炎、肺结核相鉴别。胸部X线检查对鉴别诊断帮助颇大,确诊须依靠病原学与血清学检查。

(六)真菌感染

肺部真菌感染是最常见的深部真菌病。罹患者多有接受广谱抗生素、糖皮质激素、细胞毒药物或免疫抑制药等治疗;或有慢性基础疾病如糖尿病,心脏、肺、肾、肝等疾病;或人免疫缺陷病毒(HIV)感染或艾滋病者。故诊断时应详细询问病史和用药史。从患者危险因素、临床特征、微生物学和组织病理学进行诊断分级(表2-17)。

表2-17　侵袭性肺真菌病的分级诊断标准

诊断级别	危险因素	临床特征[a]	微生物学	组织病理学
确诊	+	+	+[b]	+
临床诊断	+	+	+[c]	-
拟诊	+	+	-	-

注:[a]. 包括影像学;+. 有,-. 无;[b]. 肺组织、胸腔积液、血液真菌培养阳性;[c]. 除确诊标准外,也包括特异性真菌抗原检测阳性及合格的深部痰标本连续≥2次分离到同种真菌。

1. **肺念珠菌病**　有关肺念珠菌感染在临床上是多见还是很少见的问题一直存在争议。我国16家医院参加的肺真菌病调查显示该病仅次于肺曲霉病,位列第二。此病为白念珠菌或其他念珠菌(光滑念珠菌、热带念珠菌、近平滑念珠菌和克柔念珠菌)所引起的急性、亚急性或慢性肺炎。感染途径主要是吸入,其次为血行播散。临床上分为念珠菌支气管炎和念珠菌肺炎。支气管炎型表现为阵发性刺激性咳嗽,咳大量白泡沫塑料状稀痰,偶带血丝。随病情进展,痰稠如干糨糊状。憋喘、气短,尤以夜间为甚。乏力、盗汗,多不发热。X线仅示两肺中下野纹理增粗。肺炎型多发于免疫功能低下的患者,表现为畏寒、高热,咳白色泡沫黏痰,有酵臭味,或呈胶冻状,有时咯血,临床酷似急性细菌性肺炎。胸部X线显示双下肺纹理增多,纤维条索影伴散在的大小不等、形状不一的结节状阴影,呈支气管肺炎表现;或融合的均匀大片浸润,自肺门向周边扩展,可形成空洞。双肺或多肺叶病变,病灶时有变化,但肺尖较少受累。偶可并发渗出性胸膜炎。

诊断肺念珠菌病,要求合格的痰液或支气管分泌物标本2次显微镜检酵母假菌丝或菌丝阳性,以及真菌培养连续2次以上有同一菌种生长。另外,血清1,3-β-D-葡聚糖抗原检测连续2次阳性可做诊断参考。组织活检检查有念珠菌菌丝侵入及炎症细胞浸润,可以确诊。

2. **肺曲霉病**　肺曲霉病主要由烟曲霉引起,临床上主要有5种类型:侵袭性肺曲霉病、气管支气管曲霉病、慢性坏死性肺曲霉病、曲霉肿和变应性支气管肺曲霉病(ABPA)。这些类型的病变临床表现并不一样。

侵袭性肺曲霉病是最常见的类型,症状以干咳、胸痛常见,部分患者有咯血,病变广泛时出现气急和呼吸困难,甚至呼吸衰竭。部分患者可有中枢神经系统感染。中性粒细胞缺乏患者其X线胸片显示以胸膜为基底的多发的楔形阴影或空洞,病变早期胸部CT为晕轮征(halo sign),后期为新月体征。但慢性阻塞性肺疾病合并侵袭性曲霉病时典型的CT改变很少见,而非特异性肺实变更多见。流感病毒肺炎和新型冠状病毒肺炎重症者也易合并侵袭性肺曲霉病。

气管支气管曲霉病病变主要在大气道,症状为发热、频繁咳嗽、少痰、胸痛、咯血。确诊依靠支气管镜检,可见气管支气管内假膜、溃疡、结节等病变。

慢性坏死性肺曲霉病亦称半侵袭性肺曲霉病,患者有长期呼吸道症状如咳嗽、咳痰等,也多有发热。X线显示慢性肺部空洞性病变。欧洲指南(ESCMID/ERS)建议诊断标准:①有胸部CT影像学表现。②曲霉感染的直接证据或对曲霉属的免疫反应。③排除其他诊断。强调病程1~3个月,即使时间是推断的,可基于症状或进行性影像学异常诊断。

曲霉肿(曲菌球)常继发于支气管囊肿、支气管扩张、肺脓肿和肺结核空洞。继发感染时可有发热,症状主要是刺激性咳嗽,常反复咯血,甚至大咯血,痰量一般不多。X线胸片显示在原有的慢性空洞内有一随体位改变而在空腔内移动的团球状影。

ABPA为对曲霉过敏者吸入大量孢子后出现发热、喘息、畏寒、乏力、刺激性咳嗽、咳棕黄色脓痰,偶带血。患者多有哮喘病史。哮喘样发作为其突出的临床表现。X线胸片为上叶短暂性实变或不张,一过性肺浸润,磨玻璃阴影伴马赛克征。中央性支气管扩张(肺野内侧 2/3 的支气管)及支气管壁增厚征象,有黏液嵌塞时表现为指套征或手套征。上述病变可发生于双侧。诊断标准见表 2-18。

表 2-18　ABPA 诊断标准
(国际人类与动物真菌学学会标准)

必备标准	其他标准
1. 哮喘 2. 血总 IgE 水平升高(>1 000IU/ml) 3. 抗烟曲霉 IgE 升高(>0.35kUA/L)	1. 速发型曲霉皮肤试验阳性 2. 血清抗烟曲霉抗体阳性 3. 影像学有肺部阴影(固定/易变) 4. 嗜酸性粒细胞总数 >1 000/µl 5. 高分辨胸部 CT 显示中央性支气管扩张
具备全部必备标准和 3 个其他标准可以诊断为 ABPA	

诊断肺曲霉病除了职业史(鸟禽饲养者、酿造工人、农业接触发霉稻谷者等)、机体免疫状态、临床表现及 X 线检查外,确诊有赖于组织培养及组织病理学检查,或呼吸道标本培养阳性,涂片可见菌丝。血清曲霉抗体测定和血、尿、脑脊液及肺泡灌洗液曲霉半乳甘露聚糖测定和 PCR 测定血中曲霉 DNA 对本病诊断亦有帮助。变应性支气管肺曲霉病患者的诊断需与支气管哮喘相鉴别。

3. 肺毛霉病　接合菌病中的肺毛霉病,临床上少见。最常见的途径是通过吸入空气中的孢囊孢子,其他途径包括损伤后的皮肤种植,或者通过消化道摄入和易位等。高危人群:①中性粒细胞减少、皮质类固醇使用、恶性血液病和实体器官移植等相关的免疫抑制人群。②糖尿病,尤其合并酮症酸中毒的患者。③铁超负荷并使用去铁胺治疗的患者。④因创伤、烧伤或中暑导致皮肤损伤的患者。⑤造血干细胞移植的受体。⑥其他,静脉吸毒者、艾滋病患者等。最常见的基础疾病为糖尿病(36%),合并酮症酸中毒者,其次为恶性疾病(17%,其中 95% 为恶性血液病)和接受实体器官移植者(7%),亦有相当一部分患者没有基础疾病(19%)。病理改变主要为急性化脓性肺炎、多发性肺脓肿形成与肺坏疽。

临床症状无特异性,主要有发热、咳嗽、咳粉红色与黄红色痰、白细胞减少,部分患者白细胞可增多。此菌可向全身播散,侵犯各脏器(心、肾、脑、肺等)。抗细菌药物治疗无效。胸部 CT 检查疾病早期以结节/肿块或实变(90%)改变为主,可单发或多发,病变周围多伴有磨玻璃影(晕征),有时呈楔形改变,好发部位多为上叶,双肺可同时受累。随着病程的进展,可见反晕征、空洞、新月征等变化。

临床上提示为肺接合菌病而非侵袭性肺曲霉病的诊断线索包括患者同时存在鼻窦炎、曾经使用抗曲霉属的药物(如棘白菌素类和伏立康唑)进行过预防性抗真菌治疗、多次血清半乳甘露聚糖抗原检测阴性等。多发性肺部结节(≥ 10 个)和胸腔积液也提示肺接合菌病的可能性较侵袭性肺曲霉病大。痰培养和支气管肺泡灌洗液检查的阳性率不高。肺组织活检行组织病理学检查仍然是确诊的最好方法。

4. 肺隐球菌病　肺隐球菌病是由具有致病性的新生隐球菌及其变种感染引起的急性或亚急性肺真菌病。近年患病率有增加趋势。隐球菌经呼吸道侵入,在肺内形成感染灶,本病可呈急性、慢性或血源性播散,常引起隐球菌性脑膜炎。免疫抑制宿主(如 AIDS)和健康人均可发病。临床分为无症状型、慢性型和急性型。急性型患者可有发热、咳嗽、咳黏痰,盗汗、乏力和体重减轻。少数病例呈急性肺炎表现,高热、气急、低氧血症,可导致急性呼吸衰竭。以下线索诊断时可参考:①原先健康者肺部 X 线显示孤立或多发性结节状或块状阴影,特别是病变位于胸膜下时,常有空洞形成;毒性症状不明显。②免疫抑制患者出现肺部浸润,可单侧或双侧,可出现弥漫性间质性改变或粟粒状阴影。③肺部病变伴有脑膜炎表现者。

诊断可用痰涂片墨汁染色,可见圆形厚壁孢子,可有出芽现象,孢子内有反光颗粒,可提示诊断。组织活检可做出最后诊断。播散型隐球菌病可做血、尿、脑脊液、皮肤损害的脓液等涂片及培养检查,阳性者可诊断。此外,乳胶凝集试验检测隐球菌荚膜多糖体抗原检测也有助诊断,非脑膜炎患者血清的阳性率为 20%~50%。

5. 肺孢子菌肺炎　肺孢子菌肺炎(Pneumocystis carinii pneumonia,PCP)是免疫功能低下患者最常见以及最严重的机会感染性疾病之一。近年来核酸序列分析显示,人类与动物中分离出来的肺孢子菌差异很大。因此,国际上将从人类中检出的病原体改名为伊氏肺孢子菌(pneumocystis Jiroveei),而寄生于大鼠的则命名为卡氏肺孢子菌。同时建议保留 PCP 的缩写用法,但其含义改为肺孢子菌肺炎。PCP 近年来发病率急剧增加,与免疫抑制药、器官移植和艾滋病的流行有关。其感染途径主要为空气传染和体内潜伏状态肺孢子菌的激活。临床上分为流行型(经典型)与散发型(现代型)。流行型主要发生于 2~6 月龄的早产儿、营养不良儿;散发型好发于免疫缺陷、肿瘤化疗、长期应用糖皮质激素或免疫抑制药的儿童和成人。艾滋病患者中 PCP 是最重要的机会感染之一,约 85% 的晚期艾滋病患者合并 PCP,25% 的艾滋病患者死于本病。

本病起病缓慢,早期有低热、腹泻、食欲缺乏、体重减轻,继而出现干咳、进行性呼吸困难、发绀等,常发生呼吸衰竭。体征常缺如,与症状的严重程度分离。胸部 X 线检查早期典型改变为双侧肺门周围弥漫性渗出,呈网状和小结节状影,然后迅速进展成双侧肺门的蝶状影,呈肺实变,可见支气管充气征。本病诊断有赖于活检组织特殊染色(六胺银染色、吉姆萨染色)找到病原体。有文献报道实时定量 PCR 检测敏感性 98%,特异性 96%,可帮助分辨患者是否为 PCP 感染期。

6. 马尔尼菲篮状菌病 马尔尼菲篮状菌(talaromyces marneffei,TM)原名马尔尼菲青霉菌(penicillium marneffei,PM),是较罕见的致病菌,是双向菌,多发于免疫抑制宿主,也可发于健康者。随着免疫抑制宿主的增多,本病临床上并非罕见。患者主要在南亚地区,与天气潮热、艾滋病发病率高有关,如泰国、越南和印度。国内近年患者明显增加,主要在南部地区,多在广西和广东,分别占国内患者的 42.8% 和 40.6%,该地区竹鼠是目前唯一确认的自然宿主,带菌率 75%~100%,但有些患者并没有竹鼠接触史。国内 87.7% 患者为 HIV/AIDS,3.8% 有其他免疫抑制疾病,8.5% 无基础疾病。马尔尼菲篮状菌病主要累及单核 - 巨噬细胞系统,引起全身播散,病死率高,是一种严重的深部真菌病。

临床以发热、畏寒、咳嗽、咳痰、消瘦、乏力和贫血为主要表现,体格检查可发现皮疹、皮下结节或脓肿,肝、脾及淋巴结肿大等体征。95% 患者胸部影像学异常,表现为弥漫性网格状结节影、弥漫性或局限性网格状渗出影和实变空洞影。确诊依据痰、气道吸出物、肺泡灌洗液、皮损液、血液、骨髓、淋巴结穿刺活检涂片或培养,报道的阳性率均达 90% 以上。

7. 肺芽生菌病 芽生菌属于双向真菌,主要流行于北美洲,故又称北美芽生菌病。英国和墨西哥有散发病例,印度和我国也有病例报道,患者多有居住北美或接触过本病污染物的病史。临床上芽生菌病分成肺芽生菌病和肺外芽生菌病,肺外芽生菌病又分成皮肤型、骨型、生殖泌尿型和中枢神经系统型,肺外芽生菌病大多为播散性感染所致。

79% 芽生菌病患者有肺炎症状,发热、畏寒、咳嗽、有痰或干咳、胸痛和呼吸困难,头痛和全身乏力常见。如急性感染治疗不及时,可发展为急性呼吸窘迫综合征(ARDS)或慢性肺炎。有些患者表现为慢性咳嗽、咯血、盗汗、食欲减退和消瘦。胸部影像学主要表现为结节、肿块、间质性病变、肺实变和空洞。其中肺实变是最常见的影像学表现,而钙化、肺门及纵隔淋巴结肿大和胸腔积液少见。

由于症状无特异性,即使在流行地区,也有 40% 以上患者延误诊断。下列线索可提供诊断参考:①对 CAP 患者应详细询问病史,如居住地、旅游史(尤其北美地区)、户外活动(如钓鱼、划独木舟、漂流)、爱好、房子装修、修路、使用木头烧火或堆肥。②家中是否养宠物,如犬。③肺炎伴有皮肤病变。④痰或组织标本染色(如 10% 氢氧化钾、嗜银染色、过碘酸锡夫染色等)发现酵母型真菌;组织标本中性粒细胞浸润,非干酪性肉芽肿。⑤芽生菌培养阳性可确诊,其中以支气管镜标本阳性率最高,其他标本包括痰、气管吸出物、胃液,有报道这些标本芽生菌培养阳性率 86%。

8. 肺组织胞浆菌病 组织胞浆菌病是地方性真菌病,主要分布在美洲北部、中部和南部,非洲、亚洲和欧洲也有病例报道,多为输入病例,我国也有少数病例报道。组织胞浆菌是一种能在自然条件下或室温下培养的真菌,在 37℃ 或侵犯宿主细胞时则转变为小的酵母菌。感染途径是吸入被鸟或蝙蝠粪便污染的泥土或尘埃中的真菌孢子沉积在细支气管或肺泡而发病。男性发病多于女性。临床主要分成播散型和肺型组织胞浆菌病,前者可波及皮肤、胃肠道、脑、肝等,但一般不侵犯骨和关节。

肺组织胞浆菌病的主要临床表现有发热(91%)、干咳、胸痛、呼吸困难、盗汗、消瘦。有些患者伴有腹泻、恶心、腹痛或呕吐。5% 患者有皮损,大部分表现为弥漫性斑疹,少数为红斑。胸部影像学大多表现为单个或多发结节性阴影(80%),结节中心可有钙化影。斑片和粟粒样阴影均为 6%,少数患者有胸腔积液(2%),20% 有肺门及纵隔淋巴结肿大。晚期患者可有间质性或网格状改变。

实验室检查可有贫血和血小板减少,白细胞计数不高。转氨酶升高,LDH 升高可作为病情观察的指标。痰、肺泡灌洗液、血、骨髓、皮肤、肝组织等真菌培养可阳性。上述标本做细胞学和组织病理学检查,显微镜下较易发现组织胞浆菌,组织病理学较易与结核混淆,需做真菌染色才能鉴别。其他如抗原抗体测定、组织胞浆菌素皮肤试验等也可做出诊断。

诊断可依据 EORTC/MSG 诊断标准:

3 个月内曾去过组织胞浆菌病流行地区旅行 + 下列任何一项。

确诊:①感染部位标本培养阳性。②组织病理学或显微镜直接镜检发现胞内酵母菌或组织巨噬细胞内酵母菌。

可能:①有急性组织胞浆菌病的临床表现和 / 或影像学表现。②真菌学阳性,组织胞浆菌素试验阳性和 / 或血清和 / 或尿液组织胞浆菌抗原阳性。

可疑:①有急性组织胞浆菌病的临床表现和 / 或影像学表现。②无真菌学和血清学证据,但是患者应属于易感人群和 / 或抗真菌治疗症状缓解和影像学吸收。

本病应与肺结核、结节病、肺癌和其他真菌病相鉴别。

（七）寄生虫感染

1. **阿米巴肺脓肿** 阿米巴肺脓肿目前已比较少见。此病多由阿米巴肝脓肿穿破横膈至肺所引起，故病变通常位于右下肺，胸膜也同时累及。有时左叶肝脓肿向左膈肌穿破而引起左侧胸膜-肺阿米巴病。在少数病例中，阿米巴原虫由肠道病灶经血流传播至肺部，有些病例可无肝或肠阿米巴病病史，形成"原发性肺阿米巴病"，易使人误会病变原发在肺。

肺阿米巴病患者就诊时往往以发热、咳嗽、咳痰、右下胸痛与右肩放射痛为主诉，发热多为高热，弛张热型，伴或不伴寒战，可有气促、盗汗、食欲缺乏等症状。脓肿破入支气管时咳出大量酱红色或巧克力色黏稠脓痰，对提示本病的诊断有重要意义。体检可发现肝脏肿大体征。腹部B超和CT有助于诊断。

阿米巴肺脓肿的主要诊断依据：①肠道或肝阿米巴病的病史。②大量典型的酱红色或巧克力色黏稠脓痰，可检出溶组织阿米巴滋养体，但阳性率低于20%。③右下肺叶病变，以及在X线透视下右膈局限性隆起与运动减弱等。④对甲硝唑治疗具有迅速而显著的疗效。疑似病例应考虑做抗阿米巴诊断性治疗。

2. **急性血吸虫病的肺部病变** 急性血吸虫病较常并发肺部病变。肺部病变的出现距离感染期40余日至2个月，2~3个月之后吸收并遗留少许痕迹。患者的临床表现有发热及其他毒血症症状等，伴有肝大、压痛与外周血嗜酸性粒细胞增多。呼吸道症状大都轻微，咳嗽较常见，偶尔有咯血；胸部体征甚少，可有干、湿啰音。X线检查所见主要为弥漫性浸润，按其病灶显示的形态，可分为小斑片状阴影、片状阴影、大片状阴影和粟粒状阴影4类。

急性血吸虫病肺部病变的主要诊断根据：①患者有急性血吸虫病的证据。②上述的肺部症状与X线征。③除外其他原因的肺部病变。④吡喹酮治疗疗效良好。

3. **人比翼线虫病** 人比翼线虫病系罕见的疾病。自1913年发现以来，据报道全世界病例约100例。国内曾报道3例，一起进食未煮熟的鳖而致感染。主要症状为慢性阵发性咳嗽与咳黄痰，可有发热，病程1个月后血痰，体重减轻，亦可有胸痛。抗生素治疗无效是本病的特点。痰沉渣涂片检查可找到虫卵，孵化虫壳内可见到幼虫。胸部X线表现无特殊性，大多数无异常发现，有的可表现为支气管炎或肺炎。纤维支气管镜检查所见主要表现支气管黏膜充血，可有肉芽肿形成。特征表现是气管、支气管内可见鲜红色血丝样的Y型线虫，钳出体外可见虫体蠕动。如怀疑本病，可嘱患者仔细观察咳出的痰，有时可见虫体而诊断。

三、变态反应性疾病

1. **过敏性肺炎** 过敏性肺炎（hypersensitivity pneumonitis，HP）是一个复杂的临床综合征，由机体吸入 ≤5μmol/L 可到达肺泡的各种各样的有机颗粒所致。在敏感个体，抗原刺激小气道和肺实质引起过度的免疫反应。变应原有真菌、细菌、原虫、动物和昆虫蛋白，以及低分子量的化学复合物。本病分为急性期、亚急性和慢性期，但临床多有重叠，难以区分，尤其是亚急性期。急性期症状以流感样综合征为主，畏寒、发热、咳嗽、喘息、呼吸困难、全身不适伴胸闷，24小时症状达高峰。体检肺底闻及细湿啰音或细小爆裂音，或有哮鸣音。X线胸片多无异常，高分辨率CT（HRCT）显示双肺中下肺野弥漫性分布边界不清的结节影，斑片状磨玻璃影或伴实变。部分患者可见气体陷闭征，即马赛克征。慢性病变可见多种形态改变并存，如网格状、磨玻璃影、小叶中心结节、叶间隔增厚、肺容量减少和牵拉性支气管扩张，晚期病变可形成肺大疱、蜂窝肺。早期肺功能可无异常，多数有限制性通气功能障碍，如肺容量和顺应性降低，一氧化氮弥散量中度至重度降低。支气管肺泡灌洗液（BALF）淋巴细胞多 >50%。

目前缺乏诊断标准，如果有流感样症状和抗原的暴露，症状在数小时/数周后好转，BALF 淋巴细胞占优势，提示急性 HP 的诊断。亚急性和慢性 HP 诊断比较困难，需结合临床表现和影像学特征详细评估其可能性。

急性期主要与呼吸道感染（病毒或支原体）和哮喘鉴别；亚急性期与感染性肺炎或非感染性肺间质疾病鉴别，如结节病、机化性肺炎、非特异性间质性肺炎（NSIP）、淋巴细胞性间质性肺炎和药物诱发的肺疾病；慢性期患者多有进行性呼吸困难、咳嗽、疲乏、全身乏力、消瘦、杵状指等，与特发性肺纤维化（IPF）和纤维性 NSIP 鉴别。

2. **单纯性肺嗜酸性粒细胞浸润症（吕弗勒综合征）** 单纯性肺嗜酸性粒细胞浸润症又称吕弗勒综合征（Löffler's syndrome），主要特点是短暂而易消散的肺部浸润阴影，伴以短暂的外周血嗜酸性粒细胞增多。多数病例有短期的发热（参见 3.1）。

诊断本病的主要依据：①病程短暂，良性经过。②发热、咳嗽、咳痰，肺部听诊可有干啰音或湿啰音等症状与体征。③外周血嗜酸性粒细胞增多。④X线检查肺部有短暂性浸润阴影，呈游走性，消散后不留痕迹。

3. **急性嗜酸性粒细胞肺炎（AEP）** AEP 是不常见的急性呼吸系统疾病，多为特发性，目前认为也可能有致病因素，如吸烟、吸入暴露、药物和感染。发病机制仍未清楚，可能与基础疾病有关。气道上皮损伤、内皮损伤和 IL-33 释放可能是促进嗜酸性粒细胞募集到肺的反应。患者症状多数较重，包括发热（88%）、咳嗽（96%）、咳痰（85%）、呼吸困难（77%），可发生急性呼吸窘迫综合征。31%患者需入住ICU治疗。外周血嗜酸性粒细胞早期可升高，有些患者正常或后期才升高。影像学以磨玻璃影最为常见，以支气管血管束为中心分布，常见小叶间隔增厚，80%患者可有双侧少到中等量胸腔积液，约半数患者可见实变影。

下列线索可建立诊断：急性发热，呼吸道症状<1个月；X线胸片示双肺弥漫性渗出；BAL中EOS>25%或肺活检组织病理学为嗜酸性粒细胞肺炎。

4. 慢性嗜酸性粒细胞肺炎（CEP） CEP是以病因不明、肺部慢性嗜酸性粒细胞浸润的疾病。目前发现有些患者有明确的病因，包括真菌、药物等。发病隐匿（平均7个月），以发热、咳嗽、咳痰、呼吸困难、胸痛、乏力、消瘦、多汗为主要临床表现。外周血和BALF嗜酸性粒细胞明显升高，前者≥6%，后者≥25%。呼出气一氧化氮浓度（FeNO）明显升高。影像学以磨玻璃影占优势，表现为肺实质的浸润影，肺段或叶性分布的斑片影，常为双侧外带分布，即肺水肿反转征，系CEP的特征改变。阴影也可游走。有研究对比CEP和隐源性机化性肺炎（COP）的影像学差异，发现CEP以磨玻璃影为主，上叶多见，支气管壁增厚和马赛克征比COP更常见。COP则多见下叶，胸膜下网格状影，实变、结节、肿块，支气管扩张和反晕征更常见。

5. 风湿性肺炎 风湿性肺炎少见，一般发生于风湿热的基础上。临床表现一般可区分为轻、重两型。轻型病例仅轻微咳嗽，偶有血丝痰，肺部可闻及湿啰音，病变局限，可并发胸膜炎，预后较佳，因症状轻微，临床上易被忽视。重型病例病变广泛，往往突然出现脉快、心悸、气促、发绀、胸痛、咳血丝痰等症状，体温波动较大，病情较重，但肺部体征却轻微，甚或缺如。X线表现多种多样，出现迅速，消散也快，有时呈游走性反复出现，连续X线检查对临床诊断常起决定性作用。

风湿性肺炎的诊断主要根据：①有符合风湿热的临床表现。②上述的胸部症状与X线征。③除外其他原因的肺部病变，如过敏性肺炎、肺炎支原体肺炎等。抗链球菌溶血素O测定及C反应蛋白，对此病的诊断往往有帮助。

四、结缔组织病相关肺损害

许多风湿性疾病可有发热和肺部浸润，多表现为肺间质性改变，称为结缔组织相关性间质性肺病（CTD-ILD）。许多结缔组织病可以引起，例如系统性红斑狼疮，可有间质性或小叶性肺炎等肺部表现，常与胸膜炎并发。狼疮性肺炎表现为发热、干咳、气促和呼吸衰竭。X线表现可见片状浸润阴影，多见于双下肺，严重者可双肺弥漫磨玻璃影或实变。因多有白细胞减少，且抗生素治疗无效，可误诊为病毒性肺炎，但激素治疗后肺炎迅速消退。其他如类风湿关节炎、系统性硬化病、特发性炎症性肌病、成人斯蒂尔病等可有发热和肺部浸润病变，肺部CT表现以非特异性间质性肺炎（NSIP）改变为主，即磨玻璃影、网格状影和牵拉性支气管扩张为主要表现。临床上应注意鉴别，目前由于免疫学检查的普及，诊断一般不难。

五、原发性血管炎相关肺损害

此组疾病是以血管壁炎症为特征的炎性自身免疫性疾病。发热伴有肺部阴影主要有ANCA相关血管炎和贝赫切特病（白塞病），其临床特征和影像学征象见表2-19，详细诊断信息可参见相关内容。

表2-19　ANCA相关血管炎与贝赫切特病的临床与影像学特征

疾病	临床特征	影像学特征
肉芽肿性多血管炎（GPA）	抗中性粒细胞胞质抗体（c-ANCA）相关，鼻窦炎，肾小球肾炎，肺血管炎	多发结节或肿块影，空洞常见于大结节，磨玻璃影提示为出血，可出现晕影或反晕征，累及气道时声门下气管狭窄，胸腔积液和纵隔淋巴结肿大少见
嗜酸性肉芽肿性多血管炎	抗中性粒细胞胞质抗体（p-ANCA）相关，肺嗜酸细胞增多症，哮喘，多发性神经病变，肺血管炎，肺泡出血	磨玻璃影和实变影，以外周性分布为主，呈一过性或游走性，结节或肿块影少见，支气管壁增厚，心影增大
显微镜下多血管炎	抗中性粒细胞胞质抗体（ANCA）相关，快速进展，肾小球肾炎，肺血管炎，肺泡出血	双侧磨玻璃影，肺门周围分布为主，常伴实变影；血管支气管束增粗，小叶间隔增厚（铺路石样改变），胸腔积液少见
贝赫切特病（Behçet disease）	中东或远东地区的青年男性，口腔和生殖器溃疡，葡萄膜炎，静脉血栓，肺血管炎	纺锤状或囊状肺动脉假性动脉瘤，磨玻璃影提示肺出血，实变影与机化性肺炎有关，胸膜下梗死灶和马赛克灌注征，胸腔积液，溃疡型气管狭窄，纵隔淋巴结肿大

六、特发性间质性肺炎

1. 急性间质性肺炎 急性间质性肺炎（acute interstitial pneumonia，AIP）又称阿曼 - 里奇综合征（Hamman-Rich syndrome），是一种病因未明、起病急骤、病情危重，以肺部弥漫性浸润并迅速发展为呼吸衰竭为特征的肺部疾病。患者起病突然、进展迅速，在较短时间内出现呼吸衰竭，平均存活时间很短，大部分在 1~2 个月死亡。绝大部分患者在起病初期有类似上呼吸道病毒感染的症状，半数以上患者突然发热、干咳，伴进行性加重的呼吸困难。双肺底可闻及散在的细捻发音。实验室检查不具有特异性。X 线胸片显示双肺广泛弥漫性浸润阴影。近年国内文献已有报道。本病临床表现为病情急剧进展的急性呼吸系统疾病，患者有发热、咳嗽、进行性呼吸困难乃至快速导致呼吸衰竭。X 线胸片显示双肺广泛弥漫性浸润阴影。病因与发病机制尚未明确。诊断须排除各种已知原因的急性肺疾病方能确定，尤须与 ARDS 相鉴别，主要根据临床和病理的认真分析以及糖皮质激素的治疗效果。

2. 隐源性机化性肺炎 隐源性机化性肺炎（COP）指不明原因的机化性肺炎（OP），是一种以细支气管、肺泡管、肺泡腔内肉芽组织栓形成为特征的肺部非特异性炎症过程。OP 包括继发性 OP 和 COP，后者指没有明确病因的"特发性"机化性肺炎。该病主要表现为干咳、呼吸困难，呼吸困难多在活动后发生，程度多数较轻，部分患者可出现发热、食欲减退、体重下降。X 线胸片可表现为双侧斑片状浸润影，主要分布于胸膜下及肺野外带，在病程中可有游走性。胸部 CT 表现：①多发性肺泡实变影（典型 COP），多见于双肺胸膜下或沿支气管血管束分布，病变大小从数厘米到整个肺叶不等，可有支气管充气征及游走性表现。②浸润性阴影（浸润性 COP），表现为双肺底网格状影伴随磨玻璃影，浸润型由定义不清的弓形病变或小叶旁的多角形病变组成，通常伴随着其他阴影，尤其是实变影。③局灶性实变影（局灶 COP），局灶肺泡浸润阴影常位于上肺，边缘清楚，常呈叶、段分布，偶有空洞。肺部影像学具有多发性、多态性、易变性和病变多在肺外周的特点，加上抗生素治疗无效，临床诊断并不困难。糖皮质激素治疗效果一般较好。

3. 急性纤维素性和机化性肺炎 急性纤维素性和机化性肺炎（acute fibrinous and organizing pneumonia，AFOP）是 2002 年新提出来的罕见疾病，其病理学特征是肺泡腔内纤维素沉积和机化性肺炎，无嗜酸性粒细胞和透明膜。男性发病多于女性，平均 55 岁（10~73 岁），病因仍未明确，许多不同的疾病可出现 AFOP，如慢性肾炎、肿瘤、甲状腺功能减退、糖尿病、血液病（白血病、MDS）、肺疾病（囊性纤维化、哮喘等）、药物、艾滋病、肺移植后、

骨髓干细胞移植、间质性肺炎、自身免疫性疾病（系统性红斑狼疮、干燥综合征等）。

临床以高热、咳嗽、咳痰、呼吸困难为主要表现，重症者可发生 ARDS。病死率 17%。影像学主要以实变影（86%）和磨玻璃影（46%）为主要表现，还有结节影、条状和网状影，胸膜下分布，病变双下叶多发。

诊断需依靠肺组织活检病理检查确诊，大多数患者糖皮质激素治疗有效。

4. 非特异性间质性肺炎 非特异性间质性肺炎（nonspecific interstitial pneumonia，NSIP）是一种间质性肺疾病，分为原发性（特发性）或继发性。前者罕见，诊断时应排除其他可能的原因。后者继发于结缔组织病、毒素或许多其他原因。中年女性多见，大多数无吸烟史。

症状无特异性，发热、咳嗽和呼吸困难是最常见的症状。患者可有疲乏、食欲减退和消瘦。体检大多数患者可闻及吸气湿啰音，有些患者有杵状指（趾）。肺功能为限制性通气功能障碍，一氧化碳弥散量（DLco）降低。X 线胸片常有间质肺纹理增多或下叶渗出影，急性情况时很难与急性肺炎和肺水肿鉴别。如果症状持续，体检有异常体征，加上 X 线胸片的提示疑有 ILD，高分辨 CT（HRCT）是最有效的手段。NSIP 的主要 CT 表现包括磨玻璃影（GGO）、网格状阴影和牵拉性支气管扩张。下肺多见（92%），弥漫性（47%）或外周性（46%）分布。但与其他 ILD 的影像学征象容易混淆，最常需要鉴别的是特发性肺纤维化（表 2-20），其胸部 HRCT 表现为普通型间质性肺炎（UIP）。

表 2-20　NSIP 与 UIP 影像学异同

NSIP	UIP
胸膜下分布，下肺多	胸膜下分布，下肺多
磨玻璃影 弥漫性或外周分布	磨玻璃影少 必少于网格状
罕有蜂窝肺	蜂窝肺
网格状影	网格状影
牵拉性支气管扩张	牵拉性支气管扩张

5. 特发性肺纤维化 特发性肺纤维化（idiopathic pulmonary fibrosis，IPF）是一种慢性、进行性、纤维化性间质性肺炎，组织学和 / 或胸部 HRCT 表现为 UIP，病因不明，老年人多发。主要临床表现为快速进展的呼吸困难和咳嗽，急性加重期和合并感染时可伴有发热，糖皮质激素治疗无效。病变以双肺基底部及外周性分布为主，网状影及明确蜂窝肺改变，可伴牵拉性支气管扩张和结构变形，肺容积减少，磨玻璃影少见（参见 3.1）。

6. 结节病 结节病是一种原因不明的累及多系统的肉芽肿性疾病，主要侵犯肺和淋巴系统，其次是眼和皮

肤。病理特征是非干酪样上皮样肉芽肿,肺部75%的肉芽肿沿淋巴管分布,靠近或位于支气管血管鞘、小叶间隔或胸膜下。伴有发热的结节病多数为急性结节病,表现为发热、关节炎和结节性红斑、肌肉痛、全身不适,胸部影像学有双肺门淋巴结肿大。胸部X线分期Ⅱ期以上者有影像学异常,可伴有肺部网状、结节状或片状浸润影,蜂窝肺、肺纤维化等。符合以下三个条件可诊断:①临床和胸部影像学与结节病相符合。②组织活检证实有非干酪样上皮样肉芽肿。③排除其他疾病。

七、化学性及物理性损害

1. 化学性肺炎 在化学工业生产过程中或其他原因而致吸入高度刺激性的化学性气体(如氮氧化物、硫化氢、氯、二氧化硫、汽油等),可引起急性肺部病变,表现为肺炎与急性肺水肿。

(1)汽油吸入性肺炎:患者以汽车司机及其助手为多见。一般在吸入汽油后立即发生剧烈咳嗽,并常有咯血,2~8小时后体温开始上升,大多数持续于38~39.5℃,最高达40℃以上。其他常见症状为胸痛、头痛、头晕、晕厥、恶心、呕吐、呼吸困难等。体格检查可发现肺部浊音、肺泡呼吸音减弱、湿啰音等。X线检查在发病后3~6小时内,一般即可发现肺部大片密度不均匀,边缘模糊的实变阴影,后者与肺门相连,其周围有散在性、密度不甚高的斑点状阴影。此病如能及时、恰当处理,一般预后良好。

(2)胃酸吸入性肺炎:系胃酸反流吸入引起的化学性肺炎,亦称孟德尔森综合征。本病国外报道较多,临床对发热,很快出现呼吸窘迫、发绀的患者,尤其是老年患者,应注意鉴别。

2. 药物性肺病 有些药物如呋喃坦丁、青霉素、碘、复方乙酰水杨酸、异戊巴比妥等可引起变态反应性肺部病变,发病急,表现为发热、全身性皮疹、双肺湿啰音、X线胸片呈斑片状阴影等。诊断时需仔细寻找用药史。

3. 急性放射性肺炎 急性放射性肺炎是由于放射线治疗胸部疾病(如支气管肺癌)所引起的一种合并症。此病发病较急,预后不良,目前尚无有效疗法。急性放射性肺炎的诊断主要根据:①病史,胸部曾接受大面积高剂量的放射治疗,发病前有感冒史。②症状,干咳、气促、微热,病情进行性加重。③体征,有发绀、呼吸困难,照射区内叩诊浊音,并可听到湿啰音与干啰音。④实验室检查,白细胞总数不增多。⑤肺部X线检查,照射野内有密度增高的片状或网状阴影,尤以肺门区为显著。

4. 类脂性肺炎 类脂性肺炎(lipoid pneumonia)基于脂质的来源分成内源性和外源性两种类型。内源性亦称胆固醇肺炎,是一种阻塞性肺炎,系组织病理学的诊断,是饱含脂质的巨噬细胞蓄积在肺泡内。外源性类脂

性肺炎系吸入动物脂肪或矿物或植物油引起的,有明确的吸入史。

外源性类脂性肺炎可分成急性和慢性,急性者多因吸入大量的类脂物质所诱发。常见症状为寒战、发热、咳嗽、咯血、活动后呼吸困难、盗汗和消瘦。慢性者多无症状,多在偶然的情况下被发现。60岁以上的老年患者多见,有不同程度的吞咽解剖或功能的异常,容易误吸,并有摄入脂类物质的病史。体检听诊多无异常,有些患者有捻发音或哮鸣音。急性者误吸30分钟内X线即有异常表现,24小时内患者大多有肺部阴影。阴影的典型表现为磨玻璃影和实变影,双侧、节段或叶性分布,多在中叶和下叶。其他X线异常包括边缘模糊的结节影、肺气囊、纵隔气肿、气胸和胸腔积液。慢性者也表现为磨玻璃影和实变影,节段分布以支气管血管周围和下叶病变为主,可有叶间隔增厚或肺纤维化。

类脂性肺炎的诊断依据吸入类脂物史,痰液中发现充满脂质的巨噬细胞,肺部磨玻璃影和实变影等,经支气管镜肺活检有助于诊断。

八、其他

1. 弥漫性肺泡出血 弥漫性肺泡出血(diffuse alveolar hemorrhage,DAH)是一种临床病理综合征,主要因肺泡毛细血管出血引起红细胞积聚在肺泡内引起呼吸衰竭的一种重症临床综合征。其临床特征为咯血、贫血,影像学示弥漫性肺部渗出和低氧性呼吸衰竭,约半数患者伴有发热。病因各种各样,非感染性疾病如ANCA相关血管炎(肉芽肿性多血管炎、显微镜下多血管炎等)、肺出血肾炎综合征(Goodpasture syndrome)、结缔组织病(系统性红斑狼疮、类风湿关节炎、硬皮病、特发性炎症性肌病等)、IgA肾病、药物(维A酸、苯妥英、丙硫氧嘧啶等)等;感染性疾病如免疫抑制宿主的巨细胞病毒、疱疹病毒、侵袭性曲霉病、支原体、军团菌和类圆线虫感染;免疫正常宿主的H1N1、登革热、钩端螺旋体病、疟疾和金黄色葡萄球菌感染等。值得注意的是,由于临床的重视和新药的应用,报道DAH的病例不断增多,如白血病、急性冠状动脉综合征、阿伦珠单抗、贝伐珠单抗、吉非替尼、西罗莫司、利多卡因等均可引起。

详细询问病史、用药史可提供重要线索。下列情况应考虑DAH的诊断:临床有咯血、低氧性呼吸衰竭,血红蛋白降低,胸部影像学弥漫性渗出影,BAL多个肺段回收液体呈血性,或发现肺含铁血黄素细胞,普鲁士蓝染色阳性。

2. 胆固醇肺炎(内源性类脂性肺炎) 胆固醇肺炎(cholesterol pneumonia)亦称金肺炎(golden pneumonia),是一种少见的慢性肺部疾病,系基于阻塞性肺炎为特征性表现的组织病理学诊断。组织学上,富含脂质的巨噬

细胞和来自脱落细胞的嗜伊红蛋白质物蓄积在肺泡内，从肺泡末端到支气管引起支气管阻塞。病变组织经硫酸和醋酸染色（Schultz染色）后偏光显微镜下可见胆固醇结晶，可确定诊断。发病年龄40~60岁，男多于女，患者多有慢性肺部病变，如肺癌、肺结核、肺脓肿、寄生虫病、胸部放疗后、肺真菌病等。

临床慢性病程，有发热、咳嗽、多痰、胸痛、呼吸困难，偶有咯血等症状。体格检查可闻支气管呼吸音、支气管

肺泡呼吸音或湿啰音。影像学主要表现为远端至中央支气管阻塞的实变影，多呈形状不规则、边缘较清楚的块状影。与外源性类脂性肺炎不同的是，病灶没有富含脂肪的低衰减征象。

确诊仍需活检病理检查，可根据病变部位选择介入方式、支气管镜或胸腔镜。如组织中发现胆固醇结晶可确诊。

发热伴肺部阴影的鉴别诊断流程，见图2-1。

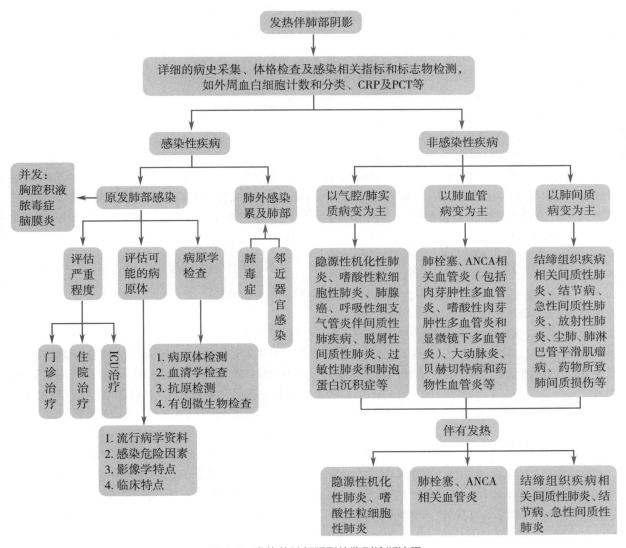

图2-1　发热伴肺部阴影的鉴别诊断流程

2.4　医院感染

医院感染是指住院患者在医院获得的感染，包括在医院期间发生的感染和在医院内获得出院后发病的感染，但不包括入院前或入院时已存在的感染。对无明确潜伏期的感染，规定入院48小时后发生的感染为医院感

染;有明确潜伏期的感染,自入院起超过平均潜伏期后发生的感染为医院感染。医院感染常见,特别是在大的医疗中心。因为感染发热是在住院期间或出院后不久出现,诊断线索比较清楚,病因诊断较易。但因为患者大多有严重的原发病,因此医院感染与原发病加重的鉴别又需注意。引起医院感染的病原体大多有一定规律,不少为条件致病病原体,了解这一规律对感染的病原学诊断有重要意义。将医院感染视为一大类特殊情况下的感染性发热性疾病,有助于发热的鉴别诊断。

医院感染的常见感染源:带有病原体的其他患者、医护人员和陪护人员(称为交叉感染);未经消毒或未经彻底消毒的医疗器械、血制品、输液等带有的病原体、被污染的环境储源、患者自身寄殖的正常病原体或体内微生态失衡的病原体。医院感染的常见诱发因素:①创伤性诊疗措施,静脉导管、导尿管、气管切开或插管、心导管、呼吸机、腹膜或血液透析、各种内镜(主要是治疗内镜)、异物植入、器官或骨髓移植。②易感者,新生儿、婴幼儿和老人;严重疾病如重症糖尿病、肝病、肾病、阻塞性呼吸系统疾病、弥漫性结缔组织病、某些血液病和恶性肿瘤等;严重烧伤或创伤(包括大手术);使用抑制免疫药物包括糖皮质激素、免疫抑制药、化疗、某些生物制剂等;大量长期使用强广谱抗生素。医院感染的常见病原体:医院感染绝大部分仍是细菌感染,以革兰氏阴性菌多见,而金黄色葡萄球菌、凝固酶阴性葡萄球菌和肠球菌则是医院感染常见的革兰氏阳性菌;应注意医院感染不少是条件致病病原体的机会感染如真菌、巨细胞病毒、艰难梭菌等,这类感染最常见于免疫抑制缺陷者(如长期使用抑制免疫药物者)或大量长期使用强广谱抗生素者。

常见的医院感染疾病如下。

一、医院获得性肺炎

最常见于 ICU 患者,与病情严重程度、抗菌药物使用、在 ICU 住院时间长短有关,尤其多见于气管切开或插管、呼吸机机械通气患者。容易发生多重耐药细菌感染。

二、血流感染

最常见于由血管内导管植入引起的导管相关性血流感染,原有严重基础病及免疫功能缺陷者更易发生。亦有继发于未得到有效控制的体内已经存在的感染灶。偶见于输注污染的液体尤其是配制的静脉营养液。病原菌过半为革兰氏阳性球菌,少部分为真菌感染。严重的血流感染即为败血症。

三、尿路感染

最常见于导尿管留置,尤其是没有使用封闭式消毒收集装置者。导尿管相关的尿路感染可并发血流感染,应予注意。

四、艰难梭菌感染和假膜性肠炎

艰难梭菌感染的医院感染近年在北美地区呈显著增加趋势,已引起高度重视。我国报道亦有增加。艰难梭菌感染更常见于广谱抗生素使用者、老年患者、病变累及结肠的炎症性肠病患者。轻者表现为腹泻;重者发生典型假膜性肠炎,可出现高热,严重者发生中毒性巨结肠。

五、手术部位感染

手术部位感染是常见的医院感染。

六、其他

因手术室污染或手术器械消毒不严格造成的术后非结核分枝杆菌感染的暴发性医院感染时有发生。要注意血制品污染或注射消毒不严格引起的乙肝、丙肝和 HIV 感染。因隔离不严而发生的病毒性或细菌性呼吸道或肠道传染性疾病交叉感染亦常有发生。巨细胞病毒(CMV)隐性感染在免疫功能低下时(最常见于使用抑制免疫药物时)会被激活,发生活动性巨细胞病毒感染,可以是病灶感染如炎症性肠病合并肠道 CMV 感染(参见 24.1),也可以为系统性感染,此时肺部多受累可发生 ARDS。

2.5　长期不明原因发热

一、定义

长期不明原因发热国际上普遍称为不明原因发热(fever of unknown origin,FUO)。多数急性发热要么得到及早诊治,要么呈自限性(特别是急性传染病),因此多不会是 FUO 的病因,但非自限性急性发热如未得到确诊及有效治疗,病情也可持续成为 FUO 的病因。长期发热(或称慢性发热)可以是 FUO 的病因,但不等同于 FUO,因为长期发热指的是发热性疾病的自然病程,如果患者发热开始时及时就诊并得到早期诊断和早期有效治疗,疾病控制了就不存在长期发热,亦无所谓"不明原因"。严格定义 FUO 的目的是认识这类疾病的规律,以求找到合理的诊断方向、流程和具体措施,从而尽快得出确定的诊断。目前普遍接受的 FUO 的定义:①发热持续 3 周以上。②多次(2 次或以上)体温 ≥ 38.3℃。③经完整的病史询问、体格检查及常规实验室检查后仍不能明确诊断,常规实验室检查包括血、尿、粪常规,ESR 和 CRP,生化和酶学检查,铁蛋白,抗核抗体和类风湿因子,血培养(3 次),尿细菌培养,X 线胸片,腹部 B 超,结核菌素皮试。

二、未能确诊的原因

1. 临床医师病史询问和体格检查时的疏漏,实验室检查存在准确性、重复性的问题及临床医师对实验室检查结果的解释问题。

2. 临床医师对慢性发热疾病的疾病谱认识不足,特别是对某些少见疾病认识不足。

3. 疾病发病或临床过程表现不典型,或疾病本身缺乏特征性临床表现和实验室检查结果。

4. 某些疾病的病灶隐蔽,不易被常规检查手段所发现。

5. 诊断未明时即用了抗菌药物、退热药或糖皮质激素,干扰了疾病典型临床表现和病程。

6. 还有罕见病,甚至临床医师还未认识的发热性疾病构成真正意义的原因不明发热。

7. 对病情重、进展快而死亡的病例没有足够时间做出诊断。

三、鉴别诊断的要点

(一) FUO 的疾病

1. **认识长期发热性疾病的疾病谱** 认识长期发热性疾病的疾病谱,有助于对鉴别诊断有个总体的轮廓(表 2-21)。

2. **了解 FUO 的各种疾病** 表 2-22 和表 2-23 分别是国外和国内报道的 FUO 各种病因构成比,表 2-24 是国内报道的 FUO 几种主要病种的构成。结果显示,我国 FUO 的病因一直以感染占首位,其次为结缔组织病,再次为肿瘤。近 30 年来感染和结缔组织病构成比并无明显改变,而肿瘤构成比下降了,相反,诊断不明病例构成比增加了。这一现象提示,先进诊断手段的发展可以提高肿瘤的诊断水平,但结核病、淋巴瘤和难于明确诊断的结缔组织病仍然是长期发热诊断的挑战,而各种少见、罕见病和我们还不认识的疾病构成了真正意义的 FUO。表 2-25 是我国 2004 年发表的大宗 FUO 病例的病种分析,可供参考。表 2-26 列出所有报道过的 FUO 病种,意在帮助临床医师在碰到 FUO 疑难病例时可在其中找到启发,再进一步自行进行文献检索。

表 2-21　长期发热疾病

	常见病	少见病
传染病	恙虫病、Q 热、伤寒和副伤寒、结核病、布鲁菌病、疟疾、阿米巴病、黑热病、弓形虫病、艾滋病	人无形体病、兔热病、鼻疽、类鼻疽、鼠咬热、回归热、莱姆病
非传染病感染	败血症、感染性心内膜炎、慢性肾盂肾炎、深部组织器官化脓性感染(腹腔脓肿、盆腔脓肿、肝脓肿、脾脓肿、膈下脓肿、肾周脓肿、臀肌脓肿、脑脓肿、骨髓炎等)或非化脓性感染、深部真菌感染、活动性巨细胞病毒感染	非结核分枝杆菌感染、李斯特菌感染、放线菌病
风湿性疾病	风湿热、系统性红斑狼疮、类风湿关节炎、成人斯蒂尔病、原发性血管炎、回归热型结节性非化脓性脂膜炎、多发性肌炎和皮肌炎、干燥综合征、混合性结缔组织病	急性发热性嗜中性皮肤病、自身炎症性疾病
血液病	淋巴瘤、淋巴组织增生性疾病	慢性活动性 EB 病毒感染、卡斯尔曼病、恶性组织细胞病、组织细胞坏死性淋巴结炎
肿瘤	肝癌、肾癌、肾上腺癌、鼻咽癌、结肠癌、广泛转移癌	其他恶性肿瘤、心房黏液瘤
其他	药物热、结节病、甲状腺功能亢进、伪热	
中枢性发热	下丘脑综合征	

表 2-22 国外报道 FUO 的病因构成比 /%

报道来源	病例总数	感染	非感染性炎症	肿瘤	其他	病因未明
西方国家（6 篇报道）	772	22	23	11	9	36
其他国家（8 篇报道）	838	43	23	16	4	13

表 2-23 北京协和医院 3 个时间段 FUO 的病因构成比 /%

时间段	病例总数	感染	结缔组织病	肿瘤	其他	病因未明
2004—2010	997	48.0	16.9	7.9	7.1	20.1
2000—2003	449	49.0	16.9	14.3	6.0	13.8
1985—1989	130	46.2	14.6	16.9	12.3	10.0

表 2-24 北京协和医院不同时间段 FUO 的主要病种构成

时间段	结核病		结核病 / 感染		斯蒂尔病		斯蒂尔病 /结缔组织病		淋巴瘤		淋巴瘤 / 肿瘤	
	例[a]	率 /%	例	率 /%	例[a]	率 /%	例	率 /%	例[a]	率 /%	例	率 /%
1985—1989	18/130	13.8	18/60	30.0	10/130	7.7	10/19	52.6	8/130	6.2	8/22	36.4
2000—2003	96/449	21.4	96/220	43.6	26/449	5.8	26/76	34.2	29/449	6.5	29/62	46.8
2004—2010	217/997	21.8	217/479	45.3	53/997	5.3	53/168	31.5	54/997	5.4	54/79	68.4
χ^2	4.401		5.078		1.243		3.396		0.656		10.467	
P 值	0.111		0.079		0.537		0.183		0.720		0.005	

注：[a]. 分母为不明原因发热例数。

表 2-25 449 例不明原因长期发热的病因分类

病因	例数	病因	例数
感染性疾病	220	伤寒、副伤寒	11
细菌性感染	169	斑疹伤寒	4
结核病	96	肺部感染	8
肺结核	14	泌尿系感染	11
胸膜炎	6	腹膜炎	5
脑膜炎	12	腹腔脓肿	6
肝结核	3	布鲁菌病	4
腹膜炎	6	丹毒	2
腰椎结核	4	病毒性感染	37
附睾结核	4	EB 病毒感染	8
淋巴结核	10	巨细胞病毒感染	8
其他部位	34	脑膜炎	4
非结核菌分枝杆菌	3	脑炎	1
感染性心内膜炎	10	肝炎	2
败血症	4	其他	14

病因	例数	病因	例数
真菌性感染	8	强直性脊柱炎	1
隐球菌脑膜炎	3	脂膜炎	2
隐球菌脑脓肿	1	贝赫切特病(白塞病)	1
念珠菌脑脓肿	2	反应性关节炎	3
青霉菌感染	1	肿瘤性疾病	64
放线菌感染	1	淋巴瘤	25
其他感染	5	恶性组织细胞病	4
莱姆病	1	急性白血病	10
阿米巴肝脓肿	3	肺癌	8
川崎病	1	肾癌	6
结缔组织病	76	其他	11
斯蒂尔病	26	其他疾病	27
系统性红斑狼疮	14	坏死性淋巴结炎	9
血管炎	10	药物热	7
多肌炎/皮肌炎	4	伪热	6
类风湿关节炎	5	克隆病	2
干燥综合征	6	病因未明	62

表 2-26　所有被报道的 FUO

感染	
细菌(非特异性)	腹腔脓肿、盆腔炎、根尖肉芽肿、阑尾炎、胆管炎、胆囊炎、憩室炎、心内膜炎、子宫内膜炎、硬膜外脓肿、感染血管导管、感染关节假体、感染血管假体、感染性关节炎、感染性肌坏死、颅内脓肿、肝脓肿、肺脓肿、软斑病、乳突炎、纵隔炎、感染性性动脉瘤、骨髓炎、前列腺炎、肾盂肾炎、门静脉炎、肾脓肿、脓毒性静脉炎、鼻窦炎、脊柱炎、黄色肉芽肿性尿路感染
细菌(特异性)	放线菌病、非典型分枝杆菌感染、巴尔通体病、布鲁菌病、弯曲杆菌感染、肺炎衣原体感染、慢性脑膜炎球菌病、埃立克体病、淋球菌病、军团病、钩端螺旋体病、李斯特菌病、虱传回归热(回归热螺旋体)、莱姆病、类鼻疽病(类鼻疽假单胞菌)、支原体感染、诺卡菌病、鹦鹉热、Q 型流行性感冒(贝纳立克次体)、立克次体病、小螺旋菌感染、念珠状链杆菌感染、梅毒、蜱传复发热(达顿氏包柔螺旋体)、肺结核、土拉菌病、伤寒和其他沙门菌病、惠普尔病、耶尔森鼠疫
真菌	曲霉菌病、芽生菌病、念珠菌病、球孢子菌病、隐球菌病、组织胞浆菌病、秕糠色马拉色菌感染、副球孢子菌病、杰氏肺囊虫肺炎、孢子丝菌病、接合菌病
寄生虫	阿米巴病、巴贝虫病、棘球蚴病、肝片吸虫病、疟疾、血吸虫病、类圆线虫病、弓蛔虫病、弓形虫病、旋毛虫病、锥虫病、内脏利什曼病(黑热病)
病毒	科罗拉多蜱热、柯萨奇病毒感染、巨细胞病毒感染、登革热、人类疱疹病毒病毒感染、汉坦病毒感染、肝炎(甲、乙、丙、丁、戊)、单纯疱疹病毒感染、HIV 感染、人疱疹病毒 6 型感染、细小病毒感染、西尼罗病毒感染

非传染性炎症性疾病	
全身性风湿性和自身免疫性疾病	强直性脊柱炎、抗磷脂综合征、自身免疫性溶血性贫血、自身免疫性肝炎、白塞病、冷球蛋白血症、皮肌炎、费尔蒂综合征、痛风、混合性结缔组织病、多发性肌炎、假性痛风、反应性关节炎、复发性多软骨炎、风湿热、类风湿关节炎、干燥综合征、系统性红斑狼疮、伏格特-小柳综合征
血管炎	过敏性血管炎、变应性肉芽肿性血管炎、巨细胞性血管炎/风湿性多肌痛、肉芽肿性血管炎、过敏性血管炎、川崎病、结节性多动脉炎、大动脉炎、荨麻疹性血管炎
肉芽肿病	特发性肉芽肿性肝炎、结节病
自身炎症综合征	成人史迪尔氏症候群、Blau 综合征、CAPS[b]（隐热蛋白相关周期综合征）、克罗恩病、DIRA（白细胞介素 1 受体拮抗剂缺乏症）、家族性地中海热、噬血细胞综合征、高免疫球蛋白 D 综合征、幼年特发性关节炎、PAPA 综合征（化脓性无菌性关节炎、坏疽性脓皮病和痤疮）、PFAPA 综合征（周期性发热-阿弗他口炎-咽炎-淋巴结炎）、复发性特发性心包炎、SAPHO（滑膜炎、痤疮、脓疱病、骨质增生、骨髓炎）、Schnitzler 综合征、肿瘤坏死因子受体相关周期综合征

肿瘤	
血液系统恶性肿瘤	血管免疫母细胞性淋巴瘤、卡斯尔曼病、霍奇金淋巴瘤、嗜酸性粒细胞增多综合征、白血病、淋巴瘤样肉芽肿病、恶性组织细胞病、多发性骨髓瘤、骨髓增生异常综合征、骨髓纤维化、非霍奇金淋巴瘤、浆细胞瘤、系统性肥大细胞增多症、镰状细胞病血管闭塞性危象
实体瘤	大多数实体瘤和转移瘤可引起发热。最常引起不明原因发热的是乳腺癌、结肠癌、肝细胞癌、肺癌、胰腺癌和肾细胞癌
良性肿瘤	血管平滑肌脂肪瘤、肝海绵状血管瘤、颅咽管瘤、加德纳综合征皮样肿瘤坏死
其他	
	急性播散性脑脊髓炎、肾上腺功能不全、动脉瘤、胸导管异常、主动脉夹层、主动脉-肠瘘、无菌性脑膜炎、心房黏液瘤、啤酒酵母摄入、Caroli 病、胆固醇栓塞、肝硬化、复杂部分性癫痫持续状态、周期性中性粒细胞减少症、药物热、Erdheim-Chester 病、外源性变应性肺泡炎、法布瑞症、食火者肺、人为性发热、戈谢病、阿曼-里奇综合征、桥本甲状腺炎、血肿、过敏性肺炎、高甘油三酯血症、下丘脑垂体功能减退症、特发性正常压力脑积水、炎性假瘤、菊地病线性 IgA 皮肤病、肠系膜纤维瘤病、金属烟热、牛奶蛋白过敏、肌强直性营养不良、非细菌性骨炎、有机粉尘中毒综合征、脂膜炎、POEMS（多发性脑膜炎、器官肿大、内分泌病、单克隆蛋白质皮肤改变）、聚合物烟雾热、心脏损伤后综合征、原发性胆汁性肝硬化、原发性甲状旁腺功能亢进、肺栓塞、坏疽性脓皮病、腹膜后纤维化、罗道病、硬化性肠系膜炎、硅胶栓塞、亚急性甲状腺炎（狄奎凡氏）、急性发热性嗜中性皮肤病、血栓形成、肾小管间质性肾炎葡萄膜炎综合征、溃疡性结肠炎

体温调节障碍	
中枢	脑肿瘤、脑血管意外、脑炎、下丘脑功能障碍
外周	无汗外胚层发育不良、运动诱导的体温过高、甲状腺功能亢进、嗜铬细胞瘤

注：[a]. 该表涵盖文献中描述的所有不明原因发热。[b].CAPS 包括慢性婴儿神经性皮肤和关节综合征（CINCA，也称新生儿发病多系统炎症性疾病，或 NOMID）、家族性寒冷型自身炎症综合征（FCAS）和 Muckle-Wells 综合征。

2
发热

2.5
长期不明原因发热

（二）各类 FUO 疾病的鉴别要点

1. 感染性疾病

（1）表现为慢性迁延病程的传染病：导致诊断延误主要有两种情况。①我国目前传染病仍不少见，但我国幅员辽阔，各地疫情差异很大，对于某地区临床医师很熟悉的传染病，在另一地区的临床医师并不熟悉甚至从未见过。如布鲁菌病，在内蒙古、新疆牧区并不少见，当地临床医师很容易诊断，但如果患者到了东南沿海地区，对那里的医师而言则成了"罕见病"。这类自然疫源性传染病的地域性很明显。避免延误诊断的方法是，不要放松对发热性传染病的警惕，要充分了解各地传染病的分布，问诊要包括居住地、旅游史、接触史等详细流行病学资料。不少传染病病程中常有特征性皮疹，有助鉴别。可疑者进行特异性免疫学检查和病原学检查可获诊断。②一些常见传染病如恙虫病、伤寒和副伤寒、结核病等，常呈散发，当临床表现不典型或病灶隐蔽时易漏诊。避免延误诊断的关键是要想到把这些疾病放在鉴别诊断中，鉴别诊断方法在本章第一节已有论述。兹就需要特别强调的结核病讨论如下。

我国是结核病高发国家，近年结核病发病有增加趋势，在我国报道的 FUO 病种中结核病占首位，足见该病在 FUO 鉴别诊断中的重要性。结核病包括肺结核和肺外结核。肺外结核可与肺结核共存，但亦可以单独存在。虽然肺结核比肺外结核常见，但在 FUO 中则以肺外结核为主。肺外结核诊断困难之处在于：患者可以在起病相当长一段时间内仅表现为发热（可伴非特异性结核毒性症状），而结核病变所累及的组织器官相关症状无或轻，或因病灶隐蔽一般实验室和影像学检查不易发现，或即使发现病灶，亦难与所在组织器官的其他相似病变鉴别。诊断的关键还是要高度警惕结核病是我国 FUO 的最常见病因，下列措施有助结核病诊断：①有结核病史和 / 或接触史应注意。② PPD 皮试虽常有假阴性和假阳性，但强阳性则高度提示结核病可能，γ- 干扰素释放试验也有假阴性和假阳性，但因敏感性高，若阴性提示结核病可能性较少。③常规 X 线胸片和腹部 B 超未发现病灶时，对疑诊者行相应胸、腹、盆腔 CT 可能发现病灶；空腔脏器结核病则有赖内镜检查；浆膜腔液（如胸腔、腹腔、关节腔、脑脊膜腔）则通过穿刺取得标本检查。④各组织器官结核病与相似疾病的鉴别诊断大多有相应共识。⑤确诊大多需要活检或穿刺，以查到抗酸杆菌和 / 或病理组织学发现干酪坏死性肉芽肿为准。高度疑诊但难与相似疾病鉴别时，可按有关共识，行抗结核诊断性治疗。⑥血行播散性肺结核表现为高热和明显毒血症状，但早期肺部粟粒阴影可未形成，多次眼底检查发现脉络膜结核结节有助早期诊断。⑦老

年人结核病并不少见，对老年人发热待查，要注意结核病鉴别诊断。

（2）临床表现不典型或无明显特征性表现的非传染病感染性疾病

1）感染性心内膜炎：具有典型临床表现的感染性心内膜炎越来越少见，诊断困难常见于：发热而无心脏杂音者时被忽略；血培养阴性难以确诊；经胸超声心动图未见赘生物缺乏诊断重要佐证。关于综合分析本病的易患因素和临床表现寻找诊断线索，通过提高血培养阳性率及通过特殊培养方法检出苛氧非典型微生物（微需氧、厌氧、L 型细菌及立克次体或真菌），经食管超声心动图的应用等提高本病诊断水平的措施在本章前面内容中已有详细论述。

2）败血症：少数败血症（如金黄色葡萄球菌、表皮葡萄球菌、真菌感染）未得到有效治疗时可呈慢性迁延而成为 FUO 的病因。诊断困难主要是临床表现被原发基础病掩盖或混淆，特别是血培养假阴性时。诊断的关键是提高血培养阳性率，具体措施在本章前面内容中已有详细论述。

3）腹、盆腔及其他深部组织器官的细菌感染：感染灶隐蔽及病变部位相应症状不明显或不典型是诊断困难的常见原因，多见于膈下脓肿、盆腔脓肿、腹膜后脓肿、脑脓肿等。CT/MRI 一般可发现病灶。

4）深部真菌感染：多见于原有严重基础病免疫功能缺陷患者，但亦可偶发于无基础病的正常人，最常发生的深部真菌感染为肺部真菌感染和真菌性脑膜炎。因真菌感染病程常呈慢性迁延，症状较轻且不典型而延误诊断，即使有怀疑而病原学诊断亦时有困难。目前提出的侵袭性真菌病的分级诊断标准（见表 2-5）有助诊断。

2. 结缔组织病　结缔组织病排在 FUO 病因中的第二位，包括症状各异又相互重叠的多种疾病。对于那些临床表现为慢性、间歇性发热，但不伴明显的毒血症状，病程迁延呈缓解与发作反复交替，伴关节痛、肌痛和皮疹，有多器官系统受累的患者，要考虑这类疾病。这类疾病是疑诊容易确诊难，长时间鉴别和随访是造成这类疾病一直高居 FUO 病因第二位的原因。原发性血管炎是 FUO 常见病因，对 ANCA 阳性一类血管炎诊断相对较易，但对 ANCA 阴性一类血管炎则需综合临床和结合病理，并常需做相关特殊检查方可诊断。据我国报道，成人斯蒂尔病是排在 FUO 结缔组织病病因首位的病种，本病虽有推荐的诊断标准（见表 2-7），但切记，本病为一排除性诊断，只有在彻底排除感染、肿瘤、其他结缔组织病基础上才能做出诊断。长期随访也十分重要，有报道最初诊断为该病，长期随访最后诊断为淋巴瘤。

3. **肿瘤** 随着现代诊断技术的提高,肿瘤在FUO病因构成比逐步下降。可引起长期发热的癌以肝癌、肾癌、肾上腺癌、鼻咽癌、结肠癌、广泛转移癌多见,其中以肝癌最常见,而肾癌最隐蔽。CT检查多可发现。而恶性肿瘤中,需要特别强调的是淋巴瘤。淋巴瘤一直排在FUO肿瘤病因的首位(近年我国报道占肿瘤病因2/3以上),在FUO单病种排名仅次于结核病,是FUO鉴别诊断中的大难题。诊断困难的原因:该病可发生于任何年龄、全身任何部位,发热可为首发或唯一症状,热型不一、热程可短可长,可无肿瘤累及部位相应症状,病灶可以很隐蔽,即使发现可疑病灶,有时取活检有困难,一次活检未必取到肿瘤(以肠NK/T淋巴瘤为例,往往需要多次大块活检才获得诊断),对活检标本非专业病理医师会漏诊,部分患者就诊时病情已急重,未等到诊断便死亡。诊断时热型和热程有时是重要线索,如有长期典型周期热而无其他特异性表现者应高度警惕本病。详细病史询问及体格检查力求发现可疑病灶线索。对疑诊病例常规行胸、腹、盆腔CT/MRI。高度疑诊者宜行PET-CT,该检查发现病灶的阳性率更高且可提供全身病变的完整信息。有认为在有脾大而的确无法发现其他病灶的长期不明原因发热,脾切除有助淋巴瘤诊断。活组织病理学检查及免疫组化是淋巴瘤诊断的"金标准"。

4. **其他** 药物热是FUO的常见病因。使用有明确药物热不良反应的药物后出现发热,特别是伴有皮疹出现者,很自然会考虑药物热的可能,停药后热退,再用再发可确诊。药物热难以诊断的情况是不伴皮疹的药物热,最常见是在使用抗生素治疗感染性发热过程中出现的药物热,有时药物热与感染性发热未能有效控制不易鉴别。如一般症状好转,体温下降渐趋正常后体温再度上升,患者虽有高热,但不伴明显的中毒症状,应考虑药物热的可能性。此时,若无新感染的证据,最佳的选择是停药观察而不是换另一种抗生素,若停药后热退,体温不再上升,则药物热的诊断成立。大多数药物都有发生药物热的可能,包括输注各种营养液,在接受多种药物特别是静脉给予药物时出现无法解释的发热,可考虑暂停全部药物或从最可疑药物开始逐步停用,观察停药后的反应。药物热一般在停药后48小时内消退,视药物排泄、代谢物而定,但重新使用多在数小时内再发热。

5. **病因仍无法查明的发热** 国内、外报道显示,FUO中有13%~36%最终仍为病因未明,这一比例西方发达国家比我国还高,且并未因诊断技术的提高而降低。

提示确有符合真正意义的不明原因发热的疾病存在。从报道看,这类患者相当部分是一般状况比较好,经排除需要紧急处理及预后不良的情况后,未予进一步的深入检查,特别是有创检查。但从另一角度看,应该仍有相当部分患者存在罕见病或尚未认识的疾病。近年研究发现,有一组由于基因突变导致编码蛋白功能改变,进而导致固有免疫失调而最终引起全身或局部器官炎症反应的罕见疾病,称为自身炎症性疾病(AUID)。AUID虽多发生于幼年,但亦可发生于成人。常表现为反复发热,可伴皮疹、浆膜炎、淋巴结肿大和关节炎等,并可累及全身组织器官。家族性地中海热、Blar综合征已被确定为单基因遗传的AUID,而成人斯蒂尔病为多基因多因素的AUID。越来越多的疑难疾病通过结合临床表现和基因检测结果,最终被确诊为AUID(见表2-10)。显然,这是临床医生在FUO诊断中应该考虑和值得进一步研究的问题。

(三) FUO的诊断流程

1. 重复详细的病史询问及体格检查,仔细分析已有的实验室检查,对检查结果存疑的检查行复查或因病情已进展时对某些检查做必要复查,尽可能找到有某类或某种疾病指向性的线索。

2. 在没有明确依据时还在使用抗生素或糖皮质激素的患者,条件许可时应停药,以利病情观察及进一步检查。

3. 根据疾病指向线索做相应进一步检查,如疑传染病者做特异性免疫学检查和病原学检查,疑有病灶者做相应CT/MRI或内镜检查,疑血流感染者重复培养并特别注意培养条件,疑风湿免疫疾病做自身抗体检查,疑药物热停药观察等。

4. 无疾病指向线索或根据可能疾病指向线索做了相应进一步检查但未查出结果者,考虑PET-CT检查。

5. 发现病灶但未能确诊者根据需要做相应入路的活检或穿刺,标本做病理组织学检查或其他检查。

6. 发热病情呈周期性而就诊时处于缓解期者,待患者在发作期时进行检查,更易取得阳性结果。

7. 仍未查出病因者,考虑少见病、罕见病,进行文献检索,寻找诊断启发。

8. 发热病因无法确定而有指征者可考虑诊断性治疗,例如疑结核病者的抗结核诊断性治疗、高度疑诊风湿免疫病时考虑糖皮质激素试验性治疗。不主张盲目使用抗生素。

9. 一般状况良好,上述检查未能诊断者,随访观察。

2.6 慢 性 低 热

体温上升达 37.4~38℃（舌下测温）并除外生理性原因者称为低热；低热持续 1 个月以上者称为慢性低热。有些高温作业的人、孕妇或女性排卵期，体温可较正常略高，但如离开高温环境或分娩后或排卵后，体温恢复正常，这种情况可称为生理性高体温，而非低热状态。

慢性低热可分为器质性与功能性两大类（表 2-27）。

慢性低热是慢性发热的一种表现形式，认识这一类疾病的临床意义在于：①其可能是某些发热性疾病的早期或不典型表现，应认真检查，尽早做出诊断。②有些不以发热为主要症状的疾病有时可以慢性低热为主诉，应予注意，尽早做出诊断，并在明确诊断的基础上排除可能导致发热的合并症。③暂时查不出病因的慢性低热可能属于前文所述的 FUO，应按 FUO 的诊断思路和诊断流程进行诊断。④少部分慢性低热为功能性慢性低热，认识这类疾病及其特点，在认真排除器质性慢性低热的基础上做出诊断。

表 2-27 器质性慢性低热疾病

感染性疾病	结核病、慢性尿路感染、慢性胆囊炎或胆道感染、慢性灶性感染（如牙龈炎、鼻窦炎、慢性盆腔炎等）、慢性病毒性肝炎、布鲁菌病
非感染性疾病	甲状腺功能亢进、风湿性疾病、肝硬化、炎症性肠病、失代偿性心瓣膜病、血液病、恶性肿瘤、间脑综合征、更年期综合征
功能性慢性低热	感染后低热、手术后低热、神经功能性低热

（胡品津　谢灿茂）

参考文献

[1] GOLDMAN L, SCHAFER AI. Goldman-Cecil Medicine. 25th ed. Philadelphia: Elsevier, 2016.

[2] KASPER DL, FAUCI AS, HAUSER SL, et al. Harrison's Principles of International Medicine. 19th ed. New York: McGraw-Hill Education, 2015.

[3] 林果为，王吉耀，葛均波．实用内科学．15 版．北京：人民卫生出版社，2017.

[4] 卫生部流行性感冒诊断与治疗指南编撰专家组．流行性感冒诊断与治疗指南（2011 版）．中华结核和呼吸杂志，2011, 34 (10): 725-733.

[5] 中华医学会儿科学分会感染学组．儿童主要非肿瘤性 EB 病毒感染相关疾病的诊断和治疗原则建议．中华儿科杂志，2016, 54: 563-568.

[6] 高立伟，谢正德，幺远，等．儿童 EB 病毒感染传染性单核细胞增多症的临床特征．中华实用儿科临床杂志，2010, 25: 725-727.

[7] 夏忆，高钰，张庆，等．EB 病毒合并多种病原体感染所致传染性单核细胞增多症的临床研究．中国小儿血液与肿瘤杂志，2018, 23 (3): 143-147.

[8] 王成岗，刘起勇，姜宝法，等．中国登革热患者发病至确诊间隔时间及其影响因素分析．中华流行病学杂志，2012,

33 (10): 1064-1066.

[9] 罗雷，杨智聪，王玉林，等．广州市 1978 至 2006 年登革热流行病学特征分析．中华传染病杂志，2008, 26 (8): 490.

[10] 中华人民共和国卫生部．流行性出血热诊断标准及处理原则 [FS/OL].(1995-12-15)[2012-04-05]. http://www. moh. gov. cn/ publicfiles/business/htmlfiles/zwgkzt/pwsbz/index. htm.

[11] 李劲松，陈志军，侯铁军，等．西安市肾综合征出血热病例的相关特征．中华传染病杂志，2012, 30 (12): 740-743.

[12] LIU S, CHAI C, WANG C, et al. Systematic review of severe fever with thrombocytopenia syndrome: virology, epidemiology, and clinical characteristics. Rev Med Virol, 2014, 24: 90-102.

[13] 杨进孙，王文节，杨江华．等．发热伴血小板减少综合征布尼亚病毒感染者与肾综合征出血热患者临床观察分析．中华传染病杂志，2017, 35 (7): 415-419.

[14] 张丽娟，付秀萍，贺金荣，等．我国近十年斑疹伤寒疫情概况及分析．中国预防医学杂志，2005, 6 (5): 415-418.

[15] 张萌，王显军，赵仲堂，等．中国恙虫病流行态势及预防控制．中华流行病学杂志，2011, 32 (4): 419-423.

[16] 查震球，吴家兵，刘红，等．175 例恙虫病病例的临床和流行病学特征研究．中华疾病控制杂志，2010, 14 (8): 720-722.

［17］刘静，李家斌 . 135 例恙虫病临床特征及器官损伤相关因素分析 . 安徽医科大学学报 2018, 53 (8): 1311-1313.

［18］MILLION M, RAOULT D. Recent advances in the study of Q fever epidemiology, diagnosis and management. J Infect, 2015, 71: S2-S9.

［19］喻艳林，葛宗成，杨江华，等 . 10 例人粒细胞无形体病暴发流行报告 . 中华传染病杂志，2010, 28 (3): 168-170.

［20］陈奕，丁克琴，易波，等 . 1950—2017 年沿海高流行区伤寒、副伤寒流行特征分析 . 上海预防医学，2018, 30 (6): 519-522.

［21］陈健，刘淑玲 . 伤寒 254 例分析 . 中国误诊学杂志，2005, 5 (6): 1134.

［22］王照品，李桂芳，吴伟军，等 . 伤寒患者血白细胞计数临床价值的探讨 . 中华传染病杂志，2002, 20 (5): 311-312.

［23］ZHANG Q, LIU W, MA W, et al. Spatiotemporal epidemiology of scarlet fever in Jiangsu Province, China, 2005-2015. BMC Infect Dis, 2017, 17: 596.

［24］冯进云，罗珍，王昊，等 . 儿童猩红热 87 例临床表现及皮疹特征 . 中国皮肤性病学杂志，2012, 26 (8): 702-709.

［25］中华人民共和国卫生部 . 布鲁氏菌病诊疗指南（试行）[EB/OL].[2012-10] http://www. moh. gov. cn/publicfiles/business/htmlfiles/mohyzs/s3586/201210/56110. htm.

［26］费晓，方凯 . 布鲁菌病合并脊柱炎 120 例临床研究 . 中华实验和临床感染病杂志（电子版），2018, 12 (5): 459-465.

［27］江南杨，兴祥唐，荣珍，等 . 四川省 83 例人感染猪链球菌病患者的临床特征 . 中华急诊医学杂志，2005, 14 (11): 891-894.

［28］时曼华，蒋秀高 . 五十年来中国钩端螺旋体病流行病学研究进展 . 中华流行病学杂志，2000, 21 (3): 228-230.

［29］叶春富，刘玉萍，邹武军，等 . 钩端螺旋体病 1 309 例临床诊治分析 . 中国人兽共患病杂志，2002, 18 (5): 110.

［30］AI CX, WEN YX, ZHANG YG, et al. Clinical manifestations and epidemiological characteristics of Lyme disease in Hailin county, Heilongjiang Province, China. Ann N Y Acad Sci, 1988, 539: 302-313.

［31］杨柳，薛南萍，孙世珉，等 . Lyme 病的临床分析及诊断探讨 . 中国实用眼科杂志，2000, 18 (11): 712-715.

［32］曹俊，刘耀宝，曹园园，等 . 中国消除疟疾的持续挑战：输入性疟疾 . 中国寄生虫学与寄生虫病杂志，2018, 36 (2): 93-96.

［33］王加志，李希尚，尹授钦，等 . 云南腾冲市 1950—2017 年疟疾流行与防治措施 . 中国热带医学，2019, 19 (2): 145-149, 156.

［34］林瑞炮，林冰影，杨芊，等 . 凶险型恶性疟疾临床分型及治疗 . 中华传染病杂志，2002, 20 (5): 317-318.

［35］高芹，刘焱斌，钟册俊，等 . 137 例内脏利什曼病患者临床分析 . 中国寄生虫学与寄生虫病杂志，2013, 31 (2): 135-137.

［36］李文凡，姜瑞，张岫兰 . 黑热病 11 例 . 中华传染病杂志，2007, 25 (10): 635.

［37］崔晶，王中全 . 我国旋毛虫病的流行趋势及防治对策 . 中国寄生虫学与寄生虫病杂志，2005, 23 (5) 增刊 : 344-348.

［38］王中全，崔晶 . 旋毛虫病的诊断与治疗 . 中国寄生虫学与寄生虫病杂志，2008, 26 (1): 53-57.

［39］方妍，王涛，周朝鑫 . 获得性免疫缺陷综合征合并脑弓形虫病误诊三例临床分析 . 临床误诊误治，2018, 31 (5): 4-7.

［40］中华医学会心血管病学分会，中华心血管病杂志编辑委员会 . 成人感染性心内膜炎预防、诊断和治疗专家共识 . 中华心血管病杂志，2014, 42 (10): 806-816.

［41］李新立 . 2015 年《ESC 感染性心内膜炎管理指南》的启示 . 中国循环杂志，2015, 30 (增刊): 35-36.

［42］王焕媛，盛瑞媛 . 感染性心内膜炎 70 例临床分析 . 中华内科杂志，2004, 43 (1): 33-36.

［43］王鹏，卢静海，王贺玲，等 . 感染性心内膜炎 368 例临床分析 . 中华心血管病杂志，2014, 42 (2): 140-144.

［44］MOHAJER MA, DAROUICHE OR. Sepsis syndrome, bloodstream infections, and device-related infections. Med Clin N Am, 2012, 96: 1203-1223.

［45］OPOTA O, CROXATTO A, PROD'HOM G, et al. Blood culture-based diagnosis of bacteremia: state of the art. Clin Microbiol Infect, 2015, 21 (4): 313-322.

［46］马序竹，李湘燕，侯芳，等 . 成人败血症 249 例回顾性临床分析 . 中华医院感染学杂志，2010, 20 (5): 648-650.

［47］王澎，陈颖茜，王焕非，等 . 妊娠期单核细胞增生李斯特菌败血症 35 例临床分析 . 中华内科杂志，2016, 55 (2): 116-120.

［48］王爱霞，邓国华 . 从败血症观察院内真菌感染的动向 . 中华内科杂志，2002, 41 (7): 489-490.

［49］BECKER KL, SNIDER R, NYLEN ES. Procalcitonin in sepsis and systemic inflammation: a harmful biomarker and a therapeutic target. British Journal of Pharmacology, 2010, 159: 253-264.

［50］张婴元 . 侵袭性真菌感染的正确诊断和合理治疗是当前值得重视的问题 . 中国感染与化疗杂志，2007, 7 (1): 1-3.

［51］中华医学会风湿病学分会 . 成人斯蒂尔病诊断及治疗指南 . 中华风湿病学杂志，2010, 14 (7): 487-489.

［52］王臻，姜林娣 . 4 种成人 Still 病诊断标准的临床验证 . 复旦学报（医学版），2010, 37 (5): 552-554.

［53］MAHROUM N, MAHAGNA H, AMITAL H. Diagnosis and classification of adult Still's disease. J Autoimmun, 2014, 48-49.

［54］李梦涛，曾小峰，张奉春，等 . 组织细胞吞噬性脂膜炎六例临床分析及文献复习 . 中华内科杂志，2004, 43 (8): 576-579.

［55］陈永涛，杨南萍，王忠明，等 . 结节性脂膜炎 30 例分析 . 中国实用内科杂志，2002, 22 (4): 235-243.

［56］倪莲芳，刘新民 . 组织细胞坏死性淋巴结炎 68 例临床分析 . 中华医学杂志，2010, 90: 3147-3149.

［57］韩跃东，魏凯军，张衍国 . 16 例 Sweet 综合征临床分

析. 中国麻风皮肤病杂志, 2018, 34 (4): 107-210.

[58] 宋红梅. 不断认识的自身炎症性疾病. 中华儿科杂志, 2014, 52 (12): 885-889.

[59] JOHNSON DH, CUNHA BA. Drug fever. Infect Dis Clin North Am, 1996, 10 (1): 85-91.

[60] 王颖林, 郭向阳, 罗爱伦. 等. 我国大陆恶性高热病例的分析. 中华麻醉学杂志, 2006, 26 (2): 107-109.

[61] 谢灿茂. 发热伴肺部阴影诊断的问题与共识. 中华结核和呼吸杂志, 2016, 39 (3): 164-165.

[62] 谢灿茂, 罗益锋, 陈起航, 等. 发热伴肺部阴影鉴别诊断专家共识. 中华结核和呼吸杂志, 2016, 39 (3): 169-176.

[63] 刘又宁, 解立新. 感染相关生物标志物临床意义解读. 中华结核和呼吸杂志, 2017, 40 (4): 243-257.

[64] 中华医学会呼吸病学分会. 中国成人社区获得性肺炎诊断和治疗指南 (2016 年版). 中华结核和呼吸杂志, 2016, 39 (4): 253-279.

[65] MUSHER DM, THORNER AR. Community-acquired pneumonia. N Engl J Med, 2014, 371 (17): 1619-1628.

[66] 黄学焕, 毕达义. 杜来提. 96 例肺下叶结核的诊断与鉴别诊断. 中华内科杂志, 1994, 33 (8): 515.

[67] 林容, 谢灿茂, 陈海, 等. 类鼻疽病 122 例临床特征及耐药性分析. 广东医学. 2011, 32 (17): 2303-2304.

[68] 胥婕, 杨民, 刘庄. 北京地区 250 例严重急性呼吸综合征患者临床分析. 中华结核和呼吸杂志, 2003, 26 (11): 683-685.

[69] 中华人民共和国国家卫生和计划生育委员会. 人感染 H7N9 禽流感诊疗方案 (2013 年第 2 版). 中华临床感染病杂志, 2013, 6 (2): 65-67.

[70] 韩明锋, 冉献贵, 赵凤德, 等. 国内 102 例人感染 H7N9 禽流感特点初步分析. 传染病信息, 2013, 26 (2): 68-70.

[71] 杨钧, 杨云良, 吕志彬, 等. 甲型 H1N1 流感合并肺炎的影像表现. 中华放射学杂志, 2010, 44 (2): 119-122.

[72] 陈枫, 赵大伟, 文硕, 等. 重症及危重症甲型 H1N1 流感肺炎的影像表现. 中华放射学杂志, 2010, 44 (2): 123-126.

[73] 罗宏, 范梦柏, 宋承平, 等. 新型甲型 H1N1 流感重症患者肺部影像学变化及临床特点. 中华结核和呼吸杂志, 2010, 33 (6): 415-418.

[74] MACKAY IM, ARDEN KE. MERS coronavirus: diagnostics, epidemiology and transmission. Virol J, 2015, 12: 222-242.

[75] 中华医学会呼吸病学分会, 中国医师协会呼吸医师分会. 中国成人 2019 冠状病毒病的诊治与防控指南. 中华医学杂志, 2021, 101: 网络预发表.

[76] KOO HJ, LIM S, CHOE J, et al. Radiographic and CT Features of Viral Pneumonia. Radiographics, 2018, 38: 719-739.

[77] ASSIRI A, AL-TAWFIQ JA, AL-RABEEAH AA, et al. Epidemiological, demographic, and clinical characteristics of 47 cases of Middle East respiratory syndrome coronavirus disease from Saudi Arabia: a descriptive study. Lancet Infect Dis, 2013, 13 (9): 752-761.

[78] BIECKER A, BITZER M, BIECKER E. Q fever pneumonia in Southwest Germany: radiographic and clinical findings. Rofo, 2017, 189 (2): 146-151.

[79] 刘忠达, 陈根生, 陈海泉. 恙虫病肺部合并症 50 例临床分析. 中华结核和呼吸杂志, 2002, 25 (8): 478-480.

[80] 姚郁林, 楼瑞桃. 肺出血型钩端螺旋体病 113 例 X 线诊断体会. 山东医药, 2008, 48 (25): 47.

[81] 刘又宁, 佘丹阳, 孙铁英, 等. 中国 1998 年至 2007 年临床确诊的肺真菌病患者的多中心回顾性调查. 中华结核和呼吸杂志, 2011, 34 (2): 86-90.

[82] PAPPAS PG, KAUFFMAN CA, ANDES DR, et al. Clinical practice guideline for the management of candidiasis: 2016 update by the infectious diseases society of america. Clin Infect Dis, 2016, 62 (4): e1-50.

[83] PATTERSON TF, THOMPSON GR 3rd, DENNING DW, et al. Executive summary: practice guidelines for the diagnosis and management of aspergillosis: 2016 update by the infectious diseases society of america. Clin Infect Dis, 2016, 63 (4): 433-442.

[84] DENNING DW, CADRANEL J, BEIGELMAN-AUBRY C, et al. Chronic pulmonary aspergillosis: rationale and clinical guidelines for diagnosis and management. Eur Respir J, 2016, 47 (1): 45-68.

[85] NAM BD, KIM TJ, LEE KS, et al. Pulmonary mucormycosis: serial morphologic changes on computed tomography correlate with clinical and pathologic findings. Eur Radiol, 2018, 28 (2): 788-795.

[86] 何礼贤. 肺孢子菌肺炎的诊断与治疗. 中华结核和呼吸杂志, 2007, 30 (11): 802-805.

[87] 唐可京, 谢灿茂. 肺接合菌的诊治. 中华结核和呼吸杂志, 2009, 32: 793-796.

[88] HU YX, ZHANG JM, LI XQ, et al. Penicillium marneffei infection: An emerging diseasein Mainland China. Mycopath, 2013, 175: 57-67.

[89] MCBRIDE JA, GAUTHIER GM, KLEIN BS. Clinical manifestations and treatment of blastomycosis. Clin Chest Med, 2017, 38 (3): 435-449.

[90] STAFFOLANI S, BUONFRATE D, ANGHEBEN A, et al. Acute histoplasmosis in immunocompetent travelers: a systematic review of literature. BMC Infect Dis, 2018, 18 (1): 673-686.

[91] SELMAN M, PARDO A, KING TE. Hypersensitivity pneumonitis. Insights in diagnosis and pathobiology. Am J Respir Crit Care Med, 2012, 186 (4): 314-324.

[92] DE GIACOMI F, VASSALLO R, YI ES, et al. Acute eosinophilic pneumonia. Causes, diagnosis, and management. Am J Respir Crit Care Med, 2018, 197 (6): 728-736.

[93] ISHIGURO T, TAKAYANAGI N, UOZUMI R, et al. the long-term clinical course of chroniceosinophilic pneumonia. Intern Med, 2016, 55 (17): 2373-2377.

[94] TRAVIS WD, COSTABEL U, HANSELL DM, et al. An

official American Thoracic Society/European Respiratory Society statement: Update of the international multidisciplinary classification of the idiopathic interstitial pneumonias. Am J Respir Crit Care Med, 2013, 188 (6): 733-748.

[95] BELLOLI EA, BECKFORD R, HADLEY R, et al. Idiopathic non-specific interstitial pneumonia. Respirology, 2016, 21 (2): 259-268.

[96] 庄谊. 隐源性和继发性机化性肺炎临床和影像学特点分析. 实用临床医药杂志, 2011, 15 (19): 147-149.

[97] LARA AR, SCHWARZ MI. Diffuse alveolar hemorrhage. Chest, 2010, 137 (5): 1164-1171.

[98] VON RANKE FM, ZANETTI G, HOCHHEGGER B, et al. Infectious diseases causing diffuse alveolar hemorrhage in immunocompetent patients: a state-of-the-art review. Lung, 2013, 191 (1): 9-18.

[99] BETANCOURT SL, MARTINEZ-JIMENEZ S, ROSSI SE, et al. Lipoid pneumonia: spectrum of clinical and radiologic manifestations. Am J Roentgenol, 2010, 194 (1): 103-109.

[100] BLEEKER-ROVERS CP, VOS FJ, DE KLEIJN EMHA, et al. A prospective multicenter study on fever of unknown origin: the yield of a structured diagnostic protocol. Medicine (Baltimore), 2007, 86: 26-38.

[101] CUNHA BA, LORTHOLARY O, CUNHA CB. Fever of unknown origin: A clinical approach. Am J Med, 2015, 128 (10): 1138. e1-1138. e15

[102] HOROWITZ HW. Fever of unknown origin or fever of too many origins？ N Engl J Med, 2013, 368 (3): 197-199.

[103] 刘晓清, 侍效春. 不明原因发热病因构成的变迁. 中华全科医师, 2013, 12 (7): 501-503.

[104] 侍效春, 刘晓清, 李侠, 等. 综合医院以不明原因发热为表现的结核病 100 例临床分析. 中华内科杂志, 2010, 49: 1002-1005.

[105] 李剑, 沈悌, 张之南. 不明原因发热为首发表现的淋巴瘤 53 例临床分析. 中华内科杂志, 2006, 45 (8): 665-666.

[106] 马小军, 王爱霞, 邓国华, 等. 不明原因发热 449 例临床分析. 中华内科杂志, 2004, 43 (9): 682-685.

2

发热

2.6

慢性低热

3

呼吸困难

呼吸困难是指患者主观上有空气不足或呼吸费力的感觉,而客观上表现为呼吸频率、深度(如呼吸速而浅或慢而深)和节律的改变。患者用力呼吸,可见辅助呼吸肌参与呼吸运动,严重者可呈端坐呼吸及发绀。

根据主要的发病机制,可将呼吸困难区分为下列5种基本类型。能引起呼吸困难的疾病繁多(表3-1)。

表 3-1　引起呼吸困难的疾病分类

疾病	
一、肺源性呼吸困难	
（一）上呼吸道疾病	咽后壁脓肿,喉及气管内异物,喉水肿,咽、喉白喉,喉癌,其他气管内及气管周围病变
（二）下呼吸道疾病	
1. 感染性疾病	急性细支气管炎,急性纤维素性支气管炎,肺炎,肺结核
2. 变态反应性疾病	支气管哮喘,职业性哮喘,花粉症,外源性变应性肺泡炎,棉尘肺,霉草尘肺,甘蔗渣肺,蘑菇肺,变应性支气管肺曲霉病
3. 间质性肺疾病	病因明确:尘肺[硅沉着病(矽肺)、石棉沉着病(石棉肺)等] 病因未明:特发性间质性肺炎(特发性肺纤维化、非特异性间质性肺炎、淋巴细胞间质性肺炎等)、结节病,肺嗜酸性粒细胞浸润症,嗜酸性肉芽肿性血管炎,原发性呼吸道淀粉样变性,肺泡蛋白沉积症
4. 阻塞性病变	慢性阻塞性肺疾病,阻塞性肺不张,弥漫性泛细支气管炎
5. 其他原因	急性肺损伤与急性呼吸窘迫综合征,肝肺综合征
（三）胸膜疾病	自发性气胸,大量胸腔积液,胸膜增厚
（四）纵隔疾病	急性纵隔炎,慢性纤维性纵隔炎,纵隔肿瘤及囊肿,纵隔气肿
（五）胸廓运动及呼吸肌功能障碍	各种引起胸廓运动受限,呼吸肌及膈肌麻痹,膈高位等疾病
（六）肺血管病变	肺血栓栓塞症,脂肪栓塞综合征,羊水栓塞,肺动脉高压,肺静脉闭塞性疾病
二、心源性呼吸困难	急性肺水肿,充血性心力衰竭,动力不足性心力衰竭,心包积液
三、中毒性呼吸困难	酸中毒,化学毒物中毒,药物中毒,毒血症
四、血源性呼吸困难	重症贫血,大出血或休克
五、神经精神性与肌病性呼吸困难	中枢神经性换气过度,癔症,高通气综合征,重症肌无力危象

根据呼吸困难发生的缓急和伴随症状,可对呼吸困难做出初步的鉴别诊断。

【急性发生的呼吸困难】

1. 时间≥1~2小时,伴有喘息者,须考虑支气管哮喘(病史可参考)、左心功能衰竭(心肌梗死、瓣膜病等)。

2. 时间超过数小时/数日,伴有发热,有痰或无痰者,须考虑肺炎、急性支气管炎、急性胸膜炎、急性化脓性纵隔炎、急性心包炎等疾病。

3. 高通气伴有代谢性酸中毒者,须考虑肾衰竭、糖尿病酮症酸中毒;有中毒者多为水杨酸盐、甲醇等。高通气综合征多为无心肺疾病的年轻女性。

4. 呼吸困难同时伴有胸痛者,多为气胸(有气管移位)、肺栓塞(多有下肢静脉血栓,可有休克)、大叶性肺炎、急性心肌梗死、急性心包炎、急性胸膜炎、气道异物等。

5. 产妇破水后突然出现呼吸困难、发绀、休克,应考虑为肺羊水栓塞症。长骨骨折后发生呼吸困难,须考虑肺脂肪栓塞。胸、腹大手术后突发呼吸困难,须考虑胸腔积液或肺不张。

【慢性发生的呼吸困难】

1. 伴有胸膜炎性胸痛应注意胸腔积液、叶性肺不张、气胸、肺炎和肺栓塞等。

2. 伴有大量脓痰者多为支气管扩张,小量脓痰可见于慢性支气管炎、支气管哮喘和肺炎。大量粉红色泡沫痰则见于急性左心功能不全,但也可见于肺泡细胞癌。

3. 伴有咯血者如胸部 X 线检查显示中央气道异常可能是肺癌,胸部 X 线检查正常则可能为肺栓塞或肺血管炎(如肺出血 - 肾炎综合征、多发性动脉炎)。

4. 伴有全身衰弱者,应注意神经肌肉疾病,如重症肌无力和运动神经元疾病。

【如何评价呼吸困难】

1. 病史 心脏、肺、胃肠病及肾病史,以往气喘发作史及诊疗经过,内因性与外因性中毒,职业性粉尘或异物吸入史,过敏病史,用药史,高原居留史。

病史询问应了解下列问题:①呼吸困难是突然发生还是逐渐发生? ②患者的年龄,以及症状缓解和恶化的特点? ③是休息还是活动时出现呼吸困难? ④出现呼吸困难症状时的活动程度如何? 临床上常用改良的呼吸困难分级量表(modified Medical Research Council dyspnoea scale,mMRC)评估呼吸困难程度,特别适用于慢性支气管炎和慢性阻塞性肺疾病患者。mMRC 分为 0~4 级共 5 个级别。级别越高,患者呼吸困难越重。0 级表示患者仅在费力运动时出现呼吸困难;4 级表示患者因严重呼吸困难不能离开家,或在脱 / 穿衣服时出现呼吸困难。急性呼吸困难常常导致严重的后果,需要立刻评估和治疗(表 3-2)。

表 3-2 呼吸困难程度

级别	程度	临床特征
0	无	除了激烈运动,日常活动无呼吸困难
1	轻	平地急走,或上小斜坡时出现呼吸困难
2	中	平地行走由于气短其速度比同龄人慢,或按照自己节拍平地行走时必须停下休息
3	重	平地行走 100 码(=91.44m)或几分钟必须停下休息
4	极重	不能到户外,穿衣或脱衣时出现呼吸困难

2. 体格检查 咽、喉与胸部体征,肝大、脾大、腹水、水肿。肺部是体格检查的重点。另外还需评估患者的心脏情况,排除心脏疾病。

3. 实验室检查 血常规,嗜酸性粒细胞计数,有指征时做血尿素氮、血糖测定、动脉血气分析与酸碱度测定、痰检查(包括痰涂片找抗酸杆菌、痰培养和痰的细胞学分析等)。

4. 器械检查 X 线胸部透视和 / 或摄片;有指征时做静脉压测定、血液循环时间测定、心电图描记、肺功能检查、放射性核素肺扫描、CT、纤维支气管镜检查、肺血管造影等。

3.1 肺源性呼吸困难

广义的肺源性呼吸困难是由于呼吸器官(包括上呼吸道、支气管、肺、胸膜)病变、纵隔病变、胸廓运动以及呼吸肌功能障碍等所致,可分为下列 3 种表现形式。

1. 吸气性呼吸困难 可见于急性咽后壁脓肿、喉水肿、喉痉挛、喉及气管内异物、咽白喉、喉白喉、喉癌、气管息肉、气管肿瘤、气管受压(气管周围脓肿、甲状腺肿瘤或甲状腺术后出血等)等疾病。由于喉、气管与大支气管狭窄与阻塞所致。

2. 呼气性呼吸困难 可见于急性细支气管炎、支气管哮喘、慢性阻塞性肺气肿、外源性变应性肺泡炎等疾病。由于肺组织病变如弹性减弱及小支气管痉挛、狭窄所致。

3. 混合性呼吸困难 可见于慢性阻塞性肺气肿合并肺部感染,大量胸腔积液,自发性气胸,广泛性肺实质性病变如急性血行播散型肺结核,大叶性肺炎与支气管肺炎,大片肺不张以及急性肺水肿等疾病,由于肺呼吸面积减少所致。

一、上呼吸道疾病

喉与气管病变所致的呼吸困难,其特点是吸气性呼吸困难,吸气时带有喘鸣音,常伴有声音嘶哑与失音,呼吸深大但不快,吸气时呼吸肌运动加强,并可出现胸骨上窝、锁骨上窝与肋间的凹陷现象。

(一)咽后壁脓肿

咽后壁脓肿多见于小儿,较少见于成人。年龄愈小或脓肿愈近喉部,则呼吸困难愈明显,并有喘鸣音、吞咽疼痛、吞咽困难。由咽后壁淋巴结化脓及异物损伤咽后壁所致的非特异性化脓性脓肿,其起病急骤,且有化脓性感染的全身症状。由结核菌引起的脓肿则呈慢性经过。

本病的诊断可根据:①咽部视诊可发现咽后壁红肿,轻触脓肿部位有波动感。②颈椎侧位 X 线片可显示咽后壁隆起的软组织肿胀。③结核性者可有颈椎结核的 X 线征。

(二)喉及气管内异物

喉及气管内异物绝大多数发生于 5 岁以下的小儿

及昏迷患者。异物卡住喉腔可引起高度呼吸困难以致窒息。异物进入气管内则引起刺激性咳嗽,以后停留在恰能容下其大小的部位,引起阻塞性肺气肿、肺不张与局灶性感染。异物多为食物、骨头、果核、小金属物和笔套等。在昏迷患者,异物则为呕吐物、义齿等。胸部 X 线检查可发现不透 X 线的异物影、局限性肺气肿、肺不张或阻塞性肺炎。喉镜或纤维支气管镜检查有助于观察异物的大小、性状与所在位置,并可在直视下取出异物。

(三) 喉水肿

喉水肿多急骤起病,水肿波及整个黏膜下层时,病情较轻者有喉内异物感、吞咽梗阻感、干咳、声音嘶哑,严重者则引起呼吸困难。如声门或声门下区水肿,可迅速产生致命的喉梗阻。

引起喉水肿的原因可分为感染性和非感染性两类。感染性者,如化脓性咽喉炎、喉结核、喉部脓肿;非感染性者,如血管神经性水肿、药物过敏(如碘剂、乙酰水杨酸等)、喉部外伤、异物损伤及刺激(如气管插管)、高热蒸汽或强烈化学气体(如氯气、光气、氨气、二氧化硫气等)刺激、腐蚀剂(如高浓度高锰酸钾溶液)刺激等。

血管神经性水肿所致的喉水肿多有身体其他部位过敏征象,且有多次反复发作史;药物过敏性喉水肿有服用药物史;喉部化脓性炎症有明显感染症状。

(四) 咽、喉白喉

咽白喉约占白喉患者的 80%,病情轻者有咽痛、低度或中度发热,无明显全身中毒症状。重型和极重型患者有高热、头痛、面色苍白、呼吸急促、呼吸困难、烦躁不安、脉细速等全身中毒症状,并可出现中毒性心肌炎、周围神经麻痹,甚至中毒性休克。体格检查咽部充血,扁桃体肿大,咽部有点状或小片状灰白色假膜形成,不易剥离。有些患者咽部假膜范围广且厚,可呈污秽的黑灰色,有腐败口臭,扁桃体及咽部高度肿胀,可有坏死或溃疡,可合并其他细菌感染。颈部淋巴结肿大,周围软组织水肿,可蔓延至胸部,状似“牛颈”。

喉白喉约占白喉患者的 20%,多见于小儿,多数由咽白喉蔓延而来,起病略缓。白喉假膜和喉局部炎症、水肿引起气道狭窄,出现喉痛、吞咽困难、犬吠样咳嗽、声音嘶哑、吸气性呼吸困难与喘鸣音,以及全身中毒症状,严重喉梗阻者吸气时出现“三凹征”。假膜涂拭物涂片染色或培养检查发现白喉杆菌而确诊。

喉白喉须与急性喉炎区别。小儿有发热、犬吠样咳嗽、声音嘶哑、吸气性呼吸困难者,应考虑喉白喉与急性喉炎。后者起病急骤、高热、呼吸困难常呈昼轻夜重,喉镜检查无灰白色假膜发现。

(五) 急性会厌炎

急性会厌炎又称急性声门上喉炎,好发于成人,可分

两种临床类型:渐进型(缓慢型)和速发型(暴发型)。咽部疼痛和吞咽困难是成人急性会厌炎最常见的症状。本病初起常隐匿,仅有轻微咽痛,数小时后病情突然加重,咽痛难忍,吞咽困难,喘鸣、呼吸困难。一些患者常于夜间熟睡中突然痛醒而急诊就医。该病速发型以起病突然、来势凶险为特征,呼吸困难多在起病 3~12 小时内发生,可引起喉阻塞而窒息、死亡,是耳鼻咽喉科临床急重症之一。

(六) 喉癌

喉癌多见于中年以上(尤以 40~60 岁)的男性。男女发病比例为 (7~10):1。喉癌初期发展较慢,逐渐出现吞咽不适、喉部异物感、声音嘶哑和吞咽痛,后期出现呼吸困难。进行性喉癌常有呼吸困难,声门下区癌尤为明显,声门上区癌则较轻,此外尚有声音嘶哑、失音、咳血痰等。癌转移则引起颈部淋巴结肿大。凡 40 岁以上,声音嘶哑超过 6 周的喉部不适患者,须注意喉癌的可能性,应做喉镜检查。如为喉癌,可显示肿瘤轮廓、软组织间隙变形、软骨移位等。

(七) 其他气管内及气管周围病变

气管内病变如气管息肉、肿瘤、淀粉样变性,气管韦氏肉芽肿病,喉气管复发性多软骨膜炎;气管的物理和化学性损伤;气管手术、外伤后肉芽、瘢痕组织形成;气管周围脓肿,甲状腺、颈段食管肿瘤,甲状腺术后出血等造成的气管外压迫等亦可引起呼吸困难,临床上应相应辨别及处理。

国内曾报道一组 11 例罕见的颈段气管相关病变所致的呼吸困难,其中气管内病变 4 例(息肉 1 例、韦氏肉芽肿病 3 例),气管周围病变 4 例(脓肿 2 例、甲状腺癌 2 例),气管本身病变 3 例,为复发性多软骨膜炎。

二、下呼吸道疾病

(一) 感染性疾病

1. 急性细支气管炎　急性细支气管炎多见于小儿,特别是 2 岁以内的婴幼儿,偶见于年长儿童和成人。呼吸道合胞病毒是其最常见的病原体,其病理基础是呼吸道病毒感染所致的细支气管痉挛、炎症与水肿。临床上以呼吸窘迫、喘吼、呼气阻塞和缺氧为特征,感染控制后症状也随之消退。与支气管哮喘的鉴别要点:①气喘发作与缓解均较缓慢,不如支气管哮喘发作的突然与缓解的迅速。②常有呼吸道感染症状,发作时肺部除有干啰音外,湿啰音也相当明显。③痰多呈脓性,镜检有大量中性粒细胞,而支气管哮喘时则有大量嗜酸性粒细胞,血常规示中性粒细胞增多。④对支气管舒张药的反应不及支气管哮喘。

2. 急性纤维素性支气管炎　本病少见,主要表现为

咳嗽、胸闷、呼吸困难、发绀、发热以及反复咯血等,其诊断依靠从患者咳出物中找到树枝状支气管样管型和咳出物病理检查主要为纤维素样物质而诊断(参见 4.2)。

3. 肺炎 包括病毒性肺炎(如流感病毒性肺炎、严重急性呼吸综合征、新型冠状病毒肺炎)、衣原体肺炎(如肺炎衣原体肺炎、鹦鹉热衣原体肺炎)、恙虫病立克次体肺炎,以及各种细菌性肺炎(如肺炎链球菌肺炎、肺炎克雷伯菌肺炎、金黄色葡萄球菌性肺炎)等(参见 2.3)。

4. 肺结核 急性血行播散型肺结核、支气管结核、干酪样肺炎等均可引起呼吸困难。

(二) 变态反应性疾病

1. 支气管哮喘 支气管哮喘的主要症状是反复发作性的喘息、胸闷、呼吸困难或咳嗽,多数患者可自行缓解,或给予支气管舒张药治疗而缓解。诱因常为接触变应原、冷空气、物理及化学性刺激、病毒性上呼吸道感染、运动等。有些患者可经年反复发作。发作时患者喘息、胸闷、呼吸困难或咳嗽,伴有双肺哮鸣音,重者有焦虑、烦躁、发绀、大汗淋漓,患者常取端坐体位。发作时间短者仅数分钟,长者达数小时,甚至数日。发作停止后,患者能自由活动,一如平时。患者痰液或血中嗜酸性粒细胞可增多。

此病的诊断可根据:①反复发作喘息、胸闷、呼吸困难或咳嗽,多有诱因。②发作时在双肺可闻及散在或弥漫性、以呼气相为主的哮鸣音,呼气相延长。③症状可经治疗缓解或自行缓解。④临床表现不典型者应做支气管激发试验/运动试验、支气管舒张试验或测量昼夜呼气峰值流速(PEF)变异率,三项检查中至少一项阳性。⑤除外其他相似症状的疾病,如慢性支气管炎、阻塞性肺气肿、心源性哮喘、变态反应性肺浸润等。

心源性哮喘与支气管哮喘发作时,两者的症状颇相似。心源性哮喘有时被误诊为支气管哮喘,两者的鉴别可参考表 3-3。

2. 职业性哮喘 职业性哮喘近年有逐渐增多的趋势。哮喘发作与职业有关者统称职业性哮喘,诊断上应注意发病与职业有害物质的关系。发病机制主要有①职业接触物作为变应原,引起主要以 IgE 介导的速发型超敏反应。②职业有害物质引起药理介质的释放失调。③职业有害物质的非特异刺激反应,其中超敏反应起主导作用。

职业性哮喘的临床特点:①患者在就业前不存在哮喘。②就业以后发生哮喘(一般可有数月乃至数年的潜伏期)。③患病后每从事有害作业时则引起哮喘发作,脱离工作环境或假期休息时则可自行缓解,但再接触后又可发作。

工作环境中的职业性致喘物质有 400 多种,广泛分布于化工、染料、合成纤维、橡胶皮革、纺织、制药、油漆、塑料黏合剂、印刷、冶炼、农药、木材加工、粮食、家禽饲养、农作物种植等。诊断可根据职业史和上述哮喘的特点综合考虑,必要时可行职业变应原支气管激发试验。

3. 花粉症 对花粉过敏者吸入花粉有的可引起气喘。花粉症在我国分布颇广,多由于黄花蒿、臭蒿、艾蒿、茵陈蒿等蒿属植物花粉所引起。此病与支气管哮喘的主要不同点是:①此病发作于花粉散发季节,且多在清晨、晴朗有风之时。②患者常伴有过敏性上呼吸道炎的表现,如流清涕、打喷嚏、鼻塞、眼和鼻腔奇痒,少数患者可有荨麻疹。③鼻黏膜分泌物涂片检查可发现大量嗜酸性粒细胞。以花粉做鼻黏膜激发试验,阳性率较高,有诊断意义。但应注意有的患者合并有支气管哮喘。

4. 外源性变应性肺泡炎 多数为在工作场所吸入了植物性或动物性有机粉尘所引起,包括农民肺、棉尘肺、霉草尘肺、甘蔗渣肺、蘑菇肺、饲鸽者肺、湿化器和空调器肺、烟草工人肺、木工肺等数十种,发病机制目前尚未完全明确,但抗原抗体复合物和 T 细胞介导的免疫反应是主要的发病机制,尤其后者更为重要。

表 3-3 支气管哮喘与心源性哮喘的鉴别

	支气管哮喘	心源性哮喘
发病年龄	多于儿童或青少年时期起病	多于 40 岁以后起病
病史	家族病史或个人过敏病史,哮喘发作史,无心脏病史	一般无过敏病史,有高血压心脏病、冠状动脉粥样硬化性心脏病、梅毒性心脏病或二尖瓣狭窄病史
发作期间	任何时间都可发作,多于深秋或冬、春季节发作	常在夜间出现阵发性呼吸困难,可有端坐呼吸和咳粉红色泡沫痰
肺部体征	双肺散在或弥漫性哮鸣音	双肺广泛的湿啰音和哮鸣音
心脏体征	正常	左心增大,心动过速,奔马律,心脏瓣膜听诊区器质性杂音
X 线检查	肺野清晰,发作时可有肺过度充气改变	肺淤血,左心增大
药物疗效	支气管舒张药和抗炎药	吗啡、利尿药、血管扩张药、洋地黄类药、氨茶碱

临床特点：①患者发作的症状严重程度与机体对吸入抗原的免疫反应、粉尘的抗原性、接触强度、次数及持续时间有关，可为急性、亚急性或慢性发作。②急性发作者一般在吸入大量抗原4~8小时后发作，表现为呼吸困难、干咳、胸闷，可有畏寒、寒战、高热、全身不适等症状，脱离粉尘接触后1~3天内症状自然消失，少数可持续1周左右；亚急性常由急性发展而来，症状可持续数日或数周；慢性者起病隐匿，咳嗽、呼吸困难等进行性加重，常因不能及时诊治或脱离有机粉尘环境而发展为慢性肺间质纤维化，导致慢性肺源性心脏病。③用特异性抗原溶液行吸入激发试验或抗原皮肤试验常阳性。

部分急性外源性变应性肺泡炎患者在吸入抗原后可出现哮喘症状，应与支气管哮喘鉴别，参考表3-4。

5. 棉尘肺　棉纺工人发生气喘发作，须考虑是否为棉尘肺。此病的特点是，罹患此病的棉纺工人在每周末休息之后，星期一再接触棉尘后便会出现胸闷、气急、咳嗽、咳痰（部分病例可带血）等症状，但无发热。轻者工作一两天后症状渐缓解，严重者可持续至脱离接触后仍有症状。此病与长期吸入较高浓度的棉尘（尤以用低级棉为原料及粗纺车间工作者较多罹患）有关，是以支气管痉挛为基本病变的过敏性疾病。此病的主要诊断根据：①有职业史及发作的特殊规律。②肺部X线表现可为慢性支气管炎、肺气肿征，重症者可呈广泛性网格状阴影。

6. 霉草尘肺　此病乃因接触潮湿发霉的干草，吸入带有真菌及其孢子的霉草尘引起，罹患者以农民为多。

患者常在接触后2~3小时发生呛咳、胸闷，继而咳出白色泡沫状或黏液性痰，气喘，并常有乏力、畏寒、发热等全身症状，有时出现荨麻疹。听诊双肺有弥漫性哮鸣音。血中嗜酸性粒细胞增多。X线检查可发现肺部短暂性、炎症性片状阴影及支气管周围炎征象。

甘蔗渣肺也是同类疾病，见于接触发霉甘蔗渣的人。

7. 蘑菇肺　本病为蘑菇培植者的过敏性肺泡炎，也可见于平菇培植者。本病开始时易被误诊为感冒或支气管炎，主要表现为咳嗽、咳痰、胸痛、胸闷、咽痛、低热等症状，重症者有气短或呼吸困难；可有皮疹与X线肺部阴影。痰及血中常有嗜酸性粒细胞增多。本病可区分为3种临床类型。①高热型：以高热为主要症状。②支气管炎型：以支气管炎症状为主。③轻型：临床症状轻微而X线胸片有异常。X线胸片大多呈弥漫性阴影，少数呈局限性阴影。

8. 变应性支气管肺曲霉病（ABPA）　本病为多由烟曲霉引起的气道高反应性疾病。对曲霉过敏者吸入大量孢子后，阻塞小支气管，引起短暂的肺不张和喘息发作，亦可引起肺部反复游走性浸润。患者表现为呼吸困难、喘息、畏寒、发热、乏力、刺激性咳嗽、咳棕黄色脓痰，偶痰中带血。痰中有大量嗜酸性粒细胞及曲霉丝，烟曲霉培养阳性。哮喘样发作为其突出的临床表现，一般解痉平喘药难以奏效，外周血嗜酸性粒细胞增多。典型X线胸片为上叶短暂性实变或不张，可发生于双侧。胸部HRCT呈"近端"或中央气管囊状扩张，以及支气管壁增厚征象。

表 3-4　外源性变应性肺泡炎与支气管哮喘的鉴别

	外源性变应性肺泡炎	支气管哮喘
过敏体质	无	有
病变部位与病理改变	肺泡及肺间质，为淋巴细胞浸润和非干酪性肉芽肿	支气管，管壁水肿、嗜酸细胞浸润
诱因	多种有机粉尘	遗传、过敏、感染等
病史	多与从事职业有关	部分与职业有关
发病时间	接触抗原后4~8小时发作	多为接触抗原后立即发作
症状	呼吸困难，常有发热、畏寒、头痛等全身症状	喘息为主，多无发热等症状
肺部体征	细湿啰音、捻发音	哮鸣音
胸部X线	小结节影、毛玻璃样改变或正常，晚期蜂窝肺影像	发作期有肺过度充气改变，缓解期一般正常
肺功能改变	限制性通气障碍、弥散功能减退	发作期有阻塞性通气障碍，缓解期一般正常
血象	中性粒细胞增高	少数嗜酸细胞增高
血清学	IgE不高；有特异性抗体	IgE可升高，有特异IgE
药物疗效	糖皮质激素有效	支气管舒张药和抗炎药（糖皮质激素等）有效

(三) 间质性肺疾病

间质性肺疾病 (ILD) 是一组主要累及肺间质、肺泡和 / 或细支气管的肺部弥漫性疾病,目前已包括 200 多个病种,按病因明确与否分为病因已明和病因未明两大类。各病种的发病机制有显著区别,但临床上均表现为渐进性劳力性呼吸困难,限制性通气功能障碍伴弥散功能降低,低氧血症。胸部影像学显示双肺弥漫性病变,晚期发展为弥漫性肺纤维化和蜂窝肺,导致呼吸衰竭。

1. 尘肺 肺尘埃沉着病 (尘肺) 是在生产活动中长期吸入生产性粉尘所引起的肺间质纤维化疾病,常见有硅沉着病 (矽肺)、煤工尘肺、石棉沉着病和慢性铍肺等,重症患者有呼吸困难症状,在肺功能不全后期更为明显(参见 9.2)。

2. 特发性间质性肺炎 特发性间质性肺炎 (IIP) 是一组原因不明的肺间质性疾病。其分类与命名几经修改,目前的分类同时强调了临床 - 放射 - 病理诊断,包括了特发性肺纤维化 (IPF)、非特异性间质性肺炎 (NSIP)、隐源性机化性肺炎 (COP)、急性间质性肺炎 (AIP)、呼吸性细支气管炎间质性肺疾病 (RBILD)、脱屑性间质性肺炎 (DIP)、淋巴细胞性间质性肺炎 (LIP)、特发性胸膜肺实质纤维弹性组织增生症 (IPPF) 和未分类特发性间质性肺炎 (UCIIP) 各自不同的实体疾病。这组疾病的临床表现非常相似,缺乏诊断特异性,但预后和治疗反应的差异性很大,故需要结合临床、放射学、肺生理功能、支气管肺泡灌洗和组织病理学等综合评估,才能明确诊断,并注意排除结缔组织疾病、药物、职业、感染等所致的继发性间质性肺疾病。

(1) 特发性肺纤维化:特发性肺纤维化 (IPF) 是指原因不明并以普通型间质性肺炎 (UIP) 为特征性病理改变的一种慢性炎症性间质性肺疾病,占所有 IIPs 的 60% 以上,主要表现为弥漫性肺泡炎、肺泡单位结构紊乱和肺纤维化。临床表现:①发病年龄多在中年以上,男:女约 2:1,儿童罕见。②起病隐袭,主要表现为干咳、进行性呼吸困难,活动后明显。③本病少有肺外器官受累,但可出现全身症状,如疲倦、关节痛及体重下降等,发热少见。④ 50% 左右的患者出现杵状指 (趾),多数患者双肺下部可闻及 Velcro 啰音。⑤晚期出现发绀,偶可发生肺动脉高压、肺源性心脏病和右心功能不全等。X 线胸片显示双肺弥漫的网格状或网格小结节状浸润影,以双下肺和外周 (胸膜下) 明显。HRCT 是 IPF 诊断流程中的重要组成部分。HRCT 上 UIP 的特征为胸膜下和肺基底部的网格状阴影和蜂窝影,常伴有牵张性支气管扩张,尤其是蜂窝影对 IPF 的诊断有很重要的意义。肺功能表现为限制性通气功能障碍和弥散量减少。UIP 的组织病理学特征和主要诊断标准是在低倍镜下病变的不均一性,即瘢痕形成和蜂窝样改变的纤维化区域与病变轻微或正常的肺实质区域交替出现。通过有丰富 ILD 诊断经验的呼吸内科医师、影像科医师和病理科医师之间的多学科讨论,仔细排除其他可能的病因,是获得准确诊断最为重要的环节。诊断 IPF 需要符合:①排除其他已知病因的 ILD (例如家庭和职业环境暴露、结缔组织疾病和药物)。②未行外科肺活检的患者,HRCT 呈现 UIP 表现。③接受外科肺活检的患者,HRCT 和肺活检组织病理类型符合特定的组合。

IPF 的诊断标准分为有外科 (开胸 / 胸腔镜) 肺活检资料和无外科肺活检资料。有外科肺活检资料:①肺组织病理学表现为 UIP 特点。②除外其他已知病因所致的间质性肺疾病,如药物、环境因素和风湿性疾病等所致的肺纤维化。③肺功能异常,表现为限制性通气功能障碍和 / 或气体交换障碍。④ X 线胸片和高分辨 CT (HRCT) 可见典型的异常影像。无外科肺活检资料 (临床诊断):缺乏肺活检资料原则上不能确诊 IPF,但如患者免疫功能正常,且符合以下所有的主要诊断条件和至少 3/4 的次要诊断条件,可临床诊断 IPF。

主要诊断条件:①除外已知原因的 ILD,如某些药物毒性作用、职业环境接触史和风湿性疾病等。②肺功能表现异常,包括限制性通气功能障碍 (VC 减少,而 FEV_1/FVC 正常或增加) 和 / 或气体交换障碍 [静态 / 运动时 P(A-a)O_2 增加或 DLCO 降低]。③胸部 HRCT 表现为双肺网状改变,晚期出现蜂窝肺,可伴有极少量磨玻璃影。④经支气管肺活检 (TBLB) 或支气管肺泡灌洗液 (BALF) 检查不支持其他疾病的诊断。

次要诊断条件:①年龄 >50 岁。②隐匿起病或无明确原因进行性呼吸困难。③病程 ≥ 3 个月。④双肺听诊可闻及吸气性 Velcro 音。

继 2011 年指南更新之后,美国胸科学会 / 欧洲呼吸学会 / 日本呼吸学会 / 拉丁美洲胸科学会 (ATS/ERS/JRS/ALAT) 于 2015 年和 2018 年更新了 IPF 诊治指南,其诊断标准:①排除其他已知原因的间质性肺疾病 (如家庭或职业环境暴露、结缔组织疾病和药物毒性)。②患者 HRCT 表现为典型 UIP。③联合 HRCT 表现和外科肺活检病理类型诊断。

典型 UIP 的 HRCT 诊断标准 (所有 4 个特征):病灶以胸膜下、基底部为主;网格状异常改变;蜂窝肺伴或不伴牵张性支气管扩张;无不符合 UIP 所列的 CT 特征。

UIP 的组织病理学标准 (所有 4 条标准):以胸膜下或间隔旁分布为主的明显纤维化和结构紊乱的证据,伴或不伴蜂窝;肺实质斑片状纤维化改变;出现成纤维细胞灶;无不支持 UIP 诊断的病理特征。

(2) 非特异性间质性肺炎:非特异性间质性肺炎

(NSIP)为 IIPs 的一种,可能与环境暴露(棉尘、沙尘、动物皮毛、挥发性酸性化合物)和风湿性疾病为病因,临床上无病因者称为特发性非特异性间质性肺炎(iNSIP)。其临床表现和影像学与 IPF 类似,主要表现为咳嗽、呼吸困难、双下肺可闻及 Velcro 啰音。X 线胸片表现为中下肺野为主的网格状阴影,有时表现为斑片阴影;HRCT 显示双肺磨玻璃影网格状影和牵拉性支气管扩张,或双肺肺泡腔的实变影。

NSIP 与 IPF 临床上的主要鉴别见表 3-5。

(3)淋巴细胞间质性肺炎(LIP):LIP 是临床少见疾病,2002 年美国胸科学会(ATS)及欧洲呼吸学会(ERS)发布的国际多学科共识意见将特发性间质性肺炎分为 7 类,LIP 为其中之一。LIP 起病隐匿,病程长,多数患者为女性,男女的比例约为 1∶2,发病年龄 40~70 岁,诊断时的平均年龄 52~56 岁。呼吸系统的主要症状是干咳、逐渐加重的呼吸困难,偶有发热、盗汗、体重下降。胸部查体可发现双肺底爆裂音,杵状指(趾)少见。外周及纵隔淋巴结肿大及脾大很少见。肺功能通常提示限制性通气功能障碍和 / 或弥散功能减低。HRCT 表现改变有广泛支气管壁增厚、磨玻璃影和不同大小的薄壁肺气囊。LIP 的诊断实质上是病理诊断,LIP 的病理特点是多克隆的成熟的小淋巴细胞弥漫浸润肺间质,包括小叶间隔、肺泡间隔,细胞成分以淋巴细胞为主,伴有浆细胞、组织细胞、上皮细胞等。

3. 结节病　结节病是一种多系统器官受累的肉芽肿性疾病,常侵犯肺、双侧肺门淋巴结,也可侵犯其他器官,病因尚未明确,可能与遗传因素、特殊病原体的感染(病毒、支原体、真菌等)、自身免疫、吸入无机物(铝、锆、滑石)或有机物(枫树粉、黏土)等有关。早期呼吸道症状较轻,多为干咳,无痰或少痰,后期可因肺纤维化导致呼吸困难。

4. 肺嗜酸性粒细胞浸润症　肺嗜酸性粒细胞浸润症是一组由嗜酸性粒细胞浸润引起的肺部病变,常伴有外周血嗜酸性粒细胞增多。病因与发病机制尚不明确,可能与变态反应或免疫反应异常有关。临床上主要表现有不同程度的胸闷、咳嗽、喘息、呼吸困难、乏力、低热等症状。

(1)单纯性肺嗜酸性粒细胞浸润症:又称吕弗勒综合征,其病因与发病机制尚未明确,可能与寄生虫感染(蛔虫、钩虫、丝虫、绦虫、姜片虫、阿米巴原虫等)和某些药物(对氨基水杨酸、阿司匹林、磺胺制剂等)引起的肺部Ⅰ型和Ⅲ型变态反应有关,其他病因可能为吸入花粉、真菌孢子等。

本病国内报道颇多,临床表现一般较轻,有全身不适、乏力、低热、干咳等症状,大多咳少量的黏稠痰液。少数患者症状较重,表现为高热、哮喘或呼吸困难。体格检查示胸部体征轻微,可有少量干、湿啰音或全无体征,与肺部 X 线片所见不相称。血象示白细胞总数正常或稍增高,分类计数嗜酸性粒细胞明显增加,多数在 10%~20%,偶达 70%~80%,绝对计数达 $(1.0~2.5) \times 10^9$/L。血象改变通常在发病 10~15 天后消失。肺部 X 线表现极不一致,可呈片状、圆形、粟粒样、结节状、条状或不规则的阴影,病灶附近肺纹理增加。有时胸部 X 线表现呈游走性变化,此起彼伏,并多于发病 6~12 日后消失,很少延长至 1 个月以上。

诊断本病的主要依据:①病程短促且良性经过。②上述的症状与体征。③外周血嗜酸性粒细胞增多。④ X 线检查肺部有短暂性浸润阴影,消散后不留痕迹。

在鉴别诊断上,本病须与肺结核、肺炎支原体肺炎、不完全性大叶性肺炎、热带性肺嗜酸性粒细胞浸润症等相区别。因 X 线摄片上可能出现大片阴影,类似浸润性肺结核或干酪样肺炎,或呈粟粒样阴影而类似血行播散型肺结核,或偶尔肺部浸润消散过程中出现假性空洞而类似肺结核空洞形成。根据肺结核的全身中毒症状较

表 3-5　NSIP 与 IPF 鉴别要点

	NSIP	IFP
发病年龄	老年	中老年
性别	女性多见	男性多见
起病情况	隐匿、慢性	隐匿、亚急性或慢性
发热	可有发热(22%~33%)	多无发热
杵状指	10%~35%	50%~80%
肺 HRCT	磨玻璃影、网格状影、牵拉性支气管扩张	网格状影、蜂窝肺、下肺明显
BALF	淋巴细胞增高	中性粒细胞增高
糖皮质激素	效果好	效果差
预后	较好,病死率 29%	差,病死率 60%~90%

重,X 线复查肺部阴影不可能在短期内消散,血象中无嗜酸性粒细胞增多,痰中可查到抗酸杆菌等现象,一般鉴别不难。肺炎支原体肺炎的肺部阴影虽可于较短期内消散,但无嗜酸性粒细胞增多,且常有较高效价的冷凝集反应。大叶性肺炎不仅无嗜酸性粒细胞增多,而且症状较重和体征明显,据此可与本综合征相区别。

本综合征与热带性肺嗜酸性粒细胞浸润症的鉴别诊断参考表 5-6。

(2)热带嗜酸性粒细胞浸润症:本病病情严重时可有哮喘样发作,也可以哮喘样发作突然起病(参见 5.4)。

(3)慢性嗜酸性粒细胞性肺炎:慢性嗜酸性粒细胞性肺炎(CEP)病因与发病机制不清楚,可能与自身免疫有关。本病病程较单纯性肺嗜酸性粒细胞增多症长,通常为 2~6 个月,甚至 1 年以上,多见于中青年女性。临床上起病缓慢,常见发热、干咳或咳少量黏痰、盗汗、体重减轻;约 1/3 患者合并哮喘,可有喘息、进行性呼吸困难以及呼吸衰竭。外周血嗜酸性粒细胞多增高,比例可达 20%~70%。胸部 X 线显示非段性或叶性分布的片状阴影,常为外侧外带分布,出现特征性的"肺水肿反转征",阴影可有一定的游走性,予糖皮质激素治疗后阴影迅速消失。

5. **嗜酸性肉芽肿性多血管炎(EGPA)** 原称为变应性肉芽肿性血管炎,又称许尔许斯特劳斯综合征(Churg-Strauss syndrome,CSS),是一种以多器官系统发生肉芽肿性血管炎为特征的少见疾病,肺部血管最易受累。病因与发病机制均不清楚,主要临床表现为支气管哮喘、过敏性鼻炎、外周血嗜酸性粒细胞增多和多器官组织坏死性血管炎,周围形成肉芽肿及大量嗜酸性粒细胞浸润为特征。

1990 年美国风湿病协会提出本病的 6 项诊断标准:①哮喘。②外周血嗜酸性粒细胞增多,分类计数 >10%。③单发性或多发性神经病变。④游走性或一过性肺浸润。⑤鼻窦病变。⑥组织活检证实有血管外嗜酸性粒细胞浸润。凡患者有上述 6 项标准中 4 项或以上者可诊断本病,诊断敏感性 85.0%,特异性 99.7%。2018 年我国制定了首个嗜酸性肉芽肿性多血管炎诊治规范多学科专家共识,该共识参照了上述诊断标准,但提出了 EGPA 可分为局限型和全身型两种。

本病主要须与韦氏肉芽肿病相鉴别:本病主要表现为支气管哮喘、过敏性鼻炎,鼻腔病变多为弥漫性鼻黏膜肿胀、鼻息肉,累及肾时病变程度较轻;而韦氏肉芽肿病鼻腔病变多为鼻溃疡、凝固性或液化坏死性肉芽肿,肺内浸润易形成空洞,而且肾损害较严重,而没有支气管哮喘和外周血嗜酸性粒细胞增多。

6. **原发性呼吸道淀粉样变性** 淀粉样变性是一组表现各异的临床综合征,共同点是组织或器官的细胞外淀粉样蛋白质沉积,可累及全身器官,但如仅累及呼吸道时,则称原发性呼吸道淀粉样变性。本病少见,起病隐袭、缓慢,主要表现为咳嗽、咳痰、进行性呼吸困难,可有咯血。支气管镜下活检可做出诊断。

国内曾报道 3 例患者,均为男性,支气管镜检查显示不同程度气管和 / 或支气管不规则狭窄,不同叶、段支气管管腔狭窄至闭塞,管腔内有小结节状突起,黏膜水肿、充血,有出血或出血倾向。活检病理检查证实支气管黏膜下淀粉样变性,苏木素伊红染色黏膜内有大片絮状不规则无细胞的嗜伊红物质沉积,刚果红染色呈玫瑰红色,有双折光性,在偏光显微镜下刚果红阳性处呈绿色。

7. **肺泡蛋白质沉积症** 本病可引起进行性气促,严重者可呈明显呼吸困难和发绀,乃由于肺泡及细支气管内充满 PAS 染色阳性的颗粒状类蛋白质物质所致。

(四)阻塞性病变

1. **慢性阻塞性肺疾病** 慢性阻塞性肺疾病(COPD)是一种具有气流受限特征的肺部疾病,气流受限不完全可逆,呈进行性发展。确切的病因还不十分清楚,但认为与肺部对有害气体或有害颗粒的异常炎症反应有关。支气管哮喘(一种特殊的气道炎症性疾病,其气流受限具有可逆性)和一些已知病因或具有特征病理表现的气流受限疾病(如肺囊性纤维化、弥漫性泛细支气管炎、闭塞性细支气管炎等)不属于 COPD 的范畴。

COPD 起病缓慢,病程较长,主要症状为慢性咳嗽、咳痰,一般为白色黏液或浆液性泡沫痰;气短或呼吸困难,早期在劳力时出现,以后呈进行性加重,是 COPD 的标志性症状;部分患者特别是重度患者或急性加重时出现喘息、胸闷;晚期患者有体重下降、食欲减退等。早期体征可无异常,随疾病进展可出现典型肺气肿体征:桶状胸,肺部叩诊过清音,心浊音界缩小,肺下界和肝浊音界下降,双肺呼吸音减弱,呼气延长,部分患者可闻及干啰音和 / 或湿啰音。

COPD 的诊断可根据吸烟等高危因素史、临床症状、体征及肺功能检查等综合分析确定。诊断的必备条件是肺功能检查显示不完全可逆的气流受限,即吸入支气管舒张药后 $FEV_1/FVC<70\%$ 及 $FEV_1<80\%$ 预计值。无肺功能检查仪时可行用力呼气时间听诊法进行估计:被检者深吸气后屏气,然后用力尽快将气呼出。检查者将听诊器置于患者气管或胸骨上段,计算用力呼气时间,从呼气开始至呼气终止这段时间为最大呼气时间。正常不超过 4s,轻度阻塞者通常在 6s 以内,中、重度阻塞者在 6s 以上。

2. **阻塞性肺不张** 急性大片阻塞性肺不张起病急骤,常有呼吸困难、心动过速,有时伴有休克现象。缓慢发展的肺不张,患者可无自觉症状。

阻塞性肺不张由于支气管内黏膜高度水肿、分泌物、瘢痕收缩、异物、支气管恶性或良性肿瘤、结核病变等阻塞支气管所引起。

大片阻塞性肺不张的主要体征是患侧胸廓凹陷，肋间变窄，呼吸运动减弱，膈肌升高，气管、心脏与纵隔向患侧移位。患侧部位叩诊可呈浊音，呼吸音减弱或消失；但也有叩诊无浊音者，其原因是邻近肺组织产生代偿性肺气肿。诊断主要根据临床表现与 X 线检查。

急性阻塞性肺不张往往伴有感染，引起发热、咳嗽，须与大叶性肺炎相鉴别。后者常由肺炎链球菌感染所致，有寒战、高热、胸痛，咳嗽较显著，可咳出铁锈色痰，无气管与纵隔的移位。X 线检查有助于两者的区别。

阻塞性肺不张亦需与压迫性肺不张相鉴别，后者是由于胸腔积液、气胸、肺内或胸腔内肿瘤，肺包虫病（肺棘球蚴病），胸廓畸形，呼吸肌或膈肌麻痹，纵隔肿瘤，淋巴结肿大，扩大的心脏，胸内甲状腺，膈疝，主动脉瘤及腹腔巨大肿瘤、大量腹水使膈肌升高等所引起。其体征与阻塞性肺不张不同，因不同病因而异。

3. 弥漫性泛细支气管炎　弥漫性泛细支气管炎是一种原因不明的、以弥漫存在于两肺细支气管和呼吸性细支气管区域并累及管壁全层的慢性炎症为特征的疾病。1969 年首先由日本学者山中、本间、谷木等提出，可表现为慢性咳嗽、多痰和劳力性呼吸困难，并伴有气流受限。慢性咳嗽和较多的脓痰等症状的进展多见于 20～50 岁人群，随后逐渐出现劳力性呼吸困难。肺部听诊可闻及爆裂音、哮鸣音。胸部 CT 表现为弥漫性小结节影和线状阴影，小叶中心性小颗粒状，与胸壁有少许间隔为其特点；小支气管和细支气管扩张，以两肺下叶最明显；支气管壁增厚，易合并中叶和舌叶肺不张。

（五）其他原因

1. 急性肺损伤与急性呼吸窘迫综合征　急性肺损伤（ALI）/ 急性呼吸窘迫综合征（ARDS）是指由心源性以外的各种肺内及肺外致病因素导致的急性、进行性缺氧性呼吸衰竭。ALI 和 ARDS 具有性质相同的病理生理改变，ARDS 是严重的 ALI。其主要病理基础是由多种炎症细胞（巨噬细胞、中性粒细胞和淋巴细胞等）介导的肺局部炎症反应和炎症反应失控所致的肺毛细血管膜损伤。主要病理特征为由于肺微血管通透性增高而导致的肺泡渗出液中富含蛋白质的肺水肿及透明膜形成，可伴有肺间质纤维化。病理生理改变以肺顺应性降低，肺内分流增加及通气血流比例失调为主。2012 年由欧洲危重病医学会（ESICM）与美国胸科学会（ATS）组成的联合委员会于 2012 年发表了 ARDS 柏林定义。根据柏林定义，ARDS 是一种急性弥漫性肺部炎性反应，可导致肺血管通透性升高，肺重量增加，参与通气的肺组织减少。

临床表现为呼吸频数和呼吸窘迫、顽固性低氧血症，而动脉血二氧化碳分压（$PaCO_2$）正常，早期肺部听诊无明显异常，病情进展肺部可听到干、湿啰音。胸部 X 线显示双肺弥漫性浸润影，后期常并发多器官功能衰竭。

ARDS 的高危因素包括直接肺损伤因素（严重肺感染、胃内容物吸入、肺挫伤、吸入有毒气体、淹溺、氧中毒等）和间接肺损伤因素（脓毒症、严重的非胸部创伤、重症胰腺炎、大量输血、体外循环、DIC 等）。

1994 年欧美共识会议（AECC）发表 ARDS 诊断标准。①急性起病。②氧合指数（PaO_2/FiO_2）$\leq$ 200mmHg（1mmHg=0.133kPa，不考虑 PEEP 因素）。③正位 X 线胸片显示双肺斑片状浸润影。④肺动脉楔压（PAWP）$\leq$ 18mmHg，或无左心房压力增高的临床证据。2000 年中华医学会呼吸病学分会起草并提出了 ALI/ARDS 的诊断标准（草案），与 AEEC 标准基本相同。

近年来临床研究显示，欧美共识会议诊断标准的敏感性为 84%，而特异性仅为 51%。2011 年欧洲重症医学会柏林会议在 ARDS 流行病学、病理生理学和临床研究基础上，提出了 ARDS 柏林新定义。该定义将 ARDS 患者分为轻、中、重 3 个层次，其中轻度取代了 ALI，建议废除 ALI 的命名。其临床诊断的有效性和准确性尚有待进一步证实（表 3-6）。

表 3-6　急性呼吸窘迫综合征的柏林定义

要素	诊断标准
时间	1 周内有已知的损伤或有新的或加重的呼吸症状
胸部影像学表现 [a]	双肺渗出，不能被积液、肺叶 / 肺不张或结节完全解释
肺水肿原因	呼吸衰竭，不能被心力衰竭、液体过多完全解释；如果无危险因素，需要客观测定（如超声心动图）去排除高静水压性肺水肿
氧合 [b]	轻度：200mmHg<PaO_2/FiO_2 $\leq$ 300mmHg 和 PEEP 或 CPAP $\geq$ 5cmH$_2$O [c]
	中度：100mmHg<PaO_2/FiO_2 $\leq$ 200mmHg 和 PEEP $\geq$ 5cmH$_2$O
	重度：PaO_2/FiO_2 $\leq$ 100mmHg 和 PEEP $\geq$ 5cmH$_2$O

注：[a]. X 线胸片或 CT；[b]. 如海拔 >1 000m，按以下公式纠正：[PaO_2/FiO_2×（大气压 /760）]；[c]. 轻度 ARDS 可用无创通气。

ARDS 诊断时须排除大片肺不张、自发性气胸、上气道阻塞、急性肺栓塞和心源性肺水肿等。与心源性肺水肿的鉴别可根据：

(1)心源性肺水肿的呼吸困难与体位有关，而 ARDS 则不太明显。

(2)心源性肺水肿咳粉红色泡沫痰，而 ARDS 的血痰多非泡沫性，而为稀血水样。

(3)心源性肺水肿对强心苷、利尿药和血管扩张药有较佳的治疗反应，而 ARDS 即使吸入高浓度氧疗效不显著。

(4)心源性肺水肿湿啰音多集中于肺底，而 ARDS 的湿啰音分布较广泛，且音调较高，常呈"爆裂音"。

(5)心源性肺水肿 X 线胸片异常阴影与相应的临床表现几乎同时出现，对及时的急救治疗反应常迅速；而 ARDS 的 X 线胸片所见疑似肺泡性水肿，但经积极抢救 X 线征象在数日内无明显好转。鉴别困难时，可通过超声心动图检测心室功能等做出判断并指导此后的治疗。

2. 肝肺综合征 肝肺综合征(HPS)是指肝功能不全引起肺血管扩张、肺气体交换障碍导致的低氧血症及其一系列的病理生理变化和临床表现。常把肝功能不全、肺血管扩张和低氧血症三联症称为 HPS。HPS 常见于肝炎后肝硬化、酒精性肝硬化及其他原因肝硬化，也可见于慢性活动性肝炎、急性暴发性肝炎、胆汁淤积、非肝硬化性门脉高压(如门体静脉或脾肾静脉吻合手术后)等。国内曾报道两组分别为 6 例和 16 例的 HPS，均在乙型肝炎、丙型肝炎、酒精性肝病、肝豆状核变性所致的肝硬化基础上发生。

HPS 临床上除了肝病的一般表现外，还存在与肝病有关的低氧血症，表现为活动性呼吸困难、发绀、杵状指，其原理是由于肺血管扩张引起的通气/灌注和弥散功能失调。目前认为肺内血管扩张的发生与肺血管扩张物质(如血管活性肠肽等)在肝功能不全时不能被灭活，或经门体分流和淋巴通道进入肺循环，也可能是内皮素、血管紧张素 I 等缩血管物质的缺乏或被抑制，或肺血管内皮细胞对缩血管物质敏感性的下降，致使原关闭的无功能性毛细血管前交通支开放，以及原本正常的低氧性肺血管收缩功能

发生障碍。HPS 的缺氧表现为直立位低氧，即由卧位改变为直立位时呼吸困难和发绀加剧，PaO_2 下降 10mmHg 以上，这是因为肺血管扩张主要位于两肺基底部，直立位时因重力作用影响，流经肺下野的血流量增多，致使肺内右至左分流量增多，氧合障碍进一步加重，缺氧加剧。

确定肺血管扩张是诊断 HPS 的关键，符合下列条件的可以诊断为 HPS：①急、慢性肝病。②没有原发性心肺疾病，X 线胸片正常或有间质结节状阴影。③肺气体交换异常，有或无低氧血症，$P(A-a)O_2$ 梯度 >15mmHg。④对比增强超声心动描记术(CTTE)和/肺灌注扫描，肺血管造影存在肺血管扩张和/或肺内血管短路。⑤直立位缺氧、气短、发绀，肺骨关节病。诊断标准：肝硬化基础上 + 微发泡试验阳性 + 直立位低氧血症($PaO_2<70mmHg$)，即可诊断 HPS。如肝硬化基础上 + 微发泡试验阳性 + 无直立位低氧血症，说明有肺血管扩张，尚未达到 HPS。

三、胸膜疾病

(一)自发性气胸

自发性气胸多以骤然发生的患侧胸痛与呼吸困难起病。严重者(多为张力性气胸)呈进行性呼吸困难、发绀，甚至出现休克。体格检查发现患侧胸廓饱满，呼吸运动减弱，触觉语颤减弱或消失，叩诊呈鼓音，听诊肺泡呼吸音减弱或消失。气管、心脏与纵隔向健侧移位。临床上一经诊断为张力性自发性气胸，不必等待 X 线诊断，应立即进行胸腔穿刺排气。

自发性气胸可分成原发性和继发性。继发性发生在有基础肺疾病的患者，由于病变引起细支气管不完全阻塞，形成肺大疱破裂，如肺结核、COPD、肺癌、肺脓肿、肺尘埃沉着病(尘肺)等；原发性发生在无基础肺疾病的健康人，多见于瘦高体型的男性青壮年，常规 X 线检查肺部无显著病变，但胸膜下可有肺微小疱，多在肺尖部。

根据脏胸膜破裂情况不同及其发生后对胸腔内压力的影响，自发性气胸通常分为 3 种临床类型：闭合性(单纯性)、交通性(开放性)及张力性(高压性)(表 3-7)。

表 3-7　各类型自发性气胸的鉴别

类型	破口特点	临床表现	胸腔压力测定
闭合性(单纯性)	破口较小，随肺萎缩而闭合，故空气进入较少	一般性胸闷，或轻度气短，无明显呼吸困难，抽气后迅速缓解	压力一般在 -1~-2cmH₂O，但有时正压，在一次或数次抽气后不再上升为正压
交通性(开放性)	破口较大，不易关闭，空气自由进出	呼吸困难比较明显，抽气后好转，但不久又出现呼吸困难	压力在 -2~+4cmH₂O，由于空气自由进出，抽气后仍不能维持负压，症状改善不明显
张力性(高压性)	破裂的肺组织和脏胸膜形成单向活瓣，空气能进入胸腔而不能退回肺内，故胸腔内压力不断增高	严重呼吸困难、发绀、休克等危重症状，甚至可发生昏迷	压力为明显正压，因空气只能进入，不能排出，故抽气后不久压力又再升高，症状改善短暂

继发性自发性气胸中最常由肺结核引起,肺结核病灶破裂的特点:①患者常有发热等结核感染中毒症状。②如有胸腔积液,常为脓性,量常较多。③肺部 X 线检查通常无肺气肿或肺大疱。

自发性气胸须与肺大疱相区别,主要根据:①后者症状不明显或较轻。②胸部 X 线检查肺大疱的气腔位于肺实质中,因此在肺尖和肋膈角仍可见有肺组织,并可见气腔内有纤维条索状影像走向肺门,而气胸的气体位于胸腔内,肺组织被推向肺门。③肺大疱有整齐、致密而菲薄的线状疱壁,气腔呈圆形或椭圆形。

(二) 大量胸腔积液

由于大量胸腔积液,压迫肺组织产生压迫性肺不张,使肺呼吸面积减少;同时使纵隔向健侧移位,以致发生呼吸困难。呼吸困难一般发生较缓慢,其严重程度取决于积液产生的速度及其量的大小。急速大量积液时,呼吸困难较明显;积液缓慢发生者,有时可因患者逐渐适应而无呼吸困难。

(三) 胸膜增厚

胸膜增厚(pleural thickening)指在胸膜病变基础上,纤维蛋白沉着和肉芽组织增生而致纤维化,使胸膜厚度增加的现象,是渗出性胸膜炎或胸膜积液的结果。胸膜增厚可为局限性或广泛性,广泛的脏胸膜增厚影响肺的呼吸功能,广泛的壁胸膜增厚可使肋间隙变狭,胸廓缩小。多数胸膜增厚不需要治疗,胸膜粘连症状严重者,则应手术治疗。

四、纵隔疾病

(一) 急性纵隔炎

(二) 慢性纤维性纵隔炎

慢性纤维性纵隔炎多继发于化脓性或结核性纵隔炎之后。病理改变为纤维组织增生与瘢痕收缩。病变可为广泛性或局限性。症状因纵隔组织受累不同而表现不一:如压迫气管、支气管,则出现气短与呼吸困难;如压迫上腔静脉,则出现上腔静脉阻塞综合征;如压迫喉返神经,则出现声音嘶哑;如压迫食管,则引起吞咽困难。

(三) 纵隔肿瘤及囊肿

纵隔肿瘤及囊肿发展到一定阶段,压迫或侵犯气管或大支气管时,可引起不同程度的呼吸困难。

(四) 纵隔气肿

严重的纵隔气肿可引起呼吸困难。

五、胸廓运动及呼吸肌功能障碍

胸廓运动受限、呼吸肌和膈肌麻痹、膈高位等皆可使肺呼吸面积减少,而引起呼吸困难。严重的胸廓畸形、肋软骨骨化及硬皮病等均可使胸廓活动受限制。呼吸肌及

膈肌麻痹,常由于脊髓灰质炎,脊髓创伤、脑膜炎或脊柱结核所致的神经根病变,多发性神经根神经炎,白喉,重症肌无力等所引起;主动脉瘤可压迫左侧膈神经,肺门部肿瘤或转移瘤也可侵犯膈神经而使膈肌麻痹。膈肌高位常见于妊娠后期、大量腹水、人工气腹、肠胀气、巨大的腹腔内肿瘤等。

膈肌麻痹分为单侧膈肌麻痹和双侧膈肌麻痹。一般来说,单侧膈肌麻痹远多于双侧膈肌麻痹。常见病因包括创伤、压力相关、炎症以及神经源性和特发性。其临床表现多种多样,从无症状至呼吸衰竭均可出现,部分患者可表现为重度劳力性呼吸困难以及平卧位呼吸困难,尤其是在夜间快速动眼期可以出现夜间低氧血症和高碳酸血症。因为膈肌麻痹的临床症状无显著特殊性,所以临床上常误诊为冠状动脉粥样硬化性心脏病、肺炎、肺不张等疾病,据报道平均误诊时间可达 2 年左右。影像学检查对于诊断膈肌麻痹尤其是单侧膈肌麻痹意义重大,但是对于双侧膈肌麻痹则误诊率高。最大跨膈压检测是诊断膈肌麻痹的金指标。

六、肺血管病变

(一) 肺血栓栓塞症

肺栓塞和肺梗死有不同的涵义。体循环静脉中或右心的栓子,沿血流进入并堵塞肺动脉或其分支,称为肺栓塞。栓塞部分的肺组织可因缺氧、坏死而形成肺梗死。肺栓塞并非都引起肺梗死。肺梗死在病理解剖上属于出血性梗死范畴。

肺栓塞(PE)是以各种栓子阻塞肺动脉系统为其发病原因的一组疾病或临床综合征的总称,包括肺血栓栓塞症(PTE)、脂肪栓塞综合征、羊水栓塞、空气栓塞等。我国由于既往对此病认识不足,临床上经常误诊、漏诊,近年来的研究表明,肺栓塞在我国并不少见。

肺栓塞常见的危险因素和基础病因包括深静脉血栓形成(DVT)、恶性肿瘤、各种心脏病、结缔组织病(系统性红斑狼疮、抗磷脂综合征等)、肾病综合征、外伤、手术和妊娠等。国内两组 63 例和 39 例的肺栓塞的报道显示最常见的临床症状为呼吸困难、咯血、心悸、胸痛、咳嗽,部分患者有发热、发绀、晕厥等。

1. **肺血栓栓塞症** PTE 为来自静脉系统或右心的血栓阻塞肺动脉或其分支所致的疾病,以肺循环和呼吸功能障碍为其主要临床和病理生理特征。引起 PTE 的血栓可以来源于下腔静脉径路、上腔静脉径路或右心腔,其中大部分来源于下肢深静脉,特别是从腘静脉上端到髂静脉段的下肢近端深静脉(占 50%~90%)。PTE 为 PE 的最常见类型,占 PE 中的绝大多数,通常所称 PE 即指 PTE。

PTE 的临床症状多种多样，均缺乏特异性，症状的严重程度亦有很大差别，可以从无症状到血流动力学不稳定，甚或发生猝死。常见症状包括呼吸困难及气促、胸痛、晕厥、烦躁不安、惊恐甚至濒死感、咯血、发热等。体格检查可见呼吸急促、脉速、低血压甚至休克、发绀、颈静脉充盈或搏动、肺部可闻及哮鸣音和 / 或细湿啰音，胸腔积液时有相应体征。体格检查时要注意有无下肢肿胀、压痛、浅静脉扩张、皮肤色素沉着等。

如怀疑 PTE，尽快行血浆 D- 二聚体检测，含量 <500mg/L 可排除诊断；超声检查可以提示 PTE 和排除其他疾病；放射性核素肺通气 / 灌注扫描具有较为重要的诊断或排除诊断意义；螺旋 CT、电子束 CT 或 MRI 有助于发现肺动脉内血栓的直接证据，已成为临床上经常应用的重要检查手段；肺动脉造影是诊断的"金标准"和参比方法，但为有创性检查，费用较高。以上检查可根据具体情况选用。

PTE 须与急性心肌梗死以及大叶性肺炎相鉴别。急性心肌梗死疼痛多位于心前区，患者有高血压或动脉粥样硬化病史，体温增高较迟于 PTE，多在第 2 天、第 3 天才出现，如有咯血与肺局部体征，则更不支持急性心肌梗死的诊断。PTE 的典型心电图呈 $S_I Q_{III} T_{III}$ 征（即 Ⅰ 导联 S 波加深，Ⅲ 导联出现 Q/q 波及 T 波倒置），往往有完全或不完全性束支传导阻滞、肺型 P 波、电轴右偏及顺钟向转位等，如病情好转，心电图改变在较短期间恢复正常，与急性心肌梗死特征性的心电图改变及动态衍变不同，且急性心肌梗死有动态的心肌酶学水平改变。X 线检查 PTE 可发现肺部阴影、肺底浸润或肋膈角模糊阴影，而急性心肌梗死如无发生心力衰竭出现肺水肿则一般没有肺部阴影。大叶性肺炎先有寒战、高热，其后才发生胸痛、咳铁锈色痰，可有唇周疱疹，有典型的胸部 X 线大叶实变阴影，与 PTE 不同。

2. 脂肪栓塞综合征　脂肪栓塞综合征（FES）是指骨盆或长骨骨折后 24~48 小时患者出现呼吸困难、意识障碍和瘀点。FES 很少发生于上肢骨折患者，儿童发病率仅为成人的 1%。随着骨折积极的开放手术治疗，其发生率有大幅下降。但 FES 仍然是创伤骨折后威胁患者生命的严重并发症。

FES 病因是脂肪栓子进入血流阻塞小血管，尤其是阻塞肺内毛细血管，使其发生一系列的病理改变和临床表现。由于脂肪栓子归属不同，脂肪栓塞综合征临床表现差异很大，Sevitt 将其分为 3 种类型：暴发型、完全型（典型症状群）和不完全型（部分症状群，亚临床型）。不完全型按病变部位又可分纯肺型、纯脑型、兼有肺型和脑型两种症状者，其中以纯脑型最少见。常见的 FES 临床表现如下。①皮下出血：可在伤后 2~3 天，双肩前部、锁骨上部、前胸部、腹部等皮肤疏松部位出现，也可见于结膜或眼底，伤后 1~2 天可成批出现，迅速消失，可反复发生。因此，对骨折患者入院数日内应注意检查。②呼吸系统症状：主要为呼吸困难、咳嗽、咳痰（经常有血性），但湿啰音不是特有体征。典型肺部 X 线可见全肺出现"暴风雪"状阴影，并常有右心负荷增加的影像。但这种阴影不一定都能发现，而且如无继发感染，可以很快消失。因此，对可疑病例，可用轻便 X 线机反复检查。③神经系统症状：主要表现为头痛、不安、失眠、兴奋、谵妄、错乱、昏睡、昏迷、痉挛、尿失禁等症状。虽很少出现局灶性症状，但偶然可有斜视、瞳孔不等大及尿崩症等，因此，当有些骨折患者出现难以解释的神经系统症状时，均应怀疑脂肪栓塞。诊断上根据临床表现即可确诊。

迄今为止，尚没有一种能溶解脂肪栓子解除脂栓的药物。对有脂栓征患者所采取的种种措施均为对症处理和支持疗法，旨在防止脂栓的进一步加重，纠正脂栓征的缺氧和酸中毒，防止和减轻重要器官的功能损害，促进受累器官的功能恢复。脂栓征如能早期诊断，处理得当，可以降低病死率和病残率。

3. 羊水栓塞　羊水栓塞少见，为一种产科急症，为妊娠期羊水中胎儿产物（胎儿的上皮、毛发、胎脂、黏蛋白、胎粪）进入母体循环引起。羊水栓塞常表现为产妇在破水后不久突然出现呼吸困难、发绀、抽搐，或兼有休克、昏迷等症状，临床医师应立即考虑此病的可能性，并马上进行诊断与抢救。

本病的发病机制主要是羊水中胎儿产物作为栓子进入母体循环后引起肺血管栓塞、变态反应性休克、凝血机制障碍甚至并发弥散性血管内凝血（DIC），影响脏器供血和脏器功能。患者大多数为足月妊娠的中年经产妇，在伴有子宫强烈收缩的情况下发病。由于其发生极其迅速、凶险，病理生理学机制复杂，加之临床医师对它缺乏足够的认识，往往不能及时处理，导致母婴病死率都很高，产妇多因休克、肺水肿或产后大出血而死亡。

肺羊水栓塞有时须与肺血栓栓塞相区别，后者发生于产后静脉血栓形成的基础上，多于产后 1 周出现。

（二）肺动脉高压

肺动脉高压是指孤立的肺动脉血压增高，而肺静脉压力正常，主要原因是肺小动脉原发病变或其他原发疾病导致的肺动脉阻力增加，表现为肺动脉压力升高而肺静脉压力在正常范围内，需要肺毛细血管楔压正常才能诊断。肺动脉高压临床表现无特异性，最常见的首发症状是活动后气短、乏力，其他症状有胸痛、咯血、眩晕或晕厥、干咳。气短往往标志肺动脉高压患者出现右心功能不全。而当发生晕厥或眩晕时，则往往标志患者心排血量已经明显下降。体格检查可见肺动脉瓣第二音（P2）亢进;肺动脉瓣开放突然受阻,出现收缩早期喷射性喀喇音;三尖瓣关闭不全引起三尖瓣区收缩期反流杂音;晚期右心功能不全时出现颈静脉充盈或怒张;下肢水肿;发绀;右心室充盈压升高可出现颈静脉巨大 α 波;右心室肥厚可导致剑突下出现抬举性搏动;出现 S3 表示右心室舒张充盈压增高及右心功能不全,约 38% 的患者可闻及右心室 S4 奔马律。超声心动图是筛查肺动脉高压最重要的无创性检查方法,可用于估测肺动脉收缩压、评估病情严重程度及预后并协助明确病因。而右心导管检查是确诊肺动脉高压的金标准。

(三)肺静脉闭塞性疾病

肺静脉闭塞性疾病(pulmonary veno-occlusive disease,PVOD)是导致肺动脉高压少见的原因之一。它是一种因肺小静脉弥漫性阻塞导致的严重肺动脉高压病,病因目前仍不明确,该病与特发性肺动脉高压临床表现相似,易误诊。目前报道例数较少,对该病的认识不多。临床上应用靶向药物治疗反应不佳的肺动脉高压,很可能是被误诊的 PVOD,占最初诊断为特发性肺动脉高压的

5%~10%。其主要表现为活动后进行性呼吸困难,还有其他症状,如咳嗽、咯血、胸痛、乏力、嗜睡及晕厥等,少数患者可出现弥漫性肺泡内出血和猝死。晚期可出现右心功能不全和右心衰竭的症状和体征,如呼吸频数、发绀、颈静脉怒张、肝颈静脉反流征阳性、心脏听诊 P2 亢进和三尖瓣反流性杂音,伴有肺部浸润的患者双肺可闻及湿啰音。此外,PVOD 容易合并胸腔积液、心包积液,很少一部分患者也可出现杵状指。胸部影像学特点主要为肺水肿的征象,胸部平片和高分辨率螺旋 CT 可发现肺充血,克利 B 线(Kerley B)或胸腔积液,肺动脉高压,右心房、右心室扩大,左心房正常等征象。2009 年欧洲心脏协会和呼吸协会共同制定该病指南,临床诊断标准主要依据:①严重肺动脉高压症状及体征。②胸部影像学提示肺水肿、克利 B 线或胸腔积液,高分辨 CT 发现小叶中央毛玻璃样模糊影、间隔线、纵隔淋巴结肿大。③肺动脉楔压(pulmonary artery wedge pressure,PAWP)正常或左心房内径正常。符合上述标准可临床诊断为 PVOD,不一定需要病理学证据。

3.2 心源性呼吸困难

呼吸困难是心功能不全的重要症状之一,其产生的主要原因是:①长期肺淤血,导致肺泡弹性减退,通气功能障碍。②心排血量减少与血流速度减慢,换气功能障碍,导致缺氧与二氧化碳潴留。③肺循环压力增高,导致反射性呼吸中枢兴奋性增高。

心源性呼吸困难的临床特点:①患者存在重症心脏病。②呈混合性呼吸困难,坐位或立位减轻,卧位时加重。③肺底部出现中、小湿啰音。④X 线检查心影有异常改变,肺门及其附近充血,或兼有肺水肿征。⑤静脉压正常或升高。

一、急性肺水肿

急性肺水肿主要与肺毛细血管内血压增高、肺毛细血管通透性增加以及血浆胶体渗透压降低等因素有关。主要临床表现是在致病因子的作用下,患者迅速发生胸闷、咳嗽、呼吸困难、发绀和咳大量白色或浅红色泡沫样痰,并有烦躁不安、大汗、四肢湿冷等症状。听诊双肺弥漫性大、中、小湿啰音。有时可在床边听到"气管沸腾声"。X 线胸片检查发现从双侧肺门阴影向外延伸的蝶形阴影。

急性肺水肿的主要原因是:

1. **急性左心衰竭** 如重度二尖瓣狭窄或二尖瓣关闭不全、高血压心脏病、冠状动脉粥样硬化性心脏病、梅毒性主动脉瓣关闭不全、风湿性主动脉瓣关闭不全或狭窄、急性心肌梗死、嗜铬细胞瘤、急性肾炎或慢性肾炎所致高血压危象等。

2. **肺炎** 如大叶性肺炎、支气管肺炎、重症肺炎等引起中毒性心肌炎。

3. **刺激性气体吸入中毒** 刺激性气体吸入中毒可引起急性肺水肿,其中以二氧化硫、三氧化硫、氯及其化合物、溴甲烷、硫酸二甲酯、光气、氮的氧化物、氢氟酸、氨、硫化氢等较常见。轻者引起上呼吸道刺激征;重者可引起喉水肿、肺炎、肺水肿,导致明显的呼吸困难。肺水肿可突然发生,无前驱症状;但也可逐渐出现。诊断主要根据:①刺激性气体吸入史。②上述的临床表现。③除呼吸道症状外,由于吸入毒物种类的不同,可并发脑、心脏、肾、肝等器官损害。据此可与其他原因所致的急性肺水肿相区别。

4. **中枢神经系统疾病** 如颅脑外伤、脑炎、脑肿瘤、脑血管意外所致的急性肺水肿。

5. **高原性肺水肿** 国内报道病例大都发生于居留海拔 3 500~4 300m 或以上的高原,患者是一向生活于

1 000m以下的地区,进入高原前未经适应锻炼的人。最短者在进入高原后即发病,最长者可至2年后发病,但大多在进入高原后1个月之内发病。发病大多在冬季,多数与气候突变或大风雪,以及体力劳累有关。前驱症状多有头痛、头晕,继而出现气喘、咳嗽、胸痛,咳大量粉红色泡沫样痰,双肺湿啰音,发绀等表现,严重者出现昏迷。此外,皮下水肿、结膜充血、咽充血等也常见。发病机制尚未明确。有人认为高原地区大气中氧分压降低、寒冷以及高山适应不全症,三者同时存在为主要的因素。

6. 其他原因 如输血、输液过量及速度过快,变态反应,妊娠中毒症,溺水,烧伤,胸腔穿刺放液速度过快,有机磷农药中毒等情况,均可引起急性肺水肿。

二、充血性心力衰竭

呼吸困难是充血性心力衰竭的主要症状,且为最早出现的自觉症状。充血性心力衰竭可表现为左心衰竭、右心衰竭或全心衰竭。左、右心衰竭又因病程急慢而区分为急性与慢性。

急性左心衰竭表现为阵发性呼吸困难(心源性哮喘),往往在睡眠中发生,有些患者大脑皮质处于兴奋状态,主诉在噩梦惊醒后即出现,但也可因体力劳动、分娩、精神刺激等而诱发。由于过度的肺淤血而导致急性肺水肿。

慢性左心衰竭常起源于高血压心脏病、二尖瓣膜病、主动脉瓣膜病、冠状动脉粥样硬化性心脏病等。主要症状为呼吸困难、端坐呼吸、发绀、咳嗽、咳血性痰、衰弱、乏力等。体格检查发现左心增大、心前区器质性杂音、肺动脉瓣第二音亢进、奔马律、双肺底湿啰音等。臂-舌循环时间延长。

左心衰竭持续较长时间的患者通常已有不同程度的右心衰竭。

急性右心衰竭见于肺栓塞所致的急性肺源性心脏病,也可发生于急性风湿性心肌炎、中毒性心肌炎(多表现为全心衰竭,有时以右心衰竭的表现为突出,有时又以左心衰竭表现较为突出)、重症贫血性或脚气病性心脏病、主动脉窦瘤向右心室穿破等病程中。主要表现为突然出现的呼吸困难、发绀、心动过速、静脉压升高、肝大与压痛、肝颈静脉反流征阳性等。严重病例(如大片肺栓塞)迅速出现休克。但也有报道发生于高原地区。

慢性右心衰竭可起源于慢性肺源性心脏病、某些引起肺动脉狭窄或间隔缺损的先天性心脏病,或由慢性左心衰竭发展而来。患者以慢性体循环淤血为主要表现,出现颈静脉怒张、心悸、气急、发绀、静脉压升高、淤血性肝硬化、蛋白尿、水肿、胸腔积液、腹水等症状与体征,也有报道发生于高原地区。

患者具有慢性左心与右心衰竭的征象时,则称为慢性全心衰竭。

三、心包积液

急性或慢性心包炎(不论何种原因),当心包内产生大量积液时,除了影响心脏的舒张外,可压迫支气管或肺而引起呼吸困难;也可因胸腔积液、肿大的肝和大量腹水限制呼吸运动而致呼吸困难。此外,由于心排血量减少,不能满足身体活动的需要,故运动时呼吸困难更为显著。

3.3 中毒性呼吸困难

一、酸中毒

各种原因所致的代谢性酸中毒,均可使血液酸碱度(pH)降低,刺激颈动脉体和主动脉体的化学感受器,或直接兴奋呼吸中枢,增加呼吸通气量与换气量,表现为深而大的呼吸困难。引起代谢性酸中毒的疾病常见于慢性肾炎尿毒症及糖尿病酮症酸中毒或昏迷。临床上发现患者有深而大的呼吸困难而无明显心、肺疾病证据时,须考虑此类疾病的可能性。如患者有广泛性肺部病变而呼吸浅表与发绀时,则须考虑有呼吸性酸中毒的可能性。动脉血气分析可确定诊断。

二、化学毒物中毒

某些毒性物质可作用于血红蛋白,使之失去携氧功能,从而造成组织呼吸(内呼吸)缺氧,出现呼吸困难,临床上常见的有以下几种。

1. 一氧化碳中毒 一氧化碳进入血液后,与血红蛋白结合成为碳氧血红蛋白,使血红蛋白失去携氧功能致组织缺氧。严重中毒时引起脑水肿与肺水肿。

2. 氰化物中毒 氰离子与细胞色素氧化酶中三价铁结合,使之失去传递电子的功能,妨碍细胞的正常呼吸,导致组织缺氧。木薯、苦杏仁含氰化物较多,大量进食后或食用未经去毒处理的木薯而致中毒者也时有见之。电镀、冶炼或生产氰化物过程中,吸入其蒸汽或粉尘也是常见的中毒原因。

3. 亚硝酸盐和苯胺中毒 亚硝酸盐和苯胺可使血红蛋白转变为高铁血红蛋白,失去携氧能力,而引起呼吸困难。

4. 有机磷中毒 急性有机磷中毒是临床最常见的中毒性疾病之一,患者常出现胸闷、气短、呼吸困难,一般结合患者有机磷接触史、呼出气大蒜味、瞳孔缩小、多汗、肌纤维颤动和意识障碍等,不难诊断。如监测血胆碱酯酶活力降低,可确诊。

三、药物中毒

某些中枢抑制药如吗啡类药物、巴比妥等中毒时,可抑制呼吸中枢,使呼吸慢而浅而出现呼吸困难。

四、毒血症

在急性感染及其他原因的高热时,由于血中毒性代谢产物以及血液温度升高,刺激呼吸中枢,使呼吸增快。

3.4 血源性呼吸困难

重症贫血可因血红细胞减少,血氧不足而致气促,尤以劳动后更著。大出血或休克时,也可因缺血及血压下降,刺激呼吸中枢而引起呼吸困难。

3.5 神经精神性与肌病性呼吸困难

重症脑部疾病(如脑炎、脑血管意外、脑肿瘤)直接累及呼吸中枢,可引起呼吸困难,并常出现异常的呼吸节律。

一、中枢神经性换气过度

中枢神经性换气过度是由于中脑下部或脑桥上部的损害所引起,患者常呈木僵或昏迷。呼吸可达 100 次 /min,虽吸入纯氧,亦不能使呼吸改善,并可引起呼吸性碱中毒,是严重的临床情况。

二、癔症

患者可有呼吸困难发作,特点是呼吸增快(可达80~100 次 /min)和表浅,常因换气过度而发生胸痛与呼吸性碱中毒,出现手足搐搦症。诊断须根据病史,并除外器质性病变所致的呼吸困难。

三、高通气综合征

高通气综合征可属于心身疾病范畴。临床症状累及多器官系统(包括呼吸、循环、神经、精神和心理方面),表现为气短、胸部不适或胸痛、呼吸深大或加快、呼吸困难、心慌或心悸、头晕、视物模糊、手指针刺及麻木感、唇周麻木感、晕厥、精神紧张或焦虑、恐惧等。症状可经由过度通气激发试验而复制出来。本综合征诊断须排除器质性疾病,如低氧血症、肺间质纤维化、肺栓塞、代谢性酸中毒、充血性心力衰竭、高热等。

Nijmegen 问卷是目前常用的症状学诊断手段,问卷列举了本征 16 项常见症状,包括胸痛、精神紧张、视物模糊、头晕、精神错乱或对周围的情况完全不加注意、呼吸深快、气短、胸部发紧或不适、腹胀、手指麻木或针刺感、呼吸困难、手指或上肢强直、口唇周围发绀、手足冰冷、心悸或心慌、焦虑不安,根据症状出现的频繁程度计分:0 = 从来没有,1 = 偶有,2 = 有时,3 = 经常,4 = 频繁。以 16 项症状总积分 ≥ 23 作为症状学诊断标准。腹式呼吸训练治疗可成功缓解患者症状,疗效好。欧洲不同国家数据表明,本病患者占门诊总人数的 4%~11%,好发于女性,25 岁以下发病者女性占绝大多数。患者常以胸闷、心前区疼痛或阵发性胸痛等为主诉在心内科诊治,或以失眠、焦虑为主诉就诊于神经内科,易被误诊。

四、重症肌无力危象

重症肌无力危象是重症肌无力患者一种极严重的呼

吸困难并危及生命的紧急状态。女性发病高峰在 30 岁左右,男性在 50~60 岁。诱因最多为上呼吸道感染与肺炎,少数由于分娩、人工流产、胸腺术后、胸腺放射治疗后、应用大剂量泼尼松、注射链霉素、应用巴比妥类药物、停用胆碱酯酶抑制药等。

(郭禹标)

参考文献

[1] 蒋子栋. 颈段气管相关病变致呼吸困难的诊治. 中华医学杂志, 2003, 83 (2): 151-152.

[2] 李如竹. 急性纤维素性支气管炎. 中华内科杂志, 1981, 20: 10.

[3] 顾瑞金. 花粉症 (附 100 例报告). 中华医学杂志, 1964, 50: 304.

[4] 薛汉麟. 棉尘肺的观察分析. 中华医学杂志, 1964, 50: 389.

[5] 宋仰陶. 急性霉蔗尘肺 12 例临床分析. 中华内科杂志, 1987, 26: 356.

[6] 叶世泰. 蘑菇肺. 中华医学杂志, 1981, 61: 79.

[7] 杨玉. 肺嗜酸细胞浸润症 54 例临床分析. 中华内科杂志, 1987, 26: 527.

[8] 彭继繁. 嗜酸细胞增多性哮喘症 455 例临床分析. 中华内科杂志, 1962, 10: 478.

[9] 张国维. 吕佛琉氏综合征 109 例临床 X 线分析. 中华内科杂志, 1963, 11: 822.

[10] 姚应翔. 西藏地区高原肺水肿 627 例临床资料分析. 中华内科杂志, 1981, 20: 485.

[11] 蔡柏蔷. 100 例肺栓塞症临床分析. 中华内科杂志, 1984, 23: 253.

[12] 王菊华. 羊水栓塞. 中华妇产科杂志, 1979, 14 (3): 206.

[13] 张振馨. 重症肌无力危象 24 例临床分析. 中华内科杂志, 1982, 21: 273.

[14] 刘鸿瑞. 特发性间质性肺炎的分类和诊断. 中华结核和呼吸杂志, 2004, 27 (6): 362.

[15] 蔡后荣. 2011 年特发性肺纤维化诊断和治疗循证新指南解读. 中国呼吸与危重监护杂志, 2011, 10 (4): 313-316.

[16] 中华医学会呼吸病学分会. 特发性肺 (间质) 纤维化诊断和治疗指南 (草案). 中华结核和呼吸杂志, 2002, 25 (7): 387.

[17] 崔瑗, 等. 特发性肺纤维化诊治进展: 从 "专家共识" 到以循证医学证据为基础的 "诊治指南". 中华医学前沿杂志 (电子版), 2012, 4 (1): 51-54.

[18] 王振光, 等. 非特异性间质性肺炎的临床、病理和影像诊断. 中华放射学杂志, 2004, 38 (5): 543.

[19] 易祥华, 等. 普通型间质性肺炎的临床病理特征及其与特发性非特异性间质性肺炎的鉴别诊断. 中华病理学杂志, 2004, 33 (2): 100.

[20] 易祥华, 等. 非特异性间质性肺炎八例临床病理分析. 中华结核和呼吸杂志, 2002, 25 (2): 81.

[21] 郭述良, 等. 变应性肉芽肿性血管炎. 中国实用内科杂志, 2002, 22 (6): 327-329.

[22] 曾奕明, 等. 淋巴组织样间质性肺炎二例. 中华内科杂志, 1998, 37 (5): 346.

[23] 徐作军, 等. 原发性呼吸道淀粉样变性三例临床分析. 中华结核和呼吸杂志, 1998, 21 (12): 719.

[24] 何建国, 等. 全国 21 家医院急性肺栓塞诊治情况的调查分析. 中华医学杂志, 2001, 81 (24): 1490.

[25] 蔡柏蔷, 等. 北京协和医院肺栓塞基础病因的变迁. 中华结核和呼吸杂志, 2001, 24 (12): 715.

[26] 金英姬, 等. 肺栓塞 39 例临床特点分析. 中华医学杂志, 2003, 83 (18): 1633.

[27] 张红璇, 等. 肺栓塞诊断及治疗分析. 中华急诊医学杂志, 2003, 12 (9): 625.

[28] 翟振国. 肺血栓栓塞症的研究进展. 中华结核和呼吸杂志, 2004, 27 (1): 14.

[29] 中华医学会呼吸病学分会. 肺血栓栓塞症的诊断与治疗指南 (草案). 中华结核和呼吸杂志, 2001, 24 (5): 259.

[30] S SEVITT. The significance and pathology of fat embolism. Ann Clin Re, 1972, DOI: http://dx. doi. org/

[31] 中华医学会呼吸病学分会. 急性肺损伤 / 急性呼吸窘迫综合征的诊断标准 (草案). 中华结核和呼吸杂志, 2000, 23 (4): 203.

[32] 刘又宁. 急性肺损伤 / 急性呼吸窘迫综合征近年来国内研究进展. 中华结核和呼吸杂志, 2004, 27 (1): 8.

[33] 苏少慧. 肝肺综合征 16 例临床分析, 中华结核和呼吸杂志, 2002, 25 (4): 251.

[34] 张大志. 肝肺综合征的诊断与治疗. 中华肝脏病杂志, 2009, 17 (4): 256-257.

[35] 韩江娜. 高通气综合征的临床诊断与治疗. 中华结核和呼吸杂志, 1998, 21 (2): 98.

[36] 中华医学会呼吸病学分会哮喘学组. 支气管哮喘防治指南. 中华结核和呼吸杂志, 2008, 31 (3): 177-185.

[37] 慢性阻塞性肺疾病诊治指南 (2013 年修订版). 中华医学会呼吸病学分会慢性阻塞性肺疾病学组. 中华结核和呼吸杂志, 2013, 36 (4): 255-264.

[38] RAGHU G, COLLARD HR, EGAN JJ, et al. An official ATS/ERS/JRS/ALAT statement: idiopathic pulmonary fibrosis: evidence-based guidelines for diagnosis and management. Am J Respir Crit Care Med, 2011 Mar 15, 183: 788-824.

[39] RAGHU G, REMY-JARDIN M, MYERS JL, et al. Diagnosis of Idiopathic Pulmonary Fibrosis. An Official ATS/ERS/JRS/ALAT Clinical Practice Guideline. Am J Respir Crit Care Med. 2018 Sep 1; 198 (5): e44-e68.

[40] ARDS Definition Task Force, RANIERI VM, RUBEN-

FELD GD, THOMPSON BT, et al. Acute respiratory distress syndrome: the Berlin Definition. JAMA, 2012, 307: 37: 2526-2533.

［41］中华医学会心血管病学分会肺血管病学组 . 急性肺血栓栓塞症诊断治疗中国专家共识 . 中华内科杂志 , 2010, 49 (1): 74-81.

［42］BESTALL JC. Usefulness of the Medical Research Council (MRC) dyspnoea scale as a measure of disability in patients with chronic obstructive pulmonary disease. Thorax, 1999, 54: 581-586.

［43］HOGAN C. Allergic bronchopulmonary aspergillosis and related allergic syndromes. Semin Respir Crit Care Med, 2011, 32: 682-692.

［44］RAGHU G, COLLARD HR, EGAN JJ, et al. An official ATS/ERS/JRS/ALAT statement: idiopathic pulmonary fibrosis: evidence-based guidelines for diagnosis and management. Am J Respir Crit Care Med, 2011, 183: 788-824.

［45］嗜酸性肉芽肿性多血管炎诊治规范多学科专家共识编写组 . 嗜酸性肉芽肿性多血管炎诊治规范多学科专家共识 . 中华结核和呼吸杂志 , 2018, 41 (7): 514-521.

4

咯 血

咯血（hemoptysis）是指喉及喉以下呼吸道或肺组织任何部位的出血，经口腔咳出者。呼吸系统、循环系统、血液系统及全身性疾病均可引起咯血。少量咯血有时仅表现为痰中带血，大咯血时可导致呼吸道阻塞，造成窒息死亡。因此尽早发现、排查病因、及时处理非常重要。

口腔、鼻腔或上消化道的出血易与咯血混淆。鼻腔出血多从前鼻孔流出，并常在鼻中隔前下方发现出血灶，诊断较容易。有时鼻后部的出血量较多，特别是在睡眠时不自觉地流入气道而于清晨咳出，较易误诊为咯血；如见血液从后鼻孔沿软腭或咽后壁下流，用鼻咽镜检查可以确诊。此外，还须检查有无鼻咽癌、喉癌、口腔溃疡、咽

喉炎及牙龈出血的可能性。

呕血为上消化道出血，经口腔呕出，出血灶多位于食管、胃及十二指肠。咯血和呕血可根据病史、体征及其他检查方法进行鉴别（表4-1）。

区别咯血和呕血一般不难，但如果患者出血急骤、量多或病史诉说不清时，鉴别并不容易。如已明确为咯血，须进一步探索其原因。引起咯血的原因很多（表4-2），其中最常见的疾病是呼吸系统和循环系统疾病，如肺结核、支气管扩张、肺脓肿、支气管肺癌、风湿性心脏病等。此外，血液系统疾病、结缔组织病及传染性疾病等也可引起咯血。因此临床医师应该详细询问有关病史，做细致的体格检查，及时做出诊断。

表 4-1 咯血与呕血的鉴别

	咯血	呕血
病因	肺结核、支气管扩张症、肺炎、肺脓肿、肺癌、心脏病等	消化性溃疡、肝硬化、急性糜烂出血性胃炎、胆道出血等
出血前症状	喉部痒感、胸闷、咳嗽	上腹部不适、恶心、呕吐等
出血方式	咯出	呕出，可为喷射状
血色	鲜红	暗红、咖啡渣样
血中混合物	痰液，呈泡沫状	食物残渣、胃液
酸碱反应	弱碱性	酸性
黑便	无，除非咽下血液量较多时可有	有，可为柏油样便，呕血停止后仍继续数日
出血后痰液性状	常有血痰数日	无痰

表 4-2 咯血病因分类

病因	相关疾病
气管和支气管疾病	较常见：急性/慢性支气管炎、支气管扩张（结核性支气管扩张、非结核性支气管扩张）、支气管结核、原发性支气管肺癌等
	较少见：支气管结石、支气管类癌、良性支气管瘤、原发性呼吸道淀粉样变等
肺部疾病	较常见：肺结核、肺炎、肺脓肿等
	较少见：肺部真菌感染、肺寄生虫病（如肺阿米巴病、肺吸虫病、肺包虫病）、恶性肿瘤肺转移、肺梅毒、肺囊肿、尘肺、肺含铁血黄素沉着症、肺隔离症等
肺血管及其他循环系统疾病	较常见：肺血栓栓塞、肺动脉高压、肺动静脉瘘、单侧肺动脉发育不全、肺淤血、高血压、风湿性心脏病（二尖瓣狭窄）、急性左心衰竭、先天性心脏病、弯刀综合征等
	较少见：心内膜炎、动脉导管未闭、艾森门格综合征等
急性传染病	肺出血型钩端螺旋体病、肾综合征出血热、肺型鼠疫等
血液疾病	血小板减少性紫癜、白血病、血友病、再生障碍性贫血、遗传性毛细血管扩张症、弥漫性血管内凝血等
风湿性疾病	贝赫切特病（白塞病）、肉芽肿性多血管炎（韦氏肉芽肿病）、系统性红斑狼疮、结节性多动脉炎等
药物或毒物相关性	他巴唑、丙硫氧嘧啶、青霉胺等，抗凝药物、抗血小板药物等
其他	肺出血-肾炎综合征、替代性月经、弥漫性肺泡出血等

如咯血量较大,应立即采取急救措施,尽早确定出血的部位。当胸部 X 线检查的条件未具备时,可用听诊法协助确定。如咯血开始时一侧肺部呼吸音减弱和 / 或出现湿啰音,而对侧肺野呼吸音良好,常提示该侧出血。气管和支气管疾病所致出血,全身症状一般不严重,胸部 X 线检查基本正常或仅有肺纹理增粗;肺部病变所致出血有比较明显的全身症状,胸部 X 线检查常发现病变阴影。必须指出,咯血可为全身疾病表现的一部分,临床医师必须对咯血患者进行全身检查,以正确诊断。

对于咯血患者,全面分析病史资料常可对咯血原因做出初步估计,同时还需要进一步做下列有关检查。

1. 病史　须询问出血为初次或多次,如为多次,与以往有无不同。咯血发生于幼年可见于先天性心脏病;儿童及少年慢性咳嗽伴小量咯血和低色素性贫血,须注意特发性肺含铁血黄素沉着症;青壮年咯血多注意肺结核、支气管扩张等疾病;40 岁以上有长期大量吸烟史(纸烟 20 支 /d,20 年以上)者,要高度警惕支气管肺癌的可能性;年轻女性反复咯血也要考虑支气管结核和支气管腺瘤。在既往史上,需注意幼年是否曾患麻疹、百日咳。在个人史中须注意结核病接触史、多年吸烟史、职业性粉尘接触史、生食螃蟹与蝲蛄史、月经史等。

(1) 注意观察咯血的量。咯血量视病因和病变性质而不同,但与病变的严重程度并不完全一致,少则痰中带血,多则大口涌出,一次可达数百毫升或上千毫升。临床上常根据患者的咯血量,分为少量咯血、中量咯血和大量咯血。但界定这三种情况的咯血量多少的标准尚无明确的规定,但一般认为 24 小时内咯血量 <100ml 者为小量咯血;100~500ml/d 者为中等量咯血;>500ml 或一次咯血量 >100ml 者为大量咯血。痰中带血持续数周或数月应警惕支气管肺癌;慢性支气管炎和支原体肺炎咳嗽剧烈时可偶有血性痰。大量咯血常由于空洞型肺结核、支气管扩张、慢性肺脓肿、动脉瘤破裂等所致。国内报道,无黄疸型钩端螺旋体病也有引起致命的大咯血。部分肺结核患者以咯血为首发症状,咯血量多少不一;支气管扩张咯血量特点是由少到多;风湿性心脏病咯血量可多可少,初始肺淤血时咯血量少,并发肺水肿时可咳大量血痰。

(2) 注意观察咯血的颜色及性状。肺结核、支气管扩张、肺脓肿、支气管结核、出血性疾病咯血颜色鲜红;肺炎球菌大叶性肺炎、肺卫氏并殖吸虫病肺泡出血时可见铁锈色血痰;烂桃样血痰为肺卫氏并殖吸虫病最典型的特征;肺阿米巴病可见脓血样痰呈棕褐色,带腥臭味;砖红色胶冻样血痰主要见于克雷伯菌肺炎;二尖瓣狭窄肺淤血咯血一般为暗红色;左心衰竭肺水肿时咳浆液性粉红色泡沫样血痰;并发肺梗死时常咳黏稠暗红色血痰。

(3) 详细询问伴随症状,如发热、胸痛、咳嗽、痰量等。

咯血伴有急性发热、胸痛常为肺部炎症或急性传染病,如肺出血性钩端螺旋体病、肾综合征出血热;咯血、发热同时伴咳嗽、咳大量脓痰多见于肺脓肿;长期低热、盗汗、消瘦的咯血应考虑肺结核;反复咳嗽、咳脓痰不伴有发热多见于支气管扩张。

2. 体格检查　活动期肺结核和肺癌患者常有明显体重减轻,而支气管扩张患者虽反复咯血而全身情况往往较好。有些慢性心脏、肺疾病可伴有杵状指(趾)。咯血伴黄疸、肝大、脾大者需注意寄生虫感染可能。锁骨上淋巴结肿大在中老年患者要注意肺癌的转移。肺部闻及局限性哮鸣音提示支气管有狭窄、阻塞现象,常由肿瘤引起。肺部闻及湿啰音可能是肺部炎症、肺泡积血或心力衰竭所致。咯血合并心界扩大、心脏病理性杂音等情况时,需注意心血管疾病可能。同时,咯血患者还应注意有无全身的出血表现。

3. 实验室检查　痰液检查有助于发现结核杆菌、真菌、癌细胞、肺吸虫卵等。出血时间、凝血时间、凝血酶原时间、血小板计数等检查有助于出血性疾病或其他凝血系统疾病的诊断。外周血红细胞计数与血红蛋白测定可推断出血的程度。外周血中嗜酸性粒细胞增多、IgE 升高提示寄生虫病的可能性。必要时,需完善风湿免疫相关检查协助诊断,如 ANA、ANCA 等。

4. 影像学检查　对于咯血患者,除个别紧急情况不宜搬动外,均应做胸部 X 线检查。如果条件允许,应尽早行高分辨计算机断层(CT)扫描,这对寻找咯血原因有重要价值。肺实质病变一般都能在 X 线胸片上显示阴影,从而及时诊断。如疑有空洞、肿块,或见肺门、纵隔淋巴结肿大,可加做胸部 X 线体层摄片或 CT 检查,CT 还有助于发现细小的出血病灶。对疑有支气管扩张者,可做高分辨 CT 检查等协助诊断。对疑为支气管动脉性出血所致大咯血,必要时可行 CT 支气管动脉造影(CTA)或数字减影血管成像(DSA)检查,明确出血部位,后者尚可同时进行栓塞介入治疗。

5. 纤维支气管镜检查　原因未明的咯血或具有肺肿瘤危险因素(尤其是重度吸烟)的患者,尤其伴有支气管阻塞者,应考虑纤维支气管镜检查,可发现气管和支气管黏膜的非特异性溃疡、结核病灶、肿瘤等病变,并可在直视下钳取标本做病理组织检查,吸取分泌物或灌洗液送细菌学和细胞学检查。

6. 其他检查　心脏彩超或右心导管检查有助于心血管疾病的诊断。PET-CT 有助于协助鉴别炎性病灶、肺部良性或恶性肿瘤。

临床上无异常肺部 X 线征象的咯血病例并不少见,占 10%~13%,诊断较为困难。其主要原因可能为:①气管或大支气管的非特异性溃疡,一般表现为小量咯血或血痰,支气管镜检查可以发现。②气管或支气管的静脉曲张,多见于右上叶支气管开口处或隆突部分,常引起大咯血,无痰,可经支气管镜检查而发现。③肺动脉瘤、支气管小动脉粥样硬化破裂,肺动静脉瘘破裂。④小块肺栓塞常不易发现,一般有心脏病、下肢深静脉血栓形成、外伤史、长时间卧床或处于产褥期病史。⑤钩虫蚴、蛔虫蚴、血吸虫毛蚴在肺内游移引起咯血。⑥早期支气管肿瘤,轻度支气管扩张,支气管结核,肺结核早期等。高分辨率CT、纤维支气管镜的广泛应用大大提高了咯血病因的确诊率。希腊一项纳入184例患者的临床研究对比分析了X线胸片、胸部CT及支气管镜对咯血的诊断价值,发现联合胸部CT和支气管镜发现咯血原因的阳性率(84%)明显高于单用X线胸片(43%)、胸部CT(77%)及支气管镜(46%)。

有部分咯血患者虽经X线胸片、胸部CT和纤维支气管镜检查,仍未能发现阳性结果,且患者亦无引起咯血

的全身性疾病,此类咯血可称为特发性咯血。但仍有可能在以后随诊中,一部分特发性咯血患者可诊断出呼吸系统疾病。

国内曾有报道一组390例X线胸片无明显异常的咯血患者,行纤维支气管镜检查,结果发现肺癌16例(4.1%)、支气管结核2例、支气管腺瘤1例,支气管囊性静脉曲张出血1例。研究者认为咯血患者40岁以上、吸烟指数(吸烟年限 × 每天吸烟支数)>400、咯血时间长,且为血痰而非纯咯血者,尤须警惕肺癌的可能性。2018年韩国发布的有关咯血的临床影像指南指出:X线胸片应作为咯血患者的初步检查,但可能无阳性发现。对于有肺癌高危因素(年龄 >40 岁和吸烟 >30 包年)的人群推荐进行增强CT检查。增强CT扫描也推荐用于心肺功能可耐受CT检查的大咯血的患者,因为大咯血患者部分需要进行动脉栓塞或手术治疗,增强CT检查可以协助找到致病血管。

4.1 气管和支气管疾病

一、急、慢性支气管炎

急、慢性支气管炎患者有时也可咯血,一般为小量咯血或痰中带血,不需治疗,可在数日内自行停止,但易于再发。如出血量大,需注意其他原因,特别是支气管肺癌。本病的咯血与支气管炎症加剧有一定的关系,故咯血前常有病情加重的表现。

二、非结核性支气管扩张

非结核性支气管扩张可分为原发性与继发性。继发性者是由于支气管内或支气管外阻塞,引起支气管腔与支气管壁的感染,从而损害支气管壁的各层组织所引起。原发性支气管扩张则无明显的引起支气管阻塞的因素,但多数有肺炎病史,特别是麻疹、百日咳、流行性感冒等所继发的支气管肺炎史。一项以全国7个省市作为调查点的研究,对40岁以上的14 337人进行问卷调查以及肺功能检测,结果表明有1.2%曾患支气管扩张症,其中男女性别差异无统计学意义。

咯血是非结核性支气管扩张的常见症状,文献报道50%~70%患者有不同程度的咯血,并作为提示诊断的线索。部分患者以反复咯血为唯一症状,临床上称为"干性支气管扩张"。咯血可从童年即开始,常伴有杵状指(趾)。

此病咯血有两种不同表现。

1. **小量咯血** 在经常有慢性咳嗽、脓痰较多情况下,同时有小量咯血;有时在咯血前先有咳嗽较剧烈的感染加重阶段。因感染导致支气管内肉芽组织充血及损伤小血管而出现咯血。

2. **大咯血** 由于支气管有炎症病变,血管弹性纤维被破坏,管壁厚薄不匀或形成假血管瘤,加上炎症影响,易破裂引起大咯血。咯血量每次达300~500ml或以上,色鲜红,常骤然止血(因此类出血常来自支气管动脉系统,压力高,而动脉血管壁弹性好,收缩力强,故可较快止血)。

近年国内一组148例支气管扩张报道,其中咯血患者106例,痰中带血46例(43%)、咯鲜血60例(57%)、大咯血26例(25%),咯血平均时间为10.6年;且咯血与疾病严重程度呈正相关,咯血患者较未咯血患者在随访期的急性加重风险更高。

患者病程虽长,但全身情况尚好。咳嗽是支气管扩张症最常见的症状(>90%),且多伴有咳痰(75%~100%),痰液可为黏液性、黏液脓性或脓性,咳嗽可轻微,也可相当剧烈。咳嗽和咳痰常与体位改变有关,如在晨起或卧床后咳嗽可加剧,咳痰增多。痰量可为大量,每日达数百毫升(湿性型)。痰液静置后可分为3层:上层为泡沫状黏液,中层为较清的浆液,下层为脓液及细胞碎屑沉渣。

有些患者痰量甚少(干性型)。如合并感染,痰量随之增多,并有发热、咯血等。

支气管扩张的好发部位是下肺,左下叶较右下叶多见,左下肺和左舌叶常同时发生支气管扩张,最多累及下叶基底段,病灶可延伸至肺边缘,左肺上叶一般很少发生。病变部位出现呼吸音减弱和湿啰音,位置相当固定,体征所在的范围常能提示病变范围的大小。

X 线胸片检查不易确诊本病。国内一组 84 例非结核性支气管扩张中,只 1/3 病例在 X 线胸片上有少许的征象,大部分甚至没有任何改变。X 线胸片检查对排除慢性肺脓肿及慢性纤维空洞型肺结核颇有帮助。如患者有支气管扩张症的临床表现,X 线胸片又显示一侧或双侧下肺纹理增粗、紊乱以及蜂窝状小透亮区,或见液平面,则支气管扩张的可能性最大,高分辨率胸部 CT 检查可确定诊断,并对明确病变部位及决定治疗方案有重要意义。

全内脏转位、支气管扩张、鼻窦病变三联征,又称卡塔格纳三联征(Kartagener triad),国内有少数病例报道。此三联征有咳嗽、咳痰、咯血等症状。咯血可从童年开始,反复发作,量不多。

三、结核性支气管扩张

结核性支气管扩张的症状因肺内结核病灶的情况而定,如肺结核病灶不严重,则可无明显症状。有时或可闻及少许干、湿啰音。X 线胸片上显示病灶似已硬结,而患者仍有或多或少的咯血,应考虑结核性支气管扩张的可能性。国内一组 64 例患者中,发病大多在 30 岁以上,90% 有咯血(痰中带血或大量咯血)。病灶部位大都在两肺上叶,尤以右上叶的后段、左上叶的尖后段多见。

结核性支气管扩张与非结核性支气管扩张的鉴别见表 4-3。

四、支气管结核

支气管结核是发生于气管、支气管黏膜或黏膜下层的结核病变。支气管结核一般为继发性,原发者罕见,有 10%~40% 的活动性肺结核患者并发支气管结核,常发生于慢性纤维空洞型肺结核、慢性血行播散型肺结核、支气管淋巴结结核、浸润型肺结核及干酪样肺炎等基础之上。发病年龄多集中在青年、中年,女性发病为男性的2~3 倍。15%~40% 的患者会出现咯血,一般为痰中带血,但也可能出现大咯血。其他常见症状为阵发性剧烈咳嗽、喘鸣、阵发性呼吸困难等。气管、主支气管和中间段支气管等狭窄时,咳嗽声如"犬吠"。有时轻度动作即可引起呼吸困难与发绀。如发生支气管阻塞,则引起突然的发热、痰量减少,而阻塞解除后痰量突然增加,体温也下降。部分患者伴有发热、盗汗、消瘦、月经不调等全身症状及变态反应性关节炎、结膜炎等变态反应性表现。

有下列情况提示患者有支气管结核的可能:①反复小量咯血或血痰而 X 线胸片未见明显病变者。②药物难以控制的刺激性咳嗽。③有喘鸣音。④有不同程度的呼吸困难而不能用肺实质病变解释者。⑤肺无明显病变而痰结核菌屡为阳性。⑥肺内有新播散病灶而不能用其他原因解释。⑦肺结核并发肺不张。⑧某些肺野空洞,如薄壁空洞,肺门附近的空洞等。

支气管结核临床表现缺乏特异性,X 线胸片一般表现为肺结核改变,但有 10%~20% 患者也可无明显异常,CT 对诊断有帮助,痰结核分枝杆菌(MTB)检查阳性是结核病诊断的"金标准",支气管结核的确诊须靠支气管镜检查。如临床症状典型,虽支气管镜检查阴性,也不能除外此病的存在。必要时,反复经支气管镜下刷检涂片染色找抗酸杆菌,或钳取气管、支气管病变组织做病理检查有助于诊断。

目前将刷检标本或支气管肺泡灌洗液进行 PCR 检测结核分枝杆菌,可大大提高病原学诊断率。PPD 试验可作为临床诊断结核病的参考指征。

结核感染 T 细胞斑点(T-SPOT.TB)试验是近年来的一项新诊断技术,通过检测外周血分泌 γ- 干扰素的 T 淋巴细胞数量来诊断结核感染,具有较高的特异性和敏感性,且不受卡介苗接种和环境分枝杆菌感染的影响,在肺结核的筛查和诊断中有较好的应用价值。

表 4-3 结核性与非结核性支气管扩张的鉴别要点

	结核性支气管扩张	非结核性支气管扩张
发病基础	在肺结核的基础上	在支气管壁深部和肺部化脓性感染基础上
发病年龄	常在 30 岁以上	常在 30 岁以下
好发部位	大多发生在两肺上叶,与结核部位一致	多见于下叶基底段
病灶部位	大多限于支气管近端 2/3 处	可伸展至肺边缘
胸部 CT	多呈柱状扩张,扩张的远端常呈三角形或锐角	多呈囊状扩张,扩张的远端呈钝角或袋状
痰结核菌	常为阳性	阴性

五、原发性支气管肺癌（肺癌）

咯血是最具有提示性的肺癌症状，肺癌患者有25%~40%会出现咯血症状。国外一项回顾性研究发现，在155例咯血患者中，确诊为肺癌的比例为16%，随后的前瞻性研究纳入182例咯血患者，其中肺癌占18%。中央型肺癌较周围型肺癌易引起咯血。癌组织内小血管较多，患者又常有刺激性咳嗽，易引起癌组织损伤而致出血。其特点是痰中带血或小量咯血多见，而大量咯血少见，但晚期可有致命性大咯血。咳嗽是较常见的早期症状，无痰或有少量的白色黏痰，可伴有胸痛。间断的或持续的小量咯血，对提示此病的诊断有重要意义。痰中可混有小颗粒状灰白色坏死组织，其中较易找到癌细胞。目前推荐的常用的血清学肿瘤标志物有癌胚抗原（CEA）、神经元特异性烯醇酶（NSE）、细胞角蛋白19片段（CYFRA21-1）、胃泌素释放肽前体（ProGRP）、鳞状细胞癌抗原（SCC）等，以上多种标志物的联合使用可提高其在临床应用中的敏感度和特异度。胸部CT是目前肺癌诊治过程中最重要和最常用的影像检查方法。PET-CT是肺癌诊断、分期与再分期、疗效评价和预后评估的最佳方法。支气管镜检查可以直接窥及肿瘤病灶，95%以上中央型肺癌可以通过气管镜刷检细胞学检查和组织学活检获得明确病理诊断。

国内一组确诊肺癌1 105例患者中，支气管镜下直接见到肿瘤病灶（直接征象）者638例（57.7%），只见肿瘤间接征象，即支气管黏膜改变者412例（37.3%）。肺癌多见于段以上的支气管（中央型肺癌约占3/4），有些病例第一次活检及刷检均未能确诊，需做第二次，偶尔还要第3~4次检查。当发现有间接征象的可疑病例，应尽可能多部位活检多取标本，甚至窥及癌体也应多点活检。

六、支气管结石

支气管结石的特点为反复咯血，而肺部除有钙盐沉积之外，无其他原因可解释。患者或曾有咳出结石史。咯血通常为小量，但有些患者可有大咯血。X线胸片发现有支气管结石阴影，以右中叶根部较为多见，结石远端可发现有阻塞性肺不张或肺部感染。胸部CT检查可见支气管阻塞远端有钙化影。支气管镜检查可帮助诊断。支气管结石常由肺结核病灶钙化引起。X线胸片上如炎症病变相应部位有钙化结节，在炎症消退后而咯血不断者，则支气管结石的可能性甚大。

国内一组59例的报道中，以咯血为主要症状者占29%，其中威胁生命的大咯血占7%。胸部CT检查均表现为支气管腔内的高密度斑块状影，并阻塞管腔，可伴有远端支气管狭窄、扩张或肺门纵隔淋巴结钙化。误诊率46%。并发症表现为肺不张、支气管扩张、阻塞性肺炎等。手术治疗效果好。X线断层摄片、胸部CT和支气管镜检查等综合检查对诊断有较大帮助。

七、支气管类癌

支气管类癌占全部肺原发性恶性肿瘤不到2%，为生长缓慢的神经内分泌肿瘤。发病年龄为40~70岁，具有恶性程度低和较少发生转移的特点。早期症状常为咯血，术后长期生存率较高。国内报道一组74例类癌患者，年龄为21~79岁，5例有肺癌或喉癌家族史，主要临床表现为咳嗽、咳痰、咯血或痰中带血、胸部不适等。经病理检查后，32例确诊为典型类癌，15例为非典型类癌，25例为神经内分泌癌，2例为混合型癌。临床上本病易误诊为肺癌、结核球或良性支气管肿瘤。大多数支气管类癌患者X线胸片检查均有异常发现，但约10%漏诊。胸部增强CT扫描是基本的检查。CT表现为中心型肿瘤且无肺门或纵隔淋巴结肿大的病例，典型类癌的可能性较大。因类癌对18-氟脱氧核糖的吸收代谢率较低，故PET-CT对类癌诊断帮助不大。支气管镜下活检对诊断帮助较大。

八、良性支气管瘤

良性支气管瘤少见，发病多在30~40岁。全身情况良好的中年患者如有反复的小量咯血或痰中带血，或类似哮喘发作，或屡次发作的呼吸道阻塞及感染症状，应考虑此病的可能。由于肿瘤生长缓慢，临床症状可延续多年。早期可无症状，或仅有气喘、干咳，有时甚至被误诊为支气管哮喘。肿瘤逐渐增大而堵塞支气管时，可发生相应肺叶的肺不张，并在肿瘤的远侧发生感染与支气管扩张。X线体层摄片、胸部CT，可了解较大的支气管内肿瘤的范围及部位，气道阻塞情况及继发性支气管扩张，对诊断有重要帮助。由于良性瘤多发生于较大的支气管内，支气管镜检查的检出率可达85%~90%。

良性支气管瘤有腺瘤、平滑肌瘤、乳头状瘤等，此外较罕见的有纤维瘤、软骨瘤、脂肪瘤等。其中腺瘤比较多见，典型X线胸片征象为肺门附近有圆形或类圆形阴影，密度均匀一致，边缘锐利。X线体层摄片或胸部CT检查更易于发现。由于多数腺瘤位于主支气管或肺叶支气管内，支气管镜检查易做出诊断。

九、原发性呼吸道淀粉样变

原发性呼吸道淀粉样变可有咳嗽、咯血等症状（参见3.1）。

4.2 肺部疾病

一、肺结核

咯血是肺结核患者常见的症状,且常为提示此病诊断的线索。咯血量多寡不一,少可仅为痰中带血,多则一次可达 500ml 以上,血色鲜红。咯血与结核病变的类型有一定关系,多见于浸润性肺结核、慢性纤维空洞性肺结核、干酪性肺炎,而少见于原发型肺结核(原发综合征及胸内淋巴结结核)和急性血行播散型肺结核(急性粟粒型肺结核)。咯血严重程度并不一定与病灶大小成正比,小的病灶可有较多的咯血,而病灶广泛的也可无咯血。出血量常和血管损害程度有关,血管壁渗透性增高所致的咯血,出血量少,但持续时间较长;小血管的破裂则多引起小量出血,这往往由于慢性活动性肺结核所致;大咯血多为肺动脉分支破损所致,其中以空洞内形成的动脉瘤破裂所致的大咯血多见,此类出血来势甚急,而由于洞壁纤维化不易收缩止血,或血凝块虽能填塞空洞压迫血管暂时止血,但又可因血块溶解而再次出血。

肺结核患者以青壮年占大多数,不少患者以咯血为初发症状而就诊。咯血之后常有发热,是由于病灶播散及病情发展所致。患者常同时出现疲乏、食欲缺乏、体重减轻、午后潮热、盗汗、脉快和心悸等全身中毒症状。

肺结核的诊断主要依靠症状、体征、X 线胸片和痰结核菌检查。如青壮年一侧肺尖部经常听到湿啰音,又有上述全身性中毒症状,则支持活动性肺结核的诊断。X 线胸片是诊断肺结核的重要方法,可以发现早期轻微的结核病变,确定病灶的范围、部位、形态、密度、与周围组织的关系,判断病变的性质、有无活动性、有无空洞、空洞大小和洞壁特点等。因此,定期进行 X 线胸片检查能及早发现病灶,有助于早期治疗。

痰结核菌检查阳性可确诊为肺结核,且可肯定病灶为活动性。但痰结核菌阴性并不能否定肺结核的存在,对可疑病例需反复多次痰液涂片检查,如有需要,可采用浓集法、培养法、PCR 法等,在咯血前后,因常有干酪性坏死物脱落,此时的痰菌阳性率较高。

长期被误诊为肺结核咯血的肺部疾病并非少见,文献报道有支气管扩张、支气管囊肿、肺癌、肺脓肿、肺吸虫病等。

年轻患者反复咯血,痰结核菌检查阴性.全身情况较好,而病灶又处于中、下肺野,用一般抗菌药物治疗能改善炎症表现者,则可认为是非结核性支气管扩张,胸部 CT 检查有助于确定诊断。支气管囊肿在 X 线胸片及胸部透视下一般可确定诊断。非结核性支气管扩张或支气管囊肿合并普通细菌感染时,其症状的出现通常较早,可追溯到童年时期,特别是在患麻疹、百日咳之后常有咯血及呼吸道炎症症状,其与肺结核病的鉴别是前两者在长期的病患过程中,全身一般状况仍较好,无结核病的全身中毒症状,可伴有杵状指(趾),痰结核菌阴性。

肺癌被误诊为肺结核者颇为常见。在下列情况下,应考虑肺癌的可能:①年龄在 40 岁以上,尤其是长期重度吸烟的男性患者,新近出现反复的咯血或持续的痰中带血,或近肺门处有致密的异常阴影,或出现肺不张合并感染,而多次痰液检查未发现结核菌者,应首先考虑肺癌的可能;但痰中结核菌阳性也不能除外肺结核与肺癌并存。②肺癌组织内部发生坏死破溃,坏死组织排出后形成空洞,其 X 线胸片征象可酷似结核性空洞。但癌性空洞常呈偏心性,其内侧壁凹凸不平,外缘多呈毛刺状、分叶状,常无病灶周围卫星灶,多次痰结核菌检查阴性,经规律的抗结核治疗无效,病灶逐渐增大,这些均可与肺结核鉴别。③肺癌和肺结核并存,肺癌可发生在陈旧性肺结核瘢痕的基础上,而肺癌又能促使结核病灶恶化。如在陈旧性或活动性结核病灶处出现新的、致密的圆形病灶,且经积极抗结核治疗 1 个月后,病灶仍可逐渐增大,或出现肺不张、肺门阴影增大,癌性空洞等改变,应考虑并存肺癌的可能。

二、肺炎

在急性肺炎时,肺实质处于高度充血状态,小血管通透性增加并可发生破裂而致咯血。由于小血管可发生血栓性脉管炎,致血管腔闭塞,通常不易引起大量咯血。

肺炎链球菌肺炎的患者,痰中混有血液者并不少见,有时血量可达 20~30ml,病期第 2、3 天转为铁锈色痰。在整个病程中均呈血性痰的甚少。

肺炎克雷伯菌肺炎多为砖红色胶冻样痰;化脓性链球菌肺炎咳粉红色稀痰;葡萄球菌肺炎可为血性痰、脓性痰;铜绿假单胞菌肺炎咯血少见,典型者咳翠绿色脓痰。军团菌肺炎少量黏液痰中可带血丝,并有发热、咳嗽、肌痛、关节痛、腹泻、蛋白尿、转氨酶升高、直接荧光抗体阳性或间接荧光抗体 1:256。肺炎支原体肺炎约 1/4 病例有血性痰,但绝无铁锈色痰;流感病毒性肺炎常引起反复的小量咯血。

三、肺脓肿

肺脓肿多由于吸入感染或血源性感染所引起,约50%患者伴有咯血,常伴有大量脓痰或脓血样痰。急性肺脓肿的早期可有大量咯血而无脓痰,但此时有寒战、高热、胸痛、血白细胞和中性粒细胞增高,提示急性细菌性感染,1周后可出现大量脓痰。慢性肺脓肿常有大量的脓痰或脓血痰,痰量每天可达300~500ml,带臭味,痰液静置分层。多数患者伴有杵状指。慢性肺脓肿常被误诊为肺结核,前者可根据急性发病史、X线胸片见大片浓密模糊浸润阴影,脓腔内出现圆形透亮区及气液平面,痰培养可有致病菌生长以及抗菌治疗有效,一般鉴别不难。慢性肺脓肿与肺癌的区别,可根据肺脓肿过去的急性发病史、空洞的特点及痰中癌细胞检查等加以鉴别,X线胸片、支气管镜、胸部CT扫描有助于诊断。癌性空洞与肺脓肿空洞、结核性空洞的鉴别见表4-4。

四、肺部真菌感染

肺部真菌感染是最常见的深部真菌病,主要由念珠菌、曲霉、毛霉、隐球菌等真菌感染所致。老年、幼儿及体弱者易患此病,多为痰中带血或小量咯血。常见症状有发热、乏力、盗汗、食欲缺乏、消瘦、咳嗽、胸痛。痰的特点是量少,不同种类的真菌感染时,其痰的性状不一。肺白念珠菌病为胶样黏稠痰,带乳块或血丝;肺曲霉病为反复咯血或咯出大量泡沫痰(可带酒味);肺隐球菌病则咯小量黏液性痰或血丝痰。病原学检查可找到致病菌,G试

验、GM试验、胸部影像学检查、肺组织病理检查有助于诊断。

五、肺寄生虫病

(一)肺阿米巴病

阿米巴性肺脓肿为肝阿米巴病并发症之一,也可来自肠道病灶。多数起病较慢,常有发热、乏力、消瘦、咳嗽、咳痰、右下胸痛并放射至右肩,少数呈急性发病,高热、胸痛、呼吸困难等,可有肝大体征。典型的痰液呈棕褐色而带腥臭味,有助于诊断。如合并出血或混合感染,可呈血性或黏液脓血痰。痰液、胸腔积液或支气管镜取病变坏死组织中查找到溶组织阿米巴滋养体可确诊。

(二)肺吸虫病

本病有严格的地区性,患者都曾有在疫区进食未煮熟的含有肺吸虫囊蚴的石蟹或蝲蛄史。在流行区儿童感染最为多见,出现症状者年龄多在5~20岁。病程中常有反复的小量咯血,痰血混合多呈特殊的棕黄色或铁锈色,烂桃样血痰是肺吸虫病最典型特征。早期症状有荨麻疹、畏寒、发热、脐周隐痛、腹泻,并有乏力、盗汗、食欲缺乏,2~3周后出现咳嗽、胸痛、咯血等,部分患者可表现为反复发作的支气管炎,病程可达数十年。患者虽有长期的反复咯血,但全身情况尚好,胸部体征多不明显,可有皮下结节。常有血嗜酸性粒细胞增多,痰中发现肺吸虫卵即能确诊,阳性率90%以上。粪便虫卵检查、肺组织病理检查、免疫学检查、影像学检查等有助于诊断。

X线胸片检查有较特别的征象,病灶多位于中、下肺野及内侧带,因病变的不同时期而有下列的表现:①早期呈边缘模糊的弥漫阴影,大小为1~2cm。②中间期为边

表4-4 癌性空洞与肺脓肿空洞、结核性空洞的鉴别

	结核性空洞	肺脓肿	癌性空洞
影像学表现			
部位	上叶尖后段及下叶背段多见	上叶后段、下叶背段及各基底段	可发生在任何部位
数目	单发或多发	单发多见,少数多发	单发
洞壁	薄壁或厚壁,多为2~3cm,内壁光滑,可钙化	厚壁,内壁不甚规则	厚壁,内壁不规则,呈结节状
液面	多无液面,偶有小液面	多有明显液面	多无液面
周围病变	空洞附近有不同性质的卫星灶	周围有多量炎性渗出	肿块外多无病变
播散	局部、对侧播散	直接蔓延	可有淋巴转移,偶有肺转移
临床表现			
	慢性病程,咯血常见	起病急、高热,咳大量脓臭痰,痰静置分3层	多为中年以上患者,无发热,痰量较少,小量咯血或痰中带血
	结核杆菌多为阳性	链球菌、葡萄球菌	可找到癌细胞

缘清楚、多房或单房的、实质或囊状的大小不等的阴影，多房性囊状阴影是本病的 X 线胸片特征。③晚期为纤维增殖性变及硬结钙化阴影。此外，可有肺门增大、肺纹理增粗紊乱、胸腔积液或胸膜增厚等征象。对一些疑难的、不典型的病例，流行病学调查和免疫学检查在诊断上有重要意义。

如患者有上述流行病学史和胸痛、咯铁锈色痰等症状，血嗜酸性粒细胞增多，痰中虽未发现肺吸虫卵，而肺吸虫抗原皮内试验阳性，并已除外血吸虫病、华支睾吸虫等感染时，则大致可做出肺吸虫病的临床诊断，并应进行特效药物（如吡喹酮）的诊断性治疗；如疗效显著，可进一步确立诊断。肺吸虫病主要须与肺结核相鉴别（表 4-5）。

在四川及福建发现的肺吸虫病临床表现较特别，其症状轻，咯血量较小，痰中虫卵检出率较低，有游走性皮下结节者甚多（多分布于胸壁及上腹壁），血中嗜酸性粒细胞显著增多。

国内报道肺吸虫病误诊率较高。一家医院报道 14 例肺吸虫病患者全被误诊为肺结核。主要原因是肺型并

殖吸虫病早期症状与肺结核相似，均可出现咳嗽、咳痰、发热、盗汗等表现；且肺吸虫病胸部 CT 表现多样化，表现为支气管周围炎症，肺内浸润性改变斑片影，实变结节或肿块影，空洞或囊状影，胸腔积液等。胸部 CT 在肺吸虫病及肺结核的鉴别诊断中具有重要价值，需仔细观察胸部 CT 有无"隧道征""游走性病变"等肺吸虫特征性影像学改变。由于肺吸虫病免疫学诊断的敏感性和特异性高，且简便易行，在流行区内患者有生食石蟹或蝲蛄史，而反复出现咳嗽、咯血或痰中带血、发热等症状，应即做肺吸虫抗原皮内试验，上述一组误诊为肺结核的 14 例患者，肺吸虫抗原皮内试验均为 1∶2 000 以上阳性。应用混合单抗双抗体夹心 ELISA 法诊断疑难肺吸虫病，效果更佳。必要时可做病理检验，如发现嗜酸性肉芽肿，查见夏科 - 莱登结晶，也对诊断有重要价值。

（三）肺包虫病

肺包虫病由棘球绦虫的幼虫（棘球蚴）寄生于人肺内所引起，主要流行于畜牧区，以青壮年农民和牧民为主，早期可无症状。囊肿渗漏时，主要表现为变态反应，出现

表 4-5 肺吸虫病与肺结核鉴别

	肺吸虫病	肺结核
临床表现		
病史	曾到肺吸虫病流行区，曾有食生螃蟹、蝲蛄史	有与肺结核患者接触史
胸部症状		
铁锈色痰	有	无
胸痛	多	少
腹部症状		
腹泻	有	无
腹痛	有	无
体格检查	一般身体健康，腹部有压痛	一般健康较差，腹部无压痛
X 线检查		
病灶位置	多在肺中、下部	多在肺上部
病灶大小	5~37mm，病灶孤立	从粟粒大至整个肺叶，常集合在一起
病灶密度	肺吸虫囊肿密度低	病灶密度高
空洞	无空洞、囊肿内有多个空泡	有时有空洞而无空泡
病灶进展	囊肿常长久无变化	未经治疗，病灶在 2~3 个月内可有显著变化
胸膜病变	多	少
实验室检查		
嗜酸性粒细胞	显著增多	正常
痰液	有肺吸虫卵、而无结核菌	有结核菌、无肺吸虫卵
粪便	可有肺吸虫卵	无
尿	可有肺吸虫卵	无
肺吸虫补体结合试验	阳性	阴性
肺吸虫抗原皮内试验	阳性	阴性

反复发作的荨麻疹、支气管痉挛。当包囊肿大破裂时,可出现咯血或痰中带血,并可咯出类似粉皮样的角皮膜;合并感染时则出现咳嗽、咳痰、胸部不适,或胸痛及劳力后气促等症状。可有肝或其他部位囊肿征象。囊肿破裂,囊液亦可阻塞气管引起窒息。X线胸片或胸部CT扫描有助于诊断,可显示包虫圆形或卵圆形,略呈分叶状阴影,边缘清晰,密度均匀,壁可钙化,肺巨大包虫囊肿在透视时其阴影随深呼吸而纵向伸缩变形,称为包虫囊呼吸征。包虫囊壁破裂,空气进入,则顶部呈现半月形透亮带。包虫抗原皮内试验及补体结合试验对本病有重要的诊断意义,阳性率可达90%以上。此外,痰液检查、B超检查、放射性核素扫描等对诊断也有帮助。

六、恶性肿瘤的肺转移

恶性肿瘤转移至肺部时,可引起咯血。大约30%的恶性肿瘤患者在病程过程中可发生肿瘤肺转移。较常发生肺部转移的恶性肿瘤有鼻咽癌、乳腺癌、食管癌、胃癌、肝癌、结肠癌、直肠癌、前列腺癌、睾丸畸胎瘤、精原细胞瘤、绒毛膜上皮细胞癌、恶性葡萄胎及类癌等。以绒毛膜上皮细胞癌、睾丸畸胎瘤和恶性葡萄胎的肺转移的咯血发生率最高。对成年女性原因未明的咯血,患者阴道曾排出水泡样胎块,或兼有流产后持续的不规则阴道出血,应考虑恶性葡萄胎或绒毛膜上皮细胞癌的可能性,尿妊娠诊断试验有助于此病的诊断。

转移性肺恶性肿瘤常为多发,也可为单发,后者较少见。X线胸片显示多发性肺转移肿瘤的形态多为圆形、卵圆形或粟粒状阴影,大小相仿,边缘不整,发展较快。确定肺内转移灶的最佳手段为胸部CT检查,高分辨率胸部CT可发现2~3mm的肺小结节。诊断困难时,结合原发肿瘤病史,随访CT检查发现肺部结节增多增大,则有利于诊断。PET-CT能显示肺内外病灶,对病灶良恶性及预后诊断有较大帮助。转移性肺恶性肿瘤原发病灶的诊断有时不易,须设法寻找。

七、肺梅毒

本病极为少见,国内仅有2例感染报道,均有咯血。病程进展缓慢,往往有咳嗽、咯血、胸痛等症状,虽然X线胸片显示下肺野大片状实质模糊阴影,但全身情况良好。诊断须依据梅毒感染史、梅毒血清反应阳性与驱梅治疗的疗效。肺梅毒须与其他肺部疾病相鉴别,特别是肺结核病。

八、肺囊肿

肺囊肿可区分为先天性与后天性两类,以前者较为多见,后者是由肺部感染性疾病或寄生虫所引起。多发性先天性肺囊肿常伴有支气管扩张,多在儿童期出现症状。其临床表现与支气管扩张相似,患者往往因突然小量咯血或痰中带血而就诊,由于病变多位于中、上肺,引流较好,较少出现发热。X线胸片检查呈圆形透亮影,其壁菲薄而整齐;多发者大小不一,可分布于任何肺野,但以中、上肺野较多见。

多发性先天性肺囊肿需与支气管扩张鉴别。肺囊肿继发感染时可出现大片状模糊阴影,类似浸润性肺结核,但经抗生素治疗后感染较快消退,而有别于肺结核。肺囊肿合并感染时,其临床症状和X线胸片的改变与肺脓肿相似,需加以鉴别。

国内曾报道一组82例成年患者中,52例(63.4%)有咯血,咯血量多数在200ml以下,动态观察X线胸片后认为如有下列情况应考虑本病:①肺部阴影长期存在,形态变化不大。②阴影在同一部位反复出现。③无播散灶,在非囊肿部位不出现新的病灶。④阴影新旧程度一致。⑤肺门及纵隔淋巴结不大。患者虽反复咯血或痰中带血而无结核中毒症状。支气管造影、胸部CT检查有助于对本病的鉴别诊断。经上述不能确诊时,应考虑肺活检或外科手术探查。

关于支气管肺囊肿近年有一组93例报道,男性56例,女性37例;发病多在20~50岁,5例初发年龄低于20岁。误诊为其他疾病34例,误诊率36.6%,其中误诊为肺结核27例,肺脓肿3例,支气管扩张2例,肺癌2例。初发症状以咳嗽(52/93)、咳痰(51/93)最为多见,咯血或痰中带血次之(22/93)。8例无症状患者经体格检查而发现本病。

肺囊肿诊断的误诊率高,主要是其X线胸片检查缺乏特异性表现。为了早期诊断,减少误诊率,肺囊肿应与肺结核、肺脓肿、支气管扩张以及肺癌等进行鉴别诊断。胸部CT是诊断和鉴别诊断的重要依据,可提高诊断准确率。需要注意的是,胸部CT常可发现囊肿的异常供血血管而确诊为肺隔离症,上述报道的93例患者中发现合并肺隔离症5例。

九、尘肺

尘肺(肺尘埃沉着病)包括硅沉着病和其他尘肺,是由于长期吸入某种粉尘所致的以肺实质弥漫性纤维病变为主的疾病。尘肺(肺尘埃沉着病)主要发生于从事粉尘作业的工人,可有慢性、顽固性咳嗽,咳泡沫状痰、咯血或痰中带血,气短和胸痛。早期不明显,常为干咳或带黏稠痰,晚期咳嗽加重,痰多,如合并肺结核或支气管扩张,可反复大咯血。晚期病情重,有发绀、杵状指、肺气肿、肺源性心脏病等表现。X线胸片可见中、下肺野呈网状及条索状或结节状阴影改变,肺门淋巴结肿大。其诊断主要依据为有职业病史、临床表现、胸部X线征象及肺功能检查。

与无硅沉着病者相比，硅沉着病合并肺结核的发病率高4~5倍，其特点是肺结核的发生率和严重程度与硅沉着病的病情严重程度成正比，硅沉着病愈严重，其并发肺结核的可能性愈大，肺结核病的病变发展也愈迅速，病情愈严重。石棉沉着病合并肺结核比较少见，但合并肺癌者却较多。

十、肺含铁血黄素沉着症

病程常有咯血症状（参见9.2）。

十一、肺隔离症

参见8.9。

4.3 肺血管及其他循环系统疾病

一、肺血栓栓塞症

肺血栓栓塞症是肺栓塞的最常见类型，占肺栓塞中的绝大多数，多继发于右心或体循环深静脉系统的血栓形成，偶也见于肺动脉炎、感染性心内膜炎等病例中，是以各种栓子阻塞肺动脉系统为其发病原因的一组疾病或临床综合征。主要症状为呼吸困难及气促、胸痛、小量咯血（大咯血少见）、咳嗽、心悸、发热等，晕厥可以是肺栓塞的唯一首发症状。心瓣膜病（特别是合并心房颤动）患者发生咯血、未能解释的短期发热时，须考虑肺血栓栓塞症的可能。血浆D-二聚体对急性肺血栓栓塞有较大的排除诊断价值，其含量低于500μg可基本排除急性肺血栓栓塞。X线胸片可显示区域性肺纹理变细、稀疏或消失，肺野透亮度增加；也可显示肺组织的继发改变，如肺野局部的片状阴影，尖端指向肺门的楔形阴影，肺不张或膨胀不全，有肺不张侧可见横膈抬高。X线胸片对鉴别其他胸部疾病有重要帮助。胸部CT、放射性核素肺通气/血流灌注扫描、磁共振显像（MRI）及肺动脉造影都是肺血栓栓塞症的重要确诊方法。

二、肺动脉高压

肺动脉高压可由许多心脏、肺和肺血管疾病引起，根据发病的原因是否明确，曾被习惯性分为"原发性"和"继发性"肺动脉高压。目前按照病因、病理生理、治疗方法及预后分为5个大类：①动脉性肺动脉高压。②静脉性肺动脉高压。③低氧血症相关性肺动脉高压。④慢性血栓和/或栓塞性肺动脉高压。⑤其他原因所致肺动脉高压。继发性肺动脉高压较原发性肺动脉高压常见，早期临床表现以基础疾病如慢性支气管炎、COPD等的临床表现为主，晚期以右心功能不全的表现为主。原发性肺动脉高压是一少见病，被世界卫生组织改称为"特发性肺动脉高压"，是一种不明原因的肺动脉高压。早期通常无症状，仅在剧烈活动时感到不适；随着肺动脉压力的增高，可逐渐出现呼吸困难、胸痛、头晕或晕厥、咯血。咯血量通常较少，

有时也可因大咯血而死亡。其他症状还包括疲乏、无力，雷诺现象，声音嘶哑（Ortner综合征）等。X线胸片、胸部CT、超声心动图和多普勒超声检查、放射性核素肺通气/灌注扫描、右心导管术、肺活检都对诊断有重要的作用。

三、肺动静脉瘘

肺动静脉瘘是先天性肺血管的血管瘤样畸形，也可为获得性，临床上少见。半数患者表现为鼻出血，可有咳嗽、间歇小量咯血、发绀、杵状指（趾）及红细胞增多症。体格检查可发现1/3的患者皮肤表面淡红色圆形的蜘蛛痣性血管扩张。在相应胸壁部位触及震颤，闻及血管杂音，吸气时杂音增强，呼气时减弱。X线胸片和胸部CT在诊断上起重要作用，可见边缘整齐、密度均匀的圆形或卵圆形阴影，多位于中、下肺野，且与肺门之间有条索状阴影，少于5%的病变可有钙化点，无空洞形成。肺动静脉瘘发病常与遗传性出血性毛细血管扩张症有关，可误诊为肺结核球或肺癌，肺动脉造影可协助明确诊断。

四、单侧肺动脉发育不全

本病少见，患者大多有不同程度的咳嗽、咳痰、痰中带血、胸痛、气促等表现，体格检查可发现患侧胸廓扩张稍受限、触觉语颤及呼吸音减弱，多可闻及干啰音及湿啰音，可被误诊为肺气肿、气胸、支气管扩张等。诊断主要依靠X线胸片和胸部CT检查。

五、肺淤血

肺淤血常见于风湿性心脏病二尖瓣狭窄，且多发生在较严重的瓣口狭窄的慢性充血期，也可见于急性左心衰、复张后肺水肿、高原性肺水肿等，多表现为痰带血丝、小量咯血或咳出粉红色泡沫样痰。结合心脏病史、胸腔快速抽液（气）及快速登山等病史，心尖部舒张期隆隆样杂音，超声心动图和多普勒超声检查等可做出诊断。二尖瓣关闭不全较少引起咯血。

六、高血压

在恶性或急进型高血压,由于血压持续增高时,可引起肺毛细血管破裂而出现咯血。也可由于并发急性肺水肿而咳粉红色泡沫痰。

七、风湿性心脏病(二尖瓣狭窄)

风湿性心脏病常有反复咯血。

八、左心衰竭

九、先天性心脏病

某些有血液分流的先天性心血管病如房间隔缺损、室间隔缺损、艾森门格综合征等,均可伴有显著的肺动脉

高压,由此可引起咯血。

十、弯刀综合征

弯刀综合征(scimitar syndrome)为一种罕见的先天性血管畸形,好发年龄 10~20 岁,女性多见。其特征为右肺静脉从右心缘下降,在右心房与下腔静脉交界外,呈弯刀状向左侧行进,开口于下腔静脉,X 线胸片显示血管形态类似古代土耳其武士佩带的弯刀。该综合征常伴发右肺及右肺动脉发育不良;右位心/中位心。患者常有反复咳嗽、咯血、右肺感染,易被误诊为"支气管扩张"。X线胸片和胸部 CT 扫描显示:①右肺发育不良。②沿右心缘的肺静脉呈弯刀样阴影。③心脏向右移位,状似右位心。据此可做出诊断。

4.4 全身性疾病及其他原因

一、急性传染病

(一)肺出血型钩端螺旋体病

肺出血型钩端螺旋体病也称钩端螺旋体性出血性肺炎,是钩端螺旋体病的严重类型,如不注意常易误诊。钩端螺旋体病以夏、秋季多发,以青壮年为主,从事牧、渔业劳动者发病率高,大多起病急骤,症状主要有畏寒或寒战、高热、头痛、全身肌肉酸痛、衰弱无力、眼结膜充血、腓肠肌疼痛、淋巴结肿大,多在毒血症过程中出现心悸、烦躁、呼吸和心率逐渐增快。初为痰中带血,以后咯血量增多。严重的肺弥漫性出血型者,可引起致命的大咯血,其特点是发生突然、发展迅猛,临终时多数患者出现从口鼻涌出大量血液,立即窒息而死。X 线胸片和胸部 CT 显示双侧肺野斑片状模糊阴影,以中、下肺野尤为显著。需与其他原因的肺炎、肺结核鉴别。病原学和血清学检查有助于明确诊断。

(二)肾综合征出血热

由汉坦病毒引起,经呼吸道、消化道、母婴、虫媒及动物源传播,流行季节以 3~5 月或 5~7 月以及 11 月至次年 1 月间为高峰,青壮年多见,主要损害全身小动脉和毛细血管。患者起病急,典型病例具有发热、出血与肾损害三大主要特征,有发热期、低血压休克期、少尿期、多尿期和恢复期五期经过。其主要临床表现为发热、头痛、腰痛、眼眶痛、口渴、呕吐、酒醉貌、球结膜充血水肿,皮肤和黏膜广泛出血、鼻出血、咯血、呕血、便血、血尿,软腭及腋下

有出血点,肾区有叩击痛。早期外周血白细胞数正常或偏低,有尿蛋白,尿红、白细胞及管型改变;肾功能损害,约有半数出现肝功能损害。特异性血清学试验有助于确诊。

(三)肺型鼠疫

二、血液病

某些血液病如血小板减少性紫癜、白血病、再生障碍性贫血、血友病、遗传性毛细血管扩张症、弥散性血管内凝血等均可出现咯血,与原发病有关。除咯血外,尚伴有其他部位的出血倾向。外周血血常规检查、骨髓细胞学检查、血小板功能与凝血因子检查可确诊。

三、风湿性疾病

(一)贝赫切特病

贝赫切特病(Behcet disease)也称白塞病,病因和发病机制不明确,可能与遗传因素及病原体感染有关。初发年龄主要是 16~40 岁的青壮年,男性发病略高于女性。基本病变是血管炎,大、中、小、微血管(动、静脉)均可受累,可因肺部小血管受累而引起小动脉瘤或局部血管的栓塞而反复出现咯血,多为小量咯血,也有因肺血管炎而引起多发性肺栓塞。主要的临床表现为反复发作的口腔黏膜、舌尖及其边缘、牙龈、上下唇内侧等处的痛性小溃疡;外生殖器损害与口腔基本相似;眼部损害主要为结膜炎、角膜炎、虹膜炎、视网膜炎,其他表现有皮肤损害、消

化道损害、关节损害及神经系统损害等。活动期多有红细胞沉降率、黏蛋白、唾液酸、α_2球蛋白增高，部分患者血浆铜蓝蛋白及冷球蛋白阳性。本病并发肺小血管炎引起咯血时的 X 线胸片和胸部 CT 表现，可类似肺炎支原体肺炎、肺部转移癌，或出现大片密度增高的圆形阴影。病理学检查及有关脏器病变的相应检查有助于诊断。针刺反应阳性是本病目前唯一的特异性较强的试验，若能同时检查 HLA-B5，对诊断更有帮助。

（二）肉芽肿性多血管炎（韦氏肉芽肿病）

本病病因未明，被认为是机体对未知抗原的异常超敏反应所致。30~50 岁男性患者多见，具有上下呼吸道坏死性肉芽肿性血管炎，肾小球肾炎和小血管炎的临床表现。常有小量咯血，严重者可发生大量肺泡性出血。患者可伴有发热、乏力、食欲缺乏、关节痛、肌痛；上呼吸道症状有鼻窦部疼痛和脓性或血性分泌物增多、口咽部溃疡、声音嘶哑；肺部症状有咳嗽、胸痛、呼吸困难；肾损害表现有不同程度的蛋白尿、镜下血尿或红细胞管型；其他表现可有皮肤及黏膜损害、血疱、结节、红斑、结膜角膜炎、多发性神经炎，心肌炎、耳部损害。X 线胸片和胸部 CT 检查表现为肺单侧或双侧多发或孤立结节影，大小不等，边界清楚，多有空洞形成，空洞壁薄而形态不规则，罕有液平存在，亦可见胸腔积液。实验室检查有胞质型抗中性粒细胞胞质抗体（c-ANCA）阳性，口、鼻、咽、肺、肾组织病理检查呈坏死性肉芽肿炎者可确诊。

（三）其他风湿性疾病

如系统性红斑狼疮、结节性多动脉炎、重叠综合征等，其发病与遗传、某些药物、物理因素、病毒感染、内分泌因素、免疫异常等有关，多见于 20~40 岁的女性。除原发病表现外，呼吸系统主要表现为咳嗽和气促，合并肺泡出血时可有小量咯血，如伴有肺动脉受侵害可发生大咯血。若患者有多个器官系统功能的损害，X 线胸片和胸部 CT 检查见肺部有阴影，而抗菌药物治疗效果不佳时，应考虑风湿性疾病伴有肺部损害的可能性。诊断风湿性疾病所致的咯血时，须认真除外肺结核、支气管扩张、肺肿瘤等疾病。实验室检查和肺组织病理检查有助于诊断。

四、药物或毒物相关性

有些药物可引起咯血，要考虑其可能性。如格雷夫斯病（Graves disease）患儿服用他巴唑、丙硫氧嘧啶后可出现咯血；青霉胺引起的肺出血等。抗凝药物、抗血小板凝聚药物过量使用也可引起咯血，甚至大咯血。

五、其他

（一）肺出血 - 肾炎综合征

肺出血 - 肾炎综合征（Goodpasture 综合征）是一种病因未明的过敏性疾病，由循环中抗肾小球基底膜抗体沉积引起肺泡出血伴严重进行性发展的肾小球肾炎。此病多见于 20~40 岁男性，病程数月至数年，预后不良。临床经过可分为两个阶段。①肺部病变阶段：87%~96% 以上的病例的首发症状表现为间歇的咯血，轻者为血痰，重者出现大咯血，反复出血可致贫血；病变广泛者可有呼吸困难、发绀与胸痛，X 线胸片或胸部 CT 可显示弥漫性细小或大片状阴影，自肺门向周围扩散，肺尖及近膈肌处清晰，常一侧较重。②肾病阶段：多数患者在咯血后数周或数月出现肾炎症状，肾病表现为肾小球性肾炎，起病隐袭，当肺部病变显著时，尿检查发现蛋白尿、镜下血尿与管型尿，早期肾功能正常，当肾病变为进行性，尿毒症状迅速出现，并掩盖肺部症状。通常由于尿毒症导致死亡。进行直接酶联免疫吸附试验（ELISA）检测患者血清抗肾小球基底膜抗体有助于诊断。如果抗肾小球基底膜抗体阴性，而患者有肾小球肾炎的证据时，应进行肾组织活检直接免疫荧光染色，发现抗肾小球基底膜抗体可明确诊断。除肺、肾两脏器之外，其他脏器很少受累。高血压少见。

（二）替代性月经

成年女性发生与月经期相应的周期性咯血，须考虑"替代性月经"。国内文献报道 5 例未绝经妇女均在月经周期出现间断性胸痛、咯血，待月经过后即能自行停止。此种异常现象较为少见，发生机制尚未完全清楚，有移植学说、经血倒流、体腔上皮化生学说等。部分患者在咯血周期前 1 周，应用黄体酮治疗可预防出血。此外，气管或支气管子宫内膜异位也可引起此现象，但罕见。

对此类与月经周期有明显关系的周期性咯血，须经细致检查与长期观察，而不能发现咯血的其他原因时，方可下"替代性月经"的诊断。

（三）弥漫性肺泡出血

咯血相关疾病特点见表 4-6。

表 4-6 咯血相关疾病特点

疾病名称	咯血特点
气管和支气管疾病	
急性/慢性支气管炎	小量或痰中带血,数日内自行停止
支气管扩张	由小量到大量,间隔长短不一,全身情况较好
支气管结核	常为痰中带血,大咯血少见。常伴有阵发性剧烈咳嗽、喘鸣、阵发性呼吸困难
肺癌	间断或持续小量咯血,无痰或有少量的白色黏液痰,可伴有胸痛
支气管结石	反复咯血,或曾有咳出结石史
肺部疾病	
• 肺结核	咯血量多寡不一,可以咯血为初发症状,常有全身中毒症状
• 肺脓肿	常伴有大量脓痰或脓血样痰,伴寒战、高热、胸痛
• 细菌性肺炎	不同病原体肺炎导致的咯血特点不同,常为小量咯血
肺炎链球菌肺炎	起病急、寒战、高热、咳铁锈色血痰
肺炎克雷伯菌肺炎	起病急、寒战、高热、全身衰竭、咳砖红色胶冻样血痰
• 肺部真菌感染	
肺白念珠菌病	痰中带血或小量咯血、痰少性状不一、全身中毒症状
肺曲霉病	胶样黏稠痰、带乳块或血丝
肺隐球菌病	反复咯血和咯出大量泡沫痰(可带酒味)
• 肺寄生虫病	小量黏液性痰或血丝痰
肺阿米巴病	痰液呈棕褐色而带腥臭味
肺吸虫病	常反复的小量咯血,烂桃样血痰
肺包虫病	咯血或痰中带血,并可咯出类似粉皮样的角皮膜
• 肺梅毒	少见,病程进展缓慢,小量咯血,往往伴有咳嗽、胸痛
• 肺囊肿	常伴有支气管扩张
• 尘肺	顽固性咳嗽,咳泡沫状痰、咯血或痰中带血
循环系统疾病	
• 肺淤血(心脏病)	痰带血丝、小量咯血或咳出粉红色泡沫样痰
肺栓塞	小量咯血(大咯血少见)、呼吸困难、气促、胸痛
肺动脉高压	咯血量通常较少,也可因大咯血而死亡,可逐渐出现呼吸困难、胸痛、头晕
肺动静脉瘘	间歇小量咯血、发绀、杵状指(趾)
单侧肺动脉发育不全	多有不同程度的咳嗽、咳痰、痰中带血、胸痛、气促
急性传染病	
肺出血型钩端螺旋体病	毒血症症状,痰中带血,咯血量逐渐增多,甚至可引起致命的大咯血
肾综合征出血热	发热、出血(咯血、呕血、便血、血尿、皮肤和黏膜广泛出血)、肾损害
风湿性疾病	
贝赫切特病(白塞病)	反复咯血,多为小量咯血。伴口腔及外生殖器痛性小溃疡伴眼部损害

(周燕斌)

参考文献

[1] HAPONIKK EE, C. R. Hemoptysis clinicial's perspectives. Chest, 1990: 97 (2): 469.

[2] TSOUMAKIDOU M. A prospective analysis of 184 hemoptysis cases: diagnostic impact of chest X-ray, computed tomography, bronchoscopy. Respiration, 2006, 73 (6): 808-814.

[3] KANG MJ. 2018 Korean clinical imaging guideline for Hemoptysis. Korean J Radiol, 2018, 19 (5): 866-871.

[4] 来孺牛. 纤维支气管镜、螺旋 CT 对咯血的诊断价值. 现代

中西医结合杂志, 2004, 6: 352.

[5] 姜静波. CTA 与 DSA 对支气管动脉性咯血临床应用价值的比较. 医学临床研究, 2012, 29 (7): 1334-1337.

[6] 宋美君. 多层螺旋 CT 支气管动脉造影与数字减影下经股动脉支气管动脉造影在咯血诊治中的对比. 中国呼吸与危重监护杂志, 2012, 11 (4): 378-381.

[7] 胡华成. X 线胸片正常咯血患者病因的进一步诊断. 中华结核和呼吸杂志, 1994, 17 (6): 377.

[8] 周玉民. 我国 7 省市城区 40 岁及以上居民支气管扩张症的患病情况及危险因素调查. 中华内科杂志, 2013, 52 (5): 379-382.

[9] 成人支气管扩张症诊治专家共识编写组. 成人支气管扩张症诊治专家共识. 中华结核和呼吸杂志, 2012, 35 (7): 485.

[10] 关伟杰. 支气管扩张症患者咯血与疾病严重程度和急性加重的关系. 中华结核和呼吸杂志, 2017, 40 (1): 16.

[11] 中华医学会结核病学分会《中华结核和呼吸杂志》编辑委员会. 气管支气管结核诊断和治疗指南 (试行). 中华结核和呼吸杂志, 2012, 35 (8): 581.

[12] 张立华. T-SPOT 与结核菌素试验对结核病患者的临床诊断价值. 中华临床医师杂志 (电子版), 2012, 6 (14): 4107-4108.

[13] 谢冬. 59 例支气管结石病的外科治疗. 中华胸心血管外科杂志, 2015, 31 (4): 217.

[14] PARNIYA A. Bronchoscopy in the investigation of outpatients with hemoptysis at a lung cancer clinic. Respir Med, 2018, 139: 1-5.

[15] 石远凯. 中国晚期原发性肺癌诊治专家共识 (2016 年版). 中国肺癌杂志, 2016, 19 (1): 1-15.

[16] YIHEBALI CHIA. Diagnosis, treatment, and prognosis of bronchopulmonary carcinoid: an analysis of 74 patients. Anticancer Drugs, 2016, 27 (1): 54-59.

[17] 韦森. 支气管肺类癌的诊断及治疗. 中国肺癌杂志, 2011, 14 (9): 733-738.

[18] 刘雪艳. 14 例肺吸虫病误诊为结核的原因及胸部 CT 表现分析. 临床肺科杂志, 2018, 23 (1): 119.

[19] 刘云霞. 混合单抗双抗体夹心 ELISA 法诊断疑难肺吸虫病二例. 中华内科杂志, 1997, 36 (6): 420.

[20] 徐先全. 93 例肺囊肿的外科治疗. 安徽医学, 2011, 32 (3): 267.

[21] 黄红娟. 14 例弯刀综合征不同诊治方案. 中华胸心血管外科杂志, 2018, 34 (3): 149.

[22] THOMASHELLMARK. Diagnosis and classification of Goodpasture's disease (anti-GBM). J Autoimmun, 2014. 48 (49): 108-112.

[23] 王大伟. 肺部子宫内膜异位症 5 例并文献复习. 临床肺科杂志, 2018, 23 (6): 1140.

5

慢性咳嗽

咳嗽是一种保护性反射动作,能将呼吸道的分泌物或异物排出体外。同时,咳嗽也为病理性,作为呼吸系统疾病的常见症状。当耳、鼻、咽、喉、支气管、胸膜、肺等脏器,由于炎症、淤血、物理、化学或过敏等因素刺激时,通过分布于此等器官的迷走神经分支传达到延髓咳嗽中枢,引起咳嗽反射。咳嗽分成急性、亚急性和慢性咳嗽(chronic cough)。急性咳嗽定义为咳嗽持续3周以内,亚急性咳嗽为3~8周,慢性咳嗽为8周以上。能引起慢性咳嗽的常见疾病很多(表5-1)。

表 5-1　慢性咳嗽的常见病因和分类

慢性鼻、咽、喉疾病	上气道咳嗽综合征(鼻后滴流综合征),慢性咽炎,慢性喉炎,咽结核与喉结核
慢性支气管疾病	慢性支气管炎,支气管扩张,气管支气管结核,咳嗽变异型哮喘,嗜酸性粒细胞性支气管炎,变应性咳嗽,弥漫性泛细支气管炎,淤血性支气管炎,真菌性支气管炎,纤维素性支气管炎
慢性肺部疾病	原发性支气管肺癌,肺结核,慢性肺脓肿,肺真菌病,人比翼线虫病,肺吸虫病,肺包虫病,右肺中叶综合征,肺囊肿,肺泡蛋白沉积症,胆固醇肺炎,特发性肺纤维化,原发性呼吸道淀粉样变性,硅沉着病及其他尘肺
系统性疾病	ANCA相关血管炎,其他风湿性疾病,尿毒症肺,热带性肺嗜酸性粒细胞浸润症
其他	胃食管反流,药物性咳嗽,腹膜透析,阿诺德神经元性咳嗽综合征,精神性咳嗽,不明原因咳嗽,咳嗽高敏感综合征,其他少见疾病

慢性咳嗽诊断步骤如下:

(一)病史、症状、体征

识别咳嗽的不同特征有助于诊断:什么时候开始咳嗽?咳嗽是日间重抑或夜间重?多痰或干咳?痰液的性状如何以及咳嗽伴随什么症状?

健康状态良好的慢性咳嗽,多见慢性咽炎、喉炎及支气管炎,也可见于支气管扩张。经常做咽部清除动作的咳嗽和咳出黏痰,尤其起床后出现者,多为上气道咳嗽综合征(upper airway cough syndrome,UACS)。间歇性咳嗽伴有喘息者多为支气管哮喘。如果每年都在同一时间发作的咳嗽,可能为过敏性鼻炎。日间高声干咳,引起虚脱,伴有情感性反应者提示心因性咳嗽。呈进行性消瘦的慢性咳嗽患者,须注意为消耗性疾病,如肺结核、肺部恶性肿瘤等。

反复咳出大量脓痰者常为肺脓肿,这些患者会有醉酒、昏迷或肺部急性炎症感染病史。如于童年起病,脓痰在经过中逐渐增多,多见于支气管扩张。肺脓肿和支气管扩张的排痰量与体位改变有一定关系。伴有血痰的慢性咳嗽多见于肺结核、肺癌、支气管扩张、慢性肺脓肿、肺吸虫病、淤血性支气管炎等,有时也可见于慢性支气管炎。干咳有服用血管紧张素转换酶抑制药(ACEI)者要注意药物诱发的咳嗽。

伴有胸痛的慢性咳嗽常见于肺部病变波及胸膜或附近骨膜,如肺结核、支气管肺癌等。难以忍受的胸部闷痛,须注意支气管肺癌的可能。

长期与有害粉尘接触的慢性咳嗽患者,须注意尘肺的可能性。仰卧时突然发生咳嗽,口腔伴有酸味者提示胃食管反流。

细致的体格检查对60%病例有诊断价值。体格检查可发现:咽充血,黏膜可伴有或没有炎性肿胀和脓性分泌物,见于鼻窦炎、上气道咳嗽综合征或过敏性疾病。双肺弥漫性吸气性湿啰音见于肺水肿或肺纤维化。呼气性哮鸣音见于哮喘或慢性阻塞性肺疾病。散在的湿啰音咳嗽后改变或消失者见于支气管炎。固定的局限性湿啰音见于支气管扩张。肺尖部局限性小湿啰音常提示浸润性肺结核。局限性上肺野大、中湿啰音常提示空洞性肺结核。慢性咳嗽伴杵状指(趾)须注意支气管扩张、慢性肺脓肿、慢性肺性骨关节病、特发性肺纤维化和肺癌。伴颈部及锁骨上淋巴结肿大须注意肺结核、肺癌。

(二)痰检查

痰的细菌学检查(涂片、培养、PCR)对慢性气道和肺部炎症、肺结核、肺真菌病等的诊断有重要意义。痰的细胞学检查发现癌细胞能明确肺癌的诊断。痰常规检查发现嗜酸性粒细胞增高是诊断嗜酸性粒细胞支气管炎(eosinophilic bronchitis,EB)的主要指标。痰中出现树枝状管型物为纤维素性支气管炎。无痰者可用高渗盐水超声雾化诱导痰检查。

(三)过敏状态评估

外周血嗜酸性粒细胞、变应原皮试和血清IgE水平是检测患者是否存在特应质和确定变应原类型,有助于变应性疾病(如过敏性鼻炎和变应性咳嗽)的诊断。60%~70%的咳嗽变异型哮喘(CVA)和30%的EB患者存在特应质。

(四)器械检查

1. 胸部X线检查　能进一步确定肺部病变的部位、范围与形态,有时也可确定其性质,如肺部炎症、肺结核、肺脓肿、肺癌、肺囊肿、尘肺等。对于肺深部病变,则X线体层摄片、CT等诊断价值较大。鼻窦X线检查也有助于寻找咳嗽的病因,可以发现鼻窦炎或鼻窦积脓。胸部CT

可发现 X 线胸片未能显示的病灶和小病灶,对肺间质性病变,可较早期清晰显示细小结节及网状阴影。

2. 内镜检查　支气管镜对慢性咳嗽患者有时是必需的,可发现大气道内炎症、肿物、异物,并可做活检、支气管肺泡灌洗等。喉镜、鼻咽镜对上呼吸道病变的诊断也是必需的。胸腔镜检查对弥漫性肺疾病和胸膜疾病引起的咳嗽有重要的诊断价值。纵隔镜检查对纵隔病变有时也是必需的。

3. 支气管激发试验或舒张试验　可诊断 CVA 和其他气道过敏性疾病。无条件行激发试验可测定最大呼气流量(PEF)的变异率。

4. 呼出气一氧化氮(FeNO)水平检查　FeNO 增高(>32ppb)提示嗜酸性粒细胞性炎症或激素敏感性咳嗽可能性大。

5. 24 小时食管内 pH 监测　可诊断胃食管反流引起的咳嗽。

5.1　慢性鼻、咽、喉疾病

一、上气道咳嗽综合征

上气道咳嗽综合征(UACS)最早源于 2006 年美国胸科医师协会(ACCP)慢性咳嗽指南,用于代替过去文献中所用的鼻后滴流综合征(postnasal drip syndrome, PNDS),后者是指由鼻部疾病引起分泌物倒流至鼻后和咽喉部,甚至反流入声门或气管,引起以咳嗽为主要表现的综合征。而 UACS 的定义为由鼻及鼻窦病变引起的以咳嗽为主要症状的综合征,伴或不伴 PNDS,是导致慢性咳嗽的重要原因之一,占慢性咳嗽病因的 22.0%~57.6%。本病以慢性咳嗽、咳痰为主要临床表现,咳嗽常超过 8 周,常伴有打喷嚏、鼻痒、鼻分泌物增加和鼻塞等,可有鼻后滴流感、面部疼痛及嗅觉障碍。常伴有下列体征:清喉动作、咽部黏膜充血、淋巴滤泡增生(可呈鹅卵石样外观)、咽后壁有黏性分泌物附着等。上述临床症状和体征无特异性,需进一步检查其基础疾病。

临床诊断需综合基础疾病、咳嗽与相关症状、鼻咽检查及治疗反应进行综合诊断。我国 2015 年咳嗽的诊断和治疗指南提出的诊断标准:①发作性或持续性咳嗽,以白天为主,入睡后较少。②有鼻部和 / 或咽喉疾病的临床表现和病史。③辅助检查支持鼻部和 / 或咽喉疾病的诊断。④针对病因治疗后咳嗽可缓解。

二、慢性咽炎

(一) 慢性单纯性与增殖性咽炎

慢性单纯性与增殖性咽炎是常见的咽部疾病,其突出的症状为刺激性干咳。由于咽部有瘙痒感及不适感,患者常做廓清咽部的动作,且在讲话多时症状更为显著。患者在讲话中常须中断,并做吞咽动作以减轻症状。

咽部检查可见咽部充血,咽后壁黏膜表面可见许多扩张的毛细血管及少量淋巴滤泡增殖,咽后壁黏膜及腭弓可略增厚,分泌物可能增多,也可在咽后壁黏膜上发现有黏稠的分泌物附着。咽扁桃体肿大可引起咽鼓管口阻塞而产生耳鸣、听力减退。

慢性咽炎诊断较易,但病因颇多,须明确病因,才易于防治。慢性单纯性与慢性增殖性咽炎可由急性咽炎反复发作而来。大多数继发于上呼吸道病变,如鼻炎、鼻窦炎或口腔慢性炎症。有害粉尘、气体的吸入及烟酒过度等均可为本病的原因。

(二) 慢性萎缩性咽炎

咽干燥感是此病最突出的症状,患者每于饮水后症状减轻。萎缩的黏膜上被覆痂皮时,常导致干咳、异物感及瘙痒感。慢性萎缩性咽炎常继发于萎缩性鼻炎,或咽手术、咽部放射性治疗之后。

咽部检查发现黏膜苍白、干燥、菲薄而光滑,病变较重者,其上覆盖干燥黏液与痂皮。咽肌萎缩,咽腔似甚宽广。

三、慢性喉炎

(一) 慢性单纯性与增殖性喉炎

症状以声音嘶哑为主,早期常间歇发生,且每于发音较多时出现。如病情加重,声音嘶哑可成持续,但完全失音者尚属罕见。此外,喉部常有瘙痒、灼热、刺痛等感觉,因此患者常干咳以减轻症状。

间接喉镜检查时,早期(慢性单纯性喉炎)患者喉部黏膜充血,声带丧失其原有色泽,且可见其上分布有扩张的血管,声带上或杓状间隙可见黏性分泌物黏附。病情加重时(即慢性增殖性喉炎),黏膜呈暗红色,并有明显增厚,声带暗红,边缘肥厚而呈钝圆,发音时常因声带肥厚而闭合不全,喉室带因代偿活动而致增厚,较重者可掩盖声带的一部分或全部。

(二) 慢性萎缩性喉炎

此病比较少见,主要症状为刺激性干咳,有时甚至可引起声门痉挛。咳嗽后常咳出黄绿色的痂皮,由于咳嗽用力较猛,每使黏膜损破,以致咳出物带有血丝。声音嘶哑常于痂皮在喉中积聚较多时明显,痂皮排出后好转。由于喉肌萎缩,除声音嘶哑外,常显得软弱无力。此外喉部有灼热感及痛感。

间接喉镜检查时,可见黄绿色或黑绿色痂皮,严重者甚至在气管内也发现痂皮。

四、咽结核与喉结核

咽结核与喉结核常继发于肺结核。咽结核的早期,常于水肿、苍白的咽峡、软腭或甚至舌根部出现灰白色结节,此时患者只觉咽部不适,至结节破溃形成溃疡后,才出现咽痛与吞咽痛。疼痛常很明显,患者因此拒食。

溃疡可发生于咽部各处甚至舌部。溃疡发展缓慢、浅表、边缘不整如鼠咬状,其上附有黏液,但底部较清洁。此外患者常有发热、唾液分泌增多、消瘦及咳嗽等症状。

喉结核早期症状每为干咳及轻度声音嘶哑,声音嘶哑往往出现于下午或晚上,随病情加剧而声音嘶哑越加显著,到后期不仅声音嘶哑而且发音无力,形同耳语。喉部因分泌物积聚而常诱发持久的严重咳嗽。喉部及喉咽部疼痛明显,并常反射至耳部。吞咽疼痛尤其剧烈,进食困难的程度较咽结核更为严重。间接喉镜检查,早期常见杓状间隙及会厌披裂后部肿胀,有时早期患者也有出现会厌肿胀的;肿胀之处黏膜均苍白,并有黏液附着于杓状间隙。声带甚至喉室带、会厌等处先后出现溃疡,其严重者喉部形态不能分辨。

5.2 慢性支气管疾病

一、慢性支气管炎

患者每年咳嗽、咳痰达 3 个月以上,连续 2 年或更长,并可除外其他已知原因的慢性咳嗽,可以诊断为慢性支气管炎。如果肺功能检测 $FEV_1/FVC<70\%$,则为慢性阻塞性肺疾病(COPD)。引起慢性支气管炎的内因是机体及呼吸道局部抵抗力降低,外因主要是细菌或病毒感染,有害气体、尘埃的吸入,过冷、过热、过于干燥的空气的刺激以及过敏因素等。

慢性支气管炎多见于中年以上,每于冬、春季加剧,夏季减轻或缓解。最突出的症状是咳嗽,尤其是清晨醒后较剧,也可在夜间加剧而致影响睡眠,咳出或多或少的脓性黏痰,有时也可发生小量咯血。可有微热与全身不适。听诊有散在干啰音或/和中、小湿啰音,但也可无明显体征,后期往往并发肺气肿,X 线检查可见肺纹理增粗与肺气肿等征象。

二、支气管扩张

慢性咳嗽是本病的特征之一,干性型支气管扩张患者咳嗽较少,典型者则常咳出大量浆液脓痰,并常于晨间或变换体位时咳嗽加剧,患者可有咯血以及同一部位反复发生肺炎。

三、气管支气管结核

气管支气管结核(tracheobronchial tuberculosis,TBTB),旧称支气管内膜结核(EBTB),是指发生在气管、支气管黏膜

和黏膜下层的结核病。活动性肺结核中 10%~40% 伴有TBTB。主支气管、两肺上叶、中叶、舌叶支气管为好发部位。TBTB 起病缓慢,症状多样,缺乏特异性。症状多为咳嗽(刺激性咳嗽为主者较多)、咳痰、低热、盗汗、呼吸困难、体重减轻、咯血(少数病例)、胸痛等;体格检查少数患者可有肺部局限吸气性哮鸣音、局限性呼吸减弱等;X 线胸片示肺纹理密集、肺纹理粗乱、肺不张、局限性肺气肿等,与慢性支气管炎、肺癌、肺真菌病,甚至支气管哮喘相似,易误诊。有作者报道 28 例单纯型 TBTB(指肺内无结核病灶者)的误诊主要由于:①X 线胸片无结核病灶发现。②X 线胸片虽有肺纹理密集粗乱、局限性肺气肿、叶间胸膜移位等异常,但又非特异性,故未及注意而误诊。

下列情况应考虑 TBTB 的可能:

1. 出现原因不明刺激性咳嗽,反复痰血、呼吸困难、喘鸣和胸部不适。

2. 有下列影像学的改变者 ①出现变化较快的肺不张、局限性肺气肿。②一侧或两侧肺部反复出现支气管播散病灶。③时大时小的张力性空洞或空洞内有气液平面。④肺内无明显病灶,但痰抗酸染色阳性。⑤多部位支气管损害,管腔狭窄、扭曲、变形。周围无明显软组织块影。

3. **支气管镜检查对确诊 TBTB 有决定性作用** 建议对有干咳、胸闷、喘鸣、咳黏液痰者,经抗炎、对症治疗 2 周无好转时及早做支气管镜检查,镜下刷检涂片染色找抗酸杆菌,和/或做活检病理组织检查。如无异常发现而仍疑似本病时,2 周后再做支气管镜刷检行抗酸杆菌与活检标本病理检查。PCR 已用于结核病的病原学诊断,

对诊断有帮助。

中华人民共和国卫生行业标准关于气管、支气管结核的诊断标准：①结核病临床表现及临床治疗反应。②痰涂片、集菌抗酸杆菌阳性，最好是培养 MTB 阳性。③影像学改变。④PPD 试验阳性。⑤支气管镜下直视的气管、支气管典型病变。⑥支气管刷片或支气管冲洗液抗酸杆菌阳性。⑦经支气管镜活检组织提示结核性病理改变。符合具备上述⑤＋⑥,⑤＋⑦,⑤＋②为确诊标准,①＋②＋③,①＋③＋④,②＋③,③＋④,⑤,⑥,⑦为高度疑诊标准。

四、咳嗽变异型哮喘

咳嗽变异型哮喘(cough variant asthma,CVA)是以咳嗽为其唯一症状的哮喘。患者无发作性的喘息、气急,听诊双肺无哮鸣音,但有支气管高反应性。目前发现约 1/3 慢性咳嗽的原因为 CVA。患者常常具有过敏性疾病或哮喘家族史或同时患有过敏性鼻炎。咳嗽多为刺激性干咳,发作频繁、剧烈,下半夜咳嗽是其特征。可由于上呼吸道感染、运动、冷空气吸入以及变应原等刺激而诱发并加重。支气管激发试验常阳性,提示气道高反应性,按照支气管炎给予止咳和抗生素治疗无效,而按照哮喘给予支气管舒张药和吸入糖皮质激素治疗可奏效。CVA 患者若不能得到及时诊断及治疗,可逐渐发展为典型哮喘。

中华医学会呼吸病学分会制定的 CVA 诊断标准:①慢性咳嗽,常伴有明显的夜间刺激性咳嗽。②支气管激发试验阳性,或最大呼气流量(PEF)平均变异率≥10%,或支气管舒张试验阳性。③抗哮喘治疗有效。

五、嗜酸性粒细胞性支气管炎

嗜酸性粒细胞性支气管炎(eosinophilic bronchitis,EB)是 1989 年由 Gibson 等首先定义的一种疾病,为一组痰嗜酸性粒细胞增多,对糖皮质激素敏感,但肺功能正常,无气道高反应性,PEF 变异率正常的慢性咳嗽。主要症状为慢性咳嗽,或晨起咳少许黏痰。部分患者对油烟、灰尘、异味

或冷空气比较敏感。目前的研究认为 EB 是不明原因慢性咳嗽的一个重要病因,占慢性咳嗽的 13%~22%。肺功能和诱导痰检查是诊断 EB 主要的实验室检查。

中华医学会呼吸病学分会推荐诊断标准:①慢性咳嗽,表现为刺激性干咳或伴少量黏痰。②X 线胸片正常。③肺通气功能正常,无气道高反应性,呼气峰流速平均周变异率正常。④痰细胞学检查嗜酸性粒细胞比例≥2.5%。⑤排除其他嗜酸性粒细胞增多性疾病。⑥口服或吸入糖皮质激素有效。

EB 需和一些肺部寄生虫感染性疾病(如肺吸虫)相鉴别。肺部寄生虫感染也可以表现为慢性咳嗽,少数痰中可见到嗜酸性粒细胞增多,但其外周血中嗜酸性粒细胞明显增高,X 线胸片多有异常,吸入糖皮质激素治疗无效而驱虫治疗有效。

六、变应性咳嗽

变应性咳嗽(atopic cough,AC)是 1992 年由日本学者 Fujimura 首先定义的一种疾病诊断,表现为变应性非哮喘性慢性干咳,支气管扩张药无效,肺功能正常,无气道高反应性,峰流速变异率正常,抗组胺药或糖皮质激素治疗效果良好。本病与变应性咽喉炎、EB、感冒后咳嗽的关系及异同还有待进一步明确。其主要临床表现为刺激性干咳,多为阵发性,白天或夜间咳嗽,油烟、灰尘、冷空气、讲话等容易诱发咳嗽,常伴有咽喉发痒。

本病目前尚无公认的标准,中华医学会呼吸病学分会建议的诊断标准可供参考:

1. 慢性咳嗽,多为刺激性干咳。

2. 肺通气功能正常,支气管激发试验阴性。

3. 诱导痰嗜酸性粒细胞不增高。

4. 具有下列指征之一 ①有过敏性疾病史或过敏物质接触史。②变应原皮试阳性。③血清总 IgE 或特异性 IgE 增高。

5. 糖皮质激素或抗组胺药治疗有效。

变应性咳嗽与哮喘、CVA、EB 鉴别见表 5-2。

表 5-2　EB、哮喘、CVA、AC 的临床特征

临床特征	EB	哮喘	CVA	AC
症状	咳嗽	呼吸困难、咳嗽、喘息	干咳	干咳
过敏征象	一般	常见	常见	常见
气道高反应性	无	有	有	无
咳嗽敏感性	增加	正常或增加	正常或增加	增加
痰中 EOS 增多	非常常见	可见	可见	无
支气管镜活检 EOS 增多	非常常见	常见	常见	无
对激素反应	好	敏感*	好*	好

注:*.当痰中 EOS 增多时;EB,嗜酸性粒细胞性支气管炎;CVA,咳嗽变异型哮喘;AC,变应性咳嗽;EOS,嗜酸性粒细胞。

七、弥漫性泛细支气管炎

弥漫性泛细支气管炎（diffuse panbronchiolitis，DPB）于 1969 年由日本学者首次报道，是一种弥漫存在于两肺呼吸性细支气管区域的气道慢性炎症性疾病。至今病因尚不清楚，可能与人种、遗传因素有关。DPB 的受累部位主要是呼吸性细支气管远端的终末气道，病理学特点是炎症病变弥漫性地分布并累及呼吸性细支气管壁的全层。突出的临床表现是咳嗽、咳痰和活动后气促。严重者可导致呼吸功能障碍。诊断标准见表 5-3。

本病国内已有许多报道。与本病相鉴别的是一些临床表现、影像学或病理改变相类似的疾病，如 COPD、支气管扩张、阻塞性细支气管炎、血行播散型肺结核、间质性肺疾病等，高分辨率 CT、病理组织学检查等是主要的鉴别手段，也可通过大环内酯类抗生素进行治疗观察。

八、淤血性支气管炎

慢性左心衰竭患者由于支气管黏膜长期淤血，常有持续的咳嗽，多在夜间平卧时或活动后加剧。体格检查发现两侧肺底弥漫性中、小湿啰音。国内曾见文献报道以慢性咳嗽为首发症状的左心功能不全，使用利尿药做诊断性治疗，用利尿药后能降低心脏前负荷，较快地解除了肺淤血和支气管黏膜水肿，从而在排尿后的 5~10 分钟即表现出镇咳效应。慢性心血管疾病的咳嗽，除由淤血性支气管炎引起之外，尚可能由于主动脉瘤、增大的左心房和扩大的肺动脉压迫气管、支气管，或合并支气管感染、支气管肺炎等所致。在诊断淤血性支气管炎时，上述原因须加以排除。

九、真菌性支气管炎

真菌性支气管炎比较少见，常继发于全身衰弱、营养不良的患者，长期接受糖皮质激素与广谱抗生素治疗的患者，接受放射治疗、化学治疗的恶性肿瘤患者，或慢性肺部疾病的患者。支气管镜检查和组织活检是确诊的主要方法（参见 2.3）。

十、纤维素性支气管炎

纤维素性支气管炎（fibrinous bronchitis）亦称塑型性支气管炎（plastic bronchitis）或管型支气管炎（casts bronchitis），临床上较少见。病因、病理和发病机制尚未完全清楚，多继发于支气管炎、肺结核、心力衰竭等。儿童患者可在 Fontan 分流手术后发生充血性心力衰竭引起。根据管型成分将纤维素性支气管炎分成 2 型。①Ⅰ型—炎症型：主要由纤维素、浸润的嗜酸性粒细胞组成，主要发生在肺部炎症性疾病，以中国人多见，成人为主；②Ⅱ型—细胞型：主要由黏蛋白和单核细胞组成，没有嗜酸性粒细胞和急性炎症浸润。国外报道此型占绝大多数。多继发于①肺部疾病：肺结核、支气管扩张、肺炎、慢性阻塞性肺疾病、肺癌、哮喘、尘肺、曲霉病等。②心脏病：先天性心脏病、风湿性心脏病、充血性心肌病等。③其他：尿毒症、肾综合征出血热、嗜酸性粒细胞增多症、白喉、风湿性关节炎等。目前多认为发病机制与变态反应有关，可能是特应质患者在各种致病因子作用下，呼吸道黏膜发生变态反应，血管壁通透性增加，炎性物质和黏蛋白和 / 或纤维蛋白渗出，腺体分泌亢进，细胞浸润聚集于管腔内。在组织凝血酶和黏液酶及管腔内 pH 改变的作用下，分泌物脱水、浓缩、凝固，从而铸成支气管样管型。又因机体的排异作用，使管型剥离而损伤小血管，导致咯血。

本病诊断线索如下：①有慢性肺、心疾病，儿童患者有些与接受 Fontan 手术相关；②慢性咳嗽、咳痰或咯血，严重者有呼吸困难或气憋，咯血量可多可少；③咳出管型后咳嗽、胸闷、窒息感可迅速缓解。咳出物浸泡后呈支气

表 5-3 DPB 的临床诊断标准（1998 年，日本）

（一）必备条件

1. 持续性咳嗽、咳痰、活动时呼吸困难

2. 合并慢性鼻窦炎或有既往史

3. 胸部 X 线可见两肺弥漫性散在的颗粒样结节状阴影或胸部 CT 可见两肺弥漫性小叶中心性颗粒样结节状阴影

（二）参考条件

1. 肺部听诊持续性湿啰音

2. 第一秒用力呼气容积（FEV_1）占预计值百分比降低（<70%）以及低氧血症（PaO_2<80mmHg）

3. 血清冷凝集试验（CHA）效价增高（>1∶64）

（三）临床诊断

1. 确诊：符合必备条件 1、2 和 3 加上参考条件中的 2 项以上

2. 一般诊断：符合必备条件 1、2 和 3

3. 可疑诊断：符合必备条件 1 和 2

管管型,为树枝状膜样管型物,灰白色、淡褐色或浅红色。管型一般长 5~6cm,最长可达 30cm,主干中空,末端变细,有的呈丝状。体格检查肺部呼吸音减低或可闻及干、湿啰音。胸部 X 线检查一般正常,极少数可在肺门区或

心缘旁有楔形或 Y 形阴影或表现为局限性肺不张,但均无特异性诊断价值。胸部 CT 支气管纹理增粗,部分或肺叶不张,气胸或纵隔气肿等。支气管镜检查可发现附于气管或支气管的管型,有助于诊断。

5.3 慢性肺部疾病

一、原发性支气管肺癌

原发性支气管肺癌简称肺癌,是起源于呼吸上皮细胞(支气管、细支气管和肺泡)的恶性肿瘤,是最常见的肺部原发性恶性肿瘤。按解剖学部位可分为中央型肺癌和周围型肺癌,按组织病理可分为非小细胞肺癌(NSCLC)和小细胞肺癌(SCLC):前者包括鳞状上皮细胞癌(鳞癌)、腺癌、大细胞癌、腺鳞癌、肉瘤样癌等;后者包括类癌、非典型类癌、小细胞癌和大细胞神经内分泌癌等。

肺癌是所有肿瘤中发病率和病死率最高的疾病,但是早期肺癌大多无症状或体征,约 75% 诊断时已处于疾病晚期。当出现以下临床表现时应警惕肺癌的可能,尤其是对于 40 岁以上有长期吸烟史(吸烟指数 >400)者,应尽快行胸部影像学检查明确:①持续性无痰或少痰的刺激性咳嗽,或原有慢性咳嗽的性质发生改变。②咯血或痰中带血。③气短或喘鸣,听诊时可发现局限或固定性哮鸣音。④发热,抗生素治疗效果不佳。⑤体重下降。⑥同一部位反复发生肺炎。⑦出现原因不明、久治不愈的肺外征象,如杵状指(趾)、非游走性肺性关节疼痛、男性乳腺发育、皮肤黝黑或皮肌炎、共济失调。⑧出现局部侵犯及转移的体征,如声带麻痹、上腔静脉压迫综合征、霍纳综合征(Horner syndrome)、肺上沟瘤(Pancoast syndrome)、锁骨上窝淋巴结肿大等。

(一)肺癌的诊断

主要采取综合诊断方法。

1. 胸部 X 线检查 普及率广、应用方便、辐射量小,但分辨率低,不易检出肺内隐蔽部位病灶和微小病灶,在早期肺癌的检出应用方面有一定局限性。早期肺癌的 X 线征象主要有以下几种。

(1)局限性肺气肿:支气管内极小的癌瘤,X 线检查常无异常发现,当肿瘤长大引起支气管部分性阻塞,空气入易出难,则在阻塞远端的肺组织形成局限性肺气肿。局限性肺气肿是肺癌早期征象之一。在透视或摄片时做呼气检查,较易观察到肺气肿部分与其他部分肺脏的对比。

(2)肺不张:肿瘤完全阻塞支气管时引起肺不张。临床上发现年龄较大的肺不张患者,应考虑肺癌的可能。

(3)一侧肺门阴影增宽:此种阴影由癌、淋巴结肿大及癌的周围组织炎症病变所构成,边缘多呈毛刺状,是中央型肺癌最常见的 X 线征象。如有淋巴结转移,可认为是较晚期的表现。

(4)孤立性结节阴影:早期的周围型肺癌常呈小的圆形或椭圆形结节阴影,边缘常不整齐,常凹入或呈分叶状。结节阴影绝大多数为单发性。如为大小相似的多发性阴影,大概不是原发性肺癌(参见 8.2)。

(5)不消散的或反复出现的节段性肺炎:当肺癌在支气管内继续生长和分泌物引流受阻时,则可引起阻塞肺段的局限性肺炎。此种肺炎虽经积极的抗生素治疗仍不消散。

肺癌的早期诊断还须依靠下列检查:

2. 痰细胞检查 痰液脱落细胞检查是目前诊断肺癌简单方便的无创伤性诊断方法之一,连续 3 日留取清晨咳出的痰液进行痰细胞学涂片检查可以获得细胞学的诊断。液基细胞学可以提高诊断率。高质量的痰标本和标本优化处理是提高细胞学检查阳性率的重要保证。有报道阳性率可达 80%,其优点是不致增加患者的痛苦,易于接受。可嘱患者清晨漱口后,用力咳出第二、三口痰立即送检。阴性时反复多次送检。

3. 纤维支气管镜检查 可直视下刷检和 / 或钳夹活检,或透视指导下经纤维支气管镜肺活检,或经支气管针刺吸引活检。目前应用荧光支气管镜和超声支气管内镜技术(EBUS)对支气管内病变组织及支气管周围肿大淋巴结的活检提高了肺癌的诊断率。肺外周病变还可经导航技术进行组织活检。

4. CT 和 PET-CT 是一种无创伤性检查方法,患者易于接受,可检出早期肺癌,是目前诊断肺癌的重要手段。可以提示病变所在的部位和累及范围,可为区分其良恶性提供重要参考意见。对肺内病灶,特别是纵隔和心影后的病灶,CT 检查可比 X 线检查显示较清楚的影像。低剂量 CT(LDCT)可以有效地发现早期肺癌,已经

逐步取代 X 线胸片成为较敏感的肺结节评估工具。美国胸外科学会推荐对年龄在 55~79 岁、吸烟 >30 包年（吸烟指数 600）成人每年用低剂量螺旋 CT 肺癌筛查，而对于吸烟 >20 包年，预计 5 年累积肺癌发生率在 5% 以上的成人，筛查起始时间应提前至 50 岁。

^{18}F- 脱氧葡萄糖正电子发射断层显像（PET）：正电子断层扫描仪将人体代谢所必需的物质如葡萄糖、蛋白质、核酸、脂肪酸等标记上具有正电子放射性的短寿命核素，制成显像剂注入人体后进行扫描成像。放射性 ^{18}F- 脱氧葡萄糖注入体内后，肿瘤组织对其摄取率明显增加，从而被探测系统记录，经计算机图像重建显示三维断层图像。因此，PET 有助于 X 线胸片或 CT 检查发现病变的定性诊断，以及肺癌治疗前后的疗效判断。有报道 PET 用于 CT 不能定性的病变诊断肺癌的敏感性高达 95%。PET 可以弥补螺旋 CT 定性困难的不足。该检查有助于无创性鉴别良恶性结节，甚至还可为选择病灶进行活检或穿刺检查提供重要参考意见，在高代谢的病灶处活检更容易获得可靠的结果。但鉴于其价格昂贵，不推荐作为常规检查。对 5mm 以下的病灶或磨玻璃样阴影其诊断价值受到限制。

5. **磁共振显像（MRI）** 是一种非侵入性检查，已用于肺癌的诊断。它与 CT 两者各有优点，互相补充。CT 能全面地显示病灶范围，但对中心型小结节，有时易误认为肺血管断面，而 MRI 观察血管有良好的天然对比（流空效应），故可鉴别肺门或纵隔内的肿物是否为血管性或非血管性。MRI 与增强 CT 相比较能更好地显示肺门及纵隔内的淋巴结和肿块，但 CT 在检测气管及支气管病变方面则优于 MRI。

6. **其他器械检查** 近年来，更多的检查用于肺癌的诊断，包括单光子发射计算机断层扫描（SPECT）、经胸壁细针穿刺活检、纵隔镜检查、胸腔镜检查、开胸肺活检等，可根据需要选用。

7. **血清肿瘤标志物检测** 目前尚无特异性肺癌标志物应用于临床诊断，但部分标志物可作为肺癌诊断或者评估肺癌治疗效果的参考。如在随访阶段发现肿瘤标志物水平进行性升高，需积极进行下一步检查。现阶段，常用的血清肿瘤标志物有以下几种。

（1）癌胚抗原（carcinoembryonic antigen，CEA）：主要用于肺癌诊断和判断预后以及对治疗过程的监测。

（2）细胞角蛋白片段 19（cytokeratin fragment，CYFRA21-1）：对肺鳞癌诊断的敏感性、特异性有一定参考意义。

（3）鳞癌抗原（squamous cell carcinoma antigen，SCC）：对肺鳞癌疗效监测和预后判断有一定价值。

（4）神经元特异性烯醇化酶（neuron specific enolase，NSE）：用于小细胞肺癌的诊断和治疗反应监测。

（5）胃泌素释放肽前体（pro gastrin releasing peptide，Pro-GRP）：可作为小细胞肺癌的诊断和鉴别诊断的首选标志物。

如患者临床未能排除肺癌，而上述检查阴性，仍须定期做 X 线胸片与痰中癌细胞检查。对病因未明的反复的或持久性节段性肺炎与肺不张，或周围性结节状病灶无法排除肺癌时，可考虑开胸探查。抗结核的诊断性治疗一般不应超过 4 周，以免错过手术根治的机会。

多数作者认为，有症状的肺癌往往已属晚期，无症状者（隐性肺癌）常属早期，故应重视亚临床、无症状病例的发现。对高发区人群和长期吸烟者尤须做定期的普查，以发现无症状早期肺癌。

（二）鉴别诊断

肺癌误诊病例不少，特别是早期肺癌，主要由于①因年龄在 30~40 岁以下而不引起注意，致误诊为肺结核、支气管扩张、节段性肺炎等。②由于胸腔积液为浅黄色浆液性，或为包裹性积液而误诊为结核病。③由于有多关节炎症状而误诊为类风湿关节炎或风湿性关节炎。④由于血性心包积液而误诊为原发性心包炎等。偶尔早期肺癌在 X 线胸片上被肋骨掩盖而致漏诊。

如肺癌引起淋巴结转移、血性胸腔积液、霍纳综合征或其他器官（肝、骨、脑、肾等）的转移，则已属晚期现象。

1. **原位腺癌** 以往称为细支气管 - 肺泡癌，女性较多见。癌多于肺的边缘生长，不侵犯大支气管。症状发展缓慢、渐进，以咳嗽、咳痰、气短常见。黏液型痰量可能甚多，有时可达数百毫升，是与一般早期肺癌不同之点。此型肺癌可有不同程度的炎症、坏死，但极少形成空洞。体征因癌瘤的大小与位置而定，一般较易引起胸腔积液。X 线表现可分孤立结节型、弥漫型、肺炎型，以孤立结节型最多见。由于不同的 X 线表现，易与肺结核、肺炎、支气管扩张、慢性支气管炎、胸膜炎等相混淆。

下列临床表现供诊断参考：①病情发展缓慢，自起病至确诊可能经过半年以上。②肿瘤位于肺的外周部分，早期即累及终末支气管与胸膜。③患者每有呼吸困难等缺氧现象。④由于癌细胞可分泌黏液，因而有顽固性咳嗽和咳出大量黏稠、胶冻样痰液，是部分患者突出的症状。

此型肺癌在支气管造影片上有下列征象：①受累的支气管呈均等而明显的狭窄。②支气管影像呈僵硬、伸长。③造影剂充盈于支气管内而不黏附在壁上。④因气管的细小分支和肺泡不充盈，所以支气管树呈枯枝状。痰内癌细胞检出率高，有重要诊断意义。由于此型癌细胞易于剥落，支气管肺泡灌洗液沉渣中较易检出癌细胞。

弥漫型腺癌与急性血行播散型肺结核的 X 线表现相似，临床上常导致误诊，两者的鉴别可参考表 5-4。

表 5-4　弥漫型腺癌与急性血行播散型肺结核的鉴别

	弥漫型腺癌	急性血行播散型肺结核
发病年龄	多在 40 岁以上发病	年龄相对较轻,婴幼儿和青少年多见
全身症状	全身中毒症状不明显	有发热等全身中毒症状
呼吸道症状	常有刺激性咳嗽,咳出大量白色泡沫样痰,进行性气促	呼吸道症状不明显,极少有呼吸困难
胸部 X 线	双肺野弥漫性大小不等的结节状播散病灶,密度中等,边缘模糊,易趋于融合,在粟粒状结节之间有增深的网织状阴影。病灶分布以双肺中、下野及内带较多,双肺上野特别是肺尖部甚少	由肺尖至肺底的大小、密度和分布三均匀的粟粒状结节阴影,结节直径 2mm 左右
病情发展	缓慢,抗结核治疗无效,肺部病灶逐渐增多,大片融合	较快,抗结核治疗后中毒症状减轻,肺部病灶逐渐吸收、消散
病理学检查	痰癌细胞阳性率较高(70%~90%),纤维支气管镜活检、浅表淋巴结活检及经皮肺穿刺活检可进一步明确诊断	痰查抗酸杆菌可阳性

2. **肺瘢痕癌**　肺瘢痕癌少见,属于腺癌。先期存在的肺瘢痕组织成因多种多样,如肺尘埃沉着病(尘肺)、结核、慢性炎症、支气管扩张、囊肿、异物、梗死等,尤其以肺结核瘢痕灶的基础上发生的瘢痕癌病例多见。患者多以胸痛、咳嗽、气短、痰中带血为主诉。对于肺部有呼吸系统疾病史伴有瘢痕形成者,应定期予胸部 CT 复查、随访。当发现病灶增大或密度增高、不均匀,边缘由光整变为不规则甚至出现毛刺、分叶者,应考虑瘢痕癌,必须进一步检查以明确诊断。

3. **支气管类癌**　少见,主要表现为咳嗽、咯血、发热和反复发作的肺炎,具有发病年龄轻、生长慢、恶性度低、较少转移的特点。应注意与肺癌、结核球及良性肿瘤鉴别。

二、肺结核

三、慢性肺脓肿

急性肺脓肿 3 个月后未愈,称为慢性肺脓肿。如脓肿周围发生纤维组织增生,常继发支气管扩张。慢性咳嗽,痰量常较多,常有腐臭气味,痰液静置后可分为 3 层:上层为泡沫;中层为水样浆液层,常为淡绿色;下层为脓层,含有坏死的细胞和碎屑。临床症状往往好转与恶化交替,在间歇期中患者自觉良好,在恶化期间则症状加重,体温升高,咳嗽、痰量增多,胸痛加剧,血白细胞增多,并可出现杵状指及肺性骨关节病,内脏(肾、肝)淀粉样变性,贫血和低蛋白性水肿等。

慢性肺脓肿常伴有脓腔周围继发性支气管扩张,须与原发性支气管扩张区别。晚期的支气管扩张也可形成多发性小脓肿,症状与肺脓肿相似。支气管扩张患者常有多年咳嗽、反复咯血和多痰的病史,体格检查时病变部位可听到多数固定性湿啰音,X 线检查可发现支气管卷发样阴影或多发性管状小空腔,胸部 CT 检查显示管壁增厚的柱状扩张或成串成簇的囊状改变。

慢性肺脓肿又须与癌性空洞区别,如经积极抗菌药物治疗,局部支气管阻塞仍未缓解,影像学无好转,空洞壁厚而内缘不规则,呈偏心性,须疑为肺癌,如伴有肋骨骨质破坏则肺癌的诊断大致可以确定。

慢性纤维空洞性肺结核也易被误诊为慢性肺脓肿;结核性空洞多位于上肺,空洞内多无气液平面,周围常有结核播散形成的卫星样病灶,一般易于区别。也有少数肺脓肿患者发病隐匿,痰少,就诊时血象白细胞正常,或呈孤立性空洞,或短期内对青霉素无效,难与结核性空洞鉴别。但肺脓肿病史较短,感染症状比较明显,脓痰多或有臭味。改用有效的抗菌药物可显著好转,慢性病例常发生杵状指或肥大性骨关节病等,痰细菌检查有助于二者的鉴别。

右下肺脓肿须注意阿米巴肺脓肿的可能,如表现较重的中毒症状,咳棕褐色痰,应怀疑肺阿米巴病,在痰液或脓液中找到溶组织阿米巴或经抗阿米巴治疗奏效可确定诊断。

四、肺奴卡菌病

自从糖皮质激素与免疫抑制药广泛应用以来,以及艾滋病等免疫抑制宿主的增多,奴卡菌病有增加的趋势。奴卡菌多初发肺脏,可引起慢性肺炎,故患者可呈慢性咳嗽、咳痰、咯血、胸痛、脓胸(占 20%)等症状,并多伴有发热。诊断可根据痰、胸腔积液、脑脊液或皮肤组织刮取物等标本革兰氏染色阳性,或培养发现奴卡菌,并除外其他原因的肺部病变(参见 2.3)。

五、肺放线菌病

肺放线菌表现为支气管炎症状,患者有咳嗽,咳黏液痰。当感染侵入肺部引起肺炎或脓肿时,症状加重,咳脓痰或血痰,伴有寒战、发热,可累及胸膜及胸壁。痰中或胸腔积液中找到"硫磺颗粒"及培养出放线菌可确诊(参见2.3)。

六、肺真菌病

我国报道的肺真菌感染最多为曲霉与念珠菌,其次为隐球菌,此外还有肺毛霉病、马尔尼菲篮状菌病、肺孢子菌病等。呼吸道真菌病的临床表现多无特征性,发热、咳嗽、咳痰、咯血、呼吸困难、胸痛等与其他呼吸道感染难以鉴别。肺部X线表现也无明显特征性。肺真菌病可通过血行、淋巴道引起全身播散,常被误诊或漏诊。

临床上有下列一些表现时须考虑肺部真菌病的可能性:

1. 老年、幼儿或体弱、营养不良的患者,长期接受广谱抗生素、糖皮质激素、放射线照射或抗肿瘤化学治疗的患者,器官移植患者,病程中出现肺部感染病征。

2. 慢性呼吸道疾病,如慢性支气管炎、COPD、支气管扩张、肺结核、慢性肺脓肿等经积极的抗菌药物治疗无效,或病情反而加重者。

3. 胸部影像学表现粟粒状、斑片状、结节影或实变影,大多病变位于胸膜下,经抗菌、抗结核治疗无效或病变反而加重者。

4. 经常与家禽、牲畜、稻草、土壤接触或从事酿酒工作,而出现病因未明的肺部病变者。

5. 胸壁脓肿、肋骨损害及胸壁瘘管形成。

肺真菌病的诊断参见相关章节。

七、肺寄生虫感染

(一) 肺(胸膜)阿米巴病

(二) 人比翼线虫病

本病亦称喉比翼线虫感染,大多数患者表现为慢性咳嗽。如成虫侵蚀支气管壁,则可引起咳血痰或咯血。咯血多为少量。体重减轻常见。也有咳出鲜红色的Y形线虫而确诊。X线胸片无特异性,可表现为支气管炎或肺炎。作者曾报道3例,患者进食龟肉后发病,均未到过国外,可认为在国内感染,纤维支气管镜下钳出此虫而得以确诊。

(三) 肺吸虫病

肺吸虫病患者都有咳嗽与咳痰,且常为早期症状,痰一般为白色黏性,如继发感染则呈黄色脓性,而锈色痰是本病特征之一(参见4.2)。

(四) 肺包虫病

参见4.2。

八、右肺中叶综合征

右肺中叶综合征是由右肺中叶支气管本身病变或管腔受压狭窄,引起右肺中叶膨胀不全或不张,肺叶体积缩小的临床综合征。患者最常有的主诉为慢性咳嗽、咳痰、胸痛、发热及咯血等。如患者有反复发作的右中叶肺炎病史,右前胸中部呈实变体征,须考虑此综合征的可能。其诊断根据:①右中叶肺不张。②阻塞性肺炎。③受压支气管狭窄。④右叶支气管旁淋巴结肿大。胸部X线检查、CT扫描及纤维支气管镜检查对诊断有重要帮助。

成人右肺中叶综合征可发生于任何年龄与性别,但以21~30岁为多。最常见的病因为肺部炎症、恶性肿瘤和结核,其他的病因有淋巴结炎、结节病、肺尘埃沉着病(尘肺)、真菌病、支气管扩张、支气管结石、囊肿、脓痰栓、外伤、寄生虫、异物等,导致支气管狭窄或右肺中叶支气管淋巴结肿大,压迫支气管,形成压迫性肺不张,导致阻塞性肺炎及受压部位之下的支气管扩张。X线胸片是可靠的诊断方法。纤维支气管镜可直接窥视右肺中叶开口病变的情况,支气管造影可了解支气管病变的程度与受压情况。

九、肺囊肿

肺囊肿与支气管沟通则易继发感染。如有继发感染,则出现咳嗽、咳痰、发热及小量咯血等症状。肺囊肿可分为先天性及后天性两种,以前者为多见。先天性肺囊肿系因胚胎时期某一部分肺芽发育障碍,不能形成管状,其远端支气管所分泌的黏液不能排出,逐渐积聚膨胀成为囊肿。先天性肺囊肿较多在儿童期出现症状。后天性肺囊肿多因肺部炎症后,肺泡壁损害,加以小支气管黏膜因炎症使气道部分阻塞呈活瓣样作用,空气入易出难,肺泡内压力增高而形成。多发性先天性肺囊肿常伴有支气管扩张,症状与支气管扩张相似,由于病变多位于中、上肺,引流较易,较少引起发热。X线胸片检查呈圆形透亮影,其壁菲薄而整齐;多发性者大小不一,可分布于任何肺野,但以中、上肺野较多见。

先天性肺囊肿的诊断主要根据幼年发病史、上述的临床表现以及胸部X线摄片(正位与侧位)检查。胸部CT检查对诊断也有较大帮助。

多发性先天性肺囊肿须与支气管扩张鉴别,可根据:①肺囊肿多位于上肺,痰液引流较通畅,症状较轻;支气管扩张多位于下叶,痰液易于潴留而炎症症状往往较明显。②肺囊肿常为多发性,圆形,大小可相仿;支气管扩张管腔多呈囊状或圆柱状扩张,管腔大小相差较悬殊。③肺囊肿与支气管扩张的病变范围虽常为多支段性,但肺囊肿往往也为多叶性,发病部位并无规律性。④多发性肺囊肿在 X 线平片上于病侧可有肺气肿与肺大疱的征象,而支气管扩张则少有这些征象。

肺囊肿继发感染时可出现大片模糊阴影,类似浸润性肺结核,但经抗生素治疗后感染较快消退,而有别于肺结核。

肺囊肿有时须与肺脓肿相区别。囊肿合并感染时,其临床症状和 X 线改变类似肺脓肿。肺囊肿的囊外浸润比肺脓肿少,囊内液体较多,与囊外浸润不成比例;炎症吸收后,可出现薄壁囊腔。

十、肺泡蛋白沉积症

肺泡蛋白沉积症(PAP)是指肺泡和细支气管腔内充满不溶性的富磷脂蛋白质物的疾病。PAP 属于少见病,好发于青、中年,男性患病率约为女性的 2 倍,病因未明,可能与感染因素、肺表面活性物质清除异常、肺泡巨噬细胞功能缺陷或吸入有害气体或粉尘有关。发病大多为隐袭性,有进行性气促、咳嗽、咳痰,痰多为黄色稠痰,少数为白色或痰中带血,罕有大量咯血。多数无发热,但可有间歇性微热,偶有高热,类似急性肺炎。多数患者有胸痛、无力、轻度体重减轻、食欲减退。少数无症状或只有轻微的呼吸道症状。体征常不明显,肺底偶闻少量捻发音;重症病例出现呼吸衰竭时有相应的体征。动脉血氧分压降低,有些患者 CEA 可明显升高。

胸部 X 线表现为两肺弥漫磨玻璃阴影,随着病情的进展,逐渐出现斑片状影和融合实变影,常有支气管充气征。肺内病灶分布不均匀,通常在肺门附近较明显,肋膈角附近受累少见,肺容积减少不明显。HRCT 可以更清晰地判断肺泡充填的影像学改变,典型的 PAP 在 HRCT 上表现为肺部形态各异的斑片状实变阴影,磨玻璃样改变;实变部位与周围正常的肺组织分界清楚,在肺野中呈“地图样”表现。实变区小叶内和小叶间间隔增厚,围成多边形,形成所谓的“碎石路样”改变。

PAP 患者如病情恶化则出现发绀、杵状指、肺气肿、自发性气胸、肺功能不全,而死于呼吸功能衰竭。轻症病例病情长期无改变,患者尚能工作,也有自行消散而痊愈者。

对于临床上表现为隐袭性渐进性气促和双肺弥漫性阴影的患者,应注意 PAP 的可能性,可行支气管肺泡灌洗。灌洗液呈牛奶状,放置后沉淀,脂蛋白含量高和 PAS 染色阳性,或经纤维支气管镜肺活检病理诊断而确诊,必要时可行开胸肺活检。

十一、胆固醇肺炎

胆固醇肺炎是以肺泡内含有大量胆固醇和胆固醇酯微粒的泡沫细胞,并继而发生肺纤维化为特征的疾病。本病临床上较少见,可继发于肺炎、肺脓肿、支气管扩张等,也可无明显诱因。起病和病程经过均缓慢。临床表现有发热、咳嗽、咳痰、胸痛、咯血等症状。X 线胸片可见有肺实质阴影或圆形块状阴影,易被误诊为肺癌、肺结核瘤或炎性假瘤等。CT 扫描对提示诊断有价值,能敏感地辨别脂肪对 X 线特异性吸收的特性。肺组织活检可见肺泡道、肺泡腔内充满大量泡沫细胞以及肺间质炎症,是本病的特征,有助于确定诊断。

十二、特发性肺纤维化

特发性肺纤维化主要表现为慢性咳嗽、进行性呼吸困难、肺内干啰音及湿啰音、杵状指等(参见 3.1)。

十三、原发性呼吸道淀粉样变性

本病少见,起病隐袭缓慢,主要表现为咳嗽、咳痰、进行性呼吸困难,可有咯血(参见 3.1)。

十四、硅沉着病及其他尘肺

(一) 硅沉着病

各种职业性尘肺中,硅沉着病最为重要,且危害性最大。本病的诊断根据:①职业史(接触粉尘的性质、成分、浓度和工龄)。②肺部 X 线征,尘肺 X 线诊断和分期标准见表 5-5。③临床表现等。

表 5-5 尘肺 X 线诊断和分期标准(GBZ 70-2009)

一期尘肺
有总体密集度 1 级的小阴影,分布范围至少达到 2 个肺区
二期尘肺
有总体密集度 2 级的小阴影,分布范围超过 4 个肺区或有总体密集度 3 级的小阴影,分布范围达到 4 个肺区
三期尘肺
有下列三种表现之一者: a) 有大阴影出现,其长径不小于 20mm,短径不小于 10mm; b) 有总体密集度 3 级的小阴影,分布范围超过 4 个肺区并有小阴影聚集; c) 有总体密集度 3 级的小阴影,分布范围超过 4 个肺区并有大阴影

硅沉着病的常见症状为慢性咳嗽、气短和胸痛。咳嗽早期可不严重,常为干咳或带黏稠痰,晚期咳嗽严重,痰多,特别是合并肺结核时痰量增加并可咯血,但这些症状并无特异性。后期则有明显的肺功能不全症状。

[附]硅沉着病并发肺结核

硅沉着病并发肺结核(硅沉着病结核)是指各期硅沉着病合并肺结核,发生率可高达 20%~90%。其特点是肺结核的发生率和严重程度常与硅沉着病的发展程度成正比。硅沉着病愈严重,其并发肺结核的可能性愈大,肺结核病病变也较严重,一～二期硅沉着病 10%~30% 并发肺结核,三期硅沉着病可高达 50%~90%,是影响预后的主要因素之一。

硅沉着病患者合并肺结核时,肺结核病变往往发展迅速,病灶易溶解为空洞,空洞多巨大而多个。如硅沉着病患者咳嗽及咳痰加重、消瘦、气促以及中毒症状进行性加剧,尤其出现潮热、盗汗、咯血、红细胞沉降率加速、肺上部出现湿啰音而无其他原因可解释者,常提示并发肺结核的可能。痰结核菌阳性对诊断有决定性意义。但硅沉着病合并肺结核时,痰结核菌不一定能在早期找到,因此痰菌阴性不能排除硅沉着病合并肺结核。在 X 线胸片上,肺结核病灶常出现于上肺,形状为多样性,分布不匀,有时成大片阴影,其中可见到空洞,其他肺野内也可有不规则的浸润病灶。

硅沉着病并发浸润性肺结核的 X 线表现有时与三期硅沉着病类似,须加以鉴别,主要有:①结核病灶一般分布不均匀、左右不对称,病变常单侧性,多形性,而硅结节融合病灶多为两肺对称,呈翼状(或八字状)阴影。②结核病灶形状不规则,活动性病灶呈片状边缘模糊阴影,进展快,并常有空洞形成,病灶与肺门间常有索状阴影相连,病变形态改变快,而硅结节融合病灶常呈圆形或长圆形,边缘较清楚,进展慢,少有空洞形成。③抗结核治疗后,结核病灶可有好转,而硅沉着病结节则无改变。

(二)矽酸盐肺

矽酸盐肺是由于长期吸入石英化合物的粉尘所致的尘肺,以石棉沉着病为最常见。滑石肺、水泥尘肺也属此类。

1. 石棉沉着病(石棉肺) 长期吸入石棉粉尘可引起石棉沉着病,病情发展缓慢,发病需经 7~9 年或更长时间。空气中的石棉尘埃浓度愈低,则发病时间愈慢。常见症状有咳嗽、气短与胸痛。胸痛在吸气时较明显,但不经常出现,也无固定部位。痰中可发现石棉小体。此病的 X 线征象为肺中、下肺野网状纤维化阴影,杂有约 1mm 大小的颗粒状阴影,并有不同程度的肺气肿和胸膜增厚粘连。根据患者的职业史及 X 线表现,石棉沉着病

不难与硅沉着病鉴别,两者的粉尘接触史不同,石棉沉着病的 X 线征象以双下肺网状、条索状阴影为主,而结节的成分很少。石棉沉着病合并肺结核比较少见,如并发结核也不如硅沉着病的严重。石棉沉着病并发肺癌者却较多。

2. 滑石肺 单纯滑石粉尘的致病力较低,发病的时间较慢,一般发病在 10 年以上,大多数患者无明显症状。其肺部 X 线征象为弥散性网状纤维性变及少数边缘不清的斑点状阴影,主要分布在中、下肺野。可根据其粉尘接触史的不同,X 线呈网状纤维性变为主而与硅沉着病相鉴别。

滑石肺可见于橡胶、陶瓷、化妆品等工业及滑石采矿工人。由于采用原料的成分中含有不同程度的二氧化矽,因而肺部的病理改变随之而不同,可呈混合性尘肺改变。

3. 水泥尘肺 水泥尘肺发生较迟、发展较慢,主要临床表现为慢性咳嗽、咳痰。后期有肺功能不全的表现。吸入水泥原料粉尘尤以水泥磨石车间及大窑工人比较容易致病,而成品的粉尘不易致病。X 线征以网状纤维性变为主,以及散在性、密度不高、边缘不清、分布不一的小结节,后期伴有不同程度的肺气肿。

(三)煤肺

由于长期吸入煤尘所致,其发病年龄较晚,工龄在 20 年左右起病,进展也较缓慢。主要症状有慢性咳嗽、咳黑色痰、胸痛及气短等。咳嗽、咳痰较硅沉着病明显,呼吸功能损害较少。主要 X 线征象是双肺网状纤维阴影,杂有致密度较低的斑点状阴影,斑点大小 1~2mm,上述改变以中、下肺为主,后期也可出现大块状阴影。

煤肺与硅沉着病的区别根据其职业史、症状较轻以及 X 线改变的不同而不难区别。

煤矿工人中的掘进工,其罹患的尘肺基本上属于硅沉着病一类,而井下工人(采煤工,装、运煤工)的尘肺则属煤肺一类;另有既在岩层又在煤层工作者,可产生以煤肺为主或以硅沉着病为主的混合尘肺。

(四)肺铁末沉着症

患者一般无症状,或有不定时的气闷感、咳嗽、胸痛。X 线表现为双侧中、下肺纹理增强和斑点状、从针头大至 3mm 大、边缘清楚、从来不融合成块状阴影,此与硅沉着病不同。肺门阴影不如硅沉着病或石棉沉着病的大。铁末沉着症很少并发肺结核或其他肺部炎症,劳动能力少有明显损害。其与硅沉着病的鉴别,除参考上述不同的 X 线征象外,粉尘接触史的不同尤其重要。

(五)肺锡末沉着症

肺锡末沉着症因吸入氧化锡所致,患者一般无明显症状,或有轻咳,个别患者可听到呼吸音粗糙及间断的干啰音。

5.4 系统性疾病

一、ANCA 相关血管炎

ANCA 相关血管炎是一组以血清中能够检测到 ANCA 的系统性小血管炎,主要包括肉芽肿性多血管炎、嗜酸性肉芽肿性多血管炎和显微镜下多血管炎,病变可侵及肺,引起慢性咳嗽(诊断参见 2.5)。

二、其他风湿性疾病

系统性红斑狼疮可有间质性肺炎等肺部表现,常与胸膜炎并发。狼疮性肺炎多有白细胞减少,且抗生素治疗无效,激素治疗后肺炎迅速消退。硬皮病、结节性多动脉炎、干燥综合征、类风湿关节炎等也可有肺部病变伴有相应的症状,如慢性咳嗽。结缔组织病所致肺部病变,须与各种原因所致肺部病变相鉴别,尤以肺部感染。

三、尿毒症肺

尿毒症肺又称尿毒症肺水肿、尿毒性肺炎,是慢性肾衰竭发展到尿毒症期常见的肺部并发症。尿毒症肺 X 线胸片可呈"蝴蝶状"或"蝙蝠翼状"改变。尿毒症肺发病率在尿毒症患者中高达 60% 以上。主要临床表现为轻、中度咳嗽,咳痰及呼吸困难,可有中、小量咯血。肺部听诊可有湿啰音,少数有干啰音。近半数患者可并发胸腔积液。

四、热带性肺嗜酸性粒细胞浸润症

热带性肺嗜酸性粒细胞浸润症(tropical pulmonary eosinophilia, TPE)是热带与亚热带地区较常见的疾病,在我国华南与华东地区较为多见,而新疆、东北、内蒙古自治区等地也有发现。临床特点为长期阵发性咳嗽或哮喘并伴有嗜酸性粒细胞增多。

发病与寄生虫感染相关,特别是丝虫,还有蛔虫、弓蛔虫、类圆线虫和钩虫等。抗体和嗜酸性粒细胞在发病机制中可能起重要作用。患者以 20~40 岁的青壮年为多,男:女 = 4:1。病程多数在 3~8 个月,最短约为 1 个月,最长可达 20 年。

起病一般徐缓,大多患者有呼吸症状,以咳嗽、呼吸困难、喘息和胸痛最常见。咳嗽逐渐加剧,夜间较重且多为阵发性。常伴有肺部哮鸣音与呼气性呼吸困难。痰量不多,呈白色泡沫样,偶可带血。部分病例有胸部不适或

压迫感。全身症状包括发热、疲乏、食欲减退、体重减轻等。体格检查 20% 病例闻及干啰音,1/4~1/3 病例有湿啰音。约半数病例有浅表淋巴结(颈淋巴结较显著)肿大与轻度肝大、脾大。

X 线检查轻者可无异常,典型者有双肺弥漫性分布、均匀一致、边界不清的小片状及小结节和斑点模糊阴影,直径 2~5mm,部分可互相融合而酷似肺炎改变。粟粒样结节有时很难与粟粒性结核相鉴别。病变多位于双侧中、下肺野,肺实变、空洞、气胸或胸腔积液较少见。慢性者形成肺间质纤维化。肺功能为混合性通气功能障碍。

外周血白细胞总数增高,通常 $>10.0 \times 10^9$/L,偶尔可达 $(40~50) \times 10^9$/L,分类嗜酸性粒细胞常在 20% 以上,可高达 90%,绝对值 $>2.0 \times 10^9$/L。90% 患者 ESR 升高。血清 IgE 和抗丝虫特异 IgE 和 IgG 增高,丝虫抗原或抗体阳性。痰常规检查和支气管肺泡灌洗液中嗜酸性粒细胞百分比均明显增高。丝虫 TPE 还需与其他 TPE 样综合征鉴别,如 ELISA 检测 Og4C3 抗原对班氏丝虫的敏感性和特异性很高,但不能检测马来丝虫,而后者可检测重组抗原 Bm-SXP-1 确定诊断。

诊断主要根据:①长期阵发性咳嗽或哮喘,多于夜间发作或加剧。②胸部 X 线检查有肺浸润。③外周血白细胞升高,嗜酸性粒细胞 $>3.0 \times 10^9$/L。④血清 IgE、丝虫特异 IgE 和 IgG 升高。⑤乙胺嗪治疗有效。诊断丝虫 TPE 还需排除 TPE 样综合征。

本病的病程经过可分为急性型、慢性型(经过 1 年以上)及逍遥型 3 种类型。逍遥型的诊断较为困难,患者常无特别的主诉,或仅自觉软弱乏力,无长期咳嗽与气喘史,肺部检查可完全正常,诊断主要根据血象检查,并排除其他原因所致的嗜酸性粒细胞增多症,最后经诊断性治疗的疗效证实诊断。

本病与支气管哮喘的鉴别要点:①患者家族与自身过去无哮喘病史。②气候转变与哮喘发作无重大关系。③白细胞总数增多,嗜酸性粒细胞常在 20% 以上(此种情况一般不见于支气管哮喘)。④病情经过迁延,症状缓解不完全,而支气管哮喘在间歇期全无症状。⑤应用抗过敏药物与支气管舒张药疗效不显著,而乙胺嗪疗效常显著。

本病与单纯性肺嗜酸性粒细胞增多症(吕弗勒综合征)的鉴别可参考表 5-6。

表 5-6　热带性嗜酸性粒细胞浸润症与吕弗勒综合征的鉴别诊断

	TPE	吕弗勒综合征
地区	热带最多,温带次之	与地区无关
症状	较重,类似支气管哮喘	较轻,类似感冒或支气管炎
体征	约半数有脾大与淋巴结肿大	无脾大与淋巴结肿大
实验室检查	白细胞总数增多,嗜酸性粒细胞占 20%~90%;IgE、丝虫特异 IgE、IgG 升高	白细胞总数正常或增多,多数病例的嗜酸性粒细胞占 10%~20%,丝虫特异 IgE/IgG 阴性
X 线检查	双肺弥漫性分布均匀一致边界不清的小片状、小结节和斑点模糊阴影,消散甚慢	阴影多为片状,常为单发病灶,可此起彼伏,消散快
治疗	乙胺嗪治疗有效	糖皮质激素治疗有效
病程	病程长,一般在 1 个月以上,多数为 3~8 个月,偶尔更长	病程短,在 1 个月以内,痊愈后可再发

5.5　其　他

一、胃食管反流

胃食管反流(GER)是引起不明原因慢性咳嗽的主要病因之一,慢性咳嗽可以是 GER 的唯一临床表现,但是 GER 并不一定都引起咳嗽。GER 导致咳嗽的机制可能有①食管远端可能存在咳嗽感受器,受酸刺激导致远端食管 - 气管支气管迷走神经反射,引起咳嗽。②近端食管反流物的微量吸入或大量吸入,引起咳嗽。患者临床表现为慢性咳嗽,部分可伴有反流症状,如反酸、胃灼热、胸骨后不适和疼痛、咽炎、口腔溃疡等。24 小时食管 pH 监测是 GER 最敏感和特异的检查,不仅可以检测反流发生的持续时间和频率,还可确定咳嗽和反流发作的时间关系,若二者发作的时间关系存在,即使反流参数正常,亦可确定反流为咳嗽的病因。

临床上若患者咳嗽时间超过 3 个月,常规治疗无效,同时伴有胃部症状而胸部 X 线、肺功能及组胺激发试验、鼻部检查均正常,则要考虑 GER 性咳嗽的可能,行 24 小时食管 pH 监测。若反流与咳嗽的症状相关概率(SAP)≥ 95% 可以做出初步诊断(国内指南以 80% 为标准,较国际指南低),如抗反流试验性治疗有效则可以确诊。注意 GER 性咳嗽药物治疗一般需 2~3 个月方有症状改善,5~6 个月咳嗽方能消失,故试验性治疗不宜短于 4 周,常用的药物包括 H₂ 受体拮抗药加上促胃动力药,或质子泵抑制药。

诊断标准:①慢性咳嗽,以白天咳嗽为主;② 24 小时食管 pH- 多通道阻抗监测 DeMeester 积分 ≥ 12.70 和 /

或 SAP ≥ 80%。症状指数 ≥ 45% 可用于 GERC 的诊断。但需要注意,少部分合并或以非酸反流(如胆汁反流)为主的患者,其食管 pH 监测结果未必异常。食管 pH 监测联合腔内阻抗能识别包括非酸反流在内的所有胃食管反流,是目前最灵敏可靠的 GERC 诊断手段。③抗反流治疗后咳嗽明显减轻或消失。但抗反流药物对 20% 的 GER 相关咳嗽无效,治疗失败也不能完全排除,需进一步检查明确。

二、药物性咳嗽

血管紧张素转换酶抑制药(ACEI)如卡托普利、依那普利、培哚普利、赖诺普利等可诱发咳嗽,主要表现为慢性持续性干咳,伴喉部刺激感,夜间及卧位加重。可在首次服药数小时内出现,也可以在数周或数月内出现,与剂量大小无关。国外资料显示 10%~30% 的慢性咳嗽是由于使用 ACEI 引起的,其发生机制尚未十分明确,但目前倾向于 ACEI 抑制了缓激肽的代谢,以及 P 物质、组织胺、前列腺素等炎症介质增加,刺激咳嗽感受器产生咳嗽;另外可能与遗传基因有关。任何服用 ACEI 类药物患者发生咳嗽时均应考虑本诊断,但须排除其他病因所致咳嗽。无论咳嗽在服用 ACEI 类药物多久后出现,均可停用 ACEI 以确定诊断,ACEI 相关性咳嗽将于停药 1~4 周后消失或减轻。

除了 ACEI,其他药物如麦考酚酸吗乙酯、呋喃妥因、异丙酚、β 受体阻滞药、来氟米特、辛伐他汀、γ- 干扰素、奥美拉唑、胺碘酮等亦可引起持续性干咳。

三、腹膜透析

腹膜透析(腹透)患者比血液透析患者更易发生咳嗽，虽然两者均接受药物治疗，如 ACEI、β 受体阻滞药等可诱发咳嗽，腹透和血液透析也可由于液体负荷过大及肺水肿产生咳嗽。目前认为腹透咳嗽主要由于 GER 所致，故对腹透的患者如有咳嗽，应对上述危险因素进行排查。

四、阿诺德神经神经元性咳嗽综合征

正常人外耳道存在咳嗽感受器，异物(毛发、耵聍)等机械刺激可通过阿诺德(Arnold)神经(迷走神经耳支)传入咳嗽中枢引起咳嗽。外耳或中耳疾病有时可压迫阿诺德神经，引起难治性咳嗽。解除病因后咳嗽症状可消失。

五、精神性咳嗽

精神性咳嗽也称心因性咳嗽，发生率较低，多见于儿童和青少年，其特点为干咳，声音特别响亮，有人在旁时咳嗽加剧，分散注意力或睡眠时咳嗽消失，止咳治疗无效。成人精神性咳嗽可在睡眠时发生，咳嗽持续时间更长。凡经各种检查排除各种器质性疾病，患者可确定诊断。治疗应采取心理治疗，常需治疗数周至数月才能见效。

六、不明原因慢性咳嗽

临床上有一部分慢性咳嗽患者在经过全面检查后病因未能明确，称为不明原因慢性咳嗽或慢性特发性咳嗽。通常指临床上咳嗽作为呼吸系统表现的唯一症状，持续时间超过 8 周，胸部影像学未见异常，未使用 ACEI 者。在国外不明原因的慢性咳嗽患者占呼吸门诊的 14%~23%。国内报道一组 86 例不明原因的慢性咳嗽患者中最常见的病因依次是咳嗽变异型哮喘(27.9%)、鼻后滴流综合征(25.6%)、嗜酸性粒细胞性支气管炎(15.1%)、胃食管反流(14.0%)，它们单独或者合并引起不明原因慢性咳嗽病因的约 89.5%。因此，不明原因慢性咳嗽如经细致的检查大多可明确病因。

七、咳嗽高敏感综合征

咳嗽高敏感综合征(cough hypersensitivity syndrome, CHS)主要指咳嗽敏感性升高，经全面检查及治疗后仍未能明确病因的慢性咳嗽患者。临床特征主要表现为慢性刺激性干咳，对一种或多种咳嗽激发物(如冷空气、讲话及气味等)敏感，咽喉部存在咳嗽冲动，并且严重影响患者生活质量。患者以中年女性较多，经常以上呼吸道感染作为起病的首发因素。

八、其他慢性咳嗽少见疾病

见表 5-7。

表 5-7　慢性咳嗽少见病因

上气道疾病	声门下多形性腺瘤、声门下黏膜相关组织淋巴瘤、喉癌、会厌发育不全、舌根异位涎腺、扁桃体肿大、腭垂(悬雍垂)过长、阻塞性睡眠呼吸暂停(OSA)
气管支气管疾病	气管支气管软化症、骨化性支气管病、复发性软骨炎、巨大气管支气管征、气管狭窄、支气管内错构瘤、气管憩室、支气管异物、气管腺样囊腺癌、支气管结石
肺部疾病	肺泡微结石症、淋巴管肌瘤病、肺朗格汉斯细胞组织细胞增生症
纵隔疾病	心脏副神经节瘤、心包囊肿、胸腺瘤、创伤后假性主动脉瘤、心律失常及左心功能不全、食管囊肿、食管肿瘤、霍奇金淋巴瘤、纵隔脂肪过多症
其他	颈椎病、肝海绵状血管瘤、迷走神经球瘤、乳糜泻、舌下异位甲状腺、胸膜子宫内膜异位症

(谢灿茂)

参考文献

[1] 中华医学会呼吸病学分会. 咳嗽的诊断与治疗指南. 中华结核和呼吸杂志, 2016, 39 (5): 323-354.

[2] IRWIN RS, FRENCH CL, CHANG AB, et al. CHEST Expert Cough Panel. Classification of cough as a symptom in adults and management algorithms: CHEST Guideline and Expert Panel Report. Chest, 2018, 153 (1): 196-209.

[3] 张巧, 马千里, 黄赞胜, 等. 上气道咳嗽综合征病因的初步研究. 中国呼吸与危重监护杂志, 2010, 9 (5): 458-461.

[4] 中华人民共和国卫生行业标准. WS 288—2017 肺结核诊断. (2017 版).

[5] RUBIN BK. Plastic bronchitis. Clin Chest Med, 2016, 37 (3): 405-408.

［6］李英姬．弥漫性泛细支气管炎和大环内酯类药物疗法．中华结核和呼吸杂志，2002, 25 (7): 421.

［7］JAKLITSCH MT. The American Association for Thoracic Surgery guidelines for lung cancer screening using low-dose computed tomography scans for lung cancer survivors and other high-risk groups. J Thorac Cardiovasc Surg, 2012, 144: 33-38.

［8］谢伶华．弥漫性肺泡癌误诊为粟粒性肺结核 13 例．中华结核和呼吸杂志，2000, 23 (4): 251.

［9］谢灿茂．人类比翼线虫病三例．中华内科杂志，1998, 37 (5): 345.

［10］TAKIGUCHI Y, ISHIZAKI S, KOBAYASHI T, et al. Pulmonary nocardiosis: a clinical analysis of 30 cases. Intern Med, 2017, 56 (12): 1485-1490.

［11］杨光钊．肺泡蛋白沉积症的高分辨率 CT 表现．中华放射学杂志，2002, 36 (5): 467.

［12］郭强．系统性红斑狼疮患者 525 例肺部病变的调查．中华风湿病学杂志，2004, 8 (6): 363.

［13］朱礼星．胃食管反流性咳嗽的临床分析．中华内科杂志，2003, 42 (7): 461.

［14］马洪明．嗜酸性粒细胞性支气管炎的气道炎症和临床特点．中华结核和呼吸杂志，2003, 26 (6): 362.

［15］MORICE AH. Chronic cough hypersensitivity syndrome. Cough, 2013, 9: 14.

［16］VIJAYAN VK. Tropical pulmonary eosinophilia: pathogenesis, diagnosis and management. Curr Opin Pulm Med, 2007, 13: 428-433.

［17］MULLERPATTAN JB, UDWADIA ZF, UDWADIA FE. Tropical pulmonary eosinophilia-a review. Indian J Med Res, 2013, 138 (3): 295-302.

［18］GIBSON P, WANG G, MCGARVEY L, et al. CHEST Expert Cough Panel. Treatment of unexplained chronic cough: CHEST guideline and expert panel report. Chest, 2016, 149 (1): 27-44.

［19］GIBSON PG, VERTIGAN AE. Management of chronic refractory cough. BMJ, 2015, 351: h5590.

6

胸腔积液

健康人胸膜腔的两层胸膜之间被以薄层的浆液,此薄层润滑性浆液的量保持相当稳定,是由于胸腔内液体持续滤出和吸收并处于动态平衡。目前认为液体由于压力梯度从壁胸膜和脏胸膜的体循环血管通过有渗漏性的胸膜进入胸膜腔,然后通过壁胸膜的淋巴管微孔(stomas)经淋巴管回吸收,而任何因素使胸膜腔内液体形成过快或吸收过缓,即产生胸腔积液。胸腔积液可由于胸膜炎症、肿瘤、结缔组织病、局部淤血以及全身性疾病等引起。目前报道有50种以上的疾病可以产生胸腔积液,不同病因可引起渗出性或漏出性胸腔积液(表6-1)。

表6-1　胸腔积液病因分类

Ⅰ.感染性胸腔积液	Ⅴ.消化系统疾病
一、结核性胸膜炎	一、肝病
二、结核性脓胸	(一)肝硬化
三、类肺炎性胸腔积液与脓胸	(二)肝脓肿
四、放线菌胸膜炎	(三)肝移植后
五、真菌性胸膜炎	二、胰腺疾病
六、阿米巴病胸腔积液	(一)急性胰腺炎
七、肺吸虫性胸膜炎	(二)胰管破裂
八、恙虫病性胸膜炎	三、脾脏疾病
Ⅱ.恶性胸腔积液	四、食管破裂
一、肺癌合并胸膜转移	五、膈下脓肿
二、乳腺癌合并胸膜转移	六、其他少见原因
三、恶性淋巴瘤	Ⅵ.妇产科疾病
四、恶性胸膜间皮瘤	一、卵巢过度刺激综合征
五、类恶性胸腔积液	二、产后胸腔积液
Ⅲ.结缔组织病与变态反应疾病	(一)产后早发性胸腔积液
一、结缔组织病并发胸膜炎	(二)产后迟发性胸腔积液
二、风湿性胸膜炎	三、梅格斯综合征
三、嗜酸性粒细胞增多性胸膜炎	四、其他
Ⅳ.心血管疾病	Ⅶ.其他原因的胸腔积液
一、心脏疾病	一、胆固醇性胸膜炎
(一)心力衰竭	二、乳糜性胸腔积液
(二)心包疾病	三、血胸与血气胸
(三)心脏损伤后综合征	四、黄甲综合征
二、血管疾病	五、低蛋白血症
(一)肺血栓栓塞	六、腹膜透析
(二)脓毒性肺栓塞	七、其他
(三)Lemierre 综合征	Ⅷ.不明原因胸腔积液
(四)肺静脉阻塞性疾病	特发性胸膜炎

胸腔积液又可区分为原发性与继发性两类。前者起因于胸膜本身的病变;后者则起因于其他器官的或全身性病变,例如大叶性肺炎、慢性充血性心力衰竭,各种原因的低蛋白血症等。胸腔积液诊断的步骤如图6-1。

【胸腔积液的诊断步骤】

(一)确定有无胸腔积液

中量以上的胸腔积液诊断不难,症状和体征较明显。少量积液(0.3L)仅表现为肋膈角变钝,有时易与胸膜粘连混淆,可拍摄患侧卧位X线胸片,液体可散开于肺外带。体征上需与胸膜增厚鉴别,胸膜增厚叩诊浊音,听诊呼吸音减弱,但往往伴有胸廓扁平或塌陷,肋间隙变窄,气管向患侧移位,语音传导增强等体征。B超、CT等检查可确定有无胸腔积液。

(二)区别漏出液和渗出液

尽快行诊断性胸腔穿刺区别积液的性质(表6-2)。

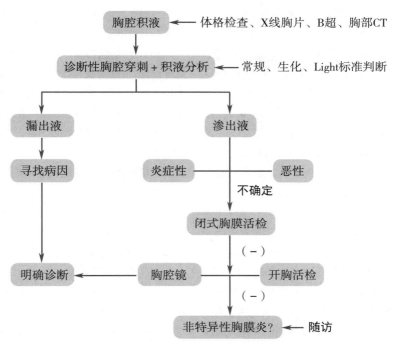

图 6-1　胸腔积液的诊断步骤

表 6-2　渗出液与漏出液的鉴别

项目	渗出液	漏出液
病因	炎症性(感染、结缔组织病、变态反应性疾病、恶性肿瘤等)	非炎症性(心力衰竭、门脉高压症、其他原因的局部静脉回流受阻、各种原因的低蛋白血症等)
外观	颜色深,呈透明或浑浊,可为浆液性、纤维素性浆液性、脓性、血性、乳糜性	清澈透明,无色或浅黄色,为浆液性
凝固性	常自行凝固	一般不凝固
比重	常 >1.018	常 <1.016~1.018
Rivalta 试验	阳性	阴性
蛋白质含量	常 >30g/L	常 <30g/L
细胞数	常 >500×10⁶/L,在急性化脓性炎症时中性粒细胞占优势,在慢性炎症时淋巴细胞占优势,恶性肿瘤时可找到肿瘤细胞	常 <100×10⁶/L,主要为内皮细胞和淋巴细胞
Light 标准*	符合任何 1 条者	不符合任何 1 条者
胆固醇含量	>1.56mmol/L	<1.56mmol/L
胸腔积液 / 血清胆红素比例	>0.6	<0.6
血清 - 胸腔积液白蛋白梯度	<12g/L	>12g/L
细菌	可找到致病菌	无致病菌存在

注:*.Light 标准:①胸腔积液 / 血清蛋白比值 > 0.5;②胸腔积液 / 血清 LDH 比值 > 0.6;③胸腔积液 LDH 水平 > 血清正常值高限的 2/3。符合 3 条中任何 1 条可诊断为渗出液,无 1 条符合者为漏出液。

Light 标准被认为是鉴别漏出液与渗出液的"金标准"，诊断敏感性和特异性高。但其后发现约 25% 漏出液被误判为渗出液。究其原因，可能与胸腔积液的蛋白质含量、比重和积液存在时间的长短有关。胸腔积液存在时间较短，蛋白质含量与比重可能较低，反之则可较高。强烈利尿可把液体很快滤出，而蛋白质滤出较慢，也可引起假性渗出液。测定血清与胸腔积液蛋白质梯度，如 >31g/L，或血清 - 胸腔积液白蛋白梯度 >12g/L 可判断为漏出液。

漏出液的临床特点对病因的分析和确定是重要的。充血性心力衰竭多表现为双侧胸腔积液，积液量右侧多于左侧，强烈利尿可引起假性渗出液，测定血清 - 胸腔积液蛋白质或白蛋白含量差异，血清或胸腔积液 NT-pro-BNP>1 300pg/ml 可帮助漏出液的诊断。肝硬化胸腔积液多伴有腹水。肾病综合征胸腔积液多为双侧，可表现为肺底积液。低蛋白血症的胸腔积液多伴有全身水肿。心包积液引起的胸腔积液多在左侧，或双侧，但以左侧明显。如不符合以上特点，或伴有发热、胸痛等症状应行诊断性胸腔穿刺进行积液分析，以避免漏诊其他原因引起的渗出液。

有些积液难以确切地归入漏出液或渗出液，见于恶性胸腔积液，系由于多种机制参与胸腔积液的形成。

（三）寻找胸腔积液的病因

如确定为漏出液，应寻找引起漏出液的原因。主要原因有充血性心力衰竭、肝硬化、肾病综合征、低蛋白血症等，可根据临床特点和检查做出诊断。如确定为渗出液，则应通过积液的检查和分析，或借助器械检查做出诊断。

【胸腔积液的症状、体征与 X 线征】

（一）小量胸腔积液

常无症状。如为胸膜急性炎症所致，则多有胸痛与干咳，肺部听诊可闻及胸膜摩擦音。立位透视可见肋膈角变钝或填平，患侧膈肌呼吸运动减弱；仰卧位透视则积液散开，肋膈角又复锐利。胸部 CT 和超声检查能发现小量胸腔积液。

（二）中量胸腔积液

缓慢增长的中量胸腔积液，患者较能适应，但往往在活动后出现气促与心悸。视诊发现患侧胸廓较为饱满、呼吸运动减弱、肋间隙增宽，触觉语颤减弱或消失，叩诊呈浊音或实音，听诊呼吸音减弱或消失，根据这些典型的胸腔积液体征，往往不需做 X 线检查而能确定诊断，但有时仍须与下列两种情况相区别。

1. 胸膜增厚　胸膜增厚时，叩诊与听诊的体征可与胸腔积液相同；胸膜增厚不严重时，触觉语颤可增强或与健侧相等，据此可与胸腔积液鉴别。如慢性胸膜增厚兼有患侧胸廓下陷，气管、心脏向患侧移位等表现，则一般

不难与胸腔积液相鉴别。胸膜增厚合并少量积液时经辅助检查可以确定。

2. 一侧膈肌升高　在膈肌升高的胸部下方叩诊可呈现浊音，平静呼吸时呼吸音也可减弱，可与胸腔积液混淆。嘱患者坐位，做腹式深呼吸，如浊音部位呼吸音依然减弱或消失，触觉语颤也减弱，则为胸腔积液。如深呼吸时呼吸音不减弱，则为膈肌升高。如为膈肌麻痹，则须经 X 线透视方能区别。

中量积液时，X 线透视下或后前位 X 线胸片见患侧胸下部或中下部显示密度较高的均匀阴影，积液上缘呈现向外、向上的弧形。有时渗液的上缘可呈圆顶状阴影，可被误认为膈肌升高。如嘱患者仰卧位透视，此时积液散开，患侧肺野的透亮度降低，并可观察到膈肌的真正位置。

（三）大量胸腔积液

如积液为大量，则由于纵隔向健侧移位、肺呼吸面积减少，患者常有心率加快、气促、呼吸困难。体格检查发现患侧胸廓饱满，气管与心浊音界向健侧移位，胸腔积液征也更明显。X 线透视下或 X 线胸片见患侧胸部大部分呈均匀的致密阴影，肺尖一般仍可见到含气的肺组织，气管和纵隔向健侧移位，膈肌下降，患侧肋间隙增宽。

（四）不典型的胸腔积液

如包裹性积液，叶间隙、肺底等处的局限性积液，易与肺内或胸膜肿瘤相混淆，须利用 X 线检查与超声检查，结合临床表现加以鉴别。

1. 肺下积液　系指积聚于肺底与膈上的胸腔积液，立位 X 线表现与横膈升高相似，须与膈高位及膈肌麻痹相鉴别。肺下积液可分为流动型与包裹型两类。流动型可采用变换体位的 X 线透视法诊断，嘱患者向患侧倾斜，可见液体部分溢入肋膈角或腋缘前方。包裹性肺下积液时，则可用胸部 CT 检查等方法而与膈下病变鉴别，并经诊断性穿刺阳性而确定为积液。超声波探查也有助于积液的诊断，且能提示穿刺的定位。

2. 叶间积液　在侧位片上呈梭形的致密阴影，上下有明显的边缘，按解剖位置可决定积液发生在哪些肺叶之间。

（五）多发性浆膜腔积液

除了双侧胸腔积液外，其他浆膜腔也可同时或先后出现积液，如胸腔积液伴心包积液、胸腔积液伴腹水或胸腔积液伴心包和腹水。心包疾病引起的胸腔积液多在左侧，或为双侧胸腔积液。

【诊断性胸腔穿刺】

对明确积液性质及病因诊断均十分重要。疑为渗出性积液必须做胸腔穿刺，如有漏出病因者则避免胸腔穿刺。胸腔积液可从外观、气味等估计胸腔积液的病因。

（一）外观

1. 浆液性渗出液　常见于结核性胸膜炎、脓胸的早期和胸膜转移癌的早期，有时见于风湿热与结缔组织病。

2. 血性胸腔积液　多见于胸膜创伤，偶尔见于自发性气胸、主动脉瘤破裂等。文献报道恶性积液中血性者占50%~85%。胸腔积液中红细胞数 >100×10^9/L 者，多由恶性肿瘤、创伤和肺梗死引起。

3. 浆液血性胸腔积液　可见于胸膜转移癌、胸膜间皮瘤、血液病、炭疽杆菌性胸膜炎，有时见于肺吸虫病、结缔组织病、结核性胸膜炎等。

4. 脓胸　多由于葡萄球菌、肺炎链球菌等感染引起，也可由于结核分枝杆菌、化脓性链球菌等引起。结核性脓胸、慢性非特异性脓胸、肺胸膜放线菌病及肋骨骨髓炎所致的脓胸，均可有胸壁瘘管形成。

5. 乳糜性胸腔积液　常由于胸导管阻塞、破裂或受压所引起，病因为胸部手术、恶性肿瘤、丝虫病、淋巴结核、创伤和肺淋巴管肌瘤病（LAM）等。

6. 巧克力色积液　考虑阿米巴肝脓肿破溃入胸腔的可能。

7. 黑色积液　多为曲霉感染。

8. 黄绿色积液　见于类风湿关节炎胸腔积液。

（二）气味

大多数胸腔积液并无特殊气味，厌氧菌感染的胸腔积液则有恶臭，尿毒症胸腔积液可有氨味。大肠杆菌、粪产碱杆菌性脓胸，脓液常带有粪臭味。

诊断性胸腔穿刺对多浆膜腔积液也有重要意义。如果临床上有漏出液的病因，可不做诊断性穿刺，疑为渗出液者则必须行诊断性穿刺。多浆膜腔积液临床上并不少见，一般各浆膜腔积液的性质相同，故诊断性穿刺在一个胸膜腔已足够提供资料诊断分析。文献报道以结核病占大多数（62.5%），其次为肿瘤（31.2%），再次为结缔组织病（6.3%）。

【胸腔积液分析】

对诊断性胸腔穿刺得到的胸腔积液进行化验检查，结果的分析可明确70%的病因。

（一）渗出液和漏出液鉴别的常用实验室检查

见表6-2。

（二）葡萄糖 pH

漏出液与大多数渗出液葡萄糖含量正常。而脓胸、类风湿关节炎、系统性红斑狼疮、结核和恶性胸腔积液中含量可 <3.3mmol/L。肿瘤患者胸腔积液葡萄糖含量很低者提示肿瘤广泛浸润，预后不佳。pH 在上述情况下也降低，在食管破裂引起的胸腔积液和脓胸时一般 <7.0。由于葡萄糖和 pH 与感染关系较大，如炎症性积液 pH<7.0，葡萄糖 <2.2mmol/L 应肋间插管引流。如肿瘤性

积液则预后不良。

（三）酶学

1. 乳酸脱氢酶（LDH）　是反映胸膜炎症程度的指标，其值越高，表明炎症越明显。胸腔积液 LDH>500U/L，胸腔积液/血清 LDH 比值 >3.0，LDH 的同工酶 LDH2 升高者常提示为恶性胸腔积液。

2. 胸腔积液溶菌酶（LZM）　活性 <65mg/L 时，提示可能为恶性胸腔积液，而 >80mg/L 时提示可能为结核性胸腔积液。数值愈高，则结核的可能性愈大。结核性胸腔积液时溶菌酶活性与 LDH 活性同时升高，而恶性胸腔积液时则溶菌酶活性降低而 LDH 活性升高，这种矛盾分离现象是恶性胸腔积液的特点。

3. 腺苷脱氨酶（ADA）　在结核性胸膜炎时胸腔积液中 ADA 多高于 45U/L，其诊断结核性胸膜炎的敏感性和特异性均较高。但 HIV 感染或 AIDS 合并结核性胸膜炎时胸腔积液 ADA 可不升高。

4. 胸腔积液淀粉酶　升高可见于急性胰腺炎、恶性肿瘤等。急性胰腺炎伴胸腔积液时，淀粉酶溢漏致使该酶在胸腔积液中含量高于血清中含量。淀粉酶同工酶测定有助于肿瘤的诊断，如唾液型淀粉酶升高而非食管破裂，则恶性肿瘤可能性极大。

（四）细胞因子和免疫学检查

γ-干扰素在结核性胸腔积液增高，多 >200pg/ml，且敏感性和特异性均较高。胸腔积液中细胞因子在良恶性病变的变化国内已经做了大量的研究。有报道胸腔积液中肿瘤坏死因子（TNF）和白介素 -8（IL-8）在结核性胸腔积液明显高于恶性胸腔积液。国内学者报道 IL-27 诊断结核性胸膜炎有很高的敏感性和特异性，如以 1 007ng/L 为阈值，诊断敏感性 92.7%，特异性 99.1%。

系统性红斑狼疮及类风湿关节炎引起的胸腔积液中补体 C3、C4 成分降低，免疫复合物含量增高。系统性红斑狼疮胸腔积液中抗核抗体效价可达 1∶160 以上。

（五）肿瘤标志物

癌胚抗原（CEA）在恶性胸腔积液的早期即可升高，且比血清更显著。若胸腔积液 CEA 升高或胸腔积液/血清 CEA>1，常提示为恶性胸腔积液，其敏感性约 60%，特异性则 90% 以上。

其他标志物如肿瘤糖链相关抗原（CA50、CA125、CA153、CA19-9 等）、细胞角蛋白 19 片段、神经元特异性烯醇酶、鳞状抗原、胃泌素释放肽前体等，可作为鉴别诊断的参考。间皮素在胸膜间皮瘤升高。联合检测多种肿瘤标志物，可提高阳性检出率。

（六）细胞学

胸腔积液找癌细胞的阳性率为 40%~90%，平均约 60%。而胸腔积液沉淀细胞染色体检查阳性率达 81%，

但技术要求较高。胸膜间皮细胞有时易误诊为肿瘤细胞,组织化学染色可鉴别。

【其他辅助诊断检查】

(一)结核菌素皮内试验

结核菌素皮内试验阳性特别是强阳性反应时,常见于结核性胸腔积液;但阴性反应并不能排除结核性胸腔积液。

(二)超声检查

超声检查用于估计胸腔积液的深度和积液量,可以鉴别胸腔积液、胸膜增厚、胸腔积液兼有胸膜增厚以及液气胸等不同情况。对包裹性积液、肺下积液、叶间积液和少量积液也能提示相当准确的定位诊断,有助于诊断性和治疗性穿刺。

(三)胸部 CT

胸部 CT 能检出常规 X 线胸片分辨困难的病变,显示肿块、结节、胸膜斑块、钙化、小量积液和包裹性积液的程度和部位。壁胸膜增厚往往是渗出液的征象。胸部 CT 见到以下征象:①外周胸膜增厚;②结节状胸膜增厚;③壁胸膜增厚 >1cm;④纵隔胸膜受累或有原发肿瘤的证据,则可以提示恶性胸腔积液,据报道其特异性22%~56%,敏感性 88%~100%。

(四)^{18}F-FDG PET-CT

在肿瘤早期诊断、临床分期、疗效检测等方面已得到广泛应用。应用于良恶性胸膜病变的鉴别时,胸膜恶性病变 SUV 值可明显高于良性病变,以体重校正后 SUV>2.2 为切点,诊断的准确率为 82.3%。文献报道 PET-CT 显像鉴别恶性胸膜疾病的敏感性、特异性、阳性预测值、阴性预测值、准确性,分别为 95%、80%、91%、89%、90%,PET 上胸膜 FDG 的异常摄取是鉴别良、恶性胸腔积液最精确的标准。使用注射 ^{18}F-FDG 后 1 小时、2 小时的图像(双时相 ^{18}F-FDG PET)用于鉴别良、恶性胸膜病变,发现良、恶性胸膜病变在不同时相标准摄取值(SUV)改变的比例(%SUV)有明显差别。以 %SUV 增加 9% 作为鉴别诊断的标准,其敏感性 67%,特异性 94%。或最大 SUV ≥ 2.4 及 / 或 %SUV ≥ 9% 作为判断标准,其敏感性增加至 100%,特异性 94%,阴性预测值 100%。

(五)经皮闭式胸膜活检

如疑为胸膜结核、胸膜转移癌或胸膜间皮瘤等,可考虑经皮闭式胸膜活检以助诊断。恶性病变的阳性率为 40%~80%,结核性胸膜病变阳性率约为 60%,多次活检可提高阳性率。拟诊结核病时,活检标本除做病理检查外,还应做结核分枝杆菌培养。CT 或 B 超引导下活检可提高成功率。

(六)胸腔镜检查

胸腔镜能窥视整个胸膜腔,在直视下活检,安全且阳性率高,是疑难胸膜疾病病因诊断的最佳方法。

(七)开胸探查

经上述方法仍未能确诊者如无特殊禁忌可考虑开胸探查。

6.1 感染性胸腔积液

一、结核性胸膜炎

在我国渗出性胸膜炎以结核性最多。患者多为青壮年,发病颇急,发热、患侧胸刺痛,呼吸、咳嗽时加剧,并有干咳、全身不适、潮热、盗汗、消瘦等结核中毒症状。热型多为不规则型或弛张型,个别不典型病例可无发热。早期积液量较少时无明显体征或有胸膜摩擦音。如积液大量时,胸痛减轻或消失,出现气促、心悸,体格检查发现胸腔积液体征,甚至出现心脏、气管向健侧移位的征象。慢性胸腔积液量虽不少,但由于患者逐渐适应,可无明显的气促、心悸等症状。

实验室检查外周血白细胞总数正常或轻度增多,急性期常有中等度中性粒细胞增多与核左移。胸腔积液为渗出液,常呈透明的草黄色,胸腔积液有易凝固的倾向,比重常高于 1.018,Rivalta 试验阳性,蛋白质含量 30~60g/L,多 >40g/L,细胞数为数百至数千,以淋巴细胞为主,间皮细胞 <5%。胸腔积液 ADA 及 γ- 干扰素增高,但结核 T 细胞斑点技术(T-spot.TB)诊断效能不高。胸腔积液中结核分枝杆菌检出率不高(包括培养与动物接种),应用 PCR 技术可大大提高检出率。结核菌素试验强阳性,但老年患者可无发热,结核菌素试验亦常阴性。通常根据患者的临床表现与胸腔积液常规检查,即能确定结核性渗出性胸膜炎的诊断,而抗结核治疗的良好疗效能进一步证实此诊断。经皮闭式胸膜针刺活检阳性率可达 60%~80%。内科胸腔镜诊断阳性率更高。X 线胸片检查可同时发现有无肺结核病灶存在,疗程中前后对比,也有助于观察病情变化。

结核性胸腔积液有时可为浆液血性,须与肺癌转移所致血性胸腔积液相区别。前者经抗结核治疗后颜色渐转为草黄色，抽液后积液量逐渐减少。后者呈浆液血性，积液量和颜色不因抽液及抗结核治疗而好转，并有发展的倾向；胸腔积液 CEA 或其他肿瘤标志物升高。此外，根据患者的年龄较大、血痰史、消瘦、持续性胸部闷痛、淋巴结转移、痰及胸腔积液中癌细胞或胸膜活检发现癌细胞浸润等情况，通常可与结核性血性积液相鉴别。必要时可行内科胸腔镜检查确诊。

二、结核性脓胸

结核性脓胸主要由于肺内结核病灶向胸腔穿溃，或未及时治疗的结核性浆液性胸膜炎转变所致。结核性自发性气胸也可并发结核性脓胸。自从抗结核药物广泛应用以来，结核性脓胸已少见。结核性脓胸临床主要表现为结核性全身性中毒症状与胸腔积液体征。急性脓胸和混合感染性脓胸的中毒症状较重，慢性脓胸的症状则较轻，可不发热，但贫血及消瘦较明显，患侧胸廓可塌陷，肋间隙变窄，患侧呼吸音减低，常有杵状指（趾）。

胸腔穿刺脓性积液为淡黄色，稀薄，含有干酪样物质，白细胞数 >10 000×10^6/L，脓细胞多，应用涂片法、培养法或 PCR 可发现结核分枝杆菌，其中尤以后一项检查阳性率较高。

慢性结核性脓胸多并发支气管胸膜瘘、胸壁瘘，最易混合感染。有支气管胸膜瘘时，胸腔穿刺注入 1% 亚甲蓝溶液或乙醚 1ml，则咳出带蓝色痰液或痰中有乙醚气味，有助于此并发症的诊断。支气管胸膜瘘患者咳嗽多频繁，痰有臭味，咳嗽与咳痰常与一定的体位有关。

患者有下列条件之一项，可确诊为结核性脓胸：①脓液中结核分枝杆菌检查（涂片法、培养法或 PCR）阳性。②胸膜活检证明有结核性病变。如脓胸患者有肺结核存在，而无肺与邻近器官化脓性病变及外伤史，虽脓液中未发现结核菌，结核性脓胸的可能性仍甚大。有时结核性脓胸混合普通致病菌感染而形成混合性脓胸。

三、类肺炎性胸腔积液与脓胸

类肺炎性胸腔积液（parapneumonic effusions）多继发于肺炎、肺脓肿、支气管扩张、外伤感染，以及邻近器官的化脓性感染，如肝脓肿、膈下脓肿、化脓性心包炎、化脓性纵隔炎的蔓延。早期表现为类肺炎性胸腔积液，继后才有化脓性改变称为脓胸。败血症也可经由血行播散而引起脓胸。

临床表现为先有肺炎、肺脓肿等原发病的表现，然后出现胸腔积液，积液量一般不多，患者有发热、咳嗽、咳痰、胸痛等症状，血白细胞升高，中性粒细胞升高伴有核左移。若肺部感染未能控制，致病菌直接侵袭、穿破入胸

腔则造成胸腔积脓。脓胸的致病菌大多为肺炎链球菌、金黄色葡萄球菌、化脓性链球菌，少数为大肠杆菌、副大肠杆菌、肺炎克雷伯菌、伤寒杆菌、粪产碱杆菌、布氏杆菌、真菌、放线菌、奴卡菌等，且多合并厌氧菌感染。急性脓胸表现为高热、畏寒、寒战、剧烈胸痛、气促、咳嗽等；慢性脓胸有胸膜增厚、胸廓塌陷、慢性消耗和杵状指（趾）等。符合下列任何一项者可诊断为脓胸：①胸腔积液呈脓性、黏稠。②涂片革兰氏染色找到细菌。③脓液细菌培养阳性。

继发于肺炎的肺炎链球菌性脓胸，其胸腔积液多为黄色或黄绿色而黏稠。链球菌性脓胸，其脓液较稀薄而呈淡黄色。金黄色葡萄球菌性脓胸，脓液稠厚而带黄色，并有脓块形成。铜绿假单胞菌性脓胸，脓液呈淡绿色。大肠杆菌、粪产碱杆菌性脓胸，脓液常带有粪臭味。厌氧性链球菌、梭状杆菌、螺旋体性腐败性脓胸，脓液常具有强烈的腐败恶臭味。如为产气性细菌性脓胸，则形成脓气胸。

四、放线菌胸膜炎

肺放线菌病在我国少见，此病常累及胸膜、肋骨、胸壁，易误诊为肺结核、脓胸、肺癌。最初表现为肺炎性浸润，病变多发生于肺下部，但也可在肺的任何部位。肺部病变发展缓慢而直接向周围蔓延，侵犯胸膜则产生渗出液与脓胸，累及肋骨与胸壁则引起肋骨损害与胸壁瘘管形成。

胸膜放线菌病主要须与结核性脓胸、肺癌胸膜转移等相区别。放线菌病的肺、胸膜与肋骨三部分病变直接连在一起，发生在同一个部位，是此病的特点，与结核病、肺癌有所不同。结核性脓胸虽然可并发肋骨损害与胸壁瘘管，但胸壁炎症反应较轻。放线菌引起的胸壁病变，除红肿与压痛之外，其周围组织变硬，有胸壁脓肿和瘘管形成，分泌物中可找到"硫磺颗粒"，其中含有放线菌，有助于此病的确诊。肺癌虽可侵及胸膜与肋骨，但罕有形成胸壁瘘管者。

五、真菌性胸膜炎

真菌感染引起的胸腔积液较为罕见，仅占所有胸腔积液病因的 1% 以下。引起真菌性胸膜炎的病原体主要有烟曲霉、皮炎芽生菌、组织胞浆菌、粗球孢子菌、新型隐球菌、念珠菌和马尔尼菲篮状菌等。多继发于肺部真菌病，或肺部真菌性肺脓肿穿破入胸腔，少数由血流或邻近器官的真菌感染引起。念珠菌性胸膜炎部分是由食管穿孔所致。曲霉感染多因手术后感染所致，如肺癌、肺结核和曲霉肿肺叶切除后，多伴有支气管胸膜瘘。部分真菌性胸膜炎合并细菌感染。

大多患者有真菌感染的危险因素,如中性粒细胞减少、接受免疫抑制药和糖皮质激素治疗、创伤、大手术等。表现为发热(可高热或低热)、咳嗽、咳痰或咯血,胸痛和呼吸困难。除了侵袭性肺曲霉病外,变应性支气管肺曲霉病(ABPA)也可引起胸腔积液。粗球孢子菌胸膜炎多为原发性感染,胸痛症状较为突出。组织胞浆菌病多伴有肺门纵隔淋巴结肿大和心包炎。病程长者还有中毒症状如消瘦、疲乏等。如继发于艾滋病、白血病、淋巴瘤等有基础病的相应症状。

有胸腔积液相应的体征,但大多数患者积液量较少,积液体征并不明显。

外周血白细胞可升高,粗球孢子菌病和 APBA 嗜酸性粒细胞可升高。胸腔积液中涂片或培养可发现真菌。隐球菌和接合菌以外的侵袭性真菌病其血清 1,3-β-D 葡聚糖抗原检测(G 试验)可阳性。侵袭性曲霉病的血、尿、脑脊液及肺泡灌洗液曲霉半乳甘露聚糖测定(GM 试验)可阳性。皮炎芽生菌、荚膜组织胞浆菌和粗球孢子菌病补体结合试验的效价在部分患者升高,前者不足 25%,后两者则大多数阳性。隐球菌和组织胞浆菌胸膜炎血清和胸腔积液的隐球菌抗原可阳性。

胸腔积液中涂片或培养真菌阳性,或活体组织标本病理检查发现真菌可确诊。本病需与其他感染性胸腔积液如结核性胸腔积液鉴别。

六、阿米巴病胸腔积液

阿米巴病并发胸膜炎比较少见,主要由于阿米巴性肝脓肿向右膈肌破溃所致;其次是继发于肺阿米巴病。阿米巴肝脓肿可向上刺激胸膜,引起胸膜反应,造成胸膜渗液。这种积液清晰,且不含阿米巴,此时可被误诊为结核性胸膜炎。如阿米巴肝脓肿向胸腔穿破,则形成巧克力色积液。国内一组 737 例阿米巴肝病并发脓胸者 58 例次(7.9%)。如同时累及肺组织则称为肺、胸膜阿米巴病。偶尔也有左叶肝脓肿向左侧胸腔穿破,引起左侧胸膜阿米巴病者。

常见的临床表现是患者先有发热、消瘦,肝脓肿的症状与体征,继而出现一侧(多为右侧)胸痛、咳嗽、胸膜炎的症状与体征。肝脓肿向胸腔穿破时往往有突然发生的剧烈胸痛与呼吸困难。如有胸膜支气管瘘形成,则有咯血及咳出棕褐色(巧克力色)痰,痰液中可检出溶组织阿米巴。注入 1% 亚甲蓝溶液于胸腔后,痰液迅速染成蓝色。

此病可被误诊为结核性胸膜炎、脓胸等疾病,肝病变也可能被忽略。临床上应注意到膈下病变易蔓延到膈上,而膈上病变少蔓延到膈下的规律,如患者有肝病变,继而出现胸膜或肺、胸膜病变,须警惕阿米巴病的可能性。

七、肺吸虫性胸膜炎

肺吸虫病患者 X 线胸片检查常有胸膜病变,有的报道约 15% 并发胸腔积液。积液为草黄色、透明,也可为乳白色,个别呈血性或脓性。胸腔积液含嗜酸性粒细胞较多,有时可发现夏科 - 莱登晶体。胸腔积液或痰液中发现肺吸虫卵可以确定诊断。抗肺吸虫药物治疗及穿刺抽液后可治愈胸膜炎症。

此病须与结核性胸膜炎相区别,后者在机体变态反应显著时,积液中也可有多数嗜酸性粒细胞。据临床报道,肺吸虫性胸膜炎被误诊为结核性胸膜炎者并非少见。如患者曾在流行地区居住,并有生食螃蟹、蝲蛄的历史,经抗结核治疗无效,应考虑此病的可能。近年应用 ELISA 法、放射免疫法(RIA)检测,结果阳性率较高且较特异性。

八、恙虫病性胸膜炎

恙虫病肺部受累常见,表现有肺充血,伴有支气管肺炎和胸腔积液。国内报道一组 31 例患者中累及胸膜者有 8 例(26%),胸腔积液量大多为少到中量,可单侧或双侧,一般随病情好转可自行吸收(参见 2.3)。

6.2 恶性胸腔积液

恶性胸腔积液为恶性肿瘤胸膜转移或恶性胸膜间皮瘤引起者,前者占恶性胸腔积液病因的 90% 以上,其中最主要的是肺癌、乳腺癌和淋巴瘤侵犯或转移至胸膜所致,约占恶性胸腔积液的 75%。其他如泌尿生殖系统肿瘤、胃肠道肿瘤、血液系统肿瘤等也可引起,但多有原发肿瘤的症状和体征,有些病例以胸腔积液作为首发表现,则应仔细寻找病因。有些恶性肿瘤患者其胸腔积液并非由肿瘤直接侵犯或转移至胸膜,而是其他原因引起者,如淋巴管阻塞,则称为"类恶性胸腔积液"(paramalignant pleural effusions)。

一、肺癌合并胸膜转移

肺癌合并胸膜转移颇为常见,易被误诊为结核性胸膜炎,特别是当有大量积液而肺实质情况未明时,易误诊。凡 40 岁以上患者出现胸腔积液,无发热,有胸部钝痛、咳血丝痰和消瘦等症状,胸腔积液多呈血性、量大、增长迅速,而结核中毒症状不明显,胸腔积液中未找到抗酸杆菌,胸腔积液 CEA 升高、胸腔积液 / 血清 CEA>1、LDH>500U/L 时应考虑恶性胸腔积液的诊断。其他多种肿瘤标志物如糖类抗原 CA19-9(CA19-9)、鳞状细胞癌抗原(SCC)、神经元特异性烯醇化酶(NSE)、细胞角蛋白 19 片段(CYFRA21-1)及端粒酶测定也有助诊断。胸腔积液细胞学检查、经皮针刺闭式胸膜活检、胸部影像学、纤维支气管镜以及胸腔镜等检查有助于进一步明确诊断和鉴别。

二、乳腺癌合并胸膜转移

乳腺癌合并胸膜转移为晚期征象,文献报道其发生率仅次于肺癌,约占恶性胸腔积液的 25%。有原发病的临床表现诊断不难。

三、恶性淋巴瘤

淋巴瘤的胸膜侵犯率为 7%~30%。有临床资料表明 50% 淋巴瘤患者病程中或早或晚会出现胸腔积液。霍奇金淋巴瘤(HL)、非霍奇金淋巴瘤(NHL)、淋巴肉瘤等均可引起胸腔积液、腹水。淋巴肉瘤所致的胸腔积液、腹水可为血性,可被误诊为恶性肿瘤的胸、腹膜转移或结核性多发性浆膜腔炎。HL 和 NHL 并发的胸腔积液多数为少量积液,积液的发生与淋巴管、静脉阻塞有关;部分为中到大量的血性积液则为胸膜转移所致。

四、恶性胸膜间皮瘤

恶性胸膜间皮瘤(MPM)是原发性胸膜肿瘤,来源于间皮组织,可区分为局限型与弥漫型。本病临床上少见,

多在 40 岁以上发病。目前认为发病可与石棉接触有关。60.3% 病例有胸腔积液,其中 3/4 为血性胸腔积液。弥漫型胸膜间皮瘤多有胸腔积液,其临床特点是进行性胸痛、呼吸困难、血性胸腔积液及胸膜增厚,此外尚有乏力、体重减轻与刺激性咳嗽。X 线胸片检查胸膜呈不规则状、波浪状起伏,或结节状增厚,而不伴有胸廓凹陷,相反甚至可能凸出,与慢性炎症引起胸膜增厚不同。胸腔积液检查可发现肿瘤细胞。胸腔积液透明质酸增高 >250mg/L。

MPM 的 X 线表现:①胸部孤立性肿块,X 线定位来自胸膜,且密度高、边缘光滑,呈分叶状。②多发性胸膜分叶状肿块。③胸膜肿块伴同侧胸腔积液。④胸腔积液在抽液注气之后,X 线显示形态不规则的明显胸膜增厚和胸膜上结影。⑤胸膜肿块并侵蚀邻近软组织和 / 或骨质。B 超或 CT 亦显示胸膜有实质性肿块或胸腔积液伴有明显的胸膜不规则增厚。

如患者有长期石棉接触史,或病变区域疼痛进行性加重,或有骨关节疼痛、低血糖症、发热和贫血,或血性胸腔积液抽后又迅速增长,并有胸腔积液中透明质酸含量增高,或经皮胸膜肿块活检或胸腔积液细胞学检查发现间皮瘤细胞,则诊断更为明确。电视胸腔镜或内科胸腔镜胸膜肺活检术对病变范围观察完整,对组织标本获取确切,并且微创,已成为 MPM 的最佳诊断和鉴别诊断方法之一。

五、类恶性胸腔积液

类恶性胸腔积液是指患者患恶性肿瘤但临床无胸膜侵袭证据或胸腔积液中未找到恶性细胞的胸腔积液。目前关于该类胸腔积液的数据及病因有限。国外报道在 975 例胸腔积液患者中,恶性胸腔积液占 15%,类恶性胸腔积液占 16%。后者可表现为漏出液或渗出液,最常见于肺癌患者,其机制可能与淋巴管堵塞有关。

6.3 结缔组织病与变态反应疾病

一、结缔组织病并发胸膜炎

结缔组织病并发胸膜炎,以类风湿关节炎(RA)、系统性红斑狼疮(SLE)较多见,其他如进行性系统硬化、混合性结缔组织病(MCTD)、肉芽肿性多血管炎、嗜酸性肉芽肿性多血管炎、皮肌炎、贝赫切特病(白塞病)、结节性多动脉炎等也可导致胸腔积液,临床上较少见。

(一)类风湿胸膜炎

胸膜炎是 RA 最常见的胸部病变,多见于年龄 60 岁

以上男性患者,RA 史多 10 年以上。临床上有咳嗽、胸痛、活动后气促、关节疼痛,或无明显症状而在胸部 X 线检查时发现。胸腔积液多为单侧,或双侧性,少量或中等量,为渗出液,黄色或黄绿色,也可为乳状或血性。胸腔积液白细胞增高,$(1\,000~3\,000) \times 10^6$/L,以淋巴细胞为主,蛋白质含量常 >40g/L,LDH 增高,多 >1 000IU/L。较为特征的是胸腔积液葡萄糖含量明显降低,常 <1.68mmol/L,静脉输注葡萄糖也不能提高胸腔积液中葡萄糖含量;胸腔积液 pH<7.30;胸腔积液补体 C4 升高,

类风湿因子常阳性(比血清阳性率高),效价常 >1∶320。少数患者可发生无菌性脓胸。1/3 患者合并肺间质或肺实质病变。

(二)狼疮性胸膜炎

SLE 合并胸膜炎者 50%~75%,胸腔积液可发生于病程的任何阶段,通常为双侧性,单侧较少,积液常为小量或中等量,大量者需考虑继发感染。胸腔积液为草黄色渗出液,有易凝的倾向,但有时也可为血性。胸腔积液白细胞数较类风湿胸膜炎低,常 <1 500×10⁶/L,单核细胞为主。蛋白质含量多 >35g/L,LDH 升高,但不超过 500IU/L,胸腔积液葡萄糖含量高于类风湿性胸膜炎,常 >3.36mmol/L,胸腔积液 pH>7.30,补体含量甚低。有诊断价值的指标包括胸腔积液抗 ANA、ds-DNA 抗体阳性,ANA 效价 >1∶160 或胸腔积液/血清 ANA 比值 >1。

如年轻女性的胸腔积液为中等量与血性,伴有多个器官损害的表现,应考虑狼疮性胸膜炎的可能性。病程中可发生肺部病变,X 线检查呈片状、块状或小结节状阴影,多侵犯下肺,常为双侧性,有游走与复发的倾向,对抗生素治疗无效,而对糖皮质激素治疗有良效。胸膜炎如出现于其他病征(尤其是面部蝶形红斑)之前常易被误诊为结核性。

药物性狼疮综合征最多由普鲁卡因胺与肼屈嗪引起。常见的临床表现是急性胸膜炎,出现胸腔积液与纤维性变。血清中抗核抗体效价常增高。

二、风湿性胸膜炎

风湿性胸膜炎为急性风湿热表现之一,临床上比较少见,常见症状为发热、咳嗽、胸痛和呼吸困难。半数病例的胸腔积液为双侧性,为纤维素性浆液,量一般不多。急性期胸腔积液显示为渗出液,细胞以中性粒细胞为主,并混有红细胞,后期淋巴细胞及嗜酸性粒细胞增多。个别病例呈血性积液。

风湿性胸膜炎的诊断依据:①患者有风湿热的临床表现。②胸膜炎的体征与 X 线征。③抗风湿药物治疗有良好效应。④除外其他原因的胸膜炎。

风湿性胸膜炎主要需与结核性胸膜炎相区别。前者对抗风湿药物治疗有良好效果,病程短,吸收快而无典型的胸膜粘连过程。风湿性胸膜炎常为风湿热的部分表现,可伴有风湿性肺炎,肺炎多为双侧性、游走性,多呈局限性炎症性改变。

三、嗜酸性粒细胞增多性胸膜炎

嗜酸性粒细胞增多性胸膜炎实际上并非独立的疾病,临床上少见。文献报道此病可见于大叶性肺炎、肺栓塞、胸廓创伤、人工气胸、肺结核、吕弗勒综合征、嗜酸性肉芽肿性多血管炎、肺包虫病、霍奇金淋巴瘤、全身性皮炎、支气管肺癌、花粉症、阿米巴性肺脓肿、肺吸虫病、蛔虫病、脓胸等。以气胸及血胸多见,既往认为恶性肿瘤引起者少见。但有报道占 20.5%~26.1%。

通常胸腔积液中嗜酸性粒细胞数与周围血的数值是相近的,一般不超过 1%~5%,而本病的胸腔积液中嗜酸性粒细胞显著增多,大部分达 50% 以上,有时可达 90% 以上,而周围血中嗜酸性粒细胞计数正常或仅轻度增多。胸腔积液可澄清、浑浊或血性。

6.4 心血管疾病

一、心脏疾病

胸腔积液是心脏病的常见表现。当基础心脏病严重到足以引起充血性心力衰竭时,大多数患者将会产生漏出性胸腔积液。心包疾病较少见,但是无论是急性或慢性心包疾病均可以引起胸腔积液,甚至在没有心力衰竭的情况下也可发生。心包疾病原因不同,胸腔积液可呈漏出液或渗出液。

(一)心力衰竭

住院的充血性心力衰竭患者常规 X 线胸片检查发现,58%~73% 患者有胸腔积液。对 CCU 患者的超声检查则半数有胸腔积液。如用敏感的 CT 技术,充血性心力衰竭患者高达 87% 有胸腔积液。早期尸解发现死于心力衰竭患者 90% 有胸腔积液。88% 的积液是双侧的,8% 和 4% 仅表现是右侧或左侧积液。

患者有典型的充血性心力衰竭表现,呼吸困难、端坐呼吸和水肿。较少有胸膜炎性疼痛。如积液量大,呼吸困难更加明显。体征有颈静脉怒张、肺部啰音、收缩期第三心音奔马律和外周水肿。肺底叩诊浊音、震颤减弱,可闻及支气管呼吸音。心力衰竭的其他征象包括肺血管淤血、肺纹理增多和肺泡水肿。胸腔积液多为游离,中等量,不超过半个胸腔,积液量右侧多于左侧。超声检查有助于局限性或包裹性积液的诊断,对心脏疾病、心功能、心包积液和有无心包增厚的诊断优于常规 X 线检查。胸部 CT 检查可鉴别或排除肺内疾病。

充血性心力衰竭引起的胸腔积液为漏出液,蛋白低(胸腔积液/血清蛋白比<0.5),LDH 不高,细胞数<1.0×10⁹/L,大多为淋巴细胞和间皮细胞。必须注意的是,如病程中强烈利尿可引起假性渗出液,表现为胸液中蛋白质≥30g/L,如要排除假性渗出液,测定血清-胸腔积液蛋白质或白蛋白梯度有助诊断,如前者>31g/L 或后者>12g/L 为漏出液。测定胸腔积液或血清 N 末端利钠肽前体(NT-pro-BNP),如 >1 300pg/ml 可诊断为心力衰竭导致的漏出性胸腔积液。

（二）心包疾病

心包疾病引起胸腔积液决定于其病因,各种病因的心包疾病常规 X 线检查约 35% 有胸腔积液。仅 37% 为双侧积液,大多数（60%）为左侧积液。胸内恶性肿瘤、结核病和结缔组织病（如类风湿关节炎等）均可累及心包和胸膜,引起心包和胸腔积液。

心包炎患者有明显胸痛及呼吸困难。典型者可闻及心包摩擦音,如有低血压、心率快、奇脉则要警惕心脏压塞。如心包炎是系统性疾病的表现时,如系统性红斑狼疮或类风湿关节炎,有基础疾病的其他表现。

临床上如有可能,应同时测定心包积液和胸腔积液的性质,如积液性质相同,病因可能相同,如心力衰竭或结核性胸膜炎。如心包积液为渗出液,而胸腔积液为漏出液,则胸腔积液系心包积液所致。一般来说,心包积液和胸腔积液性质相同,检查胸腔积液可能发现病因。如胸腔积液涂片发现恶性细胞或抗酸杆菌,心包液和胸腔积液 ANA 升高提示红斑狼疮。心力衰竭本身可伴有心包积液,但和胸腔积液相比较少发生,失代偿心衰约 20% 有心包积液,为漏出液。后前位 X 线胸片示大多数患者双侧胸腔积液和心影增大。

（三）心脏损伤后综合征

心脏损伤后综合征（post-cardiac injure syndrome, PCIS）亦称 Dressler's 综合征。临床上以心包或心肌损伤后数周内出现发热、胸痛、胸膜炎、心包炎、肺部渗出影为特征。急性心肌梗死或心包炎患者、接受心脏手术或心包手术患者都可发生,发生率 1%~30%。其发病机制未明,可能损伤和免疫有关,发生胸腔积液的患者血清有抗心肌抗体,部分患者肌动蛋白和肌球蛋白升高。也有认为与社区获得性病毒感染有关。

症状多发生在心脏手术后或心肌梗死后第 2、3 周,有报道损伤后 3 天或 1 年时也可发生。主要症状是发热和胸痛,胸痛常先于发热,胸痛为压榨性、痛苦难忍,类似心肌缺血,也有呈钝痛或胸膜炎性疼痛。体格检查可有心包摩擦音和心包积液体征。

影像学可发现 75% 患者有肺部渗出影,线状或斑片状影,多位于肺底部。63%~93% 有胸腔积液。心包炎是其特征改变。胸腔积液为渗出液,1/3 为血性,pH 和葡萄糖正常,急性期中性粒细胞占优势,慢性期以淋巴细胞为主。外周血白细胞、ESR 和 CRP 升高。

本病诊断不难,胸腔积液患者如近期有心肌梗死、心脏手术史,胸痛、发热、肺部渗出的临床表现,应考虑 PCIS 的诊断。主要与充血性心力衰竭、肺栓塞和肺炎鉴别。心力衰竭的积液是漏出液,而 PCIS 是渗出液。肺栓塞的临床特征为呼吸困难、胸痛和咯血三联征,肺动脉 CT 造影可以诊断;肺炎则要根据临床、炎症反应和影像学变化进行鉴别。

二、血管疾病

（一）肺血栓栓塞症

国内文献报道其发生率 40.5%,首诊误诊率达 44%。可引起渗出液或漏出液。肺栓塞患者主要表现为 3 组症状:①胸膜炎性胸痛或咯血。②呼吸困难。③循环障碍引起的晕厥。体格检查依发生频率可见气促、啰音、心率快、出汗、喘息、发热、胸膜摩擦音和 Homans 征。胸腔积液外观黄色或血性,白细胞数可 <0.1×10⁹/L 或 >50.0×10⁹/L,细胞分类无特异性。虽然对已诊断为肺栓塞的患者胸腔积液检查意义不大,但对于合并发热的患者排除胸腔感染是必要的。诊断主要依赖影像学(肺动脉造影)和其他检查(D-二聚体)。

（二）脓毒性肺栓塞

当血栓含有微生物时可发生脓毒栓子,可以是细菌、真菌或寄生虫。多数脓毒栓子来源于心脏的三尖瓣或室间隔缺损的心内膜炎或血栓性静脉炎。常见细菌为金黄色葡萄球菌。

患者多有系统性炎症反应综合征(SIRS)的临床表现。胸部 X 线检查肺周边可见多发的、边界不清的、圆形或楔状的阴影,阴影大小可相似或不一致,反映栓子栓塞的情况。空洞常见,许多发展迅速,通常是薄壁空洞没有气-液平面。

右心内膜炎的患者约 25% 有胸腔积液,为渗出液,多数细菌培养阴性。积液细胞多为中性粒细胞、淋巴细胞或单个核细胞。积液特征性改变是乳酸脱氢酶明显升高。

（三）Lemierre 综合征

Lemierre 综合征是脓毒栓子的一种特殊情况,系口咽部感染后引起颈内静脉血栓性静脉炎和转移性栓子,常常转移到肺和关节。症状包括呼吸困难、胸膜炎性胸痛、发热和咯血。最常见细菌是厌氧的革兰氏阴性菌坏死梭杆菌,如有转移性感染和颈内静脉血栓性静脉炎可诊断。辅助诊断方法包括颈-胸的对比增强 CT,典型影像学为静脉曲张静脉壁增厚、腔内充盈缺损和局部软组织水肿。约 32% 患者有胸腔积液,14% 合并脓胸,12% 有气胸。

(四)肺静脉阻塞性疾病

肺静脉阻塞性疾病较为罕见。可有反复的肺静脉血栓形成,临床表现为肺动脉高血压和肺水肿,病因不清。

典型表现为缓慢发展的呼吸困难和急性肺水肿引起的强迫性端坐呼吸。胸部 X 线检查显示大多数患者有少量胸腔积液和克利 B 线,可能系慢性肺毛细血管高血压使液体进入肺间质腔所致。胸腔积液为漏出液,此病诊断只能通过外科肺活检。预后较差,多在诊断后 2 年死亡。

6.5 消化系统疾病

胸膜腔与腹腔解剖上仅间隔数毫米,中间有膈肌分开。因为膈肌有很小的淋巴管穿过,所以任何腹腔液体只要接触到膈肌的腹腔侧可引起胸腔积液。同时,膈肌血管丰富,腹腔感染或非感染的炎症也可引起膈肌血管的炎症而产生胸腔积液。另外,由于手术、导管或外伤引起膈肌任何部位的破裂,也可使腹腔液体通过膈肌裂口进入胸腔而引起胸腔积液。

一、肝病

(一)肝硬化

肝性胸腔积液定义为肝硬化和门脉高压的患者合并胸腔积液,并排除原发于心脏、肺或胸膜疾病的胸腔积液。伴有腹水的肝硬化患者约 6% 有胸腔积液。一般认为,如没有腹水,诊断肝性胸腔积液必须小心。但仍有 20% 左右的肝性胸腔积液患者没有检测到有腹水。肝性胸腔积液大多发生在右侧,约 79.5%,左侧 17.5%,双侧 6%。胸腔积液性质为漏出液。

肝硬化患者尤其是伴有腹水者如产生胸腔积液时应考虑为肝性胸腔积液。患者可无症状或症状变化范围很大,如活动后气促到呼吸衰竭,决定于积液量的大小,如腹水量,胸腔积液产生的速度和是否伴有肺部疾病等。

胸腔积液和腹水性质相同,均为漏出液。证实胸腹腔之间有无相通最好的方法是闪烁显像,用放射性标志物质如 ^{99m} 锝硫磺胶体或 ^{99m} 锝巨聚白蛋白直接注入腹水,然后进行胸部间歇扫描,24 小时内间歇扫描胸腔积液显像阳性,大多在 45 分钟内阳性。无腹水者可腹腔内植入导管,注入含有放射性标志物的生理盐水 500ml 后进行胸部显像。

(二)肝脓肿

肝脓肿 20% 伴有胸腔积液,胸腔积液的病因和胸腔积液的性质与膈下脓肿相似。由于未经治疗的肝脓肿病死率极高,因此,对右侧胸腔积液为渗出性、白细胞占优势者应考虑是否有肝脓肿。

多数化脓性肝脓肿患者有发热、厌食,约 50% 患者

有寒战。约半数患者有肝及胆道疾病。腹痛最为常见,但并不一定在右上腹部。大多数患者肝大质软。实验室检查可有白细胞升高、贫血、碱性磷酸酶升高和高胆红素血症。诊断依靠腹部 CT 或超声,确诊可在 CT 或超声引导下经皮穿刺抽吸脓液做出。

(三)肝移植后

所有接受肝移植的患者(77%~100%)术后都发生胸腔积液。一般在移植后 72 小时内 95% 发生右侧胸腔积液,5% 发生左侧积液。也有报道 1/3 是双侧,其余是右侧,右侧的积液量明显多于左侧。

二、胰腺疾病

胰腺炎是最常引起胸腔积液的疾病。胰腺炎相关胸腔积液有两个不同的类型。

(一)急性胰腺炎

急性胰腺炎最常见伴有胸腔积液的类型。主要表现腹痛、恶心、呕吐及腹胀,多数患者有发热,如重症胰腺炎时可有低血压或休克和水、电解质和酸碱平衡紊乱。50% 患者可伴有胸腔积液,多同时伴有腹水和心包积液,因此有些患者积液时可伴有肺不张。胸腔积液多数是小量,当胰腺炎好转时可自行吸收。积液检查为渗出液,中性粒细胞占优势,淀粉酶明显升高,一般为血清浓度的 2 倍以上。

(二)胰管破裂

大多由于慢性胰腺炎伴有胰管狭窄或结石引起,也可因胰腺手术后、胰管内肿瘤或外伤引起。胰管破裂早期胰液通过网膜引起胰性腹水;后期腹水则位于腹膜后,继而进入胸膜腔。这些瘘管会持续存在,直到胰液排出减慢,胰管引流重建,或异常部分的外科切除。胰管破裂引起的胸腔积液其淀粉酶极高,往往超过 100 000IU/L。

有时,胰腺假性囊肿可移行到膈肌表面,虽然完整的假性囊肿可移行到纵隔,或罕见地移行到胸腔,表现为肿块性病变,但是更常见的是囊肿渗漏或破裂入膈肌下、纵隔或胸膜腔。由于胸腔是负压,假性囊肿液进入胸腔

没有阻力。来自假性囊肿或胰腺瘘管的胸腔积液为渗出液，量大，中性粒细胞占优势，血性胸腔积液嗜酸性粒细胞可升高。必须注意的是，胸腔积液淀粉酶在某些情况下可升高，如食管破裂、肿瘤、卵巢癌或异位妊娠，临床上应鉴别诊断。

三、脾脏疾病

脾梗死、脾血肿和脾脓肿常引起胸腔积液。临床和实验室特点表现积液多在左侧并往往伴有胸膜炎性疼痛；胸腔积液为渗出液，小量，中性粒细胞升高，往往不需要特殊处理。但是，脾的基础疾病临床上应仔细鉴别，罕见的脾病变有脾肿瘤、上皮样囊肿、脾静脉栓塞和淀粉样变时的脾自发性破裂。

1. **脾梗死** 由血管阻塞引起，脾动脉是单一的动脉，没有侧支循环。这种解剖上的特点使脾容易被镰状细胞所阻塞，在高海拔可以发生镰状细胞杂合子状态（杂合子镰状细胞贫血）。治疗性脾栓塞处理脾功能亢进当80%脾梗死时可发生胸腔积液。

2. **脾血肿** 常由外伤引起，胸腔积液常伴有膈下血肿。有些患者可能自诉无脾外伤史，因为很轻的外伤可引起脾血肿。胸腔积液可以是血性的或非血性的，如血肿持续较长时间时，积液可能超过2周才能完全吸收。

3. **脾脓肿** 较罕见，有报道镰状细胞贫血和静脉吸毒者可发生脾脓肿。其他原因还有脾外伤、邻近部位感染和心内膜炎。脾结核也有报道。

四、食管破裂

常伴外伤，多由内镜或手术引起。食管自发性破裂少见，有食管肿瘤、巴雷特（Barrett）溃疡、放疗、食管克罗恩病、疱疹性食管炎或结核性食管炎，笔者还见过急速吞食肉块引起食管破裂的患者。

医源性食管破裂伴有胸腔积液最常见的原因是食管狭窄接受食管扩张后引起的，其他的内镜检查或治疗引起的还有食管异物的取出，食管静脉硬化治疗。主要的症状是胸痛，可持续数小时。如内镜检查或治疗后出现胸痛，应马上进行食管造影以建立诊断，然后禁食和使用抗生素。外伤或术后食管也可穿孔，如食管癌手术易有吻合口渗漏，胸腔手术导致食管的损伤等。

胃食管连接部贴近纵隔胸膜，任何原因引起的食管破裂可使食管液进入纵隔。由于食管黏液不是无菌的，可引起纵隔炎和脓胸。食管穿孔死亡者多由于需氧和厌氧菌引起纵隔炎所致。如发生脓胸则应积极引流。

胸腔积液的特征为淀粉酶升高，大多来自唾液淀粉酶。胸腔积液 pH 低，系细菌代谢产物和中性粒细胞代谢所致。积液可大量、单侧或双侧，单独右侧积液少见。有时胸腔积液还可见食物。

应尽可能迅速做出诊断，如患者有干呕或食管检查治疗操作并有肺部症状应马上评价有无食管破裂。站立位 X 线胸片可确定是否有胸腔积液或纵隔是否有气体，并可提示食管穿孔的部位。食管下段的穿孔引起左侧液气胸，食管中段的穿孔引起右侧胸腔积液。胸部 CT 比胸部平片对纵隔积液和积气诊断敏感性和特异性高。

五、膈下脓肿

膈下脓肿约80%有胸腔积液，多数来自外科手术后，腹部手术约1%发生膈下脓肿，发生时间为术后1~3周。一些膈下脓肿并没有腹部手术史，如胃、十二指肠和阑尾穿孔，憩室炎，胆囊炎，胰腺炎或外伤，这些患者往往容易漏诊。胸腔积液系膈下炎症引起膈肌毛细血管通透性增加所致，胸腔积液培养多阴性。

患者可有胸部或腹部症状，大多数患者术后有发热、白细胞增多和腹痛；胸部症状是胸膜炎性胸痛，X 线表现为胸腔积液、下肺炎症和压缩性肺不张，以及患侧膈肌抬高。胸腔积液大多为少量，也可大量，性质为渗出液，多形核白细胞占优势。

六、其他少见原因

胃淋巴瘤、胃癌、小肠和大肠病（如 Menetrier 病、HIV 肠病、重度克罗恩病）、胆囊疾病、炎症性肝病、食管静脉曲张硬化治疗等均可伴有胸腔积液，诊断时须注意鉴别。

6.6 妇产科疾病

各种妇产科疾病可伴有胸腔积液。除了妊娠期间肺炎、病毒感染或肺栓塞等常见原因外，妇科和产科有些疾病可发生胸腔积液，如卵巢过度刺激综合征、产后胸腔积液等。

一、卵巢过度刺激综合征

卵巢过度刺激综合征（OHSS）是绒毛膜促性腺激素（hCG）促排卵的一种严重并发症，氯米芬偶然也可引起。

OHSS 以卵巢增大和液体移位为特征,引起血管内血容量严重不足。严重的 OHSS 可威胁生命,临床表现为大量腹水或胸腔积液,以及呼吸困难,血黏度升高,肝、肾功能障碍或全身性水肿。重症 OHSS 也包括肾衰竭、血栓栓塞、大量腹水或急性呼吸窘迫综合征。

使用促性腺激素的患者 3%~7% 发生严重 OHSS,其中 29% 有胸腔积液。胸腔积液的原因尚未清楚,可能与:①卵巢增大伴有卵泡、黄体、出血性卵巢囊肿和间质水肿形成。②短期内液体从血管内移出到血管外有关。OHSS 的危险因素包括年龄 <35 岁、虚弱体质、多囊卵巢综合征、妊娠、使用 hCG、高雌二醇血症(>2 500pg/ml)和多滤泡。

发生 OHSS 最初多主诉腹部不适或腹胀,继而恶心、呕吐和腹泻。如果症状加重,多与发生腹水、胸腔积液或呼吸困难有关。呼吸症状在注射 hCG 后 7~14 天发生,在最严重阶段,患者血黏度增高,凝血功能异常和肾功能减退。胸腔积液多发生在右侧(53%),左侧 18%,双侧 29%。积液为渗出液。

二、产后胸腔积液

产后胸腔积液可在产后立即发生或 1 周后发生,其胸腔积液的病因不同。

(一)产后早发性胸腔积液

产后早发性胸腔积液系产后 24 小时内发生的胸腔积液。目前报道经阴道分娩早发性积液发生率 46%~67%,其中双侧积液 55%~75%,这些病例均在分娩后 24 小时内摄正侧位 X 线胸片诊断。但是,如用超声诊断,仅 2%~17.6% 有胸腔积液。因所报道的病例数不多,其差别的原因还不清楚。产后早发性胸腔积液的原因还不清楚,推测与下列因素有关:①妊娠期间胶体渗透压降低,胸腔积液形成增加。②第二产程用力时憋气[瓦尔萨尔瓦(Valsalva)呼吸方式],由于系统静脉压升高可影响胸膜腔的淋巴回流。大多数患者无症状,不需要治疗。

(二)产后迟发性胸腔积液

产后迟发性胸腔积液指产后数周内发生的胸腔积液。发生率较低,目前仅有少数病例报道。其原因可能与抗磷脂抗体的存在有关。典型的临床表现是产后数周内发热、胸腔积液和肺部渗出。患者往往有胸痛,有些患者有心包炎及 / 或静脉血管栓塞。抗磷脂抗体阳性,但不符合 SLE 的诊断标准;所有报道的患者梅毒试验呈假阳性反应。必须注意的是,抗磷脂综合征其中一个并发症是自发性流产,多发生在妊娠中期。

抗磷脂抗体阳性的孕妇产后应仔细观察,早期发现

胸膜、肺、心脏或血栓的症状或征象。如发生这种并发症时,应产后再测定抗磷脂抗体,如阳性,排除肺栓塞和感染后可给予免疫抑制治疗。

三、梅格斯综合征

梅格斯综合征(Meige syndrome)由 Meigs 于 1937 年首次描述,指良性实体卵巢肿瘤的患者伴有腹水和胸腔积液。而且,如卵巢肿瘤切除后,胸腔积液、腹水应同时吸收。但是,此定义目前已经扩大到盆腔的其他疾病,包括良性囊性卵巢肿瘤、子宫良性肿瘤(纤维肌瘤)、无转移的恶性程度低的卵巢肿瘤和子宫腺肌瘤。因此,伴有胸腔积液、腹水的盆腔肿瘤只要外科切除后胸腔积液、腹水永远消失者可诊断为梅格斯综合征。

腹水可能与原发肿瘤大量分泌液体有关,大的肿瘤分泌的液体更多。胸腔积液则可能是腹水通过膈肌的小孔进入胸膜腔,类似肝硬化发生胸腔积液、腹水的机制。因为:①胸腔积液、腹水的性状一样;②胸腔穿刺抽液后胸腔积液很快再发;③有些卵巢肿瘤的患者只有腹水没有胸腔积液。也有认为腹水由淋巴管经膈肌进入胸腔而产生胸腔积液。

梅格斯综合征患者以消瘦、胸腔积液、腹水和盆腔肿块为特征,与胸腔积液有关的唯一症状是气短。胸腔积液发生在右侧 70%,左侧 10%,双侧 20%。胸腔积液蛋白多 >30g/L,因此是渗出液。必须认识到的最重要的一点是,并非有胸腔积液、腹水的患者都有不能切除的盆腔恶性肿瘤,同时,有部分梅格斯综合征患者血清肿瘤标志物 CA125 升高,但并不是恶性肿瘤。

女性有盆腔肿块、胸腔积液、腹水多认为是患有不能切除的肿瘤,因此,应在体液或活检标本中寻找恶性肿瘤的证据。最初的评价应包括胸腔积液、腹水的细胞学,如果细胞学阴性,而且没有其他部位恶性肿瘤的依据,患者应接受手术探查。如果是良性肿瘤,可切除原发肿瘤。如手术后胸腔积液、腹水吸收而且不再发生,则诊断可以成立。胸腔积液、腹水一般在术后 2 周内吸收。

四、其他

子宫内膜异位症曾有报道 30% 有腹水和胸腔积液,其发生机制和梅格斯综合征相似。积液多发生在右侧,呈血性或巧克力样,CA125 可升高。

月经期血气胸多伴有盆腔或腹腔子宫内膜异位症,右侧血气胸多发。其机制推测子宫内膜组织经膈肌进入胸腔,患者经期来临时,内膜组织脱落入胸膜腔,从而产生血气胸。患者多为未产妇,平均年龄 32 岁。症状为呼吸困难或胸痛。

6.7 其他原因胸腔积液

一、胆固醇性胸膜炎

胆固醇性胸腔积液是以胸腔积液中含有大量胆固醇为特点的一种慢性脓胸，是一种少见的慢性胸膜疾病。因病因及发病机制尚不清楚，其发生与结核病关系最大，此外有人认为也与糖尿病、梅毒，或两者合并结核时，以及慢性酒精中毒、肺吸虫病或肿瘤有关。发病以青壮年人较多，男性多于女性，国内报道 24 例中，男性占 20 例。右侧胸腔积液多于左侧，双侧受累较少见。临床症状较轻，多数表现为轻度咳嗽、胸闷、胸部钝痛，仅少数患者有午后低热、盗汗及乏力等结核中毒症状。X线胸片多示包裹性胸腔积液，也有以纤维板形成为主要表现。

积液吸收缓慢而有再发的可能性。积液无色、浑浊或带血性，或呈乳白、淡黄、橙黄、黄绿、暗褐等不同色泽，而以黄白色较多见。比重大多在 1.020~1.030。其突出特点是积液中常混有浮动的鳞片状、绢丝状、带有光泽、折光性强的胆固醇结晶，静置后可见结晶沉积于管底。沉淀物镜检可见众多的板状、针状、斜方形结晶体，也可见红细胞、脂肪颗粒。有些病例积液沉淀涂片检查结核菌为阴性，但豚鼠接种试验可呈阳性。

本病的诊断依据为在胸腔积液中检出大量胆固醇结晶。胸腔积液中胆固醇含量 >150mg/dl 可诊断为本病。必须指出，胆固醇结晶存在与否与积液中胆固醇总量高低无相应因果关系。

二、乳糜性胸腔积液

乳糜聚集于胸腔即称为乳糜性胸腔积液，简称乳糜胸。外观呈乳状，无味。乳糜性胸腔积液少见，常系胸导管直接破裂或阻塞引起淋巴液反流，使胸膜淋巴管扩张造成许多小瘘管所致，病因可归纳为：①良性病变，如炎症、寄生虫（丝虫病性肉芽肿）、免疫性疾病等。②肿瘤，如纵隔肿瘤、恶性淋巴瘤等。③胸导管外伤或手术损伤破裂。④特发性，如先天性淋巴管病。⑤肺淋巴管肌瘤病（LAM）。⑥药物，如达沙替尼。⑦不明原因。

乳糜定性试验可诊断乳糜胸，但偶有假阳性；甘油三酯 >1.11g/L 为乳糜液，<0.5g/L 可排除之；介于两者间若脂蛋白分析有乳糜微粒亦可确诊。胸腔积液找抗酸杆菌、癌细胞、微丝虫及细菌培养等可鉴别病因。

三、血胸与血气胸

血胸临床上多见于外伤。血性胸腔积液则多见于恶性肿瘤，有时也见于结核病、肺炎、结缔组织病与风湿热。炭疽杆菌性胸膜炎时也出现血性胸腔积液。血气胸可见于胸壁外伤与自发性气胸。白血病所致血性胸腔积液也有时见到。

血胸、血气胸与血性胸腔积液，须经胸部体格检查、X 线胸部透视与诊断性胸腔穿刺而确诊。

四、黄甲综合征

黄甲综合征（yellow nail syndrome，YNS）是一种罕见的疾病，其特征是甲色变黄伴淋巴水肿。1972 年 Hiler 等提出黄甲、淋巴水肿、胸腔积液三联症中出现 2 个症状即可诊断黄甲综合征，淋巴管造影显示淋巴管发育异常或淋巴结缺如可明确诊断。到目前为止，全世界报道了 100 多例，国内报道 10 余例。50% 以上病例为双侧胸腔积液，积液为淡黄色透明渗出液，蛋白含量常 >40g/L，白细胞分类以淋巴细胞为主，胸腔积液呈慢性进行性生长，胸腔积液出现前常有呼吸道反复感染史。

五、低蛋白血症

临床上低蛋白血症患者多有基础疾病，如肾病综合征、肝硬化、重度营养不良等。值得注意的是，低蛋白血症一般有全身水肿才有胸腔积液，如仅有胸腔积液而没有下肢水肿，应考虑有其他原因。同样，肝硬化患者如果没有腹水而仅有胸腔积液，也应考虑其他原因引起的胸腔积液。

六、腹膜透析

大约 1.6% 腹膜透析患者发生胸腔积液，可以在腹膜透析后 1 天至 8 年后发生。发生胸腔积液的原因与透析液的输入导致腹腔内压力和容量升高，透析液漏出腹腔经有缺陷的膈肌进入胸腔有关。腹膜透析引起的胸腔积液一般量少，多发生在右侧，有时可双侧。有报道右侧大量胸腔积液，但多发于女性患者。

腹膜透析发生的胸腔积液是漏出液，其特点是葡萄糖很高，多在 200~2 000mg/dl，胸腔积液 / 血清葡萄糖比值 >2，蛋白质 <10g/L。如腹膜透析患者有以上积液的特

点,诊断不难。

七、其他

登革热、猫抓病、痛风、糖尿病、甲状腺功能减退症(黏液性水肿)、多发性骨髓瘤等可引起胸腔积液。医源性胸腔积液也时有报道,医源性原因包括药物(甲氨蝶吟、胺碘酮、苯妥英、呋喃妥因、β受体阻滞药、达沙替尼等)、放射治疗、消化内镜检查和治疗(胃镜检查和食管静脉曲张硬化剂治疗)、支气管动脉栓塞术、卵巢过度刺激综合征、液体负荷过大、冠状动脉旁路移植手术、中心静脉置管穿破等,都可以引起胸腔积液,临床上应加以注意。

6.8 不明原因胸腔积液

特发性胸膜炎是指偶有胸腔积液患者即使经过全面的胸腔积液检查和胸腔镜活检,或开胸胸膜活检,临床上仍不能明确病因,而病理诊断为非特异性胸膜炎。综合国外数篇文献报道有194例胸腔积液患者经开胸手术或胸腔镜检查病因仍然不明,经34~62个月的随访,其中有70例(36.6%)仍未能明确原因,诊断为特发性胸膜炎。最近有文献报道在间皮瘤高发地区对142例接受了内科胸腔镜检查的患者进行了为期58个月的追踪观察,结果发现44例(31%)患者诊断为非特异性胸膜炎/胸膜纤维化,这些患者再经过(9.8±4.6)个月的随访后,5例(12%)诊断为恶性病变,仅26例患者未能发现病因。因此,大多数胸腔镜病理诊断为非特异性胸膜炎的患者经过密切随访可以找到病因,仅有小部分患者无明确病因。临床上称为真正的"特发性胸膜炎",其病程呈良性过程,其特点:①一般情况稳定。②无体重减轻。③ PPD 阴性。④无发热(<38℃)。⑤胸腔积液中淋巴细胞不超过95%。⑥积液量不超过胸腔的50%。

(谢灿茂)

参考文献

[1] LIGHT RW. Pleural diseases. 6th ed. Philadelphia: Wolters Kluwer, 2012.

[2] 谢灿茂. 胸膜疾病 // 钟南山, 刘又宁. 呼吸病学. 2 版. 北京: 人民卫生出版社, 2012.

[3] PORCEL JM, AZZOPARDI M, KOEGELENBERG CF, et al. The diagnosis of pleural effusions. Expert Rev Respir Med, 2015, 9 (6): 801-815.

[4] MCGRATH EE, ANDERSON PB. Diagnosis of pleural effusion: a systematic approach. Am J Crit Care, 2011, 20 (2): 119-127.

[5] HOOPER C, LEE YC, MASKELL N. BTS Pleural Guideline Group. Investigation of a unilateral pleural effusion in adults: British Thoracic Society Pleural Disease Guideline 2010. Thorax, 2010, 65 (Suppl 2): ii4-17.

[6] HAVELOCK T, TEOH R, LAWS D, et al. BTS Pleural Disease Guideline Group. Pleural procedures and thoracic ultrasound: British Thoracic Society Pleural Disease Guideline 2010. Thorax, 2010, 65 (Suppl 2): ii61-76.

[7] TANG Y, ZHANG J, HUANG H, et al. Pleural IFN-γ release assay combined with biomarkers distinguished effectively tuberculosis from malignant pleural effusion. BMC Infect Dis, 2019, 19 (1): 55.

[8] ALKHAWALDEH K, BIERSACK HJ, HENKE A, et al. Impact of dual-time-point F-18 FDG PET/CT in the assessment of pleural effusion in patients with non-small-cell lung cancer. Clin Nucl Med, 2011, 36: 423-428.

[9] DAVIES HE, NICHOLSON JE, RAHMAN NM, et al. Outcome of patients with nonspecific pleuritis/fibrosis on thoracoscopic pleural biopsies. Eur J Cardiothorac Surg, 2010, 38: 472-477.

[10] ROMERO-CANDIERA S, FERNANDEZ C, MARTIN C, et al. Influence of diuretics on the concentration of proteins another components of pleural transudates in patients with heart failure. Am J Med, 2001, 110: 681-686.

[11] GOTSMAN I, FRIDLENDER Z, MEIROVITZ A, et al. The evaluation of pleural effusions in patients with heart failure. Am J Med, 2001, 111: 375-378.

[12] HEFFNER JE. Diagnosis and management of malignant pleural effusions. Respirology, 2008, 13: 5-20.

[13] TOAFF JS, METSER U, GOTTFRIED M, et al. Differentiation between malignant and benign pleural effusion in patients with extra-pleural primary malignancies: assessment with positron emission tomography-computed tomography. Invest Radiol, 2005, 40: 204-209.

[14] KHALEEQ G, MUSANI AI. Emerging paradigms in the management of malignant pleural effusions. Respir

Med, 2008, 102: 939-948.

［15］ SAHN A. Plueral fluid characteristics of paramalignant effusion. Chest, 2009, 136: 44S-45S.

［16］ YANG WB, LIANG QL, YE ZJ, et al. Cell origins and diagnostic accuracy of interleukin 27 in pleural effusions. PLoS One, 2012, 7 (7): e40450.

［17］ PORCEL JM. Pleural effusions in acute idiopathic pericarditis and postcardiac injury syndrome. Curr Opin Pulm Med, 2017, 23 (4): 346-350.

［18］ WALKER S, MASKELL N. Identification and management of pleural effusions of multiple aetiologies. Curr Opin Pulm Med, 2017, 23 (4): 339-345.

［19］ BHATNAGAR R, MASKELL N. The modern diagnosis and management of pleural effusions. BMJ, 2015, 351: h4520.

［20］ KALOMENIDIS I, LIGHT RW. Eosinophilic pleural effusions. Curr Opin Pulm Med, 2003, 9 (4): 254-260.

［21］ SUWARTO S, NAINGGOLAN L, SINTO R, et al. Dengue score: a proposed diagnostic predictor for pleural effusion and/or ascites in adults with dengue infection. BMC Infect Dis, 2016, 16: 322.

7

胸 痛

胸痛是指位于胸前区的不适感,包括闷痛、针刺痛、烧灼、紧缩、压榨感等,是临床上常见的症状。各种刺激因子如创伤、缺血缺氧、炎症、组织坏死、肿瘤浸润以及化学、物理因素都可刺激肋间神经感觉纤维,刺激支配心脏及主动脉的交感神经纤维,刺激支配气管、支气管及食管的迷走神经纤维或膈神经的感觉纤维等,产生痛觉冲动,并传至大脑皮质的痛觉中枢引起胸痛。最常见的胸痛是心脏疾病引起的胸痛;10%~20% 的胸痛是由于心脏以外的原因,大部分非心源性胸痛源于胸膜或胸壁。因为肺组织和脏胸膜缺乏痛觉感受器,因此肺实质即使有严重的病变也可以没有胸痛发生。

此外,当某一内脏与体表某一部位同受某些脊神经后根的传入神经支配时,则来自内脏疾病的痛觉冲动到达大脑皮质后,除可产生局部疼痛外,还可出现相应体表区域的疼痛感觉,称为放射痛。例如心绞痛时,除出现胸骨后或心前区压榨样疼痛外,还放射到左肩及左臂内侧疼痛。

患者出现胸痛时,多就诊于急诊科、心内科、呼吸科及胸外科。创伤所导致的胸痛结合外伤的病史、体格检查及影像学检查,诊断不难。非创伤性胸痛的病因繁杂,可涵盖多个系统,其表现可轻可重,且疼痛严重程度与病情轻重并不完全一致,其临床意义也可大可小。若局限于肌肉软组织的轻微损害,则意义不大;但如由于内脏疾病引起的疼痛则有重要的临床意义,部分甚至可导致患者猝死。

根据疼痛的起源,可将胸痛区分为 5 大类(表 7-1)。

表 7-1　胸痛疾病的分类

I.胸壁病变	II.胸腔脏器疾病(续)
一、皮肤及皮下组织病变	(二)心瓣膜病
(一)急性皮炎、皮下蜂窝织炎	1. 二尖瓣膜病
(二)带状疱疹	2. 二尖瓣脱垂综合征
(三)胸骨前水肿	3. 主动脉瓣膜病
(四)痛性肥胖症	(三)心包疾病
(五)系统性硬化病	(四)先天性心血管病
二、神经系统病变	(五)胸主动脉瘤
(一)肋间神经炎	1. 主动脉瘤
(二)肋间神经肿瘤	2. 主动脉窦动脉瘤
(三)脊神经根痛	3. 主动脉夹层
(四)胸段脊髓压迫症	(六)肺动脉疾病
(五)多发性硬化	1. 急性肺栓塞
三、肌肉病变	2. 肺动脉高压
(一)外伤和肌肉、韧带劳损	3. 肺动脉瘤
(二)肌炎及皮肌炎	(七)心血管神经症
(三)流行性胸痛	二、呼吸系统疾病
四、骨骼及关节病变	(一)胸膜疾病
(一)强直性脊柱炎	1. 胸膜炎
(二)颈椎病	2. 胸膜肿瘤
(三)结核性胸椎炎	3. 自发性气胸、血气胸
(四)化脓性骨髓炎	(二)气管及支气管疾病
(五)非化脓性肋软骨炎	1. 支气管炎
(六)骨肿瘤	2. 原发性支气管肺癌
(七)急性白血病	(三)肺部疾病
(八)嗜酸性肉芽肿	三、食管疾病
(九)外伤	四、胸腺疾病
II.胸腔脏器疾病	五、纵隔疾病
一、心血管系统疾病	(一)纵隔炎
(一)冠状动脉与心肌疾病	(二)纵隔肿瘤
1. 急性冠脉综合征	(三)纵隔气肿
2. 稳定型心绞痛	III.肩关节及其周围组织疾病
3. X 综合征	IV.腹部脏器疾病
4. 心肌梗死后综合征	V.其他原因
5. 冠状动脉瘤	一、过度通气综合征
6. 梗阻性肥厚型心肌病	二、痛风
	三、胸廓出口综合征

近年来,从门诊和急诊处理及临床实际意义角度出发,常将胸痛患者初步分为致命性胸痛和非致命性胸痛两大类。临床常见的致命性胸痛的病因包括急性冠脉综合征、主动脉夹层、急性肺栓塞、张力性气胸等。及时识别致命性胸痛的患者,对挽救患者生命、改善预后及合理使用医疗资源等有重要意义。

全球第一家"胸痛中心"于 1981 年在美国巴尔的摩的 St.ANGLE 医院建立,目前全球多个国家的医院内多数都设立了"胸痛中心"。显示"胸痛中心"的建立显著降低了胸痛确诊时间,降低 ST 段抬高心肌梗死(STEMI)再灌注治疗时间,缩短 STEMI 住院时间,降低胸痛患者再次就诊次数和再住院次数,减少不必要检查费用,改善患者的健康相关生活质量和就诊满意度。

近年来,我国的各级医院也陆续成立了"胸痛中心"。中华医学会心血管病学分会发布了"2011'胸痛中心'建设中国专家共识"和"2014胸痛规范化评估与诊断中国专家共识"等指导性文件,对胸痛的危险性评估、诊断及鉴别诊断流程做了规范化的推荐。

胸痛临床评估与诊断流程如图 7-1。

以下的病史特征、体格检查及辅助检查有助于胸痛的诊断与鉴别诊断。

(一)病史特征

1. **发病年龄**　青壮年胸痛,应注意结核性胸膜炎、自发性气胸、心肌炎、心肌病、风湿性心瓣膜病,在 40 岁以上还应重点注意心绞痛、心肌梗死与肺癌。

2. **疼痛部位**　很多疾病引起的胸痛常有一定的部位。如胸壁疾病所致的胸痛常固定于病变部位,且局部多有明显压痛;带状疱疹是成簇水疱沿一侧肋间神经分布并伴剧痛,疱疹不越过体表中线。非化脓性肋骨软骨炎多侵犯第一、二肋软骨,对称或非对称性,呈单个或多个肿胀隆起,局部皮色正常,有压痛,咳嗽、深呼吸或上肢大幅度活动时疼痛加重。纵隔病变时,胸痛常位于胸骨后和心前区,也可以放射到颈部、上臂甚至背部;食管疾病如食管炎、食管癌、食管裂孔疝、纵隔炎等,所致的疼痛常位于胸骨后。干性(纤维素性)胸膜炎所致的胸痛,在胸廓呼吸扩张度较大的部位,如侧胸部较明显,尚可放射到下胸部、腰部和上腹部。心绞痛和心肌梗死的疼痛常在心前区、胸骨后或剑突下,可放射至左肩及左臂内侧,

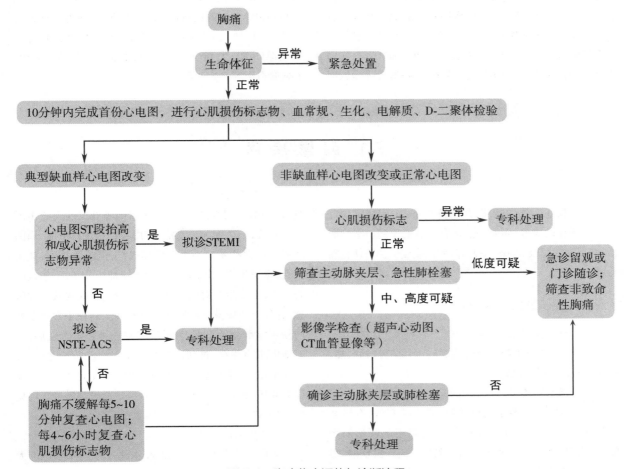

图 7-1　胸痛临床评估与诊断流程

注:STEMI:ST 段抬高性心肌梗死;NSTE-ACS:非 ST 段抬高性急性冠状动脉综合征。

达环指与小指,亦可放射至左颈、面颊及鼻尖部。夹层动脉瘤疼痛位于胸背部,向下放散至下腹、腰部与两侧腹股沟和下肢。肺尖部肺癌(肺上沟癌)以肩部、腋下痛为主,向上肢内侧放射。

3. **疼痛性质** 胸痛的程度可为剧烈的疼痛到轻微的隐痛,疼痛性质也多种多样。如带状疱疹呈刀割样痛或灼痛,剧烈难忍;肌痛呈酸痛;骨痛呈酸痛或锥痛。心绞痛常呈压榨样痛并伴有压迫感或窒息感;主动脉夹层动脉瘤常有突然出现的剧烈的撕裂样;局限性主动脉瘤可以侵蚀胸骨、肋骨和胸椎引起胸骨后烧灼样痛。膈疝呈灼痛或膨胀感。早期肺癌可仅有胸部的钝痛或隐痛,而肺上沟癌疼痛呈火灼样,夜间明显。食管疾病多表现为持续性隐痛或烧灼痛。

4. **疼痛时间及影响疼痛的因素** 胸痛可呈阵发性或持续性,疼痛时间的长短对于确定疼痛的原因有重要作用。心绞痛常在劳累、体力活动或精神紧张时诱发,呈阵发性,多数仅持续 1~5 分钟,静止休息、服用硝酸甘油或硝酸异山梨酯后即减轻或消失。心肌梗死的疼痛时间可长达数小时或数日,服用硝酸甘油后疼痛多不能缓解。心包疾病引起的胸痛坐位或前倾位可以减轻。心血管神经症所致的胸痛则常因运动而减轻。胸膜炎的胸痛常于咳嗽或深吸气时加剧,在呼气或屏气时变为钝痛或消失,按压疼痛部位不会使疼痛减轻。胸壁疾病所致的疼痛常于局部压迫或咳嗽、喷嚏等强烈胸廓

活动时加剧,局部麻醉后疼痛即缓解。食管疾病的疼痛常于进食时发作或加剧,反流性食管炎的胸骨后灼痛可在饱餐后出现,仰卧位或俯卧位加重,站起后缓解,服用抗酸药、促胃肠动力药(如多潘立酮或莫沙必利)后可减轻或消失。脊神经后根疾病所致的疼痛则于转身时加剧。

5. **疼痛的伴随症状** 气管、支气管疾病所致胸痛常伴有咳嗽、咳痰;食管疾病所致胸痛常伴有吞咽困难或咽下疼痛;肺栓塞、肺癌的胸痛常伴有小量咯血或痰中带血。

6. **其他有关病史** 肺栓塞常伴有骨折、长期卧床、肿瘤、深静脉血栓形成、近期手术史等。心绞痛与心肌梗死常有高血压及 / 或冠状动脉粥样硬化病史。

(二)体格检查

胸壁的外伤、炎症、肿瘤等疾病往往经视诊及触诊已可确诊。对于内脏疾病所致的疼痛,为明确病因诊断应做详细体格检查,包括生命体征的测量及监测。

(三)辅助检查

实验室检查包括血液、痰液的常规检查,心肌损伤标志物(心脏肌钙蛋白、肌酸激酶同工酶等)、D- 二聚体、胸腔和心包穿刺液的化验和细胞学检查;器械检查有 X 线胸片、心电图、超声心动图和多普勒超声检查、CT、磁共振显像(MRI)、纤维支气管镜、核素灌注心肌断层显像、心血管造影等。

7.1 胸壁疾病

胸壁疾病所致的胸痛,共同特点是:①胸痛常固定于病变所在的部位,病变部位常有明显的压痛。②胸廓活动时(如深呼吸、咳嗽、举臂等)刺激病变部位可使胸痛加剧。

一、皮肤及皮下组织病变

(一)急性皮炎、皮下蜂窝织炎

皮肤和 / 或皮下组织急性炎症时,局部有红、肿、热、痛及压痛,诊断较容易。

(二)带状疱疹

带状疱疹是一种病毒性疾病,常突然起病,有轻度全身症状。最常见的肋间带状疱疹,可引起剧烈的胸痛;腹背部、四肢及颜面等处均可罹患。疱疹出现前,多数患者自觉沿发生疱疹的神经路径区域有剧烈的神经痛,常被误诊为肋间神经痛、三叉神经痛等疾病。疼痛

数天后,沿肋间神经、四肢及颜面部等处皮肤突然出现多量丘疹,不久变为小水疱,疱内容物呈水样澄清,周围绕以炎症性红晕。小水疱簇集成群,但疏散排列,甚少融合,常发生于身体的一侧,沿皮肤神经分布,不越过体表中线,或仅累及对侧皮肤的小部分。患处皮肤异常敏感,并伴有所属淋巴结肿痛与神经痛。病程中常有多处的新水疱群分批出现,且沿罹患皮肤神经继续发展,因而新旧水疱并存,排列成带状。小水疱经数天之后,被膜逐渐松弛,疱内容可呈脓样浑浊,最后干燥结痂。病程 2~4 周,愈合后一般不遗留瘢痕。罹患之后可获得免疫,很少再发。

(三)胸骨前水肿

本病偶见于流行性腮腺炎,水肿多为凹陷性,范围大小不等,有时直径可达 7~8cm,水肿常在病后第 5~6 天发生,平均持续 5 天。水肿皮肤有时呈暗红色,偶尔可发生

局部明显压痛。引起疼痛的原因可能与胸骨上区的淋巴管回流受阻有关。

(四) 痛性肥胖症

本病又称 Dercum 病，临床上罕见，病因未明，主要临床特征是在肥胖的基础上形成多量的疼痛性皮下脂肪结节，分布呈遍及全身。此种结节可保持多年而无改变，患者可无其他全身症状。

痛性肥胖症大都为绝经期妇女，患者常有停经过早、性功能早衰等表现。当皮下脂肪结节出现与增大时，则有疼痛及麻木、衰弱、少汗和感情淡漠等神经精神症状。疼痛呈刺痛样，疼痛部位最常位于胸部与臂部，也可发生于身体其他部位，但颜面常少累及。

痛性结节也可见于风湿热、脂膜炎、变态反应或其他原因，故痛性肥胖症的诊断必须慎重。

(五) 系统性硬化病

系统性硬化病曾称硬皮病、进行性系统性硬化，是一种原因不明，以小血管功能和结构异常，皮肤、内脏纤维化，免疫系统活化和自身免疫为特征的全身性疾病。起病隐匿，如病变侵犯胸壁的皮肤、肌肉、食管等均可引起胸痛，疼痛性质常为紧缩感或吞咽食物后有发噎感，以及饱餐后随即躺下的胃灼热感，可根据其全身症状和实验室检查加以诊断。

二、神经系统病变

(一) 肋间神经炎

常为病毒感染、毒素、机械损伤、压迫等原因引起肋间神经炎而导致胸痛，疼痛性质为刺痛或灼痛，常沿着一根或数根肋间神经支配区域分布，转身、深呼吸、咳嗽均可使疼痛加重，沿肋间神经分布区域局部有压痛，以脊椎旁、腋中线及胸骨旁较明显。

(二) 肋间神经肿瘤

良性、恶性肋间神经肿瘤或转移性肿瘤侵犯，压迫肋间神经均可引起肋间神经痛，呈持续性剧痛，局部检查可发现肿瘤存在。

(三) 脊神经根痛

感染、中毒、赘生骨的压迫（如强直性脊椎炎、骨关节炎）、神经根受牵拉（如脊柱后凸、早期椎间盘肿胀肥厚等使脊神经穿出椎间孔时张力增加）等原因均可引起胸段神经根痛，疼痛性质为刺痛或锐痛，可放射至肩部、侧胸及前胸，弯腰、举臂及转身均可使疼痛加重，脊柱 X 线检查、磁共振显像（MRI）及脊柱造影有助于诊断。

(四) 胸段脊髓压迫症

由于胸椎或胸段脊髓本身的炎症、肿瘤、外伤及先天性异常（如脊髓血管畸形）等原因压迫胸段脊髓及神经根，可引起胸部肋间神经痛。常见的疾病如脊椎结核、脊髓硬脊膜外脓肿、脊髓和椎管内肿瘤等。

(五) 多发性硬化

多发性硬化是一种青壮年起病的中枢神经系统炎性脱髓鞘病，病因不明，女性发病率高于男性，临床少见。此病可引起胸痛，呈节段性或根性分布的疼痛。可根据中枢神经系统白质损害的症状和体征，缓解和复发交替的病程，脑脊液检查而做出诊断。

三、肌肉病变

(一) 外伤和肌肉、韧带劳损

胸部肌肉损伤可引起胸痛，疼痛程度视外伤轻重而异，由轻微的隐痛至剧痛，较易诊断。肌肉、韧带劳损均可引起胸痛，疼痛位于肋骨与肋软骨结合处或肋软骨与胸骨结合处，或位于胸壁肌肉上。胸痛常出现于反复用力的呼吸动作，长时间持续咳嗽、剧烈的体育运动等之后，受累局部有明显的压痛，且与疼痛部位的活动密切相关。在患处应用局部麻醉药或镇痛抗炎药常可使疼痛消失。临床上较常见。

(二) 肌炎及皮肌炎

肌炎、皮肌炎均可引起疼痛，常于运动或咳嗽时加剧。

(三) 流行性胸痛

本病又称博恩霍尔姆病（Bornholm disease），是由柯萨奇病毒感染所致，常呈流行性发病，遍及世界各地，四季均可发生，尤以夏、秋季为多。肠道排泄物为主要感染途径，飞沫感染也可能是一种直接传播方式。各年龄均可罹患，但多见于儿童与青壮年，潜伏期 3~5 天，突然起病。国内也曾有散发的流行性胸痛病例报道，但未有病毒学检查证实。

突然发生的胸部、上腹部肌痛是本病最突出的症状。疼痛轻重不一，严重者呈尖锐痛、烧灼痛、压榨痛、痉挛痛、刀割痛等的剧痛。咳嗽、啼哭、翻身等动作或呼吸活动都可使疼痛加剧。严重的病例，有时需使用吗啡类药物等镇痛。胸痛严重时患者可有明显的气促感。肌痛可出现于胸、腹、颈、四肢、肩、腰等部位，而以胸痛与腹痛最为剧烈。另一特点是肌痛的迁徙性，可从任何部位最后迁徙至膈肌。腹肌疼痛为儿童患者的突出症状，且多伴有恶心、呕吐；成人患者则以下胸部与上腹部疼痛为主。罹患肌肉有压痛。腹部压痛往往表浅，说明病变在腹肌而非内脏。

患者多以高热起病，可伴有寒战，呈间歇型热，体温可达 39~40℃。通常发热数小时后方出现肌痛。肌痛消失后体温多恢复正常。热程平均 3~4 天。少数病例体温正常或有微热。其他症状为头痛、全身不适、咽痛、咳嗽、呼吸困难、食欲减退、恶心、呕吐、便秘或腹泻等。眼痛或眼球痛罕见。体格检查可发现口唇疱疹、浅表淋巴结肿大、颊黏膜出血点、咽充血、腱反射减退等；患处肌肉有压痛，呼吸运动受限；肝、脾大较少见。血液学检查一般在正常范围，有时白细胞增多或减少，相对性淋巴细胞增多，偶有单核细胞增多，或出现不典型淋巴细胞。红细胞沉降率多正常，或轻度加快。胸部X线检查正常或有肋膈角变钝。并发症通常不多见，可有睾丸炎、胸膜炎、无菌性脑膜炎、心包炎、视神经炎等。预后良好。

凡患者有突然发生的下胸部或上腹部剧烈疼痛，特别是痉挛性痛，伴有发热、头痛、呼吸浅快，且反复发作者，应考虑流行性胸痛。肌痛特点是临床诊断的重要依据。确诊须从咽拭标本或粪便中分离出病毒；同时应用中和试验，检测恢复期血清抗体效价比急性期有4倍以上的显著增加，即可诊断本病。本病尚需与肋间神经痛、胸膜炎、肺炎、流行性感冒、风湿热等疾病相鉴别。

四、骨骼及关节病变

(一)强直性脊柱炎

强直性脊柱炎如病变累及胸椎，可引起剧烈的肋间神经痛，其原因是脊神经根受压。疼痛特点为束带样胸痛，有时误诊为胸膜炎或肋间神经痛。此外，本病也可侵犯胸骨柄、体连接处(关节)，而出现胸骨柄关节疼痛和压痛，胸痛呈间歇性或持续性，深呼吸、咳嗽、打喷嚏和打哈欠时加剧。X线检查表现为罹患胸脊椎的前纵韧带和侧韧带明显钙化，脊柱呈"竹节样"变、椎体方形变，以及椎小关节和脊柱生理曲度改变的影像变化。本病需与类风湿关节炎相鉴别。

(二)颈椎病

低位颈椎(6~7)椎间盘突出时压迫颈脊神经后根可产生前锯肌和胸部疼痛，是胸痛较常见的原因。由于胸痛往往局限在胸骨下部或心前区，并可放射至腋部、肩部、手臂的内侧、颈部或下颌部，伴有面色苍白、出汗、窒息感，类似心绞痛，故也称"颈椎病性类冠心综合征"或"颈源假性心绞痛"。本病与真性心绞痛区别：①疼痛与某种姿势有关，如弯腰、转身或蹲着时间过长等。②咳嗽、打喷嚏、深呼吸或排便用力可使疼痛加重。③疼痛于卧床休息数小时后发生，往往使患者从睡眠中惊醒。④压迫下颈椎和上胸椎可引起同样的疼痛。⑤疼痛持续十几分钟至几小时，一般不伴有冠状动脉供血不足，无缺血的心电图改变，用硝酸甘油治疗无效。⑥颈椎X线检查显示低位的颈椎骨质增生、椎间隙变窄等改变。⑦应

用颈圈做颈部固定，可有良好的治疗效果。

(三)结核性胸椎炎

结核性胸椎炎的背部疼痛剧烈，可放射到胸部，胸痛也较明显。确诊需靠胸椎正侧位X线检查，有典型胸椎结核表现。

(四)化脓性骨髓炎

急性化脓性骨髓炎常由于外伤、感染或脓毒血症引起，可侵犯胸骨、肋骨与脊椎骨。患者除有畏寒或寒战、高热、外周血白细胞数明显增高、中性粒细胞增多等脓毒血症征象外，由于骨膜反应而使胸部受累骨局部有明显疼痛和压痛，患处皮肤可有充血与水肿，血培养可发现致病菌。

(五)非化脓性肋软骨炎

非化脓性肋软骨炎又称泰齐(Tietze)病，是一种常见的胸部疾病，病因尚未明确。病理特征是胸骨旁肋软骨非化脓性疼痛性肿胀，吸收缓慢，多侵犯第一、二肋软骨，常为一侧性。起病大多突然，患者常有低热，初为胸痛，数日后受累的肋软骨隆起，并有剧烈疼痛，咳嗽、深呼吸以及病侧上肢活动时可使疼痛加剧，但局部皮肤无红肿。胸部X线检查一般无异常发现。胸痛经3~4周后逐渐消失，但肋软骨肿胀存在时间长短不一，可达数月甚至数年。本病可单独发生或并发慢性肺部疾病。残留的肋软骨肿胀可因呼吸道感染而再发，疼痛再次加重。

(六)骨肿瘤

原发性骨肿瘤或肿瘤骨转移可引起骨质及骨膜的破坏，导致受累骨局部疼痛、压痛及病理性骨折，胸部X线检查有助于本病的诊断。

多发性骨髓瘤可侵犯肋骨、胸骨、锁骨、脊椎等多处骨骼而引起疼痛，并可引起病理性骨折。

(七)急性白血病

急性白血病时，由于白血病细胞浸润胸骨，常有胸骨的压痛。可根据发热、贫血、出血等临床表现以及外周血、骨髓的实验室检查诊断本病。

(八)嗜酸性肉芽肿

嗜酸性肉芽肿属组织细胞增生症，以骨骼损害为主，好发于肋骨及其他扁平骨，引起胸痛及病变骨肿胀。

(九)外伤

如外伤累及骨膜，可引起局部疼痛；若发生肋骨骨折，则在胸廓活动时，由于骨折两端相互摩擦，可使疼痛加剧。根据外伤史、体格检查及X线胸片等检查，一般即可诊断。

一、心血管系统疾病

心血管系统疾病可进一步分为冠状动脉与心肌疾病、心瓣膜病、心包疾病、先天性心血管病、主动脉疾病、肺动脉疾病及心血管神经症等。心血管系统疾病伴胸痛者，以急性冠脉综合征、稳定型心绞痛、心包炎以及心肌炎最常见。

（一）冠状动脉与心肌疾病

1. **急性冠脉综合征**（acute coronary syndrome，ACS）　ACS 是指急性心肌缺血引起的一组临床综合征，包括急性 ST 段抬高性心肌梗死（ST elevation myocardial infarction，STEMI）、急性非 ST 段抬高性心肌梗死（non ST elevation myocardial infarction，NSTEMI）和不稳定型心绞痛（unstable angina，UA）。

由于不同类型的 ACS 的治疗策略存在一定差异，因此根据患者发病时的心电图 ST 段是否抬高，还可将 ACS 分为 ST 段抬高性急性冠脉综合征（ST elevation-acute coronary syndrome，STE-ACS）和非 ST 段抬高性急性冠脉综合征（non ST elevation-acute coronary syndrome，NSTE-ACS）。根据心肌损伤血清生物标志物，如 CK-MB 或心脏肌钙蛋白（cTn）测定结果，NSTE-ACS 又分为 NSTEMI 和 UA，前者上述心肌损伤标志物升高，而后者则正常。

UA 是介于稳定型心绞痛和急性心肌梗死（AMI）之间的一组临床心绞痛综合征，包括以下亚型：①静息型心绞痛，指心绞痛发生在休息或安静状态，发作持续时间通常 >20 分钟，含服硝酸甘油效果欠佳，病程在 1 个月内。②初发型心绞痛，通常在首发症状 1~2 个月内，很轻的体力活动可诱发。③恶化型心绞痛，在相对稳定的劳力性心绞痛基础上心绞痛逐渐增强，表现为胸痛更激烈、持续时间更长或更频繁。④继发型心绞痛，心绞痛发作有明显的诱发因素，如心肌耗氧量增加（感染、甲状腺功能亢进、心律失常）、低血压、贫血和低氧血症等。⑤变异型心绞痛，休息时发生的心绞痛，发作时心电图显示 ST 段短暂抬高。

绝大多数 ACS 是冠状动脉粥样硬化斑块不稳定或破裂的结果。极少数 ACS 由非动脉粥样硬化性疾病（如动脉炎、外伤、夹层、血栓栓塞、先天异常、吸食可卡因或心脏介入治疗并发症）所致。当冠状动脉的供氧量与心肌的需氧量之间发生供需矛盾，冠状动脉血流量不能满足心肌代谢时氧的需求，导致心肌细胞急剧、短暂的缺血缺氧时，即可发生心绞痛。冠状动脉粥样硬化可造成一支或多支冠脉血管管腔狭窄和心肌血供不足，一旦血供急剧减少或中断，使心肌严重而持续的急性缺血达 20~30 分钟或以上，即可发生 AMI。AMI 患者常有高血压、高血脂的病史，男性多于女性，心肌梗死发生在原有高血压的基础上者，据国内文献报道为 44%~89.4%。

（1）临床表现：典型心绞痛的部位位于胸骨后或左胸部，呈压榨性、紧缩感、憋闷或烧灼感等，可向左上臂、下颌、鼻、颈、背、上腹部、肩部或左前臂尺侧放射，一般持续 2~10 分钟，休息或含服硝酸甘油后 3~5 分钟可以缓解。诱发因素包括劳累、运动、饱餐、寒冷、情绪激动等。不稳定心绞痛（UA）胸痛的性质与诱因通常与稳定性心绞痛相同，但通常程度更重、持续时间更长，可达 10 分钟以上，且休息时也可发生。

STEMI 与 NSTEMI 患者最常见的临床表现为剧烈的压榨性胸痛或压迫感，持续时间多在 30 分钟以上，多伴有恶心、呕吐、大汗和呼吸困难等症状，含服硝酸甘油后不完全缓解。50%~81.2% 患者在心肌梗死形成前数小时至数天可出现前驱症状，对实施本病的预防和早期诊断有重要帮助。前驱症状主要有如下的表现：①原有心绞痛病史者的心绞痛突然加重，时间延长，发作次数增多，轻度活动或睡眠中也可发作。②原无心绞痛病史者突然发生频繁的心绞痛，且逐渐加重，硝酸甘油疗效差、诱发因素不明显。③有少数患者的前驱症状表现为胸部灼热感，伴心悸、气短、乏力、烦躁等，而不是心绞痛。

除胸痛外，患者还可出现发热、低血压和休克、心律失常、心力衰竭等表现，可有心包摩擦音，伴白细胞增高、红细胞沉降率增快、糖代谢紊乱等。

临床上还应注意非典型疼痛部位、无痛性心肌梗死和其他 ACS 不典型的表现者（如以心力衰竭、晕厥、上腹痛为首发症状），尤其是女性、老年和糖尿病患者。

（2）心肌损伤标志物：心肌损伤标志物的检测是鉴别和诊断患者 ACS 的重要手段，其增高水平还与心肌梗死的范围与预后明确相关。其中，cTn 的 2 种亚型 cTnI 或 cTnT 诊断心肌梗死的敏感性和特异性最高，是首选的标志物；CK-MB 对判断心肌坏死也有较好的特异性。肌红蛋白在心肌梗死后出现最早，对早期提示急性心肌梗死有一定价值。心肌梗死后,cTn 需至少在 2~4 小时后由心肌释放入血,10~24 小时达到峰值(表 7-2)。CK-MB 可用于判断再发心肌梗死。推荐对于无法早期确诊的胸痛患者在首次留取 cTn 标本后,间隔 4~6 小时复查以排除心肌梗死。必须注意,临床实践中不能因等待心肌损伤标志物结果而延误患者的早期治疗。

(3)心电图:UA 发作时只有 40%~80% 的患者出现心电图的改变,除极少数患者可出现一过性 Q 波外,绝大多数表现为 ST 段的抬高或压低,以及 T 波的改变。① T 波倒置:可表现为振幅下降、T 波低平或倒置,倒置 T 波的形态多呈"冠状 T 波";T 波倒置反映急性心肌缺血,通常出现在 2 个导联以上,临床上仅有心电图 T 波倒置者一般预后较好。② ST 段改变:常见而重要,可表现为抬高或压低;一过性 ST 段抬高提示冠状动脉痉挛,一过性 ST 段压低提示"心内膜下心肌缺血",而新近出现的、显著而持续的抬高则可能发生了 STEMI。

NSTEMI 发生时,最有诊断价值的心电图表现是 ST-T 的动态变化,包括 ST 段不同程度的压低和 T 波低平、倒置等,或者发作时倒置 T 波呈"伪正常化",可以与

UA 心电图的改变完全相同,因此单纯依靠心电图的改变不能鉴别两者,但临床上当 ST 段压低的心电图导联 ≥ 3 个,或压低幅度 ≥ 0.2mV 时,发生心肌梗死的可能性增加 3~4 倍(图 7-2)。

当胸痛患者心电图出现以下改变,均应考虑 STEMI:①在至少两个相邻导联 J 点后新出现 ST 段弓背向上抬高,V₂~V₃ 导联 ≥ 0.2mV(男性)或 ≥ 0.15mV(女性),其他相邻胸前导联或肢体导联 ≥ 0.1mV。②新出现的完全左束支传导阻滞。③超急性期 T 波改变。

需注意,初始心电图正常,不能除外 ACS,如胸痛持续不缓解时,需每间隔 5~10 分钟复查 1 次心电图。

发生心肌梗死时可根据心电图不同导联图形的变化进行定位诊断(表 7-3)。

1)急性前壁心肌梗死:急性前壁心肌梗死的特征性图形主要见于胸前导联,其次是 aVL 导联,临床上常见前侧壁心肌梗死心电图形(图 7-3)。

2)急性膈面(下壁)心肌梗死:急性膈面(下壁)心肌梗死的特征性图形见于 Ⅱ、Ⅲ、aVF 导联;在 Ⅰ、aVL 导联及胸前导联呈现 ST 段下降(图 7-4)。

表 7-2　心肌损伤标志物的时相变化

时间	肌红蛋白	cTnT	cTnI	CK-MB	CK
开始升高时间 /h	1~2	2~4	2~4	6	4~6
峰值时间 /h	4~8	10~24	10~24	18~24	12~24
持续时间 /h	0.5~1	10~21	7~14	3~4	2~4

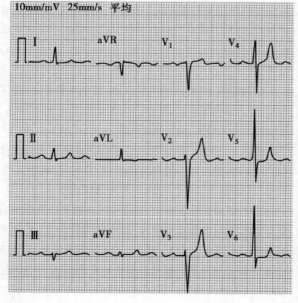
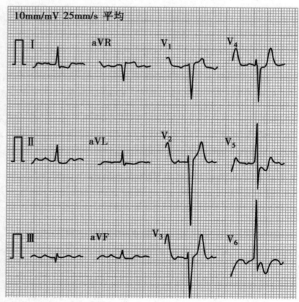

图 7-2　非 ST 段抬高型心肌梗死心电图

表 7-3　心肌梗死心电图定位

	前壁	前侧壁	前间隔	下壁	正后壁	下侧壁
V_1	0		+	0		
V_2	+	-	+	0	-	-
V_3	+	0	+	0		
V_4	+	+	0	0		-
V_5	+	+	0	0	0	-
V_6	+	+	0	0	0	+
aVR	-	0	0	-	0	0
aVL	+	+	0	0	0	+
aVF	-	-	0	+	0	+
I	+	+	0	-	0	0
II	+	+	0	+	0	+
III	-	-	0	+	0	+
V_7	0	+	0	0	+	+
V_8	0	0	0	0	+	+

注:"+"指有异常 Q 波、ST 段抬高及 T 波倒置的梗死图形;

"−"指与上述相反的变化,如 R 波增高、ST 段压低、T 波正向;

"0"无变化。

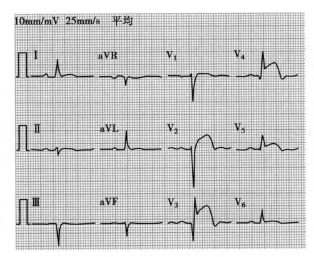

图 7-3　急性前侧壁心肌梗死心电图

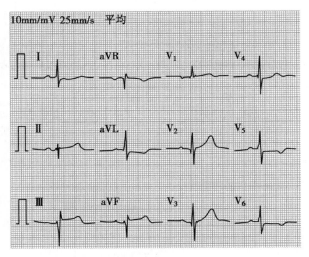

图 7-4　急性下壁心肌梗死心电图

3)急性正后壁心肌梗死:急性正后壁心肌梗死的特征图形见于 V_7、V_8 导联;V_1 导联心室波呈 RS 型或 Rs 型,RV_1 顶峰延迟到 0.04s,右胸导联(V_1、V_{3R})ST 段下降,T 波直立(图 7-5)。下壁心肌梗死常合并正后壁心肌梗死,因此在 Ⅱ、Ⅲ、aVF 导联出现下壁心肌梗死的特征性图形时,应特别注意 V_7、V_8 导联,以防漏诊正后壁心肌梗死。

部分心肌梗死患者的心电图改变是不典型的,有些心律失常也可以将心肌梗死图形掩盖。此外,一些没有心肌梗死的患者,由于某种原因的影响,可以出现酷似心肌梗死的心电图征象。因此,必须结合临床表现及其他实验室检查结果全面考虑,才能提高心肌梗死诊断的准确性,降低假阳性率及假阴性率。细致的多方面检查和动态观察是减少漏诊或误诊的关键。虽然如此,国内仍有报道,临床与病理对照,急性心肌梗死的正确诊断率仅为 53%,而陈旧性心肌梗死为 50%。有作者提到急性心肌梗死未能诊断的原因主要是由于并发或伴发于其他疾病、再次梗死、心内膜下心肌梗死或病灶过小。急性心肌梗死临床表现多样化,即所谓"同病异症",也可能是误诊的一个原因。

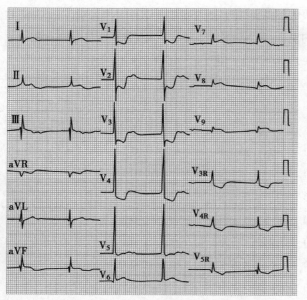

图 7-5　急性下壁合并正后壁心肌梗死心电图

（4）诊断标准：目前临床上 ACS 的诊断标准如下。①STEMI：剧烈胸痛持续时间 >30 分钟，心电图有 ST 段弓背向上抬高，心肌损伤标志物 CK-MB 升高超过参考值上限 2 倍以上，cTnT 或 cTnI 阳性。②NSTEMI：持续的胸痛，心电图无 ST 段的抬高，表现为一过性或新发的 ST 段压低或 T 波低平、倒置，CK-MB 升高超过参考值上限 2 倍以上，cTnT 或 cTnI 阳性。③UA：胸痛，心电图无 ST 段抬高，表现为 ST 段压低或 T 波低平、倒置，CK-MB 可升高，但不超过参考值上限的 2 倍，cTnT 和 cTnI 阴性。对于典型的 ACS，尤其是 STEMI 的诊断，不能因为等待心肌损伤标志物结果而影响及时诊断，甚至延误治疗。若依靠症状、心电图不能确定诊断，此时的正确做法是每 15~30 分钟重复做心电图 1 次，一旦发现 ST-T 动态变化，则可做出 ACS 诊断。

（5）评估与诊断流程：对临床疑似 ACS 的胸痛患者，可按以下流程进行评估与诊断（图 7-6）。

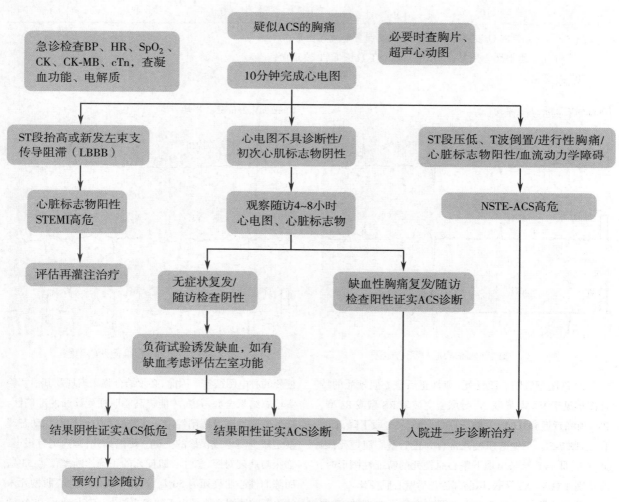

图 7-6　ACS 评估与诊断流程

注：ACS：急性冠脉综合征；CK：肌酸激酶；CK-MB：肌酸激酶同工酶；cTn：心脏肌钙蛋白；STEMI：ST 段抬高性心肌梗死；NSTE-ACS：非 ST 段抬高性急性冠状动脉综合征。

2. **稳定型心绞痛** 大多数为劳力性心绞痛,即在体力活动增加、情绪激动和其他足以增加心肌需氧的情况下所诱发,多见于男性,多数患者在 40 岁以上。疼痛部位以胸骨后最常见(占 50%~75%),也可见于心前区,少数在剑突下。疼痛常放射至双肩(尤其是左肩)和左臂内侧,也可放射至胸背部、颈、咽喉部、下颌部、舌、鼻、耳垂、乳突等部位。部分患者疼痛可局限于左上肢或颈部,并可向胸骨后放射。疼痛的程度不一,可由轻度的压迫感或牵拉性疼痛至剧烈的绞痛、刺痛。典型者疼痛开始时常较轻,以后迅速转为剧痛,并多伴有压迫感或窒息感,有时有濒死感或恐惧感,致使患者立即停止任何活动。多数患者疼痛发作持续 1~5 分钟(90% 的患者在 1~30 分钟以内),经休息后、除去诱因或舌下含服硝酸甘油片后常迅速缓解。引发疼痛的诱因、诱发疼痛的运动量、发作频率、每次发作疼痛的性质、部位、持续时间或使用硝酸甘油后发生疗效的时间等,在近 1~3 个月内基本无变化。

胸痛发作间隙期体格检查通常无特殊异常;心绞痛发作时常见心率增快、血压升高、表情焦虑、皮肤湿冷或出汗,有时候可出现第四或第三心音奔马律。如出现乳头肌缺血、功能失调,可导致二尖瓣关闭不全,心尖部可有收缩期杂音;部分患者可出现第二心音逆分裂或交替脉。患者常无心脏以外的体征,或只有引起心绞痛的原发病的病征。

心绞痛的诊断主要根据患者典型的发作特点和体征,含用硝酸甘油后缓解,结合年龄、存在的冠状动脉粥样硬化性心脏病(冠心病)易患因素以及过去的相同发作史;心绞痛发作时的心电图检查有助于诊断,典型的心电图改变是:在以 R 波为主的导联中,ST 段压低,T 波平坦或倒置,发作过后数分钟内逐渐恢复。动态变化的 ST-T 对诊断心绞痛的参考价值较大。发作不典型者,诊断要依靠观察硝酸甘油的疗效和发作时心电图改变;心电图无改变的患者不能除外心绞痛的诊断,可考虑做心电图负荷试验。如仍不能确诊者,可多次复查心电图或心电图负荷试验,或做 24 小时的动态心电图连续监测,如心电图出现阳性变化或负荷试验诱致心绞痛发作时亦可确诊。诊断有困难者可考虑行放射性核素检查、冠状动脉CTA 和选择性冠状动脉造影检查。

近年有作者研究心电图中 ST-T 某些改变在冠心病诊断中的价值。作者指出 ST 段水平型或下垂型压低≥ 0.1mV 时为心肌缺血的可靠指标。但个别严重冠心病患者尚可表现为 ST 段"正常化"。作者又发现 ST 段水平延长(≥ 0.12s)与冠状动脉狭窄有较好的相关性。这种改变对于常规心电图无 ST 段偏移的冠心病患者的心电学诊断更具意义。关于发生机制,尚未明确。作者认为 ST 段水平延长 ≥ 0.12s 能识别心肌缺血,若同时有

J-Tc 延长则可提高心肌缺血诊断的准确性。

稳定型心绞痛需要与心肌梗死、主动脉夹层、心包炎、心血管神经症及其他胸部及腹部疾病相鉴别,尤其要注意与心肌梗死进行鉴别(表 7-4)。

3. **X 综合征** 临床上少见,X 综合征是一种原因不明的发作性心肌缺血。临床表现为劳力型心绞痛,多见于中年女性。发作有明显的诱因,如体力劳动、过度的脑力活动。发作时心电图 ST 段呈缺血性水平型及下斜型压低。症状缓解后心电图恢复正常,发作时含服硝酸甘油片可缓解。冠状动脉造影正常,有作者认为 X 综合征的心肌缺血发作与交感神经活性增强有关。

国外作者报道 X 综合征可能存在微血管功能异常。国内作者检测 14 例确诊的 X 综合征患者的血浆内皮素(ET)水平,结果显示 X 综合征患者血浆 ET 水平明显高于健康人,而与冠心病患者比较差异无显著性,提示 X 综合征 ET 水平升高可能与心肌缺血及交感神经异常活动有关。内皮素由血管内皮细胞合成释放,是已知体内最强、持续最久的缩血管活性多肽。也有研究报道认为 X 综合征的病因是由于小冠状动脉扩张储备功能降低或异常收缩而引起的心肌缺血所致。

由于胸痛的原因很多,对冠脉造影正常而有心绞痛样胸痛表现的患者,应根据现有的经验和认识,把那些检出有心肌缺血或冠脉储备功能降低的患者诊断为 X 综合征。但有作者还提出,在考虑 X 综合征诊断时,应该用麦角新碱试验排除心外膜冠状动脉痉挛所致的胸痛;若仍未能诱发冠状动脉痉挛,还需做进一步检查,以评估冠状动脉储备有无异常。此外,还可用核素运动心肌显像或双嘧达莫负荷试验,诱发胸痛和心电图改变,以判明有无心肌缺血表现。如上述检查均未见异常,则应考虑非心源性胸痛的病因的可能,做相应的检查予以鉴别。

4. **心肌梗死后综合征** 发生率约 10%,其发病机制被认为可能系机体对坏死物质的变态反应。病情经过良好。典型病例其症状发生于急性心肌梗死之后数周到数月内,可反复发生。主要临床表现有持续发热、胸痛、红细胞沉降率加快、白细胞增多,或并发心包炎、胸膜炎与肺炎。部分病例听诊可闻心包摩擦音,偶尔并发左侧胸腔积液。

肺栓塞后综合征症状与心肌梗死后综合征相似,前者的主要临床特点:①有肺栓塞的基础疾病。②有突然胸痛、气急等症状。③在肺栓塞经过一段时间(一般为3~4 周)出现类似心肌梗死后综合征的症状。④短时间的糖皮质激素治疗效果较好。⑤有复发的倾向。

5. **冠状动脉瘤** 冠状动脉瘤临床罕见,主要发生于男性,可为单发性或多发性,梭形或囊状。无临床症状时此瘤常不引起注意,但并发血栓形成可发生胸痛,成年

表 7-4　心绞痛与急性心肌梗死的鉴别要点

鉴别要点	心绞痛	急性心肌梗死
疼痛		
1. 诱因	常由于体力活动、情绪激动、饱餐后诱发	不明显
2. 部位	位于胸骨后者占 50%~75%	多位于心前区(57.4%),胸骨后次之(22.9%)
3. 性质	多为压迫感或窒息感	常为压榨性,且较剧烈
4. 放射范围	常较局限	常较广泛
5. 持续时间	短,多为数分钟(在 30 分钟以内占 90%)	长,常超过 30 分钟
6. 舌下含硝酸甘油片或休息后的影响	常能显著缓解疼痛	作用较差
血压	无明显改变,有时略升高	常降低
休克	无	可有
呼吸困难或心力衰竭	极少	可有
心包摩擦音	无	可有
心肌坏死物质吸收的表现		
1. 发热	无	常有
2. 白细胞增多	无	常有
3. 红细胞沉降率	无改变	加速
4. 血清心肌酶活性	常无改变	增高
5. 血清心肌坏死标志物	无	有
心电图改变		
1. QRS 波群改变	无	常呈深 Q 波
2. ST 段偏移	极短暂	持续数小时以上
3. T 波改变	极短暂	常数月后才恢复正常

患者的胸痛表现与心绞痛相似。疼痛常反复发作数年,在发生心肌梗死后而停止发作。如该动脉瘤穿破至右心(冠状动脉瘘形成),可出现如动脉导管未闭的车轮样连续性杂音。有人认为在无症状的婴幼儿,如胸部 X 线透视发现房室沟有一非同步搏动的肿块时,提示本病的诊断。冠状动脉瘤常并发于结节性多动脉炎,但也可为先天性、外伤性、真菌栓塞性、梅毒性、动脉粥样硬化性、风湿性等多种病因。有报道腹主动脉瘤常合并动脉粥样硬化性冠状动脉瘤。冠状动脉造影有助于确诊。

国内有一组冠状动脉瘤 12 例报道,均在冠状动脉造影中发现,男 11 例,女 1 例,6 例合并心肌梗死,10 例同时合并冠状动脉狭窄(≥ 75%),表明本病预后不良。

有一组 6 例冠状动静脉瘘报道,均为男性。患者以不同程度的胸闷、心悸、体力活动受限等就诊。6 例均有心电图持续性 ST-T 改变,均经冠状动脉造影确诊。由于本病症状、心电图、超声心动图均无特征性,故临床上易于漏诊或误诊。

6. **梗阻性肥厚型心肌病(特发性肥厚性主动脉瓣下狭窄)**　本病为常染色体显性遗传病,多在 30 岁之前出现特征性症状。由于左心室心肌肥厚并累及室间隔,使左心室流出道梗阻,可导致心绞痛发作,并伴有起立或运动后眩晕,甚至神志丧失。超声心动图可显示室间隔非对称性肥厚,舒张期室间隔的厚度与后壁的比例 ≥ 1.3。

对临床或心电图表现类似冠心病的患者,如患者较年轻,诊断冠心病依据不充分又不能用其他心脏病来解释,则应想到本病的可能。结合心电图、超声心动图及心导管检查可做出诊断。如有猝死、心脏增大等的家族史更有助于诊断。

(二)心瓣膜病

1. **二尖瓣膜病**　二尖瓣狭窄和 / 或关闭不全均可引起胸痛,发作一般与情绪激动、体力活动及饱餐等因素无关。二尖瓣狭窄所致疼痛的性质以钝痛较为常见,而很少有类似心绞痛样疼痛。体格检查心尖部可闻及隆隆样舒张期杂音和 / 或收缩期吹风样杂音,彩色超声心动图的检查有助于此类病的诊断。

2. **二尖瓣脱垂综合征**　胸痛是常见的症状,常为锐痛、刀割样痛或钝痛,疼痛部位常位于心前区,与心绞痛相似。疼痛发作与劳力和情绪变化无恒定关系,也可在休息时发生,疼痛可持续数分钟或数小时,不经治疗可自行缓解。彩色超声心动图的检查有助于诊断。

3. 主动脉瓣膜病 主动脉瓣狭窄和/或主动脉瓣关闭不全均可引起心绞痛发作,前者的发生率在 10% 以上,而后者的发生率则少于 5%。主动脉瓣狭窄所引起的心绞痛一般与典型的心绞痛相似,但其特点是较轻度的体力活动更易诱发,含服硝酸甘油片治疗后可引起晕厥。主动脉瓣关闭不全引起的心绞痛常于睡眠中发作,可持续数 10 分钟至 1 小时以上,发作时多有血压升高、窦性心动过速及呼吸加快等表现。含服硝酸甘油片治疗常无效或只能起暂时的缓解作用,数分钟后多有重复发作。

主动脉瓣区可闻及响亮的收缩期杂音和/或舒张期杂音,彩色超声心动图检查有助于诊断。

(三) 心包疾病

最常见引起胸痛的心包疾病是急性心包炎,尤其是急性非特异性心包炎,往往有剧烈的胸痛,少数患者只觉紧压感或闷痛,疼痛部位常在心前区,并可放射至左肩、左臂内侧、左肩胛区、背部、颈部、下颌部以及剑突下。疼痛可呈持续性或间歇性发作,于卧位时加重,坐起或身体前倾时减轻。如本病累及邻近胸膜,则胸廓活动增加时(如咳嗽、深呼吸、举臂等)疼痛加剧。体格检查可闻及心包摩擦音,如产生积液,可出现心包积液征[尤尔特征(Ewart sign)],甚至出现心脏压塞。

急性心包炎除有心前区剧痛外,还常伴有发热、白细胞增多、红细胞沉降率加快等,应与急性心肌梗死鉴别(表 7-5)。特异性的心包炎(病毒性、细菌性、结核性)可依靠原发疾病的相关病变进行鉴别。

表 7-5 急性心肌梗死与急性非特异性心包炎的鉴别

项目	急性非特异性心包炎	急性心肌梗死
年龄	多见于青壮年	多见于中年以上
前驱症状	多先有上呼吸道感染症状	无
影响疼痛的因素	深呼吸、咳嗽、打喷嚏加重	无
发热、白细胞增多与疼痛的关系	发热、白细胞增多常在疼痛以前或同时出现	发热、白细胞增多常在疼痛以后出现
心包摩擦音	常于起病时即出现	常于发病后第 2~3 天出现
休克	无	可有
心电图		
QRS 波群	无改变	常出现异常深的 Q 波
ST 段	大多数导联 ST 段上升(ST aVR 下降),ST_I 与 ST_{III} 的偏移方向一致	ST 段上升只限于几个导联,ST_I 与 ST_{III} 的偏移方向往往相反

(四) 先天性心血管病

肺动脉瓣狭窄、房间隔缺损、肺动脉瓣狭窄合并房间隔缺损(法洛三联症)、法洛四联症、主动脉瓣狭窄、先天性特发性肺动脉扩张以及特发性肺动脉高压等先天性心血管病,均可发生胸痛。其胸痛的表现可类似心绞痛(占 4.8%),也可类似胸壁痛。这些伴有胸痛的先天性心血管病常伴有肺动脉高压。心脏听诊、心脏 X 线检查及彩色超声心动图有助于诊断,必要时可做心血管造影以明确诊断。

(五) 胸主动脉瘤

1. 主动脉瘤 主动脉瘤多由于梅毒性主动脉炎及动脉粥样硬化引起,多由于外伤、感染(如结核、脓毒血症)、风湿病所致,先天性者少见。

主动脉瘤压迫胸壁、脊椎及神经时,均可引起胸痛(约占半数),如压迫其邻近器官则可产生相应的症状。

胸部 X 线检查可见局限性边缘清晰的梭状或囊状致密阴影,此阴影在任何投照位置不能与主动脉分开。彩色超声心动图也有助于本病诊断。

2. 主动脉窦动脉瘤 主动脉窦动脉瘤(Valsalva 窦动脉瘤)大多为先天性,少数由真菌感染与梅毒所致。男性发病多于女性。约 3/4 的主动脉窦动脉瘤发生在右冠状动脉窦(Valsalva 右前窦)的基部,而向右心室穿破。本病国内已有不少病例报道,笔者所在医院也有多例发现。

虽然少数病例可经 X 线检查发现,但除主动脉窦动脉瘤已发生穿破外,常难以做出临床诊断。在青春期前穿破者不常见。主动脉窦动脉瘤穿破的三联症是:突然出现的颈静脉搏动、动脉脉搏减弱和连续性杂音。症状与体征在穿破时突然出现。胸痛与呼吸困难常突然发生,并呈进行性加重;心力衰竭发生较晚。此动脉瘤常向右心室穿破,引起三尖瓣关闭不全。连续性杂音是其突出的体征,常伴有震颤。此杂音与动脉导管未闭的杂音相类似,但前者在舒张期较响亮,而后者在收缩末期较明显,杂音通常沿胸骨左缘较易听到。以下几点有助于动脉瘤破裂的诊断:①中年以下的患者胸部突然发生疼痛或压迫窒息感,并伴有呼吸困难;②胸痛后出现心悸、气短、头痛、头晕或心力衰竭;③心前区可触及明显而广泛的震颤,近胸骨左缘第三、四肋间可闻及Ⅲ~Ⅳ级以上的收缩期与舒张期粗糙的乐音样杂音,舒张晚期增强;④周围血管征阳性;⑤胸部 X 线检查显示肺血流量增多,心脏向两侧扩大,并呈二尖瓣型。确诊有赖于选择性心血管造影检查。

3. 主动脉夹层　　主动脉夹层(aortic dissection,AD)是一种严重威胁人民生命健康的心血管危重症,是由于各种原因所导致的主动脉内膜、中膜撕裂,主动脉内膜与中膜分离,血液进入血管壁内,造成主动脉剥离或破裂。

AD 发病急骤,其特征为运动后突然出现心前区或胸骨后撕裂痛或剧烈的烧灼痛,放射至头、颈、上肢、背、腰、

中下腹部,甚至下肢,常伴有呼吸困难等其他症状。患者常有高血压病史。

AD 可误诊为急性心肌梗死。其胸痛的特点是放射范围更为广泛,且在剧烈疼痛时仍能维持较高的血压。如夹层主动脉瘤引起无名动脉或左锁骨下动脉阻塞,可致该侧上肢血压较低,脉搏较弱。

AD 的诊断依据:①中年以上有高血压和动脉粥样硬化的病史。②突然发生心前区、背部、腹部或腰部剧烈疼痛。③疼痛发作时有休克征象,但血压仍较高,即使一度下降,但在 24~48 小时内又复上升,并且很高。④一侧桡动脉搏动减弱或消失。⑤ 1/5 患者主动脉瓣区可听到舒张期杂音。⑥部分患者可出现心包摩擦音或心包、胸腔积液的征象。⑦胸部 X 线检查可见主动脉阴影进行性加宽,搏动减弱甚至消失。⑧心电图检查无急性心肌梗死的特征性改变。⑨ CT、MRI 或主动脉造影可见夹层动脉瘤征。

临床上怀疑 AD 的急性胸痛患者,可按以下流程进行评估与诊断(图 7-7)。

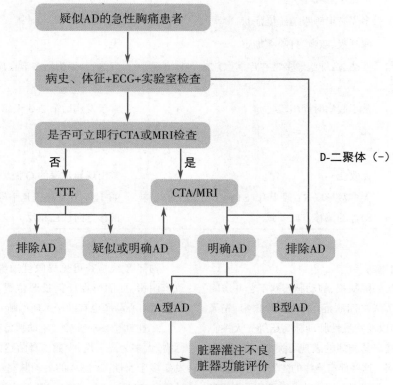

图 7-7　主动脉夹层的诊断流程

注:AD:主动脉夹层;ECG:心电图;TTE:经胸超声心动图。

(六) 肺动脉疾病

1. 急性肺栓塞　　急性肺栓塞是以各种栓子突然阻塞肺动脉系统为其发病原因的一组疾病或临床综合征的总称,包括肺血栓栓塞症(PTE)、脂肪栓塞综合征、羊水栓塞、空气栓塞等。PTE 为来自静脉系统或右心的血栓阻

塞肺动脉或其分支所致的疾病,为肺栓塞中最常见的类型,占肺栓塞中的绝大多数,因此,通常所说的肺栓塞即指 PTE。

本病常发生于下肢静脉曲张、心脏病、盆腔手术、骨折、长期卧床、老年肥胖等患者。典型的肺栓塞可突然发

病,出现呼吸困难、晕厥、发绀、咯血、休克及胸骨后疼痛等症状,如累及胸膜,则吸气时胸痛加剧;如累及膈肌,疼痛可放射至肩部及颈部。肺栓塞典型的心电图改变有肺性 P 波,电轴右偏,右束支传导阻滞,$S_I Q_{III} T_{III}$ 等,但发生率很低。超声心动图在提示 PTE 诊断和排除其他心血管疾患方面有重要价值,同时可作为危险分层的重要依据。X 线胸片对 PTE 诊断价值有限,CT 肺动脉造影(CTPA)、磁共振肺动脉造影(MRPA)、核素肺通气/灌注(V/Q)显像、肺动脉造影等可用于 PTE 的确诊。目前临床上 CTPA 是确诊 PTE 的首选检查方法,已取代肺动脉造影而成为 PTE 诊断的"金标准"。其直接征象为肺动脉内充盈缺损,部分或完全包围在不透光的血流之间(轨道征),或呈完全充盈缺损,远端血管不显影;间接征象包括肺野楔形、条带状密度增高影或盘状肺不张,中心肺动脉扩张及远端血管分支减少或消失等。CTPA 可同时显示肺及肺外的其他胸部病变,具有重要的诊断和鉴别诊断价值。其不足之处在于对碘造影剂过敏的患者不能进行该项检查。

本病早期引起疼痛、呼吸困难和心电图改变,应注意与心肌梗死鉴别。

对于疑诊 PTE 的患者需要根据血流动力学情况,采取不同的诊断流程明确诊断并及时治疗(图 7-8、图 7-9)。

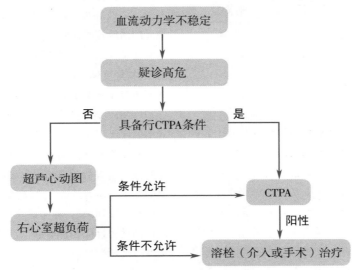

图 7-8　高危 PTE 的诊断流程
注:CTPA:CT 肺动脉造影。

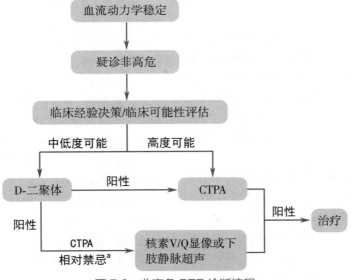

图 7-9　非高危 PTE 诊断流程
注:CTPA:CT 肺动脉造影;V/Q:肺通气/灌注;
ª: 碘剂过敏、肾功能不全、孕妇。

确诊 PTE 的患者，需根据患者血流动力学状态、心肌损伤标志物及右心室功能等指标进行综合评估，以便于临床医师对 PTE 患者病情严重程度进行准确评价，从而采取更加个体化的治疗方案。血流动力学不稳定的 PTE 患者为高危患者；血流动力学稳定的 PTE，可根据是否合并右心室功能不全（RVD）和心脏生物学标志物异常，将 PTE 患者分为中危和低危（表 7-6）。

表 7-6　肺血栓栓塞症危险分层

危险分层	休克或低血压	影像学（右心室功能不全）[a]	实验室指标（心脏生物学标志物升高）[b]
高危	+	+	+/-
中高危	-	+	+
中低危	-	+/-[c]	-/+[c]
低危	-	-	-

注：[a]. 右心室功能不全（RVD）的诊断标准：影像学证据包括超声心动图或 CT 提示 RVD，超声检查符合下述表现：①右心室扩张（右心室舒张末期内径/左心室舒张末期内径 >1.0 或 0.9）；②右心室游离壁运动幅度减低；③三尖瓣反流速度增快；④三尖瓣环收缩期位移减少（<17mm）。CTPA 检查符合以下条件也可诊断 RVD：四腔心层面发现的右心室扩张（右心室舒张末期内径/左心室舒张末期内径 >1.0 或 0.9）。[b]. 心脏生物学标志物包括心肌损伤标志物（心脏肌钙蛋白 T 或 I）和心衰标志物（BNP、NT-proBNP）；[c]. 影像学和实验室指标两者之一阳性。

2. **肺动脉高压**　不论原发性（特发性）或继发性肺动脉高压均可引起胸痛。检查可发现 P2 亢进及分裂，心电图出现肺性 P 波，X 线胸片显示肺动脉段明显突出或其高度 ≥ 3mm，右肺下动脉干扩张，其横径 ≥ 15mm 及残根征；肺动脉圆锥 ≥ 7mm 等可诊断为肺动脉高压。超声心动图和多普勒超声检查可反映肺动脉高压及其相关的表现。

3. **肺动脉瘤**　肺动脉瘤是罕见的疾病。大多数为先天性，获得性肺动脉瘤的病因包括慢性肺源性心脏病、梅毒和贝赫切特病（白塞病）。动脉瘤通常位于肺动脉干或其主分支，囊状多于梭状。大的肺动脉瘤可引起咳嗽和呼吸困难，甚至咯血。发生胸痛者占 17%，其疼痛的程度不一，如动脉瘤突然胀大和破裂，则可发生剧烈的锐痛。体格检查常于肺动脉瓣区出现收缩期杂音和第二音亢进，由于肺动脉瓣环的扩张也可出现粗而长的舒张期

杂音。胸部 X 线检查常显示肺动脉干局限性凸出，肺血管纹理正常，无明显肺门搏动，有助于诊断，但须与纵隔肿瘤及肺癌相鉴别。胸部 CT 检查或肺动脉造影可确立诊断。

（七）心血管神经症

心血管神经症又称达科斯塔综合征（Da Costa syndrome），是以心血管疾病的有关症状为主要表现的临床综合征，属于功能性神经症的一种类型。中青年女性较多见，尤其是更年期的妇女。本病的临床意义在于其较易与真正的心绞痛混淆。

本病与典型心绞痛的鉴别要点：①心前区疼痛持续几秒钟到几小时，为短暂的刺痛或较久的隐痛。患者有时觉气闷或呼吸不畅，喜喘一两口大气，或叹息样呼吸，但无闷痛或较明显的压榨感。②胸痛部位多在乳房下或常有变动。③症状多出现在劳累后，而不在劳动或兴奋的当时，轻度体力活动后常感舒适，有时可耐受较重的劳动而不发生胸痛或胸闷。④含服硝酸甘油片常无效，或在 10 多分钟才"见效"。⑤常伴有心悸、疲乏及其他神经衰弱的症状。

心血管神经症的诊断主要根据上述的特点，以及心血管系统检查的阴性结果。如患者有心前区疼痛，而疼痛的发作与体力劳动无关，虽在休息时仍然存在，或在体力活动后反而减轻，应考虑本病。心血管神经症需与原发性高动力性综合征鉴别，后者被认为由于交感神经活动度过高所致，体格检查可闻及收缩期喷射音和收缩期杂音，半数患者心电图可显示左心室肥厚。

二、呼吸系统疾病

呼吸系统疾病所致的胸痛，其共同特点是：①胸痛常因咳嗽或深呼吸而加剧。②胸壁局部无压痛。③多伴有咳嗽、咳痰。④常伴有原发病的症状和体征。⑤胸部体格检查与 X 线检查常可发现病变。

（一）胸膜疾病

1. **胸膜炎**　由于各种病因所致的胸膜炎的胸痛，在呼吸时加剧，尤其是深呼吸时更明显。干性（纤维素性）胸膜炎的胸痛呈刺痛或撕裂痛，多位于胸廓下部腋前线与腋中线附近，可触及胸膜摩擦感，闻及胸膜摩擦音。膈胸膜炎可引起下胸部疼痛，常向肩部、心前区或腹部放射，可伴有腹壁紧张及压痛而误诊为腹部疾病。渗出性胸膜炎早期为干性胸膜炎，有深吸气时胸痛，随渗出液的增加，胸痛逐渐消失。

2. **胸膜肿瘤**　胸膜的原发性或继发性肿瘤均可引起胸痛，尤其是胸膜间皮瘤，其早期为钝痛、刺痛，晚期侵犯肋间神经时出现难以忍受的剧烈胸痛。

胸膜间皮瘤有如下特点，有助于诊断：①患者有石棉

接触史。②年龄一般多在 40 岁以上。③大约 60% 患者有胸腔积液,其中 3/4 为血性胸腔积液伴有进行性胸痛、呼吸困难、乏力、体重减轻和刺激性咳嗽。④胸腔积液透明质酸含量增高,>250mg/L。⑤X 线胸片显示胸膜呈不规则状,波浪状阴影,或结节状影,来自胸膜的孤立性肿块,密度高,边缘光滑,呈分叶状。⑥胸腔积液检查可发现恶性间皮细胞瘤细胞。

胸部 CT 和 MRI 可评价胸壁和纵隔的受累情况。胸腔镜直视下的活检不仅可直接观察病变,且取材准确,标本大,阳性率高,是确诊的最佳手段。如果不具备胸腔镜检查条件,必要时也可考虑开胸胸膜活检。

3. 自发性气胸、血气胸　自发性气胸、血气胸常在突然用力后出现一侧剧烈胸痛,伴有呼吸困难,表现有气胸或胸腔积液的体征。部分患者可只觉轻微胸痛,而无明显的呼吸困难,气胸或胸腔积液的体征不明显,易致漏诊。胸部 X 线检查有助于本病的诊断。

张力性气胸(tension pneumothorax)是各种类型气胸中最为凶险的一种,又称高压性气胸。此型气胸的破裂口呈单向活瓣或活塞样改变,吸气时胸廓扩大,胸膜腔内压变小,空气进入胸膜腔;呼气时胸膜腔内压升高,压迫活瓣使之关闭,致使胸膜腔内空气越积越多,胸膜腔内压持续升高,使肺明显受压,纵隔向健侧移位,影响心脏血液回流。张力性气胸胸膜腔内压测定常超过 10cmH_2O,甚至可高达 20cmH_2O,抽气后胸膜腔内压可下降,但随后又迅速复升,对机体呼吸和循环功能的影响最大,必须紧急抢救处理。

临床上自发性气胸表现为张力性气胸者比较罕见,多合并有 COPD、肺纤维化等基础肺部疾病,或出现于正压通气、创伤及心肺复苏后的患者。除可出现咳嗽、胸痛等症状,因患者胸膜腔内压骤然升高或逐渐升高,肺被压缩,纵隔由于患侧胸腔内压升高而向健侧移位,迅速出现严重的呼吸和循环障碍。患者表情紧张、胸闷、挣扎坐起、烦躁不安、发绀、冷汗、脉速、虚脱、心律失常,甚至意识不清、呼吸衰竭和循环衰竭。如未积极抢救,可很快死亡。

根据患者临床症状、气胸体征,结合 X 线胸片结果,确诊并不困难。但张力性气胸是临床急症,常来不及或患者生命体征不稳定无法行影像学检查,此时可在胸腔积气体征最明显处进行诊断性穿刺,测压抽气,如抽出气体且为正压,也可证实张力性气胸的诊断。

(二) 气管及支气管疾病

1. 支气管炎　急性支气管炎时因剧烈咳嗽,常引起胸骨后隐痛或紧迫感。慢性支气管炎引起胸痛者少见。

2. 原发性支气管肺癌　早期患者仅有胸闷不适感,随着病情的发展,肺癌侵犯胸膜、肋骨,压迫脊神经后根时可出现持续性胸痛,夜间尤重。疼痛可放射至头颈部或肩部;如放射痛范围广泛,常提示肺癌已有转移。凡中年以上吸烟患者,出现不明原因的胸痛,伴有刺激性咳嗽或血痰,应考虑本病的可能,X 线胸片、胸部 CT、痰及胸腔积液检查癌细胞、纤维支气管镜检查等可进一步确诊。

(三) 肺部疾病

肺部疾病累及胸膜或胸壁时均可引起胸痛,如各种原因引起的肺炎、肺结核、肺栓塞等。

三、食管疾病

食管疾病如食管炎、食管裂孔疝、弥漫性食管痉挛、食管肿瘤、食管憩室、食管自发性破裂等均可引起胸痛,其共同特点是:①疼痛常位于胸骨后。②疼痛多在吞咽时发作或使之加剧。③常伴有吞咽困难。

(一) 食管绞痛

本病是一种食管运动功能障碍性疾病,常见于 20~40 岁患者,有夜间发作的倾向,患者常从酣睡中痛醒;疼痛位于胸骨后,而向肩胛间区放射。发病时患者可感觉吞咽流质食物困难,进食冷冻食物可诱发或加剧疼痛。食管绞痛有时相当严重,需用大剂量麻醉药才能使其缓解,可被误诊为心绞痛,但其特点是不因劳动而诱发,对硝酸甘油的反应差,较少向颈部、下颌与臂部放射。在发作时做食管吞钡 X 线检查或食管测压,常可发现食管运动功能失调。

(二) 胃食管反流病

本病可引起心绞痛样胸痛发作。在一组 52 例心绞痛样胸痛的病因分析中,该病占 82.7%,其他原因为食管括约肌高压症占 5.8%,Nutcracker 食管占 3.8%。心肌断层显像(ECT)可帮助确定是否有冠心病的存在,食管运动功能检查可明确有无食管运动功能异常及其与胸痛的关系。

另一组关于食管病变所引起的心绞痛样胸痛 14 例报道,其中男 10 例、女 4 例,平均年龄 54 岁,冠心病的一系列检查阴性,经食管吞钡 X 线检查、内镜检查、食管测压、食管滴酸试验而做出食管病变的诊断。其中弥漫性食管痉挛 5 例,反流性食管炎与食管裂孔疝各 4 例,巴雷特食管(Barrett esophagus)1 例。有作者提出食管病变所致心绞痛样胸痛,须符合以下条件:①排除冠心病。②胸痛发作与胃食管反流或食管运动失调在时间上相符。③胃食管反流及食管运动障碍的程度足以解释胸痛的发生。如患者经奥美拉唑等抑酸药物常规治疗后胸痛消失,更支持胃食管反流所致胸痛的诊断。

24 小时食管 pH 监测法是诊断胃食管反流所致食管源性胸痛的有效方法,还有助于与心源性胸痛的鉴别。

（三）弥漫性食管痉挛

本病可发生于任何年龄，但以 50 岁以上多见。主要症状为胸痛和吞咽困难，前者常为心绞痛样，含服硝酸甘油片可缓解。诊断主要依靠食管测压。

（四）急性食管炎

机械性和化学性损伤是常见病因，胸痛位于胸骨后，可放射到肩部，伴有吞咽困难和疼痛，内镜检查可明确诊断。

（五）食管自发性破裂

食管自发性破裂（Boerhaave 综合征）是在频繁剧烈的呕吐后，食管下段可发生撕裂，进而破入纵隔或胸膜腔，患者常感剧烈疼痛，可出现一侧胸腔积液或积气、皮下气肿等体征。本病应注意与急性心肌梗死、肺栓塞、主动脉夹层动脉瘤、急性胰腺炎及消化道溃疡鉴别，应及早手术治疗。

四、胸腺疾病

由于胸腺炎症、出血、损伤、肿瘤、囊肿等可导致胸痛，但少见。

五、纵隔疾病

纵隔疾病包括纵隔炎、纵隔肿瘤、纵隔气肿。

（一）纵隔炎

1. 急性纵隔炎　急性纵隔炎临床上少见，主要感染途径：①由于纵隔或邻近器官外伤而感染，这种情况可见于外伤、开放性骨折、食管损伤（由于内镜检查、食管异物、食管癌穿孔）等。②经由血行或淋巴道感染，如并发于脓毒血症、肺炎、急性支气管炎、胸骨骨髓炎、肺脓肿、心包炎及其他细菌感染的过程中。

急性纵隔炎大多为化脓性，主要症状是寒战、高热、白细胞增多和胸骨后疼痛，呈持续性钝痛或钻痛。疼痛因吞咽和深呼吸而加剧。病变部位大多在上纵隔，故常出现前颈部肿胀与压痛。如炎症继发于食管或气管穿孔，可发生纵隔与颈部皮下气肿，出现呼吸困难。

X 线检查发现纵隔增宽，或兼有纵隔气肿。如形成脓肿，则多在右侧。下纵隔急性炎症的临床表现可与急性上腹部疾病相混淆，详细的病史与 X 线检查有助于诊断。

2. 慢性纵隔炎　慢性纵隔炎病程缓慢，病因以化脓性或结核性为多，有时为真菌性或梅毒性，症状较急性炎症轻。结核性纵隔炎常有潮热、乏力、盗汗、消瘦等结核性中毒症状，以及胸痛、咳嗽、吞咽困难等局部症状。如形成冷脓肿，可向食管或气管穿破。化脓性纵隔炎或结核性纵隔炎在炎症吸收之后，可继发广泛性粘连、瘢痕收缩，而引起纵隔器官压迫症状，较多见有不同程度的上腔静脉阻塞综合征。

（二）纵隔肿瘤

不论良性或恶性纵隔肿瘤都可引起压迫症状，如压迫神经、胸椎或肋骨，可出现持续胸部疼痛，且常伴有呼吸困难、咳嗽、声音嘶哑、吞咽困难以及上腔静脉阻塞综合征等。X 线检查和 CT 检查对本病有重要的诊断意义。

（三）纵隔气肿

纵隔气肿多并发于自发性气胸，但也可由于外伤等原因引起。空气可由以下途径进入纵隔：①肺泡破裂，空气沿肺间质至肺门进入纵隔。②气管或支气管穿孔。③颈部开放性创伤或皮下气肿。④腹腔内游离空气（气腹）经腹主动脉或食管周围组织进入纵隔。

纵隔气肿较严重时可引起胸痛。胸痛常位于胸骨后，常放射至背、颈、肩及臂等处。严重时可引起呼吸困难、发绀及心动过速。颈部、前胸部甚至面部皮下组织因积气而胀满，可触及皮下"握雪感"，叩诊心浊音界缩小或消失，听诊可闻及嚼骨音（Hamman 征），于心脏收缩时出现，但此病征并非纵隔气肿所特有，在左侧气胸有时也可听到。后前位 X 线胸片显示颈部及上纵隔有条索状透亮带，侧位片显示纵隔内心脏与胸骨之间有多数条索状透亮带，提示纵隔内有空气存在。

7.3　肩关节及其周围组织疾病

肩关节及其周围组织疾病，如伴有胸肌疼痛及肩、臂痛时，应注意与心绞痛相鉴别。本病无缺血性心电图改变；含服硝酸甘油症状无缓解；饱餐和情绪激动等不能诱发疼痛发作，活动肩关节及其周围组织可使疼痛加剧。

一、膈下脓肿

膈下脓肿除有全身性感染症状外，还可引起下胸前部、侧胸或背部疼痛，以右侧较多见，并可放射至肩部。体格检查发现局部压痛。由于膈下组织炎症与疼痛，可使膈运动减弱。胸部 X 线检查可见患侧膈肌升高且固定。腹部 B 超可见膈下肝上有液性暗区，穿刺可抽出液体。

二、肝脓肿

肝脓肿时除有感染症状外，还可出现右下胸痛，疼痛向肩部放射。检查肝区可见局部水肿，有肝区局限性压痛、叩击痛。腹部 B 超可发现肝内有单发性或多发性液性暗区。腹部 CT 可发现肝单发性或多发性低密度区。

三、肝癌

肝癌尤其是右叶顶部肝癌可引起右下胸痛，并向右肩部放射。检查肝区有轻度叩击痛，腹部 B 超可见肝占位性病变，腹部 CT 检查可发现肝低密度不规则的阴影，有助于本病诊断。

四、消化性溃疡急性穿孔

消化性溃疡急性穿孔时可引起剧烈的上腹痛，有时也可伴有下胸部疼痛。

五、肝胆道疾病

肝胆道疾病可引起右下胸痛，也可出现类似心绞痛的发作。有时甚至由于胆道症状不明显或被胸痛症状所掩盖，而误诊为冠状动脉粥样硬化性心脏病。因此，如这些患者的心绞痛经积极治疗后改善不显著，又无明显的心血管疾病表现时，应考虑胆道疾病所致的可能性。另外，肝胆道疾病伴有胸痛的患者，也可合并冠状动脉粥样硬化性心脏病，且前者可诱发或加重心绞痛的症状。及时做心电图检查，检查胆囊部有无压痛、白细胞计数、胆囊及肝的 B 超检查有助于两病的鉴别。

六、脾梗死

较大的脾梗死除可引起恶心、呕吐、左上腹痛外，还可出现左下胸持续性剧痛，并可向左肩和背部放射。此病最多并发于亚急性细菌性心内膜炎，因此常伴有发热、皮肤及黏膜出血点、杵状指（趾）、白细胞增高，尿常规检查有红细胞，超声心动图可发现心内膜附着赘生物。

七、脾曲综合征

结肠脾曲胀气的临床表现称为脾曲综合征。脾曲胀气表现为左下胸与左上腹胀痛、便秘等症状，可被误诊为胸膜炎或冠心病。疼痛程度与胀气程度相一致，排便或清洁灌肠后胀气消失时疼痛也消失，症状可骤发或缓发，持续时间不等，以冬季较为多见，一般与饮食关系不大，但与情绪波动有关，发作时腹部 X 线检查可发现脾曲有明显积气。

八、胃心综合征

胃心综合征主要表现为左侧胸痛或绞窄感，可向左肩放射，偶尔引起心绞痛样发作，易与心绞痛相混淆。本病特点：①患者年龄通常在 40 岁以下。②有重度吸纸烟和溃疡病史，戒烟后及溃疡病治愈后症状消失。③情绪激动及体力活动后不诱发胸前区痛发作。④消化功能障碍或消化系统疾病治愈后症状缓解。⑤疼痛发作时无缺血性心电图改变，含服硝酸甘油不能缓解疼痛。

九、膈肌病变

膈肌病变如创伤性或自发性膈肌破裂、膈肌恶性肿瘤等均可引起胸痛。膈肌破裂常表现为胸痛、胸闷、呼吸困难及恶心、呕吐等消化道症状。创伤性膈肌破裂是急性胸腹腔外伤中少见但严重的合并症，而非创伤性原因所致者称为自发性膈肌破裂，极为罕见，但误诊率高，且易出现严重合并症而危及生命。膈肌破裂或膈肌恶性肿瘤的诊断主要依据胸、腹部 CT 检查。

7.5 其他原因

一、过度通气综合征

各种原因引起的过度通气除有呼吸急促、四肢感觉异常、头晕、视物模糊、喉干，甚至意识障碍及抽搐外，还可出现胸痛。其胸痛的特点：①胸痛性质呈瞬间出现的心前区或左肋弓缘刀割样剧痛，并常放射至颈、背部。②疼痛持续时间数分钟至数小时。③胸骨部有压迫感。④胸部缩窄性疼痛（constrictive pain），呼吸时随肋间肌收缩而胸痛加剧，易被误诊为心绞痛，但患者有精神紧张、呼吸急促，而无冠心病证据，血气分析显示血 pH 升高，$PaCO_2$ 降低常有助于本病的诊断。

二、痛风

痛风患者除有关节痛外，还可伴有胸痛，疼痛一般呈刀割样，偶尔也可呈钝痛。患者常肥胖，饮酒和高蛋白、高嘌呤饮食后疼痛加剧，关节周围可触及痛风石（tophus），血尿酸增高有助于本病的诊断。

三、胸廓出口综合征

由于异常颈肋、前斜角肌病变等压迫臂丛下组和锁骨下动脉，从而产生第八颈神经和第一肋间神经的损害，可引起患侧上胸部及腋下的针刺样或烧灼样胸痛，向患侧颈部、前臂内侧及手掌放射，举物、背物或提物时疼痛加剧。本病需与颈椎病、颈胸神经根炎及肩关节周围炎相鉴别。

（罗益锋）

参考文献

[1] 晏沐阳. 胸痛的诊断. 中华全科医师杂志, 2003,(2): 65.

[2] "胸痛中心"建设中国专家共识组. "胸痛中心"建设中国专家共识. 中华心血管病研究, 2011, 9 (5): 325-334.

[3] 中华心血管病杂志编辑委员会, 胸痛规范化评估与诊断共识专家组. 胸痛规范化评估与诊断中国专家共识. 中华心血管病杂志, 2014, 42 (8): 627-632.

[4] 中国医师协会急诊医师分会. 急性冠脉综合征临床实践指南（一）. 中国急救医学, 2015, 35 (12): 1063-1067.

[5] 中国医师协会急诊医师分会. 2015 中国急诊急性冠脉综合征临床实践指南（二）—诊断篇. 中国急救医学, 2016, 36 (1): 9-11.

[6] 急性非创伤性胸痛生物标志物联合检测专家共识组. 急性非创伤性胸痛生物标志物联合检测专家共识. 中华急诊医学杂志, 2015, 24 (9): 940-951.

[7] JNEID H, ANDERSON JL. 2012 ACCF/AHA focused update of the guideline for the management of patients with unstable angina/non-ST-elevation myocardial infarction (updating the 2007 guideline and replacing the 2011 focused update): a report of the American College of Cardiology Foundation/American Heart Association Task Force on Practice Guidelines. J Am Coll Cardiol, 2012 Aug 14, 60 (7): 645-681.

[8] O'GARA PT, KUSHNER FG. 2013 ACCF/AHA guideline for the management of ST-elevation myocardial Infarction: executive summary: a report of the American College of Cardiology Foundation/American Heart Association Task Force on Practice Guidelines. J Am Coll Cardiol, 2013, 61 (4): 485-510.

[9] 邓鹤秋. 心脏 X 综合征的发病机制及治疗. 岭南心血管病杂志, 2008, 14 (6): 387-391.

[10] 赵洋. 心脏 X 综合征与血管内皮功能的相关性研究进展. 医学综述, 2013, 19 (1): 132-134.

[11] 薛剑. 冠状动脉瘤的研究进展. 中国循证心血管医学杂志, 2018, 10 (7): 882-883.

[12] 中国医师协会心血管外科分会大血管外科专业委员会. 主动脉夹层诊断与治疗规范中国专家共识. 中华胸心血管外科杂志, 2017, 33 (11): 641-654.

[13] ERBEL R, ABOYANS V. 2014 ESC Guidelines on the diagnosis and treatment of aortic diseases: Document covering acute and chronic aortic diseases of the thoracic and abdominal aorta of the adult. The Task Force for the Diagnosis and Treatment of Aortic Diseases of the European Society of Cardiology (ESC). Eur Heart J, 2014 Nov 1, 35 (41): 2873-2926.

[14] 中华医学会呼吸病学分会肺栓塞与肺血管病学组, 中国医师协会呼吸医师分会肺栓塞与肺血管病工作委员会, 全国肺栓塞与肺血管病防治协作组. 肺血栓栓塞症诊治与预防指南. 中华医学杂志, 2018, 98 (14): 1060-1087.

[15] KONSTANTINIDES SV, TORBICKI A. 2014 ESC guidelines on the diagnosis and management of acute pulmonary

embolism. Eur Heart J, 2014, 35 (43): 3033-3069, 3069a-3069k.

[16] 汉瑞娟. 张力性气胸的重新认识. 中国临床综合, 2007, 23 (5): 479-480.

[17] 王世鑫. 食管源性胸痛的诊断与治疗. 中华全科医师杂志, 2003,(2): 70.

[18] 王澄. 创伤性膈肌破裂 47 例诊断和治疗分析. 中国误诊学杂志, 2008, 8 (3): 680-681.

[19] 胡敏. 自发性膈肌破裂的诊断与治疗. 山东医药, 2007, 47 (30): 49-50.

[20] 王利群. 胸廓出口综合征. 中国矫形外科杂志, 2010, 18 (24): 2056-2058.

7
胸痛

7.5
其他原因

8

肺部球形病灶

肺部球形病灶是指在 X 线胸片或 CT 上形成的肺部圆形阴影，原因较多（表 8-1），比较常见的是肺结核球、肺癌、肺脓肿、肺错构瘤等。依靠肺部球形病灶所在的部位及其影像学特征，以及结合患者的病史、临床症状、体格检查和各种实验室检查结果，综合分析后对患者病灶的性质常能获得较为正确的推断。然而，多数肺部球形病灶单纯采取无创的检查方法通常不可能完全确诊，对于临床诊断困难，尤其是怀疑恶性病变者，应积极进行活检以获得组织病理学结果，为疾病确诊及病因治疗提供可靠依据。部分患者可能需要开胸探查或者手术切除活检而最终确诊。

【肺部病灶与肺外病灶的鉴别】

在 X 线胸片上，肺部球形病灶易与胸主动脉瘤、肺门淋巴结肿大、纵隔肿瘤及囊肿、包裹性胸腔积液、胸膜肿瘤、先天性膈疝等肺外病灶相混淆，应注意区别。

胸主动脉瘤常累及主动脉根部升主动脉，也可累及降主动脉和主动脉弓，在 X 线胸片或透视下呈与主动脉相连并有扩张性搏动的圆形或卵圆形、边缘光滑并清晰的阴影，形状、大小不一。病因多为动脉粥样硬化、高血压、马方综合征、梅毒感染等。大多数胸主动脉瘤无症状，而在影像学检查时偶然被发现。胸主动脉瘤也可以压迫或侵

蚀邻近组织引起胸痛、呼吸困难、咳嗽、声音嘶哑和吞咽困难等症状。升主动脉的动脉瘤性扩张可能由于主动脉瓣反流引起充血性心力衰竭，上腔静脉压迫可能导致头部、颈部和上肢充血。体格检查时在心底部，尤其是胸骨柄部位有时可触及异常的搏动，叩诊呈异常的浊音或实音。如异常搏动与浊音同时出现于胸骨右侧，则诊断意义较大。动脉瘤上可有收缩期震颤与杂音。经胸主动脉彩超（特别是经食管主动脉彩超）可以用来评估近端升主动脉和降主动脉。主动脉计算机断层扫描血管造影（CTA）、磁共振血管造影（MRA）和传统的侵入性主动脉造影对胸主动脉瘤的诊断具有很高的敏感性和特异性。

单侧的肺门淋巴结肿大如肺门淋巴结结核、恶性肿瘤的肺门淋巴结转移；纵隔肿瘤及囊肿如胸腺瘤、畸胎瘤、胸腺囊肿、心包囊肿、支气管囊肿、食管囊肿等，均可在 X 线胸片上显示心影旁的圆形或椭圆形病灶，行胸部增强 CT 检查、MRI 检查等有助于辨别这些病灶的部位和性质。此外，包裹性胸腔积液、胸膜肿瘤（胸膜间皮瘤、胸膜孤立性纤维瘤、胸膜转移瘤等）、先天性膈疝等亦需与肺部球形病灶进行鉴别。

【肺部良性病灶与恶性病灶的区别】

影像学表现是提示肺部球形病灶良、恶性的重要依

表 8-1　肺部球形病灶疾病的分类

Ⅰ.感染性肺部球形病灶	Ⅲ.良性肿瘤所致肺部球形病灶
一、肺结核球（肺结核瘤）	一、肺错构瘤
二、球形肺炎	二、肺炎性假瘤
三、肺脓肿	三、肺硬化性血管瘤
四、肺真菌病	四、肺软骨瘤
（一）肺曲霉病	五、肺纤维瘤
（二）肺隐球菌病	Ⅳ.其他原因所致肺部球形病灶
（三）组织胞浆菌病	一、肺囊肿
五、肺寄生虫病	二、肺动静脉瘘
（一）肺包虫病（肺棘球蚴病）	三、肺隔离症
（二）肺吸虫病	四、胆固醇性肺炎
Ⅱ.恶性肿瘤所致肺部球形病灶	五、肉芽肿性多血管炎（韦氏肉芽肿病）
一、原发性支气管肺癌	
二、肺淋巴瘤	
三、原发性肺恶性纤维组织细胞瘤	
四、肺类癌	
五、肺肉瘤样癌	
六、肺部转移性肿瘤	

据，但在 X 线胸片上常缺乏特异性。胸部高分辨率 CT（HRCT）和增强 CT 检查可以从病灶的大小、部位、密度、有无强化或者坏死、有无分叶、毛刺、晕征、胸膜凹陷征、有无液体、空洞、钙化、是否存在空泡征及支气管充气征、病灶周围有无卫星灶、是否伴随肺门或纵隔淋巴结肿大，以及病灶增长、变化情况等进行鉴别。正电子发射断层显像（PET）和 PET-CT 对肺部良、恶性球形病灶的鉴别诊断意义较大，并能发现有无全身其他组织、器官及骨骼的转移性病变。需要注意的是，尽管肺部各种良、恶性病灶在 CT 影像学上可有某些特征性表现，但也常互相重叠，故仍需密切结合患者的病史、临床表现、实验室检查结果，必要时进行病灶活检明确病理以确诊。

肺部良性球形病灶其边缘往往光滑而清晰，但有些恶性肿瘤如周围型肺癌、孤立的肺转移瘤、淋巴肉瘤及纤维肉瘤，其边缘也可光滑。恶性肿瘤的边缘轮廓多不规则，呈毛刺状、分叶状，但有些良性病灶（如肺包虫病和结核球）也可呈分叶状，因而须密切结合临床及其他相关检查进行诊断。

肺部病变的影像学检查中出现钙化是一个比较可靠的良性的标志，常见于肺错构瘤、肺结核球、肺包虫病等。良性病灶的钙化类型多为中心型、弥漫型、层状或曲线状以及爆米花样钙化。某些肺腺癌、小细胞癌、类癌，来自骨肉瘤、软骨肉瘤的钙化转移也可以有钙化的存在，故不能单凭有无钙化来判断肺部球形病灶的性质，但恶性病灶的钙化多为偏心型或者多发粗大的钙化。

肺部球形病灶可随呼吸而改变形态者，多为壁薄而内含液体的囊性肿物，如肺包虫囊肿。如肺部圆形阴影上方有半月状透亮区，可见于肺包虫囊肿、肺曲霉肿、肺脓肿、肺结核球等。

肺部恶性病灶因为含有新生血管，在经静脉注射对比剂后强化程度明显高于肺部肉芽肿和良性肿瘤，故增强 CT 检查有助于病灶性质的区别。然而，区分良性及恶性的增强幅度的最佳阈值、测量对比剂增强的可靠方法、为准确评价病灶需要病变大小的下限值以及进行数据采集的最佳次数等尚无定论。

肺部恶性球形病灶通常有进行性增大的特点，可从小病灶发展成为大的球形或不规则形病灶，当球形病灶的直径增加 1/4 时，其体积增加 1 倍。典型的肺癌的测量体积的倍增时间（VDT）一般在 20~400 天，平均 120 天。而良性肿瘤一般增长缓慢，长时期改变不明显或快速增长，如错构瘤或肉芽肿。偶尔也有增长相当缓慢的支气管肺癌。除非有确切影像学资料证明病灶多年未变化，因此时恶性病变可能性较小，可继续观察，否则应该积极检查，直至明确诊断。

在病史和临床表现上，肺部恶性病灶患者年龄通常在 30 岁以上，多有长期吸烟史，可有胸痛、咯血、进行性消瘦、厌食等表现。肺部良性病灶患者如为感染性病因所致，则多有畏寒、发热、咳嗽、咳痰等症状；其他肺部良性病灶患者可症状缺如或轻微。

8.1　感染性肺部球形病灶

一、肺结核球（肺结核瘤）

在肺部良性球形病灶中，肺结核球所占的比例最高。肺结核球以单发性为最多见，有时也可为多发性。结核球直径多在 2~4cm，超过 5cm 者颇少。肺结核球虽可发生于任何部位，但位置多偏后，常见于上叶尖后段，其次为下叶背段及后基底段，其他位置则很少见。据报道，结核球发生在两肺上叶尖后段和下叶背段者占 93.5%。

患者发病年龄多在 20~60 岁，40 岁以上并不少见。男性多于女性，男：女为 4：1。约半数患者无明显的自觉症状，其余有咯血、胸痛、肩背痛、咳嗽、低热、乏力、体重减轻、盗汗等症状。5%~30% 的患者痰找抗酸杆菌阳性。结核菌素皮内试验强阳性有助于诊断与鉴别诊断。

肺结核球在影像学上的表现可归纳如下：

1. 肺结核球为干酪性病灶，外围有一纤维包膜，病灶边缘一般较清，形态欠规则，边缘常见分叶及毛刺，以浅分叶及长毛刺多见，并可与邻近胸膜粘连。

2. 肺结核球多为中等密度且多不均匀，内部常有钙化物质，可呈同心环形、弧形钙化或斑点小结节状钙化，此为结核球的特征性表现。结核球内钙化越多，意味着病灶越趋于稳定。

3. 肺结核球内可有空洞形成，多是坏死组织排出后形成的溶解空洞，多数空洞内壁光滑、整齐，绝大多数为靠近肺门的偏心型空洞。

4. 肺结核球邻近的肺野多有"卫星灶"（见于约 80% 的病例），并有支气管引流征引向肺门，呈细长条状密影与肺纹理平行，且常有局部胸膜增厚、粘连。可有纵隔或同侧肺门淋巴结轻度增大及斑点状钙化。

5. 肺结核球形成之后，极大多数经数年甚至数 10 年的临床观察，不见增长，但极少数的结核球也可逐渐增大，部分经抗结核治疗后可缩小。

肺结核球增强 CT 扫描病灶可表现为无强化、轻度强化、中度强化及明显强化，以无强化、环形强化及轻度强化多见，明显强化极少见。结核球内因有活跃的巨噬细胞和淋巴细胞，可对 ^{18}F- 氟脱氧葡萄糖（^{18}F-FDG）的摄取增强，因此结核球在 PET-CT 上可表现为高摄取，应注意与肺内恶性肿瘤鉴别。

肺结核球的诊断主要根据病史、症状及上述影像学表现，结合实验室检查的阳性结果，通常不难与肺部其他球形病灶如周围型支气管癌、肺包虫病、肺脓肿、肺错构瘤等相鉴别。对于鉴别诊断存在困难时，应行经支气管镜肺活检或经皮肺穿刺活检；无手术禁忌证的患者亦可考虑手术切除活检。

二、球形肺炎

球形肺炎是以球形或卵圆形阴影为表现的肺炎或肺部感染，是肺炎影像学分类的一个特殊类型。球形肺炎在不同人群中的发病情况有所不同，儿童中相对多见。常见病原体与社区获得性肺炎相近，既往研究中肺炎链球菌分离最多，近年来非典型病原体的检出率也有所提高。球形肺炎症状常不典型，患者可有轻度发热、咳嗽、咳痰、痰中带血、胸部不适、胸痛、外周血白细胞增多等炎症表现，亦有无症状及 / 或白细胞不增高者。球形肺炎的影像学具有一定的特点，病变多发生在背侧及近胸膜处，直径一般在 1~7cm（平均 4cm），密度可不均匀，常中心区密度较高，边缘密度较低，呈模糊的磨玻璃样改变的"晕轮征"；病变亦可以胸膜为基底，侧缘垂直于胸膜呈刀切样或呈类方形（刀切征或方形征）。球形肺炎常无肺门及纵隔淋巴结增大。在增强 CT 扫描上，球形肺炎的病灶可表现为强化，PET-CT 上也可表现为高代谢，可被误诊为肺癌，但肺癌多数无"刀切征"这一征象。

临床上对于肺内球形病变有感染征象时应注意球形肺炎的可能性，通过细致的临床及影像学评估后，如果初步诊断考虑为球形肺炎，即可开始初始抗感染治疗，并仔细评估治疗反应。球形肺炎的病灶多数在 4~8 周内吸收消散，少数患者可更长。影像学吸收不明显或需进一步与肺部肿瘤、局灶性机化性肺炎及炎性假瘤、肺结核球、球形肺不张、肉芽肿性多血管炎（韦氏肉芽肿病）等疾病鉴别时，应进一步完善检查及密切随访，必要时可采取有创检查获得细胞学和病理学证据。

三、肺脓肿

肺脓肿患者起病时多有畏寒或寒战、发热、咳嗽，继

而咳出大量脓性伴或不伴有臭味的痰或血性痰。血常规示白细胞总数及中性分叶粒细胞比例常明显升高。肺脓肿常为单发性，有时为多发性。典型的吸入性肺脓肿在 X 线胸片上早期表现为肺内大片浓密模糊炎性浸润阴影，边缘不清；脓肿形成后表现为病灶中出现圆形透亮区及液平面。胸部 CT 扫描能更清楚地显示病灶形态、大小、数目、密度及其周围，肺脓肿多呈圆形的厚壁脓腔，脓腔内可有液平面，脓腔内壁为不规则状，周围有模糊炎性影。增强 CT 扫描上肺脓肿显示中央相对低密度和强化明显的脓肿壁，有助于诊断。肺脓肿周围炎症逐渐吸收后，较小的脓腔可自行愈合，最后残留少许纤维条索状阴影。较大的或没有得到及时治疗的肺脓肿常不易愈合，可成为慢性肺脓肿。

有些肺脓肿在 X 线胸片上因引流支气管受阻、脓液不能排出而可呈边缘清楚的圆形阴影，酷似支气管肺癌，须加以区别。主要鉴别依据：①肺脓肿常以寒战、发热等全身感染症状起病，而支气管肺癌则无明显的全身感染症状。②支气管肺癌肿块的外缘可呈分叶状，常可见毛刺，形成空洞的可能性不多；如形成空洞，多呈偏心性，洞壁厚薄不均，内壁呈结节状凹凸不平，多无液平面，空洞周围无炎症反应。③肺癌如发生在肺叶边缘，时常为叶间隙所限而不跨叶，并有将叶间裂推移现象；反之，肺脓肿则因纤维化与瘢痕形成而收缩，对叶间裂有牵拉现象。④肺癌可因转移而伴有肺门、纵隔淋巴结肿大，肋骨破坏等征象。此外，肺脓肿也要注意与空洞性肺结核、肺大疱或肺囊肿继发感染、血管炎伴空洞坏死等鉴别。

四、肺真菌病

（一）肺曲霉病

临床上肺曲霉病可分为侵袭性肺曲霉病（IPA）、侵袭性气管支气管曲霉病（ITBA）、慢性坏死性肺曲霉病（CNPA）、曲霉肿和变应性支气管肺曲霉病（ABPA）5 种类型，其中 IPA 和曲霉肿可以肺部球形病灶为主要影像学表现。

IPA 是肺真菌病最常见的类型，多见于免疫低下的患者。临床症状以干咳、胸痛常见，部分患者有咯血。早期胸部 CT 表现为单发或者多发的结节或肿块样阴影，周围可有一日晕样环状阴影，其密度低于中央的结节或肿块，但高于周围正常肺组织，称"晕轮征"，是早期 IPA 相对比较特异的征象。后期由于组织坏死可出现"新月体征"或空洞。IPA 的确诊有赖于组织培养（病变部位活检标本）及组织病理学检查，镜检可见锐角分支分隔无色素沉着的菌丝，直径 2~4μm。无菌组织或体液培养有曲霉属生长。如呼吸道标本（痰液、支气管肺泡灌洗液和支气管毛刷）镜检或快速免疫荧光染色显示为曲霉或培

养阳性；胸部 CT 有特征性改变且患者为免疫抑制宿主，亦可拟诊肺曲霉病。肺泡灌洗液曲霉半乳甘露聚糖测定（GM 试验）和 PCR 测定血中曲霉 DNA 对本病诊断亦有帮助，动态观察其变化更有价值。

肺曲霉肿(亦称肺曲菌球)好发于上叶，位于下叶者甚少，大多继发于肺结核空洞、支气管扩张、肺脓肿、肺囊肿、肿瘤化疗后、使用免疫抑制药后，或机体免疫力低下的基础上，原发性感染少见。曲霉肿系由曲霉(可为活的、死的或已钙化的菌块)与纤维蛋白、黏液及细胞碎屑凝聚混合而成球形，位于病灶空腔或囊状扩张的支气管腔内。患者可有咳嗽、咳痰、发热、盗汗、乏力和食欲减退等症状，可反复出现不同程度的咯血，与患者原有慢性肺部病变症状不易鉴别而可导致误诊。肺曲霉肿的 X 线胸片或者 CT 表现为原有慢性肺部空洞或空腔内有一球形阴影，密度均匀，边缘清楚，与空洞壁之间形成一半月形透亮带，该透亮带可随患者体位的改变而移位，提示曲霉肿可在空腔内移动，此为曲霉肿的特征性影像学改变。

肺曲霉肿主要应与肺结核球和周围型肺癌的空洞相鉴别。肺结核球常发生于上叶尖后段或下叶背段，周围常有"卫星灶"，空洞较大，壁薄，空洞内容物可为干酪坏死团块，密度不均匀，常有钙化，无移动性。周围型肺癌边缘多呈分叶状，空洞多为厚壁，偏心，内缘凹凸不平，洞壁结节形态不规则，无移动性。临床上鉴别诊断存在困难者应考虑经支气管镜肺活检或经皮肺穿刺活检，亦可考虑手术切除。

(二)肺隐球菌病

患者多为免疫抑制宿主或合并有基础疾病，但也可为免疫功能正常的健康人。起病多隐匿，临床表现无特异性，常见的症状有咳嗽、咳痰、胸闷、胸痛、发热、消瘦、盗汗、呼吸困难等，亦可无任何症状。这些临床表现与肺癌、肺炎、肺结核等其他呼吸系统疾病的表现相似，临床上容易误诊。胸部影像学表现多样化，胸部 CT 常表现为孤立性或多发性胸膜下结节或肿块(伴或不伴晕轮征)，但部分患者可表现为肺实变影或多种征象混合存在，但空洞和胸腔积液较少见。病灶部位以中下肺野好发，亦可呈全肺散在或弥漫性分布。血清乳胶凝集试验检测隐球菌荚膜抗原阳性对隐球菌感染有较高的诊断特异性；确诊可经支气管镜或经皮肺穿刺活检及组织培养，亦可考虑内科胸腔镜下活检。

(三)组织胞浆菌病

组织胞浆菌病属于机会性真菌感染，我国报道病例数较少，常见于免疫低下或免疫缺陷的患者。除肺部感染外，免疫缺陷患者常伴有全身播散。组织胞浆菌病症状多种多样且无特异性，绝大多数免疫功能正常的患者无临床症状。最常见的临床表现为呼吸系统症状，如咽

痛、畏寒、发热、干咳、气促和胸痛等；其他症状包括乏力、食欲减退、消瘦、肌肉痛、肝大、脾大及淋巴结肿大等。组织胞浆菌病常见的胸部 CT 表现可为肺炎浸润性病灶、结节状病灶、粟粒播散性病灶或几种病灶混合存在，以孤立或弥漫性结节状阴影最常见，可伴肺门、纵隔淋巴结肿大、胸腔积液、肋骨破坏等。肺部结节状病灶一般呈圆形或卵圆形，密度均匀，边界清楚。体积较大的结节状病灶可呈单个或多发的肺内球形阴影，散布于两肺野中内带，类似原发性或转移性肺肿瘤，可形成空洞，亦可钙化。组织胞浆菌病的临床表现和影像学表现与肺结核、肺部感染、肺癌、结节病、淋巴瘤等疾病很相似，容易出现误诊。对于疑似患者，早期送检骨髓、血、痰等各种标本涂片镜检或培养分离出荚膜组织胞浆菌，或肺、肝、脾、浅表淋巴结等行组织病理学检查及 PAS、六胺银染色可确诊。

五、肺寄生虫病

(一)肺包虫病(肺棘球蚴病)

肺包虫病是地方性寄生虫病，主要见于我国西北及内蒙古等牛、羊畜牧区，大多数病例是由细粒棘球绦虫侵入人体所致。此病在无并发症时常无明显自觉症状，而多在健康检查胸部透视时发现。由于包虫囊肿长大到一定程度压迫支气管而引起狭窄及部分肺不张，或并发支气管扩张，患者可有胸痛、胸部不适、咳嗽、咳痰、气急及消瘦等症状。囊肿破入支气管时，患者可有阵发性咳嗽，继而突然咳出大量透明咸味黏液，甚至有粉皮样物。继发细菌感染时可出现发热、咳脓痰和咯血等。

无并发症的肺包虫囊肿患者行胸部 X 线检查时可见肺内圆形或卵圆形、略呈分叶状的阴影，边缘清晰，密度均匀，如继发感染则边缘不齐。较大的包虫囊肿在透视时偶可见随深吸气时从圆形变为长圆形，呼气时恢复原状的变形现象。陈旧的肺包虫囊肿在 X 线胸片上可发现囊壁有钙盐沉着，个别患者甚至完全钙化呈蛋壳样。除上述表现外，还有一些特殊 X 线征象，如"水上浮莲征""双弓征""镰刀征""空腔"和"水落石出征"等，是包虫囊肿内、外囊破裂后所致的征象。胸部 CT 扫描能发现普通 X 线胸片难以显示的肺门区、纵隔旁、心脏后区域等部位的包虫囊肿，对于肺部多发小囊肿和已破裂的囊肿亦能做到早期发现。CT 影像上肺包虫囊肿位于右肺多于左肺、下叶多于上叶，可为单发或者多发圆形或者类圆形液性低密度囊性病灶，边缘光滑且囊内密度均匀一致，CT 值接近于水密度，大部分位于肺周围或肺表面，部分囊壁有钙化，增强扫描时不强化。胸部 MRI 检查和 B 超检查亦有助于本病的诊断。免疫学诊断方法如免疫电泳、凝胶扩散酶联免疫吸附试验等是包虫病诊断最广泛使用的常规方法，亦是重要的辅助诊

断手段。然而对于肺包虫病,术后病理诊断仍然是确诊的"金标准"。

肺包虫囊肿在临床上需与肺结核球、支气管肺癌、肺脓肿、肺部转移性肿瘤、肺囊肿等相鉴别。根据患者有牛、羊畜牧区接触史,结合临床表现、血嗜酸性粒细胞增高及胸部影像学特征,酶联免疫吸附试验等血清免疫学检查阳性,进行综合分析后多能做出正确诊断。

(二)肺吸虫病

肺吸虫病是由于肺吸虫囊蚴被吞入人体后,经消化液作用下囊壁破裂,童虫溢出,游走、侵入肝等内脏和组织,并穿过横膈及胸膜腔进入肺,最后发育为成虫,在肺内形成囊肿。肺吸虫病流行于东南亚一带,在我国主要分布于江、河中下游途经的省市地区,患者多有生食或食入未煮熟的蟹、虾、蝲蛄史。临床表现多变而复杂,起病多缓慢,咳嗽、咳棕红色果酱样痰、胸痛、咯血、低热、盗汗、乏力、食欲减退等,可伴有腹痛、腹泻、头痛、癫痫、游走性皮下或肌肉结节等其他系统表现。

肺吸虫病在 X 线胸片上呈圆形或卵圆形浸润阴影,边缘模糊、密度不均匀,大小不一,直径 1~2cm,数目不定,从 1 个至 10 多个,病变多位于中、下肺野,病灶位置因肺吸虫在肺部不断移行而变迁较多。胸部 CT 的表现取决于肺吸虫的感染阶段,在肺吸虫移行阶段主要表现为炎症、出血等;后期可形成囊肿、结节;病灶吸收后可出现钙化影。CT 上囊肿是本病最具特征性的表现,其病理基础是炎性病灶中的液化坏死,表现为大片浸润影内囊状、蜂窝状透亮区,囊壁较厚,囊内缘光整,病变边缘与正常肺组织没有清楚分界。囊内含有液体时表现为实性结节状阴影,液体排出后则表现为空泡状阴影,囊腔常数个聚集在一起。囊肿周围可有自囊肿向肺野延伸的不规则通道,表现为不定形的管状阴影或索条状阴影。

肺吸虫病临床表现和胸部 X 线和 CT 表现多样化,诊断上需与肺结核、肺部肿瘤、肺脓肿、肺炎等多种疾病相鉴别。肺吸虫病的诊断"金标准"为肺、胸膜活检组织中见到虫体或虫卵,或痰、粪便中找到虫卵,但阳性率不高。根据患者的流行病学史、临床表现、胸部影像学,并结合血嗜酸性粒细胞增高、肺吸虫抗原皮内试验及 / 或循环抗体测试阳性等有助于诊断该病。

8.2 恶性肿瘤所致肺部球形病灶

一、原发性支气管肺癌

在肺部球形病灶中,原发性支气管肺癌(肺癌)占相当数量。肺癌按解剖学部位分为发生在段支气管以上至主支气管的中央型肺癌和发生在段支气管以下的周围型肺癌两类,后者在肺部影像学上以球形病灶多见。周围型肺癌的 X 线和 CT 影像学早期表现为磨玻璃样、部分实性或实性小结节,难与炎症和结核等鉴别,一般需密切随访。随肿瘤生长,阴影增大、密度增高,多呈肺内孤立性圆形或类圆形结节或肿块。典型的周围型肺癌病灶边缘多清楚,常有不同程度的毛刺和棘状突起,肿块可凹入或呈分叶状。肿瘤多呈软组织密度,一般无钙化,其内可有不规则低密度区;做增强 CT 扫描时低密度区更为明确,代表瘤内坏死组织。肿瘤周围可有血管集束征,邻近胸膜的肿瘤可有胸膜凹陷征。周围型肺癌空洞发生率不高,如有空洞,通常为厚壁、偏心,其内腔凹凸不平,并有突入空洞的结节,多无液平面。周围型肺癌晚期可发生肺门、纵隔淋巴结转移,胸膜转移,胸壁侵犯及肝、肾上腺、颅脑、骨等远处转移。PET-CT 诊断肺癌的敏感性和特异性分别为 96% 和 80%,并可发现远处转移灶,对肺癌患者的准确分期非常重要。直径 >1cm 的周围型肺癌呈肿瘤部位的核素异常浓聚(高代谢灶),但是肺部炎症、感染或肉芽肿性病变可出现假阳性;而肿瘤体积小(直径 <0.5cm)、呈淡薄磨玻璃影或肿瘤分化程度高时亦可出现假阴性。

临床上肺癌多见于 40 岁以上患者,早期多无症状,随病情发展有咳嗽、痰血或咯血、胸痛、消瘦、声音嘶哑等症状,亦可出现远处转移症状和肺外症状。早期周围型肺癌易被误诊为肺结核球,误诊原因主要是两者呼吸道症状和 X 线征象类似,且肺癌患者痰中癌细胞阳性率与结核球患者痰中抗酸杆菌阳性率都不高。确诊肺癌有赖于细胞或组织病理学的诊断,如痰或胸腔积液细胞学检查,经支气管镜肺活检,支气管镜内超声(EBUS)引导下针吸活检,胸腔镜、纵隔镜检查,CT 或超声引导下经皮肺穿刺活检,锁骨上或腋窝肿大的浅表淋巴结活检等。

孤立性周围型肺癌与肺结核球、肺部良性肿瘤、肺部转移性肿瘤、肺脓肿的鉴别见表 8-2。如经各项检查仍未能确定原因且未能除外肺癌可能性者,在无禁忌证时应及早手术探查。

表 8-2　几种肺野内球形病灶疾病的鉴别

	孤立性周围型肺癌	肺结核球	肺部良性肿瘤	肺部转移性肿瘤	肺脓肿
发病年龄	大多中年以上,男性较多	青壮年较多	不定	依原发癌而不同	不定
症状	早期无症状	较少	常无	依原发癌而不同	发热、痰多、血白细胞增多
红细胞沉降率	多增快	多为正常	正常	多增快	增快
痰	与支气管连通时可找到癌细胞	偶尔可找到抗酸杆菌	无	无	可找到或培养出化脓性细菌
影像学部位	不定,以中肺野较多	上肺野较多	不定	不定	中、下肺野较多
大小及数量	单发,可大可小,如超过 3cm 应多考虑肺癌	多不超过 3cm,常为单发,有时多发	多为中等大小,单发性	可大可小,常为多发性	多为单发,可大可小
形态	圆、椭圆、分叶、切迹	圆或椭圆	圆、椭圆、分叶	圆	圆、椭圆、轻度分叶
边缘	多呈毛刺状,也有清晰的	一般清晰	清晰、光滑	清晰、光滑	模糊或稍清晰
密度	较均匀,一般无钙化,较少有空洞,如有,壁较厚	多不均匀,内部常有钙化物质,可有空洞形成	均匀,可有钙化,无空洞	均匀,无空洞	早期呈大片浓密模糊浸润阴影,脓肿形成后可有液平面
肺野情况	可有局限性肺炎与肺不张,周围常无病灶	周围多有"卫星灶",并有支气管引流征引向肺门	清晰或有肺不张	其他肺野清晰	清晰
抗感染治疗反应	病灶对抗结核或抗细菌治疗无反应,反而增大	病灶抗结核治疗后静止不变或缩小	病灶对抗结核或抗细菌治疗无反应	病灶对抗结核或抗细菌治疗无反应	积极抗细菌治疗后病灶吸收或好转

二、肺淋巴瘤

肺淋巴瘤分为原发性和继发性。原发性指病变起源于支气管黏膜相关淋巴结和 / 或肺内淋巴组织,而无纵隔、肺门及其他部位的淋巴瘤,非常罕见,大多数为非霍奇金淋巴瘤(NHL);继发性指肺外淋巴瘤的肺内浸润。肺原发性恶性淋巴瘤的临床症状无特异性,大多数患者无明显症状,亦可有咳嗽、呼吸困难、胸痛、咯血、发热等呼吸道和全身症状;肺继发性淋巴瘤的肺部症状可有咳嗽、发热等,常伴有浅表淋巴结肿大等肺外症状。

肺原发性淋巴瘤在影像学上可分为结节肿块型、肺炎肺泡型、粟粒型和支气管血管淋巴管型 4 类。肺继发性淋巴瘤影像学表现形式多种多样,包括结节肿块、渗出实变、肺间质性改变、胸膜及心包异常改变等,约一半患者可同时有两种或两种以上的表现形式。肺淋巴瘤影像学表现以结节肿块型最为常见,约占原发性的 64%,继发

性的 30%~60%,可为单发或多发,以多发多见。肿块(结节)多位于肺门区或肺野中外带胸膜下,散在分布,呈圆形、卵圆形或者不规则形,可分叶,病变直径多在 2~5cm,密实,边界清楚,可有毛刺或晕征,增强扫描病变多有轻度均质强化。肿块其旁和其内穿行的支气管通畅,很少发生狭窄、阻塞征象。肿块偶尔发生坏死,出现薄壁或厚壁的不规则偏心性空洞,增强扫描坏死区不强化。PET-CT 是淋巴瘤影像学诊断的金标准,对诊断肺淋巴瘤的敏感性为 83%~100%,并可指导对肺部高代谢病变区进行穿刺活检以提高病理诊断的准确率。全身 PET-CT 检查亦能准确显示肺外的淋巴瘤病灶,有助于鉴别肺原发性及继发性淋巴瘤并进行分期。

肺淋巴瘤临床表现缺乏特异性,影像学表现多种多样,临床上极易误诊、误治。结节肿块型表现者需要与支气管肺癌、炎性假瘤、肺转移瘤、机化性肺炎等其他肺部球形病灶相鉴别。确诊依赖于病变部位病理组织活检和

免疫组织化学检查,诊断方式可通过经皮肺穿刺活检或经支气管镜肺活检、胸腔镜、开胸活检或肺叶切除手术后确诊。

三、原发性肺恶性纤维组织细胞瘤

恶性纤维组织细胞瘤是一种起源于原始间叶组织的侵袭性软组织肉瘤,可发生于全身各个器官,但最常见于四肢和腹腔后间隙。原发性肺恶性纤维组织细胞瘤(primary lung malignant fibrous histiocytoma,PLMFH)非常罕见,约占肺原发性恶性肿瘤的 0.04%,好发于中、老年人,男性多见,其临床症状无特异性,可有咳嗽、咯血或痰中带血、胸痛、胸闷、低热、乏力、体重减轻等,少数患者无明显临床症状。影像学上 PLMFH 可分为中央型和周围型,以周围型及中下叶多见。因肿瘤发展快,生长迅速,故多表现为肺内巨大的孤立性软组织肿块,肿块一般呈圆形或类圆形,密度均匀,边缘光滑、锐利,小部分呈浅分叶状,但无肺癌的深分叶和毛刺改变。增强扫描时肿块可显著强化,内部多见液化坏死。肿瘤累及邻近胸膜时可引起胸腔积液。少部分患者为双肺肿块或结节,一般不伴有纵隔、肺门淋巴结肿大。PLMFH 仅靠临床表现和影像学难以和肺癌或者肺内的其他间叶组织恶性肿瘤如纤维肉瘤、平滑肌肉瘤等相鉴别,因此诊断主要根据肺组织活检或手术后标本病理学的检查。

四、肺类癌

肺类癌(pulmonary carcinoid,PC)是一种相对少见的原发于肺神经内分泌细胞的低度恶性肿瘤,约占原发性肺部肿瘤的 2.2%,分为典型类癌(typical carcinoid,TC)和不典型类癌(atypica carcinoid,AC)。肺类癌常发生于 40~60 岁,女性患者多于男性,与吸烟关系不密切。临床表现缺乏特异性,很少引起激素相关的神经内分泌症状,但少数患者可有库欣综合征、肢端肥大症等。中央型 PC 患者可表现为咳嗽、咳痰、痰中带血,也可有胸闷、胸痛等呼吸道症状。周围型 PC 患者通常不伴有明显症状。肺类癌影像学上也缺乏特异性,在 CT 上周围型 PC 多显示为肺内单发圆形、类圆形或椭圆形结节或肿块,多数直径 <3cm,密度均匀,边缘光滑或分叶,生长相对缓慢;中央型 PC 可表现为气管腔内软组织肿块,或管壁浸润、管壁肿块,可伴有肺不张、阻塞性肺炎等阻塞征象。肺类癌因为缺乏特异性的临床表现和影像学,故常需与肺结核、支气管肺癌、肺炎等相鉴别。80%~90% 的类癌表达生长抑素受体,临床上采用放射标记生长抑素类似物的核医学功能影像方法对于诊断 PC 的部位和转移很敏感。肺类癌的确诊有赖于经支气管镜肺活检或经皮肺穿刺活检,以及手术切除后的石蜡病理及免疫组织化学检查。

五、肺肉瘤样癌

肺肉瘤样癌(pulmonary sarcomatoid carcinoma,PSC)是起源于相同原始上皮,经上皮 - 间质转化后形成的一组转化性癌,分为多形性癌、梭形细胞癌、巨细胞癌、癌肉瘤和肺母细胞瘤 5 个亚型,属于非小细胞肺癌(NSCLC),恶性程度较高,临床上罕见,占肺部恶性肿瘤的 0.1%~0.5%。临床上多见于有长期中重度吸烟史的 60 岁以上男性,临床表现以咳嗽、咳痰、咯血、呼吸困难为主,病变侵及胸膜、胸壁可引起胸痛。影像学上 CT 多显示为肺内单发肿块,肺外周多见,肿块直径通常 >3cm,有的可达 18cm,呈圆形或类圆形,边缘不规则或边界不清,常伴有分叶、毛刺。平扫显示肿块内部密度可不均匀,可见低密度区或空洞;增强扫描示肿块呈不均匀轻度强化,表现为斑片状和 / 或环形强化,病变常侵犯胸膜和胸壁。肺肉瘤样癌的诊断通过小活检和细胞学标本通常非常困难,因此常需手术才能获得足够的病理标本,并结合免疫组织化学检查才能确诊。部分晚期患者有可能因为无法获得组织标本或组织标本量少而被漏诊或被诊断为其他类型的 NSCLC。

六、肺部转移性肿瘤

肺部是恶性肿瘤最主要的转移靶器官,30%~40% 的恶性肿瘤在自然病程中可发生肺部转移。肺转移瘤常为多发,原发肿瘤最多见为乳腺癌,其次为结直肠癌、甲状腺癌、肝癌、肾癌、鼻咽癌、食管癌、绒毛膜癌、膀胱癌、骨肉瘤等。单发的肺转移瘤较为少见,可见于恶性黑色素瘤、肉瘤、睾丸癌、结肠癌等。大多数肺转移瘤患者早期除原发肿瘤引起的相关症状外,并没有明显的呼吸道症状,尤其是血行转移者;后期可有胸痛、胸闷、咳嗽、咳痰、咯血、呼吸困难等症状。影像学上肺转移瘤的胸部 CT 主要表现为肺内单发或多发球形结节或粟粒样结节影,大小不一,边缘光滑,密度均匀,多分布于肺外周,在随访过程中可呈进行性增大。单发肺转移瘤主要表现为边缘清楚、密度均匀的圆形或类圆形肿块或结节影;但部分单发肺转移瘤可有分叶、毛刺、偏心空洞及胸膜凹陷征等表现,影像学上难与原发性肺癌相鉴别。若患者有明确的原发肿瘤诊断或病史,结合胸部影像学表现,一般不难诊断肺转移瘤;但也有部分患者先发现单发的肺部结节或肿块,经穿刺活检或手术切除后病理及免疫组织化学检查提示为肺转移瘤,再做其他部位的 CT 或全身 PET-CT 发现原发肿瘤者。

8.3 良性肿瘤所致肺部球形病灶

一、肺错构瘤

肺错构瘤（pulmonary hamartoma，PH）是肺部最常见的良性肿瘤，约占肺部良性肿瘤的75%；在肺部孤立性球形病灶中，肺错构瘤的发生率仅次于肺癌、肺结核球而排第三位。肺错构瘤被认为是起源于具有向多种成熟间叶成分分化能力的支气管原始间叶组织，以软骨为主要结构，此外尚有脂肪、平滑肌、腺体、骨质等。根据发生部位分为肺实质内型和支气管腔内型，以前者多见，常表现为肺内单发结节或肿块影，多发者极为罕见。此瘤可发生于任何年龄，以40岁以上者居多。大多数肺错构瘤位于肺外周，故很少出现症状，通常是由于其他原因或体格检查而偶然被发现；少数患者因为病变的位置和大小会出现咳嗽、喘息、呼吸困难、咯血、胸闷、胸痛等症状，支气管腔内肿块还可阻塞气道，并发肺炎、肺不张等。

肺实质内型错构瘤影像学上表现为孤立性的、位于肺野外周的圆形或椭圆形阴影，肿瘤直径多数在4.0cm以下，病灶边缘光滑、锐利，可有分叶，少有毛刺，周围无卫星灶。高分辨率CT扫描显示病灶内有脂肪和钙化，尤其同时检出脂肪、钙化、软组织，或检出爆米花样钙化就基本可以诊断为错构瘤。70%的错构瘤在做CT增强扫描时呈轻度强化，CT值增幅小于20Hu，与周围型肺癌不同。支气管腔内型错构瘤少见，表现为主支气管或叶支气管内软组织密度肿物，边缘光滑，可伴有阻塞性肺气肿、肺炎或肺不张等影像学表现。

临床上若发现肺部孤立性病灶内含有脂肪和钙化时，诊断错构瘤相对容易，但相当一部分患者CT表现不典型，需要与周围型肺癌、结核球、肺硬化性血管瘤等相鉴别：①周围型肺癌的结节形状通常不规整，可有深浅不一的分叶，多见毛刺、空泡征、血管集束征及胸膜凹陷征等，结节内无脂肪，少见钙化。如出现钙化则多是肿瘤内部散在分布的沙粒或面沙样钙化，且钙化范围不是很大。增强后强化程度多在20~60Hu，可伴有肺门、纵隔淋巴结肿大、肺内及肺外转移。②结核球由纤维包膜包裹干酪样物质所构成，其内也可见钙化，多呈斑片状或不规则形钙化，但结核球有一定的好发部位（双肺上叶尖后段和下叶背段），瘤体边界可不光滑，瘤内可有小空洞形成，邻近肺野多有"卫星灶"，相邻胸膜常有增厚、粘连，肺门淋巴结多伴有钙化。③肺硬化性血管瘤也是一种肺内少见的

良性肿瘤，好发于中年女性，多表现为肺内边界清楚的孤立性结节或肿块，内部无脂肪成分，可见钙化，CT增强扫描时病灶强化显著；部分可见空气新月征或血管贴边征等征象。

典型的CT表现是错构瘤诊断的金标准，但临床上对于快速生长或有症状的肺部肿块，以及那些影像学上不能排除恶性肿瘤可能的肺部病灶，手术仍然是唯一能够确定诊断的治疗选择。通常建议在术中进行冰冻切片，若为错构瘤，摘除和楔形切除术是最常用的术式选择，以尽量保存功能性肺组织。

二、肺炎性假瘤

肺炎性假瘤（pulmonary inflammatory pseudotumor）是一种由某些不明因素导致的肺实质非特异性炎性增生性瘤样病变，属肺内良性肿块，在临床上并不少见，占肺部良性肿瘤的第二位。该病可发生于任何年龄段，但儿童和青少年更多见。约一半患者没有临床症状，其他可有咳嗽、胸痛、咯血、发热、呼吸困难、体重下降等。影像学上胸部X线检查多显示为肺内单个圆形或椭圆形病灶，边缘光滑、锐利，但有些边缘模糊，似有毛刺或呈分叶状，与支气管肺癌很难鉴别。胸部CT上大部分病灶边缘欠清楚，周围可有粗毛刺或锯齿样改变；病灶内可有单个或多个小空洞，空洞内壁光滑，有些甚至呈蜂房样透亮区；病灶的某一部分可见一侧边缘垂直于胸膜呈刀切样改变，亦可有病灶与胸膜呈多条弧形粘连带的"胸膜尾征"。炎性假瘤在CT增强扫描时多呈显著均匀强化，强化后的CT值可在100~120Hu以上，强化程度比支气管肺癌明显。

肺炎性假瘤常无临床症状或症状轻微，影像学病灶表现复杂多样，缺乏特异性，极易导致误诊，临床上最常被误诊为肺癌、肺结核以及其他肺部良性肿瘤等。诊断上经支气管镜肺活检或经CT引导下肺穿刺活检有助于诊断，但多数术前很难确诊，尤其难与肺癌相鉴别，且部分炎性假瘤长期有恶变的可能，因此一般主张尽早胸腔镜手术或开胸手术以获得病理确诊。

三、肺硬化性血管瘤

肺硬化性血管瘤（pulmonary sclerosing hemangioma，PSH）在肺部良性肿瘤中排第三位，其肿瘤细胞可能来源

于肺上皮细胞。PSH多见于中年女性,50%~87%的患者无临床症状,少数可有咳嗽、咯血、胸痛等症状,也可伴有间歇性低热、乏力等。影像学上多呈肺内孤立性结节或肿块,直径多在1~3cm,右肺多于左肺,也可为多发性。CT扫描显示孤立性圆形或类圆形的结节或肿块,轮廓多清晰,边缘光滑、锐利,少数可有浅分叶,偶有毛刺征。CT平扫时常显示肿块内部密度均匀,偶见囊变、钙化和空气新月征。肿瘤囊变时可呈低密度区,由于出血所致时平扫也可呈稍高或等密度,但增强扫描时不强化,因此增强扫描是检出囊变的重要手段,且检出囊变提示PSH的可能。CT增强扫描时肿瘤的强化程度与其内的血管瘤成分相关,含有明显血管瘤成分时病变早期不均匀强化,延迟后持续增强,强化程度及均匀度高于动脉期,对PSH的诊断具有一定的价值。此外,血管贴边征、肺动脉为主征、尾征也是PSH的特征性表现。

尽管PSH患者的CT表现有一定特征,但仍需与周围型肺癌、炎性假瘤、孤立性肺纤维瘤等疾病相鉴别。有钙化的PSH需与肺错构瘤和肺结核球相鉴别。肺错构瘤的钙化多为爆米花样钙化,且HRCT显示瘤内有脂肪密度影。肺结核球的周围可有卫星灶,且增强扫描多表现为环形强化。PSH的诊断和治疗主要依靠手术,穿刺活检有时也可获得诊断。

四、肺软骨瘤

软骨瘤是起源于软骨细胞的常见良性肿瘤,但发生于肺实质内的软骨瘤则非常罕见,仅占肺肿瘤的0.04%。肺软骨瘤(pulmonary chondroma)与胃肠道平滑肌肉瘤、肾上腺外的功能性副交感神经瘤并发时称Carney's三联综合征。临床上因肿瘤生长缓慢,患者多无特殊症状而于体格检查时发现,也可有咳嗽、咳痰、痰中带血、胸痛、呼吸困难等症状。肺软骨瘤在影像学上多表现为肺野外带圆形或椭圆形孤立结节或团块影,病灶大小多在1~4cm,边缘光滑、锐利,无毛刺,可有轻度分叶,密度均匀或轻度不均,多伴有不同程度的钙化,无卫星病灶,无肺门及纵隔淋巴结肿大。CT增强扫描病灶多无强化或有轻度强化。本病主要需与肺错构瘤、结核球、周围型肺癌等鉴别。肺错构瘤内常见爆米花样钙化和脂肪密度影,而肺软骨瘤的钙化则多呈点状或环状钙化,病灶内无脂肪成分,这是两者的鉴别要点。肺结核球多位于上叶尖后段或下叶背段,周围常伴有斑点或条索状卫星灶,增强扫描以环形强化为特征;肺软骨瘤无卫星灶,增强扫描多为轻度均匀强化。周围型肺癌病灶常呈分叶状,可见毛刺征、胸膜凹陷征、血管集束征,增强扫描呈不均匀强化,延迟期强化明显。对于不典型病例,必须综合临床、影像、穿刺活检诊断,对于诊断困难者,最终确诊需依靠手术后的病理诊断。

五、肺纤维瘤

孤立性纤维瘤是一种少见的间叶源性肿瘤,可发生于身体的任何部位。胸部孤立性纤维瘤多起源于脏胸膜,发生于肺内者极为少见。肺纤维瘤(pulmonary fibroma)通常无症状,经体格检查或偶然发现,也可因肿瘤增大而出现咳嗽、胸痛、胸闷、呼吸困难等压迫症状。少数患者可伴有副癌综合征,导致低血糖和肥大性骨关节病。肺纤维瘤在影像学上表现为肺内孤立性圆形或类圆形肿块,大小不等,常>7cm,肿块轮廓光滑,边界清晰、锐利,有或无浅分叶,无毛刺,内部密度多均匀,少数可见沙粒样钙化。本病需与肺错构瘤、肺炎性假瘤、肺硬化性血管瘤、胸膜间皮瘤等鉴别。肺纤维瘤有发生恶变的可能,所以手术切除是明确病理诊断和改善预后的首选治疗方式。

8.4 其 他 原 因

一、肺囊肿

先天性支气管囊肿(congenital bronchial cyst)是呼吸系统在胚胎时期发育异常所致,因发育阶段不同,病变可发生在不同部位,可分为纵隔型(纵隔支气管囊肿)、肺内型(肺囊肿或肺支气管囊肿)和异位型,以肺囊肿最多见,可为单发性或多发性囊肿。多数肺囊肿患者无临床症状,经体格检查或偶然发现,也可因继发感染出现咳嗽、咳痰、咯血、发热等症状;少数患者因为囊肿较大压迫肺组织和纵隔产生胸闷、胸痛、呼吸困难和发绀等症状。

影像学上肺囊肿多位于双下肺或肺门周围,根据囊内容物性质不同,可分为含气囊肿和含液囊肿。单发孤立性含气囊肿多呈圆形或卵圆形薄壁空腔,内缘光滑,囊内无分隔或有细薄分隔,囊周肺组织无渗出或实变。CT增强扫描后囊内容物不强化,囊肿壁可轻度强化。含液囊肿呈软组织块影,边缘光滑,部分可呈分叶状,囊内可见密度均匀一致的囊性病灶,部分囊肿壁可见点状或不连续弧线状的钙化;CT增强扫描后囊肿壁可见轻~中度强化。当肺囊肿合并感染后，囊肿内可见多发气泡影或气液平面，可伴有胸腔积液。反复感染可导致囊壁增厚，周围肺组织纤维化。

肺囊肿需与肺大疱、肺脓肿、肺结核伴空洞形成、支气管扩张伴感染等鉴别。肺大疱壁更薄，但继发感染后壁可增厚，内有气液平面，周围可见浸润影，这时与肺囊肿合并感染鉴别较困难，但肺大疱一般发生在有肺气肿等基础肺疾病的肺内。肺脓肿临床上一般急性起病，多有高热、胸痛、咳大量脓臭痰症状，CT 上脓肿壁一般较厚，内有气液平面，周围肺组织可见斑片状浸润影，抗感染治疗后空洞消失较快，而肺囊肿炎症吸收后仍可见囊腔遗留，发现囊肿壁有多发点状或不连续弧线状钙化时较易鉴别。肺结核伴空洞形成一般好发于上叶尖后段或下叶背段，空洞周围常伴有卫星灶，痰找抗酸杆菌阳性率较高，抗结核治疗后病灶可大部分吸收，空洞缩小或闭合。囊状扩张的支气管伴感染影像学表现可类似肺囊肿，但患者常有慢性咳嗽、咳脓痰、咯血的病史。临床上诊断肺囊肿后手术切除病灶是唯一有效的治疗方法，对于合并感染者可在炎症控制 2 周后手术。

二、肺动静脉瘘

肺动静脉瘘（pulmonary arteriovenous fistula，PAVF）又称肺动静脉畸形（pulmonary arteriovenous malformations，PAVMs），是一种罕见的肺血管疾病，指肺动脉与肺静脉之间存在异常的直接连接的血管，致使部分肺动脉血液通过瘘管未经过肺泡而直接进入肺静脉回流到左心房，形成肺动脉和肺静脉之间的短路。PAVF 大多为先天性，可伴有奥斯勒 - 韦伯 - 朗迪病（Osler-Weber-Rendu disease），又称遗传性出血性毛细血管扩张症。少数 PAVF 为继发性，可继发于创伤、转移癌、肝硬化、血吸虫病等。临床上 PAVF 分为囊型肺动静脉瘘和弥漫型肺小动静脉瘘。囊型肺动静脉瘘可表现为单发或多发肺部球形病灶。临床上分流量小者患者可无症状，分流量大者患者可有心悸、呼吸困难、胸痛、咯血、发绀、晕厥、杵状指（趾）及红细胞增多症等。如动静脉瘘相当大和位置较浅，可在相应的胸壁部位听到来回性血管杂音，有时尚可触及震颤。

影像学对 PAVF 的诊断起重要作用，囊型肺动静脉瘘在胸部 X 线或 CT 扫描上显示为肺野内圆形或椭圆形结节或肿块，多靠近叶间裂或位于肺门附近，结节边缘光滑、锐利，病变密度均匀。目前多层螺旋 CT 肺血管成像并应用多种重构方法能显示 PAVF 的特异性征象，包括"血管蒂"征、"动脉瘤"征及左心房提前显影，并可清晰显示 PAVF 的供血动脉、引流静脉和血管数量，已经取代了有创性的选择性肺动脉数字减影血管造影（digital subtraction angiography，DSA），成为首选的检查和诊断方法。PAVF 在临床上有时可误诊为肺结核球或支气管肺癌，但其无钙化或空洞形成，且影像学上可见供血动脉和引流静脉，结合上述的其他特点，一般不难鉴别。

三、肺隔离症

肺隔离症（pulmonary sequestration）是一种少见的先天性肺发育畸形，为胚胎发育期间部分肺组织发育异常，由体循环的异常分支动脉供血，与正常肺组织分离，并缺乏正常肺的功能。根据隔离肺与脏胸膜的关系可分为叶内型肺隔离症与叶外型肺隔离症，临床上以叶内型较常见。叶内型隔离肺组织与正常肺叶被同一脏胸膜包裹，病变通常位于后基底段，尤其是左下叶后基底段，隔离肺的供血动脉多数来自胸主动脉下段，少数可来自于腹主动脉；静脉血通常回流至肺静脉。叶外型隔离肺组织有独立的脏胸膜包裹，可位于下叶与膈肌之间、膈下或被包围在膈肌之中，供血动脉为肺动脉或体动脉的降主动脉或其分支，也有来自肋间动脉、胸廓内动脉等；静脉血回流至下腔静脉、奇静脉、半奇静脉或门脉系统。本病多见于 20 岁以下的青少年，如无继发感染，则无症状，多于其他原因或体检时偶然被发现。叶内型因与支气管相通，易合并肺部感染，常表现为咳嗽、咳脓痰、发热、胸闷、胸痛等呼吸道症状；少数患者可反复咯血。叶外型很少发生肺部感染，但 60% 患者合并先天性发育畸形，如膈疝、胃憩室畸形等，常在新生儿检查时即确诊。

影像学检查是诊断肺隔离症的主要方法。胸部 X 线或 CT 扫描上多显示为肺下叶后基底段实质型或囊肿型肿块，边缘多较清楚。当合并感染时，病灶边缘模糊不清或形成脓肿样改变，部分囊内可见液平面。经抗炎治疗后病变可缩小、边缘变清楚，但病变长期不消失。目前胸部 CT 增强扫描及三维重建血管成像技术已取代有创性的 DSA 成为诊断肺隔离症的首选检查方法，其可显示来自主动脉分支的异常动脉向病变肺组织供血，并可精确地发现异常动静脉的数目、位置及与周围组织的关系，为肺隔离症提供重要的诊断价值。

囊肿型肺隔离症容易误诊为先天性肺囊肿或支气管扩张合并感染；实质型肺隔离症则需与肺癌、肺脓肿、肺炎性假瘤等相鉴别。CT 增强扫描显示异常的供血动脉和引流静脉是与其他病变相鉴别的主要手段。

四、胆固醇性肺炎

胆固醇性肺炎（cholesterol pneumonia）也称内源性脂质性肺炎，是一种罕见的慢性肺部疾病，病因尚不清楚，可为原发性，也可以继发于慢性肺部疾病，如肺炎、肺结核、肺脓肿、支气管扩张和肺癌等。本病可发生于各年龄段，以 40~60 岁多见。临床症状并无特异性，患者可有发热(低热)、咳嗽、咳痰、胸痛、呼吸困难、偶有咯血等症状。本病胸部影像学表现多样,多表现为结节肿块型、肺炎或肺段实变型及肺不张型,国外也有报道双肺呈间质性炎症改变或多发小结节样肉芽肿。结节肿块型表现为肺内类圆形或椭圆形阴影,周边不光滑,多见较粗大、长短不一的毛刺,一般有明显不规则分叶,主病灶邻近或其他肺叶常有大片状磨玻璃影;胸膜粘连征象非常常见。胆固醇性肺炎的临床表现和影像学缺乏特异性,需要与肺癌、肺结核、肺脓肿等鉴别,多数需要依靠手术后病理证实。

五、肉芽肿性多血管炎(韦氏肉芽肿病)

肉芽肿性多血管炎(granulomatosis with polyangiitis, GPA),曾称韦氏肉芽肿病(Wegener's granulomatosis, WG),属于 ANCA 相关血管炎。典型的 GPA 有三联征:上呼吸道、肺和肾病变。肺部病变见于 70%~80% 的患者,可表现为咳嗽、咳痰、咯血、胸痛和呼吸困难等。GPA 患者胸部影像学具有多发性、易变性的特点,且表现多样,可为结节、肿块、空洞、实变、间质性改变等,其中肺内多发结节、肿块和空洞是肺 GPA 最常见的影像学表现,以两肺中、下野分布多见,结节及肿块可呈分叶状伴周围毛刺形成。GPA 肺内的单个结节或肿块可酷似周围型肺癌,其空洞壁多较厚,内缘光滑或不规则,合并感染时空洞内可形成液气平面,但其周围肺组织常可见磨玻璃样稍高密度影的"晕轮征",病灶近心侧常可见一增粗血管影的"供养血管征"以及病灶内部可见血管样强化的"血管包埋征",这些征象均有助于其与肺癌的鉴别。诊断时应密切结合临床,动态观察影像学变化,综合分析,最终确诊仍有赖于病理学检查。临床上若能及时确诊肺 GPA,给予激素及免疫抑制药治疗,肺内病灶常能较快吸收好转。

(唐可京)

参考文献

[1] SAGEL SS. The solitary pulmonary nodule: role of CT. AJR Am J Roentgenol, 1986, 147 (1): 26-27.

[2] 徐嘉彰.肺部球形病灶的影像及临床鉴别诊断.中国临床医生, 2002, 30 (12): 7-10.

[3] 常亮,张铸.肺部周围球形病灶误诊原因分析.中国胸心血管外科临床杂志, 2012, 19 (3): 331-333.

[4] LI CR, LI YZ, LI YM, et al. Dynamic and contrast enhanced CT imaging of lung carcinoma, pulmonary tuberculoma, and inflammatory pseudotumor. Eur Rev Med Pharmacol Sci, 2017, 21 (7): 1588-1592.

[5] 谢长浓,杨春阳,黄泽光.孤立性肺结核瘤的CT诊断.CT理论与应用研究, 2016, 25 (4): 493-498.

[6] 王卫东,张玉香.球形肺炎的X线诊断与鉴别.世界最新医学信息文摘(电子版), 2018, 18 (32): 160, 162.

[7] 夏裕平,俞同福.球形肺炎的CT表现.南京医科大学学报(自然科学版), 2014, 34 (12): 1766-1767.

[8] 侯刚,康健.球形肺炎的临床思辨.中国实用内科杂志, 2010, 30 (12): 1088-1090.

[9] 柏松.球形肺炎的影像学诊断与鉴别诊断.实用临床医学, 2009, 10 (7): 101-102, 104.

[10] 徐冰凌,余金泉,刘大钺,等.肺隐球酵母菌病临床分析.中华医院感染学杂志, 2015, 25 (5): 1076-1078.

[11] 于洁,陈明泉,黄玉仙,等.组织胞浆菌病7例分析及文献复习.中国感染与化疗杂志, 2014, 14 (5): 408-414.

[12] 周莉,范松青,梁青春,等.8例组织胞浆菌病临床特征分析并文献复习.中南大学学报(医学版), 2016, 41 (6): 644-652.

[13] 马金山,金澄宇,梁路广,等.肺包虫病的诊断及治疗现状.中华胸部外科电子杂志, 2016, 3 (2): 117-121.

[14] 桂东川,赵峰,唐敬.肺棘球蚴病的CT诊断.中华放射学杂志, 2006, 40 (6): 655-657.

[15] 胡杨红,詹学.肺吸虫病的诊治进展.中华临床医师杂志(电子版), 2017, 11 (5): 849-854.

[16] 郭佑民,陈起航,王玮.呼吸系统影像学.第2版.上海:上海科学技术出版社, 2016.

[17] 张维,叶健,项晶晶.原发性肺淋巴瘤的临床特征分析.中国内镜杂志, 2018, 24 (1): 100-103.

[18] 牛晓婷,胡红,高杰,等.原发性及继发性肺淋巴瘤40例临床分析.中华结核和呼吸杂志, 2014, 37 (7): 502-506.

[19] LI X, LIU R, SHI T, et al. Primary pulmonary malignant fibrous histiocytoma: case report and literature review. J Thorac Dis, 2017, 9 (8): E702-E708.

[20] 王传卓,刘兆玉.肺原发恶性纤维组织细胞瘤的CT征象分析.中国临床医学影像杂志, 2014, 25 (5): 336-339.

[21] 刘向华.肺原发性恶性纤维组织细胞瘤的影像学表现.右江医学, 2010, 38 (1): 59-60.

[22] 徐嵩,李雄飞,陈军.原发性肺类癌的治疗进展与展望.中国肿瘤临床, 2018, 45 (1): 47-52.

[23] 徐晓莉,宋伟,隋昕,等.原发性肺肉瘤样癌的CT表现与病理特点.中国医学科学院学报, 2016, 38 (1): 93-98.

[24] 刘雷,臧若川,宋朋,等.肺肉瘤样癌的诊治现状.中国肺癌杂志, 2018, 21 (12): 902-906.

[25] 蔡明辉,申屠阳.肺部转移性肿瘤的临床诊治策略.中国肺癌杂志, 2014, 17 (3): 282-285.

[26] 张辉,陈晓峰,王海兵,等.孤立性肺转移瘤的诊断与外科治疗(附156例报告).中国肺癌杂志, 2012, 15 (4): 223-227.

［27］ 林彩燕, 赖国祥, 张雷, 等. 巨大支气管内型错构瘤 2 例报告. 中国实用内科杂志, 2018, 38 (3): 260-264.

［28］ 郑瑶瑶, 项剑瑜, 周海生, 等. 周围型肺错构瘤 MSCT 表现. 医学影像学杂志, 2019, 29 (5): 762-765.

［29］ LUNDEEN KS, RAJ MS, LUDHWANI D. Pulmonary Hamartoma. StatPearls. Treasure Island (FL): StatPearls Publishing, 2019 Jan.

［30］ 余兵, 何权瀛. 国内肺炎性假瘤误诊分析. 中国呼吸与危重监护杂志, 2017, 16 (6): 571-574.

［31］ PERETTI M, RADU DM, PFRUTY K, et al. Surgical resection of pulmonary inflammatory pseudotumors: long-term outcome. Asian Cardiovasc Thorac Ann, 2017, 25 (6): 440-445.

［32］ 刘加夫, 侯立坤, 武春燕. 肺硬化性血管瘤 120 例临床病理分析. 临床与实验病理学杂志, 2015, 31 (2): 174-177.

［33］ 李海军, 彭德昌, 龚洪翰, 等. 肺硬化性血管瘤的 CT 表现及其误诊分析. 临床放射学杂志, 2016, 35 (9): 1372-1375.

［34］ 王鹤翔, 李杰, 陈艳艳, 等. 肺软骨瘤的 CT 诊断. 实用放射学杂志, 2019, 35 (3): 371-373.

［35］ 谭雄, 赖应龙, 李金洁, 等. 原发性肺软骨瘤 4 例并文献复习. 中国胸心血管外科临床杂志, 2016, 23 (1): 92-94.

［36］ 张雪梅, 李邦国, 曾令雯, 等. 肺孤立性纤维瘤 CT 征象与病理对照分析. 实用放射学杂志, 2018, 34 (12): 1857-1859.

［37］ 连林娟, 钟殿胜, 徐东波, 等. 右下肺叶巨大孤立性纤维瘤一例. 中华结核和呼吸杂志, 2011, 34 (11): 865-866.

［38］ 张永, 杨绍容, 程德云, 等. 先天性支气管囊肿的临床及病理分析. 中华结核和呼吸杂志, 2003, 26 (10): 619-622.

［39］ 尤小芳, 侯准, 肖湘生, 等. 肺内支气管囊肿的 CT 表现. 中国医学影像技术, 2011, 27 (8): 1610-1613.

［40］ 周宝风, 翟亚楠, 陶新曹, 等. 右心腔声学造影及肺动脉造影诊断肺动静脉瘘 1 例. 中日友好医院学报, 2019, 33 (1): 58-59.

［41］ 罗光著, 陈建彪. 肺动静脉瘘的影像学研究进展. 医学综述, 2015, 21 (8): 1460-1462.

［42］ 褚翔宇, 宋帅, 刘春全, 等. 支气管肺隔离症 16 例诊治分析及文献复习. 首都医科大学学报, 2018, 39 (6): 961-965.

［43］ 梁艳山. MSCT 血管成像对肺隔离症的诊断价值. 中国中西医结合影像学杂志, 2019, 17 (3): 287-289.

［44］ 邝健谊, 李子平, 贺李, 等. 胆固醇性肺炎的 CT 诊断. 中山大学学报 (医学科学版), 2011, 32 (4): 515-520.

［45］ 苗延巍, 周勇, 李明武, 等. 胆固醇性肺炎的影像学表现. 中华放射学杂志, 2006, 40 (3): 263-265.

［46］ 李登维, 何晓鹏, 黄新文, 等. 肺肉芽肿性多血管炎的 MSCT 特征及其动态分析. 临床放射学杂志, 2014, 33 (12): 1855-1858.

9

肺部粟粒状病灶

肺部粟粒状（或粟粒样结节）病灶是指在 X 线胸片或高分辨 CT 上显示的肺内弥漫性小结节影，小结节直径 <5mm，呈随机分布。由于这种散在分布的粟粒样结节多数源于疾病的血行播散，因此肺部粟粒状病灶常易被误诊为急性、亚急性或慢性血行播散型肺结核。肺部粟粒状病灶的疾病分类见表 9-1。胸部 X 线检查是最基本的检出粟粒样结节的手段，但少数病例也可能表现正常；高分辨 CT 比 X 线片敏感度高。但是仅靠影像学检查往往难于确定诊断，在判断时必须密切结合临床材料和其他检查结果。

表 9-1　肺部粟粒状病灶疾病的分类

I . 感染性肺部粟粒状病灶	二、弥漫性泛细支气管炎
一、血行播散型肺结核	三、结节病
二、急性肺血吸虫病	四、细支气管肺泡细胞癌
三、粪类圆线虫肺病	五、粟粒型肺转移癌
四、小叶性肺炎	六、特发性肺纤维化
五、肺炎支原体肺炎	七、肺尘埃沉着病
六、病毒性肺炎	（一）硅沉着病（矽肺）
（一）严重急性呼吸综合征（SARS）	（二）滑石肺
（二）甲型 H1N1 流感病毒肺炎	（三）肺金属末沉着症
（三）甲型 H7N9 流感病毒肺炎	八、肺含铁血黄素沉着症
（四）巨细胞病毒肺炎	九、肺泡微石症
七、粟粒型肺真菌病	十、肺泡蛋白沉积症
II . 非感染性肺部粟粒状病灶	十一、朗格汉斯细胞组织细胞增生症
一、过敏性肺炎	

9.1　感染性肺部粟粒状病灶

一、血行播散型肺结核

在各种原因的肺部粟粒状病灶中，以血行播散性肺结核较为多见。血行播散型肺结核的主要特点是肺野内出现广泛分布的粟粒状病灶。按其病程发展的快慢可分为急性、亚急性和慢性血行播散 3 种类型。

（一）急性血行播散型肺结核

由于机体免疫功能降低，超敏反应增高，肺内原发灶及肺门、纵隔淋巴结结核内的大量结核菌通过淋巴、血行引起血行播散性肺结核乃至全身血行播散性结核病，以儿童、青少年多见。患者发病急骤，常伴高热、寒战、全身不适、气促、发绀等菌血症表现及呼吸系统症状。肺部无明显体征，或有细湿啰音，散布双侧肺部。X 线透视下全肺呈毛玻璃样，透亮度减低，无法认出粟粒状病灶。在发病早期，X 线胸片仅仅表现为肺纹理增粗，肺野透光度减低，在症状发生后 3~4 周才见到 X 线改变，表现为双肺均匀分布、大小、密度基本一致的粟粒状（直径 1~3mm）致密阴影。HRCT 可见粟粒状结节弥漫分布于小叶中心、小叶间隔、血管支气管束和胸膜下，结节边缘清晰，结节尚可相互融合成更大的病灶。

急性血行播散型肺结核通常根据临床表现及影像学上的典型粟粒状结节阴影能初步做出诊断。但建议进一步结合其他检查协助确诊，如痰结核菌检查、经纤维支气管镜取肺组织病理活检和刷片找抗酸杆菌、肺泡灌洗液 Xpert MTB/RIF（结核分枝杆菌及利福平耐药快速检测）有助于诊断，骨髓穿刺、肝穿刺或血培养，只在必要时行之，如发现粟粒状结核结节或结核菌，对确诊有帮助。

（二）亚急性与慢性血行播散型肺结核

亚急性与慢性血行播散型肺结核是由少量结核菌或多次间隔性侵入血液循环所引起肺内播散灶。亚急性血行播散型肺结核的临床症状较急性血行播散型肺结核轻，但也往往有反复的、间断性慢性结核性中毒症状，如乏力、发热（微热多见）、盗汗、食欲减退、体重减轻、月经不调等；部分病例有咳嗽、咳痰或咯血。慢性血行播散型肺结核多是因患者其他器官患有结核而行胸部检查才发现的。由于其病程经过缓慢，患者全身抵抗力较强，慢性结核性中毒症状较轻或不明显。体征与病变范围和性质有关。

X 线胸片虽表现为弥散性病灶，但粟粒状结节分布不均匀，大多局限于双上肺，有自上肺野逐渐向下蔓延的倾向,或在一侧的肺上部较多。结节大小不等,上肺野多为大结节,小结节常位于下肺野。由于结节新旧并存,结节密度亦不一。HRCT上可见结节密度呈多样化:软组织密度、钙化、结节内薄壁小空洞。

病灶活动时红细胞沉降率加快,血象中性粒细胞增多与核左移,与病灶活动程度相一致。痰中结核菌的阳性率较急性血行播散型肺结核时高。

二、急性肺血吸虫病

肺血吸虫病是比较常见的异位血吸虫病,是由于血吸虫的童虫和成虫在肺内移行、发育、寄生或其虫卵在肺组织内沉着。感染早期可表现为低热、咳嗽,无明显肺部体征及影像学表现,容易被误诊为上呼吸道感染。影像学改变通常出现于感染后40余天至2个月,X线胸片可呈粟粒样型、支气管肺炎型、大叶性肺炎型改变,病变沿肺纹理分布,以中、下肺野较为密集。粟粒样结节直径1~3mm,边缘欠光整,随着病程进展,结节有互相融合的倾向,病灶中心密度较高,边缘较淡。所见的肺部表现为虫卵引起的嗜酸性脓肿或虫卵结节。HRCT表现同X线胸片。

患者有疫水接触史、血中嗜酸性粒细胞明显增多、痰或支气管刷检或支气管黏膜活检找到血吸虫卵、血吸虫抗原皮内试验有助于鉴别,如大便毛蚴孵化试验阳性,有助于确诊。

三、粪类圆线虫肺病

粪类圆线虫丝状蚴通过皮肤或黏膜感染宿主,并经过肺定居于小肠。幼虫在肺内移行过程中,可引起咳嗽、过敏性肺炎,甚至哮喘、呼吸衰竭。虫体亦可定居于肺、支气管并持续产卵,孵出幼虫,加重肺部症状。虫体

也可移行到中枢,引起中枢和周围神经病变,表现为吉兰-巴雷综合征,肌无力。该病好发于免疫功能严重受损的患者。X线胸片可见散在弥漫性分布的粟粒样结节(图9-1),与粟粒样肺结核相似,经有效抗寄生虫治疗后,结节可吸收并消失。痰液或肺泡灌洗液找到粪类圆线虫幼虫是确诊依据之一(图9-2),也可以借助粪便、尿液、胃液找幼虫。血白细胞数及嗜酸性粒细胞比例常增高,但在严重感染者或应用激素的免疫抑制患者中,嗜酸性粒细胞可正常或甚至减低。

四、小叶性肺炎

小叶性肺炎是指细支气管及其所属或邻近肺组织的急性化脓性炎症,多见于婴幼儿、老年人或衰弱的患者。临床可见发热、咳嗽、咳痰,可闻及病变区湿啰音。X线胸片可表现为沿肺纹理分布的斑片状阴影或弥漫性小结节状阴影。后者结节大小自粟粒至扁豆大,境界不清,可融合成小叶性或大叶性浸润,肺门阴影模糊、增大。HRCT可见多肺叶、多肺段,沿支气管分布的肺内小结节影,边界模糊。

五、肺炎支原体肺炎

肺炎支原体是儿童及成人常见的社区获得性肺炎的原因。肺炎支原体肺炎轻症居多,可表现为发热、咽痛、咳嗽、肌痛和全身不适。X线胸片无明显特异性,如肺纹理增多、网状阴影、斑片状阴影。HRCT以斑片状或结节状磨玻璃影、实变、小叶中心性结节、支气管血管周围间质增厚为常见。小结节状阴影较粗糙而模糊,多呈一侧性分布,以中、下肺野为多见,常伴有同侧肺门阴影增大与肺纹理增粗(参见2.3)。

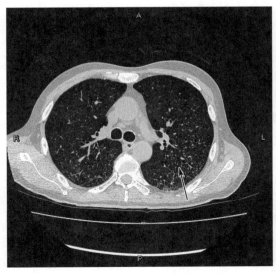
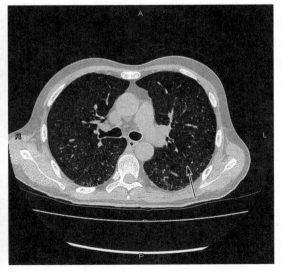

图9-1 粪类圆线虫在肺中表现为弥漫点状粟粒状病灶(文末彩图)

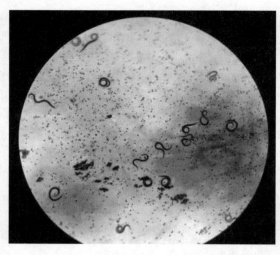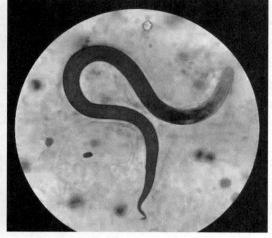

图 9-2　痰中粪类圆线虫（文末彩图）

六、病毒性肺炎

由严重急性呼吸综合征（SARS）冠状病毒、呼吸道腺病毒、流感病毒、巨细胞病毒等引起的肺炎，也可表现为双肺弥漫性粟粒样小结节影，针尖大小，伴肺纹理增粗。鉴别诊断主要依靠病原学检查。

（一）严重急性呼吸综合征（SARS）

严重急性呼吸综合征（SARS）又称传染性非典型肺炎（AP）。2002 年底在我国广东省佛山市发现首例 SARS 患者，此后在我国北京、山西等其他地区及东南亚地区相继出现 SARS。此病传染性强、潜伏期短、传播快、病情重、病死率高，完全不同于普通 AP 的临床过程，是一种新型传染病。目前认为其病原体是一种新的冠状病毒（corona virus），其 X 线表现可以有 5 种：①单纯局限型。②局限 - 广泛型。③多灶型片状和 / 或结节状病灶。④间质 - 实质型。⑤单纯间质型。多灶型 SARS 的早期表现为肺内多发斑片状和 / 或结节状病灶，病灶多较小，密度中等偏淡，轮廓相对较清晰。结合流行病学资料、临床症状、实验室检查、病原学检查、影像学检查有助于本病的诊断和鉴别诊断。

（二）甲型 H1N1 流感病毒肺炎

2009 年 3 月墨西哥暴发"人感染猪流感"疫情，造成人员死亡。研究发现，此次疫情为变异后的新型甲型 H1N1 流感病毒引起的急性呼吸道传染病。该毒株包含有猪流感、禽流感和人流感三种流感病毒的基因片段，可以通过飞沫、气溶胶、直接接触或间接接触在人间传播。临床主要表现为流感样症状，少数病例病情重，进展迅速，可出现病毒性肺炎，合并呼吸衰竭、多脏器功能损伤，严重者可以导致死亡。本病的诊断主要结合流行病学史、临床表现和病原学检查。病原学检查包括以下几种。

1. 病毒核酸检测　以 RT-PCR 法检测呼吸道标本

（咽拭子、口腔含漱液、鼻咽或气管抽取物、痰）中的甲型 H1N1 流感病毒核酸，结果可呈阳性。

2. 病毒分离　呼吸道标本中可分离出甲型 H1N1 流感病毒。合并病毒性肺炎时肺组织中亦可分离出该病毒。

3. 血清学检查　动态检测血清甲型 H1N1 流感病毒特异性中和抗体水平呈 4 倍或 4 倍以上升高。

胸部 X 线检查和胸部 CT 有时表现为双肺弥漫粟粒样阴影，与其他引起双肺粟粒样改变的疾病难以区分，确诊需依靠病原学检查。

（三）甲型 H7N9 流感病毒肺炎

人感染 H7N9 禽流感是由 H7N9 亚型禽流感病毒引起的急性呼吸道传染病。

患者一般表现为流感样症状，如发热、咳嗽、少痰，可伴有头痛、肌肉酸痛和全身不适。重症患者病情发展迅速，多在 5~7 天出现重症肺炎，体温大多持续在 39℃以上，呼吸困难，可伴有咳血性痰，可快速进展为急性呼吸窘迫综合征、脓毒症、感染性休克，甚至多器官功能障碍，部分患者可出现纵隔气肿、胸腔积液等。胸部 X 线检查和胸部 CT 有时也表现为双肺弥漫粟粒样阴影，与其他引起双肺粟粒样改变的疾病难以区分，但多数继发细菌感染后表现为单肺或双肺大叶性实变，确诊需依靠病原学检查（方法同甲型 H1N1 流感病毒肺炎）。

（四）巨细胞病毒肺炎

巨细胞病毒是引起机会性呼吸道感染的常见病毒之一，患者年龄及免疫基础状态相关，常见于器官移植后患者。初期以发热、咳嗽、胸闷为主要表现，无痰或少痰，病情可迅速进展为呼吸衰竭。早期 X 线胸片仅表现为双肺纹理增粗，随病情进展，双肺野透亮度下降，呈磨玻璃样改变，以中、下肺多见。磨玻璃样病变是 HRCT 最常见的表现，除此之外，大部分患者尚在 HRCT 上见到多发小结节，直径 1~5mm。组织病理学上见到巨细胞包涵体是确诊主要手段，亦可结合血清学检测，如 CMV-IgM、DNA 协助诊断。

七、粟粒型肺真菌病

肺真菌病属于侵袭性深部真菌病，有原发性感染和条件性致病两种。年老体弱者多见，临床表现为持续性发热、咳嗽、咳痰，痰液黏稠，抗细菌药物治疗无效。常见的胸部 X 线表现有斑片状阴影、实变阴影、小结节阴影、空洞阴影。肺白念珠菌病可在肺内形成弥散性粟粒状病灶，病灶分布以中、下肺野较多，边缘模糊，可互相融合成较大的结节，因此 HRCT 上可见结节直径 0.3~3cm。肺隐球菌病则有部分患者为体检发现，X 线胸片可见单发或多发结节、肿块影等多种形态表现，以中、下肺野常见，结节直径较大，呈 5~10mm，且形状多不规则。痰涂片和 / 或培养反复找到真菌孢子和菌丝，血清特异性抗原检测阳性，如曲霉 / 隐球菌抗原和真菌葡聚糖检测，并经抗真菌治疗后好转，病灶缩小或吸收，则诊断可以确定。

9.2　非感染性肺部粟粒状病灶

一、过敏性肺炎

过敏性肺炎（HP）又称外源性变应性肺泡炎，是一种吸入各种有机抗原激发的免疫反应所致的综合征，与特殊职业或环境暴露有关，农民及养鸽者发病率较高。近年来，随着工业化发展和生活方式的改变，越来越多的小分子化学物质成为 HP 新型暴露原。HP 可表现为急性、亚急性和慢性病程。急性起病者病情最重，症状包括发热、咳嗽、呼吸困难，部分患者可闻及肺部哮鸣音。亚急性起病者通常症状较轻。慢性者主要表现为慢性咳嗽、呼吸困难和发绀。X 线胸片和 HRCT 呈斑片状或弥漫性磨玻璃影，中、下肺野为主的密集弥漫分布的粟粒样结节，直径 2~3mm；磨玻璃影及结节影重叠有助于诊断。肺功能检查显示弥散功能障碍及限制性通气功能障碍，嗜酸性粒细胞可增多或正常，可通过变应原特异性 IgG 抗体检测提示患者接触过暴露原。HP 病理分布呈不均匀性、形态多样性，常需与结节病以及感染性肉芽肿性疾病相鉴别。

二、弥漫性泛细支气管炎

弥漫性泛细支气管炎是一种呼吸性细支气管的弥漫性慢性炎症，受累部位主要是呼吸性细支气管以远的终末气道，炎症弥漫地分布并累及呼吸性细支气管管壁全层。本病病因尚未阐明，各年龄组均可发生。通常发病隐袭、缓慢，常见三大症状为咳嗽、咳痰和活动后气促。听诊双肺可闻及广泛湿啰音，以中、小水泡音为主，以双下肺为主，偶有干啰音及高调喘鸣音。X 线胸片典型表现为双肺弥漫、散在、边缘不整的颗粒状结节状阴影，直径 2~5mm，以两下肺显著，常伴有肺过度膨胀，有时中叶与舌叶肺不张以及轻、中度支气管扩张。HRCT 扫描对本病诊断更有帮助，小叶中心性结节弥散分布双肺，结节间无融合趋势。支气管肺泡灌洗液（BALF）细胞学检查：淋巴细胞、中性粒细胞、嗜酸性粒细胞数增加，T 淋巴细胞亚群 CD4$^+$/CD8$^+$ 比率降低。纤维支气管镜或胸腔镜下肺组织活检有助于诊断（详细参考 5.2）。

三、结节病

结节病是一种非干酪性肉芽肿性疾病，可侵犯人体多种器官，以肺和淋巴结为最常受侵器官。患者无明显症状或症状轻微，表现为低热、干咳、胸闷，症状非特异性。亦可出现结节性红斑、双侧肺门淋巴结肿大（"Lofgren 综合征"）、葡萄膜炎、发热和腮腺炎（Heerfordt 综合征）。结节病约有 25% 病例在肺野内出现播散性小斑点状阴影，与急性血行播散型肺结核相似。结节病小结节的大小、形状、密度不同，分布也不均匀。结节病灶常为淋巴管以中、上肺野为主，且常有双侧对称性肺门、纵隔淋巴结肿大。HRCT 可见结节常为淋巴管旁分布。皮肤病变、浅表淋巴结活检，表现为非干酪性肉芽肿，结合临床及影像学表现可做出诊断（参见 10.1）。

四、细支气管肺泡细胞癌

细支气管肺泡细胞癌目前统称为肺腺癌，多发生在 55~65 岁的老年人，但中青年人发病者也有报道。临床主要表现为进行性呼吸困难，病史较短，全身中毒症状不明显，多无血丝痰，可有大量的泡沫样黏液痰。肺腺癌的误诊率高，X 线胸片上有结节型与弥漫型两种表现，后者 X 线胸片表现为双侧肺野弥漫性大小不等的粟粒状病灶，直径 1~2mm，在粟粒状结节之间有网状阴影，并于肺下野肋膈角区可见有水平走向胸壁的致密线状影（宽 0.5~1mm，长 2~3cm），外端常抵达胸膜缘［克利 B 线（Kerley B 线）］，可能为淋巴回流受阻的表现，或为癌的直接浸润所致。一般认为此种粟粒状病灶密度中等，边缘模糊，易于融合，分布以双肺中、下野及内中带较多，双肺上野(特别是肺尖部)甚少，是肺腺癌比较特别的 X 线征象。这种征象也与血行播散型肺结核有别。结合患者的病情进展较慢、全身中毒症状不明显、大量泡沫样黏液痰等表现，应考虑肺腺癌的可能性。痰中癌细胞阳性可确定诊断。

五、粟粒型肺转移癌

粟粒型肺转移癌最常见于黑色素瘤、甲状腺癌、绒毛膜癌及肾癌的肺内转移癌。粟粒样转移结节往往呈随机与均匀分布的边缘光滑、清楚的结节，结节直径范围 1~5mm，通常大于结核性结节，且多分布于下肺，这与粟粒性肺结核不同。肺内粟粒型转移癌的诊断主要依据是发现原发癌的存在，或患者曾有癌病史，经过治疗(如手术切除)而暂被认为"临床治愈"者。

六、特发性肺纤维化

特发性肺纤维化的典型症状是进行性气促、咳嗽与咳痰。急性型早期即出现气促，病情迅速恶化，因缺氧与急性右心衰竭而死亡。慢性型起病缓慢，出现咳嗽、咳痰、气短等症状，并呈进行性加重，晚期出现杵状指与慢性肺源性心脏病。典型的 X 线征为肺野弥漫性条索状或交错的肺纹理增粗、增多，可蔓延至外周。急性型可表现为支气管肺炎或慢性肺炎的片状阴影。慢性型 X 线胸片上可出现弥漫性较粗糙的粟粒状结节阴影。国内曾有一例被误诊为亚急性血行播散型肺结核，经开胸探查活检确定诊断。

七、肺尘埃沉着病

肺尘埃沉着病(尘肺)是指在职业活动中长期吸入生产性粉尘并在肺内潴留而引起的以粉尘结节和肺组织弥漫性纤维化为主要病变的全身性疾病。

(一)硅沉着病(矽肺)

有长期吸入含游离二氧化硅粉尘病史。早期症状和体征不明显，但随病情进展可出现呼吸道症状、肺气肿等。单纯型硅沉着病表现为 X 线胸片弥漫分布小结节，以上肺野居多，结节直径 2~5mm，边缘一般清晰。HRCT 可见结节常沿淋巴管、小叶中心性、胸膜下分布，可有对称的肺门和纵隔淋巴结肿大，可见蛋壳样钙化。硅沉着病与肺结核有较难鉴别，而且硅沉着病与肺结核并存者并不少见(参见 5.3)。

(二)滑石肺

滑石是含水的硅酸镁，吸入或静脉注射滑石可引起滑石肺。吸入性滑石肺常发生于滑石暴露 2~35 年，X 线胸片表现为肺纹理增多、增粗，多见于中、下叶。

HRCT 可见弥漫分布的小叶中心性和胸膜下结节，直径 1~2mm。慢性静脉注射滑石粉的 HRCT 可见随机分布的结节，直径小于 1mm，多并发全小叶型肺气肿。长期的滑石粉尘接触史是滑石肺的重要诊断根据。

(三)肺金属末沉着症

肺金属末沉着症可见于长期吸入硫酸钡粉尘、铁末、锡末的产业工人，为职业病，分别称为肺钡末沉着症、肺铁末沉着症和肺锡末沉着症。工龄多在 5 年以上，也见于长期使用家庭无创通气机的睡眠呼吸暂停低通气综合征和 COPD 患者，可能与无创机的发动机飞轮长期转动，金属磨损形成细铁末，患者随面罩气流吸入所致。临床症状多不明显，肺部体格检查无异常发现。X 线胸片所见为双肺纹理增多，可见弥漫性小结节状圆形或椭圆形的阴影，直径多在 1~3mm，较均匀而对称散布于双肺野(中、下野较多，肺尖最少)，边缘清楚，形状不规则。

八、肺含铁血黄素沉着症

肺含铁血黄素沉着症通常继发于风湿性二尖瓣膜病的病程中，因肺循环长期淤血引起，临床上少见，也有特发性者。患者症状有气短、咳嗽、咳痰、咳血痰、肺底湿啰音等。痰涂片检查见大量含铁血黄素颗粒的吞噬细胞，符合肺含铁血黄素沉着症。早期因肺泡出血在 X 线胸片上表现为肺内多个边缘不清的融合性斑点状阴影，后期出现双肺野广泛散布的、大小均等的点状密影，自针头大至直径 2~3mm，以双侧中、下肺肺门周围较为密集，伴肺门周围纤维组织增生及肺门淋巴结增大。继发性病例有心脏增大与外形的改变。本症的特点是 X 线胸片点状阴影长期存在而无改变，临床上无结核中毒症状，血中无嗜酸性粒细胞增多，也无尘肺职业史，而有别于血行播散型肺结核、急性血吸虫病及各类型尘肺。

九、肺泡微石症

肺泡微石症是一种原因未明的慢性肺部疾病，特征是广泛肺泡内钙化或微结石。零星散发病例，多见于男性；家族性流行，多见于女性。大多数发病年龄为 30~50 岁。临床严重性与影像学之间缺乏相关性，临床症状轻微，痰中可混有"鱼子"样小矽粒，病程缓慢，可逐渐进展为肺纤维化。胸部听诊可发现双肺呼吸音减弱。X 线胸片上可见双肺有弥漫分布的"鱼子"(鱼卵)样细小钙化影，大小相近，边缘清楚，密度较高，以内侧及肺下野较为密集。此种细小粒状阴影可互相融合。但肺门大小正常，未见淋巴结肿大。HRCT 示胸膜下区域无结节分布，形成"黑胸膜征"。实验室检查无特殊发现。本病易与血行播散型肺结核、肺真菌病及其他尘肺相混淆，主要根据上述的表现而鉴别(表 9-2)。

表 9-2　肺泡微石症、粟粒性肺结核与硅沉着病的鉴别

鉴别点	肺泡微石症	粟粒性肺结核	硅沉着病
肺门改变	肺门无改变,无肿块影	肺门淋巴结往往肿大	肺门淋巴结可肿大,少数病例可有壳样钙化
粟粒状阴影	大小基本均匀,分布以中、下野较显著,密度较高	大小基本均匀,分布也较均匀,有时上肺野较显著	大小可均匀或不均匀,分布以中、下肺野内侧较显著
融合病灶的位置	不定	不定	往往自上肺野开始
肺纹理改变	呈放射状自肺门向外侧伸展	与正常差不多	早期肺纹理增多,后期肺纹理扭曲,当粟粒状病灶满布肺野时,纹理减少或消失
胸膜改变	基本不变,有时可见横裂增粗	可并发胸腔积液	早期胸膜改变不明显
肺气肿	肺尖可见肺气肿	无	肺尖和两肋膈角往往可见肺气肿
心血管改变	后期可见右心室增大,肺动脉段膨隆	无改变	后期可见右心室增大,肺动脉段膨隆

十、肺泡蛋白沉积症

肺泡蛋白沉积症也是一种病因不明的疾病,其特征是肺泡和细支气管腔内充满无形态的、过碘酸雪夫(PAS)染色阳性的富磷脂物质。本病以男性多见,通常隐袭起病,休息状态下患者可出现胸闷、低氧血症,活动后气短。本病的典型 X 线表现是两肺斑片、弥漫或肺门周围分布的边缘模糊结节或结节融合性气腔实变影,通常在肺基底部最严重。HRCT 见典型的"铺路石征"有助于鉴别诊断。支气管肺泡灌洗液、肺活检、痰液检出 PAS 染色阳性的脂质亦有助于诊断。

十一、朗格汉斯细胞组织细胞增生症

本病的病因不明,与吸烟有关。该病趋向于侵犯多种组织器官,可发生于任何年龄。以干咳和呼吸困难最常见,约 25% 的患者可反复发作气胸。体格检查可闻及干啰音。在 X 线胸片上,肺部侵犯表现为两肺广泛和对称性的细小结节影,以中、上肺为主,结节直径 1~5mm,密度淡而边界模糊;可伴肋骨膨胀性骨质破坏。结节病变可吸收。如不吸收,可增大或出现空洞,空洞结节最终形成薄壁囊性病变,或发展为间质性纤维病变,表现为两肺广泛的结节病变和网状纤维病变同时存在,最后可发展为蜂窝肺。

(曾 勉)

参考文献

[1] 李璐璐, 李彤, 泮辉, 等. 粪类圆线虫重症感染 1 例. 国际流行病学传染病学杂志, 2016, (5): 359-360.

[2] 肺结核影像学及分级诊断专家共识. 新发传染病电子杂志, 2018, 3 (2): 118-127.

[3] 肖正伦, 黎毅敏, 陈荣昌, 等. 78 例传染性非典型肺炎病例临床分析. 中华结核和呼吸杂志, 2003, 26 (6): 334-338.

[4] 理查德·韦伯, 内斯特·穆勒, 戴维·耐迪. 高分辨率肺部CT. 5 版. 潘纪成, 胡荣剑, 译. 北京: 中国科学技术出版社, 2017.

[5] 官新立, 梁恩海. 肺泡蛋白沉着症的影像学表现及鉴别诊断. 中华全科医学, 2010, 8 (3): 374-376.

[6] 中华医学会病理学分会胸部疾病学组. 中国特发性肺纤维化临床 - 影像 - 病理诊断规范. 中华病理学杂志, 2018 (2): 81-86.

10

肺门增大与纵隔阴影增宽

肺门增大与纵隔阴影增宽是 X 线检查所发现的病征,在临床上常为提示疾病诊断的线索。

肺门由肺动脉、肺静脉、支气管淋巴结、神经及结缔组织等组成。正常时由于心脏和大血管偏左,左侧肺门部分为左心缘遮盖,故右侧肺门较左侧肺门易于观察到。

纵隔是两侧胸腔之间、胸骨之后和胸椎之前的间隔,其中有许多重要脏器。解剖上以胸骨角平面为界,将纵隔分为上、下两部分。上纵隔以气管前壁为界,分为前、后两部;下纵隔在胸骨与心包之间为前纵隔,胸椎与心包之间为后纵隔,其中间部分为中纵隔。在上纵隔中有气管、食管、胸腺、大血管、胸导管、迷走神经、左喉返神经、膈神经和交感神经干。下纵隔的前部有蜂窝组织和淋巴结;其中部有心脏、心包、升主动脉、肺血管、上腔静脉的下端、主支气管和膈神经;其后部有降主动脉、奇静脉、胸导管、食管和淋巴结(图 10-1)。因此,从纵隔淋巴结的位置可以预测到肺感染或肿瘤原发灶的所在处。

肺门或纵隔内任何器官和组织发生病变,均可导致肺门增大或纵隔阴影增宽。疾病分类见表 10-1。

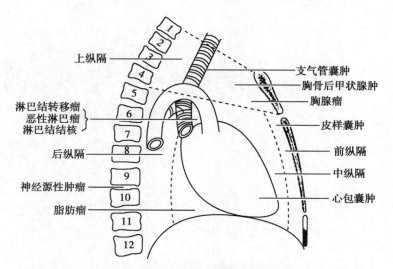

图 10-1 胸部的矢状切面示纵隔与肿块的好发部位

表 10-1 肺门增大与纵隔阴影增宽疾病的分类

Ⅰ.肺门增大	二、单侧肺门增大
一、双侧肺门增大	(一)肺门淋巴结结核
(一)肺水肿	(二)肺部肿瘤
1.心源性肺水肿	(三)巨大淋巴结增生症
2.非心源性肺水肿	(四)窦组织细胞增多症
(二)肺动脉扩张	Ⅱ.纵隔阴影增宽
1.左向右分流的先天性心脏病	一、纵隔肿瘤及囊肿
2.肺血栓栓塞症	(一)畸胎瘤及皮样囊肿
3.原发性肺动脉肉瘤	(二)神经源性肿瘤
(三)感染	(三)胸腺肿瘤及囊肿
1.慢性支气管炎	(四)胸内甲状腺肿块
2.急性细支气管炎	(五)纵隔支气管囊肿
3.肺门淋巴结结核	(六)淋巴瘤
4.肺真菌病	(七)纵隔原发性绒毛膜癌
(四)硅沉着病	(八)纵隔卵黄囊瘤
(五)恶性淋巴瘤	二、急性纵隔炎与纵隔脓肿
(六)白血病	三、主动脉瘤
(七)结节病	四、心包囊肿与心包憩室
(八)血管免疫母细胞性淋巴结病	五、食管贲门失弛缓症所致的食管扩张

10.1 肺门增大

凡构成肺门阴影的任何器官、组织有病变时,均可使肺门阴影增大,但能够构成肺门增大者通常以肺门淋巴结肿大较常见。引起肺门淋巴结肿大的原因颇多,主要有原发性或转移性肿瘤、结核病、结节病、病毒性或细菌性炎症和肺尘埃沉着病(尘肺)等。

肺门增大的临床症状在小儿常较明显,而在成人则较不显著,叩诊常未能证明浊音界有异常扩大,听诊也甚少发现支气管呼吸音。在胸椎棘突上听诊的支气管语音,正常时仅达第2~3胸椎,而在肺门增大时可达第5~6胸椎(D'Espine征),但该体征在成人远不及小儿明显。发作性、痉挛性类似百日咳的咳嗽,常提示肺门增大的存在。

肺门增大的诊断需依靠X线检查,而鉴别诊断则必须联系临床情况。在X线检查时鉴别肺门属正常抑或病理性增大有时颇为困难。如仅根据测量肺门阴影的大小,不能发现早期病变,只能观察到肺门血管和支气管的结构形态,从其密度和形态的改变来判断。CT与MRI对观察肺门大支气管、血管和肿大的淋巴结有重要诊断价值。构成肺门阴影增大的原因很多,各种病变表现不同,有些疾病既可引起一侧肺门增大,也可引起两侧肺门增大。

在鉴别诊断上区分为单侧性与双侧性仍有一定的意义。

一、双侧肺门增大

(一)肺水肿

1. **心源性肺水肿** 主要见于由风湿性心瓣膜病、高血压心脏病、冠状动脉粥样硬化性心脏病、心瓣膜功能障碍、急性重症心肌炎等引起的充血性心力衰竭,导致薄壁的肺静脉扩张引起肺淤血。X线征象是双侧肺门阴影增大和肺纹理粗乱,肺野透亮度普遍降低。如并发肺泡内渗出液,则肺门周围肺野密度增高,但肺门搏动不明显。透视下可见心脏增大。听诊双肺底中、小湿啰音与心瓣膜病理性杂音。脑钠肽(BNP)>400ng/L,N末端脑钠肽前体(NT-proBNP)>1 500ng/L,则心力衰竭可能性很大。若BNP/NT-proBNP水平正常或偏低,则基本可排除急性心力衰竭的可能性。此外,血流动力学监测心源性肺水肿时肺毛细血管楔压(PCWP)>18mmHg,心排血量(CO)<5L/min,心指数(CI)<3.0~5.0L/(min·m²),血管外肺水指数(ELWI)在正常范围(3.0~7.0ml/kg)。

2. **非心源性肺水肿** 病因:①肺毛细血管流体静水压增高,除各种原因引起的左心衰竭外,主要见于输液过量、肺静脉闭塞性疾病。②肺毛细血管通透性增加,主要见于病毒性肺炎、急性呼吸窘迫综合征(ARDS)、尿毒症、吸入性肺炎、血液循环毒素(蛇毒等);吸入有害气体(光气、臭气、氮氧化合物)、过敏性肺泡炎。③血浆胶体渗透压减低,见于肝肾疾病、蛋白丢失性肠病、营养不良性低蛋白血症。④淋巴回流障碍。X线表现以肺门为中心的蝶状或片状模糊阴影。肺功能检查提示肺顺应性下降,小气道闭合气量值增高。大部分非心源性因素所引起的肺水肿,血流动力学监测显示PCWP<18mmHg,心排血量(CO)>5L/min,心指数(CI)>3.0L/(min·m²),血管外肺水指数(ELWI)>10ml/kg。

(二)肺动脉扩张

1. **左向右分流的先天性心脏病** 肺动脉扩张由肺循环血量增加所引起,最常见于有体循环血液分流至肺循环的先天性心脏病(如房间隔缺损、室间隔缺损、动脉导管未闭、卢滕巴赫综合征、艾森门格综合征)、肺静脉畸形引流、特发性肺动脉扩张等情况。

X线胸片上显示肺门的肺动脉及其分支明显增大,轮廓清楚。透视下可见扩张的肺动脉搏动明显。如房间隔缺损、动脉导管未闭等时,往往出现肺门血管收缩期膨胀性搏动,形成肺门舞蹈(肺门搏动),是诊断肺动脉扩张的重要体征。根据上述的X线检查所见,可与肺门淤血及肺门部淋巴瘤相鉴别。但直接位于主动脉上的淋巴瘤可能伴有搏动(传导性搏动)而引起混淆,须注意观察区别。

2. **肺动脉血栓栓塞症** 肺动脉主干栓塞的X线胸片可表现为双肺门阴影增大,肺动脉段突出或瘤样扩张,右心(房、室)扩大征,右下肺动脉干增宽或伴截断征;区域性肺纹理纤细、稀疏,肺透亮度增加,未累及部分可呈现纹理相应增多。如发生肺梗死,表现为局部肺野呈楔形浸润阴影,尖端指向肺门。但仅凭X线胸片不能确诊或排除本病,结合病史(如下肢深静脉血栓形成)及危险因素、症状(如一过性血压下降、呼吸困难、胸痛、咯血等)和其他检查加以鉴别,本病确诊依赖胸部CTA。胸部CTA表现为肺动脉内低密度充盈缺损,部分或完全包围在不透光的血流之间(轨道征),或骑跨在左右肺动脉内的血栓(马鞍征),或呈完全充盈缺损,远端血管不显影,以上为直接征象(图10-2,图10-3);间接征象包括肺野楔形条带状高密度区或盘状肺不张,中心肺动脉扩张及远端血管分支减少或消失等。

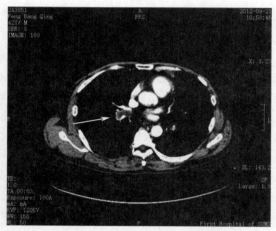

图10-2 肺动脉内充盈缺损(轨道征)(文末彩图)

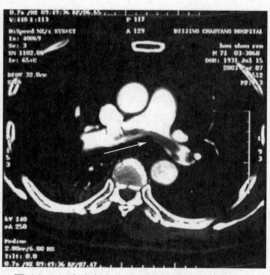

图10-3 骑跨在左右肺动脉内的血栓(马鞍征)

3. 原发性肺动脉肉瘤 原发性肺动脉肉瘤(primary arterial sarcoma,PAS)是一种罕见的恶性肿瘤,在临床上极易与肺栓塞等肺血管疾病相混,前者抗凝治疗无效或加重。PAS的男女发病率大致相等,发病年龄在13～86岁,多为中年,确诊依赖手术病理学检查。胸部放射影像学表现多为:①肺门影扩大(占53%),为扩张的肺动脉或肿物对肺组织的侵占,常被误诊为肺门淋巴结肿大。②肺内结节影(40%),为肿瘤的直接侵犯和/或转移所致。③心脏和/或心包影扩大(33%)。④肺动脉远端血管影稀疏(18%)。⑤肺门动脉影进行性扩大呈动脉瘤样扩张,而没有下肢及盆腔静脉系统血栓形成。与X线胸片相比,增强胸部CT肺动脉造影对诊断PAS临床意义

较大,造影多表现为主肺动脉及左、右肺动脉甚至右心室流出道内大块充盈缺损影,管腔外浸润影。

病例(图10-4),患者,男性,29岁,曾误诊为右肺动脉及分支PTE患者,先后溶栓2次,抗凝治疗无效,反复胸闷、气促,后来拟行右肺动脉剥脱术,术中于中间段动脉内切取部分肿物送冰冻病理,报道为内膜肉瘤,遂行右全肺切除术。术后一般情况好。

(三)感染

1. 慢性支气管炎 慢性支气管炎常引起肺门阴影增大,且常为此病表现之一。X线检查发现肺纹理普遍增多、紊乱、增厚、模糊,尤以下肺为著,并可见支气管及支气管周围呈索状、点状或斑块状阴影,肺门阴影加重,往往伴有肺气肿。

2. 急性细支气管炎 急性细支气管炎是一种以病毒为主的感染性细支气管炎,多发生2岁以内的婴幼儿,偶见于年长儿童和成人。临床上以呼吸窘迫、喘息、呼气阻塞和缺氧为特征。X线检查肺透亮度增加,肋间隙增宽,横膈平坦。双侧肺门阴影增大,肺纹理增多、增粗,支气管周围有自肺门起始的密度不均匀、不规则线状阴影。

3. 肺门淋巴结结核 肺门淋巴结结核是原发型肺结核的主要组成之一,一般发生于儿童或青少年,也可以发生在免疫力低下的成人中。

原发型肺结核的肺内原发病灶通常吸收较快,而较多见的是遗留下来的所属肺门淋巴结结核,即支气管淋巴结结核。随着病程的进展和机体抵抗力的不同,在X线胸片上表现为结节型与浸润型两大类。结节型表现为肺门区域突出圆形或卵圆形高密影,可见钙化灶。浸润型表现为肺门阴影宽大与边缘模糊,且向肺实质扩展。增强的HRCT表现为增大的淋巴结边缘环形强化而中心不强化或分隔样强化伴多发局限低密度区;小部分可表现为均匀强化。在活动性肺门淋巴结结核病例中,都有不同程度的呼吸道与结核中毒症状,如咳嗽、咳痰、胸痛、不规则发热或微热、乏力、盗汗等。红细胞沉降率常加快。经抗结核治疗后,病灶吸收、痊愈,最后发生纤维化与钙质沉着。

本病在鉴别诊断上须注意与中央型支气管癌、纵隔原发性肿瘤、恶性淋巴瘤、结节病等相区别。诊断主要采用排除诊断法,通过支气管镜下淋巴结活检获得病理诊断有助于确诊。恶性淋巴瘤发展比较迅速,并可伴有肝大、脾大,症状较重。中央型支气管癌也可引起肺门肿块,但较常引起进行性支气管腔狭窄、充盈缺损及管腔外肿块(淋巴结转移,尤其晚期病例),而致食管压迫移位及膈神经麻痹等现象。结核菌素试验在活动性结核病时常呈强阳性,在与肿瘤、恶性淋巴瘤及结节病的鉴别诊断上有一定价值。诊断性抗结核治疗疗效的意义更大。

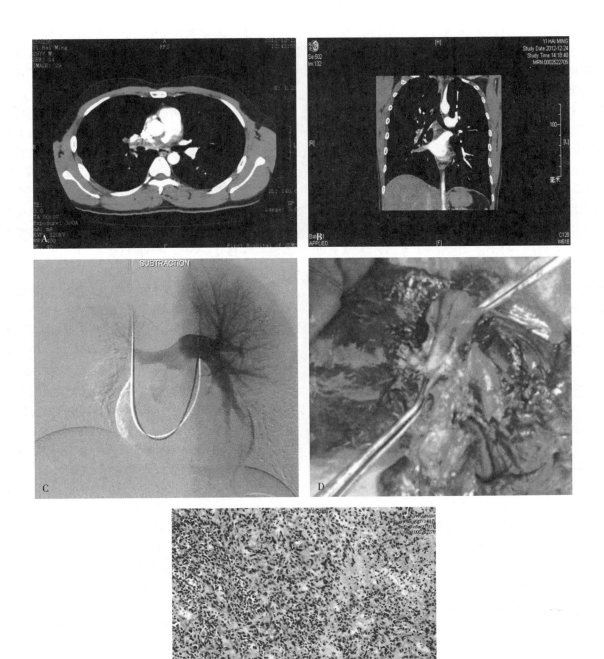

图 10-4 原发性肺动脉肉瘤病例（文末彩图）

A、B. 右肺动脉主干，右肺上、中、下叶动脉及其分支栓塞并动脉瘤样扩张。C. 肺动脉造影 + 测压，肺动脉造影示右肺动脉主干充盈缺损，右肺中、下叶动脉闭塞，肺动脉干压力 35/17（26）mmHg，右肺动脉压 37/16（26）mmHg，右室压 21mmHg，右房压 7mmHg，上腔静脉压 7mmHg。D. 标本肉眼所见，肺动脉主干远端、中间段肺动脉及中叶肺动脉内鱼肉样肿物。右肺动脉主干狭窄，腔内灰黄色肿物向上、中、下叶分支延伸，可见坏死。E. 病理及免疫组化：(右肺动脉)肿瘤细胞显著异型性，核仁明显，部分细胞质丰富，呈上皮样，部分呈梭形。富含血管。可见坏死。肿瘤浸润血管壁。右中肺可见梗死。肺动脉断端可见血栓形成，伴机化。淋巴结可见癌转移：(肺门)淋巴结 2/2。染色结果：CK（−）\VEMENTIN（+）\CD34（−）\CD31（−）\Factor Ⅷ（−）\DESMIN（−）\SMA（−）\S100（−）\MELANA（−）(部分 +)\EMA（−）\LCA（−）\CALRETININ（−）\MC（−）\CD99（+）\CK7（−）\CK19（−）\CD117（少量弱 +）\D2-40（−）\BCL2（部分 +）;(12\25\26\27\30) ELASTIC（+）。(右肺动脉)恶性间叶肿瘤（3 级），结合免疫表型，考虑为内膜肉瘤。

肺门淋巴结结核是否为活动性,不能只凭一次的X线检查与临床检查结果做出定论,须依靠一系列的X线摄片和胸部CT检查。如X线征象在数周或数月之内发生改变,不论恶化或好转,也可认为有活动性或曾有活动性。比较困难的是判断已痊愈的肺门淋巴结结核,这时肺门通常呈现无明显界限的条纹状,须与慢性非特异性炎症区别。这些病例有无活动性,可依靠一系列的X线摄片和胸部CT检查进行对比,并参考血常规与红细胞沉降率测定结果。如发现肺门区域内有钙化阴影,一般可确定为已痊愈的肺门淋巴结结核。

4. 肺真菌病 肺部真菌感染时,肺门阴影常有单侧性或双侧性肿大,肺部并可呈现斑片状、大片状或圆形阴影,而这些表现无特异性,易与肺部炎症、肺结核、肺肿瘤、结节病等混淆。若存在以下情况,应考虑肺部真菌病的可能性:①肺门阴影增大被诊为支气管炎或肺炎,经长期抗生素治疗无效或加重;②若有长期使用糖皮质激素、免疫抑制药、放射治疗等病史,出现肺部感染的症状或体征;③血β-葡聚糖抗原检测、深部真菌抗原检测、半乳甘露聚糖检测等阳性或定量检测水平升高;④痰、尿、粪便、分泌物、血液、脑脊液等,进行涂片、培养、组织检查,找到真菌孢子及菌丝,是诊断的重要依据。

(四)硅沉着病

硅沉着病常引起双侧肺门阴影对称性增大,密度增高,以支气管旁淋巴结肿大为明显,可伴钙化,如"蛋壳"样(约5%病例有此征象),对诊断有一定帮助。此病最明显的改变是肺野可见多发性结节状阴影,结节可融合成团块,形态不规则,肺纹理扭曲或呈网状阴影,继发胸膜增厚、肺气肿等改变。

在硅沉着病的早期,有时仅发现支气管旁淋巴结肿大,而肺部结节不明显。矽尘职业接触史提示重要的诊断依据。

(五)恶性淋巴瘤

胸部淋巴瘤包括非霍奇金淋巴瘤与霍奇金病,其中以前者为主。根据胸部淋巴瘤的起源不同分为3类:①胸部继发性淋巴瘤。②胸部原发性淋巴瘤。③与免疫缺陷有关的胸部淋巴瘤。继发性胸部淋巴瘤发生率较高,其中霍奇金淋巴瘤胸部病变发生率为15%~40%。霍奇金病可引起肺门及纵隔的气管、支气管旁和气管分叉部的淋巴结肿大,在X线胸片上呈结节状或分叶状阴影,边界清楚,密度均匀,一般无钙化,大多数位于前纵隔,为双侧性肿大,但不对称。肿物可压迫食管或气管、支气管,使其移位或变窄,有时肺野可出现浸润性病变,也可侵犯胸膜,出现胸腔积液。对于不对称而境界清楚的肺门淋巴结肿大,应多注意本病。如无浅表淋巴结肿大,则诊断较困难。如患者同时有周期热、外周血淋巴细胞数

减少(淋巴细胞增多不支持本病)与嗜酸性粒细胞增多,须考虑此病。如患者仅有肺门淋巴结肿大,而经2~6个月之后,尚未见有颈、腋窝等处淋巴结肿大者,则霍奇金病的可能性小。

非霍奇金淋巴瘤引起肺部病变,以肺结节为主要表现,结节大小不一,单个或多发,一侧或两侧,有时可见空洞,多呈偏心分布;较大的肿块实变中常见到含气支气管征,此种改变多为纵隔或肺门淋巴瘤直接蔓延的结果。

浅表淋巴结活检对本病的诊断有决定性意义。本病对氮芥类药物及深部X线照射治疗相当敏感,对高度怀疑的病例可做诊断性治疗,如治疗后肺门阴影显著缩小或消失,则强力支持此类恶性淋巴瘤的诊断。

(六)白血病

白血病也类似恶性淋巴瘤,可引起双侧肺门淋巴结肿大,常为对称性,常累及纵隔和支气管旁的淋巴结。有些病例可合并肺实质浸润与胸腔积液。淋巴细胞性白血病导致的肺门阴影增大较粒细胞性白血病为多见。白血病胸部浸润的X线表现形式多种多样,可几种表现形式同时存在:表现为肺间质性改变、纵隔或肺门肿大、肺内多发粟粒灶、肺内结节灶及心脏、心包、胸膜受累等,但以肺间质性改变最为常见,纵隔、肺门、腋窝淋巴结肿大的发生率次之。进行性贫血、发热与出血倾向,有助于提示此病诊断。确诊依赖于骨髓细胞学检查或浅表淋巴结活检。

(七)结节病

结节病(sarcoidosis)是一种原因未明、多器官受累的肉芽肿性疾病,其特征为病变部位T细胞和单核巨噬细胞积聚、活化和非干酪性类上皮肉芽肿代替正常组织结构。罹患年龄以20~45岁为多,女性略多于男性。临床表现和自然进程差异很大,2/3患者无症状,是偶然X线检查时被发现。肺和胸内淋巴结是结节病最常累及的部位(>90%),患者可有不同程度的咳嗽、咳痰、胸痛等呼吸道症状或发热、食欲减退、乏力、盗汗、食欲缺乏、肌肉酸痛等全身症状。依据表现,结节病分为:①伴结节红斑的急性结节病,以急性发作的结节红斑和双肺门淋巴结肿大为表现,常伴发热、多关节炎和葡萄膜炎,即Lofgren's综合征。②肺结节病,其在肺内表现见表10-2。肺结节病大多有淋巴结受累,周围淋巴结的受累率达71%。周围淋巴结受累以颈前、颈后、锁骨上多见,腹股沟、腋窝、肘窝次之。脾脏和腹膜后淋巴结也受累。③肺外结节病,约占20%。

胸部X线表现分5期,其中Ⅰ和Ⅱ期可有纵隔及肺门淋巴结肿大,常以右肺门淋巴结增大为主;Ⅱ期尚伴有肺内粟粒样结节影,沿淋巴管分布见图10-5。HRCT见纵隔及肺门对称性肿大的淋巴结呈圆形、类圆形或不规则形状,均匀强化,未见明显液化坏死。

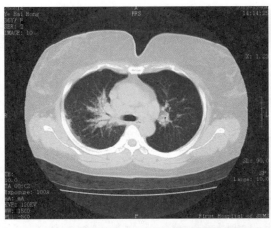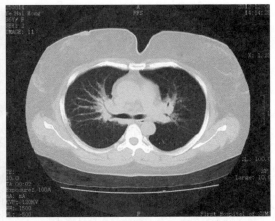

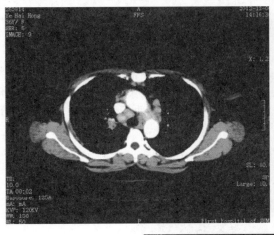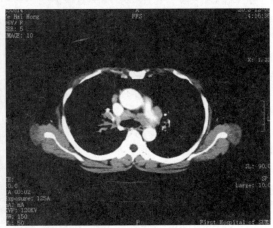

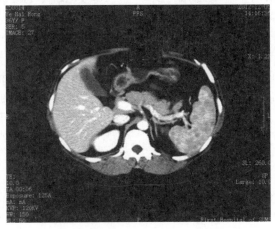

图 10-5 结节病患者在肺、纵隔、脾、腹膜后影像学表现（文末彩图）

双肺弥漫分布 1~2mm 大小不一斑点状影，边缘不清。双侧肺门及纵隔内见多数大小不等淋巴结影，最大者约 14mm，部分融合，以右侧肺门显著，未见钙化。双肺见支气管壁增厚，由肺门向外周放射分布，周围肺实质见粟粒状小结节。脾多发低密度结节，腹膜后淋巴结肿大。

不典型胸内结节病表现为肺不张、肺内孤立阴影、单侧或双侧肺实变、双肺粟粒样结节、胸腔积液以及单侧纵隔和 / 或肺门淋巴结肿大等。须注意与肺门淋巴结结核、淋巴瘤和肺癌以及慢性增殖性结核病、荚膜组织胞浆菌病、波状热或异物性小结节鉴别。结节病的组织学改变是具有类上皮细胞与巨细胞的特别肉芽肿，类似结核

病，但无干酪样变，也无结核菌发现，故病理活检有重要诊断价值。下列的临床资料有助于本病诊断。

1. 结核菌素试验（PPD） 5IU 结核菌素的皮肤试验呈阴性或极弱反应，但须注意临床上也存在结节病合并结核病的情况。

2. 确定其他器官的结节病病变 对怀疑为本病时，

表 10-2　465 例肺结节病的肺内病变

肺内病变类型	例数（%）	肺内病变类型	例数（%）
肺间质纤维变	144（31.0）	肺不张	14（3.0）
磨玻璃样变	34（7.3）	肺炎	13（2.8）
网状影	87（18.7）	肺大疱	5（1.1）
网结节影	79（17.0）	气胸	4（0.9）
结节影	71（15.3）	胸腔积液	38（8.2）
斑片影	25（5.4）	胸膜肥厚	19（4.1）
块状影	19（4.1）	合并心包积液	7（1.5）
粟粒影	33（7.1）		

注：表中可见以肺间质纤维变和网状影较多。

须注意检查其他器官的结节病病变，如多发性囊样骨炎（Jüngling 病），X 线检查发现指骨有局限性囊状透明区，但无骨膜反应。

3. 结节病活动期，血钙增高、血尿酸增加，碱性磷酸酶增高。

4. 血管紧张素转换酶（ACE）测定　50%~75% 的结节病患者血和肺泡灌洗液中 ACE 水平升高。

5. 结节病活动期外周血淋巴细胞减少，而支气管肺泡灌洗液（BALF）中淋巴细胞数明显增多 >20%，CD_4/CD_8T 细胞比值 >3.0，对结节病有诊断价值。

6. 组织病理学检查　选取肿大浅表淋巴结、纵隔淋巴结、支气管内膜结节进行活检及皮肤损害处活检，典型的病理特征为非干酪性坏死性上皮细胞样肉芽肿，抗酸染色阴性。这是确诊结节病的主要依据，但必须结合临床考虑。

7. 氟代脱氧葡萄糖正电子发射计算机断层显像（^{18}F-FDG PET）及正电子发射计算机断层显像 / 计算机断层显像（PET-CT）在结节病诊断、分期及治疗中有一定的应用价值：①能较传统影像学发现更多的结节病累及部位，尤其体格检查、X 线胸片或 CT 等常规方法未发现的隐匿病变部位，如骨骼、后腹膜、颈部及肝、脾活动性病变。②评价结节病的活动性，较血清 ACE 敏感度更高，在血清 ACE 水平正常时更有价值。③对于指导治疗及评价疗效有价值，肺实质代谢活性增高时需要治疗，并且治疗后能改善肺功能，治疗后病灶的 SUVmax 值降低提示治疗有效，与患者临床症状的改善有相关性。④ ^{18}F-FDG 和 ^{11}C-MET PET 联合应用以及双时相 ^{18}F-FDG PET 能提供结节病预后信息。⑤联合应用 ^{18}F-FDG PET 与 ^{18}F-FMT PET 可鉴别结节病与恶性病变。

（八）血管免疫母细胞性淋巴结病

免疫母细胞性淋巴结病是一组免疫性淋巴系统疾病，可呈急性、亚急性或慢性经过。本病可有肺部病变，X 线胸片示双侧（或单侧）肺门淋巴结肿大，双肺弥漫性或小结节状阴影，以双下肺为显著，少数病例还有胸腔积液。

二、单侧肺门增大

（一）肺门淋巴结结核

（二）肺部肿瘤

好发于较大气道或段以上支气管的肺部肿瘤，如原发性支气管癌、支气管类癌、腺样囊性癌（圆柱瘤）和黏液表皮样癌等，常引起单侧肺门或纵隔旁淋巴结肿大，X 线检查可发现一侧肺门阴影增大。HRCT 扫描诊断价值更大：①能发现普通 X 线检查不能显示的隐藏部位病灶，特别是心脏后、脊柱旁沟、肺尖、近膈面上下部、侧胸壁处等。②可辨认有无肺门和纵隔淋巴结肿大。③显示肿瘤有无直接侵犯邻近器官。④能发现大于 3mm 的病灶。通过纤维支气管镜检查及病理组织检查有助于确诊，了解不同病理类型。

原发性支气管癌以低分化大小细胞癌及鳞状上皮细胞癌多见。多为一侧肺门类圆形阴影，边缘大多毛糙，有时有分叶表现，或癌肿与转移性肺门或纵隔淋巴结融合而形成单侧性不规则的肺门肿块；也可与肺不张或阻塞性肺炎并存，形成 S 形的典型的中央型肺癌的 X 线征象。

支气管类癌、腺样囊性癌（圆柱瘤）和黏液表皮样癌原归属于支气管腺瘤，是来源于气管、支气管上皮及腺体的有恶变倾向的肿瘤，现已废弃支气管腺瘤这一名称。支气管类癌的瘤细胞内含有神经分泌颗粒，可分泌具有激素及生物活性物质，如 5- 羟色胺、组胺和促肾上腺皮质激素（ACTH）等 20 余种肽类激素，因此部分类癌患者除有呼吸系统症状外，还伴有类癌综合征：皮肤潮红、腹泻、哮喘、心动过速、心瓣膜病和糙皮病，并有毛细血管扩张或出现紫癜等。测定 24 小时尿 5- 羟基吲哚乙酸（5-H1AA），尿 5- 羟基色胺（5-HT）、血小板 5-HT 及嗜铬粒蛋白 A，对诊断或术后的复发判断有意义；腺样囊性癌起源于黏液腺上皮，生长缓慢，多发生于较大的气管；黏液表皮样癌来源于气管、支气管树的唾液腺，较罕见，瘤呈灰色，突出于支气管腔内。X 线检查早期可无任何特殊改变，如继发局限性肺炎或腺瘤向腔外生长，则可出现单侧肺门增大。胸部 CT 检查、纤维支气管镜检查及活组织病理检查有助于诊断。

（三）巨大淋巴结增生症

巨大淋巴结增生症即卡斯尔曼病（Castleman 病），是一种罕见的、原因不明的淋巴组织增生性疾病，发生于淋巴结内或结外存在淋巴组织的部位。临床分为局灶型与多中心型，以前者多见。局灶型发病高峰为 30~40 岁，初期可无任何症状；发病部位以胸腔多见，一般在气管支气管和肺门。多中心型发病年龄一般在 60 岁以后，进展缓慢，可表现为全身多部位淋巴结增大，伴全身炎症反应表现。巨大淋巴结增生症易被误诊为肺癌、肺炎性假瘤等。病理上分为 3 型：透明血管型（HV）、浆细胞型（PC）及混合型。外科手术切除是局灶型的首选治疗方案，由于包块有被膜，划界清楚，易于摘除，术后很少再发。对于多中心型，不能被完全切除的首选化疗。

X 线胸片表现为纵隔或肺门较大的密度均匀的单发肿块，呈球形、梭形或不规则形，边缘光滑、规整。CT 增强扫描可见肿块早期显著强化和延迟期持续强化，可有斑点状钙化，可有纵隔或肺门淋巴肿大。

（四）窦组织细胞增多症

窦组织细胞增多症（Rosai-Dorfman disease，RDD）是 1969 年由 Rosai 和 Dorfman 首次报道，并将其描述为窦组织细胞增生伴巨大淋巴结病，是一种少见的组织细胞增生性病变。本病多发生于儿童和青年人，典型表现为无痛性双侧颈部淋巴结肿大伴白细胞增多及高 IgG 球蛋白血症，可伴有发热、贫血及红细胞沉降率增快，10% 患者可伴有免疫系统疾病。40% 的患者淋巴结内病变可累及淋巴结外组织器官，如眼眶、头颈部、上呼吸道、皮肤、骨及中枢神经系统。有 23% 病例淋巴结外病变为唯一表现，而不伴有其他组织病变。呼吸系统原发性 RDD 极少见，大多发生于鼻腔鼻窦部，其次为鼻咽部、喉和硬腭。下呼吸道原发性 RDD 较上呼吸道更为少见。肺原发性 RDD 文献报道主要为肺门肿物、左肺上叶和下叶肿物。临床表现无特异性，容易与其他肿瘤性或炎症性疾病相混淆。确诊 RDD 需组织病理学，镜下表现为淋巴细胞、浆细胞浸润，呈窦状排列，组织细胞胞质内可见吞噬的淋巴细胞和中性粒细胞；免疫组织化学染色 S-100 蛋白及 CD_{68} 阳性。RDD 通常为良性，具有自限性；如果肿大淋巴结压迫重要脏器或累及多器官，则预后较差。治疗方式主要为手术切除，亦可应用激素及放疗。

10.2　纵隔阴影增宽

纵隔内任何组织或器官的病变，皆可引起纵隔有块状阴影向外突出，形成纵隔阴影增宽、密度改变和肿物挤压所致的邻近器官移位。纵隔的分区对判断纵隔肿块的来源和性质有重要意义，现以五分法应用较广，上纵隔分前上纵隔、后上纵隔，下纵隔分前、中、后纵隔。X 线检查从不同的位置进行观察和摄片肿块所在的部位，对推测肿瘤性质有一定帮助（图 10-1）。

上纵隔肿瘤常见：胸腺瘤、胸内甲状腺肿块、甲状腺旁腺腺瘤；前纵隔肿瘤常见：原发性生殖细胞肿瘤（畸胎瘤）、囊性淋巴管瘤；中纵隔肿瘤常见：纵隔淋巴腺瘤、支气管囊肿、淋巴转移瘤、非霍奇金淋巴瘤、淋巴结结核、心包囊肿；后纵隔肿瘤常见：神经源性肿瘤、食管畸形。纵隔其他病变包括纵隔炎、纵隔血肿、纵隔气肿、纵隔脂肪沉积、主动脉瘤。

超声检查能显示前纵隔肿瘤的形象、大小、内部性质，以及其与周围肺、胸膜、心脏、大血管的关系；并能在超声引导下进行活检，术前做出定位诊断。

由于纵隔内各种组织层次重叠，普通 X 线胸片或断层摄片上难以显示病变，CT 扫描和磁共振成像（MRI）则可以清晰地显示纵隔内结构变化。CT 可通过分析脂肪瘤、囊肿、实体瘤及血管病变间的不同点，对肿块提供较重要的诊断和鉴别诊断资料。

MRI 在纵隔肿瘤的诊断中更具有优越性。在人体组织中，以脂肪的 MRI 信号最强、亮度最大，在图像上呈白色，而纵隔含有大量脂肪，当其他纵隔组织发生肿瘤时，则在白色的强信号背景上形成了鲜明的对照；对于内含液体的各种囊肿性病变，由于其信号强度较固体成分高而易于显示病灶。正电子发射扫描成像已用于纵隔疾病的诊断。

纵隔镜、胸腔镜、纤维支气管镜及超声内镜（EBUS）

技术的开展,纵隔淋巴结针刺吸引细胞学检查等为纵隔病变的定性诊断提供重要资料,也可用于某些纵隔病变的手术治疗。

一、纵隔肿瘤及囊肿

纵隔肿瘤如体积小,尚无明显压迫邻近器官,则常无症状。但如果肿物增大,压迫、侵蚀或贯通邻近组织和器官,则可出现胸痛、咳嗽、胸闷、呼吸困难、吞咽困难、声音嘶哑、上腔静脉阻塞综合征等症状和体征。胸痛多见于神经源性肿瘤;咳嗽多见于畸胎瘤。纵隔良性囊肿大多呈圆形或椭圆形,密度较低,边缘光滑清晰,进展缓慢的

阴影。纵隔肿物的定性诊断均有赖于手术切除后行病理学检查。

纵隔淋巴结结核少见,多为成人原发性结核,少数为原发综合征的表现。诊断主要依靠 X 线胸片及 CT 或 MRI。

各种常见的纵隔肿瘤与囊肿的相互鉴别要点见表 10-3。

原发纵隔肿瘤及囊肿的分类及其在国内的发生情况,大致见表 10-4。

(一) 畸胎瘤及皮样囊肿

畸胎瘤及皮样囊肿大多位于前纵隔心底部,位于后纵隔者极为少见。X 线胸片示常向一侧肺野突出的肿

表 10-3 几种常见纵隔肿瘤及囊肿的鉴别要点

纵隔肿瘤及囊肿	临床表现特点	胸部 X 线征象				其他
		部位	形态、轮廓、边缘	密度	其他征象	
胸腺瘤	症状轻,常见有胸痛,20%~40% 合并重症肌无力	前上纵隔,多为单侧,少数为双侧	圆形或椭圆形,部分有分叶现象,边缘较清晰	均匀,少数可有钙化		个别合并严重贫血,库欣综合征等
畸胎瘤	常见胸痛,少数可咳出毛发或皮脂样物	多位于前纵隔心底部,大多为单侧性	圆形或椭圆形,少数有分叶现象,边缘较光滑	密度较淡,可不均匀,少数可见钙化、骨或牙齿影	少数可表现为类似胸腔积液或包裹性胸腔积液征象	
心包囊肿	多无症状	多位于下纵隔心膈角处,右侧多于左侧	圆形或椭圆形,与心影不易分开,边缘较整齐	密度淡而均匀	可有传导性搏动,形态可随体位或呼吸运动而改变	紧贴前胸壁者试行穿刺,可抽出淡黄色液体
胸骨后甲状腺	颈部可扪及肿大的甲状腺,少数有甲亢表现	前上纵隔较多见	椭圆形,边缘光滑	较均匀,可有不规则斑片状钙化影	块影可与颈部相连,可随吞咽动作上下移动,气管可受压移动变窄	^{131}I 扫描可为阳性
支气管囊肿	症状较少,若继发感染,可有发热、咳嗽、咳痰	多位于气管分叉或主支气管附近,右侧多于左侧	圆形或椭圆形,边界清晰	较均匀,块影边缘可有弧状钙化	若囊肿与支气管相通,可出现液平。块影可随吞咽运动上下移动	
神经源性肿瘤	多无症状,可有胸痛,少数出现神经压迫综合征	多位于后纵隔脊柱旁沟,常为单侧性	圆形或椭圆形,边缘清晰、光滑而整齐	致密而均匀,少数有钙化	可引起相应椎间孔扩大或附近肋骨受压,肋骨隙增宽	可合并多发性神经纤维瘤,纵隔嗜铬细胞瘤,Regitine 试验阳性,尿中邻苯二酚胺增多

表 10-4　217 例纵隔肿瘤各阶段纵隔肿瘤病理分型 / 例

病理学类型	20 世纪60 年代	20 世纪70 年代	20 世纪80 年代	20 世纪90 年代	总例数	男：女
总数	59	52	57	49		
神经源性肿瘤	29	19	21	21	90 (41.5%)	1.2：1
1. 自主神经	5	6	8	7		
神经母细胞瘤	1	1	2	1		
节细胞神经母细胞瘤	0	2	1	1		
神经节细胞瘤	4	3	5	5		
2. 外周神经	24	13	13	14		
神经鞘瘤	3	0	7	3		
神经纤维瘤	20	11	5	10		
神经纤维肉瘤	1	2	1	1		
生殖细胞肿瘤	14	13	18	14	59 (27.2%)	1.36：1
良性畸胎瘤	12	12	18	10		
恶性畸胎瘤	2	0	0	1		
内胚窦瘤	0	0	0	2		
胚胎癌	0	1	0	1		
淋巴瘤	5	7	4	2	18 (8.3%)	2：1
霍奇金病	2	3	2	0		
非霍奇金病	3	4	2	2		
其他	11	13	14	12	50 (23%)	

块，少数可向双侧突出，呈边缘清楚的、圆形或分叶状肿块阴影。HRCT 可见前纵隔肿块以厚壁单房或多房囊性为主；肿块内呈混杂密度，包括脂肪密度、钙化、骨骼、水样及软组织密度成分的物质。恶性者有明显的分叶状，周围组织粘连，边缘不整齐。如发现肿块内有骨及牙齿阴影，为确诊本病的根据。

畸胎瘤与皮样囊肿可发生于任何年龄，但约 3/4 病例的症状出现在 20~40 岁。此瘤生长缓慢，常长到相当大时才产生压迫症状。最常见的症状是胸骨后闷胀、胸痛、咳嗽、气短等，这是由于肿瘤压迫、侵蚀、穿透气管及支气管或肺组织引起。如并发感染则多伴咳脓痰与咯血史，易误诊为肺化脓性疾病。如痰中有毛发及皮脂样物质，有助于此瘤的诊断。

（二）神经源性肿瘤

神经源性肿瘤包括神经纤维瘤、神经节细胞瘤和神经鞘瘤等，是纵隔内最常见的肿瘤之一，可发生于任何年龄，青年人的发病率最高。临床上 30%~50% 病例无症状，体格检查时偶然被发现，余患者可有胸闷、胸痛、咳嗽等。肋间神经痛、臂丛压迫综合征、霍纳综合征等较少见。

神经源性肿瘤大多位于后纵隔脊椎旁沟内，少数的神经鞘瘤可位于纵隔中部或前方。X 线表现为圆形或卵圆形致密阴影，密度均匀。往往呈单侧性突出，少数有钙化现象。如来自脊髓神经根的肿瘤，同时突入脊髓腔及纵隔，呈哑铃状，常引起椎间孔的增大，位于肋间的可使肋间隙增宽，肋骨缘变形、增厚。HRCT 显示于后纵隔脊椎旁有圆形或卵圆形肿块，良性者通常边界清楚，恶性者边界欠清，少数有钙化和囊性变，有时可见椎骨受压呈现骨质吸收和缺损。MRI 呈现在 T1 加权像上肿瘤信号强度与脊髓相似，在 T2 加权像上肿瘤信号比脊髓明显增高；肿瘤边界清楚，信号强度均匀一致。在椎骨旁者也可发现椎骨被侵蚀破坏征象。

（三）胸腺肿瘤及囊肿

胸腺瘤是起源于胸腺上皮细胞或显示胸腺上皮细胞分化的肿瘤，主要见于成人，肿块一般位于前纵隔，约半数患者伴有重症肌无力。X 线胸部片表现为纵隔增宽及前纵隔肿块影，呈圆形或卵圆形，边缘整齐，恶性者有明显分叶状。胸腺肿瘤局部复发及转移的倾向很大，故认为是低度恶性倾向的肿瘤。大部分胸腺瘤为单侧性,密度均匀,少数有钙化区;X 线透视下可发现肿块在心脏搏动或呼吸时有移动现象。HRCT 可见肿块位于前纵隔,血管前间隙,圆形或卵圆形,直径 1~10cm,多呈软组织密度,增强扫描后可呈轻中度均匀强化,可有囊变、出血、坏死,呈低密度影。MRI 表现在 T1 加权像上肿块信号强度高于肌肉信号强度,在 T2 加权像上肿块信号强度增高,边界整齐,肿块出现坏死时信号强度不均匀。

胸腺囊肿较少见,多位于前上纵隔区,按病理可分为先天性胸腺囊肿及获得性胸腺囊肿。患者症状轻微或无症状,多于体检行 X 线透视时发现。先天性胸腺囊肿 HRCT 可见前上纵隔区均匀水样密度肿块,边缘清晰光滑;获得性胸腺囊肿 HRCT 表现为密度不均匀、单房或多房囊性肿块,边缘清晰,少数囊壁可见弧形钙化。超声检查对纵隔的囊样肿物也具有诊断价值。

(四)胸内甲状腺肿块

胸内甲状腺肿包括先天性迷走甲状腺肿和胸骨后甲状腺肿,前者位于纵隔内任何部位,与颈部甲状腺无直接联系,其血供来源于胸腔内动脉,较罕见,占胸内甲状腺肿块的 1%~3%;后者起源于颈部甲状腺,由于肿大甲状腺的自身重力及胸廓入口以下胸腔负压的吸引,使它沿颈部筋膜向下坠入胸膜腔而形成,它的血供主要来源于甲状腺上或下动脉。

胸骨后甲状腺肿位于前上纵隔或后上纵隔,胸部 X 线可见上纵隔阴影增宽或前上纵隔椭圆形阴影,上缘与颈部软组织相连;由于肿块多向一侧突出且以右侧多见,因此 X 线胸片上可见气管移向对侧或受压变窄。透视下发现肿块阴影随吞咽动作而上下移动,部分病例的肿块可见斑点钙化影。HRCT 检查可见前上纵隔边界清晰与颈部甲状腺相连,多成结节状或卵圆形,边缘光滑清楚,平扫时 CT 值高于周围肌肉组织,且密度不均匀,部分有钙化斑或伴气管移位。

(五)纵隔支气管囊肿

纵隔支气管囊肿是纵隔先天性发育异常性囊肿中最常见的一种,占 40%~50%。多发生在后纵隔或中纵隔,依发生部位可分为气管旁、隆突周围、肺门旁、食管旁和其他部位 5 组。其中大多数位于气管隆突周围,多有蒂与大气道相连。囊肿较大可产生压迫症状,如气促、缺氧,压迫大气管则出现吸气性呼吸困难及喘鸣。如囊肿与支气管相通,则囊内有气体并出现液平面;如并发感染,则有发热、咳嗽、咳脓痰、胸痛等症状。如囊肿与气管支气管不相通,临床无症状。X 线胸片示肿块多突出肺门,呈卵圆形或圆形、边缘光滑、密度均匀的致密阴影,部分病例在阴影的边缘可见弧状钙化,肿块可引起食管局限性压迫移位现象。此外 X 线透视下可

见阴影随吞咽上下移动,或胸内压改变时囊肿有变形现象。HRCT 表现为肿块呈圆形、卵圆形或管状囊性肿块,边缘光滑、锐利,与周围结构分界清,与支气管相通时可见气液平面。

(六)淋巴瘤

霍奇金淋巴瘤首发症状常是无痛性颈部或锁骨上淋巴结肿大,全身症状比较明显。主要累及前纵隔及中纵隔,伴或不伴肺门淋巴结肿大。X 线胸片主要表现为前上纵隔增宽或胸骨后间隙内肿块影,边界欠清晰。HRCT 可见肿块通常呈均匀软组织密度,纵隔多发淋巴结肿大。

非霍奇金淋巴瘤(NHL)中最常见的原发纵隔的类型为原发性纵隔大 B 细胞淋巴瘤(PMLBCL)及前体 T 淋巴母细胞淋巴瘤。非霍奇金淋巴瘤通常发展迅速,易早期远处扩散,以肿瘤局部侵袭产生的压迫症状为主要表现,如气管支气管受压、上腔静脉压迫综合征、胸腔及心包积液等。全身症状少见,多见于晚期。PMLBCL 发生于前上纵隔,X 线胸片表现为上、中纵隔影增宽,前纵隔内巨大肿块(直径常大于 10cm),肿瘤边缘清楚,可呈分叶状,但无浅表淋巴结及肝、脾大等系统性受累表现。HRCT 显示瘤体实性部分轻中度强化,半数患者其内可见液化坏死区。由于 PMLBCL 病灶体积巨大,心脏和大血管常常被推压、移位非常明显,肿块周围脂肪间隙部分或全部消失,常侵蚀上腔静脉和无名静脉,也可合并胸腔积液、心包积液。需与胸腺瘤、畸胎瘤、内胚窦瘤及纵隔型肺癌等鉴别。前体 T 淋巴母细胞淋巴瘤与 PMLBCL 相似。NHL 诊断依靠组织病理学和免疫组织化学,手术和经皮穿刺是常用的活检方法。

(七)纵隔原发性绒毛膜癌

绒毛膜癌(简称绒癌)起源于合体滋养细胞,是一种能分泌人绒毛促性腺激素(hCG)的高度恶性肿瘤,可分为:①妊娠性绒癌,又称继发性绒癌,50% 发生在葡萄胎后,30% 发生于流产后,20% 发生于看似正常的妊娠后;为最常见的绒癌类型,化疗效果好。②非妊娠性绒癌,又称原发性绒癌,发生于男性、未婚或绝经后女性的绒癌,极少见,常在早期发生远处转移,肺为常见转移器官,预后不良。纵隔原发性绒癌主要临床表现为刺激性干咳、胸痛、发热或痰中带血,年龄在 20~30 岁,X 线胸片及胸部 CT 可见前中上纵隔占位性病变,常伴肺内多发转移灶。临床上不易想到本病,极易误诊,常被误诊为恶性胸腺瘤、畸胎瘤、淋巴瘤、甲状腺癌肺转移。男性患者可见乳房发育,血和尿 hCG 明显升高,具有较高的特异性及敏感性,其效价与肿瘤负荷有关,可作为诊断及评估预后的重要指标,通过 hCG 测定及动态观察,并在 B 超引导下行纵隔穿刺活检可明确诊断。病理免疫组织化学染色

为 hCG 阳性,甲胎蛋白(AFP)和 CEA 阴性,角蛋白上皮细胞阳性。多于早期发生血行转移,且易发生坏死。

(八)纵隔卵黄囊瘤

卵黄囊瘤又称内胚窦瘤,是一种由胚外结构——卵黄囊发生的高度恶性生殖细胞肿瘤,发生于性腺器官(卵巢和睾丸),纵隔卵黄囊瘤较少见。卵黄囊瘤多发生于 14~35 岁男性,临床表现为胸痛、发热、寒战、呼吸困难及上腔静脉阻塞综合征等。体格检查可发现颈静脉怒张、一侧肺呼吸音减低或消失、肝大、患侧上肢肌力下降等。卵黄囊瘤细胞可产生一种特异蛋白——AFP,因此,所有纵隔卵黄囊瘤患者血清 AFP 水平均明显升高 >1 000μg/L。X 线胸片表现为上中纵隔影增宽,瘤体常较巨大,肿瘤边缘较清,偏向一侧胸腔,部分病例可见胸腔积液。胸部 CT 表现为前纵隔软组织肿块,密度不均,瘤体内常有出血、坏死及囊变而形成低密度区。增强 CT 扫描显示肿块不均匀强化,周边强化明显,可出现自周边向中心的不规则条状强化,有的形似血管,这种强化特征在胸腺瘤、淋巴瘤、畸胎瘤等其他纵隔肿瘤中很少见到,对纵隔卵黄囊瘤具有诊断意义。其确诊依靠组织病理学,手术、经皮肺穿刺、彩超引导下活检是常用的活检手段,病理结果较复杂,含有网状、内胚窦样、腺样及实体结构等,免疫组织化学 AFP 表达阳性。纵隔卵黄囊瘤恶性程度极高,肿瘤生长十分迅速,短期内可发生广泛转移,预后非常差。

二、急性纵隔炎与纵隔脓肿

急性纵隔炎是纵隔结缔组织或淋巴组织的急性化脓性炎症,多为继发性感染,成年人多见,常出现于食管穿孔、气管破裂、开胸手术、外伤后的感染,口咽部及颈深部的炎症通过器官间隙和筋膜间隙下达纵隔也可引起。纵隔炎病情发展迅速,病死率高达 26.7%~50%,因此早期诊断非常重要。临床表现以发热、胸痛,全身感染中毒症状为主,伴呼吸和吞咽困难,白细胞异常增高。X 线表现为纵隔影双侧增宽,边缘模糊,纵隔气肿征象,有时可发现脓气胸。侧位片示胸骨后间隙密度增高、模糊。CT 表现为纵隔弥漫性增宽,纵隔内软组织肿胀,纵隔内器官边缘模糊不清,脂肪组织可因炎症渗出而致 CT 值增高;增强扫描脓肿壁有明显环形强化。

结核性纵隔脓肿有时不易与肿瘤相鉴别。X 线检查如发现颈椎或上段胸椎结核时,可有助于结核性纵隔脓肿的诊断。

三、主动脉瘤

主动脉瘤大多为梅毒性与动脉粥样硬化性,最常见于升主动脉,也可发生在主动脉弓部与降主动脉的上端,呈局限性边缘清晰的梭状或囊状致密阴影,在各种不同方向观察下均与主动脉壁紧密不能分开,肿块的边缘与主动脉壁连贯,与动脉瘤边缘交接处的主动脉壁有被动脉瘤牵引而随之向外膨出的趋向。如主动脉瘤不呈囊状突出,而呈弥漫性仍保持主动脉的外形,则不难与附近肿瘤鉴别。局限性扩张的主动脉瘤与肿瘤鉴别较困难。

局限性梅毒性主动脉瘤常伴有主动脉其他部分的扩张。诊断梅毒性主动脉瘤时,须注意并非所有病例的血清康氏与华氏反应都呈阳性。如同时发现主动脉瓣关闭不全,则支持梅毒性主动脉瘤的诊断。除梅毒外,老年人主动脉粥样硬化所致的主动脉瘤也可合并主动脉瓣关闭不全。

梅毒性主动脉瘤主要与纵隔肿瘤及中央型支气管肺癌相鉴别。在一般典型病例较易鉴别,个别疑难病例可行 CT 或 MRI、多普勒超声检查协助诊断。发生在左肺下叶背段的球形支气管肺癌,常易与纵隔衔接而类似升主动脉或降主动脉的主动脉瘤影像,从而引起诊断上的困难。临床上主动脉瘤的胸痛症状较支气管肺癌所致者早,而支气管癌的病程进展较主动脉瘤快;一般中央型支气管肺癌边缘模糊不清,其周围常有肺野的浸润现象,而主动脉瘤则边缘整齐,并与肺野的界限清晰;支气管癌一般不引起食管移位,但可牵拉气管发生移位,而主动脉瘤多引起推挤性移位。鉴别困难时可利用 CT 以及心血管造影检查。

主动脉造影术与数字减影血管造影术(DSA)是主动脉夹层动脉瘤最可靠的诊断方法,其敏感性近 80%,特异性约 95%。主动脉造影可提供满意的立体像,明确是否有主动脉瓣关闭不全、心脏的充盈与扩张、头臂血管和冠状动脉是否受累的信息。但该检查是有创性检查,且需要经股动脉插管术以及注射较大量的对比造影剂,因此对于肾功能受损者慎用。

特发性主动脉瘤一般系由先天性动脉中层发育不良引起,常常是马方综合征表现之一,患者多为儿童与青少年,可被误诊为纵隔肿瘤。

四、心包囊肿与心包憩室

心包囊肿少见,多为先天性,常位于前心膈角区,尤其是右侧。如囊肿与心包腔连通,称为心包憩室。囊肿呈梭形或卵圆形,直径多为 3~8cm,生长缓慢,不致压迫心脏。患者多无自觉症状,囊肿较大时可引起轻度心前区闷痛。

X 线平片可见前纵隔心膈角处有一圆形或卵圆形阴影,均质性,边缘光滑,无钙化影,与心脏阴影常不能分开。超声检查可证明肿物为囊性,而非实质性。肿物在 X 线透视下,吸气时阴影略伸长,而呼气时略扁。变换体位时,其外形可改变。HRCT 显示前心膈角区圆形或类圆形单房囊性肿块,密度均匀,壁薄。增强扫描无强化。本病还须与心包包虫囊肿、心室壁瘤鉴别:心包包虫囊肿可根据包虫病的流行病学史、补体结合试验、囊壁钙化现象以及发现体内其他脏器的包虫囊肿等进行鉴别;心室壁瘤一般起源于心肌梗死或外伤,可根据有关的病史、心电图而鉴别之,对于疑难病例,必要时可借助心血管造影术检查。

五、食管贲门失弛缓症所致的食管扩张

在食管贲门失弛缓症时,可使贲门上方的食管部分发生高度扩张,从而引起纵隔阴影增宽。患者常有吞咽困难、食物反流、胸痛等症状,部分患者可出现夜间阵发性呛咳或反复呼吸道感染。钡餐 X 线透视易于诊断。

(曾 勉)

参考文献

[1] 陈炎,陈亚蓓,陶荣芳.《2014 中国心力衰竭诊断和治疗指南》解读.中国实用内科杂志,2014 (S2): 69-73.

[2] 格内.影像专家鉴别诊断·胸部分册.刘士远,董伟华,译.北京:人民军医出版社,2016.

[3] 高元明,刘双,陈东,等.原发性肺动脉肉瘤的诊断和治疗.中国呼吸与危重监护杂志,2010, 9 (6): 635-638.

[4] 理查德·韦伯,内斯特·穆勒,戴维·耐迪.高分辨率肺部 CT:第 5 版.潘纪成,胡荣剑,译.北京:中国科学技术出版社,2017.

[5] 董宇杰,穆晶,蔡毅然,等.气管原发性窦组织细胞增多症一例报道并文献复习.中华结核和呼吸杂志,2013, 36 (7): 501-505.

[6] 徐作军.结节病临床诊断方法的评价.中华结核和呼吸杂志,2011, 34 (7): 484-485.

[7] 肺结核影像学及分级诊断专家共识.新发传染病电子杂志,2018, 3 (2): 118-127.

[8] 谢灿茂,曾勉,程东升,等.原发性纵隔肿瘤临床上的几个问题.新医学,1996, 8: 31-32.

[9] 王星光,郭宏琳,张蒿,等.男性纵隔原发性绒癌肺转移一例.中华结核和呼吸杂志,2013, 36 (6): 464-465.

[10] 牟向东,黄伟明,陈建,等.纵隔巨大卵黄囊瘤一例.中华结核和呼吸杂志,2013, 36 (7): 545-546.

11

水 肿

人体血管外组织间隙过多体液积聚时,则形成水肿,此种液体称为水肿液。不包括内脏器官的水肿,如脑水肿、肺水肿等。

产生水肿的主要因素:①钠和水的异常潴留。②毛细血管滤过压升高。③毛细血管通透性增加。④血浆胶体渗透压降低。⑤淋巴回流受阻碍。⑥组织压力降低。

临床上全身性水肿的主要病理生理学基础是钠和水的异常潴留。一般认为,首先是钠潴留,其次才是水潴留。引起水和钠潴留的机制,如水、钠潴留中的肾性因素(如肾小球的滤过功能与排钠的关系、肾小管的重吸收功能与排钠的关系)、水肿形成的内分泌因素(如醛固酮、抗利尿激素与水、钠潴留的关系等)、容量感受器(volume receptor)、容量自体稳定(volume homeostasis)与水肿的关系等问题受到注意。

有人认为局限性水肿的发生取决于该处毛细血管的压力梯度(pressure gradient),即驱使液体离开血管的压力与重新进入血管的压力之差。

在大多数水肿中,肾性水钠异常潴留是水肿发生的主要原因,而毛细血管的压力梯度仅决定水肿的定位。

依照水肿的性质可区分为下列几种。

1. **凹陷性水肿与非凹陷性水肿**　凹陷性水肿是由于体液渗聚于皮下疏松结缔组织间隙所致;非凹陷性水肿是由于慢性淋巴回流受阻(如丝虫病象皮肿)、黏液性水肿等所致。

2. **炎症与非炎症水肿**　炎症与非炎症水肿临床一般不难鉴别,炎症水肿以局部潮红、灼热、疼痛与压痛为特征,属于局部性水肿。

3. **全身性水肿与局限性水肿**　当身体内各部分(主要是皮下组织)的血管外组织间隙均有体液积聚时,称为全身性水肿。由于水肿液在体内各组织中呈弥漫性分布,即使有一定量的液体潴留,早期仍可无肉眼可见的水肿,但患者体重可增加。因此,如患者有迅速的体重增加,而无任何原因可解释时,可认为是水肿的最早表现。体液积聚于局部组织间隙中时,称为局限性水肿。

临床上能引起全身性或局限性水肿的疾病繁多(表11-1)。现分节讨论如下。

表 11-1　水肿疾病的分类

Ⅰ.全身性水肿	(七)糖尿病
一、心源性水肿	九、药物所致水肿
二、肾病性水肿	十、特发性水肿
三、肝病性水肿	十一、其他原因所致的功能性水肿
四、营养不良性水肿	Ⅱ.局限性水肿
五、妊娠中毒症所致的水肿	一、局部炎症所致的水肿
六、结缔组织病所致的水肿	二、肢体静脉血栓形成及血栓性静脉炎
(一)系统性红斑狼疮	三、下肢静脉曲张所致的水肿
(二)硬皮病	四、慢性上腔静脉阻塞综合征
(三)皮肌炎	五、慢性下腔静脉阻塞综合征
七、血清病所致的水肿	六、淋巴回流受阻所致的水皮肿
八、内分泌代谢障碍疾病所致的水肿	(一)丝虫病所致的象皮肿
(一)垂体前叶功能减退症	(二)非特异性淋巴管炎
(二)黏液性水肿	(三)淋巴结切除后
(三)水肿型甲状腺功能亢症	七、流行性腮腺炎并发胸骨前水肿
(四)库欣综合征	八、血管神经性水肿
(五)原发性醛固酮增多症	九、神经营养障碍所致的局限性水肿
(六)经前期紧张综合征	十、局部黏液性水肿

11.1 全身性水肿

一、心源性水肿

心源性水肿一般认为是右心衰竭的表现。主要是心力衰竭引起有效循环血量减少、肾血流量减少、继发性醛固酮增多引起钠水潴留，以及静脉淤血、毛细血管滤过压增高、组织液回吸收减少所致。前者确定水肿程度，后者决定水肿部位。由于心力衰竭程度不同，心源性水肿可自轻度的踝部水肿至严重的全身性水肿。水肿的先兆往往表现为体重迅速增加。

心源性水肿的特点是首先发生于下垂部位，为凹陷性。非卧床患者的水肿首先出现于下肢，尤以踝部较明显；卧床患者的水肿则首先出现于骶部。严重患者可发生全身性水肿合并胸腔、腹腔及心包积液。如心力衰竭患者出现面部水肿，表明病情严重，且常提示合并营养不良及肝受损所致血清白蛋白降低的情况。

心源性水肿诊断主要根据患者的心脏病病史、慢性右心衰竭的临床表现，一般不难确定。

慢性缩窄性心包炎也可引起水肿、淤血性肝大、腹水等体征，易误诊为肝硬化，需仔细甄别。慢性缩窄性心包炎有显著的静脉压升高，虽可有肝功能损害，但其程度较轻，肝大而表面平滑。

原发性心肌病在慢性病程中可出现充血性心力衰竭的临床病象，或表现为类似慢性缩窄性心包炎的临床病象，常伴有水肿（主要发生于下肢）。

二、肾病性水肿

肾病性水肿的特点是疾病早期只表现为晨起眼睑或颜面水肿，逐渐发展为全身性水肿。

水肿、血压升高与尿改变（血尿、蛋白尿与管型尿），一般是诊断肾炎性水肿的有力证据。钠水潴留是肾性水肿的主要机制。急性肾炎引起水肿的机制几乎是肾性水钠异常潴留。肾病综合征常以高度全身性水肿、大量蛋白尿、低蛋白血症与血清胆固醇增高等为特征，其水肿的分布与体位关系不大。肾病综合征水肿的机制主要是大量蛋白尿所致的低蛋白血症，以及钠水潴留、肾小管重吸收钠过多等，后者可能由于血容量减少引起继发性醛固酮增多所致。肾病性水肿需与心源性水肿相鉴别，鉴别要点见表11-2。

三、肝病性水肿

肝硬化在腹水出现之前可先有轻度下肢水肿，疾病发展严重时可出现腹水，甚至全身水肿。低蛋白血症、门脉高压症、肝淋巴回流障碍、继发醛固酮增多等因素是水肿和腹水形成的主要机制。肝病时出现全身水肿常提示有营养不良与较重的肝功能损害存在。

四、营养不良性水肿

营养缺乏性水肿主要由于长时间负氮平衡，低蛋白血症引起血管胶体渗透压降低所致。水肿发生前常有消瘦、体重减轻，一般给予高热量、高蛋白膳食，水肿不久便消退，据此不难确定诊断，但营养缺乏性水肿不少合并维生素 B_1 缺乏症，这也可为水肿的附加原因。

维生素 B_1 缺乏症伴有水肿者称为湿性型脚气病，可累及消化、神经、心血管系统。其主要症状为食欲减退、手足麻木感、衰弱、四肢运动障碍、膝反射消失与全身性水肿等。重病者可出现心脏症状（脚气病性心脏病），如不积极治疗，可危及生命。维生素 B_1 缺乏症所致的水肿往往首先出现在踝部，病情进展时向上发展。下肢、阴

表 11-2 肾病性水肿与心源性水肿的鉴别

鉴别	肾病性水肿	心源性水肿
发展速度	迅速，开始即可有全身性水肿	水肿逐渐形成
开始部位	从眼睑、颜面而遍及全身	从下肢开始而遍及全身
性质	软而易移动	比较坚实，移动性较小
伴随症状	伴有其他肾病的征象，如高血压、高胆固醇血症、蛋白尿、血尿、管型尿、眼底改变等	伴有心力衰竭的征象，如心脏增大、心脏杂音、肝大、颈静脉怒张、肝颈静脉反流征阳性、静脉压升高等

囊、腹壁等处的水肿以及浆膜腔积液并不罕见。患者平卧时下肢水肿减少,但可蔓延至颜面。尿量减少,但无蛋白尿,这可与肾病性水肿鉴别。维生素 B_1 主要来源于食物,询问病史如存在维生素 B_1 摄入减少或丢失消耗过多的情况有助于诊断本病(例如长期吃精白大米与偏食习惯,慢性腹泻以致吸收障碍,发热以及其他慢性消耗疾病以致需要增多等)。应用维生素 B_1 治疗后病情迅速改善者对诊断有一定帮助。

维生素 B_1 缺乏可引起周围小动脉扩张,心排血量增多,静脉压升高,这时不论有无心肌功能损害都可以出现水肿。

五、妊娠中毒症所致的水肿

妊娠中毒症可发生于妊娠 20 周后,多发生于妊娠 24 周以后,初产妇常见。水肿程度可自轻度至全身性水肿。水肿、蛋白尿、血压升高与眼底改变是此症的主要表现,严重时可出现抽搐与昏迷。水钠潴留和毛细血管渗透性增加等因素被认为是水肿的重要原因。

正常妊娠中期以后,孕妇也常有不同程度的下肢水肿,这主要是由于增大的子宫压迫盆腔静脉,引起下肢静脉回流障碍所致,但无蛋白尿与血压升高,这可与妊娠中毒症相区别。

六、结缔组织病所致的水肿

(一)系统性红斑狼疮

系统性红斑狼疮是侵犯皮肤和多脏器的一种全身性自身免疫性疾病,发病可急可缓,早期轻症的患者往往仅有单一系统或器官受累的不典型表现,随着病程的发展,可表现为多个系统和器官受累的临床症状。可能出现轻度水肿,以面部及踝部较多见,也可为全身性,或可见多浆膜腔积液。水肿形成与全身性血管病变及血清白蛋白降低有关。当合并狼疮肾炎时,亦可出现类似肾病性水肿的表现。

(二)硬皮病

硬皮病是少见的疾病,起病常缓慢,可分弥漫型、局限型及肢端硬化型。弥漫型的早期患者感觉全身不适、关节痛、神经痛、微热以及皮肤病变,首发症状多为肢端动脉痉挛现象(雷诺现象)。病程中逐渐出现肺、消化道、肾及心脏等脏器损害。

此病典型的皮肤病变经过 3 个时期:水肿期、发硬期及萎缩期。

1. **水肿期** 皮肤肥厚及紧张,光滑发亮,先由手部及足部开始,手指常呈"腊肠样",伴晨僵,可有关节痛,并可出现腕管综合征。病变发展逐渐累及颈、面及躯干。此种弥漫性水肿属于非凹陷性水肿,表现为两侧皮肤呈淡黄色或黄白色的对称性肿胀而失去皱纹。患者呈黄白色而有蜡样光泽的水肿面容。

2. **发硬期** 病程经过中皮肤因纤维性变而变硬,紧张度增加,不易被捻起,手指屈伸不自如,面部皮肤板硬而缺乏表情。皮色黄褐,有时发生灰褐色色素沉着。

3. **萎缩期** 经年累月之后,皮肤色素沉着及发硬程度逐渐加重,全身皮肤、皮下组织与肌肉均萎缩,毛发脱落,汗闭,易继发顽固性溃疡。面、颈部皮肤受累时,可形成"面具脸"。

皮肤活体组织检查对此病的诊断有重要帮助。

(三)皮肌炎

皮肌炎,尤其是急性皮肌炎常出现轻度水肿。

七、血清病所致的水肿

血清病是由于注射动物血清而引起的Ⅲ型变态反应性疾病。患者注射动物血清(最常为马血清)经一定的潜伏期后(多为 1~3 周),出现发热、皮疹、关节痛、淋巴结肿痛等症状。有些患者出现眼睑、面部、手足等处的水肿,体重增加,极少数患者可出现喉头水肿。肾功能一般正常。尿液检查可有短暂的蛋白尿与少数管型。

八、内分泌代谢障碍疾病所致的水肿

(一)垂体前叶功能减退症

垂体前叶功能减退症大多由产后大出血引起。当促甲状腺激素减少或缺乏时,患者可出现典型黏液性水肿的面容,呈皮肤水肿、增厚、干而有鳞屑,毛发脱落、稀疏。

(二)黏液性水肿

甲状腺功能减退症(甲减)时,黏多糖在组织和皮肤堆积,表现为黏液性水肿,可见于儿童或成年人。幼年型黏液性水肿多为原发性。成人型黏液性水肿多为继发性,可见于:①甲状腺功能亢进症治疗后(手术、放射性核素 ^{131}碘治疗、长期服过量抗甲状腺药物)。②继发于垂体前叶功能减退症和 / 或下视丘损伤。③与慢性甲状腺炎或甲状腺自身免疫疾病有关。原因未明的特发性甲减并不少见,常易漏诊。临床上特别是年轻人原因未明的水肿,须注意本病的可能性,以免漏诊。

黏液性水肿的特点是皮肤呈非凹陷性水肿,水肿处皮肤苍白或蜡黄,轻者颜面及下肢出现水肿,严重病例全身皮下组织均可累及,甚至可出现心包积液、胸腔积液与腹水。患者可有特征性的面容,称黏液水肿面容:表情淡漠、呆板,面色蜡黄,睑面水肿,鼻宽,唇厚,舌大,言语缓慢,发音不清。临床上如患者有未能解释的全身乏力、畏寒、皮肤苍黄而干燥、水肿、毛发脱落、反应迟钝、便秘、女性月经紊乱与中等度贫血等情况时,应考虑本病。

实验室检查发现促甲状腺激素(TSH)增高,TT_4、FT_4

减低,原发性甲减诊断可成立;如 TSH 正常,FT₄ 减低,考虑为垂体性甲减或下丘脑性甲减,需做 TRH 试验来区分。

黏液性水肿须与假性黏液性水肿鉴别。假性黏液性水肿可发生于患有持久性高血压的患者,是发生于面部、手部或足部的轻度水肿,面色苍白,常兼有肥胖症,而并无心、肾、肝各脏器功能不全的病征。假性黏液性水肿用甲状腺素治疗无效。

(三)水肿型甲状腺功能亢进症

本型甲状腺功能亢进症(甲亢)罕见,患者有甲亢的表现,并伴有水肿。水肿常自下肢胫前开始,向上蔓延,为非凹陷性,称为胫前黏液水肿,利尿药治疗疗效不佳。但在甲亢病情控制之后,水肿亦随之消退。

(四)库欣综合征

库欣综合征(Cushing syndrome)因肾上腺皮质分泌过多皮质激素,引起水钠潴留。少数病例出现面部及下肢轻度水肿,水肿可为早期症状,易误诊为慢性肾炎,但患者通常有满月脸、向心性肥胖、肌肉消耗、皮肤紫纹、骨质疏松、糖耐量低下等。

(五)原发性醛固酮增多症

原发性醛固酮增多症时,由于肾上腺皮质分泌醛固酮及去氧皮质酮过多,肾小管钠水重吸收增加,出现高血压、低血钾、高血钠、血浆容量增加、多尿等症状。少数病例可出现下肢及面部轻度水肿,但非本病的主要症状。

(六)经前期紧张综合征

本综合征的临床表现颇为复杂,水肿是常见的症状,但神经症症状最常见而突出,患者兴奋性增高、烦躁、易怒、常失眠,常有弥漫性头痛,有时偏头痛,易疲乏、懒散、思想不集中。体重可增加 1~2kg 或更多,伴眼睑、踝部与手部轻度水肿。可有乳房胀痛与盆腔沉重感,偶尔出现胆道运动功能障碍。上述症状多于月经开始前 7~14 天出现,而于月经来潮时消退,但少数也可于月经周期或其他期间出现。月经来潮之后,患者排尿量增加,水肿和其他症状逐渐消退。

(七)糖尿病

水肿发生原因是多方面的,如糖尿病性肾病、周围神经炎、营养不良、肥胖、药物等。

九、药物所致的水肿

由于应用药物引起的水肿临床并不少见,其特点是水肿在用药后发生,停药后不久消失。例如应用肾上腺皮质激素、甘草、雄激素、雌激素、胰岛素、硫脲、过氯酸钾、萝芙木等药物时,均可引起钠水潴留而导致水肿。

十、特发性水肿

如水肿发生而无任何明确的、已知的原因,称为特发性水肿。特发性水肿目前已作为一种特殊的、原因未明或原因尚未确定的(可能有一种以上原因)综合征。此综合征几乎只发生于妇女,水肿往往和月经有关的周期性,主要发病机制曾被认为是内分泌功能失调以及对直立体位的反应异常。患者在直立位时血浆中肾素活性增高,显著超过正常人,提示继发性醛固酮增多症。继发性醛固酮增多症似是肾小管重吸收增加与肾性水钠潴留的重要原因,但水肿的真正原因迄今尚未明确。

特发性水肿患者的体位适应性与健康女性比较有明显的差别。患者晨间与晚间的体重差别较大,晨起体重较晚间明显减轻。患者取直立位时收缩压下降较多,下肢体积增加较多,血浆肾素活性较高,尿中醛固酮排量较多。多数患者无排卵周期,并有孕酮不足与雌激素相对增多。多数有月经前水肿。直立位的血流动力学与内分泌反应促进了病情,并引起过度的钠潴留,这种反应可促发已存在的潜在因素而发生水肿。

诊断特发性水肿须仔细除外各种可能的病因,如心、肾、肝等脏器疾病以及营养不良所导致的水肿。采取卧床休息,穿弹性长袜,限制食盐,应用拟交感神经药、盐类利尿药、醛固酮抑制药、孕酮等,可使水肿消退。特发性水肿兼有单纯性肥胖症,则为水潴留性肥胖症。

立卧位水试验可有助于特发性水肿的诊断。特发性水肿时此试验常呈现阳性。立卧位水试验:嘱患者清晨空腹排尿后于 20 分钟内饮水 1 000ml,然后每小时排尿 1 次,连续 4 次,测定总尿量。第 1 天取卧位(不用枕头),第 2 天取直立位(即活动或工作),以同样方法测定尿量,立位时尿量低于卧位尿量 50% 以上为阳性。

十一、其他原因所致的功能性水肿

有些人在高温环境下有发生轻度水肿的倾向,并可于夏季出现,反复多年。这可能由于温热刺激引起的体表血管扩张,动脉血流量增加和浅静脉的扩张、淤滞,致毛细血管滤过压增高,体液在皮下疏松结缔组织间隙渗聚而形成轻度水肿。水肿通常发生于足、手等处。

肥胖者的水肿倾向往往大于消瘦者。其原因主要有:①脂肪是良好的隔热体,肥胖者散热比较困难,因而往往须借助于周围血管的扩张。②肥胖者不喜活动,也促使下肢静脉压升高,致毛细血管滤过压升高。③皮下脂肪组织增多,可减弱对浅静脉的支撑作用,而易于扩张、淤滞。

"旅行者水肿"可见于久坐或长时间站立行走的旅行者。其原因过去认为坐或站立时间较长,由于重力的关系,下肢(及下垂的上肢)静脉回流受影响,致增加了毛细血管的滤过压,体液在皮下组织间隙渗聚所致。近年发现直立位时醛固酮分泌增加,与水肿形成有关。

"老年性水肿"是由于老年人体质及器官功能随年龄的增长而逐渐衰减，机体代谢逐渐减低，维持内环境稳定的能力下降。因此即使在心脏、肝、肾、肺及内分泌功能尚未达到衰竭的状态时，在某些因素的影响下，如环境、体位、水钠过度负荷等，都可能促进水肿的发生。

间脑综合征可出现轻度水肿，多累及下肢。水肿也可为一侧性，提示与自主神经功能紊乱有关。

11.2　局限性水肿

一、局部炎症所致的水肿

由于疖、痈、丹毒、蜂窝织炎等局部炎症所致的水肿，常伴有局部红、热及压痛，诊断不难。

二、肢体静脉血栓形成及血栓性静脉炎

肢体静脉血栓形成是静脉内有血栓形成；血栓性静脉炎是静脉发炎伴有血栓形成。两者均可出现局限性水肿。肢体浅组织静脉血栓形成和血栓性静脉炎的重要区别是：后者除有局限性水肿外，还有局部炎症表现。深部组织静脉血栓形成或血栓性静脉炎时，因两者局部均有疼痛、压痛与水肿等表现，故较难区别，但前者多无发热而后者常有发热。

三、下肢静脉曲张所致的水肿

下肢静脉曲张多发生在小腿，静脉呈高度扩张、弯曲、隆起，尤以站立时更明显，患肢踝部及足背往往出现水肿，其发生与静脉回流不畅、局部血管静水压增高有关。晚期局部皮肤可有萎缩、色素沉着及慢性溃疡形成。

四、慢性上腔静脉阻塞综合征

本病国内报道大多由恶性肿瘤（肺癌、恶性淋巴瘤）引起；少数为"良性"阻塞，由慢性结核性纵隔炎、原发性上腔静脉血栓形成和白塞病等引起。鉴别其为恶性或良性，对治疗与预后有重要意义。

水肿出现于面、颈、上肢及上胸部，形成"披肩状"水肿。患者颈静脉怒张，前胸部表浅静脉扩张、血流方向向下，也常有肝大，或兼有发绀、气促、咳嗽与声音嘶哑。上肢静脉压显著升高。严重病例可有全身性水肿、胸腔积液、腹水。上腔静脉造影可显示阻塞的部位。

本病如由慢性纵隔炎或血栓性静脉炎引起，患者有上肢静脉压高、水肿、肝大等表现，而心脏正常、X线检查又无纵隔增宽的征象，易与慢性缩窄性心包炎混淆，选择性上腔静脉造影术有助于鉴别诊断。

五、慢性下腔静脉阻塞综合征

引起下腔静脉阻塞的原因有血栓形成、恶性肿瘤压迫或肿瘤组织侵入静脉内引起阻塞等。本病有腹胀、腹壁静脉曲张、下肢与阴囊水肿，伴有肝或脾大，临床上易被误诊为肝硬化，但有下列不同点可资鉴别：①本病腹壁静脉曲张的血流均向上，而肝硬化时脐以上水平者血流向上，而脐以下水平者血流向下。②本病下肢水肿出现较早或与下肢静脉曲张同时出现，同时下肢静脉压升高。③本病有精索静脉曲张。④本病肘静脉血氨与腹壁静脉血氨数值相近，而肝硬化时腹壁静脉血氨可较肘静脉者为高。⑤本病功能可正常或受损程度多较轻，肝硬化时肝功能受损多较严重。⑥必要时做下腔静脉造影，本病显示阻塞现象。

六、淋巴回流受阻所致的水肿

淋巴回流受阻可引起该处淋巴系统回纳区域的局限性水肿。其中以丝虫病所致的慢性淋巴管炎最常见，以后可演变成象皮肿。

（一）丝虫病所致的象皮肿

丝虫寄生于淋巴系统引起淋巴管炎及淋巴结炎，由于影响淋巴液回流，以致出现局部性水肿。如淋巴血流长期受阻合并反复继发性感染时，便可逐渐形成象皮肿。

象皮肿是晚期丝虫病特征性表现之一，患部皮肤粗糙与增厚，如皮革样，并起皱褶，皮下组织也显著增厚。象皮肿以下肢最常见，其次为阴囊、阴唇、上肢等部。马来丝虫主要寄生于浅部淋巴系统，故以四肢淋巴管炎与象皮肿较为常见。班氏丝虫不仅寄生于四肢淋巴系统，同时还寄生于泌尿生殖系的淋巴系统，故除下肢与阴囊出现淋巴管炎、象皮肿外，还可有乳糜尿或乳糜血尿。诊断须根据患者的临床表现、血中检出微丝蚴以及患部皮肤活组织检查所见等。

（二）非特异性淋巴管炎

非特异性淋巴管炎及其所引起的局部性水肿，临床上少见，且诊断大多困难。

（三）淋巴结切除后

在癌性、结核性等淋巴结肿大切除术后，有时也可引起淋巴回流受阻，而出现类似象皮肿的局部性水肿。例如乳腺癌根治术后可发生同侧上肢水肿甚至象皮肿样改变。淋巴造影有助于诊断。

七、流行性腮腺炎并发胸骨前水肿

流行性腮腺炎并发胸骨前水肿临床上少见。水肿多为凹陷性，其范围大小不等，水肿常在病期第5~6天发生，平均持续约5天而消退。水肿的皮肤大致正常，有时可呈暗红色，可有明显压痛或无压痛。其产生原因可能与胸骨上区的淋巴回流受阻有关。本病多见于流行性腮腺炎流行期间的严重患者。

八、血管神经性水肿

血管神经性水肿属于变态反应性疾病，患者往往有对药物、食物或周围环境过敏史，发病前少有前驱症状。该病水肿的特点是突然发生的、无痛的、硬而富有弹性的局限性水肿。水肿的皮肤呈苍白色或蜡样光泽，水肿的中央部微凹下，边缘无明显的界限。

遗传性血管性水肿（HAE）是一种常染色体显性遗传病，但文献报道约20%患者无家族病史。遗传性血管性水肿可发生于任何年龄，但多见于成年早期。常在外伤或受撞击后10余小时发生皮肤水肿，多见于面部及四肢，持续1~3天可自行消退，但可反复发作，如累及咽喉部可发生喉头水肿引起猝死。血清酯酶抑制蛋白、C4抗原、C2抗原测定值降低提示本病的可能性。C4抗原量减少是诊断普通型HAE的重要依据。

血管神经性水肿分2型。

1. **普通型** 此型水肿的常见症状是颜面、口唇和舌等部位的皮肤或黏膜呈急性暂时性局限性水肿。如水肿侵及喉头声门时，可引起致命的声门水肿。

2. **神经精神型** 此型较单纯型少见。其常见的症状是患者突然发生的倦怠、头痛、发作性嗜睡、头晕、暂时性眼肌瘫痪与视力减退等症状。

本病的诊断主要根据：①发病突然，无任何前驱症状，部分患者过去有同样发作的病史。②水肿的性质如上述，局部淋巴结不肿大，体温无改变，白细胞总数一般不增多，但嗜酸性粒细胞可稍增多。③除外外伤、感染及昆虫咬伤等所致的局限性水肿。

九、神经营养障碍所致的局限性水肿

某些中枢神经系统疾病（如脑出血后），其瘫痪或麻木的患肢可发生轻度乃至中度的水肿，可能由于神经营养障碍引起局部毛细血管渗透性增加所致。

十、局部黏液性水肿

局部黏液性水肿是较少见的内分泌疾病，约占甲状腺功能亢进症的4%。国内已有多例报道。局部黏液性水肿多发生于突眼性甲状腺肿中年纪较大的男性。以甲状腺手术后或复发病例较多见，也可见于甲状腺功能正常或减退者。局部黏液性水肿多发生在下肢，尤多见于胫骨前与足背的皮肤。此外，眼睑、阴囊、前额、肩部或背部也可出现。皮肤结节状增厚、隆起，质硬，呈红、棕、紫或正常颜色，粗糙，毛孔粗大如猪皮样，局部温度较低，不痛，多对称发生。病因可能与垂体分泌促甲状腺素过多，引起局部透明质酸分泌较多有关；局部注射透明质酸酶可使患处结节减退并皮肤凹陷。近年来也有人提出，可能与体内产生的自身免疫抗体，即长效甲状腺刺激素（longacting thyroid stimulator, LATS）有关。

此病须与下肢象皮肿区别，一般结合病史及体征不难鉴别，皮肤活体组织检查也有助于确诊。

（何 瑶）

参考文献

[1] BAHLOUL M, CHAARI AN, KALLEL H, et al. Neurogenic pulmonary edema due to traumatic brain injury: evidence of cardiac dysfunction. Am J Crit Care, 2006, 15 (5): 462-470.

[2] BHAGAT N, GRIGORIAN RA, TUTELA A, et al. Diabetic macularedema: pathogenesis and treatment. Surv Ophthalmol, 2009, 54 (1): 1-32.

[3] BORK K. Angioedema. Immunol Allergy Clin North Am, 2014, 34 (1): 23-31.

12

低血压与休克

血压的变异范围较大、影响因素亦较多,其主要因素是心排血量、外周血管阻力和有效循环血量。凡导致心排血量减少、外周血管阻力降低和有效循环血量减少的生理或病理因素均可引起血压降低。临床上,将成人动脉血压低于 12.0/8.0kPa(90/60mmHg)称为低血压(hypotension)。

低血压的患者因血压过低可出现各种临床症状,如头晕、眩晕、晕厥发作、四肢乏力、健忘、嗜睡等。应测量血压加以明确诊断,必要时测两侧肱动脉压,包括在不同体位(坐位、卧位与立位),以明确有无直立性低血压。当确定有低血压存在时,除弄清血压与体位的关系外,应该进一步查明低血压的病因。

12.1 低血压的诊断步骤

一、急性低血压

短时间内,血压由正常或较高水平突然明显下降时,称为急性低血压。休克(shock)是急性血压下降的一个常见临床综合征。临床常见于以下情况:①感染性。②低血容量(出血)性。③神经性。④过敏性。⑤心源性。⑥血流阻塞性。⑦内分泌性等。

二、慢性低血压

血压持续性降低且伴有心脏、脑、肾等供血不足的相关症状者,称为慢性低血压,临床主要见于以下情况:①体质性低血压。②直立性低血压。③其他,如餐后低血压、高山性低血压等。

临床常见的急、慢性低血压病因见表 12-1。

表 12-1　急、慢性低血压的病因

I. 急性低血压(休克)	六、血流阻塞性休克
一、感染性休克	（一）急性肺动脉栓塞
（一）中毒性细菌性痢疾	（二）急性心脏压塞
（二）败血症(革兰氏阴性杆菌常见)	七、内分泌性休克
（三）暴发型流行性脑脊髓膜炎	（一）慢性垂体功能减退症(希恩综合征)
（四）休克型肺炎	（二）急、慢性肾上腺皮质功能减退症
（五）急性梗阻性化脓性胆管炎	（三）甲状腺功能减退症
（六）急性出血坏死型胰腺炎	（四）嗜铬细胞瘤
（七）急性出血坏死性肠炎	II. 慢性低血压
（八）肾综合征出血热	一、体质性低血压
二、低血容量(出血)性休克	二、直立性低血压
（一）失血(消化道出血、外伤等)	（一）特发性直立性低血压
（二）严重烧伤	（二）继发性直立性低血压
（三）脱水(婴幼儿腹泻、糖尿病酮症酸中毒等)	（三）神经系统疾病:脊髓疾病、脑梗死、脑血管病、帕金森病、多发性硬化症、肌萎缩侧索硬化等
（四）肠梗阻	（四）内分泌系统疾病:慢性垂体功能减退症、慢性肾上腺皮质功能减退症、甲状腺功能减退症、醛固酮减少症等
三、神经源性休克 　剧痛、药物等	
四、过敏性休克	（五）心血管系统疾病:重度主动脉瓣狭窄、慢性缩窄性心包炎、二尖瓣狭窄、肥厚型梗阻性心肌病等
（一）药物过敏性休克	
（二）生物制品性休克	（六）慢性消耗性疾病:肺结核、晚期恶性肿瘤、吸收不良综合征、系统性淀粉样变等
（三）食物过敏性休克	
五、心源性休克	（七）药物:某些催眠药、抗抑郁药、降压药、抗心律失常药等
（一）心肌疾病:暴发型心肌炎、克山病、暴发型心内膜弹力纤维增生症、重症扩张型心肌病等	
	（八）长期卧床
（二）心包疾病:缩窄性心包炎、心脏压塞	三、餐后低血压
（三）严重的心律失常:室上性心动过速、室性心动过速、心房扑动或颤动、心室扑动或颤动	四、高山性低血压

12.2 急性低血压（休克）

急性低血压即休克，是一种危急的临床综合征，由各种原因引起全身有效循环血容量急剧减少，导致全身微循环功能障碍，使脏器的血流灌注不足或严重障碍，而引起的缺血、缺氧、代谢障碍与细胞受损的病理综合征。患者常表现为①血压下降。②精神神经症状：头晕、乏力、神志淡薄或烦躁不安、嗜睡或昏迷等。③周围器官灌注不足表现：皮肤苍白、四肢湿冷、脉搏快而弱，甚至摸不到，少尿或无尿等一系列症状。虽然休克时常合并低血压，但并不推荐低血压作为诊断休克的唯一诊断标准。

临床绝大多数休克患者均有一个连续的发展过程，即休克早期（代偿期或微血管痉挛期）、休克中期（失代偿期或微血管扩张期）及休克晚期（不可逆期或微血管衰竭期），其临床表现特点见表12-2。但也有少数患者来势凶猛，并不按休克3个阶段顺序出现。如某些药物引起的严重过敏性休克、出血速度极快的失血性休克等。这类患者大多病因明确，应迅速给予有力的特异治疗，如青霉素过敏性休克患者应立即注射肾上腺素。也有部分病因可能不明确，但也应迅速给予循环与呼吸的支持治疗。

表 12-2　休克发展过程及其临床表现

临床表现	休克早期	休克中期	休克晚期
精神症状	神志清楚、烦躁不安	意识模糊、表情淡漠	昏迷
皮肤黏膜	面色苍白、出冷汗、口唇及甲床轻度发绀	皮肤湿冷并出现花斑	皮肤发绀或广泛出血
血压	收缩压 ≤ 80mmHg，脉压 <30mmHg	收缩压 50~80mmHg，脉压 <20mmHg	收缩压 <50mmHg 或测不到
心率	>100 次 /min	心率 ≥ 120 次 /min	心音低钝
脉搏	脉搏细数	脉细而弱	触摸不清
呼吸	频率增加	急促	呼吸浅而不规则
体温	正常	下降	骤降
尿量	尿量减少，多在 (20~30ml/h)	尿量明显减少 (<17ml/h，或 400ml/d)	无尿 (<100ml/d 或尿闭)

临床上，休克按病因分类可分为①感染性。②低血容量（出血）性。③神经性。④过敏性。⑤心源性。⑥血流阻塞性。⑦内分泌性。同时存在 2 种或以上休克，称为复合性休克。休克的诊断流程见图 12-1。

（一）感染性休克

感染性休克（septic shock）是由于某一或多种致病菌及其中间产物通过某一或多途径进入血液循环，引起低血压及 / 或多器官功能衰竭综合征。本类休克是内科最常见的休克类型，任何年龄均可罹患，治疗难度较大，近年来由于抗生素、皮质激素以及免疫抑制药、抗癌化疗药物广泛应用，二重感染、院内感染、静脉输液 / 血被致病菌污染所致感染性休克时有发生，致使病情复杂，更增加治疗困难。

1. 感染性休克常见病因　休克型肺炎、中毒性菌痢、暴发型流行性脑脊髓膜炎、肾综合征出血热均多引起感染性休克，内毒素性休克（由急性胆囊炎、急性梗阻性化脓性胆囊炎、急性肾盂肾炎所致）临床亦不少见，真菌（如白念珠菌）败血症也可致感染性休克，值得重视。

2. 感染性休克诊断标准　①有明确感染灶：如局部化脓性感染灶或呼吸道、肝胆道、泌尿道、胃肠道感染史或输血、输液（致病菌污染血或液体）病史。②全身炎症反应表现：起病急、高热、畏寒 / 寒战、伴急性病容、多器官功能障碍症状等。③休克血压：收缩压 <90mmHg，或较原有基础收缩压下降 >40mmHg，持续至少 1 小时，或靠输液及药物维持血压者。④周围组织灌注不足表现：少尿（<30ml/h）或无尿，急性神志障碍，面色苍白，皮肤

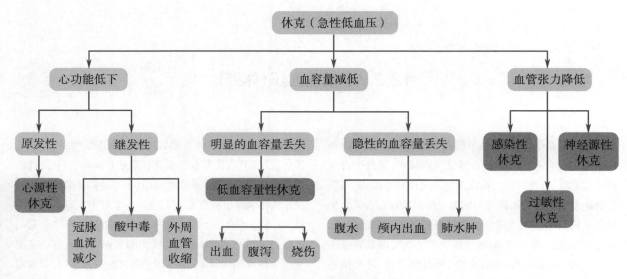

图 12-1　休克病因的诊断流程

湿冷,脉细数而弱等。⑤发现致病菌存在血、尿、粪、脑脊液、病灶脓液培养致病菌阳性。

（二）低血容量（出血）性休克

低血容量性休克(hypovolemic shock)包括出血性休克和体液丧失所致休克。出血性休克是指人体内较大的血管破裂出血,全身血容量急剧减少致急性贫血和循环衰竭的临床现象。体液丧失性休克往往与感染中毒、电解质紊乱联系或合并在一起,比如烧伤、急性胃肠炎、过度呕吐和腹泻、过度利尿、脱水,以及其他原因所致。本章节主要论述出血性休克。

1. 低血容量性休克常见病因　①消化道出血:如消化性溃疡、各种原因肝硬化、胃炎或急性胃黏膜出血、胆道出血、胃肠道肿瘤等。②呼吸道病变的大咯血:如支气管扩张、肺结核、肺癌等。③心脏血管疾病:如重度二尖瓣狭窄的大咯血、主动脉夹层分离出血、肺动脉高压、肺栓塞等。④凝血机制障碍:如血友病、白血病、再生障碍性贫血出血等。

此外,女性宫外妊娠破裂出血虽属妇科,但内科也不应漏诊。

2. 出血性休克的诊断

（1）临床特点:①具有原发疾病相应病史及体征。②出血征象:依不同病因可表现为呕血和/或便血、咯血、腹膜腔积血等;上消化道出血多为呕血及/或黑便及暗红色便,下消化道出血多为便血;呼吸道及多数心脏病(二尖瓣病变、肺动脉高压、肺栓塞、左心衰竭等)多为咯血,伴有心悸、气促、咳嗽、呼吸困难、发绀等;心包、胸腔及腹腔急性出血需注意主动脉夹层破裂出血。③休克征象和急性贫血征:临床症状与出血量一般成正比,且与出血速度密切相关,一般情况下,成人短期内出血:小量(失血量 < 750ml),可有面色苍白、口干、出汗、烦躁、心悸、心率 100 次 /min;中量(失血量 750~1 500ml),除上述症状加剧外,表情淡漠、四肢厥冷、尿量减少明显,心率 100~120 次 /min、SBP 降至 60~70mmHg、脉压小;大量(失血量 1 500~2 000ml),面色苍白、四肢冰冷、表情极度淡漠或嗜睡、呼吸急促、发绀、心率 >120 次 /min,SBP 降至 40~60mmHg;极大量出血(失血量 >2 000ml),神志不清或昏迷,无尿、脉搏快而弱或扪及不到,SBP 降至 40~30mmHg 以下或测不到。另外,同等出血量情况下,出血速度愈快,则休克症状愈严重。

（2）辅助检查:根据病史或临床表现,选择有关检查,以明确出血量、出血病因,如做血常规(包括红细胞、血红蛋白、血小板、血细胞比容等)、各种腔镜(包括纤维支气管镜、胃镜或结肠镜、胆道镜等),造影(支气管造影、血管造影等)、X 线、超声、CT 或 MRI,以及心电图、凝血机制、浆膜腔穿刺等检查。

（三）神经源性休克

神经源性休克(neurogenic shock)是指在创伤、剧痛等的剧烈神经刺激下,引起血管活性物质(如缓激肽、5-羟色胺等)释放,导致周围血管扩张、微循环淤血、全身有效血容量突然减少所产生的休克。

神经源性休克常见病因:①各种穿刺,如胸腔、腹腔、心包穿刺,骨髓穿刺,腰椎穿刺,血管穿刺等。②药物应用:过快静注巴比妥类药物(如硫喷妥钠),过量使用神经节阻滞药降压药物。③麻醉意外、内镜检查等。

剧烈的精神刺激(如恐惧、悲伤、兴奋过度等)所致面色苍白、肢冷、脉弱、血压下降、意识改变,这种一时性血管舒缩功能障碍与休克在本质上是不同的,应加以鉴别。

（四）过敏性休克

过敏性休克（anaphylactic shock）是由于抗原（变应原）与相对应抗体相互作用所引起的一种全身性即刻反应，导致全身毛细血管扩张，循环血容量迅速减少而致心排血量急剧下降，严重者可危及生命。

1. 过敏性休克常见病因　可能引致过敏性休克的变应原物质颇多，归纳为 3 类：药物性、动物性、植物性。进入人体的途径也有 3 种：①注射药物，如血清及造影剂。②口服某种/类药物或进食某些食物。③皮肤或黏膜被昆虫或毒蛇咬伤或接触植物。但在临床上，还是以注射药物引起的过敏性休克为最多见。可引起过敏性休克的常见抗原物质见表 12-3。

表 12-3　可以引起过敏性休克的常见抗原物质

分类	抗原物质
抗生素	青霉素、合成青霉素、链霉素，偶尔见于合霉素、四环素族、万古霉素、庆大霉素等
局部麻醉药	普鲁卡因、利多卡因、硫喷妥钠等
解热药	安乃近、复方奎宁、止痛片、复方氨基比林等
其他药物	磺胺类、右旋醣酐、含碘造影药、α 糜蛋白酶、呋喃西林、细胞色素 C、枸橼酸乙胺嗪（海群生）、萘甲唑啉、凝血质、苯海拉明、氨茶碱、氯苯那敏（扑尔敏）、L 门冬酰胺酶等
异种血清	破伤风抗毒素、白喉抗毒素、抗蛇毒血清、抗人胸腺淋巴细胞球蛋白
激素	胰岛素、ACTH
毒液	有毒昆虫（如蜜蜂、黄蜂）刺螫、海蜇刺螫、毒蛇咬伤、椿象刺咬等
食用植物	菠萝、花粉、芒果等

过敏性休克除必须有变应原物质外，在很大程度上取决于个人体质。注射药物、血清引起过敏性休克，与剂量不一定呈正相关，但剂量过大且疗程过长，则可增加过敏性休克的概率。用药途径与过敏性休克的发生亦有关系，注射（静脉、肌内、腔内）引起严重反应可能性最大，口服次之，局部用药（喷雾、贴剂、栓剂或滴眼、喷喉、口含、药膏外用等）引起严重反应可能性较少，但需注意个体差异。此外，青霉素、头孢类抗生素可在长期用药过程中突然发生过敏性休克，这也不容忽视。

2. 过敏性休克诊断要点　①有明确用药、进食动/植物、毒虫刺/咬史。②有典型临床特点：如药物，尤其青霉素类过敏成人多见，儿童少见；青霉素过敏性休克多属速发型，发作呈闪电样（5 分钟内占 50%，半小时占 10%）；有喉头水肿/支气管痉挛引起症状；有循环衰竭、血压下降、休克等症状；有休克的神经系统表现等。

（五）心源性休克

心源性休克（cardiogenic shock）是指极严重心力衰竭的表现，由于心排出量严重锐减，导致血压下降，周围组织供血严重不足，重要器官进行性衰竭的临床综合征。心源性休克是心血管病最危重病征，病死率极高（高达 80% 以上）。

1. 心源性休克病因　①心肌舒缩功能极度降低，包括急性大面积心肌梗死（也包括急性右室心肌梗死等）、急性暴发型及/或重症心肌炎（如病毒感染、中毒、风湿性心肌炎等）、重症原发性或继发性心肌病（包括扩张型、限制型、肥厚型等）、重度或晚期心力衰竭等。但以急性心肌梗死最常见。②心室射血障碍，如大面积肺梗死、乳头肌或腱索断裂致急性二尖瓣反流、瓣膜穿孔致急性严重的主动脉瓣或二尖瓣关闭不全、室间隔穿孔等。③心室充盈障碍，如急性心脏压塞、严重快速性心律失常、严重二尖瓣狭窄、左心房黏液瘤或人工瓣膜失控、球瓣样血栓堵塞二尖瓣口、心室内占位性病变等。④心脏直视手术后低排综合征。⑤混合型，2 种或 2 种以上原因，如急性心肌梗死并发乳头肌功能不全或断裂，或室间隔穿孔，其心源性休克预后差，病死率极高。

2. 心源性休克诊断要点　①具有明确的严重心脏病病史：如大面积心肌梗死（梗死面积 >40% 左心室面积）或严重病毒性心肌炎病史。②收缩压 <80mmHg，或原有高血压者收缩压 <90mmHg，或较基础血压下降 >40mmHg，低血压持续时间 ≥ 0.5~1 小时。③组织和器官灌注不足的表现：神志呆滞或不清，或烦躁不安，大汗淋漓，四肢厥冷，脉快而弱，发绀或呼吸促；少尿（≤ 20~30ml/h），高乳酸血症。④排除其他原因所致血压下降：如低血容量、严重心律失常、剧烈疼痛、代谢性酸中毒、心肌抑制药物或血管扩张药作用等。⑤主要血流动力学指标异常：动脉平均压（AMP）<65mmHg，心脏指

数（CI）<1.8~2.0L/（min·m²），肺毛细血管楔压（PCWP）>18mmHg，左心室舒张末期压（LVEDP）>10mmHg，中心静脉压（CVP）>12cmH₂O。

急性心肌梗死和心源性休克需与大面积急性肺动脉栓塞、急性心包炎/心脏压塞、主动脉夹层分离、各种急腹症等鉴别。

（六）血流阻塞性休克

血流阻塞性休克（blood flow obstructed shock）是由于血液循环严重受阻，导致有效循环血量显著减少，血压迅速下降所致的缺血综合征。

血流阻塞性休克常见病因是起源于右心或大血管的急性血流受阻，如急性肺栓塞（包括血栓性、脂肪性、气体、寄生虫、羊水等）、主动脉夹层、急性心脏压塞、心房黏液瘤、腔静脉阻塞、心内人工瓣膜血栓形成和/或功能障碍等。

下面重点介绍肺动脉血栓栓塞症及急性心脏压塞症。

1. 急性肺栓塞 急性肺栓塞是由于血栓栓子堵塞肺动脉主干或分支引起肺循环障碍的临床和病理生理综合征。深部静脉血栓形成（DVT）和肺栓塞（PTE）已成为国内外颇受重视的常见病，发病率高，病死率很高。引起PTE的栓子可来源于下腔静脉径路、上腔静脉径路或右心腔，但大部分来源于下肢深静脉，特别是从腘静脉上端到髂静脉段的下肢近端深静脉（占50%~90%），血栓栓塞可以是单一部位，也可以是多部位，病理检查发现多部位或双侧性血栓栓塞更常见，易见于右侧或下肺叶。

发生大块肺栓塞时，栓子阻塞肺动脉及其分支后，通过机械阻塞、神经体液因素和低氧作用，引起肺动脉收缩，导致肺循环阻力增加、肺动脉高压；右室后负荷增高、右室壁张力增加，右室扩大，可引起右心功能不全，严重者导致心排血量下降，进而引起体循环低血压或休克等。

（1）急性肺栓塞类型：①猝死型。②急性心源性休克型。③急性肺心病型。④肺梗死型。⑤"不能解释的"呼吸困难型。

（2）急性肺栓塞诊断要点：①临床表现缺乏特异性，但如能认真了解病史及进行细致的体格检查仍可做出初步诊断。常见临床症状：呼吸困难，占84%~90%，是急性肺栓塞最常见的症状；胸痛，占40%~70%；咯血，占10%~30%，提示肺梗死发生；惊恐，约占55%，系低氧血症或胸痛所致；晕厥，约占13%，系大块血栓堵塞肺动脉，并发严重血流动力学障碍，引起脑供血不足所致；咳嗽、干咳或少许白痰，占37%。典型的"呼吸困难、胸膜性疼痛和咯血"三联症仅占28%。②体征：低热、发绀；呼吸系统征象：呼吸频率≥20次/min，可高达40~50次/min，可有肺部干、湿啰音，胸膜摩擦音；循环系统征象：窦性心

动过速（心率>100次/min），心率可高达120次/min以上，可出现各种类型心律失常，肺动脉瓣区有喷射音或收缩期喷射性杂音，可有右心功能不全及心包积液体征。③原有静脉血栓形成的症状和体征。④实验室检查：心电图电轴右偏，S₁QⅢTⅢ型（Ⅰ导联S波变深，1.5mm即有意义；Ⅲ导联出现Q波和T波倒置），T波Ⅱ、Ⅲ、aVF、V₁、V₂导联倒置，完全/不完全性右束支传导阻滞。⑤影像学检查：超声心动图、X线胸片、CT、MRI、核素显像（肺灌注/通气显像、肺动脉造影）能做出定性、定位、确诊性诊断。⑥D-二聚体检测：<500μg/L，基本可排除急性PTE或深部静脉血栓的诊断；>500μg/L，需做螺旋CT或肺通气灌注扫描，加以确诊。

2. 急性心脏压塞症 系指心包腔内心包积液较快（几分钟或1~2小时内）增加而压迫心脏致使心脏舒张充盈障碍，心室舒张压升高，舒张顺应性下降，心排血量及全身有效循环明显减少的临床综合征。

急性心脏压塞在内科临床上多见于急性渗出性心包炎、主动脉夹层分离破入心包、肿瘤性心包炎等。患者有心包液征象而突然面色苍白、气促、血压下降或休克、脉搏细数、脉压减少、奇脉、颈静脉怒张、肝大、腹水、心浊音界迅速增大，高度提示本病，且应迅速解除心脏压塞症状（心包穿刺或外科手术排出心包积液）。

（七）内分泌性休克

内分泌性休克（endocrine shock）是指某些内分泌疾病如慢性垂体功能减退症（希恩综合征），急、慢性肾上腺皮质功能减退症，甲状腺功能减退症，嗜铬细胞瘤等，在某些情况下（如急性感染或出血）发生低血压或休克。

1. 内分泌性休克常见病因

（1）慢性垂体功能减退症：任何原因引起腺垂体激素分泌不足，称为垂体功能减退症。以产后大出血引起垂体坏死萎缩（希恩综合征）为最常见原因，其他尚有垂体腺瘤、邻近组织肿瘤的压迫、垂体手术、放射线损伤以及自身免疫所致。

临床表现为多种周围内分泌靶腺功能的继发性减退，包括①性腺功能减退症候群：女性患者出现乳汁分泌减少或消失、乳腺萎缩、月经紊乱、性功能减退、毛发稀少，特别是阴毛和腋毛的脱落；男性患者出现阳痿、睾丸萎缩。②甲状腺功能减退症候群：畏寒、皮肤干燥而少弹性、食欲缺乏、精神抑郁、记忆力减退、心动过缓等。③肾上腺皮质功能减退症候群：类似于原发性慢性肾上腺皮质功能减退症表现，重要的区别是皮肤及黏膜无色素沉着而多显苍白、乳晕色淡。

内分泌腺功能检查表现为血促卵泡成熟激素（FSH）水平低下，血甲状腺激素及促甲状腺激素水平降低，24小时尿17-酮类固醇、17-羟皮质类固醇测定值低于正常

水平。

（2）慢性肾上腺皮质功能减退症［艾迪生病（Addison disease）］：本病分为原发性和继发性，原发性者又称艾迪生病，继发性者由下丘脑-垂体病变引起。本节重点介绍原发性肾上腺皮质功能减退症（艾迪生病）。

艾迪生病主要是双侧肾上腺皮质由于自身免疫、结核或肿瘤等多种原因受到严重破坏，导致肾上腺皮质激素分泌不足而引起的一系列临床综合征（表12-4）。

表 12-4　慢性肾上腺皮质功能减退症症状的发生率

症状	发生率 /%	症状	发生率 /%
乏力	100.0	腹泻	20.0~33.0
体重下降	97.0	便秘	19.0~30.0
厌食、恶心、呕吐	90.0	皮肤白斑	9.0
皮肤色素沉着	96.0	体位性眩晕	1.2
低血压	87.0	肌肉痛、关节痛	6.0~16.0
腹痛	34.0	低热	少见
嗜咸食	22.0	精神障碍	少见

本病临床特点：①多发生在20~50岁，男女发病率几乎相等。②色素沉着属早期症状之一，几乎见于每一病例。色素沉着可遍及全身，或局限于某一处，多见于皮肤暴露、摩擦、皱折、瘢痕处，乳头、会阴部、牙龈、口唇、口腔黏膜等处色素加深。皮肤色素沉着可深可浅，比正常肤色略深，深者呈古铜色、煤炭色；黏膜处则呈蓝色或蓝黑色。③血压低是本病一个重要体征，依肾上腺皮质功能减退程度而定，一般在80/50mmHg以下，常有头晕、视物模糊甚至晕厥、休克。④低血糖易在饥饿、胃肠功能紊乱、感染或应用胰岛素情况下发生。⑤基础血与尿皮质醇，尿17-羟皮质类固醇测定明显降低，尤其是24小时尿17-羟皮质类固醇排量显著降低，对本病诊断有肯定意义。血浆基础ACTH测定，患者明显增高，血中嗜酸性粒细胞增多，血钾升高，血钠、血氯降低，葡萄糖耐量试验减低，均有助于诊断。腹部平片或腹部CT检查，若发现肾上腺区有钙化阴影，可提示其病因为结核。

如怀疑或考虑本病，可进行下列实验检查。①ACTH兴奋试验：最具诊断价值，艾迪生病者储备功能低下。②24小时尿17-羟类固醇、17-酮类固醇测定：本病患者尿17-羟类固醇可接近正常。对本病有诊断意义。③影像学检查：肾上腺区X线摄片、CT、MRI检查，可帮助病因诊断。④血中嗜酸性粒细胞明显增多，血清钾增高、低钠、低氯、空腹低血糖或葡萄糖耐量试验曲线低平，均有助于诊断。

（3）急性肾上腺皮质功能减退：指肾上腺皮质功能急性减退、衰竭，表现有高热、呕吐、腹泻、气促、发绀、全身瘀点/斑，可有惊厥、抽搐、休克、昏迷等临床表现。本病常见病因：严重感染，如脑膜炎球菌性败血症所致双肾上腺出血、肾综合征出血热等；原有艾迪生病，在各种应激状态下未加大应用皮质激素或停用皮质激素而诱发；新生儿分娩损伤肾上腺出血所致。

（4）甲状腺功能减退症（甲减）：甲减的病理特征是黏多糖在组织和皮肤沉积，表现为黏液性水肿（myxedema），成人原发性甲减占全部成人甲减的90%~95%。其主要病因：自身免疫损伤，以自身免疫性甲状腺炎为多见；手术或^{131}I治疗后甲状腺被破坏；碘过量；抗甲状腺药物等。

当出现黏液性水肿昏迷及休克者，见于重症甲减。其临床特征：①多发病于冬季寒冷时。②多有诱因，除寒冷外，有合并全身性疾病、中断甲状腺素代替治疗、手术麻醉、镇静药物使用不当等诱因。③多表现为严重临床症状，低温（<35℃）、乏力、四肢肌肉松弛、反射减弱或消失、呼吸缓慢、心动过缓、血压下降、嗜睡、重者昏迷、休克，甚至死亡。

（5）嗜铬细胞瘤：可发生低血压，甚至休克，或出现高血压和低血压相交替等。低血压和休克发生的原因：本病分泌大量儿茶酚胺引起血管强烈收缩，组织缺氧、微血管通透性增加，血容量锐减；大量儿茶酚胺引致严重心律失常或心力衰竭，致心排血量明显减少；若癌组织骤然发生出血、坏死，以致儿茶酚胺停止释放；由于肿瘤组织主要分泌肾上腺素，兴奋β肾上腺素能受体促使血管扩张；肿瘤还可以分泌舒血管肠肽、肾上腺髓质素等多种扩血管物质引起血管扩张；本病在发生休克前常可有呕吐、腹泻、大汗淋漓、不能进食等症状，可产生低血压或休克。

2. 内分泌性休克诊断要点　本病根据临床症状及体征，可进行血、尿儿茶酚胺及其代谢物测定，以及影像学（包括B超、CT、MRI等）检查而确定诊断。

12.3 慢性低血压

血压持续性降低且伴有心、脑、肾等供血不足的相关症状者，称为慢性低血压，临床主要见于以下情况：①体质性低血压。②直立性低血压。③其他，如餐后低血压、高山性低血压等。其主要病因有：

（一）体质性低血压

体质性低血压主要发生在体质瘦弱者，20~40 岁女性多见，可有家族遗传倾向。临床特点：①多无自觉症状，仅在体检中偶然发现低血压，此种状况多无重要临床意义。②部分患者则有精神疲倦、健忘、头晕、头痛，甚至晕厥，或胸闷、心悸等类似心脏神经症的表现，往往这些症状常由于合并某些慢性疾病或营养缺乏所致。

诊断主要依据：①低血压。②心脏或血管神经症。③无器质性疾病或营养不良的表现。④排除其他原因所致的低血压。

（二）直立性低血压

从平卧位或下蹲位突然转变为直立位，或长时间站立时发生低血压(<90/60mmHg)，或收缩压降低 >30mmHg，舒张压降低 >20mmHg，称为直立性低血压。严重者可以引起脑缺血症状或晕厥，若取平卧位，血压回升，症状可消失。直立性低血压可分为特发性或继发性两种，特发性者原因未明，继发性者可查明原因。

1. **特发性直立性低血压** 亦称体位性低血压、夏 - 德综合征（Shy-Drager syndrome），是一种以自主神经系统功能失调为主的综合征。本病病因未明，多数学者认为是自主神经功能失调，导致血压控制异常；也有认为是自主神经原发性变性（尤其是交感神经系统所致）。

原发性直立性低血压临床特点：①起病隐袭，多在中年以后发病，男性多于女性，病程缓慢。②直立位时血压迅速而显著降低。③患者直立位时出现脑缺血症状，轻者头晕、视物模糊、乏力，多在晨起、登高、行走、活动或站立排尿时发生；重者立即发生晕厥，晕厥发作前无面色苍白、恶心、出汗、心悸等先兆。④有自主神经受损害表现：皮肤干燥、少汗或无汗、排尿障碍、夜间多尿与遗尿、阳痿、腹泻或便秘等。⑤本病可能为中枢神经系统疾病，可有躯体神经症状：说话缓慢、写字手颤或笨拙、步态不稳、共济失调；肌张力增高、腱反射亢进、发音困难，病理神经反射阴性。

本病诊断：①中年男性，于直立位时渐发头晕、视

物模糊、眩晕甚至突然发生晕厥。②血压测定试验阳性；测量患者平卧位和直立位血压，每分钟 1 次，连续 3~5 次，血压下降 >30/20mmHg 为阳性。有学者认为，患者直立位收缩压较卧位下降 50mmHg，舒张压下降 20~30mmHg，有肯定诊断价值。③排除其他原因，包括血管迷走神经性晕厥、排尿晕厥、颈动脉窦过敏、严重心律失常等，可诊断本病。

2. **继发性直立性低血压** 继发于其他疾病或可查明原因的直立性低血压。常见病因有①神经系统疾病：脑干及其周围炎症、缺血、肿瘤等使血管运动中枢受累；脊髓疾病如脊髓结核、脊髓横断性损伤、脊髓空洞、多发性神经炎、多系统萎缩。②内分泌及代谢疾病：艾迪生病、慢性垂体前叶功能减退症、甲状腺功能减退症、重症糖尿病、嗜铬细胞瘤等。③心血管疾病：如重度主动脉瓣狭窄、重度二尖瓣狭窄、慢性缩窄性心包炎、梗阻性肥厚型心肌病、多发性大动脉炎、高原病等。④慢性营养不良：吸收不良综合征、重度贫血、慢性胰腺炎、严重肝病、恶性肿瘤、血液病、尿毒症、活动性结核病等。⑤药物性：某些降压药、血管扩张药、催眠药、抗抑郁药、抗心律失常药等。⑥其他：妊娠晚期、久病卧床患者等。

（三）餐后低血压

餐后低血压（postprandial hypotension，PPH）的定义为进餐后 2 小时内收缩压下降 ≥ 20mmHg 或餐前收缩压 ≥ 100mmHg，而餐后收缩压 <90mmHg；若进餐后收缩压下降幅度虽未达到上述标准，但超过脑血流自身调节能力出现低血压症状，如头晕、晕厥等，也可诊断为 PPH。PPH 是一种老年人常见的疾病，近年来与其相关的文献报道逐渐增多，发生机制尚不清楚，一般认为，PPH 的发生与压力感受器反射灵敏度下降、餐后交感神经活性反应下降及餐后体液改变等因素有关。

（四）高山性低血压

近期移居海拔 3 500m 以上高原地区者，可发生持续性低血压，并伴有相应症状，回到平原后不经治疗可恢复正常。临床表现除血压低外，常有困倦无力、头晕、头痛、视物模糊、失眠或嗜睡、记忆力减退、食欲减退等。可能与慢性缺氧、自主神经功能失调有关。

（何建桂）

参考文献

［1］ MARTIN W. DÜNSER, DANIEL DANKL. The Patient in Shock. Springer International Publishing, 2018-08-15.

［2］ 王洪亮，章志丹，黄伟 . 拯救脓毒症运动 : 脓毒症与感染性休克治疗国际指南 (2016) 的解读与展望 . 中华重症医学电子杂志 , 2017, 3 (01): 26-32.

［3］ 低血容量休克复苏指南 (2007). 中国实用外科杂志 , 2007 (08): 581-587.

［4］ 朱华栋 . 神经源性休克的病因和治疗 . 中国临床医生 , 2000 (06): 12-13.

［5］ YOONJOO CHOI, DEEPTAK VERMA, KARL E. GRISWOLD, CHRIS BAILEY-KELLOGG. EpiSweep: computationally driven reengineering of therapeutic oroteins to reduce immunogenicity while maintaining function [M]. New York: Springer, 2017-06-15.

［6］ 张松 . 心源性休克诊治进展及指南解读 . 医学研究杂志 , 2017, 46 (10): 1-3 , 17.

［7］ 熊长明，郑亚国，何建国，等 . 2014 版欧洲心脏病学会急性肺血栓栓塞症诊断治疗指南解读 . 中国循环杂志 , 2014, 29 (11): 864-866.

［8］ 甲状腺疾病诊治指南——甲状腺功能减退症 . 中华内科杂志 , 2007, 46 (11): 967-971.

［9］ 何秉贤 . 体位性低血压诊治的现代概念 . 中华高血压杂志 , 2008, 16 (02): 101-102.

［10］ 林娟 , 邱艳 , 林小芬 . 高龄老年餐后低血压的临床特点及防治策略 . 临床合理用药杂志 , 2017, 10 (22): 162-164.

13

高血压

高血压（hypertension）系一种以体循环动脉压升高为主要生物标志，多种危险因素相互作用所致的、复杂的、不断进展的心血管综合征，常同时伴有脂肪、糖、尿酸等代谢紊乱，以及心、脑、肾、眼等器官损害。

2018 年中国高血压防治指南建议高血压的诊断标准是在未使用降压药物的情况下，非同日 3 次测量诊室血压，收缩压（SBP）≥ 140mmHg 和 / 或舒张压（DBP）≥ 90mmHg。SBP ≥ 140mmHg 和 DBP<90mmHg 为单纯收缩期高血压。患者既往有高血压史，目前正在使用降压药物，血压虽然低于 140/90mmHg，仍应诊断为高血压。动态血压监测（ABPM）的高血压诊断标准：平均 SBP/DBP 24h ≥ 130/80mmHg；白天 ≥ 135/85mmHg；夜间 ≥ 120/70mmHg。家庭血压监测的高血压诊断标准为 ≥ 135/85mmHg。血压水平的分类见表 13-1，当 SBP 和 DBP 分属于不同级别时，以较高的分级为准；单纯收缩期高血压也可按照收缩压水平分为此级。

将 120~139/80~89mmHg 列为正常高值是根据我国流行病学数据分析的结果。血压水平 120~139/80~89mmHg 的人群，10 年后心血管风险比血压水平 110/75mmHg 的人群增加 1 倍以上；而且血压（120~129）/（80~84）mmHg 和 130~139/85~89mmHg 的中年人群，10 年后分别有 45% 和 64% 发展成为高血压患者。

表 13-1　2018 年中国血压水平分类和定义

分类	SBP (mmHg)	DBP (mmHg)
正常血压	<120 和	<80
正常高值	120~139 和（或）	80~89
高血压	≥ 140 和（或）	≥ 90
1 级高血压（轻度）	140~159 和（或）	90~99
2 级高血压（中度）	160~179 和（或）	100~109
3 级高血压（重度）	≥ 180 和（或）	≥ 110
单纯收缩期高血压	≥ 140 和	<90

高血压可分为原发性高血压（essential hypertension）和继发性高血压（secondary hypertension，又称症状性高血压）两大类。对于迄今原因未明的高血压称为原发性高血压；病因明确、血压升高作为疾病的伴随变化者，称为继发性高血压。临床上以原发性高血压多见和常见，继发性高血压尽管比例不高，但绝对人数仍相当多，其病因亦相当多（表 13-2）。

表 13-2　高血压疾病的分类

Ⅰ.原发性高血压 Ⅱ.继发性高血压 　一、肾性 　（一）肾实质性 　　1. 肾小球肾炎 　　　（1）急性肾小球肾炎 　　　（2）急进性肾小球肾炎 　　　（3）慢性肾小球肾炎 　　2. 慢性肾盂肾炎 　　3. 肾囊性疾病 　　　（1）先天性肾囊性疾病 　　　（2）获得性肾囊性疾病 　　4. 梗阻性肾病 　　　（1）肾结核 　　　（2）肾肿瘤 　　　（3）肾结石 　　　（4）巨大肾盂积水 　　5. 糖尿病肾病 　　6. 风湿性疾病肾损害 　　　（1）系统性红斑狼疮 　　　（2）结节性多动脉炎 　　　（3）系统性硬化病（硬皮病） 　　　（4）多发性大动脉炎	7. 肾淀粉性样变 　　8. 放射性肾病 　　9. 先天性肾发育不良 　（二）肾血管性 　　1. 肾动脉疾病（肾动脉粥样硬化、肾动脉炎、肾动脉肌纤维病等） 　　2. 肾动脉受压 　二、内分泌性 　（一）皮质醇增多症（库欣综合征） 　（二）嗜铬细胞瘤和副神经节瘤 　（三）原发性醛固酮增多症 　（四）甲状腺功能亢进 　（五）巨人症和肢端肥大症 　（六）肾素分泌增生性肿瘤（肾球旁细胞癌、肾母细胞癌、肾细胞癌） 　（七）经绝期高血压 　三、心血管性 　（一）主动脉缩窄 　（二）主动脉瓣关闭不全 　（三）动脉导管未闭 　（四）围生期心肌病 　（五）高原病（高山病） 　（六）完全性房室传导阻滞

（七）体循环动静脉瘘	（三）子痫
四、阻塞性睡眠呼吸暂停综合征	（四）妊娠合并慢性高血压
五、药物性高血压	（五）慢性高血压并发子痫前期
六、妊娠性高血压	七、其他原因
（一）妊娠期高血压疾病	颅内高压症、间脑综合征、卟啉病、真性红细胞增多
（二）子痫前期	症、围术期高血压等

13.1　原发性高血压

最新中国高血压普查（2012—2015 年）结果显示，我国 18 岁及以上居民高血压患病粗率为 27.9%（标化率 23.2%），粗略估计高血压患者已超过 3 亿人，同时，我国高血压患者的知晓率、治疗率和控制率分别是 51.5%、46.1% 和 16.9%。

血压测定：血压的变化主要是通过测量外周动脉（常为肱动脉）来确定，准确的测量方法对于高血压的诊断非常重要，有助于除外"白大衣性高血压"（white coat hypertension）。年龄及机体内、外环境对血压的影响较大，建议在不同环境、不同时间多次测量。一方面，年轻人交感活性变化大，血压易波动，不宜仅凭偶测血压增高过度诊断高血压；另一方面，老年人外周动脉硬化，水银柱式袖套血压计的气囊压迫难以阻断血流，可能获得较高的间接测压读数，必要时须用肱动脉穿刺直接测压以确定血压水平。动态血压监测（ambulatory blood pressure monitoring，ABPM）由自动的血压测量仪器完成，测量次数较多，可测量夜间睡眠期间的血压，且无测量者误差，可避免白大衣效应，还可评估血压昼夜节律类型和血压变异性。此外，家庭血压监测（home blood pressure monitoring，HBPM）可排除医源性环境因素对血压的影响，也可作为鉴别"白大衣性高血压"的备选方案。

一、高血压的诊断

（一）临床表现

高血压绝大多数起病缓慢，早期多无症状；约一半患者仅在体格检查或因其他病就诊时才发现血压增高，少数患者在有靶器官损害的并发症时才发现；患者可有头痛（常呈搏动性）、头晕、心悸、耳鸣、视物模糊、失眠及手指麻木等，病程后期心、脑、肾、外周血管等受损或有并发症时，可出现相应症状，但症状的轻重与血压的高度不成正比。

（二）并发症表现

1. 心　左心室肥厚可有抬举性心尖冲动，主动脉瓣第二心音亢进带有金属音调，合并冠心病时可有心绞痛、心肌梗死和猝死，晚期可有心力衰竭。

2. 脑　可有一过性脑缺血发作（TIA）、脑血栓形成、脑栓塞、脑出血等，血压极度升高可出现高血压脑病的相应表现。

3. 肾　持久血压升高可致肾动脉进行性硬化及肾功能减退表现。

4. 血管　除心、脑、肾血管病变外，严重者可促使形成主动脉夹层分离、颈动脉及眼底血管受累表现。

（三）血压准确测量

血压测量作为诊断高血压的根本手段，包括诊室血压、动态血压监测和家庭血压监测 3 种方式。诊室血压是我国目前诊断高血压、进行血压水平分级以及观察降压疗效的常用方法。测血压前，受试者应至少坐位安静休息 5 分钟，30 分钟内禁止吸烟或饮咖啡，排空膀胱。应相隔 1~2 分钟重复测量，取 2 次读数的平均值记录。如果收缩压或舒张压的 2 次读数相差 5mmHg 以上，应再次测量，取 3 次读数的平均值记录。测量血压袖带宽窄适宜，扎的松紧适度，袖带充气至收缩压以上 20~30mmHg，收缩压是指清晰听到心搏时的压力读数，舒张压为 Koroehoff V 相（即心音消失时的压力）读数。<12 岁儿童、妊娠妇女、严重贫血、甲状腺功能亢进、主动脉瓣关闭不全及柯氏音不消失者，以柯氏音第Ⅳ时相（变音）作为舒张压读数。

建议使用经过国际标准方案认证的上臂式自动电子血压计，不推荐腕式血压计、手指血压计。对初诊高血压患者，建议每日早晨和晚上测量血压，每次至少测 2 次，取平均值；连续测量 7 天后取平均值。若双上肢血压不同且差值 <20mmHg，应取高的数值为标准。我们建议对诊室血压的诊断流程如图 13-1。

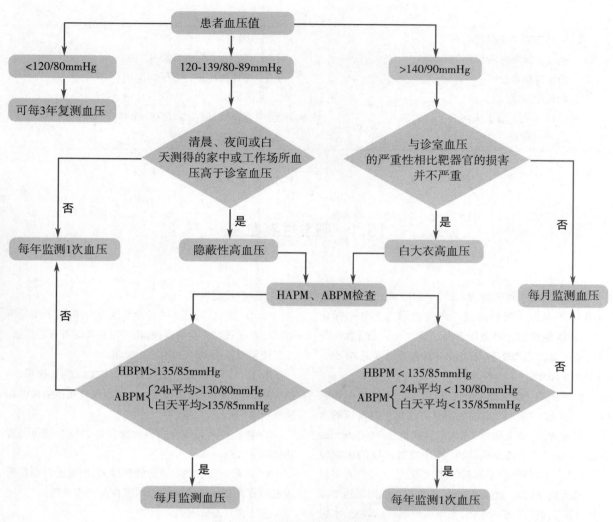

图 13-1　基于诊室血压的诊断流程

二、欧美高血压的诊断标准和分级

2018 年欧洲高血压指南依旧沿用 140/90mmHg 的定义，分级也和我国一致，更符合实际情况，便于临床操作。2017 年美国高血压指南变化较大，一方面将高血压诊断标准下调至 130/80mmHg；另一方面简化高血压的分级，将 <120/80 mmHg 定义为正常血压，120~129/<80mmHg 定义为血压升高，130~139/80~89mmHg 定义为高血压 1 期，≥ 140/90mmHg 定义为高血压 2 期。尽管欧美指南在高血压诊断标准和分级存在分歧，治疗观念的实质趋于一致。

高血压在临床上可分为缓进型（良性）和急进型（恶性）两类。

1. 缓进型高血压特点　①占高血压绝大多数。②往往有家族史。③体质常较壮实。④多见于中老年。⑤起病隐匿、病情进展缓慢。⑥病程长达 10 多年至数十年。

2. 急进型高血压特点　①占高血压 1%~5%。②多见于年轻人，发病经常在 40 岁以下。③周围血管阻力和

舒张压均明显增高，舒张压多持续在 120~130mmHg 以上。④常有视网膜出血、渗出物及视盘水肿。⑤病情发展迅速，易合并心脑肾损害而出现心力衰竭、肾功能不全、高血压脑病、主动脉夹层分离等并发症，若不积极治疗，多在半年到 1 年死亡（1 年生存率仅为 10%~20%）。⑥少数危重患者可有弥散性血管内凝血（DIC）及微血管性溶血性贫血征，面色苍白等。

急进型高血压的诊断要点：

（1）多数患者有原发性或继发性高血压病史。

（2）血压显著及持续升高，舒张压持续 ≥ 130mmHg。

（3）眼底有视网膜渗出，新鲜出血，伴或不伴视盘水肿。

（4）常有急剧肾功能损害、蛋白尿、血尿、管型尿及尿毒症，或有左心衰竭，或卒中。

高血压危象（hypertension crisis）：高血压在疾病发展过程中，或某些诱因作用下，使血压突然升高（通常收缩压 >180mmHg 和 / 或舒张压 >120mmHg），病情急剧恶化，可发生高血压危象，属于特殊类型的分级。它的诊断

首先需要排除急性疾病的伴随状态，比如急性疼痛可伴有一过性的血压升高，疼痛缓解后血压可自动回复正常，并不需要特殊干预血压。国内外学者均认为高血压危象分为高血压急症（hypertension emergency）和高血压亚急症（hypertension urgency）。两者区别主要在于有无新近发生的急性进行性的靶器官损害。

典型的高血压急症包括高血压脑病、高血压伴颅内出血（脑出血和蛛网膜下腔出血）或脑梗死、心力衰竭、急性冠脉综合征、主动脉夹层、嗜铬细胞瘤危象、子痫前期或子痫等。高血压亚急症是指血压显著升高但不伴急性靶器官损害。患者可以有血压明显升高造成的症状，多数患者服药依从性不好或治疗不足。另外，服用安非他明或可卡因等拟交感类的药物后也可引起严重血压升高，甚至可伴有靶器官损害的表现而诊断为高血压急症，临床上需重视询问病史，及时识别可祛除的病因。对于可疑高血压急症患者，应进行详尽评估，但是不要因对患者整体评价过程而延迟治疗。评估内容应包括病史询问、体格检查、实验室检查（常规检查及进一步评估）等，详细的高血压急症的诊断流程见图 13-2。

病史询问：患者有无高血压病史、药物治疗情况及血压控制程度；有无使血压急剧升高的诱因，明确有无特殊用药史，如拟交感神经药物或违禁药品（如可卡因）等；通过特异性的症状评估判定有无潜在的重要靶器官损伤。血压异常升高常见诱因包括：停用降压药物、急性感染、急性尿潴留、急性或慢性疼痛、服用拟交感毒性药品（可卡因、麦角酸二乙酰胺、安非他命）、惊恐发作、服用限制降压治疗效果的药物（非甾体类抗炎药、胃黏膜保护药）等。

体格检查：除了测量血压以确定血压准确性外，应仔细检查心血管系统、眼底和神经系统，关键在于了解靶器官损害程度，同时评估有无继发性高血压的可能。特别是对于症状不典型但血压明显增高的急诊就诊患者，进行系统、详实的体格检查，有助于尽早明确高血压急症的诊断。

1. 应测量患者平卧及站立两种姿势下的血压，以评估有无容量不足；

2. 测量双侧上臂血压，双上臂血压明显不同应警惕主动脉夹层可能；

3. 眼底镜检查对于鉴别高血压急症及高血压亚急症具有重要作用，如果有新发的出血、渗出、视神经盘水肿情况存在则提示高血压急症。

4. 心血管方面的检查应侧重于有无心力衰竭的存在，如颈静脉怒张、双肺湿啰音、病理性第二心音或奔马律等。

5. 神经系统检查应该注意评估意识状态、脑膜刺激征、视野改变及病理征等。

实验室检查：血常规、尿常规、血液生化（肝肾功能、电解质）和心电图应列为常规检查，依病情选择心肌损伤标志物、心肌酶学、血利钠肽（BNP 或 NTpro-BNP）、血气分析、胸部 X 线、胸部 CT、磁共振（MRI）和超声心动图、头部 CT、MRI、肾上腺 CT 或 MRI、血及尿儿茶酚胺等检查。

需要特别指出：①在临床上，若患者 SBP ≥ 220mmHg 和／或 DBP ≥ 140mmHg，则无论有无症状，亦应视为高血压急症。②所有高血压危象者，都需审查患者的用药情况，避免使用抗血小板药或抗凝药物。③对于妊娠期妇女或某些急性肾小球肾炎患者，特别是儿童，高血压急症的血压升高可能并不显著，但对脏器损害更为严重。④某些患者既往血压显著增高，已造成相应靶器官损害，未进行系统降压治疗，或者降压治疗不充分，而在就诊时血压未达到 SBP>180mmHg 和／或 DBP>120mmHg，但检查明确提示已经并发急性肺水肿、主动脉夹层、心肌梗死或急性脑卒中者，即使血压仅为中度升高，也应视为高血压急症。诊断流程见图 13-2。

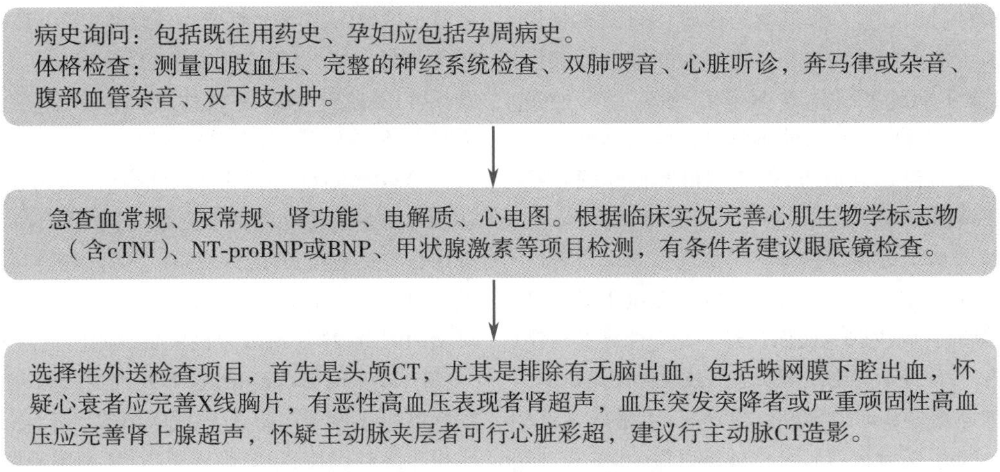

病史询问：包括既往用药史、孕妇应包括孕周病史。
体格检查：测量四肢血压、完整的神经系统检查、双肺啰音、心脏听诊，奔马律或杂音、腹部血管杂音、双下肢水肿。

↓

急查血常规、尿常规、肾功能、电解质、心电图。根据临床实况完善心肌生物学标志物（含 cTNI）、NT-proBNP 或 BNP、甲状腺激素等项目检测，有条件者建议眼底镜检查。

↓

选择性外送检查项目，首先是头颅 CT，尤其是排除有无脑出血，包括蛛网膜下腔出血，怀疑心衰者应完善 X 线胸片，有恶性高血压表现者肾超声，血压突发突降者或严重顽固性高血压应完善肾上腺超声，怀疑主动脉夹层者可行心脏彩超，建议行主动脉 CT 造影。

图 13-2　高血压急症的诊断流程

13.2　继发性高血压

继发性高血压曾称为症状性高血压，是特定疾病在发生及发展过程中产生的症状之一，原发病治愈后血压一般可恢复正常。继发性高血压除了高血压本身造成的危害以外，与之伴随的电解质紊乱、内分泌失衡、低氧血症等还可导致独立于血压之外的心血管损害，其危害程度较原发性高血压更大，早期识别、早期治疗尤为重要。既往认为继发性高血压占高血压总患病率的5%~10%，但随着诊断技术的发展，这一比例在近年有所上升。2018中国高血压指南推荐，新诊断高血压患者应该进行常见继发性高血压筛查。难治性高血压应该考虑到继发性高血压的可能性，必要时建议到高血压专科或相应的内分泌、肾病等专科就诊。

一、继发性高血压诊断思路

1. **详尽的病史询问**　如有下列情况时须考虑继发性高血压：①有水肿及/或尿成分改变（蛋白尿、血尿、管型尿等）病史者，提示肾小球肾炎性高血压。②有泌尿系统感染者或脓尿、白细胞尿，其高血压可能为肾盂肾炎性。③有多年反复血尿史者，考虑先天性多囊肾性高血压，有时也可由肾结石、肾结核引起。④无血尿的肾绞痛之后出现的高血压，须考虑肾破裂出血的可能性。⑤高血压伴周期性麻痹或瘫痪者，见于原发性醛固酮增多症。⑥阵发性高血压而伴有多汗者，应考虑嗜铬细胞瘤的可能性。⑦孕妇妊娠20周后发生高血压，且伴高度水肿、高体重、高蛋白尿，常为妊娠期高血压疾病（统称妊高征）。⑧口服避孕药或雌（孕）激素且伴有高血压需考虑药物性高血压。⑨高血压伴急性腹痛者，需注意腹主动脉夹层分离、嗜铬细胞瘤、结节性多动脉炎、过敏性紫癜、急性血卟啉病、肾结石、慢性铅中毒等。⑩重度打鼾伴高血压，须注意阻塞性睡眠呼吸暂停综合征（OSAS）。

2. **完整而系统的体格检查**　①急进型高血压者虽无明显贫血，但往往呈苍白面容；缓进型高血压者常呈壮实体型，颜面常因皮肤充血而发红。②女性高血压伴有颜面潮热者，常提示为绝经期高血压或更年期高血压。③真性红细胞增多症时颜面潮红更明显，可呈砖红色。④库欣（Cushing）综合征有特征性的满月脸、水牛背、向心性肥胖、皮肤紫纹等。⑤肢端肥大、典型面貌（头围增大、唇肥厚、鼻增宽、舌大、眉弓和颧骨过长等）的高血压者为肢端肥大症。⑥腹部闻及动脉粗糙杂音高血压者，提示肾血管性高血压或腹部主动脉缩窄。⑦高血压伴周围血管搏动征者，常见于主动脉瓣关闭不全与高动力性综合征（如甲状腺功能亢进等）。⑧伴足背动脉搏动减弱或消失者，常为主动脉缩窄。

3. **实验室检查**　①高血压伴有脓尿、肾功能损害，高血压可能与泌尿系感染、肾盂肾炎有关。②高血压伴有低血钾、血及尿醛固酮增多，需考虑原发性醛固酮增多症。③高血压伴尿糖及血压增高，可见于嗜铬细胞瘤、库欣综合征、糖尿病肾病等。④高血压伴肝、肾及多器官功能损害，需考虑风湿性疾病。⑤X线片、超声、放射性核素、CT、MRI、血管造影术可提示或诊断肾血管肾实质性、内分泌性等继发性高血压。

若临床高度怀疑继发性高血压，根据不同的临床情况选择筛查试验，阳性者进一步通过确诊试验来明确病因（图13-3）。

二、继发性高血压分类

根据引起继发性高血压的主要疾病和病因，将继发性高血压分为以下几类。

（一）肾原性高血压

1. **肾实质性高血压**　肾实质性高血压是最常见的继发性高血压，肾病终末期阶段80%~90%以上有高血压。常见病因包括原发性肾小球肾炎（IgA肾病、局灶节段性肾小球硬化、膜增生性肾小球肾炎）、肾小管-间质疾病（慢性肾盂肾炎、梗阻性肾病等）、肾囊性疾病、代谢性疾病肾损害（糖尿病肾病）、系统性或结缔组织疾病肾损害（狼疮肾炎、硬皮病等）、肾淀粉样变等。

诊断要点：①肾实质性疾病病史；蛋白尿、血尿及肾功能异常多发生在高血压之前或同时出现。②体格检查往往有贫血貌、肾区肿块等。③常用的实验室检查包括血、尿常规；血电解质（钠、钾、氯）、肌酐、尿酸、血糖、血脂的测定；24小时尿蛋白定量或尿白蛋白/肌酐比值（ACR）、12小时尿沉渣检查，如发现蛋白尿、血尿及尿白细胞增加，则需进一步行中段尿细菌培养、尿蛋白电泳、尿相差显微镜检查，明确尿蛋白、红细胞来源及排除感染；肾B超：了解肾大小、形态及有无肿瘤；如发现肾体

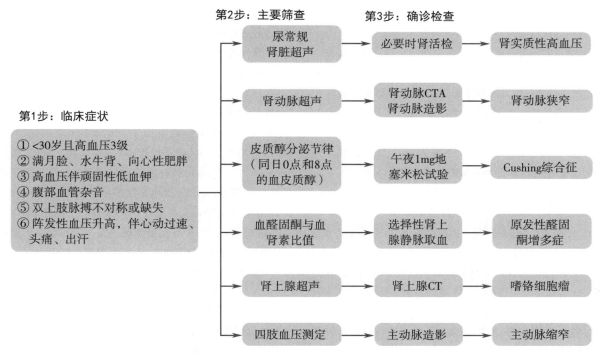

图 13-3 继发性高血压诊断思路

积及形态异常,或发现肿物,则需进一步做肾 CT/MRI 以确诊并查病因;必要时应行肾穿刺及病理学检查,这是诊断肾实质性疾病的"金标准"。肾实质性高血压与原发性高血压鉴别见表 13-3。

(1)肾小球肾炎

1)急性肾小球肾炎:①链球菌感染病史及证据,血清链球菌溶血素 O 抗体阳性。②链球菌感染 1~3 周内出现三大症状:尿改变(血尿、蛋白尿、少尿、管型尿)、水肿和高血压,是诊断本病的重要依据。其中高血压为混合型(收缩压和舒张压均增高),80% 是一过性的轻、中度高血压,少数可出现严重高血压,甚至高血压脑病。③肾功能改变:少数患者可有少尿及一过性轻度氮质血症。④血清 C3 及总补体下降,8 周内逐渐恢复正常。

2)急进性肾小球肾炎:①急性肾炎综合征(急性起病,出现严重尿少、水肿、高血压、蛋白尿、血尿)伴肾功能急剧恶化,无论是否达到少尿性急性肾衰竭,应疑及本病。②肾活检:新月体肾小球肾炎。

3)慢性肾小球肾炎:①多发生于青中年男性;②多数起病缓慢、隐袭,病史长达 1 年以上,肾功能逐步减退,后期出现贫血、电解质紊乱,血尿素氮、血肌酐升高;③临床表现多样性,但仍有三大基本临床表现:尿液异常(蛋白质、血尿、管型尿)、水肿和高血压,血压可轻度增高,也可持续中度程度以上升高(特别是舒张压)。

(2)慢性肾盂肾炎:少部分慢性肾盂肾炎患者可发生高血压。本病诊断:肾盂肾炎病程超过半年,同时伴有下列情况之一者。①在静脉肾盂造影片上可见肾盂及肾盏

表 13-3　肾实质性高血压与原发性高血压鉴别诊断

项目	肾实质性高血压	原发性高血压
年龄	儿童 / 青少年	中老年
病史	多有肾实质病病史	无
贫血	明显贫血貌	无
水肿	面 / 眼睑水肿	无
蛋白尿	大量蛋白尿	无 / 轻微蛋白尿
尿镜检	红细胞 / 红细胞管型,脓尿	无 / 少许红细胞
血浆蛋白	低蛋白血症	基本正常
眼底改变	轻 / 无	明显高血压眼底

变形、缩窄。②肾外形凹凸不平,且两肾大小不等。③肾小管功能有持续性损害。

常见有下列 5 型。

1)复发型:常多次急性发作,发病时可有全身感染症状、尿路局部表现及尿液变化等,类似急性肾盂肾炎。

2)低热型:以长期低热为主要表现,可伴乏力、腰酸、食欲减退、体重减轻等。

3)血尿型:可以血尿为主要表现,呈镜下或肉眼血尿,发病时伴腰痛、腰酸和尿路刺激症状。

4)隐匿型:无任何全身或局部症状,仅有尿液变化,尿菌培养可阳性,又称无症状性菌尿。

5)高血压型:在病程中出现高血压,偶可发展为急进性高血压,常伴贫血,但无明显蛋白尿和水肿等。

(3)肾囊性疾病:多囊肾目前病因分类为两类。①遗传性:包括常染色体隐/显性遗传多囊性肾病,伴有多种畸形疾病的肾囊肿、青年肾髓质囊性疾病等。②非遗传性:包括多囊性肾(发育异常)、多房或单纯性囊肿性肾病、髓质海绵肾、获得性肾囊性疾病、肾盂囊肿等。

1)先天性肾囊性疾病(多囊肾)

常染色体显性遗传多囊性肾病诊断依据:①绝大多数 30 岁后方出现症状,有人称为成人型多囊肾,最常见。②临床“三联症”:血尿、高血压(占 50%~70%,多为中重度)、腹部包块。③其他并发症:腹胀、腹痛、肾结石(占 20%),肾绞痛、尿路感染、肾功能不全,部分患者合并肝、脾、胰等器官囊肿。④影像学:B 超和 CT 诊断最为准确。

常染色体隐性遗传多囊性肾病旧称婴儿型:较少见,多靠 B 超显像及/或 CT 确诊。

肾髓质囊性疾病罕见遗传病:诊断靠家族病史及各种影像学检查。

先天性肾病综合征:又称婴儿型微囊性肾病,为罕见小儿先天性肾病。

2)获得性肾囊性疾病

单纯性肾囊肿:单纯性肾囊肿可能为肾小管憩室发展而致。可单或双侧肾出现,多无症状和体征,可能因做健康体检发现,也有少数合并囊内感染,体格检查腹部可扪及包块。影像学、CT、静脉肾盂造影可诊断。

髓质海绵肾:髓质海绵肾囊肿呈不规则球形或卵圆形,使肾酷似一团多孔的海绵故得名。诊断要点:①出生时已存在,但无症状,仅体检发现。②多在 30 岁后发现症状,或偶然得以诊断。③临床可合并结石、囊性感染、血尿、肾功能不全等。④B 超显像、CT 有助于检查确诊。

获得性肾囊性疾病多为持续性血液透析所致。

(4)梗阻性肾病:梗阻性肾病的病因可分为以下几种。①先天性泌尿系统畸形。②炎症:如输尿管结核、淋病性尿道炎所致尿道狭窄。③结石:肾输尿管、膀胱、前列腺及尿道等结石。④肿瘤:原发性泌尿系统肿瘤,子宫或盆腔恶性肿瘤浸润或转移、压迫输尿管。⑤其他:包括神经源性或医源性。梗阻性肾病晚期可发生高血压。临床常见的梗阻性肾病有以下几种。

1)肾结核:①多见于青壮年,20~40 岁,男性稍多于女性。②有肺或其他肾外结核临床表现或病史。③泌尿系统症状:膀胱刺激症状占 75%、血尿 63%,肾绞痛或排尿失禁等。④实验室检查:尿常规呈酸性反应、蛋白尿(±)~(+),白、红细胞;24 小时尿沉渣找抗酸杆菌阳性率 70%。抗结核前晨尿培养结核菌,阳性率 80%~90%;结核的尿聚合酶链式反应(PCR-TB-DNA),阳性率高。X线、超声、CT 检查均有重要诊断意义。⑤肾结核后期可出现肾功能不全,伴高血压,个别为重度高血压。

2)肾肿瘤:肾肿瘤发生率较低,仅占全身肿瘤的 4% 左右,但近年有明显上升趋势,且 90% 的肾肿瘤是恶性。目前肾肿瘤分为①良性,包括肾腺瘤、错构瘤、嗜铬细胞瘤、血管肌肉脂肪瘤。②恶性,肾细胞瘤、肾母细胞瘤、肾盂瘤等。③继发性恶性肿瘤等。

诊断要点:①部分患者有血尿、腰或腹痛、肿块的“三联症”。②肾外症状,如发热、消瘦、血液或其他内分泌功能改变。③高血压,占 25% 左右。④实验室检查、尿细胞学、X 线、B 超、CT、逆行尿路造影有助于诊断。

3)肾结石:①病史及家族史,患者及家族成员中有无肾绞痛、发热、排石史等。②临床症状,肾绞痛、血尿、急性梗阻性少尿/无尿、慢性肾衰竭。③体征,相应患侧肾区叩痛、触痛及尿毒症相应体征。④实验室检查,血尿、脓尿,腹部平片、静脉肾盂造影、核素肾图/扫描、超声扫描、逆行肾盂造影、CT、磁共振均有诊断意义。有时可引起高血压,但较少见。

4)巨大肾盂积水:肾盂积水和肾积水系指肾盂腔内积尿而扩张,巨大肾盂积水常于患侧腰部可触及光滑的囊样肿块,由于尿从肾排出受到障碍,引起肾内压力增高,肾盂扩张,肾实质受压而萎缩,形成肾积水。急性单侧巨大肾盂积水梗阻可引起高血压,可能与血浆肾素增高有关。慢性单侧梗阻发生高血压比例不多,占 5%~6%,其高血压可能和肾素活性无关,有学者认为可能由于巨大肾积水牵引肾蒂血管,使其扭转造成肾缺血,于晚期致高血压,但少见。双侧巨大肾盂积水引起高血压,通常系体内水钠潴留引起体液容量扩张所致。

(5)糖尿病肾病:是常见的继发性肾小球病之一,也称糖尿病微血管病变之一。糖尿病肾病发生发展分为 5 期。①Ⅰ期:糖尿病初期,以肾小球滤过率增高和肾体积增大为特征。②Ⅱ期:肾小球毛细血管基底膜增厚和系膜基质增加。③Ⅲ期:早期肾病,微量白蛋白尿,尿白蛋白排泄率(UAER)在 20~200μg/min(正常人 <10μg/min)。

④Ⅳ期：临床肾病，UAER>200μg/min，这一期的特点是大量白蛋白尿，水肿和高血压，肾功能逐渐减退。⑤Ⅴ期：尿毒症，肾滤过功能进行性下降，导致肾衰竭。Ⅰ、Ⅱ期患者 GFR 增高，UAER 正常，故此两期不能称为糖尿病肾病。Ⅳ及Ⅴ期临床出现明显高血压。

(6)风湿性疾病肾损害

1)狼疮肾炎(LN)：狼疮肾炎是指系统性红斑狼疮(SLE)合并双肾不同病理类型的免疫性损害，同时伴有明显肾损害临床表现的一种疾病。SLE 致肾损害有临床症状占 70%~75%，而肾活检有肾病理学改变占 90% 以上，临床表现除 SLE 全身表现外，有①尿成分改变，蛋白尿、血尿、管型尿。②肾性高血压，多出现在肾病综合征或慢性肾衰竭期。③肾功能不全等。

2)结节性多动脉炎：结节性多动脉炎(PAN)是一种累及中、小动脉的坏死性血管炎。PAN 肾受累最多见。以肾血管损害为主，急性肾衰竭多为肾多发梗死的结果，可致肾性恶性高血压，收缩压可高达 ≥ 190mmHg，但波动较大。疾病的急性阶段可有少尿和尿闭，也可于数月或数年后发生。肾血管造影常显示多发性小动脉瘤及梗死。由于输尿管周围血管炎和继发性纤维化，可出现单侧或双侧输尿管狭窄。

3)系统性硬化病：系统性硬化病是进行性系统硬化，旧称硬化病。系统性硬化病的肾病变以叶间动脉、弓形动脉及小动脉为最显著，其中最主要的是小叶间动脉。血管内膜有成纤维细胞增殖、黏液样变、酸性黏多糖沉积及水肿，血管平滑肌细胞发生透明变性。血管外膜及周围间质均有纤维化，肾小球基底膜不规则增厚及劈裂。临床表现不一，部分患者有多年皮肤及其他内脏受累而无肾损害的临床现象；有些在病程中出现肾危象，即突然发生严重高血压、急进性肾衰竭。实验室检查发现肌酐正常或增高、蛋白尿及/或镜下血尿，可有微血管溶血性贫血和血小板减少。

4)多发性大动脉炎：多发性大动脉炎系指主动脉任何部位及其分支的慢性非特异性炎症引起不同部位的狭窄或闭塞。临床上根据临床表现分为 5 型：①脑缺血型。②高血压型。③肢体缺血型。④动脉瘤型。⑤心肺血管和内脏血管受累型。其中高血压型主要为肾血管性高血压，以舒张压升高为著，且伴下肢收缩压较上肢高 20~40mmHg，80% 患者腹部或肾区可闻及血管性杂音(收缩期或收缩期及舒张期血管性杂音)。如若有以下情况需考虑本病：①年轻女性，血压时高时低；②双侧上下肢血压收缩压差 >20mmHg；③无脉症，有特异性眼底改变(约占 14%)；④近期发生高血压或顽固性高血压，上腹有 2 级以上高调血管性杂音；⑤原因不明的低热，伴有血管性杂音、四肢脉搏异常改变者；⑥超声、MRI、CT 发现血管壁厚度变化。

(7)肾淀粉样变：肾淀粉样变往往是全身性淀粉样病变的部分表现，可发生高血压，但很少有重症高血压。遇有下列情况时，应考虑肾淀粉样变的可能：① 40 岁以上，新近发生蛋白尿或肾病综合征，尤其是同时出现其他器官受累时。②慢性感染性疾病或类风湿关节炎的患者发生蛋白尿或肾病综合征。③多发骨髓瘤或其他恶性肿瘤患者发生大量蛋白尿。肾组织学检查是诊断淀粉样变性最可靠的手段之一。

(8)放射性肾病：放射性肾病系由于接受或进行放射线过量照射所致，临床上表现为急性、缓慢性、慢性肾病型三种。急性型患者在接受较大剂量放射线后 0.5~1 年内出现急进型高血压。缓慢性患者接受较大放射线后数年，逐渐出现中等度血压升高，且伴轻度蛋白尿，也可由良性高血压基础上突然发展为急进型高血压。慢性肾病型临床表现通常与慢性肾小球肾炎相似。

(9)先天性肾发育不良：先天性肾发育不良可为遗传或家族性，临床较少见。可为单侧，也有双侧性，症状出现较早，有血尿、高血压及肾功能受损，高血压以轻、中度为多，可行超声波或腹部 CT 等检查，得以诊断。

2. 肾血管性高血压 肾动脉狭窄是引起高血压和/或肾功能不全的重要原因之一，患病率占全部高血压人群的 1%~3%。肾动脉狭窄的主要特征是肾动脉主干或分支狭窄，倒置患肾缺血，肾素 - 血管紧张素系统活性明显增高，引起高血压及患肾功能减退。动脉粥样硬化是引起我国肾动脉狭窄的最常见病因，其次为大动脉炎、纤维肌性发育不良等。

肾血管性高血压有如下临床特点：①多见于青壮年(<30 岁)，女性为多，肾动脉粥样硬化则多见于 45~55 岁以上，男性多于女性。②发病突然、病程短(<2 年)。③较少见高血压家族史。④血压特点为高血压发展迅速，难以控制，以舒张压增高为主(>110mmHg)或原发性高血压近期急剧恶化，或发生高血压危象。⑤既往有肾周围组织外伤或手术史，体格检查腰背或胁腹部疼痛。⑥眼视网膜病变，视力常迅速减退，常发生视盘水肿、渗出、出血。⑦肾功能损害，高血压的出现不能解释肾功能损害及严重蛋白尿，而用 ACEI 治疗可使氮质血症改善。⑧高血压伴低钾血症(25%)，由继发性醛固酮增多所致。⑨体格检查腹部或胁脊角可听到高音调收缩期或连续性血管杂音(50%)。

肾动脉狭窄诊断目的：明确病因、明确病变部位及程度、血流动力学意义、血管重建是否可以获益。肾动脉造影是目前诊断肾血管性高血压最可靠的方法，能确定病变部位、范围、程度，确定手术方法，估计介入或手术治疗效果。

（二）内分泌障碍疾病

可以发生高血压的内分泌障碍疾病很多（见表13-2），兹重点介绍如下：

1. 皮质醇增多症（库欣综合征）　库欣综合征（Cushing syndrome）其主要病因分为ACTH依赖性或非依赖性库欣综合征两大类。前者包括垂体ACTH瘤或ACTH细胞增生（即库欣病）、分泌ACTH的垂体外肿瘤（即异位ACTH综合征）；后者包括自主分泌皮质醇的肾上腺腺瘤、腺癌或大结节样增生。

本病（综合征）并不少见，成人多见于儿童，好发于青壮年（20~40岁），女∶男为2∶1，高血压是其常见的症状。临床诊断要点：①起病缓慢，常伴高血压（75%~85%以上）。②特征性体征，向心性肥胖、满月脸、皮肤紫纹、毛发增多、部分水肿、痤疮等。③女性月经失调、男性阳痿。④其他，骨质疏松、骨折、易感染、乏力、激动等。⑤实验室检查，24小时尿17羟及17酮皮质类固醇增高；地塞米松抑制试验及肾上腺皮质激素兴奋试验阳性；颅内蝶鞍X线检查、超声、CT、MRI、肾上腺CT扫描及放射性碘化胆固醇肾上腺扫描等可助于定性或定位诊断。

库欣综合征的内分泌学诊断：

（1）疑诊CS的筛查试验

1）24小时尿游离皮质醇（UFC），超过正常上限诊断为阳性，至少测定2次，诊断的敏感性可达到91%~96%。饮水过多、任何增加皮质醇分泌的生理或病理应激状态都会使UFC升高出现假阳性结果，中重度肾功能不全患者可出现UFC明显降低导致假阴性结果。

2）午夜血清/唾液皮质醇：人体皮质醇分泌呈现明显的昼夜节律，血皮质醇水平在午夜达最低值。CS患者血清午夜血皮质醇低谷会消失，诊断CS的午夜血清皮质醇值 ≥ 50nmol/L（1.8μg/dl），敏感性达100%，但特异性仅20%。唾液中皮质醇呈游离状态，其浓度与血中游离质醇浓度平行，测定午夜唾液皮质醇用于诊断CS的敏感性为92%~100%，特异性为93%~100%。

3）1mg过夜地塞米松抑制试验：午夜23∶00~24∶00口服地塞米松1mg，次日晨8∶00采集服药后血皮质醇标本，血清皮质醇值 ≥ 50nmol/L（1.8μg/dl）为不被抑制，诊断CS的敏感性达95%，特异性达80%。

4）小剂量地塞米松抑制试验：检查前留24小时UFC、清晨血皮质醇作为对照，之后开始口服地塞米松0.5mg，每6小时服用1次，连续2天，在服药的第2天再留24小时UFC，测定清晨血皮质醇水平，若UFC未能下降到正常值下限以下或服药后血皮质醇 ≥ 50nmol/L（1.8μg/dl），为经典小剂量DST不被抑制。两者的敏感性和特异性相差不大，均可达到敏感性 >95%。

如2项以上检查异常，则高度怀疑CS，需要进行下一步定位检查。

（2）CS的定位实验室检查

1）血ACTH测定：清晨8∶00采血，如血ACTH <2.2pmol/L（10pg/ml），则考虑ACTH非依赖性CS，如ACTH>4.4pmol/L（20pg/ml），则考虑为ACTH依赖性CS。

2）大剂量地塞米松抑制试验：检查前留24小时UFC或血皮质醇作为对照，之后口服地塞米松2.0mg，每6小时服用1次，连续2天，在服药的第2天再留24小时UFC、测定清晨血皮质醇水平，若24小时UFC或血皮质醇下降到对照值的50%以下为被抑制，支持库欣病的诊断。

影像学检查：鞍区MRI、双侧岩下窦静脉取血＋去氨加压素兴奋试验、^{18}F-FDG PET-CT、生长抑素受体显像。

2. 嗜铬细胞瘤和副神经节瘤（PPGL）　嗜铬细胞瘤和副神经节瘤是一种起源于肾上腺嗜铬细胞或肾上腺以外交感神经链过度分泌儿茶酚胺，引起持续性或阵发性高血压和多个器官功能及代谢紊乱的肿瘤。嗜铬细胞瘤可起源于肾上腺髓质、交感神经节或其他部位的嗜铬组织。各年龄段均可发病，发病高峰为30~50岁，男女发病率基本相同。嗜铬细胞瘤90%以上为良性肿瘤，80%~90%嗜铬细胞瘤发生于肾上腺髓质嗜铬细胞，其中90%左右为单侧单个病变。起源肾上腺以外的嗜铬细胞瘤约占10%，当在非嗜铬组织中存在转移病灶时则定义为恶性，恶性嗜铬细胞瘤占10%~17%，可造成淋巴结、肝、骨、肺等转移。嗜铬细胞瘤间断或持续的释放儿茶酚胺激素作用于肾上腺素能受体后，可表现为阵发性、持续性高血压或在持续性高血压的基础上阵发性加重，约70%的患者合并直立性低血压，伴典型的嗜铬细胞瘤三联症，即阵发性头痛、多汗、心悸，同样可造成严重的心、脑、肾血管损害；肿瘤释放的大量儿茶酚胺入血可导致剧烈的临床症候如高血压危象、低血压休克及严重心律失常等称为嗜铬细胞瘤危象。但如果能早期、正确诊断并行手术切除肿瘤，它又是临床可治愈的一种继发性高血压。典型临床症状发作有高血压及代谢紊乱，为诊断本病提供重要线索。

如有下列情况之一者应考虑嗜铬细胞瘤的可能性：

（1）高血压为阵发性、持续性或持续性高血压伴阵发性加重；压迫腹部、活动、情绪变化或排尿、排便可诱发高血压发作；一般降压药治疗常无效。

（2）高血压发作时伴头痛、心悸、多汗三联症表现。

（3）高血压患者同时有直立性低血压。

（4）高血压患者伴糖、脂代谢异常，腹部肿物。

（5）高血压伴有心血管、消化、泌尿、呼吸、神经系统等相关体征。

（6）使用多巴胺（DA）D2 受体阻滞药、拟交感神经类、阿片类、肾上腺素或 5- 羟色胺再摄取抑制药、单胺氧化酶抑制药等药物可诱发相关症状发作的患者。

对于有上述高血压特点和代谢紊乱患者，应进行 PPGL 的相关检查进行诊断。

（1）推荐诊断 PPGL 的首选生化检验：测定血游离甲氧基儿茶酚胺或尿甲氧基儿茶酚胺浓度，敏感性高，假阳性率也较高，建议以甲氧基去甲肾上腺素或甲氧基肾上腺素单项升高 3 倍以上或两者均升高做判断标准，以降低一定的假阳性率，对轻度升高的患者应排除影响因素后重复测定。

（2）儿茶酚胺水平测定：PPGL 患者在持续性高血压或阵发性高血压发作时，其血浆或尿儿茶酚胺水平较正常参考值上限增高 2 倍以上才有诊断意义。

（3）尿香草扁桃酸（VMA）水平测定：尿 VMA 水平对诊断 PPGL 的敏感性为 46%~77%，特异性为 86%~99%。

（4）立其丁阻滞试验：适用于疑诊嗜铬细胞瘤而血压持续升高者（血压持续 ≥ 170/110mmHg），阳性结果为血压较基础血压下降 ≥ 35/25mmHg。

（5）影像学检查：首选 CT 作为肿瘤的定位诊断，也可选用 MRI、间碘苄胍（MIBG）、生长抑素受体显像、^{18}F-FDG-PET-CT。

（6）基因检测：目前确定的与嗜铬细胞瘤相关的基因有 *SDHB*、*RET*、*VHL* 等。

在临床上，尚需做特殊类型的嗜铬细胞瘤的诊断。

（1）无症状的嗜铬细胞瘤：由于释放儿茶酚胺量很少而症状轻微或缺如，或癌 / 瘤体缺少儿茶酚胺代谢的酶系统使 MN、NMN、VMA 等减少。

（2）症状特殊表现的嗜铬细胞瘤：①以心脏、脑、外周血管病的症状为表现。②以严重代谢紊乱为突出表现：糖尿病、甲亢、高钙血症等。③以消化道症状为突出表现：结肠炎、巨结肠、顽固便秘、胆石症等。④异位激素综合征，多见于恶性神经内分泌肿瘤；如分泌血管活性肠肽血清素、前列腺素则致腹泻、低血钾；分泌降钙素致血钙增高；分泌神经肽、胺类致潮热、腹泻；分泌 ACTH 致皮质醇增多；分泌甲状旁腺激素致高血钙；分泌促红素引起红细胞增多症。

（3）恶性嗜铬细胞瘤：侵犯肾上腺外为多（系侵犯肾上腺内 3~15 倍），膀胱嗜铬细胞瘤以恶性为多。

（4）儿童嗜铬细胞瘤：多为常染色体显性遗传性疾病，男孩多见，肿瘤常为多发性，肿瘤多在肾上腺内，少数可在肾上腺外。

（5）家族性嗜铬细胞瘤及 / 或增生常染色体显性遗传疾病：男、女皆可得病，好发于儿童，表现多种多样，同一家族患者表现较恒定。

（6）妊娠期嗜铬细胞瘤：原有隐匿性嗜铬细胞瘤，妊娠时发作，再妊娠再发作；有的妊娠使病情缓解，此情况罕见，原因不明；妊娠后期胎儿发生神经母细胞瘤。

临床尚需注意肾上腺髓质增生。其临床表现、实验室检查与嗜铬细胞瘤颇相似，有人把两者统称为"儿茶酚胺增多症"，有时 B 超、CT、MRI 等较难鉴别，需行组织学病理检查方能区别。肾上腺髓质增生分两型：单纯型和多发性内分泌腺瘤 Ⅱ 型，单纯型双侧增生占 70%~80%，有高血压及其表现；多发性内分泌腺瘤 Ⅱ 型双侧增生占 40%，1/3~1/2 有高血压症状及体征。

3. **原发性醛固酮增多症**　原发性醛固酮增多症是由于肾上腺自主分泌过多醛固酮，而导致水钠潴留、高血压、低血钾和血浆肾素活性受抑制的临床综合征，常见原因是肾上腺腺瘤、单侧或双侧肾上腺增生，少见原因为分泌醛固酮的肾上腺皮质癌和家族性醛固酮增多症，包括糖皮质激素可抑制性醛固酮增多症。以往将低血钾作为诊断的必备条件，认为原发性醛固酮增多症在高血压中的患病率 <1%，但近年的报道显示：原发性醛固酮增多症在高血压中占 5%~15%，在难治性高血压中接近 20%，仅 9%~37% 患者有低血钾。建议对持续性血压 >150/100mmHg、难治性高血压，高血压合并自发性或利尿药所致的低钾血症，高血压合并肾上腺意外瘤，早发性高血压家族史或早发脑血管意外家族史的高血压患者，原发性醛固酮增多症患者中存在高血压的一级亲属及高血压合并阻塞性呼吸睡眠暂停的患者进行原发性醛固酮增多症的筛查。

（1）筛查试验：血浆醛固酮 / 肾素比（ARR）是国际上公认的初筛指标。筛查前应尽量将血钾纠正至正常范围，停用醛固酮受体拮抗药、ACEI 等结果影响较大的药物。清晨起床后保持非卧位状态 2 小时后采血，但目前因各实验室检测方法不同，ARR 值的诊断切点尚不统一，建议各实验室建立自己的切点。

（2）确诊试验：对于初筛试验阳性的患者，需要进一步行确诊试验明确诊断。确诊试验包括口服盐负荷试验、盐水输注试验、卡托普利试验以及氟氢可的松试验。选择其中一到两项进行检测。

（3）肾上腺 CT：推荐所有确诊原发性醛固酮增多症的患者必须行肾上腺 CT 排除巨大肿瘤，并对患者肾上腺的单双侧病变进行初步诊断。而如果患者愿意手术治疗且手术可行，肾上腺 CT 提示有单侧或双侧肾上腺形态异常，可进一步行双侧肾上腺静脉采血（AVS）以明确有无优势侧分泌。

原发性醛固酮增多症临床类型：

（1）肾上腺醛固酮瘤（APA）：约占 35%，多为一侧腺瘤，双侧仅占 10%，个别一侧为腺瘤，另一侧增生。

(2) 特发性醛固酮增多症(IHA,简称特醛):占比最多,约 60%,双侧肾上腺球状带增生,时有结节。特发性醛固酮增多症可能与神经系统中某些血清素能神经元的活性异常增高,也可能系球状带对血管紧张素Ⅱ(AT)Ⅱ的敏感性增强有关。

(3) 家族性醛固酮增多症:主要包括糖皮质激素可治(抑制)性醛固酮增多症(GRA)、家族性醛固酮增多症Ⅱ型、家族性醛固酮增多症Ⅲ型。其中以 GRA 为主,占原发性醛固酮增多症比例不到 1%,多见于青少年男性,为常染色体显性遗传性疾病,临床特点:高血压、低血钾程度轻,大多数患者年轻时即出现严重高血压,用生理替代性糖皮质激素数周后,醛固酮分泌量、血压、血钾及肾素活性恢复正常。

(4) 醛固酮癌:少见,<1%。特点:①癌瘤体积大,直径 >5cm。②同时分泌醛固酮、糖皮质激素、性激素,形成混合性症候群。③生化明显异常,严重低钾和碱中毒,ACTH 和钠负荷试验无反应。④除原发性醛固酮增多症外,伴有腹部包块、低热、乏力、腹痛等。⑤ CT、B 超可显示包块,但 ^{131}I 标记胆固醇扫描不能显示包块。

(5) 原发性肾上腺皮质增生(PAH):约占 2%,为双侧肾上腺球状带增生,与醛固酮瘤的生化改变相似,用螺内酯治疗反应良好,单侧或次全切除肾上腺疗效显著。

4. 甲状腺功能亢进症(甲亢) 甲亢系指多种原因引起的甲状腺功能亢进及 / 或血液循环中甲状腺激素水平增高的一组内分泌疾病。临床甲亢的诊断:①临床高代谢的症状和体征:多汗、多食、心率快、体重减轻。②甲状腺体征:甲状腺肿及 / 或甲状腺结节。少数病例无甲状腺体征。③血清激素:TT$_4$、FT$_4$、TT$_3$、FT$_3$ 增高,TSH 降低,一般 <0.1mIU/L。

由于过多甲状腺素分泌于血液中,新陈代谢旺盛,心脏收缩力增强,心排血量增多,引起收缩压明显增高,而周围血管阻力下降使舒张压降低,从而导致脉压增大,但要注意甲亢可与原发性高血压并存,尤以年龄较大者为多。

甲亢分类:

(1) 甲状腺性甲亢:自身功能亢进,激素合成分泌增多,包括①弥漫性甲状腺肿伴甲亢(格雷夫斯病),占全部甲亢的 90%,是一种自身免疫性甲状腺疾病。②多结节性甲状腺肿伴甲亢。③自主性高功能性甲状腺瘤或结节,以中年女性多见,T$_3$ 型甲亢为多。④新生儿甲亢,甲亢孕妇分娩的婴儿可得甲亢,但出生后 1~3 个月常可自行缓解。⑤碘致甲状腺功能亢进症(碘性甲亢),长期过量摄碘所致。⑥原发性甲状腺癌致甲亢。

(2) 继发性甲亢:①垂体性甲亢,垂体癌分泌大量 TSH,常伴高泌乳素及肢端肥大症。②异位 TSH 分泌综合征。③异源性甲亢,如卵巢甲状腺肿致甲亢、甲状腺转移性癌 / 瘤等。④药源性甲亢,如服用过多甲状腺素、含碘药物(如胺碘酮)。⑤甲状腺炎甲亢。

5. 巨人症和肢端肥大症 生长激素(GH)分泌过多,在骨骺闭合之前引起巨人症,在骨骺闭合之后导致肢端肥大症。同一患者可兼有巨人症和肢端肥大症。

巨人症临床表现:常始于幼年,身高较同龄儿童高大,持续生长直到性腺发育完全、骨骼闭合,身高可达 2m 或 2m 以上;若缺乏促性腺激素,可表现为面部皮肤粗糙,手足增厚及增大,心、肺等内脏增大;若垂体瘤发展,导致垂体功能减退,精神不振,全身无力,毛发脱落,性欲减退,生殖器萎缩。

肢端肥大症临床表现:有特征性外貌,如面容丑陋、鼻大、唇厚、手足增大、皮肤增厚、多汗和皮脂腺分泌过多,晚期更有头形变长、眉弓突出、前额斜长,下颌前突、门齿疏和反咬合、枕骨粗隆增大后突、前额和头皮多皱褶,桶状胸和驼背等。其他临床表现:垂体腺瘤压迫、侵犯周围组织引起的头痛,视觉功能障碍,颅内压增高、腺垂体功能减低和垂体卒中;胰岛素抵抗、糖耐量减低、糖尿病及其急性或慢性并发症;心脑血管系统受累:高血压、心肌肥厚、心脏扩大、心律不齐、冠心病等;呼吸系统受累导致舌肥大、通气障碍、睡眠呼吸暂停等。

实验室检查:①血清 GH、IGF-1 水平的测定。②垂体的功能检测,PRL、FSH/LH、ACTH 及其相应靶腺功能测定,如患者有显著多尿、烦渴、多饮等症状要评估垂体后叶功能。③影像学检查,鞍区 MRI 和 CT 扫描可以了解是否患有垂体 GH 腺瘤以及肿瘤大小和腺瘤与邻近组织的关系,若 MRI 未发现垂体腺瘤或术后垂体病理检查为垂体 GH 细胞增生时,应检查是否可能来自下丘脑、胸部、腹部或盆腔的分泌生长激素释放激素(GHRH)的肿瘤,X 线检查有助于了解骨、骨关节病变。

巨人症和肢端肥大症引起高血压的原因可能是钠潴留,细胞外容量增加,肾素 - 血管紧张素 - 醛固酮系统(RAAS)活性降低,交感神经系统兴奋。也有学者认为可能与胰岛素抵抗和生长激素引起血管壁增生、重构有关。

6. 肾素分泌增高性肿瘤

(1) 肾球旁细胞瘤:肾球旁细胞瘤是良性肾素分泌肿瘤,较少见,罹患于青壮年、儿童,女性较多,高血压严重而持久,对降压药物反应差,手术切除肿瘤或换肾后,血压可恢复正常。同时伴有高血浆肾性活性(PRA↑)、高醛固酮血症、低血钾,而肾功能多为正常,B 超、CT 及分侧肾静脉血浆 PRA 测定可做定性和定位诊断。需与原发性醛固酮增多症鉴别。

(2) 肾母细胞瘤:肾母细胞瘤也称 Wilms 瘤,具有自主分泌肾素的功能,由于此病分泌的异肾素分子量大,需经酸化才具活性，所以本病引起高血压尚需其他附加因素，如若手术切除肿瘤或放疗后，血压可以控制，如若肿瘤复发或转移时，又出现高血压。

(3) 肾细胞癌：肾细胞癌又称肾癌，占肾实质恶性肿瘤85%，占人体恶性肿瘤3%，好发于60岁以上老年，男性发病率是女性的2~3倍，肾癌能分泌多种激素，肾素分泌率术前较术后增高37%。血尿、腹痛、肿块三联症仅占10%，有高血压占25%，高血压的发生可能是癌细胞产生大量肾素及/或压迫肾动脉所致。

7. 绝经期高血压 女性绝经期卵巢逐渐退化，功能发生变化，促性腺激素及促甲状腺素反而分泌增多，肾上腺髓质过度活动，引发交感神经活性增高，肾素-血管紧张素-醛固酮系统（RAAS）激活致血压升高。其临床特点：①女性绝经期前后1~3年出现血压增高，且血压波动大，随情绪激动、体力劳动等因素而波动。②精神不稳定，情绪易冲动，失眠等。③可出现阵发性潮红、出汗、心动过速等。④月经紊乱，伴血压增高，停经后，相当部分妇女血压可恢复至以前水平。

(三) 心血管性疾病

1. 主动脉缩窄 主动脉缩窄是指主动脉管腔的缩窄，包括先天性主动脉缩窄及获得性主动脉狭窄。先天性主动脉缩窄表现为主动脉的局限性狭窄或闭锁，发病部位常在主动脉峡部原动脉导管开口处附近，个别可发生于主动脉的其他位置；获得性主动脉狭窄主要包括大动脉炎、动脉粥样硬化及主动脉夹层剥离等所致的主动脉狭窄。主动脉狭窄只有位于主动脉弓、降主动脉和腹主动脉上段才会引发临床上的显性高血压，升主动脉狭窄引发的高血压，临床上常规的血压测量难以发现，而肾动脉开口水平远端的腹主动脉狭窄一般不会导致高血压。

先天性主动脉缩窄临床特点：①主动脉缩窄以上供血增多，血压增高，可致头痛、头晕、面色潮红、耳鸣、失眠、鼻出血等；缩窄以下供血不足而有下肢乏力、麻木、发凉，间有跛行。②上肢血压增高、下肢血压下降，腘动脉血压高于肱动脉血压20mmHg以上（正常人腘动脉血压高于肱动脉血压20~40mmHg），踝肱指数（ABI）<0.9。③颈动脉、锁骨上动脉等搏动增强，股动脉搏动减弱，足背动脉搏动消失。④侧支循环形成，根据侧支循环形成不同部位可在胸骨上、锁骨上、腋下、上腹部等处闻及连续性血管杂音。⑤心尖冲动增强，心界左下扩大，沿胸骨左缘至中上腹部可闻及收缩中后期喷射性杂音，在左侧背部时可闻及。⑥部分患者合并大室间隔缺损、动脉导管未闭和二叶主动脉瓣畸形。

有上述临床特点可做一些实验室检查。①心电图：左室肥厚及/或劳损。②X线检查：左心室肥大、升主动

脉增宽，主动脉弓呈"3"字征，肋骨"切迹"，侧支循环间接征。③多普勒超声、磁共振血管造影、计算机断层血管造影可明确狭窄的部位和程度。

大动脉炎性主动脉缩窄的特点：①多发性缩窄，多在降主动脉和腹主动脉上段。②病变部位可闻及血管杂音。③活动病变时有发热、关节痛、结节性红斑、动脉痛等症状。④实验室检查：SR加快，CRP、ASO、抗DNA酶B可异常，X线多无肋骨切迹，逆行主动脉造影可助确诊。

2. 主动脉瓣关闭不全 各种原因所致慢性主动脉瓣关闭不全由于左心室扩张及肥厚，左心室收缩有力和收缩期射血量增加，使动脉收缩压增高，同时周围血管阻力下降和舒张期血液反流入左心室，使动脉舒张压降低，脉压增大，伴有周围血管征（毛细血管搏动、水冲脉、枪击音等）。

3. 动脉导管未闭 动脉导管未闭根据主动脉造影显示5种形态：管型、漏斗型、窗型、哑铃型、动脉瘤型，女性多见，男：女为1:3。由于整个心动周期主动脉压总是明显高于肺动脉压，故通过未闭的动脉持续有血流进入肺动脉，再至左心室，使左心室负荷加重，引起左心室扩张及肥厚，心排血量增加，可导致收缩压升高；而且舒张期主动脉血液分流至肺动脉，使外周动脉舒张压下降，脉压增宽，出现周围血管征。

4. 围生期心肌病 围生期心肌病是指既往无心脏病，在妊娠末期（多为最末1个月）至产后（通常2~20周）首次出现以累及心肌为主的一种心脏病。有人认为可能是一组多因素疾病，其病因迄今未明，可能与病毒感染、免疫障碍、高钠摄入、高热环境有关。

临床特点：①妊娠后期1个月或产后2~20周内出现充血性心力衰竭的症状及体征，心室扩大，附壁血栓形成，体、肺循环栓塞发生频率高。②多发生在30岁左右经产妇，以往无其他心脏病史。③据报道80%有高血压。④已排除其他引起充血性心力衰竭的心脏疾病如克山病、维生素 B_1 缺乏性心脏病等。

有上述临床特点，可做心电图、X线片、超声心动图检查而做出临床诊断。

5. 高原病（高山病） 海拔3 000m以上地区称为高原，其空气稀薄，大气压和氧分压低。居住在海拔较低地区的人，未经适当锻炼，进入高原/高山，由于对其环境适应能力不足，引起以缺氧为突出表现的一组疾病称为高原病，或称高山病。

高原病有急性（包括急性高原反应、高原肺水肿、高原脑水肿）、慢性（慢性高原反应、高原红细胞增多症、高原血压改变、高原心脏病）两类。如果有血压升高即可诊断高原高血压。国内有一组报道120例高原病，高血压

占 65%。其临床表现与原发性高血压相似，较少引起心肾损害，其处理包括易地治疗、氧疗或药物处理。

6. 三度（完全性）房室传导阻滞 三度（完全性）房室传导阻滞，由于心室率缓慢，代偿性舒张充盈期延长，心排血量增加，可使收缩压升高，舒张压下降，脉压增大，第一心音强度常变化，第二心音呈正常或反常分裂，间有"大炮音"，颈静脉出现巨大 Q 波。

7. 体循环动静脉瘘 临床罕见。如若体循环发生动静脉直接通路（瘘），动脉压力始终高于静脉压力，则较多的血液经瘘进入静脉，以致周围动脉阻力下降，回心血量增加，心排血量也增加，可致收缩压升高，舒张压下降，脉压增宽。

（四）阻塞性睡眠呼吸暂停综合征

睡眠呼吸暂停低通气综合征（SAHS）是指由于睡眠期间咽部肌肉塌陷堵塞气道，反复出现呼吸暂停或口鼻气流量明显降低，导致间歇性低氧、睡眠片段化、交感神经过度兴奋、神经体液调节障碍等，该类患者中高血压的发生率占 35%~80%。临床上主要表现为睡眠打鼾，频繁发生呼吸暂停的现象，可分为阻塞性、中枢性和混合性三型。以阻塞性睡眠呼吸暂停低通气综合征（OSAHS）最为常见，占 SAHS 的 80%~90%，是顽固性高血压的重要原因之一。

临床表现：①夜间打鼾，往往是鼾声 - 气流停止 - 喘气 - 鼾声交替出现，严重者可以憋醒。②睡眠行为异常，可表现为夜间惊叫、恐惧、呓语、夜游。③白天嗜睡、头痛、头晕、乏力，严重者可随时入睡。部分患者精神及行为异常，注意力不集中、记忆力和判断力下降、痴呆等。④个性变化，烦躁、激动、焦虑；部分患者可出现性欲减退、阳痿；患者多有肥胖、短颈、鼻息肉；鼻甲、扁桃体及悬雍垂肥大；软腭低垂、咽腔狭窄、舌体肥大、下颌后缩及小颌畸形；OSAHS 常可引起高血压、心律失常、急性心肌梗死等多种心血管疾病。

多导睡眠监测是诊断 OSAHS 的"金标准"；呼吸暂停低通气指数（AHI）是指平均每小时呼吸暂停低通气次数，依据 AHI 和夜间 SaO_2 值，分为轻、中、重度。轻度：AHI 5~15，最低 SaO_2 85%~90%；中度：AHI 15~25，最低 SaO_2 80%~85%；重度：AHI ≥ 30，最低 SaO_2<80%。

（五）药物性高血压

药物性高血压是指药物自身药理作用或不良反应，也有与合并用药相互作用或用药及停用药物方法不当所致。

引起高血压药物颇多，一般有如下几类。

1. 引起水钠潴留或血容量增多的药物 ①含钠药物如含钠抗生素、输钠溶液。②糖皮质激素类似物甘草等。③口服避孕药及雌激素，其升压机制有增加 RASS

活性、兴奋交感神经，促进 ACTH 分泌，抵抗胰岛素及水钠重吸收增多，停药 1~12 个月，血压可恢复正常。④非甾体药物，如水杨酸类、吲哚类等，其升压机制为抑制环氧化酶活性和阻碍前列腺素合成；增强肾小管对水钠重吸收；也因长期应用致肾功能损害引起肾性高血压，也有的直接收缩血管等。

2. 影响神经系统药物 ①三环类抗抑郁药物如多虑平等。②单胺氧化酶抑制药：如帕吉林、痢特宁、含酪胺食物（巧克力、葡萄酒、香蕉、扁豆等）可与单胺氧化酶抑制药产生协同作用。③某些麻醉药物，氯胺酮等。④甲氧氯普胺与顺铂合用可致一过性血压增高。

3. 直接作用于血管平滑肌药物 兴奋 α 或 β 受体药物如羟肾上腺素、萘甲唑啉（鼻眼净）、羟甲唑啉等。

（六）妊娠期高血压疾病

妊娠期高血压疾病是妊娠期特有的疾病，多数病例在妊娠期出现一过性高血压、蛋白尿症状，分娩后随之消失。妊娠期高血压定义：同一手臂至少 2 次测量的收缩压 ≥ 140mmHg 及 / 或舒张压 ≥ 90mmHg。血压较基础血压升高 30/15mmHg，但低于 140/90mmHg 时，不作为诊断依据，但须严密观察。对首次发现血压升高者，应间隔 4 小时或以上复测血压，如 2 次测量均为收缩压 ≥ 140mmHg 及 / 或舒张压 ≥ 90mmHg 诊断为高血压。

妊娠期高血压疾病分 5 类。

1. 妊娠期高血压 妊娠期首次出现高血压，收缩压 ≥ 140mmHg 及 / 或舒张压 ≥ 90mmHg，于产后 12 周恢复正常，尿蛋白阴性，产后方可确诊。少数患者可伴有上腹部不适或血小板减少。

2. 子痫前期 轻度为妊娠 20 周后出现收缩压 ≥ 140mmHg 及 / 或舒张压 ≥ 90mmHg 伴蛋白尿 ≥ 0.3g/24h 或随机尿蛋白 ≥（+）；子痫前期患者出现下述任一不良情况可诊断为重度子痫前期：血压持续升高，收缩压 ≥ 160mmHg 及 / 或舒张压 ≥ 110mmHg；蛋白尿 ≥ 2.0g/24h 或随机蛋白尿 ≥（++）；持续性头痛或视觉障碍或其他脑神经症状；持续性上腹部疼痛，肝包膜下血肿或肝破裂症状；肝功能异常：肝酶 ALT 或 AST 水平升高；肾功能异常，少尿（24 小时尿量 <400ml 或每小时尿量 <17ml）或血肌酐 >106μmol/L；低蛋白血症伴胸腔积液或腹水；血液系统异常，血小板呈持续性下降而 <100 × 10^9/L；血管内溶血、贫血、黄疸或血 LDH 升高；心力衰竭、肺水肿；胎儿生长受限或羊水过少；孕 34 周以前发病。

3. 子痫 子痫前期基础上发生不能用其他原因解释的抽搐。

4. 妊娠合并慢性高血压 妊娠 20 周前收缩压 ≥ 140mmHg 及 / 或舒张压 ≥ 90mmHg，妊娠期无明显加重；或妊娠 20 周后首次诊断高血压并持续到产后 12 周以后。

5. **慢性高血压并发子痫前期** 慢性高血压孕妇妊娠前无蛋白尿，妊娠后出现蛋白尿 ≥ 0.3g/24h；或妊娠前有蛋白尿，妊娠后尿蛋白明显增加或血压进一步升高或出现血小板减少 <100 × 10^9/L。

（七）其他少见的继发性高血压

根据已有的流行病学数据资料，临床上尚可见到一些少见病因导致的血压升高，它们在高血压病因构成中所占比例均 <1%，主要包括颅内高压症、间脑综合征、卟啉病、真性红细胞增多症、围术期高血压等。

（曹筱佩　黄慧玲　董吁钢）

参考文献

［1］中国高血压防治指南修订委员会，高血压联盟（中国），中华医学会心血管病学分会，等. 中国高血压防治指南 (2018 年修订版). 中国心血管杂志，2019, 24 (1): 24-56. DOI: 10.3969/j. issn. 1007-5410. 2019. 01. 002

［2］BRYAN W, GIUSEPPE M, WILKO S, et al. 2018 ESC/ESH Guidelines for the management of arterial hypertension. Euro Heart J, 2018, 00: 1-98.

［3］WANG Z, CHEN Z, ZHANG L, et al. Status of Hypertension in China: Results from the China Hypertension Survey, 2012-2015. Circulation, 2018, 137 (22): 2344-2356.

［4］WHELTON PK, CAREY RM, ARONOW WS, et al. 2017ACC/AHA/AAPA/ABC/ACPM/AGS/APhA/ASH/ASPC/NMA/PCNA Guideline for the Prevention, Detection, Evaluation, and Management of High Blood Pressure in Adults: A Report of the American College of Cardiology/American Heart Association Task Force on Clinical Practice Guidelines. J Am Coll Cardiol, 2018, 71: e127-248.

［5］STERGIOU GS, ALPERT B, MIEKE S, et al. A universal standard for the validation of blood pressure measuring devices: Association for the Advancement of Medical Instrumentation/European Society of Hypertension/International Organization for Standardization (AAMI/ESH/ISO) Collaboration Statement. J Hypertens, 2018, 36: 472-478.

［6］SPRINT Research Group. A randomized trial of intensive versus standard blood-pressure control. N Engl J Med, 2015, 373: 2103-2116.

［7］PARATI G, OCHOA JE, BILO G, et al. Hypertension in chronic kidney disease part 2: role of ambulatory and home blood pressure monitoring for assessing alterations in blood pressure variability and blood pressure profiles. Hypertension, 2016, 67: 1102-1110.

［8］BANEGAS JR, RUILOPE LM, DE LA SIERRA A, et al. Relationship between clinic and ambulatory blood-pressure measurements and mortality. N Engl J Med, 2018, 378: 1509-1520.

14

发 绀

发绀，曾称为紫绀，是指血中含有过量的还原血红蛋白(脱氧血红蛋白)，致皮肤和黏膜出现广泛的青紫颜色。全身皮肤与黏膜均可出现发绀，但以口唇、舌、口腔黏膜、鼻尖、颊部、耳垂与指(趾)末端等皮肤薄、色素少和毛细血管网较丰富的部位最为明显，这种由于血液中的还原血红蛋白增加导致发绀的情况，称为真性发绀。此外，寒冷时小动脉的强烈收缩，也可引起局部发绀。而血中含有异常的血红蛋白衍生物(高铁血红蛋白、硫化血红蛋白)，以及皮肤的异常色素或异物沉着(银质沉着症、金质沉着症等)，也可出现发绀，但不应与真性发绀相混淆。

发绀疾病的临床分类见表14-1。

血中还原血红蛋白增多可由于：①心、肺疾病所致的动脉血氧饱和度不足(中心性发绀)。②周围循环血流障碍(周围性发绀)。如两者并存，则称为混合性发绀。

异常血红蛋白血症与真性发绀鉴别要点：

1. 病史 自出生时或幼年即出现发绀者，常为发绀类先天性心血管病，或先天性高铁血红蛋白血症。药物或化学物品中毒所致的高铁血红蛋白血症，常有明确的接触史。

2. 体征 重度的发绀，主要见于发绀类先天性心血管病、高铁血红蛋白血症、硫化血红蛋白血症、原发性肺动脉高压症与肺动静脉瘘。反复发作的肢端发绀常由于局部循环障碍所致。急性发绀伴有衰竭状态或意识障

表 14-1　发绀疾病的临床分类

I.异常血红蛋白血症	2. 迟显性发绀
一、高铁血红蛋白血症	(1)艾森门格综合征
(一)药物或化学物品中毒	(2)法洛三联症
(二)先天性高铁血红蛋白血症	(3)埃布斯坦畸形合并卵圆孔未闭或房间隔缺损
1. NADH 高铁血红蛋白还原酶(黄递酶)缺乏症	(4)先天性肺动脉瓣狭窄
2. 血红蛋白 M 病	二、周围性发绀
二、硫化血红蛋白血症	(一)全身性疾病
II.真性发绀*	1. 淤血性周围性发绀
一、中心性发绀	2. 缺血性周围性发绀
(一)呼吸功能不全所致的发绀(肺性发绀)	3. 其他疾病的周围性发绀
1. 急性呼吸系疾病	(1)冷凝集现象伴有手足发绀症
2. 慢性呼吸系疾病	(2)冷球蛋白血症
3. 肺血管疾病	(3)真性红细胞增多症
(1)肺动脉高压症	(二)局部血流障碍性疾病
(2)肺淤血	1. 血栓闭塞性脉管炎
(3)肺动静脉瘘	2. 雷诺病
4. 高原性肺水肿	3. 肢端发绀症
(二)心性混血性发绀	4. 肢体动脉硬化所致的雷诺现象
1. 早显性发绀	5. 结缔组织病所致的雷诺现象
(1)法洛四联症	6. 心房黏液瘤
(2)肺动脉瓣闭锁	7. 振动病
(3)大血管错位	8. 胸廓出口综合征
(4)完全性肺静脉畸形引流	9. 网状紫斑
(5)三尖瓣闭锁	10. 局部静脉病变
(6)永存动脉干	11. 胆固醇结晶栓塞综合征
(7)单心室(二房三腔心)	12. 肢体静脉血栓

注：*.正常每 100ml 血液中含血红蛋白约 15g，能携带 20 容积 % 的氧，在此情况下称为 100% 氧饱和度。正常从肺毛细血管流经左心至体动脉的血液，其氧饱度约为 96%(相当于 19 容积 %)，而静脉血液的氧饱和度为 72%~75%(相当于 14~15 容积 %，即氧未饱和度为 5~6 容积 %)；在周围循环的毛细血管血液中，氧的未饱和度平均约为 3.5 容积 %。当周围循环毛细血管血液中还原血红蛋白超过 5g/100ml，即血氧未饱和度达到 6.5 容积 % 或以上时，则出现发绀。但在重症贫血患者，如每 100ml 血液中血红蛋白量低于 5g 时，即使全部变为还原血红蛋白，也不致引起发绀。

碍,常见于某些药物或化学物品急性中毒、休克、急性肺部感染或急性充血性心力衰竭。发绀伴杵状指(趾)主要见于发绀类先天性心血管病(尤以法洛四联症)、原发性肺动脉高压症、肺动静脉瘘,也可见于某些慢性肺部疾病。一般后天性心脏病、急性呼吸道疾病、高铁血红蛋白血症与硫化血红蛋白血症均无杵状指。心肺疾病的发绀常伴有明显的呼吸困难。高铁血红蛋白血症与硫化血红蛋白血症,发绀虽明显而一般并无呼吸困难。

3. 器械与实验室检查　高铁血红蛋白、硫化血红蛋白的检查须依靠有关的实验室检查方法。发绀类先天性心血管病常须依靠心脏超声、心导管检查及/或选择性心血管造影等方能确定诊断。

14.1　异常血红蛋白血症

一、高铁血红蛋白血症

在高铁血红蛋白血症时,血红蛋白分子的二价铁被三价铁所代替,致失去与氧结合的能力。正常人(超过1岁)血中一般高铁血红蛋白占总血红蛋白比例 0~1.5%,而当血中高铁血红蛋白达 1.5g/100ml 或占总血红蛋白比例 15%~20% 时即引起发绀。其可分为获得性(即药物或化学物品中毒所致的)和先天性。

(一)药物或化学物品中毒所致的高铁血红蛋白血症

此型高铁血红蛋白血症并非少见,严重者危及生命,通常由于服用伯氨喹、亚硝酸盐、氯酸钾、碱式硝酸铋、磺胺类、非那西汀、苯丙砜、多黏菌素 B 等引起,除了药物以外,还有其他毒物均可引起高铁血红蛋白血症。其中,肠源性发绀是中毒性高铁血红蛋白血症的一种类型。国内报道的肠源性发绀大都多由于进食过量含有亚硝酸盐的蔬菜所引起。患者多为 2~10 岁的儿童。亚硝酸盐在隔夜的煮熟青菜或盐腌不久的咸菜中含量尤多,体弱的人过多食用时则可致病,俗称为"菜乌紫"病。此病发病急骤,患者自觉头晕、倦息、乏力、表情淡漠,继而口唇与肢端发绀,少数有呕吐、腹痛、腹泻等症状。严重者可昏迷、休克而死亡。此外,误将亚硝酸钠作为食盐,用于烹调而致集体中毒者也时有报道。常见毒物见表 14-2。

此型高铁血红蛋白血症的特征性表现是:

1. 发绀为暂时性。

2. 发绀由于上述药物或化学物品所引起。

3. 静脉血呈深棕色,暴露于空气中也不转变为鲜红色。加入硫代硫酸钠或维生素 C 后,可使高铁血红蛋白变为鲜红色的氧合血红蛋白。

4. 静脉注射大量维生素 C 可使发绀显著减轻,而静脉注射亚甲蓝溶液(每千克体重 2mg)的效果尤为迅速,且为不可缺少的急救措施。

5. 在红细胞内出现海涅茨(Heinz)小体。长期持续的高铁血红蛋白血症可引起溶血性贫血。

6. 分光光度仪检查证明血内高铁血红蛋白的存在。

表 14-2　导致高铁血红蛋白血症的药物或毒物

盐酸布比卡因、苯佐卡因、盐酸丙胺卡因、氯喹、伯氨喹、利福平、磺胺类、盐酸非那吡啶、柳氮磺吡啶、氨苯砜、氟他胺、硝酸酯类、硝普钠、硝酸甘油、硝基呋喃、盐酸甲氧氯普胺、苯妥英钠、丙戊酸钠、非那西汀、百草枯、乙酰苯胺、四氧嘧啶、苯胺、苯衍生物、羟胺、萘、苯酚、二甲亚砜、二硝基酚、砷、二价铜、次硝酸铋、氯酸盐、铬酸盐、铁氰化物、一氧化氮、亚硝酸盐、硝酸银、三硝基甲苯、汽车尾气、烟雾吸入

注:其中氨苯砜、局部麻醉药、非那西汀、抗疟疾药物更容易引起高铁血红蛋白血症。

(二)先天性高铁血红蛋白血症

此类疾病少见,血红素中的高价铁不能还原成低价铁,阻止了血红蛋白与氧结合,因而产生高铁血红蛋白致发绀,主要可分为两型。

1. NADH 高铁血红蛋白还原酶(黄递酶)缺乏症　本病属隐性遗传,发绀常于出生时即出现。NADH 黄递酶缺乏经实验室检查而确定。高铁血红蛋白的分光镜检查特点是在波长 618~630nm 外有一黑色吸收光带。分为两种类型,Ⅰ型为红细胞型,Ⅱ型为全身型。Ⅰ型患者只有红细胞缺乏 NADH 黄递酶,主要表现为发绀,亚甲蓝与维生素 C 治疗能使发绀缓解。而Ⅱ型是指体细胞的内质网和线粒体外膜缺乏 NADH 黄递酶,该类型较罕见,但可以出现严重的发育障碍、智力障碍和神经功能缺损,从而导致夭折。神经功能障碍使用亚甲蓝无效。而杂合子一般可以不表现出高铁血红蛋白症相关症状,但当使用一些氧化性药物,则可以出现严重的发绀。

2. 血红蛋白 M 病　本病属显性遗传,是由于肽链中与血红素铁原子连接的组氨酸被酪氨酸所替代,酪氨酸

酚基上的氧与血红素的铁原子构成离子键,使铁原子呈稳定的高铁状态,影响血红蛋白的正常释氧功能,出现发绀。若突变发生在 α 链上,则一出生就出现发绀。据报道国内一组四个家系 52 个成员中,出生时即有发绀。若突变发;生在 β 链上,则发绀会在血红蛋白 A(主要由 α 链和 β 链组成)占主要比例时即出生数月后才出现。血红蛋白 M 的酸性高铁血红蛋白溶血产物,在分光镜下呈现特别的吸收光带,据此可与其他原因的高铁血红蛋白血症相区别。血红蛋白电泳也有诊断价值。亚甲蓝与维生素 C 治疗对血红蛋白 M 病的发绀均无疗效。

二、硫化血红蛋白血症

正常人血红蛋白中可有 0~0.4% 的硫化血红蛋白。能产生高铁血红蛋白的药物或化学物品,也能产生硫化血红蛋白,这些药物或化学物品主要是:①含氮化合物,如硝酸钾、亚硝酸钠等。②芳香族氨基化合物,如磺胺、苯胺衍生物、非那西丁等。生成硫化血红蛋白还需患者同时有便秘或服用硫化物(主要为含硫的氨基酸),在肠内形成大量硫化氢为先决条件;所服用的含氮化合物或芳香族氨基化合物则起触酶的作用,使硫化氢作用于血红蛋白,而生成硫化血红蛋白。血中硫化血红蛋白达 0.5g/100ml 时则引起发绀。

硫化血红蛋白呈蓝褐色,故患者的主要症状是发绀。硫化血红蛋白一经合成,无论在体内或体外都不能恢复为血红蛋白。含硫化血红蛋白的红细胞寿命仍属正常,如一旦发生发绀,则持续时间很长。

可通过分光光度仪检测高铁血红蛋白与硫化血红蛋白,可于被检者全血中加入适量蒸馏水使成 1:100~1:10 的稀释液,取此溶血稀释液各数毫升分置于两个试管中,第一管在分光镜下检查,如为高铁血红蛋白,于光谱红色区域的 630nm 处出现吸收光带;第二管加入 5% 氰化钾溶液数滴,如为高铁血红蛋白则吸收光带消失。硫化血红蛋白于 620nm 处出现一吸收光带,在分光镜下难与高铁血红蛋白区别,但加入氰化钾后此吸收光带不消失。如加入 3%H_2O_2,则使高铁血红蛋白与硫化血红蛋白两者的吸收光带均消失。

14.2 真性发绀

还原血红蛋白增多所致的发绀(真性发绀),根据其病因可分为中心性和周围性两大类。

一、中心性发绀

中心性发绀的发病机制主要有两方面。

1. 肺通气或换气功能的障碍,由于①呼吸道梗阻。②肺小动脉硬化。③广泛性呼吸面积减少所致的呼吸功能不全,如肺不张、肺梗死、重症肺结核、肺炎、肺淤血、硅沉着症等。

2. 血液在肺内达到正常的氧饱和度,但存在大量静脉血分流入左心,如房间隔缺损、室间隔缺损、卢滕巴赫综合征(Lutembacher syndrome)综合征等有相反方向的分流时。

根据临床特点,中心性发绀又可分为肺性与心性混血性发绀两类。两者的主要鉴别根据是:

1. 病史、体征 前者有肺病病史及体征;后者有心脏病史及体征。

2. 肺性发绀 有呼吸功能不全的存在,通常依靠简单的吸氧试验即能得出重要的鉴别依据。患者在呼吸功能不全时,吸入纯氧 5~10 分钟后,可使发绀明显减轻或甚至消失,如在吸氧前后做血氧含量测定,则更能获得明确的指标。

3. 心性混血性发绀 常有心内分流的存在,彩色多普勒超声是最有价值的无创诊断方法,一般可明确诊断,必要时可行心导管检查术。

(一)呼吸功能不全所致的发绀(肺性发绀)

此类疾病包括急性或慢性呼吸系疾病、肺血管疾病(如肺动脉硬化、原发性肺动脉高压症)及肺淤血等。

1. 急性呼吸系统疾病 在喉头或气管梗阻、支气管哮喘发作等情况时,进入肺泡的空气减少,肺泡内氧分压降低,肺毛细血管血氧饱和度不足,可引起发绀。大叶性肺炎、弥散性或大面积肺梗死时,由于肺呼吸面积减少,致动脉血氧饱和不足,也可引起发绀。

2. 慢性呼吸系统疾病 累及胸膜、肺或支气管的重症慢性疾病(肺结核病、硅沉着病、支气管扩张、慢性阻塞性肺疾病等),由此引起的慢性梗阻性肺气肿,以及由于脊柱后侧凸所致的胸廓畸形等,均常引起轻度发绀,但其严重程度远不及原发性肺动脉高压症。患者的呼吸困难大多明显。根据慢性肺部疾病的存在,诊断常无困难。

3. 肺血管疾病

(1)肺动脉高压:患者一般出现气促、乏力、胸闷、干咳或晕厥的症状,晚期进一步加重。体格检查在左侧胸骨旁抬举样搏动,肺动脉瓣第二心音亢进,肺动脉瓣听诊区可闻及舒张期反流性杂音,三尖瓣听诊区闻及收缩期反流性杂音,右心室区闻及第三心音。右心衰体征,如颈静脉压力增高、肝大、腹水、外周水肿等。心电图显示明显的右心室肥厚,P 波高尖;X 线与心血管造影显示右心室扩大,肺动脉及其主要分支扩张,远端血管减少;右心导管检查发现肺动脉及右心室压力明显增高,平均肺动脉压 ≥ 25mmHg;超声心动图显示静息时三尖瓣反流速率升高 ≥ 2.9m/s,或出现其他肺动脉高压表现,如右心室 / 左心室内径比 >1.0,肺动脉直径 >25mm,舒张早期肺动脉反流速率 >2.2m/s 等。还有其他检测如动脉血气分析、肺功能检测、增强 CT、心脏 MRI 等也可提示是否存在肺动脉高压。

其中,肺动脉高压主要分为 5 型。第 1 型为动脉型肺动脉高压,其中包括特发性、遗传性、药物或其他疾病所导致的肺动脉高压,成人先天性心脏病所致的艾森门格综合征也属于这类型,此类型可表现为典型的发绀症状;其他类型包括 2 型左心疾病相关性肺动脉高压、3 型肺疾病和 / 或缺氧导致的肺动脉高压、4 型慢性血栓栓塞性肺动脉高压和 5 型机制不明和 / 或多因素所致肺动脉高压。其中 1 型重症肺动脉硬化时,病变累及较大和细小的肺动脉,严重的管腔狭窄妨碍血流的通过。由于肺动脉血压显著升高,长期加重右心的负担,引起右心室扩张与肥厚。当右心室衰竭出现时,发绀可因此而加重。

动脉型肺动脉高压根据右心衰临床表现、症状进展、晕厥、WHO 功能分级、6 分钟步行试验、心肺运动试验、血浆 NT-proBNP 水平、影像学、血流动力学进行危险分层评估。低危指患者 1 年病死率 <5%,中危指患者 1 年病死率 5%~10%,高危指患者 1 年病死率 >10%。肺动脉高压危险评估见表 14-3。

表 14-3　肺动脉高压危险评估

预后评估	低危 <5%	中危 5%~10%	高危 >10%
右心衰竭表现	无	无	有
症状进展	无	慢	快
晕厥	无	偶发晕厥[a]	反复晕厥[b]
WHO 功能分级	I、II	III	IV
6 分钟步行试验	>440m	165~440m	<165m
心肺运动试验	最高氧耗 >15ml/(min·kg)(>65% 预计值) VE/VCO$_2$ slope<36	最高氧耗 11~15ml/(min·kg)(35%~65% 预计值) VE/VCO$_2$ slope 36~44.9	最高氧耗 <11ml/(min·kg)(<35% 预计值) VE/VCO$_2$ slope ≥ 45
血浆脑钠肽水平	BNP<50ng/L NT-proBNP<300ng/L	BNP 50~300ng/L NT-proBNP 300~1 400ng/L	BNP>300ng/L NT-proBNP>1 400ng/L
影像学	右心房面积 <18cm^2 无心包积液	右心房面积 18~26cm^2 无 / 有少量心包积液	右心房面积 >26cm^2 心包积液
血流动力学	RAP<8mmHg CI ≥ 2.5L/(min·m^2) SvO$_2$>65%	RAP 8~14mmHg CI 2.0~2.4L/(min·m^2) SvO$_2$ 60%~65%	RAP>14mmHg CI<2.0L/(min·m^2) SvO$_2$<60%

注:[a].指快速或剧烈运动时偶发晕厥,或稳定期患者偶发直立性晕厥;[b].轻微或日常活动时反复发作晕厥;VE/VCO$_2$ slope:通气量 / 二氧化碳排出量斜率;RAP:右房压;CI:心脏指数;SvO$_2$:混合静脉血氧饱和度

对于此类患者,若有右心衰竭症状,可使用利尿药治疗,动脉血氧分压低于 60mmHg 的患者应长期持续性氧疗。对于特发性肺动脉高压、遗传性肺动脉高压等患者可予以口服抗凝药治疗。若患者无相关并发症,如高血压、冠心病、左心衰等,不建议使用血管紧张素转换酶抑制药(ACEI)、血管紧张素受体阻滞药(ARB)、β 受体阻滞药、伊伐布雷定。且对该类肺动脉高压患者进行急性血管反应性试验,若阳性,则使用高剂量的钙离子通道阻滞药。若阴性,则根据情况使用内皮素受体拮抗药、5 型磷酸二酯酶抑制药、鸟苷酸环化酶激动药、前列腺素类药物,若病情进展,可联合使用治疗。

(2)肺淤血:发绀一般可见于严重的充血性心力衰竭、心源性休克,常由于心力衰竭导致的肺淤血合并继发性呼吸功能不全所致,多见于严重的左心瓣膜狭窄(如二

尖瓣狭窄、主动脉瓣狭窄)以及急性心肌梗死所致的心源性休克。任何原因所致的严重心肌病变也可引起发绀。对于这些因严重的心力衰竭导致的发绀,患者往往存在缺氧的情况,若 SpO₂<90% 或 PaO₂<60mmHg,应给予吸氧等处理。

(3)肺动静脉瘘:肺动静脉瘘可为先天性或获得性,后者通常由外伤、肿瘤等引起。本病时在肺动脉分支与所属的肺静脉之间有直接的通路存在,肺动脉血液不经过肺泡直接流入肺静脉,肺动脉的较大量的未氧合血直接流入肺静脉可引起发绀。根据病理形态分为囊状肺动静脉瘘和弥漫型肺动静脉瘘。囊状肺动静脉瘘又分为单纯型、复杂型、特殊型。单纯型指 1 支肺动脉与 1 支肺静脉直接相通,瘤囊无分隔;复杂型指 2 支以上的肺动脉和肺静脉相通,瘤囊有分隔;特殊型指肺动脉与左心房交通,分流量很大,右向左分流量占肺血流量 80%,常伴肺血管、支气管变异。而弥漫型肺动静脉瘘指肺小动脉之间通过扩张的毛细血管相连,无明显的瘤囊。

先天性肺动静脉瘘患者的发绀常在青年时期开始明显,逐渐加重,并出现红细胞增多症与杵状指(趾)。虽有重度发绀,但无明显呼吸困难,这种情况常常提示此病。心脏外形与大小常为正常。在相应的肺部可听到杂音,可为收缩期杂音或连续性杂音。杂音可随呼吸运动而改变。60%~90% 病例并发遗传性出血性毛细血管扩张症。同时可出现神经系统并发症,多见于弥漫型肺动静脉瘘,可表现为脑卒中(发生率约 11.4%)、脑脓肿(发生率约 6.8%)等,而未治疗的患者因病导致的致残率为 26%~33%,病死率 8%~16%。

X 线检查显示肺部圆形或结节状阴影,最常位于中部或下叶。透视下可见阴影在搏动,瓦尔萨尔瓦动作(紧闭声门做用力呼气动作以增加胸膜腔内压)可使阴影缩小,而 Mueller 操作法(紧闭声门作深吸气动作以减少胸膜腔内压)可使阴影变大。除了 X 线检查以外,增强 CT、肺血管造影等均可确诊。肺动脉造影不仅可明确病灶的部位、大小和范围,且可发现 X 线平片被遗漏的细小病灶。此外,超声造影也可以协助评价肺动静脉瘘栓塞治疗后的疗效。

对于供血动脉直径 ≥ 3mm 的肺动静脉瘘,建议进行治疗,目前主要是有栓塞治疗和手术治疗两种手段。

4. 高原性肺水肿 有些人从海拔较低、气压较高的地区,快速进入海拔较高(2 500m 以上)、气压较低的地区,由于大气中氧分压过低,致肺泡内氧分压随之下降、动脉血氧饱和度不足、组织缺氧,如身体未能适应,可引起高山性心脏病,出现活动耐量下降、胸闷、干咳等充血性心力衰竭症状。患者病情进一步恶化,则出现端坐呼吸、发绀等症状。心电图可出现肺动脉高压的表现,如电

轴右偏、右心室肥大、右束支传导阻滞等改变。血流动力学检查提示肺动脉压力升高等改变。治疗原则主要是加强吸氧使得 SpO₂>90%,若情况允许尽量至低于原地区 1 000m 或以上的地区。药物可加用硝苯地平 30mg 每 12 小时一次,磷酸二酯酶抑制药如西地那非等减轻肺动脉高压以及糖皮质激素、乙酰唑胺、大剂量 β₂ 受体激动药等。

(二)心性混血性发绀

先天性心血管病的发绀主要为中心性发绀,其发病机制如下。

(1)体循环动静脉系统之间有分流:如有 1/4 或 1/4 以上的静脉血未经过肺部即直接流入体循环动脉血液内,即可引起发绀。这种现象可见于心间隔缺损或大血管连通而有右至左的分流时。

(2)血液流经肺时未能充分完成氧合作用:当流经肺的血液总量有 1/3 或 1/3 以上未能与肺泡中的氧发生氧合作用时,即可引起发绀。例如原发性肺动脉高压症时,由于肺小动脉的进行性狭窄性与阻塞性变,妨碍血液的氧合作用而导致发绀。

(3)肺内血液循环量不足:如法洛四联症、肺动脉瓣狭窄或闭锁,血流进入肺内不足,即使其氧合作用充分完成,但整体的未经氧合作用的血液仍多,可以产生或加重发绀现象。

(4)已经氧合的血液不易回流至体循环:这种情况比较少见。例如患者患有完全性大血管错位时,右心室血液流入主动脉,左心室血液流入肺动脉,这样便可出现发绀现象。

(5)继发性红细胞增多症。

先天性心血管病所致的心性混血性发绀,须注意与充血性心力衰竭所致的周围性发绀区别。周围性发绀一般较轻,常限于指(趾)尖、鼻和口唇等部位,伴有四肢厥冷,充血性心力衰竭控制之后发绀减轻或消失。有时先天性心血管病的发绀是由于血液在肺内氧合不足(主要由于并发肺炎或肺不张等)所致,经吸入高浓度的氧后,发绀减轻或消失。而且长期的发绀型先心病可并发肾病,往往为肾小球损伤多见。

心性混血性发绀是由于有右至左分流的存在,超声心动图一般可确诊。根据发绀的早晚可区分为早显性与迟显性发绀。这种区分法并不使人满意,因同一种先天性心脏病的发绀既可为早显性,又可为迟显性。

1. 早显性发绀 与生俱来的发绀可见于主动脉闭锁、肺动脉闭锁、三腔心、二腔心、法洛四联症、完全性大血管错位、三尖瓣闭锁、永存动脉干、完全性肺静脉畸形引流等情况,须与先天性高铁血红蛋白血症相区别。主动脉闭锁与肺动脉闭锁病婴大多于婴幼时期死亡。重度

发绀的先天性心血管病患儿如存活至 10 岁以上，最有可能是法洛四联症，其次是大血管错位。

（1）法洛四联症：法洛四联症（tetralogy of Fallot）是最常见的发绀类先天性心脏病。其主要的解剖学改变：①主动脉骑跨于两侧心室之上。②大的高位室间隔缺损，合并主动脉根部的右侧转位。③肺动脉口狭窄。④右心室肥厚。

其中肺动脉口狭窄和室间隔缺损为基本病变。若无主动脉骑跨则属于不典型四联症，如果四联症合并房间隔缺损又可称为五联症，肺动脉狭窄合并房间隔缺损或卵圆孔未闭称为三联症。平均每 10 000 个存活婴儿中有 3 个可出现法洛四联症。常有显著的中心性发绀、杵状指（趾）与红细胞增多。约 1/3 患儿出生时即有轻 - 中度发绀，但无呼吸困难。由于更多患儿出生时右室流出道梗阻较轻，后来梗阻逐渐加重，因此多数患儿的发绀在 1 周岁内出现。有些轻度肺动脉瓣狭窄和左至右分流的患者无发绀（无发绀的法洛四联症）。约 1/4 患者出现缺氧性发作（hypoxic attack）与晕厥。病童采取蹲踞体位休息。一般认为蹲踞体位可以造成周围体循环的阻力增加，主动脉与左心室的血压因而升高，从而减轻右至左的分流。既往可常见杵状指，但随着现在早期对该疾病的手术干预，该体征也逐渐变少。

虽有肺动脉瓣狭窄，但右心室抬举性搏动不常见，其原因是右心室血液能排入主动脉。根据同样的理由，很少有右心室衰竭。由于肺动脉细小，胸骨左缘第 2 肋间可触不到搏动。在肺动脉瓣区可听到喷射型收缩期杂音。杂音位置较低者提示漏斗部狭窄；杂音位置较高者提示瓣膜部或肺动脉狭窄。杂音可能向颈动脉传导。杂音的强度与狭窄的严重程度成反比，因肺动脉瓣狭窄越严重，通过狭窄区的血流量越少。如狭窄程度不很严重，肺动脉血流量较多，杂音可响亮，并伴有震颤。

第二心音的肺动脉瓣组成部分减弱或消失，只听到主动脉瓣的关闭音，因此第二心音是单一的。由于主动脉骑跨，在左第二肋间听诊第二心音，可能较右侧清楚。在轻度肺动脉瓣狭窄的、无发绀的法洛四联症，可能有第二心音分裂。

X 线检查：心脏不增大，但心影呈木鞋状，心尖上翘。肺门区肺动脉纹理纤细，周围肺野异常清晰。约 25% 患者有右主动脉弓，吞钡检查时，食管在弓部水平向左偏移，在左前斜位向后，可能容易认出。

心电图：常有显著的电轴右偏。在 Ⅱ 和 Ⅲ 导联可能有 ST 段降低和 T 波倒置。除非是轻度肺动脉瓣狭窄和确有左至右分流的病例，实际上总有右心室肥厚的心电图表现。心电图不显示右侧胸导联 P 波电压很高或 T 波深倒；如有，则怀疑为主间隔完整的严重肺动脉瓣狭窄

或间隔缺损过小，不能使压力平衡，法洛四联症的心电图也常显示右心房肥大。

主要通过超声心动图进行诊断，超声心动图可看到肺动脉瓣下狭窄，相关的血流动力学改变，右侧及左侧肺动脉大小。还可以看到主动脉骑跨、室间隔缺损程度以及其他相关的缺损。既往还曾使用染料稀释曲线、右心室造影等协助进行诊断，但由于其有创性和超声技术的发展，目前已经非常少用。目前还推荐心脏核磁共振用于评估法洛四联症术后的右心室大小和功能，还有瓣膜反流以及相关血流动力学等指标。

由于许多法洛四联症与基因突变相关，包括 21 三体、18 三体、13 三体均可出现，因此若胎儿心脏彩超检查怀疑异常，可建议进行基因筛查。

法洛四联症如合并卵圆孔未闭或房间隔缺损，则称为法洛五联症。虽合并卵圆孔未闭或房间隔缺损，但对法洛四联症的临床表现影响不大。而法洛三联症主要表现为肺动脉狭窄、房间隔缺损、右心室肥大，主要通过手术治疗或介入治疗改善肺动脉狭窄和房间隔缺损。法洛三联症许多患者有基因突变，国内文献报道有一例法洛三联症患者合并薄基底膜肾病的病例。

（2）肺动脉瓣闭锁（pulmonary atresia）：本病分为两类，一类是室间隔正常，这种情况很罕见，由于没有血液进入肺动脉，往往这类患者右室发育不全，合并动脉导管开放和冠脉瘘管等情况；第二类是合并室间隔缺损，同时肺血管开放大量侧支循环。如合并室间隔缺损，则与法洛四联症很相似。区别在于本病没有不发绀的，且发绀常显著；另一区别点是本病无肺动脉瓣区喷射型收缩期杂音；如患儿有重度发绀而无此杂音，提示本病的诊断。常有柔和的连续性杂音存在，乃由于动脉导管未闭或支气管动脉、肺动脉交通支所致；如连续性杂音位于右侧，则提示后者。X 线检查显示升主动脉凸出，提示本病的诊断；除有支气管动脉扩张所致的斑点状肺门阴影之外，其表现与法洛四联症很相似。超声心动图可看到肺动脉瓣闭锁、肺动脉瓣消失或主肺动脉近端闭锁等表现，不同患者分别可观察右心室发育不良、右心房室瓣发育不良、室间隔缺损、房间隔缺损、动脉导管未闭、体肺侧支循环等改变。心血管造影可显示明显的支气管动脉 - 肺动脉交通支，而无主肺动脉的影像；注入造影剂于右心室中，造影剂通过室间隔缺损而使主动脉显影。心导管检查发现导管行径不能从右心室进入肺动脉。如有室间隔缺损存在，左、右心室与主动脉的收缩压均相同。患儿大都死于婴幼期。

（3）大血管错位

1）完全性大血管错位（transposition of the great arteries）：本病时主动脉在前出自右心室，肺动脉在后出自左心室，

其成因乃由于心球在发育时未正常旋转所致。病婴只有在体循环与肺循环之间有分流存在时才能存活。病婴出生时即有重度发绀。发绀、心脏增大与心力衰竭，是大血管错位最常见的表现。但有些病婴可仅有轻度发绀。约 1/4 病例可以无心脏杂音。典型的 Roger 杂音（胸骨左缘第三、四肋间粗糙的收缩全期杂音）伴有震颤，起因于室间隔缺损。如合并动脉导管未闭，连续性杂音也很难听到。肺动脉瓣第二音响亮，此增强的第二心音起源于主动脉瓣，但由于大血管错位而在胸骨左缘听到。心电图常显示高度右心室肥厚，但有时显示双侧心室肥厚。后前位 X 线检查显示大血管根部特别狭窄，双侧心室增大，主要是右心室增大，心影呈"横置的蛋形"。左前斜位显示大血管根部宽阔（因主动脉错位在前，肺动脉错位在后）。如无脉动脉瓣狭窄或三尖瓣闭锁存在，而有恒定的肺充血与肺动脉弓缺如，高度提示本病。选择性心血管造影可显示主动脉瓣的位置异常高，与肺动脉瓣同一水平，造影剂从右心室进入主动脉，主动脉在前。右心导管检查导管行径从右心房至右心室，随即进入主动脉。

2）部分大血管错位：部分大血管错位有两种类型。

主动脉错位合并肺动脉骑跨：大血管可呈 90° 或 180° 逆时针转位。最常见的类型是 Beuren 型，这时主动脉在肺动脉之前从右心室分出，肺动脉骑跨于左右两心室之上。较少见的类型是陶 - 宾综合征（Taussig-Bing syndrome），主动脉从右心室分出，稍后于肺动脉，肺动脉仍骑跨于两侧心室之上。此两种畸形均合并室间隔缺损，临床表现与全部大血管错位相似，表现为室间隔缺损合并肺动脉高压与发绀、收缩全期杂音、肺动脉瓣第二音响亮与肺充血。心血管造影有助于鉴别肺动脉起始于两侧心室。

右心室双重出口：畸形时，主动脉与肺动脉均从右心室分出。主动脉的位置常稍后，经由室间隔缺损接受左心室的血液。临床表现类似伴有发绀的室间隔缺损；又如伴有肺动脉瓣狭窄，则可类似法洛四联症。心电图表现与心内膜垫缺损过渡型相同，是提示诊断的重要临床线索。选择性左心室血管造影显示室间隔缺损是唯一的左心室出口；右心室血管造影在侧位片上显示主动脉与肺动脉在同一平面，主动脉瓣的位置高于正常的位置。

（4）完全性肺静脉畸形引流（total anomalous pulmonary venous drainage）：指所有肺静脉均没有正常引流入左心房，而是与右心房或与引流入右心房的静脉异位连接，左心房只接受经右心房分流来的混合血的一种少见的发绀型先天性心脏病。一般引流入右心房时，须有房间隔缺损或未闭的卵圆孔与左心房沟通，以供应体循环的氧合

血。大多数患者死于幼年，有些可存活至成年。心脏病征通常与房间隔缺损相同：右心室抬举性搏动、肺动脉搏动、肺动脉瓣区喷射型收缩期杂音与第二心音分裂宽。功能性舒张中期杂音也常听到。但与单纯的房间隔缺损也有所不同；①可有轻度发绀。②1/4 病例在主动脉瓣区可听到连续性杂音，吸气时增强，由于其下有大的异常静脉通路之故。周围动脉搏动减弱。心电图表现与房间隔缺损相同。如伴有左侧上腔静脉，合并左侧无名静脉与右侧上腔静脉，X 线检查心影呈"8"字形或"大小两块合拢的面包形"。右心房、右心室与肺动脉均扩大，肺充血。选择性心血管造影可显示异常肺静脉的解剖学位置。右心导管检查发现主动脉、肺动脉和四个心腔的血氧含量均相同。

（5）三尖瓣闭锁：患本病的病婴通常死亡于婴幼期，但有些患者可存活至 20 岁，特别是合并大血管错位时。国内有少数病例报道。本病可区分为两种类型。

Ⅰ型：三尖瓣缺如，右心房扩大，须有房间隔缺损才能生存。常合并肺动脉瓣膜部或漏斗部狭窄伴有肺动脉发育不良。肺缺血。

Ⅱ型：伴有大血管错位（约占 1/4 病例）。右心室的心腔必然存在，因室间隔缺损是维持生存所必需的。静脉血从右心房经由房间隔缺损进入左心房。左心房血液进入左心室后，一部分经由肺动脉进入肺内，一部分通过室间隔缺损进入右心室。右心室血液进入主动脉。肺充血。

Ⅰ型有重度发绀、杵状指（趾）与蹲踞体位。缺氧性发作常见。如合并大血管错位，发绀常轻微。如有室间隔缺损，常出现全收缩期杂音与震颤。有时也可出现连续性杂音，较常由于动脉导管未闭引起，少数由于支气管动脉 - 肺动脉交通支引起。如发绀患者伴有左心室肥厚的心电图，对本病有确实的诊断意义。常有明显的肺性 P 波。这种情况不常见于其他原因的左心室肥厚。

X 线检查在 Ⅰ 型有左心室增大，合并右心房增大、肺动脉发育不良与肺缺血。心血管造影显示造影剂从右心房→左心房→左心室。左心室显影常早于右心室，右心室常不显影。

发绀合并左心室增大不仅见于三尖瓣闭锁，还可见于永存动脉干，但这时发绀常不严重。永存动脉干与三尖瓣闭锁不同，可有不完全性右束支传导阻滞。右心导管检查在三尖瓣闭锁的诊断上甚少需要。导管的尖端在扩大的右心房内不能进入右心室，但常容易经由房间隔缺损进入左心房，左心房血氧含量低，如同右心房。

（6）永存动脉干（persistent truncus arteriosus）：如胚胎期心球隔不发育，未能将原始动脉干分隔成主动脉和肺动脉，而留下共同的动脉干，且只有一组半月瓣跨于两心

室之上。由于心球隔参与室间隔的发育,故本病有不同程度的室间隔缺损。肺动脉以单支的形式从动脉干的后壁分出,或从动脉干任何一侧独自分出。临床表现主要是有大的左至右分流合并轻度发绀。出生后数月即有发育不良与充血性心力衰竭。常见有心前胸壁隆起与进行性心脏增大。在出生1个月之后,70%病例在胸骨左缘第三、四肋间出现收缩期杂音,偶伴震颤,与大的室间隔缺损相同。第二心音是单一的,且亢进。大多数病婴生存不超过6个月。如发育不良的肺动脉从动脉干分出,又或发生肺动脉高压症,则寿命较长,偶尔活至中年。如发生肺动脉高压症,表现为艾森门格综合征的病象,或类似法洛四联症。永存动脉干共分为4个类型(Collett和Edwards分型)。

Ⅰ型:约占48%,主肺动脉起源于动脉干的近端,随后发出左、右肺动脉,接受两侧心室的血液。

Ⅱ型:约占29%,左、右肺动脉分别起自动脉干起始部的后壁。

Ⅲ型:约占11%,左、右肺动脉分别起自共干起始部的侧壁,极少数患者合并左、右肺动脉交叉发出、一侧肺动脉缺如等畸形。

Ⅳ型:约占12%,左、右肺动脉缺如,肺循环血液供应由起自降主动脉的支气管动脉等供应,少数患者合并主动脉弓离断。

心电图无特别,胸前导联显示双侧心室肥厚可能是最常见的表现。X线检查显示中等度至高度心脏增大,心影无特别。胸透时可见肺动脉分支充血与有力的搏动。如左肺动脉的高度接近主动脉弓的水平,应考虑永存动脉干。超声心动图检查可见动脉干骑跨于室间隔缺损之上,常见左心房、左心室大,动脉干瓣膜可增厚,只见"主动脉瓣"而不见"肺动脉瓣"的回声。心脏磁共振、CT可见扩大的动脉干骑跨在心室间隔之上。心导管检查时导管行径可经由动脉干进入一支肺动脉。所有病例均有动脉血氧饱和不足,而当肺动脉高压时更严重。从动脉干的近心端注入造影剂,可显示动脉干和肺动脉的起点(13)。

(7)单心室(二房三腔心):本病时室间隔完全缺如,而房间隔发育正常。如兼有房间隔缺损,则称为二腔心。二尖瓣与三尖瓣正常地开口于共同的单心室,但也可伴有二尖瓣畸形。约3/4病例有呼吸困难。幼年时期充血性心力衰竭也常见。发绀常存在,但可轻微。如合并肺动脉瓣狭窄则有重度发绀。

X线检查心脏仅轻度或中等度增大,心影无特别。如无大血管错位,心影与大的室间隔缺损相似。如合并肺动脉瓣狭窄,则类似法洛四联症。心电图有几种类型高度提示本病的诊断:①右胸导联QRS波可呈QR型,并有右心室肥厚的征象,左胸导联s波深而常无Q波。②无合并大血管错位的单心室,其所有的胸导联上s波深、T波直立,虽然电压可有些改变,但波形改变甚少。③胸导联上如有等相综合波(equiphasic complexes),也提示本病的诊断。心血管造影可显示大血管错位与主动脉瓣位置升高。造影剂充盈一个巨大的单心室,主动脉与肺动脉同时显影。肺动脉瓣狭窄也可显示出来。只靠右心导管检查不能区别单心室与很大的室间隔缺损。

2. 迟显性发绀 如发绀不在出生时出现,而在出生以后逐渐出现,称为迟显性发绀。如发绀类先天性心脏病患者已除外周围性发绀及血液在肺内氧合不足等所致的发绀,则高度可能有右至左的分流存在。

有些早显性发绀的先天性心脏病,其发绀也可为迟显性,反之亦然。

(1)艾森门格综合征:艾森门格综合征(Eisenmenger syndrome)是指任何先天性心血管畸形所致的左右两侧心相沟通,导致肺动脉高压,引起左向右分流,常见房间隔缺损、室间隔缺损或动脉导管未闭,较少见的情况下由于主-肺动脉隔缺损、永存动脉干、大血管错位等。艾森门格综合征主要针对室间隔缺损伴主动脉右位而无肺动脉瓣狭窄,有肺动脉高压,肺血管阻力处于或高出体循环水平,血流因而经由右心室至左心室,或主要经由右心室至左心室,分流方向相反。而这个疾病是由艾森门格于1897年首次描述发现的。艾森门格综合征可出现呼吸困难、心绞痛、活动后晕厥、咯血等症状。呼吸困难推测主要是由于未饱和的氧合血作用于外周化学感受器所致。心排血量减少引起心绞痛与活动后晕厥。通常因有肺梗死而致咯血;咯血可严重,甚至引起死亡。

不论分流在什么部位,通常有下列的体征:①桶形胸首先由于肺血流量增加,以后由于肺血管阻力增高所引起。②中心性发绀除房间隔缺损之外,常在幼年时期出现。③由于右心室肥厚与主动脉扩张,可触及搏动。④常有肺动脉瓣区柔和的喷射型收缩期杂音,且常继以响亮的喷射附加音。⑤肺动脉瓣第二音是单一的,或有互相接近的心音分裂、肺动脉瓣组成部分响亮且可触及。⑥右心房扩大,可伴有右心房第四心音。⑦由于相对性肺动脉瓣关闭不全,可出现格雷厄姆·斯蒂尔杂音。⑧如发生右心室衰竭,三尖瓣环扩大,可引起相对性三尖瓣关闭不全,常在三尖瓣区出现收缩全期杂音。⑨颈静脉压升高,a波明显。⑩心排血量低(由于肺血流梗阻)导致周围动脉搏动减弱。

X线检查:显示由于肺动脉高压导致主肺动脉及其近侧分支的显著扩张,但两肺外周纹理稀少,肺野异常清朗。选择性心血管造影可显示缺损的部位,但在艾森门格综合征时有很大的危险性。

心电图检查：由于有心房肥大而出现肺性 P 波，心室综合波显示右心室肥厚。

超声检查：可见缺损所在部位，且在右心室、右心房和肺动脉水平见右向左分流或双向分流。

右心导管检查：肺动脉血压与体循环动脉血压相等。除可证明右至左分流之外，还常可发现小量的左至右分流。

引起艾森门格综合征的三种先天性心脏病的互相鉴别见表 14-4。第二心音的听诊有助于缺损部位的初步鉴别：动脉导管未闭时第二心音分裂互相接近，随呼吸运动而正常地变动（即深吸气末期心音分裂较宽）；室间隔缺损时第二心音是单一的；房间隔缺损时第二心音分裂宽，吸气时固定不变。

另一方面，艾森门格综合征常与法洛四联症进行鉴

表 14-4　通常引起艾森门格综合征三种缺损的鉴别

项目	动脉导管未闭	室间隔缺损	房间隔缺损
中心性发绀、杵状指与红细胞增多症	差别性发绀	通常从婴儿期开始	可能至成年才出现
呼吸困难、心绞痛与晕厥	罕见	常见	较不常见
显著的 a 波	很罕见	罕见	常见
右心室抬举性搏动	轻度	轻度	明显而常存在
左心室抬举性搏动	罕有	罕有	并无
第二心音	第二心音分裂窄，且随呼吸运动而改变	单一的（无分裂）	第二心音分裂宽，吸气时固定不变

别，其要点是：①前者肺动脉近侧分支显著扩张，而后者肺野异常清朗，肺纹理稀少。②前者肺动脉段膨隆，而后者多凹陷，仅少数呈肺动脉瓣狭窄后膨隆。③前者肺动脉瓣第二音亢进，而后者常减弱。④前者的发绀出现较晚和较轻，而后者的发绀出现甚早且较重。⑤右心导管检查前者有肺动脉高压，而后者肺动脉压力降低。⑥超声检查前者有肺动脉高压且无肺动脉瓣狭窄，而后者则肺动脉压力降低、肺动脉瓣狭窄和主动脉骑跨。

（2）埃布斯坦畸形（Ebstein anomaly）合并卵圆孔未闭或房间隔缺损：当出现埃勃斯坦畸形时，三尖瓣瓣叶向右心室移位，主要是隔瓣叶和后瓣叶下移，常附着在近心尖的右心室壁，而前瓣叶的位置多正常，因此右心室被分为两个腔；在畸形瓣膜以上的心室因心房化而室壁异常菲薄，而畸形瓣膜以下的右心室壁的厚度则正常。心脏的大小和形状与三尖瓣向下移位的程度以及有作用的右心室和心房化部分的比例有关。常伴有房间隔缺损、室间隔缺损、动脉导管未闭、肺动脉口狭窄或闭锁。由于右心房压力增大，血液通过未闭合的卵圆孔或房间隔缺损，从右至左分流，导致发绀。

常见的症状是呼吸困难，但患者可以多年无症状。常有显著的发绀和轻度杵状指。发绀常迟显，但可于出生时出现。常有乏力，但蹲踞体位不见常。较常有阵发性心律失常和猝死。偶尔无明显的循环障碍，无发绀和无症状。

体格检查发现显著的心脏增大，但心脏搏动减弱。

听诊特征是三音心律或四音心律，第一心音迟延，第二心音分裂宽，肺动脉瓣关闭音减弱，第四心音明显。可能给人以奔马律的印象，但心率不快。沿胸骨左缘，在心尖区或偶尔弥漫地在心前区有收缩期杂音，可能由于三尖瓣关闭不全或经室间隔缺损的从左至右分流。收缩期杂音也可能由于肺动脉瓣狭窄或动脉导管未闭所致。很多病例有心尖区低调舒张期杂音，可能由于通过二尖瓣的血流增加。

X 线检查发现心脏增大，特别是右侧（巨大的右心房）。如右至左分流量大，则主肺动脉段凹陷，肺动脉纹理减少。X 线透视对诊断甚有帮助。在后前位可见有心房搏动。于左前斜位在上方仍见右心房搏动；但心房化的右心室边缘的搏动却显著减弱乃至消失。在右前斜位可见到搏动减弱和右心室流出道搏动较正常的分界点。

心电图常显示右束支传导阻滞和右心室导联的 QRS 波低电压。右心房肥大，P 波高而尖。P-R 间期延长。10%~25% 患者合并预激综合征，或出现室上性和室性心律失常。

超声心动图提示三尖瓣隔瓣叶和后瓣叶下移，前瓣叶大，关闭延迟且动作异常，右心房增大（因包括心房化的右心室），心室间隔动作异常。

磁共振提示巨大右心房、三尖瓣下移和右室流入道的心房化。

这些患者在进行心导管检查和心血管造影时可发生严重的心律失常，因此现在较少进行这类检查。肺动脉

14
发绀

14.2
真性发绀

和右心室收缩压低,心排血量可能减少。在压力曲线显示右心房压力波形的导管位置,心内心电图显示右心室综合波,有重要的诊断意义。心血管造影可辨别心房化的变薄的右心室壁和三尖瓣的瓣叶游离缘所在的不规则区。不可错误地认为三尖瓣位于房室沟。在心房的水平有右至左的分流。

埃勃斯坦畸形在 X 线检查时,由于心底部狭窄、心影呈球形、肺野清,可被误诊为心包积液。此外,埃勃斯坦畸形尚须与慢性右心衰竭、三尖瓣闭锁、重度肺动脉瓣狭窄合并房间隔缺损与右至左分流等相鉴别。

(3)先天性肺动脉瓣狭窄:有 3 种类型。①单纯肺动脉瓣狭窄(瓣膜型)。②右心室漏斗部狭窄(瓣下型)。③肺动脉干及其分支狭窄(瓣上型)。而根据跨瓣压差的大小,分为轻、中、重、极重 4 类。轻度狭窄:跨瓣压差 < 30mmHg,瓣口直径在 1.5cm 以上;中度狭窄:跨瓣压差在 30~60mmHg,瓣口直径在 1.0~1.5cm;重度狭窄:跨瓣压差在 60~90mmHg,瓣口直径在 0.5~1.0cm;极重度狭窄:跨瓣压差 > 90mmHg,瓣口直径小于 0.5cm。轻度与中等度肺动脉瓣狭窄无发绀。重度肺动脉瓣狭窄可有发绀,发绀为周围性。

肺动脉瓣狭窄合并右至左分流可出现发绀。发绀为迟显性,通常出现于青年时期。发绀初时可仅在活动后出现。如右至左分流经由室间隔缺损,血流动力学改变类似法洛四联症,但并无主动脉骑跨。如肺脉瓣狭窄严重,右心房压力高于左心房,则阻碍卵圆孔的闭合。患者出生时即有发绀(法洛三联症)。

需要注意的是,对于这些发绀型的成人先天性心脏病,研究发现发绀程度越明显,发生栓塞的概率越高,可能是由于红细胞增多、血小板功能异常、内源性凝血因子异常等原因所导致,但目前预防性使用抗凝药仍有很大的争议。

二、周围性发绀

周围性发绀是由于血液通过周围循环毛细血管时,因血流速度缓慢、淤滞、组织耗氧率增加,致血氧未饱和度增加(达到或超过 6.5 容积 %),因而产生发绀。这种情况可见于全身性或局限性病变。

周围性发绀应与中心性发绀相鉴别。周围性发绀通常由于血液淤滞,因此常出现于肢体的下垂部分及周围部位,例如肢端与颜面,这些部位是冰冷的。反之,中心性发绀为全身性,除四肢及颜面之外,也累及黏膜(包括口腔黏膜)及躯干的皮肤,皮肤是温暖的。若难以鉴别,可按摩和加温发绀的耳垂或肢端,使之温暖。如为周围性发绀,则皮肤温暖后,发绀即消失;如发绀不消失,则为中心性发绀。

(一)全身性疾病

1. 淤血性周围性发绀 充血性心力衰竭、慢性缩窄性心包炎、三尖瓣膜病等均可导致体循环血液淤滞、血流速度减慢,从而引起发绀。

2. 缺血性周围性发绀 休克(包括感染性休克、过敏性休克等)时心排血量减低,周围循环供血减少,毛细血管内血液淤滞,可以出现发绀。

3. 其他疾病的周围性发绀

(1)冷凝集现象伴有手足发绀症:冷凝集现象的产生乃由于患者血清中含有大量冷凝集素。这种情况可见于肺炎支原体肺炎的患者,遇天气寒冷时,可使自身红细胞在肢端毛细血管内凝集,致引起局部血液循环障碍与发绀。诊断可根据患者血清内的高度冷凝集素效价。除此之外,也可见因血液疾病导致的冷凝集现象,如冷反应自身免疫溶血性贫血、慢性淋巴细胞白血病、霍奇金病等。

先天性梅毒引起的雷诺现象,与溶血素有关。

(2)冷球蛋白血症:冷球蛋白(cryoglobulin)在低温时可自行凝固。但大量的冷球蛋白血症几乎只见于多发性骨髓瘤,文献报道有因此引起广泛性紫癜、雷诺现象及视网膜静脉血栓形成者。如做血细胞容积测定,可见红细胞层之上有灰黄色胶样物质层,高达 10mm,即冷球蛋白。本病属单克隆免疫球蛋白病范畴。

(3)真性红细胞增多症:本病的三大特征是红细胞增多、皮肤色紫红与肝、脾大。患者口唇与肢端可出现发绀,多由于血液黏稠度过高,血流缓慢,在周围组织耗氧过多,以及血红蛋白本身的改变,致血红蛋白与氧结合的能力降低引起。

(二)局部血流障碍性疾病

周围局部组织中由于动脉供血不足、静脉回流受阻或自主神经功能紊乱等所引起的局限性发绀是内科疾病鉴别诊断上较常见的问题,下文将分别讨论。

1. 血栓闭塞性脉管炎 主要表现为持续性或阵发性肢端疼痛,也可引起间歇性跛行、肢端发绀等。

2. 雷诺病 雷诺(Raynaud)病是一种功能性疾病,病因未明,症状主要由于周围小血管(小动脉、小静脉)痉挛所引起。国内病例报道不多。发病年龄多在 20~30岁,女性与男性发病比率约为 10:1。

本病的特征是阵发性及双侧对称性肢端发白、麻木与发绀。发病部位主要限于手指与足趾,常因情绪激动或寒冷刺激而诱发。严重者可引起肢端坏疽。发作经过可分为 3 个阶段:局部缺血期、局部窒息期与缓解期。如做冷水试验,将罹患肢端浸于 4℃(或温度稍高)的冷水中 1 分钟,可诱发典型的雷诺现象发作:苍白→发绀→变红,每期持续 4~10 分钟。两手握拳 1.5 分钟后,在弯曲状态下放开，也可出现相同的现象（握拳试验）。做皮肤紫外线照射试验时，皮肤对紫外线照射红斑反应减弱，且两侧肢端的反应不同，提示周围血管舒缩障碍。患肢的动脉搏动并无减弱或消失，病变主要累及肢端，双侧同时发病，故与血栓闭塞性脉管炎有所不同。

本病的诊断根据：①患者有上述的临床表现。②除外各种原因所致的雷诺现象，特别是结缔组织疾病所致的雷诺现象。

3. **肢端发绀症** 肢端发绀症（acrocyanosis）以年轻女性多见，也可见于儿童，是一种自主神经症，患者常有皮肤划痕症、手心多汗等自主神经功能紊乱现象。肢端常有冷感与发绀，寒冷可使症状加重，病变常累及双手、足、耳、鼻、口唇和乳头，须与雷诺病相区别。在肢端发绀症时，不能见到典型的雷诺现象（苍白→发绀→变红），也无皮肤苍白的现象。在雷诺病时，发绀往往限于指、趾等狭小的范围。而在肢端发绀症时，持续的、均匀的发绀可出现于整个手部与腕部，甚少出现于足部；暴露于冷空气中虽可使症状加剧，但在温暖环境中常不能使之减轻或消失，且从未见有溃疡形成或坏疽。

肢端发绀症还可以因为继发性原因所致：如感染，基孔肯雅热（基孔肯雅病毒感染）、微小病毒 B19 感染等；血液疾病，如冷凝集现象（上文已提及）、血小板增多症、POEMS 综合征；基因突变；药物，如麦角碱、两性霉素 B 脂质体、干扰素 -β 等；肿瘤，如肾上腺外嗜铬细胞瘤、肝类癌、子宫内膜癌等。

4. **肢体动脉硬化所致的雷诺现象** 动脉粥样硬化是四肢动脉疾病常见原因之一。在 55 岁以前少见，而糖尿病性动脉硬化则发病较早。病变常侵及下肢的胫后动脉与足背动脉的终末分支，如引起供血不足，则患者常觉有足趾麻木、刺痛与烧灼感，足部较正常时为凉，足趾发白。胫后动脉与足背动脉搏动微弱或未能触知，是诊断上有意义的病征。患者在动脉完全阻塞之前可出现间歇性跛行。动脉造影可发现动脉狭窄的征象。

5. **结缔组织病所致的雷诺现象** 硬皮病与系统性红斑狼疮可发生雷诺现象，有些病例甚为早期主要症状，出现于典型病象显露之前，可引起鉴别诊断上的困难。而系统性硬皮病具有皮下组织钙质沉着、雷诺现象、食道运动功能障碍、指硬皮和毛细血管扩张者，称为 CREST 综合征。

雷诺现象对结缔组织病的诊断意义在于其常见且早发，有早期诊断意义。国内报道一组混合性结缔组织病，主要症状依次为雷诺现象 83.3%、关节痛（炎）80%、面部及手指肿胀各 60%、手指硬化 50%、肌炎 46.7%。

6. **心房黏液瘤** 雷诺现象作为心房黏液瘤的主要症状罕见。国内仅有一例报道左心房黏液瘤以晕厥和雷诺现象为早期症状。其原因可能由于瘤体脱落的碎片或瘤体表面血栓脱落所发生的小栓塞，以及瘤体阻塞血流使周围组织缺氧而致肢端小动脉痉挛所引起。摘除瘤体后雷诺现象亦消除。

7. **振动病** 本病也称职业性雷诺现象。使用振动工具（特别是链锯）和转动工具（如砂轮）可引起本病。寒冷常为促发或加重症状的因素。

8. **胸廓出口综合征** 此综合征多发生于 30~50 岁，女性发病率较高。如臂丛神经受压，则引起肩胛部疼痛及手臂内侧放射痛。锁骨下动脉受压时，手部皮肤可出现厥冷、苍白与发绀现象。

9. **网状紫斑** 网状紫斑国内有少数病例报道。患者多为女性，其特点是皮肤呈网状或斑状青紫现象。病变多发生于下肢，但也可累及上肢、躯干和颜面等部位。患肢常有发冷、麻木与感觉异常，有时或酸痛。温度与位置对紫斑有一定的影响。暴露于寒冷环境中或取下垂位置时，斑纹即明显；加温及 / 或将患肢抬高后，斑纹常可逐渐减轻或甚至消失。严重病例可发生足趾溃疡或坏疽。

本病临床上可分为 3 型。

(1) 大理石样皮斑：是较轻的一种，患者以女性较多。受凉后皮肤出现紫红色网纹，纹理较细，温暖后即渐消失。

(2) 特发性网状紫斑：紫红色斑纹较为明显，且范围较广，虽在温暖环境中也不完全消失。

(3) 症状性网状紫斑：常与结核病、慢性肝炎、结节性多动脉炎、结节性红斑、梅毒等并存。有时斑纹可高出皮面呈索条状，在这些索条中还可触到一些小结节。

10. **局部静脉病变** 因下肢静脉曲张、血栓性静脉炎等所致的患肢局部血液循环障碍，均可引起轻度的局限性发绀。上腔静脉阻塞也能引起颜面及上肢发绀和水肿。

11. **胆固醇结晶栓塞综合征**（cholesterol crystal embolization） 又称蓝趾综合征（blue toe syndrome），是由于大动脉粥样硬化斑块破裂，导致其中的胆固醇结晶剥离，随血流脱落至外周远端血管造成栓塞，并引起栓塞部位炎症反应和终末靶器官损伤。在临床中，最常见是因血管腔内操作及抗凝、溶栓治疗导致疾病发生。最常出现皮肤病变，表现为发绀、蓝趾、网状青斑、溃疡、坏疽、结节、紫癜。其次可出现急性肾功能不全，常易误诊为造影剂肾病。若消化道受累，可出现腹痛、腹泻、消化道出血、胰腺炎等改变；中枢神经系统受累，则表现为记忆力减退、脑缺血发作、精神异常等；同时患者亦可出现全身炎性反应，表现为发热、体重减轻、厌食、乏力、肌痛等。

该病目前无明确的诊断标准，若发现动脉硬化患者，在血管腔内操作成功或抗凝、溶栓治疗后，原有皮肤病变加重或有新发表现时，应考虑该病的可能性；或进行血管腔内操作同时或之后出现肾功能异常并进行性恶化，血压顽固性升高时，也应怀疑该疾病；同时白细胞，炎症因子如 CRP、ESR 上升，尤其是嗜酸性粒细胞升高时，应高度怀疑该病可能性。若情况允许时，可行组织病理学检查，其是确诊 CCE 的最终手段，典型病理改变为小动脉管腔被两面凸起的裂隙状胆固醇结晶阻塞。目前治疗主要是应用他汀类药物抑制斑块病变进展，抗血小板药物减少栓塞后继发血栓形成，尽量避免应用抗凝溶栓药物以免引起斑块内出血，同时避免进一步有创性血管操作。有报道认为早期起病应用糖皮质激素有效。

12. **肢体静脉血栓** 严重的下肢静脉血栓可引起肢体发绀，国外病例报道 1 例患者出现脚部发绀，且有反复下肢静脉血栓病史，最后确诊为抗磷脂综合征。

（刘　晨　董吁钢）

参考文献

［1］齐运平.隔夜菜汁致高铁血红蛋白血症 13 例分析.中国新生儿科杂志, 2007, 22 (5): 308.

［2］REHMAN HU. Methemoglobinemia. West J Med, 2001, 175 (3): 193-196.

［3］GALIE N, HUMBERT M, VACHIERY JL, et al. 2015 ESC/ERS Guidelines for the diagnosis and treatment of pulmonary hypertension: The Joint Task Force for the Diagnosis and Treatment of Pulmonary Hypertension of the European Society of Cardiology (ESC) and the European Respiratory Society (ERS): Endorsed by: Association for European Paediatric and Congenital Cardiology (AEPC), International Society for Heart and Lung Transplantation (ISHLT). Euro Heart J, 2016, 37 (1): 67-119.

［4］MEEK ME, MEEK JC, BEHESHTI MV. Management of pulmonary arteriovenous malformations. Seminars in interventional radiology, 2011, 28 (1): 24-31.

［5］PENNARDT A. High-altitude pulmonary edema: diagnosis, prevention, and treatment. Current sports medicine reports, 2013, 12 (2): 115-119.

［6］MONTANARO C, SHORE DF. 11-Late Repair and Reoperations in Adult Congenital Heart Disease. In: GATZOULIS MA, WEBB GD, DAUBENEY PEF. Diagnosis and Management of Adult Congenital Heart Disease (Third Edition). Philadelphia: Elsevier, 2018: 151-162.

［7］STOUT KK, DANIELS CJ, ABOULHOSN JA, et al. 2018 AHA/ACC Guideline for the Management of Adults With Congenital Heart Disease. Circulation, 2018: Cir0000000000000603.

［8］BAILLIARD F, ANDERSON RH. Tetralogy of Fallot. Orphanet journal of rare diseases, 2009, 4: 2.

［9］解启莲, 高磊, 王震, 等.法洛三联症的介入治疗及疗效评价.实用儿科临床杂志, 2006, 12 (23): 1619-1620.

［10］赵德元, 史进, 田鹏.家族聚集法洛三联症 3 例.实用医药杂志, 2010, 27 (7): 594.

［11］黄新忠, 范亚平.法洛三联症并发薄基底膜肾病一例.中华肾脏病杂志, 2009, 25 (6): 436.

［12］余海莹, 莫莉, 郑春华, 等.超声心动图对室间隔完整型肺动脉闭锁的诊断价值.实用心脑肺血管病杂志, 2018, 26 (9): 79-81.

［13］徐光亚, 吴树明.图解心脏外科手术学. 2 版.北京:科学出版社, 2010. 09.

［14］BROWN JW, HEATH D, WHITAKER W. Eisenmenger's complex. British heart journal, 1955, 17 (3): 273-284.

［15］林果为, 王吉耀, 葛均波.实用内科学. 15 版.北京:人民卫生出版社, 2017.

［16］KARSENTY C, ZHAO A, MARIJON E, et al. Risk of thromboembolic complications in adult congenital heart disease: A literature review. Archives of cardiovascular diseases, 2018, 111 (10): 613-620.

［17］WOLLINA U, KOCH A, LANGNER D, et al. Acrocyanosis-A Symptom with Many Facettes. Open access Macedonian journal of medical sciences, 2018, 6 (1): 208-212.

［18］鞠上, 刘宇静, 张晓福, 等.胆固醇结晶栓塞误诊原因分析及诊疗建议.临床误诊误治, 2017, 30 (7): 21-24.

［19］SHI VJ, LEVENTHAL JS, MENSAH KA, et al. Cyanosis of the foot. Cutis, 2017, 100 (4): 206; 9; 10.

15

心脏杂音

心脏杂音是心脏病的重要体征。心脏杂音可分为收缩期杂音、舒张期杂音、连续性杂音和来往性杂音。

收缩期杂音根据杂音开始和终止的时间可命名为全收缩期、收缩中期、收缩早期或收缩晚期杂音。全收缩期杂音与第一心音同时开始，占据全部收缩期。起源于左侧心脏的全收缩期杂音终止于第二心音的主动脉瓣成分，起源于右侧心脏的全收缩期杂音终止于第二心音的肺动脉瓣成分。收缩中期杂音在第一心音之后开始，在第二心音之前终止。起源于心脏左侧的收缩中期杂音终止于第二心音的主动脉瓣成分之前，起源于心脏右侧的收缩中期杂音终止于第二心音的肺动脉瓣成分之前。收缩早期杂音限于收缩早期，与第一心音同时开始，呈递减型减弱，在第二心音之前完全结束，一般在收缩中期或其前结束。收缩晚期杂音在收缩中至晚期开始并延续到第二心音处。

全收缩期杂音曾称"反流性收缩期杂音"，因为"反流"一词可包括全收缩期、收缩早期和收缩晚期的杂音，已放弃使用。收缩中期杂音以前又称"喷射性收缩期杂音"，因为收缩中期杂音不一定由于"喷射"所致，所以也应该放弃使用。

全收缩期杂音最常见于二尖瓣关闭不全、三尖瓣关闭不全及室间隔缺损。收缩中期杂音最常见于主动脉瓣狭窄和肺动脉瓣狭窄。收缩早期杂音典型者见于急性重度二尖瓣关闭不全，此外，有三尖瓣关闭不全而右心室收缩压正常时可表现为收缩早期杂音，很小的室间隔缺损杂音也只局限于收缩早期。收缩晚期杂音典型者见于二尖瓣脱垂。

舒张期杂音根据杂音开始的时间可命名为舒张早期、舒张中期和舒张晚期杂音。根据杂音来源于心脏的左侧或右侧，舒张中期杂音随同第二心音主动脉成分或肺动脉瓣成分开始。舒张中期杂音是在第二心音后的一个清楚的周期之后开始。舒张晚期杂音（又称收缩期前杂音）是在舒张晚期开始。舒张早期杂音见于主动脉瓣关闭不全和肺动脉瓣关闭不全。舒张中期杂音主要见于风湿性心脏病二尖瓣狭窄；在没有房室瓣（二尖瓣和三尖瓣）阻塞时，如果流经房室瓣的血容量和血流速度明显增加，造成房室瓣相对狭窄，也可产生来源于二尖瓣或三尖瓣的舒张中期杂音，例在重度二尖瓣关闭不全时可产生二尖瓣相对狭窄所致的舒张中期杂音，在重度三尖瓣

关闭不全和大的房间隔缺损，可产生三尖瓣相对狭窄所致的舒张中期杂音。舒张晚期或收缩期前杂音见于风湿性二尖瓣狭窄在窦性心律时，因左心房收缩增加导致房室血流增加所致。

连续性杂音指开始于收缩期，且不间断地连续下去，通过第二心音进入全部或部分舒张期的杂音。连续性杂音的最重要特点是杂音通过第二心音而无间断，即收缩期杂音和舒张期杂音连续不间断，而在第一心音前可完全消失。另一特点是杂音在同一听诊部位最响。最熟知的连续性杂音是动脉导管未闭的主、肺动脉沟通，连续性杂音还见于动脉间异常的沟通存在压差、动静脉沟通、颈静脉血流增加引起的颈静脉营营音等。

收缩期和舒张期均可听到杂音，但两期杂音并不连续时，不称为连续性杂音，如室间隔缺损合并主动脉瓣关闭不全、主动脉瓣狭窄合并关闭不全等。这类杂音称为来往性杂音。来往性杂音其收缩期杂音和舒张期杂音最响亮的位置常不在同一部位。

连续性杂音由同一病变引起，来往性杂音由两个不同的病变引起。

心脏听诊发现杂音时，须详细和准确记录其出现的时相（收缩期、舒张期、连续性），持续时限（早期、中期、晚期、全期），音调（高调、中调、低调），强度（Ⅰ~Ⅵ级），音色（吹风样、隆隆样或雷鸣样、喷射样、机器样、乐音样），音质（柔和、粗糙），音形（一贯形、递增型、递减型、菱形），最响的部位，传导方向和位置，以及体位、运动、呼吸和药物对杂音的影响。

听诊结合心音图检查对心脏杂音的判断和提高心脏杂音的听诊能力有极大的帮助。心脏杂音的特点结合心电图、X线胸片、彩色多普勒超声心动图、心脏核素、CT或核磁显像、心导管检查以及其他检查，能对心脏疾病做出准确的诊断。

根据心脏杂音出现的部位和期间，对各种心脏病（不包括发绀类先天性心血管病）的鉴别诊断按表15-1的顺序分别讨论。

心脏听诊还应注意有无心音异常。如第一心音、第二心音有无增强或减弱及分裂，有无病理性第三心音和第四心音，有无其他额外心音如喷射音、喀喇音、开瓣音、心包摩擦音、心包叩击音、肿瘤扑落音、人造瓣膜音等。造成心音异常的原因见表15-2。

表 15-1　各听诊区心脏杂音的原因

杂音部位和期间	产生该杂音的原因
心尖区收缩期杂音	非病理性心尖区收缩期杂音、风湿性二尖瓣炎、感染性心内膜炎、风湿性二尖瓣关闭不全、结缔组织病所致器质性二尖瓣关闭不全、二尖瓣脱垂、扩张型心肌病、相对性二尖瓣关闭不全、急性二尖瓣关闭不全
心尖区舒张期杂音	风湿性二尖瓣炎、风湿性二尖瓣狭窄、主动脉瓣关闭不全、单纯风湿性二尖瓣关闭不全、先天性心血管病(动脉导管未闭、卢滕巴赫综合征)、黏多糖病Ⅰ型、左心房黏液瘤、先天性二尖瓣狭窄、重度二尖瓣环钙化、其他原因所致的心尖区舒张期杂音
主动脉瓣区收缩期杂音	风湿性主动脉瓣炎、风湿性主动脉瓣狭窄、钙化性主动脉瓣狭窄、先天性主动脉瓣口狭窄(瓣膜狭窄、瓣下狭窄、瓣上狭窄)、主动脉硬化、其他原因所致的主动脉瓣区收缩期杂音
胸骨左缘第三、四肋间收缩期杂音	室间隔缺损、婴幼儿非病理性收缩期杂音、漏斗部狭窄、二尖瓣关闭不全、主动脉瓣狭窄、房间隔缺损、原发性肥厚型心肌病、三尖瓣关闭不全
主动脉瓣区舒张期杂音	风湿性主动脉瓣关闭不全、梅毒性主动脉瓣关闭不全、主动脉瓣脱垂、二叶主动脉瓣、高血压主动脉硬化、马方综合征、主动脉瓣脱垂、其他原因所致的主动脉瓣关闭不全、急性主动脉瓣关闭不全
肺动脉瓣区收缩期杂音	非病理性肺动脉瓣收缩期杂音、房间隔缺损、卢滕巴赫综合征、先天性肺动脉狭窄、先天性特发性肺动脉扩张、风湿性肺动脉瓣炎、风湿性肺动脉瓣狭窄
肺动脉瓣区舒张期杂音	风湿性肺动脉瓣关闭不全、感染性心内膜炎所致的肺动脉瓣关闭不全、相对性肺动脉瓣关闭不全
三尖瓣区收缩期杂音	风湿性三尖瓣炎、风湿性三尖瓣关闭不全、相对性三尖瓣关闭不全
三尖瓣区舒张期杂音	风湿性三尖瓣狭窄、相对性三尖瓣狭窄、右心房黏液瘤
心底部连续性杂音	颈静脉营营音、乳房杂音、动脉导管未闭、主-肺动脉隔缺损、肺动静脉瘘、主动脉窦动脉瘤穿破入右心室(房)、先天性冠状动静脉瘘、完全性肺静脉畸形引流、三尖瓣闭锁、胸腔内动脉吻合术后
来往性杂音	室间隔缺损合并主动脉瓣关闭不全、二尖瓣关闭不全合并主动脉瓣关闭不全、主动脉瓣关闭不合并狭窄

表 15-2　异常心音

名称	产生原因
第一心音增强	二尖瓣狭窄、房间隔缺损、乳头肌功能不全、变异型预激综合征(L-G-L)、完全性房室传导阻滞、高流量状态(甲亢、发热、贫血、运动、妊娠、动静脉瘘等)
第一心音减弱	严重二尖瓣狭窄、二尖瓣关闭不全、主动脉瓣狭窄及关闭不全、心肌梗死、心力衰竭、一度房室传导阻滞、完全性左束支传导阻滞、心音传导不良(肺气肿、肥胖、心包积液)
第一心音分裂	正常儿童、严重二尖瓣狭窄、心房黏液瘤、三尖瓣下移畸形、左心或右心单侧心力衰竭、完全性右束支传导阻滞、来自左心室的异位室性心律
第二心音增强	收缩期高血压、主动脉缩窄、升主动脉瘤样扩张、肺动脉高压、充血性心力衰竭
第二心音减弱	主动脉瓣(瓣膜、瓣上或瓣下)狭窄、肺动脉瓣或右心室流出道狭窄、重度主动脉瓣关闭不全
第二心音分裂	
正常分裂	正常儿童及青壮年
宽分裂	正常儿童、右心室流出道狭窄、严重二尖瓣关闭不全、右心衰竭、特发性肺动脉扩张、完全性右束支传导阻滞或起自左心室的室性异位心律、慢性肺源性心脏病、肺梗死、室间隔缺损、原发性肺动脉高压、二尖瓣狭窄伴肺动脉高压

名称	产生原因
固定分裂	中度大小以上的房间隔缺损
逆分裂	完全性左束支传导阻滞、B 型预激综合征、主动脉瓣关闭不全、主动脉瓣（瓣膜、瓣上、瓣下或左室流出道）狭窄、冠心病心肌缺血、心肌梗死、较大分流量的动脉导管未闭或其他主-肺动脉分流、左心衰竭、起自右心室的室性异位心律
生理性第三心音	健康儿童及青年
病理性第三心音	室间隔缺损、动脉导管未闭、重度二尖瓣或三尖瓣关闭不全、重度主动脉瓣关闭不全、左心或右心心力衰竭、高血压、心肌炎、心肌病、冠心病、心肌梗死、高流量状态（甲亢、贫血、体循环动静脉瘘）
第四心音	高血压及高血压心脏病、重度主动脉瓣狭窄、冠心病、急性心肌梗死、心肌病、心肌炎、重度肺动脉瓣狭窄、高度或完全性房室传导阻滞、高流量状态（贫血、甲亢、体循环动静脉瘘）、三尖瓣下移畸形
收缩早期喷射音	
肺动脉喷射音	原发性或继发性肺动脉高压、轻至中度肺动脉瓣狭窄、原发性肺动脉扩张
主动脉喷射音	轻度瓣膜型主动脉瓣狭窄、主动脉缩窄、重度主动脉瓣关闭不全、高血压、主动脉瘤、动脉导管未闭、重度法洛四联症、永恒动脉干
收缩中晚期喀喇音	二尖瓣脱垂、马方综合征
收缩期喇叭音	二尖瓣脱垂、风湿性二尖瓣关闭不全、膜部小孔室间隔缺损合并动脉瘤形成
二尖瓣开放拍击音	中度二尖瓣狭窄、部分单纯二尖瓣关闭不全
三尖瓣开放拍击音	单纯三尖瓣狭窄、分流量大的房间隔缺损、偶见于三尖瓣下移畸形
心包叩击音	缩窄性心包炎
肿瘤扑落音	多见于左心房黏液瘤、少数右心房黏液瘤
人造瓣膜音	安置金属二尖瓣患者在正常可闻及人造二尖瓣关闭喀喇音和开放喀喇音；植入金属主动脉瓣患者在正常可闻及人造主动脉瓣关闭喀喇音和开放喀喇音

15.1　心尖区杂音

一、心尖区收缩期杂音

（一）非病理性心尖区收缩期杂音

儿童和青少年多见。心尖区收缩期杂音的响度低（Ⅰ~Ⅱ级）、柔和、吹风样，限于收缩早期或早中期（持续时间不超过收缩期的 40%~60%），不遮盖第一心音。在心尖区最清晰，局限而不向左腋下传导，运动后杂音减弱或消失，也无心脏增大或心肌炎的征象。

（二）风湿性二尖瓣炎

风湿性二尖瓣炎是风湿性心内膜炎最常见的表现之一，常引起心尖区收缩期杂音。此杂音是由于二尖瓣风湿性炎症以及并发心肌炎致二尖瓣环扩张，引起二尖瓣关闭不全所致。常表现为Ⅱ级左右全收缩期吹风样杂音，可向左腋下传导。抗风湿治疗好转后杂音常消失，少数可发展为慢性二尖瓣病。

（三）感染性心内膜炎

急性或亚急性心内膜炎均可损坏二尖瓣而引起器质性二尖瓣关闭不全。杂音性质变化是特征性表现之一，一旦出现，具有重要诊断价值。当腱索断裂或瓣叶穿孔时可出现新的杂音。

（四）风湿性二尖瓣关闭不全

二尖瓣关闭不全是临床上较常见的心瓣膜病，早期可呈单纯的风湿性二尖瓣关闭不全，其后常伴发二尖瓣狭窄，两者并存。

如心尖区收缩期杂音占据收缩全期，其响度在Ⅱ级以上，音质比较粗糙，并向腋中线传导，第一心音减弱或被杂音所掩盖，杂音持续存在，并伴有左心房和左心室增大，可确定器质性二尖瓣关闭不全的诊断。早期的器质性二尖瓣关闭不全可能只有比较响亮的收缩期杂音，尚无左心房与左心室增大的征象，需经较长时期的观察方能确定诊断。

重度二尖瓣关闭不全在心尖部常有响亮的第三心音，是由于左心室迅速充盈所致，也表明患者没有合并严重的二尖瓣狭窄。二尖瓣狭窄较重时，左心室不可能迅速充盈，不能产生第三心音。

单纯重度二尖瓣关闭不全可能伴有舒张中期杂音，是左心室扩大及流经二尖瓣血流量增多，产生相对性二尖瓣狭窄所致。由此产生的舒张中期杂音强度较低而且持续时限较短。第二心音呈宽分裂，因左心射血时间缩短，引起主动脉瓣提早关闭。单纯性二尖瓣关闭不全第一心音从不响亮，也从不延迟。

本病的典型病例通常经由临床与超声心动图检查，便可做出正确的诊断。

器质性二尖瓣关闭不全的收缩期杂音，须与其他原因的收缩期杂音相鉴别：

1. 三尖瓣收缩期杂音　位置常较近前正中线，近胸骨下端最响，深吸气末期增强。

2. 室间隔缺损杂音　最响的位置在胸骨左缘第4肋间，不向左腋下传导，比较粗糙，常伴有震颤。

3. 非病理性收缩期杂音　这时收缩期杂音是唯一的发现，而无器质性心脏病的证据。

（五）结缔组织病所致的器质性二尖瓣关闭不全

硬皮病病变可累及心内膜与瓣膜，能造成心瓣膜病，累及二尖瓣。系统性红斑狼疮时，炎症可累及心肌与心瓣膜，引起二尖瓣关闭不全较多，而引起二尖瓣狭窄及主动脉瓣关闭不全少见。国内报道一组100例系统性红斑狼疮患者中，44例心尖区有Ⅱ级以上收缩期吹风样杂音。类风湿关节炎病变可累及二尖瓣、主动脉瓣与三尖瓣，引起关闭不全与狭窄，形成类风湿性心脏病，但以主动脉瓣病变较为多见，此点与风湿性心瓣膜病多侵犯二尖瓣不同。埃勒斯-当洛斯综合征（Ehlers-Danlos syndrome）可累及二尖瓣引起关闭不全。本病特点为关节过度伸张，皮肤弹性过强、易脆，常有关节积血、脱位，骨骼和内脏畸形等。病因未明，属常染色体遗传。

（六）二尖瓣脱垂

二尖瓣脱垂是指经腱索与乳头肌相连的二尖瓣叶在收缩期脱垂入左心房，以后叶脱垂较多见，双叶脱垂次之，前叶脱垂少见。病因目前认为有冠状动脉硬化性心脏病、风湿性心瓣膜炎、心肌病、马方综合征、特纳综合征（Turner syndrome）、房间隔继发孔缺损、结节性多动脉炎、外伤及瓣膜手术后等。有的病例为家族性，即巴洛综合征（Barlow syndrome），其二尖瓣特别后瓣呈黏液性变，腱索细长，周围结缔组织松弛，使瓣叶在收缩中晚期脱垂入左房。约30%病例无明确的病因，称特发性二尖瓣脱垂。

典型体征是收缩期喀喇音及/或收缩晚期杂音。少数不伴收缩期喀喇音与杂音者称寂静型二尖瓣脱垂。喀喇音多数在收缩中、晚期听到，少数在收缩早期听到，具拍击性，在心尖部或心尖内侧最响。收缩期喀喇音具有易变性的特点，在任何一个时期可以不出现，且可为一个或多个。站立位时喀喇音提早出现且更明显。喀喇音是因松弛的二尖瓣腱索或瓣叶在心脏收缩期突然过度拉紧或翻转而产生，故又称腱索拍击音。大多数病例可听到收缩晚期杂音，典型者在一个或更多的中到晚期喀喇音后出现。脱垂严重时为全收缩期杂音，大多为Ⅲ~Ⅳ级，约半数在收缩晚期增强。收缩期杂音是由于二尖瓣叶脱垂入左心房，二尖瓣口不能紧密闭合，致血液反流所引起。少数病例还可听到高频、乐性的"雁鸣音"，并可触及震颤，可能由于二尖瓣叶及腱索在适当的共鸣频率出现震动所致。患者采取坐位时可使收缩期杂音转变为明显的"雁鸣音"。凡使左心室舒张末期容量减少的因素（如深吸气、立位、瓦尔萨尔瓦动作屏气期、吸入亚硝酸异戊酯等）可使瓣叶脱垂加重，喀喇音提前，收缩期杂音变长且增强；反之，使左心室舒张末期容量增多的因素（如深呼气、下蹲、解除瓦尔萨尔瓦动作舒气期等）可使瓣叶脱垂减轻，喀喇音延迟，收缩期杂音缩短并减轻。

超声心动图是诊断二尖瓣脱垂最有价值的方法。

（七）原发性心肌病

原发性扩张型心肌病约1/3以上病例出现心尖部收缩期杂音，这是由于心脏明显增大，产生相对性二尖瓣关闭不全所致，须与风湿性二尖瓣关闭不全的杂音相鉴别。本病心脏杂音在心力衰竭期间较响，在心力衰竭控制后即减轻或消失，而风湿性二尖瓣关闭不全时则相反，在心力衰竭期间较弱，而在心力衰竭控制后增强。此外，本病可出现第三心音、第四心音及相对性三尖瓣关闭不全杂音。

原发性肥厚型心肌病时在胸骨左缘下部心尖内侧出现喷射型收缩期杂音。又因常合并二尖瓣关闭不全，在心尖区出现全收缩期杂音。

(八) 相对性二尖瓣关闭不全

高血压心脏病、贫血性心脏病、主动脉瓣病、冠心病、急性风湿性心肌炎以及任何原因所致的心肌炎或心肌病,都可引起心脏扩张,并可由下列原因导致相对性二尖瓣关闭不全:①心肌出现病变时,二尖瓣口纤维环周围的肌肉也显得软弱,致收缩期间瓣膜口未能完全闭合。②心脏扩张时,附着于瓣膜的乳头肌与腱索即向下移位,如腱索不能相应地伸长,可妨碍瓣膜口的完全闭合。

相对性二尖瓣关闭不全所致的心尖区收缩期杂音,可根据原发病的存在,病因治疗(如抗贫血、抗风湿)奏效后杂音消失的特点,而与器质性二尖瓣收缩期杂音相区别。

(九) 急性二尖瓣关闭不全(腱索断裂、乳头肌功能不全或断裂)

急性二尖瓣关闭不全的原因主要有两个:瓣膜下二尖瓣装置(腱索或乳头肌)断裂或功能不全;感染性心内膜炎或其他原因所致瓣膜破裂或穿孔。

临床上腱索断裂常见病因:①在慢性风湿性二尖瓣关闭不全病程中发生。②作为二尖瓣脱垂综合征的合并症,如黏液样变性引起二尖瓣瘤样扩张或破裂、腱索断裂。③胸部钝性或穿透性创伤。④感染性心内膜炎。⑤病因未明的腱索自发性断裂,以后瓣膜腱索受累较多。

乳头肌功能不全和断裂最常见于冠心病、急性心肌梗死,偶尔可由创伤所致。后内乳头肌血液供应来自右冠状动脉后降支(变异者来自左旋支),血供不及前外侧乳头肌丰富,故下壁心肌梗死时乳头肌功能不全或断裂较多。

急性二尖瓣关闭不全的临床表现与慢性者不同,病情常短期内迅速加重。特别是重度腱索断裂或乳头肌断裂时,大量二尖瓣反流的血液作用于顺应性差而容积未增大的左房,使左房压力短期内上升 3~4 倍,以致迅速出现左房衰竭性急性肺水肿,之后还可发生右心衰竭。由于心排血量明显减少,患者可出现低血压或心源性休克,如不及时治疗可迅速死亡。

体格检查心尖冲动有力,但无左心室明显扩大的体征,有别于慢性二尖瓣关闭不全。由于主动脉瓣提早关闭,第二心音可有宽分裂,并常有第三心音和第四心音奔马律。心房颤动少见。急性二尖瓣关闭不全收缩期杂音为非全收缩期,而是收缩早期杂音。该杂音于收缩早至中期呈递减性质,收缩晚期减弱或消失。杂音常为低音调而柔和,很少超过 3 级。乳头肌功能不全杂音常有以下特点:①杂音多变,即有时杂音较响,有时很轻甚至消失。②不同心动周期中可表现为收缩早期、中期或

全收缩期杂音。③心绞痛发作时杂音加强,疼痛缓解后减轻。④期前收缩时杂音较响,而期前收缩后减弱,此点与二尖瓣脱垂相似而有别于其他慢性二尖瓣关闭不全。此外,心尖区第一心音常增强有别于慢性二尖瓣关闭不全的第一心音常减弱。急性心肌梗死所致乳头肌断裂有时杂音很轻但却有严重的肺水肿征,临床上必须加以注意。杂音传导方向取决于前瓣还是后瓣受累,临床上以后瓣受累较常见,反流血流向前,冲击室间隔或主动脉根部,故杂音常在胸骨左缘及心底部最响,并向颈部传导,可误诊为主动脉瓣狭窄或室间隔缺损。若前瓣受累,反流血液流向左房后壁,杂音向左腋下、头部和脊柱传导。

急性二尖瓣关闭不全的特点是心尖区或胸骨左缘(累及后瓣或后内乳头肌断裂)新出现的收缩期杂音或原有杂音加重,伴临床症状的迅速恶化,可出现急性肺水肿征象。心脏不大。心电图有窦性心动过速,可有急性心肌梗死图形而多无左房、左室增大。X 线胸片心影无明显增大而有肺水肿征。肺毛压曲线有高大的 V 波。超声心动图可见腱索或乳头肌断裂,大量二尖瓣反流、二尖瓣呈连枷状改变,左心房、左心室则无明显增大,是最可靠的诊断手段。

二、心尖区舒张期杂音

(一) 风湿性二尖瓣炎

急性风湿性心脏炎患者(大部分为青少年与儿童)在心尖区可出现舒张中期雷鸣样杂音(Carey Coombs 杂音)。此杂音较轻微、柔和、短促,起始部分较响亮,或起始于第三心音之后。其发生机制可能由于瓣膜发炎致其弹性减退,二尖瓣开放受限所致。抗风湿治疗心脏炎痊愈后,此杂音常消失。

(二) 风湿性二尖瓣狭窄

二尖瓣狭窄一般为风湿性,只偶尔为先天性或其他原因所致。国内统计材料风湿性心瓣膜损害 95%~100% 侵及二尖瓣,单纯的二尖瓣病变占 70%~90.9%。国内成年人慢性风湿性心瓣膜病中,1/3 至半数无明确风湿热病史。风湿性二尖瓣狭窄以女性较为多见。患者往往呈二尖瓣病面容,两颊潮红而口唇发绀,外貌也往往显得较为年轻,对提示诊断有一定的意义。

二尖瓣狭窄与主动脉瓣膜病的临床不同点是较早出现代偿功能不全症状,患者常主诉劳力时甚至安静时出现心悸、气促,此症状对诊断可有重要的提示。有时患者有反复发作的咯血史,也是提供诊断此病的线索。

单纯性二尖瓣狭窄不引起左心室增大,心尖冲动初期也无移位。如右心室增大,心尖可向外侧移位,但不向下移位。如心尖向外向下移位,则非单纯性二尖瓣狭窄,

而可能合并二尖瓣关闭不全或主动脉瓣膜病。因此,心尖冲动的视诊与触诊有重要诊断意义。

触诊时可触及心尖区舒张期震颤。心尖区舒张期震颤恒为病理性,且指示二尖瓣狭窄,其他原因所致的心尖区舒张期杂音一般不伴有震颤。如病情发展发生右心室肥厚,心前区呈明显的弥漫性搏动。

风湿性二尖瓣狭窄的听诊特征有以下几点:

1. 心尖区第一心音增强 产生原因是二尖瓣狭窄使左心室充盈时间延长,因而二尖瓣在舒张末期张开较大,且保持在左心室腔中的最低位置,当收缩期左心室内压突然升高,瓣膜关闭血液又突然减速,于是产生较强的第一心音。此外,单纯二尖瓣狭窄左心室容量小,振动的物体比较小,因而振动的频率增高,振幅增大。

2. 心尖区舒张中期杂音 二尖瓣狭窄的舒张中期杂音通常局限于心尖区一定部位,范围较狭小,音质粗糙,一般为隆隆样。舒张中期杂音轻的只有Ⅰ级,要使患者取左侧卧位后立即听诊,在最初3~4个心动周期才能听到,有时要在运动后取左侧卧位才能听清楚。杂音响亮者可达Ⅲ~Ⅳ级,并伴有舒张期震颤。但杂音的响度并不提示狭窄的程度,轻到中度狭窄杂音反而很响。极轻度的狭窄可以没有杂音。二尖瓣狭窄舒张期杂音有时因心脏极度顺钟向转位,致使杂音在左腋下最为清楚,听诊时应予注意。二尖瓣狭窄舒张期杂音为舒张中期杂音,在第二心音一段时间后开始,如有二尖瓣开放拍击音,则在拍击音之后开始。而主动脉瓣与肺动脉瓣的舒张期杂音,则均紧接于第二心音之后,为舒张早期杂音。

二尖瓣狭窄的舒张中期杂音于收缩期前增强(递增型舒张期杂音)具有特征性,此收缩期前增强的杂音(presystolic murmur,PSM)为高调吹风样杂音而非隆隆样杂音,易误诊为二尖瓣关闭不全的收缩期杂音。因这一递增型舒张期杂音是由于心房强力收缩所产生,当晚期病例有高度心房扩大、心房收缩力减弱,或发生心房颤动时,则此杂音不出现。

如由于二尖瓣狭窄而继发肺动脉高压,可出现相对性肺动脉瓣关闭不全,在肺动脉瓣区听到舒张早期高调哈气样递减型杂音,一般较轻柔,称格雷厄姆·斯蒂尔杂音(Graham Steell murmur),此杂音也可传至心尖区。

心尖区舒张期杂音的鉴别诊断,必须参照其他特征性体征。如兼有第一心音增强与二尖瓣开放拍击音的存在,则可肯定为器质性二尖瓣狭窄(左心房黏液瘤可为例外)。如舒张期杂音起源于主动脉瓣关闭不全[奥斯汀·弗林特杂音(Austin Flint murmur)],则应同时有主动脉瓣区舒张期杂音与周围血管征,且无左心房增大。由主动脉或肺动脉瓣关闭不全传导至心尖区的舒张早期杂音,常为柔和的吹风样,而非隆隆样,且为递减型,不表现为递增型。

临床上,有两种情况可能在二尖瓣狭窄病程中舒张期杂音很轻或听不到,一种情况是因狭窄很轻,第二种情况是极度狭窄或伴有心力衰竭存在("哑型"二尖瓣狭窄)。这些病例必须结合全面的检查及超声心动图检查结果才能做出诊断。

3. 二尖瓣开放拍击音 此音是诊断二尖瓣狭窄的重要体征之一。单纯性二尖瓣狭窄有此体征者达83.8%。在少数的二尖瓣狭窄合并关闭不全的病例也可有此体征。此音在胸骨左缘稍外第四肋间最响,紧随第二心音,但又与第二心音之间有一明显的距离。这是一种响亮、清脆而具有拍击样的声音。在下列情况下可使此音更加清楚:①坐位时多数比卧位时清楚。②仰卧位高举两下肢比平卧位清楚。③深呼气状态多能使此音加强。

如有瓣膜钙化、肺血管阻力显著升高、主动脉瓣关闭不全伴有二尖瓣病变、重度二尖瓣关闭不全时,二尖瓣开放拍击音常消失。一般而言,此音距第二心音的距离越短,瓣膜狭窄的程度越严重。

二尖瓣开放拍击音应与第三心音及第二心音分裂相区别。第三心音的音调较低,无拍击性质,在心尖区最响,且与第一心音和第二心音的时间距离比较均匀。第三心音极少见于二尖瓣狭窄,而常见于二尖瓣关闭不全,因此音的形成是由于左心室迅速充盈而产生震动所致,而二尖瓣狭窄时左心室不可能迅速充盈。第二心音分裂则在肺动脉瓣区最清楚,此分裂的两个声音的距离极短,平均为0.04s,在深吸气时常较清楚。

4. 肺动脉瓣第二音增强 二尖瓣狭窄时出现此体征表示有肺淤血。肺动脉瓣第二音增强不出现于早期的二尖瓣狭窄;晚期病例当合并相对性三尖瓣关闭不全与肝大时肺动脉瓣第二音也不增强。二尖瓣狭窄合并相对性三尖瓣关闭不全的诊断根据是:胸骨左缘与心尖区之间收缩期杂音、颈静脉搏动、收缩晚期肝扩张性搏动,以及高度的右心房增大。

二尖瓣狭窄的心脏形状与病情轻重有关。在早期病例,心脏大小可正常,形状也可正常。稍晚期则由于左心房增大,形成大小正常的二尖瓣型心脏。晚期则形成增大的二尖瓣型心脏。二尖瓣型心脏的形成是由于心腰隐没所致,其原因是由于左心房增大、肺动脉段扩张,以及右心室肥厚与扩张所致的心脏转位。

X线检查对单纯性二尖瓣狭窄的诊断相当可靠。但需注意,少数无心脏病变的人也可出现轻度甚至较为明显的食管压迹移位;另外,临床上也有少数二尖瓣狭窄早期病例以及联合瓣膜损害,无左心房增大的X线征象。

超声心动图检查对诊断二尖瓣狭窄有重要价值。

心电图早期无改变，较晚期出现右心室肥厚、电轴右移与二尖瓣型 P 波。心房颤动也常见。

哑型二尖瓣狭窄少见，临床提示哑型二尖瓣狭窄的表现：风湿热病史，胸骨左缘或剑突下右心室搏动有力，肺动脉瓣第二音亢进，二尖瓣开放音，心尖第一心音亢进，心电图示二尖瓣型 P 波及右心室肥厚，X 线显示左心房增大和肺动脉高压等。当患者有上述表现时，即使无舒张期杂音，也应注意哑型二尖瓣狭窄的可能性。超声心动图可明确诊断。

（三）主动脉瓣关闭不全

在严重的单纯性主动脉瓣关闭不全病例，有时可在心尖区听到低音调的隆隆样舒张期杂音，收缩期前增强，称为奥斯汀·弗林特（Austin Flint）杂音。此杂音是一种功能性杂音，它不在心脏功能代偿良好的主动脉瓣关闭不全中出现，而仅在左心室衰竭的情况下出现，且在心脏功能恢复代偿时又重新消失。奥斯汀·弗林特杂音的发生机制：当心脏舒张时，因主动脉瓣关闭不全，大量血液从主动脉反流入左心室，将二尖瓣的前瓣冲起，造成相对性二尖瓣狭窄。奥斯汀·弗林特杂音与器质性二尖瓣狭窄舒张期杂音有时不易鉴别，鉴别要点：①奥斯汀·弗林特杂音较为柔和，多不伴有震颤。②不伴有二尖瓣开放拍击音与心尖区第一心音增强。③不伴有明显的左心房增大。④心电图显示左心室肥厚，而无右心室肥厚与二尖瓣型 P 波。

（四）单纯风湿性二尖瓣关闭不全

本病有时可在心尖区出现舒张中期隆隆样杂音。此杂音持续时间较短（0.12~0.25s），一般不伴有收缩期前增强，杂音的起始部分多较响亮，或开始于响亮的第三心音之后。杂音强度有时可达Ⅵ级，易误诊为二尖瓣狭窄合并关闭不全。此杂音的产生是由于心脏收缩时，大量血液从二尖瓣口反流入左心房，于舒张期又再度流入左心室，使舒张期通过二尖瓣口的血流量明显增多所致。但在单纯二尖瓣关闭不全时，心尖区第一音减弱，且左心室增大，不符合二尖瓣狭窄的诊断。

（五）先天性心血管病

动脉导管未闭可在心尖区出现短促低调的舒张期杂音。杂音产生的机制主要是由于伴有大量左至右的分流，通过二尖瓣的血流量增多，致在左心室快速充盈期产生一低音调而短促的非递增型舒张中期杂音。卢滕巴赫（Lutembacher）综合征的病理改变是房间隔缺损伴二尖瓣狭窄。此时出现的心尖区隆隆样舒张期杂音，乃由于先天性二尖瓣狭窄所致。

（六）黏多糖病Ⅰ型

黏多糖病Ⅰ型又称承雷病（gargoylism），也称 Hurler 综合征和怪面病，主要见于小儿，病因与酸性黏多糖代谢紊乱有关。患者有特殊的承雷病样面容：两颞和额部突出、马鞍鼻、大鼻孔、眼裂小、口唇厚、下颌短小等，并有身材矮胖、智力障碍、角膜浑浊、听力障碍、心血管或呼吸道病变、爪状手、肝大、脾大等表现。此病 70% 以上并发心血管病变，心肌内结缔组织细胞肿胀、肥大与空泡形成，心瓣膜有结节形成与增厚；病变好侵犯二尖瓣，可出现心尖区收缩期与舒张期杂音。X 线检查显示心脏普遍性增大，但无特征性心电图改变。2/3 黏多糖病Ⅰ型患者因心力衰竭而死亡，死亡年龄平均 11 岁。患者尿中含有大量酸性黏多糖（AMPS），此种物质的测定对诊断有重要意义。

（七）左心房黏液瘤

有蒂的左心房黏液瘤，临床表现往往酷似二尖瓣狭窄，包括心尖区第一心音亢进与隆隆样舒张中期及收缩期前杂音。二尖瓣口发生显著的血流障碍时，可产生阵发性呼吸困难、心悸、晕厥等症状。

患者有下列情况时提示左心房黏液瘤的可能性：①并非由于体力活动所致的心悸、呼吸困难、咯血、交替性低血压、眩晕、急性心源性脑缺血综合征发作与间歇性发热。②出现动脉性微小栓塞所致的周围性疼痛点，而无感染性心内膜炎或二尖瓣膜病的证据。③应用强心剂治疗不能改善的肺淤血。④听诊与 X 线检查所见类似二尖瓣狭窄合并关闭不全。⑤体位改变或长期观察时发现心脏杂音改变。⑥约 1/3 患者可听到舒张早期肿瘤扑落音。

X 线检查显示左心房增大。超声心动图诊断价值甚大，显示左心房内有异常迅速移动的反射光团。超声心动图还有助于黏液瘤与巨大球形血栓形成相鉴别。左心房黏液瘤有随心动周期迅速移动的特征，而血栓则无；黏液瘤大多位于心房中隔，而血栓大多位于心房后壁。

（八）先天性二尖瓣狭窄

先天性二尖瓣狭窄极少见，二尖瓣呈特征性降落伞状畸形，与风湿性二尖瓣狭窄有类似症状、体征，但在幼儿期出现。

（九）重度二尖瓣环钙化

重度二尖瓣环钙化属老年退行性心瓣膜病。严重二尖瓣环钙化可致二尖瓣基底部增厚、硬化，瓣叶正常活动受限，除产生二尖瓣狭窄外，部分可伴有功能性二尖瓣关闭不全。超声心动图示二尖瓣环前后缘呈强回声团块。

（十）其他原因所致的心尖区舒张期杂音

主动脉瓣狭窄、贫血性心脏病、慢性缩窄性心包炎、高血压动脉硬化、甲状腺功能亢进性心脏病、完全性房室传导阻滞、心肌病、心内膜纤维性变、右心室条状附壁血栓等情况，偶亦引起心尖区舒张期杂音，但通常不难与二尖瓣狭窄鉴别。

15.2 主动脉瓣区杂音

一、主动脉瓣区收缩期杂音

主动脉瓣区收缩期杂音通常为器质性,有时也为功能性。器质性收缩期杂音很多时候伴有收缩期震颤。

(一)风湿性主动脉瓣炎

风湿性主动脉瓣炎是风湿性心脏炎的部分表现。如风湿性心脏炎患者在主动脉瓣区出现收缩期杂音,可认为存在主动脉瓣炎。如杂音经抗风湿治疗后消失,或以后发展为慢性风湿性主动脉瓣病,即可证实曾患急性风湿性主动脉瓣炎。

(二)风湿性主动脉瓣狭窄

风湿性主动脉瓣狭窄男性多于女性。常见的症状是呼吸困难和左心衰竭。有时右心衰竭出现在左心衰竭之前,是因肥厚的室间隔向右侧膨出,侵占右心室腔,引起右心室流出道狭窄所致。

晕厥和心绞痛是突出的症状。晕厥可能导致患者突然死亡。

严重病例的动脉脉波幅度低、呈高原形(脉波上升与下降均缓慢);如合并主动脉瓣关闭不全,脉搏呈重波脉;颈动脉搏动减弱,如主动脉瓣狭窄严重,可能观察不到。血压不定,严重病例血压低。由于左心室肥厚,心尖呈抬举性搏动。听诊可听到收缩中期杂音,在主动脉瓣区最响。杂音常响亮,伴有收缩期震颤,并向右颈动脉传导。在很少见的情况下,收缩期杂音在心尖区最响。如心尖区收缩期杂音向左腋窝和左肩胛部传导,则不是主动脉瓣收缩期杂音。杂音清晰地在第一心音之后开始,在主动脉瓣关闭之前终止,而限于收缩中期。杂音的响度和狭窄的程度无密切的关系。当主动脉瓣狭窄极为严重时,收缩期杂音可能显得较短且较柔和。如并发心力衰竭,杂音可能完全消失。

如无严重狭窄,可能听到收缩期喷射附加音。第二心音常呈单音,因第二心音的主动脉瓣成分延迟而置于肺动脉瓣成分之上。有时主动脉瓣区第二心音消失,提示瓣膜严重钙化,致主动脉瓣成分消失。可能出现奔马律。后期出现相对性二尖瓣关闭不全。虽然收缩中期杂音是主动脉瓣狭窄的最早体征,但主动脉瓣狭窄患者中10%无此杂音。

心电图常显示左心室肥厚。成人心电图改变的严重性与狭窄的程度成正比,但儿童中严重主动脉瓣狭窄者的心电图可以正常。有时有深的 Q 波,酷似心肌梗死。偶有左束支传导阻滞或房室传导阻滞,特别是当有心力衰竭时。

X 线检查示左心室边缘圆钝和突出,可见瓣膜钙化;可有狭窄后主动脉扩张,但不如先天性主动脉瓣狭窄常见。左心房可能轻度增大。左心室造影显示僵硬的圆顶形主动脉瓣膜和实际上固定的瓣膜口。

心导管检查显示左心室收缩压升高,左心室和主动脉之间的压差因病例而不同,从几毫米汞柱至 200mmHg 以上。压差 ≥ 50mmHg 时,提示有外科治疗的需要。如发生心力衰竭,心排血量降低,压差可能显现低的假象。左心房压力曲线可能有大 a 波。主动脉压力曲线显示很慢的升支和低而显著的升支切迹。主动脉瓣狭窄的程度越严重,升支上的切迹越低。主动脉平均血压低。

超声心动图可显示主动脉瓣狭窄的程度和狭窄前后的压差。

(三)钙化性主动脉瓣狭窄

目前,主动脉瓣狭窄在老年人中发病率增高,钙化是其主要因素,在西方和我国经济发达的地区多见。65 岁以上的老年人中,有主动脉瓣钙化但没引起瓣膜狭窄者占 25%、引起瓣膜狭窄者占 2%~9%,75 岁以上的老年人中,轻中度的钙化性主动脉瓣狭窄者占 5%、重度狭窄者占 3%。在主动脉瓣钙化且引起瓣膜狭窄的成人患者中,冠状动脉粥样硬化性心脏病的发病率约为 50%。

听诊特点与风湿性主动脉瓣狭窄听诊特点类似。

(四)先天性主动脉口狭窄

先天性主动脉口狭窄约占先天性心脏病的 5%,按病变部位可分为 3 种类型:①主动脉瓣膜狭。②主动脉瓣下狭窄。③主动脉瓣上狭窄。

1. 先天性主动脉瓣膜狭窄　此型最为常见。病理上二叶主动脉瓣畸形最多,占 70%。融合的左、右冠瓣叶与无冠瓣叶之间仅留下狭小的瓣孔。有的病例主动脉瓣仅有一个瓣叶,呈隔膜状,狭小的瓣孔位于瓣膜的中央或偏向一侧。

听诊可闻及收缩中期杂音。杂音起于收缩期喷射音或第一心音之后,止于第二心音主动脉瓣成分之前,在胸骨右缘第一、二肋间最响,响度一般为Ⅲ~Ⅳ级,多伴有震颤。杂音向胸骨上窝及沿颈动脉传导,亦向胸骨左缘及心尖部传导。杂音的强度和狭窄的程度不成正比,这点不同于肺动脉瓣狭窄。但轻度狭窄的杂音一般较轻,发生心衰时杂音亦减弱。

在心尖部和胸骨左缘有时可闻喷射性的乐音样杂音,是狭窄的瓣膜震动所产生,其强度一般不如胸骨右缘的杂音响亮。

第二心音主动脉瓣成分正常或增强,严重狭窄者可减弱。第二心音呈正常分裂时,表示狭窄为轻度。重度主动脉瓣狭窄时,第二心音呈反常分裂。

常有收缩早期高调喷射音,在胸骨右缘第二肋间或心尖部最响。喷射音的存在是先天性主动脉瓣膜狭窄的听诊特征之一,在鉴别诊断上有重要意义。

第三心音常出现于儿童或左心衰竭的患者。严重狭窄的病例多出现第四心音。此外,1/8~1/5 的病例可听到 Ⅰ~Ⅱ级柔和的主动脉瓣关闭不全舒张早期杂音。

儿童期多无特殊症状,青少年时期才逐渐出现明显的呼吸困难、晕厥和胸痛。

轻度主动脉瓣膜狭窄心电图可正常,中、重度患者可出现左心室肥厚、劳损。

胸部 X 线平片轻症患者心影大小可正常,严重患者左心室增大,可见升主动脉狭窄后扩张。

超声心动图检查可见主动脉瓣膜开放受限,呈单瓣、双瓣或四瓣畸形。

左心导管检查可测定主动脉瓣两侧压差。左室造影可确定狭窄部位、解剖形状及狭窄程度。

2. 主动脉瓣下狭窄　此型在先天性主动脉口狭窄中约占 9%,狭窄病变位于主动脉瓣环的下方,又分为 3 型:①孤立性主动脉瓣下狭窄;②主动脉瓣下管状狭窄;③特发性肥厚性主动脉瓣下狭窄。

先天性孤立性主动脉瓣下狭窄是在左心室血流出道有一纤维环,其中央仅有小孔造成左心室血流通道狭窄。此型临床症状、听诊与先天性瓣膜狭窄极相似,但听诊上有两点不同:除个别外,绝大多数无收缩早期喷射音;第二心音的主动脉瓣成分正常或减弱。超声心动图及左心导管检查可确定诊断。

先天性主动脉瓣下管状狭窄是在左室流出道有肌肉纤维的管状狭窄,极少见。其症状与先天性主动脉瓣膜部狭窄相似,但收缩中期杂音在胸骨左缘第二至第四肋间最响,Ⅲ~Ⅳ级、粗糙,不少病例可在胸骨左缘第三肋间听到 Ⅰ~Ⅲ级舒张早期递减性杂音,个别病例可听到收缩早期喷射音,少数病例有第三心音和第四心音。

特发性主动脉瓣下肥厚狭窄实际上应称为原发性肥厚型心肌病,较多见,其收缩期喷射性杂音于胸骨左缘下部最响,将在此节专门叙述。

3. 主动脉瓣上狭窄　此型极少见,通常是紧接主动脉窦之上有一局限的节段性狭窄,狭窄后的主动脉正常或缩小。此外,可有纤维隔膜状狭窄或升主动脉普遍性狭窄。

约 1/3 患者有家族史,男性发病较多。患者多有特殊面容:前额宽、颊呈袋状、两眼距离宽、内眦赘皮、鼻翼上翻、宽嘴唇、尖下巴、牙齿错位咬合、声音低而带金属样、智力发育迟滞等。右侧肱动脉压常高于左侧 20mmHg 以上,并常有高钙血症。

听诊粗糙响亮的喷射性收缩期杂音在胸骨右缘第一肋间或胸骨上窝最响,并向右侧颈部传导。第二心音主动脉瓣成分正常或减弱,无喷射音,可以有主动脉瓣舒张早期杂音,但不常见。

心电图常有显著的 ST 段和 T 波改变。X 线检查左心室常中度增大,但无狭窄后升主动脉扩张,主动脉弓部小或消失。超声心动图检查常只能发现接近主动脉瓣部位的升主动脉管腔狭窄或异常回声。左室造影检查可确定狭窄部位、程度及解剖形状。

(五)主动脉硬化

主动脉硬化在老年人,主动脉瓣环发生硬化,硬化性变可蔓延至主动脉瓣,并产生收缩期杂音。此型主动脉瓣狭窄只发生于老年人,与风湿性者发病年龄不同,其响度也较弱,音质也无后者的粗糙与搔抓样。

(六)其他原因所致的主动脉瓣区收缩期杂音

梅毒性主动脉瓣关闭不全、升主动脉扩张(如主动脉缩窄)、继发性高动力性综合征(如脚气病性心脏病及甲状腺功能亢进性心脏病)等疾病也可引起主动脉瓣区收缩期杂音,是相对性主动脉瓣狭窄所致,并非真正的主动脉狭窄。

二、胸骨左缘第三、四肋间收缩期杂音

(一)室间隔缺损

右心室内腔是一条由右室流入道与右室流出道(动脉圆锥)所构成的管道。此两者所构成的角有一条厚的肌性嵴,称为室上嵴。此嵴是动脉圆锥与右心室的其余部分的分界。

室间隔缺损一般按解剖部位分为嵴上型、嵴下型、隔膜后型和肌型。

1. 嵴上型　不常见,缺损很高,直接在主动脉瓣和肺动脉瓣之下,主动脉瓣环可能因缺乏支持致瓣叶脱垂,引起主动脉瓣关闭不全。

2. 嵴下型　直接在嵴下和三尖瓣之下,在室间隔的膜部,是最常见的类型。从左心室观察,缺损位于主动脉瓣环之下。

3. 隔膜后型　传统上又称房室通道缺损。缺损位置较低,更靠后。

4. 肌部缺损 此型最少见，缺损更低，在间隔肌部，最常见的是近心尖部。

室间隔缺损的严重程度，在临床上可区分为以下3种。

1. 小至中等的缺损 肺动脉血流量和压力以及肺血管阻力正常或接近正常。缺损小、分流量小的病例，相当于以往所称的 Roger 病，一般无症状。

2. 严重的缺损 肺动脉压力和肺血管阻力升高，但未达到体动脉的水平，因此不出现发绀。

3. 艾森门格(Eisenmenger)综合征 缺损直径≥2cm，出现右向左分流，出现发绀。

小的甚至中等度的室间隔缺损无发绀，且常无症状。如分流量很大，则出现左至右分流的常见症状，即呼吸困难、反复发作的支气管炎和发育停滞。婴儿时期可发生心力衰竭，多数于 1 岁内死亡。小的缺损较易并发亚急性感染性心内膜炎。大的缺损常引起心前区隆起，心脏搏动弥散。听诊在胸骨左缘第三、四肋间闻及响亮粗糙的全收缩期杂音，向心前区广泛传导，有时颈部、背部亦可听到。杂音最响处可触及震颤。但如缺损很小，则杂音柔和，可呈喷射性。当缺损在间隔的肌部时，杂音最强的位置可能在心尖区。嵴上型缺损的杂音近肺动脉瓣区。呼气时杂音增强。约半数患者因通过二尖瓣的血流量增加，在心尖区有舒张中期杂音，表示肺血流量超过体血流量的 2 倍；如分流方向相反，此杂音即消失。但须注意，不少先天性二尖瓣畸形与室间隔缺损并存，可以引起相同的舒张中期杂音。因左心室充盈迅速，常有响亮的第三心音。在小的缺损时，第二心音的响度正常，第二心音宽分裂。如有肺动脉高压，则第二心音的肺动脉瓣成分增强，出现较早，因而心音分裂的距离变窄，第二心音甚至可以变成单一。如已发生漏斗部肥厚，则第二心音肺动脉瓣成分减弱(或听不到)和延迟。如肺动脉高压显著，则出现肺动脉瓣关闭不全的递减型舒张早期杂音。分流量大时周围动脉的搏动减弱。

心电图：小的室间隔缺损的心电图正常。较大的室间隔缺损显示左心室舒张期容量负荷过重，左心室导联的 R 波高、Q 波深、T 波直立。如分流量较大和肺血管阻力升高，可以出现右心室肥厚心电图。完全性或不完全性右束支传导阻滞也可以出现。

X 线检查：小的室间隔缺损，其心影正常；中度以上缺损心影增大，肺动脉圆锥突出，可见肺动脉的扩张和搏动，肺血流量增多，左心房增大，两心室增大，主动脉结缩小。当发展到肺动脉高压时，心脏增大以右室为主，肺动脉圆锥及肺门血管影显著扩张。

超声心动图：可显示左心房、左心室内径增大，伴肺动脉高压时右心室、右心室流出道和肺动脉也有增宽。

二维超声显像可直接看到室间隔回声中断。彩色多普勒检查可估计缺损部位、大小及分流方向。

心导管检查与选择性心血管造影：右心室血氧含量较右心房高出 0.9 容积 % 以上或平均血氧饱和度高出 3% 以上，据此做出心室水平左至右分流的诊断。但必须除外右心室血氧含量增高的其他原因，例如：①动脉导管未闭或主 - 肺动脉隔缺损合并肺动脉瓣关闭不全。②主动脉窦动脉瘤穿破入右心室。当分流量小时，右心室的血氧饱和度可以正常，可用指示剂方法以证明分流。小至中等度的室间隔缺损，其右心室和肺动脉压以及肺血管阻力正常或只轻度升高。严重的室间隔缺损时可见：①右心室和肺动脉压力升高，但低于左心室的压力。②肺血流量和肺血管阻力增加。③除非有心力衰竭或合并三尖瓣畸形，肺毛细血管楔压正常或轻微升高。

左心造影从左前斜位观察，可见从左心室注入的造影剂进入右心室。注入造影剂于右心室中，对除外其他先天性畸形如矫正型大血管错位(corrected transposition)等，有极大的诊断价值。

(二)婴幼儿非病理性收缩期杂音

婴幼儿时期在胸骨左缘通常有非病理性收缩期杂音，呈喷射型，但不伴有震颤。儿童长大后此杂音便消失，其中少数无疑是小的室间隔缺损，在发育过程中自然闭合。

(三)右心室漏斗部狭窄

单纯右心室漏斗部狭窄较少见，仅占肺动脉狭窄的 8%，其临床表现与肺动脉瓣狭窄同，主要因狭窄程度而异。单纯漏斗部狭窄的杂音多在胸骨左缘第三或第四肋间最响，需与室间隔缺损鉴别。室间隔缺损的杂音常为收缩全期，并覆盖第一心音；漏斗部狭窄的杂音为收缩中期，因此肺动脉瓣区第一心音不被杂音所覆盖。如狭窄严重，则第二心音的肺动脉瓣成分往往减弱或消失，与室间隔缺损时第二心音肺动脉瓣成分常增强不同。在中等度狭窄时，第二心音分裂宽，如同室间隔缺损。当室间隔缺损大时，可有二尖瓣区舒张中期杂音，而漏斗部狭窄时无此杂音；同时，通过肺动脉瓣的血流量增加，可以产生肺动脉瓣区收缩中期杂音，但常被粗糙的全收缩期杂音所掩盖。X 线平片、超声心动图可鉴别漏斗部狭窄与室间隔缺损。右心导管检查可确诊。

(四)二尖瓣关闭不全

二尖瓣关闭不全可在胸骨左缘第三、四肋间闻及收缩期杂音，但杂音为全收缩期反流性，在近心尖区最响，并向腋中线传导，多由二尖瓣后瓣病变(包括与之相连的腱索和乳头肌病变)所致。

(五)主动脉瓣狭窄

主动脉瓣狭窄可产生沿胸骨左缘或在心尖区最响的

收缩中期杂音,可以伴有震颤,第二心音减弱。如主动脉瓣狭窄严重,则心电图上左心室肥厚的征象也严重,且左心室导联 T 波倒置,与单纯性室间隔缺损不同。

(六)房间隔缺损

大的房间隔缺损分流量大,在胸骨左缘第二、三肋间可听到Ⅲ~Ⅳ级喷射性收缩期杂音,是肺动脉瓣相对狭窄所致,并非左向右分流的血液流经房间隔缺损口产生的,少数伴有轻微震颤,需与室间隔缺损鉴别。

永存房室共道在胸骨左缘也出现粗糙的收缩期杂音,可伴有震颤,听诊难以与大的室间隔缺损相区别。

(七)原发性肥厚型心肌病

本病的典型听诊体征为胸骨左缘第三、四肋间Ⅱ~Ⅲ级喷射性收缩期杂音(参见 16.3)。

(八)三尖瓣关闭不全

三尖瓣关闭不全的全收缩期杂音位置较低,常在胸骨体下端或剑突左侧最响,深吸气末期增强,不伴震颤;室间隔缺损杂音的位置较高,音质较粗糙,深吸气时不增强,常伴有收缩期震颤。

三、主动脉瓣区舒张期杂音

主动脉瓣区和 / 或第二主动脉瓣听诊区(胸骨左缘第三、四肋间)出现舒张期杂音,是主动脉瓣关闭不全的重要体征。主动脉瓣关闭不全是常见的心瓣膜病。

主动脉瓣关闭不全可由于主动脉瓣受累或升主动脉扩张致使主动脉瓣环受累扩张所致。主动脉瓣关闭不全可由多种原因引起,又可分为慢性和急性主动脉瓣关闭不全。

(一)风湿性主动脉瓣关闭不全

风湿性主动脉瓣关闭不全常在瓣膜病变发生后数年至 10 年以上方出现代偿功能不全的症状。出现代偿功能不全症状之后,病情大多迅速发展,此时往往以呼吸困难为最突出的症状,也常有心绞痛,约 10% 患者可发生猝死。

舒张早期出现的哈气样或泼水样递减型杂音是主动脉瓣关闭不全最主要的体征。该杂音通常有以下特点:①杂音在胸骨左缘第三、四肋间最清楚,强度常超过胸骨右缘第二肋间听诊区;患者取坐位并前倾,深吸气后呼气屏气,用膜式听诊器紧贴胸壁听诊时杂音最清楚,此法最宜用于杂音轻微的患者。②杂音与第二心音的主动脉瓣成分同时出现,因此听起来常掩盖第二心音。③杂音持续时间常与关闭不全严重程度有关,轻者约占舒张期的1/3,中、重度者约占舒张期 2/3 至全舒张期,但极重度者杂音反而缩短和变轻。④当左心功能良好时,则杂音越响亮越长,表明关闭不全也越重;当发生心力衰竭时,则杂音可变得柔和而短促。⑤采用增强外周阻力的体位如下蹲位,可使杂音增强。

单纯主动脉瓣关闭不全者在主动脉瓣听诊区往往可听到不同程度的喷射性收缩期杂音。有时该杂音在第二主动脉瓣听诊区及心尖区也甚明显。在主动脉瓣关闭不全时出现收缩期杂音,不应随便诊断为同时合并主动脉瓣狭窄。此杂音形成是由于大量的血流急速射入主动脉引起相对性主动脉瓣狭窄所致。如同时合并主动脉瓣狭窄,则主要的诊断根据并非仅仅是收缩期杂音,而是收缩期震颤与脉搏的触诊。此时患者无明显的水冲脉。主动脉瓣关闭不全时第一心音常减弱;严重主动脉瓣关闭不全第二心音的主动脉瓣成分减弱或消失;严重主动脉瓣关闭不全可听到第三心音和主动脉瓣区收缩早期喷射音。此外,严重的主动脉瓣关闭不全在心尖区或可听到低调隆隆样舒张中期杂音,称奥斯汀·弗林特(Austin Flint)杂音。其产生机制是心脏舒张期大量血液反流入左心室,将二尖瓣前瓣冲起,造成相对性二尖瓣狭窄所致。

主动脉瓣关闭不全的另一重要体征是周围血管征,包括脉压增大、水冲脉、枪击音、杜氏(Duroziez)二重音等。

心电图可正常,病变严重者可表现为电轴左偏,左心室肥大、劳损。X 线检查轻症者可无异常发现,病变严重者可见心影扩大,左心室搏动明显增强,主动脉增宽,呈靴形心。超声心动图可见主动脉瓣挛缩、变形,主动脉瓣不能完全闭合而呈双线,彩色多普勒检查可见舒张期主动脉血液向左室反流,并可根据反流束至左心室的部位判断主动脉反流的严重度。

(二)梅毒性主动脉瓣关闭不全

梅毒性主动脉瓣关闭不全临床表现与风湿性者大致相同。本病发病往往在中年以后,患者有性病史,抗体反应多数阳性,舒张期杂音向胸骨右缘传导常较向左缘传导明显,如伴有主动脉瓣区收缩期杂音,音调较低,也无二尖瓣狭窄的征象。X 线胸透常发现主动脉增宽。一旦发生心力衰竭,病情往往迅速恶化。本病并发冠状动脉口狭窄者较多,心绞痛发作较常见。风湿性主动脉瓣关闭不全可能合并不同程度的主动脉瓣狭窄,因而能使回流的血液减少;梅毒性主动脉瓣关闭不全则否,因而其左心室增大的程度往往较风湿性主动脉瓣关闭不全时显著。

(三)二叶主动脉瓣

二叶主动脉瓣可能是最常见的心脏发育异常。基本的缺损是二瓣叶代替了正常的三瓣叶。二叶主动脉瓣可作为成年人的钙化性主动脉瓣狭窄或主动脉瓣关闭不全的发病基础。

二叶主动脉瓣本身不引起任何症状或体征,出现并发症之前只能依据超声心动图诊断。并发症包括主动脉瓣钙化、狭窄、关闭不全和感染性心内膜炎。如已知患者过去无杂音，当感染性心内膜炎引起主动脉瓣区杂音，则应怀疑有二叶主动脉瓣。二叶主动脉瓣常合并主动脉缩窄。

（四）高血压主动脉硬化

高血压主动脉硬化可使主动脉瓣和／或瓣环发生肥厚、硬化、钙化，并因主动脉扩张而引起主动脉瓣关闭不全，多见于老年患者。杂音在主动脉瓣区较为清楚，一般是Ⅰ～Ⅱ级、高音调、短的舒张早期杂音，常伴有主动脉瓣第二音亢进。杂音产生和血压升高似无关系，但有的病例当血压下降后杂音即消失。一般不伴有周围血管征。X线胸片可发现主动脉延长与增宽，有时可见主动脉壁钙化影。

（五）马方（Marfan）综合征

马方综合征为全身性结缔组织代谢缺陷病，多有家族病史。此综合征具有骨骼畸形（典型者为四肢远端部分细长，形成蜘蛛足样指）、眼病征与心血管病征等三联症。病变好侵犯升主动脉，使动脉中层弹力纤维断裂，平滑肌萎缩，基质黏液样变性，引起主动脉根部扩张及瓣环扩大，发展成主动脉瓣关闭不全。

此综合征的心血管病变与其他原因的主动脉瓣关闭不全的鉴别，须根据家族史、发病年龄、上述的骨骼畸形与眼病征。

（六）主动脉瓣脱垂

主动脉瓣脱垂与二尖瓣脱垂相似，系主动脉瓣黏液瘤样变性与退行性变所致。随着超声心动图的广泛应用，发现不少单纯性主动脉瓣关闭不全的原因为主动脉瓣脱垂。中山大学中山医学院报道单纯性主动脉瓣关闭不全行主动脉瓣置换术的患者中，以主动脉瓣脱垂为病因的比例很高。

（七）其他原因所致的主动脉瓣关闭不全

1. **重症贫血** 可引起左心室与主动脉瓣纤维环扩张与血流加速，而产生相对性主动脉瓣关闭不全，出现主动脉瓣区舒张期杂音；杂音在第二主动脉瓣听诊区较清楚，贫血纠正后杂音消失。

2. **类风湿病变** 可直接损害主动脉瓣，引起畸形而产生主动脉瓣关闭不全，国内有个别病例报道。夹层主动脉瘤可由于夹层内血肿，使瓣环松动或撕裂，妨碍瓣叶闭合而引起主动脉瓣关闭不全，出现主动脉瓣区舒张期杂音，其杂音的性质无特别，需结合临床表现方能做出诊断。

3. **系统性红斑狼疮** 可有心瓣膜病变，主要累及二尖瓣和主动脉瓣，可能误诊为风湿性联合瓣膜病变。

（八）急性主动脉瓣关闭不全

急性主动脉瓣关闭不全有以下常见病因：

1. **感染性心内膜炎** 尤其多见于急性感染性心内膜炎，也常见于亚急性感染性心内膜炎。感染性心内膜炎时，炎症损坏瓣膜可造成急性主动脉瓣关闭不全。心内膜炎治愈后，由于瓣膜瘢痕形成和挛缩，也可引起严重慢性主动脉瓣关闭不全。

2. **主动脉根部夹层动脉瘤** 可伴或不伴夹层动脉瘤破裂。常在高血压、主动脉硬化或马方综合征基础上发生。

3. **主动脉窦瘤破裂** 临床上以右冠状动脉窦破裂入右心室最常见。本病常合并主动脉瓣脱垂及高位室间隔缺损，故常伴有主动脉瓣关闭不全。

4. 在异常或病变的主动脉瓣基础上，发生自发性破裂或急性脱垂如黏液样变瓣叶、先天性瓣膜畸形、风湿性、类风湿性、系统性红斑狼疮、强直性脊柱炎、肠源性脂代谢障碍［惠普尔（Whipple）病］、贝赫切特病（白塞综合征）等所致主动脉瓣病变，在病程演进过程中突然发生主动脉瓣破裂或脱垂。

5. 胸部钝性创伤所致主动脉瓣破裂或急性脱垂。

6. 主动脉瓣狭窄施行经皮球囊导管瓣膜成形术、狭窄分离术的并发症，或主动脉瓣膜置换术后瓣周漏及手术造成瓣膜损伤。

急性主动脉瓣关闭不全的临床表现和对左心室血流动力学影响程度的大小，主要取决于反流量大小，其次是左心室功能的基本状况。严重的急性主动脉瓣反流导致左心室舒张期压力剧增而左心室大小无明显改变，此外左心房也不可能短期内扩大，导致左心房压和肺静脉压升高，出现左心衰竭和肺水肿。

体格检查：心尖冲动增强，但心浊音界无明显扩大。听诊心尖区第一心音减弱，左心功能不全时可产生病理性第三心音和第四心音。主动脉瓣区可出现舒张早期哈气样递减型杂音。由于急性主动脉反流使左心室舒张压短期内迅速增高与主动脉舒张压很快接近，因此杂音常常于舒张中期终止。当出现左心功能不全时杂音明显减轻甚至消失，并可产生第二心音逆分裂。心尖区可出现奥斯汀·弗林特杂音。急性主动脉瓣关闭不全无周围血管征，此点也与慢性主动脉瓣关闭不全有别。

心电图主要表现为窦性心动过速，多无左心室肥厚或左心室高电压改变。

X线检查心胸比例可以正常，心脏无明显增大。除主动脉根部夹层外，主动脉根部不增宽，但可有两侧肺淤血、肺水肿改变。升主动脉造影可显示反流口形状及大小，对估计主动脉关闭不全程度和了解主动脉根部各种病理过程有价值。左心室导管检查左心室舒张末压明显升高，可 >40mmHg。急性主动脉瓣关闭不全的超声心动图发现依病因不同而异。感染性心内膜炎可见瓣膜上赘生物或穿孔，舒张期可见连枷状瓣脱垂入左心室流出道，收缩期返回主动脉腔内。主动脉根部夹层动脉瘤可显示假通道的双腔管。主动脉窦瘤破裂可清楚地显示扩张的窦瘤破口处。人工瓣膜并发症可检出瓣周漏。其他各种原因引起的急性主动脉瓣关闭不全,超声心动图均可检出原发病的结构改变。彩色多普勒检查及升主动脉造影可明确了解主动脉瓣反流程度。

15.3　肺动脉瓣区杂音

一、肺动脉瓣区收缩期杂音

(一)非病理性肺动脉瓣收缩期杂音

非病理性肺动脉瓣收缩期杂音常见于儿童与年轻人,是一种低调的柔和吹风样收缩期杂音,很少达到Ⅲ级,不伴有震颤,开始于收缩早期,但不掩蔽第一心音,在胸骨左缘第二或第三肋间最清楚,常伴有肺动脉瓣第二音增强或分裂。此杂音在仰卧位吸气时较清楚。其发生机制是由于血液进入肺动脉时使肺动脉发生扩张,肺动脉中血流发生漩涡运动所致。此杂音并无临床意义。

直背综合征可见于体型瘦长的人,主要表现为胸骨左缘第二、三肋间收缩期喷射性杂音。

直背综合征并非少见,是由于胸椎生理性后弯消失而变直,致胸腔前后径缩短,心前间隙消失,胸骨直接压迫右心室流出道,在心前区出现响亮的杂音,常被误诊为器质性心脏病。

直背综合征的诊断在于认识其特点。如有怀疑病例,嘱患者坐直,观察胸椎弯曲是否变直,并做X线胸部正侧位摄片,发现胸椎弯曲除变直之外均为正常,且心脏与大血管亦无异常,即可做出直背综合征的诊断。

(二)房间隔缺损

房间隔缺损是先天性心脏病中最常见的类型之一,女性较多见。

房间隔缺损根据解剖病变的不同,可分为继发孔型缺损和原发孔型缺损。

1. 继发孔型缺损　占房间隔缺损的70%~90%,又可以分为3型。

(1)中央型:又称卵圆孔缺损型,临床上最常见。缺损位于房间隔中部的卵圆窝。个别病例呈筛状多孔型。此型需与卵圆孔未闭鉴别。卵圆孔未闭见于20%~25%正常人,正常情况下左侧房间隔的原发隔如帘幕状遮盖卵圆孔,因此不产生分流,不引起血流动力学异常。仅在做右心导管检查时,导管偶可经卵圆孔插入左房。当右室压力增大如重度肺动脉瓣狭窄时,血流可推开遮盖卵圆孔的原发隔,由右房进入左房,产生右向左分流。

(2)上腔型:又称静脉窦型。位置较高,靠近上腔静脉入口处。常伴右肺静脉异位引流入右房。

(3)下腔型:缺损位于房间隔后下方,缺损下方和下腔静脉相延续,左心房的后壁构成缺损的后缘。

继发孔型房间隔缺损20%左右伴二尖瓣脱垂。

症状:儿童和青年期一般无症状或症状轻微,成年以后逐渐形成肺动脉高压,以后可发生双向分流而出现发绀。房间隔缺损极少合并感染性心内膜炎。

体征:右心室增大,胸骨左缘呈抬举性搏动,可见心前区隆起和心脏弥漫性搏动。第一心音增强(三尖瓣成分增强),带拍击性。第二心音分裂宽,呼气时固定不变,呈固定分裂。肺动脉瓣区可听到收缩中期杂音,系由于肺动脉血流量增加所致。响度Ⅱ~Ⅲ级,吸气时加强。杂音之前可能有喷射附加音。可能触及收缩期震颤,但如震颤很明显,常表示合并肺动脉瓣狭窄。近胸骨左缘或三尖瓣听诊区可能有舒张中期杂音,是由于房间隔缺损大,左向右分流量大,通过三尖瓣的血流量明显增加所致。少数可能由于合并二尖瓣狭窄所致,称为卢滕巴赫(Lutembacher)综合征。有肺动脉高压时出现格雷厄姆·斯蒂尔(Graham Steell)杂音,即肺动脉瓣关闭不全舒张早期杂音。40岁以后可能出现心房颤动或心房扑动。房间隔缺损是唯一常见的合并心房颤动的先天性心脏病。

心电图:95%以上的患者有电轴右偏与不完全性右束支传导阻滞,偶尔有完全性右束支传导阻滞。如肺动脉压力增高,可出现右心室收缩期负荷过重。如P波高而尖,提示右心房增大。成人可见心房颤动。

X线检查:显示肺动脉干及其主支扩大和肺门搏动,其搏动较任何其他左至右分流的先天性心脏病明显。右心房显著增大,右心室也增大。主动脉结和左心室缩小。慢性病例在肺门的肺动脉分支可见钙质沉着。儿童的心影则不如此典型,可能不易与动脉导管未闭或室间隔缺损鉴别。

心导管检查:分流量取决于缺损的大小和肺血管阻力。如有右心衰竭,右心房压力升高,可能超过左心房压力并产生右向左分流。血氧含量测定显示左至右分流在心房水平。右心房的血氧含量较上腔静脉增高1.9容

积 %，或较上、下腔静脉平均血氧含量增高 1.5 容积 %。

右心房血氧含量增高。仍不能肯定必有房间隔缺损存在。肺静脉畸形引流入右心房的血氧含量也增高，可能酷似房间隔缺损，而两者共存亦非鲜见。右心房血氧含量增高的原因还有：左室至右房的分流（Gerbode 型缺损）；室间隔缺损合并三尖瓣关闭不全；主动脉窦动脉瘤穿破入右心房和冠状动静脉瘘与右心房相通。但这些畸形均不常引起诊断上的混淆。仅仅根据导管行径由右心房进入左心房，也不能肯定必有房间隔缺损，因导管可能通过解剖上仍保留的卵圆孔，但此孔已呈生理性关闭，实际上并无左至右分流。

如通过肺动脉瓣的血流量很大，右心室的收缩压可超过肺动脉收缩压 20mmHg。

超声心动图显示右心房、右心室增大，肺动脉增宽。二维超声可发现房间隔回声中断。彩色多普勒可见左至右血液分流。

2. **原发孔型缺损**　较继发孔型房间隔缺损少见，为低位的房间隔缺损。原发孔型房间隔缺损也可分为 3 型。

（1）单纯型：缺损的下缘有完整的房室隔，二尖瓣叶和三尖瓣叶发育正常。

（2）部分性房室隔缺损：在原发孔型房间隔缺损中较常见，除房间隔下部缺损外，伴部分房室隔缺损和二尖瓣发育异常，造成二尖瓣关闭不全。

（3）完全性房室隔缺损：房室隔完全缺如，二尖瓣和三尖瓣均有畸形、裂缺，并有室间隔上部缺损，四个房室腔相互沟通，又称完全性房室共通。

症状：原发孔型缺损常为大缺损。分流量大，一般症状出现较早，多数幼年时即有心搏加快、气促症状或并发心衰。

体征：听诊特点和分流量大的继发孔型房间隔缺损相同。多数病例肺动脉瓣区收缩中期杂音较响。三尖瓣区由高流量所致的舒张中期杂音也较长而响亮。右心室明显增大或有三尖瓣裂者在三尖瓣区有全收缩期反流性杂音。有二尖瓣前瓣裂者在心尖区有全收缩期杂音，并向左腋下传导。有肺动脉高压时出现格雷厄姆·斯蒂尔杂音。

心电图：特殊表现是电轴左偏合并不完全性右束支传导阻滞（继发孔型缺损呈电轴右偏）。Ⅱ 导联示大 S 波。V₁ 导联示高 R 波，为右心室肥厚合并严重的肺动脉高压所致。偶尔也有左心室肥厚。多数患者 PR 间期延长，P 波可能增宽，完全性房室传导阻滞不常见。

心向量图：典型的是 QRS 环逆钟向转，向左、上和后，不似继发孔缺损的 QRS 环顺钟向转，向右、下和前。

X 线检查：心脏形状与继发孔缺损相似，右房、右室增大，如并有二尖瓣裂所致二尖瓣关闭不全，左心室和左心房也有增大。很少数患者无心脏增大。

右心导管检查：导管可以从右心房通至左心室，形成一个圆滑的向下的弯曲。常在心房和心室水平均有左至右分流。

左心室血管造影：有重要诊断意义。显示由于左心室流出道狭窄所致的特征性"鹅颈样"畸形，部分由于二尖瓣的附着不正常所致。

超声心动图：可显示原发孔型房间隔缺损，显示有无室间隔上段缺损和共同房室瓣的形态，房室瓣有无裂缺。彩色多普勒可进一步判断分流方向、大小及房室瓣反流的严重程度。

（三）卢滕巴赫（Lutembacher）综合征

房间隔缺损合并二尖瓣狭窄称为卢滕巴赫综合征，但也有泛指为房间隔缺损合并二尖瓣病变。患者有发作性气短与心悸。心房颤动不少见。听诊有房间隔缺损所致的肺动脉瓣区收缩期喷射性杂音和二尖瓣狭窄所致的心尖区舒张中期隆隆样杂音。此外，房间隔缺损时由于通过三尖瓣的血流量增加也可出现三尖瓣区舒张中期杂音。

心电图显示右心室肥厚与电轴右偏，但也可不存在。在 Ⅰ、Ⅱ 导联可见宽大的 P 波。

X 线检查可发现球形增大的心脏，肺动脉段高度扩张与肺动脉分支扩张（肺门搏动），右心房高度增大，肺纹理增粗与主动脉弓狭小。左心房不增大或仅轻度增大，故与普通的二尖瓣狭窄有所不同。如发现二尖瓣钙化，可确诊。

左心导管检查时，房间隔缺损合并二尖瓣狭窄的唯一的证据是，左心房和左心室之间的舒张期压差超过 10mmHg。由于通过二尖瓣的血流量少，无舒张期压差并不能排除本病的诊断。

在单纯房间隔缺损，有时在心尖区内侧可听到短促低调的舒张中期杂音，有人认为是由于快速的血流通过正常的三尖瓣口冲入增大的右心室所引起。此杂音随深吸气而增强，与二尖瓣狭窄的舒张中期杂音不同。单纯房间隔缺损出现此杂音时可被误诊为卢滕巴赫综合征。

（四）先天性肺动脉狭窄

单纯性先天性肺动脉狭窄可分为瓣膜型（约占 75%）、漏斗部型（约占 15%）和肺动脉型（占 2%）。瓣膜部和漏斗部联合狭窄称混合型，约占 8%。肺动脉型狭窄部位可在总干或其分支，常与努南综合征（Noonan syndrome）等畸形同时存在。肺动脉狭窄时，收缩期心室压力必须升高，才能将正常的右心室血液喷射入肺动脉。右心室压升高的程度与狭窄的严重程度成正比。

轻度和中度肺动脉狭窄通常无症状。严重狭窄的症状是疲乏、劳力性呼吸困难,可出现晕厥和右心衰竭。

触诊可发现右心室抬举性搏动。听诊第一心音正常,瓣膜部轻中度狭窄于胸骨左缘第二、三肋间可听到收缩早期喷射音。胸骨左缘第二肋间可闻及响亮的收缩中期杂音,向左颈部传导,偶尔传到背部,偶尔杂音在胸骨左缘第三肋间最响。漏斗部狭窄的收缩中期杂音在胸骨左缘第三肋间最响。漏斗部狭窄的病例无收缩早期喷射音。在杂音最响的部位通常有震颤。

第二心音分裂较正常宽,吸气时更宽。宽分裂是由于右心室喷血期延长和肺动脉瓣关闭延迟。轻度狭窄第二心音分裂时距轻度延长,严重狭窄第二心音分裂时距明显延长。由于肺动脉瓣叶活动不良,第二心音的肺动脉瓣成分柔和、减弱或不能听到。长期右心衰竭引起相对性三尖瓣关闭不全,出现胸骨左缘下段的全收缩期杂音,在吸气期增强。

重度肺动脉瓣狭窄有如下特点,可与中等度和轻度狭窄相区别:有心房音(第四心音),第一心音尖锐,喷射附加音缺如,临床上往往仅听到单一的第二心音(当主动脉瓣成分不被杂音遮蔽时)或听不到第二心音(当主动脉瓣成分被杂音遮蔽和听不到肺动脉瓣关闭音时)。

肺动脉瓣狭窄合并室间隔缺损的收缩中期杂音很短,菱峰出现较早,第二心音是单一的。吸入亚硝酸异戊酯后,室间隔完整的肺动脉瓣狭窄的杂音增强,如合并室间隔缺损,杂音则较弱。

心电图一般显示不同程度的电轴右偏、右心室肥厚和有时有不完全性右束支传导阻滞。在轻症病例,右心室收缩压低于 50mmHg 时,心电图正常。收缩压在 50~75mmHg 时,平均额面电轴变成垂直,I 和 V_1 导联 S 波的大小等于 R 波。压力在 75~100mmHg 时,平均额面电轴超过 +90°,V1 导联的 R/S 比率超过 1.0,V_1 导联的 R 波 <5mm。右心室收缩压 >100mmHg 时,平均额面电轴在 +100° 至 ±180° 或 −90°~+180°,V_1 导联 R/S>1.0,V_1 导联 R 波超过 5mm,V_5 导联的 R/S 比率 <1.0,P_{II} 可能超过 3mm,提示右心房肥大。在严重病例,有右心室肥厚,V_1 导联和其他右心前导联常有高 R 波、ST 段下降和 T 波倒置。

轻型病例 X 线胸片正常。中、重型病例右心室增大。肺血管影细小,肺野清晰。瓣膜型由于狭窄后扩张显示肺动脉段突出,而漏斗部型或混合型则肺动脉段平直,甚至凹陷。

心导管检查主要的和有诊断意义的检查结果是右心室压升高而肺动脉收缩压低,存在收缩期压差。从肺动脉至右心室缓慢撤退心导管,可以清晰地显示肺动脉瓣狭窄的部位。

在瓣膜部狭窄,当导管从肺动脉退至右心室时,特征性的压力曲线突然升高。

在漏斗部狭窄,当导管从肺动脉退至右心室时,肺动脉和漏斗部狭窄的远端的收缩压相同,漏斗部狭窄近端的收缩压升高,与右心室的其余部分相同。

在瓣膜部和漏斗部联合狭窄,当导管从肺动脉撤退入漏斗腔(瓣膜部和漏斗部狭窄之间)时,收缩压升高,而当导管退至漏斗部狭窄的近端时,收缩压进一步升高。

右心房压力后期亦增高。在中等度和严重狭窄,心排血量减少。在严重狭窄合并卵圆孔未闭或房间隔缺损,可产生心房水平右至左分流而出现发绀,亦称法洛三联症。

超声心动图示右心室、右心房增大。瓣膜型狭窄显示肺动脉瓣增厚,反光增强,运动受限,肺动脉主干狭窄后扩张。漏斗部型狭窄显示右心室漏出道变窄,肺动脉瓣运动及肺动脉内径正常。彩色多普勒可明确狭窄部位和狭窄程度。

(五)先天性特发性肺动脉扩张

特发性肺动脉扩张是指肺动脉及其左右第一分支的单纯性扩张,在先天性心脏病中少见。由于肺动脉扩张,可出现肺动脉瓣区局限的 II～III 级收缩期杂音。肺动脉瓣第二音常增强、分裂。右心导管检查右心室压力正常,右心室与肺动脉无明显的收缩期压差。各心腔压力及血氧均在正常范围。X 线检查与肺动脉造影均显示肺动脉扩张。心影正常,肺野清晰。

初次就诊时全无症状者占 1/3,其余患者可有心悸或疲劳。心电图检查多正常,少数病例有右束支传导阻滞。超声心动图显示肺动脉主干扩张,心内结构无异常。部分病例肺动脉瓣区有反流。本病预后良好,不需治疗。临床意义为易被误诊为肺动脉瓣狭窄、房间隔缺损和肺动脉高压等。

(六)风湿性肺动脉瓣炎

风湿性肺动脉瓣病的发病率低,一般不单独存在。中山大学中山医学院病理解剖学教研组 50 例风湿性心脏病尸检中,8 例累及肺动脉瓣,其中 7 例四个瓣膜均受累及,表现为镜下急性病变。

风湿性肺动脉瓣炎常为风湿性心脏炎的部分表现,主要体征是肺动脉瓣区比较粗糙的收缩中期杂音;如此杂音在抗风湿治疗奏效后消失,可证明患者曾患过急性风湿性肺动脉瓣炎。

(七)风湿性肺动脉瓣狭窄

风湿性肺动脉瓣狭窄少见,中山大学中山医学院病理学教研组 50 例风湿性心脏病尸检中,仅发现 1 例,此例合并三尖瓣关闭不全。

风湿性肺动脉瓣狭窄极少单独存在,主要表现为肺动脉瓣收缩中期杂音,或兼有收缩期震颤,须与先天性肺动脉瓣狭窄、先天性特发性肺动脉扩张等相区别。

二、肺动脉瓣区舒张期杂音

肺动脉瓣区舒张期杂音可起源于器质性或相对性肺动脉瓣关闭不全。器质性肺动脉瓣关闭不全极少见，而肺动脉瓣相对关闭不全则多见。

主动脉瓣关闭不全舒张早期杂音可传导至肺动脉瓣区，须加以区别。二者的主要鉴别根据是：①主动脉瓣舒张早期杂音较肺动脉瓣舒张早期杂音响，前者在胸骨左缘第三肋间最清楚，而后者在胸骨左缘第二肋间最清楚。但主动脉瓣关闭不全杂音也可很轻，而严重肺动脉高压时的肺动脉瓣关闭不全杂音也可达Ⅳ级；②前者在呼气末增强而后者在吸气末增强。③前者的音调较后者高。④前者吸入亚硝酸异戊酯杂音减弱而后者增强。⑤前者有左心室肥厚的病征，而后者有右心室肥厚的病征。⑥前者有水冲脉等周围血管征，而后者 X 线胸片可见到肺动脉段膨隆。

（一）风湿性肺动脉瓣关闭不全

风湿性肺动脉瓣关闭不全罕见，但由于二尖瓣狭窄引起的肺动脉扩张所致的相对性肺动脉瓣关闭不全则比较多见。鉴别肺动脉瓣关闭不全为器质性或相对性，临床上尚无确实的方法。如此杂音在二尖瓣分离术后消失，则可认为是由于相对性肺动脉瓣关闭不全所致。

（二）感染性心内膜炎所致的肺动脉瓣关闭不全

器质性肺动脉瓣关闭不全多数由右心感染性心内膜炎引起，且为此病的部分表现。

（三）相对性肺动脉瓣关闭不全

相对性肺动脉瓣关闭不全起源于肺动脉高压所致的肺动脉扩张，这种情况可见于二尖瓣膜病，急性、亚急性或慢性肺源性心脏病，原发性肺动脉高压症，房间隔缺损，以及艾森门格综合征等。如此杂音继发于高度二尖瓣狭窄所致的肺动脉扩张，则称为格雷厄姆·斯蒂尔（Graham Steell）杂音，此杂音是比较柔和的、高调的、递减型舒张早期或早中期杂音，局限于胸骨左缘第二、三肋间，在吸气末增强，呼气末减弱。此杂音应与轻度主动脉瓣关闭不全的舒张期杂音鉴别。

15.4 三尖瓣区杂音

一、三尖瓣区收缩期杂音

三尖瓣病变少见，据中山大学中山医学院病理学教研组对 50 例风湿性心脏病的尸检所见，风湿性三尖瓣病 5 例，无单独存在，都与二尖瓣病和 / 或主动脉瓣病等并存。国内风湿性心脏病临床分析，三尖瓣病变在风湿性心脏病中占 0.53%~5.2%。

（一）风湿性三尖瓣炎

风湿性三尖瓣炎是风湿性心脏病的部分表现。由于三尖瓣及其邻近心肌的炎症性病变，致产生三尖瓣收缩期杂音。如此杂音经抗风湿治疗奏效后消失，便可认为患者曾患过风湿性三尖瓣炎。中山大学中山医学院病理解剖学教研组报道 50 例风湿性心脏病尸检结果，22 例有三尖瓣病变，其中 7 例累及四个瓣膜，表现为镜下急性病变，急性病例患者年龄均在 20 岁以下。

（二）风湿性三尖瓣关闭不全

风湿性三尖瓣关闭不全临床上少见。本病常与三尖瓣狭窄并存，且常与二尖瓣和 / 或主动脉瓣病并发。本病主要临床表现是慢性右心衰竭的征象，肝大明显，可出现胸腔积液、腹水，与慢性缩窄性心包炎的临床表现相似。于胸骨下端可听到响亮、高调的收缩期杂音，右心室显著增大，而缩窄性心包炎时无。本病可出现肝收缩晚期扩张性搏动，肝扩张性搏动的检查方法是：将左掌放在患者的肝后面，右掌放在肝前面，嘱患者暂停呼吸，如为扩张性肝搏动，则明显地将两掌推开，且可观察到肝搏动在颈动脉搏动之后出现。

本病时胸骨下端收缩期杂音有时颇难与二尖瓣关闭不全所致的收缩期杂音相区别，且由于右心室增大与心脏顺时针转位，杂音在胸骨左缘至心尖区之间最响，但此杂音不向左腋下传导，患者深吸气末时杂音增强，而二尖瓣关闭不全时杂音不变或减弱。

（三）相对性三尖瓣关闭不全

因右心室扩大引起的相对性三尖瓣关闭不全较器质性者更为多见。相对性三尖瓣关闭不全的临床表现与器质性者相同，特别多见于重症风湿性二尖瓣狭窄伴有肺动脉高压的病例。此外，原发性肺动脉高压症、慢性肺源性心脏病等所致的慢性右心衰竭也往往引起相对性三尖瓣关闭不全。

器质性与相对性三尖瓣关闭不全的临床鉴别不易；后者的杂音在心力衰竭被控制、病情好转后消失，且不伴有三尖瓣舒张期杂音。器质性三尖瓣关闭不全多伴有狭窄。超声心动图检查有助于两者的鉴别。

二、三尖瓣区舒张期杂音

(一)风湿性三尖瓣狭窄

三尖瓣狭窄罕见,病因一般为风湿性,可与三尖瓣关闭不全并存。患者女性多于男性,发病多在青年期。三尖瓣狭窄使血液从右心房流入右心室受阻。因而引起右心房扩张。由于常合并二尖瓣狭窄,在此情况下常有不同程度的右心室增大。

本病的主要临床表现是慢性右心衰竭征象。重症病例常有水肿、腹水,明显的颈静脉怒张与肝大,可有收缩期前肝搏动。大多无明显呼吸困难。三尖瓣区(胸骨下端)可听到响亮、粗糙、低调的隆隆样舒张中期杂音,有时伴舒张期震颤。此杂音可伴有三尖瓣开放拍击音。三尖瓣狭窄与二尖瓣狭窄的舒张期杂音性质相同,有时不易鉴别;但胸骨左缘无右心室搏动增强,肺动脉瓣第二音不亢进,且此杂音在胸骨下端或其左缘较心尖区清楚,音调较二尖瓣狭窄者稍高,嘱患者右侧卧位听诊时,杂音在深吸气末增强,可与二尖瓣舒张期杂音区别。单纯性三尖瓣狭窄X线检查显示右心房增大,而右心室无增大,肺动脉也不扩张,肺野异常清朗。如患者有上述的典型杂音、明显的颈静脉搏动与肝大,以及右心房增大等病征,应注意本病。超声心动图检查可明确诊断。

(二)相对性三尖瓣狭窄

大的房间隔缺损时,可在胸骨左缘第四、五肋间心尖区内侧出现短促低调的舒张中期杂音。此杂音被认为由于快速的血流通过正常的三尖瓣口冲入增大的右心室所致。

有报道法洛四联症在心尖区内侧有时也出现舒张中期杂音,认为与右心室扩大引起相对性三尖瓣狭窄有关。

(三)右心房黏液瘤

右心房黏液瘤比左心房黏液瘤少见,国内仅有少数病例报道。本病临床表现类似三尖瓣狭窄。临床出现体循环淤血表现,如颈静脉怒张、肝大、双下肢水肿、腹水等。静脉回流受阻可使心排血量减少,出现气促、晕厥和发绀。此外,还可出现多发性肺栓塞。卵圆孔未闭者,右心房压力的增高可致卵圆孔开放,产生心房水平的右向左分流,出现严重发绀。听诊有三尖瓣舒张中期杂音、三尖瓣开放拍击音,但肺动脉瓣第二音正常、无明显分裂。杂音有易变的倾向,发生在改变体位时,有时杂音为乐音样。颈静脉呈搏动性扩张。血压低、脉压小,静脉压增高。X线检查常显示右心房增大。选择性右心房造影显示右心房内有占位性病变。超声心动图有助于诊断。

15.5 心底部连续性杂音

一、非病理性连续性杂音

(一)颈静脉营营音

颈静脉营营音在儿童时期常见,而在婴儿时期和成人均少见,由于血流迅速通过颈静脉进入上腔静脉引起,故非病理性。此音常为低音调的 Ⅰ~Ⅲ 级连续性杂音,于心室舒张早期最响,在颈根部特别是右侧最易听到,头转至对侧时右颈根部此音增强,吸气时杂音亦增强。取仰卧位或在颈静脉上加压或做瓦尔萨尔瓦动作均可使静脉营营杂音减弱或消失。

(二)乳房营营杂音

此种杂音是由于乳房血流量增加引起,见于孕妇,最易在胸骨旁的肋间上听到,左侧较右侧多见。杂音可为收缩期性、来往性或连续性。如左侧胸骨旁第二、三肋间出现此种连续性杂音,可误诊为动脉导管未闭。当孕妇仰卧时杂音最响。此杂音常出现于妊娠中期之末,分娩10周后常消失。

二、病理性连续性杂音

(一)动脉导管未闭

动脉导管未闭是常见的先天性心血管病之一。动脉导管起源于左第六主动脉弓,连接肺动脉总干(或左肺动脉)与降主动脉在左锁骨下动脉开口处之下。胎儿时期动脉导管接受右心室排入肺动脉的血液,将之排入降主动脉,以供应下半身的发育。出生后数周动脉导管即失去其作用,通常在出生后1年内关闭。如逾1年仍未关闭,即为动脉导管未闭。

在动脉导管未闭时,因主动脉收缩压和舒张压通常均高于肺动脉,在全心动周期,血液流经导管,产生连续性杂音。如分流量大,即发生左心室容量负荷过重。分流可引起高动力性肺动脉高压。如肺血管阻力达到体周围动脉阻力的水平,则可能出现双向或相反方向分流。因导管常位于左锁骨下动脉的远侧,这些患者的身体上部(包括手臂)发绀较身体下部稍轻,称为差别性发绀。

如导管位于左锁骨下动脉的近侧,则可能发现右手发绀较左手及双足稍轻。

临床特征女性病者约较男性病者多 2 倍。分流量小的轻型病例常无症状,发育只轻度受影响。如左至右分流量大,则常有呼吸困难和肺部感染,包括支气管炎和支气管肺炎,儿童可见发育迟缓。婴儿有大的左至右分流常产生左心衰竭。成人很少发生心力衰竭和心绞痛。

体格检查主要的体征是以第二心音为轴的长菱形连续性杂音,于收缩期之末和舒张早期最响,因这时主动脉和肺动脉之间的压差最大。杂音在运动及呼气时加强。典型的杂音常在 3 岁以后出现,3 岁以下常只有收缩期杂音。杂音的性质类似机器的杂音或隧道中火车的杂音,可能伴有连续性震颤,在肺动脉瓣区或附近最响,但有时位置较低,或较高达左锁骨之下。如出现心力衰竭,则典型的杂音可能消失。如分流方向相反,则典型的杂音无例外地消失。常有正常范围的第二心音分裂,肺动脉瓣组成部分响亮,但常被杂音掩盖。如导管大,直径 1cm 或以上,则出现左心室容量负荷过重,左心室收缩期延长,使第二心音的主动脉瓣成分开始延迟。此外,由于从主动脉分流入肺动脉的血流的压力,肺动脉瓣可能提早关闭。这时可出现单一的第二心音或第二心音逆分裂(第二心音主动脉瓣成分在肺动脉瓣成分之后)。因通过二尖瓣的血流增加,近二尖瓣区常有舒张中期杂音,此杂音在分流量大时出现,而合并肺动脉高压时消失。部分病例因肺动脉显著扩大,可产生肺动脉瓣相对关闭不全的舒张早期杂音。当分流量大时,舒张期血压低,出现周围血管征,如水冲脉、枪击音等。常有胸骨上窝搏动。心尖冲动正常或呈左心室增大的抬举样搏动。如分流量大或肺血管阻力升高,肺动脉搏动在左第二肋间可以触及。

心电图轻型病例常正常。大的分流量产生容量负荷过重型左心室肥厚,左心室导联深 Q 波,高 R 波和 T 波。偶尔由于左心房肥大,有双峰的 P 波。如成年人心电图有右心室肥厚征象,则指示已出现肺动脉高压。PR 间期可能稍延长。

X 线检查肺充血与左至右分流的程度成正比。肺动脉主干扩大,搏动强烈,左心房可能轻度增大,左心室常增大,主动脉结扩大。当并发肺动脉高压时,右心室也增大。导管或导管对侧的肺动脉钙化很少见。

超声心动图检查左心房、左心室、主动脉内径增宽,肺动脉扩张。胸骨上凹切面可直接显示未闭的动脉导管。彩色多普勒可在动脉导管和肺动脉主干内探及收缩期和舒张期连续性红色和彩色镶嵌的高速湍流。二维多普勒超声心动图是目前诊断动脉导管未闭最佳的无创性方法,阳性率高达 99%。

心导管检查:与右心室对比,主肺动脉的血氧含量增高 0.5 容积 %;如分流量少,可能只在左主支发现血氧含量增高。从下肢静脉插入心导管,常较易通过肺动脉,并经动脉导管进入降主动脉,可与主 - 肺动脉隔缺损相鉴别。

肺动脉血氧含量高于右心室的其他原因还有:①主 - 肺动脉隔缺损。②主动脉窦动脉瘤穿破入肺动脉。③迷走的左冠状动脉起始于肺动脉,左冠状动脉的逆分流使氧合血到达肺动脉。

选择性主动脉造影:只有当不能决定有无动脉导管未闭或合并其他缺损时,才进行选择性主动脉造影。可见导管口在主动脉峡部形成小膨隆。造影剂通过动脉导管直接进入扩张的肺动脉,并可显示动脉导管的类型(管型、窗型或漏斗型)、粗细和长度。

(二)主 - 肺动脉隔缺损

主 - 肺动脉隔缺损是位于主动脉瓣与肺动脉瓣之上 1cm 或约 1cm 的缺损,呈圆形或卵圆形,直径 0.2~2cm。血流动力学改变与大的动脉导管未闭相同,但呼吸困难常见。其杂音性质、心电图及 X 线表现均似重症动脉导管未闭。杂音最响部位较动脉导管未闭者可较低,在胸骨左缘第三肋间,较接近中线。收缩期杂音较连续性杂音更多见,因主动脉血压与肺动脉血压实际上相等。杂音呈喷射型,通常伴有震颤。实际上,如有连续性杂音,应首先考虑动脉导管未闭。

在右心导管检查时,导管往往经过主动脉弓至主动脉分支(如颈动脉或降主动脉),但在动脉导管未闭常是通过未闭的导管直接进入降主动脉,而不经过主动脉弓。主动脉造影可见肺动脉干与主动脉同时显影,也有助于诊断。

(三)肺动静脉瘘

肺动静脉瘘可为先天性或获得性,后者通常由于创伤引起。本病多发生在右下或右中肺叶,故杂音多在右中下肺。本病亦可发生在左上肺叶,杂音在左胸上部,此时需与动脉导管未闭鉴别。本病杂音可以是连续性,但多局限于收缩期。吸气和吸入亚硝酸异戊酯可使杂音增强。

(四)主动脉窦动脉瘤穿破入右心室(房)

主动脉窦动脉瘤穿破入右心室(房),多在胸骨左缘第三、四肋间出现响亮的连续性杂音,伴连续性震颤。本病特点是起病突然,出现类似急性心肌梗死的胸痛或胸部压迫窒息感,继而呼吸困难甚至休克,随后出现右心衰竭的征象。听诊除胸骨左缘第三、四肋间出现上述连续性杂音之外,肺动脉瓣第二音亢进。有水冲脉与周围动脉枪击音。X 线检查:肺充血、肺门搏动增强、心脏进行性增大。右心导管检查:右心室水平有左至右分流,右心室压力增高。逆行主动脉造影:可以发现在主动脉显影的同时,右心室或右心房也显影,而其他心腔则不显影,有时甚至可见动脉瘤显影,可确诊本病。

(五)先天性冠状动静脉瘘

右冠状动脉或左冠状动脉的回旋支(前者多见)的瘘管引流入右心房、右心室或肺动脉,流入右心房、右心室的占89%,实质上是左到右分流的一种先天性畸形。引流入左心房、左心室的罕见。健康状态良好与明显的听诊体征呈鲜明的对比,病者无症状而体格检查发现响亮的、浅表的连续性杂音为本病特点。

如冠状动静脉瘘与肺动脉或右心房连通,连续性杂音的收缩期组成部分较响,因血液流出主要在收缩期。如冠状动静脉瘘与右心室连通,则连续性杂音在舒张期较响。如冠状动静脉瘘与左心室连通,则几乎只在舒张期才有血液流入左心室,因而只出现舒张期杂音。杂音的部位因引流入的心腔不同而异,一般在胸骨左、右缘都可能听到。引流入左心房和肺动脉者杂音在胸骨左缘第二、三肋间最清楚,需与分流量小的动脉导管未闭杂音鉴别。

X线与心电图检查对诊断帮助不大。冠状动脉造影可明确诊断。

(六)完全性肺静脉畸形引流

本病是由四条肺静脉汇合成一条肺静脉通入右心房,约1/4病例在主动脉瓣区听到连续性杂音,吸气时增强。

(七)三尖瓣闭锁

三尖瓣闭锁有时在心底部出现连续性杂音,是由于合并动脉导管未闭或支气管动脉-肺动脉交通支所引起。后者连续性杂音位于右侧。

(八)胸腔内动脉吻合术后

胸腔内动脉吻合术后,如法洛四联症病例在左锁骨下动脉与左肺动脉吻合术后,可在左锁骨下部位听到连续性杂音。

三、来往性心脏杂音

(一)室间隔缺损合并主动脉瓣关闭不全

嵴上缺损的位置高,直接在主动脉瓣与肺动脉瓣之下,主动脉瓣环可能缺乏支持,瓣叶脱垂可引起主动脉瓣关闭不全。此时室间隔缺损本身所产生的收缩期杂音,加上主动脉瓣关闭不全引起的舒张期杂音,可在胸骨左缘第三、四肋间听到来往性杂音,但杂音缺乏连续性。超声心动图和右心导管检查可做出诊断。

(二)二尖瓣关闭不全合并主动脉瓣关闭不全

器质性二尖瓣关闭不全合并主动脉瓣关闭不全一般为风湿性。二尖瓣关闭不全的收缩期杂音加上主动脉关闭不全的舒张期杂音,可使杂音呈来往性。两者各有最响的部位,音质也不同:前者在心尖区最响,向左腋下传导,音质比较粗糙;后者在胸骨左缘第三、四肋间最响,音质较柔和。

(三)主动脉瓣关闭不全合并狭窄

风湿性主动脉瓣关闭不全伴有明显狭窄的病例,可出现来往性杂音。其收缩期杂音最响部位多在胸骨右缘第二肋间,可伴有震颤,杂音向右颈传导;而舒张期杂音最响部位多在胸骨左缘第三、四肋间,向心尖区传导。

在梅毒性主动脉瓣关闭不全时,也可在胸骨右缘第二肋间或胸骨左缘第三、四肋间出现来往性收缩期及舒张期杂音,分别向右颈动脉与心尖区传导。梅毒性主动脉瓣关闭不全出现收缩期杂音,是由于升主动脉增宽,左心室输出量大与血流增快引起。

(柳 俊)

参考文献

[1] 徐南图.超声心动图的应用和进展.中华内科杂志,1994,33(9):641.

[2] 王新房.四维超声心动图临床应用.中华心血管病杂志,1996,24(1):5.

[3] 马晓曦.哑型二尖瓣狭窄四例.中华心血管病杂志,1994,22(4):284.

[4] 周令仪.急性风湿性心脏炎与瓣膜脱垂.中华内科杂志,1993,32(8):527.

[5] 姚忠贤.78例非风湿性主动脉瓣关闭不全临床分析.中华内科杂志,1992,31(12):776.

[6] 解基严.功能性三尖瓣关闭不全的分析与治疗.中华心血管病杂志,1998,26(2):114.

[7] 赵一举.特发性肺动脉扩张21例临床分析.中华内科杂志,1992,31(1):25.

[8] 徐启林.二维多普勒心动图诊断动脉导管未闭的价值.中华内科杂志,1992,31(8):453.

[9] 张志泰,陈玉平.肺动静脉瘤的诊断与治疗.中华结核和呼吸杂志,1998,21(2):114.

[10] 唐玲娣,郑更生.先天性肺动脉瘘20例报告.中华内科杂志,1995,34(8):553.

[11] 李予昕.超声心动图评价西藏地区先天性心脏病特点的初步探讨.中国超声医学杂志,2000,16(11):856-857.

[12] 李志忠.应用Amplatzer封堵器治疗动脉导管未闭.中华心血管病杂志,2000,28(5):371-373.

[13] 吴建淮.经皮球囊导管二尖瓣成形术治疗风湿性二尖瓣狭窄的长期随访观察.中华心血管病杂志,2000,28(2):117-119.

[14] 齐欣.老年人钙化性主动脉瓣狭窄并发心肌梗死和病理

特点.中华内科杂志,2000, 39 (2): 88-90.

[15] 王霄芳.孤立性心室肌致密化不全4例报告.中华儿科杂志,2002, 40 (2): 81-83.

[16] 尤士杰.超声多普勒心动图在急性心肌梗死并发室间隔穿孔预后的评价.中国超声医学杂志,2001, 17 (12): 90-904.

[17] 朱鲜阳.小儿先天性冠状动脉瘘的临床诊断与分析.中国实用儿科杂志,2001, 16 (8): 472-473.

[18] 黄美蓉.先天性心脏病合并感染性心内膜炎的诊断及治疗.中华儿科杂志,2001, 39 (5): 267-270.

[19] 钱杰.感染性心内膜炎中国诊断标准的讨论.中国循环杂志,2003, 18 (3): 212-214.

[20] 李冬蓓.超声心动图对左房黏液瘤与左房活动性血栓的鉴别诊断.中国超声诊断杂志,2002, 3 (10): 742-743.

[21] 韩玲.小儿双腔右心室的诊断:附23例临床分析.中华儿科杂志,1994, 32 (6): 341-343.

[22] 张玉珍.老年人钙化性心脏瓣膜病六年随访.中华老年医学杂志,1994, 13 (2): 96-98.

[23] 袁慧玲,余枢.心房黏液瘤31例临床分析.中华实用内科杂志,1994, 14 (2): 90-91.

[24] 徐素梅.完全性房室隔缺损12例分析.中华儿科杂志,1989, 27 (5): 269-270.

[25] 姜楞.二维脉冲多普勒在心前区双期杂音鉴别诊断中的应用.中华心血管病杂志,1987, 3: 166-168.

[26] 钱秉源.收缩期喀喇音61例临床分析.中华心血管病杂志,1979, 3: 183-189.

[27] 刘晓华.42例大动脉炎临床实验检查血管造影的研究.中华风湿病学杂志,1997, 1 (1): 19-21.

[28] 刘保民.彩色多普勒对川崎病冠脉瘤和冠状动脉瘤的诊断和鉴别诊断.中国超声医学杂志,1997, 13 (8): 30-32.

[29] 姜志忠.100例起搏器安置前、后心音图的对比研究.中国循环杂志,1997, 12 (1): 27-30.

[30] 肖德绵.室间隔缺损合并肺动脉高压的手术疗效.中华外科杂志,1996, 34 (5): 265-266.

[31] 张济富.原发性肺动脉高压50例临床分析.中华内科杂志,1996, 35 (5): 322-325.

[32] 周素真.冠状动脉瘘:国内报道67例的临床分析.中国循环杂志,1996, 11 (2): 72-75.

[33] 马爱群.感染性心内膜炎的临床变迁:38年间153例临床对比分析.中国循环杂志,1995, 10 (10): 594-596.

[34] 李茂亭.主动脉瘤临床研究.中国循环杂志,1995, 10 (6): 334-336.

[35] 陈君柱.经导管Rashkind双伞闭合器关闭动脉导管未闭.中华心血管病杂志,1995, 23 (3): 199-200.

[36] 马旺扣.干下漏斗部室间隔缺损的外科治疗.中华胸心外科杂志,1995, 11 (3): 138-139.

[37] 张玉威.92例右心室双出口临床表现及其诊断.中华心血管病杂志,1995, 23 (2): 116-118.

[38] 蒋雄刚.小儿室间隔缺损术后残余漏.中华小儿外科杂志,1995, 16 (2): 77-78.

[39] 余翼飞.先天性主动脉褶叠5例报告.中华外科杂志,1995, 33 (1): 46-47.

[40] 何建平.新生儿先天性心脏病145例分析.中华围产医学杂志,1999, 2 (4): 218-221.

[41] 蒋雄京.大动脉炎对心脏瓣膜的影响.中国循环杂志,1999, 14 (5): 301-302.

[42] 李志忠.Amplatzer方法介入性治疗动脉导管未闭.中国循环杂志,1999, 14 (S: S): 27-29.

[43] 勒斌.超声心动图在先心病手术后病理性杂音鉴别诊断中的价值.中国超声医学杂志,1998, 14 (2): 46-48.

[44] 张楚武.哑型二尖瓣狭窄.中华内科杂志,1981, 20: 686.

[45] 周俊仪.开瓣音的临床意义.广东医学,1984, 5 (4): 1.

[46] 周俊仪.松弛瓣膜综合征16例临床及病理分析.中华内科杂志,1986, 25: 149.

[47] 赵健忠.马凡氏综合征合并二尖瓣脱垂一例报告,天津医药,1981, 9 (2): 123.

[48] 王增顺.系统性红斑狼疮心瓣膜损害20例临床病理分析.中华内科杂志,1987, 26: 653.

[49] 上海市第六人民医院.二尖瓣脱垂综合征(附20例临床资料分析).上海医学,1978, 1 (1): 22.

[50] 罗建仲.心脏听诊.北京:人民卫生出版社,1960.

[51] 贾国爱,张介生.心脏听诊的理论与实践.哈尔滨:黑龙江科学技术出版社,1991.

[52] (英)恩布朗(Embrown).心脏听诊简明教程/薛小临,艾文婷,梁磊主译.西安:世界图书出版西安公司,2004.

[53] 唐书义,纪承寅,皇甫丰田.临床心脏病多普勒超声与听诊检查.北京:科学技术文献出版社,2005.

[54] 刘文秀.心脏听诊.北京:人民军医出版社,2006.

[55] ABRAMS J. Synopsis of cardiac physical diagnosis. 2nd ed. Boston: Butterworth Heinemann, 2001.

[56] ECCHELLS E. Dose this patient have an abnormal systolic murmur?JAMA, 1997, 277: 564.

[57] CHIZNER, M A. Cardiac auscultation: rediscovering the lost art. Curr Probl Cardiol, 2008, 33: 326-408.

[58] O ROURKE R. Approach to the patient with a heart murmur. In: BRAUNWALD E, GOLDMAN L (eds). Primary Cardiology. 2nd ed. Philadelphia: Elsevier, 2003: 155-173.

[59] BRAUNWALD E, PERLOFF J. Physical examination of the heart and circulation. in Braunwald E: Heart Disease. 7th ed. 北京:人民卫生出版社,2006: 77-106.

16

心脏增大

心脏增大可由于心脏肥厚和/或心脏扩张所致。

心脏肥厚主要是由于收缩期心肌过度负荷引起,例如在心室流出道受阻时。心脏扩张主要由于舒张期心脏过度充盈引起,例如在二尖瓣或主动脉瓣关闭不全时。在多数病例中两者常同时存在或先后出现。

明显的心脏增大经胸部体格检查便可明确。但如心脏增大仅为轻度,则需经辅助检查方能证实。心脏增大可为单个心室或心房的增大,也可为普遍性或局限性增大。X线检查、超声心动图、心脏CT、核素显影、心脏磁共振(cardiac magnetic resonance,CMR)能明确了解心脏各部分的增大与程度。X线胸片检查方便、费用低廉、可重复性高、人为误差小,是心脏增大的主要辅助检查方法。彩色多普勒超声血流图、心脏CT、CMR能准确测量心腔大小和心室壁厚度,能对心内血流方向、速度和性质进行观察,是鉴别诊断心脏增大原因的主要手段。CMR是测量左右心室容量、质量和射血分数的"金标准",当超声心动图未能做出诊断时,CMR是最好的替代影像检查。

心脏增大可由各种不同的疾病所致,原因复杂见表16-1。

表16-1　心脏增大疾病的分类

Ⅰ.心室增大	（一）风湿性
一、左心室增大	（二）病毒性
（一）风湿性二尖瓣关闭不全	（三）白喉性
（二）主动脉瓣关闭不全	（四）梅毒性
（三）主动脉瓣狭窄	（五）其他感染性
（四）高血压性心脏改变	（六）孤立性（特发性或Fiedler心肌炎）
（五）冠状动脉粥样硬化性心脏病	（七）变态反应性
（六）动脉导管未闭	三、心肌病
（七）主动脉缩窄	（一）原发性心肌病
（八）三尖瓣闭锁合并房间隔缺损	1. 扩张型心肌病
（九）结节性多动脉炎所致的心脏病变	2. 肥厚型心肌病
（十）运动员心脏	3. 限制型心肌病
二、右心室增大	4. 致心律失常性右室心肌病
（一）肺源性心脏病	（二）继发性心肌病
1. 急性肺源性心脏病	1. 缺血性心肌病
2. 亚急性肺源性心脏病	2. 内分泌病变与心脏
3. 慢性肺源性心脏病	3. 酒精性心肌病
（二）先天性肺动脉瓣狭窄	4. 围生期心肌病
（三）室间隔缺损	5. 药物性心肌病
（四）法洛综合征	6. 心动过速性心肌病
（五）原发性肺动脉高压症	7. 贫血性心脏病
（六）艾森门格病与艾森门格综合征	8. 尿毒症性心肌病
Ⅱ.心房增大	9. 系统性红斑狼疮性心脏病
一、左心房增大	10. 系统性硬皮病所致的心脏病变
（一）二尖瓣狭窄	11. 脚气病性心脏病
（二）二尖瓣关闭不全	12. 高山性心脏病变
（三）左心房黏液瘤	13. 心脏淀粉样变性
二、右心房增大	14. 放射性心肌病
（一）房间隔缺损	15. 浸润性心肌病
（二）三尖瓣狭窄	四、埃布斯坦畸形
（三）三尖瓣关闭不全	五、大血管错位
（四）右心房黏液瘤	Ⅳ.局限性心脏增大
Ⅲ.普遍性（或球形）心脏增大	一、心包囊肿与心包憩室
一、双侧心力衰竭	二、心室壁瘤（心脏膨胀瘤）
二、心肌炎	三、心脏肿瘤

16.1 心室增大

一、左心室增大

典型的左心室增大体征包括视诊心尖冲动向左下方移位,触诊呈明显的抬举性心尖冲动,叩诊左心浊音界向左下扩大。心电图检查显示电轴左偏与左心室肥厚的征象。

(一)风湿性二尖瓣关闭不全

早期仅有左心室增大,心尖闻及全收缩期杂音,超声心动图见左心室舒张末期内径 >50mm,左心室功能失代偿后,累及左心房、右心。出现左心房、右心室肥大及肺淤血(参见 15.1)。

(二)主动脉瓣关闭不全

左室心肌离心性肥厚,早期仅有左心室舒张末期容量增加,晚期左心房受累增大;胸骨右缘第二肋间及胸骨左缘第三、四肋间舒张早期哈气样杂音。舒张压降低,出现周围血管征为本病主要体征(参见 15.1)。

(三)主动脉瓣狭窄

左心室心肌向心性肥厚,早期即有左心室肥厚,晚期失代偿时左心室舒张末期容量增加。呼吸困难、心绞痛和晕厥为本病常见三联征。胸骨右缘第二肋间可闻及收缩期喷射性杂音,重要指标是跨主动脉瓣压差,>30mmHg 往往需要选择介入或外科治疗。

(四)高血压性心脏改变

有长期的高血压病史,并根据体格检查左心室增大(心尖呈抬举性冲动,并向左下方移位)、奔马律(早期不出现)、主动脉瓣第二音增强与金属性音调、相对性二尖瓣关闭不全所致的心尖区收缩期杂音;X 线检查呈主动脉型心脏等病征。

(五)冠状动脉粥样硬化性心脏病

冠状动脉粥样硬化性心脏病是冠状动脉血管发生动脉粥样硬化病变而引起血管腔狭窄或阻塞,造成心肌缺血、缺氧或坏死而导致的心脏病,简称冠心病。

世界卫生组织将冠心病分为 5 大类:无症状心肌缺血(隐匿性冠心病)、心绞痛、心肌梗死、缺血性心脏病和猝死。临床中常常分为稳定性冠心病和急性冠脉综合征。应当指出,当患者出现心脏增大时,排除缺血性心脏病是关键。选择性冠脉造影仍是冠心病诊断与鉴别诊断的金标准,同时行左心室造影可明确左心室形态与功能改变。

冠心病的诊断主要依赖典型的临床症状,结合辅助检查发现心肌缺血或冠脉阻塞的证据。发现心肌缺血最常用的检查方法包括常规心电图、心电图负荷试验、核素心肌显像和冠状动脉 CT 血管成像(CTA)。有创性检查有冠状动脉造影和血管内超声等。但是冠状动脉造影正常不能完全否定冠心病。通常,首先进行无创、方便的辅助检查。

(六)动脉导管未闭

左心室增大兼有心底部连续性杂音,提示动脉导管未闭的诊断(参见 15.5)。

(七)主动脉缩窄

左心室增大兼有上肢血压升高、股动脉搏动减弱,提示主动脉缩窄的诊断(参见 13.2)。

(八)三尖瓣闭锁合并房间隔缺损

左心室增大伴早显性发绀,须注意三尖瓣闭锁合并房间隔缺损的可能性(参见 14.2)。

(九)结节性多动脉炎所致的心脏病变

本病时心脏损害常见,且主要表现为冠状动脉供血不足,冠状动脉大分支的病变可引起心绞痛,如合并血栓形成则发生心肌梗死,顽固性窦性心动过速也为常见的症状,与体温升高不相称。有人认为部分病例与迷走神经炎有关。

如病变累及肾,可引起高血压,而加重心脏损害的程度。

(十)运动员心脏

运动员心脏指长期大运动量锻炼引起心血管系统发生适应性的生理变异。临床上常表现为心搏缓慢、胸部憋闷感以及叹息样呼吸,心脏听诊出现第三或第四心音,收缩期杂音以及一系列心电图异常、X 线胸片心影增大为特征,这些变化在某些方面与器质性心脏病引起的心电图变化有相似之处,可能被误诊,也可能在停止运动一段时间后逐渐消失,因此又被称为运动性心肌病。

运动员心脏在心电图上表现为以左心室导联为主的高电压,即 V_1 导联的 S 波 +V_5 导联的 R 波 >4.0mV,心电轴左偏等,但不出现 ST 段压低。

二、右心室增大

如视诊胸骨左侧心绝对浊音区弥漫性搏动,提示右心室增大。右心室增大主要向左和向前,同时由于心脏顺钟向转位,心界仅向左扩大,而不向左下方扩大,这是与左心室增大的不同点。心电图检查显示电轴右偏与右心室肥厚的征象。X线透视时,在右前斜位较易观察到早期的右心室增大。

(一)肺源性心脏病

1. **急性肺源性心脏病**　当体静脉或右心的栓子进入肺循环内,阻塞肺动脉或其分支有广泛的栓塞,致肺循环阻力急剧增加,超过右心室负荷的能力并使之急性扩大时,称为急性肺源性心脏病。

发病可由于体静脉或右心内血栓的脱落、外科手术伤、人工气腹术、肾周围注气等所致的空气栓塞。产科领域的羊水栓塞症等阻塞肺动脉或其广泛的分支所引起,偶尔由于蛔虫阻塞所致。

临床表现主要为肺梗死与急性右心衰竭的征象,患者突然发生呼吸困难、胸痛、发绀、咯血。体格检查发现颈静脉怒张、肺动脉段浊音区增宽、胸骨左缘第二、三肋间搏动增强、收缩期与舒张期杂音、肺动脉瓣第二音增强、三尖瓣区出现收缩期杂音。受累肺部湿啰音、肝大与压痛,因左心输出血量剧减而发生休克,甚至引起死亡。

心电图:呈 $S_I Q_{III} T_{III}$ 图型。电轴右偏,II、III导联常出现肺性P波,$ST_{I,II}$降低,$T_{I,II}$直立,ST_{III}可升高,T_{III}倒置,且常有不完全性右束支传导阻滞出现,病情好转,心电图改变在较短期间恢复正常。

X线检查:可出现肺下叶卵圆形或三角形浸润阴影,重症者肺动脉段明显突出,心影增大,以及奇静脉与上腔静脉影增宽。

超声心动图:可见右心室扩张、右心室活动减弱、三尖瓣反流等征象。

核素显像:放射性核素肺通气灌注扫描可见栓塞处节段性灌注缺损。

选择性肺动脉造影:可显示被阻塞的肺动脉管腔狭窄或血管影中断,远端血管造影模糊而肺野相对清晰。

CT检查:螺旋CT可清楚显示肺血管内栓子。

磁共振血管成像(MRA):可显示与选择性肺动脉造影相似的显像。可用于肾功能不全及/或对碘造影剂有禁忌指征者。

血浆D-二聚体测定(ELISA法):肺梗死患者血浆D-二聚体水平升高,其敏感性 >90%。但无特异性。

本病常需与急性膈面心肌梗死相区别。

2. **亚急性肺源性心脏病**　由癌性肺淋巴管炎引起的心脏病,称为亚急性肺源性心脏病,国内有少数病例报道。其主要临床表现是短期内发生进行性右心衰竭,诊断主要可根据:①临床特点为患者常有剧烈的干咳、高度呼吸困难、发绀与心率加快,并于短期内死于进行性右心衰竭。②体内同时有原发性癌瘤存在,且多为腹部脏器的癌瘤(尤其是胃癌)。③X线肺部平片可见有粟粒状及淋巴管炎样(网状型)阴影,是癌在肺内经淋巴道播散的

征象。此病通常根据尸检而做出诊断。

3. **慢性肺源性心脏病**　慢性肺源性心脏病是常见的心脏病之一,通常发病于中年以上,病因较多,最常见的是由于慢性支气管炎、支气管哮喘、支气管扩张所致的慢性阻塞性肺气肿。其次是由于肺尘埃沉着病(尘肺)、广泛性肺结核病等所致的广泛性肺纤维性变合并代偿性肺气肿。较少见的是由于结缔组织疾病、原发性肺动脉高压等所致的广泛性肺小动脉梗阻,少数由于胸椎后侧凸或其他重度胸廓畸形所致的肺纤维性变、肺不张与代偿性肺气肿以及大血管扭曲等。

慢性肺源心脏病的诊断通常不难,主要的诊断根据:①多年咳嗽或支气管哮喘病史。②体格检查发现呼吸困难、发绀、肺气肿体征以及不同程度的右心衰竭征象(如肝大、下肢水肿、颈静脉怒张、静脉压升高)。③X线检查显示肺气肿、肺动脉段膨隆与右心室增大,心电图上有肺性P波、右心室高电压等改变。④除外其他原因所致的心脏病,临床检查如发现心前区收缩期搏动、肺动脉瓣第二音亢进,即提示有右心室增大,在典型病例中,通常根据病史与体征,已能做出正确的临床诊断。

国内作者曾比较几种无创检查法对慢性肺源性心脏病的诊断符合率,依次为超声心动图100%,心电图90%,X线胸片80%,心电向量图86%,右心室射血分数65%。超声心动图对右心室肥厚扩张的诊断灵敏性,优于其他检查手段,但有15%的失检率。另外,核素心血池显像、螺旋CT、MRI等均可发现右心室形态改变和功能变化。

慢性肺源性心脏病在鉴别诊断上,首先须注意鉴别者为慢性阻塞性肺气肿,当合并急性肺部感染时尤易于混淆,两者均可有慢性咳嗽、气促、桶形胸、肺部啰音、杵状指与颈静脉怒张。如临床上能证明右心室增大,则慢性肺源性心脏病可以确诊。在高度肺气肿时,由于横膈降低、心脏垂悬,X线检查有时不易肯定右心室增大,静脉压升高与臂肺循环时间延长是慢性肺源性心脏病的病征,但在重度肺气肿时静脉压也稍升高。另外,静脉压与臂肺循环时间接近正常时,也未能完全否定慢性肺源性心脏病的可能性,因有一部分患者由于心排血量增加,可使静脉压及臂肺循环时间仍在正常范围内。

慢性阻塞性肺气肿合并急性肺部感染时,临床表现虽可与慢性肺源性心脏病相似,但当感染一旦控制之后,症状迅速好转。而在慢性肺源性心脏病时,则恢复较慢而不完全。

慢性肺源性心脏病的典型心电图呈现右心室肥厚、肺性P波、电轴右移、心脏垂悬、顺钟向转位等征象,对诊断及鉴别诊断有重要意义。此外,部分患者虽无合并高血压,也可以发生左心室肥厚,而不出现典型的本病心电图改变。

此病与冠状动脉硬化性心脏病的鉴别根据：①有慢性咳嗽或支气管哮喘病史，无心绞痛、心肌梗死的病史。②临床上以右心室增大与衰竭的征象为主，而无（或无显著的）左心室增大征象。③X线征象主要是右心室增大、肺动脉段膨隆、明显的普遍性肺气肿等。④心电图上无左心室占优势的表现。⑤杵状指的存在也为支持慢性肺源性心脏病的证据。动脉血氧饱和度测定在鉴别诊断上也有重要帮助，失代偿性肺源性心脏病不仅有动脉血氧饱和度与血氧分压的显著降低，并有明显的二氧化碳分压增高，这种情况与非肺脏疾病所致的失代偿性心脏病截然不同。

慢性肺源性心脏病患者通常是中年以上的人，常伴有周围动脉硬化，心前区可有收缩期杂音，并因动脉血氧饱和度降低、心排血量增加而可出现左心室增大，此种情况需与冠状动脉硬化性心脏病相区别，但慢性肺源性心脏病也可与冠状动脉硬化性心脏病同时并存。

（二）先天性肺动脉瓣狭窄

右心室增大伴肺动脉压力减低及发绀，提示肺动脉瓣狭窄的诊断（参见15.3）。

（三）室间隔缺损

右心室增大伴左心房、左心室增大，肺充血，右心室血氧含量高于右心房，提示室间隔缺损诊断（参见15.2）。

（四）法洛综合征

法洛四联症的四项特征是：

1. 室间隔缺损　常较大，位于室上嵴的后下方，累及室间隔膜部，使两心室的收缩压平衡。

2. 肺动脉瓣狭窄　由于两大动脉的大小不相称或主动脉的起始部转位。

3. 主动脉骑跨。

4. 右心室肥厚。

法洛四联症如兼有房间隔缺损，则称为法洛五联症。肺动脉瓣狭窄合并房间隔缺损与右心室增大，则称为法洛三联症（参见14.2）。

（五）原发性肺动脉高压症

右心室增大伴肺动脉压增高，肺血流减少，提示原发性肺动脉高压症（参见14.2）。

（六）艾森门格病与艾森门格综合征

艾森门格病是指大的高位室间隔缺损合并主动脉右位、肺动脉高压与分流方向颠倒，而无肺动脉瓣狭窄，艾森门格综合征是指左、右心之间任何一种缺损，如房间隔缺损、室间隔缺损或动脉导管未闭，合并肺动脉高压和肺血管阻力增高，伴有分流方向颠倒（参见14.2）。

16.2　心　房　增　大

一、左心房增大

左心房明显增大时，心脏叩诊可发现左侧第三肋间相对浊音界增宽。轻度或中度左心房增大则在X线透视右前斜位观察下最为清楚，吞钡检查可见增大的左心房压迫食管，使之向后移位，左心房呈弧形向后突出。心电图P波时程延长或出现典型的双峰P波，称为二尖瓣型P波。

（一）二尖瓣狭窄

左心房增大伴肺淤血、心尖区舒张期中晚期隆隆样杂音提示二尖瓣狭窄诊断（参见15.1）。

（二）二尖瓣关闭不全

左心房增大伴左心室增大、肺淤血、心尖区收缩期吹风样杂音提示二尖瓣关闭不全诊断（参见15.1）。

（三）左心房黏液瘤

左心房增大伴非劳力性呼吸困难，心尖闻及舒张期和收缩期杂音及肿瘤扑落音、广泛全身反应（发热、恶病质、体循环和肺循环栓塞等）提示左心房黏液瘤可能，超声心动图有较高诊断价值（参见15.1）。

二、右心房增大

右心房明显增大时，叩诊右侧心界增宽，但不如X线检查的清楚。在前后位透视下，右心房几乎构成右心缘的全部轮廓，仅靠近膈的一小段是右心室。

（一）房间隔缺损

右心房增大伴肺淤血，右心室增大，右心房血氧含量高于上腔静脉，提示左向右分流房间隔缺损（参见15.3）。

（二）三尖瓣狭窄

右心房增大伴体循环淤血，右心室缩小，三尖瓣听诊区闻及舒张期杂音，提示三尖瓣狭窄（参见15.4）。

（三）三尖瓣关闭不全

右心房增大伴右室增大，三尖瓣听诊区闻及收缩期杂音提示三尖瓣关闭不全（参见15.4）。

（四）右心房黏液瘤

右心房增大伴体循环淤血、发绀，三尖瓣听诊区闻及舒张期杂音及肿瘤扑落音，提示右心房黏液瘤可能，超声心动图有较高诊断价值（参见15.4）。

16.3　普遍性（或球形）心脏增大

普遍性心脏增大可见于许多心脏病。首先需与心包积液相鉴别（见表 17-4）。

一、双侧心力衰竭

当左心衰竭引起肺阻性充血与肺动脉高压，同时导致右侧心力衰竭时，则产生双侧心力衰竭的临床表现，心界向左右两侧扩大。

二、心肌炎

重症心肌炎常有下列的临床表现：①心尖冲动弥散与移位。②心脏普遍性增大。③心搏增快，心搏也可因重度房室传导阻滞而显著减慢，心音减弱，心律不齐，心尖收缩期杂音，有时也出现舒张期杂音。④奔马律。⑤心电图异常。

心肌炎主要有下列几种：

（一）风湿性心肌炎

风湿性心肌炎无特殊的症状与体征，可有体温升高、心搏增快、红细胞沉降率增快、C 反应蛋白试验阳性、白细胞增多等，只表示风湿热处于活动期。其他症状如心前区疼痛、心脏迅速增大、心音减弱、心搏增快等，需与合并心包炎鉴别。心尖部收缩期杂音可能由于心肌损害、心脏迅速增大所致，但需与风湿性心内膜炎鉴别。奔马律是合并心肌炎相当可靠的体征，但不常出现。

心律失常与心电图改变可能为心肌损害的主要佐证，甚至可能为心肌损害的唯一证据，心电图改变以 PR 间期延长为多见，具有诊断意义。其他常见心电图改变包括频发性多源性期前收缩、二联律、心房扑动或颤动，由于心电图改变有时不固定或持续时间甚短，故在疑似病例应在不同时期反复进行心电图描记对比，甚至多次 Holter 检查方能发现较有诊断意义的改变。

超声心动图对风湿性心肌炎有一定的诊断价值，风湿性心肌炎患者可见瓣膜增厚（二尖瓣最常见）、瓣膜脱垂和二尖瓣腱索断裂、瓣膜反流和房室腔增大。另有报道瓣膜上可发现回声均匀的小结节，抗风湿治疗后所有结节消失，提示可能是病理学检查所见的风湿性疣状赘生物。

（二）病毒性心肌炎

目前已证实能引起心肌炎的病毒：小核糖核酸病毒，如柯萨奇病毒、埃可病毒、脊髓灰质炎病毒等；虫媒病毒，如登革热病毒、肾综合征出血热病毒、黄热病毒等；腺病毒；流感病毒；副黏病毒，如流行性腮腺炎病毒、麻疹病毒、呼吸道合胞病毒等；疱疹病毒，如单纯疱疹病毒、水痘 - 带状疱疹病毒、巨细胞病毒、风疹病毒；狂犬病毒；肝炎病毒；呼吸道肠道病毒；脑心肌病毒；淋巴细胞脉络丛脑膜炎病毒等。其中以柯萨奇病毒、埃可病毒、流感病毒、流行性腮腺炎病毒和脊髓灰质炎病毒最常见。

病毒性心肌炎临床表现差异性很大，大多数患者呈亚临床型，可以完全没有症状，有症状者轻重不一，多有心悸、气促、心前区不适，重者可并发心律失常、心力衰竭、心源性休克等。累及心包及 / 或胸膜者可出现剧烈胸痛。半数患者其病前 1~3 周有前驱感染史。

主要体征为心界扩大、心动过速、各种心律失常（期前收缩多见），心尖可闻及收缩期杂音，重症者可出现奔马律和交替脉。

血清学检查：①白细胞可轻度增高。②ESR 可增快。③心肌酶可增高。

病毒学检查：①发病早期，采取患者的咽部涂拭物、血液、粪便、心包积液等能分离出病毒，有助于本病的诊断。②补体结合、病毒中和抗体和血凝抑制试验等也有诊断价值，在病程第 2、3 周后，血清补体效价如增高 4 倍以上，即有诊断意义。

心电图：对本病诊断敏感性高，但特异性低，以心律失常尤其是期前收缩最常见，其中室性期前收缩占 80%。另可见房室传导阻滞、ST-T 改变、心室肥大、QT 间期延长、低电压等改变。

X 线检查及超声心动图：两者改变均无特异性，可有心脏增大，搏动减弱有时可见心包积液，超声心动图可有左室收缩或舒张功能障碍，有时可见附壁血栓。

核素显影：^{99m}Tc-MIBI 心肌显像表现为心肌弥散性分布小灶性或局灶性核素灌注稀疏，提示心肌坏死，晚期未受累心肌细胞代偿性肥大时，也可见局限性核素浓集灶。^{67}GA 显像表现为炎症受累心肌异常放射性浓集区，心血池显像可见心脏扩大，室壁运动减弱，左右心射血分数、最大排空率和充盈率均下降。

磁共振成像（MRI）：可见受损心肌异常高信号表现，同时可指引心肌活检取样，提高活检阳性率，也可评估心脏收缩舒张功能改变。

心内膜心肌活检：对诊断病毒性心肌炎颇有价值，可检出病毒、病毒基因片段或病毒蛋白抗原，但阴性结果不能排除本病。

诊断和鉴别诊断:国内成人病毒性心肌炎诊断标准如下。

1. **病史与体征** 在上呼吸道感染、腹泻等病毒感染后3周内出现心脏表现,如出现不能用一般原因解释的感染后重度乏力、胸闷、头晕(心排血量降低所致)、心尖第一心音明显减弱、舒张期奔马律、心包摩擦音、心脏扩大、充血性心力衰竭或阿-斯综合征等。

2. **上述感染后3周内新出现下列心律失常或心电图改变**

(1)窦性心动过速、房室传导阻滞、窦房传导阻滞或束支传导阻滞。

(2)多源、成对室性期前收缩,自主性房性或交界性心动过速,阵发或非阵发性室性心动过速,心房或心室扑动或颤动。

(3)两个以上导联ST段呈水平型或下斜型下移≥0.01mV,或ST段异常抬高,或出现异常Q波。

3. **心肌损伤的参考指标** 病程中血清心肌肌钙蛋白Ⅰ或肌钙蛋白T(强调定量测定)、CK-MB明显增高。超声心动图示心腔扩大或室壁活动异常及/或核素心功能检查证实左心室收缩或舒张功能减弱。

4. **病原学依据**

(1)在急性期从心内膜、心肌、心包或心包穿刺液中检测出病毒、病毒基因片段或病毒蛋白抗原。

(2)病毒抗体:第二份血清中同型病毒抗体(如柯萨奇B组病毒中和抗体或流行性感冒病毒血凝抑制抗体等)效价较第一份血清升高4倍(2份血清应相隔2周以上),或一次抗体效价≥640者为阳性,320者为可疑阳性(如以1:32为基础者则宜以≥256为阳性,128为可疑阳性,根据不同实验室标准作决定)。

(3)病毒特异性:IGM以≥1:320者为阳性(按各实验室诊断标准,需在严格质控条件下),如同时有血中肠道病毒核酸阳性者更支持有近期病毒感染,对同时具有上述"1"、"2"[(1)、(2)、(3)中任何一项]、"3"中任何两项,在排除其他原因心肌疾病后,临床上可诊断急性病毒性心肌炎;如同时具有"4"中(1)者,可从病原学上确诊急性病毒性心肌炎;如仅具有"4"中(2)和(3)者,在病原学上只能拟诊为急性病毒性心肌炎。

如患者有阿-斯综合征发作、充血性心力衰竭伴或不伴心肌梗死样心电图改变、心源性休克、急性肾衰竭、持续性室性心动过速伴低血压或心肌心包炎等一项或多项表现,可诊断为重症病毒性心肌炎。如心电图示ST段抬高并有心肌酶升高,需注意与急性心肌梗死鉴别。

病毒性心肌炎有时需与β受体反应亢进症相鉴别,后者多为青壮年女性,主诉心悸、胸闷、头晕、心动过速等症状,心电图显示窦性心动过速,可有ST-T改变与期前收缩,易被误诊为病毒性心肌炎。精神因素常为发病诱因,而与病毒感染无关,患者尚有较明显的易激动、失眠、多汗等交感神经兴奋症状,也可有微热,血压可偏高,红细胞沉降率、抗链球菌溶血素"O"(抗"O")、甲状腺吸 ^{131} 碘试验、结核菌素试验等均正常。心脏不增大,用普萘洛尔类药物治疗有特效,口服普萘洛尔治疗后,心电图出现心率减慢,ST-T改变也恢复正常。

病毒性心肌炎还需与风湿性心肌炎相鉴别,下列情况支持病毒性心肌炎而不支持风湿性心肌炎的诊断:前者抗"O"效价不增高,红细胞沉降率通常仅轻度或中等度加快,血象白细胞总数大多减少或正常(少数增多),多有相对性淋巴细胞增多,并可发现异形淋巴细胞。病毒学检查更有重要鉴别诊断意义。

(三)白喉性心肌炎

白喉并发心肌炎者较常见,但临床诊断颇多困难,只根据临床检查,必有颇多漏诊。在病程中不同时期反复做心电图检查,可能提高确诊率。患者在恢复期间仍有心率加快或明显减慢,或其他心律失常,提示并发心肌炎的高度可能性。

(四)梅毒性心肌炎

病理解剖上可区分为弥漫性与局限性两型。此病大多数侵犯左心室心肌,尤其是室间隔部,临床上以心脏普遍性增大、进行性心力衰竭为主要征象。此病需注意与维生素 B_1 缺乏性心脏病等相区别,如患者有梅毒感染史,而无维生素 B_1 缺乏史与多发性神经炎,血清康、华氏反应阳性,则支持梅毒性心肌炎的诊断,又同时出现左束支传导阻滞心电图,则梅毒性心肌炎可能性更大。

(五)其他感染性心肌炎

由于猩红热、大叶性肺炎、伤寒、急性细菌性痢疾、立克次体感染、弓形虫病、军团菌病等所致的心肌炎,程度通常较轻,但偶尔也可相当严重。如患者在病程或恢复期间出现显著的心动过速或其他心律失常,提示并发心肌炎的可能性。

(六)孤立性心肌炎

孤立性心肌炎也称特发性或Fiedler心肌炎,是罕见而原因未明的心脏病。此病可发生于任何年龄,但以年轻成人为多见,经过大多为急性,少数为亚急性与慢性。患者多有心脏增大(以心脏扩大为主),并常有心室壁血栓形成的特征性表现,但不并发心包炎与心内膜炎。患者主要表现为呼吸困难、发绀、衰弱与心前区痛,发热也常见,可并发肺与脑栓塞。

体格检查常发现心脏增大,并往往出现奔马律、心律失常与交替脉等。红细胞沉降率正常或加快,心电图无特征性改变,常显示左心室损害的征象,病情有每况愈下的趋势,经过通常为数周,主要因进行性心力衰竭而死亡。

此病需与急性型克山病相区别,但发病地区不同。又需与维生素 B₁ 缺乏性心脏病相区别,但患者无维生素 B₁ 缺乏史。国内报道的一组尸检 5 例中,3 例为暴死者,于发病 25 分钟 ~4 小时内死亡,一向身体健康的年轻成人,有类似急性心肌梗死的表现而暴死者,应考虑此病的可能性。

(七)变态反应性心肌炎

约半数血清病所致的变态反应性心肌炎病情较重,因出现心电图改变而需住院治疗。

文献曾报道有些药物可引起变态反应性心肌炎,但少见,且都发生于过敏性体质的人。此类药物有磺胺类、青霉素、金霉素、链霉素、保泰松、氯丙嗪、牛痘疫苗等。

心电图表现为 ST 段与 T 波异常等改变,病理改变主要是嗜酸性粒细胞性间质性心肌炎。

三、心肌病

心肌病是泛指一组主要发生于心脏肌肉层的病变,主要表现为心脏增大,最后发生心力衰竭。1995 年世界卫生组织与国际心脏病学联合会将心肌病定义为伴有心肌功能障碍的心肌疾病,并划分为两大类:①原发性心肌病(原因未明的)。②特异性(继发性)心肌病。

虽然这些疾病原发地损害心肌,但常累及心内膜、心包,甚至心瓣膜,心肌病从此分为原发性与继发性两类,原发性心肌病一般单独侵犯心脏,与继发性心肌病不同,后者的心脏是受全身性疾病所累及,病变侵及其他器官。下文分别讨论原发性与继发性心肌病的诊断与鉴别诊断。

(一)原发性心肌病

1. 扩张型心肌病(DCM)　DCM 是一种异质性心肌病,以心室扩大和心肌收缩功能减退为特征,发病时除外高血压、心脏瓣膜病、先天性心脏病或缺血性心肌病等。男性罹患较多,发病多在 20~50 岁。病理改变为四个心腔均增大并扩张,心室扩张甚于心房,并伴有不同程度的心肌肥厚,心腔内可出现血栓。

(1)DCM 的病因分类:本型心肌病病因未明,病毒感染、免疫机制缺陷、遗传因素、血管活性物质和微血管痉挛、心肌超微结构和生化代谢改变、易感因素(营养不良、酗酒、高血压、妊娠等)等受到重视。原发性 DCM 基于遗传学分类如下。

1)家族性 DCM:约 60% 的家族性 DCM 患者显示与 DCM 相关的 60 个基因之一的遗传学改变,其主要方式为常染色体遗传。

2)获得性 DCM:指遗传易感与环境因素共同作用引起的 DCM。

3)特发性 DCM:原因不明,需要排除全身性疾病。

(2)DCM 的临床表现:主要为充血性心力衰竭征象,以气促和水肿最常见。部分患者以体循环栓塞或肺栓塞为首发症状,主要体征为心脏扩大,心率快,常有心律不齐,并可闻及病理性 S3、S4,心率快时构成奔马律。

(3)DCM 的影像学检查

1)心电检查:心电图和动态心电图是常见检查方法。可见多种心电异常(各种类型的室性与房性心律失常、传导阻滞)、ST-T 改变及病理性 Q 波。DCM 病理性 Q 波多为广泛导联同时出现,与因冠状动脉阻塞引起的对应导联出现病理性 Q 波不一致。

2)X 线检查:示心影增大,心胸比 >0.6,晚期心影呈球形,心脏搏动普遍性减弱,伴不同程度的肺充血,有时伴胸腔积液。克山病亦属 DCM 范畴。

3)超声心动图:是诊断和评估 DCM 常用的重要检查方法。常有以下几项特点。①"一大":全心腔扩大,尤以左心室扩大为显著,左心室舒张期末内径 >50~55mm,或 ≥ 2.7cm/m²。②"二薄":室壁、室间隔变薄,<7~11mm。③"三弱":室壁及室间隔运动普遍性减弱。④"四小":瓣膜口开放幅度小,并可测定左心室射血分数(LVEF)与舒张功能、肺动脉高压,也可显示心腔内附壁血栓。

4)心脏磁共振(CMR):可见受累心腔扩大,相应心房心室收缩功能减弱。CMR 平扫及延迟钆增强(late gadolinium enhancement,LGE)技术不仅可以准确检测 DCM 心肌功能,而且能够清晰识别心肌组织学特征(包括心脏结构、心肌纤维化瘢痕及心肌活性等),是诊断和鉴别心肌疾病的重要检测手段。

5)冠状动脉造影检查:冠状动脉造影 /CT 血管成像(CTA)检查主要用于排除缺血性心肌病。

6)心脏放射性核素扫描:核素心血池显像可见心脏扩大,室壁运动普遍性减弱,整体射血分数及各节段局部射血分数均下降。心肌灌注显像则见多节段性花斑状改变或节段性减低,心肌代谢显像极少有代谢缺损,多数表现为代谢不均匀,灌注 / 代谢异常的心肌节段匹配者占多数。

7)心内膜心肌活检:有助于心肌病的病因诊断及鉴别诊断。

(4)DCM 的诊断标准

1)临床诊断标准:具有心脏扩大和心肌收缩功能降低的客观证据:①左心室舒张末期内径(LVEDD)>5.0cm(女性)和 LVEDD>5.5cm(男性)(或大于年龄和体表面积预测值的 117%,即预测值的 2SD+5%)。②LVEF<45%(Simpsons 法),LVFS<25%。③发病时除外高血压、心脏瓣膜病、先天性心脏病或缺血性心肌病。

2)病因诊断

家族性 DCM：符合 DCM 临床诊断标准，具备下列家族史之一者即可诊断。①一个家系中（包括先证者在内）≥ 2 例 DCM 患者。②在 DCM 患者的一级亲属中有尸解证明为 DCM 患者，或不明原因的 50 岁以下猝死者。

2. 肥厚型（梗阻性）原发性心肌病（HCM） HCM 是一种以心肌肥厚为特征的心肌疾病，主要表现为左心室壁增厚，二维超声心动图测量的室间隔或左心室壁厚度 ≥ 15mm，或者有明确家族史者的室间隔左心室壁厚度 ≥ 13mm，通常不伴有左心室腔的扩大，需排除负荷增加如高血压，主动脉瓣狭窄和先天性主动脉瓣下隔膜等引起的左心室壁增厚。本病常为常染色体显性遗传，基本特征是心肌肥厚及猝死发生率高。过去本病也有称为特发性肥厚性主动脉瓣下狭窄、原发性肥厚性阻塞性心肌病、特发性心肌肥厚等。

（1）HCM 的分型：根据超声心动图检查时测定的左心室流出道（与主动脉峰值）压差（LVOTG），可将 HCM 分为梗阻性、非梗阻性及隐匿梗阻性 3 种类型。安静时 LVOTG ≥ 30mmHg 为梗阻性；安静时 LVOTG 正常，负荷运动时 LVOTG ≥ 30mmHg 为隐匿梗阻性；安静及负荷运动时 LVOTG 均 <30mmHg 为非梗阻性。

心尖肥厚型心肌病（AHCM）是 HCM 中的变异型，心肌肥厚局限在左室乳头肌以下的心尖部位，流出道前后无压差。

（2）HCM 的临床表现：晕厥和胸痛（可呈心绞痛发作）是最有特征性的症状，多在 30 岁之前出现，劳力性呼吸困难亦常见。猝死常由心律失常导致，通常引人注意的第一个体征是颈动脉异常搏动，颈动脉搏动的上升支快速而短促，与正常者不同。常有心前区抬举性心尖冲动。心浊音界向左、右两侧扩大，部分病例左侧扩大。大多数病例在胸骨左缘第三、四肋间听到 Ⅱ～Ⅲ 级收缩期喷射性杂音，或伴有震颤，常可听到第四心音。

（3）HCM 的影像学检查

1）心电检查：心电图和动态心电图是常见检查方法。典型改变为左心室肥厚劳损与深的异常 Q 波，ST-T 改变及房室、束支传导阻滞也较常见。

2）X 线检查：心脏轻度增大，以左室为主，左心房也可扩大。

3）超声心动图：①左心室肥厚，常表现为不对称性室间隔肥厚，典型者 ≥ 15mm，舒张期室间隔的厚度与后壁之比 >1.3。②左心室流出道狭窄，一般 <20mm。③流出道有压差者，二尖瓣前叶出现异常的收缩期前向运动（SAM），并可见二尖瓣反流。④左心室腔变小，室间隔运动减弱。⑤主动脉瓣在收缩期呈半开放状态。⑥心室舒张功能障碍，但处于高动力状态，LVEF 常 >70%。

4）心脏磁共振（CMR）：CMR 是诊断 HCM 的"金标准"。①室间隔和 / 或室壁肌局限性或普遍性肥厚，收缩末期厚度 >15mm，与其同层面左心室后壁或正常心肌厚度比值 ≥ 1.5。②肥厚室间隔和室壁肌与正常心肌 MRI 信号相同。③肥厚肌块向左心室腔内凸出，致室腔缩小、变形和 / 或流出道狭窄。④肥厚心肌收缩期增厚率下降（△T<30%）。⑤心室舒张期充盈速率减慢和达到充盈峰值的时间缩短。

延迟钆增强（LGE）是识别心肌纤维化最有效的方法，而 LGE 与死亡、心脏性猝死等风险呈正相关。若条件允许，所有确诊或疑似 HCM 的患者均应行 CMR 检查。

5）冠状动脉造影检查：冠状动脉造影 /CT 血管成像（CTA）检查适用于：①有明显心绞痛症状而冠状动脉状况会影响下一步治疗策略的患者或拟行心脏手术的患者。②有心脏停搏的成年幸存者，或合并室性心律失常的患者。

6）心内导管检查：疑诊 HCM，当存在以下一种或多种情况可行心内导管检查：①需要与限制型心肌病或缩窄性心包炎鉴别。②怀疑左心室流出道梗阻，但临床表现和影像学检查之间存在差异。③需行心内膜活检鉴别不同病因的心肌病。④拟行心脏移植的患者术前评估。

7）运动负荷检查：对静息时无左心室流出道梗阻而有症状的患者，可行运动负荷检查，以排除隐匿性梗阻。

8）心脏放射性核素扫描：核素心血池显像示不对称性心肌肥厚及局部室壁活动异常，左心室容积减低，左室游离壁活动增强，LVEF 增高，舒张功能障碍。心肌代谢显像显示 HCM 患者心肌肥厚部位心肌组织存在代谢障碍。另有报道心肌灌注显像示部分 HCM 患者有节段性灌注缺损，提示心肌缺血可能。

9）心内膜心肌活检：心肌细胞排列紊乱，畸形肥大，免疫荧光测定法示肥厚心肌内儿茶酚胺含量增高。

（4）HCM 的诊断：HCM 的诊断依靠病史、症状、体征、影像学检查来确定，也可以做遗传筛查来明确诊断；超声心动图或心脏磁共振测量的室间隔或左心室壁厚度 ≥ 15mm，或者有明确家族史者的室间隔左心室壁厚度 ≥ 13mm 可诊断；在诊断过程中要注意与冠心病、高血压引起的心肌改变、心脏瓣膜性疾病相鉴别。

心尖肥厚型心肌病（AHCM）：此型心肌病是 HCM 中的变异型，心肌肥厚局限在左心室乳头肌以下的心尖部位，流出道前后无压差。它在临床表现、心电图、超声心动图等诸方面有特殊临床特点。AHCM 中以男性为多，活动后心前区胸闷、压榨样疼痛为主要症状，也可见心悸、气促等症状。

心电图具有以下特点：①ST 段下移：以 V_2~V_5 导联最常见。②T 波对称性深倒置，以胸前导联 V_3~V_5 为主，

呈 $T_{V_4} \geq T_{V_5} > T_{V_3}$ 的改变关系。③R 波振幅增高,以胸前导联改变为主,呈 $R_{V_4} \geq R_{V_5} > R_{V_3}$ 的规律变化。④无 Q 波形成。

超声心动图检查:表现为左心室近心尖部位的间隔和左心室后壁肥厚,而室间隔中上部无增厚。核素心肌显像显示心尖部位的心肌肥厚,呈斑点状心肌血流分布异常。磁共振检查显示心尖部心肌肥厚,冠状动脉造影多正常,左心室造影显示左心室舒张期末心尖部肌肉肥厚,可呈"黑桃形"改变。据有关文献报道,有无"黑桃形"改变与心尖部肌肉的局部非对称有关。

3. 限制型(闭塞型)原发性心肌病(RCM) 病因未明,可能与病毒感染、营养不良、自身免疫等多种因素有关,病理学改变是心肌浸润性及纤维化病变、心内膜纤维化(伴有或不伴有嗜酸性粒细胞增多)。

(1)RCM 的临床表现及分型:RCM 按 WHO 建议分以下两种类型。

1)心肌纤维化(EMF):本病多见于热带非洲,散发性病例见于各处。特征是广泛的心内膜和心内膜下纤维组织增生,心室腔被致密的纤维组织部分地闭塞,纤维组织上可形成致密的白色而厚的被覆物,纤维组织可将乳头肌和腱索固定于心室后壁,产生明显的二尖瓣关闭不全。

2)嗜酸性粒细胞增多性心内膜心肌病:也称勒夫勒(Lüffler)心内膜炎和纤维弹力组织性心内膜炎,是嗜酸性粒细胞增多症的一种亚型,以心脏受累为主要表现。在任何一侧心室均可以形成大块附壁血栓,使心室腔减小,并可引起肺栓塞和体循环栓塞。常伴有肝大、脾大和其他脏器嗜酸性粒细胞浸润的临床表现。本病病理特点为心内膜增厚,弹力纤维增生,嗜酸性粒细胞浸润,心肌纤维化等。

临床症状以充血性心力衰竭为主,可出现充血性心力衰竭的各种体征。

(2)RCM 的影像学检查

1)心电图:低电压、束支传导阻滞、ST-T 改变等。

2)X 线检查:心脏轻度增大,伴心房扩大时呈球形,少数患者有心内膜钙化影。

3)超声心动图:①心腔狭小,心尖多闭塞。②心内膜层超声反射增强提示增厚。③室壁运动减弱。④心室舒张早期充盈快,中、晚期极慢。⑤可见二尖瓣、三尖瓣反流。

4)心脏放射性核素扫描:核素心血池显像示心房增大,心室舒张、收缩功能均降低。

5)心脏磁共振(CMR):①心房显著扩大,自旋回波脉冲序列示心房内大量缓慢血流所致中~高信号。②心室流入道缩短、变形,心尖闭塞或圆隆,流出道扩张。③室壁增厚,以心内膜为主,内膜面凹凸不平,可见极低信号

(提示钙化灶)。④室壁运动减弱。⑤梯度回波电影 MRI 示房室瓣反流。⑥可显示有无心包增厚及/或胸腔积液等。

6)心脏 CT:可见心房扩大、心室腔变小,流入道缩短,心尖部闭塞,心室心内膜增厚,室壁运动减弱等征象。

7)心导管和血管造影检查:心室内压力曲线示舒张功能严重受损,舒张早期心室压力常不能降至零,房室瓣开放后室内压迅速升高,然后呈平台样("平方根"征)。心脏造影可见流入道及心尖部心腔狭小甚至闭塞,流出道扩张。

8)心内膜心肌活检:勒夫勒心内膜炎确诊常靠心内膜心肌活检,但活检结果并非总是阳性,EMF 时活检对诊断可有帮助。

(3)RCM 的诊断:RCM 诊断比较困难。出现充血性心力衰竭表现的患者,心室没有明显扩大而心房扩大的患者需考虑本病。心内膜心肌活检有助于确定 RCM 属原发性和继发性。本病主要与缩窄性心包炎鉴别。

4. 致心律失常性右室心肌病(ARVC) 本病为常染色体显性遗传病伴不完全外显,感染、自体免疫因素和凋亡亦受到注意。ARVC 的病理解剖学特征是心室肌被脂肪纤维组织替代,可以仅累及右心室心肌局部,也可弥漫整个心室。但最常发生于右室心尖部、漏斗部及膈面或下壁,即发育不良三角,室间隔很少受累,右心室常增大。

(1)ARVC 的临床表现:临床上表现可以无症状,或有心悸、轻度头晕、运动相关的晕厥,甚至猝死。室性心动过速常见,另可见室上性心动过速、心房颤动、心房扑动、完全房室传导阻滞、尖端扭转型室性心动过速等。

(2)ARVC 的影像学检查

1)心电图:①常规心电图,ARVC 患者室速发作时呈左束支传导阻滞图形且电轴多左偏,局限于右心室流出道的 ARVC 发生室性心动过速时电轴也可右偏,但比较少见。窦性心律时的心电图检查约 70% 的患者有不正常表现,主要有右胸导联(V_1~V_3),特别是 V_2 导联 T 波倒置,V_1 导联 QRS 波时限延长,>110ms。部分患者呈完全或不完全右束支传导阻滞图形,30% 的 ARVC 患者能在右胸导联特别是 V_1 导联上见到 QRS 波终末、ST 段起始部有小棘波,称 epsilon 波。②运动心电图,对于临床症状不典型的患者可做运动心电图,50% 患者可诱发出室性心律失常,但运动试验阴性不能排除 ARVC。有报道对 ARVC 患者进行运动心电图检查,发现可诱发 ST 段抬高 >0.1mV,且这些患者冠状动脉造影均正常,这也提供了一种对于隐匿性 ARVC 患者无创性的筛查方法,但必须排除冠脉疾病。③信号平均心电图,各文献报道 ARVC 患者晚电位阳性率不等,但均在 80% 以上,且与猝死率相关。但如果 ARVC 患者病灶非常局限,即使有

室速发作,信号平均心电图检测结果也可能正常。

2)超声心动图:①右心室扩大,右心室与左心室收缩末期直径比 >0.5,但若为局限病变可无此表现。②右心室受累部位(单个或多个),表现为室壁的低动力或无运动状态。③右心室局部膨隆或囊状突出。④孤立性右心室流出道扩张。⑤右心室舒张期结构变形,肌小梁排列紊乱及右心室节制带(moderate band)或调节束异常。

3)心脏放射性核素扫描:①放射性核素心血池扫描可见右心室扩大、局部膨隆、射血分数下降等形态及功能异常。②核素心肌灌注显像能显示出右心室心肌内局部缺损区,揭示 ARVC 患者心肌受损情况。

4)心脏磁共振(CMR):早期 ARVC 患者经超声等检查很难发现,但磁共振检查可较清晰地显示室壁变薄或局部增厚。另可见右心室肌小梁排列紊乱、右心室局部膨出、右心室室壁瘤样变,并可根据信号回声不同,将心室肌内微小病态的纤维脂肪组织与正常沉积脂肪组织相区分,有助于判断病灶与室性心动过速的起源部位,并指导心内电生理进行定位标测。

5)心导管和血管造影检查

右心室造影:①右心室舒张末期容量增加伴室壁运动弥漫性减弱。②左侧位右心室后壁造影剂滞留。③右心室流出道在舒张期局限性膨出及收缩期运动障碍。④右心室发育不良三角出现局限性运动障碍。⑤右心室前壁心尖部节制带远端有横置肥厚的肌小梁被裂沟分隔。其中第 5 条对 ARVC 有高度特异性,由于右心室形态结构上的复杂性使造影检查有一定局限性,不可能发现小而局限的病灶,故造影阴性不能排除 ARVC。

左心室造影:20%~50% 的患者存在左心室节段运动异常,容积增加,射血分数下降,部分患者可见到二尖瓣脱垂和左心室环状运动低下带。

心内膜心肌活检:对于临床上可疑患者,心内膜心肌活检有助诊断,通常标本取自室间隔及右心室游离壁,阳性所见为正常心肌组织被纤维脂肪组织所替代。

心内电生理研究:心内电生理研究及程序电刺激可以检测心律失常的发生机制、形态特征、诱发与终止条件以及对心律失常起源病灶精确定位,心内电生理检查的结果可以指导进行药物治疗、植入心律转复除颤器(ICD)及射频消融治疗。

(3)ARVC 的诊断标准:目前,国际上工作组普遍应用 ARVC 的 Task Force 诊断标准。诊断 ARVC 需包含 2 个主要条件,或 1 个主要条件 +2 个次要条件,或不同组别的 4 个次要条件,金标准为心内膜活检或外科手术的组织病理学检测结果。

ARVC 的 Task Force 诊断标准:

1)全部 / 局部功能下降及结构改变

主要条件:①严重的右心室扩张及射血分数下降(无或仅轻度左心室受累)。②右心室壁局部瘤样膨出。③严重右心室局部扩张。

次要条件:①轻度的右心室扩张及射血分数下降,无左心室受累。②轻度右心室局部扩张,局限右心室活动低下。

2)室壁组织特征:心内膜活检见心肌被纤维脂肪组织替代。

3)复极异常

次要条件:>12 岁成人平时心电图见右心前 V$_2$、V$_3$ 导联 T 波倒置,右束支传导阻滞图形。

4)除极传导异常

主要条件:右心前心电图 V$_1$~V$_3$ 导联 QRS 波延长 >110ms,可见 epsilon 波。

次要条件:SAECG,晚电位阳性。

5)心律失常

主要条件:心电图、Holter、运动试验可见持续或非持续的左束支阻滞图形室性心动过速,频发室性期前收缩 >1 000 个 /24h。

6)家族史

主要条件:家族中患者经心肌活检或外科证实 ARVC。

次要条件:家族中小于 35 岁患者由于右心室发育不良导致猝死。

(二)继发性心肌病

1. 缺血性心肌病 缺血性心肌病是指心肌缺血引起的,以心肌纤维化为主的心肌病。基本病因是冠心病,常有多次及 / 或多发性心肌梗死史,心肌变性、坏死和纤维瘢痕形成,导致心肌收缩力减退和心室顺应性下降,最终发展为心力衰竭。若心力衰竭反复发作,心脏普遍性扩大,酷似扩张型心肌病改变,少数类似限制型心肌病。

临床表现:有明确冠心病史,以心绞痛和心衰症状为主,心脏呈普大型,左心室扩大为主,左心室扩大合并相对性二尖瓣关闭不全以及合并乳头肌功能不全时,心尖部可闻及收缩期杂音。

心电图:可有病理性 Q 波、ST-T 改变和各种心律失常。

X 线检查:心脏普遍增大,以左心室扩大为主,心脏搏动减弱和肺淤血征象。

超声心动图:①心脏普遍性扩大,以左心室为主,并有舒张末期内径增大。②室壁运动节段性减弱。③收缩前期(PEP)延长,左心室射血时间(LVET)缩短,PEP/LVET 比例增加,LVEF 下降,常 <35%。

心脏放射性核素扫描:核素心血池显像可见心腔扩大,室壁运动节段减弱,左心功能不全,心肌灌注显像呈按冠状动脉分布的多节段性灌注缺损。心肌代谢显像可见心肌代谢缺损，且多数有心肌灌注／代谢不匹配。

螺旋CT：平扫可见冠脉内钙化，电影可见心脏增大，室壁运动节段性减弱等征象。

心导管和血管造影检查：左心室舒张期末压、左心房压和肺动脉楔压增高。LVEF降低，左心室腔扩大和多节段、多区域室壁运动障碍。冠脉造影常示多支冠脉病变。

2. 内分泌病变与心脏

(1) 甲状腺功能亢进性心脏病：甲状腺功能亢进症（甲亢）以20~40岁为最多，而并发心脏病者多在40岁以上，女性占多数。血液循环正常或加快。在严重心力衰竭出现之前，静脉压常为正常。有人相信甲亢症状不少为充血性心力衰竭的单独的原因，且多见于女性，随年龄与病程而递增。并发心房颤动者发生心力衰竭也比无心房颤动者为多。甲亢性心脏病的诊断可根据下列条件：

1) 已确诊为甲亢。

2) 有下列心脏病病征之一项或多项：①心脏增大。②心律失常，如心房颤动、传导阻滞等，但仅有窦性心动过速或期前收缩者不计入内。③心力衰竭。

3) 除外其他原因的心脏病。

4) 治疗甲亢奏效后，心脏病基本治愈。

另外，遇到下列情况也应考虑甲亢性心脏病的可能：①原因不明的阵发性或持久性心房颤动，心室率不易控制者。②无法解释的持续性窦性心动过速。③心力衰竭用常规治疗效果不明显者。④已有器质性心脏病的患者，伴发甲亢症状，而洋地黄疗效较差者。

心力衰竭时可使基础代谢率升高，故不能单独根据基础代谢率测定来确定诊断，必须结合甲亢的其他临床表现、血清蛋白结合碘测定或放射性核素^{131}碘试验，以协助诊断。

甲亢性心脏病患者大多可在心尖区听到收缩期杂音，其响度可达Ⅲ级，有时也可出现舒张期杂音。心尖冲动弥散至心前区，触诊有如震颤，不少病例伴有心房颤动，患者又以女性为多，可被误诊为风湿性二尖瓣膜病。所不同者，此种舒张期杂音如果存在，也仅为轻度，并非隆隆样，控制甲亢后，上述异常体征均可消失。此外也无左心房增大的征象。

老年甲亢性心脏病患者的甲亢症状和体征常常缺如或不典型，患者常以心悸、胸闷、气短、心绞痛就诊，易与冠状动脉硬化性心脏病相混淆，需仔细鉴别。在甲亢性心脏病时，心绞痛可能由于代谢过高、心动过速、心肌负荷过度，致心肌相对缺氧所致，故其出现与甲亢的严重程度有密切关系。甲亢被控制之后，心绞痛即消失。

此外，少数病例可伴有血压升高，收缩压偶尔可达180mmHg，可与高血压心脏病相混淆。所不同者，此病时舒张压不升高，反而降低，脉压增大，故不难与高血压心脏病相区别。

(2) 甲状腺功能减退性心脏病：是比较少见的疾病，又称黏液性水肿心脏病。甲状腺功能减退症（甲减）时，进行性黏液性水肿可引起心脏增大，可由心肌扩张及肥大或心包积液所致。

甲减性心脏病主要表现：①有甲减的典型表现，如体重增加、畏寒、嗜睡等。②在黏液性水肿的基础上，出现劳动后呼吸困难或端坐呼吸、心绞痛、心动过缓等。

甲减性心脏病的诊断可根据下列的条件：①确诊甲减。②心动过缓，心脏扩大及／或心包积液等心脏病征。③除外其他原因的心脏病。④经甲状腺激素治疗后，上述变化好转。

黏液性水肿患者的全身性水肿、浆膜腔积液、体重增加、呼吸困难、心悸、心脏增大、心音减弱、异常的静脉压均可与充血性心力衰竭相似，两者难以鉴别。

黏液性水肿与黏液性水肿并发充血性心力衰竭的鉴别诊断要点：①黏液性水肿的静脉压往往正常而血压减低。并发充血性心力衰竭时，则静脉压及血容量却明显增高。②黏液性水肿时肺动脉压及右心室压力正常，活动后心排血量增加，但无肺动脉或全身性静脉压的增高，这种情况在并发充血性心力衰竭时相反。③胸部X线检查，黏液性水肿时可有心脏增大及大量浆膜腔积液，但无肺充血的征象，并发充血性心力衰竭时则肺充血是其特征。④黏液性水肿的皮下水肿及积液对洋地黄及利尿药治疗无反应，需要给予甲状腺激素替代治疗才能减轻水肿及积液。并发充血性心力衰竭时，则洋地黄有疗效。

(3) 肢端肥大症性心肌病：部分肢端肥大症患者无高血压和冠心病，但出现不能用其他原因解释的心力衰竭、心律失常，应考虑肢端肥大症性心肌病的可能。本病无特征性病理改变。心电图常示电轴左偏，ST段压低，T波低平或倒置和束支传导阻滞。超声心动图可见室间隔非对称性肥厚或左心室肥厚，易被误诊为原发性肥厚型心肌病。实验室检查可见血浆生长激素及血浆生长介素C升高。头颅CT和脑部X线检查可确定垂体病变部位。

(4) 糖尿病性心肌病：糖尿病患者如无冠脉病变或瓣膜病变，但有明显的心绞痛或急性心肌梗死的临床表现，伴有心脏扩大、心律失常及／或心力衰竭，且排除其他原因的器质性心脏病，应考虑糖尿病性心肌病可能。其特征性病理改变为广泛的心肌微血管病变，心肌变性、退行性变和广泛局灶性坏死及心肌纤维化。可有各种心律失常。超声心动图可见心室顺应性降低，舒张功能障碍，晚期可有收缩功能障碍，射血分数降低，心排血量减少等。

3. 酒精性心肌病　酒精性心肌病是指长期饮烈性酒致使心肌变性，表现为心脏扩大、心功能不全的一种心肌病。中年男性多见，其临床表现及辅助检查结果均酷似原发性扩张型心肌病。但其心肌活检示磷酸肌酸激酶、乳酸脱氢酶、苹果酸脱氢酶等升高。本病诊断主要依靠患者长期饮酒史(WHO标准:女性>40g/d,男性>80g/d,饮酒>5年)。辅助检查示心脏增大和戒酒及治疗后心脏可缩小,再饮酒后复发。

4. 围生期心肌病(PPCM) PPCM是指发生在妊娠最后1个月或产后5个月内原因不明的心肌疾病,临床表现与DCM相似。抗心肌抗体(AHA)在46%~60%的PPCM患者中检测为阳性,推荐常规检测嗜心肌病毒和AHA(参见13.2)。

5. 药物性心肌病 药物性心肌病是指由于服用某些药物的患者,因药物对心肌的毒性作用,引起心肌损害所导致的心肌疾病。其临床表现和实验室器械检查结果与原发性扩张型心肌病、肥厚型(梗阻性)原发性心肌病相似。临床上能致心肌损害的药物众多,最常见的包括:①抗癌药物如柔红霉素等。②抗精神病药物如氯丙嗪、奋乃静等。③三环类抗抑郁药如氯丙咪嗪、阿米替林等。④可卡因。本病诊断主要依靠患者服药史,服药前无心脏病证据,服药后出现心律失常、心脏增大、心功能不全等征象,且无法用其他心脏病解释。

6. 心动过速性心肌病 心动过速性心肌病是指由室上性或室性心动过速引致的进行性心肌病变和心力衰竭,可单独发生或与其他心脏疾病合并发生。室上性或室性心动过速发作时间≥每天总时间的12%~15%,心室率多>160次/min。本病病因未明,心肌能量代谢障碍和心脏交感神经系统改变受到关注。本病主要临床表现为快速性心律失常伴心室增大、心室收缩功能受损及心力衰竭。辅助检查结果与原发性扩张型心肌病相似,控制心动过速后,心功能可有改善。

心动过缓,心脏舒张期越长,回心血量越多,心腔可能越大,严重心动过缓,需要植入心脏永久起搏器的患者常有心脏增大,尤其是心腔扩大。

7. 贫血性心脏病 重度慢性贫血常引起心脏扩张、心肌肥厚与变性,临床上出现心绞痛发作甚至心力衰竭。病因最多为钩虫病,患者皮肤与黏膜显著苍白,常有下肢凹陷性水肿而无发绀。由于周围血管扩张,舒张压降低,脉压增大,可出现周围血管征。心脏叩诊发现普遍性增大,心尖区与心底部可听到功能性收缩期杂音。由于心脏扩张,有时可在心尖区、主动脉瓣区与肺动脉瓣区听到功能性舒张期杂音。静脉压正常,臂舌与臂肺循环时间反而见缩短。心电图显示窦性心动过速、T波平坦或倒置、ST段降低、低电压等改变。

贫血性心脏病的诊断主要依据:①患者有重度慢性贫血。②有上述的心血管表现。③除外其他原因的心脏病。④经抗贫血治疗奏效后,上述的心脏病征基本复原。

8. 尿毒症性心肌病 尿毒症性心肌病是指肾衰竭时出现的心肌病变,多数由慢性肾衰竭引起,少数可由急性肾衰竭引起。本病在原有肾病的基础上出现充血性心力衰竭、心律失常及缺血性心肌损害等心血管系统损害的症状和体征,少数患者可出现感染性心内膜炎、心包炎、体循环栓塞。本病特点为在肾衰竭之后出现心肌病的临床表现,结合病史、体征及辅助检查,诊断一般不困难。

9. 系统性红斑狼疮性心脏病 系统性红斑狼疮累及心脏者并非少见,且可引起心脏增大、心包积液甚至充血性心力衰竭。其临床表现可与风湿热、亚急性细菌性心内膜炎相似,但病理改变截然不同。心内膜、心包膜与心肌都可累及,病理解剖所见为心内膜下胶原纤维肿胀、弥漫性或局限性心肌炎症、冠状动脉分支内壁损害与血栓形成等。临床症状主要为发热、关节痛、贫血、心动过速、心尖区收缩期杂音(偶尔可出现舒张期杂音)、心包积液征、奔马律、非特异性心电图改变。如不及时积极治疗,患者往往死于充血性心力衰竭。

心脏病变发生于系统性红斑狼疮基础之上,如对此病有所警惕,则不致漏诊,但需注意与亚急性细菌性心内膜炎、风湿热等相区别。

10. 系统性硬皮病所致的心脏病变 硬皮病少见。心脏受累通常为此病的晚期现象。主要症状是劳动后气促与心律失常,偶尔引起心包炎,心脏损害通常并不严重,引起心力衰竭者也少见。但一旦发生心力衰竭,对洋地黄治疗反应不佳。

11. 脚气病性心脏病 又称维生素B_1缺乏性心脏病,是一种严重的维生素B_1缺乏类型,多见于热带与亚热带,较多侵犯从事高强度体力劳动的青壮年人,或妊娠期和哺乳期的妇女。尤其是在炎热的季节,当食物中维生素B_1长期缺乏,而患者又罹患急性传染病或胃肠功能紊乱时,较易罹患。

维生素B_1缺乏性心脏病的主要临床表现是胸闷、心悸、气促、发绀、尿少(但无蛋白尿)、颈静脉怒张搏动、心脏普遍性增大(尤以右侧心脏显著)、心动过速、心尖区收缩期杂音、收缩压升高、舒张压降低、脉压增大、周围血管征等。偶尔发生严重的心律失常。其他维生素B_1缺乏症状,如食欲减退、膝腱反射消失、步态失调等也出现。急性心力衰竭常迅速发生,患者病情沉重、面容憔悴、发绀、端坐呼吸、烦躁不安,如不及时救治,往往迅速死亡。

维生素B_1缺乏性心脏病是心肌与神经系统的联合性病变,本病甚少发生,仅有少数病例报道,有人曾提出本病的诊断标准可供参考:①心脏增大而心律多正常(窦性):正常心律起源于窦房结,故患者虽发生奔马律,也为正常心律。②下垂性水肿。③静脉压升高。④周围神经炎或糙皮病。⑤非特异性心电图改变,一般只有低电压、T_1倒置、QRS₁轻度改变、QT 间期延长等。⑥有心脏病病变而能除外其他原因。⑦显著的营养缺乏超过 3 个月以上。⑧经维生素 B₁ 治疗后症状缓解，心脏病病征消退。

12. 高山性心脏病变　高山性心脏病变是高山病［高山（原）适应不全症］的表现之一。高山病是机体对高山环境一个反应过程，同时也是一个病理的过程。人由海拔较低、气压较高的地区，进驻海拔较高、气压较低的高山或高原地区（国内报道在 1 167m 以上，或 1 433m 以上），如未经适应锻炼，则可因缺氧而引起一系列的病理现象，有人对高山病曾做出以下的临床分型（表 16-2）。

表 16-2　高山病的临床分型

疾病	百分比	疾病	百分比
一、急性高山病	87.5	二、慢性高山病	12.5
（一）高山反应	84.8	（一）迁延性高山反应	4.0
1. 心脏型	13.7	（二）高山性出血症	1.1
2. 神经精神型	32.6	（三）高山性低血症	5.6
3. 胃肠型	15.5	（四）高山性心脏病	1.7
4. 水肿型	3.9		
5. 混合型	18.6		
6. 其他	0.5		
（二）高山性肺水肿	2.2		
（三）高山性昏迷	0.5		

高山病所致的心脏病变，起病急慢不等，可区分为下列两种类型。

（1）急性高山性心脏病：发生于患者进入高山（高原）后的半年内，是心脏对缺氧环境的一种急性反应。患者出现心悸、气短、心率加快等心脏症状，并伴有血中红细胞增多与血红蛋白量增加。心音多数亢进，心底部第二音常有分裂，多数出现心脏杂音，心脏扩大、心律不齐可出现，少数发展为急性左心衰竭。

（2）慢性高山性心脏病：发生于进入高山（高原）后的半年后，是因患者在高原地区工作一段时期之后，未能适应缺氧环境而引起的一种心脏病。患者主诉心悸、心前区不适与气喘。体格检查发现患者可有明显的发绀，心脏呈球形增大、心尖区与三尖瓣区收缩期杂音、肺动脉瓣第二音亢进。大多数有全身性水肿及其他体循环淤血征象。此病需除外其他原因所致的心脏病而确定之，特别是维生素 B₁ 缺乏性心脏病与高血压心脏病。

高山性心脏病的主要诊断依据：①原发病，发病在海拔 3 000m 以上。②肺动脉高压表现。③排除其他心肺疾病。④患者迁居平原地区后症状缓解或消失。

13. 心脏淀粉样变性　心脏淀粉样变性十分少见，可为原发性或继发性，而以后者较多。两者的鉴别有重要意义，因如发现病因，除去病因后可治愈此病。

凡患者年龄在 40 岁以上，有病因未明的心脏增大与心力衰竭，或伴有肺功能不全，应考虑原发性淀粉样变性的可能性。如兼有巨舌症，则可能性更大。如在慢性化脓性疾病过程中，出现明显的蛋白尿或肾病综合征，或兼有原因明确的心脏增大与心力衰竭，则有继发性淀粉样变性的可能性。

心脏淀粉样变性可表现为限制型或充血型心肌病的临床病象。充血性心力衰竭引起呼吸困难、水肿、颈静脉怒张、奔马律、胸腔积液与腹水，心房颤动常见。偶尔引起心绞痛，并可出现类似陈旧性心肌梗死的心电图。传导阻滞可引起晕厥。淀粉样变性累及肺脏时可引起慢性肺源性心脏病。肾虽常累及，但高血压不常见。

突出的心电图表现是低电压，尤其是肢体导联，左心室导联可有 T 波倒置，常有 PR 间期延长与束支传导阻滞。常有心律不齐，例如期前收缩与心房颤动。心电图可出现陈旧性心肌梗死。

X 线检查心脏可呈不同程度的普遍性增大，但心脏轮廓在透视下可显示"刻板样"，搏动高度减弱。

超声的典型表现为二维超声上可见增厚的左心室游离壁及间隔呈颗粒闪光点回声。

原发性约半数病例出现巨舌症，有重要的提示诊断价值。心脏淀粉样变性的诊断只有根据活体组织检查，牙龈活检或肝、脾穿刺活检也有诊断价值，但后者有一定的危险。刚果红试验在诊断上可供参考，但无危险性。

近年国内一组心脏淀粉样变性 5 例报道，本病临床表现无特异性，轻者无症状。重者表现为心律失常、传导障碍、难治性心力衰竭。本病又是多系统病变，症状广泛，水肿、贫血、蛋白尿、肝大、脾大、巨舌症及胃肠功能障碍等均可出现。超声心动图可发现心脏受累严重程度、病情演变和预后，但确诊主要依靠活组织病理学检查。

14. 放射性心肌病　胸部或纵隔恶性肿瘤放疗时,心脏受到放射线损伤可引起放射性心肌病,包括心包炎、心肌病、冠脉病变、瓣膜病变和传导系统病变。放射性心肌病常与心包炎和冠状动脉病变同时出现,心肌弥漫性或片状纤维化,临床表现、实验室检查与原发性心肌病相似。

15. 浸润性心肌病　浸润性心肌病是指某些异常代谢产物在心肌内积聚或浸润而引起的伴有心室舒张功能减弱的限制型心肌病,收缩功能也可同时受损,本类疾病常具有遗传性。常见的有以下几种。

(1) 法布里病(Fabry disease):为 X 连锁糖鞘脂代谢异常的隐性遗传病。心肌组织的溶酶体内糖脂贮积是本病多种心血管表现的原因。典型心脏表现包括心绞痛和心肌梗死(但冠脉造影正常)、左心室壁增厚、左心室功能不全和二尖瓣反流。心电图示房室传导阻滞、PR 间期缩短、ST-T 改变等。超声心动图示左室壁厚度增加,状若肥厚型心肌病。

(2) 血色素沉着病:为铁沉积于各种实质性器官所致。

心脏受累的结果可导致混合性的扩张型 / 限制型心肌病。

(3) 糖原贮积症:本病成年患者可出现心脏受累情况,最常见的标志是在心电图和超声心动图上呈现明显的左心室肥厚征象。

四、埃布斯坦畸形

如心影呈球形增大,肺野清朗,而肺动脉段凹陷,心电图 P 波高大,右束支传导阻滞,则很可能是爱泼斯坦畸形。患者常有发绀,右至左分流通过未闭的卵圆孔或房间隔缺损。本病常易被误诊为心包积液(参见 14.2)。

五、大血管错位

在完全性大血管错位时,后前位 X 线检查心影呈"横置的蛋形",因双侧心室增大,主要是右心室增大所致,后前位显示大血管根部特别狭窄,而侧位观察大血管根部明显增宽(参见 14.2)。

16.4　局限性心脏增大

局限性心脏增大只有经 X 线检查方能做出诊断。

一、心包囊肿与心包憩室

心包囊肿与心包憩室为先天性疾病,多数患者无自觉症状,如果 X 线检查见心包膜近膈角有明显阴影,尤其在右侧者,应高度怀疑本病可能(参见 10.2)。

二、心室壁瘤(心脏膨胀瘤)

心室壁瘤比较少见,通常在心肌梗死后形成,最多位于左室心尖部。急性心肌梗死之后出现顽固性心力衰竭,或反复的心绞痛发作,或栓塞现象,均须考虑心室壁瘤形成。高血压是促进心室壁瘤形成的一个重要因素。由于心室壁的瘤样膨出,心界多呈局限性扩大,心脏搏动也较弥散。听诊心音减弱,有时有收缩期杂音。

X 线检查是诊断心室壁瘤的重要依据,其特点:①左心缘局限性凸出,或呈不对称性扩大。②多轴透视检查可见凸出部心缘的搏动减弱、消失或反相搏动。③局部阴影密度增加或偶见钙化现象。④病变部位有心包粘连现象等。记波摄片上可详细观察到左心室各部分的搏动改变。

MRI 更能清楚地显示室壁瘤的图形。核素心血池扫描示心影突出部分与心腔相连。左心室造影可显示室壁瘤的部位、大小和瘤体内有无血栓形成,同时能反映出心动周期左心室容积变化。心电图上有广泛心肌梗死的征象和 ST 段持久升高,超声检查也有助于诊断。

心室壁瘤最常见的临床表现是反复发作的心力衰竭,主要死亡原因是严重的心律失常(心室颤动、三度房室传导阻滞等)、心力衰竭、栓塞症等。

三、心脏肿瘤

心脏肿瘤临床上少见,可为原发性和继发性,后者较前者多见。超声心动图、MRI、螺旋 CT 对其诊断有较高价值,尤其是螺旋 CT 在超声心动图难以诊断的潜在性肿瘤的诊断及肺部、纵隔和胸腔并发病变的观察方面有明显优势。

(一) 原发性心脏肿瘤

80% 为良性,多能手术治疗。

原发性良性心脏肿瘤多为黏液瘤,其中 3/4 位于左心房,左心房黏液瘤的诊断参见 15.1。

原发性恶性心脏肿瘤(都是肉瘤)甚少见,下列情况提示此病的可能性:①迅速发展的心脏方面的自觉症状与心律失常。②迅速发展的心脏增大或心脏部分性增大,在记波图上显示僵硬的、轮廓改变的心脏外形。③血性心包积液,抽液后迅速再行渗聚。④病程短(平均4~6个月),超声检查有助于发现较大的心脏肿瘤。

心脏肉瘤以血管肉瘤多见。患者多为中青年人,肿瘤侵及心包脏层则出现大量血性积液或心脏压塞。诊断价值以 MRI、经食管超声心动图、经胸超声心动图最高。确诊有赖于活检组织病理学检查。心包积液中肿瘤细胞检出率低。

(二)继发性心脏肿瘤

继发性心脏肿瘤远较原发性为多见。原发肿瘤一般为癌,多位于肺、纵隔、胃、卵巢、肝、乳腺等器官及组织,尤以肺及纵隔更常见。

此病主要表现为心力衰竭、心律失常或心包积液,凡

原因未明的、未能用洋地黄控制的进行性心力衰竭,原因未明的严重心律失常或穿刺抽液后迅速重再渗聚的血性心包积液,均须考虑恶性心脏肿瘤的可能性,特别是 40 岁以上的患者。如发现原发肿瘤的存在,则大致确定心脏肿瘤为继发性。

X 线检查常显示下列的改变:①心脏外形不整或局限性扩张。②心脏内阴影增浓(心肌浸润),搏动减弱或暂停。③迅速的心影增大或块质形成。结合临床表现与超声检查,可能确定此病的临床诊断。本病预后恶劣,易发生猝死。

(陈艺莉 杜志民 董吁钢)

参考文献

[1] 中华医学会心血管病学分会. 中国心力衰竭诊断和治疗指南. 中华心血管病杂志, 2018, 46 (10): 760-789.

[2] 中华医学会心血管病学分会. 中国扩张型心肌病诊断和治疗指南. 临床心血管病杂志, 2018, 34 (5): 421-434.

[3] 中华医学会心血管病学分会. 中国成人肥厚型心肌病诊断与治疗指南. 中华心血管病杂志, 2017, 45 (12): 1015-1032.

[4] 邹玉宝.《中国成人肥厚型心肌病诊断与治疗指南》解读. 上海大学学报(自然科学版), 2018, 24 (1): 1-8.

[5] 中华医学会心血管病学分会. 急性心力衰竭诊断和治疗指南. 中华心血管病杂志, 2010, 38 (3): 195-208.

[6] 中华医学会心血管病学分会. 慢性心力衰竭诊断和治疗指南. 中华心血管病杂志, 2012, 40 (2).

[7] 袁家讷. 运动 201 铊心肌断层显像对冠心病的诊断价值. 中华心血管病杂志, 1989, 17: 271.

[8] 汪公亮. 关于慢性肺源性心脏病合并冠心病的诊断标准. 天津医药, 1980, 8: 19.

[9] 郑更生. 心房黏液瘤的诊断. 中华内科杂志, 1978, 17: 344.

[10] 全国心肌炎心肌病专题座谈会纪要. 中华内科杂志, 1987, 26: 597.

[11] 中华医学会儿科学分会心血管学组. 病毒性心肌炎诊断标准(修订草案). 中华儿科杂志, 2000, 38 (2): 75.

[12] 心肌炎心肌病对策专题组. 关于成人急性病毒性心肌炎诊断参考标准和采纳世界卫生组织及国际心脏病学会联合会工作组关于心肌病定义和分类的意见. 中华心血管病杂志, 1999, 27: 405-407.

[13] 陈璘. 核素显像在病毒性心肌炎诊疗中的意义. 中华内科杂志, 2000, 39 (11): 749-750.

[14] 苏诚钦. 成人柯萨奇 A9 型病毒感染心肌炎. 中华医学杂志, 1980, 60 (6): 345.

[15] 陈昌生. 成人病毒性心肌炎暴发性流行 15 例临床分析(摘要). 中华医学杂志, 1980, 60 (6): 336.

[16] 孙明. 病毒性心肌炎 40 例临床观察. 中华内科杂志, 1979, 18: 415.

[17] 钱维顺. 肠道病毒性心肌炎——附 10 例分析. 中华内科杂志, 1981, 20 (1): 19.

[18] 张国培. 心肌树胶样肿两例报告. 中华内科杂志, 1959, 7: 164.

[19] 江顺林. 伤寒、副伤寒心肌炎的诊断. 中华内科杂志, 1965, 13: 661.

[20] 崔君兆. 弓形虫心肌炎、心包炎一例报告. 中华内科杂志, 1981, 20: 688.

[21] 张桂山. 斐特拉氏心肌炎一例报告. 中华内科杂志, 1963, 11: 926.

[22] 朱大勋. 药物变应性心脏损伤. 中华内科杂志, 1976, 15: 108.

[23] 中华医学会心血管病学分会. 心肌病诊断与治疗建议. 中华心血管病杂志, 2007, 35 (1): 5-16.

[24] 上海第一医学院中山医院. 原发性心肌病 74 例临床分析, 中华内科杂志, 1977, 16: 213.

[25] 刘浩. 原发性心肌病 4 例临床病理分析, 中华医学杂志, 1978, 17: 108.

[26] 郑敏文. 电子束 CT 血管造影对冠状动脉疾病的诊断与随访, 临床放射学杂志, 2003, 22 (增刊): 35-38.

[27] 张少雄. 电子束 CT 检出冠状动脉钙化及其与心肌灌注显像的对比研究. 中华放射杂志, 1998, 32 (2): 100-103.

[28] 杨英珍. 扩张型心肌病的诊断和治疗研究进展, 中华心血管病杂志, 2003, 31 (9): 645-649.

[29] 朱文玲. 扩张型心肌病超声诊断价值. 中华心血管病杂志, 2004, 32 (2): 97-98.

[30] 郜发宝. 31P MR 波谱在扩张性心肌病的临床应用. 中华放射学杂志, 2000, 34 (1): 43-45.

[31] 李向民. 电子束 CT 在心肌病诊断中的临床应用, 中华放射学杂志, 2000, 34 (1): 46-48.

[32] 林敏. 放射性核素显像评价肥厚型心肌病, 南京医科大学学报, 1996, 16 (6): 549-551.

[33] 庞志显. 肥厚型心肌病的磁共振成像研究, 中华放射学杂志, 1995, 29 (10): 672-675.

[34] 闫明洲. 肥厚梗阻型心肌病冠状动脉造影结果分析. 白

求恩医科大学学报, 2001, 27 (5): 543-544.

[35] 马文英. 心尖肥厚型心肌病的临床诊断探讨. 中华内科杂志, 2000, 39 (9): 597-598.

[36] 徐国林. 心尖肥厚型心肌病的超声诊断及随访. 中华心血管病杂志, 2004, 2: 102-104.

[37] 冯颖青. 核素心肌断层显像诊断心尖肥厚型心肌病. 中华核医学杂志, 2002, 22 (6): 338.

[38] 李坤成. 心内膜心肌纤维化症的MRI诊断. 中华放射学杂志, 1998, 32 (4): 250-252.

[39] 张劲林. 致心律失常性右室心肌病/发育不良. 中华内科杂志, 2000, 39 (7): 491-493.

[40] 李琳. 致心律失常性右室心肌病的诊断与治疗现状. 临床心电学杂志, 2004, 13 (1): 54-58.

[41] 谢帕莎. 缺血性心肌病的临床特点. 中国心血管杂志, 2003, 8 (1): 65-66.

16
心脏增大

16.4
局限性心脏增大

17

心包积液与心包摩擦音

正常心包由脏层和壁层组成。脏层心包是由附着于心外膜面的浆膜层构成，并在近大血管起源处折返，延续成壁层心包的内层，其间为封闭的浆膜心包腔，内含20~50ml液体，具有润滑作用。壁层的外层为致密结缔组织构成的纤维心包，在出入心脏的大血管根部与血管外膜相移行，底部附着于膈肌的中心腱上，对心脏具有固定及遏制心腔过度扩大的作用。当各种原因使心包发生病变时，心包腔可纤维渗出产生心包摩擦，或形成积液，严重时产生心脏压塞。

一、心包摩擦音

心包摩擦音是在心脏听诊中听到的抓刮样粗糙的高频声音，比较表浅，在心前区胸骨左缘第三、四肋间最响亮，坐位前倾或呼气末更明显。典型者分为心房收缩-心室收缩-心室舒张三相，但一般只呈心室收缩-心室舒张两期摩擦音。有些病例触诊同时有心包摩擦感。与胸膜摩擦音的鉴别在于它与心搏一致、屏气时仍然存在。心包摩擦音是急性纤维蛋白性心包炎（干性心包炎）的典型体征，60%~80%的病例可以听到，由于炎症而变得粗糙的壁层和脏层心包在心脏活动中相互摩擦而产生，

常出现数小时或数周不等。当心包渗液使两层心包分开时，心包摩擦音消失；若心包间存在粘连，即使有大量心包积液，有时仍可听到心包摩擦音。

干性心包炎发病急骤，伴有高热与全身不适，但少数发病缓慢渐进，症状不明显。多数病例因心前区疼痛就诊，可甚严重，须与急性心肌梗死、胸膜炎、自发性气胸或纵隔气肿等相区别，如能听到心包摩擦者，则支持急性心包炎的诊断，但急性心肌梗死有时可引起心包炎性改变，此时心电图检查常有助于两者的鉴别。

二、心包积液

心包积液可由多种原因产生，感染、肿瘤、自身免疫或其他炎症过程均可引起。心包积液也常见于心脏手术和原位性心脏移植术后早期，但这些积液很少导致填塞，并常在数周至几个月内消退。严重循环淤血的患者会存在少到中量的渗出性心包积液。钝性和穿透伤或心肌梗死后左心室游离壁破裂可导致血液流入心包腔。偶尔会遇到无症状的大量心包积液患者。这些患者积液相对稳定，但是随着时间推移，可出现心脏压塞迹象。引起心包积液与心包摩擦音的疾病分类见表17-1。

表 17-1　心包积液与心包摩擦音的疾病分类

Ⅰ.感染性心包疾病	7. 心包切开术后综合征
（一）结核性心包炎	8. 心肌梗死后综合征
（二）化脓性心包炎	（二）代谢障碍性心包炎与心包积液
（三）病毒性心包炎	1. 尿毒症性心包炎
（四）寄生虫性心包炎	2. 黏液性水肿并发心包积液
（五）真菌性心包炎	（三）肿瘤性心包炎与心包积液
Ⅱ.非感染性心包疾病	（四）其他原因所致的心包炎或心包积液
（一）结缔组织病性及变态反应性心包炎	1. 特发性心包炎
1. 风湿性心包炎	2. 并发于邻近器官疾病的心包炎
2. 系统性红斑狼疮性心包炎	3. 放射性心包炎
3. 硬皮病性心包炎	4. 外伤性心包炎
4. 结节性多动脉炎并发心包炎	5. 胆固醇性心包炎
5. 类风湿关节炎并发心包炎	6. 药物性心包炎
6. 贝赫切特病（白塞病）性心包炎	7. 心包积液

三、心包积液的诊断步骤

（一）确定有无心包积液

确定心包积液的存在首先依靠体格检查。少量心包积液（200ml以下）可仅在心脏彩超中发现，临床心血管体格检查可以完全正常。中等以上的心包积液症状和体征较明显，可出现心尖冲动触诊困难及心音低钝，心浊音界向两侧扩大或相对浊音区消失。少数患者在胸骨左缘

第3、4肋间可闻及舒张早期的心包叩击音。B超、CT等检查都可确定有无心包积液。

1. 体格检查　中、大量心包积液时，视诊可有颈静脉充盈、心前区胸壁的肋间隙展平或有轻度皮肤水肿、心尖冲动减弱或消失；触诊心尖冲动微弱与未能触知；叩诊心浊音界向两侧扩大，呈梯形或三角形，心底部浊音范围卧位时增宽、坐位时缩小，心浊音皆为绝对浊音；听诊心率多增快、心音遥远，偶可闻及心包叩击音。此外还可由

于左肺受压出现尤尔特征（Ewart sign），即在左肩胛下区触觉语颤增强、叩诊呈浊音、听诊为支气管呼吸音。脉搏细速，血压下降，脉压小，严重时出现奇脉。迅速增长的大量心包积液可引起心脏压塞征，临床表现为静脉压不断升高、颈静脉怒张、进行性肝大、心动过速、动脉血压持续下降，甚至发生休克。

2. X线检查　少量心包积液时心影可保持正常，一般情况下，当积液超过250ml，直立前后位X线胸片示心影增大，右侧心膈角变锐，心缘的正常轮廓消失，呈水滴状或如烧瓶样。透视时可见在搏动的心脏外面有一透亮区，且心影随体位改变而移动。

3. 超声检查　心脏超声是诊断心包积液首选方法，少量心包积液（50~100ml）时就能做出诊断。进一步对判定积液量与穿刺定位，往往有重要的帮助，心脏压塞时超声心电图有右心室舒张受压、室间隔运动异常、心脏摆动和荡动征等特征性表现。二维超声心动图目前是区别全

心包积液和包裹性心包积液的金标准。

4. 心电图检查　心包积液特征性的心电图异常是低电压和电交替。低电压是非特异性表现，可由许多其他原因产生，如肺气肿、气胸等。电交替有特异性，它是由于心搏时心脏前后摆动导致。当同时存在心包心肌炎时，心电图可出现广泛导联ST段弓背向下的抬高，有时需与急性心肌梗死相鉴别（表17-2）。

（二）明确心包积液性质

心包积液一般可分为渗出液或漏出液（表17-3）。前者为各种原因使心包产生炎性渗出所致，后者心包本身并无炎症改变，常由心力衰竭使静脉压增高，或低蛋白血症使血浆渗透压降低所致。

（三）寻找心包积液的病因

1. 病史和体格检查　详细的病史询问及全面的体格检查多可提供引起心包积液病因的线索，可根据提示优先选择有关的实验室及其他辅助检查。

表17-2　急性心包心肌炎与急性心肌梗死心电图表现鉴别

心电图	急性心包心肌炎	急性心肌梗死
ST段抬高形态	凹面向上抬高	凸面向上抬高
PR段偏移	有	无
异常Q波	无	有
T波倒置	于ST段正常化后出现倒置	T波倒置伴随着ST段抬高
分布导联	广泛	梗死相应导联
演变时间	数日至数周	数小时至数日

表17-3　渗出性与漏出性心包积液的鉴别

鉴别要点	渗出液	漏出液
外观	多浑浊或血性	淡黄色、透明或微浑浊
比重	>1.018	<1.018
蛋白	>30g/L	<30g/L
凝固性	易自凝，沉淀多	不自凝，沉淀少
Rivalta反应	阳性	阴性
心包积液/血浆总蛋白比值	>0.5	<0.5
心包积液葡萄糖/血葡萄糖	<1，积液中葡萄糖含量明显降低	>1，葡萄糖含量与血浆相近
有核细胞计数	>0.5×10⁹/L	<0.1×10⁹/L
有核细胞分类	以淋巴细胞或中性粒细胞为主，血性积液可见大量红细胞	以淋巴细胞或少量间皮细胞为主
乳酸脱氢酶（LDH）	>200U/L	<200U/L
细菌学检查	或可找到结核杆菌或其他病原菌	无病原菌
胆固醇含量	高	低

2. 血液检查　感染性心包积液的患者白细胞及中性粒计数增多。血清肌酸磷酸激酶(CK)、CK 同工酶(CK-MB)及肌钙蛋白(cTn)T 或 I 正常或稍高。红细胞沉降率(ESR)增快和 C 反应蛋白(CRP)可升高。cTn 检查可以与 ACS 相鉴别,约 32% 的病毒性或特发性心包炎也有 cTn 升高。通过生化检查可以除外获得性免疫缺陷综合征(AIDS)、风湿热、各类感染,了解肝肾功能等,对病因诊断有一定的帮助。

3. 血流动力学检查　对心脏压塞与慢性缩窄性心包炎的诊断和鉴别诊断有一定的价值。

4. CT 和磁共振成像(MRI)　多层次断面摄影能清晰观察心包病变。CT 扫描可显示心包积液的量、心包厚度及是否粘连和钙化,并做出缩窄性心包炎的诊断。MRI 能清晰显示心包积液的容量和分布情况,并可分辨积液的性质,如非出血性渗液大都是低信号强度;尿毒症、外伤、结核性液体内含蛋白和细胞较多,可见中或高信号强度。同时 CT 或 MRI 检查也有助于发现胸部的其他病变。

5. 诊断性心包穿刺　如经各种检查未能明确病因,可考虑在 B 超导引下做心包诊断性穿刺,抽取积液,将液体做涂片、培养和找病理细胞,有助于病因学诊断。约有 1/3 结核性心包炎患者的心包渗液中可找到结核菌,测定腺苷脱氨基酶(ADA)活性 ≥ 30U/L,对诊断结核性心包炎具有高度特异性。但由于心包液的检查总体阳性发现少,对病因诊断的价值有限,一般不首选心包穿刺获取心包积液进行分析,除非出现心脏压塞或临床进程提示不同的病因。

6. 纤维心包镜及心包活检　检出阳性率及特异性明显高于心包穿刺积液检查。现普遍采用导管和心包穿刺相结合的方法,心包镜可以直接窥察心包,并指引在可疑区域做心包活检,从而提高病因诊断的准确性,已成为

心包疾病的重要诊断手法之一。

7. 其他实验室检查　可根据患者病史及临床表现选择性进行一些诊断性实验,明确心包积液病因。如怀疑结核性心包炎者可进行结核菌素皮肤试验;疑似风湿热的儿童可通过咽拭子培养、ASO 检测明确诊断;怀疑病毒感染者可在急性期和恢复期分别进行血柯萨奇病毒 B 抗体效价检测,或通过原位杂交、微粒中和法和聚合酶链反应(PCR)等方法帮助诊断;抗核抗体(ANA)及其他免疫指标的测定对系统性红斑狼疮等结缔组织病的诊断有一定价值。此外,血清促甲状腺激素(TSH)和 T_3、T_4 测定有助于甲状腺疾病的诊断。

四、心包积液常见的鉴别

(一)心包积液与心脏扩大的鉴别

心包积液有时需与心脏扩大鉴别,偶尔在病情迁延的心肌疾病(如心肌炎、维生素 B_1 缺乏性心脏病等)患者,由于心脏严重普遍性增大,心影可向两侧扩大,并出现心脏搏动微弱与心音减弱、脉压小等类似心包积液的征象。心包积液与心脏普遍性增大的鉴别见表 17-4。

(二)心脏压塞的鉴别

心脏压塞的症状主要由心包腔内液体聚集使心包腔压力明显升高,导致心脏充盈受限,回心血量受阻、静脉淤血,心排血量降低、血压下降所致。临床上可为急性或慢性,急性者心包渗出速度快,即使较小量(50~100ml)的液体或血液也可引起心包腔压力的急剧上升而产生症状,此时患者心率多减慢。慢性者由于心包顺应性代偿,即使积液量较大,患者也可没有任何症状或症状轻微。当进一步失代偿或心脏负荷增加时,患者可出现症状,多伴有心动过速。类似的血流动力学改变也可见限制型心肌病及缩窄性心包炎,三者的鉴别见表 17-5。

表 17-4　心包积液与心脏普遍性增大

项目	心包积液	心脏普遍性增大
病史	结核病、恶性肿瘤等	维生素 B_1 缺乏症、风湿热、白喉及其他急性感染
血压与脉搏	常有奇脉	可有交替脉
心尖冲动	在浊音界以内,搏动局限、减弱或消失	与浊音界相一致,搏动弥散、减弱
心脏听诊	心音遥远,一般无杂音(合并瓣膜病者例外),可有心包摩擦音,有则诊断确定	第一心音低钝,或出现杂音,可有奔马律
X 线检查	肺野清晰,心脏呈三角形或梯形	肺野淤血,心脏常呈球形
心电图	QT 间期多属正常或稍缩短	常有 QT 间期延长,房室传导阻滞等
超声(确诊方式)	心包积液	心脏扩大

表 17-5　心脏压塞、缩窄性心包炎、限制型心肌病的鉴别

检查	心脏压塞	缩窄性心包炎	限制型心肌病
触诊心尖冲动	常不明显	常不明显	常扪及
奔马律	无	无	有
心包叩击音	有	有	无
奇脉	普遍	少见	不存在
库斯莫尔征（Kussmaul sign）（吸气时体循环静脉压升高）	无	可能有	无
影像学示心包钙化	无	有	无
血流动力学检查	左右心室舒张末压一致	左右心室舒张末压一致	左心室舒张末压大于右心室
心内膜心肌活检	根据病因	正常	异常

17.1　感染性心包疾病

一、结核性心包炎

发热、心前区疼痛与气促是结核性心包炎患者就诊时最常见的主诉。此病是较常见的心包疾病，如国内报道一组 106 例急性心包炎中，结核性占 66 例。结核性心包炎的临床特点是发病较缓，毒血症症状较轻，渗出液多为大量，且多为血性，病程经过较长，最后常发展为慢性缩窄性心包炎（参见 29.1）。

临床上诊断结核性心包炎的主要根据：①长期不规则的发热，发热虽可较高，但患者往往无严重的中毒面容。②有心包外结核存在，最常见者为肺结核、结核性胸膜炎与淋巴结结核。③心包渗出液常为大量，多数为血性，虽经抽液，仍有再积聚的倾向。④血象示白细胞总数多为正常，也有轻度增多或减少。⑤心包渗出液培养或动物接种可发现结核杆菌（阳性率为 25%~50%）。若在渗出早期同时进行心包液和心包活检可见结核性肉芽肿或干酪样坏死灶，确诊的可能性非常大，但必须强调心包活检正常不能排除结核性心包炎，找到肉芽肿及干酪样物质但无活的结核菌也不能诊断。⑥心包液中 ADA 增加，其活性 ≥ 40U/L 的诊断敏感性和特异性分别为 93% 和 97%。⑦ELISA 检测抗结核抗体（抗 PPD-IgG）诊断敏感性和特异性分别为 86% 和 97.8%，浆膜腔积液浓度 / 血液浓度 >1 支持诊断。

由于风湿热时患者常有发热，并可累及心包引起渗出性心包炎表现，因而结核性心包炎首先需注意与风湿性心包炎相区别（表 17-6）。

结核性心包炎的临床表现轻重不等，有些患者无明显的心包外结核病、发热较低、发热期较短、心包积液细菌学检查阴性、病程较短，与特发性心包炎难以区别。

肝大是结核性心包炎最常见而突出的体征之一，并常伴有疼痛与压痛，同时患者又有长期发热，可被误诊为肝脓肿或胆道感染。

二、化脓性心包炎

化脓性心包炎是病程急重、预后较差的疾病，持续仅数日，只有早期诊断与积极治疗，方有治愈的希望。常见症状有高热、寒战、盗汗、呼吸困难，大部分患者无典型的心包性胸痛症状，几乎所有患者有心动过速，但存在心包摩擦音的患者少于半数。

化脓性心包炎感染细菌可通过以下途径：①胸腔手术或创伤后早期术后感染的直接蔓延。②与感染性心内膜炎有关。③膈下化脓性病灶蔓延。④菌血症时血行播散。致病菌最多为金黄色葡萄球菌，其次为大肠杆菌、肺炎球菌、链球菌等，化脓性心包炎常继发于化脓性皮肤感染、败血症、肺炎、骨髓炎等病程中。但也有不少未查出原发病灶，心包渗出液为脓性或脓血性，常能找到化脓性细菌。肺炎并发心包炎在发病初期最易忽略，如能发现心包摩擦音，则可确定诊断。心包积液培养在病原学诊断上有重要意义。

表 17-6　结核性心包炎与风湿性心包炎的鉴别

项目	结核性心包炎	风湿性心包炎
病史	有心包外结核病史	发病于风湿热病程中,常为风湿性心脏炎的部分表现
起病	缓慢	常较急
心包积液	量常较多,可引起心脏压塞,多有再积聚的倾向;多为血性,培养或动物接种25%~50% 可找到结核菌	量常较少,常自行吸收,穿刺抽液;积液一般为浆液性,黄色,结核菌检查阴性
血象	白细胞总数多在正常范围,中性粒细胞增多较不显著	白细胞总数增多,中性粒细胞增多显著
血清抗"O"抗体	不增高	明显增高,常达 1:500 或以上
心电图	无房室传导阻滞、二联律等提示心肌炎的征象	可出现房室传导阻滞,二联律等提示心肌炎的征象
水杨酸制剂的疗效	无	常有优良疗效
病程、转归	病程长,常发展为慢性缩窄性心包炎	病程短,不致发展为慢性缩窄性心包炎

化脓性心包炎的诊断依据:①急性感染所致的全身中毒症状,如高热、白细胞增高等。②有心包积液或急性心脏压塞的症状。③心电图示低电压,ST 段和 T 波改变。④X 线片显示心影扩大。⑤心包穿刺获脓液可确诊。⑥B 超见心包增厚,心包内液性暗区,特别是心包内探及光点增粗的絮状物诊断价值更大。

误诊或漏诊的可能原因:①原发性化脓感染灶或败血症的临床表现比较突出,以致对心包炎的体征未及注意而致漏诊。②起病较缓,一般中毒症状不太严重,血象示白细胞计数不太高,或由于病初心包积液中未见大量脓细胞,或由于心包积液为血性,致误认为结核性心包炎。一旦怀疑或确诊化脓性心包炎,应立即行心包穿刺,对心包液进行革兰氏、抗酸染色,并查找真菌,同时做心包液与体液培养。

有报道肺胸膜放线菌病可蔓延至心包膜而引起心包炎。

三、病毒性心包炎

临床上大多数非特异性心包炎极可能为病毒感染所致,已报道的病毒有乙组柯萨奇病毒、埃可病毒、乙肝病毒、带状疱疹病毒等。病毒性心包炎病变可累及心肌与心包,当心肌受累明显时,可有急性心肌炎的表现,有时病情相对较重。此病主要流行于夏、秋两季,但也可为散发性。单纯心包炎病情较轻,病程短。心包积液及 / 或心包组织检查是确诊的必要条件,主要依据 PCR 或原位杂交技术,血清抗体效价增加 4 倍可提示但不能确诊。柯萨奇病毒可从患者粪便与鼻咽部分泌物中分离出,也

有助于此病的诊断。

四、寄生虫性心包炎

(一) 阿米巴性心包炎

阿米巴性心包炎临床上罕见,常见阿米巴肝脓肿向心包腔穿破引起。患者有一般急性心包炎的症状与体征。如患者有肝脓肿和 / 或胸膜阿米巴病而出现心包炎的症状与体征,应考虑本病。心包穿刺可抽得棕褐色(巧克力色)脓液,是此病的特点。但在心包穿刺液涂片中不易找到溶组织阿米巴滋养体,而培养则较易于发现。如做抗阿米巴治疗(氯喹、甲硝唑)获得治愈,可证实诊断。后期可演变为慢性缩窄性心包炎。

(二) 丝虫性乳糜性心包炎

此病罕见,国内仅有少数病例报道。大多数患者无胸痛、胸闷等明显症状,心包积液的积聚速度较慢,常于 X 线片或超声心动图上发现大量心包积液时引起注意。心包积液为乳糜性,镜检微丝蚴阳性,血中微丝蚴也呈阳性,经穿刺抽液与乙胺嗪、卡巴肿治疗后心包积液完全吸收,血中微丝蚴也消失。

(三) 真菌性心包炎

真菌性心包炎好发于免疫功能低下(先天免疫缺陷、使用免疫抑制药或非甾体抗炎药、艾滋病等)患者,严重烧伤患者,接受强力广谱抗生素治疗的患者,过度劳累个体以及婴儿(尤其是早产儿)。对原因未明的持久性心包炎,需考虑真菌感染的可能性。

(四) 立克次体性心包炎

此病罕见,恙虫病(由恙虫病东方立克次体引起的急

性传染病)引起的心脏损害主要是心肌炎,少数病例在心脏B超检查时可见少量心包积液。临床表现以心肌炎所致的心悸、胸闷、胸痛为主,伴高热、皮疹、焦痂、淋巴结肿大,心电图和心肌酶谱有心脏损害的表现,血清外斐反应OXK效价明显增高,诊断不难。氯霉素和强力霉素(多西环素)治疗有效。

17.2 非感染性心包疾病

一、结缔组织病性及变态反应性心包炎

(一)风湿性心包炎

风湿热合并心包炎者占 6.0%~12.1%,然而临床上诊断风湿性心包炎者为数较少。其原因之一可能为诊断心包炎的重要体征——心包摩擦音持续时间极为短暂(数小时至两三天),易忽略。

风湿性心包炎多发生于青年人,中年人少见,而老年人则更少见,单纯的风湿性心包炎少见,患者常合并风湿性心肌炎与心内膜炎,即全心炎,且心肌炎与心内膜炎的征象常较突出。风湿性心包炎也常与心脏外风湿性病变并发,最多者为多发性关节炎。

风湿性心包炎可为干性(纤维素性)或渗出性(浆液纤维素性)。在风湿病过程中出现心包炎时,提示风湿病的活动性加重,临床上出现体温突然升高、红细胞沉降率加快、心率及呼吸显著加速。此种心率与呼吸次数的增加往往超过体温升高时常见的比例。心包摩擦音常短暂存在,或时隐时现,因此临床上易被忽略,故对拟诊为风湿热的患者,当病情加重时,须注意细心听诊。

风湿性心包炎的诊断依据:有心前区胸痛、心包摩擦音或有心包渗出的超声心动图证据,同时具有急性风湿热的临床标准和原先的 A 组链球菌感染血清学证据。

风湿性渗出性心包炎通常为浆液性,极少为血性,液量通常不多,一般不超过 300ml,但偶尔也可多至 1 000ml 或以上,如渗出液量较少,通常经 2~3 周自行吸收,因而甚少需做心包穿刺抽液,水杨酸制剂及肾上腺皮质激素对此病有优良的疗效。

风湿性心包炎痊愈后,一般只引起局限性松弛的粘连,不累及整个心包,因此不致妨碍心脏活动功能。风湿性心包炎与结核性心包炎的鉴别诊断,主要根据患者风湿热的其他表现、发病较急、病程较短,以及对水杨酸制剂的优良疗效和较良好的预后(见表 17-6)。

(二)系统性红斑狼疮性心包炎

系统性红斑狼疮性心包炎常在狼疮活动期突然发生,但也可发生于亚急性期或慢性期。约 1/4 的患者可出现明显症状和体征。心包炎多为干性,主要体征为心包摩擦音,痊愈后常遗留心包粘连、增厚;如发生心包积液,多为浆液纤维素性,少数为血性,积液可达数百毫升,细胞分类以中性粒细胞为主。在周围血液和 / 或心包渗出液找到狼疮细胞、抗核抗体阳性可确定此病的诊断。

此病在鉴别诊断上须注意与风湿性及结核性心包炎相区别。患者常有游走性关节痛、发热、红细胞沉降率加快、心电图甚或出现 PR 间期延长,肾上腺皮质激素治疗有显著疗效,与风湿性心包炎相似,但根据患者的特征性面部蝶形红斑、白细胞减少、肾损害的表现等,应多考虑系统性红斑狼疮的可能性。此病与结核性心包炎的鉴别,除根据后者常有心脏外结核病、积液通常为大量、积液中可找到结核杆菌,一般无显著的白细胞减少等情况外,主要仍根据本病有多个器官损害的征象,面部蝶形红斑和 / 或狼疮细胞的发现,血清抗核抗体效价升高等。

(三)硬皮病性心包炎

硬皮病心脏受累常为晚期征象。由此病引起的心炎十分罕见。心包积液的特征是草绿色,蛋白含量 >5g/L,细胞数量少,无自身抗体,补体和免疫复合物含量低。

(四)结节性多动脉炎并发心包炎

结节性多动脉炎甚少并发心包炎,偶尔引起大量血性心包积液并出现心脏压塞症状。

(五)类风湿关节炎并发心包炎

类风湿关节炎也可为成人心包炎病因之一。但也可见于儿童乃至 60 岁以上的类风湿关节炎病例。常见表现为发热、心前区疼痛、呼吸困难和心包摩擦音,并伴有关节炎症加重和胸膜炎。

(六)贝赫切特病(白塞病)性心包炎

贝赫切特病(白塞病)伴有较高的心脏病变发生率,急性心包炎是其最常见的心脏损害。心包积液可以是纤维蛋白性或渗出性,也可合并胸腔积液,结合其特征:反复发作的口腔溃疡、生殖器溃疡、眼色素膜炎、皮肤损害等,诊断不难。糖皮质激素或免疫抑制药治疗有效。

(七)心包切开术后综合征

在心脏手术(如先天性心脏病手术、二尖瓣分离术)后 10 天至 4 周,患者可出现发热、胸痛、心包炎、胸膜炎等症状,症状轻重不一。实验室检查有白细胞增多、红细

胞沉降率加快、嗜酸性粒细胞暂时性增多、C 反应性蛋白试验阳性等改变。50% 病例有心包摩擦音，有些病例则出现不同程度的心包积液，积液可以是草绿色的、血清样的或纯血性的，蛋白含量高于 4.5g/dl，白细胞计数在 $(3~8) \times 10^9/L$（包括淋巴细胞和粒细胞）。必须注意的是，心包积液在心脏手术后是非常普遍的，在术后 10d 内有 56%~84% 的患者发生。所以，心包切开后综合征的诊断必须排除其他原因引起的术后发热，包括感染和病毒导致者，后者具有不典型的淋巴细胞增多、发热及脾大。本病预后优良，症状常能自行缓解，发病机制可能与自身免疫有关。

（八）心肌梗死后综合征

心肌梗死后综合征也称 Dressler 综合征，其发病机制有人认为可能与自身免疫有关。病情经过良好，典型病例发生于心肌梗死后 1 周至数月，发生率为 0.5%~5%。主要临床表现有持续发热、胸痛、红细胞沉降率加快、白细胞增多、心包炎、胸膜炎与肺炎等。本病主要需与继发于急性心肌梗死的心包炎相区别。后者心包摩擦音发生较早，通常在心肌梗死后第 2~4 天出现，持续时间短而易于消失，一般不产生明显的心包积液，心电图特征是 PQ 段持续压低超过 24 小时；而心肌梗死后综合征心包摩擦音出现较晚（在心肌梗死后第 2~11 周），持续较久（7~10d 或数周），有时并发左侧胸腔积液，有些病例有心包积液，甚至需要穿刺放液，因此两者一般不难区别。不伴有心脏压迫的心肌梗死后心包炎必须与急性肺栓塞，更重要的是与反复心肌缺血相鉴别：①硝酸甘油可明显缓解疼痛。②无心包摩擦音。③新出现的区域性 ST 段和 T 波改变伴有相对应的改变，为反复心肌缺血的特征表现。④心肌梗死后心包炎典型的 T 波形态演变特征：心肌梗死发病数日后 ST 段恢复至基线伴 T 波低平、倒置，数周或数月后 T 波恢复正常。

（九）其他

如亚急性甲状腺炎（de Quervain 甲状腺炎）所致的心包积液，为中量稀薄渗出液，激素治疗有效。

二、代谢障碍性心包炎与心包积液

（一）尿毒症性心包炎

尿毒症性心包炎是一种伴有纤维素性渗出的无菌性炎症，常发生于慢性肾衰患者透析之前或透析开始数月中。国内文献报道尿毒症患者 12.9%~35% 合并尿毒症性心包炎，一般认为由于体内氮代谢产物与酸类蓄积，刺激心包膜引起。通常少有渗出液，主要体征为心包摩擦音，出现于心底部、心前区或局限于狭小的区域。患者常有不同程度的心前区疼痛或仅有压迫感，但不一定有发热。由于患者尿毒症症状相当明显，心炎本身的症状往往较不显著。

尿毒症性心包炎往往为尿毒症后期的表现。但如尿毒症的原因为可逆性，则一旦肾功能改善，心炎常可消失。

慢性肾衰竭患者做慢性透析时，可于透析开始后不久出现心包炎，发生原因与尿毒症及肝素化引起渗血有关，也可同时并发心肌病变，表现为奔马律、心律失常等。

（二）黏液性水肿并发心包积液

黏液性水肿并发心包积液者近年来有增多的趋势，其原因以甲状腺功能减退（甲减）为主，5%~30% 甲减患者可发生心包积液。患者有黏液性水肿的一般表现，心包积液征象，并且可有巨舌及静脉压升高，这些表现均为甲减的特征。婴儿、老年人患者可能无症状。有时需与结核性心包炎相区别。其特征是心包积液量很大，心率不快，心脏压塞症状不明显，积液比重高、富含蛋白质与胆固醇，而细胞数少，应用甲状腺制剂治疗，症状迅速好转。

三、肿瘤性心包炎与心包积液

心包肿瘤往往为继发性，原发肿瘤通常为肺癌、乳腺癌、淋巴瘤、白血病及腹腔脏器肿瘤等，身体任何部位的癌均可转移至心包。心包原发肿瘤有间皮瘤、畸胎瘤、血管肉瘤、恶性组织细胞病等，均很少见。心包积液常为血性，可为大量，虽经反复穿刺抽液仍再次快速聚积。如患者年龄较大，且体内有原发癌，发病徐缓、隐袭，心前区疼痛轻微或不明显，积液为血性，应多考虑心包转移癌的可能性。如在心包积液中找到癌细胞，则诊断明确，癌性心包炎近年国内报道有增加的趋势，主要见于老年人。但应注意的是，2/3 恶性心包积液患者积液原因是放疗，而非肿瘤所致，故应做心包穿刺液检查。

有些病例由于癌组织崩溃或混合感染而致发热。如原发癌隐蔽，则须注意与结核性心包炎相区别。晚期肿瘤患者由于恶性疾病本身或接受治疗使免疫系统受抑制，亦有可能合并结核性或真菌性心包炎。

白血病性心包炎少见，一般见于急性白血病。此病的诊断一般不难，如白血病患者有心包炎的表现，而能除外其他原因者，一般都可诊断为白血病性心包炎。心包积液大多为浆液血性，白细胞不增多性白血病的心包炎诊断较为困难，由于此时血象无明显改变，易被误诊为结核性心包炎或播散性红斑狼疮心包炎。另外，偶尔结核性心包炎也可引起类白血病反应，可与白血病性心包炎相混淆，但此反应在积极的抗结核疗程中一般持续时间不长，经动态观察可以鉴别。蒽环类化疗药物柔红霉素（阿霉素）等的心脏毒性亦可表现为心包炎，应注意鉴别。偶尔恶性组织细胞病以心包炎为主要临床表现，但骨髓涂片检查可确定诊断。

四、其他原因所致的心包炎或心包积液

(一) 特发性心包炎

急性特发性心包炎又称急性非特异性心包炎，是近几十年来急性心包炎的主要原因之一。病因不明，可能与病毒感染及其引起的免疫反应有关，目前有许多学者将此病和病毒性心包炎归为一类。

诊断依据：①发病前约 2/3 有急性病毒感染史。②起病急骤，高热，剧烈胸痛。③有心包摩擦音。④心包穿刺为非特异性浆液。⑤病程短(4~8 周)。约 2/3 患者于发病前数周曾患急性上呼吸道感染，急性期与恢复期血清病毒抗体效价可有改变，提示病因可能为病毒。

急性非特异性心包炎在病理学上为一种浆液纤维素性心包炎，多见于青壮年人，病程经过一般良好，但有复发倾向。此病的临床特点是多数发病急骤，伴有剧烈的胸骨后或心前区疼痛、发热、心包摩擦音，以及少量乃至中等量心包渗出液，但也见有大量积液引起心脏压塞者。血象常呈轻度或中度白细胞增多。心前区疼痛为其最突出的症状，几乎见于所有病例。疼痛性质为刺痛、刀割样痛、绞痛或重压感等，呈阵发性或持续性。疼痛可向肩部、背部及手臂放射。常有发热，多属轻度，但也可高达 40℃。发热可持续数日乃至 3~6 周。约 23% 病例有再发，国内报道一组 3 例反复发作的原因未明的心包炎，一例病程长达 222d，一例并发渗出性胸膜炎，各例均有明显的心脏压塞征象，但经 ACTH 静脉滴注治疗后很快改善。

本病最重要的体征是心包摩擦音，发生率在 70% 以上；如注意尽早检查，则大多数病例都可发现，通常在胸痛发生后数小时即可闻及，多在 24~48 小时后消失，但也有持续数周或数月之久的。少数病例可出现奔马律，偶有发生非阵发性心动过速，约 25% 病例伴发胸腔积液。心包积液为浆液性，呈草黄色、暗黄色、琥珀色，也可为血性，细菌检查阴性。后期一般不发展为缩窄性心包炎。

此病与其他原因所致的急性心包炎鉴别，通常多无困难。

风湿性心包炎发病虽急，但体温往往较高，心前区疼痛轻微，临床上大多同时伴有心肌炎、心内膜炎、多发性关节炎或其他风湿热病征，心电图描记可发现 PR 间期延长，水杨酸制剂疗效良好也有助于鉴别。

结核性心包炎进展较慢，胸痛较轻，病程较长，心包积液较多，心包积液可找到结核杆菌，且发展为慢性缩窄性心包炎者甚为常见。两者的鉴别有时并不容易，因此，对于不典型病例，不经过详细的检查与长期观察，不可轻易下急性非特异心包炎的诊断。如结核菌素皮内试验阴性，则结核性心包炎的可能性甚少。对高度怀疑结核的病例，可考虑进行抗结核治疗，以免耽误病情。

此病也常须与急性心肌梗死相鉴别。

慢性特发性渗出性心包炎少见，病因未明。心包积液持续时间长，患者无明显急性心包炎史，可无心脏压塞征象，多数系偶然发现。少数病例最后可发展为心包缩窄。国内作者报道认为早期手术治疗可较晚期行缩窄剥离手术安全和有效。

(二) 并发于邻近器官疾病的心包炎

心脏、肺、胸膜与纵隔疾病可累及心包，引起心包炎，但比较少见，急性胰腺炎并发心脏压塞亦见报道。如心肌梗死的损害由心室肌蔓延至表面，累及心包膜，则可引起浆液纤维素性心包炎，此即为继发于急性心肌梗死的心包炎。主要临床特征为心包摩擦音，通常在心肌梗死发病数天后可听到，有时在患者已无早期病程中的心前区疼痛时，方出现心包摩擦音。此音甚少在发病 36 小时内闻及，这种情况与急性非特异性心包炎的临床鉴别有重要意义。这种心包炎也罕有发生积液现象；在出现心包摩擦音的同时，患者常有发热、白细胞增多、红细胞沉降率加快等症状，其原因并非由于心包炎症，乃因心肌梗死所致的异性蛋白吸收所引起。继发于心肌梗死的心包炎与心肌梗死后综合征的鉴别见上文。

主动脉夹层分离患者可因急性心包积血引起心脏压塞症状，病死率高。

(三) 放射性心包炎

纵隔放射治疗后可引起放射性心包炎，有时可引起心包缩窄。在放射治疗后经一段潜伏期然后发病。可并发或不并发放射性肺炎。霍奇金淋巴瘤、非霍奇金淋巴瘤以及乳腺癌是最易出现放射性心包炎的肿瘤。

国内报道放射性心包炎有增多的趋势。胸部疾病放射治疗后常引起心包反应。发生率取决于照射部位、剂量的大小、治疗持续时间和次数以及放射源的特性。放射性心包炎表现为两种形式，以胸痛和发热为代表的急性疾病和治疗后数年出现的迟发型疾病。即刻反应(数小时至数月)则引起急性心包炎。延迟反应(数月至数年)则可引起慢性干性心包炎、心包积液、心包缩窄等，迟发性心包积液多发生在照射量 60Gy/s 以上的患者，于放射治疗后平均 7~10 年，最长达 20 年。心包积液为非特异性炎症渗出液，心包病理活检亦为非特异性炎症病变。诊断可根据放射治疗史、心包积液特点和排除恶性疾病在心包的复发等其他原因的心包积液而确定，必要时心包活检有助于诊断。

(四) 外伤性心包炎

枪炮弹伤与刺伤可引起外伤性心包炎是众所周知的，但近年报道外伤性心包炎也有起于非穿透性的心包间接损伤，比如国内曾报道一例钝性外力致外伤性心包炎，于伤后第 6 天出现中量心包积液，性质为稀薄渗出

性。3 个月左右积液吸收完全,未见后遗症。估计可能为抗原抗体反应,抗原来自受损的心包心肌组织。

(五)胆固醇性心包炎

此病罕见,国内仅有少数病例报道。主要临床表现为心脏压塞综合征。心包积液含有大量胆固醇晶体,呈金黄色光泽,积液胆固醇含量超过 700mg/L。患者血清胆固醇含量一般不高,病因可为结核病或恶性肿瘤。偶可为非特殊性,虽经尸检也未发现病因。

(六)药物性心包炎

大多数药物性心包炎为药物导致系统性红斑狼疮的一部分。据国外文献报道,多种药物可致心包积液,如普鲁卡因胺、苯妥英钠、异烟肼、保泰松、柔红霉素、青霉素等,它们各自的发病机制不同。异烟肼及肼屈嗪是目前最常见的诱发药物。我国有氨氯地平致心包积液、胸腔积液、腹水及全身水肿的病例报道,其机制可能为扩张周围小动脉引起血液再分配。因心包积液的消长与用药的剂量、时程及个体感受性相关,应详细询问病史,以免遗漏。

(七)心包积液

非炎症漏出液积聚于心包中,称为心包积液。心包积液通常为全身水肿的一部分,可见于低蛋白血症、脚气病(维生素 B_1 缺乏症)、充血性心力衰竭、肾病综合征等情况,邻近的纵隔肿瘤能妨碍心包静脉血管的畅通,故也可引起心包积液。

常见心包炎临床鉴别诊断见表 17-7。

表 17-7 几种心包炎临床鉴别诊断

项目	急性非特异性	结核性	化脓性	肿瘤性	心脏损伤后综合征	风湿性
病史	发病前数日常有上呼吸道感染,起病多急骤,常反复发作	常伴有原发性结核病或与其他浆膜腔结核并存,起病常缓慢	常有原发感染灶,伴明显败血症表现	转移性肿瘤多见,并可见于淋巴瘤及白血病	有手术、心肌梗死、心脏创伤等心脏损伤史,可反复发作	发病于风湿热病程中,常为风湿性心脏炎的部分表现。起病多急骤
发热	持续发热	常无	高热	常无	常有	有,热型不规则
心包摩擦音	明显,出现早	有	常有	少有	少有	有但持续短暂,时隐时现
心脏杂音	无	无	无	无	无	常伴有显著杂音
胸痛	常剧烈	常无	常有	常无	常有	常有
白细胞计数	正常或增高,中性粒细胞比例增高不显著	正常或轻度增高,中性粒细胞增高不显著	明显增高,中性粒细胞比例增高,伴核左移	正常或轻度增高,若为白血病性则可有明显增多,并可见异细胞	正常或轻度增高	常增高,中性粒细胞增多显著
血培养	阴性	阴性	可阳性	阴性	阴性	A 组溶血性链球菌阳性
心包积液量	较少	常大量,可引起心脏压塞征,有再聚积的倾向	较多	大量	一般中量	常较少,常可自行吸收
性质	草黄色或血性	多为血性	脓性	多为血性	常为浆液性	一般为浆液性,淡黄色
细胞分类	淋巴细胞占多数	淋巴细胞较多	中性粒细胞占多数	淋巴细胞较多	淋巴细胞较多	淋巴细胞较多
细菌	无	有时找到结核杆菌	能找到化脓性细菌	无	无	无

(王礼春 董吁钢)

参考文献

［1］葛均波，方唯一. 现代心脏病学进展 (2018). 北京：科学出版社，2019.

［2］ZIPES DP, LIBBY P. Braunwald's heart disease: a textbook of cardiovascular medicine. Philadelphia: Elsevier, 2017.

［3］RUNGE MS. 奈特心脏病学. 王海昌，陶玲，范延红，主译. 北京：人民军医出版社，2015.

［4］SWEETMAN SC. 马丁代尔心脏病学. 李大魁，译. 北京：化学工业出版社，2015.

［5］FUSTER V. HARRINGTON RA, EAPEN ZJ. Hurst's the heart. 14th ed. McGraw-Hill Education/Medical. 2017.

［6］LEE GOLDMAN, ANDREW SCHAFE. Goldman's Cecil Medicine (24th edition). Philadelphia: Elsevier, 2011.

［7］LOSCALZO J. 哈里森心血管病学. 韩雅玲，译. 北京：科学出版社，2018.

［8］MURPHY JG. Mayo 心脏病学. 王海昌，译. 北京：科学出版社，2008.

［9］陈瀚珠. 实用内科学. 北京：人民卫生出版社，2017.

［10］杨成悌. 国内 2 999 例心包炎病因分析. 临床荟萃，2002，17 (8): 450-451.

［11］李海帆. 胆固醇性心包炎二例. 中华心血管病杂志，2003, 31 (7): 527.

［12］马建新. 放射性心包炎 24 例分析. 中华放射肿瘤学杂志，2003, 12: 56.

［13］赵仙先. 胸闷、胸痛、腹胀、心包积液. 中华心血管病杂志，2004, 32 (6): 561-563.

［14］李青. 以心包炎为首发症状的带状疱疹一例. 中华心血管病杂志，2003, 31 (10): 781.

［15］刘永太. 42 例白塞病心脏损害患者的临床特点分析. 中华内科杂志，2007, 46 (7): 537-540.

［16］郝孝君. 亚急性甲状腺炎合并心包积液一例. 中华老年病学杂志，2002, 21 (2): 92.

［17］刘平. 氨氯地平致心包积液、胸腔积液、腹水及全身水肿一例. 中华老年医学杂志，2002, 21 (6): 466.

［18］喻磊. 24 例原发性心脏及心包恶性肿瘤的诊断与治疗. 中华肿瘤杂志，2009, 31 (3): 230-232.

［19］吉恒东. 类风湿关节炎心脏损害 36 例临床分析. 中华全科医学杂志，2011, 9 (3): 403-404.

17

心包积液与心包摩擦音

17.2

非感染性心包疾病

18

口腔损害

口腔损害在内科学中是一项重要的内容,口腔视诊应该作为内科检查的常规项目。虽然临床上已成立口腔科,但口腔损害也常为许多全身性疾病的局部表现;另外,也有不少口腔病患者首先就诊于内科,故内科医师也须掌握口腔疾病的一般知识。

口腔损害可为某些内科疾病的早期表现,且为提示诊断某种内科疾病的重要线索,口腔颊黏膜上的麻疹黏膜斑、白血病的牙龈增生和原发性全身性淀粉样变性的巨舌症,就是典型的例子。

口腔疾病和某些内科病有一定的关系。慢性牙根尖周围脓肿和牙周炎可与风湿性关节炎、类风湿关节炎等有关;牙根尖病和牙周病、拔牙可能与感染性心内膜炎有关,也可能与血行感染的肾盂肾炎及慢性肾小球肾炎有关。根尖周围炎和牙周炎患者拔牙后,可有短暂的菌血症。有人研究偏头痛与口腔病灶的关系,清除口腔病灶(龋齿、残根残冠、根尖周围炎、牙周炎等)后可获得一定疗效。牙周炎与1型糖尿病均是慢性炎症性疾病,有充分证据表明糖尿病会影响牙周。美国糖尿病协会把了解糖尿病患者牙病及治疗情况列入糖尿病的诊治规范中,医药保险业也支持系统病患者定期进行牙周的检查和治疗。

在胚胎4个月至7岁期间,服用治疗量的四环素类药物可导致胎儿或儿童四环素牙,表现为牙齿出现均匀一致的颜色改变,初呈黄色,可逐渐变为棕黄、棕色或棕灰色。氟斑牙(斑釉牙)是地方性慢性氟中毒的常见病征,轻症病例仅累及部分牙齿(多为上前牙),牙面呈现不透明、粉笔样白垩斑或淡黄褐色斑,重症病例则大部分或全部牙齿均呈广泛性黄褐色,甚至为黑褐色斑。慢性汞、铅、铋等中毒病常先出现牙龈的黑色金属沉着线。有机磷中毒的口腔病变则以牙龈糜烂、牙齿松动与疼痛、牙槽溢脓、蒜味样口臭等为多见。长期苯妥英钠治疗可出现牙龈增生。维生素C缺乏症(坏血病)时,牙龈疏松增厚(海绵状)与牙齿分离,常有渗血,可与白血病的口腔表现相似。胃食管反流病是牙齿楔状缺损及牙酸腐蚀瘢痕的病因之一。

复发性口疮是贝赫切特病(白塞病)的主要病征之一。还有临床观察证明,部分复发性口疮与十二指肠疾病有关,口疮复发常见于十二指肠疾病(球部溃疡、十二指肠炎)活动或加剧的期间;十二指肠疾病好转或康复之后,口疮也自愈或好转,有人甚至认为口疮是溃疡病的一病多发的表征。据统计,70%活动性溃疡患者合并口腔慢性病灶,较常见的有牙周病、牙龈炎及黏膜溃疡。

糖尿病的口腔病征以牙周炎、龋齿等为多见。系统性硬皮病患者口唇黏膜苍白,薄而失弹性,张口受限,口小,舌硬而运动困难,X线检查常发现牙周膜腔增宽,牙槽骨硬板消失。有人观察到慢性盘状红斑狼疮时,口腔黏膜出现边缘清楚的浅表性小溃疡,周围有明显可见的毛细血管扩张,中心微突起,其上覆以黄褐色的痂皮,唇、舌面也可发生同样的损害,与阿弗他口炎相似,但后者有极明显的疼痛,且中心凹下,周围红肿微隆起,可以互相区别。

血液病的口腔病征也颇特别。血友病患者常有拔牙后或洁牙刮治术时不易止血的历史。重症贫血时口腔黏膜明显苍白。白血病与粒细胞缺乏症时可出现全口性牙龈肿胀、坏疽性或溃疡性口炎,白血病细胞浸润到牙髓和牙周组织中,可致牙痛和牙齿松动。急性型血小板减少性紫癜可出现牙龈出血和口腔黏膜出血性大疱(血疱);慢性型紫癜可于软腭、颊部等处黏膜出现网状毛细血管扩张或网状紫斑、牙龈渗血等病变。溃疡性结肠炎的口腔病损包括阿弗他溃疡、唇炎、增殖性脓性口腔炎,口腔阿弗他溃疡是溃疡性结肠炎患者最常见的肠外表现,在结肠炎患者的发生率为5%~10%,通常在肠道炎症活动期出现,随肠道炎症控制而趋于缓解。克罗恩病的口腔病损发生率在6%~20%,包括口腔溃疡、唇裂、鹅卵石样斑块、口角炎、黏膜息肉样损害、口周红斑、口面部肉芽肿、肉芽肿性腮腺等。

口腔黏膜色素沉着类似墨水痕迹的深褐色暗斑,可见于慢性肾上腺皮质功能减退症、黑色素斑 - 胃肠多发性息肉综合征(Peutz-Jegher syndrome)等疾病。

遗传性毛细血管扩张症时,可在唇红区、舌、颊黏膜见到扩张的毛细血管、血管痣或小血管瘤,可有牙龈易出血的倾向。

舌象在诊断上有一定的意义。消化性溃疡时舌面清洁、湿润,无明显的舌苔。猩红热时舌面呈鲜红色的天鹅绒样,因舌乳头突出所致,称草莓舌。伤寒时舌根及中心部有厚黄苔,而舌缘及舌尖呈红色。重症感染或中毒(如尿毒症)时,舌苔干燥,呈暗褐色,舌有皲裂,卷动困难,此种现象常提示预后不良。恶性贫血时,舌苍白、平滑、光亮,宛如被磨光,舌缘有红色斑点、小结节或小溃疡,并有疼痛(Hunter舌炎)。在普卢默 - 文森综合征(Plummer-Vinson syndrome)时,口腔黏膜与舌乳头均萎缩。B族维生素缺乏时舌常光滑无苔,舌乳头萎缩,呈绛色,如生牛肉样;蛋白质与铁缺乏也可出现类似的表现。曾有报道口服广谱抗生素产生黑毛状舌苔。黑毛状舌苔由于舌背丝状乳头过度肥大、角化并有色素沉着所致,舌面宛如黑毛生长,病因尚未明确,常无自觉症状。巨舌症(macroglossia)约见于半数的原发性全身性淀粉样变性,是具有诊断意义的病征。此外,还可见于唐氏综合征(Down syndrome)、肢端肥大症、呆小病等。

龋齿、牙周炎、奋森龈炎(Vincent gingivitis)、坏疽性口炎常是口臭的原因,而后者尤为剧烈。胃和肺的一些疾病也可出现口臭。口腔和呼吸时的"肝臭"源于肝性脑病时氨的代谢障碍。口干和/或眼干持续3个月以上者须考虑干燥综合征。

口腔损害的基本临床病损：①斑或斑片是指皮肤及黏膜上的颜色改变，一般不高出黏膜表面，可呈红色、红棕色、黑色等，直径小于2cm的局限颜色异常称为斑，斑密集融合成直径超过2cm的损害称为斑片。②丘疹或斑块是指黏膜上的实性突起，丘疹一般为针头大小，直径小于1cm；斑块又称丘斑，由多个丘疹密集融合而来，直径大于1cm，边界清楚。③疱，黏膜内贮存液体而成疱，圆形的突起状，直径常小于1cm，破裂后形成糜烂或溃疡；大于1cm的疱称为大疱，疱液为脓性物质称为脓疱。④溃疡是黏膜上皮的完整性发生破坏，表层坏死脱落而形成凹陷，阿弗他溃疡只破坏上皮层，深溃疡则累及黏膜下层，基底

可呈黄色并化脓，或者发红，常引起疼痛。⑤糜烂是黏膜的表浅缺损，不损及基底细胞层。⑥结节是突起与口腔黏膜表面的实体病损，大小不等，颜色从粉红至棕紫色。⑦肿瘤是起自黏膜而向外突起的实体性生长物，大小、形状、颜色不等，确诊需要靠活组织检查。⑧萎缩，组织数量不减少但细胞的体积变小，可呈现发红的病变，例如舌乳头的萎缩。⑨皲裂为黏膜表面的线状裂口。⑩假膜为灰白色或黄白色膜，由炎性渗出和坏死脱落的上皮聚集而成，不是组织本身，可以擦掉。⑪痂为纤维素、炎症渗出物以及上皮表层粘连凝固而成，黄白色或深褐色。⑫鳞屑是指已经或即将脱落的表皮角质细胞。⑬坏死或坏疽，体内细胞的病理性死亡称为坏死，较大范围的坏死发生腐败称为坏疽。

口腔损害的疾病繁多，其分类见表18-1。

表 18-1　口腔损害疾病的分类

I　感染性口炎	四、口腔斑纹性疾病
一、单纯疱疹性口炎	（一）口腔扁平苔藓
二、口蹄疫	（二）口腔白斑病
三、手足口病	五、口腔肉芽肿性疾病
四、球菌性口炎	（一）炎症性肠病
五、坏死性龈口炎	（二）浆细胞肉芽肿
六、口腔结核	（三）嗜酸性肉芽证
七、梅毒性口腔损害	（四）韦氏肉芽肿病
八、艾滋病口腔损害	（五）结节病
九、口腔念珠菌病	六、唇舌疾病
十、口腔荚膜组织胞浆菌病	（一）唇炎
十一、口腔原虫感染	（二）舌疾病
十二、传染性疾病的口腔损害	七、系统疾病的口腔损害
II　非感染性口炎	（一）血液系统疾病
一、口腔超敏反应性疾病	（二）内分泌及代谢系统疾病
（一）药物过敏性口炎	（三）维生素缺乏症
（二）多形性红斑	（四）重金属及非金属中毒
二、口腔溃疡性疾病	III　口腔肿瘤
（一）复发性阿弗他溃疡	一、牙龈瘤
（二）白塞病	二、口腔纤维瘤
（三）创伤性血疱和创伤性溃疡	三、造釉细胞瘤
（四）放射性口炎	四、口腔癌
三、口腔大疱性疾病	五、恶性淋巴瘤
（一）天疱疮	六、恶性肉芽肿
（二）类天疱疮	

口腔损害

一、单纯疱疹性口炎

在口腔炎症中,疱疹性口炎的发病率相当高,仅次于阿弗他口炎。患儿所占比例更大,以 6 岁以下儿童多见,尤其是 6 个月至 2 岁更多,成人也有发作。发病季节以 2~4 月最多,病变多为自限性。

疱疹性口炎是由于单纯性疱疹病毒引起的口腔黏膜及口周皮肤的以疱疹为主的急性炎症。发热性疾病、感冒、月经期、妊娠期、过度疲劳等均可为诱因。在疱疹出现前 4~7d(前驱期)可出现发热、头痛、疲乏、全身肌肉疼痛、咽喉肿痛以及患儿烦躁、拒食、颌下和颈部局部淋巴结肿大等急性症状。口腔损害的最初表现为唇、舌、口腔黏膜与牙龈广泛性充血水肿,在 24 小时内(水疱期)渐次出现密集成群的灰白色或黄白色小水疱,似针头大小,疱液大多澄清,壁薄,好发于舌、颊黏膜,唇内侧与软硬腭等处。小水疱于 2~24 小时内(糜烂期)破溃,形成帽针头或粟粒大小的溃疡;如几个小溃疡互相融合,则形成边缘不规则的、较大的溃疡;唇和口周皮肤水疱破溃后形成痂壳。溃疡表面常被覆黄白色分泌物,周围绕以狭窄的红晕。患者有口腔烧灼痛、进食痛与口涎增多等症状。此病也有只发生在口唇的,称为疱疹性唇炎或口唇疱疹。7~10d 内(愈合期)口腔黏膜损害渐次复常,溃疡愈合,不遗留瘢痕。原发性疱疹性感染愈合后 30%~50% 的病例可能发生复发性损害。

本病首先须与三叉神经带状疱疹相区别。三叉神经带状疱疹也为病毒感染所致,患者多为成人,其分布限于一组神经所属的区域。可只有颜面皮肤发病,或单纯口腔黏膜发病,或皮肤与口腔黏膜均有损害,损害很少超越中线。疱疹较大、密集、成簇,但不重叠,疱液变浑浊,甚至混有血液,短期内破裂形成溃疡面,病损局限于单侧。溃疡存在时间较长,一般为 2~3 周,伴有剧烈的神经痛,可延续 1~2 个月之久,愈合后罕有复发。疱疹性口炎溃疡必须与阿弗他口炎相区别。阿弗他口炎的黏膜损害是几个分离的圆形或椭圆形小溃疡,直径为 1~6mm,较深,中间略凹下,表面可有较厚的黄色或黄绿色被覆物,常发生于口腔黏膜转折处或舌边缘,比疱疹性溃疡更痛(表 18-2)。

表 18-2　单纯疱疹性口炎与阿弗他口炎的鉴别

项目	单纯疱疹性口炎	阿弗他口炎
年龄	多为幼年	年龄无明显区别
疱疹分布	多汇集成族或重叠	散在的疱疹或溃疡
疱疹数量	多	少
溃疡面	深	浅
疼痛	疼痛轻于阿弗他	疼痛剧烈
病原体	有包涵体	罹患细胞内无包涵体
动物接种	阳性	家兔角膜接种阴性

二、口蹄疫

口蹄疫(foot-and-mouth disease)是偶蹄类家畜——牛、羊、猪的一种急性口蹄疫病毒感染。人类也可受感染,但不敏感。偶尔畜牧区居民因进食受污染的食物、牛奶,或密切接触病畜而感染,国内曾有大批人被感染的病例报道,多见于成人牧民。潜伏期 2~18d,继而出现发热、多涎,于口腔、咽喉、唇、舌等处黏膜及手掌、足底、指及趾间等处皮肤出现小水疱。数日后小水疱破裂,形成边缘不整的溃疡,被覆以灰黄色膜状物。溃疡痊愈后不留任何瘢痕。病程为自限性,一般为 10d 左右。诊断可根据流行病学史与临床表现。病毒分离及血清补体结合试验有特异性诊断意义。

三、手足口病

手足口病(hand-foot-mouth disease)是由肠道病毒

（包括柯萨奇病毒、埃可病毒等）经飞沫、空气或消化道传播引起的一种常见儿童传染病。手足口病主要通过密切接触传播，接触被病毒污染的手、毛巾、玩具、食具、奶具以及床上用品、内衣等引起感染；呼吸道飞沫也可传播该疾病；饮用或食入被病毒污染的水和食物亦可感染。本病好发于 5 岁以下婴幼儿及儿童，成人也可感染。全身症状轻微。口腔各部位均可出现疱疹及红斑。皮肤损害常见于手、足，典型皮疹表现为斑丘疹、丘疹、疱疹，皮疹周围有炎性红晕，疱疹内液体较少，不疼不痒，皮疹恢复时不结痂、不留疤。病程 5~7 天，有自限性。

四、球菌性口炎

球菌性口炎以儿童为多见，主要致病菌有金黄色葡萄球菌、草绿色链球菌、溶血性链球菌、肺炎球菌等。视诊可发现牙龈有暗白色或黄褐色假膜，假膜较厚而微凸出于黏膜表面，不易被拭去，但不致引起溃疡形成，擦去假膜后可见溢血的糜烂面。病损周围炎症反应明显，有炎症性口臭，可有并较明显的患部灼痛和流涎增多，局部淋巴结可有肿痛以及轻度的全身症状。涂拭物染色或培养证明有球菌，即可确定诊断。

五、坏死性龈口炎

坏死性龈口炎是以梭状杆菌和螺旋体感染为主要病因的急性坏死性溃疡性口腔病变。为急性感染性炎症，多见于年轻人，牙龈边缘呈"虫蚀状"，牙龈乳头消失如"刀削状"，坏死组织表面有灰白色假膜，容易擦去，基底呈出血的创面。唇、颊、舌、腭、咽等处黏膜均可受累，形成不规则的坏死性深溃疡，覆盖假膜，周围黏膜充血水肿。口腔有臭味，可伴有淋巴结肿大及全身症状。严重者合并荚膜杆菌感染时可造成面颊的穿通性缺损，成为走马牙疳或面颊坏疽。典型症状加上坏死区涂片发现病原体可确诊。

六、口腔结核

口腔结核是结核病的一种，是由结核分枝杆菌侵犯黏膜引起的慢性感染，患者多为体质较差的儿童、青少年和老人。口腔软组织的结核病损包括口腔黏膜结核初疮（原发性综合征）、口腔黏膜结核性溃疡、口腔寻常狼疮，易被误诊为鳞癌。

口腔的结核初疮常位于口咽部或舌部，初期为一小结，后发展为顽固性溃疡，周围有硬结，无疼痛感。口腔中常见继发性结核损害是结核性溃疡，可在口腔任何部位，通常为边界清楚的浅表溃疡，基底有脓性分泌物，除去分泌物可见暗红色肉芽肿；边缘微隆，形成潜掘状或深凿样；边缘可看到黄褐色粟粒样小结节，破溃后为暗红色

桑葚样肉芽肿；患者疼痛程度不等。寻常狼疮好发于无结核病灶且免疫功能较好的青少年或儿童，早期表现为一个或多个绿豆大小的结节，边界清楚，合并感染时可发生坏死，造成组织缺损。

结核史或结核接触史、结核菌纯蛋白衍生物（PPD）试验、胸部影像学检查以及 γ- 干扰素释放试验、溃疡被覆物涂片或培养等检查有助于诊断，诊断性抗结核治疗的较好疗效可证实口腔结核的诊断，确诊主要取决于组织病理学检查。

七、梅毒性口腔损害

由苍白梅毒螺旋体引起。一期梅毒特征性病损为硬下疳，唇部多见，其次见于舌、扁桃体，初发时粟粒大小，浸润性硬结，1~2 周后，黄红至暗红的圆形或椭圆形溃疡，略隆起，无痛，溃疡基底平坦，表面有薄痂或为光滑面，触之软骨样硬结，相应区域淋巴结肿大、坚硬、无痛、不粘连。梅毒性口黏膜炎和黏膜斑是二期梅毒病病征之一，一般在硬下疳消失后 3~4 周之后出现。整个口腔颊、舌、腭、扁桃体黏膜发生均匀的潮红充血，可有糜烂。梅毒黏膜斑最常见于舌部，为灰白色、光亮、微隆的斑块，直径 0.5~1cm，圆形、椭圆形或环形损害，易发生糜烂、溃疡，但无疼痛。三期梅毒形成的口腔损害表现为梅毒性树胶肿、舌炎和舌白斑。树胶肿多位于舌、腭等处，可破坏腭骨而致口腔与鼻腔相贯通。梅毒性舌炎表现为舌乳头萎缩，表面光滑，经过度角化而发生梅毒性白斑。晚期先天梅毒可见桑葚状牙和哈钦森牙。诊断主要根据上述的临床表现及梅毒血清学检查。

八、艾滋病口腔损害

口腔疱疹若持续 1 个月以上，应做艾滋病的相关检查。口腔念珠菌病最为常见，常在早期就表现出来，其特点：①发生于无任何诱因的成人。②常表现为红斑型或假膜型。③红斑型多发生于上腭和舌背，颊黏膜偶见；假膜型常累及附着龈、咽部、软腭、腭垂（悬雍垂）。病毒感染也很常见：①毛状白斑：对艾滋病有高度提示性，双侧舌缘的白色或灰色斑块，常呈垂直皱褶，不能擦去，组织学表出上皮增生，过角化或不全角化，其发生与 EB 病毒感染有关。②单纯疱疹。③带状疱疹：沿三叉神经分布。④巨细胞病毒感染：表现为口腔溃疡。⑤乳头状瘤：表现为口腔黏膜局部的外生性乳头状新生物，与人类乳头瘤病毒（HPV）感染有关。卡波西肉瘤是艾滋病最常见的口腔肿瘤，分为斑块期和结节期，女性患者少见。艾滋病相关牙周病变有牙周炎、牙龈线性红斑、坏死性牙周炎、急性坏死性溃疡性牙龈炎。艾滋病也可引起坏死性口炎、唾液腺炎症、非霍奇金淋巴瘤等。

九、口腔念珠菌病

口腔念珠菌病是由念珠菌属感染所引起的口腔疾病，是人类最常见的口腔真菌感染，多见于宿主防御功能降低以后发生的机会性或条件感染。引起人类念珠菌感染的主要是白念珠菌、热带念珠菌、高里念珠菌，临床症状主要为口干、发黏、烧灼感、疼痛、味觉减退，主要体征是舌背乳头萎缩、白色凝乳状斑膜、黏膜发红、斑块及结节样增生。发病主要部位是舌背和口角。比较公认的经典分型把口腔念珠菌病分为假(伪)膜型念珠菌病、急性红斑型(萎缩型)念珠菌病、慢性红斑型(萎缩型)念珠菌病、慢性增殖型念珠菌病，前三型多见。

急性假膜型念珠菌口炎以新生儿多见，又称新生儿鹅口疮或雪口病，呈急性或亚急性经过，罹患者常为衰弱的婴儿，也可发生于全身衰弱的成年慢性病患者。长期应用激素、广谱抗生素较易诱发此病。鹅口疮初起时为隆起的针头大白点，出现于唇内侧、舌背面、颊、软硬腭等处的黏膜上，颇似残留的牛乳凝块，各点之间有正常黏膜间隔。发病不久，这些白点即互相融合成片，与基底粘连紧密，拭去易引起出血。患者多伴有低热、不适感、消化不良、腹泻等症状。此病如不迅速处理，任其继续发展，可蔓延至呼吸道、消化道，甚至引起真菌性败血症，其后果可甚严重。根据上述的临床表现，一般不难确定此病的临床诊断，可做口腔涂拭物涂片及培养检查以鉴定之。

十、口腔荚膜组织胞浆菌病

本病临床表现为口腔黏膜与舌的溃疡，边缘不规则，有局部疼痛，并有进行性消瘦、贫血与白细胞减少。晚期多有不规则的发热。临床表现与口腔癌及结核性溃疡相似。国内有个别病例报道，此例经病理活检而确诊。本病以持续高热、肝大、脾大合并口腔损害的全身性感染也有报道。

十一、口腔原虫感染

需要注意牙龈阿米巴及口腔毛滴虫感染。原虫可从病灶或牙龈沟垢物涂片镜检发现。对顽固性口炎症，如抗生素治疗疗效不显著，而加用甲硝唑治疗有显著疗效，亦符合本病的诊断。口腔护理不周、营养不良可成为口腔原虫感染的条件。

十二、传染性疾病的口腔损害

猩红热患者早期出现舌蕈状乳头肿大，初期舌苔发白，肿胀的舌乳头突出，称为白色杨梅舌;3d 后舌苔脱落，舌面光滑呈绛红色，舌乳头突起，称为红色杨梅舌;扁桃体以及软腭处黏膜充血，有点状红斑或易被擦去的渗出性假膜。白喉是由白喉杆菌引起的急性呼吸道传染病，在咽、腭垂、扁桃体以及口腔黏膜出现程度不同的点状、片状灰白色假膜，边缘清晰，不易拭去，强行擦去后可见出血的创面。麻疹患者在病程的第 2~3 天在双侧第二磨牙对应的颊黏膜上出现 0.5~1mm 针头大小的灰白色或紫色小点，周围有红晕，称为麻疹黏膜斑或科氏斑(Koplik spot);发疹期此斑可蔓延到整个颊黏膜和唇内侧，互相融合，扩大成片，似鹅口疮。

18.2　非感染性口炎

一、口腔超敏反应性疾病

(一) 药物过敏性口炎

口炎可为全身性药物过敏性反应的局部表现，如史 - 约综合征(Stevens-Johnson syndrome)，但有时也可仅表现为口炎(固定性药物过敏性口炎)，而无全身性皮肤损害。临床上最常引起过敏性反应的药物是磺胺类、青霉素、巴比妥酸盐类与解热镇痛药。甲氨蝶呤、6-MP、放线菌素 D、博来霉素、硫酸长春新碱等抗癌药物也可引起药物过敏性口炎。口腔黏膜损害可表现为充血、红斑、丘疹、水疱、结痂、溃疡与出血，常伴有不同程度的发热及局部疼痛、全身不适、头痛、食欲减退、消化不良等症状。

发病可急可缓，即速发型在接受药物后数分钟至几小时发病，迟发型于接受药物后 1 天至 2 周发病。立即停药，口腔损害一般很快痊愈，再次用药时口炎又再发，再次发作的药疹局部灼热发痒，有暗红色斑，圆形或椭圆形，边缘清楚，数目不多或为单个，多发生于固定位置。重型药物变态反应，又称莱氏综合征(Lyell syndrome)，急性发病，有较重的全身症状，除口腔及皮肤外，身体其他腔道的黏膜均可出现大疱、糜烂。

(二) 多形性红斑

多形性红斑又称渗出性多形红斑，病因尚未完全明确。目前认为是变态反应性疾病，具自限性、复发性，多见于春、秋两季，与感染、药物、食物过敏等有关。

临床特点是以不同程度的全身前驱症状而起病,于四肢皮肤(特别是手背、关节曲面)、外生殖器、肛门周围、眼、口腔黏膜等处,出现红斑、丘疹、水疱、结痂、结节与溃疡形成。红斑周围可有红色圈,如环状。红斑中心常有小疱疹,不久结成浅褐色痂。若多数的大小环相套,各色相间,形如彩虹时,则称为虹样红斑。发疹大多累及口腔黏膜,且口腔损害往往较其他部分的损害严重,或口腔单独发病。颊两侧、唇、舌面、舌底、口底、腭等处均为好发部位。唇部由于皲裂与经常活动,有时出血较重,出现黑色血痂,是本病特征之一。

本病临床上可分为轻型(Hebra 型)与重型[史 - 约(Stevens-Johnson)综合征]两型。前者发疹少,病程短,症状较轻。后者发疹急,常有恶寒或寒战、高热,病情重,病变也较广泛,可遍及全身多腔孔道黏膜,甚至危及生命。

二、口腔溃疡性疾病

(一)复发性阿弗他溃疡

复发性阿弗他溃疡又称复发性阿弗他口炎、复发性口腔溃疡,是最常见的口腔黏膜溃疡类疾病,好发于 10~30 岁人群,具有周期性、复发性、自限性为特征,溃疡灼痛明显。一般表现为反复发作的圆形或椭圆形口腔溃疡,具有"黄、红、凹、痛"的特征,即溃疡表面被覆黄色假膜、周围有红晕带、中央凹陷、疼痛明显,具有不治自愈的自限性。

此病在临床上有下列 3 种表现。

1. 复发性口疮 复发性口疮又称阿弗他溃疡,其最初表现是在口腔黏膜,特别是唇、舌与颊黏膜上出现小水疱,直径一般在 2mm 左右,单个或两三个,经 6~12 小时后自行破裂,形成小溃疡。溃疡呈圆形或椭圆形,直径数毫米,表面凹陷,有灰白色膜状物,边缘稍隆起,具有强烈的疼痛感,因食物的刺激而加重,但患者全身症状一般不明显。病程为自限性,溃疡通常经数日而逐渐愈合,一般为 7~10 天,但甚易复发,往往延续多年。

2. 阿弗他口炎 阿弗他口炎多发生于 10 岁左右的儿童,但成年人也可罹患。此病有复发的倾向,全身症状随年龄增长而减轻。

疱疹出现之前,患者常有全身不适感、乏力、头痛、食欲减退、畏寒与不同程度的发热(可达 40℃)等全身症状,继而在唇颊内侧、舌面、上腭等处出现散在性多数性小水疱,一般自八九个至十余个不等。水疱不久穿破而形成小溃疡,全身症状逐渐缓解,但局部疼痛反而加剧,并伴流涎增多。局部淋巴结可发生肿痛。溃疡经 10~14d 而愈合,不留瘢痕。

阿弗他口炎须与单纯疱疹性口炎以及烟酸缺乏性口炎相区别。

3. 复发性坏死性黏液腺周围炎 此病临床上少见,多发生于青年,国内仅有少数病例报道。其临床特点是病初时在黏膜下层出现单个的小结节,逐渐扩大与坏死而形成小溃疡。溃疡可增大至 1~2cm,偶尔达 4cm,一般位于口角后端、舌尖、舌缘和颊黏膜等处,多次复发后溃疡逐渐向后移,达软腭、咽壁及腭垂等处。溃疡的特点是大而深、边缘不整齐而较硬,中部凹陷,被以黄色假膜,溃疡周围无红晕,疼痛剧烈,愈合较慢,病期达 2~3 个月甚至更长,愈合后往往遗留白色线状瘢痕,但常无明显的淋巴结反应。此病须注意与口腔癌性溃疡相区别(表 18-3),如未能除外后者,应尽早做病理组织活检。

(二)白塞病

白塞病又称贝赫切特综合征,是一种慢性的系统性血管炎症性疾病,累及全身各大、中、小血管,其中以静脉受累最多。本病以慢性经过、反复发作为临床特征,临床表现多样化,但主要表现为阿弗他口炎伴有外生殖器疱疹与溃疡、眼部病变(虹膜睫状体炎、角膜炎、葡萄膜炎、视网膜血管炎、前房积脓等)、皮肤病变,称为"口 - 眼 - 生殖器三联症",也可累及血管、神经系统、消化道、关节、肺、肾、附睾等器官。不少病例先由眼科、口腔科或皮肤

表 18-3 复发性坏死性黏液腺周围炎与口腔癌性溃疡的鉴别

项目	复发性坏死性黏液腺周围炎	口腔癌性溃疡
病史	有复发史	无复发史
溃疡形状	边缘可能较硬韧,但溃疡面不突出,愈合后遗留白色线状瘢痕	溃疡边缘和中心部不规则的突出且有迅速发展的倾向
疼痛	早期即有烧灼样痛	早期疼痛不明显
局部淋巴结反应	无明显反应	常有淋巴结转移
全身情况	无明显改变	逐渐出现恶病质
病程	有自限性	继续进行

18 口腔损害

18.2 非感染性口炎

科医师发现。发热、全身不适和关节痛是常见的症状。

口腔损害是本病的主要特点，又是诊断的必具条件。其表现为散发性多数的小溃疡（口疮），多呈圆形，直径大多 3mm 以上，伴有明显的自发痛，常发生于口唇、舌尖、舌侧缘、牙龈、咽部等处，甚至可有会厌、腭垂（悬雍垂）等少见部位的累及。口腔溃疡的特点是发生早，占白塞病首发症状的 70%~90%；发病率高，最终 100% 患者必发；常反复发作，即每年发作 3 次以上，但在临床实践过程中，患者往往表现为每月频发，甚至常年迁徙不愈。溃疡可于 1~2 周后自行好转，予以各种维生素治疗不能缩短病程。

本病的诊断标准见 24.1。

（三）创伤性血疱和创伤性溃疡

物理性、机械性或化学性刺激是此病的主要发病条件。常在软腭、颊、舌等部位发生圆形或椭圆形紫红色大血疱，继之自行破裂；破裂后形成类似假膜覆盖的创面，1~2d 后假膜坏死脱落，形成圆形或椭圆形界限分明的大创面。创面略高于正常黏膜，底部有多数红点及毛细血管扩张，周围的黏膜有充血带。创面常因感染而有黄白色分泌物。患者常有局部疼痛与吞咽痛。如继发感染则有发热、头痛、全身不适感、颌下淋巴结肿痛等表现，经 10~21d 而痊愈。

创伤性溃疡是由于长期机械性刺激或压迫所致的口腔软组织损害，通常由于托牙、卡环、破冠、残根、尖锐牙尖或牙缘的损伤所引起。由于外界暴力作用、尖锐器械损伤所致的口腔溃疡也属于此范畴。溃疡发生于直接受损的部位，多见于舌的侧缘，也可发生于唇、颊及他处的黏膜，有自发性局部疼痛。溃疡表面覆盖以灰白色或浅黄色分泌物。如继发感染，则引起局部淋巴结肿痛。去除刺激因素后，病变通常在 1~2 周内痊愈。中年以上患者如不及时去除病因，慢性创伤性溃疡可为癌前病变。

如在慢性口腔溃疡基础之上出现硬结，或慢性溃疡去除病因 1 个月之后仍未愈合，须考虑癌变的可能，应即做病理活检以明确诊断。

（四）放射性口炎

放射治疗后渐出现口腔干燥，唾液分泌减少，黏膜充血水肿，口腔局部可出现溃疡、坏死，牙齿松动，牙周炎发作，可有明显疼痛、口腔干燥或味觉异常、口臭。故临床在头面部放射治疗和全身化疗前，应检查口腔，对可能造成的感染病灶，如牙周炎、牙龈炎、冠周炎、根尖周炎和坏死的牙髓预先处理，以防止局灶感染，甚至远隔器官的感染。

三、口腔大疱性疾病

（一）天疱疮

天疱疮是少见而严重的、慢性的黏膜及皮肤自身免疫大疱性疾病，临床分为寻常性天疱疮、增殖性天疱疮、落叶性天疱疮、红斑性天疱疮 4 个类型。各型损害情况虽然表现不同，但均有棘层松解这一病理特征。天疱疮多发生于中年以上，40~60 岁较常见。其特征是在皮肤、口腔黏膜、咽黏膜等处发生多数大小不等的水疱。口腔黏膜为好发与早发的部位，皮肤多见于头皮、胸背、躯干、腹股沟等易受摩擦部位。水疱的直径自数毫米至十数毫米或更大，疱壁甚薄，数分钟至十数分钟即可自行破裂。破裂后出现圆形或椭圆形糜烂面或浅在性溃疡，并有显著疼痛。进食、咀嚼与吞咽等动作均受妨碍，严重影响患者的营养状况。对外观正常的皮肤或黏膜加压刺激或摩擦后，易形成疱或脱皮，轻压疱顶可使疱向四周扩展，这种现象称尼科利斯基征（Nikolsky sign）。在病情发展阶段，患者常有畏寒、发热、食欲减退等全身症状。皮肤与口腔黏膜水疱此起彼伏，直至全身衰竭。

（二）类天疱疮

类天疱疮是一种以黏膜皮肤的厚壁张力性大疱为特征的疾病，多见于 60 岁以上的老年人，口腔损害可表现为大疱性类天疱疮和瘢痕性类天疱疮。大疱性类天疱疮口腔的水疱较小，粟粒样，不易破，破溃后溃疡趋于愈合而不扩展，尼科利斯基征阴性，疼痛轻，可累及牙龈导致剥脱性龈炎。瘢痕性类天疱疮较常见，损害可发生于口腔的任何部位，牙龈最为多见，典型的表现呈剥脱性龈炎样损害，开始为弥散性红斑，其上可见直径 2~6mm 的水疱，疱液清亮或血疱，疱壁厚，破溃后可见白色疱膜，膜去除后基底为光滑的红色溃疡面，尼科利斯基征阴性。损害愈合后出现瘢痕，与周围组织粘连，以致畸形。

四、口腔斑纹性疾病

（一）口腔扁平苔藓

扁平苔藓是一种非感染性慢性炎症性皮肤与黏膜病，病因尚未明确。口腔黏膜病中除复发性阿弗他溃疡外，以扁平苔藓最为常见。国内报道发病女多于男，罹患最多为年龄为 20~50 岁。病理表现为上皮过度角化或不全角化，上皮角质层增厚或变薄，粒层明显，基底细胞液化变性，基膜下方可见大量淋巴细胞浸润带。上皮固有层可见均匀嗜酸染色的小体。此病很少发生癌变。约 50% 皮肤与黏膜同时受累，但不少单独发生于口腔黏膜，好发于颊面、舌面、唇内、牙龈等处，且多为对称性累及颊部黏膜。

颊扁平苔藓可为双侧性或单侧性，位于合线或颊沟。病区有珠光色或灰白色点状小丘疹，连续成线纹状；线纹互相交织成网状、环状、花边状等不同形态。在灰白色小丘疹周围的黏膜无明显的炎症。可无明显自觉症状。有时病灶的黏膜出现糜烂，可觉疼痛。病损消退后黏膜上有色素沉着。

舌扁平苔藓主要位于舌前 2/3 的舌背和边缘,呈圆形或椭圆形、边缘整齐的斑状或花边状病区。斑状病区的中部为浅灰白色薄膜,但仍显示正常的乳头,故与白斑有所区别。患者除有痒感之外,无其他自觉症状。

如口腔扁平苔藓与皮肤病变同时出现,诊断比较容易,但如单独出现不典型的口腔病变,则诊断比较困难。皮肤损害多见于前臂、手腕、下肢、颈部,也可发生于腰、腹、躯干及生殖器。表现为散在或成簇针头大小的红色多角形扁平丘疹,也可为绿豆或黄豆大小丘疹,开始为粉红、红色,逐渐变成紫红或紫蓝色,丘疹表面扁平略凹陷,边界清楚,表面有蜡样光泽,上覆鳞屑。

口腔扁平苔藓主要须与口腔白斑相区别。白斑不伴皮肤损害,两者的病理变化也不同。诊断根据是本病特有的小丘疹以及由此形成的灰白色网状或花边状线纹,触诊病变黏膜表面仍柔软有弹性,无粗涩感,但有时须经病理活检方能鉴别。

(二)口腔白斑病

口腔白斑病是发生于口腔黏膜上以白色为主的损害,不能擦去,也不能以临床和组织病理学的方法诊断为其他可定义的损害,属于癌前病变范畴,是因黏膜表层增生与过度角化,上皮的透明度减低,在罹患部位形成的白色斑片。触诊表面有粗涩感,失去正常的柔软和弹性。白斑的一般病理变化是上皮过度正角化或过度不全角化,有时为两种同时出现的混合角化。本病一般无明显自觉症状,有些人有不适感,舔时发涩,伴有溃疡或癌变时局部有疼痛感,多发生于 40~50 岁,可发生在口腔的任何部位,好发部位包括牙龈、颊黏膜咬合线附近和舌部,病损范围可以小而局限,也可以是大面积而广泛分布,可分为均质型和非均质型两大类,前者如斑块状、皱纹纸状;后者包括颗粒状、疣状和溃疡状。吸烟过多、饮烈酒、辛辣刺激品、维生素 A、叶酸缺乏、口腔内持续的机械刺激、念珠菌或人乳头瘤病毒感染、机体的内在因素等均为白斑的发病诱因。白斑常被认为是癌前病变,故发现患者有口腔白斑,应警惕发展为癌的可能性。如白斑基底变硬,出现皲裂、溃疡、出血,都可能是癌变的征象。

五、口腔肉芽肿性疾病

(一)炎症性肠病

炎症性肠病是一种慢性肠道疾病,主要包括溃疡性结肠炎和克隆病,除了有特定的肠道表现,口腔黏膜病变也是患者常见的肠外表现,包括阿弗他溃疡、牙龈炎、唇炎、口面部肉芽肿病、肉芽肿性腮腺炎等,其中口腔阿弗他溃疡是最常见的肠外表现,通常在肠道炎症活跃期出现,其特点是口腔反复发生多发性溃疡,为圆形或椭圆形、小而浅的溃疡,且随肠道炎症的控制而趋于缓解。

少部分炎症性肠病患者口腔病损可累及颊、唇、牙龈、腭、咽等黏膜,形成刀切口样、边缘高起的线样溃疡,或形成肉芽肿、小结节及牙龈增生。口腔黏膜可发生条索状增生皱襞以及颗粒样的结节样增生、鹅卵石样斑块。

(二)浆细胞肉芽肿

浆细胞肉芽肿是良性、炎症肉芽肿性病变,其特征为肉芽肿并有大量密集的成熟浆细胞浸润为主。口腔病损好发于牙龈,但不侵犯牙槽黏膜;牙龈以外的口腔软组织可出现红色肿物或黏膜糜烂。组织病理活检表现为浆细胞浸润。

(三)嗜酸性肉芽肿

嗜酸性肉芽肿是因寄生虫感染、过敏等刺激因素引起的反应性增殖性炎症性病变,多见于舌,也见于牙龈、腭、唇处的黏膜,表现为边缘不整的黏膜溃疡,面积较大,表面有微黄色渗出。病理活检表现为大量嗜酸性粒细胞浸润并有组织细胞增生。

(四)韦氏肉芽肿病

韦氏肉芽肿病是一种以进行性坏死性肉芽肿和广泛的小血管炎为特征的疾病。临床表现开始于上呼吸道,可表现为鼻窦炎、鼻出血,经常有肾损害,可有发热、乏力、关节痛等。口腔黏膜出血坏死性肉芽肿性溃疡好发于咽和软腭,溃疡深大,扩展快,有特异性恶臭,无疼痛,可破坏骨组织。

(五)结节病

结节病是一种全身多系统及组织器官发生的非干酪样坏死性上皮样肉芽肿性疾病,又称类肉瘤病、肉瘤样病,多见于中青年人。其临床主要表现为双侧肺门淋巴结肿大及肺部侵犯,也可侵犯皮肤、眼、浅表淋巴结、肝、脾、肾、骨髓、心脏和神经系统等,口腔损害以唇、颊部常见,唇、颊黏膜组织增厚、肿胀,形成巨唇,触诊有硬结,有时黏膜呈分叶状;舌、腭可发生无症状的黏膜增生;牙龈增生、肿胀;累及腮腺时出现腮腺区肿胀,伴有舌干症状。病理活检可看到非结核结节。诊断需排除其他非干酪样坏死性肉芽肿疾病。

六、唇舌疾病

(一)唇炎

唇炎是发生于唇部的炎症性疾病,其临床特征可表现为糜烂、脱屑、渗出、结痂,继发感染时有疼痛症状。根据病因病理可分为慢性非特异性唇炎、腺性唇炎、良性淋巴增殖性唇炎、肉芽肿性唇炎、梅-罗综合征、光化性唇炎和变态反应性唇炎等。

(二)舌疾病

地图舌是一种浅表性非感染性的舌部炎症，儿童多发，也可见于中青年人，病因不明。好发于舌背、舌尖、舌缘处，中央区表现为舌乳头萎缩、黏膜发红、表面光滑，周边区表现为丝状舌乳头增厚，与周围正常黏膜形成清晰的边界，一般无疼痛等症状。病变位置及形态不断变化，仿佛在舌背移动游走。

沟纹舌表现为舌背一条或长或短的中心深沟和多条不规则的副沟，形似脑回、叶脉或树枝样，又称脑回舌或皱褶舌。与全身疾病有关，一般无生理改变或自觉症状。

舌乳头炎包括丝状乳头炎、菌状乳头炎、轮廓乳头炎和叶状乳头炎4种。主要由全身因素导致，局部刺激也可影响发病。丝状乳头炎主要表现为萎缩型舌炎，舌背呈火红色。其他乳头炎均以舌充血、红肿、疼痛为主。

毛舌是舌背丝状乳头过度伸长和延缓脱落形成的毛发状损害，丝状乳头呈毛发状，毛长数毫米，长者可达1cm，可呈黑、褐、白、黄、绿等多种颜色，与吸烟和口腔环境不佳有关。患者口臭明显。

舌淀粉样变是淀粉样蛋白物质沉积的早期表现，如多发性骨髓瘤、巨球蛋白血症等浆细胞增殖性疾病或者慢性感染性疾病、自身免疫性疾病或者恶性肿瘤，如肺结核、骨髓瘤、类风湿关节炎、淋巴瘤等。淀粉样物质主要由免疫球蛋白轻链衍生而来，或者来自因为慢性感染或肿瘤刺激来源不明的物质。舌淀粉样变是系统性损害的早期表现，因为进行性巨舌导致言语不清，甚至影响进食。舌体肿大，广泛而对称，随着淀粉样物质沉积增多而变硬。两侧有齿痕，舌缘有结节样突起，舌背可有丘疹、结节、紫癜、出血、沟裂、坏死等。

萎缩型舌炎指舌黏膜的萎缩型改变，舌乳头、舌上皮甚至舌肌肉萎缩、变薄甚至消失，全舌色泽红，光滑如镜面，也可呈苍白，又称光滑舌或镜面舌，见于维生素缺乏所致的大细胞性贫血、干燥综合征、念珠菌感染等情况。

七、系统疾病的口腔损害

(一)血液系统疾病

血液病患者除因全身性与血液系统症状就诊内科外，尚有不少病例以口腔出血、牙龈肿胀、智齿冠周炎、口腔溃疡与疼痛而就诊于口腔科。牙龈肿胀，甚至表现为全口性牙龈肿胀，是急性白血病的重要口腔表现。龈缘渗血与黏膜出血常见于各类型血小板减少性紫癜。黏膜出血性大疱多见于急性型血小板减少性紫癜。各类型贫血均有不同程度的唇与口腔黏膜苍白，常有口干、舌灼痛等症状，可出现舌炎、舌乳头萎缩、舌背光滑绛红等。血

友病患者常有拔牙后或乳牙脱落后不易止血的历史。坏死性口炎常见于急性白血病与粒细胞缺乏症，须与奋森龈口炎相鉴别。多发性骨髓瘤发生继发性淀粉样变时，巨舌为常见表现。

(二)内分泌及代谢系统疾病

肢端肥大症患者舌体增大呈巨舌。甲状腺功能亢进症患者牙齿萌出较早，舌出现纤细震颤，伴有麻木和灼痛感。甲状腺功能减退症患者双唇肥厚，舌宽而厚。肾上腺皮质醇增多症患者可出现口腔黏膜棕褐色色素沉着，口腔易发生念珠菌感染。糖尿病易引起或加重牙周疾病，牙龈炎症明显，呈暗紫色，易出血，牙龈边缘呈肉芽组织样；唾液少，口腔干燥，舌体肿大，有时呈地图舌样改变；患者常感黏膜灼痛、口干及味觉异常。

(三)维生素缺乏症

1. 维生素A缺乏性口炎　维生素A是脂溶性维生素，对皮肤、黏膜和某些腺体组织具有保护性和维持其功能的作用。维生素A缺乏时主要引起上皮组织的损害，特别是眼、口腔及皮肤。维生素A缺乏的口腔损害有牙龈过度增生、龈炎、牙周炎等，并可影响牙体组织发育，出现恒牙萌出迟缓、牙釉质发育不良、牙列不齐，而以下颌牙更为明显。

2. 核黄素缺乏性口炎　核黄素(维生素B_2)缺乏的临床表现主要局限于口腔与外生殖器，其中以口腔损害较早出现而明显，常有以下的表现：①对称性口角炎，在两侧口角的皮肤和黏膜上出现乳白色糜烂，其后见有横纹裂缝，在过度张口或继发感染时出现疼痛。②唇炎，一般表现为微肿、脱屑与色素沉着，偶有潮红、糜烂、裂隙、破皮、化脓或结痂，裂隙均为纵裂，有痛感，各种损害主要发生于下唇唇红部分。③舌炎，早期舌尖的蕈状乳头及舌后的轮廓乳头肥厚，蕈状乳头表现为散在的针头大红点，舌肿大呈紫红色、干燥、有烧灼感或刺痛；后期丝状与蕈状乳头萎缩，舌面变为光滑，并出现散在性裂纹，舌色紫红(绛舌)，舌痛常为突出的主诉。④核黄素缺乏可引起阴囊红斑、丘疹、结痂、脱屑等损害，较重病例发生湿疹样阴囊炎，形态上与一般慢性阴囊湿疹相似，皮肤呈弥漫性浸润和变厚，间有渗液、裂隙与结痂，是较常见而有诊断价值的病征。

3. 烟酸缺乏性口炎　烟酸缺乏性口炎是糙皮病的部分表现，主要病变是不同程度的舌炎。病初时舌尖肿胀、潮红，继而蔓延至整个舌部，呈特别的朱红色，并出现舌痛。舌乳头消失。舌面可有小糜烂形成。病变进展时出现多数性小溃疡，其上覆以灰白色假膜，进食时感到剧痛，称为阿弗他口炎样烟酸缺乏性口炎。其与阿弗他口炎的鉴别要点：小溃疡通常发生于舌背，无发疱期，病程长，无自限性，烟酸治疗有特效(表18-4)。其他系统症状

表 18-4　阿弗他口炎样烟酸缺乏性口炎与阿弗他口炎的鉴别

项目	阿弗他口炎样烟酸缺乏性口炎	阿弗他口炎
病变分布	多发生于舌背	散发于口腔黏膜各处
溃疡前阶段	无发疱期	有发疱期
舌乳头	舌乳头肥大或萎缩	舌乳头无改变
口角损害	可伴有对称性口角炎	无对称性口角炎
黏膜损害	溃疡此起彼伏,不治不愈	疱疹与溃疡可同时出现
病程	无自限性	有自限性
烟酸治疗	有特效	无效

为水样腹泻、胃酸减少或缺乏、全身裸露部分的对称性皮炎以及神经精神症状等。不少烟酸缺乏性口炎常继发奋森螺旋体与梭状杆菌感染,这是由于牙周组织抵抗力减弱所致。

4. **维生素 C 缺乏性口炎**　维生素 C 缺乏时引起坏血病,牙龈损害表现为出血性牙龈炎,是最突出而早期出现的症状。病初时全部牙龈潮红、水肿,按之有如海绵,轻度接触即出血,或有自发性出血。继之常有溃疡出现,往往伴有疼痛与血腥样口臭。舌、腭弓、颊黏膜、舌边缘等处也可出现紫癜与血肿。女性患坏血病时,常有月经过多。长期缺乏维生素 C 是致病的原因。在此病的基础上,易继发奋森龈口炎。此病在鉴别诊断上须注意与急性白血病及各类型紫癜相区别。

(四) 重金属及非金属中毒

重金属及其他化学物品中毒是某些工矿企业的职业病。汞、铅、铋等重金属以及砷、磷等进入人体之后,视摄入量的多少与摄入得快慢,可引起不同程度的中毒。临床上较多见的是长期小剂量摄入所致的慢性中毒,最重要的诊断根据是患者的职业史与接触史。除职业性中毒外,近年用含汞、铅的中草药偏方治疗银屑病和风湿病等医源性接触以及因使用含汞的美白去斑类化妆品经皮肤吸收的生活性汞、铅中毒时有报道,因其临床表现无特异,在综合性医院就诊患者不能提供明确的汞、铅等接触史,易被误诊、漏诊、误治,故需进一步提高对重金属中毒的认识。

1. **慢性汞毒性口炎**　口炎是慢性汞中毒的早期症状,常先于其他症状而出现,主要表现为牙龈肿痛、流涎增多、口有金属味、牙龈易出血、牙槽脓漏。牙龈常有棕黑色的汞线,这是由于唾液中所含的汞变为硫化汞沉着于此处所致。患者常有乏力、头晕、头痛、感觉异常、睡眠障碍、入睡困难、多梦、易醒、记忆力减退等神经衰弱症状。少数患者有嗜睡;部分患者则有性情急躁、易怒。上述临床表现可被误诊为神经衰弱。患者有汞摄入史与上述表现,24 小时尿汞排量 $\geq 0.25\mu mol/L (0.05mg/L)$(双硫腙法),可诊断为慢性汞中毒。

2. **慢性铅毒性口炎**　慢性铅中毒时,牙龈可出现铅线。铅线出现于牙龈唇颊舌侧的边缘上,距游离龈约 1mm,呈宽约 1mm 的灰蓝色线条。牙龈常发炎,可有溃疡形成。患者自觉口有金属甜味,流涎增多,易并发奋森龈口炎。早期常有乏力、头晕、头痛、记忆力减退、睡眠不佳等神经衰弱症状。重症病例可出现腹绞痛、腹胀痛、肠梗阻与瘫痪,患者均可出现不同程度的贫血。患者有铅摄入史与上述病征,24 小时尿铅排量 $\geq 0.39\mu mol/L$ 可诊断为慢性铅中毒。每百万个红细胞中点彩红细胞超过 300 个,也有诊断价值。常有尿卟啉阳性。

3. **慢性铋毒性口炎**　慢性铋中毒的口腔早期病征,也为龈缘黑色金属沉着线——牙龈铋线。自觉症状不如慢性汞、铅中毒的显著,因铋盐对口腔黏膜的刺激性,远不及汞、铅的强烈。

4. **慢性砷毒性口炎**　慢性砷中毒的口腔损害主要累及牙周部分。牙龈肿胀、充血、易出血,有时出现类似铅线的色素沉着。其他部分的口腔黏膜也充血、肿胀、糜烂或溃疡形成。患者感觉口干,有葱样臭味。其他病征为各种各样的皮疹、多发性神经炎、慢性消化道炎症与中毒性肝炎等。

5. **慢性磷毒性口炎**　慢性磷毒性口炎主要表现为牙龈充血、肿胀、易出血。牙齿有针刺样、蚁走样或难以形容的疼痛。有蒜样口臭。可引起颌骨发炎、坏死、化脓、瘘管形成,出现"磷毒性颌坏疽"。

6. **急性腐蚀性口炎**　误服强酸或强碱等腐蚀剂可引起口腔黏膜灼伤、坏死与剧烈疼痛。酸类更可腐蚀牙齿。剂量较大的腐蚀剂可引起消化道黏膜灼伤与坏死,严重者发生休克与穿孔。如能治愈,常遗留消化道(主要是上消化道)瘢痕性狭窄。

18.3 口 腔 肿 瘤

口腔良性肿瘤多见于牙龈、口腔黏膜,恶性肿瘤在我国以舌癌、颊部黏膜癌、牙龈癌、腭癌常见,在临床中口腔肿瘤误诊率高达30%,常误诊为牙龈炎、良性溃疡等,其诊断主要依靠活体组织检查。

一、牙龈瘤

牙龈瘤来源于牙周膜、颌骨牙槽的结缔组织。根据病理组织结构,可分为肉芽肿型、纤维型和血管型3类。

牙龈瘤女性多见,男女比例约为1:2,以青年人及中年人常见,多发生于牙龈的乳头部,位于唇、颊侧者较舌、腭侧者多,最常见的部位是前磨牙区。肿块局限,生长较慢,圆形、椭圆形、分叶或息肉状,均属良性肿瘤,但生长较快者可破坏牙槽骨壁。可在局部麻醉下手术完整切除。

二、口腔纤维瘤

纤维瘤是常见的口腔肿瘤之一,是一种良性瘤,可发生于牙槽黏膜,腭黏膜,唇、颊、舌黏膜,以及上、下颌骨。此瘤发展缓慢,均较小,呈圆球形或结节状,有蒂或无蒂,表面大多平滑,边界清楚,表面覆盖有正常黏膜。任何年龄均可罹患,而以21~30岁较多见。女性罹患略多于男性。诊断须根据肿瘤活体组织检查。

三、成釉细胞瘤

造釉细胞瘤是一种具有局部侵袭性和复发性的常见颌骨良性牙源性肿瘤,约占颌骨牙源性肿瘤的60%,多发生于青壮年人的下颌骨。此瘤发展缓慢,初期几无症状,经过多年,当肿瘤长大时,可压迫下牙槽神经而出现疼痛或麻木感。位于上颌者可侵入上颌窦内。发展较快者多为分化度低而具有恶性的类型,可转移至颌下淋巴结与颈淋巴结。

四、口腔癌

口腔癌的发病率颇高,大多数为鳞状上皮癌,41~70岁发病率最高,男女发病比率约为2:1,罹患部位以舌癌最为常见,牙龈癌、颊黏膜癌次之,腭癌又次之,口底癌、唇癌较少见。早期可表现为黏膜白斑,表面粗糙;后期发展为乳头状或溃疡型,或两者混合出现,有时呈菜花样,

边缘外翻。典型的癌性溃疡质硬,边缘隆起、呈堤围状而不整齐,基底也凹凸不平,癌组织富于毛细血管,因此易引起出血。口腔癌的转移率平均为40%,2/3发生颈淋巴结转移。

五、恶性淋巴瘤

恶性淋巴瘤在病理上可分为霍奇金淋巴瘤与非霍奇金淋巴瘤两大类。口腔恶性淋巴瘤可发生于牙龈、腭、颊、口咽、舌、扁桃体等部位,居口腔恶性肿瘤的第二位。临床表现多样,早期可表现为淋巴结肿大,口腔病变有炎症、坏死、溃疡、肿块等类型,可侵犯颌骨引起不规则破坏。诊断需要靠活组织检查。

六、恶性肉芽肿

恶性肉芽肿又称致死性中线性肉芽肿,实质上是一种独立类型的恶性淋巴瘤,称为NK/T淋巴瘤或中线外周T细胞淋巴瘤,好发于青壮年男性。病因未明,病变一般先侵犯鼻腔,后侵及鼻咽及口咽部。

恶性肉芽肿的主要临床与病理特点是面部近中线的慢性进行性非特异性肉芽组织增生与坏死,累及鼻、咽、上腭、喉头等处,以致最后形成整个面部损坏、大出血、内脏损害与全身衰竭。进行性病例常有不同程度的发热,多呈弛张型或不规则型。当患者尚无显著的内脏损害时,虽有鼻咽与口咽部严重病变及高热,但食欲、精神及全身情况仍较良好,与一般感染性疾病及晚期恶性肿瘤有所不同。

此病的主要诊断根据:①侵犯面部近中线的慢性进行性溃疡。②局部症状(以及全身情况)与局部病变不成正比例,局部可能有广泛的破坏,而自觉症状较轻微,全身情况也较好。③局部(颌下与颈部)淋巴结一般无明显肿大。④病理活检见炎症性肉芽组织。⑤各种细菌血清学检查包括梅毒血清反应、结核杆菌检查等均为阴性。恶性肉芽肿的诊断主要依靠排除诊断法。如患者经反复活检均证明为炎症性肉芽组织与坏死组织,而临床表现与上述情况相符,细菌血清学检查也无特异性炎症的证据,可诊断为此病。

口腔良、恶性肿瘤的鉴别见表18-5。

表 18-5 口腔良性肿瘤与恶性肿瘤的鉴别

项目	良性肿瘤	恶性肿瘤
发病年龄	任何年龄	癌多见于老年人,肉瘤多见于青壮年
生长速度	慢	快
生长方式	膨胀性	浸润性
与周围组织关系	有包膜,不侵犯周围组织,界限清楚,可移动	侵犯,破坏周围组织,界限不清,活动受限
症状	一般无	常有牙、口局部疼痛,感觉异常,张口受限,出血,头痛等
转移	无	常有
组织学	分化好,与正常组织相似	分化差,有异型性及异常核分裂

(张 宁 陈旻湖)

参考文献

[1] 张永福. 走马疳 12 例及其后遗症 68 例分析. 中华口腔科杂志, 1965, 11: 38.

[2] 陆道培. 遗传性出血性毛细血管扩张症. 中华医学杂志, 1973, 53: 543.

[3] 李哲. 西安市 572 人齿龈阿米巴及口腔滴虫感染. 中华口腔医学杂志, 1988, 307.

[4] 周平. 口腔黏膜结核的临床分析. 中华结核和呼吸杂志, 1998, 21 (4): 251.

[5] 罗永立. 组织胞浆菌六例. 中华内科杂志, 1998, 37 (3): 303.

[6] 贺凌飞. 艾滋病患者的口腔损害及其在艾滋病诊断中的作用. 华中科技大学学报 (医学版), 2002, 31 (3): 346.

[7] SIEGEL M. Treatment ofcommon oral conditions. 6th ed. Onario: B. C. Decker Inc, 2005.

[8] SCULLY C. Clinical practice. Aphthous ulceration. N Engl J Med, 2006, 355 (2): 165.

[9] GREENBERG MS, GLICK M. Burket's oral medicine: diagnosis and treatment. 11th ed. Onario: B. C. Decker Inc, 2008.

[10] 李敏. 炎症性肠病的口腔损害及其诊断. 国际口腔医学杂志, 2010, 37 (3): 330.

[11] 李秉琦. 李秉琦实用口腔黏膜学. 上海: 科学技术文献出版社, 2011.

[12] 陈谦明. 口腔黏膜病学. 第四版. 北京: 人民卫生出版社, 2012.

[13] 阙佳佳. 血液系统疾病的常见口腔表征. 现代口腔医学杂志, 2012, 26 (2): 123.

[14] 中华口腔医学会口腔黏膜病专业委员会, 中华口腔医学会中西医结合专业委员会. 复发性阿弗他溃疡诊疗指南 (试行). 中华口腔医学杂志, 2012, 47 (7): 402.

[15] 中华口腔医学会口腔黏膜病专业委员会, 中华口腔医学会中西医结合专业委员会. 口腔扁平苔藓诊疗指南 (试行). 中华口腔医学杂志, 2012, 47 (7): 399.

[16] 国家卫生健康委员会. 手足口病诊疗指南 (2018 年版). 中国病毒病杂志, 2018, 8 (5): 347.

19

吞咽困难

吞咽困难是指食团通过食管时食物滞留感或食团传输异常感。成人的食管腔由于管壁有弹性,直径可扩张至4cm,若直径扩张达不到2.5cm就可出现吞咽困难症状,如直径达不到1.3cm必有吞咽困难。吞咽困难的主要原因:①食管机械性梗阻。②支配吞咽功能的神经肌肉发生病变或功能失常。③口腔、咽、喉等处的疼痛性或梗阻性病变。

吞咽困难的病变部位可分为3类:①口腔、咽、喉与上段食管病变。②食管中段的病变。③食管下端数厘米部位的病变。吞咽后2~5秒发生的梗阻症状提示病变部位在食管中段,吞咽后5~15s发生的剑突后部位不适感、疼痛或阻塞感,提示病变在下段食管。

简单的体格检查有助于判断梗阻的原因。如患者取坐位,将听诊器放置于其剑突的左侧,嘱患者饮水一口,如无食管梗阻,则约于10s之内可听到喷射性杂音。食管梗阻(如食管癌、贲门失弛缓症、食管良性狭窄等)时,此杂音延迟出现或不明显。此外体格检查对由神经病变、骨骼肌和咽部疾病引起的吞咽困难有重要意义。除全身性神经肌肉病证据外,应注意有无球麻痹(延髓麻痹)或假性延髓麻痹体征,如构语障碍、发音困难、上睑下垂、舌萎缩或颌反射亢进。

吞咽困难发生的时间及发作特点有助于判断其病因。出生后或哺乳期即出现间歇性或经常性食后呕吐或吞咽困难,应考虑食管先天性疾病。儿童突然出现吞咽困难常由于食管异物阻塞。吞咽困难伴有食物经鼻腔流出,提示主管吞咽活动的神经肌肉发生病变,如咽麻痹。吞咽时伴有咕噜声提示咽食管憩室(Zenker憩室)存在,吞咽困难伴胸痛常发生在弥漫性食管痉挛以及因食团大而引起的急性吞咽不能,吞咽困难伴声音嘶哑,提示肿瘤压迫喉返神经。贲门失弛缓症时,食物反流量往往较食管癌时多,而食管癌时可能混有血液,并呈进行性吞咽困难。反流性食管炎时,吞咽困难常伴有胸骨后或心前区烧灼痛,饱餐后仰卧位疼痛发作或加剧。吞咽困难发生于中年以后,病程短,全身情况差,多考虑癌性梗阻;发病于青壮年,病程长,全身情况良好,常为良性梗阻。

吞咽困难作为消化系疾病的报警症状之一,具有重要的临床意义,但应与涉及吞咽的一些其他症状相鉴别,如癔球症、癔症。癔球症在不进食时也感到咽喉或胸骨后有一块上下移动的物体堵塞,但实际吞咽通畅,并无困难,多见于女性,与情绪因素有关,客观检查并无梗阻发现;而癔症常表现为恐食症,患者吞咽恐惧,拒绝进食。

吞咽困难常用的检查手段:食管钡餐X线检查、胃镜检查、动力学检查(食管测压及食管阻抗pH监测)、胸部CT及超声内镜检查。

吞咽困难的诊断流程见图19-1,吞咽困难疾病的分类见表19-1。

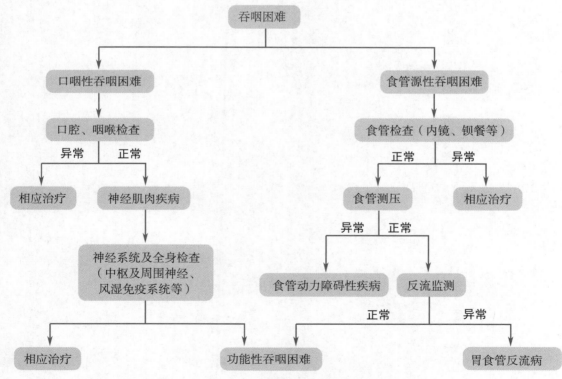

图 19-1　吞咽困难的诊断流程

表 19-1　吞咽困难疾病的分类

Ⅰ　口腔、咽、喉疾病	（四）先天性食管扩张
一、口炎	十、食管受压
二、咽、喉感染性疾病	（一）纵隔疾病
（一）扁桃体周围脓肿	（二）心血管疾病
（二）咽后壁脓肿	（三）甲状腺肿大
（三）咽、喉白喉	（四）脊椎病变
（四）咽、喉结核	十一、食管克罗恩病
三、肿瘤	十二、食管白塞病
Ⅱ　食管疾病	十三、食管动力障碍性疾病
一、食管炎	十四、功能性食管疾病
（一）胃食管反流病	Ⅲ　神经、肌肉疾病或功能失常
（二）放射性食管炎	一、神经、肌肉器质性疾病
（三）嗜酸性粒细胞性食管炎	（一）中枢神经、脑神经疾病
（四）真菌性食管炎	（二）肌肉疾病
（五）腐蚀性食管炎	（三）结缔组织病
二、食管癌	1. 皮肌炎与多发性肌炎
三、食管良性肿瘤	2. 系统性硬化病
四、食管憩室与憩室炎	3. 混合性结缔组织病
五、食管内异物	（四）全身性感染
六、食管黏膜下脓肿	1. 破伤风
七、食管结核	2. 狂犬病
八、食管"良性"狭窄	（五）中毒
九、食管先天性疾病	1. 肉毒杆菌中毒
（一）食管蹼	2. 士的宁（番木鳖碱或马钱子碱）中毒
（二）先天性食管狭窄	（六）缺铁性吞咽困难
（三）先天性食管过短	

19.1　口腔、咽、喉疾病

一、口炎

各种原因的口炎如伴有剧烈的疼痛患者拒绝吞咽都可引起吞咽困难。干燥综合征由于唾液分泌减少也可引起吞咽困难。

二、咽、喉感染性疾病

咽部的疼痛性与梗阻性病变可引起吞咽困难。最明显的是扁桃体周围脓肿与咽后壁脓肿。

（一）扁桃体周围脓肿

扁桃体周围脓肿是腭扁桃体周围组织的化脓性炎症，常于急性扁桃体炎病程第三、四天左右发生。发病年龄多在 15~35 岁。病变大多为单侧性。致病菌通常为溶血性链球菌与葡萄球菌。患者以恶寒、发热、不适感、头痛、咽痛、食欲减退等症状起病。血象中性粒细胞增多与核左移。咽痛逐渐加重，常向患侧耳部放射。

患者张口与吞咽均感疼痛与困难。饮水时水常向鼻腔反流。病侧颈淋巴结肿痛。咽部检查可见扁桃体充血、肿胀，其表面往往有渗出物。腭垂向对侧推移，发音时软腭运动异常，带带有鼻音。扁桃体周围脓肿应及时应用抗感染药物治疗与切开排脓。

（二）咽后壁脓肿

咽后间隙充填以疏松结缔组织，婴儿时期含有淋巴结 8~10 个,至 3~8 岁逐渐消失。咽后壁脓肿的原发感染常为上呼吸道病灶,经淋巴道传播而引起此病。患者以 1 周岁以内婴儿最多,成人患病较少。化脓性中耳炎时,细菌可经淋巴道感染而引起咽后壁脓肿。咽后壁异物损伤也可为脓肿形成的诱因。患儿常以恶寒、发热、不适、食欲减退、烦躁不安等全身症状起病。脓肿形成后即可发生不同程度的吞咽与呼吸困难。患儿常将头部偏向一侧以减轻呼吸困难与疼痛。颌下与颈淋巴结常肿痛。咽后壁高度充血与不同程度的肿胀。咽后壁脓肿是一严重的疾病,脓肿突然破溃可引起窒息(故咽后壁检查时要做好急救准备);如向附近组织蔓延可引起广泛性蜂窝织炎;如吸入气管可引起肺部化脓性疾病;细菌进入血内可引起败血症。

(三)咽、喉白喉

咽、喉白喉可引起疼痛与吞咽困难,但一般不甚剧烈。

(四)咽、喉结核

咽、喉结核常继发于开放性肺结核。口咽部结核性溃疡可引起剧烈的疼痛与吞咽困难。溃疡甚浅,基底为灰白色的肉芽或坏死组织,边缘不整,呈凿缘样,周围黏膜无明显的炎症反应。患者有咳嗽、潮热、盗汗、消瘦等症状以及肺结核的胸部体征。喉结核则以声音嘶哑为突出的症状,并可因喉痛而有吞咽疼痛、吞咽困难等症状。

三、肿瘤

如口腔癌、舌癌、喉癌、鼻咽癌等。

19.2 食 管 疾 病

一、食管炎

(一)胃食管反流病

胃内容物反流入食管,引起胃灼热、反酸、胸痛等症状,称为胃食管反流病(GERD)。内镜下 GERD 分为 3 种类型:内镜阴性的胃食管反流病(又称非糜烂性反流病,NERD)、反流性食管炎(RE)及巴雷特食管(BE)。NERD 可通过典型的反流症状,内镜下无食管黏膜破损,24 小时反流监测证实存在明确的胃食管反流或质子泵抑制药试验确诊。RE 则依赖于内镜下可见食管黏膜破损,1994 年第十届世界胃肠病会议提出了洛杉矶分级法:A 级,一个或一个以上食管黏膜破损,长径 <5mm;B 级,黏膜破损长径 >5mm,黏膜破损无融合;C 级,黏膜破损融合,但 <75% 食管周径;D 级,黏膜破损融合,至少达到 75% 食管周径。BE 是指食管鳞状上皮被化生的单层柱状上皮所取代,如发生溃疡称为巴雷特(Barrett)溃疡。BE 主要因长期的胃食管反流所致。巴雷特食管患者发生食管腺癌的危险性大大高于自然人群。BE 诊断最可靠的方法是内镜下活检行病理检查。内镜下可发现食管下端有橘红色黏膜,常呈 3 种类型:①岛型;②环周型;③舌型。如识别困难,可从内镜活检孔向可疑区域喷洒卢戈碘液,鳞状上皮着棕色,而柱状上皮不着色。

GERD 患者常合并食管裂孔疝,后者是指胃的一部分通过横膈食管裂孔进入胸腔。本病发病率随年龄增加,其中以滑动型最多,约占食管裂孔疝的 90%,其他还有食管旁裂孔疝及混合型食管裂孔疝。食管裂孔疝可以无症状,可以不伴发 RE,而有食管裂孔疝的 RE 症状及食管炎症状常较重。X 线钡餐检查是诊断本病的主要方法,可有以下表现:①膈上疝囊征;②膈上食管胃环征;③疝囊内胃黏膜皱襞影;④膈食管裂孔增宽,>2cm。内镜检查可发现齿状线上移、贲门口松弛增宽,可见胃囊进入食管腔。

(二)放射性食管炎

因食管癌、纵隔肿瘤而接受放疗的患者均可发生放射性食管炎。放疗 1~2 周后可出现食管黏膜充血、水肿,患者出现吞咽疼痛,胸骨后不适及吞咽困难等症状。如放疗反复持续 4~8 个月,可出现食管慢性损害,如食管溃疡、狭窄和瘘管,患者表现为进行性吞咽困难,皮质激素可用于治疗放射性食管炎。

(三)嗜酸性粒细胞性食管炎

嗜酸性粒细胞性食管炎(eosinophilic esophagitis,EOE)是一种免疫抗原介导的慢性食管疾病,其组织学上表现为食管黏膜嗜酸性粒细胞浸润为主的炎症变化,临床上表现为食管功能障碍相关症状,如吞咽困难、食物嵌顿、呕吐、上腹痛等。近年国外对 EOE 报道日益增多,国内较少。该病可发生于各个年龄段,青少年和儿童好发。

50% 患者有过敏体质病史,如鼻炎、食物过敏、特应性皮炎、支气管哮喘等。临床表现多样,易与 GERD 混淆。为了排除 GERD,可给予 6~8 周 PPI 治疗,或行 24 小时食管 pH 监测,EOE 对抑酸剂不敏感且 24 小时 pH 正常。食管压力测定表明 EOE 有动力障碍,但并非 EOE 所特有。EOE 内镜下表现无特异性,主要为线状沟槽、黏膜粗大水肿、食管狭窄；EUS 可发现黏膜肌层呈环形但不对称增厚。研究显示 24.8%EOE 患者因内镜下黏膜无变化而漏诊，因此对有吞咽困难或食物嵌顿患者，即使内镜下未发现异常变化，亦建议行组织病理学检查。建议于上段、下段及病变处食管黏膜总共取 6 块组织活检（其诊断敏感性达 100%），同时取胃和十二指肠黏膜活检以排除该部位病变。

X 线检查并非诊断 EOE 的主要方法，其表现正常亦不能排除 EOE，但是食管 X 线及 CT 检查可发现食管解剖学畸形，亦可提供食管狭窄及管壁增厚情况，有助于判断是否需行食管扩张术。2011 年 EOE 共识提出的诊断标准如下。①临床症状：食管功能障碍相关症状；②组织病理学改变：食管黏膜 EOS 计数 ≥ 15 个 /HPF；③排除 GERD 及其他可引起 EOS 浸润的疾病。对部分食管 EOS 数目达到 EOE 标准，但对 PPI 治疗有效称为 PPIRee（PPI-responsive esophageal eosinophilia）。但之后即使维持 PPI 治疗，也会反弹，因此认为其是早期的 EOE，是 EOE 亚型，因此在长期 PPI 单独治疗过程中应监测 EOE 以减少漏诊。但 PPIRee 是 EOE 亚型或 GERD 亚型或自成一类疾病目前尚不明确。

（四）真菌性食管炎

重症糖尿病、鹅口疮、长期应用广谱抗生素、免疫功能低下、艾滋病患者易罹患本病。患者多以咽下困难、胸骨后疼痛、食欲减退为主诉。内镜检查典型表现为成片的黏膜上皮被覆乳白色或绿色黏稠分泌物的假膜斑块，其下方为红斑状质脆黏膜。内镜直视下细胞刷刷取食管黏膜直接涂片镜检较易得到阳性发现而确定诊断。对无糖尿病、恶性肿瘤及口服激素、免疫抑制药、肿瘤化疗患者，出现真菌食管炎，应注意排除艾滋病可能。

（五）腐蚀性食管炎

腐蚀性食管炎指吞服化学腐蚀剂造成食管严重损伤引起的炎症。腐蚀剂包括各种强酸、强碱、消毒水等，多见于误服或自杀者。吞入腐蚀剂后即引起口、咽、食管及胃黏膜烧伤而产生灼痛，发生反射性呕吐、吞咽困难。烧伤瘢痕可致食管狭窄。常用碘水口服代替吞钡造影，以观察食管病变及排除穿孔。

二、食管癌

食管癌的发病率在我国北方较高，男性发病显著高于女性。罹患年龄大多在 50~70 岁，而 51~60 岁发病率最高。发病部位以中、下段食管居多，各占食管癌的 40% 以上。长期饮用烈酒，常食偏干、偏硬、偏热与强烈刺激性食物与食管癌发生有一定关系。此外，亚硝胺化合物、营养不良和微量元素缺乏以及遗传因素均与食管癌有关。慢性长期反流性食管炎因为经常合并巴雷特

食管，后者发生食管腺癌危险性明显升高，近年西方国家食管腺癌发病率逐年升高与胃食管反流病发病率升高密切相关，但我国仍以食管鳞癌为主。食管癌早期无自觉症状，至癌逐渐增大方出现症状。开始时仅为食物通过时有不适感，并不严重，进而出现吞咽困难。食物通过食管某一部位时有阻塞感，由间歇性变为经常性。初时不能进干食物，继而半流质甚至流质食物也不能进食。从症状开始出现至症状明显常需几周至几个月，甚至 1 年以上。其他常见症状是疼痛，一般于较晚期出现，患者咽下食物时觉胸骨后或背部疼痛。下段食管癌或贲门癌病者的疼痛与不适感常在心前区，这种情况多见于溃疡型癌。贲门癌所致的吞咽阻塞感与吞咽困难出现较晚，发现时常已是晚期，往往失去治疗时机。因此对有吞咽不适患者，应及时做胃镜检查，对疑似患者应择时复查，直到明确诊断。食物反流、出血与体重减轻等是较晚期的症状。

在诊断方面，凡患者有反复出现的或进行性吞咽困难、吞咽梗阻感或不适感、吞咽时胸骨后或心前区疼痛，尤其 40 岁以上的男性，应考虑食管癌的可能性，有干食、硬食、热食的习惯者尤须注意。下段食管癌的临床症状常与溃疡病相似，如有心前区灼痛、不适感、反酸、嗳气、呃逆等，临床医师应有所警惕。X 线钡剂食管造影可见局部黏膜中断、破坏，腔内充盈缺损或狭窄，管壁僵硬、蠕动消失，钡剂通过障碍。在癌阻塞的上方少见有食管扩张，但如为良性瘢痕性狭窄或贲门痉挛所致的狭窄，则狭窄部上方的食管常有高度扩张。

如 X 线检查发现食管下端狭窄而未发现食管癌的证据时，应做胃镜详细检查贲门胃底，排除贲门胃底部癌的可能性。并且应分段取病理，如为食管癌多为鳞癌，如为贲门胃底癌多为腺癌，但应注意有些食管癌可侵犯贲门胃底。超声胃镜及 CT 可协助诊断。临床上应特别注意，无吞咽困难并不能排除食管癌。

有些食管癌病例特别是早期病例，须经胃镜检查方能确定诊断。胃镜检查可达到直接观察癌和做活组织检查的目的，以进一步明确肿瘤的性质和分级，提供治疗上的参考，是确定诊断的最好方法。镜下用卢戈碘或甲苯胺蓝染色有助于早期癌组织病变范围及内镜活检部位的确定。一次镜检结果为阴性，而临床上仍有可疑时，应于 2~3 周后复查。超声内镜对食管癌的鉴别诊断、TNM 分期评估以及引导淋巴结穿刺有较大帮助。

近年国内应用摩擦气囊采取食管癌脱落细胞做涂片检查，早期癌发现率大大地提高。又应用食管分段拉网的方法进行早期癌定位，经过 X 线与手术切除标本证实是可靠的方法。这些方法已在我国农村和部分城市广泛应用，特别是在食管癌高发区进行普查时。

三、食管良性肿瘤

食管良性肿瘤少见,其中以食管平滑肌瘤占最多数,患者大都为男性,约半数发生于 21~40 岁。肿瘤可生长在食管各段,大小不一,单发或多发,但单发最为常见,有的有蒂,有时可将肿瘤呕出。当肿瘤增大阻塞食管腔才出现吞咽不适或疼痛等症状。

50% 以上的食管平滑肌瘤有不同程度的吞咽困难,多数轻微,或呈间歇性,甚少影响正常饮食。此外,症状还有疼痛(吞咽痛、胸骨后痛、背痛、心前区痛)与消化不良症状(食物反流、食后不适、心前区灼热感)。病程较长,有达十几年者,此点与食管癌有所不同。患者症状虽轻,但与 X 线食管钡剂造影所见的病变范围常不相称,此点与食管癌也有重要鉴别诊断意义。食管钡剂造影可见边缘清晰而光滑、呈半圆形的充盈缺损,缺损与正常食管有清晰的分界,两者之间常呈锐角,肿瘤部位黏膜皱襞消失,但无黏膜破坏与龛影。胃镜检查有助于诊断,特别是超声内镜可帮助诊断并判定肿瘤起源于哪一层,并指导内镜下治疗。其他食管良性肿瘤还有食管腺瘤、食管乳头状瘤、食管血管瘤、食管囊肿等,均较少见。

四、食管憩室与憩室炎

食管憩室可发生于食管的任何部分,但最多发生于食管上端,其次为中段食管与膈上部食管。从病因与病理方面,食管憩室可区分为膨出型与牵引型两类。

咽食管憩室(Zenker 憩室)是膨出型憩室,也是最常见的一种,发病在 40~70 岁,组织学上由复层鳞状上皮和黏膜下层所组成,肌肉层只存在于憩室的颈部;憩室大小不一,直径可自 2~3cm 至 5~10cm。初期无症状,或偶有咽部不适感或口涎增多。憩室逐渐增大时,患者进食时常觉有食物进入囊内,并有食物反流。饮水时可出现气过水声。如憩室被潴留的食物所扩大,则可压迫食管引起吞咽困难,或致颈根部一侧有肿物膨出。症状可周期性出现,这是由于憩室逐渐被食物所充盈而达到可引起梗阻的程度,才引起症状。此时憩室可因呕吐而清除了内容物,因而出现一段缓解期。憩室可因食物潴留与刺激而继发炎症与溃疡,甚至发生出血与穿孔。

牵引型憩室常发生于食管中段,主要位于肺门相对的食管,大多数由于肺门淋巴结结核瘢痕性牵引所致,少数由于心包炎瘢痕性牵引所致。此型憩室一般无明显的症状,大多在胃肠钡餐检查时偶然发现,直径通常为 1~2cm,一般为单个。如有炎症、水肿、痉挛或溃疡形成,可出现胸骨后痛、吞咽不适感甚至出血。

食管憩室的诊断主要依靠 X 线食管钡剂造影检查,在正、侧及斜位摄片上,可显示憩室的部位、大小以及与食管腔的关系。胃镜检查可发现憩室有无并发炎症与溃疡,应循腔缓慢插入内镜,以防止穿孔发生。

五、食管内异物

食管异物半数以上发生于 10 岁以下的儿童。异物以骨类、金属制品(如硬币)、果核、义齿等常见。大多数异物被卡于颈部食管,多位于环咽肌的下方,即胸腔入口部,此处是食管最狭小部分。由于局部刺激或损伤所致的黏膜炎症水肿与肌肉痉挛,异物固定于此处而很难向下方移动。

食管异物都可引起不同程度的吞咽困难与吞咽痛。重症患者完全不能进食,轻症患者也只能食半流质食物。异物卡住于食管上端可压迫气管后壁而引起呼吸困难,儿童罹患尤为多见。儿童患者常有垂涎增多。有食入异物病史而口涎增多,提示异物存在于颈部食管,而不在胸部食管。

X 线检查可见不透 X 线的异物阴影、钡剂分流现象等。异物可经胃镜发现并取出。

六、食管黏膜下脓肿

食管黏膜下脓肿是罕见的食管疾病。各种原因所致的食管黏膜损伤是发病的基础,并因口腔、咽部致病菌的咽下而致感染。主要症状是吞咽困难与胸骨后痛,呈烧灼样痛,在咽下时加剧。患者常有发热、全身不适、乏力与食欲减退等全身症状。偶尔可引起大出血。X 线食管钡剂造影可发现表面光滑、凸出的充盈缺损。胃镜检查可见局部黏膜充血、肿胀,脓肿部分突出,表面可有分泌物或假膜形成。根据食管外伤史,近期的全身症状与食管局部症状,并结合吞钡或 / 及胃镜检查,一般不难确定诊断。

七、食管结核

食管结核甚少见,一般为继发性,好发于相当于气管分叉处的中段食管。如病变较轻而局限,可以无症状。如病变较重,呈增殖性变或结核瘤形成,则可阻塞食管而引起不同程度的吞咽阻塞感或吞咽困难。结核性瘢痕性变进展较慢,较重的也可引起吞咽困难。

凡青壮年人有结核病史,尤其是开放性肺结核,而逐渐出现吞咽阻塞感或吞咽困难,应考虑此病的可能性。可疑病例应做胃镜检查。抗结核治疗可使患者逐渐康复。

八、食管"良性"狭窄

食管"良性"狭窄是指癌以外的食管瘢痕性狭窄,这些情况通常由于腐蚀剂的作用、食管异物或外伤、手术以及反流性食管炎所致的瘢痕性收缩。由于腐蚀所致的食管狭窄,罹患部位最多在气管分叉至膈部的食管。

患者主要症状是逐渐加重的吞咽困难,历时数周至数月,由固体食物改为软食,由软食改为半流质食物,有些病例最后仅能进流质饮食。

食管"良性"狭窄的初步诊断可根据有关的病史与吞咽困难的主诉。X 线钡剂检查可明确狭窄的部位和程度,在狭窄的上方显示食管腔扩张。如病史不明,须进一步做胃镜检查,以除外癌性狭窄的可能性。值得注意的是,长期"良性"狭窄也可发展为癌。

九、食管先天性疾病

如出生后或哺乳期出现间歇性或经常性食后呕吐与吞咽困难,应考虑食管先天性疾病,但大多数病婴由流质食物改为半流质或固体食物时,方出现吞咽困难症状。

(一)食管蹼

食管蹼极为少见,又称食管隔膜,可为单个或多个。症状多于婴儿期出现。主要症状是吞咽困难,进固体或半流质食物即吐。

(二)先天性食管狭窄

先天性食管狭窄少见。狭窄部位常在食管中段。狭窄较轻者可无症状,严重者在出生数日或数周即有吞咽困难与呕吐。狭窄上方食管扩张成囊状,当充满食物时,则可压迫气管或支气管而产生哮鸣音。

(三)先天性食管过短

此种先天性缺陷如合并食管内腔缩小,则可于出生后发生吞咽困难与反胃。成年患者可能有轻度吞咽困难与胸骨后酸痛,常向背部放射,这是由于并发食管溃疡所致。

(四)先天性食管扩张(先天性贲门痉挛)

症状可于初生儿或哺乳期出现,主要表现为间歇性吞咽困难,至五六岁时症状可加剧,并因营养不足而致瘦弱。

先天性食管疾病的诊断主要根据病史、X 线钡剂食管造影与胃镜检查。

十、食管受压

(一)纵隔疾病

胸段食管位于后纵隔。各类型纵隔肿瘤如体积较大或进行性增大时,均可压迫食管引起吞咽困难,并可伴有失音与吼哮样咳嗽。

慢性纵隔炎症如发生瘢痕性收缩,则可引起牵拉型食管憩室并导致吞咽困难。

(二)心血管疾病

先天性上纵隔血管畸形,如右主动脉弓与左主动脉韧带、双主动脉弓、锁骨下动脉畸形,可造成不同程度的食管压迫而引起吞咽困难。诊断主要依靠 X 线与心血管造影检查。

大量心包积液、高度左心房增大或主动脉瘤均可压迫食管而引起不同程度的吞咽困难,通常可经胸部 X 线透视检查而做出诊断。

主动脉性吞咽困难是由于高血压及 / 或主动脉粥样硬化所致主动脉伸长、迂曲、扩张,或同时伴有以左心室增大为主的心脏增大,压迫食管而引起。罹患者一般为老年人,进食固体食物时有胸骨后胀满感、食物通过缓慢感或咽下困难。诊断主要根据食管吞钡 X 线检查。

(三)甲状腺肿大

巨大的甲状腺肿大可引起吞咽困难,由于食管受压所致。

(四)脊椎病变

食管型颈椎病是颈椎病少见的类型,因颈椎前缘骨质增生压迫下咽部或食管后壁,出现咽喉部异物感或吞咽困难,临床上常误以为是食管病变。颈部前屈位时,症状可有所缓解。因颈段食管移动范围小,并且与颈椎很近,所以颈椎增生的骨赘易于压迫食管,多发生在颈 5、颈 6、颈 7,颈椎正侧位片和食管钡餐检查显示颈椎前缘骨质增生 >0.5cm、食管受压 0.3~1.1cm,吞咽困难等临床表现与骨赘大小及食管弧形压迹深度相关。

十一、食管克罗恩病

克罗恩病是一种原因不明的肠道炎症性疾病,主要侵犯回肠末端和邻近结肠。表现为腹痛、腹泻、腹部包块,可出现肠梗阻、出血、穿孔及瘘管等。少数病变累及食管,表现为食管溃疡、食管黏膜增厚、食管狭窄,出现吞咽困难症状,食管 X 线钡剂造影、多次胃镜下活检及超声胃镜有助于诊断。有手术指征时,开胸探查可明确诊断。

十二、食管白塞病

白塞病(贝赫切特病)是一种原因不明的以细小血管炎为病变基础的慢性复发性、多系统损害性疾病,以青壮年女性多见,其临床表现复杂多样,易漏诊、误诊。本病以反复发生口腔溃疡、生殖器溃疡、眼部炎症、皮肤损害、皮肤针刺试验阳性为主要表现,次要表现为累及全身各系统的病变。累及消化道的发生率为 8.4%~27.5%,全消化道均可受累,好发于回盲部和升结肠,其次为食管和胃。病变主要表现为溃疡,可为单发或多发,深浅不一,严重者可合并出血、穿孔、狭窄、瘘管形成等并发症。食管白塞病(贝赫切特病)临床表现为上腹胀、反酸、胸骨后痛、吞咽困难、出血等。内镜下病变主要为食管溃疡,多种形态,大小、深浅不一。小血管炎为基本病理改变,血管周围有单核细胞、中性粒细胞浸润等改变。白塞病(贝赫切特病)的诊断见相关内容(参见 24.1)。

十三、食管动力障碍性疾病

食管动力障碍性疾病主要通过食管测压进行诊断，目前大多数单位采用食管高分辨率测压，通过直观的食管压力地形图对食管体部蠕动及胃食管交界处功能进行评价。食管动力障碍性疾病目前多采用芝加哥分类标准，该标准于 2015 年更新至第三版，将食管高分辨率测压下食管的动力表现分成 4 大类：胃食管连接部（EGJ）流出道梗阻、重度食管动力障碍、次要食管动力障碍及正常食管动力（表 19-2）。前三者动力障碍均可产生吞咽困难症状。次要食管动力障碍为胃食管反流病患者的常见动力障碍，正常人亦可出现。下面介绍贲门失弛缓、EGJ流出道梗阻、弥漫性食管痉挛、Jackhammer 食管及食管失蠕动的特点。

（一）贲门失弛缓症

贲门失弛缓症是由各种原因引起的食管抑制性神经元的缺失或变性导致胃食管交界处不能松弛，食管体部蠕动障碍。本病发病多在 20~50 岁。

本病的主要症状是不同程度的吞咽不适感或吞咽困难，胸骨后阻塞感与食物反流。患者表现为渐进性吞咽困难，起病之初多为进食固体时出现症状，逐渐出现进食液体亦出现吞咽困难，体重逐渐下降。在较长的病程中，患者往往能发现减轻症状的方法，如采用细嚼慢咽的动作，进食时用汤水将食物冲下，或立位时头后仰做深呼吸运动，以促使食物进入胃内。患者还有一较特别的情况，即有时水也不能咽下，而吞咽成形的食物反较容易，这对提示诊断有一定的意义。

确诊需行上消化道内镜、X 线钡剂食管造影及食管测压。上消化道内镜可见食管腔扩张，食管腔内大量唾液或者食管潴留，内镜进入贲门时阻力较大，但黏膜表面光滑。X 线钡剂检查发现食管贲门阻塞部呈边缘光滑的锥形狭窄，呈"鸟嘴状"，其上有中度或高度的食管扩张。食管高分辨率测压可见胃食管连接部松弛障碍，整合松弛压（IRP）超过 15mmHg；食管体部可表现为体部失蠕动、全食管增压或食管痉挛（见表 19-2）。

临床上需注意排除假性贲门失弛缓的情况，尤其是

表 19-2 食管动力障碍性疾病芝加哥分类标准 V3.0

分类	诊断标准
胃食管连接部（EGJ）流出道梗阻障碍	
贲门失弛缓症 Ⅰ 型（经典贲门失弛缓症）	IRP 中位值增高（>5mmHg），100% 无蠕动（DCI<100mmHg·s·cm）；早熟型吞咽并 DCI<450mmHg·s·cm 也符合无蠕动的诊断标准
贲门失弛缓症 Ⅱ 型（全食管增压）	IRP 中位值增高（>15mmHg），100% 无蠕动，≥ 20% 的吞咽为全食管增压（收缩可能被食管增压所掩盖，不应计算 DCI）
贲门失弛缓症 Ⅲ 型（痉挛性贲门失弛缓症）	IRP 中位值增高（>15mmHg），无正常蠕动，≥ 20% 吞咽为早熟型（痉挛性）吞咽，DCI>450mmHg·s·cm
EGJ 流出道梗阻障碍	IRP 中位值增高（>15mmHg），未完全符合贲门失弛缓症表现
重度食管动力障碍（正常人中不存在）	
失蠕动	IRP 中位值正常，100% 无蠕动（IRP 处于临界值且伴全食管增压时应考虑贲门失弛缓）；早熟型吞咽并 DCI<450mmHg·s·cm 符合失蠕动诊断标准
远端食管痉挛	IRP 中位值正常，≥ 20% 的吞咽为早熟型吞咽，DCI>450mmHg·s·cm，可存在正常蠕动
高动力食管（Jackhammer 食管）	≥ 20% 的吞咽 DCI>8 000mmHg·s·cm
次要食管动力障碍	
无效食管动力（IEM）	≥ 50% 无效吞咽（无效吞咽包括失败蠕动和弱蠕动；DCI<450 mmHg·s·cm；多次重复吞咽评估可有助于确定蠕动储备）
节段蠕动	≥ 50% 节段吞咽，DCI>450mmHg·s·cm
正常的食管动力	不符合以上任一诊断标准

老年患者,需通过各种手段排除包括胃癌、食管癌、纵隔肿瘤等疾病引起的症状。

(二) 单纯胃食管连接部流出道梗阻

部分患者进行食管高分辨率测压时表现为胃食管连接部压力上升,IRP 超过 15mmHg,但是食管体部保留有正常蠕动,不满足贲门失弛缓的诊断,这些患者可诊断为单纯胃食管连接部流出道梗阻。其常见病因包括早期贲门失弛缓及解剖结构异常如食管裂孔疝等,部分患者因情绪激动或紧张亦可以导致这一表现。

(三) Jackhammer 食管

Jackhammer 食管又称高动力食管,病因目前并不清楚,胃食管反流、精神因素等均可为其诱因,亦可为特发性。除吞咽困难外,临床还可合并胸痛等症状,症状发作呈间歇性,往往在进食时发作。食管高分辨率测压下可发现其吞咽时远端收缩强度增高,超过 8 000mmHg·s·cm。钙离子拮抗剂部分有效,平滑肌松弛药如西地那非可缓解症状,亦有个案报道使用经口内镜下肌切开术治疗。

(四) 食管失蠕动

食管失蠕动指食管体部蠕动消失,其远端收缩强度小于 100mmHg·s·cm,继发性因素常见于风湿免疫性疾病如硬皮病、多发性肌炎及混合性结缔组织病等。特发性者亦不少见。大多数患者临床症状不明显。有报道提示促动力药部分有效,但缺乏大规模临床研究证实。

(五) 远端食管痉挛

本症多见于老年人,当食管蠕动波下达食管下段时,受到不协调的、强烈的、无推动性的食管收缩所阻断,食团停留于膈上部食管,或引起部分性食物反流。X 线钡剂食管下段造影呈螺旋形管状。诊断方法首选为食管测压。食管测压的表现如表 19-2 所示。部分患者可合并胸痛,有时类似心绞痛。病因迄今未明,有报道称本病可有多种发病因素,包括神经节变性、各种刺激因素(腐蚀剂、胃液反流)、贲门梗阻(癌、良性肿瘤、括约肌功能不良等)以及神经肌肉病变等,但也有为特发性者。但似为慢性与非进行性。痉挛性收缩与疼痛可于进餐前服用抗胆碱能药物(丙胺太林 15~30mg)而缓解。

十四、功能性吞咽困难

功能性吞咽困难是指食团通过食管体部时的食物滞留感或食团传输异常感,但缺乏能解释其症状的结构性、黏膜病变或者动力异常。其诊断需排除可能导致症状的结构性疾病或肉眼可见的黏膜异常,诊断前症状出现至少 6 个月,且近 3 个月有症状。尚需排除胃食管反流病(GERD)和嗜酸细胞性食管炎引起的症状。最后,需排除重度动力障碍性疾病(如贲门失弛缓症、胃食管连接部流出道梗阻、远端食管痉挛、Jackhammer 食管、食管失蠕动)。治疗可在充分 PPI 治疗排除 GERD 后行疼痛调节治疗,包括各种抗焦虑及抑郁药物。

19.3　神经、肌肉疾病

神经、肌肉器质性疾病所致的吞咽困难常伴有其他神经、肌肉损害的症状,并可证明原发病的存在。

一、中枢神经、脑神经疾病

吞咽、迷走、舌下神经(后组脑神经)的核性或核下性损害则产生球麻痹(延髓麻痹),最早的症状是讲话易疲劳,逐渐讲话不清,因软腭麻痹致讲话带鼻音。吞咽障碍首先表现为快速进食或饮水时易引起呛咳,其后在一般进食速度也招致呛咳,液体从鼻孔反流出。舌肌麻痹使食物难推移向咽部,常有食物及大量唾液滞留于口腔内。局部检查可见舌肌萎缩或有肌束震颤,咽反射消失。重症病例晚期口常张开,唾液外溢,不能讲话与吞咽。病因为急性脊髓灰质炎、吉兰-巴雷综合征、白喉性神经炎、多发性脑神经炎、颅底脑干部位的肿瘤、颅基底脑膜炎等。

双侧大脑皮质或皮质脑干束损害则产生假性球麻痹(假性延髓麻痹),症状与延髓麻痹相似,但讲话困难比吞咽困难更为明显,讲话缓慢而带鼻音,咽反射存在,常伴有强哭强笑等情感反应,掌颌反射与吸吮反射阳性以及锥体束病征等。病因为脑炎、脑干脑炎、脑出血、脑外伤、帕金森病、阿尔茨海默病(脑退化症)等。

二、肌肉疾病

重症肌无力的症状常首先出现于眼肌,也有从延髓支配的肌肉开始。当累及延髓支配的肌肉时,患者主诉吞咽困难、咀嚼无力及饮水呛咳。这种吞咽困难在晚间较为显著,且往往在进食开始时尚未出现,而在进食的过程中出现,无肌萎缩及感觉障碍。由于长期的咀嚼与吞咽困难,患者可导致严重的消瘦。肌萎缩侧索硬化症简称肌肉硬化症,是运动神经系统退化疾病,病因不明,平均每 10 万人约有 1 人患病,男性较女性多,发病年龄为青春期后,病征为肌肉逐渐萎缩、无力,表现为吞咽困难、呼吸困难,最后因呼吸衰竭而死亡。

三、结缔组织病

(一)皮肌炎与多发性肌炎

皮肌炎与多发性肌炎引起吞咽困难者常见,特别是慢性病例,个别须用胃管喂食。炎性肌病可累及食管、肺和心脏,若存在吞咽困难,则致死率较高。钡餐检查证明:①梨状窝有钡剂残留,可见钡反流到鼻或误吸入肺;②食管蠕动明显减退或完全缺乏;③食管排空时间因缺乏收缩而明显延迟;④食管远端狭窄,而其上端有继发性扩张。食管压力测定显示咽部收缩和食管上括约肌无力,食管下括约肌蠕动减弱,压力下降。发病初期动力障碍主要在近端,远端正常。

(二)系统性硬化病

系统性硬化病又称硬皮病,是一种原因不明的结缔组织病,以皮肤、皮下组织及各系统纤维硬化为特征,导致胶原和其他结缔组织成分在皮肤和多器官的沉积,最终导致多器官系统硬化。消化道受累是继皮肤受累和雷诺现象外的第三大主要表现,其中食管受累占 75%,62.5% 患者存在吞咽困难,54% 患者有烧灼感。食管测压表现为食管下段收缩减低,伴或不伴有食管下段括约肌压力降低。

(三)混合性结缔组织病(MCTD)

MCTD 是指具有系统性红斑狼疮、系统性硬化、皮肌炎、类风湿关节炎等的某些症状的疾病。MCTD 患者食管肌层萎缩,因此可表现为吞咽困难。

四、全身性感染

(一)破伤风

破伤风是由破伤风杆菌侵入人体伤口,繁殖并产生毒素所引起的急性特异性感染。伤口窄深、缺血缺氧、引流不畅、带有泥土污染、容易发病。破伤风毒素主要累及中枢神经,而表现为全身骨骼肌痉挛。最常见的早期症状是咀嚼肌紧张,继而出现强直性痉挛,致张口困难、牙

关紧闭、苦笑面容。咽喉肌痉挛则导致吞咽困难。颈背及腰肌强直,抽搐时呈角弓反张,轻微刺激可诱发抽搐。诊断时注意外伤史,其潜伏期平均 6~10 天。

(二)狂犬病

狂犬病因狂犬病毒所致,为急性传染病,人多因犬、猫咬伤而感染。潜伏期长短不一,多数在 3 个月内,病死率居法定传染病首位。狂犬病患者常发生全身肌肉痉挛,饮水时常因咽喉肌痉挛而无从咽下,甚至看到水或听到水声也会出现这种现象,故本病又称为恐水病。

五、中毒

(一)肉毒杆菌中毒

本病是由于进食受污染的肉类等所引起。潜伏期几小时至 1 周。主要表现为脊髓神经与脑神经损害的症状。最常见的症状是眼肌麻痹,出现也较早,较重病例有吞咽困难与失音,也可有四肢弛缓性瘫痪。本病须与重症肌无力及吉兰 - 巴雷综合征相区别。

(二)士的宁(番木鳖碱或马钱子碱)中毒

一次误服士的宁 0.03~0.1g 或以上引起急性中毒,初时表现为咀嚼肌与颈肌有抽搐感觉、咽下困难、烦躁不安、感觉过敏,继而伸肌与屈肌出现强直性惊厥、角弓反张、牙关紧闭、呈痉笑面容、心搏加快、瞳孔扩大,如不及时抢救,可因呼吸肌痉挛而致窒息死亡。

六、缺铁性吞咽困难

缺铁性吞咽困难又称普卢默 - 文森(Plummer-Vinson)综合征,患者多为 40 岁以上的女性。国内曾有个别病例报道。缺铁性吞咽困难的主要表现是由于功能性上段食管痉挛所致的吞咽困难,营养性上消化道黏膜(口、咽、食管与胃黏膜)损害,慢性低酸性或缺酸性胃炎,浅表性舌炎,口角与口唇皲裂,指甲营养不良(变脆、失光泽、指甲凹陷症),眼角皲裂、眼睑炎、结膜炎,以及低色素性贫血与血清铁减少。本病病因被认为与体内缺乏铁、B 族维生素有关。补充铁剂与 B 族维生素治疗常可改善症状。本病主要须与食管癌区别,有怀疑时应定期复查。

(肖英莲　陈旻湖)

参考文献

[1] 中华医学会消化内镜学会. 反流性食管炎诊断及治疗方案. 中华内科杂志, 2000, 39: 210.

[2] 任菲菲. 用 24 小时食管 pH 监测法诊断食管源性胸痛. 中华外科杂志, 1995, 33 (2): 69.

[3] 伯运宽. Barrett 食管——附 19 例报告. 中华消化杂志, 1986, 6: 149.

[4] 黄勤, 于成功, 邹晓平, 等. 嗜酸细胞性食管炎的内镜和病理学诊断及鉴别诊断. 中华消化内镜杂志, 2011, 28 (12): 662-663.

[5] 中国医学科学院日坛医院. 食管平滑肌瘤的诊断和治疗. 中华医学杂志, 1976, 56: 711.

[6] 陈秀鉴. 食管结核临床病理报告. 中华结核病和呼吸系疾

病杂志, 1982, 5: 224.

[7] 伍严安. 艾滋病合并霉菌性食管炎一例. 中华消化杂志, 1994, 14 (6): 351.

[8] 徐巧莲. 食管良性溃疡. 中华内科杂志, 1993, 32 (5): 324.

[9] 王繁荣. 食管蹼状狭窄一例. 中华消化杂志, 1996, 16 (6): 345.

[10] 康宝金. Plummer-Vinson 综合征一例. 中华消化杂志, 1993, 13 (6): 342.

[11] 侯维忠. 经内镜下微波治疗食管隔膜一例. 中华消化杂志, 2004, 24 (2): 66.

[12] 李勇. 单纯只累及食管的克罗恩病一例. 中华消化杂志, 1999, 19 (1): 9.

[13] 吴可光. 主动脉性吞咽困难七例报告. 中华内科杂志, 1984, 23: 622.

[14] 陈平聪, 李轩然. 食管型颈椎病的临床及 X 线诊断分析. 海南医学院学报, 2010, 16 (10): 1363.

[15] 李晖, 姚松朝. 弥漫性食管痉挛 10 例报告. 中华消化杂志, 1996, 16 (2): 123.

[16] 王其彰. 非特异性食管运动障碍—原因不明的食管测压异常. 中华外科杂志, 2002, 40 (5): 357.

[17] KAHRILAS PJ, BREDENOORD AJ, FOX M, et al. The Chicago Classification of esophageal motility disorders, v3. 0. Neurogastroenterol Motil, 2015 Feb, 27 (2): 160-174.

[18] PANDOLFINO JE, GAWRON AJ. Achalasia: a systematic review. JAMA, 2015 May 12, 313 (18): 1841-1852.

[19] ROMAN S, KAHRILAS PJ. Management of spastic disorders of the esophagus. Gastroenterol Clin North Am, 2013, 42 (1): 27-43.

[20] 王倩. 食管动力障碍与自身免疫疾病. 医学综述, 2012, 18 (12): 1809.

[21] 周丽雅, 闫秀娥. 少见食管疾病的诊治. 中国实用内科杂志, 2010, 30 (8): 691.

19

吞咽困难

19.3

神经、肌肉疾病

20

呕 吐

呕吐是人体的一种本能,可将食入胃内的有害物质吐出,从而起有利于机体的保护性作用。但多数情况并非如此,例如,频繁而剧烈的呕吐,可妨碍饮食,导致失水、电解质紊乱(如低钠、低钾血症)、酸碱平衡失调(幽门梗阻时常致代谢性碱中毒)、营养障碍,有时甚至发生食管贲门黏膜撕裂伤(Mallory-Weiss 综合征)等并发症,对机体造成更多的有害后果。呕吐多伴有恶心的先兆,此时患者有欲吐的感觉,伴咽部或心窝部特殊的不适感,并常有头晕、流涎、心率减慢、血压降低等迷走神经兴奋症状。

呕吐首先须与食管性反流相区别。后者发生于进食后一段时间,而无恶心的先兆,这是由于潴留于食管狭窄近端的扩张部或扩张的食管憩室中的食物,反流经口吐出,吐出物不含胃内容物。胃内容物经反流进入口腔再行下咽者称为反刍,应与呕吐加以区别。

呕吐中枢位于延髓,有两个不同的区域:一是神经反射中枢-呕吐中枢,另外是化学感受器触发区(chemoreceptor trigger zone,CTZ),接受引起呕吐的各种化学性刺激。呕吐中枢负责呕吐的实际动作,它接受来自消化道和其他躯体部分、大脑皮质、前庭器官以及化学感受器触发区的传入冲动。引起呕吐的大多数冲动,直接经由内脏传入神经至呕吐中枢,而非经由化学感受器触发区。在传入通路中,迷走神经纤维较交感神经纤维所起的作用更大,例如腹部的膨胀性冲动便可引起呕吐。主要传出通路为迷走神经(支配咽肌)、膈神经(支配膈肌)、脊神经(支配肋间肌、腹肌)以及迷走神经与交感神经的内脏传出神经(支配胃与食管),通过一系列复杂而协调的神经肌肉活动而引起呕吐。

化学感受器触发区本身不能直接引起呕吐的动作。化学感受器触发区受刺激兴奋时,发出对延髓呕吐中枢的传入冲动,然后引起呕吐动作。化学感受器触发区可被多种药物如吗啡、洋地黄、雌激素、氮芥等所兴奋。多巴胺是影响化学感受器触发区而导致呕吐的主要神经递质,而氯丙嗪、甲氧氯普胺(胃复安)、多潘立酮(吗丁啉)为多巴胺受体阻滞剂,因而具有镇吐的作用。呕吐在诊断和鉴别诊断上须注意下列各项检查:

问诊:详细了解呕吐有无伴恶心的先兆,与食物、药物、体位、精神因素等的关系,有无酗酒史以及以往类似的发作史。呕吐时间和进食时间的关系。呕吐物的质和量,呕吐的伴随症状。腹部疾病或腹部手术史,颅脑疾病或外伤史,过敏史或放射治疗史,以及高血压、心脏病、肾脏病、糖尿病与内分泌疾病病史。生育期妇女要询问月经史。

细菌性食物中毒有不洁饮食史。急性中毒有误服有关毒物史。晨间呕吐多见于妊娠呕吐。颅内肿瘤的特点为不伴有恶心的喷射性呕吐,与饮食无关,呕吐后头痛可暂时缓解;在第四脑室肿瘤时,呕吐更为严重和频繁。呕吐量大、呈喷射性者,常见于幽门狭窄合并胃扩张与潴留。呕吐物含大量胆汁者,说明有胆汁逆流入胃,常为较顽固的呕吐,可见于高位小肠梗阻、胆囊炎、胆石症,有时也见于妊娠剧烈呕吐、晕动病等。呕吐物带粪臭气者,常见于小肠下段的肠梗阻。呕吐伴腹泻者,须注意细菌性食物中毒、霍乱或副霍乱、过敏、急性中毒等。呕吐伴高热者,须注意急性感染。呕吐伴剧烈头痛者,须注意颅内高压症、青光眼等。呕吐伴耳鸣、眩晕者,须注意迷路疾患、晕动病。

体格检查:先着重腹部检查。注意腹部外形、胃肠蠕动波与肠型、腹部压痛与反跳痛、腹部包块、腹水征、肠鸣音、振水音等。有指征时做神经系统、前庭神经功能与眼科检查等。

实验室检查:有指征时做尿糖、尿酮体,血、尿常规,血糖,血清钾、钠、氯、钙、淀粉酶,二氧化碳结合力,甲状腺、甲状旁腺功能测定,血 pH,尿妊娠试验,肝、肾功能,脑脊液常规,呕吐物的检查,疑有化学或药物中毒时做毒理学分析等。

特殊器械检查:有指征时做腹部 B 超、腹部透视或平片,颈椎摄片、胃肠钡餐,消化道碘水造影,胃十二指肠镜检查,CT 小肠造影或磁共振小肠造影(CTE/MRE),心电图、眼科检查,脑电图、头颅 CT 或磁共振显像,脑血管造影等。

呕吐的原因相当繁多,一般原因如表 20-1 所示。

表 20-1　呕吐的一般病因

一、反射性呕吐	**(五)循环系统疾病**
(一)消化系统疾病	(六)风湿免疫性疾病
1. 食管疾病	(七)血液系统疾病
2. 胃及十二指肠疾病	(八)妇科疾病
3. 其他消化系统疾病	(九)青光眼
(二)急性中毒	**二、中枢性呕吐**
(三)呼吸系统疾病	(一)中枢神经系统疾病
(四)泌尿系统疾病	(二)药物毒性作用

（三）代谢障碍、内分泌疾病、放射性损害	10. 妊娠呕吐
1. 低钠血症	11. 急性全身性感染
2. 尿毒症	12. 放射性损害
3. 糖尿病酮症酸中毒	**三、前庭障碍性呕吐**
4. 糖尿病胃轻瘫	1. 迷路炎
5. 甲状腺功能亢进症	2. 梅尼埃病
6. 甲状腺危象	3. 晕动病
7. 甲状旁腺功能亢进症	4. 耳石症
8. 肾上腺危象	**四、神经性呕吐**
9. 腺垂体功能减退	胃神经症、癔症

20.1　反射性呕吐

一、消化系统疾病

（一）食管疾病

1. **腐蚀性食管炎**　误服腐蚀性物质,如强酸、强碱。

2. **食管黏膜剥脱症**　多发生于健康人,大多数患者有明显诱因,如快速吞咽干硬、粗糙、热烫食物或误吞鱼刺、枣核、骨性异物,使食管黏膜受到急性物理性损伤,恶心、呕吐可能成为食管黏膜剥脱的始动力,造成食管内压升高,食管黏膜上皮层与固有层之间分离加剧,两层之间血管出现断裂、出血,甚至形成黏膜下血肿,最后导致食管黏膜表层断裂并与固有层完全分离,灰白色条带膜状物可吐出口外。患者除有恶心、呕吐外,还可有消化道出血、胸骨后痛、吞咽时疼痛加剧,严重时伴吞咽困难。胃镜检查是诊断食管黏膜剥脱症的必要手段。内镜下可见食管黏膜纵行条索状肿胀、隆起、剥脱,甚至游离于食管腔内,色泽灰白或呈暗紫红色。

3. **食管自发性破裂**　常发生于呕吐、咳嗽后,少数无明显诱因,多见于中老年男性,破口部位多数在食管中下段。患者表现为呼吸困难、持续胸痛,少数可出现发热、皮下气肿。X线胸片、CT可发现胸腔积液,食管造影可发现造影剂外溢,胸腔引流出食物残渣可确定诊断。对此少见疾病,内科医师尤其要注意鉴别。

（二）胃及十二指肠疾病

胃及十二指肠疾病所致的呕吐较为多见,常有恶心的先兆,吐后常感到轻松。吐出物为咽下的食物、胃液、胆汁等,也可含有血液或为纯血(呕血)。

1. **胃黏膜刺激或炎症**　胃黏膜受刺激或急性胃(肠)炎或慢性胃炎急性发作时,均可引起恶心、呕吐。病因:①细菌性,如细菌性食物中毒;②化学性,如某些化学物品(如烈酒)或药物(如阿司匹林、磺胺类、氨茶碱、抗生素、化疗药物等)的刺激;③物理性,如胃过度充盈时对胃黏膜的直接刺激。药物、食物过敏所致呕吐常与个体耐受性有关。

嗜酸性粒细胞性胃肠炎是一种以胃肠道某些部位局限性或弥漫性嗜酸性粒细胞浸润为特征的疾病,病变可累及全消化道各层。可分为3型。①黏膜病变型:黏膜内大量嗜酸性粒细胞浸润,以恶心、呕吐、腹痛、腹胀等为主要表现;②肌层病变型:浸润以肌层为主,以幽门或小肠梗阻为主要表现;③浆膜病变型:主要累及浆膜,多表现为腹水。EG患者上述三型可单独或同时出现,临床上黏膜型最多见,其诊断标准:①有腹痛、腹泻、恶心、呕吐等症状;②消化道活检或腹水检查有嗜酸性粒细胞浸润;③除外继发性疾病引起的胃肠道EOS浸润,如寄生虫感染、风湿病;④激素治疗有效;该病极易误诊,因此对有消化系统症状者,注意询问过敏史,重视血及腹水的EOS计数,必要时重复检查、人工计数;对常规抑酸等治疗效果不佳时,注意复查胃肠镜,多部位活检,请病理医师认真阅片。

2. **各种原因的幽门梗阻**　幽门梗阻所致呕吐常呈周期性发作,于进食后一段时间出现,可呈喷射性。病因为消化性溃疡、胃癌、克罗恩病、胃黏膜脱垂症、胃肉芽肿(嗜酸性或血吸虫引起)、异位胰腺以及罕见的胃肿瘤等。梗阻可能由于:①幽门括约肌痉挛,多发生于消化性溃疡、胃癌,患者多为中年或中年以上,伴有或不伴有幽门管黏膜充血与水肿，而单纯性幽门括约肌痉挛所致的梗阻少见；②幽门管瘢痕性狭窄，一般由消化性溃疡引起，常不致引起完全性梗阻；③幽门管被肿瘤、脱垂的胃黏膜、异位胰腺或肉芽肿所梗阻。

幽门痉挛所致呕吐通常在进食后几小时内发生，痉挛可在解痉药注射之后缓解，胃排空障碍得以解除，呕吐也停止，这种情况可见于消化性溃疡活动期与慢性胃炎急性发作时。幽门器质性狭窄所致的呕吐常并发胃扩张与胃潴留，常在食后6~12小时后发生，有时呈喷射性，呕吐量大，甚至含有隔夜的食物。器质性狭窄大多由于消化性溃疡瘢痕狭窄引起，发病多在中年，呕吐物中不含胆汁；少数由胃癌引起，发病多在中年以上，少部分胃癌浸润胃体、胃窦甚至全胃（皮革胃）致胃蠕动减少，虽无幽门梗阻，也可有呕吐、腹胀表现。克罗恩病（CD）发病多在青少年，反复发作，CD患者5%~70%累及胃部，单独累及胃部的CD患者非常罕见。胃CD患者可表现为恶心、呕吐、上腹痛及体重下降等，这些临床症状主要由溃疡和/或胃出口梗阻引起。胃CD在内镜下可见胃黏膜颗粒状或片状红斑、阿弗他糜烂、疣状外观、浅或深溃疡形成、竹节样改变（病理提示胃腺体增生、淋巴细胞浸润、基质水肿和淋巴管扩张），虽然胃上皮样肉芽肿检出率较低，但其仍是胃CD的特征性改变。由罕见的胃肿瘤（肉瘤、淋巴肉瘤、霍奇金淋巴瘤等）、胃肉芽肿等引起者更为少见。

胃黏膜脱垂症时，脱垂的胃黏膜可阻塞幽门，并可继发脱垂胃黏膜的发炎、糜烂与溃疡形成，引起间歇性上腹痛、恶心、呕吐，甚至上消化道出血，临床上需与消化性溃疡相鉴别。胃镜检查可明确诊断。

3. **功能性消化不良** 主要表现为慢性持续或复发性中上腹痛或不适，常伴嗳气有时可伴恶心、呕吐。

4. **肠系膜上动脉综合征** 本病并非少见。发病以体型瘦长的女性为多，罹患年龄多在20~40岁。任何原因导致肠系膜上动脉与腹主动脉之间的距离变小，致夹在其中的十二指肠受压而造成排空困难，即可产生本综合征的病象。主要表现为逐渐发生的上腹胀痛、恶心与呕吐，于进食后数小时或更短时间发作，采取俯卧位或左侧卧位时可使症状缓解。X线钡餐透视检查可见十二指肠近段扩张，钡剂淤滞，胃与十二指肠排空延缓，十二指肠水平段与上升段交界处压迫征象可见典型"笔杆征"。通过放射科医师多体位反复观察可减少漏诊本症。

5. **输出祥综合征** 本病以周期性大量胆汁性呕吐为临床特征，由于部分胃切除术后空肠输出祥的功能性梗阻引起，发生原理未明。典型症状常于手术后第8~12天出现，表现为上腹部饱胀或胀痛，特别在食后，伴恶心、

呕吐。呕吐后或插入胃管抽空胃内容物后症状缓解，但几小时后症状又可再现。X线钡餐透视检查显示胃内有大量空肠滞留液。多数病例经对症治疗后症状缓解。由于手术瘢痕收缩、手术误差等引起的空肠输出祥器质性狭窄，如反复出现机械性肠梗阻的表现，则往往需手术治疗。

6. **其他原因的十二指肠梗阻** 除十二指肠溃疡所致梗阻外，十二指肠梗阻可因肠外病变压迫或肠内病变阻塞所引起，表现为十二指肠病变部位肠腔的局限性狭窄及其上部的肠段扩张，最常见的症状是间歇性腹痛与呕吐。腹痛多位于上腹正中或偏右，可为间歇性隐痛乃至阵发性剧痛，伴恶心、呕吐，有时呕血与便血。上腹部可出现蠕动波、振水音，有时出现腹部包块。

十二指肠癌少见，易漏诊，内镜检查是诊断本病的主要手段。患者常有不同程度的呕吐、食欲减退、消瘦、腹胀、腹痛、消化道出血。

其他原因所致的十二指肠梗阻，如非特异性炎症性粘连或肠腔狭窄、隔膜畸形、环状胰、肉瘤、肉芽肿性变等均少见，诊断须根据X线钡餐检查、十二指肠镜检查与剖腹探查。近年小肠镜的应用对本病的诊断有很大的帮助。十二指肠克罗恩病（CD）少见，十二指肠CD患者主要有上腹痛、恶心、呕吐等非特异性症状，与消化性溃疡患者表现类似，临床上极易延误正确诊断，其他少见症状包括体重下降、腹泻、呕血等。十二指肠CD患者易并发肠段狭窄、瘘管形成，内镜下可见阿弗他糜烂、纵形溃疡、鹅卵石样外观、息肉样病变、凹槽样改变。临床上表现为反复发作或不易愈合的溃疡，可有幽门梗阻及十二指肠梗阻的症状。对于胃或十二指肠溃疡，特别是年轻且伴有幽门梗阻的患者，常规抗溃疡治疗效果不佳时，要考虑胃及/或十二指肠CD的可能，可做肠镜及CTE/MRE了解结肠及小肠有无病变，必要时做超声内镜检查，在保证安全的前提下，内镜下深取活检或黏膜下层切除活检。对有手术指征患者，可行外科手术治疗并可明确诊断。

（三）其他消化系统疾病

1. **腹腔脏器急性炎症** 急性腹膜炎早期呕吐轻微而时发时止，但病情发展时则呕吐成为持续性，早期的呕吐为反射性，继之则为中毒性，最后则由于麻痹性肠梗阻所引起。急性阑尾炎早期常有脐周或中上腹痛，伴恶心、呕吐与食欲减退，易被误诊为急性胃炎。急性胆囊炎、胆石绞痛及胆道蛔虫病也常常有恶心、呕吐，但多不严重，呕吐物可为食物、胃液、胆汁，有时可见蛔虫（不仅可见于胆道蛔虫病，也可见于肠道蛔虫病），呕吐后病情未见减轻。急性胰腺炎也常有恶心、呕吐，但多不严重，常有上腹部持续性疼痛并可向腰背部放射，进食后可加重。

2. **急性病毒性肝炎** 本病可有食欲减退、乏力、厌

油、恶心、呕吐、腹痛,可误诊为急性胃炎、消化不良等;如急性肝炎病情加剧,重新出现呕吐,黄疸加深,须考虑急性或亚急性重症肝炎的可能性。

3. **肠梗阻** 本病的主要症状是呕吐、肠绞痛与肛门停止排便和排气。呕吐常剧烈,并伴恶心。早期的呕吐为神经反射性,呕吐物初为食物、胃液,继而为黄绿色胆汁。反射性呕吐停止后,隔一段时间出现典型肠梗阻的反流性呕吐。两种呕吐间隔时间的长短取决于梗阻部位的高低。梗阻部位愈高,间隔时间愈短。低位回肠梗阻时时间间隔较长。反流性呕吐是由于肠内积液不能通过梗阻部位,积聚于梗阻上部的肠段,达到相当大量时形成肠逆蠕动而吐出所致。呕吐物早期为胆汁样液体,继而呈棕色或浅绿色,晚期呈较稠厚而带粪臭气的液体,这是由于食物在低位肠道内有较长时间的潴留,受肠内细菌作用而腐败分解所致。病因可为肿瘤、炎症、缺血、先天性畸形、结石、大块食物、肠扭转、肠套叠等。肠旋转不良临床少见,多发生于小儿,成人偶可见到。因肠的位置先天异常,造成肠扭曲、压迫、粘连而导致肠梗阻,常需剖腹探查确立诊断。

4. **假性肠梗阻** 假性肠梗阻(intestinal pseudo obstruction,IPO)是由于肠道肌肉神经病变引起的肠道运动障碍性疾病。具有反复发作的肠梗阻症状及体征,而无肠内外机械性肠梗阻因素存在的一种综合征。根据病变部位不同,分为小肠假性梗阻和结肠假性梗阻。根据病程不同,可分为急性和慢性梗阻。根据病因可分为原发,亦可继发于结缔组织病,如系统性红斑狼疮、皮肌炎、干燥综合征、未分化结缔组织病,继发性IPO还可出现肾盂及输尿管积水、腹水、血液等其他系统受累,并且多见于女性。小肠假性梗阻因小肠动力低下肠内容物通过缓慢,肠腔扩张达到一定程度,可产生肠梗阻的临床表现,如腹胀、呕吐。腹部平片、腹部CT、小肠镜、小肠测压和小肠通过时间测定有助于诊断。如剖腹探查,病理检查注意有无肌间神经丛病变。临床上对原因不明的IPO,尤其是女性,需注意有无腹水、肾、血液等受累,尽早行免疫学检查,排除风湿疾病,以期早期诊断,并避免不必要的外科手术。

二、急性中毒

急性中毒见23.1。

三、呼吸系统疾病

急性肺炎在发病初期可有呕吐,小儿尤多见。百日咳的痉挛期,在痉挛性咳嗽发作之后,常有反射性呕吐,将胃内食物全部吐出。急性扁桃体炎因细菌毒素刺激,患者可呕吐胃内容物,小儿尤多见。

四、泌尿系统疾病

急性肾炎的高血压脑病,呕吐常突然发生(中枢性呕吐)。急性肾盂肾炎以恶心、呕吐而起病者占30%~36%,特别是女性。肾结石绞痛发作,呕吐多与绞痛同时出现。

五、循环系统疾病

急性心肌梗死的早期,特别是当疼痛剧烈时,常发生恶心、呕吐,可能由于心肌病灶的刺激引起迷走神经对胃肠的反射性作用所致。偶尔疼痛定位于上腹部而呕吐剧烈者,可被误诊为急性胃炎或其他急腹症。少数以恶心、呕吐为主要症状的心肌梗死尤要注意鉴别。主动脉夹层动脉瘤破裂也可引起上腹痛与呕吐,甚至猝死。

充血性心力衰竭有时发生呕吐,可能与肝淤血有关,但在洋地黄治疗时还须警惕洋地黄的毒性作用所致。

在低血压伴昏厥或休克的初期,也常有恶心、呕吐,伴苍白、心悸、出冷汗等自主神经失调症状。

六、风湿免疫性疾病

假性肠梗阻可继发结缔组织病如SLE、系统性硬化病、皮肌炎、干燥综合征等自身免疫性疾病,患者表现为腹痛、腹胀、恶心、呕吐及肛门停止排便和排气,腹部X线片可见肠腔明显扩张及多个液平面,以肠梗阻为首发症状者常易误诊。SLE引起肠梗阻的病因还不明确,可能由于狼疮性血管炎或SLE相关的神经源性损害所致,尤其是肠系膜血管炎可引起肠黏膜溃疡、肠壁水肿、出血性肠炎、腹水等症状。临床上以肠梗阻为首发症状并且同时伴有其他脏器累及(如蛋白尿、白细胞减少等)的患者应进行抗核抗体、抗dsDNA及补体等相关实验室检查以排除有无风湿免疫性疾病合并假性肠梗阻可能。

七、血液系统疾病

淀粉样变性是以不溶性淀粉样蛋白在血管壁、器官、组织细胞外沉积为特征的一种进行性疾病。该病多可累及皮肤、心脏、肾、肝、神经、胃肠道等,淀粉样变性临床以伴发于多发性骨髓瘤、继发性系统性淀粉样变性多见。淀粉样变性累及胃肠道临床表现为腹泻、便血、肠梗阻、便秘及蛋白丢失性肠病,部分患者可以小肠假性梗阻为首发症状,发生机制为淀粉样物质沉积并渗入肠固有肌层或者肠系膜神经丛。淀粉样变性内镜下可表现为皱襞粗大、增厚,黏膜颗粒样外观,黏膜质脆、糜烂、溃疡,也可表现为结节样隆起,黏膜下血肿或弥散的黏膜出血点、淤血样表现等,确诊主要依靠组织病理学和免疫组化染色。淀粉样蛋白在光学显微镜下显示均匀、无定形、缺乏分支的刚性纤维,刚果红染色呈砖红色,偏振光显微镜下表现为苹果绿双折射光是诊断金标准。

八、妇科疾病

妇女内生殖器官的急性炎症(急性附件炎等)时,炎症刺激经由自主神经的传入纤维,将冲动传入呕吐中枢而引起反射性呕吐。炎症扩散则引起急性盆腔腹膜炎,出现高热、下腹痛与压痛、白细胞增多,并有腹胀、便秘、排尿困难等症状。宫外孕破裂、卵巢囊肿蒂扭转也可有呕吐,但还有腹痛、休克、尿路刺激症、腹泻以及阴道后穹窿穿刺出不凝血等表现。

九、青光眼

闭角型青光眼是原发性青光眼较常见的一种类型,患者以女性为多,发病多在 40 岁以后。患者头痛常剧烈,可因眼压增高,经三叉神经的反射作用而引起呕吐。有时可因忽略眼科检查而被误诊为内科疾病。

20.2　中枢性呕吐

一、中枢神经系统疾病

(一)脑血管病变

高血压脑病时,由于血压急剧升高,脑血液循环急剧障碍,导致脑水肿与颅内压力升高,出现剧烈头痛、眩晕、恶心、呕吐,甚至惊厥、昏迷等症状。

高血压动脉硬化症患者突然发生剧烈头痛与呕吐,须警惕脑出血的发生。脑出血(特别是小脑出血)常出现剧烈头痛、呕吐。呕吐是由于出血穿透第四脑室或血肿压迫第四脑室、直接刺激呕吐中枢所致。以暴发性后脑部疼痛、呕吐为前驱症状,继而出现脑膜刺激征,脑脊液呈血性者,可诊断为蛛网膜下腔出血。瓦伦贝格综合征(Wallenberg syndrome)发病通常在 40 岁以上,病变主要由于椎动脉血栓闭塞引起,有眩晕、恶心、呕吐等前庭神经刺激症状(参见 48.2)。

椎基底动脉供血不足大多发生于中年以上,男性发病高于女性 1 倍以上。临床表现多种多样,最常见者为眩晕,或伴恶心、呕吐,提示前庭功能障碍(参见 48.2)。

(二)中枢神经感染

颅内感染可因炎症性渗出导致颅内压增高,而有头痛、呕吐等症状。乙型脑炎大多累及小儿,常有恶心、呕吐,多发生于病程第 1~2 天,呕吐次数不多,仅少数呈喷射性,如不注意,可诊断为急性胃炎。其他原因的病毒性(脑膜)脑炎发生恶心、呕吐者也不少见,诊断参照流行病学史、临床表现与有关的病毒学、脑脊液检查。

脊髓灰质炎的前驱期与麻痹前期也常有头痛、咽痛、恶心、呕吐,与流行性感冒相似。流行性脑脊髓膜炎常以高热、寒战、头痛、恶心、呕吐急性起病,呕吐是由于颅内压增高、呕吐中枢受刺激,以及脑膜受刺激而产生的反射性作用引起,在本病流行期间不难确定诊断。结核性脑膜炎或真菌性脑膜炎并非罕见,遇不明原因发热、头痛、呕吐的病例要提高警惕。

脑脓肿常为继发性,大多由于邻近化脓性病灶的直接蔓延,例如耳源性脑脓肿,起源于慢性化脓性中耳炎或乳突炎;少数病例则起源于血行性或外伤性感染。耳源性脑脓肿多位于颞叶或小脑,多为单发性。血行性脑脓肿常为多发性。如有颅内压增高及 / 或脓肿直接刺激呕吐中枢时,则除感染症状之外,还有头痛、呕吐等症状。

脊髓痨是晚期神经梅毒,当发生胃危象时,有闪电样痉挛性胃痛、呕吐等症状。艾滋病侵犯神经也可有类似表现,临床上需注意排除。

(三)偏头痛

本病以阵发性半侧头痛为临床特征,女性罹患较多,多于青春期开始,至中年或闭经后自行停止。病因未明。30 岁以前起病者多有遗传性。精神刺激、妊娠、饮酒、吸烟等均可为发病诱因。发作前常有乏力、嗜睡或烦躁不安等症状,头痛前常有同侧偏盲、眼前闪动性光点和颜面感觉异常等前驱症状。头痛剧烈时出现恶心、呕吐,吐后头痛减轻。麦角制剂治疗可使症状迅速缓解(参见 47.1)。

(四)脑肿瘤

脑肿瘤常有 3 种主要症状:①呕吐;②头痛;③视力障碍,眼底检查常见有视盘淤血。此外还常有不同程度脑神经损害的症状等。呕吐原因:①肿瘤发生在脑脊液通路或其附近,引起颅内压迅速增高;②肿瘤直接压迫和刺激延髓呕吐中枢或前庭神经、迷走神经等。幕下脑瘤引起呕吐者较幕上脑瘤早而多见。脑肿瘤所致的呕吐与饮食关系不大,常发生于头痛剧烈之时,呕吐后头痛可暂时减轻。无明显消化系疾病的顽固性呕吐,须考虑颅内尤其是脑室占位性变的可能性。早期脑瘤常易被误诊为神经症。小儿脑瘤患者往往表现为不伴有头痛的喷射性呕吐。CT、MRI 对诊断帮助最大。

（五）脑畸形性疾病

脑积水常由于脑脊液循环阻塞所引起，以脑室扩张与脑脊液量增多为特征。发生原理：①脑脊液循环通路受阻；②脑脊液吸收缺陷；③脑脊液产生过多。由此引起一系列颅内压增高所致的症状，如头痛、呕吐、视力障碍、视盘水肿等。成年人脑积水由于骨缝已闭合，常于早期即出现上述症状。脑超声、头颅平片、CT、MRI 检查等常有助于诊断。

（六）癫痫

极少部分癫痫患者表现为自主神经症状的发作，包括上腹疼痛不适、呕吐、出汗、面色潮红、苍白、瞳孔散大等，个别患者以呕吐表现为主，曾称呕吐型癫痫。其特征：①长期反复呕吐无诱因；②呕吐常突然发作，呈阵发性发作，严重时一日多次；③无消化系统器质性病变；④脑电图有异常；⑤抗癫痫药治疗有效。

（七）头部外伤

脑震荡之后，如意识障碍在 6 小时内消失，则可出现头痛、呕吐、眩晕，这并非脑有器质性损伤，而是呕吐中枢受物理刺激所致。

脑挫裂伤常引起明显的头痛、呕吐。持续性剧烈头痛伴喷射性呕吐与意识障碍加重者，须考虑有颅内血肿形成。

（八）脑寄生虫感染

生物病原体如蠕虫及原虫的成虫、幼虫或虫卵感染人的脑部，引起脑损害或炎症性反应，统称为脑寄生虫病。常见的有脑囊虫病、脑型血吸虫病、脑型肺吸虫病、脑型包虫病、脑型疟疾等，一些寄生于宿主的机会致病原虫（如弓形虫、粪类圆线虫），在机体免疫低下的条件下大量繁殖，可出现中枢神经系统症状。临床表现如下。①癫痫发作：发生率可高达 80%。②脑膜刺激症状：由于虫体自溃，释放化学性刺激所引起。③颅内压增高：患者表现为头痛、恶心、呕吐、视物模糊等。④脑局限病灶症状：如轻偏瘫、偏盲、小脑损害等。⑤精神症状：如定时和定向力丧失、精神错乱等。诊断依据疫区感染史及脑外该寄生虫病病史、血和脑脊液酸性细胞增多，抗原皮内试验和血清补体结合试验阳性，脑血管造影或颅脑 CT 可发现病灶。

（九）中枢神经系统白血病

中枢神经系统白血病临床上主要表现为头痛、恶心、呕吐、视盘水肿、视力障碍、抽搐、昏迷、偏瘫及脑膜刺激症状。脑脊液检查可有颅压升高，蛋白质和白细胞数增多，糖和氯化物减低，可发现白血病细胞。中枢神经系统白血病可发生在急性白血病的任何时期，但多数发生在缓解期。由于多种化疗药物不易透过血脑屏障，隐藏在中枢神经系统的白血病细胞不能有效被杀灭，成为白血病细胞的庇护所，为髓外白血病复发的首要原因。中枢神经系统白血病以急性淋巴细胞白血病最常见，儿童患者尤甚。

二、药物毒性作用

吗啡、洋地黄、雌激素、甲睾酮等，以及氮芥、环磷酰胺、丙卡巴肼、氟尿嘧啶、丝裂霉素 C 等化疗药物及其代谢产物，可直接刺激延髓催吐化学感受区引起呕吐。

洋地黄疗程中最早的中毒症状常是食欲减退、恶心、呕吐，如兼有心律失常，更可肯定洋地黄中毒的诊断。

大多数细胞毒药物均可刺激胃肠道黏膜，引起黏膜损伤，导致黏膜尤其是从胃到回肠黏膜上的嗜铬细胞释放 5-羟色胺（5-HT）等神经递质增多，产生神经冲动，由迷走神经传入呕吐中枢导致呕吐。

三、代谢障碍、内分泌疾病、放射性损害

（一）低钠血症

重度低钠性失水患者常有乏力、恶心、呕吐、肌肉痉挛、腹痛等症状，甚至神志淡漠、嗜睡、血压下降与昏迷。病因多为急性胃肠炎、大面积烧伤、肾上腺危象、糖尿病酮症酸中毒、失盐性肾炎（Thorn 综合征）等。

稀释性低钠血症（如水中毒、抗利尿激素分泌异常症）也常引起频繁呕吐。

（二）尿毒症

尿毒症患者常较早出现头痛、恶心、呕吐。如并发尿毒症性胃炎，则呕吐更为严重。有一些患者因为恶心、呕吐检查肾功能而诊断患尿毒症。

（三）糖尿病酮症酸中毒

糖尿病酮症酸中毒的诱因多为感染、创伤、手术、麻醉、中断胰岛素治疗等，患者常以厌食、恶心、呕吐等为早期症状。由于厌食、呕吐与多尿，致加重了失水与失钠，又使呕吐加剧，促进酮症性昏迷。

（四）糖尿病胃轻瘫

糖尿病胃轻瘫（diabetic gastroparesis，DGP）是糖尿病常见并发症，发生率达 50%~76%，主要表现为胃排空延迟，临床可见厌食、恶心、呕吐、早饱、腹胀等症状，严重影响患者的生活质量。DGP 的诊断标准：①糖尿病史；②存在持续性早饱、腹胀、厌食、恶心、呕吐等临床症状；③内镜和钡餐检查排除机械性梗阻；④放射性核素标记试验、胃排空试验、实时 B 超、胃压测定术、胃电图提示胃排空延迟，大部分学者认为糖尿病患者在高血糖基础上可致内脏的自主神经病变、胃肠激素异常及微血管病变，使胃张力减弱和运动减慢。

（五）甲状腺功能亢进症（甲亢）

甲亢的临床表现错综复杂，典型者表现在消化系统为多食易饥、体重下降、排便次数增多，严重者有肝功能异常。以顽固性呕吐为突出表现者临床较少见，极易误

诊、漏诊。老年甲亢患者以厌食、恶心、呕吐、消瘦为突出表现者稍多。对无明显诱因的呕吐，排除消化系统和中枢神经系统疾病后，注意有无心率增快，即使无甲状腺肿大、甲状腺无震颤及血管杂音，即使为妊娠期女性，也应及早行甲状腺功能检查，以确定是否有甲亢。

（六）甲状腺危象

本病是甲状腺功能亢进症的严重并发症，诱因为感染、创伤、未经充分准备而施行手术、精神刺激等，^{131}I 治疗甲状腺功能亢进症时也偶尔诱发。主要症状为高热或过高热、心动过速、不安或谵妄、大汗、呕吐与腹泻等，如不及时救治，患者可因周围循环衰竭而死亡。

（七）甲状旁腺功能亢进症

原发性甲状旁腺功能亢进症临床少见，主要临床表现有骨痛、关节痛、泌尿系结石表现，胃肠道症状有恶心、呕吐、腹胀、食欲下降、便秘，甚至有消化性溃疡，也可出现消瘦、乏力、贫血、红细胞沉降率增快。故临床上对不明原因呕吐、腹胀、便秘、食欲下降患者，注意患者是否有骨痛或骨质改变及泌尿系结石，检查血钙、磷、尿钙、血清甲状旁腺素，进一步可行甲状旁腺超声、CT 或 ECT 检查，以明确甲状旁腺功能亢进症的诊断。

甲状旁腺功能亢进症在应激情况下当血清钙增高至 13mg/dl 以上时，即可产生甲状旁腺危象（高血钙危象），临床表现为口渴、多尿、厌食、乏力、恶心、呕吐、便秘、肌肉软弱等症状。严重者发生昏迷与死亡。应立即补充生理盐水，注意电解质及酸碱平衡，注射降钙素，必要时予血液透析。

（八）肾上腺危象

慢性肾上腺皮质功能减退症（艾迪生病）可因感染、创伤、手术、过度劳累、中断糖皮质激素治疗等而诱发危象（肾上腺危象）。主要临床表现为体温降低、恶心、呕吐、失水、血压下降与周围循环衰竭，最后可陷入昏迷。由于患者常有吐泻发作，可被误诊为急性胃肠炎。

（九）腺垂体功能减退症

腺垂体功能减退症是由部分或全部垂体前叶被破坏，而产生单一或多种内分泌靶腺功能继发性减退的疾病，如性腺、甲状腺、肾上腺。除不明原因的恶心、呕吐外，还有性欲减退、阴毛脱落、精神萎靡、反应迟钝、畏寒、贫血、闭经、低血糖、低血压、皮肤干燥、心率慢等临床表现。测定皮质醇、甲状腺、性激素以及垂体 MRI 可明确诊断。及时补充皮质激素等靶腺激素，可防止垂体危象的发生。

（十）妊娠呕吐

素来健康的已婚生育年龄妇女，忽于清晨起床后呕吐，连续多日，须注意妊娠呕吐。妊娠呕吐约见于半数的孕妇，多发生于妊娠期 5~6 周，但最早可见于妊娠第 2 周，一般持续数周而消失。发生机制未明，有认为与血中雌激素水平增高有关，精神因素可起一定的作用。患者常有困倦、思睡、嗜食酸味的食品。呕吐之前常有恶心。呕吐与精神因素有一定的关系，分散患者的注意力可使呕吐减轻。体格检查乳头颜色加深。尿液妊娠试验反应阳性。症状轻重各有不同。轻症者不影响日常生活与健康，称妊娠呕吐；重症者可引起失水、电解质代谢紊乱和酸碱平衡失调，营养障碍，则称为妊娠剧吐。

妊娠毒血症发生于妊娠期第 24 周以后，多见于年轻初产妇，主要症状为血压升高、蛋白尿、水肿与视力减退，恶心与呕吐常是先兆子痫的表现。

（十一）急性全身性感染

许多急性全身性感染性疾病可发生恶心、呕吐，尤其是重症病例。可能由于发热与毒血症状态时胃蠕动与胃分泌减少，消化功能减退，未消化的食物易积存于胃内，并易于呕出。儿童的呕吐中枢兴奋阈限低，在急性传染病时尤易发生呕吐。

最常引起呕吐的急性感染，首先是中枢神经急性感染、胃肠道急性感染、腹腔脏器的急性感染、泌尿系感染等。病原体可为细菌性、病毒性、真菌性、疟原虫等。细菌性食物中毒时，呕吐多发生于腹泻之前；霍乱与副霍乱时，呕吐多发生在腹泻之后。近年艾滋病的发病呈上升趋势，临床有艾滋病引起呕吐的报道，需要高度警惕。

（十二）放射性损害

在深部 X 线治疗、镭照射治疗、钴照射治疗等之后，均可发生食欲减退、恶心、呕吐。急性放射病的初期表现为神经系统的过度反应，出现头晕、头痛、乏力、恶心、呕吐、腹泻等症状。

20.3 前庭障碍性呕吐

一、迷路炎

迷路炎是急性与慢性化脓性中耳炎的常见并发症，临床病理学上可区分为迷路周围炎、局限性迷路炎、弥漫性浆液性迷路炎与弥漫性化脓性迷路炎 4 种类型，而后者的病情最严重。主要临床表现为发作性眩晕、恶心、呕吐、眼球震颤等,诊断主要根据病史与耳科检查。

二、美尼尔病

美尼尔病男性罹患较多,发病多在中年。典型表现为突然发作的旋转性眩晕(多为水平性)、耳聋与耳鸣。眩晕发作时患者意识清醒,常伴有面色苍白、出冷汗、恶心、呕吐、血压下降等反射性迷走神经刺激症状。发作历时数分钟乃至数小时以上,间歇期也各有不同(参见48.1)。

三、晕动病

晕动病症状发生在乘飞机、乘船、乘汽车或火车时,以苍白、出汗、流涎、恶心、呕吐等为主要表现。原因未明确。由于反复的俯仰运动、旋转或上下颠簸所致的迷路刺激,明显地起重要的作用。迷路功能丧失的人常不致罹患晕动病。遗传和精神因素可能有重要关系。有些身体健康的人对乘车、乘船完全不耐受,有的虽能耐受乘船、乘车,但在车船中嗅到不愉快的气味或听到震耳的噪声等不良刺激,即可发生恶心、呕吐。

四、耳石症

耳石症又称为良性阵发性位置性眩晕,是指当头位快速移动至某一特定位置时激发的短暂的、阵发性眩晕与水平型或旋转型眼震。所谓良性,就是可治疗、可自愈;所谓阵发性、位置性,是指头晕的发作时间短暂,并且与头颈转动有关。大部分患者发病表现为休息或起床时在床上向某一方向翻身,引起天旋地转,伴恶心、呕吐,必须保持强迫睡姿;有的患者起床或后仰倒床时发作,行走时正常。头晕发作时间短暂,几秒或几十秒,很少超过1分钟。

20.4　神经性呕吐

呕吐可为胃神经症或癔症症状之一,其特点是呕吐发作和精神刺激有密切的关系。呕吐可于进食后立即发生,呕吐全不费力,吐出量不多,吐毕又可再食,虽长期反复发作而营养状态影响不大。嗅到不愉快的气味、听到震耳的噪声或见到厌恶的食物而出现的呕吐,称条件反射性呕吐,也属神经官能性呕吐范畴。对神经官能性呕吐须小心除外一切器质性病因方能确定诊断。女性和神经不稳定的人,其呕吐中枢兴奋阈限较低,受各种刺激作用时易发生呕吐。

(陈白莉　陈旻湖)

参考文献

[1] METZ A, HEBBARD G. Nausea and vomiting in adults-a diagnostic approach. Aust Fam Physician, 2007, 36 (9): 688-692.

[2] 陈元芳. 恶心呕吐.// 潘国宗, 曹世植. 现代胃肠病学. 北京: 科学出版社, 1994.

[3] 唐光佐. 肠系膜上动脉综合征. 中华外科杂志, 1982, 20: 476.

[4] 张铁梁. 输出祥综合征. 中华医学杂志, 1978, 58: 435.

[5] 顾雁. 原发性十二指肠癌误诊分析. 中华内科杂志, 1998, 37 (1): 4.

[6] 黄祥成. 成人肠扭转不良 1 例. 中华普通外科杂志, 2001, 16 (3): 163.

[7] 曹辛. 先天性十二指肠隔膜 9 例. 中华消化杂志, 2001, 21 (5): 262.

[8] 吴斌. 成人十二指肠隔膜畸形致不完全性肠梗阻一例. 中华普通外科杂志, 2002, 17 (3): 170.

[9] 方秀才. 慢性假性肠梗阻的临床特征和诊断. 中华内科杂志, 2001, 40 (10): 666.

[10] 杨维良. 成人肠套叠 150 例临床总结. 中华普通外科杂志, 2004, 19 (9): 547.

[11] 黄卫. 反复呕吐、胸骨后烧灼痛. 中华内科杂志, 2003, 42 (9): 671.

[12] 焦洋. 食管粘膜剥脱症内镜及临床诊断分析. 新医学, 2013, 44 (1): 45.

[13] 周丽荣. 糖尿病胃轻瘫的治疗进展. 国际内科杂志, 2008, 35 (10): 589.

[14] 冯静梅, 董玉宝. 以呕吐为主要症状的甲状腺功能亢进症 26 例分析. 中国误诊学杂志, 2010, 10 (5): 3225.

[15] 李春艳. 以消化道症状为首发表现的原发性甲状旁腺功能亢进症三例. 中华内科杂志, 2007, 46 (5): 411.

[16] 任青娟. 腺垂体功能减退症 11 例误诊分析. 临床误诊误治, 2013, 26 (2): 13.

[17] 杨艳英. 干燥综合征合并慢性假性肠梗阻的临床特征分析. 胃肠病学, 2013, 18 (3): 166.

[18] 吴长才. 57 例肠系膜上动脉综合征诊治分析. 胃肠病学,

2013, 18 (3): 169.

［19］张晓梅.未定型结缔组织病，假性肠梗阻 1 例.临床消化病杂志，2013, 25 (2): 117.

［20］江勇.嗜酸性粒细胞性胃肠炎的诊治分析 67 例.世界华人消化杂志，2013, 2 (11): 1035.

［21］高敏.胃十二指肠克罗恩病二例.中华内科杂志，2009, 48 (5): 419.

［22］任权.自发性食管破裂 22 例临床分析.中华临床医师杂志（电子版），2012, 21: 6952.

［23］吴杨庆.上消化道克罗恩病的特征和诊治现状及展望.国际消化病杂志，2014, 34 (6): 356-357.

［24］王玉明.原发性局限性胃肠道淀粉样变性 1 例并文献复习.胃肠病学，2018, 23 (4): 254.

［25］胡大伟.系统性红斑狼疮合并肠假性梗阻 12 例临床分析.中华风湿病学杂志，2004, 8 (4): 227-228.

［26］张晓静.肿瘤化疗所致恶心呕吐的发生机制和药物治疗的研究进展.癌症进展杂志，2006, 4 (4): 348-353.

［27］段磊.脑弓形虫病 1 例.中国寄生虫学与寄生虫病杂，2012, 30 (1): 26.

［28］蒋子栋.耳石症——一种极易被误诊的眩晕.中国医药报，2014, 第 3 版.

21

急性上消化道出血

急性上消化道出血是指食管、胃、十二指肠、胃空肠吻合术后的空肠以及胰腺、胆道的急性出血，是常见的急症。迅速确定出血部位、病因并及时处理，对改善预后有重要的意义。

【如何确定急性上消化道出血】

急性上消化道出血的主要临床表现是呕血与黑便，以及由于大量失血而引起的血容量不足的一系列全身性症状。出血量在 60ml 以上则可出现柏油样黑便。一般而言，幽门以下出血时常引起黑便，而幽门以上出血则可兼有呕血。如幽门以下部位出血量多且快，血液反流入胃，也可引起呕血；如幽门以上出血量少或出血速度缓慢，血液在胃内不引起呕吐反射，则全部血液流入肠内，患者可无呕血而只有黑便，呕血患者则几乎均有黑便。呕出血液的性状主要决定于出血量及其在胃内停留的时间，如出血量较少或 / 及血液在胃内停留时间较长，由于胃酸的作用，呕出的血液呈棕黑色咖啡渣样；反之则可呈鲜红或暗红色。上消化道出血时，粪便的颜色主要决定于出血量、出血速度及其在肠道停留的时间，其次是出血位置的高低。一般情况下，上消化道出血时，血中血红蛋白的铁与肠内硫化物结合成为硫化铁，粪便呈柏油样黑色；但出血量大，肠蠕动过快，则出现暗红色甚至鲜红色的血便。少数急性上消化道出血患者早期并无呕血或黑便，仅表现为软弱、乏力、苍白、心悸、脉搏细数、出冷汗、血压下降、休克等急性周围循环衰竭征象，须经相当时间才排出暗红色或柏油样黑便。凡患者临床表现有急性周围循环衰竭，排除急性感染、过敏、中毒及心源性等所致者，提示可能有内出血。如患者无宫外妊娠破裂、动脉瘤破裂、自发性或外伤性肝或脾破裂等可能时，必须考虑急性上消化道出血，直肠指检可能较早发现尚未排出的血便。

确定为上消化道出血之前，必须排除口腔、牙龈、鼻咽等部位的出血。这些部位的出血常可在局部见到出血痕迹与损伤。呕血须与咯血相鉴别。此外，由于进食大量动物血、活性炭、某些中草药或铁剂、铋剂等而出现黑色便时，须注意区别，患者往往只有黑便而没有血容量不足的临床表现或血红蛋白下降证据。

【如何估计急性上消化道出血的出血量】

急性上消化道出血症状的轻重与失血的速度和量有关。在大出血时，患者一般有软弱、乏力、眩晕、视物模糊、苍白、手足厥冷、出冷汗、心悸、不安、脉搏细数，甚至晕厥等急性失血症状。少数严重失血患者早期可出现躁动不安等精神症状。综合临床表现和实验室检查，提示成人严重大出血的征象：①患者体位改变时出现头晕或黑矇；②心率每分钟超过 120 次；③收缩压低于 90mmHg 或较基础血压降低 25% 以上；④血红蛋白值低于 70g/L。急性大出血血容量减少时，首先出现的临床表现是心搏加快，其次是血压下降，而红细胞总数与血红蛋白量下降较迟，故早期不能片面根据后两者估计失血的程度。

【如何确定出血的部位与原因】

大多数急性上消化道出血是上消化道疾病所致，少数病例可能是全身性疾病的局部出血现象，须进一步鉴别。前者的临床征象主要表现在上消化道局部；后者则全身症状较显著，除上消化道出血外，往往合并有其他部位出血现象。详细的病史、体格检查及其他检查对出血的部位与原因有重要鉴别诊断意义。

（一）病史

慢性上腹痛病史或溃疡病病史，提示出血最大可能来自胃、十二指肠溃疡。有肝炎、黄疸、血吸虫病或嗜酒史，应注意食管与胃底静脉曲张破裂出血的可能。胆道蛔虫、胆石、胆道化脓性感染及胆道取石史或手术史是胆道出血的主要原因。典型溃疡病出血大都发生于溃疡病活动期，故出血多见于症状发作或加重时，且多见于秋冬季节。出血时上腹痛缓解，有利于溃疡病的诊断。在右上腹剧烈绞痛缓解之后出现呕血与便血，有利于胆道出血的诊断。出血后上腹痛仍无明显缓解，常见于胃癌。食管静脉曲张破裂出血往往突然发作，血色新鲜，涌吐而出，甚至呈喷射状。伴有吞咽困难的呕血多起源于食管癌与食管溃疡。某些药物如肾上腺皮质激素、非甾体类抗消炎药或水杨酸制剂、抗凝药剂或抗血小板制剂治疗引起的上消化道出血往往突然发生，出血前可以没有上腹痛症状，特别是老年人更易见。

（二）体格检查

蜘蛛痣、肝掌、脾大、腹壁静脉曲张、腹水等表现有助于肝硬化并发食管与胃底静脉曲张破裂出血的诊断。如有左锁骨上淋巴结转移，则出血常见于胃癌。上消化道出血伴有可触及胀大的胆囊，常提示为胆道或壶腹周围癌出血。遗传性出血性毛细血管扩张症所致出血往往可发现皮肤与口腔黏膜毛细血管扩张。

（三）实验室检查

各项肝功能试验（包括血氨测定）有助于食管与胃底静脉曲张破裂出血的病因诊断。血细胞比容测定、红细胞计数与血红蛋白测定可估计失血的程度。出血时间、全血凝血时间、凝血酶原时间、血小板计数等出血及凝血试验、血细胞学检查，有助于出血性疾病所致的上消化道出血的病因诊断。

（四）急诊内镜检查

对于怀疑上消化道出血的患者，在积极补充血容量、生命体征稳定的基础上,应尽快行胃镜检查以明确病因。消化性溃疡约占出血原因的 50%,其次为食管胃底曲张静脉破裂出血、各种原因引起的急性胃黏膜损伤及胃癌。虽然 95% 的患者可以找到出血原因,但仍有约 5% 的患者经过各种手段检查无法明确出血病因。对这些出血原因不明的患者,应注意较为隐蔽或细小的病灶,如 Dieulafoy 病、胃肠道血管发育不良、憩室、异位胰腺等,也应注意小肠或大肠来源的消化道出血。应采用各种检查手段,包括大肠镜、小肠镜、胶囊内镜、CT 腹腔血管显像及选择性腹腔动脉造影等尽量查明病因,为治疗提供依据。

对于出血量不大,经过常规检查暂时无法找到出血病因者,可随访观察。对出血量大且有活动性出血证据的患者,必要时可行手术探查加术中内镜检查以查明病因,为外科手术治疗提供依据。

胃、十二指肠镜检查目前广泛应用于上消化道出血疾病。急诊内镜检查多在出血后 24~48 小时进行,内镜检查不仅可观察到出血部位,还可发现新的浅表性病变与同时存在的其他病变。例如患有食管静脉曲张的患者,可能由于急性糜烂性胃炎引起出血。急诊行胃及十二指肠镜检查对急性糜烂性胃炎、食管贲门黏膜裂伤、应激性溃疡、吻合口溃疡、十二指肠炎等出血的诊断有决定性意义。此外,胃、十二指肠镜还有助于出血的局部治疗,如应用局部注射、热探头、电凝及止血夹等方法止血。

（五）X 线检查

随着内镜的普及,X 线钡剂造影已经很少用于急性上消化道出血的病因诊断。钡餐检查一般均在出血停止后一段时期进行,以免诱发再次出血。对于消化道憩室等消化道结构异常的诊断有一定的价值。

（六）其他器械检查

床边超声检查对患者干扰甚少,有助于提示肝硬化、胆囊肿大与脾大。静脉注入放射性核素 ^{99m} 锝示踪红细胞,并结合腹部扫描显像,显示出血部位的放射性浓集区,有助于肠道活动性出血灶的定位诊断。

选择性动脉造影对于诊断隐源性急性消化道出血有较好的评价。原因未明的消化道出血可做腹腔动脉造影,在静脉充盈期可使曲张的食管静脉显影。如怀疑出血部位较低,则做肠系膜上或下动脉造影,出血速度越快,则诊断的成功率越高,其操作快速而相当安全。动脉造影能直接显示出血的病灶(肿瘤、溃疡基底),以及由于造影剂向肠腔凝聚而提示出血的部位。动脉造影发现有活动性出血时可即时进行局部填塞进行止血。

【急性上消化道出血的原因】

急性上消化道出血的原因见表 21-1。

表 21-1　急性上消化道出血疾病的分类

I　消化系统疾病	（五）其他胃肿瘤
一、食管疾病	1. 胃淋巴瘤
（一）食管与胃底静脉曲张破裂	2. 胃间质瘤
（二）其他食管疾病	3. 胃神经内分泌瘤
1. 糜烂性食管炎	4. 胃平滑肌肉瘤
2. 食管憩室炎	（六）十二指肠憩室
3. 食管溃疡	（七）十二指肠恶性肿瘤
4. 食管癌	（八）Dieulafoy 病
5. 食管异物	三、胆道、胰腺疾病
6. 食管贲门黏膜撕裂伤出血(马洛里 - 魏斯综合征)	（一）胆道疾病
二、胃及十二指肠疾病	（二）胰腺癌与壶腹周围癌
（一）胃、十二指肠溃疡(消化性溃疡)	（三）胰管出血、胰管结石出血
（二）急性胃黏膜损伤	（四）异位胰
（三）胃癌	（五）急性胰腺炎
（四）少见的胃疾病	（六）药物损伤
1. 胃扭转	II　全身性疾病
2. 胃结核	一、血液病
3. 胃血吸虫病	二、尿毒症
4. 胃嗜酸性肉芽肿	三、应激性溃疡
	四、血管疾病

（一）腹主动脉瘤	五、钩端螺旋体病
（二）胃肠道血管瘤	六、结缔组织病
（三）遗传性出血性毛细血管扩张症	七、弹性假黄瘤

21.1 消化系统疾病

一、食管疾病

（一）食管与胃底静脉曲张破裂

食管与胃底静脉曲张破裂出血是肝硬化门脉高压症的严重并发症，在上消化道出血疾病中，其发病率仅次于溃疡病与出血性胃炎。

1. **出血的表现** 食管与胃底静脉曲张破裂出血最突出的主诉常为呕血。呕出的血往往为鲜红色，量很多，涌吐而出，有些病例呈喷射状。患者呕血前大多有上腹部饱胀感。部分病例可呕血少而便血多，或全无呕血而仅有黑便，这是由于血液没有引起呕吐反射而按正常方向往胃肠道下行所致。有时甚至引起胃肠蠕动增强，致血液迅速从肛门排出，类似下消化道出血。一般而言，食管与胃底静脉曲张破裂出血比其他出血严重。患者有急性上消化道出血而迅速发生休克，通常多见于食管与胃底静脉曲张破裂出血或胃动脉硬化出血。

2. **病史** 如患者有肝炎、黄疸、血吸虫病或嗜酒史，则对诊断肝硬化有一定的提示，但有些患者可无明确的上述病史而突然出血。另外，具有上述病史的患者也可无肝硬化，仅因罹患其他上消化道疾病而致出血。

3. **体征** 如患者有明显的肝功能损害与门脉高压病征，如巩膜黄染、蜘蛛痣、肝掌、脾大、腹壁静脉曲张、腹部移动性浊音等，则有助于食管与胃底静脉曲张破裂出血的诊断。但须注意，轻度脾大可因大出血而暂时缩小，蜘蛛痣在大出血后也往往消失。这些情况均可使诊断困难。

肝硬化引起的食管静脉曲张破裂出血多伴有较明显的鼓肠、腹壁静脉怒张，甚至出现腹水，而胃及十二指肠溃疡出血时腹部多低平，甚少胀满。

4. **肝功能试验** 某些肝功能检查，如血清蛋白与球蛋白比例倒置、血清蛋白电泳丙种球蛋白明显增加均有利于肝硬化的诊断，但这些试验需时较久，对急诊病例无帮助。

5. **急诊内镜检查** 目前应用急诊胃镜检查急性上消化道出血，在呕血停止之后即可进行，一旦发现食管静脉曲张出血，还可做硬化剂注射或静脉套扎等止血治疗。需要注意的是，并非所有肝硬化患者的出血均为食管-胃底静脉曲张破裂出血所致，部分患者出血来自合并的消化性溃疡或门脉高压性胃病，胃镜检查可能明确出血的原因。

任何原因引起的门脉高压症均可导致食管-胃底静脉曲张破裂出血。在这种情况下，患者只有门脉高压的临床表现，而无肝功能异常及肝硬化的表现。引起门脉高压症的原因很多，如巴德-基亚里（Budd-Chiari）综合征（旧称布-加综合征）、脾动静脉瘘、门静脉海绵样变等，以及胰腺炎诱发的区域性门脉高压等。

（二）其他食管疾病

如上消化道出血前患者有吞咽痛、吞咽困难、食物反流、胸骨后或心前区灼痛等症状，提示病变最大可能在食管。

1. **糜烂性食管炎** 糜烂性食管炎或食管溃疡多由胃酸反流引起，其他引起食管溃疡的疾病尚有贝赫切特病（白塞病）、克罗恩病等，真菌感染也可引起糜烂性食管炎。药物［抗生素、铁剂、非甾体抗炎药（NSAID）及抗癌药等］在食管滞留引起黏膜糜烂也可能是出血原因，老年人尤应注意。糜烂性食管炎可引起上消化道出血，以呕血为主，一般较慢而量少，但也有少数是大量而突然的出血，可被误诊为溃疡病出血。

表层剥脱性食管炎是少见的食管疾病，病因尚未明确。一般均有不同程度的胸骨后闷痛、呕出食物和鲜血，在反复剧烈呕吐之后突然吐出完整的管型膜状物，往往一端与下咽部连接，间也有完全吐出者，其构造与正常食管黏膜相同,最长可超过 20cm。发病大多认为与吞咽粗糙过硬食物或鱼骨刺伤食管黏膜等有关。

2. **食管憩室炎**　食管憩室并发炎症或溃疡时,可发生急性出血,以呕血为主。

3. **食管癌**　食管癌出血往往在较晚期出现。一般为小量的持续性出血,以呕血为主,但少数病例也可发生急性大出血。

4. **食管异物**　食管大出血可为食管异物的严重并发症,乃由于损伤大血管所致,但大多为小量出血。

5. **食管贲门黏膜撕裂伤出血**　食管贲门黏膜撕裂伤出血[马洛里-魏斯综合征(Mallory-Weiss综合征)],最多见的是由剧烈呕吐而诱发,间有因剧烈咳嗽、喷嚏等引起。凡患者在剧烈呕吐或干呕之后有呕血时,须注意本病的可能性,其主要表现:①反复发作的剧烈呕吐或干呕之后出现呕血;②胃镜检查可见胃与食管交界处有黏膜裂伤,与胃、食管的纵轴相平行。但大出血时可因血液掩盖视野而胃镜检查观察不到病变,故诊断有时不易确定。

二、胃及十二指肠疾病

(一)胃、十二指肠溃疡(消化性溃疡)

上消化道出血约 50% 由溃疡病所致,其中以十二指肠球部溃疡出血占多数。出血多发生于冬、春两季。患者可有长期节律性上腹痛史,此点对食管静脉曲张破裂出血鉴别诊断有重要意义。应注意的是,老年人及部分消化性溃疡患者的症状可以不典型或无症状。反复出血史对诊断溃疡病出血也甚有价值。如患者曾经检查确定为溃疡病,对诊断意义尤大。

溃疡病出血常在病情恶化时发生,许多患者在饮食失调、过度精神紧张、体力劳累、受寒或感染之后突然发生出血。非甾体类抗炎药、肾上腺皮质激素、磺胺类药物、抗凝药、抗抑郁药等均可为溃疡病出血的诱发因素。

如上消化道出血之前有剧烈的上腹部绞痛,应注意胆道出血的可能性。胆道出血与溃疡病出血的不同点为上腹痛呈绞痛样,出血常于腹痛缓解后出现。

临床上有些特殊类型的溃疡病较一般溃疡病容易发生上消化道急性大出血,如巨大溃疡、复合性溃疡、十二指肠球后溃疡、吻合口溃疡等。

十二指肠球后溃疡:出血机会比胃、十二指肠球部溃疡高 2 倍多,出血量多,常反复出血,便血多于呕血,因其病变多位于后壁,易侵蚀胰十二指肠上动脉之故。

吻合口溃疡出血是胃空肠吻合术后一种严重的并发症。出血发生率较一般溃疡病高。如胃大部分切除术后不久又发生顽固的间歇性上腹痛与上消化道出血,应考虑吻合口溃疡出血的可能性。症状严重且顽固、溃疡呈多部位、反复出血等应注意卓-艾综合征。

(二)急性胃黏膜损伤

急性胃黏膜损伤(糜烂性胃炎、急性胃溃疡)是由于机体应急引起的急性胃黏膜损伤,表现为胃黏膜的弥漫性糜烂或溃疡。在急性严重创伤、大手术、重要器官功能衰竭等应急状态下易发生,为上消化道急性出血的重要原因。急性胃黏膜损伤愈合可以较快,有时可在 24 小时内愈合,故胃镜检查须在出血后不久施行。

(三)胃癌

胃癌在我国常见,出血也常见,典型的呕吐物为咖啡渣样。呕血或/及黑便可发生于任何时期,但也可为首发的症状。一般溃疡病在出血后疼痛即显著减轻或消失,而胃癌在出血后疼痛缓解往往不显著。发病在 40 岁以上,尤其是胃病史较短者,其出血量与贫血程度不相称时,更支持胃癌。溃疡病出血经积极治疗 2~4 周后,粪隐血反应转为阴性,如粪隐血持续阳性也支持胃癌的诊断。胃镜检查及活检可确诊。

(四)少见的胃疾病

1. **胃扭转**　胃扭转临床上少见,多为慢性型。患者多有节律性胃部疼痛,于餐后 1~4 小时出现,伴恶心、呕吐、反酸,持续 2~3 小时消失。有些病例有与进食时间有关的上腹部疼痛,又可并发上消化道急性出血,这种情况和溃疡病的临床表现相似。慢性胃扭转发作时常有 3 大症状:剧烈呕吐;上腹部局限性疼痛;胃管不能放入胃内。胃扭转常并发上消化道出血,可能由于扭转部血管与黏膜损伤所致。X 线检查能明确诊断。

2. **胃结核**　胃结核一般为继发性,临床罕见。此病可并发出血,但急性大出血少见。

3. **胃血吸虫病**　胃血吸虫病可见于血吸虫病流行区,已经罕见。血吸虫卵可从胃静脉逆流侵入胃壁,在黏膜与黏膜下层引起炎症与纤维组织增生。病变多位于幽门部,常引起幽门梗阻现象,或可触及上腹部包块。或因黏膜层的虫卵的机械作用和食物通过胃时的摩擦,致浅表性溃疡,并引起出血。常表现为黑便或伴有呕血。

4. **胃嗜酸性肉芽肿**　胃嗜酸性肉芽肿少见,临床症状、X 线以及内镜下表现均与胃癌相似,故极易误诊。有学者提到,胃溃疡、上消化道大出血、幽门梗阻、息肉样变是该病的常见并发症,主张进行胃黏膜剥离活检或深取黏膜下组织做病理学检查,以期确定诊断。

(五)胃其他肿瘤

1. **胃淋巴瘤**　胃淋巴瘤是常见的淋巴结外淋巴瘤,好发于中青年,男性多于女性。发病部位以胃体和胃窦多见,溃疡形成时可有出血,表现为黑便或呕血和黑便。本病临床表现缺乏特异性,可有消瘦、上腹痛和上腹包块。胃镜检查和肿瘤组织活检有助于明确诊断。

2. **胃间质瘤**　胃间质瘤占胃肠间质瘤的 60%~70%,

大部分来源于固有肌层。好发于中老年男性,发病部位以胃底和胃体多见。患者可有腹痛、腹胀和腹部包块等临床表现。发生溃疡出血者多见于体积较大的中高危险度胃间质瘤,多表现为黑便,出血量大时可有呕血。上腹部 CT 或 MR、胃镜检查有助于诊断,胃镜下组织活检和超声内镜引导下细针穿刺是获取组织病理的常用方法。

3. 胃神经内分泌瘤　Ⅲ型和Ⅳ型胃神经内分泌肿瘤形成溃疡时,也可引起出血,表现为黑便或呕血和黑便。卓 - 艾综合征患者可见于Ⅱ型胃神经内分泌肿瘤,常有上消化道多发性溃疡,出血是常见的临床表现。部分胃神经内分泌肿瘤患者有异常激素分泌的临床表现,如皮疹、面色潮红、腹泻或低血糖等。胃镜检查和胃镜下组织病理活检是常用的诊断方法。

4. 胃平滑肌肉瘤　胃平滑肌肉瘤是起源于胃平滑肌组织的恶性肿瘤,常来源于固有肌层,多发生于中老年,男女发病率相似。临床表现可有上腹痛和腹部包块等。发生出血多以黑便为主,少部分患者也可有呕血。出血的主要原因是肿瘤供血不足使肿瘤坏死及瘤体表面溃疡所致。胃平滑肌肉瘤的诊断主要依靠上腹部 CT 或MR 以及胃镜检查,胃镜下活检和超声内镜引导下细针穿刺活检可帮助明确诊断。

（六）十二指肠憩室

十二指肠憩室出血临床上与溃疡病出血不易区别。十二指肠憩室疼痛的发生虽与饮食有关,但无一定时间性与周期性,与溃疡病不同。上消化道出血患者有类似溃疡病的症状,而 X 线检查无其他上消化道器质性病变发现,仅有十二指肠憩室者,应考虑十二指肠憩室出血。诊断主要依靠 X 线钡餐检查。憩室常位于十二指肠降段,十二指肠镜能观察到。

（七）十二指肠恶性肿瘤

十二指肠恶性肿瘤可表现为消化道出血、腹痛、体重下降、黄疸、腹部包块（23.6%）,胃镜检查通常可以发现病灶。

（八）Dieulafoy 病

Dieulafoy 病是由于胃黏膜下横径动脉畸形引起的出血,好发于食管胃连接处 6cm 以内的胃体上部,少数可见于空肠、十二指肠与结肠。出血速度快,出血量大,以呕血为主要临床表现。如未及时处理病灶,可反复出血,有时病情比较凶险。内镜直视下,可见裸露的血管残端突出于黏膜表面,周边黏膜可形成孤立的糜烂灶或浅溃疡,胃镜检查时如果警惕性不高或不仔细,易漏诊。

三、胆道、胰腺疾病

（一）胆道疾病

胆道疾病的出血比较少见,国内文献报道多因胆道感染、蛔虫及结石所引起。其他原因为肿瘤、创伤等,近年来由于内镜下取石及置放支架等操作增多,由此引起的胆道损伤出血也不少见。本病的主要临床表现是剑突下或右上腹部阵发性绞痛,疼痛缓解后出现便血或兼有呕血。如合并胆道感染则有寒战、发热。疼痛可向右肩部放射。呕出的血可混有细长条状小血块,是胆道出血所具有的特征。由于绞痛是由于血凝块堵塞胆道,引起胆道平滑肌痉挛所致,故血凝块一旦排出胆道,疼痛即缓解。1/4~1/3 患者有黄疸。胆道出血时如胆囊正常,胆囊可被血液充盈而胀大,在右上腹可触及,也是诊断胆道出血的重要体征。上述的症状常呈周期性发作与缓解,于数日或 10 余日之后再发。

自发性胆内瘘罕见,由此引起出血者更少见。患者多为老年女性,有长期确诊的慢性胆囊炎病史,常伴有巨大结石（>2.5cm）。发作时均有一过性腹部剧痛、黄疸及发热。但出血很少影响生命体征。超声扫描提示慢性胆囊炎、胆石症,须依靠剖腹探查确诊。

急性胆道出血可误诊为溃疡病合并出血或胃癌合并出血。提示胆道出血的 3 个常有的特点:①右上腹部或心窝处剧痛,类似胆绞痛,有时波及右侧胸部,大量呕血及便血常在腹痛减轻后出现,并出现休克症状;②可触到胀大的胆囊,往往伴有感染征象,如恶寒、高热;③症状及体征消退后,一部分患者在数日或 10 余日内再发。B 超提示胀大的胆囊。

（二）胰腺癌与壶腹周围癌

胰腺癌引起出血者少见,且发生出血时已属晚期,失去手术时机。壶腹周围癌出血比较多见,且可发生于较早期,可出现严重的症状,但非手术的禁忌证。出血多表现为黑便,但也可伴有呕血。慢性上腹痛、营养不良、阻塞性黄疸等征象对提示胰头癌与壶腹周围癌的诊断有重要意义。十二指肠镜检查可直接观察到 Vater 乳头并采取活组织做病理学诊断。B 超、CT 或 MR 检查对胰腺癌诊断帮助甚大。

（三）胰管出血、胰管结石出血

胰管出血较为少见。病程迁延,多为上腹痛反复发作伴柏油样便,可呕吐咖啡样液体,发作时可持续数日。胰管出血的病理基础为慢性胰腺炎,胰蛋白溶解酶破坏血管壁,出血流入胰管,排入肠道。如患者有胰腺炎病史,伴贫血、柏油样便,便前有腹痛,反复发作,若除外胃肠道其他出血性疾病,应考虑本病。有诊断意义的检查为 B 超,可发现胰腺积血或积液的囊肿,也可发现胰腺搏动性包块。CT 或 MR 扫描可得到一个完整胰腺及其周围组织的解剖图像。内镜检查可发现出血来自胆道口壶腹。ERCP 可发现胰管内血块充盈缺损,胰管中断。选择性腹腔动脉造影可发现假性动脉瘤改变。高度怀疑而出血不止的病例宜及早剖腹探查。

胰管结石是慢性胰腺炎的并发症,由结石引起的出血罕见,国内仅有个案报道。诊断方法与上述的胰管出血诊断方法相同。

(四)异位胰

异位胰也称迷走胰,通常为单个的包块,直径1~6cm,但也可为多发性。超声内镜对诊断异位胰有价值。国外文献综合589例中,异位于十二指肠30%,胃25%,空肠15%,回肠3%,梅克尔憩室6%,此外也可异位于肠系膜、大网膜等处。异位胰有时可发生急性或慢性胰腺炎、囊样扩张、恶性肿瘤而导致出血。

(五)急性胰腺炎

急性重症胰腺炎可并发胃肠道黏膜出血与灶性坏死,主要发生于小肠以上的消化道,临床表现为呕血与便血。

(六)药物损伤

1. 肾上腺皮质激素　肾上腺皮质激素治疗加重原有的胃、十二指肠溃疡的病情,甚至引起出血、穿孔等并发症。肾上腺皮质激素性溃疡发生于长期大剂量肾上腺皮质激素的疗程中,即类固醇性溃疡,与阿司匹林并用时尤易发生。疼痛无明显的节律性,常为隐匿性发展,呈"无症状性",待病变已相当严重,甚至出血或穿孔时方被发现。出血常为临床唯一的症状,且常为大量,可威胁生命。溃疡的发生无固定部位,但一般认为胃窦部多见。

2. 非甾体类抗炎药　非甾体类抗炎药,特别是非选择性非甾体类抗炎药,包括吲哚美辛、布洛芬、双氯芬酸钠及阿司匹林(乙酰水杨酸)等,可引起急性胃出血或胃溃疡出血者。出血前,患者可有上腹烧灼感不适或疼痛、反酸等症状,但也有不少患者出血前无任何消化道症状。阿司匹林对胃黏膜有刺激作用,病变局限于药物接触的胃黏膜及其周围,水杨酸制剂对出、凝血机制也有影响,故可引起相当严重的出血。选择性COX-2抑制药引起消化道出血的风险较传统的非甾体类抗炎药低,但对出血高风险患者仍有诱发出血的可能。

3. 萝芙木制剂　萝芙木制剂,特别是利舍平,不论长期的口服或注射给药,均可激发上消化道溃疡。

4. 抗生素　某些抗生素,特别是口服给药时可引起胃肠反应,严重者可引起出血。曾有报道,口服青霉素由于过敏性水肿引起上消化道出血,患者可伴有急性腹痛、荨麻疹及紫癜等。曾有报道多黏菌素引起胃肠道出血。

5. 其他药物　国内外文献报道辛可芬、组胺、咖啡因、抗癌药(如氟尿嘧啶)、甲状腺素、甲苯磺丁脲、呋喃妥因、吗啡、可待因、氨茶碱、洋地黄、抗凝药、胰岛素、脱敏剂、白喉类毒素、雌激素、选择性5-羟色胺再摄取抑制药,以及用于抗休克的血管收缩药如肾上腺素、去甲肾上腺素等,均可加重溃疡病或引起胃肠道黏膜损害,导致不同程度的出血。

21.2　全身性疾病

一、血液病

各类型紫癜、白血病、再生障碍性贫血、血友病等,均可引起消化道出血。

二、尿毒症

尿毒症晚期可由于胃肠分泌液中氮质代谢产物含量增加,其中尿素分解后所产生的氨与铵盐,对黏膜有刺激与腐蚀作用,导致消化道黏膜糜烂与溃疡形成,并引起急性出血。血小板减少也起一定的作用。常伴有其他器官的出血现象。

三、应激性溃疡

应激性溃疡是急性浅表性溃疡,通常为多发性,最常发生于胃体与胃底部。在胃窦部与十二指肠通常少见。

应激性溃疡大多发生于外伤后、败血症或低血压状态。最常见的临床表现是无预兆的出血。缺血与胃酸的存在是本病发病的先决条件。在这些病例中,常有胃黏膜屏障对酸类通透性增高,这种现象也可明显地参与损害的产生。溃疡可发生在重度损伤或败血症发病几小时之内,但最常见的临床病征是大出血,常发生于第2~12日。

应激性溃疡临床上主要见于急重症患者,因此是危险的并发症。由于大面积烧伤后发生的溃疡[柯林溃疡(Curling ulcer)]曾被认为是急性应激性溃疡的典型示例。

四、血管疾病

(一)腹主动脉瘤

腹主动脉瘤向肠腔穿破可引起出血,国外曾有多例腹主动脉瘤向十二指肠穿破的报道。但很少在初次发作时有血呕出。有人报道只有27%的病例从出血至死亡时为 6 小时或更短。这是一个接受诊断与适当手术治疗的时机。出血可为小量或大量,常反复发作。中腹部搏动性肿块常存在,但这并非诊断必备的条件。

(二)胃肠道血管瘤

胃肠道血管瘤(hemangioma)可分为以下类型:①多发性静脉扩张;②海绵状血管瘤(弥漫性浸润型、息肉样型);③毛细血管瘤;④广泛性胃肠道血管瘤病[奥斯勒-韦伯-朗迪病(Osler-Weber-Rendu disease)的一种类型]。

反复出血是胃肠道血管瘤最常见的症状。胃肠道血管瘤最常发生于小肠,但也可弥漫性分布于胃肠道或仅局限于结肠,可采用胃十二指肠镜或结肠镜观察之。X线钡餐检查有时类似小肠的良性肿瘤,临床上有类似出血性消化性溃疡的表现。

(三)遗传性出血性毛细血管扩张症

遗传性出血性毛细血管扩张症[奥斯勒-韦伯-朗迪病(Osler-Weber-Rendu disease)]在国内曾有一组 30 例报道,5 例有呕血。消化道出血是遗传性出血性毛细血管扩张症的严重症状,且常反复发作,有时可发生急性大出血。在颜面部皮肤、口腔、鼻咽部黏膜、上肢皮肤等处发现多发性毛细血管扩张。家族中往往有同样的病史。胃镜检查可发现高出黏膜表面、色鲜红或深红的毛细血管扩张与出血灶,并有助于除外其他原因的胃与食管出血。胃肠部分切除不能根治本病的出血。有报道沙利度胺可能有一定疗效。如发现活动性出血灶,可行内镜下局部治疗。

五、钩端螺旋体病

钩端螺旋体病可引起胃肠道出血,但同时尚有其他器官的出血现象。

六、结缔组织病

消化道黏膜炎症损伤作为结缔组织病全身表现的一部分,可表现为胃肠道炎症,黏膜糜烂或溃疡可引起出血。

七、弹性假黄瘤

弹性假黄瘤是一种罕见的有遗传倾向的全身结缔组织病,主要病变为动脉中层弹性纤维变性以及内膜代偿性增厚。患者多为女性。当胃肠道血管受累时可发生上消化道大出血,尤其在妊娠期间。大多数病例的出血部位不明,不少经反复剖腹探查也未能发现。此病的特点是皮肤病变、眼底血管样条纹和视网膜损害,以及内脏广泛性血管病变。皮肤松弛,隐约可见条纹皱起,其中可见淡黄色小点状隆起,沿皮纹排列。国内文献曾报道一例并发急性上消化道出血。

(陈旻湖)

参考文献

[1]郭春光,田艳涛,刘骞,等.原发性十二指肠恶性肿瘤 64 例临床分析.中国肿瘤临床,2008,35(4):193-195.

[2]薛佩莲,胡家露,樊代明,等.胰管结石引起反复上消化道大出血一例.中华内科杂志,1996(7):488.

[3]王志益,虞国平.表现为上消化道出血的自发性胆内瘘三例.中华内科杂志,1994,33(2):86.

[4]陈凡,周萍,杨希宁.上消化道出血内镜检查 567 例分析.中华消化内镜杂志,1999,16(3):184-185.

[5]李军婷,李兆申,刘厚珏,等.非甾体抗炎药致上消化道出血的临床特征.中华消化内镜杂志,2001,18(3):151-154.

[6]黄业斌,蔡玲,张泰昌.急诊内镜诊治上消化道出血 183 例分析.北京医学,2005,27(9):531-533.

[7]贾博琦,许树蓄,齐家纯,等.上胃肠道显性出血和大量出血原因的探讨——附 1 600 例的分析资料.北京大学学报(医学版),1979(3):164-168.

[8]孙光斌,刘琨.表层剥脱性食管炎二例.中华消化内镜杂志,2006,23(6):472.

[9]袁二燕,张洁,吕宗舜.食管-贲门黏膜撕裂综合征临床分析 78 例.世界华人消化杂志,2008,16(33):3796-3800.

[10]李晓勇,李红雨,高志清.胆道出血 42 例的诊断和治疗.第四军医大学,2008,29(12):1124.

[11]王锦萍,崔毅,王锦辉,等.上消化道出血 15 年临床流行病学变化趋势.中华胃肠外科杂志,2017,20(4):425-431.

[12]《中华内科杂志》编辑部,《中华医学杂志》编辑部,《中华消化杂志》编辑部,等.急性非静脉曲张性上消化道出血诊治指南(2015 年,南昌).中华内科杂志,2016,55(2):164-168.

[13]薛冰艳,汤琪云.Dieulafoy 病破裂出血 21 例临床诊治分析.中华消化杂志,2018(1):56-58.

[14]SUNG JJ, CHIU PC, CHAN FKL, et al. Asia-Pacific working group consensus on non-variceal upper gastrointestinal bleeding: an update 2018. Gut, 2018,67(10):1757-1768.

22

便 血

便血临床非常常见,尤其老年人多见。血液从肛门排出,大便带血,或全为血便,色鲜红、暗红或柏油样,称为便血。

一般来说,便血较多提示下消化道(特别是结肠与直肠)出血。便血而伴有呕血提示上消化道出血。上消化道出血所排出的多是暗红色的血或黑便,呈柏油样,而下消化道出血所排出的多是较鲜红或鲜红色的血;两者均可有例外,下文将述及。

病史对两者的鉴别有重要意义。除消化道疾病外,便血也可能是全身性疾病所致出血的部分表现,例如白血病与淋巴瘤,患者往往伴有其他器官出血现象,以及全身性疾病的症状与体征。

口腔、鼻、咽、喉、气管、支气管、肺等部位的出血,被吞咽后也由肛门排出。因此,诊断便血时须先排除上述疾病。此外,便血还应注意与下列情况区别:

1. 口服某些中草药、兽炭、铁剂、铋剂时,粪便可呈暗褐色或黑色,但粪隐血试验呈阴性。

2. 食用过多的肉类、猪肝、动物血之后粪便可变暗褐色,粪隐血试验呈阳性,但素食后即转呈阴性。免疫法粪隐血试验则呈阴性。

3. 口服酚酞制剂,粪便有时呈鲜红色,不注意时易误认为大量便血。

便血的颜色取决于消化道出血的部位、出血量与血液在肠道停留时间。上消化道出血如伴有肠蠕动加速时,则可排出较鲜红的粪便而不呈黑色。小肠出血时,如血液在肠内停留时间较长,可呈柏油样粪便;当出血量多,排出较快时则呈暗红色,甚至鲜红色稀便或紫红色血块,排出的血块有时可见空肠黏膜环纹印迹。结肠和直肠出血时,由于血液停留于肠内时间较短,往往排出较新鲜血液。上位结肠出血时,血与大便常混杂。乙状结肠和直肠出血时,常有新鲜血液附着于成形大便的表面。

少量便血多来源于直肠、乙状结肠或降结肠疾病,如痔、溃疡、息肉与癌,也见于肠套叠等;中等量便血多见于肠系膜及门静脉血栓形成;大量便血应考虑来自上消化道或急性出血性坏死性肠炎、肠伤寒等疾病。此外便血有时也见于回肠远端憩室溃疡、结肠憩室病、缺血性结肠炎等。

血在排便后滴下,与粪便不相混杂者多见于内痔、肛裂,也可见于直肠息肉与直肠癌。血与粪便相混杂,伴有黏液者,应注意结肠癌、结肠息肉病、溃疡性结肠炎。

粪便呈脓血样,或血便伴有黏液及脓液,须考虑痢疾、结肠血吸虫病、溃疡性结肠炎、结肠结核等。

便血伴有剧烈腹痛,甚至出现休克现象者,应注意肠系膜血管阻塞、出血性坏死性肠炎、缺血性结肠炎、肠套叠等的可能。

便血伴有腹部肿块者,须想到结肠癌、肠套叠与放线菌病等。

便血伴有皮肤或其他器官出血现象者,多见于血液病、急性感染性疾病、重症肝病、尿毒症、维生素 C 缺乏症等。

详细的病史与体格检查(特别注意全身性出血表现、腹部肿块和必要的妇科检查),对便血病因的诊断与鉴别诊断有重要意义。直肠指检对原因未明的便血是必要的,大多数的直肠癌可被触及。粪便镜检可发现结肠炎的病理成分、寄生虫卵与某些寄生虫;粪便孵化法可找到血吸虫毛蚴;粪便培养可发现致病菌。直肠乙状结肠镜检查不但能直接窥视直肠、乙状结肠病变情况,并可做活体组织检查。结肠镜能观察到全段结肠及末段回肠的病变。钡餐胃肠透视与钡剂灌肠造影检查,可在出血停止后一段时间内施行,对胃肠道溃疡、憩室、息肉、肿瘤等诊断均有帮助。

原因未明的便血也非少见,须注意常规检查未能发现或较难发现的疾病,如小肠憩室、血管瘤,如条件许可,有指征时可做一些特殊的检查,如胶囊内镜、单/双气囊小肠镜、CT 小肠成像(CTE)或 MR 小肠成像(MRE)、放射性核素铬示踪红细胞显像,选择性动脉造影等协助诊断。

先天性血管畸形所致下消化道出血往往难以诊断。罹患部位一般多在盲肠与升结肠,病变在黏膜下层,X 线钡剂灌肠造影与结肠镜检查,甚至剖腹探查也常无发现。如在出血期间做选择性肠系膜上、下动脉造影,或/及做放射性核素示踪红细胞显像,常有助于确定诊断。

门脉高压症引起的静脉曲张破裂出血一般位于食管下段或胃底静脉,偶尔也有回肠末段、结肠、直肠与乙状结肠交接处或直肠的静脉曲张破裂出血。如门脉高压症患者有便血而无食管或胃底静脉曲张破裂,则须考虑上述罕见部位的静脉曲张出血。这些罕见的静脉曲张破裂出血,在手术探查或病理解剖时,甚难发现有扩张的静脉分流存在,除非已有血栓形成。临床上,这些病例只有在出血后短期内做结肠镜检查,或在出血时做肠系膜上、下动脉造影,或/及做放射性核素示踪红细胞显像检查,才能确定出血灶的部位。

小肠出血的诊断近年有重大的发展。小肠出血的原因很多,有血管发育异常、良性及恶性肿瘤、小肠克罗恩病等。

近几年发展起来的小肠检查技术使小肠出血病灶的发现取得了重大进展。这些技术包括胶囊内镜(CE)、单/双气囊小肠镜(SBE/DBE)、血管造影、小肠 CTE/MRE等。CE 和 SBE/DBE 是诊断小肠出血的有效手段,对 CE 和 DBE 的对比研究中发现它们对不明原因的消化道出血（OGIB）诊断价值相似,病因诊断率为81%~91%。也有人认为 DBE 在 OGIB 的确诊率方面要优于 CE,DBE 可以发现 CE 不能发现的微小病灶。通常 CE 可作为常规检查阴性而经济条件优越患者首选的筛查性检查,联合 CE 和 DBE 有助于提高 OGIB 确诊率。数字减影血管造影（DSA）对血管病变所致小肠出血,特别对一些出血量大、以血管病变为主需选择介入治疗的病例,不失为一种有价值的检查治疗手段,小肠出血速度大于 0.5ml/min 时,DSA 的诊断准确率为 12%~69%,差异可能与出血速度、病变性质、造影时机选择及操作人员技术等因素有关。近年多层螺旋 CT 小肠造影技术（MSCTE）及 MRE 三维重建的强大后处理功能对小肠出血病因的诊断具有极高的价值,显示小肠整体形态结构可发现肠道肿瘤、炎症及憩室等病变,还可清楚显示肿瘤的大小、形态、性质、内部血供情况以及结构层次,明确有无浸润、转移情况,有助于肿瘤分期,同时还可对内脏肠道小血管进行显像,发现血管畸形、出血血管,可清楚显示活动性出血所在血管以及与邻近血管的关系和情况。

国外报道小肠出血的病因以血管发育异常最常见,多见于老年人;其次是小肠肿瘤,包括平滑肌瘤、类癌、淋巴瘤以及腺癌等,而溃疡和糜烂（包括药物性和克罗恩病）、憩室等相对较少。中山大学附属第一医院报道小肠出血前三位的病因是小肠良性溃疡（包括克罗恩病）、肿瘤、血管畸形,其次是梅克尔憩室、寄生虫感染、憩室炎、小肠结核、贝赫切特病、蓝色橡皮疱样痣综合征等。

下消化道出血的病因相当复杂,各家报道各病种的发生率差别较大。如国内外科报道的一组 2 077 例病例,恶性肿瘤占最多数（1 110 例),息肉（452 例）、炎症次之（295 例）,良性肿瘤最少（4 例）;恶性肿瘤又以直肠癌最多、结肠癌次之。另朱琪麟等对 1 542 例下消化道出血患者肠镜检查结果进行分析,结果显示下消化道出血的常见病因依次为肠息肉（31.8%）、结直肠癌（18.4%）、肛门肛周病变（17.7%）、慢性结肠炎（14.8%）、炎症性肠病（9.6%）。

便血的病因按表 22-1 的分类顺序讨论如下。

表 22-1 便血疾病的分类

I 下消化道疾病	（十一）非甾体类抗炎药相关性肠病
一、肛管疾病	（十二）假膜性肠炎
（一）痔	四、小肠疾病
（二）肛裂	（一）急性出血性坏死性肠炎
二、直肠疾病	（二）肠结核
（一）肛管、直肠损伤	（三）克罗恩病
（二）溃疡性结肠炎	（四）空肠憩室炎或溃疡
（三）结核性直肠溃疡	（五）回肠远端憩室炎或溃疡
（四）直肠肿瘤	（六）肠套叠
1. 直肠息肉	（七）小肠肿瘤
2. 直肠乳头状瘤	（八）黑色素斑 - 胃肠多发性息肉病
3. 直肠癌	（九）小肠血管瘤
4. 直肠类癌	（十）Dieulafoy 病
（五）邻近部位的恶性肿瘤或脓肿侵及直肠	II 上消化道疾病
（六）放射性直肠炎	III 腹腔内血管疾病
（七）孤立性直肠溃疡综合征	一、缺血性结肠炎
三、结肠疾病	二、急性门静脉血栓形成
（一）急性细菌性痢疾	IV 全身性及中毒性疾病
（二）阿米巴痢疾	一、血液病
（三）溃疡性结肠炎	二、急性传染病与肠寄生虫病
（四）结肠憩室与憩室炎	（一）肾综合征出血热
（五）结肠息肉	（二）暴发型病毒性肝炎
（六）结肠癌	（三）斑疹伤寒
（七）原发性肠道淋巴瘤	（四）恙虫病
（八）先天性肠道血管疾病	（五）伤寒和副伤寒
（九）门脉高压性肠病	（六）败血症
（十）子宫内膜异位症	（七）副霍乱

（八）钩端螺旋体病	（三）化学性毒物中毒
（九）回归热	（四）尿毒症
（十）钩虫病	五、遗传性出血性毛细血管扩张症
（十一）血吸虫病	六、白塞病
三、维生素缺乏症	七、弹性假黄瘤
（一）维生素 C 缺乏症	八、急性脊髓炎
（二）维生素 K 缺乏症	九、过敏性紫癜
四、中毒或药物毒性作用	十、淀粉样变性
（一）细菌性食物中毒	十一、移植物抗宿主病
（二）有毒植物中毒	十二、血卟啉病

22.1 下消化道疾病

一、肛管疾病

（一）痔

内痔与混合痔，特别是 Ⅰ、Ⅱ 度内痔多以便血为主要症状。便血一般发生于排便时，呈喷射状流出，或在便后滴出鲜血，血与粪便不相混。出血量多少不等，一般为数毫升至十几毫升。反复出血可导致严重贫血。便血是由于排便时腹内压增高，致痔内静脉丛血压随之升高，加上硬粪的直接擦损，使痔破裂所致。患者可伴有肛门异物感或肛门疼痛。肛门视诊可见各类型外痔，直肠指检可触到内痔。脱出肛外的内痔及混合痔，可在肛门外观察到，呈圆形突起的暗红色小肿物；位于肛门内的痔核，嘱患者做用力排便动作时，也可脱出而看到。肛管镜检查时，内痔在肛管直肠环平面以下，呈圆形，暗红色的痔块突入镜内。

根据上述的临床表现与检查一般较易对痔进行诊断。但必须指出，临床上也可将具有便血症状的肛管直肠疾病，如有蒂的直肠息肉、直肠癌误诊为内痔。另外，有些便血的疾病如直肠癌，同时伴有痔时，如不细致检查，发现痔后即满足于诊断，以致延误癌的诊断与治疗者也有之。因此确定痔的诊断时，须细致排除其他肛管直肠疾病。

（二）肛裂

肛裂发生于肛管下缘，初起时大都为一线状裂缝，以后继发感染、扩大而形成小溃疡，排便时引起剧烈的疼痛。肛裂是小儿便血症最常见的原因。儿童可因蛲虫感染引起肛周瘙痒、抓破、感染而形成。90% 以上的肛裂位于肛管后中线，痔核间沟平面或以上。常为单发。

肛裂的典型症状是排便时及排便后不同程度的周期性疼痛，伴有便血，与痔的临床表现不同。便血量少，色鲜红，呈丝状覆盖于粪便的表面，常在排便时或紧接在便后出现。肛门视诊可见袋状皮垂（前哨痔），轻轻向两侧翻开肛门皮肤或同时嘱患者用力使肛管外翻，常可发现溃疡的下端或全部。溃疡呈卵圆形、边缘齐整、底呈红色，慢性者裂缘不整、底深、呈灰白色。

二、直肠疾病

（一）肛管、直肠损伤

便秘时，偶尔坚硬的粪块擦破肛管直肠黏膜，以致发生小量出血，色鲜红，常覆盖于粪便的表面，有时伴少量黏液。损伤一般愈合很快，也不再出血。

做直肠乙状结肠镜检查，如操作不过细，可损伤肛管直肠黏膜，而引起小量出血，但不久自止。在采取活体组织后，有时出血量颇多。

（二）溃疡性直肠炎

病变只累及直肠的溃疡性结肠炎称直肠型溃疡性结肠炎，又称溃疡性直肠炎，占溃疡性结肠炎 1/3 及以上。此型以便血为主要症状（参见 24.1）。

（三）结核性直肠溃疡

严重而广泛的肠结核可向下蔓延累及直肠形成溃疡，可发生脓血样大便。患者常伴有腹泻与便秘交替、下腹疼痛、里急后重、食欲缺乏、体重减轻等症状。直肠镜检查可发现与癌性溃疡、性病性肉芽肿溃疡或慢性结肠炎相似的病变。此病的溃疡常侵及肛门黏膜及附近皮肤,溃疡分泌物可找到结核菌,患者多有肺结核病史,可与以上疾病相区别。X线钡餐、钡剂灌肠、病灶活体组织检查等也可协助诊断。

(四)直肠肿瘤

1. 直肠息肉 直肠和结肠息肉的分类见结肠息肉。大肠息肉中,以直肠息肉最常出现便血症状。有症状的息肉多较大,便血多为间歇性,色鲜红,一般量不多,不与粪便相混。有些患者表现为慢性脓血样腹泻,易与痢疾、慢性结肠炎相混淆,但细心观察患者的粪便,往往可见成形的粪便,一侧有凹陷压迹。

国内文献曾报道在一些儿童中发现直肠息肉。凡有大便带血而大便次数与性质基本正常的儿童患者,应首先考虑直肠息肉的可能。息肉附着于直肠壁的基部,或为扁平状,或为蒂状。如便后有红色分叶状小肿物脱出于肛门外,便后不久又缩回肛内者,则很可能为蒂状息肉。直肠指检可触及有蒂的、圆形或卵圆形、可移动的、表面光滑的、软质的小肿物,但一些直肠息肉不易触到,故直肠乙状结肠镜检查是重要的诊断手段。结肠气钡双重造影 X 线检查或结肠镜检查有助于多发性结肠息肉(结肠息肉病)的诊断。

直肠的多发性息肉常为大肠息肉病的部分表现。

2. 直肠乳头状瘤 直肠乳头状瘤少见,国外文献报道最小发病年龄为 15 岁,最大为 89 岁,平均年龄约为 60 岁,80% 以上发生于直肠与乙状结肠。其常见症状是便血,但严重出血者少见,故重度贫血不常见。此瘤在直肠乙状结肠镜下呈基底宽的息肉样肿物,浅红色至深红色,状如海绵,浸浴于透明的蛋清黏液中,大小为 2~15cm。钡剂灌肠 X 线检查可能表现为类似结肠癌的显影。此瘤的恶变倾向甚大。

3. 直肠癌 直肠癌是常见的恶性肿瘤,约 70% 发生于直肠上 1/3 和直肠与乙状结肠交界处附近。多见于 30~70 岁中老年人,国内报道男多于女。直肠癌在华南地区占消化道癌的首位。有些临床医师认为便血是直肠癌的第一个症状,但此时直肠癌往往已发展至一定程度。便血初期只有少量血液附着于粪便表面,以后随病情发展,便血量较多。患者逐渐出现轻度腹泻、里急后重、体重减轻、贫血等症状。粪便常混有脓液或黏液,有特殊腥臭味,与痔、慢性结肠炎、细菌性痢疾的便血不同;粪便镜检无溶组织阿米巴滋养体,可与阿米巴性痢疾相区别。直肠癌入院时误诊最多者为痢疾。

凡 30 岁以上的(甚至较年轻的)患者有未明原因的便血或粪便带脓血,须注意直肠癌而进行必要的检查;如有进行性贫血、消瘦,则往往是直肠癌的后期现象。此时直肠指检大多数在肠壁上可触到形状不整齐、质硬、呈结节状的肿块,或可触及向外翻的、边缘隆起的硬性溃疡,

检查指套往往染有血液和黏液。如直肠指检阴性,须做直肠乙状结肠镜检查,不但可直接观察到肿块或癌性溃疡,并可在直视下活检,后者是最可靠的直接诊断方法。如直肠发生癌性狭窄,直肠乙状结肠镜不能通过,则钡剂灌肠可了解癌以上的肠段情况。

4. 直肠类癌 国内报道一组 36 例消化道类癌中,直肠类癌占 16 例,阑尾类癌占 10 例。患者多无症状,部分患者则以便血、便秘、腹泻与直肠部疼痛为首发症状。除少数患者指检可触及小肿块外,体格检查一般无阳性体征发现。直肠镜检查可见类癌呈黄灰色乃至浅棕红色,球状或扁豆状,表面一般无溃疡。国内报道的 36 例中,良性者占 61.2%,恶性者占 38.8%。

(五)邻近部位的恶性肿瘤或脓肿侵及直肠

直肠邻近脏器的癌(如子宫颈癌)、盆腔脓肿等侵入直肠时可产生便血。患者有原发病的症状与体征。

(六)放射性直肠炎

放射性直肠炎属后期放射反应。用镭或深部 X 线做盆腔内放射治疗子宫颈癌,可伤及直肠,可在治疗后数周至数年出现里急后重和血性腹泻的症状,病理学检查发现肠管增厚与僵硬、溃疡形成、狭窄、血管损害、浸润及炎性病变等,须注意与其他疾病所致的便血相区别。

(七)孤立性直肠溃疡综合征

孤立性直肠溃疡综合征是一种少见的非特异性良性疾病,病因尚不明确。文献报道该病可能与直肠脱垂和直肠内套叠、骨盆底肌肉的矛盾性收缩、创伤(包括手指或器械插入直肠及肛交等)造成的损伤、放射治疗和麦角胺栓剂的使用等有关。本病常见于 30 岁的男性和 40 岁的女性,也见于儿童和老年人。临床表现以血便、黏液血便、排便困难为主,便血量可为新鲜少量,也可发生大出血需要输血治疗。诊断依靠肠镜及直肠黏膜活检,结合临床和病因追查(参见 25.1)。

三、结肠疾病

(一)急性细菌性痢疾

急性细菌性痢疾的粪便呈脓血样,量少,排便次数频繁,常伴有腹痛、里急后重及毒血症症状。

(二)阿米巴痢疾

阿米巴痢疾患者粪便呈暗红酱色,黏液较多,有恶臭味。部分患者以便血为主要表现。里急后重较细菌性痢疾为轻,右下腹常有压痛。

(三)溃疡性结肠炎

溃疡性结肠炎主要表现为腹痛、腹泻、黏液血便。病情迁延,症状可持续或间歇出现。确诊有赖于结肠镜检查。

（四）结肠憩室与憩室炎

结肠憩室是结肠壁上向外突出的袋状物,最多位于乙状结肠。患者年龄多超过40岁,体格肥胖,常坐位工作,有便秘习惯。憩室的形成一般认为是肠腔内压力增高和肠壁薄弱所致。无并发症的憩室无症状。如憩室发炎,则出现腹痛、发热、白细胞增多、局限性腹部压痛等症状。由于乙状结肠为好发部位,局部症状也多位于左下腹部。约20%病例出现轻度、间歇性便血。诊断须于炎症消退后做钡剂灌肠X线造影检查。如结肠憩室为多发性,则称为结肠憩室病。

国外文献曾报道6%~10%结肠憩室病发生大出血。中等量或大量出血者不少缺乏憩室炎的症状,而突然自发出血,失血量有达1 000ml以上。

（五）结肠息肉

结肠息肉是指高出于黏膜突向肠腔的赘生物。病理学上包括肿瘤性息肉(腺瘤)、错构瘤性息肉(幼年性息肉、波伊茨-耶格(Peutz-Jeghers)综合征等)、增生性和炎症性息肉。国内一组796例大肠息肉病理分析显示,腺瘤性占43.8%,炎症性占42.1%,其余为增生性、幼年性。临床表现为便血(40%)、腹泻(16.7%)、腹痛(15.1%)、黏液便(10.1%)。大部分患者早期无症状,肠镜检查时才发现。

家族性腺瘤性息肉病少见,患者大多为青年人,儿童次之。病变为家族性,可有大出血。大体解剖所见为结肠与直肠黏膜上满布大小不一的腺瘤样和小乳头样息肉。其临床特点是腹泻、便带鲜血和黏液,可因反复出血而引起贫血。结肠镜检查与钡剂灌肠X线检查均有助于明确诊断。本病具有遗传性,且有高度恶性变的倾向。幼年性息肉病为常染色体显性遗传性疾病。家族性腺瘤性息肉病伴有骨瘤病、纤维瘤病与囊肿者称为加德纳综合征(Gardner syndrome);伴有脑瘤者称为特科特综合征(Turcot syndrome)。

（六）结肠癌

结肠癌的临床表现因病变的部位不同而异。一般认为左侧结肠癌以亚急性或慢性肠梗阻为主要表现,晚期常因癌溃破而出现鲜红色便血,或伴有黏液与脓液;右侧结肠癌则以进行性贫血、腹块、不规则发热、腹泻为主要症状,大便除隐血试验阳性外,甚少出现鲜红色便血。但有不少例外。国内报道盲肠腺癌病例1/5有便血。钡剂灌肠X线检查是最常用的诊断方法。乙状结肠镜长度有限,只能观察到直肠与乙状结肠。全肠镜能观察到深部结肠病变,直到回盲部,并在直视下做活组织检查。

大肠癌的发病既有遗传因素,又有环境因素。明确高危因素对高危人群进行筛查有重要意义。病例研究表明,大肠癌的高危因素有肠息肉史、慢性腹泻、慢性便秘、黏液血便、精神刺激史、饮水不洁史、阑尾手术史和家族肿瘤史。对年龄超过40岁有高危因素者可行免疫法粪隐血试验,必要时行大肠镜筛检,对大肠癌的早期诊断有意义。值得注意的是,在早期大肠癌中,约一半病例粪隐血试验呈阴性反应。

（七）原发性肠道淋巴瘤

原发于胃肠道的淋巴瘤大多起源于B细胞,肠道T细胞淋巴瘤相对少见,T细胞淋巴瘤临床症状无特异性,多为腹痛、腹泻、发热及体重下降,病程中常发生消化道大出血及急性肠穿孔等并发症,预后极差。肠镜下表现为多灶性溃疡性者常误诊为炎症性肠病,本病诊断主要依靠病理及免疫组化,但病理常难以诊断,需多次活检或做大块黏膜切除病理以提高诊断率。

（八）先天性肠道血管疾病

先天性肠道血管疾病包括肠道血管发育不良、血管瘤、遗传性毛细血管扩张等,其中血管扩张症、动静脉畸形占老年下消化道出血的50%。血管畸形的病因未明,该病可能是老年人反复发生下消化道出血的病因之一,诊断依靠肠系膜血管造影和结肠镜。结肠镜下血管畸形分为局限型、蛛痣型、弥漫型及血管瘤样型,病变累及的部位以单发为主,病灶一般不大,好发部位以右半结肠最为常见。

（九）门脉高压性肠病

门脉高压可导致门-体侧支循环的开放,临床上以食管-胃的侧支通路为最多见,常引起出血。门脉高压所致门-体侧支循环还可发生于以下诸多部位:十二指肠、空肠、回肠、回盲部、升结肠、降结肠、乙状结肠与直肠交界处及直肠。门脉高压患者结肠镜下见静脉曲张,而组织炎症不明显,并能排除其他疾病所致的病变则可考虑为门脉高压性肠病。

（十）子宫内膜异位症

子宫内膜异位症的发病特点为育龄妇女与月经有关的周期性便血、腹痛,内镜活检可确诊。子宫内膜异位症多见于直肠、乙状结肠受累,占75%~90%,小肠偶有发病。

（十一）非甾体类抗炎药相关性肠病

随着非甾体类抗炎药的广泛应用,胃肠道副作用日渐突出,不仅可引起胃、十二指肠溃疡的损伤,还可出现肠道损伤,尤其是老年人和需要长期服用的患者。所致下消化道出血量较大,使用质子泵抑制药(PPI)治疗效果欠佳,结肠镜检查常可在回肠末端、结肠发现有节段性浅溃疡,黏膜红斑、糜烂及出血等病灶,有助于诊断。本病相关性下消化道出血多伴有上消化道出血和/或上消化道溃疡,但较少出现肠腔狭窄、肠穿孔等并发症。

(十二) 假膜性肠炎

假膜性肠炎常出现在抗生素治疗之后,主要是发生于结肠的急性黏膜坏死炎症。腹泻是最主要的症状,腹痛及毒血症表现亦见,肉眼血便少见。难辨梭状芽孢杆菌及其毒素为致病因素。文献报道1例假膜性肠炎以反复、大量下消化道出血为突出表现,临床上极为少见。如应用大量广谱抗生素治疗出现无法解释的下消化道出血,应想到假膜性肠炎。假膜性肠炎致下消化道出血原因考虑为病变严重侵及肠壁小血管。

四、小肠疾病

(一) 急性出血性坏死性肠炎

以往国内报道颇多,其发病原因尚未明确,有认为是过敏性炎性病变,也有认为与肠道细菌感染有关。其出现为散发性,可在一个地区的不同居民点先后发生多例,与肠道细菌感染不相同。本病多发生于小儿与青少年。男性发病率高于女性。病变最常侵犯小肠,特别是空肠上段,而结肠有时也可累及。主要病理改变是肠黏膜充血、水肿、出血与坏死,可侵及肌层与浆膜层,病灶呈节段性,也可为散在性或广泛性,其间可有正常肠段存在,并伴有肠系膜及所属淋巴结炎症性肿胀。

该病有4个主要临床特征:突发性急性腹痛、腹泻、便血和毒血症。患者发病前多有不洁饮食或暴饮暴食史,也可无任何诱因突然发作。腹痛多位于左上腹或左中腹部,也可位于脐部甚或全腹。疼痛性质可为持续性隐痛或剧痛,经过数小时或10余小时后逐渐缓解,但不久又再发作,可呈阵发性绞痛,常伴有恶心、呕吐。进食小量食物也可加剧疼痛或引起绞痛发作。腹泻常随腹痛同时发生,早期为黄色水样,有的无明显血便。患者发病后1~2天内即出现衰弱无力、面色苍白、寒战、发热、不同程度的脱水、白细胞增多与核左移、中毒性颗粒出现等毒血症表现。腹部检查可发现中等度鼓肠,有时可见肠蠕动波;左上腹、左中腹或脐周压痛明显,但无固定的压痛点。腹肌紧张与反跳痛的出现提示局限性腹膜炎。肠鸣音初期增强,后期由于中毒性肠麻痹而减弱或消失。粪便镜检无溶组织阿米巴,可与急性阿米巴痢疾相区别。培养也无痢疾杆菌,患者也无里急后重或黏液脓血便,可与暴发型中毒性痢疾相区别。X线透视检查可发现局限性小肠胀气,出现大小不等的液平面,罹病小肠的肠壁水肿、增厚、黏膜粗而不规则等征象有重要辅助诊断意义。

(二) 肠结核

肠结核常伴有病变部位的闭塞性动脉内膜炎,故一般血便少见,而大量出血更少见,但当结核病变侵蚀大血管时,也可产生相当大量血便。国内也有报道因大出血而需手术治疗者。

(三) 克罗恩病

克罗恩病的主要临床表现为腹痛、腹泻、发热、消瘦、贫血及肛瘘。国内苏州报道34例克罗恩病,6例以血便或脓血便为主诉。中山大学附属第一医院报道13例以消化道出血为首发症状或唯一症状的克罗恩病患者,诊断主要依靠结肠镜、单/双气囊小肠镜或手术探查(参见24.1)。

(四) 空肠憩室炎或溃疡

空肠憩室一向被认为罕见,但国内曾有一组39例报道,均有胃肠道胀气、呃逆、上腹及脐周疼痛等症状,也有发生出血者,作者认为不少人可能想不到此病为消化道出血的重要原因之一。出血主要因憩室发炎、糜烂或溃疡形成所致。钡餐检查对原因未明的下消化道出血须注意此病;又如手术探查未发现出血灶而有空肠憩室存在时,应加以注意。活动性出血期间行选择性腹腔动脉造影对出血部位的判断有帮助。

(五) 回肠远端憩室炎或溃疡

回肠远端憩室又称梅克尔憩室(Meckel憩室),患者65%~75%无症状。如有症状,则由于憩室的发炎、溃疡、出血、穿孔等并发症。因憩室可含有异位胃黏膜,故也可引起消化性溃疡,疼痛在腹中部,有节律性,进食后减轻;如并发出血,自肛门排出不带黏液的血便,量多少不等,常复发,也有发生大出血者。如小儿或年轻患者出现血便,伴有类似急性阑尾炎症状者,应注意此病出血的可能性。如果憩室仍保存其与脐的相连,则发生炎症时在脐周可出现具有特征性的樱桃红色。

梅克尔憩室应用X线钡餐检查常不能确定诊断,虽能做出诊断,也难肯定出血来自梅克尔憩室。近年主张在便血期间做选择性腹腔动脉造影,可显示回肠远端部位有造影剂浓集区;如注入放射性核素示踪红细胞,可在相应部位的肠段出现放射性增强区。上述两项检查对梅克尔憩室出血有重要诊断价值。

(六) 肠套叠

肠套叠大多发生于2岁以下的婴幼儿,男性发病多于女性。患者均有腹痛,国内的两组病例报道显示,便血者分别为56%与62.5%。血便量少,色鲜红,带黏液,血与大便不相混。儿童肠套叠以回盲肠套叠最常见,回结肠套叠次之。我国成人肠套叠的发生率较国外高。成人肠套叠大多为继发性,由肠道肿瘤、肉芽肿、多发性息肉、梅克尔憩室等引起。

肠套叠有4个主要症状:腹痛、呕吐、便血、腹部肿块。肠管先天性异常、外伤、肠道炎症、异物与肿瘤均可为发病因素或诱因。腹痛发生突然,呈阵发性。在临床上，如儿童患者突然发生阵发性腹部绞痛、呕吐、粪便有血或黏液、腹部触到肿块，应注意本病的可能。钡剂灌肠检查有重要诊断意义，多数患者可见杯状或螺旋状阴影。

本病须与急性出血性坏死性肠炎鉴别，本病血与粪便不相混合，无发热，中毒症状较轻，并有上述征象的腹块。

成人肠套叠的临床表现不如婴幼儿的典型，多呈亚急性或慢性发作，梗阻多为不完全性，症状较轻，延绵数周至数月，以上4个主要症状较少同时存在。患者常呈轻度阵发性肠绞痛，有时可触到肿块，血便较少见。诊断的主要依据：①患者过去有类似腹痛发作史；②腹部可见一可缩小或消失的腹块；③X线钡剂灌肠检查可发现结肠套叠征象，但不能显示小肠的套叠。

并发于过敏性紫癜的肠套叠少见，可发生于小儿与成人。过敏性紫癜患者如有腹痛伴阵发性绞痛、呕吐、腹泻、便血，应做直肠指诊。如腹部出现一过性隆起或肠型蠕动，进行钡剂灌肠透视，如为阴性，立即摄片检查。

（七）小肠肿瘤

原发于小肠的肿瘤较少见，其中良性肿瘤更少见。小肠肿瘤是引起隐源性消化道出血的常见病因。

北京有一组112例手术及病理证实的小肠肿瘤临床资料，其中良性肿瘤占18.8%，恶性肿瘤占81.2%。恶性肿瘤以腺癌最多见，其次为恶性淋巴瘤、平滑肌肉瘤。类癌有5例。良性肿瘤中以平滑肌瘤最常见，其他有腺瘤、血管瘤、错构瘤、脂肪瘤及小肠间质瘤。

小肠良性肿瘤可无症状，主要临床表现有腹部不适、隐痛。恶性肿瘤伴有体重下降、贫血、腹部肿块、黄疸。本组小肠肿瘤有消化道出血者占13%。小肠肿瘤位于十二指肠者多见，其次为回肠和空肠。类癌以回肠多见。

上海报道小肠平滑肌肿瘤66例，从起病方式可区分为以下3型：①出血型(43.3%)；②腹块型(35%)；③急腹症型(21.7%)。

小肠间质瘤为潜在恶性肿瘤，近年来受到重视，起病隐匿，常以消化道出血或贫血为主要临床表现。临床诊断方法与其他小肠肿瘤相似。病理标本免疫组化检测CD117或CD34呈弥漫性阳性表达可作为诊断小肠间质瘤的标志。

小肠肿瘤术前确诊率较低，北京的报道只有57.1%。常用的检查方法有X线钡餐检查，以气钡双重造影阳性较高。推进式小肠镜可检查Treitz韧带下60cm以内的上段小肠。双气囊全小肠镜可进行全小肠的检查，极大地提高了小肠肿瘤的检出率。胶囊内镜可作为无肠梗阻症状患者的筛选，为无创性检查，但不能操控方向及取组织活检是其缺点。对有活动性出血的病例，可行选择性腹腔动脉造影。核素扫描理论上也可显示活动性出血的病灶，但临床实践中对诊断的帮助价值不是太大。CT检查可以显示小肠肿瘤的形态、大小及有无淋巴结及邻近组织器官的转移，CT检查前口服造影剂可提高检出率。

（八）黑色素斑 - 胃肠多发性息肉病 [波伊茨 - 耶格(Peutz-Jeghers)综合征]

本病为常染色体显性遗传病。中山大学附属第一医院曾发现一家中三人（母及两女）同患此病。临床特征为局限性黏膜、皮肤色素沉着和胃肠多发性息肉。色素沉着多始自幼年，多发生于口周围，即上、下唇与口颊黏膜等处，为圆形、卵圆形或不规则的棕色至黑色斑点，大小不一，直径为1~5cm或更大。色素斑与正常皮肤和黏膜表面一致，无毛发与血管增生。同样的色素沉着也可发生于口、鼻孔或眼眶周围，如不注意，可误认为是平常的雀斑，但因其分布恰与雀斑好发部位相反，且有口唇与口腔黏膜的典型改变，不难鉴别。此外，指（趾）端掌面也可有色素小斑。由于色素沉着分布部位较特殊，对本病的早期诊断有重要意义。在临床上，如发现上述特殊色素斑，提示本病的可能；如果有急性腹痛、肠梗阻或血便等病史，则更应高度警惕本病的存在。

胃肠道息肉是引起胃肠症状的原因。息肉为多发性，主要发生于小肠，尤其是空肠部分，但也可同时发生于胃、结肠或直肠。息肉常为错构瘤，可引起肠梗阻、肠套叠或出血。约20%的患者发生恶性肿瘤，其中部分为息肉癌变，部分原发于正常组织，与STK Ⅱ基因的杂合性缺失有关。本病的诊断可依据：①面、手、前臂、前胸等处皮肤，唇，口腔黏膜，结肠有棕黑色色素沉着斑；②钡餐胃肠透视、钡剂灌肠造影可见胃肠道多发性息肉的征象，胃镜与结肠镜检查可直接观察到胃、结肠多发性息肉；③40%~60%患者家族中有同样的病变。胃肠道息肉病应视为癌前病变。

（九）小肠血管瘤

本病的主要症状为肠道出血或肠梗阻。可表现为急性大出血，但更多见者为长期小量失血所致的贫血症状，经铁剂治疗后可改善，停止治疗一段时间后贫血症状复现。如发生肠梗阻，则有发作性剧烈腹痛，因肿瘤引起肠腔狭窄或诱发肠套叠所致。如粪隐血多次阳性，则提示贫血由于胃肠道慢性失血所致。身体其他部分发现血管瘤时，则可能性更大。血管瘤可为毛细血管或海绵状血管瘤，或两者并存。出血期间做肠系膜上动脉造影可显示造影剂浓集区，注入放射性核素示踪红细胞，病变部位出现放射性增强。

（十）Dieulafoy病

Dieulafoy病（或称溃疡）患者多为中、老年人，可引起严重的便血。病变多发于胃，但少数也见于十二指肠、空肠和回肠。

22.2　上消化道疾病

上消化道疾病出血如速度较慢,或量不多,没有大量积聚胃内或反流入胃,不致引起呕吐反射,则全部血液经肠道排出,引起黑便或血便(参见21)。

22.3　腹腔内血管疾病

一、缺血性肠病

该病为肠壁血液灌注不良引起的肠壁缺血性病变。此病可累及整个消化道,但主要累及结肠,故又称缺血性结肠炎。肠血液灌注不良由于肠系膜血管阻塞引起,也可由于这些血管的血流动力学改变引起。通常在老年发病,但也曾见于26岁的女性。最常见的主诉是腹痛伴血便。无特别的前驱症状。腹部检查常仅有轻度压痛,部位常较固定,大多位于左侧腹部。任何结肠部分均可罹患,但最常累及脾曲与降结肠。患者常有动脉粥样硬化症。偶尔发病于血栓闭塞性脉管炎、结节性多动脉炎或其他结缔组织疾病的基础上。出血停止后做结肠镜检查,可明确诊断与出血部位。

本病在临床和病理学上可区分为如下的类型。

1. 坏疽性缺血性结肠炎　病变由于大的肠系膜血管阻塞所致。肠系膜动脉粥样硬化和血压急剧下降是发病基础。患者大多患有进行性心脏病,往往因病情严重而失去手术治疗的机会,病死率高。

2. 非坏疽性缺血性结肠炎　病理学所见为肠血流动力学改变,血运不足,致所属结肠部分的黏膜与黏膜下层缺血、糜烂或浅表溃疡形成以及出血。发病机制仍未明确。本病又可区分为以下两种。

(1)狭窄性缺血性结肠炎:在进行性与慢性病例中,病理学改变为罹患结肠段的管状狭窄。钡剂灌肠造影显示管状狭窄的结肠段。狭窄段结肠可做手术切除。该病病死率低。

(2)一过性缺血性结肠炎:病变为可逆性,一般不需特别治疗而康复。痊愈后很少再发。钡剂灌肠造影可显示指压征与不规则锯齿状黏膜的X线征象。肠系膜动脉造影常无异常发现,提示病变在细的小动脉,不易为现代动脉造影术所发现。最有意义的诊断方法是结肠镜检查(参见24.1)。

二、急性门静脉血栓形成

本病以急性腹痛起病,出现腹胀、血性腹泻、腹水与脾大等症状(参见26.1)。

22.4　全身性及中毒性疾病

一、血液病

再生障碍性贫血、急性白血病、各类型紫癜、肠型恶性组织细胞病、血友病等均可引起便血,呈鲜红、暗红色血便或黑便,量多少不一。患者同时有其他器官出血现象以及血液学检查异常。

二、急性传染病与肠寄生虫病

(一)肾综合征出血热

肾综合征出血热的临床特点是起病急骤、发热、头痛与腰背痛、面部潮红如醉酒状、出血倾向、低血压(或休克)及肾损害。重症患者可出现便血、呕血、咯血、血尿等。便血量多少不等，常为黑便。

（二）暴发型病毒性肝炎

暴发型病毒性肝炎也可引起便血，常为黑便。根据流行病学史、肝炎病征及肝功能试验异常，一般诊断不难。本病常伴有其他器官的出血，主要与凝血功能障碍（血纤维蛋白原、凝血酶原、第Ⅴ与第Ⅶ因子、抗纤维蛋白溶酶等减少）有关。

（三）斑疹伤寒

流行性斑疹伤寒有时可出现血样大便。根据流行病学史、出血性斑丘疹、血清变形杆菌 OX19 凝集反应阳性，可确立诊断。

（四）恙虫病

恙虫病有出血症状的不多，其中以黑便稍多，广州报道的 555 例恙虫病中，38 例（6.8%）有血便，易被误诊为伤寒肠出血。

（五）伤寒和副伤寒

据广州一组病例分析显示，伤寒与副伤寒并发肠出血者占 2.4%，多发生于病程的第 2 周末及第 3 周。血便的特点是量较多，色暗红，呈稀赤豆汤样。伤寒往往伴有相对缓脉，肠出血时脉搏加速，且有时体温下降，这些现象可在排血便前就观察到，有助于出血的及时诊断。易致误诊的是逍遥型伤寒，患者不自觉发热，往往自由走动，突然发生便血，须经伤寒的细菌血清学检查方能确诊。

（六）败血症

各种原因所引起的败血症往往有出血倾向，偶尔可引起便血，量多少不一，常为黑便。

（七）副霍乱

少数副霍乱患者可发生血性便，呈洗肉水样或肉汤样。如出血较多或在疾病后期，粪便则可呈柏油样。

（八）钩端螺旋体病

黄疸型出血型钩端螺旋体病以黄疸与出血为主要临床表现，除消化道出血、便血与呕血外，患者皮肤、结膜、鼻腔、泌尿生殖系统等也有出血现象。

（九）回归热

回归热偶尔可出现便血。主要特点是回归型高热、剧烈头痛与肌肉关节疼痛、肝大、脾大，血及骨髓可找到螺旋体，对青霉素治疗反应良好。

（十）钩虫病

钩虫病感染很少引起消化道大出血。大出血的发病机制尚未明确，而大钩虫不断损伤黏膜则是大出血的发病诱因。

患者一般为儿童及青少年，也有幼婴。患者主要临床表现是腹痛、黑便、乏力、面色逐渐苍白、精神萎靡、食欲缺乏、营养不良等。病婴常不愿吃奶。粪便镜检可发现大量钩虫卵。

此病的特点是按一般消化道出血常规处理（包括输血）后，症状不能缓解，黑便不止，病情日益加重；经驱钩虫治疗后，症状即迅速显著好转，出血也停止。

（十一）血吸虫病

早期血吸虫病患者粪便初为稀水样，常带脓血、黏液。晚期血吸虫病并发食管静脉曲张破裂，则可引起大出血，除呕血外合并黑便。

肠血吸虫病并发结肠癌时，主要临床表现为不完全性或完全性肠梗阻及顽固性便血。发病年龄较同时期单纯结肠癌患者的发病年龄低。大多数癌变位于直肠和乙状结肠。

三、维生素缺乏症

（一）维生素 C 缺乏症

较严重的维生素 C 缺乏症患者可发生便血，往往同时伴有身体其他器官的出血。

（二）维生素 K 缺乏症

维生素 K 缺乏症患者可发生便血。皮肤或其他的黏膜也常有出血现象，一步法血浆凝血酶原时间延长。病因为重症肝功能不全或阻塞性黄疸，维生素 K 治疗对后者最佳，且能纠正延长的一步法血浆凝血酶原时间。

四、中毒或药物毒性作用

（一）细菌性食物中毒

嗜盐菌食物中毒主要由于进食受污染的海产品（墨鱼、带鱼、章鱼等）与肉禽所引起。由于腹泻常带脓血，可被误诊为菌痢（见表 23-3）。

（二）有毒植物中毒

1. 毒蕈中毒　重症毒蕈中毒可发生消化道出血而引起呕血与血便，患者多合并皮肤紫癜（紫癜型）。此型毒蕈中毒预后不良。

2. 棉籽中毒　棉籽所含毒物为棉籽油酚，是一种原浆毒，对肝、肾、神经、血管均有毒性。严重中毒时患者可产生嗜睡或烦躁不安、昏迷、抽搐等中枢神经系统症状，以及胃肠道出血征象。

3. 苍耳子中毒　苍耳子及其幼芽中均含有毒性颇强的毒物。中毒表现为胃肠道刺激。严重中毒者有胃肠道大出血、肝性脑病等表现。

（三）化学性毒物中毒

误服升汞后可引起血性腹泻，粪便含黏膜碎片，患者往往伴有牙龈与口腔黏膜肿胀、糜烂，吞咽疼痛与困难，后期出现尿闭与尿毒症。

误服砷剂后，口有金属味，口咽与食管有烧灼感、恶心、呕吐、腹泻，并可现水样血便。严重者可导致脱水、虚脱、血压下降等。

误服黄磷后也可发生便血，常伴有畏食、上腹痛、恶心、呕吐，呕出物呈黑色，有蒜臭味。严重者出现肝衰竭征象。

（四）尿毒症

尿毒症后期，可因尿素分解产物刺激肠黏膜，发生溃疡性结肠炎，引起腹泻兼有便血。

五、遗传性出血性毛细血管扩张症

遗传性出血性毛细血管扩张症（Osier-Rendu-Weber病）并不少见，国内一组30例报道显示，23例有明显的出血症状，以鼻出血为最常见，其次为胃肠道与牙龈出血，此外，也可有咯血、月经过多、眼底出血、尿血等。11例有胃肠道出血（5例有呕血史），粪便可为鲜红色血液、紫红色血块或柏油样。

有特异性诊断意义的典型改变为手背部（包括手指背部或侧部）有成簇的、极细小的、扩张的毛细血管，呈紫红或鲜红点，广泛聚合成红色斑片状，紧压之褪色。有时也见于颜面部或足部。红点直径为1~2mm，境界整齐分明，周围无分支（与蜘蛛痣不同）。此组中17例有此典型改变。病变部位毛细血管镜或裂隙灯检查可见皮内有扭曲扩张的血管团或扩张的血管袢。鼻、唇、口腔、牙龈、胃等处黏膜也可观察到同样的毛细血管改变。本病并发胃肠道出血的诊断可根据：①上述典型的皮肤与黏膜毛细血管扩张；②皮肤和其他部位黏膜的出血现象；③除外其他原因的胃肠道出血；④家族病史。钡餐胃肠检查与钡剂灌肠检查结果均阴性。胃镜或/及结肠镜检查能证实胃或/及结肠黏膜毛细血管扩张与出血。

六、白塞病

本病可引起从口腔直至肛门整个消化道的溃疡形成，导致出血、穿孔或增殖性变。消化道出血一般表现为便血。

七、弹性假黄瘤

国内报道一组4例弹性假黄瘤中，1例因两次上消化道出血而就诊。

八、急性脊髓炎

文献报道2例急性横贯性脊髓炎患者并发下消化道出血。脊髓病变引起消化道出血可能与脊髓损伤后，特别是胸髓上部损伤引起交感神经麻痹，副交感神经兴奋性相对增高，失去对内脏血管收缩的作用，产生麻痹性血管扩张，导致消化道出血、坏死，甚至溃疡形成有关。

九、过敏性紫癜

过敏性紫癜是常见的毛细血管变态反应性疾病，由机体对某些致敏物质发生变态反应，引起广泛的小血管炎，使小动脉和毛细血管通透性、脆性增加，伴渗出性出血、水肿所致。主要病理基础为广泛的毛细血管炎，以皮肤紫癜、消化道黏膜出血、关节肿胀及疼痛和肾炎等症状为主要临床表现，少数患者还伴有血管神经性水肿。部分患者再次接触变应原可反复发作。过敏性紫癜可发生于任何年龄，以儿童及青少年为多见，男性多于女性。过敏性紫癜内镜下病变主要表现为黏膜充血、水肿、红斑、黏膜下出血、糜烂溃疡，糜烂和溃疡多沿黏膜皱襞环行分布，与肠管的血管走行相符。病变一般多发，范围广泛，与临床症状的严重程度及病变持续迁延不愈的病程相关。虽然全消化道都可以受累，但病变往往以小肠为重，十二指肠降段和回肠病变重于胃及结肠，可结合皮肤及肾改变做出临床诊断。

十、淀粉样变性

原发性淀粉样变性以轻链沉积为主，是最常见的淀粉样变性类型，它与浆细胞病相关，最常累及消化系统，其中约15%合并骨髓瘤。继发性淀粉样变性以血清淀粉样物质沉积为主，与感染、炎症反应相关，常见于结缔组织病、克罗恩病及结核病。淀粉样变性以小肠沉积最常见，淀粉样物质可沉积于小肠内膜及外膜的血管壁上，黏膜下血管受累最明显。消化系统症状表现为腹泻、脂肪泻、蛋白丢失、出血、梗阻、肠系膜缺血、穿孔、肠套叠及便秘等，出血为首发症状可见于25%~45%的患者，其可能原因为小肠黏膜缺血、梗死或溃疡，也可能为弥散的渗血所致，内镜下表现为溃疡、结节不平、弥漫性或节段性黏膜充血、水肿、糜烂、剥脱等，可见黏膜下血肿（紫色血疱），触之易出血。临床出现腹胀、腹泻、便血、不明原因的肝大、巨舌，结合血、尿单克隆免疫球蛋白升高，尤其是同时伴有心脏、肾损害时，应考虑淀粉样变的可能，及时取活检行刚果红染色是确诊的重要依据。

十一、移植物抗宿主病

移植物抗宿主病（GVHD）多见于异基因造血干细胞移植术，GVHD的靶器官主要包括皮肤、肝和胃肠道等，以肠道病变和症状为主的GVHD又称移植物抗宿主肠道病。GVHD可累及皮肤、肝、胃肠道、免疫系统、肺组织等，皮肤是GVHD最常见的受累器官，可表现为皮疹、脱屑、水疱、表皮松弛等。肝是第二位常见的受累器官，主要表现为黄疸,以结合胆红素升高为主。胃肠道通常是第三位易受累的器官,移植物抗肠道病一般出现于皮肤 GVHD 发生后数周,但也可在没有皮肤和肝受累的情况下单独出现。移植物抗肠道病以小肠受累最常见,大肠次之。常见症状有厌食、恶心、呕吐、腹泻、便血、腹部痉挛性疼痛、腹胀、麻痹性肠梗阻、肠道出血等,以恶心、呕吐最常见(占 90% 以上),腹泻则见于 40% 的患者。确诊主要依靠内镜检查结合组织活检,基本病理变化为结肠黏膜腺上皮细胞凋亡,腺体减少或消失,黏膜层脱落。

十二、血卟啉病

血卟啉病是少见疾病。国内文献报道血卟啉病合并下消化道出血 1 例,本病肠绞痛是由于卟胆原毒性作用,自主神经节前纤维损害刺激内脏,引起平滑肌痉挛,在慢性结肠炎的病理基础上较长时间的肠道痉挛加重局部缺血、缺氧,导致肠腔出血,依据临床表现,且尿卟胆原测定阳性,鉴别并不困难。急性便血患者临床处理流程见图 22-1。

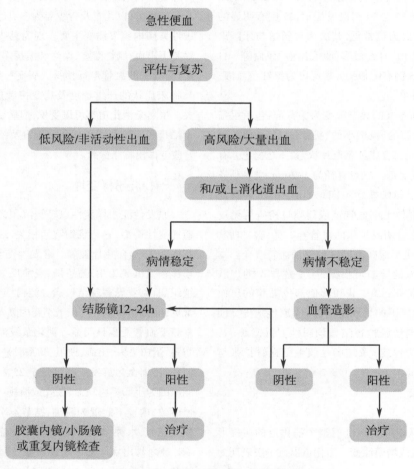

图 22-1　急性便血临床处理流程

(曾志荣)

参考文献

[1] GHASSEMI KA. Approach to the patient with gastrointestinal bleeding. Yamada's textbook of gastroenterology. 6th Edition. John Wiley & Sons, Ltd, 2016.

[2] AHLQUIST. Approach to the patient with occult gastrointestinal bleeding. Principles of clinical gastroenterology. Edited by Tadataka Yamada, Blackwell Publishing, 2018.

[3] SAVIDES TJ. Gastrointestinal bleeding. Sleisenger and Fordtran's gstrointestinal and liver disease (10th Edition). Saunders: Elsevier Inc, 2016.

[4] 朱琪麟. 1 542 例下消化道出血病因肠镜诊断分析. 中国现

代药物应用 , 2010, 4 (16): 79-80.

［5］张栓龙 . 钩虫病致消化道大出血误诊剖腹探查一例 . 中华内科杂志 , 1996, 35 (10): 652.

［6］顾成裕 . Gardner 氏症候群二例报告 . 上海医学 , 1980, 3 (6): 54.

［7］黄延庭 . 家族性肠息肉病综合征 . 中华医学杂志 , 1992, 72: 697.

［8］唐少波 . 非甾体消炎药相关性下消化道出血 21 例 . 中国现代医学杂志 , 2010, 20 (1): 133-135.

［9］邝贺龄 . 急性出血性坏死性肠炎 272 例临床分析 (摘要). 中华内科杂志 , 1979, 18: 385.

［10］汪志杰 . Peutz-Jeghers 综合征的诊断和 X 线检查 . 中华医学杂志 , 1986, 65: 217.

［11］姚光弼 . 遗传性胃肠息肉病伴黏膜皮肤色素沉着 . 中华消化杂志 , 1981, 1: 124.

［12］叶德珍 . 肠型恶性组织细胞增生症 (附 17 例报告). 中华内科杂志 , 1982, 21: 52.

［13］林庚金 . 胃肠道血管畸形的内镜诊断与治疗 . 中华消化杂志 , 1988, 8: 89.

［14］陆星华 . 原发性小肠肿瘤 97 例分析 . 中华内科杂志 , 1986, 25: 31.

［15］王炳生 . 小肠平滑肌肿瘤 60 例分析 . 上海医学 , 1989, 12: 149.

［16］张震寰 . 消化道类癌 36 例分析 . 中华外科杂志 , 1992, 30: 478.

［17］鲁重美 . 小肠血管病变合并出血的诊断和治疗 . 中华消化杂志 , 1997, 17 (2):.

［18］吕文嫦 . 选择性动脉造影对小肠出血的诊断价值 . 中华消化杂志 , 1997, 17 (2): 75.

［19］陈白莉 . 单气囊小肠镜诊治疗小肠疾病的安全性及其临床价值观察 . 中华消化内镜杂志 , 2011, 8 (3): 134-137.

［20］李娜 . 单气囊小肠镜对不明原因消化道出血的诊治价值 . 胃肠病学和肝病学杂志 , 2012, 21 (8): 733-735.

［21］陈潇迪 . 多层螺旋 CT 在小肠出血中的诊断价值 . 胃肠病学 , 2013, 18 (4): 241-224.

［22］陈卫昌 . 胃肠道血管畸形的临床及数字减影血管造影的特征 . 中华消化杂志 , 1998, 18 (2): 114.

［23］陈白莉 , 高翔 , 陈旻湖 , 等 . 克罗恩病并发急性下消化道大出血 13 例临床分析 . 中华消化杂志 , 2008, 28 (6): 381-384.

［24］赵文星 . 腹型过敏性紫癜下消化道出血内镜特点 . 山西医药杂志 , 2010, 39 (6): 539.

［25］张国兰 . 急性横贯性脊髓炎并发下消化道出血 . 临床神经病学杂志 , 1989, 2 (8): 189.

［26］NAYMAGON S, NAYMAGON L, WONG SY, et al. Acute graft-versus-host disease of the gut: considerations for the gastroenterologist. Nat Rev Gastroenterol Hepatol, 2017, 14 (12): 711-726.

［27］叶坤照 . 血卟啉病并下消化道出血 1 例报道 . 实用医学杂志 , 1988,(3): 28-29.

［28］ECKMANN JD. A rational approach to the patient with hematochezia. Curr Opin Gastroenterol, 2018 Jan, 34 (1): 38-45.

［29］STRATE LL. ACG Clinical guideline: management of patients with acute lower gastrointestinal bleeding. Am J Gastroenterol, 2016, 111 (4): 459-474.

23

急性腹泻

正常人排便次数差异较大，每日 1~3 次或每周 2~3 次，一般重量为 150~200g/d，含水量 60%~80%。腹泻（diarrhea）是指排便次数增加（如每日超过 3 次）、排粪量增加（超过 200g/d）、粪质稀薄（含水量超过 80%）。如每日排粪量超过 1 000g 者为严重腹泻。

急性腹泻的病程一般在 3 周之内，往往伴有肠痉挛所致的腹痛。

急性腹泻最常见的原因是细菌性食物中毒与肠道感染。急性腹泻在诊断与鉴别诊断方面须特别注意下列情况。

【病史采集要点】

（一）起病情况

起病急、病程短而腹泻次数频繁者，应考虑各种感染引起的急性腹泻。应注意流行病学调查，是否为集体或家人在短期内先后发病。食物中毒泛指源于食物的暴发性流行病，包括腹痛、腹泻、恶心、呕吐等胃肠道症状和 / 或胃肠道以外的症状，可由于有毒食物本身或细菌污染所致，后者又称细菌性食物中毒。非感染性腹泻如过敏，特别是食物过敏，往往在过敏因素诱发下几小时内出现脐周剧烈疼痛、水样泻 2~3 次自愈，可能由耐热的蛋白质变应原引起，可伴有荨麻疹、血中嗜酸性粒细胞增多。甲亢危象时，可因自主神经功能的紊乱而发生急性腹泻。神经内分泌肿瘤相关性腹泻则是由于肿瘤分泌各种激素，如血管活性肠肽、胃泌素等导致突发的水样泻。小儿夏、秋季流行性腹泻，经多次粪便培养未发现致病菌者，须注意病毒性肠炎。较长期接受广谱抗生素治疗的患者，突然发生腹泻，须考虑抗生素相关性腹泻及假膜性肠炎。

（二）大便量及性质

大便量 >500ml/d 多为分泌性腹泻。脓血便为渗出性腹泻。如脓血和大便不混，常是直肠或乙状结肠炎症。果酱样便见于阿米巴痢疾，蛋花样便见于假膜性肠炎，粪便有油脂光泽、有泡沫为脂肪吸收障碍，粪便恶臭为蛋白质消化及吸收不良，酸臭糊状便为糖吸收障碍。

急性腹泻可分水样泻和痢疾样泻。水样泻时肠黏膜可无破坏、不含血或脓，可不伴里急后重，腹痛较轻。痢疾样泻表示肠黏膜有破坏，有脓血便，常伴里急后重与腹绞痛。两者可并存。水样泻常由细菌毒素如霍乱弧菌等的肠毒素引起，也可由神经内分泌肿瘤分泌的激素所致，痢疾样泻可见于细菌性痢疾、阿米巴肠病、溃疡性结肠炎等。

从粪便肉眼观察及病史等可区别源于小肠或结肠的腹泻（表 23-1）。

表 23-1　小肠性腹泻与结肠性腹泻的鉴别

鉴别要点	小肠性腹泻	结肠性腹泻
腹痛特点	脐周，常绞痛，间歇性	下腹部或左下腹，常持续性
粪便	量常多，烂或稀薄，可含脂肪，黏液少、臭，可无肉眼可见的血液	量少，肉眼可见脓、血，有黏液
大便次数	2~10 次 /d	次数可更多
里急后重	无	可有
体重减轻	常见	少见

【体格检查重点】

全身状况包括生命体征、营养状况、贫血、恶病质、淋巴结肿大、皮肤黄染、突眼等。腹部检查应注意有无腹胀、腹部肿块、压痛、肠鸣音、肠型等，并常规行肛门指检。

【实验室及器械检查】

主要是粪便检查，包括外观、量、镜检细胞、原虫、寄生虫、虫卵、隐血试验、涂片查菌群及细菌和真菌、细菌培养，这些检查均可初步确定是否是炎症性腹泻或感染性腹泻。粪便镜检应尽量采用新鲜标本，对检查阿米巴原虫尤为重要。致病菌的培养应在疾病早期并在应用抗菌药物治疗之前进行，应选取粪便的脓血部分送检。血清凝集反应检测致病菌抗体有助于细菌性食物中毒和某些急性肠道感染的诊断。

细菌性食物中毒的粪便常呈糊样或水样，红、白细胞无或量少。脓血便伴里急后重者以急性细菌性痢疾可能性大，空肠弯曲菌性肠炎、耶尔森菌性肠炎、侵袭性大肠杆菌肠炎等也可有同样表现。带恶臭的血样便应注意出血性坏死性肠炎、阿米巴肠病等。米泔水样便应考虑霍乱。急性腹泻患者一般不行结肠镜检查。对疑有假膜性肠炎者，可行结肠镜或直肠镜检查，可发现特征性假膜。图 23-1 为急性腹泻诊断思路。

急性腹泻的常见病因见表 23-2。

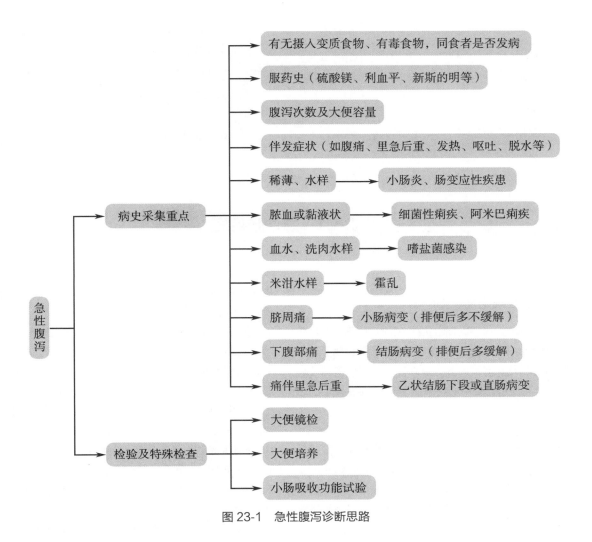

图 23-1　急性腹泻诊断思路

表 23-2　引起急性腹泻的常见病因分类

I　急性肠疾病	（四）大肠杆菌性肠炎
一、急性细菌性食物中毒	（五）耶尔森菌性肠炎
（一）沙门菌属性食物中毒	（六）空肠弯曲菌性肠炎
（二）金黄色葡萄球菌性食物中毒	（七）抗生素相关性腹泻(假膜性肠炎)
（三）变形杆菌性食物中毒	（八）白念珠菌性肠炎
（四）嗜盐菌性食物中毒	三、急性肠寄生虫病
（五）肉毒杆菌性食物中毒	（一）急性阿米巴肠病
（六）副溶血弧菌性食物中毒	（二）隐孢子虫病
（七）致病性大肠杆菌性食物中毒	（三）急性血吸虫病
（八）铜绿假单胞菌性食物中毒	**II　急性中毒**
（九）韦氏杆菌(耐热型)性食物中毒	一、植物类急性中毒
（十）蜡样芽孢杆菌性食物中毒	二、动物类急性中毒
（十一）真菌性食物中毒	三、化学毒剂急性中毒
二、急性肠道感染	四、药物刺激及毒性反应
（一）病毒性肠炎	**III　全身性疾病**
（二）急性细菌性痢疾（急性菌痢）	一、急性全身性感染
（三）霍乱、副霍乱	二、过敏性紫癜

三、变态反应性胃肠病	（一）急性出血性坏死性肠炎
四、移植物抗宿主病	（二）急性放射性肠炎
五、尿毒症	（三）急性溃疡性结肠炎
六、甲状腺危象	（四）伤寒和副伤寒
七、其他	（五）神经内分泌肿瘤

23.1　急性肠疾病

一、急性细菌性食物中毒

细菌性食物中毒是临床上最常见的一种急性（胃）肠炎。本病是由于进食被细菌或其毒素污染的食物所致的中毒性疾病，往往有同席多人或在同一单位中集体发病的流行病学特点，急性呕吐与腹痛、腹泻常是主要的临床表现。

（一）沙门菌属性食物中毒

沙门菌属性食物中毒是细菌性食物中毒的主要形式，常由于食物（肉类、蛋类、鱼类）污染而暴发大、小的流行。往往同席多人或在集体食堂中多人发病。致病菌以肠炎、鼠伤寒与猪霍乱沙门菌较为常见。沙门菌属所致的食物中毒不但表现为急性胃肠炎，而且还有发热等全身性感染的症状，早期还可出现菌血症。伤寒及副伤寒亦属沙门菌属，见后详述。

潜伏期一般为 8~24 小时。起病急骤，常伴有恶寒、发热，但体温一般不甚高，同时出现腹绞痛、胀气、恶心、呕吐等症状。继而发生腹泻，一天数次至 10 余次或更多，如水样，深黄色或带绿色，有些恶臭。粪便中常混有未消化的食物及少量黏液，偶带脓血。当炎症蔓延至结肠下段时，可有里急后重。病程大多为 2~4 天，有时较长。

偶有呈霍乱样暴发性急性胃肠炎型者，患者呕吐与腹泻均剧烈，体温在病初时升高，后即下降，脉弱而速，可出现严重脱水、电解质代谢紊乱、肌肉痉挛、尿少或尿闭。如抢救不及时，患者可于短期内因急性肾衰竭或周围循环衰竭而死亡，此型须与其他细菌性食物中毒、霍乱、副霍乱及急性菌痢相区别（表 23-3）。残留食物、患者呕吐物与粪便培养沙门菌属阳性，早期血培养有时阳性，恢复期患者血清沙门菌凝集效价明显增高，有助于鉴别诊断。

（二）金黄色葡萄球菌性食物中毒

产肠毒素性金黄色葡萄球菌是较常见的细菌性食物中毒病原体之一。潜伏期甚短，一般于进食后 2~3 小时发病，病例暴发非常集中。患者均有不同程度的急性胃肠炎症状，恶心、呕吐最为突出而普遍，腹痛、腹泻次之。部分病例尚有发热、头晕、出汗、四肢麻木等症状。个别病例出现酸中毒与休克。病程一般为 1~2 天。预后良好。剧烈呕吐者可导致严重失水及继发性肾衰竭。

此病的临床特点是潜伏期短，病例暴发集中，来势凶猛，恢复迅速。由于金黄色葡萄球菌普遍存在于自然界中，正常人粪便中也可分离出此菌，因此单从患者粪便与食物中分离出此菌不一定有诊断意义。另外，金黄色葡萄球菌肠毒素有相当的耐热性，即使食物在 100℃ 中煮 30 分钟，仍不被破坏。虽然细菌已死亡，仍有可能中毒，此时标本培养虽为阴性，而未能排除金黄色葡萄球菌性食物中毒的可能性。因此，此病的诊断必须慎重，须结合流行病学调查、典型的临床表现以及细菌学检查结果，并排除其他原因所致的急性胃肠炎而确定之。

（三）变形杆菌性食物中毒

变形杆菌可为食物中毒的条件性病原体，即在适于此菌繁殖和产生毒素的条件下有致病作用。潜伏期一般多为 5~12 小时，病程 2 天左右。国内报道流行最广的一组为 2 116 例，此组的潜伏期中位数为 16.4 小时，病程中位数为 15.2 小时，预后均佳，无一例死亡。

变形杆菌性食物中毒的临床表现以急性胃肠炎为主，半数病例伴有发热、头痛。少部分患者除胃肠道症状外，可有过敏症状，如瘙痒、荨麻疹。诊断主要根据较短的潜伏期与病程，急性胃肠炎症状，并从食物与患者粪便中分离出菌型一致的变形杆菌，以及用获得的变形杆菌为抗原，做患者血清凝集反应，患者组较健康对照组凝集效价明显增高等特点。

此病与沙门菌属性食物中毒的主要临床区别点是：前者腹痛及腹泻较恶心、呕吐多见，病程大多不超过 2 天，预后佳；后者病程多为 2~4 天，有死亡病例（早期由于

表 23-3　各种细菌性食物中毒、副霍乱、霍乱、急性菌痢的鉴别

鉴别要点	副霍乱及霍乱	嗜盐菌性食物中毒	沙门菌属性食物中毒	金黄色葡萄球菌性食物中毒	变形杆菌性食物中毒	急性菌痢
病史	①与典型患者接触史；②在疫区或最近去过疫区；③食用被苍蝇、带菌者、患者污染的不洁食物或饮用生水；④可能有水型或食物型暴发，但并不全部发病，往往有非典型患者和带菌者的存在，且发病时间不一	①同时进餐者多集体发病，且往往同时发病；②主要的传染源为海产品，其次为腌制品；③其发病率可达100%	①同时进餐者多集体发病；②主要传染源为感染的动物；③有病动物宰做肉食或肉类保存不当，细菌大量繁殖或容器被污染	①同时进餐者多集体发病；②主要为食物被细菌污染后产生大量毒素所致；③自身感染(菌群失调症)	①饮食被污染史；②集体发病	①与痢疾患者或带菌者有密切的接触；②有不洁饮食史
潜伏期	2~3d	以中毒型为主的食物中毒6~10h，大多最短为3h，最长为26h	一般为8~24h，如食物含细菌多而毒素少，则潜伏期可延长至2~3d	2~3h	多在5~12h内发病	1~2d
腹痛腹泻	无或轻度 黄水样、洗肉水样或米泔水样，量极多	显著 水样或洗肉水样，后为脓血，无米泔水样，但量较多	有 黄水样，偶有脓血样，量多	有 黄水样，臭，一般量不多，可有黏脓液样沉淀物	显著 多为水样便，也可有黏液	有 脓或脓血，黏脓状，量少
里急后重便后畅快感	无 明显	不明显 有	不明显 无	不明显 无	不明显 无	显著 无
呕吐	显著(在腹泻后)	呕吐(多在腹泻前)	呕吐(多在腹泻前)	呕吐(多在腹泻前)	呕吐(多在腹泻前)	有时有
吐出物	米泔水样、清水样或咸味，偶有洗肉水样	食物、胆汁等	食物、胆汁等	食物、胆汁等	食物、胆汁等	食物、胆汁等
肛温	正常或稍上升，而体表寒冷，温度低于正常	上升	上升	正常或上升	升高多在39℃以上	上升，如为暴发型菌痢则体温于24h后突然上升至40℃以上
病程	5~7d	1~3d	2~4d，如细菌多，毒素少，病程可延长至1个月	1~2d	2d左右	3d至3周以上
大便培养致病菌	副霍乱、霍乱弧菌	嗜盐菌	沙门菌	金黄色葡萄球菌	变形杆菌	痢疾杆菌

败血症或休克致死)。

国内报道一组莫根变形杆菌性食物中毒病例潜伏期为19~45小时,平均为33小时。发病突然,有倦怠、乏力、恶心、腹泻与剧烈腹痛,但无里急后重,约35%患者伴有呕吐。患者排黏液稀便,有时带血,气味腥臭。常有不同程度的发热,体温可达40℃或以上。少数重症患者有昏睡、脱水、酸中毒。病程3~4天。国内另一组病例报道,发病157人,发病率为74%,病死率为8.3%。诊断须根据:①上述的临床表现;②食物及粪便中检出莫根变形杆菌;③患者和未发病的同进食者血清与分离菌进行凝集反应,凝集效价明显增高,而健康对照组血清凝集反应阴性或低度阳性。

(四)嗜盐菌性食物中毒

嗜盐菌引起的食物中毒在沿海一带颇为多见,病原体为一种嗜盐性细菌,学名为肠炎假单胞菌(pseudomonas enteritis)。

此病主要流行于夏、秋季,由于食用污染的海产品(章鱼、带鱼、墨鱼、蟹等)、肉禽类腌制品等所引起。潜伏期短,最短3小时,最长26小时,一般9~20小时。主要症状为腹痛、腹泻、发热、呕吐等。腹痛一般较其他急性肠道感染为重。腹泻每天数次,10次以上少见,粪便呈血水样的情况较其他食物中毒为多见,也可呈水样或带脓血。粪便带血与黏液是常见的临床特征之一,半数以上病例被误诊为"痢疾"。文献报道重症患者有血压下降甚至休克。病原菌在粪便中消失特别快,多数在第2天即转为阴性,仅少数持续2~4天。病程一般为1~3天。诊断须根据流行病学调查,上述的临床表现以及疾病早期从粪便中分离出嗜盐菌,或/及病期1~2天患者血清对嗜盐菌凝集效价增高(1:80~1:320),1周后常显著降低或消失,最长者可持续2周。

菌痢型嗜盐菌性食物中毒易与细菌性痢疾混淆,下列几点有助于临床鉴别的参考:①前者可有集体发病史,可疑食品常为蟹、鱼等海产品;②前者腹痛较剧,一般多在脐周,少有里急后重,发热不如后者严重,但脱水现象较后者多见,而后者腹痛多在左下腹或中下腹,其程度虽有时较重,但少有以此为主诉而就医者。此病伴有血水样便时须与急性出血性坏死性肠炎或过敏性紫癜相鉴别。急性出血性坏死性肠炎为散发性,腹痛较为严重,中毒性休克较常见,左上腹或左中腹常有比较固定的压痛与肌紧张,肠鸣音常减弱。过敏性紫癜除血性便与腹痛之外,常有皮肤紫癜与血中嗜酸性粒细胞增多,也可有关节痛。个别嗜盐菌性食物中毒粪便呈黄水样者,须与沙门菌属或其他细菌所致的食物中毒、霍乱、败血症、中毒性肺炎等相区别。其他细菌性食物中毒并发休克者较少。霍乱患者的脱水现象较嗜盐菌食物中毒严重,腹泻

次数也较多,排便量多,呈米泔水样,腹痛轻微或缺如,常无发热。败血症或中毒性肺炎伴休克者腹泻一般不严重,更少有剧烈的腹痛。

(五)肉毒杆菌性食物中毒

本病由进食被肉毒杆菌毒素污染的食物引起,发病多由于进食罐头食品、发酵馒头、臭豆腐和豆瓣酱等被肉毒杆菌污染的食物所引起。此菌的外毒素对周围神经有特殊的亲和力。多数病例潜伏期为12~36小时,潜伏期愈短,则病情愈重,病死率愈高。其临床特点:①前驱症状一般较轻,极少数有胃肠道症状,可能与食品种类有关。多数患者起病缓慢,有食欲减退、乏力、头晕、头痛等。少数患者有恶心、呕吐、腹胀、腹泻或便秘等胃肠道症状。②神经系统症状:患者体温、血压正常,神志清楚,感觉无障碍。典型症状及体征为对称性多数脑神经麻痹,可与前驱症状同时发生,多在其后出现眼部、口咽症状,面肌及呼吸肌等麻痹症状,它们并非单独出现,而是先后或交替出现。经抗毒治疗后其症状消失顺序与出现顺序恰好相反。本病的诊断依据:①有进食可疑食物史;②出现进行性脑神经对称性麻痹;③可疑食品、血、粪便、尿液均检出肉毒毒素,粪便及可疑食品中能分离出肉毒杆菌;④用可疑食物滤液进行动物接种,实验动物的中毒表现和肉毒杆菌阳性。本病应与有机磷中毒、阿托品中毒、重症肌无力、多发性神经炎、低钙血症等鉴别。

(六)副溶血弧菌性食物中毒

本病的病原菌为嗜盐杆菌或致病性嗜盐菌,海产品的带菌率很高,是夏、秋季沿海地区食物中毒的重要致病菌,亦可通过各种污染的盐腌制品或咸菜、腌肉、咸蛋、酱菜等传播。潜伏期平均为6~12小时,短者不到1小时,长者可达100小时。起病急骤,初期有腹部不适,全身寒战,有阵发性加剧且部位不定的腹痛,伴恶心、呕吐,继之发热、腹泻,排便次数不一,多为每日7~8次,为水样便、糊状便、洗肉水样便或脓血便。白细胞总数轻度增加,中性粒细胞略升高。大便常规检查结果类似细菌性痢疾,粪便及呕吐物在病初1~2天可培养出此菌。可疑食品中亦可分离出该弧菌。在流行季节进食可疑食物,集体发病,起病急骤,有腹痛、腹泻、发热等典型临床表现即可临床诊断。病原菌培养阳性可确定诊断。本病与细菌性痢疾的区别:①前者有集体发病史,并进食过海产品;②前者腹痛较剧烈,一般多在脐周,少有里急后重,发热不如后者严重,但脱水现象较后者多见。后者腹痛多在左下腹或中、下腹,程度较轻。

(七)致病性大肠杆菌性食物中毒

致病性大肠杆菌引起小儿与成人腹泻,国内有报道。此病可以食物中毒或医院内交叉感染的形式出现。国外文献也有报道,食物中含有一定量活的某些类型大肠杆

菌,可引起成人的急性胃肠炎。在这些病例中,从食物与患者排泄物中均分离出致病性菌株,生物学和血清学检定均证明一致,用分离出的菌株做患者血清凝集试验效价甚高。国内发病以5、6月份最多,多因不洁饮食而致病,主要症状为腹泻,少数有发热、腹痛。目前认为,温带地方居民在热带地区罹患的"旅行家腹泻",病原菌亦为致病性大肠杆菌。

(八) 铜绿假单胞菌性食物中毒

铜绿假单胞菌在自然界中分布甚广,食品受其污染机会很多,但食品污染后造成食物中毒事件的报道还不多见。铜绿假单胞菌性食物中毒在广东省曾有一组病例报道,患者以1岁以下婴儿最多,但成人也可罹患。小儿腹泻每日可达10次以上,并可引起脱水。粪便多为水样、蛋花样。发热比一般腹泻者少见。有人认为小儿腹泻发病急、脱水快,用一般抗生素无疗效,须注意铜绿假单胞菌性食物中毒的可能性。食物及粪便中分离出铜绿假单胞菌可确定诊断。

(九) 韦氏杆菌(耐热型)性食物中毒

韦氏杆菌(B.Welchii,Cl.perfringens)食物中毒国外并不少见,但国内尚无报道。引起食物中毒者主要为A型和F型(中毒型),其中以A型最为多见。

潜伏期一般为8~20小时,短者仅3小时,长者可达50小时。主要通过受污染的食物传染,尤其是肉类与海产类食品。中毒多为集体发病,散发性甚少。主要临床表现是急性胃肠炎症状,腹痛、腹泻最常见,腹泻每日数次至10余次,一般为稀便及水样便,很少为脓血便。其他症状为发热、呕吐、头痛、倦怠等。重病者可出现休克、痉挛、意识障碍以及肠出血坏死等现象。

韦氏杆菌菌型与临床表现有密切关系:由F型引起的食物中毒症状较为严重,呈出血性坏死性肠炎的临床表现,预后较差;由A型引起的中毒症状则一般较轻,病程较短,预后良好。

韦氏杆菌性食物中毒的诊断主要根据流行病学调查,患者的临床表现以及可疑食物与患者呕吐物及粪便细菌学检查,确定病原菌的存在。

F型韦氏杆菌性食物中毒与急性出血性坏死性肠炎不易鉴别,也有人认为后者是由该菌引起的,但急性出血性坏死性肠炎为散发性,食物与粪便中不一定能检出该菌。

(十) 蜡样芽孢杆菌性食物中毒

蜡样芽孢杆菌是一种需氧、有芽孢、革兰氏阳性杆菌,能产生不耐热的肠毒素和耐热的呕吐毒素。引起此种食物中毒的食品主要为含淀粉较多的谷类食物,如隔夜剩饭等。主要临床表现有突然起病,恶心、呕吐、腹痛、腹泻等。病情较轻,呈自限性,预后良好。

(十一) 真菌性食物中毒

真菌性食物中毒主要是指由麦角菌、镰刀菌、青霉菌等所致的食物中毒。这些真菌是引起粮食作物发生病害的病原菌,粮食可在田间或保管不当而受污染,人畜进食受污染的谷物即可致病。

这类食物中毒与大多数的细菌性食物中毒不同,其毒性物质的产生是在真菌进入人体之前,且不被高温所破坏,因此在食品加热过程中一般不能起消毒的作用。

真菌性食物中毒的潜伏期短,症状甚至可于半小时内出现,其临床表现因菌种不同而异,主要是胃肠道症状(呕吐、腹泻、上腹灼热感等)与中枢神经系统症状(头晕、头痛、烦躁、不安、惊厥、昏迷等)。由赤霉菌侵袭麦粒后导致的食物中毒,引起迷走神经刺激作用很明显,如头晕、恶心、流涎、腹痛、腹泻、冷汗、颜面潮红、步态蹒跚等症状,具有一定特征性。但也有引起造血系统、肝、肾、周围血管等病变和症状者,严重病例可因周围循环衰竭或呼吸麻痹而致死亡。

诊断主要根据胃肠表现及神经系统症状,从被污染食物中检出致病性真菌,必要时做动物毒性实验。

二、急性肠道感染

(一) 病毒性肠炎

1. 轮状病毒性肠炎 轮状病毒是最常见的腹泻病毒,是夏、秋季婴儿腹泻的主要病原,主要经粪-口传播感染。该病毒分为7个组,其中只有A、B、C组能感染人。A组轮状病毒主要侵犯婴幼儿,起病较急,首发症状为发热、腹泻,部分患者为呕吐和咳嗽。轻至中度发热,1/3患儿伴有39℃左右的发热,排便每日10余次至数十次,水样便或黄绿色稀便,无黏液和脓血,有酸臭味。半数患者出现流涕、轻咳等上呼吸道感染症状,且先于腹泻出现,部分伴有支气管炎或肺炎。发热和呕吐2天后消失,腹泻可持续3~5天或1周,少数可达2周。40%~80%有轻、中度脱水,大多为等渗性,其次为高渗性,少数为低渗性。呕吐、腹泻严重者可出现重度脱水、酸中毒和电解质代谢紊乱,甚至发生弥散性血管内凝血(DIC)及多器官衰竭。平均病程7天,可自愈。少数可迁延不愈,形成慢性腹泻,导致营养不良。重复感染普遍存在,同型及不同型别病毒均可重复感染。B组轮状病毒感染多为成人,称成人腹泻轮状病毒(ADRV)。感染后突然出现中等程度的腹泻,每日排便10次左右,重者每日超过20次,绝大多数为水样便,持续6~7天,呈自限性。病初2~3天伴有恶心、呕吐、腹痛、腹胀、乏力等,有轻度脱水。部分患者可有呼吸道症状,发热者很少。C组轮状病毒主要侵袭儿童,症状与A组感染相似,但持续时间较长。诊断主要根据临床表现及当地流行季节,婴幼儿应考虑A组;

成人则应考虑 B 组;散发病例应考虑 C 组的可能。确诊主要依靠病原学检查,粪便浸液通过电镜见到特殊车轮状病毒颗粒即可确诊。也可做单克隆抗体检测,血清特异性 IgA 抗体效价明显增高也有诊断价值。

2. 肠腺病毒肠炎 腺病毒主要引起呼吸道感染,但 40 型和 41 型主要侵袭小肠而引起肠炎,该病毒被 WHO 确认为引起儿童病毒性腹泻的第二重要病原。全年均可发病。肠腺病毒主要感染空肠和回肠,感染部位肠黏膜绒毛变短、变小,感染细胞核内出现包涵体,继之细胞变性、溶解,使小肠吸收功能障碍而引起渗透性腹泻。临床表现:潜伏期 3~10 天,平均 7 天。常先出现 1~2 天呕吐,继之水样腹泻,每日数次至数十次,持续 1~2 周,平均 8~9 天,少数可延续 3~4 周。近半数患者伴 2~3 天低热。20% 患者同时有鼻炎、咽炎、气管炎等上呼吸道症状。41 型腺病毒引起的腹泻持续时间较长,而 40 型发病初期症状较重。周围血白细胞数可轻度升高,粪便镜检有白细胞。确诊有赖于病原学检查:①电镜或免疫电镜检测粪便中的病毒,但肠腺病毒在粪便中量少,阳性率不高,而且不能直接区分粪便中的其他种类腺病毒;②采用 ELISA 或间接免疫荧光法从粪便中可检测到病毒抗原;③核酸杂交或 PCR 从粪便中检测到病毒核酸,后者阳性率可达 56%,明显优于病毒分离。

3. 诺瓦克病毒肠炎 全年均有发病,以冬季较多。从每年 9 月至次年 4 月,在密切接触的集体单位内突然暴发腹泻或呕吐,类似食物中毒,应考虑本病。成年人发病多见,该病大多数以腹泻或腹部痉挛性疼痛开始。排便每日 4~8 次,量中等,呈水样或稀粪便,无黏液及脓血。常伴有恶心、呕吐。少数病例仅有腹泻或仅有呕吐。12 岁以上患者腹泻较多见。半数病例有中度发热或低热,可有全身不适、头痛、肌痛。病程持续 1~2 天,恢复后无后遗症。诊断依赖粪便中检出病毒抗原和血清抗体阳性。

(二) 急性细菌性痢疾(急性菌痢)

据近年国内成人感染性腹泻的分析,急性菌痢的致病菌以痢疾杆菌最常见,其他致病菌较少,依次为空肠弯曲菌、副溶血弧菌、沙门菌、白念珠菌、金黄色葡萄球菌等。

急性菌痢的病原菌目前以福氏与宋内痢疾杆菌为多见。发病多在夏、秋季,往往形成大、小流行。潜伏期多为 1~2 天,长者可达 7 天。患者常以畏寒、发热和不适感急骤起病,体温可达 39℃,可伴头痛、乏力、食欲减退,继而出现腹痛、腹泻,排便每天 10 余次至二三十次,里急后重、恶心、呕吐与脱水。粪便初呈水样,以后排出脓血样或黏液血样便,里急后重更明显,排便量少,出现左下腹压痛和肠鸣音亢进,粪便镜检可见大量红、白细胞。取患者新鲜大便送培养检查,易检出痢疾杆菌。

中毒型菌痢以体质较好的儿童多见,成人甚少罹患。成人中毒型菌痢多发生于年龄较大、体质衰弱、营养欠佳的人。由于毒血症、呕吐和腹泻,休克出现较早而较重,中枢神经系统中毒症状并不少见。诊断须依据上述临床特点与粪便检查。

中毒型菌痢有时以高热、抽搐等毒血症症状为表现,可出现休克和 / 或中毒性脑病,消化道症状可不明显。若患儿尚未排出脓血样便,以棉花竹签涂拭直肠,即有脓血黏着,镜检可见大量红、白细胞,培养发现痢疾杆菌,即可确定诊断。

急性细菌性痢疾与其他致病菌性肠炎的鉴别只能依靠粪便培养。

急性细菌性痢疾与急性阿米巴性痢疾的鉴别可参考表 23-4。

(三) 霍乱、副霍乱

副霍乱系由 ElTor 弧菌所引起,其流行特点与真性霍乱(霍乱)不同,大多为地方性流行,并为散发性或跳跃式。此菌的培养特点、所引起的临床症状与病理改变均与霍乱弧菌所致者相同。霍乱在我国以夏、秋季为流行季节,有分布在沿海、沿江为主的地理特点。

霍乱的潜伏期一般为 2~3 天,也可短至数小时或长达 6 天之久。发病急骤,呕吐与腹泻均剧烈。初排出黄色稀便,继而成为典型的米泔水样,呈无粪质的灰白色浑浊液体。腹泻不伴有腹痛与里急后重,每次排便量甚多。呕吐常为喷射性,反复不止,呕吐物也呈米泔水样(吐泻期)。由于剧烈的腹泻与呕吐,患者呈严重的脱水状态,体温下降,四肢厥冷,皮肤起皱纹。常有肌肉痉挛,尤以腓肠肌与腹肌为明显。患者渐出现血压下降,脉搏微弱(休克期),重症者如不及时救治往往死亡。

如患者周围循环衰竭现象较轻,则渐趋康复。如周围循环衰竭现象持续较长、中毒严重,则常出现发热性反应(反应期)。患者可有持续高热,少尿或无尿,最后发展为尿毒症与酸中毒,可因急性肾衰竭而死亡。

霍乱主要须与副霍乱及各种原因的细菌性食物中毒相区别。霍乱与副霍乱的区别主要根据特殊的细菌学与血清学检查。轻型霍乱临床上与一般细菌性食物中毒难以区别,主要须根据大便培养检查。流行期间,粪便涂片染色、动力试验及制动试验可作为快速诊断方法。

确定诊断应符合以下三项之一:①有泻吐症状,粪培养有霍乱弧菌生长者。血清抗体阳性也有诊断意义。②流行区人群,有典型症状,但粪培养阴性,经血清抗体测定效价呈 4 倍或 4 倍以上增长。③虽无症状但粪培养阳性,且在粪检前后 5 日内曾有腹泻表现,并有密切接触史者。

表 23-4　急性细菌性痢疾与急性阿米巴痢疾的鉴别

鉴别要点	急性细菌性痢疾	急性阿米巴痢疾
流行病史	有流行性,在夏、秋季节发生大、小流行	散发性
症状	起病较急,毒血症症状较重,常有发热,有时高热、食欲差、腹痛与里急后重均较重	起病较慢,毒血症症状较轻或无,常无发热,如有发热亦较轻,食欲常无改变,里急后重较轻
体征	以左下腹压痛为多见	腹部压痛较轻,以右下腹压痛为多见
大便检查		
次数	每天 10 余次至数十次	次数少,每天数次至 10 余次
量	每次便量甚少	每次便量较多
性状	极黏稠,带血的黏液便或脓血便,色鲜红或粉红,无特臭,反应碱性	黏稠度较低,血、黏液、粪质并存,暗红如果酱,可有特臭,反应酸性
镜检	大量脓细胞,占 90% 以上,肠上皮细胞多,有巨噬细胞存在(可被误认为阿米巴),无嗜酸性粒细胞,无溶组织阿米巴滋养体及其包囊,杂菌少	脓细胞少,无巨噬细胞,肠上皮细胞少,常有多数的嗜酸性粒细胞与夏科 - 莱登结晶,有溶组织阿米巴滋养体及其包囊,杂菌多
培养	痢疾杆菌阳性	痢疾杆菌阴性(混合感染除外)

(四)大肠杆菌性肠炎

大肠杆菌是人类肠道内的正常菌群,是一种条件致病菌,与人类腹泻有关的主要有以下 5 类:产肠毒素性大肠杆菌(ETEC)、肠致病性大肠杆菌(EPEC)、肠侵袭性大肠杆菌(EIEC)、肠出血性大肠杆菌(EHEC)、肠黏附性大肠杆菌(EAEC)。其中 ETEC、EPEC 及 EAEC 对小肠上段具有亲向性,引起小肠分泌而对肠组织无侵袭的倾向,临床上主要产生水样便,无脓血;而 EIEC 与 EHEC 大多侵犯结肠,引起侵袭性病变,开始为水样便,继之产生脓血便或血性便。诊断:主要为临床诊断,肠致病性大肠杆菌(EPEC)性肠炎主要发生在婴儿。ETEC 是部分旅游者腹泻的病原体。EAEC 则与世界各地慢性腹泻有关。

(五)耶尔森菌性肠炎

本病系由小肠、结肠炎耶尔森菌(Yersinia enterocolitica,简称耶氏菌)引起的急性传染病。临床上以小肠炎最为常见,但临床症状因年龄不同而异,成人常有肠外表现,婴幼儿以肠道症状为主。潜伏期 4~10 天,无明显前驱症状,婴幼儿的主要症状为腹痛、腹泻、发热等急性肠炎的表现。>5 岁的儿童和青少年可出现阑尾炎样症状。除上述症状外,亦有恶心、呕吐、食欲减退、无力、头痛、体重减轻等。免疫功能抑制或原有其他疾病者可发生败血症,预后较差,病死率达 50%,临床表现为急性中毒、亚急性感染。败血症并发其他脏器的炎症,病程中可出现结节性红斑、关节炎、关节痛,偶尔并发眼部炎症、赖特综合征或心肌炎。本病完全不同于炎症性肠病和其他原因的肠炎。耶尔森菌分布很广,可自牛奶、奶制品、蛋制品、肉类及水产品中分离出来,家畜及家禽排泄物中常带有此

菌。凡进食疑有被污染的食物,或与感染的动物接触后出现腹泻、腹痛、发热、结节性红斑、关节炎,或有局灶脓肿形成的患者,应疑有本病可能。诊断主要依据从肠内容物中分离出本菌或血清抗体效价测定。确定本菌感染最可靠方法的是细菌培养,检查程序一般是通过增菌分离培养,挑选可疑菌落进行鉴定。

(六)空肠弯曲菌肠炎

本病系由弯曲菌引起的肠道传染病。潜伏期 1~7 天,平均 4 天。起病急,仅极少数患者有前驱症状(如全身不适、头痛、肌肉痛等)。其主要症状有发热,体温 38~40℃、腹痛、腹泻、呕吐等,程度不一。腹泻初为水样便、黏液便,2~4 天后多为血性或脓血便。腹痛剧烈,常呈上腹部或脐周阵发性绞痛。胎儿弯曲菌亚种感染者常有肠外感染症状,如脑膜炎、胆囊炎、心包炎、败血症等。个别病例(特别是免疫缺陷患者)常表现反复菌血症和慢性肠炎的经过。另外,本病常并发反应性关节炎、溶血性尿毒症综合征和赖特综合征。注意当地流行情况,如有无家禽、家畜接触史,是否摄入可疑污染的食物,血液厌氧菌培养可分离出本菌。急性期和恢复期血清凝集素效价 >4 倍亦有诊断价值。病程一般 7~10 日,也有长至 6 周者,少数可形成慢性腹泻。红霉素和氨基糖苷类抗生素治疗有效。

(七)抗生素相关性腹泻(假膜性肠炎)

抗生素相关性腹泻是指应用抗生素后继发腹泻,为较常见的药物不良反应,其发生率视不同抗生素而异,为 5%~39%。按病情严重程度不同,分为单纯腹泻、结肠炎或假膜性肠炎。假膜性肠炎指病情严重,在结肠黏膜有

假膜形成的特殊类型,如不及时给予合理治疗,可导致并发症,病死率高达 15%~24%。抗生素可抑制肠道的正常菌群生长,使一些条件致病菌(主要是难辨梭菌)得以快速繁殖,从而产生抗生素相关性肠炎,引起此类腹泻的抗生素以广谱抗生素[氨苄西林、羧苄西林、氨基糖苷类、林可霉素、头孢曲松钠(菌必治)、头孢哌酮钠(先锋必)、亚胺培南 - 西拉司丁钠(泰能)等]最常见,临床以水样或糊状便为主,多发生在应用抗生素治疗后 10 日内,排便每日 4 次以上,重者 20~30 次,粪便中有时可见片状的黄白色膜状物,伴有发热、腹痛、腹胀、毒血症,若不及时诊治,可出现中毒性巨结肠、肠梗阻、肠穿孔等并发症。诊断:患者在应用抗生素过程中,如出现腹泻,应警惕本病的可能。单纯腹泻患者症状轻微,结肠无假膜形成,停用有关抗生素后,腹泻自行好转。假膜性肠炎患者症状较重,每日 5 次或 5 次以上的不成形便,可无肉眼血便或黏液便,这些患者大多有难辨梭菌感染,腹泻同时伴有腹胀、腹痛,并有发热,有时被误认为原有感染性疾病的恶化,须注意。在病变的发展中,可出现难以忍受的腹痛,类似急腹症。如持续用有关抗生素,则症状加重,可伴脱水、电解质紊乱,大量清蛋白丢失,重则死亡。粪便厌氧培养出难辨梭菌可确诊。95% 假膜性肠炎患者难辨梭状杆菌毒素检测阳性。结肠镜检查:病变为肠壁弥漫性炎症,覆有大小不一的黄白色斑块状假膜,通常宽 2~10mm,也可融合成片。病变常位于左半结肠,乙状结肠和直肠较多见,假膜脱落后似溃疡样改变。

(八)白念珠菌性肠炎

白念珠菌属机会性致病菌,普遍存在于人体的体表开口处,如口腔、鼻腔、咽部、上呼吸道、消化道、肛门、外阴和皮肤上。当机体免疫力低下时,寄生于肠道的白念珠菌侵袭肠黏膜,引起肠炎。本病以营养不良、身体衰弱幼儿多见。患者粪便呈稀糊状或水样,夹带黏液,严重者呈黏液血便或脓血便,大便次数每日 3~15 次不等,多伴有腹痛,腹泻迁延不愈为本病的特点,可持续数月。长期大量应用抗生素或类固醇激素、免疫抑制药治疗者出现大量水样腹泻,排除其他原因,应高度怀疑此病。粪便涂片发现大量念珠菌菌丝,尤其发现 M 型或伪菌丝念珠菌,结合临床即可诊断。念珠菌培养阳性率低,且阳性意义常难肯定。肠镜检查可见肠黏膜糜烂,有小的溃疡,在溃疡面上有白色假膜覆盖,活检标本可发现念珠菌的 Y 型和 M 型。血清抗体、抗原检测对诊断有一定意义,但须与临床相结合。因其临床表现为非特异性,常与其他致病性或条件致病性真菌或细菌混合感染,有时诊断十分困难。因此,必须根据流行病史、临床表现、粪便真菌学及肠镜检查结果综合分析,方可做出诊断。抗真菌药物治疗有效,也能进一步证实诊断。

三、急性肠寄生虫病

(一)急性阿米巴肠病

阿米巴病是人类感染溶组织阿米巴原虫引起的疾病,其中以肠阿米巴病为主,表现为肠炎或痢疾,并可引起肠外并发症。本病流行于世界各地,以热带和亚热带地区为多见,感染者中有 5%~50% 为无症状带虫者,潜伏期为 1~8 周,一般为 5~9 日。临床表现多种多样,其表现取决于感染部位、感染的数量、肠道菌群状态、人体健康状况等。一般起病较慢,以腹痛、腹泻为主要症状,大便每日数次至 10 余次,甚少超过 20 次。全身中毒症状较轻,右下腹常有轻压痛,常无发热。因阿米巴肠病临床症状与其他腹泻病无明显区别,且各临床型的表现差异很大,故仅凭临床表现很难做出明确诊断,因此,对原因不明的腹泻,经抗生素治疗无效者,应进一步反复进行病原学检查以明确诊断。

实验室诊断。①粪便检查:典型粪便呈暗红色果酱状,有粪质、带脓血和黏液,有腥臭。显微镜检查可见成串聚集的陈旧红细胞、脓细胞。新鲜粪便脓血中易找到大量阿米巴滋养体,粪质部分涂片碘染色可找到包囊,常见有夏科 - 莱登晶体。采用 PCR 技术检测粪便中溶组织阿米巴原虫的 DNA 是一种特异性强、敏感性高的诊断方法。②血清学检查:临床高度怀疑,但粪便原虫检查阴性者可采用免疫荧光、酶联免疫吸附法、间接血凝法等进行血清学检查,对肠内和肠外阿米巴病,血清学检测阳性率可达 90%。③乙状结肠镜检查:肠镜下可见溃疡表浅,大小不一,溃疡与溃疡间的肠黏膜多正常,典型的溃疡为散在的长圆形或圆形,边缘隆起、充血。溃疡表面分泌物涂片可查到滋养体。④X 线检查:钡灌肠 X 线检查对肠道狭窄、阿米巴肉芽肿等有一定的诊断意义。⑤治疗性诊断:对临床高度怀疑者,经上述检查仍不能确诊者,可给予抗阿米巴药物治疗,如疗效显著有助于诊断。

暴发型阿米巴肠病病情凶险,患者有严重中毒症状和严重腹泻,粪便呈米汤样乃至血水样,常混有片状黏膜脱落,恶臭。伴明显腹绞痛、里急后重,甚至脱肛。粪便镜检可发现阿米巴滋养体。

(二)隐孢子虫病

隐孢子虫(CSO)病是由微小隐孢子虫引起的人畜共患肠道传染病。腹泻是其主要症状,表现为水样便或带泡沫和少量黏液。根据机体免疫功能不同,病情轻重有很大差别,免疫功能正常者,短期内自愈;免疫功能低下者,腹泻重且持续时间长,甚至死亡。

实验室检查:从粪便或肠黏膜活检标本中检查卵囊。①涂片染色:留取粪便,经沉淀法或直接涂片用金胺酚 -

改良抗酸复染法染色,光学显微镜检查,阳性率较高,简易可行。②间接免疫荧光(IFAT)法:以单克隆抗体,用IFAT法,检测粪便中卵囊,敏感性比染色法高10倍,快速,20~30秒可出结果。③PCR法查卵囊:其检查阈值为每克粪便中含500个卵囊,敏感性比染色法提高100倍。④PCR结合地高辛标记的寡核苷酸探针法,敏感性比染色法提高5 000倍,检测阈值相当一个卵囊的DNA含量,为目前敏感性、特异性均最强的方法。

血清抗体检测:采用ELISA或IFAT法,检测CSO特异性抗体IgG、IgA、IgM,病后2~5周开始出现,持续约1年,与其他球虫目寄生虫无交叉免疫。免疫功能正常者,恢复期抗体效价高,AIDS患者血中也有低水平循环抗体,但低丙种球蛋白血症者抗体阴性。

诊断:凡原因不明的水样泻患者,来自农村,年龄在5岁以下,或因AIDS等致免疫功能低下者,均应疑及本病。从粪便或肠黏膜上发现CSO即可确诊。

(三)急性血吸虫病

日本血吸虫病是日本血吸虫感染后寄生在人体门静脉系统引起的寄生虫病。在我国广泛流行于长江以南及沿岸地区。人感染后表现复杂多样,根据感染的轻重、病期早晚、虫卵附着部位以及机体免疫反应不同,可分为急性和慢性两种。临床表现急性期有发热、体温多在38~40℃,呈间歇热或弛张热型,伴畏寒、盗汗、腹痛、腹泻,排便次数不多,为稀水样便,继之为脓血便,类似痢疾样粪便,有里急后重及局限性压痛。肝、脾大,有压痛,常伴有变态反应症状,如荨麻疹、血管神经性水肿、咳嗽、哮喘等症状。慢性血吸虫病常伴有贫血和肝、脾大。主要依据患者粪便中检出虫卵或结肠镜检查做黏膜活检发现虫卵明确诊断。

23.2 急性中毒

一、植物类急性中毒

(一)"臭米面"中毒

"臭米面"是东北地区农村将玉米等粮食用水浸泡发酵制成,可制成各种食品,有时进食后可引起中毒。病因与发病机制尚未明确,初步认为是某些真菌和细菌的混合毒素所致。一般在进食后数小时至十几小时发病,出现胃部不适、恶心、呕吐、腹胀、腹痛等症状,腹泻与食欲缺乏也常见。严重者可发生黄疸、神经精神症状(嗜睡、狂躁或昏迷)、心脏损害、休克及急性肾衰竭,表现为多个器官损害的症状。此病一旦发生,病死率甚高。

(二)发芽马铃薯中毒

马铃薯在萌芽时期幼芽含有大量龙葵碱,在皮质内含量尤多,龙葵碱对黏膜有腐蚀性,破坏细胞,重者致脑水肿或呼吸肌麻痹。食之可致中毒,出现头晕、头痛、喉干、发热、恶心、呕吐、腹痛、腹泻等症状。轻者1~2日可自愈,严重者发生呼吸困难、惊厥与昏迷,可因呼吸中枢麻痹而死亡。

(三)白果中毒

白果毒性以绿色的胚为最剧,其肉质外种皮含有的毒性成分为银杏酚、白果酚、白果酸、氢化白果酸、氢化白果亚酸等,种仁含有微量的氰苷。大量进食后可引起中毒。中毒多发生于儿童,潜伏期1~12小时。中毒的主要表现是呕吐、腹泻、烦躁不安、发热、呼吸困难、发绀、惊厥、昏迷、瞳孔对光反应减弱或消失等。少数病例可出现末梢神经功能障碍的症状。脑脊液检查可有细胞增多与蛋白阳性反应。

(四)火麻仁中毒

火麻仁(大麻仁)是润下药,剂量每服为9~15g。有人曾服用大量(60~120g)而引起中毒症状。食入量愈多则症状愈重,表现为恶心、呕吐、腹泻、四肢麻木、定向力消失等症状。重症病例出现瞳孔散大、抽搐与昏迷。

(五)毒蕈中毒

毒蕈种类甚多,有些外观上与无毒者相似,误食之而致中毒者也有报道。中毒多发生于夏、秋季。症状最早可于食蕈后数分钟出现。最迟的达18小时。其主要表现是急性胃肠炎、中毒性肝炎、溶血、精神异常与中枢神经损害的症状。早期出现大汗、流涎、流泪、瞳孔缩小等迷走神经兴奋症状。胃肠症状表现为恶心、呕吐、腹痛与腹泻。重症病例发生呕血、便血、黄疸、紫癜、谵妄、抽搐与昏迷,预后多不良。

(六)菜豆中毒

菜豆又称扁豆、四季豆、刀豆、豆角、芸豆,中毒大多由于进食大量储存过久、烧煮不透的菜豆所致,多发生于秋季。毒性成分为皂素。发病急骤,可在进食后数分钟发病,潜伏期一般为1~5小时。主要表现为恶心、呕吐、腹痛、腹泻,也可出现头晕、头痛、四肢麻木等症状;部分患者有胃烧灼感、胸闷、心悸、畏寒等,体温多正常或伴有低热。病程较短,一般为数小时到1~2天,预后良好。少数重症者可发生呕血或溶血性贫血。

二、动物类急性中毒

(一)河豚中毒

河豚毒素具有箭毒样作用,可阻断神经肌肉冲动的传导,对胃肠黏膜有刺激作用,可作用于周围神经与脑干中枢,使之发生麻痹。首先引起周围的知觉神经麻痹,继而引起运动神经麻痹,最后才累及脑干中枢,如呼吸中枢麻痹可引起呼吸停止,血管舒缩中枢麻痹引起血压下降与休克。

河豚毒素主要存在于河豚的睾丸、卵巢、卵子、肝、血液,肌肉中无毒。潜伏期1/2~3小时。主要表现为不适感、颜面潮红、上脸下垂、瞳孔缩小(后散大)、恶心、呕吐、腹泻、乏力等症状,口唇、舌尖、指端等处麻木。重症者出现轻瘫或瘫痪、语言困难、发音不正、脉搏细数。特别严重者可因呼吸麻痹或心搏停止而死亡。病死率可高达50%,重症病例心电图多呈不同程度的房室传导阻滞。诊断上主要根据有摄入河豚或与河豚混放在其他鱼中的病史,食后迅速发病,进展快,首先出现胃肠症状,很快出现神经麻痹和呼吸、循环中枢麻痹。

(二)动物肝中毒

进食大量的狗、狼、狍、鳇鱼、鲨鱼的肝引起急性中毒,国内曾有报道。其主要原因是动物肝含有大量维生素A。症状轻重与进食量成正比。多在进食后3~6小时起病,主要症状是乏力、头痛、厌食、恶心、呕吐,常伴腹痛、腹泻,并有皮肤潮红、灼热与皮肤脱屑现象。血常规与肝功能试验正常。

(三)鱼胆中毒

鱼胆中毒近年有多例报道,主要见于东南沿海地区,一般先出现胃肠道反应症状,继而(第2~3天)出现肝、肾损害症状。胃肠道反应主要有:①腹痛,多位于上腹部或脐周;②呕吐;③腹泻,多为黄色水样便或稀烂便,无脓血,最多者每日10余次。继而出现中毒性肝实质细胞损害与不同程度的急性肾衰竭。本病在早期须注意与细菌性食物中毒和其他原因的急性胃肠炎相鉴别。后期出现肝大、黄疸与少尿时,须注意与急性病毒性肝炎和其他原因的肝肾综合征相鉴别。一旦出现重症急性肾衰竭,应迅速做腹膜透析或人工肾透析。

三、化学毒剂急性中毒

(一)急性有机磷农药中毒

急性有机磷农药中毒一般在有机磷侵入人体后12小时内发病,大量口服时能在20分钟左右发病。发病初期先出现乏力、头痛、眩晕等非特异症状,以后渐次出现多汗、流涎、恶心、呕吐、腹泻、缩瞳、视物模糊等毒蕈碱样中毒症状。瞳孔缩小至针头大,呼气及排泄物有大蒜臭味。血清胆碱酯酶活性测定有助于诊断。

(二)急性锌中毒

在镀锌的容器中存放酸性食物或饮料,锌即可以有机酸盐的状态,大量污染食物或饮料,人进食后即可引起中毒。国内报道曾有用镀锌铜壶或铁筒装酸性饮料引起急性锌(及铜)中毒的病例。其主要临床表现是恶心、呕吐、腹痛、腹泻等,但无发热。食物或饮料中锌含量测定可确定诊断。

(三)急性砷中毒

急性砷中毒主要表现为恶心、呕吐、腹痛、腹泻、排黄色或灰白色水样便等急性胃肠炎症状。国内报道有用三氧化二砷塞药治疗阴道滴虫病,引起中毒致出现呕吐腹泻,被误诊为细菌性食物中毒,甚至引起死亡的病例。

四、药物刺激及毒性反应

灭虫宁、哌嗪、利舍平、氟尿嘧啶、新斯的明、垂体后叶素、秋水仙碱、胍乙啶等均可引起腹泻,停药后迅速缓解。

23.3 全身性疾病

一、急性全身性感染

败血症、流行性感冒、脊髓灰质炎、急性病毒性肝炎、麻疹、大叶性肺炎、钩端螺旋体病、回归热、伤寒与副伤寒等急性全身性感染,在病程(尤其是早期)中可发生轻度乃至中度腹泻,排糊样或水样稀便,但无脓、血或黏液等成分,也不伴有腹痛。如胃肠症状较重,而其他系统病征尚未明显,早期可被误诊为细菌性食物中毒。

胃肠型疟疾罕见,主要症状是频繁而严重的恶心、呕吐、上腹痛，并有频繁的腹泻，排水样便。但也有报道偶尔呈痢疾样便，伴里急后重，血涂片未发现疟原虫前有被误诊为痢疾者。

二、过敏性紫癜

过敏性紫癜引起急性腹泻者并非少见。皮肤紫癜、血中嗜酸性粒细胞增多、粪便反复涂片检查与培养阴性均有助于此病的诊断。少数病例早期或偶尔在全病程中不出现皮肤紫癜，仅表现急性肠炎症状，则可致误诊。血中嗜酸性粒细胞增多、止血带（束臂）试验阳性、多发性对称性关节肿痛等，均提示此病的诊断。内镜检查黏膜水肿，有散在或密集的黏膜瘀斑、糜烂及浅溃疡，以十二指肠、回肠末端及升结肠病变明显，严重者有肠腔内积血。

三、变态反应性胃肠病

变态反应性胃肠病（gastroenteropathia allergica）系指某些健康者进食一般人能耐受的食物之后，引起急性胃肠症状，表现为呕吐、腹痛与腹泻，常伴有荨麻疹、偏头痛样头痛、血管神经性水肿等表现。引起变态反应性胃肠病的食物甚多，常见者为虾、蟹、海鱼、乳类、蛋类等。发病与个体过敏体质有密切关系。有些病例表现为急性嗜酸性粒细胞性胃肠炎。

菠萝过敏症也属于变态反应性胃肠病范畴，任何年龄均可罹患，而以儿童为多见，症状轻重与进食量多少未见明显的关系。食用不久（10分钟至2小时）即发生肠绞痛、恶心、呕吐、腹泻等急性胃肠炎症状，多伴有结膜充血、荨麻疹，重症者有不同程度的过敏性休克。

四、移植物抗宿主病

移植物抗宿主反应是移植物通过一系列免疫机制导致受体器官组织发生的排斥反应，由移植物抗宿主反应引起宿主发生的全身性疾病称为移植物抗宿主病。移植物抗宿主病主要发生在异基因干细胞移植，偶见于实体器官移植。移植物抗宿主病分为急性和慢性，以前者多见。本病主要累及皮肤、肝和肠道，表现为广泛性皮疹、血清胆红素增高以及不同程度的腹泻。以肠道病变为主者称为移植物抗宿主肠病，肠道症状多在皮疹及黄疸发生后出现，可有严重腹痛、腹泻及肠道出血，肠镜下见肠黏膜广泛充血、水肿、黏膜坏死、脱落、出血，活检病理见肠黏膜淋巴细胞浸润、腺体破坏、黏膜坏死脱落。有器官移植史，近期出现上述症状者要考虑移植物抗宿主肠病，肠镜检查及活检证实。注意排除预处理的毒性反应、感染、移植相关性肠道血栓性微血管病、吗替麦考酚酯相关性肠炎等。

五、尿毒症

食欲减退、恶心、呕吐常为本病的首发症状，且常随病情进展而加剧，呈顽固性，由此造成水、电解质代谢紊乱和酸碱失衡加剧，反过来又加重尿毒症的症状。60%~70%病例有胃、十二指肠症状，亦有肠黏膜出血、溃疡和穿孔发生。腹泻因尿毒症性结肠炎所致，呈水样便，每日数次，一般不伴有腹痛。腹泻由于尿素分泌增加，细菌分解成氨刺激黏膜引起，也与胃肠道内多肽类激素水平增高和代谢障碍引起黏膜屏障功能降低有关。酸中毒、低血钠及中枢神经系统受损亦可引起或加重原有胃肠道症状。

六、甲状腺危象

甲状腺危象系甲状腺功能亢进时出现的严重表现，可危及生命，早期时患者原有症状加重，伴中等发热，体重锐减，恶心、呕吐，以后发热，体温可达40℃或更高，心动过速、大汗、腹痛、腹泻，甚至谵妄、昏迷。

七、其他

（一）急性出血性坏死性肠炎

急性出血性坏死性小肠炎是由厌氧的产气荚膜梭菌（产生B毒素的Welchii杆菌）感染引起的急性肠炎。春、秋季多见，儿童和青少年发病率较高。本病为急性起病，剧烈腹痛、腹胀，可伴有呕吐、腹泻，便量较大，多呈血水样便，血便持续2~6天，长者可达1个月左右。严重者有发热、感染中毒症状重，可出现休克、呼吸困难、少尿或无尿、急性肾衰及弥散性血管内凝血（DIC）等，合并有肠穿孔、腹膜炎者病情更凶险，病死率可达40%~50%。体格检查可见腹胀，脐周压痛，伴肠穿孔、腹膜炎者则有全腹压痛、肌紧张和反跳痛，甚至出现中毒性肠麻痹体征。

实验室检查：可有末梢血白细胞计数增高、核左移；粪便检查肉眼可见为血水样，镜下有红细胞和白细胞；污染食物及患者粪便细菌培养可获阳性结果；亦可有低血钾、代谢性酸中毒的实验室检查所见。其他如腹部X线检查可见有肠管扩张，有腹水者会出现肠管浮游等。急性期不宜做胃肠钡餐或钡灌肠检查，以免引起肠穿孔。

诊断：有不洁饮食史，临床上急性起病、发热、腹痛、频繁腹泻，血水样便者或腹痛后休克或麻痹性肠梗阻等应考虑本病，从粪便和/或污染食物的培养中获产气荚膜梭菌则可确诊。

（二）急性放射性肠炎

急性放射性肠炎以急性肠黏膜改变为特征，轻症者肠上皮细胞分裂象减少,柱状细胞进行性变平,1周后可见绒毛变短、变钝,停辐射后2周内恢复正常。急性期主要表现为腹泻、排鲜红色血样便或黏液、里急后重及恶心、呕吐。累及小肠时有剧烈腹痛。严重者可发生溃疡而致严重便血或形成肠瘘,甚至穿通输尿管、子宫或其他肠管,损伤严重的肠黏膜再生不全,肠壁纤维组织增生变厚、短缩,以及肠襻间粘连而致肠狭窄,可有肠梗阻征象。极少数病例可发生放射性全结肠炎,表现为结肠、直肠广泛的浅而不规则溃疡,常有血性腹泻、蛋白质丢失、消瘦、贫血等与溃疡性结肠炎类似的临床表现。

诊断:急性放射性肠炎放疗期间(1~2周)如发生腹泻或伴有便血,首先考虑为放射性肠炎;可做结肠镜检查,如见受辐射肠段黏膜出血、水肿、增厚及散见红斑,表面粗糙呈细颗粒状,质脆,接触易出血;重症如见糜烂、浅溃疡及渗血,溃疡周边有特征性毛细血管扩张改变,基本可以确诊。检查时应注意肠穿孔的出现。

(三)急性溃疡性结肠炎

急性溃疡性结肠炎是直肠和结肠的慢性非特异性炎症。临床表现为黏液脓血便或黏液血便、腹泻、腹痛、里急后重。病程多缓慢,反复发作。亦有急性暴发者,常为重症。急性发作时频繁腹泻、血便或水样血性便,排便每日可达10~30次,腹部持续性钝痛或剧痛,可有腹膜刺激征,可有发热、毒血症、脉速、消瘦、贫血、水及电解质失衡和营养障碍,可并发中毒性巨结肠、肠大出血、肠穿孔等。实验室检查可有明显贫血、中性粒细胞增高、红细胞沉降率加快、血清蛋白降低、低血钾等。粪便见脓、血、黏液,无虫卵、致病菌及真菌。关于本病的诊断和鉴别诊断见相关内容(参见24.1)。

(四)伤寒和副伤寒

伤寒是由伤寒杆菌引起的急性消化道传染病。主要病理变化为全身单核巨噬细胞系统的增生性反应、回肠远端微小脓肿及小溃疡形成。典型病例以持续发热、相对缓脉、神情淡漠、脾大、玫瑰疹和血白细胞减少等为特征,主要并发症为肠出血和肠穿孔。在极期可出现腹泻和便血(诊断参见2.2)。

(五)神经内分泌肿瘤

神经内分泌肿瘤由于肿瘤分泌相关激素,可引起反复发作的腹泻。常见的导致腹泻的肿瘤包括胃泌素瘤,由于肿瘤大量分泌胃泌素,导致消化性溃疡并腹泻,其腹泻特点为稀水样便,伴有腹痛、呕吐,症状可以被质子泵抑制药迅速缓解;血管活性肠肽瘤,肿瘤分泌大量血管活性肠肽,其腹泻特点为突发的大量水样泻,量多时可达3~30L/d,粪便中没有不消化食物,无臭,如同淡茶,由于水泻丢失大量钾离子,出现严重低钾血症,血钾多小于2.5mmol/L,伴有低血容量症状,生长抑素类似物可以迅速缓解腹泻症状;类癌综合征多见于空回肠神经内分泌肿瘤,由于肿瘤所分泌的多种肽类和胺类激素如组胺、激肽、5-羟色胺、前列腺素等进入体循环,引起发作性腹痛、腹泻、皮肤潮红、心脏瓣膜病、毛细血管扩张、喘息、糙皮病等临床表现的综合征,严重时可以出现威胁生命的类癌危象,类癌综合征的腹泻症状也可被生长抑素类似物迅速缓解。神经内分泌肿瘤所导致的腹泻,除了上述临床表现外,最重要是通过血清学检查,检测导致腹泻的各种激素水平是否升高,进一步通过各种影像检查找出原发肿瘤,最后通过病理检查获得确诊。

(陈 洁)

参考文献

[1] 符立龙. 2001~2005年湛江市食物中毒情况分析. 国际医药卫生导报, 2007, 13 (15): 164-167.

[2] 毕水莲, 李琳, 唐书泽, 等. 变形杆菌属食物中毒的特点与防控措施. 现代食品科技, 2009 (6): 690-695.

[3] 姜晓清, 施永林. 一起金黄色葡萄球菌引起的食物中毒调查. 现代预防医学, 2008, 35 (22): 4354.

[4] 蓝弘. 两起肉毒杆菌食物中毒事件的分析. 第三军医大学学报, 2007, 29 (21): 2106-2107.

[5] 李晓艳, 吕碧锋, 潘海晖, 等. 529例副溶血弧菌食物中毒分析. 现代医药卫生, 2008, 24 (5): 778.

[6] 张翔, 浦政轶. 一起铜绿假单胞菌引起食物中毒的调查分析. 交通医学, 2002, 16 (5): 465.

[7] 王琼, 邱羽, 曾凡胜, 等. 深圳地区秋冬季婴幼儿病毒性腹泻病原分析. 中华检验医学杂志, 2009, 32 (8): 873-876.

[8] 钟豪杰, 常昭瑞, 张静, 等. 中国2007年细菌性痢疾监测分析. 中华流行病学杂志, 2010, 31 (3): 304-307.

[9] 胡瑞华, 任红, 张培林, 等. 霍乱的流行病学和分子流行病学. 国际流行病学传染病学杂志, 2006, 33 (4): 268-270, 274.

[10] 于恩庶. 中国小肠结肠炎耶尔森氏菌病研究进展. 中华流行病学杂志, 2000, 21 (6): 453-455.

[11] 陈杰, 孙新婷, 曾争, 等. 急性空肠弯曲菌肠炎的临床特征及耐药性分析. 传染病信息, 2011, 24 (1): 21-22, 25.

[12] 王颖. 危重症患者抗生素相关性腹泻的临床特点及危险因素分析. 中国医师进修杂志, 2010, 33 (31): 71-72, 75.

[13] 杨建国, 吴凤友. 喹诺酮类药物治疗急性阿米巴痢疾临床分析. 中华内科杂志, 1991, 30 (9): 569-571.

[14] 祖述宪. 隐孢子虫病研究现状. 安徽医科大学学报, 2000, 35 (2): 83-88.

[15] 杭德荣, 黄轶昕, 洪青标, 等. 2002~2007年江苏省急

性血吸虫病疫情分析.中国血吸虫病防治杂志,2008, 20 (5): 350-353.

[16] 曹先.急性臭米面中毒四例.中华急诊医学杂志,2007, 16 (3): 286.

[17] 常见植物性食物中毒及急救措施.继续医学教育,2007, 21 (24): 36-40.

[18] 刘定华,冯东侠,江莲,等.急性河豚中毒患者脑氧供需平衡变化的临床研究.中华急诊医学杂志,2004, 13 (11): 766-768.

[19] 周晶,王海珍,陈灵敏,等.血液净化治疗急性鱼胆中毒致多器官功能衰竭7例临床分析.中华危重症医学杂志(电子版),2012, 5 (4): 39-41.

[20] 钟勇,杨世永,杨芳智,等.血液灌流联合血液透析抢救重度有机磷农药中毒62例.中国危重病急救医学,2011, 23 (4): 212.

[21] NAYMAGONL S, NAYMAGON L, WONG SY, et al. Acute graft-versus-host disease of the gut: considerations for the gastroenterologist. Nat Rev Gastroenterol Hepatol, 2017, 14 (12): 711-726.

[22] 杨维良,张东伟,张新晨,等.成人急性出血性坏死性小肠炎78例的诊断与手术治疗.中华胃肠外科杂志,2005, 8 (3): 260-261.

[23] 曾德唯,张静.症状监测在伤寒和副伤寒防治中的应用.中华流行病学杂志,2010, 31 (9): 1053-1055.

[24] 高翔,胡品津,郑瑶,等.炎症性肠病患者血清中自身抗体检测的临床意义.中华内科杂志,2005, 44 (6): 428-430.

[25] 中华医学会消化病学分会胃肠激素学组.胃肠胰神经内分泌肿瘤内科诊治若干建议.中华消化杂志2014, 34 (6): 361-369.

24

慢性腹泻

临床上如腹泻持续或反复超过 4 周可称为慢性腹泻，如超过 6~8 周则更肯定属于慢性腹泻。引起慢性腹泻的病因很多，最常见的是消化系统疾病，特别是肠道本身的疾病，但全身性疾病也可以引起慢性腹泻。病因可为器质性，也可为功能性。慢性腹泻的病因学组成，20 世纪 80 年代湖南医学院一组 433 例住院病例报道以结肠癌占首位，慢性阿米巴痢疾第二位，慢性血吸虫病及肠结核又次之。此组约 1/3 病例为结肠癌，另 1/3 为各

种病原体感染。但是，近年国内一些调查显示，这一慢性腹泻的病因构成比发生了明显的变化，结肠癌仍居首位，感染性腹泻的比例逐步下降，非感染性腹泻如溃疡性结肠炎、克罗恩病、肠易激综合征、吸收不良综合征等所占的比例逐渐增加，这可能与我国现代化进程中发生的环境卫生改善及饮食习惯改变、患者的就医能力和医院的医疗水平提高等因素有关。慢性腹泻的病因分类见表 24-1。

表 24-1 慢性腹泻疾病的分类

I 消化系统疾病	（五）肠肿瘤
一、肠道疾病	1. 大肠癌
（一）慢性肠道感染性疾病	2. 幼年性息肉病综合征
1. 慢性细菌性痢疾	3. 波伊茨 - 耶格综合征
2. 肠结核	4. Cronkhite-Canada 综合征
3. 艰难梭菌感染与假膜性肠炎	5. 原发性胃肠淋巴瘤
4. 耶尔森菌小肠结肠炎	（六）吸收不良综合征
5. 惠普尔病	1. 成人乳糖酶缺乏症
6. 腹部放线菌病	2. 乳糜泻
7. 其他慢性细菌性肠道感染性疾病	3. 热带口炎性腹泻
8. 慢性阿米巴痢疾	二、胃疾病
9. 慢性血吸虫病	三、胰源性腹泻
10. 贾第虫病	四、肝、胆道疾病
11. 孢子虫病	II 全身性疾病
12. 粪类圆线虫病	一、内分泌、代谢障碍性疾病
13. 结肠小袋纤毛虫病	（一）神经内分泌肿瘤
14. 异尖线虫病	1. 类癌综合征
15. 其他肠道蠕虫病	2. 胃泌素瘤（卓 - 艾综合征）
16. 真菌性肠炎	3. 血管活性肠肽瘤［弗纳 - 莫里森综合征（Verner-Morrison syndrome）］
17. 巨细胞病毒性肠炎	（二）甲状腺功能亢进症
18. 艾滋病合并肠道感染	（三）慢性肾上腺皮质功能减退症
（二）炎症性肠病	（四）甲状旁腺功能减退症
1. 溃疡性结肠炎	（五）糖尿病
2. 克罗恩病	（六）酒精性腹泻
3. 未定型结肠炎	（七）分泌性大肠绒毛状腺瘤
（三）其他原因的肠炎	（八）甲状腺髓样癌
1. 缺血性结肠炎	二、尿毒症
2. 嗜酸性粒细胞性胃肠炎	三、糙皮病
3. 显微镜下结肠炎（淋巴细胞性结肠炎和胶原性结肠炎）	四、淀粉样变病
4. 放射性肠炎	五、免疫缺陷
5. 隐源性多灶性溃疡性狭窄性小肠病	（一）普通变异型免疫缺陷
6. 自身免疫性小肠病	（二）其他病因的低丙种球蛋白血症
7. 原发性小肠淋巴管扩张症	六、药源性腹泻
8. 移植物抗宿主病	七、功能性肠病
（四）弥漫性结缔组织病的肠道受累	（一）肠易激综合征
	（二）功能性腹泻

【慢性腹泻的诊断步骤】

慢性腹泻的诊断以病史和体格检查为基础,粪便检查(包括病原体检查)作为常规(可结合血常规及一般生化检查)。诊断未明确时进行结肠镜检查和/或 X 线钡剂造影检查。如仍不明确者则视不同情况进行一些特殊检查以求确诊。当高度怀疑一些有特效疗法的疾病如肠结核、阿米巴肠病等而各种检查无法确诊,可进行诊断性治疗试验。

(一)病史和体格检查

重点注意以下方面。

1. 病史和一般资料　①年龄、性别;②接触史、服药史、手术史、家族史和既往病史等;③起病情况、演变过程、患病期间。

2. 排便情况

(1)排便规律:注意排便次数、发生时间、诱发因素。如每日排便 10 余次甚至数十次,量大和水样的粪便常为分泌性腹泻;排便频繁,但量小甚至只排脓血,常提示结肠的炎症或肿瘤。半夜或清早为便意扰醒者多属器质性疾病,而肠道易激综合征多在起床或餐后排便。腹泻与便秘交替常见于肠结核、肠易激综合征、糖尿病自主神经病变者,亦见于结肠憩室炎、结肠癌。禁食可止泻的常见于渗透性腹泻,如进食麦类食物加重者见于乳糜泻,进食牛乳发生者可能为乳糖不耐受症,进食某些食物或使用某些药物诱发者见于变态反应性腹泻。禁食后腹泻仍严重者,见于分泌性腹泻。

(2)粪便的量和性质:粪便量以分泌性腹泻最大,每日达数升,小肠炎症和渗透性腹泻次之,结肠炎症量最少,每次甚至只排小量脓血而不含粪质。粪便性质的改变如分泌性腹泻水样,几如清水。小肠病变为稀烂液体粪。吸收不良综合征时,酸臭糊状便见于糖吸收不良,有油滴糊状便见于脂肪吸收不良,恶臭便见于蛋白质吸收不良。结肠病变粪便常为糊状甚至成形,炎症时粪便常带脓血,肿瘤可有血便,肠易激综合征时粪便可有大量黏液但无脓血。

(3)腹痛和腹块:腹痛轻微或缺如常见于分泌性腹泻;腹痛突出的以炎症性腹泻多见。小肠病变的疼痛和压痛位于脐周或右下腹(回肠病变);左下腹痛多见于结肠病变,直肠受累则多有里急后重。腹块常是肿瘤或炎症性病变,其部位和性质可提示受累肠段和病变性质。肛门指检应列为常规,在粪便带血时特别重要,约 50% 大肠癌发生在直肠可被指检发现。

(4)其他伴随的腹部及全身症状和体征:发热、贫血、消瘦、肝大、脾大、肛周脓肿和瘘管,与腹泻有关的一些肠外表现(如口腔溃疡、关节炎、皮疹等)对鉴别诊断大有帮助。此外,不要忽略非肠道疾患所引起的腹泻,并注意做相应检查。

(二)实验室检查

1. 粪便检查

(1)粪常规检查:医师应亲自观察患者所排的新鲜粪便,肉眼检查其量及性状已如前述。粪便常规检查包括显微镜检查红细胞、白细胞、原虫、虫卵、脂肪滴及隐血试验。

(2)粪便培养:可发现致病菌,对感染性腹泻的诊断尤为重要。

值得指出的是,慢性腹泻的病原体有时不易找到,如有怀疑,应做多次检查。如能视情况采取进一步检测手段,如血吸虫卵孵化、阿米巴或血吸虫的血清学检查、肠道厌氧菌培养、真菌培养等,可望有更多"未明原因"腹泻得到病原学的确诊。

2. 血常规和生化检查　可了解有无贫血、白细胞增多和糖尿病、尿毒症等,以及了解水、电解质代谢和酸碱平衡情况。C 反应蛋白和红细胞沉降率升高反映炎症活动。粪钙卫蛋白对肠道炎症诊断的敏感性和特异性高于粪隐血检查,且其水平大致与炎症活动程度平行。

3. 怀疑肠结核要行 PPD 皮试和 γ- 干扰素释放试验。疑风湿性疾病相关的肠道病变时,应行自身免疫抗体的有关检查。

(三)结肠镜、小肠内镜和放射影像学检查

1. 结肠镜检查　是慢性腹泻鉴别诊断最常用的检查,检查时要进入回肠末段。通过直接观察结直肠和回肠末段黏膜并结合活检以助诊断。

2. CT 小肠成像(CTE)或 MR 小肠成像(MRE)　对显示小肠炎性病变有特殊价值,目前已成为炎症性肠病诊断和鉴别诊断的常规检查。

3. 胶囊内镜或/及气囊辅助小肠镜　有助发现小肠病变。胶囊内镜对小肠病变的检出率高,尤适用于 CTE/MRE 无明显发现而高度怀疑小肠病变者,但因不能活检,常不能定性。对发现小肠病变而不能定性者或不宜行胶囊内镜检查者(如肠狭窄),可行气囊辅助小肠镜检查。

4. X 线钡餐或/和钡剂灌肠造影　可观察全胃肠道的功能状态、有无器质性病变,但敏感性低,尤适用于有肠道狭窄内镜不能通过时的检查。

(四)特殊检查

1. 吸收功能检查　各种不同的吸收功能检查用于吸收不良综合征的不同疾病的诊断,常用的有粪脂测定、D- 木糖吸收试验、胰外分泌功能试验、氢呼气试验等。

2. 血浆激素和介质测定　铬粒素 A(chromogranin A, CgA)是目前公认最有价值的胃肠胰神经内分泌肿瘤通用肿瘤标志物,血清或血浆 CgA 升高诊断胃肠胰神经内分泌肿瘤的敏感度和特异度在 70%~90%。对特定的有功能的胃肠胰神经内分泌肿瘤,测定其分泌的激素或介质有确诊价值,如胃泌素(胃泌素瘤)、5- 羟色胺(类癌)、血管活性肠肽(VIP 瘤)等。此外,血甲状腺素测定对甲状腺功能亢进引起的腹泻有诊断价值,降钙素对甲状腺髓样瘤引起的腹泻有参考价值。

3. B 超和 CT　可了解肝、胆、胰等内脏病变。必要时还可辅以超声内镜检查。

4. 磁共振胰胆管成像(MRCP)或内镜逆行胰胆管造影(ERCP)　疑为胆道或胰腺疾病引起的腹泻,必要时可做 MRCP 或 ERCP 检查。

【慢性腹泻的诊断思路】

慢性腹泻的病因相当广泛,有时颇为复杂,其病因的诊断与鉴别诊断首先从临床病史及体格检查资料入手,以排便情况和粪便检查作为起点,推测腹泻发病机制分类,然后按步骤、有重点地进行检查,最终找出病因。

(一)功能性腹泻与器质性腹泻的鉴别

门诊所见的慢性腹泻病例有相当部分为功能性腹泻(最常见为肠易激综合征),临床上有可能根据详细病史询问和细致体格检查将这部分功能性腹泻的病例与器质性腹泻做出初步的区分,从而尽快做出诊断,以减轻患者的痛苦和医疗费用。一般而言,年轻患者(<40 岁),病史长(>1 年)而症状常为间歇性,一般状况良好而无体重下降,大便次数增加而总量增加不明显,粪便可带黏液而绝无脓血,多于早晨或餐后排便而无半夜或清早为便意扰醒,则可考虑功能性可能。如大便常规 + 隐血检查阴性(有条件检查粪钙卫蛋白阴性更可靠),可做出初步临床诊断,必要时进行结肠镜检查则诊断基本确立。对于半夜或清早为便意扰醒,尤有如下"报警症状",如体重下降、贫血、腹部压痛明显或有包块、粪便带血或大便常规检查隐血试验阳性者,提示器质性腹泻,应进行彻底检查查明病因。对年龄在 40 岁或以上的慢性腹泻患者,宜常规做结肠镜检查以免漏诊结肠癌。

(二)按发病机制进行的腹泻分类

1. 渗透性腹泻　渗透性腹泻是由于肠腔内含有大量不能被吸收的溶质,使肠腔内渗透压升高,大量液体被动进入肠腔而引起腹泻。引起渗透性腹泻的病因可分成两大类:一类是服食不能吸收的溶质,包括某些泻药和其他一些药物,如硫酸镁、乙二醇聚乙烯(PEG)、甘露醇、山梨醇、乳果糖等。另一大类为小肠对糖类吸收不良,见于各种疾病引起的吸收不良综合征(消化和 / 或吸收功能障碍)。其中一些疾病是由单一的糖吸收不良所导致的渗透性腹泻,在我国以成人乳糖酶缺乏最为常见。另

一些疾病除因糖吸收不良导致渗透性腹泻外,尚伴有脂肪和蛋白吸收不良,临床表现为脂肪泻(粪便含有大量脂肪,呈大容量、腐臭味、浅黄或灰白色稀水样便或糊状便,表面常漂浮油脂层),常伴有多种物质吸收障碍所致的营养不良综合征。渗透性腹泻临床上的主要特点是禁食后腹泻停止或显著减轻,脂肪泻往往提示为与脂肪消化、吸收不良有关的渗透性腹泻。

2. 分泌性腹泻　分泌性腹泻是由于肠黏膜上皮细胞电解质转运机制障碍,导致胃肠道水和电解质分泌过多或 / 及吸收受抑制而引起的腹泻。典型的单纯性分泌性腹泻见于具有分泌促分泌物功能的肿瘤,如胃肠胰神经内分泌肿瘤、甲状腺髓样癌和分泌性直肠或结肠绒毛状腺瘤等。这类腹泻的临床特点是大量水样便,禁食后腹泻不减轻。

3. 炎症性腹泻　肠黏膜的炎症、糜烂和溃疡等病变导致炎性渗出物进入肠腔。此时炎症渗出虽占重要地位,但因肠壁组织炎症而导致肠分泌增加、吸收不良和运动加速等病理生理过程在腹泻发病中亦起很大作用。炎症性腹泻是最常见的慢性腹泻,可分为感染性和非感染性两大类。前者包括细菌、病毒、寄生虫、真菌感染等;后者包括免疫因素、肿瘤、物理化学因素及血管性疾病等引起的肠道炎症病变。这类腹泻的特点是粪便含有渗出液和血。结肠特别是左半结肠病变多有肉眼脓血便;小肠病变渗出物及血均匀地与粪便混在一起,除非有大量渗出或蠕动过快,一般无肉眼脓血,需依靠隐血试验和显微镜检查发现。粪钙卫蛋白对确诊肠道炎症有重要价值。

4. 运动功能异常性腹泻　运动功能异常性腹泻是由于肠蠕动加快,以致肠腔内水和电解质与肠黏膜接触时间缩短,而影响水分吸收,导致腹泻。肠腔内容量增加可引起反射性肠蠕动加快,因此上述三种类型的腹泻发病中亦必然有肠运动功能异常的机制参与。临床上,在腹泻发病机制中肠运动功能增加起主要作用的腹泻主要见于肠易激综合征。某些全身性疾病通过神经体液的因素可引起肠功能紊乱性腹泻,如甲状腺功能亢进、糖尿病性神经病变、肾上腺皮质功能减退症等。单纯肠运动功能异常性腹泻的特点是粪便不带渗出物和血,一般表现为排便次数增加而排便总量增加不明显。

临床上根据排便的特点,如粪便中是否有肉眼或显微镜下脓血便、是否为大量水样便、是否有脂肪泻、禁食后腹泻是否可减轻等,有可能大致推测慢性腹泻的发病机制分类,从而缩窄需要鉴别的病因的范围(图 24-1)。应当指出,不少腹泻并非由某种单一机制引起,而是多种因素共同作用下发生的,因此对一些复杂病例需要更细致的分析和更深入的检查。

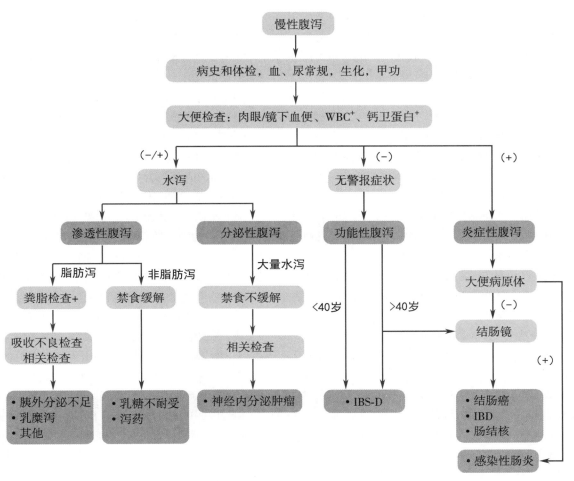

图 24-1 慢性腹泻的初步筛查流程 *

* 注:图内疾病为举例。IBS-D:肠易激综合征;IBD:炎症性肠病。

根据临床表现及粪便检查,按照上述思路,一般可以初步估计慢性腹泻病因的可能范围,对肠易激综合征或某些具有流行病学特征的感染性腹泻(如慢性阿米巴痢疾、慢性细菌性痢疾和慢性血吸虫病等)则多可做出临床诊断。再进行结肠镜检查,大部分慢性腹泻病例可获病因诊断。小部分病情复杂而诊断有困难的病例,可根据估计的病因范围,选择相应的检查,逐步深入,则绝大部分慢性腹泻病例可获病因诊断。

24.1 消化系统疾病

一、肠道疾病

(一)慢性肠道感染性疾病

1. **慢性细菌性痢疾** 慢性细菌性痢疾是由于急性细菌性痢疾治疗不当演变而成。慢性菌痢可区分为下列3型。①慢性隐匿型:患者过去有急性菌痢史,已隔2个月以上无症状,但结肠镜检有病理改变或同时大便培养痢疾杆菌阳性。②慢性迁延型:急性菌痢病情长期迁延不愈。患者有不同程度的腹部症状,大便间歇或经常带有黏液或脓血。大便培养时阳性时阴性。③慢性型急性发作:患者在慢性菌痢过程中,因某种诱因的激惹而急性发作,腹痛与腹泻加重,脓血便,里急后重,可伴有发热,临床表现与急性菌痢相似。

慢性菌痢的诊断主要根据过去急性病史及大便检查的阳性结果。粪便培养有特别重要的诊断价值。在结肠镜下,从病灶直接采取标本进行培养,会获得较高的阳性率。多次反复的粪便培养(一般须连续3次)或在急性发作时进行培养,可提高阳性率。慢性细菌性痢疾大便培养阳性率比急性期明显下降,因而较易漏诊。对慢性腹泻,特别是有急性痢疾样发作史,结肠镜检查显示慢性结肠炎的患者,不要轻易下"慢性结肠炎"的诊断,应进行多次粪便培养,积极寻找病因。

慢性细菌性痢疾须与慢性阿米巴痢疾鉴别。慢性阿米巴痢疾主要根据粪便镜检发现溶组织阿米巴或其包囊,抗阿米巴治疗有效而确定。慢性细菌性痢疾大便培养阴性时须与溃疡性结肠炎鉴别。溃疡性结肠炎是一种排除性诊断,特别在细菌性痢疾流行区,反复粪便培养排除细菌性痢疾至关重要。近年研究发现,部分急性菌痢患者经治愈后,仍会有慢性腹泻症状,但经严格的细菌学检查证实已无痢疾杆菌感染,结肠镜检查亦无肉眼及组织学的病变,此种情况称为感染后肠易激综合征,要注意与慢性细菌性痢疾鉴别。

2. 肠结核 我国是全球结核病大国,肠结核并不少见,特别多见于经济落后和居住环境差的地区。部分肠结核患者同时有开放性肺结核,结核病既往史及结核病接触史亦是易患因素。本病好发于中青年。临床表现为腹泻、腹痛、右下腹压痛,可有腹块。可伴发热、盗汗等结核毒血症状。病情重或病程长者,可有明显体重下降。本病腹泻一般每日2~4次,粪便呈糊样,一般无肉眼脓血便,但粪便常规检查隐血试验多呈阳性。结肠镜检查发现主要位于回盲部(回肠末段、回盲瓣、盲肠、升结肠)的肠黏膜炎症、溃疡、炎症息肉或肠腔狭窄。肠镜下活检如见干酪样坏死性肉芽肿具确诊意义(但阳性率不高),活检抗酸杆菌染色阳性亦有重要诊断价值。同时行CT或MR小肠成像(CTE/MRE)检查见病变局限于回肠末段有助于与病变呈节段分布的克罗恩病鉴别。PPD皮肤试验强阳性有助诊断,γ-干扰素释放试验阴性则倾向于排除结核。

对中青年患者,特别是伴有肺结核者,具有典型临床表现和结肠镜检查及小肠放射影像学检查所见,肠黏膜活检见干酪样坏死性肉芽肿或/及抗酸杆菌染色阳性可确诊;如无病理确诊而高度怀疑肠结核者,可行抗结核诊断性治疗,如抗结核治疗(2~4周)症状明显改善,并于2~3个月后肠镜复查病变痊愈或明显好转,可做出肠结核的临床诊断,继续完成正规抗结核疗程疾病痊愈无复发为临床确诊。对有手术指征者行手术探查,病变肠段或/及肠系膜淋巴结病理组织学检查发现干酪样坏死性肉芽肿可确诊。

本病主要与克罗恩病鉴别,但有时两者鉴别十分困难,两病的鉴别要点详见本节克罗恩病。肠结核有时还要注意与肠淋巴瘤、肠白塞病(贝赫切特病)等疾病鉴别。

3. 艰难梭菌感染与假膜性肠炎 艰难梭菌属革兰氏阳性厌氧芽孢杆菌,通过粪-口经人-人传播,是医院内获得性感染性腹泻的常见病原体,患者接触医护人员未经严格消毒的手及接触被污染的病房设施是最常见感染途径。近年来,北美等西方发达国家医院内艰难梭菌感染性腹泻呈明显上升趋势,且有病情严重化的趋势,有报道病死率高达3.2%,我国尚无系统的流行病学报道。发病的高危因素主要有:①与抗生素使用密切相关,超过30%抗生素相关腹泻为艰难梭菌感染,常见于广谱抗生素,尤以喹诺酮类和三代头孢多见。与疗程有关,但亦有单剂使用致病者。②老年人。③接受免疫抑制药治疗、肿瘤化疗或免疫功能低下者。④IBD合并艰难梭菌感染亦多见。近年北美等西方发达国家报道,社区艰难梭菌感染性腹泻亦有明显增加趋势,在低危人群亦有明显增加趋势。

本病多为急性发病,但部分病例可慢性迁延或呈反复复发。临床表现为轻重不等的腹泻,呈黏液便及粪隐血试验阳性,但肉眼血便及里急后重不多,少数病例粪便中含斑片状假膜。发热、腹痛、外周血白细胞数增高见于近半数患者。严重者可发生结肠梗阻或结肠中毒性扩张,甚至并发中毒性巨结肠、肠穿孔。该病内镜下表现多样,囊括了从轻度肠道病变到假膜性肠炎之间的各种情况,如充血、水肿、糜烂、溃疡至假膜等。假膜性肠炎专指由艰难梭菌感染表现为结肠有假膜形成的结肠炎,典型的假膜内镜下呈弥漫分布的点状黄色斑块,假膜剥离后黏膜呈凹陷浅溃疡,假膜多见于直肠、乙状结肠,亦有累及右侧结肠乃至全结肠者。内镜下典型的假膜是艰难梭菌肠炎的特征性改变,见于病情较重者。应注意症状严重有并发中毒性巨结肠可能者禁行结肠镜检查,对临床无法鉴别而经反复病原学检查阴性者,可在不做肠道准备的条件下行有限直肠乙状结肠检查。

具有发病高危因素,临床表现为腹泻及粪便检查有白细胞并隐血试验阳性,病情重者大便斑片状假膜排出要考虑本病。确诊依靠病原学检查。检测方法有多种,粪便厌氧菌培养及毒素鉴定是诊断艰难梭菌感染的金标准,但耗时。酶联免疫检测毒素A及B简便易行,但敏感性欠佳。PCR检测毒性艰难梭菌特异性基因,敏感度高,近年越来越常用。目前提出肠道艰难梭菌感染的诊断标准是腹泻等临床表现加下列检查之任一项阳性:粪便酶联免疫检测毒素A及B阳性;PCR检测毒性艰难梭菌特异性核苷酸阳性;粪便培养出产毒艰难梭菌;肠镜检查诊断假膜性肠炎。

急性起病的首发病例,根据有高危因素的医院感染史、粪便艰难梭菌毒素试验阳性或/及肠镜检查诊断假膜性肠炎可做出诊断。慢性或复发病例尤其是内镜下无典型假膜病例，或暴发型很快表现为中毒性巨结肠病例，注意与溃疡性结肠炎鉴别。粪便病原学检测是鉴别诊断的关键。

病变累及结肠的炎症性肠病(特别是溃疡性结肠炎)合并艰难梭菌感染的识别是鉴别诊断的另一重要问题。近年，炎症性肠病合并艰难梭菌感染明显增加，且合并艰难梭菌感染的炎症性肠病患者预后较差。识别合并感染的方法见相关内容。

4. **耶尔森菌小肠结肠炎**　小肠结肠耶尔森菌广泛存在于动物消化道，人主要通过受污染的肉类食物感染，该病北欧和北美较多见，我国较少见。耶尔森菌小肠结肠炎临床表现为腹痛、腹泻和发热，可有黏液或黏液血便。病程多呈自限性，一般1~2周。但少数可呈慢性，持续数月至1年。本病可有肠外表现，包括关节炎、结节性红斑及多形红斑等，亦见呈不典型急性阑尾炎表现。结肠镜下可见结肠阿弗他溃疡，回肠末段黏膜充血、水肿、溃疡、圆形/卵圆形隆起。活检组织病理学可见隐窝炎、隐窝脓肿，亦可见黏膜固有层和黏膜下层淋巴细胞浸润乃至淋巴小结形成，可见上皮样肉芽肿及巨噬细胞。耶尔森菌的培养需要特殊培养基。分子生物学技术有助诊断。慢性型耶尔森菌小肠结肠炎与克罗恩病的鉴别诊断在西方国家颇受重视，但我国未见报道。

5. **惠普尔病**　惠普尔病是由惠普尔养障体(*Tropheryma whipplei*)引起的一种慢性系统性感染性疾病。本病罕见，好发于40~60岁的男性，据报道白种人罹患较多，我国至今只有少数以肠道症状为主或以神经症状为主的个案报道。典型临床表现为以复发性关节炎/痛起病，数年后表现为腹泻和体重下降，可伴有发热，眼、肺、心脏、中枢神经系统均可受累。腹泻常表现为以脂肪泻为特点的吸收不良综合征。肠道病变主要累及小肠(偶有结肠受累)，胶囊内镜和小肠镜可见黏膜充血、水肿、糜烂及弥散分布的小片白黄斑块，病变可弥漫分布，亦可呈局灶分布。诊断依靠小肠(最好在十二指肠与空肠交界处)黏膜的多点活检。病理特征为小肠黏膜固有层大量泡沫状巨噬细胞浸润，伴绒毛萎缩和淋巴管扩张。泡沫状巨噬细胞PAS染色阳性，并电镜下见巨噬细胞内有小棒状杆菌，或PCR检出惠普尔养障体特异基因可确诊。静脉注射三代头孢类抗生素治疗可使腹泻和吸收不良症状在2~4周内缓解，甲氧苄胺嘧啶及磺胺甲基异噁唑长时间口服可预防复发。

6. **腹部放线菌病**　放线菌病是由放线菌属中某些种感染引起的渐进性、化脓性、肉芽肿性局部慢性感染性疾病。本病少见，属条件致病。病变好发于面颈部和胸腹部。腹部放线菌病慢性起病，表现为腹痛、腹泻、便血，可有发热。病变多在回盲部，就诊时多已形成质硬的腹部包块，并浸润腹壁，进一步发展为排脓瘘管，脓液特点为见硫磺样颗粒。硫磺样颗粒镜检见革兰氏阳性的细菌丝，厌氧培养有放线菌可确诊。腹部放线菌病大多为手术确诊，术前难与淋巴瘤鉴别。

7. **其他慢性细菌性肠道感染性疾病**　有一大类急性感染性肠炎，临床上常称为急性自限性肠炎，常见病原菌为志贺菌、肠弯曲菌、沙门菌、产气单胞菌、大肠埃希菌等。这类疾病具有流行病学特点(如不洁食物史或疫区接触史)、急性起病、自限性(病程一般数日至1周，不超过4周)、抗生素有效等特征。粪便检出病原体可确诊。但当感染性肠炎病程迁延或转为慢性，临床表现与初发型炎症性肠病相似，肠镜检查有时亦难鉴别。此时，鉴别诊断需要结合接触史、病史、临床和内镜表现，考虑到存在感染性肠炎的可能时要进行有针对性的病原体检查以提高检出率。肠活检有重要鉴别意义：隐窝下浆细胞聚集常是溃疡性结肠炎的早期特征，隐窝结构改变或/及黏膜下层炎症浸润是炎症性肠病与急性感染性肠炎的最大区别。

8. **慢性阿米巴痢疾**　典型的慢性阿米巴痢疾有急性痢疾史，表现为长期或反复发作腹泻、腹痛，粪便色暗红如果酱、具特别的恶臭。但不少慢性阿米巴痢疾样发病缓渐，经过慢性而有复发倾向，临床表现为无痢疾的阿米巴腹泻，粪便可仅呈糊状，甚至可仅有轻度腹泻或大便习惯改变。

阿米巴病在我国并不少见，流行有区域性，故流行病学资料包括旅游史有助诊断。阿米巴痢疾的诊断有赖粪便镜检发现溶组织阿米巴滋养体或其包囊。粪便检查应挑选含血、黏液部分，标本应尽快进行检查(新鲜粪便)，阴性结果时要反复多次检查，采用浓缩法可提高阳性率。如仍为阴性结果，可行结肠镜检查，镜下见结肠(最常为右半结肠)黏膜散在分布的潜行溃疡，溃疡间黏膜正常，在溃疡边缘涂片及活检可见滋养体。血清阿米巴抗体阳性提示有过感染，对非疫区患者有辅助诊断价值。如患者临床表现符合阿米巴痢疾，虽粪便检查阴性，而抗阿米巴药物治疗有效，也可诊断为此病。

本病须与慢性菌痢及其他病因所致的结肠慢性炎鉴别，主要依靠病原体的检出及抗阿米巴治疗有效。

9. **慢性血吸虫病**　慢性血吸虫病虫卵沉积于肠壁的黏膜和黏膜下层，反复感染和成虫产卵可导致肠壁炎症改变和纤维化。慢性血吸虫病由肠道炎症引起的慢性腹泻，多为每日2~3次，间或便中带黏液与血，也可呈腹泻与便秘交替，可有腹痛。晚期患者可扪及左下腹包块或痉挛性条索状物(乙状结肠肉芽肿形成或纤维化)。肠镜下活动性炎性病变表现为黏膜红肿、糜烂和溃疡；慢性病变表现为颗粒状、结节状、息肉状或肿块状，病变形态缺乏特异性,活动性炎症可与慢性病变共存于同一部位或不同肠段。病变分布部位不一,但以乙状结肠和直肠最为明显。血吸虫病有明确区域性,故流行病学资料对诊断有重要参考价值。确诊依据找到血吸虫卵,粪便常规检查可检出血吸虫卵,病变黏膜活检或直肠黏膜活检压片显微镜下更易检出虫卵。

晚期血吸虫病也可引起吸收不良综合征,原因可能由于胰腺外分泌功能减退、门脉高压、肠系膜淋巴循环障碍或阻塞所致。

10. 贾第虫病 贾第虫病是蓝氏贾第鞭毛虫寄生于近段小肠所致的疾病。本病呈世界性分布,以发展中国家环境卫生条件落后地区多见,我国亦多见。该虫被认为是所谓"旅行者腹泻"的重要病原之一。一般认为蓝氏贾第鞭毛虫为非侵入性感染,但近年研究从十二指肠活检中发现该原虫存在于肠黏膜组织中。儿童感染多见。以无症状带虫者居多。急性感染表现为腹泻、腹痛、消化不良等症状,大便次数可多可少,多呈稀糊状。本病多呈自限性,但亦可发展为慢性,反复迁延不愈。大便涂片染色镜检(如卢戈染色)见蓝氏贾第鞭毛虫滋养体或包囊可确诊,间日粪便送检可提高检出率。血清贾第虫抗体 ELISA 检测,或大便贾第虫抗原免疫荧光法检测亦有助诊断。原虫可入侵胆总管引起胆道感染。

11. 孢子虫病 孢子原虫包括隐孢子虫、环孢子虫、等孢子虫、微孢子虫等,孢子虫感染引起肠道病变称为孢子虫病。本病呈世界性分布,是急性腹泻的常见病因,我国以隐孢子虫病常见。孢子虫主要寄生在小肠尤其是近段空肠。正常人表现为无症状携者或急性腹泻,多呈自限性,数日后缓解,少数可迁延 1~2 个月。免疫功能缺陷者腹泻严重,并可呈全身播散性感染。大便涂片染色镜检(如改良抗酸染色)见包囊可确诊,免疫学检测及分子生物学检测有助诊断。

12. 粪类圆线虫病 粪类圆线虫广泛分布于热带和亚热带潮湿地区,我国亦分布广泛。该虫在土壤中行自生世代繁殖,发育的丝状蚴经人皮肤或黏膜侵入人体,移行后定居在小肠(主要是十二指肠和近段空肠)。寄生于小肠的成熟雌虫可行寄生世代繁殖,即产卵并孵出杆状幼随粪便排出体外,在一定条件下杆状幼可在体内发育为丝状蚴,钻入肠壁,形成内源性自身感染;或经肛周皮肤再次入侵,形成外源性自身感染。受感染者多可通过免疫清除感染。部分可呈慢性自身感染,持续数年甚至数十年,可间歇出现肠道症状,可出现自身感染所致的肛周带形荨麻疹。

而最具临床意义的是表现为重度感染或播散型重度感染者。这类患者多有严重营养不良及免疫功能低下,如严重基础病(糖尿病、结核病等)、长期使用糖皮质激素

等免疫抑制药物、器官移植、艾滋病等。重度肠道感染主要表现为严重腹泻,可有血便,常伴低蛋白血症,可并发肠梗阻或肠穿孔。病变主要累及近段小肠,有时可累及胃、十二指肠和大肠,因此小肠镜检查最为合适,内镜下见肠黏膜弥漫性充血、水肿、糜烂。活检可见虫体。播散型重度感染最常累及肺部,并可累及泌尿系、颅脑等,不及早诊治病死率高。对于非生活在流行病区、无明确土壤接触史的患者,因未考虑到本病而易延误诊断。这类延误诊断的病例在西方发达国家、日本及我国大城市都已有不少报道。

本病确诊有赖于找到虫体。多次大便镜检、大便幼虫浓集法可提高粪便检出阳性率。小肠(包括十二指肠)黏膜活检也是找到虫体的途径。播散型重度感染者在支气管灌洗液、痰、尿、脑脊液也有可能找到虫体。血清免疫学检查有辅助诊断价值,对拟行免疫抑制治疗或器官移植的可疑患者则是有用的筛查方法。本病外周血嗜酸性粒细胞显著升高,是重要提示,可惜在重度和播散病例嗜酸性粒细胞升高的发生率明显下降。

13. 结肠小袋纤毛虫病 猪是结肠小袋纤毛虫的保虫宿主,人摄入被包囊污染的水或食物而获感染,滋养体侵犯结肠而得病。我国各地猪结肠小袋纤毛虫感染相当普遍。可能人的大肠不很适合该虫生长,故人感染较少见,各地有散发病例报道。本病主要表现为腹痛、腹泻、黏液血便,类似轻型菌痢。部分病例呈慢性迁延,长期间歇性腹泻。新鲜粪便镜检找到滋养体或包囊而确诊。结肠镜检可见黏膜小溃疡,多呈圆形或椭圆形,常被覆一层不牢固的白色假膜,拭去后见基底充血与出血。此种假膜为本病所特有,有别于菌痢与阿米巴痢疾。从假膜刮出的黏液做涂片检查,易找到此虫。

14. 异尖线虫病 异尖线虫病是异尖线虫第三期幼虫寄生在胃肠道引起的疾病,人因食生的或未煮熟含活幼虫的海鱼而感染。本病在日本及地中海国家常有报道。多在进食海鱼数日后起病。肠异尖线虫病病变最常累及回盲部,表现为腹痛、腹泻、呕吐、发热等症状,常因并发肠梗阻、肠穿孔等急腹症接受手术而获诊断。胃异尖线虫病表现为上腹痛及呕吐等,胃镜检查可见胃黏膜黏液增多,皱襞肿大,其中可见白色透明头部钻入胃黏膜的活幼虫,虫体周围的黏膜糜烂、渗血。在组织中找到虫体可确诊。本病组织学特点是黏膜及黏膜下层大量嗜酸性粒细胞浸润形成微小嗜酸性粒细胞脓肿或肉芽肿,并包绕虫体。本病须与克罗恩病、嗜酸性细胞性胃肠炎鉴别。但本病必有食鱼生史,组织找到虫体。血清特异性IgE 抗体检测有助诊断。

15. 其他肠道蠕虫病 重度的钩虫、姜片虫、绦虫、鞭虫等感染,均可引起慢性腹泻、便溏,或伴有腹痛,粪便

镜检易找到虫卵或幼虫。

16. 真菌性肠炎 真菌性肠炎多发生在有免疫功能下降的患者,大量长期使用广谱抗生素亦是该病的易感因素。真菌性肠炎可为原发,亦可继发于原肠道的基础病如溃疡性结肠炎。最常见的真菌性肠炎为念珠菌肠炎,多见于婴幼儿,主要表现为腹泻,常伴鹅口疮,往往发生在体弱患儿使用抗生素后。粪标本镜检见真菌菌丝可确诊。

17. 巨细胞病毒性肠炎 巨细胞病毒(CMV)感染呈世界性分布,绝大多数青少年已感染过 CMV,感染后 CMV 呈潜伏感染。在免疫功能低下状态,特别是使用免疫抑制药物,体内潜伏 CMV 感染被激活,可发展为系统性 CMV 感染。激活的 CMV 如感染肠道,即为巨细胞病毒性肠炎。可侵犯小肠或大肠,以后者多见。临床表现为腹泻、腹痛、黏液血便、发热等。内镜下见肠黏膜充血、水肿和溃疡,溃疡常呈深凿样或不规则状。

本病临床表现和肠镜所见均无特异性,诊断的关键是对存在免疫缺陷的患者出现肠道症状时,特别是有系统 CMV 感染症状时要考虑本病。另外,重度溃疡性结肠炎或/及激素抵抗溃疡性结肠炎常合并巨细胞病毒性肠炎,故识别溃疡性结肠炎合并 CMV 感染亦是诊断的另一重要问题。血 CMV-DNA 升高提示病毒血症,肠黏膜活检 HE 染色见巨细胞内包涵体提示巨细胞病毒性肠炎,免疫组化阳性确诊巨细胞病毒性肠炎。

18. 艾滋病合并肠道感染 艾滋病临床 C 型即 AIDS 期合并肠道机会感染而表现为慢性腹泻,是艾滋病的常见症状。肠道感染的病原体有原虫(常见如隐孢子虫)、病毒(常见如巨细胞病毒、单纯疱疹病毒)、真菌(常见如白念珠菌)、细菌(鸟型分枝杆菌、沙门菌、弯曲菌属)等。病变可在小肠或/及大肠,腹泻可表现为炎症性腹泻或/及脂肪泻,结肠镜及 X 线胃肠钡餐检查可见各种病变表现。随着我国艾滋病的不断增加,艾滋病合并肠道感染在我国已有不少报道,诊断的关键是提高对艾滋病的警惕和认识,遇有难以解释的慢性腹泻,特别是伴有不明原因发热、消瘦的患者,要想到艾滋病的可能,询问接触史并及时进行 HIV 病原学检测。

(二)炎症性肠病

炎症性肠病(inflammatory bowel disease,IBD)包括溃疡性结肠炎和克罗恩病,此外,也包括那些难于区分是溃疡性结肠炎还是克罗恩病的结肠炎,即未定型结肠炎(indeterminate colitis)。这类疾病发病率有明显的地域差异及种族差异,以北美、北欧白种人最高,亚洲黄种人较低。我国近年发病有明显增加趋势,其中以溃疡性结肠炎较多见。发病高峰年龄为 20~40 岁,亦可见于儿童或老年。

1. 溃疡性结肠炎 本病是直肠和结肠的慢性非特异性炎症,病变主要局限在黏膜层,呈从肛端直肠开始向近端扩展的连续性、弥漫性分布。

本病起病多数缓慢,少数急性起病。病程呈慢性经过,多表现为发作期与缓解期交替。腹泻和便血是本病最常见和最突出的症状。排便次数及便血的程度反映病情活动性的轻重。病变限于直肠或直肠乙状结肠患者,除有便频、便血外,偶尔反有便秘,这是病变引起直肠排空功能障碍所致。常伴腹痛,一般为轻度至中度痛,多为左下腹或下腹的阵痛。常有里急后重。中、重度患者活动期常有低度至中度发热,重度或病情持续活动可出现衰弱、消瘦、贫血、低蛋白血症等表现。本病可伴有多种肠外表现,包括口腔、皮肤、关节、眼等。

结肠镜检查是本病诊断与鉴别诊断的最重要手段。本病病变呈连续性、弥漫性分布,从肛端直肠开始逆行向近端扩展。内镜下所见重要改变为:①黏膜弥漫性充血、水肿,血管纹理模糊,粗糙呈细颗粒状。②质脆、自发性出血。③弥漫性糜烂,多发性浅溃疡。④慢性病变见假息肉及桥状黏膜,结肠袋可变钝或消失。结肠镜下黏膜活检组织学见固有膜弥漫性炎症细胞浸润,活动期表现为表面糜烂、溃疡、隐窝炎、隐窝脓肿,隐窝基底部浆细胞增多是溃疡性结肠炎早期表现,有助与感染性肠炎鉴别;慢性期表现为隐窝结构紊乱、杯状细胞减少。

溃疡性结肠炎的诊断没有金标准,主要基于临床表现、结肠镜检查和活检。具有持续或反复发作腹泻和黏液脓血便,在排除细菌性痢疾、阿米巴痢疾、慢性血吸虫病、肠结核等感染性肠炎及克罗恩病、缺血性肠炎、放射性肠炎等非感染性肠炎基础上,具有上述结肠镜检查重要改变中至少 1 项及黏膜活检组织学所见可以诊断本病。初发病例如临床表现、结肠镜及活检改变不典型者,可列为"疑诊"随访。

应强调,本病肠镜所见及活检组织学所见虽有一定特点,但均非特异性改变,上述各种病因均可引起类似的肠道炎症改变,故只有在认真排除各种可能有关的病因后才能做出本病诊断。其中大便的病原学检查对感染性肠炎的鉴别至关重要,须反复进行。本病与病变局限在结肠的克罗恩病的鉴别详见克罗恩病。

应注意,要及早发现溃疡性结肠炎合并艰难梭菌感染或溃疡性结肠炎合并巨细胞病毒感染。如前述,溃疡性结肠炎是艰难梭菌感染和 CMV 感染的独立危险因素。对使用药物(尤其是免疫抑制药物)维持治疗处于缓解期患者发生以腹泻为主要表现的病情复发,须常规检查有无合并艰难梭菌感染。溃疡性结肠炎合并艰难梭菌感染内镜下极少见到假膜,故肠镜检查无诊断价值。应行粪便艰难梭菌毒素(Toxin A/B)酶联免疫检测或产毒素艰难梭菌核酸 PCR 尽快明确诊断。对重度患者发生激素抵抗时，须常规检查有无合并 CMV 感染。通过直肠乙状结肠镜取活检行免疫组化检测 CMV 可确诊。

2. 克罗恩病　本病是一种病因未明的胃肠道的慢性炎性肉芽肿性疾病。与溃疡性结肠炎不同，其病变可累及全消化道，但以同时累及回肠末段与结肠者为最多见。也可只累及小肠或局限在结肠者：病变呈非连续性（节段性或跳跃性）分布，多累及肠壁全层。

本病起病隐匿、缓渐，慢性病程多呈活动期与缓解期交替。临床主要表现为腹痛、腹泻和体重下降，常伴发热等全身症状。病情发展可出现肠梗阻、肠皮瘘、腹腔脓肿等并发症。本病可有肛周病变，可伴有多种肠外表现，包括口腔、皮肤、关节、眼等。本病腹泻程度轻重不一，但大多无肉眼血便及里急后重（累及肛门及直肠者除外）。

结肠镜是诊断克罗恩病的首选检查方法。结肠镜做全结肠及回肠末段检查。病变呈节段性（非连续性）分布，纵行溃疡和卵石样外观是克罗恩病的主要特征，但并非每例都有此类典型病变。多部位多块活检见非干酪坏死性肉芽肿有助诊断。应同时行小肠检查，因为克罗恩病的病变可以只局限在小肠，再者，如发现小肠和结肠同时存在多处节段性病变有利于克罗恩病的诊断。小肠检查以 CTE/MRE 最常用，必要时辅以胶囊内镜或 / 及气囊辅助小肠镜。

克罗恩病的诊断没有金标准，临床诊断需要结合临床、内镜、放射影像学检查及活检进行综合分析。对治疗反应的随访（一般 1 年以上）有助确诊。手术切除肠段以及肠系膜淋巴结的病理大体及组织学检查见克罗恩病典型表现可确立诊断，适用于有手术指征的患者。做出临床诊断之前必须排除各种肠道感染性或非感染性炎症疾病及肠道肿瘤。

病变局限在结肠的结肠型克罗恩病须与溃疡性结肠炎鉴别，鉴别要点：①溃疡性结肠炎病变从肛端直肠开始逆行向近端扩展，病变呈连续性和弥漫性，溃疡浅，极少数病例可见回肠末段数厘米内黏膜炎症改变，但无溃疡形成。克罗恩病直肠受累少见、病变肠段间有正常黏膜的肠段（非连续性）、溃疡间有正常黏膜（非弥漫性），可见纵行溃疡和卵石征；②复杂的肛周病变、瘘和腹腔脓肿见于克罗恩病；③活检如见非干酪性肉芽肿支持克罗恩病诊断。然而，即使仔细鉴别，仍有少部分（西方文献报道约 10%）结肠 IBD 无论结肠镜及活检组织学所见仍无法肯定分类，对上消化道及小肠进行仔细检查亦未发现特征性病变，此时临床可诊断为 IBD 类型待定（inflammatory bowel disease unclassified，IBDU）。而未定型结肠炎（indeterminate colitis，IC）是指结肠切除术后病理检查同时具备克罗恩病及溃疡性结肠炎病理特征者。

在我国，需要特别注意与克罗恩病的鉴别的疾病如下。

（1）肠结核：肠结核与回结肠型克罗恩病鉴别有时会相当困难，因为除活检发现干酪样坏死性肉芽肿为肠结核诊断的特异性指标外，两病在临床表现、结肠镜下所见及活检所见常无特征性区别，然而干酪样坏死性肉芽肿在活检中的检出率却很低（不超过 1/3）。因此强调，在活检未见干酪样坏死性肉芽肿情况下，鉴别依靠对临床表现、结肠镜、放射影像学检查、活检进行综合分析。下列表现倾向克罗恩病诊断：①肛周病变（尤其是肛瘘 / 肛周脓肿），疑为 CD 的肠外表现如反复发作口腔溃疡、皮肤结节性红斑等，并发瘘管、腹腔脓肿；②结肠镜下见典型的纵行溃疡、典型的卵石样外观、病变累及 ≥ 4 个肠段、病变累及直肠；③ CTE 见小肠多节段病变、病变以系膜缘为重的非对称分布。④ γ- 干扰素释放试验阴性有利排除肠结核而倾向 CD 诊断。下列表现倾向肠结核诊断：①伴活动性肺结核或结核病史或结核接触史，结核菌素试验强阳性；②结肠镜下见典型的环形溃疡、回盲瓣口固定开放；③活检见肉芽肿数目多、直径大（长径 >400μm）、有融合、抗酸染色阳性。要注意，上述区别并非绝对，如严重肠结核病变可累及 4 个以上肠段，克罗恩病肠镜下溃疡可呈环形。鉴别仍有困难者，予诊断性抗结核治疗，治疗数周内（2~4 周）症状明显改善，并于 2~3 个月后肠镜复查病变痊愈或明显好转，可做出肠结核的临床诊断。有手术指征者行手术探查，肠结核可在病变肠段或 / 及肠系膜淋巴结病理组织学检查中发现干酪样坏死性肉芽肿而获确诊。

（2）肠白塞病（贝赫切特病）：白塞病（贝赫切特病）在东亚多见，而极少见于西方国家。15%~20% 白塞病累及肠道，临床表现为腹痛、腹泻，可并发肠狭窄、肠穿孔，病变部位主要在回盲部，伴发的口腔溃疡、皮疹及眼部病变与克罗恩病的肠外表现相似。因此亦为与克罗恩病进行鉴别的重要疾病。如能注意白塞病可能，通过详细病史询问及认真体格检查，发现其他系统性表现，并符合系统白塞病诊断标准（后附），则鉴别不难。问题是部分患者主要表现为口腔溃疡和回盲部具白塞病特征的溃疡，而又未达到白塞病诊断标准时，与克罗恩病鉴别困难。肠道白塞病典型肠镜下所见为：位于回盲部，单个或少数几个互不融合溃疡，溃疡呈圆形或椭圆形、深、大、边缘清淅。如伴有明显的口腔溃疡，即使未能满足系统性白塞病的诊断标准，中、日、韩学者均认为可诊断为很大可能的肠道白塞病。因为这类患者极少发生肛周病变，整个病程中不会发现上皮样肉芽肿病理改变，亦极少累及其余肠道。至于这类所谓"很大可能的肠道白塞病"是代表白塞病的一种亚型，还是系统白塞病的早期表现，目前尚无定论。

(3)肠道淋巴瘤：原发性肠道淋巴瘤可发生于肠道任何部位，而以回盲部为多，病理类型以 B 细胞淋巴瘤为多。尽管两者在腹痛、腹泻、发热的临床表现，以及出血、梗阻、穿孔并发症相似，但淋巴瘤(特别是 B 细胞淋巴瘤)多表现为局灶的肿块、僵硬性病变，术前活检阳性率高，认真鉴别并不难。但有一类原发性胃肠 NK/T 或 T 细胞淋巴瘤，在西方国家极少见，但在东亚包括我国不断有报道。该病临床和内镜与克罗恩病酷似，内镜下病变常呈多节段分布，形态主要表现为不规则形溃疡及形态各异的结节或黏膜呈马赛克样，1 次甚至无数次活检可能找不到淋巴瘤证据，此时常被误诊为克罗恩病。记住，本病虽少见，但在我国应保持高度警剔，当发现自然病程不符合克罗恩病，再认真复习所有资料发现并不能满足克罗恩病诊断标准，应用激素治疗开始可能有效，但治疗过程中仍反复不规则发热，要考虑到本病可能。超声内镜观察肠壁各层结构的完整性对鉴别有一定帮助，而反复活检、大块活检，并与病理科专家密切配合是诊断的关键。

(4)NSAID 肠病：长期使用非甾体类抗炎药(NSAID)可引起 NSAID 肠病。其内镜下表现为大小不等、数目不一的溃疡，也可形成小肠隔膜。可合并隐性至显性小肠出血、穿孔、梗阻等并发症。克罗恩病要注意与之鉴别，NSAID 服药史是鉴别第一要点，溃疡分布及特点亦可资鉴别。

(5)孤立末端回肠溃疡病变：因各种原因行结肠镜检查时，会发现孤立末端回肠溃疡病变。表现为局限在末端回肠的小溃疡或口疮样溃疡，不累及回盲瓣及结肠。行胶囊内镜或小肠镜检查亦未见其余小肠有意义的病变。病变部位活检无特异性表现。这类病变在结肠镜检查中并不少见，可能与感染有关，可能与 NSAID 等药物有关，亦可能是克罗恩病早期表现。这种情况下，如无病理学支持，不应下可疑克罗恩病诊断，而应积极寻找病因，长期密切随访。根据少数报道及医师间交流的临床经验，大部分病例 1 年或更长病变消失，少部分长期不变，少部分最终发展为典型克罗恩病。

(三)其他原因的肠炎

1. 缺血性结肠炎　缺血性结肠炎是缺血性肠病(参见 26.1)中最常见的一种类型，专指由结肠缺血所致的结肠病变。本病以老年人常见，但亦可见于年轻人。一般认为其发病是由结肠局部缺血及再灌流损伤所致。多为一过性局部血管缺血而难以找到明确病因及血管解剖学的阻塞或狭窄。能发现明确病因者，如肠系膜动脉血栓形成或栓塞、脓毒血症、失血性休克、心力衰竭、结肠扭转等，则往往预后不佳。一些可能与发病有关的危险因素包括：血管炎和一些先天性或获得性凝血障碍疾病、各种

药物如可卡因、止泻药、泻药、雌激素、非甾体类抗炎药、血管收缩药等、巨细胞病毒或大肠杆菌 O157 : H7 感染；一些疾病状态如肠易激综合征、主动脉或冠脉手术、结肠机械梗阻等；长跑运动。病变可累及全大肠任何部位，呈节段性分布。原本血供较差而当发生缺血时侧支循环较难迅速建立的区域为好发部位，如乙状结肠或降结肠；单独累及直肠者很少见；单独累及右半结肠者病情凶险，此常为肠系膜上动脉阻塞所致的急性肠系膜缺血的警报，常同时或继而累及小肠(有称"缺血性小肠结肠炎")。

本病临床上多急性起病，表现为突然发作的左侧腹痛及便意，24 小时内出现腹泻、血便。体格检查在病变累及肠段部位有轻至中度压痛。腹痛程度多为轻至中度，便血量一般未到需要紧急输血的程度。病程多呈自限性，可于数日内症状消失。如症状持续超过 2 周者，多提示存在慢性或进展性病变，可发展为瘢痕狭窄甚至肠梗阻。"坏疽型缺血性结肠炎"少见但病情重，可并发坏疽和穿孔。腹部平片可作为初筛检查，可见指压征。结肠镜检查是诊断该病的重要手段，具确诊意义。应尽早于起病 48 小时内完成检查，因为之后典型的出血性病变会消失或改变。本病内镜下病变段与正常肠段界限清楚，极少累及直肠。典型者病变具有 3 个演变期：①急性期，在起病 48 小时内，镜下可见黏膜充血、水肿、黏膜下出血，此期典型病变为出血性结节(相当于 X 线所见的指压征)。②亚急性期，起病数日至 2 周内，复查肠镜见糜烂，或深或浅的溃疡，可呈环周或呈单条纵行，可见坏死渗出物或假息肉等改变；亦可见病变完全消失，黏膜恢复正常。③恢复期或慢性期，内镜下黏膜恢复的时间取决于病变的严重程度及演变，一般从起病 1~2 周至数月甚至 6 个月，内镜下病变逐渐改善至消失，此期症状多已消失或明显改善；少数病例可发展为纤维狭窄或慢性结肠炎。活检病理组织学特征性改变为梗死或空壳细胞，黏膜及黏膜下出血及毛细血管纤维性血栓形成伴中性粒细胞浸润。但亦常见有类似炎症性肠病的改变，如隐窝脓肿、溃疡、黏膜及黏膜下纤维化等。血管造影无助诊断，因到出现症状时结肠血管已恢复正常。但下列情况除外：病变单独累及右半结肠或无法与急性肠系膜缺血鉴别，此时肠系膜血管造影的目的是及早判断有无肠系膜上动脉阻塞，以便及时处理。

本病临床表现及结肠镜所见与炎症性肠病有相似之处，应注意鉴别。老年患者，临床表现为急性起病，先有腹痛，继血便；48 小时内内镜检查见节段性病变、出血性结节；病程呈自限性；内镜随访病变呈典型的演变过程；结合活检病理组织学所见，与炎症性肠病鉴别不难。但在病程中期就诊者常需与初发型溃疡性结肠炎鉴别。肠镜下见黏膜弥漫性充血、水肿、糜烂、溃疡，活检见隐窝脓

肿与溃疡性结肠炎相似,但缺血性结肠炎呈节段分布,少见直肠受累,结合自限性临床过程及内镜下病变演变过程可做鉴别。

2. 嗜酸性粒细胞性胃肠炎 本病以嗜酸性粒细胞浸润胃肠道黏膜和黏膜下层,甚至肌层和浆膜层,但无腺体破坏为典型特点。本病临床表现因随炎症累及肠壁层次不同而异。仅累及黏膜和黏膜下层时,表现为腹绞痛、恶心、呕吐、腹泻、体重下降;累及肌层时,表现为肠梗阻或幽门梗阻;累及浆膜层时,表现为腹水,腹水中见大量嗜酸性粒细胞。临床上以第一种情况最为常见。外周血嗜酸性粒细胞多增高,但也可在某一病期表现为正常。内镜检查结合活检是确立诊断的重要手段。病变可累及全消化道,多分布广泛而散在,但以胃及上段小肠最常见,故一般先行胃镜检查,必要时再做结肠镜及小肠镜检查。内镜下所见无特异性,表现为充血、水肿、糜烂、溃疡、结节等,亦可肉眼正常,多部位(包括镜下病变部位及正常部位)活检甚为重要。本病诊断需符合下列标准:①有消化系统症状;②病理证实胃肠道一处或多处组织嗜酸性粒细胞浸润(黏膜固有层嗜酸性粒细胞数量显著增加,但增加多少无统一标准,一般为 > 60 个 / 每高倍视野);③无胃肠道以外多器官嗜酸性粒细胞浸润,并除外引起肠道嗜酸性粒细胞浸润的其他疾病,如寄生虫感染等。本病需特别注意与高嗜酸性粒细胞综合征鉴别,后者外周血嗜酸性粒细胞高达 $1.5 \times 10^9/L$,有多器官嗜酸性粒细胞浸润表现。嗜酸性粒细胞肠炎对糖皮质激素治疗常有良好反应,停药后虽可反复,但一般预后良好。

3. 显微镜下结肠炎(淋巴细胞性结肠炎和胶原性结肠炎) 显微镜下结肠炎以非血性水泻、结肠镜下黏膜正常或大致正常、活检病理组织学特征性改变为特点。根据病理组织学特征分为淋巴细胞性结肠炎和胶原性结肠炎。病因未明,可能与免疫因素相关,也可能与肠道对药物或感染的反应相关。近年西方国家报道本病为慢性腹泻的常见病因,有报道显微镜下结肠炎发现率占因水泻行结肠镜检查者的 8%~16%。本病可见于任何年龄,平均诊断年龄在 53~67 岁,女性多见。国内对本病尚无系统研究。由于本病临床上与肠易激综合征和功能性腹泻酷似,因此,对不明原因水泻,特别是 ≥ 50 岁患者,即使内镜下未见异常,亦应在结肠镜检查时行全结肠多处活检。显微镜下见 100 个上皮细胞内有 ≥ 20 个有淋巴细胞浸润的上皮细胞可确诊淋巴细胞性结肠炎,见表面上皮层下嗜伊红的基底膜明显增厚(>10μm),van Gieson 染色呈红色而刚果红不着色,可确诊胶原性结肠炎。

4. 放射性肠炎 盆腔和腹部接受放射治疗时受累肠段可发生一系列病理改变:早期肠黏膜细胞更新受到抑制,以后小动脉壁肿胀、闭塞,引起肠壁缺血,黏膜糜烂。晚期肠壁引起纤维化,肠腔狭窄或穿孔,腹腔内形成脓肿、瘘道和肠粘连等。一般情况下,在放射治疗时出现急性症状,如腹泻、腹痛、血便、里急后重、肛门痛等,多数患者在放射治疗停止后急性病变好转,伴随症状亦自行消失,一般持续不超过 3 个月,此种情况可视为急性放射性肠炎。如患者症状反复或持续 3 个月以上,或在放疗结束后 3 个月后出现上述症状则称为慢性放射性肠炎。据估计,盆腔放疗后慢性放射性直肠炎发生率为 1%~5%,常发生在放疗后 6~18 个月,亦可在数年甚至 10 余年后发病。

慢性放射性肠炎有时会漏诊,特别是放疗后数年才发病者易误认为肿瘤复发或其他肠道疾病。结肠镜下见直肠、结肠黏膜毛细血管扩张、充血,亦可见间以灰白色黏膜,重者见斑片状溃疡,肠壁增厚、僵硬,肠腔狭窄,可发展至坏死、穿孔及瘘形成。小肠病变 X 线钡剂造影见节段性僵硬及皱襞消失。有接受放疗史患者要考虑慢性放射性肠炎,与溃疡性结肠炎及其他炎症性肠道病变一般不难鉴别。如诊断无困难,不推荐常规活检,因为组织愈合能力差。如与肿瘤复发或其他肠道病变鉴别有困难,可辅以活检及 CT 等检查。

5. 隐源性多灶性溃疡性狭窄性小肠病 隐源性多发性溃疡性狭窄性小肠病(cryptogenic multifocal ulcerous stenosing enteritis,CMUSE)是一种罕见的、病因不明的小肠疾病。病变好发于空肠和近段回肠,以多灶性局限在黏膜和黏膜下层的浅溃疡及其下的纤维狭窄为特征。临床主要表现为反复发作腹绞痛和不完全性肠梗阻,早期亦可只表现为缺铁性贫血和持续粪隐血阳性,可伴有发热、关节痛等症状。激素治疗常有良效,但可复发;因狭窄行肠切除术后亦有相当部分患者会复发。术前确诊困难,可结合临床、放射影像学、气囊辅助小肠镜和活检综合分析,但多数病例只是临床推测,常最终依靠手术病理确诊。

本病诊断必须排除其他可引起小肠溃疡的疾病。与克罗恩病鉴别上,本病无累及结肠、肠外表现、肛周病变、全层性炎症和并发瘘、上皮样肉芽肿。还要排除原发性小肠淋巴瘤、药物(NSAID 和化疗等)相关小肠病变、感染性小肠炎、各种病因引起的血管缺血(如血管炎、血栓等)等。

6. 自身免疫性小肠病 自身免疫性小肠病是一种以顽固性腹泻为主要表现、以肠黏膜免疫损害为特征的少见疾病。本病可发生于儿童,亦可见于成人,前者与染色体遗传缺陷有关;后者病因未明,认为与自身免疫有关,因为可发现肠上皮细胞抗体、杯状细胞抗体,常与自身免疫性疾病如 1 型糖尿病、自身免疫性甲状腺炎、自身免疫性胰腺炎等并存。近年推荐原发性成人自身免疫性小肠病的诊断标准为：①成人发病的慢性腹泻；②吸收不良表现；③特异性小肠病理学改变，包括部分或全部绒毛变纯、隐窝深部淋巴细胞增多、隐窝凋亡小体增加、上皮淋巴细胞浸润不明显；④排除其他原因的绒毛萎缩，包括克罗恩病、乳糜泻、肠道淋巴瘤等；⑤血抗小肠上皮抗体或/及抗杯状细胞抗体阳性。第⑤条作为重要参考，但非必备。原发成人自身免疫性小肠病还需排除继发于药物或副肿瘤综合征的自身免疫性小肠病。还要注意自身免疫性小肠病与普通变异型免疫缺陷病的临床和病理改变亦十分相似，但后者肠黏膜内浆细胞缺如、多数患者输注球蛋白后症状会改善。

7. 原发性小肠淋巴管扩张症　本病罕见，是先天性淋巴管发育障碍发生小肠黏膜、黏膜下或浆膜下淋巴管扩张，导致淋巴液因回流受阻而外渗至肠腔或腹腔。本病多见于儿童，亦可见于成人。主要临床表现为双下肢凹陷性水肿，可有胸腔积液和腹水；腹泻，常为脂肪泻，常伴吸收不良。实验室检查典型异常为低白蛋白血症与低球蛋白血症并存，同时有IgG下降；外周血淋巴细胞数目减少。内镜检查见小肠黏膜水肿、绒毛粗大苍白、呈"雪花状"弥漫分布的白色斑点，胶囊内镜可见小肠全貌，胃镜可见十二指肠降段病变并取活检、小肠镜可达小肠并取活检。活检见绒毛末端膨大呈杵状、黏膜和黏膜下层扩张淋巴管，管内充满富含蛋白的液体及散在淋巴细胞，周围炎症不明显，可见充满脂肪的巨噬细胞。综合临床、实验室检查和内镜表现，结合活检病理所见可确诊。原发性小肠淋巴管扩张症需排除继发性小肠淋巴管扩张症，缩窄性心包炎、门脉高压、腹膜后纤维化、结核、肿瘤、克罗恩病、惠普尔病、外伤或手术等均可造成淋巴管狭窄回流受阻而继发小肠淋巴管扩张。

8. 移植物抗宿主病　肠道移植物抗宿主病（参见22.4）多为急性，少数由急性迁延为慢性或复发或慢性起病者为慢性肠道移植物抗宿主病。

（四）弥漫性结缔组织病的肠道受累

弥漫性结缔组织病可以侵犯全身多脏器，也包括消化道。消化道受累时临床可表现为腹痛、腹泻、血便等症状。内镜或放射影像学检查可见消化道非特异性炎症性病变，如黏膜充血、水肿、糜烂和溃疡等。当消化道表现突出时，临床易误诊为炎症性肠病。弥漫性结缔组织病的肠道受累在出现消化道症状时，多同时伴发热、关节痛和/或肌痛、皮肤损害等全身症状。实验室检查常有酶学升高、尿红细胞和/或蛋白尿。注意检测免疫球蛋白、补体及自身抗体，一般不难诊断。

易累及消化道的弥漫性结缔组织病常见的有系统性红斑狼疮、各种原发性血管炎、白塞病（贝赫切特病）、系统性硬化病、多发性肌炎和皮肌炎、混合性结缔组织病等。

附：肠白塞病（肠贝赫切特病）

10%~15%白塞病累及肠道，肠道白塞病表现为腹痛、腹泻、发热等症状，可出现瘘管形成、肠狭窄、肠出血等并发症。白塞病多见于地中海周边国家、中东和东亚，我国并不少见，因此当肠道病变伴有反复发作痛性口腔溃疡时要警惕白塞病的可能。白塞病并无特异性标记，诊断依靠临床综合分析。国际研究小组于1990年制定的诊断标准为，复发性痛性口腔溃疡，加上以下之两条：外阴溃疡（包括溃疡瘢痕）；皮肤病变；眼部病变；皮肤针刺试验阳性。该标准未包括肠道病变及其他可能累及器官（神经、心脏、肺等），疾病初期上述各条亦不一定全部出现。因此，对疑为肠道白塞病者，需注意全面检查发现上述病变，未达标准者要长期随访。2014年国际专家组对该诊断标准进行修订，新的诊断标准给每项症状或体征予以赋分（口腔溃疡、生殖器溃疡、眼部病变各2分，皮肤病变、血管病变、神经病变、针刺反应各1分），当总评分≥4分，并排除其他疾病后可以诊断。该标准提高了诊断的敏感性，但特异性则为90.5%，使用时特别强调排除其他疾病的鉴别诊断。

（五）肠肿瘤

1. **大肠癌**　右半结肠癌腹痛、腹泻常见，可无肉眼血便，但粪隐血试验呈阳性。直肠癌和左半结肠癌血便常见，有时可表现为痢疾样腹泻，伴里急后重。国内报道大肠癌占慢性腹泻病因的1/3，故慢性腹泻病例应提高对大肠癌的警惕，特别是40岁以上（但我国青年大肠癌并不少见）、有大肠癌家族史、有血便或隐血试验阳性者应行常规结肠镜或X线钡剂灌肠检查（参见25.1）。

2. **幼年性息肉病综合征**（参见22.1）。

3. **波伊茨-耶格（Peutz-Jeghers）综合征**（参见22.1）。

4. **Cronkhite-Canada综合征**　胃肠道多发性息肉、皮肤色素沉着、秃发、指（趾）甲萎缩综合征由Cronkhite和Canada于1955年首先报道而得名。本病罕见，国内有少数个案报道。胃肠道多发性息肉见于所有病例。息肉分布可遍及整个消化道，以胃、结肠最常见。息肉弥漫分布，大小不等，无蒂或广基，数目以数十至数百计。组织学改变为炎性增生性、腺瘤性或错构瘤，具有腺体囊状扩张、囊内大量黏液、炎症细胞浸润及间质明显水肿等特征，少部分可发生癌变。临床上绝大多数病例表现为慢性腹泻，可伴腹痛、食欲下降、消瘦等，可因蛋白肠道丢失而发生低蛋白血症。皮肤、毛发、指（趾）甲等外胚层改变通常在腹泻发生数周至数月后出现,但亦有少数病例在腹泻发生前数周、数月甚至数年前已存在。本病多为成年发病,无家族史。诊断依据为胃肠多发性息肉伴皮肤、毛发、指(趾)等外胚层改变。其他胃肠道多发性息肉病不伴有脱发、指(趾)甲萎缩,而多有遗传性,可与之鉴别。

5. 原发性胃肠淋巴瘤 原发性胃肠淋巴瘤临床主要表现为腹痛、发热、腹部包块、间歇性黑便。部分病例可发生腹泻,因肠段广泛浸润时可出现吸收不良综合征而表现为脂肪泻。小肠放射影像学检查和结肠镜、小肠内镜(胶囊内镜和气囊辅助小肠镜)检查有助诊断。确诊需病理组织学证实。原发性胃肠淋巴瘤须与克罗恩病、肠结核以及其他小肠肿瘤相鉴别。一般情况下,依据影像学所见,结合活检病理,鉴别并不困难。但有一类少见的原发性胃肠 T 或 NK/T 细胞淋巴瘤,临床和内镜与克罗恩病酷似,病变亦可呈多节段分布,一次甚至

数次活检可能找不到淋巴瘤证据,此时常会误诊为克罗恩病,国内已有不少报道。鉴别诊断详见克罗恩病鉴别诊断部分。

(六) 吸收不良综合征

吸收不良综合征是指由各种疾病所致小肠对营养成分吸收不足而造成的临床症候群。临床上可分为两大类,一类为小肠腔内消化酶缺乏造成营养物质消化不良,因而导致小肠吸收不良。常见病因有各种胰腺疾病导致的胰外分泌功能不足、各种病因引起的胆盐不足及小肠刷状缘酶缺乏。另一类为小肠黏膜异常造成已被消化的营养物质吸收不良或/及运送异常。虽病因各异,但营养物质吸收不良的临床表现及实验室检查却相似,主要表现为慢性腹泻(渗透性腹泻特点,常为脂肪泻)、体重减轻和低蛋白血症(可因此而发生水肿)、维生素及矿物质缺乏的临床表现(如贫血、口炎、夜盲、代谢性骨病等)。引起吸收不良综合征的病因见表 24-2。本节介绍曾称原

表 24-2 吸收不良综合征病因分类

病因分类	疾病分类	常见疾病
消化不良	胰酶不足	慢性胰腺炎、胰腺癌晚期、胰腺囊性纤维化、胰腺淀粉样变、胰腺切除术后
		胃泌素瘤(过量酸灭活胰脂酶)
	胆盐不足	肝硬化(合成不足)
		胆汁淤积(分泌不足)
		小肠细菌过度生长(降解增加)
		回肠病变或切除(丢失增加)
	小肠	
	刷状缘酶不足	成人乳糖不耐受症
	小肠上皮细胞缺陷	乳糜泻
小肠吸收不良	小肠黏膜病变	乳糜泻
		克罗恩病
		放射性小肠炎
		粪类圆线虫感染
		自身免疫性肠炎
		淀粉样变
		热带性乳糜泻
		惠普尔病
	短肠综合征	
	小肠梗阻	
	肠瘘	
	肠运动过快	
小肠运转障碍	淋巴回流障碍	原发性小肠淋巴管扩张症
		继发性小肠淋巴管扩张症(炎症、肿瘤、创伤)

发性吸收不良综合征的几种疾病,其他疾病见于本章相应部分。

1. **成人乳糖酶缺乏症** 成人乳糖酶缺乏症是最常见的选择性糖类吸收不良疾病,又称成人乳糖不耐受症。儿童期之后乳糖酶活性减低,但仍可消化相当量的乳糖,但有些成人(特别是亚洲人)乳糖酶活性减低非常明显,以致小量的乳糖亦不能消化。本病临床表现为进食牛奶或乳制品后出现腹泻、腹胀、肠鸣、排气,粪便呈糊状或水样、多泡沫、酸臭。本病患者避免牛奶及乳制品饮食症状即消失,故诊断不难,关键是病史询问。乳糖氢呼气试验有助诊断。

2. **乳糜泻** 乳糜泻又称麦胶敏感性肠病。本病在欧美国家常见,我国近年有少数报道,但对本病认识有限。目前认为,本病是在某些具有遗传因素者,进食含麦胶的食物后,诱发免疫异常相关的小肠黏膜病变。本病典型临床表现为慢性腹泻(典型者呈脂肪泻)、体重下降、儿童生长发育迟缓及各种维生素缺乏的表现。但近年报道不典型症状患者越来越多,可有或无腹泻,而常表现为腹痛、腹胀、便秘等非特异性胃肠症状,伴乏力、头痛等非特异性全身症状,可表现为不明原因贫血或骨质疏松,目前特别强调注意这类患者以免漏诊。胃镜或小肠镜可见十二指肠降段及近段小肠皱襞变浅至消失及黏膜萎缩,但亦可无明显改变。成人乳糜泻确诊需要联合血清学和十二指肠降段黏膜活检。血清 IgA-TTG(组织型谷氨酰转胺酶)抗体阳性,十二指肠降段活检病理见黏膜绒毛萎缩、隐窝增生、上皮淋巴细胞浸润,可做出诊断。对血清 IgA-TTG 阴性者,血清抗肌内膜抗体(EMA)检测阳性有助诊断。无麦胶饮食后症状缓解亦有助诊断。血清学阴性的绒毛萎缩病例要注意排除其他引起绒毛萎缩的疾病,如药物、热带性乳糜泻、自身免疫性小肠炎、普通变异型免疫缺陷、克罗恩病、贾第虫病、惠普尔病等。

3. **热带口炎性腹泻** 热带口炎性腹泻又称热带性脂肪泻,是一种原因未明的原发性吸收不良。本病见于热带地区,当地居民、外来游客或移民均可发生,呈地区性发病、季节性流行、广谱抗生素有效的特点。临床表现为慢性腹泻、体重下降、贫血和口炎等。巨细胞性贫血常见。空肠活检病理见绒毛萎缩、隐窝增生、上皮淋巴细胞浸润。近年研究认为病因可能与能产生毒素的大肠类细菌小肠污染有关。本病对广谱抗生素加口服叶酸及维生素 B_{12} 注射治疗反应良好,一般预后佳。治愈后患者移居温带不复发,但居住在热带流行区仍可复发。我国至今尚未见本病的正式病例报道。

二、胃疾病

引起慢性腹泻的胃疾病主要见于胃切除术后(尤其

是 Billroth II 术式者)引起的吸收不良,常表现为轻度脂肪泻。可能与下列原因有关:①十二指肠被搁置则胃内容物直接进入空肠,十二指肠内无胃酸刺激释放促胰液素和胆囊收缩素,导致胰外分泌功能不足;②可能存在输入袢内肠内容物淤滞,使近段小肠内细菌过度生长,进而引起胆盐代谢异常;③胃储存功能丧失,食糜在胃肠通过时间加快。这类患者常伴铁和钙吸收不良,而表现为贫血和代谢性骨病。

三、胰源性腹泻

胰源性腹泻是指由于胰腺外分泌功能不足而引起的吸收不良综合征,是吸收不良综合征的常见病因之一。引起胰腺外分泌功能不足的疾病见于慢性胰腺炎、胰腺癌晚期、胰腺的其他疾病(如胰腺囊性纤维化、胰腺淀粉样变等)、胰腺切除术后。胰源性腹泻的诊断依据:①脂肪泻与肉质泻(粪常规检查及粪脂测定可证实);② D-木糖吸收试验正常而胰外分泌功能试验异常,胰外分泌功能试验常用的有胰功肽(BT-PABA)试验、Lundh 试验、促胰液素刺激试验等;③临床表现结合腹部平片、B 超、MRCP 或 ERCP、CT/MRI、超声内镜等检查发现胰腺原发疾病;④胰酶替代治疗有效。

四、肝、胆道疾病

各种严重肝病及各种病因引起的重度胆汁淤积性黄疸,可因胆汁生成减少或排泄不畅造成肠腔内胆盐不足,使脂肪消化及吸收发生障碍,从而发生脂肪泻。肝硬化失代偿期可有不同程度腹泻,可能主要与门脉高压造成胃肠道淤血,而影响胃肠道消化与吸收功能及动力障碍有关。

附:胆盐性腹泻

事实上,由于胆盐不足因素而引起的慢性腹泻和吸收不良综合征更常见于肠道而不是胆道的疾病。

(一)回肠功能不全

回肠功能不全见于广泛的回肠病变或回肠切除术,尤当涉及回肠末段时。失去了胆盐的正常吸收部位,胆盐的肝肠循环减少,上段小肠胆盐浓度不足而导致脂肪消化及吸收不良。加之未被吸收的多量胆盐和脂肪酸进入结肠而刺激结肠分泌,加重腹泻。^{75}Se-牛黄胆酸潴留试验有助于了解回肠功能不全所致的胆盐吸收障碍。

(二)小肠细菌过度生长

由于肠道结构异常(如小肠多发性憩室、盲袢)、肠动力障碍(如硬皮病、糖尿病)或进入小肠细菌增多(如空肠结肠瘘)等原因,细菌在小肠内过度生长,可造成以胆盐代谢障碍为主要机制的脂肪消化及吸收不良的脂

肪泻及维生素 B_{12} 缺乏。其发病机制：①小肠内细菌分解结合胆酸为游离胆酸，后者能在小肠上段被吸收，其对微胶粒形成作用差，因此微胶粒形成减少而致脂肪吸收不良；②小肠内细菌作用而产生的游离胆酸及羟化脂肪酸刺激肠黏膜分泌；③肠内细菌和内因子竞争与维生素 B_{12} 结合。去除病因或 / 及抗生素治疗可使症状明显缓解。葡萄糖氢呼气试验有助小肠细菌过度生长的诊断。

24.2　全身性疾病

一、内分泌、代谢障碍性疾病

(一) 神经内分泌肿瘤

神经内分泌肿瘤 (neuroendocrine neoplasm，NEN) 起源于具有胺前体摄取与脱羧能力的神经内分泌细胞，具很高异质性，其中以存在于消化道和胰腺的神经内分泌细胞瘤为最常见，称胃肠胰神经内分泌肿瘤 (GEP-NEN)。GEP-NEN 分为无功能及有功能两大类。有功能的 NEN 瘤细胞产生大量肽类和胺类激素或介质，通过促进胃肠道分泌或 / 及肠蠕动的作用，而引起腹泻。

铬粒素 A (chromogranin A，CgA) 存在于大部分 GEP-NEN 细胞的大分泌颗粒基质中，与肽类或胺类激素共同释放，是目前公认最有价值的用于筛查 GEP-NEN 的通用肿瘤标志物。针对不同类型 GEP-NEN 还可通过检测血清或血浆中其分泌的特定激素或激素前体做出定性诊断。影像学检查则是肿瘤定位诊断的重要方法，包括内镜、超声内镜、腹部超声、CT、MRI、SST 受体显像 (somatostatin receptor scintigraphy，SRS)、正电子发射体层摄影术 (PET) 等。肿瘤定位后通过穿刺和手术取得组织病理确诊。

1. 类癌综合征　类癌是发生在消化道和呼吸道的一种内分泌肿瘤，也可发生于胰腺、卵巢或睾丸等其他部位，以位于阑尾、直肠和末段回肠为多见。当出现一系列独特的全身症状和体征时称类癌综合征，多已有肝转移 (呼吸道、卵巢或睾丸类癌未转移亦偶有见之)。类癌综合征时因血中 5- 羟色胺增加，引起肠蠕动亢进及分泌增加而发生腹泻。腹泻常为类癌综合征的首发表现，见于约 3/4 病例，多呈水样泻，伴有发作性肠鸣和腹部绞痛。另一个主要体征是皮肤阵发性潮红，见于绝大多数病例，多发生于上半身，以面部为主，呈红色乃至紫红色，可伴有皮肤灼热感，通常持续数秒至数分钟。长期反复发作可在面部颧骨区遗留毛细血管扩张。类癌综合征的其他表现包括发作性哮喘、右心纤维性心内膜炎等，见于少部分患者。典型类癌综合征不难诊断，24 小时尿 5- 羟吲哚乙酸 (5-HIAA) 排量明显增高具有诊断意义，该试验特异性高，但少部分患者可正常 (此时测血 5- 羟色胺仍增高)。

2. 胃泌素瘤 (卓 - 艾综合征)　腹泻是本病的第二个常见症状，国外报道见于约 1/3 病例 (但国内仅见个案报道)，少数患者可为首发症状。粪便可为水样泻或脂肪泻。腹泻主要原因是大量胃酸进入肠腔，超过小肠的吸收能力。另外，大量胃酸进入十二指肠超过碳酸氢盐的中和能力，十二指肠及上段空肠低 pH 导致胰脂酶和胰蛋白酶失活，引起类似胰外分泌功能不足的脂肪泻。本病同时有多发性、顽固性消化性溃疡。BAO>15mmol/L 及血清胃泌素 >200pg/ml，质子泵抑制药治疗有疗，具有定性诊断价值。

3. 血管活性肠肽瘤[弗纳 - 莫里森 (Verner-Morrison) 综合征]　本病以大量水样泻 (故又称胰性霍乱)、低血钾、无胃酸或低胃酸为特征，又称 WDHA (watery diarrhea-hypokalemia-achlorhydria) 综合征，是胰腺 D1 细胞增生或肿瘤，产生血管活性肠肽 (VIP) 所导致的典型分泌性腹泻。血清 VIP 升高，生长抑素类似物迅速缓解腹泻症状，具有定性诊断价值。

(二) 甲状腺功能亢进症

甲状腺功能亢进症引起的腹泻一般为轻度，通常不伴有肠痉挛性痛。仅个别病例以较严重的腹泻为主诉，这时甲状腺功能亢进的常见症状与体征可不明显，患者可表现为淡漠型甲状腺功能亢进症，呈严重疲乏与衰弱，偶尔无明显甲状腺肿大，可致漏诊。患者极似晚期癌或其他原因所致的恶病质，如不及时确诊与治疗，预后不良。

(三) 慢性肾上腺皮质功能减退症

慢性肾上腺皮质功能减退症起病常为隐袭性，且不少以原因未明的胃肠道症状，如食欲减退、腹痛、腹泻为首发症状。如患者有原因未明的腹泻，特别是伴有衰弱感与神经衰弱症状时，应考虑此病的可能性。细致检查口腔黏膜与皮肤，多可发现色素沉着或皮肤黝黑，常提示本病的诊断线索。可用相应的特殊内分泌实验室检验加以证实 (参见 42.1)。

（四）甲状旁腺功能减退症

甲状旁腺功能减退症有时可并发腹泻，推测其原因可能与低钙血症所致的神经肌肉应激性增高有关。腹泻伴有低钙血症还可见于其他病因引起的吸收不良综合征，要注意鉴别。

（五）糖尿病

糖尿病所致的内脏自主神经变性可引起顽固的水样腹泻，有时为脂肪泻。神经损害可导致肠蠕动失常，肠蠕动失常又可造成肠内细菌过度生长而致消化吸收不良，以及胰外分泌功能不足均可能参与发病机制。

（六）酒精性腹泻

饮酒后引起短暂的腹泻很常见。长期酗酒者可经常反复出现持续数日至数周的严重水样泻，其原因尚未明确。

（七）分泌性大肠绒毛状腺瘤

大的直肠或乙状结肠绒毛状腺瘤可引起严重的水样泻。这种腹泻属分泌性腹泻，据研究水样泻可能与肿瘤分泌前列腺素有关。

（八）甲状腺髓样癌

甲状腺髓样癌是起源于甲状腺 C 细胞或滤泡旁细胞的肿瘤，70%~80% 属非遗传性或散发性，其余属遗传性。后者近半数可为多发性内分泌性肿瘤综合征（MEN2 型）的一部分而与甲状旁腺功能亢进及嗜铬细胞瘤共存。部分患者可发生腹泻，可能与肿瘤分泌多种促肠道分泌介质如前列腺素、VIP、5- 羟色胺等介质有关。

二、尿毒症

尿毒症时的腹泻主要由于尿毒症性结肠炎。排便每日数次，水样或糊样，不伴有肠绞痛。如伴肠绞痛，多由于继发感染。

三、糙皮病

糙皮病是由于食物中缺乏烟酸所引起的，在国内发病率很低。其主要临床表现是皮炎、消化系症状与神经系症状，但三者出现的程序并无一定的规律。消化系症状主要是舌炎与肠炎。舌炎出现较早，舌尖乳头充血、红肿，后期舌乳头萎缩，舌面变为平滑，外观如生牛肉样。腹泻往往伴有腹胀、腹痛，大便水样并有恶臭，通常每日数次，有时呈脂肪泻。严重者每日排便数十次。半数患者胃酸减少或缺乏。常有不同程度的贫血。皮炎常出现于身体裸露部位，呈两侧对称性分布。精神神经症状轻者与神经衰弱相似，重症者出现精神失常。

糙皮病的诊断主要根据：①长期进食缺少烟酸的食物，国外报道多见于以玉米为主食的地区；②上述的症状与体征；③除外其他原因的慢性腹泻，特别是各种原因引

起的吸收不良综合征；④及时给予大量烟酰胺与改善饮食后症状缓解。

四、淀粉样变病

淀粉样变病是全身性疾病，消化系统受累常见，可发生腹泻，多为脂肪泻。小肠壁浸润引起的吸收不良及胰腺淀粉样变引起的胰外分泌功能不足所导致的消化不良均可能参与发病。诊断结合多系统浸润性病变表现（最常见为巨舌和心脏肥大），依靠组织活检见刚果红染色见淀粉样物质沉淀确诊。淀粉样变确诊后要追查病因诊断（参见 31.2）。

五、免疫缺陷

（一）普通变异型免疫缺陷

普通变异型免疫缺陷（common variable immunodeficiency，CVID）是一组原因未明、以低丙种球蛋白血症为特征、主要影响抗体合成的原发性免疫缺陷病。为区别于其他原因比较明确的各种先天性或获得性低丙种球蛋白血症，本病定义：明显 IgG 下降伴 IgA、IgM 至少 1 项明显下降，并同时满足如下 3 项：①免疫缺陷于至少 2 岁以上发生；②缺乏同凝集素或 / 及对疫苗反应差；③排除其他各种先天性或获得性低丙种球蛋白血症（见表 24-3）。CVID 可发生感染、自身免疫和淋巴组织增生等各种病变，病变可累及全身多组织器官。

其中部分患者以小肠表现为主，临床表现为慢性腹泻、脂肪泻、吸收不良综合征。原因除肠道机会感染外，可能主要是发生了自身免疫性小肠炎。其小肠内镜所见及活检病理所见与自身免疫性小肠炎酷似，但两者最重要的不同是 CVID 的小肠黏膜内浆细胞缺如。CVID 小肠黏膜内浆细胞缺如和淋巴小结增生可与乳糜泻鉴别。

（二）其他病因的低丙种球蛋白血症

其他病因的低丙种球蛋白血症见表 24-3。部分低丙种球蛋白血症病例可并发脂肪泻和吸收不良综合征。脂肪泻的发病机制未明，可能与小肠内反复感染有关，但广谱抗生素的疗效不显著，定期注射丙种球蛋白可使病情改善。

六、药源性腹泻

很多临床用药可通过不同机制而引起腹泻，如各种泻药（包括一些含泻药成分的减肥药）、抗生素（如林可霉素、氯林可霉素、新霉素等）、降压药（如利舍平、胍乙啶等）、肝性脑病用药（如乳果糖、乳山梨醇等）。药物引起的医源性腹泻临床并不少见，注意病史询问及停药后症状缓解有助识别。

表 24-3　诊断 CVID 必须排除的各种病因的低丙种球蛋白血症

药物诱发	抗疟药、卡托普利、糖皮质激素、芬克洛酸、金盐、青霉胺、苯妥英、柳氮磺吡啶、利妥昔单抗
单基因或其他缺陷	共济失调毛细血管扩张症、SCID 的常染色体隐性形式和其他形式的联合免疫缺陷、高 IgM 综合征、转钴胺 Ⅱ 缺乏与低丙种球蛋白血症、X 连锁低丙种球蛋白血症、X 连锁淋巴组织增生性疾病（EB 病毒相关）、X 连锁 SCID、某些代谢性疾病
染色体异常	染色体 18q- 综合征、单体 22、三体 8、三体 21
感染	HIV、先天性风疹病毒感染、先天性巨细胞病毒感染、先天性弓形虫感染、EB 病毒感染
恶性肿瘤	慢性淋巴细胞白血病伴胸腺瘤的免疫缺陷、非霍奇金淋巴瘤单克隆丙种球蛋白病（多发性骨髓瘤、华氏巨球蛋白血症）
其他系统疾病	免疫球蛋白过度丢失（肾病、严重烧伤、淋巴管扩张、蛋白丢失性肠病）

七、功能性肠病

（一）肠易激综合征

肠易激综合征（IBS）是一种以腹痛或腹部不适伴排便习惯改变为特征的功能性肠病，临床相当常见。根据排便习惯改变情况，临床上分为腹泻为主型、便秘为主型和腹泻便秘交替型 3 型，我国患者以腹泻为主型多见。腹泻为主型患者表现为腹痛或腹部不适伴有腹泻，排便一般每日 3~5 次，大便多呈稀糊状。多于早晨或餐后排便，而无半夜有便意扰醒。粪便常带有黏液，但绝无脓血。常有腹胀。相当部分患者有失眠、焦虑、抑郁、头晕、头痛等精神症状。

我国建议对肠易激综合征的诊断采用目前国际通用的罗马Ⅲ诊断标准，即反复发作的腹痛或腹部不适，诊断前症状出现至少 6 个月，且近 3 个月内每个月至少发作 3 天，伴有以下 2 项或 2 项以上：①排便后症状改善；②发作时伴有排便频率改变；③发作时伴有粪便性状（外观）改变。在排除器质性疾病后，可建立 IBS 的诊断。

IBS 的诊断主要依靠详细病史询问及体格检查。对年龄在 40 岁以下，一般状况良好，无发热、体重下降、便血或黑便、贫血、腹部包块等情况，符合上述 IBS 诊断标准，粪便常规及病原体检查阴性者，可做出 IBS 的临床诊断。必要时可行结肠镜检查或钡剂灌肠 X 线检查排除结肠器质性疾病。但对年龄在 40 岁或以上，或有大肠癌家族史的初诊患者，即使 IBS 症状典型，仍以常规结肠镜检查为宜，以免漏诊大肠癌。

（二）功能性腹泻

按照罗马Ⅲ提出的定义，长期持续或反复排稀烂或水样便而不伴有腹痛或腹部不适，排除器质性病变，称为功能性腹泻。事实上，临床上很难界别功能性腹泻与腹泻型 IBS，因为腹泻时总会伴有不同程度的腹部不适，而且两者的治疗原则基本相同。临床上值得注意的是，对长期持续排稀烂或水样便而无典型 IBS 症状的患者下"功能性腹泻"诊断时要慎重，注意排除药物性腹泻、食物过敏、显微镜下结肠炎、各种病因的吸收不良综合征（如乳糖酶缺乏症、胰腺外分泌功能不全、轻症乳糜泻等）以及各种全身性疾病引起的腹泻。

（胡品津）

参考文献

［1］施作榕. 慢性腹泻的病因探讨—附 433 例分析. 中华内科杂志, 1986, 25: 165.

［2］欧阳钦. 对腹泻病因构成比例变迁及对策浅议. 中华内科杂志, 1998, 37: 5.

［3］ARASARADNAM RP, BROWN S, FORBES A, et al. Guidelines for the investigation of chronic diarrhea in adults: British Society of Gastroenterology, 3rd edition. Gut, 2018, 67: 1380-1399.

［4］中华医学会上海分会内科学分会. 关于慢性细菌性痢疾问题的座谈, 中华内科杂志, 1966, 14: 424.

［5］MCDONALD LC, GERDING DN, JOHNSON S, et al. Clinical pactice guidelines for clostridium difficile Infection in adults and children: 2017 Update by the Infectious Diseases Society of America (IDSA) and Society for Healthcare Epidemiology of America (SHEA). Clinical Infectious Diseases, 2018, 66 (7): e1-e48.

［6］STOLK-ENGELAAR VM, HOOGKAMP-KORSTANJE JA. Clinical presentation and diagnosis of gastrointestinal infections by *Yersinia enterocolitica* in 261 Dutch patients. Scand J Infect Dis, 1996, 28: 571-575.

［7］MATSUMOTO T, MITSUO I, MATSUI T *et al.* Endoscopic findings in *Yersinia entercolitica* enterocolitis. Gastrointest

Endosc, 1990, 36: 583-586.

[8] 杨晋川，王鑫，刘金芳，等. 徐州地区 2004—2006 年腹泻病患者和家畜家禽及食品中小肠结肠炎耶尔森菌分布调查. 中华流行病学杂志 2008, 29 (2): 204.

[9] PUÉCHAL X. Whipple's disease. Postgrad Med J, 2013, 89: 659-665.

[10] 王年生. Whipple 病一例报告. 中华消化杂志, 1982, 2 (1): 26.

[11] 汪余勤，陈颖伟，瞿春莹，等. 以腹泻为主的 Whipple 病 1 例报告及文献复习. 实用医学杂志, 2010, 16 (19): 3562-3563.

[12] CAO J, LIU WJ, XU XY, et al. Endoscopic findings and clinicopathologic characteristics of colonic schistosomiasis: a report of 46 cases. World J Gastroenterol, 2010, 16 (6): 723-727.

[13] MARTINEZ-GORDILLO MN, GONZALEZ-MACIEL A, REYNOSO-ROBLES R, et al. Intraepithelial Giardia Intestinalis: A Case Report and Literature Review. Medicine, 2014, 93 (29): e277.

[14] 高学敏. 蓝氏贾第鞭毛虫感染 150 例临床分析. 中华内科杂志, 1983, 22: 476.

[15] 金伟，郭见多，刘道华，等. 安徽省人体重点寄生虫病现状调查报告. 热带病与寄生虫学, 2017, 15 (1): 14-18.

[16] 王丽，夏云婷，田向红，等. 2014 年我国南方部分地区人群蓝氏贾第鞭毛虫感染及影响因素分析. 环境与健康杂志, 2018, 35 (3): 238-241.

[17] 王庆权，操治国，李启扬，等. 人体隐孢子虫病流行病学研究进展. 热带病与寄生虫学, 2015, 13 (2): 120-124.

[18] 郭建东，赵玲玲. 黄河下游黄泛区人群粪类圆线虫感染调查. 中国寄生虫病防治杂志, 2005, 18 (3): 附页 2, 附页 4.

[19] 何登贤. 粪类圆线虫病 72 例报告. 中华内科杂志, 1981, 20 (4): 211.

[20] 胡缨，谢周华，李艳文. 粪类圆线虫感染 25 例临床分析. 广西医科大学学报, 2013, 30 (3): 457-458.

[21] 李俊达，王晓玲，黄群，等. 粪类圆线虫病二例的临床特征及诊治. 中华传染病杂志, 2013, 31 (5): 308-311.

[22] BUONFRATE D, REQUENA-MENDEZ A, ANGHEBEN A, et al. Severe strongyloidiasis: a systematic review of case reports. BMC Infectious Diseases, 2013, 13: 78.

[23] 黄金森. 乙状结肠镜观察结肠小袋纤毛虫病一例报告. 中华内科杂志, 1965, 13: 1003.

[24] 武力力. 结肠小袋纤毛虫病一例. 中华内科杂志, 1992, 31: 710.

[25] BARON L, BRANCA G, TROMBETTA C, et al. Intestinal anisakidosis: Histopathological findings and differential diagnosis. Pathology-Research and Practice, 2014, 210: 746-750.

[26] 中华医学会消化病学分会炎症性肠病学组. 炎症性肠病诊断与治疗的共识意见 (2018·北京). 中华炎性肠病杂志, 2018, 2 (3): 173-190.

[27] 中华医学会消化病学分会炎症性肠病学组. 炎症性肠病合并机会性感染专家共识意见. 中华消化杂志, 2017, 37 (4): 217-226.

[28] 何瑶，陈瑜君，钱家鸣，等. 回结肠克罗恩病与肠结核临床及内镜特征比较. 中华消化内镜杂志, 2012, 29 (6): 325-328.

[29] 高翔，何瑶，陈瑜君，等. 试验性抗结核治疗鉴别肠结核与克罗恩病的临床与内镜分析. 中华消化内镜杂志, 2011, (8): 446-451.

[30] MAO R, LIAO WD, HE Y, et al. Computed tomographic enterography adds value to colonoscopy in differentiating Crohn's disease from intestinal tuberculosis: a potential diagnostic algorithm. Endoscopy, 2015, 47: 322-329.

[31] HE Y, ZHU Z, MD, CHEN T, et al. Development and Validation of a Novel Diagnostic Nomogram to Differentiate Between Intestinal Tuberculosis and Crohn's Disease: A 6-year Prospective Multicenter Study. Am J Gastroenterol, 2019, 114: 490-499.

[32] 邹宁，吕红，钱家鸣，等. 克罗恩病与原发性肠道淋巴瘤临床表现的异同. 中华消化杂志, 2006, 26 (6): 364-367.

[33] SUN Z, ZHOUH, SONG G, et al. Intestinal T-cell lymphomas: a retrospective analysis of 68 cases in China. World J Gastroenterol, 2014, 20: 296-302.

[34] CHEON JH, KIM ES, SHIN SJ, et al. Development and validation of novel diagnostic criteria for intestinal Behcet's disease in Korean patients with ileocolonic ulcers. Am J Gastroenterol, 2009, 104: 2492-2499.

[35] HISAMATSU T, NAGANUMA M, MATSUOKA K, et al. Diagnosis and management of intestinal Behcet's disease Clin J Gastroenterol, 2014, 7: 205-212.

[36] International Team for the Revision of the International Criteria for Behçet's Disease (ITR-ICBD). The International Criteria for Behçet's Disease (ICBD): a collaborative study of 27 countries on the sensitivity and specificity of the new criteria. J Eur Acad Dermatol Venereol, 2014, 28 (3): 338-347.

[37] ADEBAYO D, BJARNASON I. Is non-steroidal anti-inflammaory drug (NSAID) enteropathy clinically more important than NSAID gastropathy? Postgrad Med J, 2006, 82: 186-191.

[38] COURVILLE EL, SIEGEL CA, VAY T, et al. Isolated asymptomatic ileitis does not progress to overt Chohn's disease on long term follow-up despite features of chronicity in biopsies. Am J Surg Pathol, 2009, 33: 1341-1347.

[39] BRANDT LJ, BOLEY SJ. AGA technical review on intestinal ischemia. Gastroenterology, 2000, 118 (5): 954-968.

[40] FEUERSTADT P, BRANDT LJ. Colon ischemia: recent insights and advances. Curr Gastroenterol Rep, 2010, 12: 383-390.

[41] BRANDT LJ, FEUERSTADT P, BLASZKA MC. Anatomic patterns, patient characteristics, and clinical outcomes

in ischemic colitis: a study of 313 cases supported by histology. Am J Gastroenterol, 2010, 105: 2245-2252.

［42］ 王礼建 . 嗜酸细胞性胃肠炎与高嗜酸性粒细胞综合征 . 中华消化杂志 , 2003, 23 (8): 455.

［43］ 肖文斌 . 嗜酸细胞性胃肠炎的诊断和治疗 . 中华消化内镜杂志 , 2002, 19 (3): 145.

［44］ NGUYEN GC, SMALLEY WE, VEGE SS, et al. American gastroenterological association institute guideline on the medical Management of microscopic colitis. Gastroenterology, 2016, 150: 242-246.

［45］ PARDI DS. Diagnosis and management of microscopic colitis. Am J Gastroenterol, 2017, 112: 78-85.

［46］ KAMP E, KANE JS, FORD AC. Irritable bowel syndrome and microscopic colitis: A systematic review and meta-analysis. Clin Gastroenterol Hepatol, 2016, 14: 659-668.

［47］ GU HX, ZHI FC, HANG Y, et al. Microscopic colitis in patients with chronic diarrhea and normal colonoscopic findings in Southern China. Int J Colorectal Dis, 2012, 27 (9): 1167-1173.

［48］ 中国医师协会外科医师分会 , 中华医学会外科分会结直肠外科学组 . 中国放射性直肠炎诊治专家共识 (2018 版). 中华炎性肠病杂志 , 2019, 3 (1): 5-20.

［49］ 项平 , 项丹妮 , 保志军 , 等 . 肠镜对放射性直肠炎的诊断分析 - 附 16 例报告 . 中国内镜杂志 , 2002, 8 (1): 98-99.

［50］ KOHOUTÁ D, BÁRTOVÁ J, TACHECÍ I, et al. Cryptogenic multifocal ulcerous stenosing enteritis: A review of the literature. Gastroenterol Res Pract, 2013, 2013: 918031.

［51］ UMETSU SE, BROWN I, LANGNER C, et al. Autoimmune enteropathies. Virchows Arch, 2018, 472: 55-66.

［52］ INGLE SB, HINGE CR. Primary intestinal lymphangiectasia: Minireview. World J Clin Cases, 2014, 16 (2): 528-533.

［53］ 闫斌 , 刘庆森 , 黄启阳 , 等 . 原发性小肠淋巴管扩张症 1 例并文献复习 . 胃肠病学和肝病学杂志 , 2013, 22

(5): 473-474.

［54］ 武希润 . Cronkhite-Canada 综合征国内文献复习 . 中华内科杂志 , 2005, 44 (5): 387.

［55］ VAN DER HEIDE F. Acquired causes of intestinal malabsorption. Best Pract Res Clin Gastroenterol, 2016, 30: 213-224.

［56］ NIKAKI K, GUPTE GL. Assessment of intestinal malabsorption. Best Pract Res Clin Gastroenterol, 2016, 30: 225-235.

［57］ BARKUN A, LOVE J, GOULD M, et al. Bile acid malabsorption in chronic diarrhea: Pathophysiology and treatment. Can J Gastroenterol, 2013, 27 (11): 653-659.

［58］ 贝濂 . 乳糖酶缺乏 . 中华内科杂志 , 1990, 29: 752.

［59］ LEBWOHL B, SANDERS DS, GREEN PHR. Coeliac disease. Lancet, 2018, 391: 70-81.

［60］ 耿伟 , 乔旭柏 , 纪开宇 , 等 . 不同人种乳糜泻患者临床特征的单中心临床分析 . 中华内科杂志 , 2016, 55 (8): 613-618.

［61］ 王歆琼 , 刘伟 , 徐俊杰 , 等 . 乳糜泻在中国慢性腹泻患儿中的发病情况 . 中华儿科杂志 , 2010, 48 (4): 244-248.

［62］ 中华医学会消化病学分会胃肠激素学组 . 胃肠胰神经内分泌肿瘤内科诊治若干建议 . 中华消化杂志 , 2014, 34 (6): 361-369.

［63］ 胡益群 , 钱家鸣 , 周旭东 . 不同类型类癌的临床分析和比较 . 中华内科杂志 , 2004, 43 (12): 900-902.

［64］ 朱预 , 刘彤华 . 胃泌素瘤—北京协和医院 22 例经验 . 中华肝胆外科杂志 , 2004, 10 (4): 217.

［65］ 李江涛 , 彭淑牖 , 刘颖斌 , 等 . 胰血管活性肠肽瘤一例报告并国内文献复习 . 中华外科杂志 , 2004, 42 (9): 524-527.

［66］ 郭剑峰 . 甲状腺髓样癌 33 例临床分析 . 中山大学学报 (医学科学版), 2004, 25 (38): 333.

［67］ BONILLA FA, BARLAN I. International Consensus Document (ICON): common variable immunodeficiency disorders. J Allergy Clin Immunol Pract, 2016, 4 (1): 38-59.

25

便　秘

便秘以排便次数减少和 / 或排便困难为突出表现，排便次数减少指每周排便少于 3 次，排便困难包括排便费力、排出困难、排干硬便、排便不尽感、排便费时及需手法辅助排便。慢性便秘是指便秘症状存在达到一定时间，病程至少为 6 个月。

便秘和其他症状不同，不能用其本身来表述清楚，需要通过了解患者的便意、排便次数、粪便性状以及排便时是否存在费力、排便费时、排便不尽感等症状，并结合患者的基础排便情况及感受做出综合判断。引起慢性便秘的疾病有很多，如：①不良的饮食习和排便习惯（包括低纤维素食物摄入、饮水量较少、运动量少、抑制便意及滥用泻药等）；②精神因素（精神疾病、抑郁症）；③结直肠功能性疾病及形态学异常（如功能性便秘、功能性排便障碍、便秘型肠易激综合征、直肠内脱垂及直肠前突等）；④内分泌系统疾病（甲状腺功能减退或亢进、高或低钙血症、糖尿病等）；⑤结直肠器质性疾病（结直肠各种良性和恶性肿瘤、炎症性狭窄、先天性巨结肠、假性肠梗阻等）；⑥结直肠外病变（中枢神经病变、帕金森病及盆腔神经受损等）。慢性便秘常见病因及相关因素见表 25-1。

【体格检查】

一般体格检查应排除主要的中枢神经系统障碍，尤其是脊髓病变。腹部检查需明确有无腹部膨胀、结肠可触到的硬结粪便、炎症或肿瘤形成的肿块等。直肠检查对评估便秘患者非常重要，以排除肛周疼痛和直肠黏膜病变，同时评估排便功能，在静息状态和用力排便时观察会阴的情况。应进行直肠指诊，以评估是否有粪便嵌顿、狭窄和直肠肿块的存在，对评估耻骨直肠肌和 / 或肛门括约肌的收缩也非常重要。

【常规辅助检查】

粪便常规及隐血试验应作为慢性便秘患者的常规检查和定期随诊项目。血清学检查如血常规、肝肾功能、甲状腺功能及肿瘤标志物可明确部分器质性疾病的诊断，同时可反映机体全身状况。结肠镜检查主要排除肠道器质性疾病，是便秘患者的重点检查项目；胃肠传输时间测定已是公认的了解结直肠传输功能的有效方法；囊逼出试验是一项直肠肛管排便功能的初筛检查，可了解有无排便障碍；排粪造影是排便障碍型便秘的重要检查手段之一；结肠 X 线检查、仿真结肠技术、球肛门直肠测压、结肠压力测定、会阴神经潜伏期或肌电图检查等辅助检查均有助于便秘的病因诊断。

【诊断原则和步骤】

慢性便秘的诊断包括以下几个方面：首先要判断患者的症状是否符合慢性便秘的诊断标准；其次要全面了解病因，做出病因诊断；对功能性便秘患者，通过评估做出分型，对重型、难治性便秘患者，要进一步评估结直肠及肛门功能和形态结构变化，评估患者的精神及心理状态。现阶段慢性便秘的诊断标准还是借鉴罗马Ⅳ功能性便秘诊断标准（表 25-2）。

在应用诊断标准时还需注意一些问题，通过询问病史判断是否为便秘，重视尚未列入诊断标准内的症状，如缺乏便意、排便时使不上劲、粪便量少、有便意排不出来等，符合诊断标准的不一定是功能性便秘，罗马Ⅳ诊断标准是针对功能性便秘的，符合该诊断标准的慢性便秘患者不一定都是功能性便秘，诊断还需排除器质性疾病等病因（表 25-3）。

表 25-1　慢性便秘常见病因及相关因素

病因	相关因素
功能性疾病	功能性便秘、功能性排便障碍、便秘型肠易激综合征
器质性疾病	肠道疾病（结肠肿瘤、憩室、肠腔狭窄或梗阻、巨结肠、结直肠术后、肠扭转、直肠膨出、直肠脱垂、痔、肛裂、肛周脓肿和瘘管、肛提肌综合征、痉挛性肛门直肠痛）；内分泌和代谢性疾病（严重脱水、糖尿病、甲状腺功能减退、甲状旁腺功能亢进、多发内分泌腺瘤、重金属中毒、高钙血症、高或低镁血症、低钾血症、卟啉病、慢性肾病、尿毒症）；神经系疾病（自主神经病变、脑血管疾病、认知障碍或痴呆、多发性硬化、帕金森病、脊髓损伤）；肌肉疾病（淀粉样变性、皮肌炎、硬皮病、系统性硬化）
药物	抗抑郁药、抗癫痫药、抗组胺药、抗震颤麻痹药、抗精神病药、解痉药、钙拮抗药、利尿药、单胺氧化酶抑制药、阿片类药、拟交感神经药、含铝或钙的抗酸药、钙剂、铁剂、止泻药、非甾体抗炎药

表 25-2　罗马Ⅳ功能性便秘诊断标准

疾病名称	诊断标准
功能性便秘	1. 必须包括下列 2 项或 2 项以上：①1/4(25%)以上的排便感到费力；②1/4(25%)以上的排便为干球粪或硬粪(Bristol 粪便性状量表 1~2 型：分散的干球粪，如坚果，很难排出或腊肠状，多块型)；③1/4(25%)以上的排便有不尽感；④1/4(25%)以上的排便有肛门及直肠梗阻感 / 堵塞感；⑤1/4(25%)以上的排便需手法辅助(如用手指协助排便、盆底支持)；⑥每周排便次数少于 3 次 2. 不用泻药时很少出现稀便 3. 不符合肠易激综合征的诊断标准

注：诊断前症状出现至少 6 个月，近 3 个月符合以上诊断标准。

表 25-3　便秘的病因

I　器质性疾病 　一、溃疡性结肠炎 　二、克罗恩病 　三、肠结核 　四、其他病因的肠炎 　五、大肠癌 　六、结直肠手术后 　七、假性肠梗阻 　八、成人巨结肠 　九、妇科盆底疾病 　十、直肠脱垂 　十一、直肠前突 　十二、盆底痉挛综合征和耻骨直肠综合征 　十三、会阴下降综合征 　十四、孤立性直肠溃疡综合征 **II　系统性疾病** 　一、内分泌及代谢性疾病 　　(一)糖尿病 　　(二)甲状旁腺功能减退症	(三)甲状旁腺功能亢进症 　　(四)嗜铬细胞瘤 　　(五)淀粉样变 　　(六)其他 　二、弥漫性结缔组织病 　三、神经系统疾病 　　(一)脑卒中 　　(二)脊髓损伤 　　(三)多发性硬化症 　　(四)帕金森病 　　(五)外周神经系统病变 　四、慢性肾功能不全 　五、呼吸、循环系统疾病 **III　功能性便秘** **IV　药物相关性便秘** **V　特殊人群的慢性便秘** 　一、妊娠期便秘 　二、儿童慢性便秘

25.1　器质性疾病

一、溃疡性结肠炎

本病为一种慢性非特异性结肠炎症，临床主要表现为腹泻和便血，本病诊断和鉴别诊断详见 24.1。

极少数溃疡性结肠炎患者在疾病活动期表现为排便次数减少、粪便干硬、排便费力及排便不尽感，但同时排黏液脓血便，这有别于功能性便秘。部分有慢性便秘史的患者出现黏液脓血便，会考虑合并痔疮可能，从而延误

诊断。经肠镜检查和活检鉴别不难。此外，重度溃疡性结肠炎患者出现肛门排气、排便停止，腹部膨胀和全身重度症状，应警惕并发中毒性巨结肠可能。

二、克罗恩病

本病是一种胃肠道的慢性炎性肉芽肿性疾病，临床主要表现为腹痛、腹泻和体重下降，本病诊断和鉴别诊断详见 24.1。

当克罗恩病患者表现为排便次数减少、排便费力等便秘症状，尤其是伴有腹胀或便秘，或腹泻与便秘交替时，需警惕不完全性肠梗阻。

三、肠结核

肠结核是结核分枝杆菌引起的肠道慢性特异性感染，临床表现为腹泻、腹痛，伴发热、盗汗等结核毒血症状，常有结核病史或现症肺结核，本病诊断和鉴别诊断详见24.1。

部分肠结核可表现为腹泻与便秘交替，特别是当全身症状不明显时，注意避免漏诊。增生型肠结核可以隐匿发展，最终发生肠狭窄，出现腹痛、腹胀、肛门停止排便等不完全性肠梗阻症状时才就诊，造成诊断困难。

四、其他病因的肠炎

如缺血性结肠、放射性肠炎等转变为慢性，出现肠腔管壁增厚、管腔狭窄时，可出现便秘症状，需仔细与其他可引起便秘的疾病相鉴别。

五、大肠癌

大肠各种良、恶性肿瘤均可引起便秘，其中以大肠癌最为常见。大肠癌即结直肠癌，包括结肠癌与直肠癌，是常见的恶性肿瘤。特别是位于降段结肠、乙状结肠的左半结肠癌和直肠癌，便秘可成为首发症状，患者常因此就诊。这与此处结肠的解剖及肿瘤特征有关。左半结肠的管腔较细，其癌组织的类型多属于硬癌，特点是癌细胞沿肠壁四周环状浸润性生长，极易使肠腔缩窄产生肠梗阻，可使患者出现明显的排便习惯改变。

大肠癌早期症状多不明显或较轻微，极易被忽视，也容易漏诊。主要临床表现：①排便习惯与粪便性状改变，常为本病最早出现的症状，多以血便为突出表现，或有痢疾样脓血便伴里急后重，有时表现为顽固性便秘，粪便形状变细。也可表现为腹泻与糊状便，或腹泻与便秘交替，无明显黏液脓血便多见于右侧结肠癌。②腹痛多见于右侧结肠癌，表现为右下腹部钝痛，或同时涉及右上腹、中上腹，可出现餐后绞痛。结直肠癌并发肠梗阻时腹痛加重或为阵发性绞痛。③腹部肿块，其位置取决于癌的位置，多提示肿瘤已为中晚期。④直肠肿块，多数肿瘤位于直肠时，多数患者直肠指检时可触及直肠肿块，质地坚硬，表面呈结节状，有肠腔狭窄，指检后的指套上有血性黏液。⑤全身情况，可有贫血、低热，多见于右侧结直肠癌。晚期患者有进行性消瘦、恶病质、腹水等。右侧结直肠癌以全身症状、贫血、腹部包块为主要表现；左侧结直肠癌则以血便、腹泻、便秘和肠梗阻等症状为主。并发症多见于晚期，主要有肠梗阻、肠出血及肿瘤转移引起的相关并发症。左侧结直肠癌有时会以急性完全性肠梗阻为首诊。

粪隐血对本病诊断无特异性，方法简便易行，可作为普筛或早期诊断的线索。结肠镜对结肠癌具有确诊价值，能直接观察全结直肠的肠壁、肠腔的改变，可确定肿瘤的部位、大小，初步判断浸润范围，取病理活检可明确诊断。结肠镜下黏膜染色技术显著提高微小病变，尤其是平坦型病变的发生率，采用染色放大结肠技术结合腺管开口分型有助于判断病变性质和浸润深度。超声内镜技术有助于判断结直肠癌浸润深度，对其结直肠癌的T分期准确性较高，有助于判断是否适合内镜治疗。X线钡剂灌肠：可采用钡灌肠气钡双重对比造影分析，但其诊断价值不如内镜。可发现充盈缺损、肠腔狭窄、黏膜皱襞破坏等征象，显示肿瘤的部位及范围。对于肠腔狭窄，结肠镜不能继续进镜者，钡剂灌肠有助于对肠镜未及肠段检查。CT结肠成像：主要用于了解结直肠癌肠外浸润及转移情况，有助于进行临床病理分期，确定治疗方案。但对结直肠癌早期诊断价值有限。结直肠癌血清学诊断的灵敏性及特异性尚不足够，CEA和CA125、CA19-9等肿瘤抗原标志物的血清检测，可能对结直肠癌手术效果的判断与术后复发的监视有一定价值。

结直肠癌的诊断主要通过结肠镜及黏膜活检确定。对高危患者出现排便习惯与粪便性状改变、腹痛、贫血等应及早进行结肠镜检查。右侧结直肠癌应注意与克罗恩病、肠结核、阑尾炎、肠阿米巴病鉴别，左侧结直肠癌需与溃疡性结肠炎、克罗恩病、憩室炎、慢性细菌性痢疾、功能性便秘、痔疮及血吸虫病等鉴别。

六、结直肠手术后

正常直肠及肛门解剖结构和功能使肛门排便具有自制能力，即可以随意延缓排便、保持夜间控制排便能力及鉴别肠内容物性质等。影响这种能力的因素很多，包括粪便的体积和稠度、肛管长度、括约肌功能、直肠储袋功能、直肠顺应性、直肠感觉、神经肌肉反射等。结直肠外科手术后，这些因素在不同程度上受影响，因而影响患者术后的排便功能。据部分文献分析结果示结直肠术后便秘主要集中在直肠手术，而且其中的直肠前切除对排便功能影响最为显著。这类患者容易诊断。有便秘症状，有明确的结直肠手术史，结合实验室、影像学及内镜检查较易诊断。主要需与肿瘤复发、粘连性不全性肠梗阻相鉴别。

七、假性肠梗阻

假性肠梗阻指有肠梗阻的症状和体征，但无机械性梗阻证据的临床综合征，是由于肠道神经和/或肌肉病变引起的肠道运动功能障碍性疾病。因病因不同，可分为原发性和继发性两种类型,前者多见。原发性为肠道肌肉本身病变引起慢性肠道动力异常。继发性假性肠梗阻可继发于结缔组织病、内分泌系统疾病、神经系统疾病、副肿瘤综合征及淀粉样变等。诊断主要为临床诊断,根据典型病史、临床表现、影像学符合肠梗阻特点但除外机械性肠梗阻,结合相应动力学检查资料,可做出临床诊断。假性肠梗阻通常起病隐匿,典型临床表现为反复发作的腹胀、腹痛、肛门停止排便、伴或不伴呕吐,类似机械性肠梗阻的表现。急性发作期间可表现为恶心、呕吐、吞咽困难、腹痛、腹胀及慢性便秘,对常规泻药治疗效果差。体格检查时,腹部体征不具备特异性。腹部立卧位可见肠梗阻典型征象;实验室检查、肠道 CT、内镜及病理学检查等起排他性作用。

八、成人巨结肠

成人巨结肠可分为先天性和后天获得性两大类。先天性巨结肠是由于直肠或结肠远段神经节缺失导致的以完全性或不完全性慢性假性肠梗阻为主要表现的先天性疾病。10 岁以后诊断的先天性巨结肠称为成人先天性巨结肠。顽固性便秘、腹胀及腹痛是成人巨结肠常见临床表现。对于长期慢性便秘患者均应考虑到成人巨结肠的可能性,检查方法包括钡灌肠、直肠肛门测压和直肠全层活检。钡灌肠表现因受累肠段的部位和长度的不同而不同,典型表现为乙状结肠高度扩张,并与远端狭窄肠段之间形成锥形移行带;直肠肛门测压显示直肠肛门抑制反射消失对成人巨结肠的诊断有重要提示作用。直肠全层活检是诊断成人巨结肠的金标准,病理特点包括:黏膜下层和肠肌间神经丛中神经节细胞缺失;黏膜固有层、黏膜肌层和固有肌层中乙酰胆碱酯酶活性升高;神经干增生、肥大。

九、妇科盆底疾病

女性盆腔支持缺陷性疾病与肠道功能异常关系密切,尤其是后盆腔支持缺陷性疾病,主要表现为直肠前壁和阴道后膨向阴道腔内突出,故阴道后壁膨出也称直肠膨出或直肠前突,因解剖邻近,与便秘密切相关。女性盆腔支持组织发生缺陷,导致盆腔器官膨出,尤其是阴道后壁膨出和直肠膨出,导致出口梗阻型便秘。慢性便秘患者,长期过度用力排便导致会阴体下降,使阴部神经受到牵张、损伤,最终产生神经病变。过度用力排便还过度拉伸,破坏了盆腔结缔组织的附着、连接。通过上述各个因素综合作用,慢性便秘可能影响盆腔脏器的正常结构和功能。诊断女性盆腔支持缺陷性疾病时,需详细询问病史和进行全面的体格检查,明确存在潜在致病原因和危险因素。

十、直肠脱垂

由于直肠黏膜松弛脱垂造成直肠或肛管的部分阻塞,直肠内脱垂症状以排便梗阻感、肛门坠胀、排便次数增多、排便不尽感最为突出,其他常见症状有黏液血便、腹痛、腹泻以及相应的排尿障碍症状等。少数患者可能出现腰骶部疼痛和里急后重。严重时可能出现部分性大便失禁等。根据典型症状、体征,结合排粪造影等辅助检查结果,诊断不难。但包括直肠肿瘤在内的许多疾病都可能出现上述表现,因此直肠内脱垂的诊断必须排除直肠肿瘤、炎症等其他常见的器质性疾病。

十一、直肠前突

直肠前突指直肠前壁和阴道后壁的疝,即直肠前壁的一部分向阴道方向突出。直肠前突的绝大多数为女性患者,经产妇多见,是女性出口梗阻型顽固性便秘常见原因之一。男性的直肠前壁有前列腺支持,很少发生直肠前突。只有当前列腺切除后,偶可形成轻度或中度的直肠前突。主要表现为排便困难,其他症状为排便不尽、肛门下坠感、阻塞感、肛门疼痛,有的患者需用手指压迫肛门周围才能排便,有的患者需灌肠后排便等。直肠指检时在直肠前壁齿线上会触到一个圆形或卵圆形凹陷的薄弱区,触及囊袋突入阴道内。嘱患者用力排便时,凹陷更加明显,使薄弱区向阴道突出更加明显,甚至可将阴道后壁按压至阴道口,这样就可初步诊断。排粪造影是明确诊断的最佳检查方法。因此,有典型的症状、直肠指检及排粪造影结果便能确诊。

十二、盆底痉挛综合征和耻骨直肠综合征

盆底痉挛综合征和耻骨直肠综合征患者临床表现相同,均有排便困难,多为缓慢地、进行性加重的排便困难,在排便时需过度用力,往往越用力,粪便排出越困难;排便时间较长,有的患者排便时间超过半小时;每次排便量较少,粪便滞留于直肠,在排便后仍有便意、下坠感和直肠下段的重压感,因而有部分患者便意频繁。有报道指出,耻骨直肠肌综合征患者的症状和发病时间与疾病的严重程度呈正相关。每次排便时间超过 30 分钟,病史长达 5 年以上者,一般其肛管长度都在 5.5cm 以上,临床症状较明显。因此,症状和发病时间应成为诊断耻骨直肠肌综合征的关键指标。肛管长度及压力测定、球囊逼出试验、排粪造影、肛肠肌电图、结肠传输时间测定等检查有助诊断。

十三、会阴下降综合征

会阴下降综合征指盆底肌肉异常松弛引起的一系

列临床症候群,如排便困难、排便不尽、会阴坠胀、大便失禁等。排便困难是最突出的临床表现。诊断主要依靠临床表现和辅助检查结果,最主要的是排粪造影结果。如患者有出口梗阻的临床表现,排粪造影时会阴下降值达到了诊断标准(排便中会阴下降大于 3cm),即可确诊。其他检查方法可进一步明确肛门直肠的功能状态。

十四、孤立性直肠溃疡综合征

孤立性直肠溃疡综合征是一种良性肛肠疾病,较少见,特征性改变为直肠远端孤立性溃疡形成、红斑、息肉样损害。本病为多种疾病的综合征,病程多为慢性,临床表现多样。排血便及黏液便为常见症状之一;排便困难和腹泻,多数患者表现为长期排便困难和慢性便秘;其他症状包括里急后重、会阴部疼痛、排便梗阻感、有摒便和排便不尽感等,最后出现直肠狭窄。排粪造影时发现直肠脱垂,一般无会阴下降;结肠镜检查发现直肠病变多样,有溃疡、红斑、息肉样损害。病变多见单发,也可多发。多数发生在直肠前壁,也可发生在其他部位,有的可呈环状。组织学表现为黏膜固有层肌纤维消失,黏膜肌层排列紊乱,平滑肌纤维侵入黏膜固有层。本病的诊断主要靠结肠镜检查和组织活检。直肠指诊及其他辅助检查亦有助于诊断。本病缺乏特异性,误诊率较高,需仔细同肿瘤、炎症性肠病及其他疾病相鉴别。

25.2　系统性疾病

多种系统性疾病可累及消化道,便秘是消化道受累的常见表现之一。引起便秘的系统性疾病包括内分泌代谢疾病、神经系统疾病、免疫系统疾病、呼吸系统疾病及循环系统疾病等。

一、内分泌及代谢性疾病

(一)糖尿病

糖尿病所致的内脏自主神经变性可引起慢性便秘。糖尿病患者合并便秘可能的病理生理机制:①间质卡哈尔细胞数目减少,功能下降;②糖尿病所致的自主神经病变;③糖尿病所致的平滑肌肌病;④高血糖对胃肠道运动的影响。主要的消化道功能检查包括结肠传输时间、直肠肛管测压、X线排粪造影等。

(二)甲状旁腺功能减退症

甲状旁腺功能减退症(甲减)是引起便秘的常见内分泌疾病之一,甲减患者全胃肠通过时间较普通人群显著延长。本病发病隐匿,病程较长,多数患者缺乏特异症状和体征。症状主要以代谢率减低和交感神经兴奋性下降为主,病情轻的早期患者可以没有特异症状。典型患者畏寒、乏力、便秘、手足肿胀感、嗜睡、记忆力减退、少汗等。体格检查发现典型患者可有表情呆滞、反应迟钝、声音嘶哑、听力障碍、面色苍白、颜面(或)眼睑水肿、唇舌厚大、皮肤干燥及粗糙、脱皮屑等。少数病例出现胫前黏液性水肿。实验室检查血清 TSH 增高、FT4 减低,原发性甲减即可成立,需进一步寻找甲减病因。血清 TSH 减低或者正常,TT4、FT4 减低,考虑中枢性甲减,可通过 TRH 兴奋试验证实。

(三)甲状旁腺功能亢进症

甲状旁腺功能亢进时,由于甲状旁腺大量分泌 PTH,使骨钙溶解释放入血,引起高钙血症。消化道症状主要表现为食欲减退、腹胀、消化不良、便秘、恶心、呕吐等。实验室检查血清总钙多次超过 2.75mml/L 或血清游离钙超过 1.28mmol/L 应视为疑似病例。如患者反复发作尿路结石、骨痛、骨骼 X 线片有骨膜下皮质吸收囊肿样变化、多发性骨折或畸形等,实验室检查有高血钙、低血磷、血清碱性磷酸酶增高、尿钙增高,诊断基本可以确定。明确诊断还需做血清 PTH 测定。

(四)嗜铬细胞瘤

嗜铬细胞瘤可产生多种肽类激素,其中一部分引起的症状不典型,如分泌的鸦片肽、生长抑素过多,肠道蠕动受抑制,出现便秘症状。诊断本病需做血、尿儿茶酚胺及其代谢物的测定,对合并阵发性血压升高患者,可考虑做胰高血糖素激发试验,同时有针对性地完善超声、MRI、CT 等影像学检查。

(五)淀粉样变

淀粉样变是全身性疾病,消化系受累常见。消化道受累可表现为便秘,据报道约 63% 的淀粉样变性患者存在便秘。

(六)其他

甲状腺功能亢进症、原发性醛固酮增多症、库欣综合征、胰高血糖素瘤、多发性内分泌肿瘤Ⅱb 及全垂体功能低下等可并发便秘症状,但较少见。各种原因所致的代谢异常如高钙血症、低钾血症等也可合并便秘。依据不同病因纠正电解质代谢紊乱,肠道功能可恢复正常。

二、弥漫性结缔组织病

弥漫性结缔组织病可以侵犯全身多脏器,也包括消化道。消化道受累时临床可表现为腹痛、便秘、腹泻、血便等症状。内镜或放射影像学检查可见消化道非特异性炎症性病变,如黏膜充血、水肿、糜烂和溃疡等。当消化道表现突出时,临床易误诊为炎症性肠病。弥漫性结缔组织病的肠道受累在出现消化道症状时,多同时伴发热、关节痛和/或肌痛、皮肤损害等全身症状。实验室检查常有酶学升高、尿红细胞和/或蛋白尿。注意检测免疫球蛋白、补体及自身抗体,一般不难诊断。系统性红斑狼疮、干燥综合征、白塞病(贝赫切特病)、系统性硬化及混合性结缔组织病等均可累及消化道,系统性硬化对消化道的影响最为突出。肠道白塞病临床表现和肠镜下表现与克罗恩病酷似,两病鉴别极困难。肠道白塞病(贝赫切特病)还应与肠结核、阿米巴肠病相关肠病鉴别,这些疾病与肠道白塞病肠镜下溃疡有相似,具体鉴别详见相关内容。

三、神经系统疾病

消化道的动力功能与神经系统密不可分,胃肠道神经系统分为肠神经系统和支配胃及近端小肠的迷走神经、内脏神经及支配远端小肠和结肠的盆神经。

(一)脑卒中

脑卒中又称中风或脑血管意外,起病突然,是以局灶性神经功能缺失为共同特征的急性脑血管疾病。便秘是卒中后常见的并发症。流行病学调查显示,卒中后便秘的发生率高达30%~60%。卒中后便秘由多种因素造成:①卒中后应用影响排便的药物;②卒中后患者易出现脱水、低血容量;③病变直接损害了排便中枢;④卒中后瘫痪或卧床;⑤卒中患者多数为老年人等。这些因素影响胃肠蠕动功能,增大了卒中后便秘的风险或使原有的便秘加重。

(二)脊髓损伤

脊髓损伤后合并便秘较常见。脊髓骶副交感核对结肠、盆底、肛门括约肌的支配发生中断,可造成感觉、运动、反射等功能障碍,从而出现便秘、腹胀、大便失禁、排便费时等临床表现。约80%的脊髓损伤患者存在便秘和/或排便功能障碍。

(三)多发性硬化症

多发性硬化症患者常出现消化系统和其他系统功能障碍表现。有报道提示有52%的患者存在便秘、排便障碍或两者同时存在。同时,治疗多发性硬化的相关药物如抗胆碱药物、肌肉松弛药物也可导致便秘。

(四)帕金森病

帕金森病患者也常伴消化道症状,最常见的消化道症状为便秘,可发生于2/3的患者。该病合并消化道功能异常的机制尚不清楚。除了帕金森病本身可致消化道功能异常,治疗帕金森病的药物也可能是原因之一,应尽可能避免抗胆碱能药物的应用。

(五)外周神经系统病变

外周神经系统(躯体感觉神经和自主神经系统)疾病也是导致消化道功能异常的原因之一,如家族性自主神经病、神经纤维瘤、副肿瘤和抗神经元内脏神经病等。

四、慢性肾功能不全

慢性肾功能不全患者常出现便秘,尤其是尿毒症期患者。尿毒症患者出现便秘的主要原因包括:尿毒症所致的自主神经病变;肠道微生态的改变;长期透析或使用利尿药导致脱水。

五、呼吸、循环系统疾病

呼吸、循环系统急性和慢性病,如急性心肌梗死、慢性阻塞性肺疾病、慢性呼吸衰竭可合并便秘。

25.3　功能性便秘

根据功能性便秘患者肠道动力和肛门直肠功能改变特点,将功能性便秘分4型。①慢传输型便秘(STC):结肠传输延缓,主要症状为排便次数减少、粪便干硬、排便费力。②排便障碍型便秘:即功能性排便障碍,既往称为出口梗阻型便秘,主要表现为排便费力、排便不尽感、排便时肛门及直肠堵塞感、排便费时、需要手法辅助排便等。诊断应在符合功能性便秘的基础上有肛门及直肠排便功能异常的客观证据。该型又可分为不协调性排便和排便推进力不足2个亚型。③混合型便秘:患者存在结肠传输延缓和肛门直肠排便障碍的证据。④正常传输型便秘:便秘型肠易激综合征(IBS-C)多属于这一型,患者的腹痛、腹部不适与便秘相关。

功能性排便障碍的诊断标准必须符合以下所有条件:①患者必须符合功能性便秘和/或便秘型肠易激综

合征的诊断标准;②在反复尝试排便过程中,经以下 3 项检查中的 2 项证实有特征性排出功能下降:a. 球囊逼出试验异常;b. 压力测定或肛周体表肌电图检查显示肛门及直肠排便模式异常;c. 影像学检查显示直肠排空能力下降。诊断前症状出现至少 6 个月,近 3 个月符合以上诊断标准。

功能性便秘患者主要表现为排便次数减少(<3 次/周)、粪便干结。由于粪便干结,患者在排便时可出现排便费力,也可出现肛门及直肠堵塞感、排便不尽感,甚至需手法辅助排便等。在诸多便秘症状中,排便次数减少、粪便干结常提示为结肠传输延缓所致的便秘;如排便费力突出、排便时肛门及直肠堵塞感、排便不尽感、需要手法辅助排便则提示排便障碍的可能性更大;部分便秘患者缺乏便意、定时排便、想排便而排不出来、排便急迫感、每次排便量少、大便失禁等现象,这些症状更可能与肛门及直肠功能异常有关。

一般检查方法包括血常规、粪常规、粪隐血试验、激素水平和代谢方面检查及钡灌肠或结肠镜检查,排除结直肠器质性病变。肛门直肠指诊可了解肛管及直肠

情况。

其他检查方法:结肠传输试验主要用来测定结肠道传输时间;肛门及直肠压力测定和球囊逼出试验有助于确定是否存在排便障碍;排粪造影可发现解剖结构异常方面的病因,如肠套叠、直肠前突伴粪便滞留,还可发现用力排便时肛门直肠角不下降、盆底异常下降,这些都是不协调排便的特征性表现。此外,还有盆底肌电图、会阴神经末梢运动潜伏期等检查手段。

功能性便秘的诊断首先应排除器质性疾病和药物因素导致的便秘,且符合罗马 IV 标准中功能性便秘的诊断标准。主要需与慢性特发性便秘、慢性假性肠梗阻和先天性巨结肠、药物因素、炎症性肠病、肿瘤等引起的便秘相鉴别。对近期内出现便秘、便秘或伴随症状发生变化的患者,鉴别诊断尤为重要。对年龄 >40 岁、有报警征象者,应进行必要的实验室、影像学和结肠镜检查,以明确便秘是否为器质性疾病所致、是否伴有结直肠的形态学改变。报警征象包括非人为的体重下降(3 个月内 >30%)、已证实非痔疮或肛裂引起的粪便带血或粪隐血试验阳性、发热、有结直肠息肉史和结直肠肿瘤家族史。

25.4　药物相关性便秘

有便秘不良反应的药物种类繁多。多数情况下,便秘的病因是药物抑制了肠道动力,造成肠道排空时间延长;少数药物可能通过改变粪便成分与性状,造成排便困难。常用的可引起或加重便秘的药物有阿片类镇痛药、三环类抗抑郁药、抗胆碱能药物、抗组胺药、抗震颤

麻痹药、神经节阻滞药、非甾体抗炎药、含碳酸钙或氢氧化铝的抗酸药、铋剂、铁剂、钙拮抗药、利尿药及某些抗菌药物等。药物相关性便秘的诊断,需排除器质性疾病引起的便秘或功能性便秘。这类患者一般都有明显的用药史。

25.5　特殊人群的慢性便秘

一、妊娠期便秘

妊娠期便秘主要与妊娠期激素的改变影响小肠和结肠的运动有关,结肠平滑肌运动减弱,孕激素起主要作用。此外,妊娠后期增大的子宫压迫结直肠,影响结直肠的血液供应,导致粪便通过障碍,出现排便障碍症状,如排便费力、排便时肛门及直肠堵塞感和排便不尽感。另外,结肠传输减慢导致排便次数减少、粪便干硬。孕期精神因素对功能性便秘的影响也越来越受到重视。

妊娠期便秘的诊断基本同功能性便秘的诊断,但仍需排除其他器质性病导致的便秘。孕妇常合并有甲状腺疾病、糖尿病、结缔组织病等,这些疾病均可导致便秘,应进行有关生化方面及其他适用的辅助检查,做出病因鉴别。

二、儿童慢性便秘

慢性便秘是儿科临床常见的功能性胃肠病的症状之一,主要表现为排便障碍。患病率为 0.7%~29.6%。儿童

慢性便秘可分器质性疾病引起的便秘及功能性便秘。

1. 器质性疾病引起的便秘 引起小儿便秘的器质性疾病主要包括胃肠道先天畸形、神经系统疾病、内分泌代谢性疾病。器质性便秘引起的便秘又称继发性便秘（表25-4）。

表25-4 儿童继发性便秘的病因和危险因素

类别	疾病及病因
肠道疾病	先天性巨结肠、肛门及直肠畸形、肠神经发育不良
内分泌代谢性疾病	甲状腺功能低下、糖尿病、高钙血症、低钾血症、维生素 D 中毒
神经系统疾病	神经纤维瘤、脊髓损伤、脊髓异常、脑病
药物	阿片类药物、抗胆碱能药物、抗抑郁药
其他	食物过敏、囊性纤维化、硬皮病、遭受性虐待、神经性厌食

2. 功能性便秘 儿童功能性慢性便秘的罗马Ⅳ诊断标准：小于 4 岁婴儿，在 1 个月内必须包括以下至少 2 项：①排便次数为每周 2 次或更少；②有粪便过度潴留史；③有排便疼痛或排干硬粪便史；④有排粗大粪便史；⑤直肠中存在大团粪块；在学会如厕排便的儿童，可采用额外标准：⑥在儿童学会如厕排便后，出现大便失禁至少每周 1 次；⑦有排粗大粪便史，甚至可造成厕所堵塞。

小儿功能性便秘涉及多方面因素，在婴儿与年长儿童中略有不同。婴儿功能性便秘的病因包括神经发育与饮食因素、排便习惯异常及家庭因素。儿童、青少年功能性便秘病因主要有婴幼儿期功能性便秘的延续、饮食成分不当、精神因素及各种因素造成肠道功能失调。

临床表现：常见的症状有排便频率减少、粪便干硬和排便困难，其他表现还可有排便疼痛、粪便量大、粪块巨大，干粪擦伤黏膜、肛门或产生肛裂而使粪便表面带血、黏液，排便不尽、大便失禁等症状。长期便秘患儿可表现为精神不振、食欲差、头晕、乏力、营养不良，还可表现出易怒、哭闹、情绪低落，甚至抑郁等精神症状。

辅助检查：主要检查方法包括常规的实验室检查、腹部 X 线片、钡灌肠造影和排粪造影、结肠传输试验、肛门及直肠压力测定、结肠测压、盆腔及肛管超声等检查。

诊断及鉴别诊断：小儿慢性便秘的诊断需根据病史及相关检查，参照诊断标准，做出诊断。国内学者均认为多数患儿不需要各项辅助检查，在患儿提示有器质性疾病的症状、体征和 / 或实验室异常，常规治疗无效的顽固性便秘时，才考虑选择进一步检查明确原发病的诊断。根据拟诊的器质性疾病，选择相应的检查方法，如腹部平片、消化道造影、钡剂灌肠、或结肠镜等检查明确肠道疾病的诊断。

（田真壹　熊理守）

参考文献

［1］方秀才，刘宝华. 慢性便秘. 北京：人民卫生出版社，2014.

［2］中华医学会消化病学分会胃肠动力组. 中国慢性便秘诊治指南 (2013 版). 中国实用乡村医生杂志，2014, 33 (4): 605-612.

［3］姚健凤，郑松柏. 老年人慢性便秘的评估与处理专家共识解读. 中华老年病研究电子杂志，2017, 36 (2): 28-31.

［4］DROSSMAN DA. 罗马Ⅳ：功能性胃肠. 方秀才，侯晓华主译. 4 版. 北京：科学出版社，2016: 643-645.

［5］王继山，陈俭红. 实用小儿胃肠病学. 北京：北京医科大学中国协和医科大学联合出版社，1997: 154-160.

［6］MUGIE SM, LORENZO CD, BENNINGA MA. Constipation in childhood. Nature Reviews Gastroenterology and Hepatology, 2011, 8 (9): 502.

［7］许春娣. 小儿消化系统疾病. 北京：科学技术文献出版社，2007: 266-277.

［8］王宝西，王茂贵，陈军，等. 功能性便秘流行病学调查及临床分析. 实用儿科临床杂志，2003, 4: 253-254.

［9］辛海威，方秀才，柯美云. 功能性便秘性别差异及其原因. 协和医学杂志，2011, 2 (3): 281-284.

［10］RYAN JP, BHOJWANI A. Colon transit in rats: Effect of ovariectomy, sex steroid hormones and pregnancy. The American journal of physiology, 1986, 251 (1Pt1): G46-50.

［11］方秀才，柯美云，刘晓红，等. 慢性假性肠梗阻的临床特征和诊断. 中华内科杂志，2001, 40 (10): 666-669.

［12］CHEN F, III J H W, JAIN SK, et al. Hirschsprung's disease in a young adult: report of a case and review of the literature. Annals of Diagnostic Pathology, 2006, 10 (6): 0-351.

［13］HUGOT JP, ALBERTI C, BERREBI D, et al. Crohn's disease: the cold chain hypothesis. Lancet, 2003, 362 (9400): 2012-2015.

［14］潘国宗，刘彤华. 溃疡性结肠炎 // 潘国宗，曹世植. 现代胃肠病学. 北京：科学出版社，1994: 1245-1259.

［15］潘国宗，刘彤华. Crohn// 潘国宗，曹世植. 现代胃肠病学. 北京：科学出版社，1994: 1152-1165.

［16］王吉甫. 胃肠外科学. 北京：人民卫生出版社，2000.

［17］BORING CC, SQUIRES TS, TONG T. Cancer statistics. CA Cancer J Clin, 1993, 43: 7-26.

［18］张东铭. 盆底与肛门病学. 贵阳：贵州科技出版社，2000.

［19］ 朱兰．郎景和．女性盆底学．北京：人民卫生出版社，2008.

［20］ 陈洁，许春娣，黄志华．儿童胃肠肝胆胰疾病[M].北京：中国医药科技出版社，2006: 93-94.

［21］ DAVIS K, KUMAR D. Posterior pelvic floor compartment disorders. Best Practice & Research Clinical Obstetrics andGynaecology, 2005, 19 (6): 941-958.

［22］ JELOVSEK, EJ, MAHER C, BARBER MD. Pelvic organ prolapse. Lancet, 2007, 369: 1027-1038.

［23］ FARNAM A, RAFEEY M, FARHANG S, et al. Functional constipation in children: does maternal personality matter？. Italian Journal of Pediatrics, 2009, 35 (1): 25.

［24］ 黄纯炽，杨冬华，余建林．孤立性直肠溃疡综合征 9 例临床分析．现代消化及介入诊疗，1997, 2: 179.

25

便秘

25.5

特殊人群的慢性便秘

26

急性腹痛

急性腹痛是常见的临床症状。引起急性腹痛的原因可分为两类：①由于腹内脏器病变所致者；②由于腹外脏器或全身性病变所致者。由于腹内脏器病变所致者又可再分为器质性与功能性两组。前者包括脏器的炎症、穿孔、破裂、梗阻、套叠、扭转、绞窄等，其中有外科情况者临床上称为急腹症。引起急性腹痛的疾病很多，共同特点是发病急、变化快和病情重。本章所讨论的以内科临床医师需要了解的知识为范围。

急性腹痛疾病的诊断流程一般可分为两个步骤：

1. 迅速做细致的病史询问、体格检查和有选择地做一些必要的辅助检查。

2. 综合全面材料进行分析，确定病变的部位、性质和病因，作为治疗的依据。

急性腹痛的病因及其临床表现虽错综复杂，但下列的一些特点和规律可有助于鉴别诊断。

【问诊】

（一）急性腹痛与发病年龄、性别、婚否、职业的关系

如肠套叠、嵌顿性腹股沟疝、蛔虫性肠梗阻、胆道蛔虫病等以幼年期多见，尤其多见于农村儿童；急性阑尾炎、急性胰腺炎、胃及十二指肠溃疡急性穿孔以青壮年多见；胆囊炎、胆石症、消化系统恶性肿瘤以中老年人多见。卵巢囊肿蒂扭转、急性输卵管炎是女性疾病。异位妊娠破裂发生于有性生活史的生育期女性。重金属（铅、砷等）中毒性腹痛有长期的或过量重金属接触史。

（二）既往病史和起病诱因

胃及十二指肠溃疡穿孔常有慢性上腹痛史，胆绞痛、肾绞痛等常可追溯以往有类似发作的病史。胆道蛔虫病与蛔虫性肠梗阻患者偶有排蛔虫或吐蛔虫史。急性肠套叠常与突然改变饮食有关。胃及十二指肠溃疡穿孔、急性胰腺炎、急性胃扩张，常因暴饮暴食而激发。胆绞痛往往见于进食肥腻食物（尤其是用油煎炸的）后发作。急性缺血性肠病常见于高血压、糖尿病患者。既往有腹部手术史或结核性腹膜炎史者须考虑机械性肠梗阻的诊断。功能性胃肠疾病患者常有饮食不节、精神紧张、情绪不稳、工作压力大、失眠等诱因。

（三）急性腹痛的部位

有些急性腹痛的患者就诊时常能明确指出腹痛的部位。最先出现腹痛的部位大多数是病变的所在，如胃及十二指肠溃疡穿孔、胆囊炎、胆石症、胆道蛔虫病等。为了临床鉴别诊断的需要，将急性腹痛部位与疾病的关系分8个腹部分区（图26-1，表26-1），以供参考。在临床上，发现腹痛部位与疾病的关系不明显者不少，如急性阑尾炎开始时疼痛在中上腹部或脐周围，以后才转移到右下腹（但值得注意的是，其他疾病引起的腹痛也可表现

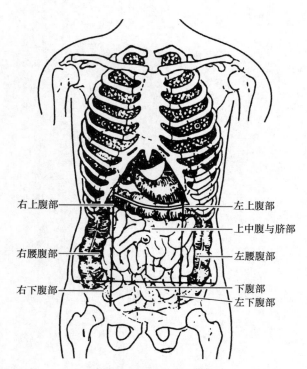

图 26-1　腹部分区示意

为转移性腹痛）；网膜、回肠下段等器官同受第10胸神经节支配，这些器官发生炎症等病变时，疼痛最初部位不确定或在中上腹部或脐周，以后才局限于发炎器官的所在部位。固定性压痛对确定病变部位更有重要意义，如阑尾绞痛位于阑尾压痛点（麦氏点），即使阑尾炎发病初期，腹痛表现为上腹痛，但固定压痛点仍以右下腹麦氏点最为明显。胆绞痛位于右上腹胆囊区，向右侧背部放射；肾绞痛位于肾区，沿输尿管向外阴部放射；小肠绞痛常位于脐周；大肠绞痛常位于下腹部（图26-2）。还应注意的是，有些疾病虽然表现为急性腹痛，而病变却在腹外器官，如大叶性肺炎、胸膜炎、气胸、急性心肌梗死、急性心包炎等。

（四）急性腹痛的时间、性质与程度等

胃及十二指肠溃疡穿孔多在冬、春季节病情恶化之际，突然发生剧烈的刀割样、烧灼样、持续性中上腹疼痛，常被迫静卧以减轻疼痛。夜间中上腹疼痛，尤其向腰背部放射者，要注意胰腺疾病可能；胆绞痛、肾绞痛与肠绞痛腹痛逐渐加剧，迅速达到高峰，疼痛极其剧烈，患者常辗转不安、呻吟、冷汗淋漓，持续若干时间后而逐渐缓解；疼痛常为间歇性，肠绞痛往往持续数分钟，肾绞痛与胆绞痛持续0.5~1小时或以上方能缓解。阵发性钻顶样疼痛是胆道、胰管或阑尾蛔虫梗阻的特征。持续性急性腹痛多是腹腔内炎症性疾病，如急性阑尾炎、急性胰腺炎、急性腹膜炎等。结肠与小肠急性炎症时也常发生绞痛，但往往伴有腹泻。在持续性疼痛的基础上阵发性加剧，多表示伴有梗阻，如胆道结石合并感染。

表 26-1　急性腹痛部位与疾病的关系

急性腹痛的部位	腹内病变	腹外病变
右上腹	肝：肝脓肿穿破、肝癌破裂、肝海绵状血管瘤破裂 胆囊与胆管：胆道蛔虫病、急性胆囊炎与胆管炎、胆石绞痛、胆囊扭转、胆囊穿破 结肠肝曲：结肠癌梗阻	右膈胸炎、右肋间神经痛、急性心肌梗阻、急性右心衰竭
上中腹及脐部	胃十二指肠：急性胃肠炎、胃黏膜脱垂症、胃十二指肠溃疡急性穿孔、胃癌急性穿孔、急性胃扩张、急性胃扭转 胰腺：急性胰腺炎、胰腺脓肿 小肠：急性出血性坏死性肠炎 肠系膜：肠系膜动脉急性梗阻、急性肠系膜淋巴结炎、肠系膜静脉血栓形成 腹主动脉与门静脉：腹主动脉瘤、夹层主动脉瘤、急性门静脉或肝静脉血栓形成	急性心肌梗阻、急性心包炎、脊髓痨胃肠危象
左上腹	脾：脾梗死、脾破裂、急性脾扭转 结肠脾曲：结肠癌梗阻	左膈胸膜炎、左肋间神经痛
腰腹部	肾：肾结石绞痛、肾梗死、急性肾盂肾炎、肾破裂 输尿管：输尿管结石绞痛	
右下腹	阑尾：急性阑尾炎 回肠：急性局限性肠炎、回肠远端憩室炎、右侧嵌顿性腹股沟疝或股疝 卵巢、输卵管：右侧卵巢囊肿扭转、右侧卵巢破裂、右侧输卵管炎	脊柱病变（脊髓痨，椎间盘突出，胸、腰椎压缩性骨折等）、带状疱疹等
下腹部	急性盆腔炎、异位妊娠破裂、妊娠子宫扭转、痛经	
左下腹	结肠：急性乙状结肠憩室炎 左侧嵌顿性腹股沟疝或股疝 卵巢、输卵管：左侧卵巢囊肿扭转、左侧卵巢囊肿破裂、左侧输卵管炎	
弥漫性或部位不定	腹膜：急性原发性或继发性腹膜炎 肠：急性肠穿孔、急性机械性肠梗阻、缺血性结肠炎 大网膜：大网膜扭转	慢性铅中毒、慢性铊中毒、尿毒症、急性血卟啉病、糖尿病酮症酸中毒、低血糖状态、原发性高脂血症、麻醉品肠道综合征、腹型过敏性紫癜、腹型风湿病、结缔组织疾病、低钙血症、低钠血症、腹型癫痫、神经官能性腹痛

（五）急性腹痛的放射痛

某些急腹症有特定部位的放射痛，对诊断有一定的参考价值。约半数胆囊炎、胆石症的疼痛向右肩背部放射；胰腺炎的疼痛往往向左腰背部放射；约 1/3 胃及十二指肠溃疡急性穿孔因膈肌腹面受刺激而感肩痛。子宫与直肠痛常放射至腰骶部（图 26-3）。输尿管结石绞痛常向会阴部或大腿内侧放射。肩顶痛可能为肝脓肿向横膈穿破前的唯一病征。

（六）急性腹痛与伴随症状的关系

急性腹痛伴血尿，常是泌尿系疾病，如肾或输尿管结石所致的肾绞痛。急性腹痛伴腹泻，除常见的急性胃肠炎（包括细菌性食物中毒）与急性中毒之外，须注意急性阑尾炎、急性盆腔炎。急性腹痛伴呕吐、腹胀、肛门停止排气及排便，提示为肠梗阻。急性腹痛伴血便，应注意肠套叠、绞窄性肠梗阻、急性出血坏死性肠炎、缺血性肠病、腹腔内大血管急性阻塞。急性腹痛伴有发热、畏寒，多表示出现炎症、感染或肿瘤,如胆道结石合并感染;伴有寒战、高热,应考虑感染,如急性梗阻性化脓性胆管炎、腹腔脏器脓肿、大叶性肺炎等疾病。急腹症开始即有高热者,不大支持胃肠穿孔之急性腹膜炎的诊断。急性腹痛伴休克,需注意急性内出血、急性梗阻性化脓性胆管炎、急性胰腺炎、绞窄性肠梗阻、胃及十二指肠溃疡急性出血、腹腔脏器扭转或急性心肌梗死等情况(图 26-4)。神经性或中枢神经系统疾病所致的腹痛,可伴有腹腔外症状,如腹型癫痫,部分患者有癫痫的其他症状;皮肤对称性、成批出现出血性皮疹,尤其是双下肢,提示过敏性紫癜;功能性腹痛常有敏感、多疑和精神紧张的特征。

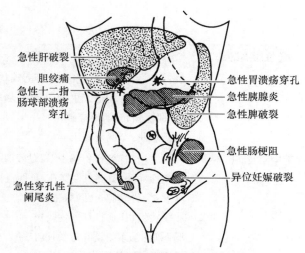

图 26-4　较常引起休克的急性腹痛

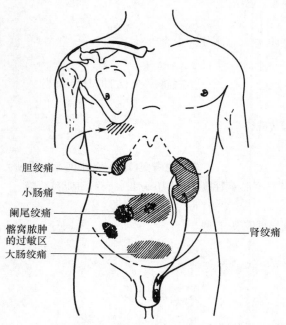

图 26-2　各种绞痛的常见部位

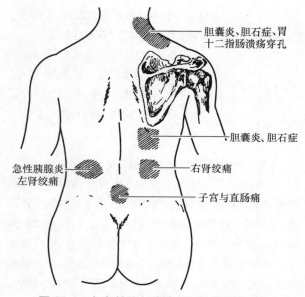

图 26-3　与急性腹部疾病有关的背部疼痛区

【体格检查】

(一)一般检查

患者面部表情常能提示疼痛的程度。希氏(Hippocrates)面容(表情痛苦、面色灰白、两眼无神、额部冷汗、眼球凹陷、两颧突出、鼻尖峭立)常为急性弥漫性腹膜炎的病征。但需注意,胃及十二指肠溃疡穿孔如出现休克或急性弥漫性腹膜炎,患者可能感觉腹痛反而明显减轻。梗阻性疾病绞痛发作时,患者辗转不安,呻吟不已。急性腹膜炎患者常为减轻疼痛而蜷曲侧卧,不敢随意转身或活动。生育期已婚妇女出现下腹痛伴面色苍白、呼吸加速、脉搏细数等外周循环功能不足症状而无发热者,应注意异位妊娠破裂或黄体破裂出血的可能。右上腹痛伴黄疸,有助于肝、胆道及胰腺疾病的诊断;中上腹痛伴黄疸,有利于胰腺疾病的诊断;右上腹痛伴黄疸、发热、寒战,须注意右下叶肺炎、膈下脓肿、肝脓肿、急性肝及胆道炎症等。脉搏细数常见于腹腔脏器急性炎症性或出血性疾病(可能与交感神经兴奋有关)。脉慢而弦常见于腹腔脏器的绞痛(可能与副交感神经兴奋有关)。外科急腹症,开始体温多为正常,以后因并发感染而体温升高,但如合并休克,也可无发热,甚至反而出现体温不升。皮肤皮疹或出血点,对病因的诊断非常重要,如过敏性紫癜(腹型)等。

(二)胸部检查

心脏、肺的体格检查(包括视、触、叩、听诊)在急腹症时不应忽略。

(三)腹部检查

视诊时,宜裸露全腹(天气寒冷时应注意保暖),以免遗漏嵌顿性腹股沟疝或股疝。急性腹膜炎时,腹式呼吸运动减弱或完全消失。舟状腹见于急性胃肠溃疡穿孔的早期或合并慢性消耗性疾病。全腹膨隆是肠梗阻、肠麻痹、晚期腹膜炎的体征；中上腹部胀满可见于急性胃扩张或胃潴留；局部不对称的腹胀可见于闭袢性肠梗阻、肠扭转、缺血性结肠炎、腹腔或盆腔肿瘤等。胆囊肿大时，可见到随呼吸运动而上下移动的右上腹梨形包块。正常胃蠕动波从左肋缘开始，缓慢向右下方移动，最后消失于幽门区；幽门梗阻时，上腹部可见胃型及可能出现的反方向胃蠕动波。肠型、肠蠕动波是肠梗阻的征象。小肠梗阻时，可见到阶梯式蠕动波，伴肠绞痛而出现。

触诊发现肌紧张、压痛与反跳痛，是炎症波及腹膜壁层的常见体征。急性胃、肠穿孔，腹壁常呈板样硬（板状腹）；胰腺是腹腔深部器官，急性胰腺炎时，腹肌紧张一般为轻度至中度。腹肌紧张以细菌性腹膜炎和化学性腹膜炎最明显，其次为阿米巴性腹膜炎，而腹腔内出血时较轻。但须注意，当腹壁脂肪厚而松弛或肌肉不发达，或有重度毒血症或全身衰竭患者（尤其是老年患者），虽有重症腹膜炎而腹肌紧张等腹肌刺激征可能较轻。腹部压痛最明显处往往是病变所在，触诊发现局部压痛，宜与健侧或其他部位做比较，宜排除患者因感觉过敏而出现误判。急性阑尾炎早期炎症病征不明显时，触诊应与健侧对比，往往能获得较深刻的印象。急性腹膜炎患者常拒按，而铅毒性绞痛患者往往喜按。触诊发现肿块，首先应排除正常脏器，如剑突、肠道积粪、腹主动脉、脊柱、下垂肾等，病理情况可见于炎症性包块、肿大的胆囊或粘连的肠袢、肠套叠、囊肿的扭转或肿瘤。值得重视的是，直肠指检对诊断盆腔内炎性肿块、脓肿、肿瘤以及肠套叠等往往有重要的帮助。

叩诊发现肝浊音界缩小或消失是急性胃、肠穿孔或高度肠胀气的体征。移动性浊音提示有腹腔液体存在，应考虑：①腹水（渗出液或漏出液），常见于肝硬化腹水、各种原因腹膜炎性渗出液或巨大脓肿向腹腔穿破；②内出血，如肿瘤破裂出血、异位妊娠破裂出血等。腹腔穿刺适用于诊断原因未明的腹水，例如疑有腹腔内出血或腹膜炎症性渗出液时。叩诊鼓音提示腹腔气体增多，如各种原因气腹（包括人工气腹或某些微创手术后）、肠梗阻等。

听诊时如听到肠鸣音活跃，是肠蠕动增强的表现，可能是生理性的，如禁食、服用胃肠动力药物等；也可能是病理性的，如急性肠炎、消化道出血等；如出现高亢、气过水声、金属音等常见于机械性肠梗阻。反之，肠鸣音高度减弱或消失是肠麻痹的体征，常见于急性（重症）腹膜炎或各种原因所致麻痹性肠梗阻；如患者肠鸣音由高亢、气过水声、金属音变为肠鸣音减弱、消失，尤其是患者一般情况恶化时，应注意很可能出现绞窄性肠梗阻、肠坏死。值得重视的是，近年来，一些药物，包括各种解痉药（如抗胆碱药等）和生长抑素使用后，可导致肠鸣音减弱，影响

临床对病情及预后的判断与评估（如消化道出血或肿瘤所致机械性肠梗阻应用生长抑素后影响对病情的观察）。

【实验室检查】

尿常规与血常规是例行的检查。尿比重增高常提示失水，是补液的指征。蛋白尿、糖尿、尿酮体、脓尿、血尿、血红蛋白尿以及卟啉尿等的出现，均为诊断的重要线索。尿与血清淀粉酶、脂肪酶增高对诊断急性胰腺炎有决定性意义。血便或黑便对于消化道溃疡、肠道炎症（包括感染性肠病、炎症性肠病、出血坏死性小肠炎、缺血性肠病等）、肿瘤等的诊断非常有帮助；怀疑胆道蛔虫病、蛔虫性肠梗阻、肝阿米巴病时，须即做粪便镜检。血象可提供急性腹痛由于感染性或非感染性疾病，炎症性或非炎症性疾病的根据；中重度贫血，尤其是正细胞、正色素贫血，提示内出血或血液病可能。妊娠试验阳性的腹痛患者，尤其是合并有腹膜刺激征或/和腹腔内出血的患者，高度提示异位妊娠破裂出血的诊断。肝功能，肝酶学和胆红素升高，尤其是胆红素、ALP、GGT等升高，提示肝、胆、胰疾病。心肌酶升高提示急性心肌梗死。消化系统肿瘤标志物（CEA、CA19-9等）明显升高对于消化道肿瘤有提示意义。

【影像学检查】

B超、X线胸片、腹部透视、腹部X线片、CT、MRI、PET-CT、心电图、电子胃肠镜、小肠镜、胶囊内镜以及近年来广泛应用于临床的超声内镜等检查应作为例行筛选检查，常能提供重要的诊断根据。B超检查有助于提示腹腔内积液、肿块、结石的诊断；各型超声扫描有助于鉴别异位妊娠破裂出血与其他原因的内出血。腹部X线片对于肠梗阻、胃肠穿孔和某些结石病有诊断价值；CT、MRI提示不仅能发现腹腔实质脏器病变，而且可提示大血管病变。PET-CT有助于恶性肿瘤的发现与诊断。电子胃肠镜可发现上消化道/结直肠黏膜病变。胶囊内镜和小肠镜有助于小肠疾病的诊断。心电图描记有助于急性心肌梗死的诊断。超声内镜有助于发现和明确胰胆管和腹腔病灶的检出和诊断。

【分析和诊断】

临床上如遇到急性腹痛患者，非常重要的是临床医师首先要明确或排除以下情况：

1. 是否存在危及生命的疾病，包括急性心肌梗死、重症胰腺炎、休克等。

2. 如内科医师接诊，宜进一步明确或排除有无外科或妇科急腹症，尤其是需要紧急外科或妇科手术的情况，必要时及时请外科医师会诊，协助诊断，以免耽误对患者

的诊治而付出沉重的代价。

临床医师分析检查材料时,应首先区别急性腹痛起源于腹腔内病变或腹腔外病变(也包括全身性疾病所致的)。如已确定病变来自腹腔(或腹腔外)脏器,应进一步做病变的定位(来自哪个脏器)、定性(属于哪种病理变化)与病因(起于什么原因)的诊断。如为腹腔脏器病变,更须考虑有无外科或妇科情况。内科门诊或急诊遇见下列情况时,应即请有关的临床专科医师协助解决:

(1)急性腹痛局限于一处,压痛固定,定位明显,并伴有腹膜刺激征者。

(2)腹部外伤后出现的急性腹痛,特别是疑有内出血者。

(3)伴有急性胃肠穿孔、绞窄性肠梗阻或急性腹腔脏器扭转征象的急性腹痛。

(4)妇女患者发生急性下腹痛,伴有月经失常、白带或白带增多,或阴道出血者。

(5)患者发病前健康状态相当良好,而突然发生腹痛,诊断未明,且经内科处理并无好转者。

临床医师诊断急性腹痛时,思路必须广阔,切忌主观片面,首先必须掌握全面临床材料,细致分析。如未经过较长时期的严密观察,对不典型病例不宜过早做出结论。对经过详细检查与观察而原因仍未明确的急腹症,应及时采取相应的治疗措施,不应仅仅纠缠在鉴别诊断的问题上,但不宜随便应用吗啡及其同类药物,以免掩盖疾病的真相。

急性腹痛的原因相当复杂(表26-2)。根据疼痛的部位及相应脏器疾病分别叙述如下。

表 26-2　急性腹痛的主要疾病分类

I　腹腔脏器疾病	（八）大网膜扭转
一、腹腔脏器急性炎症	（九）急性脾扭转
（一）急性胃炎、急性胃肠炎	（十）卵巢囊肿蒂扭转
（二）急性梗阻性化脓性胆管炎	（十一）妊娠子宫扭转
（三）急性胆囊炎	（十二）肠套叠
（四）急性胰腺炎、胰腺脓肿	四、腹腔脏器破裂出血
（五）急性阑尾炎	（一）肝破裂
（六）急性出血性坏死性肠炎	（二）脾破裂
（七）炎症性肠病及白塞病	（三）异位妊娠破裂
（八）急性肠缺血综合征	（四）卵巢破裂
（九）耶尔森菌性肠炎	五、腹腔脏器血管病变
（十）回肠远端憩室炎（梅克尔憩室炎）	（一）肠系膜动脉急性阻塞
（十一）急性结肠憩室炎	（二）肠系膜动脉粥样硬化
（十二）急性肠系膜淋巴结炎	（三）肠系膜静脉血栓形成
（十三）急性原发性腹膜炎	（四）急性门静脉血栓形成
（十四）急性继发性腹膜炎	（五）急性肝静脉血栓形成
（十五）急性盆腔炎	（六）脾梗死
（十六）急性肾盂肾炎	（七）肾梗死
二、胃肠急性穿孔	（八）腹主动脉瘤
（一）胃、十二指肠溃疡急性穿孔	（九）主动脉夹层瘤
（二）胃癌急性穿孔	六、腹腔脏器其他疾病
（三）急性肠穿孔	（一）急性胃扩张
三、腹腔脏器阻塞或扭转	（二）痛经
（一）胃黏膜脱垂症	（三）嗜酸性粒细胞性胃肠炎
（二）急性胃扭转	II　腹外脏器疾病
（三）急性肠梗阻	一、胸部疾病
（四）胆道蛔虫病	（一）肋间神经痛
（五）胆石绞痛	（二）膈胸膜炎
（六）急性胆囊扭转	（三）急性心肌梗死
（七）肾与输尿管结石	（四）急性心包炎

（五）急性右心衰竭	（九）麻醉品肠道综合征
（六）带状疱疹	（十）回盲肠综合征
二、中毒及代谢障碍疾病	三、变态反应及结缔组织病
（一）慢性铅中毒	（一）腹型过敏性紫癜
（二）铊中毒	（二）腹型风湿热
（三）糖尿病酮症酸中毒	（三）结缔组织病
（四）尿毒症	四、急性溶血
（五）血卟啉病	五、神经源性与功能性胃肠病
（六）低血糖状态	（一）腹型癫痫
（七）原发性高脂血症	（二）脊髓疾病
（八）低钙血症与低钠血症	（三）功能性胃肠病

26.1 腹腔脏器疾病

一、腹腔脏器急性炎症

局限性或弥漫性腹部压痛、发热，或伴有恶寒或寒战，白细胞计数增多与核左移，提示腹腔器官急性炎症性病变的可能性。

（一）急性胃炎、急性胃肠炎

急性胃炎可仅表现为上腹部疼痛，伴有恶心、呕吐。如出现腹泻，称为急性胃肠炎。肠炎多表现为脐周或全腹部广泛或不定位疼痛，性质多为阵发性绞痛，也有部分患者表现为持续性胀痛或隐痛，尤其是在病程的中后期。部分患者（尤其是应激、药物等所致的急性胃肠炎患者）可出现消化道出血。急性胃肠炎可为感染性（可为各种病原体感染，常见的病原体有病毒和细菌，后者更常见，而且多与进食不洁食物有关）或非感染性（如应激、药物或酗酒等），临床上以感染性急性胃肠炎更多见。急性胃肠炎的重要特征是去除病因或对因治疗后病情常于短期内好转。

散发性急性胃肠炎患者如就诊时未发生腹泻，而以剧烈腹痛为主诉，可能误诊为其他急腹症。有时急性肠炎患者以急性右下腹痛起病，伴有触痛，可被误诊为急性阑尾炎，但重复检查右下腹并无固定压痛点、肠鸣音亢进，腹痛为阵发性，与一般的急性阑尾炎不符。急性阑尾炎也可有腹泻，但程度较轻，与急性胃肠炎的水样泻不同，而且常有麦氏点压痛（重要的鉴别诊断要点）。急性阑尾炎有时因盆腔腹膜炎刺激直肠引起排便次数增多，但粪便量不多或仅有少许黏液，与急性胃肠炎有别。偶尔急性胃肠炎在 X 线透视下有肠液平面，可被误诊为不完全性肠梗阻（个别患者也可能为继发性暂时性不完全肠梗阻），须继续观察才能鉴别。值得注意的是，有些慢性疾病如暴发型炎症性肠病等，也可能以急性腹痛为首发症状而被误诊，因此对于反复急性腹痛发作或病程迁延者，宜排除其他疾病（参见慢性腹痛部分）。有些急腹症也可被误诊为"急性胃炎"，其中最多是急性阑尾炎，依次为胆道蛔虫病、急性胰腺炎、胆囊炎、胆石症等。如注意这些急腹症的临床特点，细致地动态观察，可避免误诊。急性胃炎在呕吐之后腹痛往往减轻，病情常于短期内好转。

（二）急性梗阻性化脓性胆管炎

急性胆管炎表现为胆道感染的查科（Charcot）三联症：右上腹痛、寒战高热和黄疸；急性梗阻性化脓性胆管炎除具备查科三联症外，常伴有休克和神经中枢系统受抑制的表现（即 Reynolds 五联症）。本病血象白细胞增多，以中性粒细胞为主，常伴有核左移等，肝功能检查常有肝酶和胆红素升高（参见 28.4）。

（三）急性胆囊炎

据国内文献报道，胆囊炎与胆石症发病率占急性腹部外科疾病的第 2 位。急性胆囊炎多见于女性，发病年龄以 20~40 岁最多。引起急性胆囊炎的细菌以革兰氏阴性菌，特别是大肠杆菌为最多，其次是链球菌、葡萄球菌等。急性胆囊炎主要的临床表现是寒战、发热、恶心、呕吐、胀气与右上腹痛，40%~50% 患者可出现黄疸，但如不累及胆管系统，可无黄疸。疼痛一般位于右上腹部胆囊区，程度较剧烈而持久，常有间歇性加剧，可向右肩胛区放射。如伴有结石梗阻，则疼痛程度更为严重。腹痛常于饱餐尤其进食较多脂肪后发作。左手拇指放于肋缘下胆囊处，略加压力，嘱患者深吸气，患者感到疼痛加剧及有突然呼吸屏息现象，即墨菲征，是一个有重要诊断意义的体征。患者右上腹有明显的压痛与肌强直。约 1/3 患者可在右肋缘下触及椭圆形肿大的胆囊。白细胞总数增多与核左移现象。胆囊平片有时可发现结石，对诊断有帮助。B 超发现肿大和充满积液的胆囊和结石征象。

值得注意的是，4%~8% 急性胆囊炎患者为急性非结石性胆囊炎，临床表现虽与急性结石性胆囊炎相似，但本病发生于严重创伤、烧伤或手术后，或继发于其他危重疾病，相关的症状和体征已被原发疾病的症状和体征所掩盖，导致误诊和延误治疗的发生率可高达 50%。提高对本病的认识和警惕性，对右上腹部压痛及腹膜刺激征或扪及肿大触痛的胆囊者，宜早期行 B 超、CT 等检查，结合血常规、肝功能生化学检查结果进行分析。

急性胆囊炎可误诊为高位急性阑尾炎。前者的疼痛在右上腹部，而后者的疼痛在右腰部或右下腹上方，且急性胆囊炎在肋缘下可触及肿大的胆囊，并有胆囊触痛征及墨菲征阳性，麦氏点无压痛，可与阑尾炎鉴别。十二指肠球部溃疡将发生穿孔而引起溃疡周围炎时，可类似急性胆囊炎并发局限性腹膜炎，但前者往往有典型节律性胃痛史，也可能有上消化道出血史，X 线腹平片提示气腹征（膈下气体）；CT 提示消化性溃疡与穿孔；若无反指征时做胃、十二指肠镜或 X 线钡餐检查有助于鉴别（怀疑消化道穿孔时不宜行 X 线钡餐检查）。黄疸型病毒性肝炎有时可出现胆囊炎样绞痛，易与此病混淆，但前者常有食欲缺乏、疲乏无力等症状，体格检查无胆囊触痛征或墨菲征，白细胞一般不增多，而淋巴细胞相对增加，且转氨酶活性明显升高，不难与急性胆囊炎相区别。其他应排除腹腔内外的其他疾病，如急性胰腺炎、肝脓肿、结肠肝曲憩室穿孔及右侧肺炎或胸膜炎等。

（四）急性胰腺炎、胰腺脓肿

急性胰腺炎在临床上比较常见，可区分为两种类型：轻症，病情较轻，胰腺水肿，无明显的出血、坏死和渗出，不伴有胰腺本身或全身并发症；重症，病情严重，常伴有胰腺并发症（如胰腺出血、坏死，胰腺囊肿或脓肿）和 / 或全身其他并发症。轻症型临床上最多见，占急性胰腺炎病例的 80%~90%，一般采用内科保守疗法。急性胰腺炎发病急，主要与暴饮暴食（尤其是过多摄入高脂食物）、饮酒、胆道蛔虫及精神激动等诱发因素有关。其主要的临床表现是急性上腹痛，多位于中上腹部，其次是左上腹、右上腹或脐部，疼痛以仰卧位为甚，坐位和向前倾可减轻，多呈持续性钝痛、钻痛或绞痛，常阵发性加剧，并

向左腰背部放射（见图 26-3）。常伴有中低度发热、恶心、呕吐，呕吐每于腹痛发生不久即出现，常甚剧烈，但不持久，这是急性胰腺炎的特点之一。疼痛一般较剧烈，严重者（重症）可发生休克。重症急性胰腺炎与胃肠穿孔均可在疾病早期即出现急性腹痛，伴休克，此时宜进行细致鉴别。腹部检查可发现中上腹或左上腹压痛、反跳痛与肌紧张。由于胰腺位于胃部之后，炎症处于深部，通常只引起轻度肌紧张，不致达到板状硬的程度；消化性溃疡急性穿孔，早期腹壁紧张即达到板状硬的程度。但须注意，少数急性胰腺炎病例可出现腹壁板状硬，有明显的压痛与反跳痛以及移动性浊音，难与消化性溃疡急性穿孔鉴别，但通常可根据前者有血、尿淀粉酶升高，而后者常有肝浊音界缩小或消失、膈下气影等而鉴别。少数患者以全腹痛开始，随而转至右下腹痛，阑尾压痛点有明显压痛与反跳痛，类似急性阑尾炎。血清与尿淀粉酶测定对诊断急性胰腺炎有决定性意义，血清淀粉酶在发病后 6~12 小时开始增高，而尿淀粉酶增高略迟。血清淀粉酶超过正常值应怀疑本病的可能性，升高至正常高限值 3 倍时有重要诊断价值。其他急腹症如胃及十二指肠溃疡穿孔、肠梗阻、胆囊炎、胆石症等，血清淀粉酶虽也可增高，但很少超过正常高限值 3 倍。血清淀粉酶一般在发病后 24~48 小时内最高，2~5 天内下降复常；尿淀粉酶在发病后 12~24 小时开始升高，24~48 小时内最高，下降也较晚，但较不规则，且不够灵敏，易受尿量等因素的影响，不如血清检验的可靠。腹水淀粉酶增高也有参考价值。高度怀疑急性胰腺炎的患者如淀粉酶数值不高，宜反复测定，以免漏诊。急性腹痛伴低钙血症性手足搐搦症，如无慢性肾病存在，也支持急性胰腺炎。在较晚期病例，血清脂酶测定超过 15U/L 对诊断也有帮助，特异性较高，而且血清脂肪酶常在起病 24~72 小时升高。持续 7~10 天，对就诊较晚的急性胰腺炎患者的诊断更有帮助。

急性胰腺炎患者如同时有明显的腹膜炎体征与血性腹水（包括腹水淀粉酶升高），是确定胰腺实质坏死、出血的可靠征象。CT（平扫加增强）对早期诊断胰腺炎及判断有无胰腺出血、坏死，有无囊肿、脓肿等有较高的诊断价值。

胰腺脓肿是急性胰腺炎的严重并发症，临床上相对少见。脓肿常在急性胰腺炎后 4~6 天形成，少数可因继发感染程度较轻而延至起病后 2~4 周。急性胰腺炎后并发胰腺脓肿的发病率常与胰腺坏死的程度和范围有关。急性胰腺炎在常规治疗过程中病情突然恶化，白细胞日趋升高与中性粒细胞核左移加重，对积极治疗效应差，并有上腹痛、压痛和脓毒血症三联症，是脓肿形成的表现。血培养可阳性。B 超有一定的参考价值，CT（平扫加增强）有较高诊断价值和评估胰腺炎严重程度的价

值。少数诊断不明，或合并有外科手术指征者，可考虑手术探查明确诊断。急性胰腺炎诊断时应注意：①必须强调临床表现在诊断急性胰腺炎中的重要地位。持续性中上腹痛、血清淀粉酶增高、影像学改变，排除其他疾病，可以诊断本病；②临床上不再应用"中度急性胰腺炎"或"重症急性胰腺炎倾向"；③临床上应注意一部分急性胰腺炎患者从"轻症急性胰腺炎"转化为"重症急性胰腺炎"可能。因此，必须对病情做动态观察。对于胰腺炎严重程度分级，除 CT 扫描评估外，尚可用 Ranson 指标、APACHE-Ⅱ指标，以及其他有价值的判别指标，如体重指数超过 28kg/m²；胸膜渗出，尤其是双侧胸腔积液；72小时后 CRP>150mg/L，并持续增高等均为临床上有价值的严重度评估指标（表 26-3）。

表 26-3　根据 CT 扫描（平扫加增强 CT）时胰腺炎症的严重程度分级

A 级：正常胰腺
B 级：胰腺实质改变，包括局部或弥漫的腺体增大
C 级：胰腺实质及周围炎症改变，胰周轻度渗出
D 级：除 C 级外，胰周渗出显著，胰腺实质内或胰周单个液体积聚
E 级：广泛的胰腺内、外积液，包括胰腺和脂肪坏死，胰腺脓肿

注：A~C 级，临床上为轻型急性胰腺炎；D、E 级，临床上为重症急性胰腺炎。

值得注意的是，老年人急性胰腺炎具有临床表现不典型、病情重、并存症多的特点。有报道称，老年人急性胰腺炎的诱因主要为胆石症（81/122 例，66.3%），主要临床表现为腹痛、发热，其中 2 例因腹痛症状轻微，血淀粉酶升高不明显而漏诊，尸检证实为急性胰腺坏死；重症胰腺炎 31 例（25.4%），重症胰腺炎突出表现为呼吸功能不全 22 例（70.9%）、休克 7 例（22.5%）、肾功能不全 5 例（16.1%）；并存症主要为心脏、脑、肺疾病及糖尿病；死亡 6 例，病死率为 4.9%，死因主要为休克。

（五）急性阑尾炎

急性阑尾炎是误诊较多的急腹症，尤其是部分轻症或不典型患者（后者常与阑尾位置变异有关），其症状是由于腹膜炎病灶刺激与毒血症所引起，主要表现为脐周或中上腹部疼痛，伴有恶心、呕吐；腹痛转移或集中在右下腹；右下腹麦氏点有明显压痛；体温升高；白细胞增高与核左移现象。一般来说，若先发热或先呕吐，然后出现腹痛的患者，不符合急性阑尾炎。食欲缺乏也是常见的症状。一向健康的人，突然食欲缺乏，并有上腹疼痛，应注意此病的可能。早期可发现右下腹呼吸运动与腹壁反射

减弱或消失。血象在鉴别诊断上也值得重视，此病表现为中性粒细胞增多与核左移、嗜酸性粒细胞减少或消失。若白细胞总数与分类正常，且嗜酸性粒细胞计数正常或增多时，则不支持急性阑尾炎。但须注意，在病程早期白细胞可以尚未发生改变。

急性阑尾炎的诊断主要根据上述症状以及阑尾压痛点（麦氏点）有明显压痛、反跳痛，右下腹肌紧张，挤压左下腹可引起右下腹疼痛（即结肠充气试验）等体征。后位阑尾炎时，将患者（左侧卧位）右下肢向后过度伸展时，可使右下腹疼痛加剧（腰大肌征阳性）。直肠指检通常右上方有压痛。值得注意的是，右下腹肌紧张不一定存在，尤其位于骨盆内未穿孔的阑尾炎不致引起腹肌紧张。全身衰弱、老年人、孕妇或小儿等也可不出现腹肌紧张，但患侧与健侧腹肌仔细比较，可发现有不相同的抵抗感。B 超可实时显示阑尾病变位置和程度，确诊率甚高，B 超诊断符合率为 93.1%。部分患者因诊断不明行结肠镜检查排除其他疾病时，发现阑尾开口有脓性分泌物有助于诊断。

回肠远端憩室炎（梅克尔憩室炎）症状与急性阑尾炎酷似，鉴别不容易，但其疼痛位置与压痛点较高而更靠近脐部或在中下腹偏左，腹部症状与体征的局限化较早；腹部 CT 等有助于鉴别，部分患者须手术方能鉴别。

阑尾梗阻与急性阑尾炎的症状非常近似，手术前难以区别，但细心检查仍可发现有不同之处。阑尾梗阻的症状并不如急性阑尾炎随时间的推移而迅速加重；腹痛常直接在右下腹出现，无转移性痛；腹肌紧张与肛门指诊触痛均较少见。阑尾梗阻的确诊须靠手术及病理检查。切除阑尾后症状即消失。

阑尾蛔虫病临床表现与一般急性阑尾炎相似，但也有特点。在蛔虫钻入阑尾的初期，感染症状尚未明显，表现为阵发性右下腹剧烈疼痛，发作过后，即感轻松。小儿患者发病前多有服驱蛔虫药史。早期症状重而体征轻微，仅在阑尾压痛点（麦氏点）附近有压痛，或可在右下腹触及有压痛的条索状物。晚期阑尾发生急性炎症或穿孔，则难与一般急性阑尾炎鉴别。

阑尾类癌是阑尾最常见的肿瘤，大多数无症状，经手术或尸检时偶然发现。2/3 病例为女性。由于大多数类癌位于阑尾的尖部，单个存在而细小，很少引起症状。如增大而发生机械性梗阻，可表现为急性阑尾炎的病征。

部分局限于回肠末端或右半结肠的疾病，如克罗恩病、肠结核、白塞病、阿米巴病、肠伤寒、血吸虫病等，有些患者临床表现与急性阑尾炎大致相似。由于此病发病率和临床知晓率均较低，不引人注意，故大都术前误诊为急性阑尾炎。此病有以下特点可供与急性阑尾炎鉴别：①急性右下腹痛同时伴有多次腹泻或带有黏液的稀便、间有血便；②局部压痛不明显或压痛部位比较高，多在阑尾压

痛点稍上方或其右侧脐水平线之上；③在发病 24~36 小时内右下腹可出现痛性肿块。选择性钡剂灌肠或结肠镜可发现回肠末端或右半结肠病灶。

女性急性阑尾炎患者还须注意与急性右侧输卵管炎、右侧异位妊娠破裂、卵巢囊肿蒂扭转、卵巢黄体或滤泡破裂等相鉴别。急性输卵管炎压痛点较低，在阑尾压痛点下方或耻骨上区，阴道有分泌物，阴道检查宫颈有明显触痛；异位妊娠破裂有停经史、腹腔内积血与阴道流血，甚至休克的表现，可与急性阑尾炎相区别。B 超或腹部 CT 检查有助于明确诊断。

此外，急性阑尾炎在临床上尚需与低位急性胆囊炎、胃十二指肠溃疡穿孔、急性局限性肠炎、右侧输尿管结石、急性肠系膜淋巴结炎等相鉴别（参考本章有关部分）。

下列一些特别情况的急性阑尾炎，临床表现常不典型，在诊断上需特别注意。

1. **老年人急性阑尾炎** 症状与体征不典型或轻微，容易误诊。腹痛往往只限于上腹部或脐周。少数患者甚至无自觉腹痛。恶心、呕吐也较少。无发热者也不少见，但体温正常而脉率显著加快，对诊断有提示作用。恶寒虽不多见，但有一定的诊断意义。腹部压痛（最多位于右下腹）是主要的病征，大多有明显的反跳痛。白细胞总数不增加者也不少见，甚至阑尾炎出现穿孔而白细胞总数也可不增多，但往往中性粒细胞占比增多与有明显核左移现象，嗜酸性粒细胞及淋巴细胞显著减少，老年人急性阑尾炎并发早期穿孔的发病率高，不应强求典型征象，凡可疑病例，应密切观察，反复检查，以免延误诊断。

2. **妊娠期急性阑尾炎** 妊娠期急性阑尾炎可发生在妊娠任何期间，多发生于 21~40 岁的经产妇。其临床表现不典型，诊断往往困难。诊断困难的原因：①在妊娠期间，阑尾常随子宫的增大而被推向上外方，致阑尾痛区及压痛点有所改变，逐渐移至脐旁和脐部上外方；②增大的子宫可将阑尾遮盖，阑尾的炎症不波及前腹壁腹膜；③在多次妊娠时，腹壁松弛，虽腹膜有炎症性刺激，腹肌紧张与腹壁压痛也可不显著，甚或无肌紧张与压痛；④妊娠期间可有生理性白细胞增多、体温稍高、脉搏稍快等表现。上述情况可造成诊断困难。

在临床上如孕妇发生持续的急性腹痛，伴恶心、呕吐、发热，或兼有右腹部局限性压痛者，应考虑急性阑尾炎的可能。既往有右下腹疼痛史，对诊断有帮助，50% 妊娠期急性阑尾炎患者有右下腹痛既往史。体格检查常可发现阑尾痛点或其上方有压痛、反跳痛与不同程度的肌紧张，特别是嘱孕妇卧向左侧，子宫向左移位时，发现右侧腹肌稍紧张，有时并有压痛与反跳痛，有诊断意义。

3. **血吸虫病并发急性阑尾炎** 血吸虫病并发急性阑尾炎，过去在严重流行区发病率很高。血吸虫卵沉着于阑尾壁内，引起纤维性变，使阑尾腔狭窄和血运减少，易发生急性炎症。急性炎症发生后且易早期穿孔，有些患者甚至发病 4 小时后已发生阑尾穿孔，因而 65%~70% 患者就诊时已并发腹膜炎。白细胞总数在阑尾穿孔后也常无著升高。血吸虫病患者突然发生右下腹痛时，应注意此病的可能，须严密观察，及时做出诊断与处理。有经手术后病理检查确诊阑尾血吸虫病并发急性阑尾炎的 275 例患者临床回顾性分析发现，男性 176 例，女性 99 例，年龄最大 75 岁，最小 6 岁，平均 36 岁，占同期急性阑尾炎的 35.9%（275/765），临床表现均有不同程度右下腹压痛、反跳痛、肌紧张。93 例有全腹压痛、反跳痛、肌紧张。所有患者均来自血吸虫病疫区，有血吸虫病史 41 例。全组患者转移性右下腹痛者 198 例，发热 237 例，呕吐 182 例。86 例有肝左叶增大。实验室检查：血常规白细胞计数升高，其中嗜酸性粒细胞增高者 58 例，占 21.0%。

（六）急性出血性坏死性肠炎

急性出血性坏死性肠炎（acute hemorrhagic necrotizing enteritis）是与 C 型产气荚膜梭菌感染有关的一种急性肠炎，病变主要在小肠，病理改变以肠壁出血、坏死为特征。其主要临床表现为腹痛、便血、发热、呕吐和腹胀。严重者可有休克、肠麻痹等中毒症状和肠穿孔等并发症。此病的特点之一是突然发生的急性腹痛，疼痛多位于左上腹或左中腹部，也可位于脐部，偶尔扩散至全腹，须注意与急性胃肠炎、急性胰腺炎等相鉴别。急性出血性坏死性肠炎与急性阑尾炎比较，前者病情重，进展更快，有时伴有血便，腹部体征常不固定在麦氏点，肠鸣音早期增强，随后减弱消失。①血常规：外周血白细胞增多，甚至高达 $40.0 \times 10^9/L$ 以上，以中性粒细胞增多为主，常有核左移。红细胞及血红蛋白常降低。②粪便检查：外观呈暗红色或鲜红色，或隐血试验强阳性，镜下见大量红细胞，偶见脱落的肠系膜，可有少量或中等量脓细胞。还可做细菌涂片和培养。③生化学检查发现血肌酐和尿素氮升高有助于诊断。④X 线检查：腹部平片可显示肠麻痹或轻、中度肠扩张。腹部 CT 提示小肠扩张，肠壁增厚；部分病例尚可见到肠壁间有气体，此征象为部分肠壁坏死，结肠细菌侵入所引起；或可见到溃疡或息肉样病变和僵直。部分病例可出现肠痉挛、狭窄和肠壁囊样积气；个别患者可有中少量腹水。钡剂灌肠检查可见肠壁增厚，显著水肿，结肠袋消失。诊断主要根据临床症状。突然腹痛、腹泻、便血及呕吐，伴中等度发热，或突然腹痛后出现休克症状，特别是患者排腥臭味洗肉水样便而没有明显里急后重时，应考虑急性出血性坏死性肠炎的可能。腹部 X 线片有助于诊断。

（七）炎症性肠病及白塞病

炎症性肠病主要包括溃疡性结肠炎（UC）和克罗恩

病(CD)。暴发型溃疡性结肠炎患者可出现急性腹痛，常伴有全身症状（如发热、贫血、消瘦、乏力等）或肠外表现（皮肤、关节、眼部、肝、胆等脏器的病变），常伴有腹泻、黏液脓血便。克罗恩病多见于脐周或右下腹痛，常被误诊为急性阑尾炎而行手术治疗（参见24.1）。

（八）急性肠缺血综合征

急性肠缺血综合征是由各种原因引起肠道供血不足而发生的综合征，包括肠系膜上动脉栓塞、急性肠系膜上动脉血栓形成、非肠系膜血管阻塞性肠梗阻、肠系膜上静脉血栓形成、缺血性结肠炎以及其他原因的肠道血管病变所致的肠道缺血性疾病等。根据缺血的程度分为梗死性和非梗死性缺血性肠病，又以前者的病情更为凶险。有关缺血性肠病患病率的流行病学资料尚不多见。国外研究表明，急诊监护病房每1 000例患者中就有1例急性肠缺血综合征患者；危险因素静息状态下胃肠道动脉血流量占心排血量的10%，而运动或进餐后消化道血流量变化较大。引起本病的主要病理基础是局部血管病变、血流量不足或血液的高凝状态。危险因素主要有心力衰竭、心律失常、心房颤动、各种原因所致的休克、动脉血栓形成、机械性肠梗阻等。医源性因素有动脉瘤切除术、主动脉手术、冠状动脉搭桥术、肠切除术、肠镜、钡灌肠、妇科手术等；药物因素有可卡因、达那唑、地高辛、雌激素、苯异丙胺、利尿药、非甾体类抗炎药等，均可导致老年人缺血性肠病发生。约80%患有肠系膜动脉阻塞是由动脉粥样硬化和风湿性心脏病引起的，其次是血管造影后动脉粥样硬化斑块脱落所致，老年人出现不明原因的腹痛、血便、腹泻或腹部急腹症表现者应警惕结肠缺血的可能，尤其是合并慢性心瓣膜病伴心房颤动、亚急性细菌性心内膜炎、高血压动脉硬化、肝硬化门脉高压或腹部手术后等情况下发生急性腹痛时，需考虑腹腔内脏器血管发生痉挛、梗死或血栓形成导致缺血性肠病的可能性。

临床表现无特异性，首发症状常为难以忍受的剧烈腹痛，动脉缺血起病急骤，静脉缺血起病徐缓，常有数日的非特异性前驱症状，解痉药及阿片类强烈镇痛药效果差，早期腹痛与体征不符。典型急性缺血性肠病的三联症：剧烈上腹痛或脐周痛而无相应的体征，器质性心脏病合并心房颤动，胃肠道排空障碍。急性缺血性肠病的特点之一是突然发生的急性剧烈腹痛，疼痛多位于左上腹或左中腹部，也可位于脐部，偶尔扩散至全腹，伴频繁呕吐和腹泻为主要症状，约75%患者粪隐血阳性，15%患者可伴有血便；部分患者可出现肠梗阻；部分重症患者可出现溃疡及穿孔。本病诊断较为困难，主要根据急性严重腹痛，症状和体征严重程度不成比例，体征常不明显；临床观察中如出现腹部压痛逐渐加重、反跳痛及肌紧张等，则为肠缺血进行性加重的表现，强烈提示已发生肠坏

死。实验室检查无特异性，外周血白细胞计数和血尿淀粉酶可升高。腹部X线检查可见"指压痕"征、黏膜下肌层或浆膜下气囊征。多普勒超声、MRI和选择性肠系膜血管造影等对腹腔血管病变诊断意义较大。彩色多普勒超声可显示肠系膜血管的情况，测定血流速度、血流量和截面积。CT检查可见肠壁及血管内栓子，显示静脉侧支循环及肠壁缺血节段的位置，对肠系膜缺血的确诊率达66.7%，肠系膜上动脉不显影、腔内充盈缺损；肠黏膜组织病理学检查以缺血性改变为主要特点，如伴有血管炎、血栓形成及血管栓塞病变者即可确诊。动脉造影有助于鉴别诊断，血管造影可显示病变区域血管狭窄或中断，以及充盈缺损、充盈缓慢、不显影等相应的影像学改变。对疑似病例应尽早行血管造影，选择性肠系膜血管造影是诊断肠系膜动脉缺血最可靠的方法。由于本病临床表现和辅助检查无特异性，临床医师认识不足、警惕性不高，须注意与急性胃肠炎、急性胰腺炎等鉴别。特别是急性胰腺炎患者，由于使用生长抑素类药物，该药可收缩内脏小动脉，加重肠缺血，影响患者预后，此时应高度注意是否合并缺血性肠病。但此类疾病中常伴有血便等，早期肠鸣音常活跃或亢进，但很快出现肠鸣音减弱或消失，血管超声检查对较大血管的病变有一定的帮助，而选择性肠系膜血管造影对肠系膜动脉病变有一定的参考价值，造影显示病变血管阻塞或痉挛。本病病情发展迅速，一般情况迅速恶化，出现肠麻痹、弥漫性腹膜炎、血性腹水等表现，全身中毒症状明显，如不及时治疗，很快出现感染性休克，病死率高。

文献报道，缺血性梗死性肠病26例，其中男15例，女11例，年龄36~84岁，平均68.6岁。合并高血压、冠状动脉硬化性心脏病者10例，心瓣膜病6例，同时伴心房颤动8例，脑梗死3例，有肝硬化者7例，合并腹腔内感染性疾病2例。临床表现均有剧烈腹痛，伴恶心24例、呕吐12例，腹泻9例，便血10例。早期腹肌软，压痛点不固定，肠鸣音活跃或亢进，全部病例分别于1~3天出现肠麻痹、弥漫性腹膜炎、血性腹水及全身中毒症状等。实验室检查血性腹水占80.8%，外周血白细胞计数升高占84.6%，血尿淀粉酶升高占53.9%。彩色多普勒超声阳性率为50.0%，CT阳性率为67%，肠系膜上动脉造影阳性率为80.0%。

（九）耶尔森菌性肠炎

在北欧、北美洲均有报道有由耶尔森菌（Yersinia entero-colitica）引起的急性末段回肠炎和结肠炎。40%病例有类似急性阑尾炎的表现，以儿童与少年为多。80%病例则以腹痛与腹泻为主诉，表现为急性肠炎。病理组织活检为肠系膜淋巴结炎、急性末段回肠炎和结肠炎。全消化道X线气钡双重造影或钡灌肠检查及电子结肠镜检

查所见为末段回肠黏膜及结肠黏膜粗糙与不规则或结节样变、溃疡征象等。诊断主要根据进食被污染的水源或食物,典型临床表现和大便培养证明此菌的存在。

（十）回肠远端憩室炎（梅克尔憩室炎）

发病以幼儿与青少年较多,男性占绝大多数。其主要临床表现为腹痛、呕吐、右下腹压痛、腹肌紧张;发热和白细胞计数增高,并可有肠梗阻现象。临床上与急性阑尾炎酷似,难以鉴别。此病痛点比阑尾炎更向内移,可能在中下腹或左下腹,便血比较罕见,也与阑尾炎不同。此病常有出血、穿孔等并发症。如小儿或年轻患者出现上述症状并有血便,或原因未明的急性机械性肠梗阻、又无剖腹病史者,应注意回肠远端憩室炎的可能。腹部CT(首选)及全消化道X线气钡双重造影,胶囊内镜和双气囊小肠镜检查有助于提高诊断率,结肠镜检查时有时在回肠末段可见憩室;部分患者须靠手术探查方能确定诊断。

（十一）急性结肠憩室炎

中国人结肠憩室好发于右半结肠,国外有报道提示结肠憩室好发于乙状结肠,患者大都为中年以上的肥胖体型者,惯常在坐位工作,有习惯性便秘。憩室急性发炎时,则有发热、白细胞增多;右/左下腹疼痛与压痛,故急性乙状结肠憩室炎也有左侧"急性阑尾炎"之称。炎症消退后X线气钡灌肠双重造影与电子结肠镜检可确诊。

（十二）急性肠系膜淋巴结炎

此病临床上少见,可发生于任何年龄,但以8~12岁儿童较为多见,有人认为是病毒感染所致。由于肠系膜淋巴结以回肠末端最丰富,故发炎后腹痛多位于右下腹部。腹痛常随着上呼吸道感染而出现,呈持续性,常位于右下腹。部分患者可先出现脐周疼痛,随而转移至右下腹,并伴有右下腹压痛,酷似急性阑尾炎。下列几点可作为两者鉴别诊断的参考:①急性肠系膜淋巴结炎多与上呼吸道感染同时存在;②腹痛较轻;③无固定压痛点与腹肌紧张;④白细胞无显著增多。两者的鉴别诊断主要是排除急性阑尾炎:麦氏点无压痛,白细胞计数和中性粒细胞比例无升高,阑尾B超提示未见阑尾炎改变等。值得注意的是,据报道,两病同时存在者也不少见。近年来有报道,高频超声或腹部CT在诊断小儿急性肠系膜淋巴结炎及合并症有较好的参考价值,CT或高频超声声像图特征是(右侧中下)腹部见多枚大小不等椭圆形低回声结节(肿大淋巴结)。

（十三）急性原发性腹膜炎

原发性腹膜炎临床上少见,患者以儿童及青少年为多。此病是血行感染引起的腹膜炎症,致病菌以溶血性链球菌最多,其次是肺炎球菌和大肠杆菌。常在上呼吸道感染、丹毒、猩红热等感染过程中发生,也可发生在肝硬化、晚期血吸虫病及肾病综合征等合并腹水的基础上,但也可无明显诱因。多数患者有营养不良或抵抗力较差。主要临床症状是急性腹痛、寒战、发热、恶心、呕吐。腹痛往往突然发生,一般无特别明显的部位,可遍及全腹,疼痛多较剧烈。发病初期常伴有腹泻,排水样便,甚至出现脱水现象。晚期由于肠麻痹而呈便秘。此外也常有尿频、尿急等膀胱激惹症状。体格检查可发现全腹有明显压痛、腹肌紧张、反跳痛。但若发生在肝硬化、晚期血吸虫病及肾病综合征等合并腹水的基础上可较轻,常表现为腹水增多、全身状况恶化等,腹膜刺激征也不明显。急性原发性腹膜炎与继发性腹膜炎临床表现非常相似,但后者多先有急性阑尾炎或消化性溃疡病病史,腹痛发生一段时间后才出现发热及其他毒血症症状,腹部腹膜刺激征较明显。急性原发性腹膜炎早期即发热,毒血症症状明显,腹部体征却不及继发性腹膜炎明显。此病在鉴别诊断上又须与渗出性结核性腹膜炎鉴别,后者发病日期不明确,进展较缓,毒血症及腹膜刺激征较轻,腹水检查以淋巴细胞占优势,可发现结核杆菌而无其他细菌。原发性腹膜炎的诊断主要根据腹水白细胞计数及多形核细胞(PMN)计数(白细胞 $>500 \times 10^6/L$,PMN$>50\%$ 或 $250 \times 10^6/L$)和细菌学培养阳性,结合上述病史、症状与体征,排除继发性腹膜炎与结核性腹膜炎而确定之。

各种原因所致的失代偿期肝硬化并发急性原发性腹膜炎时,细菌除由体循环进入腹腔外,也可从门静脉系统直接侵入腹腔。起病较缓,腹痛轻重不等,多呈持续性胀痛或阵发性绞痛,腹膜刺激征也不明显,又因患者原有脾功能亢进,外周血象白细胞增多也可不明显,因此容易误诊。临床上遇到晚期肝硬化患者有原因未明的腹痛、发热、腹水增多,血象白细胞总数稍增高与核左移,腹水属炎性渗出液时,应考虑此病的可能,宜反复做腹水常规涂片及细菌培养检查。腹水浑浊,多呈浅黄色,常含有大量白细胞,培养可发现致病菌,大多是大肠杆菌。值得注意的是,肝硬化患者合并结核性腹膜炎的发生率近年报道有所增多。

（十四）急性继发性腹膜炎

继发性腹膜炎是腹腔器官病变直接感染或刺激腹膜所致的急性炎症,常见的病因归纳如下:阑尾穿孔,胃、肠溃疡或憩室穿孔,胆囊或胆道穿破,肝或脾脓肿破裂,绞窄性肠梗阻、肠扭转或肠套叠所致的肠坏死,外伤感染等。

腹痛是继发性腹膜炎最早出现的症状,呈持续性剧痛,胃、十二指肠溃疡穿孔时最为剧烈,而阿米巴性肝脓肿破裂时一般较轻。腹痛多由原发病变部位开始,以后可局限于该处或弥漫全腹,伴有恶心、呕吐。主要腹部体征是腹肌紧张或呈板状硬,以胃肠穿孔时最为明显。腹部压痛与反跳痛在原发病变部位尤为显著。如出现发热、脉快而弱、腹胀、肠麻痹等症状以及白细胞增多，往往提示晚期而严重的情况。

临床上有上述原发病的患者，出现急性持续剧烈腹痛、呻吟而又不敢多动、腹式呼吸与腹壁反射减弱或消失、腹肌紧张或板硬、腹部压痛与反跳痛、肠鸣音高度减弱或消失，临床上便可诊断为继发性腹膜炎。

由于老年人机体对感染反应低下，故老年人急性腹膜炎具有以下特点：①腹膜炎患者炎症反应不明显，约2/3患者可无腹肌紧张与反跳痛；②1/3患者体温可正常，甚至出现体温不升；③脉搏可不增快；④白细胞总数可不增多，甚至降低，但有明显核左移现象。多数患者以显著的腹痛为主诉，是提示此病诊断的重要线索。老年病者有绞窄性肠梗阻、急性阑尾炎、活动性胃及十二指肠溃疡、急性胆囊炎等现病史，突然发生持续的广泛性腹痛与腹膜刺激征，肠鸣音消失，肛门停止排气，则提示并发急性腹膜炎。血象白细胞计数虽可不增多，但中性粒细胞比例增高常有明显的核左移，提示重度炎症性病变。老年人急性腹膜炎并发感染中毒性休克与肾功能不全者也较多。

阿米巴性腹膜炎是较少见的疾病，但由于对此病的警惕性不高，以致未能及时诊断或误诊者亦有时见之。此病病死率较高，肠穿孔较肝脓肿破裂更为严重。患者有未彻底治愈的肠或肝阿米巴病，而突然出现腹痛与腹膜刺激征，须首先考虑此病。腹膜刺激征以右上腹为重，而下腹部较轻，是推测肝脓肿向腹腔穿破的有力佐证。超声对诊断肝脓肿有重要的帮助。肝脓肿向腹腔穿破后，脓液多被大量腹腔渗出液所稀释，故诊断性腹腔穿刺可抽出较稀薄的棕色脓液，镜检可发现溶组织阿米巴滋养体。如无继发性感染，则脓液无恶臭，细菌培养也阴性。阿米巴病性肠穿孔的中毒衰竭症状较其他原因所致的腹膜炎严重，腹痛呈弥漫性，且以右下腹为显著，这和盲肠发病较多、较重，且好发穿孔有关，在诊断上有参考价值。阿米巴病性肠穿孔的患者有阿米巴性痢疾病史和症状，且穿孔大都发生于病变的急剧发展阶段，粪中易找到阿米巴包囊或滋养体。

（十五）急性盆腔炎

急性盆腔炎主要的临床症状是发热、下腹痛及白带增多。发病时即有腹痛，疼痛往往较剧烈，主要是由于输卵管、卵巢急性炎性肿胀以及盆腔腹膜发炎所致。体格检查可发现下腹部有明显压痛与肌紧张，部分患者肌紧张可不明显。有时与急性阑尾炎容易混淆，但此病有以下几个特点可与急性阑尾炎相鉴别：①常于月经期间、月经刚刚结束、流产或分娩之后发病；②发热及白细胞计数增加明显，而腹膜刺激征相对较轻；③两侧下腹均有压痛与肌紧张，且位置也较低；④白带增多；⑤肛门指检骶窝

两侧均有压痛，移动子宫颈时可引起疼痛。此病多起于上行性感染，尤多继发于产后与流产后感染，病史对此病的诊断有重要意义。根据以上的病史与体征，阴道检查有明显灼热感、子宫颈举痛、宫体及附件有明显压痛便可确诊。

（十六）急性肾盂肾炎

急性肾盂肾炎偶尔可发生急性腹痛，类似急性胆囊炎或急性阑尾炎，须注意鉴别。

二、胃肠急性穿孔

突然发生的腹部剧烈疼痛，伴有腹膜刺激征（板状腹、压痛与反跳痛消失），提示有胃肠急性穿孔的可能性。胃肠急性穿孔确诊主要依靠X线腹部平片提示膈下气体存在。临床上高度怀疑胃肠穿孔的不典型病例，尤其无腹部剧痛与腹壁板状硬的征象时，X线检查无气腹发现，可用胃管抽空胃液后注入空气300ml，则空气可自穿孔处逸出形成膈下气影，有助于胃、十二指肠溃疡穿孔的诊断。如临床表现符合胃、十二指肠溃疡急性穿孔，而注入空气后X线检查仍无穿孔的征象，应手术探查。急性胃肠穿孔的诊断思路：先明确是否有穿孔，再进一步寻找穿孔的病因。

（一）胃、十二指肠溃疡急性穿孔

典型胃、十二指肠溃疡急性穿孔患者，常有胃、十二指肠溃疡病史或多年反复发作的胃痛史，腹痛绝大多数突然发生。疼痛的性质很不一致，通常以持续性剧痛为多，可非常剧烈，有些患者甚至发生休克。疼痛先开始于上腹部，但迅速随着胃或十二指肠内容物由穿孔处溢流入腹腔，变为全腹剧痛，有时以右下腹部最为剧烈，伴有明显的腹膜刺激征（板状腹、压痛及反跳痛）。消化性溃疡急性穿孔的经过可分为3个阶段：第一阶段为化学期，由于酸性胃内容物流入腹腔，刺激腹膜引起化学性炎症所致，临床表现为腹膜刺激征。约几小时后，转入第二阶段的反应性期，此期由于胃内容物已充分溢出，腹膜炎症渗出液又已中和了胃酸，患者感觉腹痛减轻，或出现欣快感，掩盖了严重的病情，应予警惕，以免延误手术治疗机会。第三阶段是化脓性感染期，但往往是临终期。

典型病例诊断大多无困难，但仍有10%~15%病例其临床表现颇不典型，易发生诊断错误。少数患者无典型腹痛，且腹痛迅即消失，腹壁转为柔软，仅中上腹有轻压痛，或疼痛仅限于右下腹部，易误诊为急性阑尾炎；某些患者虽有典型胃、十二指肠溃疡穿孔的腹痛，但疼痛迅即消失，腹部仍暂时保持柔软，最后典型症状再出现，早期可误诊为胆囊炎、胆石症；个别患者，特别是衰弱的老年人，起病缓慢，初起仅有上腹部隐痛，最后疼痛常转移至右下腹部，体征模糊，压痛部位不一，以致诊断困难。

有怀疑患者,宜进一步行 X 线腹部平片检查可发现膈下气体存在;胃、十二指肠镜检查可发现溃疡灶,有时可见穿孔。

(二)胃癌急性穿孔

胃癌急性穿孔很容易误诊,除非穿孔前胃癌的诊断已经明确。胃癌急性穿孔的临床征象与胃、十二指肠溃疡穿孔相似。下列临床表现提示胃癌存在的可能:①胃急性穿孔患者的年龄在 40 岁以上;②患者全身情况较差、贫血、厌食、进行性消瘦,或曾呕吐过咖啡渣样胃内容物;③穿孔前疼痛为无节律性、顽固性腹痛,进食及服碱性药物效果不佳者。

(三)急性肠穿孔

急性肠穿孔可发生于肠溃疡、肠坏死或外伤,内科临床上可见于肠伤寒、炎症性肠病(尤其是克罗恩病)、急性出血性坏死性肠炎、结肠阿米巴病等疾病。急性肠穿孔的腹痛常突然发生,一般呈持续性剧痛,常使患者不能耐受,并在深呼吸与咳嗽时加剧。疼痛范围与腹膜炎扩散的程度有关,可局限于一处或遍及全腹。患者常被迫采取仰卧位,两下肢屈曲,不愿转动。腹部检查呼吸运动显著减弱甚至消失,局部或全腹腹肌板状硬,肝浊音区缩小或消失,腹腔内有大量气体时腹部明显膨胀,肠鸣音显著减弱或消失。急性肠穿孔的诊断主要根据患者上述的病史、体征与 X 线检查发现有膈下游离气体。

伤寒肠穿孔:伤寒病特有的临床表现和化验检查,如持续高热、腹痛、便秘或腹泻、肝大、脾大、相对缓脉和白细胞减低作为与其他疾病进行鉴别的基础,在化验检查中血清肥达反应 O 抗体效价 1∶80 以上、H 抗体效价 1∶160 以上具有诊断价值,特别是从患者血、骨髓、粪便中分离到伤寒杆菌具有与其他疾病鉴别的决定性意义。伤寒肠穿孔多发生于发病后第二、三周,此时伤寒一般已确诊,根据患者突然发生的腹部剧痛,以中下腹为最明显的腹肌强直与压痛,肝浊音区缩小或消失、肠鸣音消失、白细胞计数增高及 X 线检查发现气腹等,诊断一般不困难。逍遥型伤寒患者发热及毒血症症状不明显,突然发生穿孔时易误诊为胃及十二指肠溃疡穿孔、急性阑尾炎穿孔、异位妊娠破裂,特别注意须与胃、十二指肠溃疡穿孔鉴别。90% 的胃、十二指肠溃疡穿孔患者有间歇性慢性上腹痛史,穿孔发生于溃疡活动期,以冬、春季多见;伤寒肠穿孔患者无胃病史,多发生于夏、秋季。另外,有严重毒血症的伤寒患者常处于神志不清或昏迷状态,肠道又常有不同程度的胀气,当发生肠穿孔时,不能主诉腹痛,也无明显急腹症的征象,诊断甚为困难。如患者突然体温下降,脉搏变为细数,肠鸣音消失,腹部胀气不断增加,肝浊音区缩小或消失,中性粒细胞增多,则大致可诊断为伤寒肠穿孔,尤其是肠鸣音消失对伤寒肠穿孔的诊断

有很大的价值;若肠鸣音很活跃,则不支持肠穿孔。X 线检查多数患者可发现膈下游离气影,对穿孔的证实有决定性意义。

三、腹腔脏器阻塞或扭转

急性发作的阵发性腹部绞痛,伴恶心、呕吐、冷汗淋漓,提示可能为腹部脏器阻塞或扭转所致的急性腹痛。胃肠扭转或梗阻常可观察到胃蠕动波或肠型,肠鸣音高亢或呈金属音。脏器扭转时可触到痛性腹部包块。胆石绞痛与胆道蛔虫病可出现黄疸。肾结石绞痛时伴有血尿。

(一)胃黏膜脱垂症

胃黏膜脱垂症也可引起急性上腹痛,伴有恶心、呕吐,但一般无腹膜刺激征,较易与外科急腹症鉴别(参见20.1)。X 线钡餐或胃镜检查有助于确诊。

(二)急性胃扭转

急性胃扭转在临床上罕见。胃扭转是胃超过生理限度的轴性扭转。胃扭转的原因主要是由于胃韧带先天性过长而松弛;另外,胃或膈肌病变(如胃溃疡、良性或恶性肿瘤、膈疝、胃周围炎性粘连等)对胃韧带起牵引作用,从而促使胃扭转。任何引起胃运动过快的因素,如饱食、肠炎、服用大量碳酸氢钠、分娩、外伤等均可诱发此病。

急性胃扭转的诊断根据:①突发性上腹部间歇性或持续性疼痛,可放射至背部;②频繁干呕,并有全身衰竭情况;③左上腹可触到一紧张性痛性肿块;④胃管无法放入胃内;⑤X 线腹部平片在左上腹可见两个或一个液平面,而无其他征象;⑥X 线钡餐可显示胃腔(胃黏膜)扭转、变形;⑦胃镜检查发现胃腔变形、扭转。

(三)急性肠梗阻

急性肠梗阻是临床上常见的急腹症,从病因方面可分为机械性、动力性(痉挛性或麻痹性)、血运性 3 种。从肠壁有无血运障碍又可区分为单纯性与绞窄性两种。仅有肠腔不通畅而无肠管血液供应障碍者属单纯性肠梗阻,如兼有血液供应障碍,则为绞窄性肠梗阻。肠系膜血管阻塞所致的肠梗阻也属于绞窄性肠梗阻范围。临床上以急性机械性肠梗阻最为常见。急性机械性肠梗阻的主要原因是粘连、外疝、扭转、套叠、蛔虫、先天性畸形、肿瘤、结核等。急性机械性肠梗阻的主要临床表现是腹部绞痛、呕吐、腹胀及便秘与肛门停止排气。腹痛有以下特点:①急性发作,呈阵发性、波浪式绞痛,多位于脐周或下腹部;②绞痛时伴有胃肠蠕动增快,腹部检查常隐约可见腹部膨胀,出现胃肠型和蠕动波,早期常无腹膜炎样触痛,按压腹部时常反觉好受些,病变部位可有深部压痛,听诊肠鸣音高亢,有气过水音、金属音等。

机械性肠梗阻在鉴别诊断上须注意与饮食不洁、食物过敏等所致急性胃肠炎和卵巢囊肿蒂扭转等鉴别。急

性胃肠炎虽也有阵发性肠绞痛与肠鸣音增强,但肠鸣音非音调高亢,无气过水音或金属音,腹泻常明显,而呕吐较轻或不出现;卵巢囊肿蒂扭转也有阵发性腹痛、早期呕吐,但无肠鸣音的改变,且腹部及阴道检查有张力很高、明显触痛的肿块,可与机械性肠梗阻相区别。机械性肠梗阻又需与痉挛性肠梗阻相区别。痉挛性者多为暂时性的,0.25%普鲁卡因溶液做两侧肾周封闭后0.5~1小时症状即缓解,而机械性肠梗阻则无效,是一种有鉴别诊断与治疗价值的方法。

怀疑肠梗阻时,首选的检查手段是X线腹部平片(立卧位对照,一般在肠梗阻4~6小时后即可显示肠腔液气平面(值得注意的是,未见肠腔液气平面不能排除肠梗阻)。肠梗阻的诊断思路:①是否存在肠梗阻;②是机械性肠梗阻还是动力性肠梗阻;③是单纯性肠梗阻还是绞窄性肠梗阻;④是高位肠梗阻还是低位肠梗阻;⑤是完全性肠梗阻还是不完全性肠梗阻;⑥寻找肠梗阻的病因。其中明确为机械性肠梗阻后,最重要的是必须进一步判断是单纯性抑或绞窄性。因绞窄性肠梗阻应尽可能早期进行手术,而单纯性肠梗阻则可考虑暂不做手术治疗或经充分准备后再施行手术。机械性肠梗阻的患者有下列临床征象时,应考虑为绞窄性:①腹痛发作较急而剧烈,呈持续性而有阵发性加剧,呕吐出现较早,且为持续性。②病程进展较快,早期即出现类似休克的征象,并逐渐加重,或经抗休克治疗后改善不显著。③有明显腹膜刺激征,体温、脉搏与白细胞总数有增高和增多的趋势。④血肌酐和尿素氮短时间内明显升高。⑤腹胀两侧不对称,腹部触诊或肛门指检触到有触痛的肿块。X线检查发现有持续不变单独突出胀大的肠襻。⑥呕出或自肛门排出血性液体,或腹腔诊断性穿刺吸出血性液体。⑦经胃肠减压处理后,腹胀减轻,但腹痛无明显改善,经补液治疗后,脱水、血液浓缩现象改善不显著。一些急性肠梗阻类型如下。

1. **嵌顿性外疝** 嵌顿性外疝多见于5岁以下的儿童或成年人。常发生于剧烈劳动或排便时,嵌顿性外疝常因疝门处血管受压,阻断了疝囊内容物的血液供应而引起坏疽。

嵌顿性外疝主要的临床表现是疝块突然增大,局部剧烈疼痛,疼痛往往涉及腹部,脐周更为明显。如嵌顿的内容物为肠襻,常伴有阵发性腹痛、恶心、呕吐等肠梗阻症状。平卧或推压疝块不能回复,疝块紧张变硬,有显著压痛,咳嗽冲击感多数消失。

下列嵌顿性外疝临床上较易漏诊与误诊。

(1)股疝:股疝甚小,尤其肥胖的人易被忽略,体格检查时如不将整个腹股沟部下方裸露,也常致漏诊。临床上突然发生剧烈腹痛,伴有急性肠梗阻征象的患者,特别是妇女,应注意嵌顿性股疝的可能,必须进行细致的体格检查。偶尔个别医师检查患者时已发现腹股沟部肿物,但却将其当作慢性腹股沟淋巴结炎,延误了嵌顿性股疝的诊断。因此,凡遇到有肠梗阻表现的患者腹股沟部卵圆窝处出现肿物,则应考虑嵌顿性股疝的可能性,询问病史如发现此肿物时隐时现,或经常存在而时硬时软,本次出现腹痛同时又觉肿物变硬,则大致可确诊为股疝嵌顿。

(2)脐疝:嵌顿性脐疝多发生于肥胖的中年经产妇。位于腹壁脂肪层深处的小脐疝易于漏诊。

2. **闭孔疝** 本病少见,患者大多为年老瘦弱的经产妇女,但术前能确诊者甚少。发病急剧,主要为右(或左)侧下腹部阵发性绞痛,并向患侧大腿的前内侧放射,常伴有恶心、呕吐。体格检查发现腹部柔软,多有中等度压痛,肠鸣音亢进。如病情继续发展,可引起绞窄性肠梗阻的表现。肛门或阴道指检可发现盆腔的内前壁有压痛的索状物或包块。X线腹部平片也可有助于诊断。

3. **肠套叠**(参见22.1)

4. **急性肠扭转** 任何一段肠襻均可发生急性肠扭转,国内资料以小肠扭转最多(占80%),其次是乙状结肠、升结肠、回盲部、盲肠。急性肠扭转主要是由于肠系膜和肠管过长,肠管活动度增大,或炎症粘连使肠系膜收缩,肠襻聚集在一起所致。凡能引起肠道功能或位置紊乱的因素,如进食快而过量、饱食后强烈的身体前屈而后突然直立、服用大量泻药等,均可诱发肠扭转。

急性肠扭转疼痛是全腹或脐周阵发性剧烈绞痛,伴有腹胀、呕吐、便秘或肛门停止排气等症状。全部小肠扭转时,肠绞痛一开始即较剧烈,腹胀出现也较其他肠梗阻快而显著,呕吐也较明显,全身情况迅速恶化,并常有较严重的中毒与休克症状。腹部检查可发现扭转部位或全腹压痛,腹部膨胀,并可触到边缘不清有弹性的腹部肿块,叩诊时呈鼓音。

急性肠扭转诊断的主要根据是有以上绞窄性肠梗阻的临床征象与X线腹部检查和腹部CT检查。

5. **蛔虫性肠梗阻** 患者以儿童为多,尤其是农村儿童多见,有时也见于年轻成人。10条以上的蛔虫即可造成堵塞性肠梗阻。主要症状是间歇性或阵发性腹绞痛、呕吐,肛门停止排气与排便,可移动的腹部包块等。病变部位大多在回肠。腹壁触诊一般柔软,半数病例有腹部压痛。大多数病例可触及索状物或包块。肿块的位置不固定,可在腹部任何部位出现,一般易于触及,常呈香肠形,境界比较清楚,中等硬度,常随肠管收缩而变硬,可有压痛,压迫肿块可引起局部凹陷。腹部甚少鼓肠,而凹陷者则常见。腹部视诊可见局限性肠蠕动波时隐时现。

患者常有阵发性腹痛史与排蛔虫史;约半数病例发病时呕出蛔虫;血常规发现嗜酸性粒细胞增多。根据上述临床特点一般不难确定诊断。

附：急性假性肠梗阻

肠假性梗阻是一种无机械性肠腔阻塞而具有肠梗阻症状和体征的无效性肠推进运动造成的临床综合征,可呈急性或慢性起病。急性型多为自限性,可伴发于心肌梗死、胰腺炎、急性胆囊炎等,发病机制尚未明确。患者主要临床表现为中、上腹部疼痛,腹胀,呕吐,便秘等。体格检查腹部可有肠型蠕动、肠鸣音亢进。X线腹部平片示肠腔明显积气,有些病例可见液平。慢性病例可为原发性或继发性,后者可继发于进行性系统性硬皮病(PPS)、淀粉样变、恰加斯病(Chagasdisease,美洲锥虫病)等,是这些基础病临床症状的一部分,也有见于使用某些药物如氯丙嗪等。本病的诊断应从分析病史和症状开始,排除机械性因素所致的急性肠梗阻,密切动态观察,对症处理。也有做肾周围脂肪囊普鲁卡因封闭治疗。

(四)胆道蛔虫病

胆道蛔虫病是常见的疾病,尤以农村为多见。患者多为青少年,过去多有排蛔虫或吐蛔虫史。其临床特点是突然发生阵发性上腹部剧烈钻顶样痛,痛时辗转呻吟,全身出汗,常伴有恶心、呕吐,有时吐出蛔虫,间歇期患者安静如常;疼痛剧烈但体征轻微,腹壁柔软,仅在剑突下或稍偏右有轻度压痛。除并发胆管或胆囊炎外,很少出现黄疸,虽有也甚轻微。发病前患者可有服驱虫药不当的病史。血常规嗜酸性粒细胞增多;肝功能有时出现肝酶学的异常(尤其是GGT高出正常上限倍数/ALP高出正常倍数>2);粪便及十二指肠引流发现蛔虫卵有助于诊断。B超、腹部CT以及MRCP也常有助于诊断。

在鉴别诊断上,此病须首先注意与急性胆囊炎鉴别,后者以畏寒或寒战、发热起病,疼痛为持续性,不如此病剧烈,且右上腹肌肌紧张较明显,胆囊触痛征(墨菲征)阳性,可与胆道蛔虫病相区别。胆道结石绞痛也易与胆道蛔虫病相混淆,两者的鉴别参考表26-4。

临床上一般根据患者过去有排蛔虫史及上述的特征性临床表现,往往已能确定胆道蛔虫病的诊断。B超、腹部CT、MRCP等可提供有价值的诊断依据。经ERCP检查,可证实胆道蛔虫梗阻并钳出之。

(五)胆石绞痛

胆石症是胆道系统中最常见的疾病。我国胆石症男女性发病率大致相近,以20~40岁较多。胆石形成的原因尚未明确,蛔虫与华支睾吸虫对结石形成的作用已肯定,脂肪代谢障碍仍是重要的因素。

胆石症的临床表现决定于胆石的位置、大小、有无阻塞和炎症等。结石可位于胆囊、胆总管、肝管或肝内胆管。据国内统计,在胆囊炎病例中,70%有结石存在。胆囊结石绞痛是阵发性上腹或右上腹绞痛,疼痛常向右肩部放射。多在夜间发作,其原因是平卧时,胆石由于重力关系滑进胆囊漏斗部造成阻塞。伴有恶心、呕吐,50%~60%患者有发热,往往在发病后一段时间才出现。

胆总管结石主要临床表现是上腹部或右上腹部阵发性剧烈绞痛伴阻塞性黄疸,寒战与发热。如疼痛、黄疸、寒战与发热都具备,称为夏科(Charcot)综合征。

胆石绞痛在临床上需与肠绞痛、肾结石绞痛、胰腺结石绞痛相鉴别(表26-5)。

B超检查可显示胆囊结石和胆管结石。X线检查对胆石症的诊断意义也大。含钙质的胆石在X线平片上呈不透X线的阴影;MRCP、ERCP或PTC胆道造影可发现透X线的胆管结石影像。

(六)急性胆囊扭转

胆囊扭转是一种罕见的急性胆道疾病,国内仅有少数病例报道。此病多发生于老年人,女性多见,且多为瘦长体型的人。胆囊完全性扭转的患者以右上腹剧痛而

表26-4 胆道蛔虫病与胆道结石绞痛的鉴别

	胆道蛔虫病	胆道结石绞痛
发病年龄	患者年龄较小,多为青少年	患者年龄较大,多30岁以上
病史	常有排蛔虫或呕吐蛔虫史	多有反复发作的胆石绞痛史
疼痛性质	腹痛剧烈,有向上"钻顶"感,疼痛间歇期短	腹痛不如胆道蛔虫病剧烈,无"钻顶"感,间歇周期可能较长
腹部体征	腹壁柔软,只有轻压痛,无胆囊触痛征,与症状的严重性不相称	腹肌紧张,多有胆囊触痛征
黄疸	多无黄疸,或轻度黄疸	往往并发黄疸,多为中度
其他症状	早期不伴有恶寒(或寒战)、发热;绞痛发作时吗啡与阿托品不能缓解	常伴有恶寒(或寒战)、发热;吗啡及阿托品能缓解绞痛发作
B超或CT扫描	显示蛔虫形	显示结石

表 26-5 胆石症、肠梗阻、肾结石、胰腺结石绞痛的鉴别

	病史	疼痛部位	疼痛放射部位	其他临床表现	诊断方法
胆石绞痛	肥胖症、胆道蛔虫病、华支睾吸虫感染史、多在脂肪餐后发作	上腹或右上腹	右肩部	恶心、呕吐，多有不同程度的黄疸	B 超、CT、胆道造影（MRCP、ERCP 等）
急性肠梗阻	腹部手术史、蛔虫病史、外疝、结核性腹膜炎史	与病变部位有关		肠鸣音亢进与高亢、肠型与蠕动波、痛性包块或嵌顿性外疝等	X 线腹部透视或平片（立卧位平片）
肾结石绞痛	血尿史，排尿石史	肾区	患侧腹股沟、大腿内侧及外生殖器	血尿，多有尿频，有时恶心、呕吐	B 超、腹部平片、肾盂造影
胰腺结石绞痛	急性胰腺炎病史	上腹左侧	腰背部	血清与尿淀粉酶可升高	B 超、超声内镜、胰腺 CT 或 MRI

突然起病，腹痛呈持续性绞痛，多数放射至肩背部，伴有恶心、呕吐。体格检查有上腹腹肌紧张，有时在发病 2 小时内于胆囊区便可触到一压痛明显、梨形、可随呼吸移动的包块。患者过去无胆石症病史。疼痛发作开始时一般无发热与白细胞增多。此病术前诊断比较困难，尤其与胆石症并发急性胆囊炎不易鉴别，往往需在手术时方能确诊。

（七）肾与输尿管结石

绞痛是肾与输尿管结石最主要的症状。绞痛一般发生于肾与输尿管结石的同侧腰部。较大的肾结石在肾盂内移动性较小时，疼痛多为钝痛，有时可无症状。较小的肾结石在肾盂内移动性较大时，易引起肾盂输尿管连接部梗阻，与输尿管结石一样，可出现肾绞痛。肾绞痛是一种突然发生的剧烈疼痛，其特点是急性间歇性发作，疼痛从患侧腰部开始，沿输尿管向下腹部、腹股沟、大腿内侧、睾丸或阴唇放射。持续数分钟，数十分钟，甚至数小时。发作时伴有恶心、呕吐、出冷汗、苍白、辗转不安，有时可出现休克。血尿是此病的第二个主要症状，输尿管结石比肾结石更易引起血尿，肉眼血尿也较多见。体格检查患侧肾区（脊肋点）或输尿管压痛点有压痛，但通常无肌紧张与白细胞增多。少数患者发作类似肠梗阻，发作时肠鸣音亢进，但有血尿，与肠梗阻不同。如患者突然发生一侧腰部绞痛，并有上述的特殊性放射痛，肾区或输尿管有压痛，应首先考虑肾或输尿管结石。

过去尿中有排出结石或小砂粒史，典型绞痛发作时又证明有血尿，则可确诊。如无上述的典型表现，B 超和 X 线检查（X 线腹部平片，静脉肾盂肾盏造影）是诊断此病的重要方法。

右侧肾与输尿管结石可与急性阑尾炎相混淆。阑尾炎疼痛一般不如结石绞痛严重，无上述特殊性放射痛，局部肌紧张与压痛明显，无血尿，可与此病相鉴别。

（八）大网膜扭转

大网膜扭转临床上少见。由于大网膜的右半部分长于左半部分，故扭转多发生于右半部分。大网膜扭转可分为原发性和继发性两类。原发性大网膜扭转：①形态异常，如网膜上有一舌形突出，副网膜，双层网膜，带窄蒂的大而厚的网膜及肥胖者大网膜上有不规则的脂肪沉积等；②网膜上静脉曲张而动脉正常；③剧烈运动、突然改变体位、过饱后引起肠蠕动、咳嗽等使腹内压增高等因素，引起大网膜移动。原发性大网膜扭转均为单极的，只有 1 个固定点。继发性大网膜扭转多由于大网膜与腹腔某一病灶，如肿物、炎性病灶、疝囊、手术后切口或瘢痕之间产生粘连，这样形成了 2 个固定因素（即为双极的），在 2 个固定点之间的网膜发生扭转。各种内疝或外疝、肥胖、大网膜囊肿、大网膜变窄或形成带状是此病发生的主要因素；外伤及过度用力是发病的诱因。疼痛初始较轻，以后逐渐加剧，很少发生剧烈腹痛。疼痛部位多较固定，可于卧位或弯腰而缓解。发病可于体位突然转动或突然用力后即开始。疼痛可于发病后数小时甚至数日内消失或缓解，以后可再度出现。体格检查在右侧腹部有压痛及反跳痛，以右下腹部为明显。有时可扪及包块。体温、脉率及白细胞总数[$(10\sim15\times10^9/L)$]可稍升高。如患者年龄在 20~50 岁，身体肥胖，发病较急且疼痛迅速局限在右下腹部，疼痛逐渐增加，病情发展缓慢，胃肠道症状不显著，体格检查时可发现局部有一不明显的包块，较阑尾脓肿出现时间为早，应想到本病的可能。

本病最常误诊为急性阑尾炎。此外，本病尚需与急性胆囊炎、急性胰腺炎、胃及十二指肠溃疡穿孔、梅克尔憩室炎、卵巢囊肿蒂扭转等相鉴别。一般经手术探查而确诊。

（九）急性脾扭转

急性脾扭转罕见，多发生于游动脾的基础上。患者出现暴发性急腹症症状，在女性常被误诊为卵巢囊肿蒂

扭转。由于腹肌紧张,以致未能触及脾脏的形状,是诊断困难的重要原因。

(十)卵巢囊肿蒂扭转

卵巢囊肿蒂扭转发生于体积较小、活动而蒂较长的囊肿。临床上如常自觉下腹部有肿块的女性患者,突然发生下腹剧烈持续性疼痛,不敢活动时,应注意卵巢囊肿蒂扭转的可能性。此病疼痛一般位于下腹,非常剧烈,患者甚至可发生休克。如扭转严重,囊肿可发生坏死而出现腹膜炎征象。腹部检查患侧下腹部有压痛,可触及痛性肿块。阴道检查触及一圆形、光滑、活动而有明显触痛的肿块,有时甚至可打及触痛的扭转蒂部,对卵巢囊肿蒂扭转有确定的诊断意义。

右侧卵巢囊肿蒂扭转易误诊为急性阑尾炎。急性右下腹痛的女性患者,如临床表现不符合急性阑尾炎,应做妇科检查。

(十一)妊娠子宫扭转

妊娠子宫扭转临床上非常罕见,国内仅有少数病例报道。其临床特点:①妊娠期间突然发生全腹持续性不可忍受的剧痛,伴有呕吐;②有面色苍白、出冷汗、血压下降,甚至晕厥等急性内出血症状;③腹围大于妊娠月数,腹壁柔软无肌紧张,全腹有压痛,无宫缩;④阴道检查,宫颈位置很高,宫口紧闭,特别是内口,无分泌物。

四、腹腔脏器破裂出血

局限性急性腹痛常伴轻中度腹膜刺激征(部分老年人或病情严重者,如合并休克,腹膜刺激征可不明显),伴苍白、冷汗、手足厥冷、脉搏细数、进行性红细胞与血红蛋白减少、休克,提示腹腔脏器内出血所致的急性腹痛。如有怀疑患者,可行腹腔穿刺,抽出不凝血性液体可确诊。有肿瘤病史(尤其是肝癌患者)应注意肿瘤破裂出血;有外伤史者多注意肝、脾破裂;有停经史(少数可无停经史)生育期已婚女性多注意异位妊娠破裂出血,生育期妇女还应注意黄体破裂出血可能。出血偶尔为自发性。

(一)肝破裂

1. **肝癌破裂** 肝癌患者如突然出现剧烈腹痛,伴有血腹及腹膜刺激症状,则提示有肝癌破裂。此病的疼痛初为右上腹剧痛,以后扩展至全腹,呈持续性胀痛;常伴有周围循环不足或出血性休克症状,腹部体格检查发现腹部压痛、腹肌紧张较轻,肠鸣音有时反而加强,出血量多时有移动性浊音与进行性贫血。腹部X线透视膈下无游离气影,可与胃肠道穿孔相鉴别。B超、CT或MRI等影像学检查发现肝占位性病变和腹水,诊断性腹腔穿刺发现血腹有助于诊断。

2. **肝海绵状血管瘤破裂** 肝海绵状血管瘤少见。肝海绵状血管瘤破裂时可引起急性右上腹疼痛,常伴有

内出血休克症状与腹膜刺激征。

(二)脾破裂

脾破裂发生于脾大基础之上,暴力作用是直接原因,其来源不外乎人为伤害,如殴斗、枪伤、刺伤等,以及意外伤害,如车祸、跌伤、挤压、牛角刺伤等。脾破裂的主要临床表现是腹痛、急性贫血和休克(出血量常较大)。腹痛早期常限于左上腹,以后随出血量的增加而遍及全腹,疼痛可放射至左肩部。休克患者则腹痛程度较轻。腹部的主要体征是腹胀、呼吸运动减弱、全腹压痛与反跳痛、腹肌紧张(尤其左上腹最显著)、移动性浊音、左上腹有固定性浊音。紧压颈部左侧胸锁乳突肌两下脚之间出现明显压痛,而紧压右侧相对应点无压痛,对脾破裂的诊断可有帮助。大量出血时周围血中红细胞计数与血红蛋白水平迅速下降。在临床上疑有脾破裂而未能确诊时,可用小型穿刺针于左下腹部有移动性浊音部做诊断性穿刺。如能吸出血液,可证明为腹腔内出血。综合病史与全面的临床检查,结合B超、CT或MRI等影像学检查阳性和诊断性腹腔穿刺发现血腹有助于诊断,可做出脾破裂的诊断。有时须经手术探查才能确定为脾破裂,并与肝左叶或左肾破裂出血相鉴别。肾破裂主要表现为外伤后腰腹部剧痛、肾区压痛与肌紧张、血尿,有时休克,或逆行肾盂造影有助于诊断。如脾破裂为包膜下出血,则表现为进行性脾大、持续性左上腹疼痛与压痛、进行性贫血,而无上述的情况。

(三)异位妊娠破裂

异位妊娠破裂是较常见的严重急腹症之一,不少患者首先到内科就诊,若不注意往往容易漏诊或误诊;异位妊娠破裂的盆腔内积血不引起强烈的腹膜刺激,是易忽略的原因之一。国内报道一组1010例异位妊娠,约80%发生于有分娩史或流产史的妇女,3/4有不孕症(以3年以上不孕者作为不孕症),发病年龄多在26~35岁,异位妊娠破裂约80%在妊娠2个月内发生,但也有不到1个月的。异位妊娠破裂有3个主要症状:急性腹痛、阴道流血及停经。此组97%有腹痛,大多位于全下腹;其次为右下腹、全腹部与左下腹等处。腹痛常自出血部位开始,向全腹扩展,呈持续性胀痛,严重者疼痛剧烈,乃至发生休克。约80%患者有阴道不规则流血,大多数量少、暗褐色,呈点滴状,常持续很久。常伴有脉搏细数、出冷汗、晕厥等急性内出血症状。腹部检查下腹部有明显压痛,出血量多时有移动性浊音,腹肌紧张不一定存在。阴道检查发现宫颈有举痛,后穹窿饱满膨出,触痛显著,或子宫体旁触及一边缘不清的肿块。结合停经史和尿中绒毛膜促性腺激素(hCG)检测阳性,腹腔穿刺或后穹窿穿刺发现不凝固的血液即可确诊。

有些异位妊娠破裂出血恰发生于正常月经周期内,

最易误认为正常的月经来潮。因此，凡平时无痛经的妇女，尤其不孕症者，一旦月经来潮时发生显著的下腹痛、晕厥等症状，应注意异位妊娠破裂的可能，须进一步做有关的检查以明确诊断。疑为异位妊娠患者而尿 hCG 增高，则应做超声检查。中山大学附属第一医院对 22 例临床疑为异位妊娠患者，全部做灰阶超声体层显像检查，均符合异位妊娠的诊断，随后经手术或临床追踪加以证实。

（四）卵巢破裂

卵巢破裂在病理学上可分为滤泡破裂与黄体破裂。后者较前者为多见，且较多发生于右侧。卵巢破裂多发生于 14~30 岁的女性。文献报道滤泡破裂较多见于未婚者，而黄体破裂较多见于已婚者。卵巢破裂的主要症状是突然发生的剧烈下腹痛，伴有不同程度的恶心与呕吐。患者全身状态一般较好，但由于腹痛和内出血，往往表现不同程度的烦躁不安。体温及白细胞计数轻度增高。出血严重者可引起血压下降甚至休克，但少见。腹部检查患侧下腹部有压痛，如为右侧卵巢破裂，则压痛点常在阑尾压痛点下方约两横指处。腹肌紧张不显著。由于出血后血液在腹腔内引起非炎症性肠道刺激，使肠鸣音增强，但不高亢。如出血量较多，可出现移动性浊音。阴道检查发现宫颈坚实，无显著触痛，卵巢有时肿大并有触痛，附件无肿块。

右侧卵巢破裂常被误诊为急性阑尾炎。下列临床表现可与急性阑尾炎相鉴别：①卵巢破裂的腹痛多为突然发生，与阑尾炎的起病不同；②卵巢破裂腹痛开始即位于下腹部，而转移性腹痛支持急性阑尾炎腹痛，即先出现于上腹痛或脐周，以后才转移到右下腹；③卵巢破裂出血时，积血刺激直肠子宫陷凹，引起子宫、直肠、膀胱等收缩，故常有下腹部下坠感或里急后重；④卵巢破裂腹部压痛位置与范围比急性阑尾炎低而广泛，腹肌紧张不明显，恶心、呕吐也较轻，但出血、失水及休克症状则较阑尾炎为重。

卵巢破裂出血在临床上不易与异位妊娠破裂鉴别，下列几点可供参考：①发病与月经周期的关系甚有诊断价值，黄体破裂出血可发生于排卵后任何时期，大多发生于月经周期末 1 周内，而卵巢破裂常发生于排卵期，约在月经周期的第 3 周，特别在第 12~18 天；②异位妊娠一般有停经史；③卵巢破裂多无阴道流血，而异位妊娠多有阴道流血；④上述症状与体征如发生于无性生活史的女性患者，则可排除异位妊娠破裂；⑤异位妊娠破裂常有尿 hCG 水平升高或检测阳性，B 超有时可发现异位妊娠胚胎。少数疑难病例须经手术探查方能鉴别。

五、腹腔脏器血管病变

慢性心瓣膜病伴心房颤动、亚急性细菌性心内膜炎、高血压动脉硬化、肝硬化门脉高压或腹部手术后等情况下发生急性腹痛时，需考虑腹腔内脏器血管发生痉挛、梗死或血栓形成的可能性。如有血便，常由于肠系膜血管阻塞致急性缺血性肠病。

（一）肠系膜动脉急性阻塞

肠系膜动脉急性阻塞临床上罕见，此病以急性腹痛为主要临床表现。腹痛发生急骤，且呈持续性，通常有明显的阵发性加剧。疼痛位置视病变部位而异，一般为弥漫性，不似胆绞痛、肾绞痛与胃十二指肠溃疡疼痛具有显著的局限性，疼痛非常剧烈，使用大量的镇痛药或解痉药也不能缓解，常伴有恶心与呕吐。有的患者呕吐物与粪便为血性。体格检查常发现腹部膨隆性肌紧张及压痛，有时尚有肠鸣音减弱或消失，肠胀气，腹部可触及面团样肿物。高热、白细胞计数增高及核左移也常出现。

肠系膜动脉急性阻塞大都由于栓塞引起，原发性血栓形成较少，病因多为心瓣膜病、心房颤动、亚急性细菌性心内膜炎、心肌梗死后心壁血栓形成等，少数由于动脉硬化所致。因此，器质性心脏病患者伴有心房颤动及各器官的多发梗死，如同时出现腹部持续性剧痛，应考虑肠系膜动脉血栓形成。

（二）肠系膜动脉粥样硬化

肠系膜动脉粥样硬化可引起间歇性急性腹痛，临床上罕见。其发病机制与间歇性跛行相似。腹痛常发生于饱食之后，但也可无明显诱因。患者同时有全身性动脉粥样硬化的表现。

（三）肠系膜静脉血栓形成

肠系膜静脉血栓形成（MVT）发病多与门脉高压症、腹部手术或外伤后（尤以脾切除术后）、血液高凝状态等有关。其他少见原因为充血性心力衰竭、心肌梗死、红细胞增多症、糖尿病等。国内已有数组病例报道，最早、最突出的症状为腹痛，且持续时间长。腹痛可为局限性或全腹性，呈间歇性绞痛，但不剧烈。患者很少因突发性腹痛而就诊。大部分患者入院前已有较长时期的腹痛史，解痉药疗效常不佳。约半数患者有恶心、呕吐。少数患者可有腹泻及便血。腹痛程度与腹部体征不相称是许多患者共有的表现。一般先做腹部平片检查以排除溃疡穿孔与结石梗阻。多普勒超声检查有一定参考价值。CT、MRI 可显示门静脉系统的血栓，还可观察到肠系膜水肿，尤其是胃肠道 CT、MRI 对肠系膜静脉血栓形成和侧支静脉、异常肠段的判断正确率高达 90% 以上。选择性肠系膜上动脉造影对诊断 MVT 价值有限，在动脉内注入血管扩张药物以减轻动脉的收缩，据此可区别动脉性缺血还是静脉血栓形成。

由于影像学及选择性血管造影技术的进展，使 MVT 在发生肠坏死之前做出诊断。近年来已有通过导管注入肝素、尿激酶、血管扩张药治疗 MVT 成功的报道。目前及时手术行肠段切除仍是治疗 MVT 最有效的方法。

（四）急性门静脉血栓形成

急性门静脉血栓形成可发生于脾切除后（特别是原来血小板数正常的患者）、门腔静脉吻合术后、化脓性门静脉炎的病程中，或偶发于全身感染如伤寒、产褥热之后。本病起病急骤，其临床特点是剧烈腹痛、发热、腹胀、血性腹泻、轻度腹肌紧张，迅速发生量多的腹水与脾大。腹痛一般多位于右上腹（参见 29.1）。

近年来国内文献报道 10 例患者，主要表现为急性中至重度中上腹部持续性疼痛，可伴有恶心、呕吐及上消化道出血。特征与腹痛程度不平行，仅表现为轻度腹部压痛，无反跳痛，肠鸣音无异常改变。

（五）急性肝静脉血栓形成

肝静脉血栓形成十分少见，国内仅有少数病例报道。急性肝静脉血栓形成多骤然发病，其主要临床特征是急性上腹部剧烈绞痛，呕吐，肝大，迅速发生量多、不易消退的腹水（参见 29.1）。

（六）脾梗死

脾梗死的主要临床表现是突发性腹痛伴有急性脾大。疼痛位于左上腹，呈剧烈的刺痛，常向左肩胛部放射，深呼吸或转动体位可使疼痛加剧。脾区可听到摩擦音。如慢性心瓣膜病合并心房颤动的患者或亚急性细菌性心内膜炎的患者突然发生左上腹疼痛、急性脾大、脾区有摩擦音，脾梗死的临床诊断便可成立。

（七）肾梗死

临床上如慢性心瓣膜病合并心房颤动的患者或亚急性细菌性心内膜炎的患者突然发生腰部疼痛，应注意肾梗死的可能性。疼痛位置多在腰部或胁腹部，性质类似肾绞痛，相当剧烈。如同时发现有血尿及其他脏器的栓塞现象，则诊断大致可以确定。

（八）腹主动脉瘤

腹主动脉瘤在中年人常为梅毒性，而老年人常为动脉硬化性。此病可引起剧烈的腹痛。疼痛多位于上、中腹，具有钻痛性质，当渗血或破裂时疼痛极为剧烈，常位于脐周或背后相当于渗血或破裂部位的水平。触诊可在上、中腹部触及小儿拳头大的搏动性包块，按之可引起腹痛发作。在腹部包块上可听到滚筒样杂音，对诊断有重要价值。由于腹痛常突然发作，故须与胰腺结石相鉴别，但后者无搏动性肿块与杂音，X 线摄片可发现胰腺结石阴影。腹主动脉瘤可应用多普勒超声、CT、MRI 或腹主动脉造影以确定之。

（九）主动脉夹层动脉瘤

主动脉夹层动脉瘤临床诊断较为困难。患者大多

为 40 岁以上男性。一部分病例有腹部症状，可被误诊为急腹症。中年以上高血压动脉硬化患者发生急性剧烈腹痛，伴有休克征象而血压不下降者，应警惕夹层主动脉瘤的可能。如患者有类似肠梗阻的表现，而疼痛向上、下肢放射，一侧桡动脉脉搏消失，心电图及血清心肌酶学检查无急性心肌梗死征象，则诊断大致可以确定。腹部检查腹肌可轻度紧张，但不如急性腹膜炎明显。多普勒超声对本病有一定的诊断价值，而 CT、MRI 对确诊更有帮助，准确率超过 90%，有时达到 100%。

六、腹腔脏器其他疾病

（一）急性胃扩张

急性胃扩张通常发生于暴食之后。有时患者进食并不多，而进食前后情绪波动、剧烈疼痛、寒战、腹部外伤等不良刺激也可引起此病。临床特点是患者在暴食后 1~2 小时突然发生上腹部或脐周持续性胀痛或隐痛，可阵发性加剧，伴饱胀感、呕吐、呃逆。呕吐的特点是频繁而呕吐量不多，腹胀不减轻。烦渴欲饮，但随饮随吐。体格检查可见腹部膨胀，尤以上腹部为显著，全腹仅有轻度压痛，叩诊呈鼓音并有振水音。起病时腹部膨胀，但腹肌柔软，与胃、十二指肠溃疡穿孔不同；无肠型和肠鸣音亢进，可与急性肠梗阻相区别；无腹泻，而腹胀显著，可与急性胃肠炎鉴别。X 线检查可见扩大的胃泡和胃内大量食物残渣影像，对诊断有帮助。如有腹膜炎征象或胃肠减压无效，应考虑手术治疗。

（二）痛经

痛经大多数在经前一两天，或月经来潮的第一天开始，于经期中逐渐减轻至消失。也有在经后期或经期后出现的。历经数小时至一天不等。痛经部位多在下腹部，有时放射到腰骶部、上腹部、外阴、肛门及其他部位，严重时可伴有呕吐及膀胱直肠激惹症状。极少数患者可有面色苍白、出冷汗，甚至晕厥。腹部检查无腹肌紧张，直肠指检盆腔无炎症性征象。患者过去月经期间有同样的疼痛发作史，对诊断有重要帮助。

（三）嗜酸性粒细胞性胃肠炎

嗜酸性粒细胞性胃肠炎是一种原因不明的疾病，少数患者有哮喘、食物过敏或有变应性疾病的家族史，但大部分患者并无过敏性病史。其特征为胃肠道有弥漫或局限性嗜酸性粒细胞浸润，常同时伴有周围血嗜酸性粒细胞增多症。嗜酸性粒细胞性胃肠炎在胃肠道浸润甚广，病变可累及咽部至直肠，其中以胃和小肠最多见。表现为较急性的上腹部痉挛性疼痛、恶心、呕吐，可伴腹泻（参见 24.1）。

26.2 腹外脏器疾病

腹外脏器疾病(包括全身性疾病)所致的急性腹痛,以胸部疾病所致的反射性腹痛与中毒与代谢疾病所致的痉挛性腹痛为多见,常伴有腹外其他器官病征,而无明显的腹部压痛、反跳痛、腹肌板样硬、肠鸣音减弱或消失等急性腹膜炎征象。

一、胸部疾病

(一) 肋间神经痛

肋间神经痛可在该神经分布的区域内出现剧烈疼痛,并伴有肌痉挛与压痛。如病变发生于支配腹壁的肋间神经,临床表现易与腹部脏器炎症所致的急性腹痛相混淆。但患者一般无发热、呕吐,白细胞不增多,压痛与肌痉挛不局限于腹部,而遍及该神经的支配区,神经接近体表处有压痛,并有皮肤感觉过敏现象。如出现带状疱疹(应注意隐匿性带状疱疹),可出现相应区域腹痛。

(二) 膈胸膜炎

膈胸膜炎是一种特别类型的胸膜炎,较多并发于大叶性肺炎。病变都在肺下叶,腹痛多见于发病的早期。此病的特点:①患侧上腹部持续性疼痛;②疼痛往往向患侧肩部放射,患侧肩部有压痛点;③患侧膈运动受限,膈现象消失。右胸膜炎时,检查者用手压患者左下腹部,并从左向右压诊(图 26-5),如为胸部疾病所致的右侧腹痛,则不引起疼痛,而腹部疾病所致者则引起疼痛。膈胸膜炎有时可与胃、十二指肠溃疡或阑尾炎急性穿孔混淆;

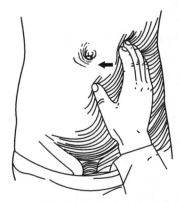

图 26-5　鉴别胸部疾病与腹部疾病所致
右侧腹痛的检查法(腹部疾病时,
从左向右压引起腹痛更明显)

特别是伴有黄疸时,易误诊为急性胆囊炎。患者腹痛前常先有发热、咳嗽,伴有肺部体征,腹部深触诊并不比浅触诊更痛,在发病后 24~36 小时 X 线检查可发现肺部阴影,可明确与以上急性腹痛相区别。

(三) 急性心肌梗死

少数急性心肌梗死患者可仅表现为上腹部的急性疼痛,伴有恶心、呕吐,甚至可有腹肌紧张,上腹压痛,类似外科急腹症。这种情况可被误诊为胃及十二指肠溃疡穿孔、急性胆囊炎与胆石症、急性胰腺炎、急性肠梗阻。因此,临床上遇见 40 岁以上的患者,罹患病因未明的急性腹痛,尤其是有高血压、动脉粥样硬化或过去有心绞痛发作史者,要警惕急性心肌梗死的可能性。体格检查常可发现心音减弱,左心增大,部分患者可出现奔马律、心律失常,均有重要的鉴别意义。高血压不一定存在。部分患者可发生急性左心衰竭或血压下降,甚至休克。心电图的特征性表现或/及血清心肌酶活性增高对此病有重要诊断价值。

(四) 急性心包炎

急性心包炎可出现上腹部疼痛,特别是急性非特异性心包炎(参见 17.2),且可以急性腹痛为主要表现,伴有腹肌紧张、压痛、出汗、面色苍白等症状。腹痛为持续性或阵发性,多位于上、中腹部,有时位于右下腹或全腹。心包炎引起腹痛的原因是炎症侵及膈胸膜,以及心包积液压迫下腔静脉与部分肝静脉,导致肝淤血、牵张肝包膜所致。

国内报道一组 106 例急性心包炎中,5.7% 以急性腹痛为特征,此时易与急性胆囊炎、急性胰腺炎、胃及十二指肠溃疡穿孔、急性阑尾炎等相混淆。

如体格检查发现心包摩擦音,符合纤维素性心包炎的诊断。如患者有颈静脉怒张、心界扩大且随体位而改变、心音遥远、肝大、下肢水肿、奇脉与脉压小等病征,则符合渗出性心包炎的诊断。X 线检查与心脏超声、CT 和 MRI 等检查对诊断渗出性心包炎也有帮助。诊断性心包穿刺抽得心包积液则诊断明确。

(五) 急性右心衰竭

各种原因引起的急性右心衰竭导致急性肝淤血时,迅速肿大的肝可出现显著的和发展较快的右上腹疼痛,并可放射至右背部。

(六)带状疱疹

带状疱疹是带状疱疹病毒经呼吸道黏膜进入血液形成病毒血症,潜伏在脊髓后根神经节或者脑神经感觉神经节内。当机体受到某种刺激(如创伤、疲劳、恶性肿瘤或病后虚弱等)导致机体抵抗力下降时,潜伏病毒被激活,沿感觉神经轴索下行到达该神经所支配区域的皮肤内复制产生水疱,同时受累神经发生炎症、坏死,产生神经痛。部分患者由于 T8~12 脊神经根受累而导致相应神经所支配的腰腹部区域皮肤疼痛,误诊为腹痛。带状疱疹所致的腹痛多为持续性灼痛或剧痛,对触摸敏感,轻轻触摸诱发剧烈疼痛。体格检查可见局部皮肤不规则带状或条索状皮疹(丘疱疹/水疱),皮疹沿皮神经分布,单侧分布,不超过体表正中线。病程一般持续 1~2 周,本病愈后可获得较持久的免疫,故一般不会再发。典型病例或发疹期容易诊断,部分不典型病例(顿挫型)或病程早期皮疹尚未出现时易误诊,此时应注意询问患者疼痛是皮肤表面不适还是内脏疼痛,有无皮肤敏感等。值得注意的是,部分病例在皮疹消退后仍有皮肤疼痛。

二、中毒及代谢障碍性疾病

(一)慢性铅中毒

铅绞痛是慢性铅中毒最常见的症状,发生率比瘫痪多 10 倍。铅绞痛发作常在便秘后数日突然出现。疼痛多位于脐周或脐下方,呈阵发性,每隔数分钟以至数小时发作一次,可断续存在几日至数周。腹痛可甚剧烈,用手紧压腹痛处痛可减轻,常伴有呕吐、出汗。体格检查可见牙龈有铅线,皮肤及黏膜苍白超过贫血的程度(所谓铅苍白)。腹部平坦、柔软或稍紧张,无固定压痛点。铅绞痛的诊断主要根据长期或过量铅接触史,上述的临床表现以及 24 小时尿铅排量 ≥ 0.39μmol/L。美国国家疾病控制中心 1982 年的"儿童铅中毒指南"规定:血铅水平超过或等于 100μg/L,无论是否有相应的临床症状、体征及其他血液生化变化即可诊断为"儿童铅中毒"。目前,部分发达国家及我国大城市的医疗儿童保健机构已将儿童铅中毒的诊断标准确定为血铅水平 ≥ 50μg/L。铅绞痛的漏诊多由于对病史的忽略,例如漏诊进含铅的中药(如黄丹、樟丹、密陀僧)及漏诊摄入含铅汽油所致的铅绞痛亦曾有之。

(二)铊中毒

铊中毒的症状与铅中毒的症状相似,如同时有顽固性便秘,可与血卟啉病相混淆。铊的盐类多用为毒鼠药及脱毛剂,误食可引起中毒,国内也有报道。内服大量铊盐的急性中毒患儿常在数小时到 24 小时内出现症状,如恶心、呕吐、口炎、腹痛、腹泻,可有出血性胃肠炎(或有便秘),皮肤、黏膜出血,心动过速及其他心律失常,血压升高,肝、肾损害,脱发,多发性神经炎症状。部分患儿发生急性铊脑炎,出现头痛、嗜睡、精神错乱、幻觉、惊厥、震颤、谵妄、昏迷等。重症患儿有肺水肿、呼吸困难以致呼吸衰竭、休克等,可于数日内死亡。若因长期应用铊盐治疗头癣而中毒,其症状发作缓慢,患儿可有疲乏、抑郁、失眠、激动、恶心、呕吐、感觉异常、肢端疼痛、手指震颤、肌肉无力、眼睑下垂、斜视、瞳孔散大、面肌强直、球后视神经炎、视神经萎缩、失明。此外,患者可有贫血,牙龈炎及牙龈蓝线,脱发,指、趾甲显现苍白痕或脱落,各种皮疹及表皮角化,皮肤有瘀斑或瘀点,肝、肾损害,糖尿等。此外,可有痴呆、甲状腺功能不全、发育迟钝及睾丸萎缩等。轻症可完全恢复,发生球后视神经炎后,视力大都减退。急性中毒患儿约半数出现不同程度的各种后遗症。根据确切的铊接触史、典型的临床表现、参考尿铊或其他生物材料中铊的测定,并排除其他病因所致周围神经病,铊中毒的诊断一般不困难。尿铊浓度超过 0.015mmol/L 便可以确诊铊中毒。

铊中毒的严重程度,目前参考职业性急性铊中毒的分级标准,具体如下:

1. **轻度中毒** 除具有头晕、头痛、乏力、食欲减退、下肢沉重症状外,同时具备以下任何一项者:①四肢远端特别是下肢麻木,痛觉过敏,痛觉、触觉减退呈手套、袜套分布或跟腱反射减弱;②神经-肌电图显示有神经源性损害。

2. **重度中毒** 上述症状加重,具备下列一项表现者:①中毒性脑病或中毒性精神病;②四肢远端明显肌肉萎缩并影响运动功能,或多发性脑神经损害;③肌电图显示神经源性损害并有较多自发性失神经电位;④伴有明显的心脏、肝或肾损害。

鉴别诊断需要排除癔症、吉兰-巴雷综合征、血卟啉病、肉毒毒素中毒、糖尿病及铅、砷、二硫化碳、一氧化碳等中毒性疾病。

(三)糖尿病酮症酸中毒

糖尿病酮症酸中毒引起腹痛多见于青少年患者,腹痛的特点呈阵发性,相当剧烈,伴腹胀、恶心、呕吐等。产生腹痛的原因主要是酸中毒时伴有失钠、失氯、失水严重等,导致水、电解质代谢紊乱,肌肉痉挛所致。有时可伴有发热、白细胞计数增高、腹部压痛与腹肌紧张,甚至 X 线透视有肠液平面,可误诊为肠梗阻、急性腹膜炎、阑尾炎、胆囊炎、急性胰腺炎等急腹症。另外,糖尿病酮症酸中毒或乳酸性酸中毒患者也可并发外科急腹症。

下列特点有助于糖尿病酮症酸中毒或乳酸性酸中毒与外科急腹症的鉴别诊断:①糖尿病酮症酸中毒或乳酸性酸中毒发生前常有多饮、多尿的一段过程,而外科急腹症多突然发生;②糖尿病酮症酸中毒或乳酸性酸中毒先呕吐后腹痛,而后者则多先腹痛后呕吐,或两者同时发生;③糖尿病酮症酸中毒或乳酸性酸中毒,pH下降、碱失衡、尿糖强阳性、血糖明显升高、尿酮体阳性,而后者无此现象;④糖尿病酮症酸中毒或乳酸性酸中毒早期,症状经积极治疗3~6小时后便完全消失;如由外科急腹症所致,则症状仍继续存在;⑤糖尿病酮症酸中毒或乳酸性酸中毒常有糖尿病控制不佳(口干、多饮、多尿,伴有头晕、乏力等不适)或服用某些药物(如乳酸性酸中毒常与服用双胍类降糖药有关)。

有文献报道,11例糖尿病酮症酸中毒患者,年龄16~72岁,均以急性腹痛为首发症状,其中全腹痛2例,脐周痛3例,上腹痛5例,下腹痛1例;伴恶心、呕吐或腹泻9例,腹部压痛4例,轻度脱水7例,中度脱水3例,重度脱水1例。误诊疾病:急性胃肠炎、急性胰腺炎、急性阑尾炎、泌尿系结石、急性胆囊炎及急性原发性腹膜炎,误诊时间0.5~3天。

(四)尿毒症

尿毒症也可引起反射性肠绞痛,但腹部压痛与腹肌紧张甚轻或无,并有尿毒症其他征象,诊断一般不困难。

(五)血卟啉病

血卟啉病是临床少见的、原因尚未明确的代谢障碍疾病,一般认为与遗传有关。患者多为20~40岁的女性。国内报道大多数是急性间歇性肝性血卟啉病。血卟啉病主要临床表现有皮肤、腹部及神经系统三大症候群。

皮肤症状主要由于感光过敏,表现为皮肤暴露部分的感光性皮炎(如红斑、疱疹、皮肤糜烂与色素沉着等)。皮肤损害多在婴幼儿时期出现。腹部症状的特征是急性腹痛,可因服用巴比妥类药、酒精等诱发,常伴有恶心、呕吐与便秘。腹痛往往突然发生,可非常剧烈,常为绞痛性,也可呈紧缩性或重压样疼痛。腹痛的部位不固定,可在上腹部、脐周、左腹或右腹;有时疼痛在背部或膀胱,放射至外生殖器。有时仅有腹部重压感。腹痛持续时间由几小时至数日甚至数周。腹痛发作可仅一次或多次反复,间隔期可长可短。腹痛发作时尿呈红色或尿暴露于阳光下变为红色。急性血卟啉病易误诊为外科急腹症,但此病腹痛无固定部位,无肌强直与反跳痛,腹式呼吸存在,也无白细胞计数增加与核左移现象。患者可有癔症样动作、肢体疼痛或麻痹、软弱、畏光、反射消失、神经衰弱或延髓麻痹症状。因此临床上遇到原因未明的急性腹痛患者,腹部检查腹壁柔软,无固定压痛时,应考虑此病的可能。

急性血卟啉病的确诊有赖于发作期尿中卟胆原与尿卟啉检查。如两者均为阳性,则诊断明确;如尿中卟胆原阳性而尿卟啉阴性,也可诊断为本病。尿卟啉的检测须用分光镜。在技术条件受限时,尿卟胆原试验是简单而有诊断价值的试验。

近年来有报道15例患者中,发病年龄15~67岁,病程80天~10年,绝大部分病例发病有明显诱因,主要为感染、药物、饥饿、精神刺激、妊娠、月经失调及饮酒等。临床表现主要是腹痛15例,伴腰背痛5例,腹痛常为绞痛、胀痛或刀割样疼痛,阵发性加剧,反复发作,部位不固定,多为脐周痛,亦可全腹痛,持续时间数小时至数日,少数达数周,间歇期几十分钟至数月。本组有神经精神异常4例,表现多样,忧郁、情绪不稳、烦躁不安、失眠、嗜睡、幻觉、谵妄和意识障碍等。尿卟啉定性试验(部分患者多次检测)15例全部阳性。

(六)低血糖状态

血糖过低有时也可引起剧烈腹痛,这种腹痛为一过性。患者无腹膜刺激征象,而伴有其他低血糖症状,补给糖类如葡萄糖后腹痛迅速缓解。

(七)原发性高脂血症

本病可发生剧烈腹痛,类似急性阑尾炎或急性胰腺炎。其临床特征:黄色瘤、脂血症性视网膜炎与肝大、脾大。有人认为患者血中类脂的物理改变可使其颗粒结合起来,引起血管梗死而致腹痛,亦有人认为剧烈的腹痛可能由于并发急性胰腺炎所致。

(八)低钙血症与低钠血症

低钙血症或低钠血症有时也可出现急性腹痛。低钙血症可见于哺乳期妇女,腹痛发作时低钙击面征(Chvostek sign)阳性,注射葡萄糖酸钙后症状迅速缓解,血钙测定多低于正常。低钠血症多见于热痉挛或其他失钠情况(如糖尿病、严重腹泻或呕吐等),注射生理盐水后腹痛即可缓解。

(九)麻醉品肠道综合征

长期吸毒可引起胃肠道平滑肌痉挛而致急性腹痛,随后又可致胃肠长时期松弛、膨胀,并可引起肠绞痛或假性肠梗阻,这种临床情况也有称为麻醉品肠道综合征。曾有一组报道3例吸毒(海洛因、大麻)所致急性腹痛,1例被误诊为急性阑尾炎而进行手术,2例被误诊为溃疡病穿孔,由于对本病认识的提高,经对症治疗后病情缓解。

(十)回盲肠综合征

回盲肠综合征(ICS)又称中性粒细胞减少性回肠结肠炎,是发生在白血病治疗过程中的严重并发症,以中性粒细胞减少时出现的以发热、腹泻、腹痛及转移性右下腹痛为主要症状的临床综合征。ICS的前驱症状不明显,少数患者反应迟钝。但病情进展快,并很快出现败血症和中毒性休克。其发病机制未明确,有报道认为该病的发生与长期化疗、应用抗生素、中性粒细胞缺乏、血小板减少及凝血机制障碍等多方面因素有关。而回盲部组织疏松,血管稀少而淋巴组织丰富以及食物局部停留摩擦,故好发于此处。近来有文献报道,16 例 ICS 患者,年龄 13~54 岁,合并急性粒细胞白血病 12 例,急性淋巴细胞白血病 4 例;全部患者均以转移性右下疼痛伴发热为首发症状,其中 13 例出现腹泻;9 例在发病 12 小时内出现中毒性休克症状,5 例伴弥散性血管内凝血。全部患者均有下腹压痛、反跳痛,其中 5 例于右下腹可触及包块。7 例腹部超声于右下腹探及包块及液性暗区,X 线检查可见肠祥气影,回盲部形态不规则;2 例有不全肠梗阻表现;血培养 10 例无菌生长,2 例为黏质沙雷菌,3 例为表皮葡萄球菌,1 例为白念珠菌。

三、变态反应及结缔组织病

(一)腹型过敏性紫癜

绝大多数腹型过敏性紫癜患者是儿童与青少年,男性多于女性。本病多发生于上呼吸道或胃肠道感染或进食某些食物之后。绝大部分患者都有皮肤症状,腹部症状也多见,且后者可作为首发症状而出现。疼痛常为发作性绞痛或钝痛,可甚剧烈,部位常不固定,多在左、右下腹或脐周,有时遍及全腹,一次发作多持续 1~2 小时,少有超过 1 天的。常伴有恶心、呕吐、腹泻,有时有便血或血尿。此病可误诊为急性阑尾炎、肠梗阻、内脏穿孔、腹膜炎、急性局限性肠炎等。下列腹型过敏性紫癜的临床特点有助于与上述的急性腹痛相鉴别:①腹痛部位常不固定;②每次发作时腹部症状与体征的表现并不一致;③体征(腹肌紧张及强直)不如症状(腹痛、腹泻等)明显;④多数病例伴有相当明显的腹泻,与一般急腹症不同。此外,约半数病例血中嗜酸性粒细胞增多,提示为过敏性疾病。如出现紫癜与关节肿痛,则鉴别更为容易(参见 34.1)。

(二)腹型风湿热

腹型风湿热临床上少见,患者以儿童为多,腹痛为主要的主诉。国内曾报道一组风湿热病例 6% 出现剧烈腹痛。腹痛程度轻重不一,常伴有恶心、呕吐,有时腹泻。腹型风湿热的诊断有时甚为困难,尤其当腹痛发生于多发性关节炎、心肌炎、皮下结节、环形红斑等风湿热表现出现之前。凡年轻患者,尤其曾有风湿热病史者,如伴有高热、腹痛、白细胞数增加与红细胞沉降率显著加快,应考虑腹型风湿热的可能性。此病虽有高热,而无腹肌紧张,压痛部位常不固定,血内嗜酸性粒细胞多无明显减少,可与严重的外科急腹症相区别。如患者同时出现部分或全部上述的风湿热病征,则可能性更大。心电图异常改变(如 PR 间期延长、二联律等)以及红细胞沉降率与血清抗链球菌溶血素 O 效价增高有助于诊断。如有上述临床表现的患者,经抗风湿药物治疗后,腹痛与发热随之缓解,则可诊断为腹型风湿热。

(三)结缔组织病

结节性多动脉炎可引起不同程度的腹痛发作,发作不定时,也无定位。系统性红斑狼疮约半数病例有不同程度的腹痛,大多局限于脐周。偶尔疼痛相当剧烈,类似外科急腹症,可能并发无菌性腹膜炎症。

四、急性溶血

急性溶血由某些药物、感染或食物(如蚕豆)引起者较多,偶尔可由于输血错误所致。患者有恶寒或寒战、发热、恶心、呕吐,可伴有急性腹痛,并出现黄疸,白细胞数增多,与急性胆囊炎相似,但患者无胆囊触痛,而有血红蛋白尿与溶血性贫血,黄疸也为溶血性,可以互相区别。

五、神经源性与功能性胃肠病

(一)腹型癫痫

腹型癫痫第一次发作的年龄一般为 7~8 岁。此病临床上较少见,国内一组报道有 20 多例。腹型癫痫的临床特点:①腹痛呈周期性反复发作,持续数分钟至几小时,发作与终止均较突然,疼痛多在脐周,也可涉及上腹部,常伴有恶心、呕吐、腹泻,间歇期腹部无任何症状与体征;②发作过程中或中止后,患者常可出现意识障碍、嗜睡、腹部或肢体肌肉跳动或抽动、偏头痛、流涎和吞咽咀嚼动作等表现;③实验室和各种辅助检查(包括超声、X线、CT、MRI、胃肠镜等多种检查)无器质性腹部病征发现;④在发作期做脑电图检查可发现符合癫痫的脑电波,但须注意,脑电图正常不能完全排除此病;⑤抗癫痫特效药物有显著的疗效。在诊断方面,病史非常重要(包括家族史、产伤、脑部外伤、以往感染史等)。患者虽有剧烈腹痛,但却无发热、白细胞数增多与胃肠梗阻征象,在腹痛间歇期宛如正常儿童。如多次粪便检查未发现寄生虫卵,胃肠钡餐未见异常,而患者有上述病史,有必要做脑电图检查。

(二)脊髓疾病

脊髓痨常见于结核或晚期神经梅毒,后者在感染后 5~15 年发病。疼痛是此病早期特有的症状,但不限于腹部。疼痛呈闪电样,可非常剧烈,持续数秒至数小时,有时甚至持续数日之久。发生胃危象时,除有严重胃痛外,伴有剧烈恶心与呕吐。有时患者觉胸部与腹部有束带感。危象通常无明显诱因而突然发生,又突然停止。发生肠危象时则表现为肠绞痛与腹泻。如不注意,可将脊髓痨、胃危象和肠危象误诊为其他急性腹痛。阿·罗瞳孔、膝腱反射消失、脑脊液胶状金试验与血清梅毒反应阳性可协助诊断。

有文献报道 12 例脊椎损伤,患者均为女性,年龄 75~88 岁。全部病例均主诉急腹痛,主要为突发上腹部或脐部以上部位或单季肋区/双季肋区的疼痛,定位范围模糊不清,自发病开始至就诊时疼痛程度变化不大,一般尚可忍受,基本不影响进食和排便,部分患者伴咳嗽或变动体位时疼痛加剧,特别由卧位、坐位起立时,上腹疼痛更趋明显,但不伴有发热、头痛、头晕、心悸、胸痛、恶心、呕吐、腹泻与尿黄等症状。体格检查腹部软,肝、脾均未触及,墨菲征阴性,但多伴有腹壁皮肤痛觉过敏,触摸皮肤即感觉疼痛,轻压脊柱疼痛不明显,较重压时有不同部位的轻度疼痛,四肢活动自如,多有诱因(如提重物或滑倒后臀部着地史)。

(三)功能性胃肠病

功能性胃肠病常见于慢性腹痛,急性腹痛较少见,精神因素是重要的发病基础,须经较长时期的观察,慎重排除一切腹部器质性病变后方能确定诊断。

(王锦辉　陈旻湖)

参考文献

[1] MAYUMI T, YOSHIDA M, TAZUMA S, et al. The practice guidelines for primary care of acute abdomen 2015. Jpn J Radiol, 2016, 34 (1): 80-115.

[2] DE BUILET KJ, ING AJ, LARSEN PD, et al. Systematic review of diagnostic pathways for patients presenting with acute abdominal pain. Int J Qual Health Care, 2018, 30 (9): 678-683.

[3] CLAIR DG, BEACH JM. Mesenteric ischemia. N Engl J Med, 2016, 374: 959-968.

[4] 缺血性肠病中国专家建议 (2011) 协作组 . 老年人缺血性肠病诊治中国专家建议 (2011). 中华老年杂志 , 2011, 11 (1): 1-6.

[5] 张昭 , 李国逊 , 王西墨 , 等 . 急性肠系膜缺血性疾病 42 例临床分析 . 中华外科杂志 , 2012, 50 (12): 1068-1071.

[6] 傅卫 , 马朝来 , 张自顺 , 等 . 缺血性肠病 74 例的诊断与治疗 . 中国普通外科杂志 , 2004, 19 (2): 100-102.

[7] INTAGLIATA NM, CALDWELL SH, TRIPODI A. Diagnosis, development, and treatment of portal vein thrombosis in patients with and without cirrhosis. Gastroenterology, 2019, 156 (6): 1582-1599. e1.

[8] 张小明 , 汪忠镐 , 王仕华 , 等 . 急性肠系膜上静脉血栓形成 12 例诊治体会 . 中华普通外科杂志 , 1997, 12 (6): 360-362.

[9] JCS Joint Working Group. Guidelines for diagnosis and treatment of aortic aneurysm and aortic dissection (JCS 2011): digest version. Circ J, 2013, 77 (3): 789-828.

[10] 李则夫 . 中药黄丹、樟丹、铅粉中毒 11 例报告 . 中华内科杂志 , 1982, 21: 366.

[11] 邱泽武 . 铊中毒的现状与诊治新进展 . 中国急救医学 , 2008, 28 (9): 822-823.

[12] 刘志贤 , 刘会东 , 厉胜 . 急性腹痛伴糖尿病酮症酸中毒诊治分析 . 中国全科医学 , 2013, 16 (9): 3113-3115.

[13] 周晓东 , 徐采朴 , 房殿春 , 等 . 急性间歇性卟啉症的诊断与治疗 (附 10 例报告). 中华消化杂志 , 1998, 10 (6): 378.

[14] 王农荣 , 孙坚 , 高健 , 等 . 急性腹痛为主要症状的血卟啉病 15 例报告 . 中华急诊医学杂志 , 2003, 12 (2): 132-133.

[15] MACONI G, OBICI L, CARMAGNOLA S, et al. Autoinflammatory diseases as a cause of acute abdominal pain in the emergency department. Clin Exp Rheumatol, 2018, Suppl 110 (1): 39-43.

[16] 陆雪林 . 系统性红斑狼疮腹部危象 - 附 4 例报告 . 中华消化杂志 , 1989, 9 (1): 61.

[17] 陈积圣 . 吸毒与急腹症附 3 例并文献复习 . 中华内科杂志 , 1995, 34 (1): 46.

[18] 马丽辉 , 张金梅 , 乔振华 , 等 . 白血病合并回盲肠综合征临床分析 . 中华内科杂志 , 2001, 40 (10): 720.

[19] 徐玲珍 , 王耀新 , 林修 , 等 . 脊椎骨折所致急腹痛的临床分析 . 中华消化杂志 , 2005, 25 (1): 41.

27

慢性腹痛

慢性腹痛是指起病缓慢、病程长或急性发病后反复发作的腹痛。慢性腹痛是一个常见的症状，原因相当复杂，往往引起诊断上的困难。慢性腹痛与急性腹痛的病因往往互相交叉，故诊断时应相互参考。有些慢性腹痛有一定的规律和特点，对鉴别诊断可有帮助。

临床上对于慢性腹痛病例的诊断与鉴别诊断，首先可参考下列临床表现。

1. 既往史 患者急性阑尾炎、急性胆囊炎、急性胰腺炎、腹部手术等病史对慢性腹痛的病因诊断有帮助，但仍须注意有无慢性腹痛的其他原因并存。

2. 腹痛的部位 慢性腹痛患者就诊时通常能明确指出腹痛的部位，这对病变的定位有一定的意义。

3. 腹痛的性质 溃疡病多呈节律性周期性中、上腹痛，部分有季节性；肝癌的疼痛常呈进行性加剧；肠寄生虫病多为发作性隐痛或绞痛，常可自行缓解；结肠、直肠疾病常为阵发性痉挛性腹痛，排便后疼痛常可缓解。直肠炎也常伴有里急后重。

4. 腹痛与体位关系 胃黏膜脱垂症患者左侧卧位常可使疼痛减轻或缓解，而右侧卧位则可使疼痛加剧；在胃下垂、肾下垂与游走肾患者，站立过久及运动后疼痛出现或加剧，仰卧或垫高髋部仰卧时减轻或消失；胰体部痛患者仰卧时疼痛加剧，在前倾坐位或俯卧位时疼痛减轻；膈疝患者的上腹痛在食后卧位时出现，而在站立位时缓解；良性十二指肠梗阻或胰体癌时上腹胀痛可于俯卧位时缓解。

5. 腹痛与其他症状的关系

(1) 慢性腹痛伴有发热提示有炎症、脓肿或恶性肿瘤的可能性。

(2) 慢性腹痛伴有呕吐胃内容物，伴有宿食，伴或不伴胆汁，常见于胃及十二指肠的梗阻性病变，如消化性溃疡病合并梗阻、胃黏膜脱垂症、胃癌、十二指肠壅积症、胰腺肿瘤等。反射性呕吐可见于慢性胆道疾病、慢性盆腔疾病等。

(3) 慢性腹痛伴有腹泻多见于肠道慢性炎症，也可见于慢性肝病与胰腺疾病。

(4) 慢性腹痛伴有脓血便者应多考虑慢性感染性肠炎（如慢性痢疾等）与慢性非特异性肠炎（如溃疡性结肠炎等）；便血者应注意肠肿瘤、肠结核、炎症性肠病等。

(5) 慢性腹痛伴有包块应注意鉴别炎症性包块、肿瘤、胃黏膜脱垂症、痉挛性结肠、慢性脏器扭转等疾病。

根据慢性腹痛的部位与特点，结合有关的病史、体征、实验室检查与器械检查，如粪常规、胃液分析、十二指肠引流液、血清生化学检查和B超检查、各种方式的X线检查、电子胃镜与结肠镜、胶囊内镜、双气囊小肠镜、电子计算机X线体层扫描（CT）、磁共振（MRI）、正电子发射体层扫描（PET）检查等，必要时行腹腔镜或剖腹探查，进行全面分析，对疑难慢性腹痛患者可做出正确的诊断。

有些慢性腹痛疾病在内科临床上不能解决诊疗问题时，应请其他有关的临床专科医师共同研究处理。

从临床实际出发，本文对慢性腹痛病例的讨论，按表27-1的8个腹部分区进行。这种分区仍存在缺点，不少疾病的疼痛可不只在一个部位出现，甚至可变换部位。为了避免叙述重复，根据该病最常出现疼痛的位置，纳入相应的腹部分区进行讨论。

表 27-1 慢性腹痛疾病的分类

Ⅰ 慢性右上腹痛	Ⅱ 慢性中上腹痛
一、肝病	一、食管疾病
（一）慢性病毒性肝炎	（一）食管裂孔疝
（二）原发性肝癌	（二）贲门部癌
（三）慢性肝脓肿	（三）胃食管反流病
二、慢性胆道疾病	（四）食管贲门失弛缓症
（一）胆囊位置与形态异常	二、胃、十二指肠疾病
（二）胆道运动功能障碍	（一）消化性溃疡
（三）胆囊胆固醇沉着病	（二）慢性胃炎
（四）石灰胆汁	（三）胃癌
（五）慢性胆囊炎	（四）胃黏膜脱垂症
（六）胆囊切除手术综合征	（五）胃下垂
（七）原发性胆囊癌	（六）少见的胃部疾病
三、肝曲部结肠癌	（七）十二指肠憩室与憩室炎
四、肝（脾）曲综合征	（八）慢性非特异性十二指肠炎

（九）良性十二指肠梗阻

（十）十二指肠结核

（十一）原发性十二指肠癌

三、胰腺疾病

（一）慢性胰腺炎

（二）胰腺癌、壶腹周围癌

（三）胰腺结核

（四）异位胰

（五）胰管结石

四、空、回肠憩室与憩室炎

五、原发性小肠肿瘤

六、肠系膜淋巴结结核

七、肠系膜动脉硬化

八、腹主动脉瘤

Ⅲ 慢性左上腹痛

一、胰腺疾病

二、结肠癌

三、脾（肝）曲综合征

四、慢性脾周围炎

Ⅳ 慢性左、右腰腹痛

一、肾下垂与游走肾

二、慢性肾盂肾炎与泌尿道结石

三、结肠癌

Ⅴ 慢性右下腹痛

一、慢性阿米巴痢疾

二、慢性阑尾炎

三、肠结核

四、阑尾结核

五、克罗恩病

六、白塞病（贝赫切特病）

七、盲肠癌

八、慢性右侧输卵管、卵巢炎

九、其他，如孤立性非特异性小肠溃疡等

Ⅵ 慢性下腹痛

一、慢性膀胱炎

二、慢性前列腺炎、精囊炎

三、慢性盆腔炎

Ⅶ 慢性左下腹痛

一、慢性细菌性痢疾

二、溃疡性结肠炎

三、直肠、乙状结肠癌

四、结肠憩室与憩室炎

五、慢性左侧输卵管、卵巢炎

Ⅷ 慢性广泛性与不定位性腹痛

一、结核性腹膜炎

二、腹部恶性淋巴瘤

三、消化道多发性息肉综合征

四、腹型肺吸虫病

五、胃肠血吸虫病

六、腹膜粘连

七、慢性假性肠梗阻

八、腹膜肿瘤

九、血卟啉病

十、肠寄生虫病

十一、腹型过敏性紫癜

十二、内分泌功能紊乱

十三、系统性肥大细胞增多症

十四、结缔组织病

十五、卡斯尔曼病

十六、功能性胃肠病

27.1 慢性右上腹痛

一、肝病

（一）慢性病毒性肝炎

在慢性病毒性肝炎时可出现有上腹持续性隐痛，偶尔也可为相当剧烈的阵发性痛，这是由于肝包膜牵张、肝周围炎或胆道痉挛所致。慢性病毒性肝炎可与慢性肝内、外胆道感染相混淆。慢性病毒性肝炎误诊为慢性肝内、外胆道感染者甚少，而慢性肝内、外胆道感染误诊为慢性病毒性肝炎者则有之。有时两者也可并存。慢性病毒性肝炎疼痛与慢性胆囊炎疼痛的鉴别：前者疼痛与进食关系不明显，常伴有肝区压痛；后者疼痛常于进食油腻饮食后诱发或加重，胆囊区压痛明显，墨菲征阳性，必要时借助血清酶学和影像学检查进一步鉴别。此外，慢性病毒性肝炎尚须与肝脓肿、肝癌等相鉴别。

少数急性病毒性肝炎在恢复期之后仍有食欲减退、疲乏、腹部不适及其他胃肠道症状，这种状态称为肝炎后综合征。肝炎后综合征是由急性病毒性肝炎衍变而来。常见的肝病肝功能检查和肝穿刺活检都无异常改变,影像学检查正常,一般认为患者的症状和精神体质因素有关。但是,有些活动性肝病也可无肝功能检查的异常,因此,如无正常的肝活检结果或较长时期的随诊,则不应草率做出肝炎后综合征的诊断。

(二)原发性肝癌

原发性肝癌患者常有右上腹痛,但此时大多能触及大而硬的肝。由于在肝硬化基础上发生肝癌的发病率较高,因此肝硬化患者在短期内出现肝大与肝区疼痛时,须注意肝癌的可能性,病毒性肝炎或肝硬化病史,血清甲胎蛋白水平增高,B超、CT、MRI、PET及肝动脉造影及肝活检等有助于明确诊断。引起腹痛的原因主要是肝包膜过度牵张、肝周围炎、癌组织侵及腹膜或膈所致,肝癌患者出现肝区疼痛突然加剧,尤其是同时伴有发热应考虑肝癌破裂出血或缺血坏死的可能。肝癌在夜间或劳动后往往加剧,在诊断上易与肝脓肿或胆囊炎混淆。肝癌的疼痛是进行性加剧,肝呈进行性增大、质硬、表面凹凸不平,而肝脓肿与胆囊炎则无此征象。

(三)慢性肝脓肿

慢性肝脓肿常呈右上腹持续性胀痛,肝大,局限性压痛比较明显,常伴有发热、消瘦等全身感染性症状,需注意与原发性肝癌相鉴别。

二、慢性胆道疾病

慢性胆道疾病临床上常见,主要症状是反复发作的、不同程度的右上腹绞痛,病因多为结石,而有些为寄生虫(华支睾吸虫、蛔虫、梨形鞭毛虫)或功能性。此病的临床表现与慢性胃及十二指肠疾病(如消化性溃疡、慢性胃炎等)、慢性胰腺疾病、肝(脾)曲综合征等有时相似,病程迁延,常有再发。B超和CT、MRCP、ERCP、PTC等已应用于胆道疾病的诊断,可取代许多其他的检查(如十二指肠引流液的检查等)。

慢性胆道疾病可区分为器质性与功能性两类,前者较多。单纯功能性的少见。据国外文献报道,慢性胆道功能障碍往往也有器质性因素为背景。

(一)胆囊位置与形态的异常

胆囊位置的常态变异一般无临床意义。瘦长体型者胆囊呈悬垂位,而肥胖体型者的胆囊呈横位。如胆囊位置异常影响胆囊排空功能,或并发胆囊周围炎症性粘连,则可引起临床症状。悬垂型胆囊如为钟摆样,则可引起胆囊扭转或排空障碍而出现相应症状。患者大都是肌肉薄弱的瘦长体型的人。

胆囊形态异常有下列几种:胆囊基底部卷缩、胆囊中隔形成、葫芦形狭窄及憩室形成等。如形态异常发生于胆囊漏斗部、囊颈部或胆囊管,常有临床意义。

胆囊虹吸病:胆囊漏斗部、囊颈部和胆囊管首段等三部分组成胆囊虹吸,由于它的管径小而弯,漏斗部与囊颈部、囊颈部与胆囊管之间各有瓣膜和括约肌,在解剖上是一个薄弱的部分,故当有炎性、肿胀、纤维性硬化和增厚、瓣膜畸形、腹膜被覆异常以及外部压迫等因素影响时,均可引起虹吸通路狭窄而发生胆囊虹吸病,出现胆囊运动功能障碍和胆绞痛。此病的主要诊断根据:①反复发作的胆绞痛;②油腻饮食(包括胆囊造影的脂肪餐)可激发胆绞痛发作;③十二指肠引流时,B液胆汁量少,流出时间延长,流时作痛;④胆道造影显示胆总管正常,胆囊充盈饱满、张力强、收缩力大,漏斗部或囊颈扩张;⑤胆囊排空延缓;⑥患者无引起胆道运动功能障碍的十二指肠球后溃疡、胆道结石、慢性胰腺炎、慢性结肠炎、胆道华支睾吸虫感染等疾病。

(二)胆道运动功能障碍

真正的胆道运动功能障碍是单纯的功能性排空障碍,并非器质性病变。胆道运动功能障碍是少见的疾病,主要有下列两种临床类型。

1. 内分泌失调型胆道运动功能障碍　此型是最常见的胆道运动功能障碍,发生于年轻妇女。典型的发作在月经前期,伴有雌激素过多的症状(乳房胀痛、盆腔部沉重感)。患者主诉右上腹部或上腹部疼痛,或向肩胛部放射。无发热与黄疸,但常有呕吐。体格检查发现胆囊触痛征阳性。症状的发生可与饮食有关,也可与饮食无关;情绪激动常为诱发因素。在月经前隔日肌注黄体酮10mg,连续数次,常有较好疗效。

2. 伴有偏头痛的胆道运动功能障碍　在此型病例中,2/3的患者在长期罹患偏头痛之后发生胆道症状,1/3病例偏头痛与胆道症状同时出现。发病机制一方面由于血管舒缩中枢功能障碍,另一方面由于胆汁分泌的异常增多。后者乃因偏头痛发作时肝血流量高度增加所致,注射酒石酸麦角胺后则能抑制之。胆汁分泌的异常增多,而同时胆道口括约肌发生痉挛,易引起胆总管扩张。伴有偏头痛的胆石症患者,胆囊切除后大多数仍有偏头痛发作,且常因胆道口括约肌运动障碍而同时发生胆道痉挛性疼痛。

胆道运动功能障碍的诊断须细心排除器质性胆囊与胆管疾病、肝病、邻近器官(肾、胰、胃、十二指肠)的疾病、膈疝、亚急性阑尾炎、结肠炎、结肠癌、结肠激惹综合征等疾病而确定之。静脉胆囊造影对诊断帮助甚大,因可使胆总管一并显影。在发作缓解期进行胆囊造影,其显影与排空均正常,胆总管充盈正常;而发作期胆囊排空困难或延迟,或胆总管异常扩张(由于胆道口括约肌痉挛引起),则甚有诊断价值。

胆道口括约肌痉挛可反射性由腹腔内各脏器的慢性炎症而引起,如慢性阑尾炎、慢性附件炎等。曾报道患者有典型的症状(右上腹痛、恶心、不耐受脂肪等),而静脉胆道X线造影无发现,切除阑尾后症状消失。

(三) 胆囊胆固醇沉着病

胆囊胆固醇沉着病是一种胆囊代谢障碍疾病,发病机制多数认为是由于胆囊黏膜吸收胆固醇过多所致。临床表现可为消化不良症状,也可引起胆绞痛。胆囊胆固醇沉着病可引起胆汁淤滞与胆囊发炎,故常为胆囊结石的前期。中年或中年以上、身体肥胖的患者,如有胆囊病征象,而过去无胆囊炎发作史,血清胆固醇增高,X线检查无胆结石发现,应考虑胆囊胆固醇沉着病的可能性。此病往往须手术方能确诊。

(四) 石灰胆汁

石灰胆汁是十分少见的疾病,发病机制尚未明确,国内仅有少数病例报道。石灰胆汁主要由碳酸钙及磷酸钙组成。临床表现与慢性胆囊炎相似。患者常有右上腹隐痛、厌油腻、食欲减退等症状,有时伴有恶心、呕吐。少数病例可无症状。X线平片检查有特异性表现,胆囊的影像极似造影时显影的胆囊,如胆囊同时有透放射线的结石存在时,常被石灰胆汁衬托而清楚地显示。

(五) 慢性胆囊炎

慢性胆囊炎无典型症状。患者可能有持续性右上腹钝痛或不适感、胃灼热感、腹胀、嗳酸、嗳气、恶心等症状,有时可出现右肩胛区疼痛。患者如无急性发作,难于诊断,临床上常易误诊为溃疡病、慢性胃炎、胃消化不良,甚至被诊为慢性病毒性肝炎或神经症。患者进食油腻饮食后往往恶心、疼痛加剧,此点与消化性溃疡病及慢性胃炎不同。体格检查可发现以下压痛点:①胆囊压痛点,即墨菲点,在右侧腹直肌外缘与肋弓的交点;②第8~10胸椎右旁压痛点;③右膈神经压痛点(在颈部右侧胸锁乳突肌两下脚之间),此压痛点尤有诊断意义。炎症发作时胆囊触痛征阳性。影像学诊断首选B超扫描。而十二指肠引流、腹部平片及胆囊造影等对慢性胆囊炎的诊断也有重要意义。十二指肠引流时,如B液胆汁中黏液增多,大量白细胞(特别是被胆汁染黄的白细胞),胆汁细菌培养有致病菌,则可诊断为胆囊炎。有时虽然白细胞不多,而多次B液胆汁培养某种致病性细菌持续阳性,或A、B、C液胆汁中培养出的细菌一致,也可肯定诊断。如仅有白细胞或细菌培养菌种变换不定,则属可疑,须反复引流以澄清诊断。胆汁中细菌以大肠杆菌为最常见,有时也可发现梨形鞭毛虫、华支睾虫卵、阿米巴等。十二指肠引流检查对临床不典型胆道感染和泥沙样结石有一定诊断意义,胆道X线检查阴性病例十二指肠引流可为阳性。但阳性率和检查次数与病程早晚有关,病程愈早和

引流检查次数愈多,阳性率愈高。胆囊造影对慢性胆囊炎的诊断价值甚大,可发现透X线的胆石,胆囊肿大、缩小或变形,胆囊收缩功能不良,胆囊显影淡薄或不显影等征象。最有诊断价值的是发现胆石的存在。如患者无肝功能损害或胆红素代谢功能失常[如杜宾-约翰逊综合征(Dubin-Johnson综合征)],而静脉胆囊造影不显影,甚至增大造影剂剂量时也不显影,对诊断慢性胆囊炎甚有价值。如胆囊不显影是由于肝功能损害,在造影前数日加强护肝饮食(基本原则是低脂肪、适量蛋白质、高糖)及护肝药物治疗,以改善肝功能,可使胆囊显影率提高。临床上一部分病例虽有明显的慢性胆囊炎症状,而X线胆囊造影却显示正常,十二指肠引流也正常。对这些病例,须考虑慢性胃及十二指肠疾病、微小的胆石或胆囊胆固醇病、结肠肝曲综合征、胆道口括约肌的痉挛或纤维化等情况。后者可经由电子十二指肠镜做胆道逆行造影术(ERCP)以明确诊断。

胆囊息肉样变是胆囊黏膜局限性隆起病变的总称。绝大多数为良性,只少数为恶性。本病无特异临床表现,症状类似慢性胆囊炎或胆石症。约1/5患者无症状。B超是首选的诊断方法,检出率达89.0%,特异性高达92.8%。年龄大于50岁或合并胆囊结石者高度警惕恶性变的可能性。

胆囊腺肌增生病少见。本病是一种良性胆囊疾病,患者常有右上腹痛、发热,可出现黄疸,临床表现类似慢性胆囊炎。B超扫描可误认为恶性肿瘤,最后经手术探查而确诊。

梨形鞭毛虫性胆道感染少见,大多呈慢性经过,临床表现同慢性细菌性胆囊炎,诊断主要依靠十二指肠引流胆汁检查。本病也可引起急性胆道炎症状。甲硝唑治疗疗效良好。

约70%胆囊炎病例合并胆囊结石。胆囊结石的症状颇不一致。患者可有上腹或右上腹闷胀,或其他消化不良症状。体格检查可无特别体征,如并发胆囊炎则胆囊部位出现压痛。B超扫描对检测胆囊结石帮助较大,不少无症状结石可被检出,还可能预测胆石的成分与结构。腹部平片可见到不透X线的结石阴影。

(六) 胆囊切除术后综合征

胆囊切除术后综合征(post cholecystectomy syndrome, PCS)是指胆囊切除术后原有的症状没有消失,或在此基础上又有新的症状发生的一组症候群,包括轻度非特异性的消化道症状(上腹闷胀不适、腹痛、肩背部疼痛不适、消化不良、食欲减退、恶心或伴呕吐、嗳气、大便次数增多等)和特异性的胆道症状(右上腹剧痛、胆绞痛、发热、黄疸等)。PCS又有广义及狭义之分。广义PCS是指各种原因所致,包括胆系和胆系以外器质性病变以及无器质

性原因的 PCS；狭义 PCS 仅指目前检查手段不能发现胆系内外有器质性病变而临床症状又持续存在的非器质性 PCS。PCS 的发病率 10%~30%，多于胆囊切除术后数周或数月内发生，女性多于男性，症状可由精神刺激、饮酒、进油腻性食物等因素所诱发。多数 PCS 患者症状比较轻，但部分病例诊断较困难，且治疗较为棘手。PCS 的病因包括胆系原因、胆系外原因以及非胆系内外原因。胆系原因包括胆囊管留置过长及残余胆囊，胆总管结石与损伤、胆道解剖变异及其他胆道疾病、奥迪（Oddi）括约肌功能障碍和十二指肠乳头憩室及乳头旁憩室；非胆系内外原因主要是指肠易激综合征、胃食管反流性疾病、消化不良、冠心病、食管裂孔疝、溃疡病、胰腺炎症及肿瘤、胃肠道肿瘤、阑尾炎、慢性肠系膜缺血、术后肠粘连、慢性肝炎以及内分泌功能紊乱、精神因素等，症状不因切除胆囊而缓解。PCS 诊断比较困难。胆囊切除术后患者出现上述一系列症状，应进一步检查明确病因。白细胞计数、血尿淀粉酶、肝功能及胆酶谱等对胆道梗阻及感染的诊断有一定的价值。超声检查简便无创伤，可发现胆管扩张、胆石、胆道肿瘤、胰腺炎等，对肝胆管结石和残留小胆囊并结石有较好的诊断价值，可为首选，但有局限性，不能显示胆系全貌及全部病征。ERCP 能确切显示胆胰管的结石、肿瘤、狭窄、扩张等病变，不仅可以观察残留胆囊管的长度及是否有残留胆囊的存在，而且可以显示胆囊管的走向和汇入胆总管的位置，并能观察胃及十二指肠及乳头有无炎症、溃疡、憩室等，是目前常用、有效的检查方法。ERCP 结合胆道测压，有助于了解胆胰系统和奥迪括约肌的功能，对 PCS 有确切的诊断价值，且大部分能确定病因。但 ERCP 系有创性检查，有可能诱发急性胰腺炎、胆管炎等应予注意。MRCP 无创、易行，但不如 ERCP 的影像清晰、准确。有时还须行 CT、胃镜或消化道钡餐、结肠镜、泌尿系造影、胸部 X 线、心电图等相关检查，有助于发现肝、胰腺、胃肠道、泌尿系甚至心胸病变。若怀疑有奥迪括约肌功能障碍，内镜下奥迪括约肌测压是最好的诊断选择，被认为是诊断奥迪括约肌功能障碍的金标准。奥迪括约肌内压 40mmHg（5kPa）为阳性。在内镜下检测奥迪括约肌压力和肌电的同时，行吗啡 - 新斯的明激发试验，在测得基础压力和肌电后给予吗啡和新斯的明，再观察压力和肌电频率和幅度变化，有助于奥迪括约肌功能障碍的诊断。

（七）原发性胆囊癌

原发性胆囊癌是较少见的疾病，多继发于慢性胆囊炎与胆石症，约占所有癌的 1%。女性发病多于男性，平均发病年龄约 50 岁。此病早期往往与慢性胆囊炎的症状混淆，故早期诊断颇为困难。国内文献报道主要症状是腹痛、进行性消瘦与腹块，而黄疸不多见。一般各症状

均出现时，往往已属晚期。

70%~85% 胆囊癌患者以疼痛为主要症状，且多在较早期出现。胆囊癌患者常有胆囊区持续性过敏性压痛及上腹部疼痛，疼痛性质多先为阵发性绞痛，以后转为持续性钝痛或刺痛，强度也逐渐加剧。此点可与慢性胆囊炎、胆石症的间歇性绞痛相区别。

40 岁以上的患者，特别是女性，以往有慢性胆囊炎、胆石症病史，如自觉疼痛性质有所改变，转为局限而持续性加重，或由绞痛转为持续性钝痛或刺痛，经数周仍不缓解，并持续有食欲缺乏、恶心、呕吐、体重明显减轻等症状，应高度怀疑胆囊癌的可能性。诊断先做 B 超扫描，必要时须做胆囊造影与 CT 检查，早期手术探查可获得根治的机会。

胆囊癌最大的难题是早期发现者少，术前误诊率高。国内各大医院 B 超、CT 诊断符合率在 50%~60%。不少作者提出诊断胆囊癌的注意点：①45 岁以上的患者；②有较长时间的胆道病史；③腹痛由间歇性转为持续性；④多发性结石，直径 >2.5cm 的大结石，胆囊颈部结石；⑤胆囊萎缩、钙化、局部增厚；⑥直径 >1.0cm 的胆囊息肉；⑦胆囊的腺肌增生病；⑧胰胆管汇合畸形等。凡具有上述情况的患者应认为是胆囊癌高危患者，须做深入和多次的检查。笔者认为摘除病变高危的、有病的、保守治疗无效的胆囊也是值得考虑的问题。

三、肝曲部结肠癌

肝曲部结肠癌可出现右上腹不适感或疼痛，并可有便血与不完全性肠梗阻症状，但不易触及包块。原因未明的右上腹痛，伴便血或粪隐血持续阳性，提示此病的诊断。有些病例以便血为首发症状。腹部 CT 检查和钡剂灌肠造影有助于发现本病；电子结肠镜结合组织活检检查可明确诊断。

四、肝（脾）曲综合征

结肠肝曲或脾曲胀气的临床表现称为肝（脾）曲综合征。肝曲胀气表现为右上腹痛，与慢性胆囊炎和溃疡病的临床表现相似；脾曲胀气表现为左下腹与左上腹胀痛、不适、便秘等症状，可被误诊为胸膜炎与冠状动脉硬化性心脏病。轻症病例仅有上腹部发作性饱胀不适、嗳气及胀痛等；重症者则有较重的胀痛或剧痛，其疼痛程度与胀气程度往往一致，排便或清洁灌肠后胀气消失时疼痛也消失。症状可骤发或缓发，发作持续半小时至数小时不等，以冬季较为多见，一般与饮食关系不大，但可与情绪波动有关，发作时腹部 X 线透视结肠肝曲或脾曲有明显积气。

有人认为此综合征临床上并不少见，由于对此认识

不足,常致误诊为溃疡病或胆囊炎。另外,此综合征也可能因邻近腹腔脏器炎症反射性引起肠功能失调所致。

空肠综合征由于顽固性空肠积气引起,主要表现为中上腹持续性隐痛或钝痛,偶有绞痛,伴胀气、消化功能紊乱症状。X线检查可见积气位于近段空肠,呈明显的扩张。

27.2　慢性中上腹痛

一、食管疾病

(一) 食管裂孔疝

中年以上的患者,尤其体型肥胖者,如常诉胸骨下段或上腹部灼痛(或不适感)、胃灼热、反胃等症状,在饭后或平卧时出现,应注意食管裂孔疝的可能性。

食管裂孔疝并非很少见,是成人中最常见的膈疝。过去临床上较少发现,可能由于对其注意不够,但近年来受到重视,且因诊断技术有了提高,故国内确诊病例较前增加。也有不少患者无症状,经X线检查而偶然发现。主要临床表现是中上腹部(胸骨后或剑突下)不适感或烧灼感、嗳气、反胃等症状,疼痛可向肩背部放射。症状常在进食时或进食后出现。进食后卧位易诱发症状,尤其睡前饱食,这是由于卧位有利于胃液反流和胃底“疝”入胸腔之故。餐后散步可使症状缓解。吃得少痛即轻,不吃即不痛,无饥饿痛,与溃疡病不同。但如食管下段或胃底黏膜并发炎症、糜烂或溃疡,则出现吞咽时胸骨后疼痛,有时发生相当严重的急性上消化道出血,并且往往因出血才注意到此病。国内报道176例中,92例有腹痛,且82例以腹痛为首发症状,多位于中上腹,以隐痛多见,其次为胀痛或剧痛。此病确诊主要依靠在特别体位时进行X线钡餐检查。根据食管裂孔疝的形态,可区分为滑动性裂孔疝、食管旁裂孔疝和混合型裂孔疝,以前者最多见。

在鉴别诊断上,轻症病例须与胃食管反流病、食管-贲门失弛缓症、贲门癌、食管静脉曲张等相区别,主要依靠细致的X线检查或/及电子胃食管镜检查。

此病的临床表现可与心绞痛相似。如有冠心病的可疑,特别是当需做食管镜检查时,术前应做X线心脏检查及心电图检查,了解冠状动脉供血情况,查明疼痛的来源。但须注意,在老年人两病可以并存。

(二) 贲门部癌

贲门部癌(贲门癌或胃癌侵及贲门)发病年龄可在青壮年,早期多仅有一般的上消化道症状,如咽下哽噎感或咽喉部不适,中上腹及/或胸骨后疼痛,经过相当长时间方出现食欲减退、乏力、呕血、黑便等症状,至于吞咽困难与腹部包块乃属晚期症状。提示贲门部癌的诊断是上述的上消化道症状、胃酸减少或缺乏、粪隐血试验阳性等表现。电子胃镜检查结合组织学活检可确诊。若患者不能或不愿意行胃镜检查者,可考虑行X线钡餐或胃腔气钡双重造影检查,有助于明确诊断,但应排除食管贲门失弛缓症、胃食管反流病等。

(三) 胃食管反流病

胃食管反流病由过多胃、十二指肠内容物反流入食管所致。主要症状是烧灼感和反酸,可伴有食管黏膜糜烂和咽、喉、气管等食管以外的组织损害。根据有无内镜下食管黏膜的破损,可分为糜烂性食管炎与非糜烂性反流病。胸骨后烧灼感或疼痛是本病最主要的临床表现,多在进食后1小时左右出现,平卧、躯干前屈或其他增加腹压的体位或行为均可加重或诱发疼痛,常伴有反酸、吞咽困难,也可伴有上腹部痛或不适、饱胀、嗳气等消化不良症状。糜烂性食管炎根据胃镜下有黏膜糜烂或溃疡而诊断。非糜烂性反流病则须进一步行24小时食管内pH测定、质子泵抑制药试验性治疗等确定症状与酸反流之间的关系,必要时随访而诊断。

(四) 食管贲门失弛缓症

食管贲门失弛缓症是由于食管神经肌肉功能障碍所致的疾病,其主要特征是食管缺乏蠕动,食管下端括约肌对吞咽动作的松弛反应减弱或消失。本病可发生于任何年龄,常见于20~40岁的中青年,男女发病率相等,主要临床表现是吞咽困难伴食物反流,胸骨后或上腹疼痛,可并发食管炎与食管溃疡。X线钡餐检查、高灵敏度食管测压等检查对本病的诊断和分型最有价值。对于有怀疑不能确诊者,可行乙酰甲胆碱试验,皮下注射5~10mg乙酰甲胆碱后1~2分钟患者出现剧烈疼痛和呕吐,并可能诱发典型的食管贲门失弛缓症X线钡餐检查征象。

二、胃、十二指肠疾病

(一) 消化性溃疡

典型病史对溃疡病的诊断有重要意义,尤其是十二指肠球部溃疡。上腹痛是消化性溃疡最突出而较特别的症状,其特点:①慢性上腹痛,病程长,可达十几年至数十年。②发作呈周期性,时发时愈,如无并发症,全身情况一般无明显影响。③发作有节律性,2/3 的十二指肠溃疡患者疼痛开始出现于早餐后 1~3 小时,持续至午餐后缓解,约半数患者有夜间疼痛;1/3 胃溃疡患者的腹痛有节律性,常在食后 1/2~2 小时发作,至下次进餐前消失;而精神紧张、饮食失调、过劳、天气转变等可使消化性溃疡疼痛加剧,进食或服药可缓解疼痛。④疼痛或压痛的部位:胃溃疡疼痛多位于上腹正中或稍偏左,十二指肠球部溃疡疼痛多位于上腹稍偏右;前壁溃疡疼痛可放射至同侧胸骨旁,后壁溃疡疼痛可放射至脊椎旁相应部位。⑤大多数患者每年深秋至次年春末发作比较频繁。对许多溃疡病患者,据此即可做出相当正确的临床诊断,并大致可与慢性胃炎、胃癌、功能性消化不良、慢性胆囊炎、胆石症、慢性胰腺疾病以及其他罕见的胃部疾病相区别。但应注意,溃疡病样节律性疼痛也可见于部分慢性胃炎或功能性消化不良,甚至可见于一些溃疡型胃癌。另外,相当大一部分消化性溃疡患者,尤其是一些特别类型的溃疡病常无节律性疼痛;少部分溃疡病患者可无疼痛,以消化性溃疡的并发症,如突然大出血或穿孔为首发症状始被发现。此外,中山大学附属第一医院也曾发现为数不太少的十二指肠球部后壁溃疡患者,腰背部疼痛比上腹部痛显著,甚至只有腰背部痛而无上腹痛,被误诊为腰肌疾病或肾病;但在前者,腰背痛在进食后或服碱性药物症状减轻或缓解,并伴有嗳气、反酸等症状,可与后两者相区别。这些患者手术时不一定有慢性穿透性溃疡。

溃疡病活动期通常有上腹部压痛,且往往是唯一的体征。压痛区比较局限,与慢性胃炎较弥漫的压痛不同。贲门部或小弯部溃疡压痛点多位于上腹部剑突下或稍偏左;幽门部溃疡多在脐上正中线或稍偏右处;十二指肠溃疡则多位于脐旁右上方。

溃疡病出现幽门梗阻时,腹痛变为持续性胀痛,无节律性,碱性药物治疗效果不显著,常伴有呕吐,呕吐物多为隔餐或隔宿食物,酸臭味,呕吐后腹痛可缓解。早晨无呕吐时做腹部检查可发现振水音,并可见到由左向右移动的或逆行的胃蠕动波。

胃镜是诊断本病最有价值的检查手段,结合组织学活检有助于排除溃疡型胃癌或胃溃疡癌变。对于不能耐受或不愿意行胃镜检查者,可行 X 线钡餐检查,X 线钡餐检查 80%~90% 病例可发现龛影。消化性溃疡与其他疾病的鉴别诊断,在许多情况下,也须依赖胃镜检查与 X 线钡餐检查。值得注意的是,消化性溃疡应注意与其他疾病[如克罗恩(Crohn 病)、白塞病(贝赫切特病)等]的消化道病变鉴别。

如下为几种特别类型的溃疡病。

1. **复合性溃疡病**(参见 21.1)

2. **巨型溃疡** 胃溃疡直径大于 2.5cm 者称为巨型溃疡。发病率男性远远高于女性。巨型胃溃疡无并发症时,临床表现与一般溃疡病类似,但此病常有穿透、出血、广泛粘连等并发症,故常出现疼痛节律性消失、食欲减退、消瘦与贫血等症状。巨型胃溃疡往往在电子胃镜直视下做活组织检查方能区别为良性或恶性。

3. **穿透性溃疡** 相当多的病例对内科治疗疗效不佳,常有比较特殊的临床表现:①腹痛时常累及背部;②常夜间发作疼痛;③前腹壁疼痛的区域可改变或扩大;④疼痛的节律性消失;⑤药物治疗常不奏效。患者以男性较多,疼痛多甚剧烈,疼痛持续时间也较持久,因长期疼痛、饮食失调而一般情况较差,半数以上有明显的贫血。穿透性溃疡多不易愈合,往往难以排除恶变。因此,如胃镜做出诊断后,经积极的短期内科治疗溃疡无缩小时不能排除胃溃疡癌变或溃疡型胃癌,应考虑手术治疗。手术中有时也难与胃溃疡癌变或溃疡型胃癌相区别,应多处做冰冻切片病理检查,以助决定手术方法。

4. **十二指肠球后溃疡** 十二指肠球后溃疡是指发生于十二指肠球部以下部位的十二指肠溃疡,是较少见的溃疡病类型。如不注意,容易漏诊。十二指肠球后溃疡引起的右上腹痛常较严重而顽固,但疼痛特点基本与一般溃疡病相同,用碱性药物常能缓解。文献报道也有提到此型溃疡疼痛常不典型,有类似胆、肾绞痛者。X 线钡餐检查在不同程度的右前斜位或左后斜位较易显示病变。

5. **幽门管溃疡** 较少见,与一般消化性溃疡比较,临床表现特点:①常在餐后即可出现腹部疼痛,程度较剧烈,节律性不明显,抑酸或制酸药效果差;②幽门梗阻的并发症发生率高,患者常有进食后呕吐,呕吐后腹痛有所缓解;③内科治疗效果常不理想。

6. **吻合口溃疡**(参见 21.1)

7. **高促胃液素性的消化性溃疡** 国内有少数病例报道。溃疡病患者如在胃大部分切除后,又发生暴发性溃疡,经积极内科治疗无效者,应考虑本综合征的可能性。高促胃液素性溃疡是由于 G 细胞瘤(或增生),分泌大量促胃液素,促进胃酸分泌引起,G 细胞瘤或增生可出现在胰腺及其他脏器。此消化性溃疡有下列特点:①胃分泌极度增高,夜间 12 小时空腹胃液量多数超过 1 000ml(正常不超过 400ml),游离盐酸多超过 100mmol/L(正常不超过 18mmol/L);②在一般溃疡病好发部位以外的十二指肠第二、三段及空肠的顽固性或多发性消化性溃疡,或溃疡易复发,特别是位于胃或十二指肠球部以外的;③部分病例伴有其他的内分泌腺瘤(如甲状旁腺、肾上腺、垂体);④注射组胺仅能使已有大量分泌的盐酸略有增加,而抗胆碱能药物不能使胃酸分泌减少,这提示有内分泌功能亢进。内科治疗和胃大部分切除术不能治愈溃疡和避免其再发。

近年实验室检查表明,如基础胃液分泌量 >200ml/h、基础分泌胃酸 >20mmol/h,或基础分泌胃酸(BAO)与最大酸分泌(MAO)的比例 >60%,对本综合征有诊断价值。

曾有文献报道 55% 病例为单发的十二指肠球部溃疡,因此单发的球部溃疡不能除外本病。血清促胃液素异常增高,放射免疫法测定有重要诊断价值。

(二)慢性胃炎

慢性胃炎是指各种原因引起的胃黏膜慢性炎症。慢性胃炎一般可分为萎缩性、非萎缩性(浅表性)胃炎和特殊类型的慢性胃炎三大类型。慢性胃炎患者可无症状,有症状的慢性胃炎患者表现为不同程度消化不良症状,表现为中上腹不适或隐痛、饱胀、嗳气、恶心、食欲下降等。这些症状及严重程度与内镜下所见及组织学改变无必然的联系。自身免疫性胃炎患者可伴有贫血及其他维生素 B_{12} 缺乏的临床表现。慢性胃炎的诊断须依靠胃镜检查及黏膜活检。

特殊类型的慢性胃炎:

1. Ménétrier 病   Ménétrier 病是一种特殊类型的慢性胃炎,临床上十分罕见,病因尚未明确,国内有少数病例报道。患者男多于女,以 50~60 岁为多。主要特点是:①胃体、胃底皱襞粗大、肥厚、扭曲;②胃黏膜组织病理学见黏膜层增厚,胃小凹延长、扭曲,深部伴有囊样扩张,伴壁细胞和主细胞较少;③胃酸分泌减少;④主要表现是胃消化不良或类似溃疡病的症状,上腹痛在饭后稍缓解,也可反而加重,同时因胃蛋白酶与胃酸分泌显著减少,故常有饱胀不适感,食欲减退;常引起上消化道出血,有时因肥厚黏膜脱垂入十二指肠而出现幽门梗阻症状;⑤部分患者可出现体重减轻、贫血、低蛋白血症、水肿等。胃镜检查结合病理组织检查方能确诊。

2. 化学性慢性胃炎   长期服用某些药物(如 NSAID、皮质激素等)或同其他环境或饮食因素(如为大部分切除术后胆汁反流、酗酒等)存在时,可引起慢性胃炎的胃黏膜改变,如黏膜上皮细胞的损害和炎症细胞浸润,从而出现上腹部疼痛不适等慢性胃炎的症状。

(三)胃癌

胃癌多见于 40 岁以上,但 30~40 岁者也非少见,男性多见。胃癌起病缓慢,症状轻而不典型,临床上易误诊为消化性溃疡病、慢性胃炎、功能性消化不良。早期常无症状。进展期胃癌可表现为上腹部隐痛、食欲缺乏、消瘦、贫血等。上腹痛兼有呕吐常见于胃窦部癌;上腹痛兼有吞咽困难常见于贲门癌。溃疡型胃癌则可引起剧痛或出血。腹痛的情况大多与溃疡病不同,往往在进食后加

重,抑酸药或制酸药不能缓解。少数溃疡型胃癌的疼痛可与消化性溃疡相似,甚至经内科治疗后症状减轻。

胃癌早期诊断最易忽略,凡年龄在 40 岁以上患者,近期出现上腹痛或上腹不适感,恶心、呕吐、进行性体重减轻和不能用其他原因解释的贫血、黑便等症状,或已确诊为胃溃疡而疼痛节律性有明显改变,或上腹疼痛不明显却逐渐出现幽门梗阻的征象,或拟诊为溃疡病,经积极治疗而效果不显著或粪隐血持续阳性者,有一级亲属胃癌家族史,均应认真考虑胃癌的可能性。胃癌的确诊依靠下列检查:①胃镜检查,可直接探查胃内病灶做出诊断,在直视下做组织活检对早期胃癌、癌前疾病或癌前病变的诊断以及鉴别良性或恶性溃疡有重要作用。②X 线钡餐检查对于中晚期胃癌的诊断有一定的价值,胃癌的典型 X 线征象为癌性龛影、不规则的钡剂充盈缺损、胃壁硬化、胃腔缩小等,诊断的正确率达 80.7%~91.9%,但也有漏诊与误诊。胃底部癌最易漏诊,约 3/4 胃癌在胃窦部与幽门区,胃窦部癌也较常误诊,特别伴有幽门梗阻时;检查前洗胃、排空胃内容物可减少误诊的机会。由于胃镜可全面观察胃腔而无盲区,同时内镜细径化及使用安全,加上近年来开展无痛性胃镜,可明显减轻内镜检查的痛苦,且 X 线检查易于遗漏的胃前壁、贲门部及幽门部病变可由内镜发现,以及可做活检等,对怀疑癌变病例近年主张优先做内镜检查,X 线钡餐检查仅适用于不能或不愿意采用胃镜检查的患者的初步筛选。

单凭主诉和临床表现对早期胃癌的诊断极不可靠。近年来,一些新型内镜,如 NBI 放大内镜、荧光内镜、共聚焦内镜和高清内镜等对早期胃癌的发现和检出非常有帮助。另外,一些内镜下染色(亚甲蓝、靛胭脂等)也有助于病灶的早期发现和检出。对慢性萎缩性胃炎、胃息肉、胃溃疡、残胃炎、肠上皮化生伴不典型增生等胃癌前期疾病或病变随访,对早期胃癌的及时发现有帮助。

(四)胃黏膜脱垂症

胃黏膜脱垂症患者大多有中上腹痛。腹痛的病史长短不一。腹痛无周期性及节律性,多呈不规则的间歇及突然发作,但少数病例也可出现持续性疼痛伴有阵发性加剧,与溃疡病的疼痛截然不同。有些病例疼痛发作与精神激动有关,但也可无明显的诱因。疼痛一般不甚严重,无放射痛,性质大多是灼痛、胀痛,也可为刺痛。右侧卧位可使疼痛加剧,左侧卧位常可使疼痛减轻或缓解,有别于慢性胃炎。抑酸药或制酸药一般能减轻疼痛,但效果不如溃疡病显著,也有无效者。发作时常伴有恶心、呕吐。部分患者可并发上消化道出血。

患者有下列情况之一时,应考虑胃黏膜脱垂症的可能性:①无周期性及节律性的胃痛,每次发作时均伴有恶心、呕吐;②既往无溃疡病史,突然出现急性上消化道出

血,并在出血前数日屡有严重的恶心及呕吐;③突然出现幽门梗阻症状而过去无胃病史,经非手术治疗后症状迅速消失。胃黏膜脱垂症的确诊有赖于 X 线钡餐检查,检查时采用俯卧位或右侧卧位较易发现。其 X 线典型征象为球部呈"蕈状"或"降落伞状"变形,球基底部呈残缺阴影,幽门管加宽,并可见胃黏膜向球部突出。电子胃镜对胃黏膜脱垂也有一定的诊断价值。

(五)胃下垂

胃小弯弧线最低点下降至髂嵴连线以下,十二指肠球部向左偏移时,称为胃下垂。主要由于胃膈韧带与胃肝韧带无力松弛,以及腹壁肌肉松弛所致。胃下垂多见于瘦长体型的女性,特别是经产妇。症状轻重和患者神经敏感性有明显关系。主要症状是慢性腹痛与不适感、腹胀、恶心、嗳气与便秘等。轻度胃下垂多无症状。重度胃下垂患者往往进食后或多食之后即感腹部胀痛或不适,与慢性胃炎相似。疼痛的轻重和进食量的多少有关。站立及运动时疼痛加剧,仰卧及垫高臀部时疼痛减轻或消失。碱性药物不能使腹痛缓解。嘱患者立位,直接在剑突之下进行触诊,压痛明显,这是由于下垂胃的上部被牵引所致;继后使患者取仰卧位,将下垂胃推举上移再触诊此点,则压痛减轻或消失。嘱患者饮水一杯后或食后进行腹部叩诊,可叩出胃下极轮廓下移至骨盆内。根据以上临床表现,大致可推断胃下垂的存在。临床体征不明显的病例,确诊则须依靠 X 线钡餐检查。

(六)少见的胃部疾病

1. **胃结核**　胃结核多见于 20~40 岁青壮年。国内有一些病例报道。主要症状是上腹部不适或隐痛、反酸、嗳气与呕吐。此病的临床表现与溃疡病及胃癌难以区别,钡餐检查往往误诊为溃疡病合并幽门梗阻,但患者有结核病史,在短期内出现幽门梗阻症状,呕吐,全身情况较差,疼痛无节律性,抑酸药或制酸药治疗无效,与溃疡病有所不同。此外,患者年龄较轻而病程较长,胃酸正常,并有身体其他部分活动性结核病灶而有异于胃癌。年轻患者体内有明显的结核病灶(尤其肺结核),既往无典型溃疡病病史,短期内出现幽门梗阻症状,红细胞沉降率加快,应考虑胃结核的可能性。如患者无开放性肺结核,胃液中检出结核菌也有助于诊断。最确实的诊断为胃镜下采取活组织做病理学检查。

2. **胃血吸虫病**　胃血吸虫病主要症状是上腹部疼痛与不适感、恶心、呕吐、呕血、黑便等。国内报道的病例大都有幽门梗阻症状,须注意与溃疡病及胃癌等鉴别。患者有血吸虫病流行病学史,且多有其他脏器血吸虫病的征象,虽有长期上腹痛及呕血、黑便,但一般情况尚好,与胃癌有所不同。疼痛多无节律性,也不符合溃疡病。胃镜活检或手术探查方能确诊。

3. **胃石症**　胃石症最常见胃柿结石症,可见于我国产柿地区,多因进食大量未成熟的柿、未经加工的鲜柿或未去皮核的柿或黑枣,由于内含胶质较多,致凝结于胃内而发病。主要临床表现是患者于食柿后半小时至 12 小时内即出现急性胃炎症状,以后转为溃疡病样症状,慢性间歇性上腹痛,空腹时闷胀、钝痛、反酸及嗳气,夜间较重,进食后症状消失,有时出现幽门梗阻症状。临床上此病易误诊为溃疡病。如患者有上述病史,体格检查时可触及腹部包块,则此病可能性极大。X 线钡餐检查发现圆形、椭圆形或不规则形,表面成网状的,有移动性的实体;或胃镜发现胃结石,即可明确诊断。

4. **胃蝇蛆病**　胃蝇的幼虫寄生于马的胃肠而引起胃肠蝇蛆病,见于我国部分牧区。牧民可能在刷洗马匹时,不慎将沾在手上的蝇卵或幼虫吞食而致感染。主要症状是上腹部钝痛或不适感、腹胀、乏力、贫血,时有恶心、呕吐或腹泻。血液学检查可发现巨幼红细胞性贫血,X 线检查胃壁有小结节,结合流行病学史及消化道症状有助于诊断。

5. **胃憩室与憩室炎**　胃憩室是少见的疾病,可发生于胃的任何部位,有统计约 85% 位于贲门附近,其次为幽门部,再次是前后壁,大弯的憩室较少见。大多数胃憩室无症状,约 1/3 患者可出现慢性上腹部或下胸部胀痛不适感,多在饭后或平卧时加重,空腹时减轻,有时伴有嗳气、恶心、呕吐或突然呕血;胃憩室可并发炎症或溃疡,有时甚至发生穿孔。此病确诊主要依靠多体位的 X 线钡餐检查(特别采取仰卧右前斜位检查)或胃镜检查。

6. **慢性胃扭转**　慢性胃扭转临床上较为少见,病程较长,症状较轻。主要的临床表现是间歇性上腹部胀痛与呕吐发作。有些病例可出现与进食时间有关的餐后上腹痛,或发生上消化道出血,临床症状与溃疡病相似。其症状轻重决定于扭转的范围、局部分泌与循环障碍的程度。慢性胃扭转的病因一般认为有胃张力减低与下垂,膈胃韧带、肝胃韧带、脾胃韧带的伸长与松弛,食管裂孔疝,结肠充气以及胃溃疡、胃肿瘤等。强烈的胃蠕动和腹腔内压力的骤然增高也为胃扭转的诱因。

慢性胃扭转的诊断须靠 X 线透视检查。X 线检查能了解扭转的轴向、方向、程度与范围,大部分病例且可明确扭转的病因。

7. **其他的胃肿瘤**　胃内肿瘤如平滑肌瘤等十分少见,近年发现胃内一些间质瘤并不罕见。胃恶性肿瘤如胃平滑肌肉瘤、胃淋巴肉瘤、胃霍奇金淋巴瘤、胃网状细胞肉瘤等也少见;临床表现类似溃疡病或胃癌。胃霍奇金淋巴瘤多有不同程度的发热。这些恶性肿瘤在 X 线检查下常难与胃癌相鉴别,往往须经淋巴结活体组织检查、胃镜结合活体组织检查或剖腹探查活检方能明确诊断。

（七）十二指肠憩室与憩室炎

十二指肠憩室在消化道憩室中占大多数，多见于中年以上。病史长，有的达 20 年以上。病变绝大多数发生在十二指肠降段内侧。80%~90% 患者无症状。上腹痛为本病主要症状之一，占有症状者的 80%~85%，常为中度至高度的钝痛，或只有轻微的饱胀不适感，往往局限于脐右上方，疼痛持续数分钟至几小时，甚至数日之久。如憩室发炎，则出现较明显的右上腹压痛，可伴有压痛，压痛点比胆囊位置低，患者常有饱胀感或不适感，可有恶心、呕吐，甚至呕血。疼痛可向背部放射，但很少向右肩胛部放射。症状往往于饱食后出现或加剧，呕吐后缓解。有认为屈膝仰卧时可使症状减轻。症状白天出现，夜间消失或减轻，可能与憩室内容物排空有关。憩室压迫胆总管时除出现间歇性腹痛外，并可有间歇性黄疸。此病病程经过缓慢，临床上可被误诊为溃疡病、慢性胃炎、慢性胆囊炎或胃病。此病疼痛虽与饮食有关，但无节律性，抑酸药物或制酸类药物疗效不佳，与溃疡病有所不同。与胆囊炎不同之点为压痛点位置较低，疼痛很少向右肩胛部放射，无典型胆绞痛症状，B 超或胆囊造影检查无异常。此病的确诊须依靠胃镜或十二指肠镜检查以及 X 线钡餐检查。憩室发炎时，X 线钡餐检查可见憩室边缘不规则，有钡剂潴留、压痛及附近十二指肠变形。

近年有作者综述小肠憩室 133 例，其中十二指肠憩室 75 例（56.4%）、空肠憩室 38 例（28.6%）、梅克尔憩室 20 例（15.0%）。憩室如无并发症，多无自觉症状，但如继发病理变化，可能由于肠内容物潴留，经常刺激憩室壁，引起炎症有关，进而可发生溃疡、出血、粘连、坏死或穿孔，偶可发生恶变。此组 133 例小肠憩室继发病理变化，主要为炎症、溃疡形成，也是引起慢性疼痛与局部压痛的原因。如发生肠穿孔或肠梗阻，则引起剧烈的急性腹痛。

（八）慢性非特异性十二指肠炎

有些慢性非特异性十二指肠炎（包括克罗恩病或白塞病十二指肠病变），患者主诉上腹部疼痛，进食后或应用制酸药后缓解，其节律性与周期性也与溃疡病相似，且约 1/3 病例有上消化道出血，而呕血较为多见。应用胃镜或十二指肠镜是首选的辅助检查手段，内镜下可观察到十二指肠黏膜充血、水肿与肥厚性改变，并可做黏膜活检协助诊断。X 线钡餐检查也有一定的诊断参考价值，X 线钡餐检查无溃疡龛影，而常发现十二指肠有刺激性改变、痉挛、蠕动过快、黏膜皱襞粗乱或不规则，结合临床情况支持非特异性十二指肠炎的诊断；有人提到由于十二指肠黏膜疣样增生引起的息肉样 X 线征象，可能是本病较有特异性的表现。

（九）良性十二指肠梗阻

良性十二指肠梗阻（良性十二指肠壅积症）临床上

少见，多发生于瘦长体型的年轻女性。临床上突出的表现是进食后上腹部饱胀与不适感或轻度钝痛感，恶心、嗳气，呕吐；呕吐物含有胆汁及隔餐食物。呕吐常于食后 2~3 小时或夜间发作；患者进食后站立或坐位易诱发呕吐，采取俯卧位或右侧卧位时可使症状缓解。发作时上腹部可见蠕动波，偶可触及扩张的十二指肠。引起慢性十二指肠壅滞的原因颇多，主要是：①肠系膜上动脉分出部位过低，过长、过短；②肠系膜上动脉和腹主动脉之间的角度狭窄；③腹腔脏器粘连牵拉肠系膜上动脉；④内脏下垂牵拉肠系膜；⑤其他因素：先天性异常或畸形，胰或十二指肠肿瘤等。X 线钡餐检查可确定本症的诊断，可见胃及十二指肠扩张，幽门通畅无阻，但钡剂不易通至空肠；采用俯卧位透视时则钡剂较易排出。

（十）十二指肠结核

十二指肠结核罕见，大多发生在十二指肠球部与球后段，也可发生于十二指肠降段。前者是由胃结核直接蔓延而来；后者可能是泛发性肠结核的一部分，也可单独发病。患者多为 20~40 岁的青壮年女性，临床表现与胃结核相似。如有大量肉芽组织增生，可阻塞肠腔，临床表现类似幽门梗阻。应用胃镜或十二指肠镜结合组织病理学活检是首选的辅助检查手段。X 线钡餐检查对诊断有一定帮助，部分患者最后往往需手术探查及冰冻切片方能确诊。

（十一）原发性十二指肠癌

原发性十二指肠癌少见，80% 以上发生于壶腹周围及其上方。本病多发生于老年人，但中壮年也可罹患。临床症状可与溃疡病相似，出现慢性上腹痛、上消化道出血或梗阻等症状，但此病有以下特点：经内科积极治疗，粪隐血仍持续阳性；X 线钡餐检查显示十二指肠降段或水平段有狭窄、充盈缺损、龛影、黏膜破坏等病变。胃镜或十二指肠镜结合组织病理学活检可确诊。鉴别诊断上须注意与十二指肠结核、憩室及环状胰等相区别。

国内报道原发性十二指肠恶性肿瘤 18 例中，腺癌 16 例、平滑肌肉瘤 2 例。最常见的症状为腹痛（17/18 例），十二指肠恶性肿瘤虽少见，但占小肠恶性肿瘤的 25%~45%，故值得重视。早期表现隐袭，无特征性症状。主要症状为与饮食无关且变化无常的上腹隐痛、体重下降与贫血。肿瘤最多位于十二指肠降段，X 线钡餐与胃十二指肠镜检查均能发现。

三、胰腺疾病

（一）慢性胰腺炎

如患者有与进食有关的、反复发作的上腹痛以及发热、恶心、呕吐等症状，应注意慢性胰腺炎的可能性，特别是有急性胰腺炎病史者。临床上诊断本病较少，也可能由于目前诊疗手段的限制,造成部分患者出现漏诊。患者年龄多在 20~50 岁,男性多于女性。其病因也较复杂,以胆道疾病(包括胆道蛔虫病)、胰管阻塞、感染、饮酒等较为多见。患者大多数经年反复发作,每次发作均较前一次加重。腹痛及进行性体重下降是慢性胰腺炎的主要临床表现,疼痛多位于左上腹,可呈间歇性或持续性。疼痛部位以中上腹部为多见,其次是心前区、右上腹部,可放射至腰背部与肩部,疼痛多为阵发性绞痛,少数为钝痛或胀痛。发作持续数小时至 2~3 天。饭后疼痛加剧。部分患者可能同时出现腹部包块、腹水、腹泻、黄疸等,黄疸往往在腹痛发作后 2~3 天出现。体格检查可发现不同程度的上腹部压痛、腹肌紧张,有时可触及肿块。发作期间血象白细胞增多,部分病例血清及尿淀粉酶增高与一过性血糖升高,葡萄糖耐量试验可呈糖尿病曲线。在缓解期患者可无症状,或有一般消化不良现象。有人认为急性腹痛发作后缓解期间,有左肋弓下深部压痛和两侧肋脊角压痛,往往提示慢性胰腺炎的可能性。脂肪泻、肉质泻、糖尿、体重减轻和营养不良可出现于晚期病例。

X 线腹部平片检查可发现胰腺结石及胰钙化阴影(最常位于第 1~2 腰椎的右侧);胃肠钡餐 X 线检查在部分病例可发现邻近器官因慢性胰腺炎症而造成压迫、移位、变形、梗阻或小肠运动功能不良。B 超可显示胰腺肿大。近年来,超声内镜可借助探头透过胃或十二指肠壁对胰腺进行超声探查以获取影像学资料,对胰腺周围结构及大血管的影响也能做出准确的判断。随着高新技术的不断发展,已能把常规的超声探头制作成直径仅 1.8~2.0mm 的微探头,使胰、胆管内超声(IDUS)检查成为可能;必要时可行超声引导下胰腺穿刺活检术,取得病理诊断。诸琦等报道 IDUS 对慢性胰腺炎的诊断率为 85.7%,国外文献报道可达 95.5%。

在胰腺外分泌功能试验方面,较有意义的有以下几种。

1. 胰功肽(BT-PABA)试验　对胰腺癌和慢性胰腺炎的敏感性为 70%~87.5%,特异性为 85%~90.9%。此法简便,且易为患者所接受。

2. 血清胰多肽测定　对慢性胰腺炎的敏感性为 85%,特异性为 100%,均高于胰功肽试验。

3. Lundh 试验　对胰腺癌及慢性胰腺炎的敏感性分别为 78% 和 83%~90%,是一项简便而有效的胰腺外分泌功能试验。

4. 胰泌素(secretin)兴奋试验　对诊断慢性胰腺疾病敏感性为 75%~90%,特异性为 90%。此法需时较久,较不易被患者所接受。

5. 放射性核素碘 - 三油酸甘油酯试验　有助于慢性胰腺功能不全的诊断。

慢性胰腺炎的诊断可根据患者的上述临床表现以及下列条件的任何一项而确定:

(1)慢性胰腺炎组织病理学依据是诊断慢性胰腺炎最有力依据,也是诊断早期或不典型慢性胰腺炎最有力的依据。既往由于获取胰腺组织较困难,有关慢性胰腺炎组织活检尚不能成为常规检查项目。近年来,由于开展 B 超引导下胰腺组织活体检查,对慢性胰腺炎的诊断和治疗将会有更深入的了解。

(2)X 线腹部平片检查可发现胰腺结石及胰钙化阴影或胆总管、胰导管逆行造影(ERCP)提示胰管的局限性扩张或狭窄、变形以及假囊肿形成等,应用 ERCP 对诊断慢性胰腺炎甚有帮助,成功率 80%。但 ERCP 为侵入性检查法,且可能诱发炎症急性发作,故只在其他方法未能确诊时才考虑应用。

(3)胰腺外分泌功能检测显示有胰腺外分泌功能障碍。

(4)两次以上的上腹痛发作,发作时伴有显著的血清或尿淀粉酶增高(索氏法 500U 以上)。

(5)血清与尿淀粉酶在发作时虽无明显增高或不增高,但具有下列一种或一种以上的表现者:①胰泌素兴奋试验阳性,并已排除胆道疾病者;② X 线腹部平片发现胰腺有钙化阴影或胰腺结石;③胰功肽试验、Lundh 试验、血清胰多肽测定或碘 - 三油酸甘油酯试验阳性;④其他,如 CT、MRCP 等对慢性胰腺炎的诊断也有一定的帮助。

慢性胰腺炎与慢性胆道炎症的鉴别有时困难,如患者有上述的诊断条件,而过去无胆绞痛史,X 线检查又无胆道结石与胆道炎症征象,则可除外慢性胆道炎症。另外,胆囊炎、胆石症并发慢性胰腺炎者也不少见,因此既往急性胰腺炎病史对慢性胰腺炎的诊断有重要意义。

(二)胰腺癌、壶腹周围癌

凡 40 岁以上患者有顽固的上腹痛、厌食和进行性体重减轻等症状时,应注意胰腺癌或壶腹周围癌的可能性。发病年龄多在 40~60 岁,但 30~40 岁者也不少。胰头、胰体与胰尾癌的临床表现有明显区别。黄疸和可触及的肿大胆囊是胰头癌的主要体征。未侵犯胰头的胰体、胰尾癌一般无此特征。

不论胰头癌或壶腹周围癌,腹痛是患者初诊时最常见的主诉,而胰体或胰尾部癌多于胰头癌。腹痛部位最多在中上腹,其次为右上腹,少数于左上腹。多为慢性持续性钝痛,有时呈阵发性剧痛,常放射至腰背部,有时也可放射至右肩部及前胸。疼痛于仰卧时出现或加剧,而前倾坐位或俯卧时可减轻或缓解,这是胰体癌常见的特征。有些早期病例可在左上腹出现短暂的局限性血管杂音,是由于胰体、胰尾癌压迫腹腔动脉的分支(尤其是脾动脉)所引起。结合原因未明的上腹痛,此病征有提示胰体、尾癌早期诊断的意义。曾有作者对提高胰腺癌早期诊断水平,做出以下建议:40 岁以上有下列情况之一者应做有关的检查:①不明原因的上腹痛;②难以解释的体重下降(>10%);③突发性糖尿病,无肥胖及糖尿病家族史;④难以解释的胰腺炎反复发作。

怀疑胰腺癌的患者,宜选下列实验室或辅助检查,进一步明确诊断:初选 B 超,诊断的灵敏性与特异性约80%,对直径 ≤ 2.0cm 肿瘤诊断较难。螺旋 CT 双期快速连续扫描可检出直径 0.5~1.0cm 的肿瘤。B 超联合CT 灵敏度达到96.8%。MRI 诊断胰腺癌的价值与螺旋CT 相似。B 超、CT 仍未确诊者,应选用 ERCP 或超声内镜(EUS)检查。EUS 可检出直径 ≤ 10cm 的胰腺癌。近年来,正电子发射体层扫描(PET)也应用于胰腺癌的诊断,尤其是有助于胰腺癌与胰腺良性肿瘤的鉴别。肿瘤标志物如 CEA、CA19-9、CA50、C242、CA125 等,灵敏性仅 27%~70%,早期诊断价值有限,主要用于了解病情及术后复发的随访监测。B 超或 CT 引导下经皮细针穿刺(FNA)细胞学诊断,在一组 44 例早期胰腺癌诊断中,灵敏度 92%,特异性 100%。文献报道,胰腺癌患者血清 CA19-9、CA50、CA125、癌胚抗原(CEA)、碱性磷酸酶(ALP)、乳酸脱氢酶(LDH)、甲胎蛋白(AFP)及谷氨酰转肽酶(GGT)的阳性率分别为 75.4%、57.1%、50%、38.9%、56.4%、35.4%、3.36% 及 58.8%。B 超符合率 88.57%,CT符合率 86.81%,细胞学符合率 94.87%。

(三)胰腺结核

胰腺结核十分少见,患者通常为青壮年人,一般由腹膜结核蔓延所致。主要临床表现是结核病的全身症状和慢性上腹痛,有时放射至腰背部,多呈胀痛,饭后最为明显,剧痛时弯腰屈背可使症状减轻。结核病患者如有未明原因的慢性上腹痛,脐周附近深部触及实质性包块,宜考虑此病的可能。与慢性胰腺炎不同,血清淀粉酶不增高,无恶心呕吐。X 线钡餐检查可见十二指肠曲增宽与邻近器官移位。国内报道 2 例均经剖腹探查而确诊。经积极抗结核治疗后腹痛逐渐缓解,包块缩小至未能触及。

(四)异位胰

异位胰又称副胰或迷走胰,临床上并非过于少见。这是一种先天性异常,大多数位于胃、十二指肠和空肠,只部分有症状,症状与异位胰所在的部位有关。患者年龄在 13~67 岁,平均年龄 37.4 岁。有临床症状者 18 例。4 例行胃镜下电凝切除;23 例剖腹手术切除,其中 3 例术前确诊。异位胰腺分布部位:胃 9 例,十二指肠 3 例,空回肠 14 例,胆囊 1 例。胃异位胰最多位于胃幽门部及幽门窦部,多数有上腹部疼痛、不适感与呕吐,表现为溃疡病或幽门梗阻的症状,也可引起大出血,有的病例可误诊为胃痛。十二指肠异位胰引起症状的少见,但也可引起十二指肠溃疡、壅积、出血等并发症。空肠异位胰发生症状的

不多,有时也可引起肠出血。以前异位胰须经手术切除标本病理组织标本方能确诊。近年来超声内镜(EUS)有助于异位胰腺的检出和判断;内镜下黏膜下剥离术(ESD)的开展为切除胃内异位胰腺的诊断提供方便。

(五)胰管结石

胰管结石较少见,随着超声内镜(EUS)和 ERCP 检查的开展,其检出率有所增加。胰管结石的病因以酗酒为多,其次为胆道疾病、复发性胰腺炎、遗传因素、甲状旁腺功能亢进症等。本病最常见的症状为左上腹痛,呈持续性钝痛或发作性绞痛。其次为腹泻、消瘦及糖代谢异常。40% 患者有胰腺外分泌功能减退。确诊主要依靠 X 线平片检查。初期结石成分以蛋白质为主,X 线检查常呈阴性,诊断须靠超声内镜(EUS)和 ERCP 检查。结石60% 发生于胰头部,27% 发生于胰体部,其余发生于主胰管尾部和副胰管等处。据报道,胰腺结石并发胰腺癌发生率为 3.6%~25%,故胰腺结石一旦确诊,须注意随诊,如近期症状加重,应考虑癌变可能。国内一组资料显示,胰管结石癌变率为 7.1%。

四、空、回肠憩室与憩室炎

空、回肠憩室既往认为少见,近年来,由于双气囊小肠镜、胶囊内镜的开展,结合 X 线全消化道气钡双重造影,空、回肠憩室与憩室炎检出率有所上升。空、回肠憩室可分为先天性与后天性两型,而以后者为多见。病变多位于空肠上段,发病男多于女。先天型位于肠系膜附着部以外的肠壁,常孤立存在。后天性沿肠系膜边缘,血管经其底部,无正常肌层,因此为假性憩室,黏膜糜烂时可引起出血。患者发病年龄多在 40 岁以上,均有胃肠道胀气、呃逆、上腹及脐周围疼痛。少数有呕吐、腹泻、营养不良与出血,后者常引起贫血。症状的发生可能由于食物残渣潴留于憩室中,助长某些致病性细菌的繁殖,引起炎症、糜烂、溃疡形成,可并发出血甚至穿孔。

国内另有一组 119 例小肠憩室报道,便血或隐血阳性 51 例,上腹胀痛、不适 43 例,嗳气反酸 16 例,腹部包块5 例,发热 7 例,肠穿孔 5 例,肠梗阻 3 例。憩室的部位位于十二指肠降部 72 例,十二指肠水平部 7 例,空肠 10 例,回肠 9 例,小肠多发憩室 7 例,梅克尔憩室 7 例,结肠 7 例,十二指肠憩室合并食管憩室 4 例,合并胃部憩室 3 例。憩室伴肠内瘘 3 例。有 3 例在行其他手术时偶然发现。

五、原发性小肠肿瘤

既往由于受到检查手段的限制,原发性小肠肿瘤的检出率不高,临床上漏诊、误诊率较高。近年来,由于胶囊内镜、小肠镜等应用,导致小肠肿瘤检出率和诊断率明显升高。根据目前的资料,原发性小肠肿瘤以间质瘤最

常见,腹痛和消化道出血是最常见的症状。腹部疼痛多为持续性隐痛,但随病情进展而阵发性加剧。临床上未明原因的不完全性肠梗阻应考虑本病。疼痛部位与病变所在颇有关系。原发性小肠肿瘤的诊断主要依靠消化道造影、内镜、腹部 B 超、腹部 CT 或选择性腹腔血管造影检查。近年来开展的胶囊内镜和双气囊小肠镜结合活组织检查可显著提高小肠肿瘤的检出率和诊断准确率。

国内报道一组原发性小肠肿瘤 132 例,男性 73 例,女性 59 例,男女之比 1.24∶1。发病年龄 11~78 岁,中位年龄 47 岁,40 岁以上者占 71.6%。主要临床表现为腹部不适、腹痛 87 例(65.9%),消化道出血 57 例(43.2%),腹部肿块 41 例(31.1%),慢性不全性肠梗阻 34 例(25.8%),腹痛、出血、腹块同时出现 21 例(15.9%)。其他症状还有黄疸、贫血、食欲减退、体重下降、发热、腹泻等。另一组报道 116 例原发性小肠肿瘤的病理学特征,其中良性肿瘤 16 例,腺癌 48 例,恶性间质瘤 27 例,恶性淋巴瘤 20 例,其他恶性肿瘤 5 例。

六、肠系膜淋巴结结核

肠系膜淋巴结结核是腹腔结核常见类型之一,发病多在儿童期与青少年,但壮年有时也可罹患。此病大多继发于肠结核或血行播散型结核病,故往往与肠结核或 / 及结核性腹膜炎并存,具有复杂的临床表现。病程通常为慢性,在急性进展时可有较明显的发热与剧烈腹痛。局部症状以不同程度的腹痛为主,可为与饮食无关的泛发性腹痛,往往急骤发作,多位于脐部周围。患者尚伴有乏力、食欲减退、消瘦、发热、盗汗等全身中毒症状。腹泻、腹胀也常见。体格检查早期常无腹部阳性体征,渐而脐周可触及大小不等、质较硬的互相粘连的淋巴结团块,少移动性,伴有压痛。

凡儿童或青少年有原因未明的上述症状,即使未触及腹部肿块,也应考虑此病的可能性。结核菌素试验强阳性对诊断有帮助。腹部平片发现钙化影像也支持此病的诊断。鉴别诊断上主要须与腹内恶性淋巴瘤相区别,两者临床表现相似。如结核可能性较大,可做诊断性抗结核治疗。如经抗结核治疗 1 个月以上仍无病情改善,须考虑恶性淋巴瘤或其他恶性肿瘤的可能性,必要时腹腔镜下活检或剖腹探查,取得活组织病理标本以明确诊断。近年来开展的经自然腔道腹腔探查术(NOTES)也可取得活组织病理标本以明确诊断,我院目前已对 8 例腹痛伴不明原因腹水的患者通过 NOTES 术活检,取得明确诊断(2 例间皮瘤、6 例腹膜结核)。

七、肠系膜动脉硬化

肠系膜动脉硬化可引起发作性动脉痉挛而出现间歇性上腹部发作性疼痛。患者大都为老年人,同时伴有身体其他脏器动脉硬化征象。但确诊须依靠选择性肠系膜动脉造影术。

八、腹主动脉瘤

腹主动脉瘤发病常在中年以上,大多由于动脉硬化,少数因外伤、梅毒等所致。腹痛是主要症状之一,其疼痛部位可在上腹、脐周或下腹,疼痛大多为持续性钝痛,常因体位改变而加重或减轻,疼痛常放射至背部。体格检查多能触及搏动性腹块,听诊常听到滚筒样杂音。彩色多普勒超声探查诊断率高,CT 血管造影(CTA)可确诊。

27.3　慢性左上腹痛

一、胰腺疾病

参见 27.2。

二、结肠癌

参见 25.1。

三、脾(肝)曲综合征

脾(肝)曲综合征的发病可能与精神因素、气候变化、饮食不节、结肠功能紊乱、结肠局部气体引起张力增加、结肠过长或下垂、消化道激素分泌异常等有关。脾(肝)曲综合征系由于结肠功能紊乱所致的疾病。结肠起始于右下腹的盲肠,向上至右上腹后在肝下方,接着向左上腹延伸至脾脏下方,再向下行走。结肠在肝下方转折处为结肠肝曲,在脾脏下方转折处为脾曲。如果大量气体积聚在脾曲肠腔内,便可引起左下胸和左上腹胀痛,甚至左腰痛,个别可以发生心前区痛,颇似心绞痛,肠内气体排出后,腹痛、腹胀便可减轻或消失,称为脾曲综合征。如气体积聚在右上腹肝曲,则有右上腹或右下胸痛,易误诊为肝、胆疾病,称为肝曲综合征。肝、脾曲综合征大多数发生在从事脑力劳动的中年人中间。肝曲综合征具体表现为右上腹部胀痛或钝痛不适,伴嗳气,下蹲或弯腰不便现象。脾曲综合征以左上腹胀痛为主，严重时甚至出现阵发性剧痛，常伴有心悸、便秘、呼吸困难现象。肝（脾）曲综合征发作时间长短不一，常为半小时到数小时，两种综合征体格检查时，可分别在左上腹或右上腹叩出鼓音。发作时做 X 线腹部透视可见肝曲或脾曲明显胀气，但无液平面。肝（脾）曲综合征腹痛症状明显时，容易误诊为慢性肝炎、慢性胆囊炎、十二指肠溃疡或慢性胰腺炎、脾周围炎、慢性胆囊炎，有的甚至还做了手术。目前一般认为脾（肝）曲综合征是结肠功能紊乱，可归入功能性结肠病（参见 24.2）。

四、慢性脾周围炎

慢性脾周围炎常为脾脓肿的并发症，也引起左上腹持续性疼痛，常伴有发热、局部压痛，有时可听到脾区摩擦音。

27.4　慢性左、右腰腹痛

一、肾下垂与游走肾

肾下垂与游走肾多发生于瘦长体型的女性，以右侧多见，但也可为双侧性。肾能在腹部各方向自由活动者，称为游走肾。肾下垂与游走肾可无症状，但也可出现腰酸背痛、肾区钝痛、牵拉痛甚至绞痛等症状，严重时疼痛沿输尿管放射。行走、久立、久坐或劳累可诱发症状或使之加剧。在月经期或便秘时疼痛也加重。仰卧或卧向患侧往往使疼痛减轻或消失，有时卧向健侧也可引起患侧酸痛，部分病例疼痛部位不在腰部而在上腹或下腹，易误诊为胆道疾病或阑尾炎，但肾下垂与游走肾时常明显触到肾，其触及程度在卧位与坐位或站位有显著差异。并发剧烈腹部或腰部疼痛时，在患侧肋脊角至腹股沟可出现皮肤过敏区，与胆道疾病及阑尾炎有鉴别诊断意义。B 超、CT 或 MRI 检查与 X 线肾盂造影检查有助于诊断（参见 36.1）。

二、慢性肾盂肾炎与泌尿道结石

慢性肾盂肾炎与泌尿道结石可反射性引起肠道功能紊乱，发生脐周阵发性腹痛。这些疾病同时伴有泌尿系统的症状与体征，鉴别诊断多无困难。

三、结肠癌

右侧结肠癌的腹痛常见而出现较早。国内一组 62 例中，44 例（71%）以右侧腹痛、上腹痛或全腹痛为最初的症状。有腹痛者 60 例（97%），其特点是偶发针刺样痛或钝痛，多能迅速缓解，以后逐渐加重，发作频繁，进而可伴有腹部鼓包、绞痛，饭后 1~2 小时疼痛加重，排便或排气后暂时好转。而左侧结肠癌较早的症状往往为排便次数增多，带黏液及血。由于癌变多致肠腔狭窄，又因粪便多已形成固体，所以进一步较易引起急性、亚急性或慢性肠梗阻，出现便秘、腹胀、肠鸣与肠绞痛等症状。肠绞痛往往是较晚期的表现。确诊主要依靠结肠镜结合肠黏膜活组织病理组织学检查。

27.5　慢性右下腹痛

一、慢性阿米巴性痢疾

慢性阿米巴性痢疾较常引起慢性腹痛，尤以右下腹痛，伴慢性腹泻。确诊靠粪便或肠道活检组织找到阿米巴滋养体或包囊（参见 24.1）。

二、慢性阑尾炎

慢性阑尾炎是临床上较常见的疾病，主要临床表现为右下腹痛，多呈间歇性轻度疼痛、持续性隐痛或不适感，常局限在右下腹，行走过久、过急，剧烈运动，长期站立均可诱发或使症状加重。体格检查发现右下腹阑尾点有压痛。根据上述临床表现与急性阑尾炎病史，一般不难做出诊断。不少患者出现上腹部不适感或疼痛、消化不良症状，易与溃疡病及慢性胆道疾病等相混淆；有时引起痉挛性便秘，类似肠易激综合征或功能性腹痛；女性患者有时可被误认为慢性输卵管炎等盆腔炎症。

慢性阑尾炎有下列特点可与上述疾病相鉴别：①大多数患者有急性阑尾炎病史；②上腹部疼痛或不适感无节律性、周期性，但可因进食碱性药物或刺激性小的食物而减轻；③直肠指检可发现直肠前壁右侧有轻度压痛，右下腹阑尾压痛点深触诊常有压痛或不适感，服用轻泻药后可使疼痛暂时缓解；④X线检查可发现阑尾充盈不正常或不显影，最重要的征象是阑尾点压痛，且压痛随阑尾移动而移位。

临床诊断为慢性阑尾炎，伴有右下腹痛与压痛，而也有手术证明阑尾完全正常者，故不能单纯以此两项局部症状作为诊断依据。明确的急性阑尾炎病史、上述的消化不良症状、阑尾点压痛、直肠指检、X线钡餐检查等全面检查材料常有助于确定本病的诊断。

三、肠结核

近年来，结核病的发生率有所上升。肠结核多见于20~40岁青壮年，主要临床症状是腹痛、腹泻，并伴有发热、盗汗、疲乏、消瘦、贫血等全身症状。腹痛多发生于右下腹，脐周次之，也可波及全腹。疼痛多为轻度至中度阵发性绞痛，也可呈持续性隐痛，往往在食后即出现，以致患者有时怕多进饮食或误认病在胃而不在肠。此现象的发生是由于食物进入胃后，引起胃结肠、胃回肠反射，而致病变肠段痉挛所致，排便后疼痛可缓解。肠结核的诊断和鉴别诊断见相关内容（参见24.1）。

四、阑尾结核

阑尾结核临床上极少见，约占阑尾切除标本活检的0.5%。本病好发于青壮年。可区分为：①粟粒型，最少见，为全身性粟粒型结核病或结核性腹膜炎的局部表现；②溃疡型，最多见，易引起继发感染而致壁内脓肿形成或穿孔；③增殖型，少见，阑尾管壁增厚，外观粗大，有时增

大呈肿块状，可误诊为恶性肿瘤或右侧卵巢囊肿。

阑尾结核的体征常不一致，大多数为慢性阑尾炎加上结核病的病征。如患者有肺结核或肠结核病史，右下腹经常有微痛及阑尾点压痛，下午体温略高，兼有体重减轻、乏力、盗汗等症状，应考虑本病的可能性。本病在急性发作时很难与慢性阑尾炎急性发作相鉴别。诊断主要依靠手术探查。手术切除是阑尾结核的基本疗法。

五、克罗恩病

克罗恩病（Crohn病）临床主要表现为腹痛、腹泻、体重下降。多数患者有腹痛，右下腹痛最多见，大多为隐痛或阵发性痛。发生肠狭窄时可表现为进食后腹痛甚至不完全肠梗阻症状。克罗恩病的诊断和鉴别诊断见相关内容（参见24.1）。

六、白塞病（贝赫切特病）

白塞病（贝赫切特病）的肠道表现可类似克罗恩病，常表现为右下腹痛。肠道白塞病的诊断和鉴别诊断见相关内容（参见24.1）。

七、盲肠癌

盲肠癌在临床上少见，发病年龄多见于50岁以上。临床特点是病程短，进展快，症状出现后一般即不再缓解，右下腹块的阳性率高，出现也较早。老年患者右下腹痛历时数周而不消失，并有质硬的腹部肿块出现，应考虑盲肠癌的可能性。结肠镜结合肠黏膜活组织病理学检查可明确诊断。

八、慢性右侧输卵管、卵巢炎

见下文。

27.6 慢性下腹痛

一、慢性膀胱炎

慢性膀胱炎常有反复发作的下腹部疼痛，伴有尿频、尿急、尿痛、腰骶部痛、脓尿与菌尿，一般诊断不难（参见36.1）。

二、慢性前列腺炎、精囊炎

慢性前列腺炎、精囊炎可引起轻度下腹部隐痛，常伴

有早泄、遗精或射精痛，排尿终末有黏性分泌物，并发急性炎症时分泌物可为血性。直肠指检可发现前列腺增大或缩小变硬，并有触痛，前列腺液或精液常规及病原体检查可协助诊断（参见36.1）。

耻骨骨炎是一种易误诊为慢性前列腺炎的疾病，有报道一组28例男性患者，以会阴及下腹部疼痛伴尿痛、尿频及尿后睾丸不适为主诉，易误诊为慢性前列腺炎。但患者肛检前列腺正常，尿常规正常，前列腺液脓细胞

<10 个 /HP。诊断须靠骨盆 X 线平片检查,明确耻骨病变,并与慢性前列腺炎相鉴别。

三、慢性盆腔炎

慢性盆腔炎患者大多有分娩、流产或阴道器械检查的感染史。腹痛位于下腹部,为持续性隐痛,每于经前期加剧,常伴有白带增多、月经异常、痛经、不孕等表现,下腹部常有轻度压痛。附件炎症以右侧为主者须与慢性阑尾炎相鉴别。妇科检查可发现附件增厚与触痛,结合全面检查材料可与慢性阑尾炎及生殖系结核病相鉴别。

27.7　慢性左下腹痛

一、慢性细菌性痢疾

慢性细菌性痢疾较常引起左下腹痛,且常为发作性痉挛性痛,伴里急后重与黏液脓血便(参见 24.1)。

二、溃疡性结肠炎

腹痛是溃疡性结肠炎主要症状之一,部位多在左下腹,常为阵发性绞痛,于排便后消退。腹痛在发作期加剧,缓解期仅有轻度不适甚至无痛(参见 24.1)。

三、直肠、乙状结肠癌

直肠、乙状结肠癌早期症状不明显,一般以左下腹部隐痛、消化不良、体重减轻、便秘或腹泻、大便习惯改变为多见。癌组织破溃则发生便血。

四、结肠憩室与憩室炎

结肠憩室在儿童与青年少见,50 岁以后发病率每 10 年而明显递增。憩室往往为多数性,主要侵犯乙状结肠与降结肠。患者大多无症状,但也可有左下腹胀痛或不适,间歇性腹胀、便秘、腹泻,或便秘与腹泻交替。如憩室发炎,可引起左下腹疼痛与压痛、发热、白细胞增多与排便习惯改变,有时可引起大出血。此病诊断主要依靠钡剂灌肠造影或电子结肠镜检查。

五、慢性左侧输卵管、卵巢炎

参见 27.6。

27.8　慢性广泛性与不定位性腹痛

一、结核性腹膜炎

结核性腹膜炎是常见病之一,可发生于任何年龄,21~30 岁多见。本病为继发性,原发病灶最多为肠系膜淋巴结结核、肠结核、输卵管结核、肺结核、胸膜结核等。

本病在病理学上可区分为渗出型、粘连型与干酪型,干酪型病情较重。本病起病可急可缓,缓起者占大多数。主要症状是发热、腹块、腹痛、腹泻,有时腹泻与便秘相交替。腹痛多呈持续性隐痛或钝痛,粘连型有时可出现剧烈的阵发性绞痛。粘连型由于腹膜发炎与显著增厚,腹部触诊多有柔韧感或搓面团感,轻度或中度压痛。约1/3 病例有腹水征。必要时腹腔镜下活检或剖腹探查,取得活组织病理标本以明确诊断。近年来开展的经自然腔道腹腔探查术(NOTES)也可取得活组织病理标本以明确诊断,中山大学附属第一医院目前已对 8 例腹痛伴不明原因腹水的患者通过 NOTES 术活检,取得明确诊断(2 例间皮瘤、6 例腹膜结核)。

二、腹部恶性淋巴瘤

腹部恶性淋巴瘤以发生于小肠者最多,也常引起慢性腹痛,多为钝痛或隐痛。如发生不完全性肠梗阻,则引起阵发性肠绞痛。在进行性腹腔脏器恶性淋巴瘤的病例中,常表现为腹块型或腹水型。本病主要须与癌性腹膜炎及结核性腹膜炎相鉴别,往往须经探查方能明确鉴别。原发性肠恶性淋巴瘤是淋巴结以外的恶性淋巴瘤中最常见的。

三、消化道多发性息肉综合征

近年有报道一组消化道多发性息肉病,其中 12 例有腹痛史、8 例有便血史。从 3 例患者的家系调查中,发现

15 人患本病,研究材料表明本病有很强的家族聚集和遗传性。12 例有结肠息肉者,癌变 3 例,占 25%。

波伊茨 - 耶格(Peutz-Jeghers)综合征即黑色素斑 - 胃肠息肉病,约 40% 有家族史。一组 18 例中,便血 16 例,腹痛 13 例。癌变率 2%~3.8%,可引起肠套叠、肠梗阻等并发症。

卡纳达 - 克朗凯特(Canada-Cronkhife)综合征常以慢性隐性腹痛为临床特点。本病特征:①胃肠道错构瘤息肉病;②有外胚层病变(如脱发、指甲萎缩);③无家族史;④成年发病。

加德纳(Gardner)综合征三联症:①大肠多发性息肉病;②骨瘤;③皮肤及皮下组织病变。本病为罕见的常染色体显性遗传疾病,肠外病变以皮肤及软组织肿瘤最多见(60%),骨瘤次之(30%)。

四、腹型肺吸虫病

据国内报道,腹型肺吸虫病症状以腹痛及压痛为主,有时腹部可触及肿块,可伴有腹泻、便血。当肺吸虫病患者有腹痛、压痛或肿块等症状时,应警惕腹型肺吸虫病的可能。如患者有生食石蟹或蝲蛄史,而无结核病史,有咳嗽及咯铁锈色痰史,痰中发现肺吸虫卵而无结核杆菌,则对此病临床诊断有重要意义。如经肺吸虫病药物治疗无效,可考虑剖腹探查。

五、胃肠血吸虫病

胃肠血吸虫病最常见是的结肠血吸虫病,腹痛和腹泻为常见症状。有文献报道,经病理检查证实的血吸虫病患者 166 例中临床主要表现:腹泻(6.63%)、腹痛(37.95%)、腹痛与腹泻交替(3.01%)、便血(33.73%)、腹部包块(5.42%)、食欲下降及消瘦(2.4%)、排便困难(5.42%)、呕血黑便(1.80%)。病变部位以结肠(21.69%)、直肠及肛管(32.53%)、回盲部及阑尾(39.16%)多见,其他为胃(6.02%)、十二指肠、空肠、胃周淋巴结及系膜、肝、脾、颞叶、附睾等。胃肠血吸虫病的诊断和鉴别诊断见相关内容(参见 24.1)。

六、腹膜粘连

手术后引起的肠粘连甚常见,外伤后或腹膜炎后也常发生肠粘连。粘连程度可轻可重,轻症者可无症状或仅有轻微腹部不适,重症者可发生机械性肠梗阻。腹膜粘连的腹痛,严重时为绞痛性,多在进食后发作,发作时腹部听诊可发现肠鸣音亢进。X 线或腹腔镜检查有助于诊断。

七、慢性假性肠梗阻

肠假性梗阻是一种无机械性肠腔阻塞而具有肠梗阻症状和体征的无效性肠推进运动造成的一个临床综合征,可呈急性或慢性起病。发病机制尚未明确。

慢性病例可为原发性或继发性。原发性者又称为慢性特发性假性肠梗阻(CIIP)。继发性者则继发于进行性系统性硬皮病(PSS)、淀粉样变、Chagas 病、使用某些药物如氯丙嗪后等。CIIP 病程长,亦未发现有基础病,主要临床表现为中、上腹痛,腹胀,体重减轻,便秘或腹泻,呕吐等。体格检查腹部可见肠型蠕动、肠鸣音亢进,也可有肠鸣音消失。腹部平片显示小肠及 / 或结肠扩张,严重者可见液平面。诊断应首先详细分析病史和症状,排除机械性肠梗阻,密切动态观察,进行一般支持疗法,有基础病或并发症者适当处理。

八、腹膜肿瘤

腹痛为腹膜肿瘤常见临床表现(参见 29.3)。

九、血卟啉病

血卟啉病也可反复出现腹部疼痛,持续时间由几小时至数日甚至数周,间隔期可长可短(参见 26.2)。

十、肠寄生虫病

钩虫、蛔虫、绦虫、姜片虫、粪类圆线虫、长膜壳绦虫等肠道寄生虫均可引起慢性不定位腹痛,腹痛性质可为隐痛或绞痛;后者由蛔虫性肠梗阻引起。

十一、腹型过敏性紫癜

腹型过敏性紫癜可反复出现不定位的腹部疼痛。

十二、内分泌功能紊乱

垂体前叶功能减退症与慢性肾上腺皮质功能减退症均可出现痉挛性腹痛,提示低血钠与低血糖反应。甲状旁腺功能亢进或减退症也可引起不同程度的痉挛性腹痛,有时与消化性溃疡病腹痛相似,但一般无规律性。

十三、系统性肥大细胞增多症

系统性肥大细胞增多症亦称系统性肥大细胞病,病因不明,国内仅有少数病例报道。组织肥大细胞分布于全身各种组织,故患病时症状繁多。本病主要临床表现如下。①皮肤症状:皮肤潮红、色素性荨麻疹等;②消化系症状:恶心、呕吐、腹痛、腹泻等,常伴有肝大;③心血管症状:心动过速、低血压等;④其他症状:发热、头痛、乏力、贫血、抽搐等。反复发作的不明原因腹痛(可蔓延及全腹)提示本病诊断的可能。骨髓呈组织嗜碱性细胞增生,血和尿液组胺浓度明显增高,可确定诊断。尿 5-羟吲哚乙酸(5-HIAA)正常,可除外类癌综合征。

十四、结缔组织病

结节性多动脉炎引起腹痛者常见。国内文献报道系统性红斑狼疮约 50% 病例有腹痛,腹痛部位大多局限于脐周。

十五、卡斯尔曼病

卡斯尔曼(Castleman)病是一种临床较为罕见的疾病,极易误诊。组织学特点主要为血管玻璃体样改变的血管透明型(HV 型),以浆细胞增生为主的浆细胞型(PC)型及混合型(Mix 型)。本病主要以间歇性腹痛伴反复不完全性肠梗阻为特点(肠镜检查未发现异常),体格检查腹部无肿块,仅有压痛。腹腔淋巴结行免疫组化可确诊为卡斯尔曼病。

十六、功能性胃肠病

1. **肠易激综合征** 肠易激综合征是一组包括腹痛、腹胀、排便习惯和粪便形状异常,常伴有黏液便,持续存在或反复发作,而又缺乏形态学和生化学异常者,其发病原因尚未明确。病程呈慢性经过,常长期反复发作,但对患者健康情况一般无大影响。主要症状是阵发性痉挛性肠绞痛,部位常在左右下腹与下腹部,而甚少在脐周。情绪激动、劳累可诱发腹痛发作,排气或排便后症状缓解,腹痛发作时常伴有粪便形状或 / 和次数的改变,可表现为便秘或腹泻,或便秘与腹泻交替。粪便可为稀烂或水样,也可坚硬如羊粪,常附有黏液。体格检查可触及痉挛的结肠,特别是乙状结肠。大便检查除有黏液外,无脓血或白细胞及其他病理成分。结肠镜检查、X 线钡剂灌肠检查正常或仅见局部结肠痉挛而无其他异常。值得注意的是,本病的诊断需先排除其他消化系统和全身器质性疾病所致的这一症状群。

2. **功能性腹痛综合征** 功能性腹痛综合征(functional abdominal pain syndrome,FAPS)又称慢性特发性腹痛或慢性功能性腹痛,是指持续或频繁发作的下腹痛,病程超过半年,但无胃肠道功能紊乱症状的一组临床症候群。FAPS 患者常有抑郁、焦虑等心理障碍,并常伴随躯体其他部位的不适和日常活动受限。FAPS 主要表现为起病缓慢、腹痛,腹痛呈持续性或反复发作,不受生理活动影响(如饮食、排便等),有些患者的病史可追溯到儿童时期。患者多无明显体征,无固定的压痛点。部分患者可伴有心动过速、出汗、血压改变和焦虑抑郁等症状。诊断功能性腹痛必须十分小心,通过体格检查、实验室及器械检查排除器质性疾病,并进行较长时间的临床随访,以免遗漏器质性疾病引起的腹痛。

(王锦辉　陈旻湖)

参考文献

[1] TARNASKY PR. Post-cholecystectomy syndrome and sphincter of Oddi dysfunction: past, present and future. Expert Rev Gastroenterol Hepatol, 2016, 10 (12): 1359-1372.

[2] 郑树国, 王小军. 胆囊切除术后综合征. 中国实用外科杂志, 2008, 28 (6): 510-512.

[3] 朱培江, 陈竹荣, 吴金荣. 结肠脾曲综合征 19 例分析. 中国中西医结合外科杂志, 2009, 15 (5): 525-526.

[4] 刘烨, 夏志伟, 宋志强, 等. 国人 Ménétrier 病 95 例临床特点的荟萃分析. 中华消化杂志, 2009, 29 (12): 816-820.

[5] 王长有, 曲波, 崔淑虹, 等. 内镜诊断与治疗慢性不全胃扭转的价值. 中华消化内镜杂志, 2003, 20 (2): 137-138.

[6] 施先艳, 邓长生. 275 例成人十二指肠壅积症分析. 湖北医科大学学报, 2000, 21 (4): 310-311.

[7] 史玉雪, 冷霞, 余祖红, 等. 原发性十二指肠腺癌 99 例临床分析. 中华消化杂志, 2018, 38 (9): 623-625.

[8] 中华医学会消化病学分会. 慢性胰腺炎诊治指南 (2005 年, 南京). 中华内科杂志, 2005, 44 (8): 637-638.

[9] 诸琦, 神津照雄, 袁耀宗, 等. 胰管内超声在鉴别胰腺癌和慢性胰腺炎中的临床应用价值. 中华消化杂志, 2000, 20 (4): 255-257.

[10] 关勋. 胰腺结核的诊断和治疗. 中华结核和呼吸杂志, 1998, 21 (11): 689.

[11] 李宁, 黄博, 毕小刚. 异位胰腺的病理特征及诊治研究进展. 中华胰腺病杂志, 2019, 19 (1): 65-68.

[12] 毛岳峰, 王云, 王力, 等. 成人环状胰腺的临床诊治分析: 附 13 例报告. 中国普通外科杂志, 2015, (3): 443-445.

[13] 何小东, 马恩陵, 唐伟松, 等. 119 例小肠憩室的临床治疗分析. 中国胃肠外科杂志, 2000, 3 (4): 245-246.

[14] 刘彤, 张宝良, 何小玲, 等. 116 例原发性小肠肿瘤的临床病理分析. 中华胃肠外科杂志, 2002, 5 (4): 259-262.

[15] 杨高怡, 张文智, 李军, 等. 超声造影在肠系膜淋巴结结核诊断中的应用价值. 中华医学超声杂志 (电子版), 2015, (7): 531-535.

[16] 张兆祥. 阑尾结核 15 例临床病理观察. 中华结核和呼吸杂志, 1996, 19 (4): 236.

[17] 朱砚蕴. 胃血吸虫病 135 例分析. 中华医学杂志, 1986, 65: 16.

[18] 程文龙, 平浩, 纪世琪, 等. 男性耻骨骨炎 23 例临床误诊分析. 临床误诊误治, 2017, 30 (8): 24-27.

[19] 童秀珍, 曲双, 陈立, 等. 系统性肥大细胞增生症三例并文献复习. 中华内科杂志, 2012, 51 (9): 716-718.

[20] KAMBOJ AK, HOVERSTEN P, OXENTENKO AS. Chronic abdominal wall pain: A common yet overlooked etiology of chronic abdominal pain. Mayo Clin Proc, 2019, 94 (1): 139-144.

28

黄 疸

黄疸是指血清中胆红素浓度升高，致使巩膜、皮肤和黏膜发黄的症状和体征。正常血清胆红素浓度最高为17.1μmol/L（1.0mg/dl），其中结合胆红素3.42μmol/L、非结合胆红素13.68μmol/L。胆红素为17.1~34.2μmol/L（1.0~2.0mg/dl）时，临床不易被觉察，称隐性黄疸，超过34.2μmol/L（2.0mg/dl）时出现黄疸。黄疸需与球结膜下脂肪积聚及胡萝卜素血症相区别。

【黄疸的分类、诊断步骤和诊断思路】

按引起黄疸的病因，可归纳为4大类，即溶血性黄疸、肝细胞性黄疸、胆汁淤积性黄疸和先天性非溶血性黄疸。按胆红素性质，可分为以非结合胆红素增高为主的黄疸和以结合胆红素增高为主的黄疸2大类。临床上对黄疸病因的鉴别诊断一般是在详细病史询问和体格检查基础上，以胆红素增高类型的区分为起点，结合基本的实验室筛查（主要反映肝细胞损害的指标和反映胆汁淤积的指标），可大致估计黄疸的病因属哪一大类（表28-1）。在大致区分黄疸病因分类的基础上，再根据需要选择一些病因特异的实验室和辅助检查进行诊断和鉴别诊断，则黄疸的具体病因多可查明（表28-2）。

值得指出的是，从表28-1看，肝细胞性黄疸与胆汁淤积性黄疸的区分主要是胆红素升高的类型和血清酶学改变的不同，但两者常有重叠，鉴别有时会有一定困难。因此，需要密切结合临床表现，并在此基础上选择适当的相关检查进行鉴别。因病毒性肝炎常见，故肝炎病毒血清标志物宜作为常规检查。而腹部B超检查简便易行，对肝外胆汁淤积的诊断有特别价值，故常作为两者鉴别

的常规筛查项目。先天性非溶血性黄疸临床较少见，成人先天性非溶血性黄疸的特点是大多全身状况良好，胆红素升高多不伴血清酶学改变，其与溶血性黄疸诊断和鉴别诊断要点见相关内容（参见34.2）。

【黄疸的伴随病征】

1. **发热**　发热见于急性胆管炎、肝脓肿、钩端螺旋体病、败血症及其他严重感染性疾病。病毒性肝炎可先有发热后出现黄疸。急性溶血时先出现高热、寒战后有黄疸。

2. **腹痛**　胆石症或胆道蛔虫发作时右上腹阵发性绞痛。持续右上腹钝痛或胀痛多见于肝脓肿、肝癌。上中腹及腰背痛见于胰腺炎或胰腺癌。

3. **肝大**　肝大在肝病多见。急性肝炎呈轻至中度肿大，质软而有触痛。慢性肝炎肝大可呈硬度增加、边缘变钝。肝硬化时肝大不明显，触及部位质硬，表面有结节感。肝癌时肝大常明显、质坚硬，表面凹凸不平。

4. **脾大**　病毒性肝炎、钩端螺旋体病、败血症、肝硬化及溶血性贫血均可有不同程度脾大。

5. **胆囊肿大**　癌性阻塞性黄疸（如胰头癌、壶腹周围癌、胆总管癌）时胆囊肿大且呈表面平滑、可移动性和无压痛特点。急性胆囊炎时胆囊肿大有触痛伴墨菲征阳性。

6. **腹水**　腹水见于肝硬化、肝癌、重型肝炎等。

【辅助检查】

1. **腹部B超检查**　腹部B超检查对发现肝、胆、胰、

表28-1　三类黄疸实验室检查的区别

项目	溶血性	肝细胞性	胆汁淤积性
TB	增加	增加	增加
CB	正常	增加	明显增加
CB/TB	<15%~20%	>30%~40%	>50%~60%
尿胆红素	−	+	++
尿胆原	增加	轻度增加	减少或消失
ALT、AST	正常	明显增高	可增高
ALP	正常	增高	明显增高
GGT	正常	增高	明显增高
PT	正常	可延长	可延长
对维生素K反应	无	差	好
胆固醇	正常	轻度增加或降低	明显增加
血浆蛋白	正常	白蛋白降低，球蛋白升高	正常

注：TB，总胆红素；CB，结合胆红素；PT，凝血酶原时间。

脾等病变有帮助,对肝外胆管阻塞引起的胆管扩张征象在黄疸鉴别诊断中有特别价值。腹部 B 超检查简便易行,常作为首选的筛查手段。

2. **CT 上腹部扫描** CT 上腹部扫描可显示肝、胆、胰、脾等病变。分辨率高,对 B 超不能确诊或 B 超检查阴性的病变诊断意义更大。

3. **内镜逆行胰胆管造影(ERCP)和经皮肝穿刺胆管造影(PTC)** ERCP 和 PTC 能清晰显示胆管(ERCP 并能显示胰管),可确定胆道梗阻的存在、部位及性质,因此对胆汁淤积性黄疸的诊断和鉴别诊断有重要价值。PTC 创伤较大,适用于不宜行 ERCP 而有胆管扩张者。

4. **磁共振胰胆管成像(MRCP)** MRCP 诊断价值与 ERCP 相仿且为无创性。

5. **超声内镜** 超声内镜可提高超声对胆、胰病变的分辨率。

6. **肝穿刺活检** 肝穿刺活检有助疑难黄疸病例如肝性质不明病灶、不明原因肝大、肝内非梗阻性与梗阻性胆汁淤积、杜宾 - 约翰逊综合征等的诊断和鉴别诊断。常见并发症为出血和胆汁外溢,故对凝血机制障碍及严重胆汁淤积者要慎重并做好术前准备。某些病例可在腹腔镜直视下行肝活检。

7. **剖腹探查** 对上述各种检查仍无法诊断,黄疸进行性加深,而又高度怀疑肝外胆管阻塞者可考虑行剖腹探查。

本章所述及的黄疸类型主要是肝细胞性黄疸及与内科关系较大的胆汁淤积性黄疸,并按表 28-2 次序叙述。

表 28-2 黄疸疾病的分类

Ⅰ.**溶血性黄疸**	(一)肝内淤胆
Ⅱ.**肝细胞性黄疸**	1. 淤胆型病毒性肝炎
一、病毒性肝炎	2. 表现为肝内淤胆的药物性肝损伤
(一)急性黄疸型病毒性肝炎	3. 妊娠期肝内胆汁淤积症
(二)重型病毒性肝炎	4. 手术后良性黄疸
1. 急性重型肝炎	5. 良性复发性肝内胆汁淤积
2. 亚急性重型肝炎	6. 进行性家族性肝内胆汁淤积
3. 慢性重型肝炎	7. 原发性胆汁性肝硬化
(三)慢性黄疸型病毒性肝炎	(二)肝内阻塞
二、药物性肝损伤	1. 原发性硬化性胆管炎
三、酒精性肝炎	2. Caroli 病
四、非酒精性脂肪性肝炎	3. 肝内胆管结石
五、自身免疫性肝炎	4. 华支睾吸虫病
六、肝硬化	5. 肝内浸润性病变所致的胆汁淤积
七、黄疸型传染性单核细胞增多症	二、肝外胆汁淤积性黄疸
八、巨细胞病毒感染	(一)急性梗阻性化脓性胆管炎
九、钩端螺旋体病	(二)胆总管结石
十、其他急性全身性感染	(三)急性胆囊炎
十一、妊娠急性脂肪肝	(四)先天性胆管扩张症
十二、心源性黄疸	(五)胆囊癌
十三、缺血性肝炎	(六)胰腺癌
Ⅲ.**先天性非溶血性黄疸**	(七)壶腹癌
一、吉尔伯特(Gilbert)综合征	(八)急性胰腺炎与慢性胰腺炎
二、杜宾 - 约翰逊(Dubin-Johnson)综合征	(九)自身免疫性胰腺炎
三、Rotor 综合征	(十)十二指肠球后溃疡
四、克里格勒 - 纳贾尔(Crigler-Najjar)综合征	(十一)Mirizzi 综合征
Ⅳ.**胆汁淤积性黄疸**	(十二)Lemmel 综合征
一、肝内胆汁淤积性黄疸	

28.1 溶血性黄疸

溶血性黄疸见于溶血性贫血疾病,黄疸的特征是皮肤与黏膜黄染,通常为轻度,呈浅柠檬黄色,且常因贫血而伴有皮肤苍白。溶血性黄疸的原因是红细胞本身的内在缺陷或红细胞受外在因素所损害。受损害的红细胞可在网状内皮系统提早破坏或直接在血管内破坏。

溶血性黄疸的诊断(参见 33.2)主要依靠下列的实验室检查所见:

1. 血清胆红素增加,非结合胆红素增高,CB/TB<15%~20%。在无并发症的溶血时,血清胆红素浓度一般很少超过正常上限 5 倍。

2. 尿内尿胆原含量增加。

3. 血中网织红细胞增多。

4. 血清铁含量增加。

5. 骨髓红系统增生旺盛。

旁路高胆红素血症,又称特发性红细胞异常增生性黄疸。临床上罕见,国内仅有个案报道。血中非结合胆红素增高不是由于血循环中红细胞破坏过多引起,而是由于骨髓中红细胞前身的早标记血红蛋白分解代谢异常(无效造血)。此外,可来源于非红细胞成分,主要来自肝,由亚铁血红素及其产物(细胞色素、肌红蛋白、含有亚铁血红素的酶)转化而来。化验检查特点是:血清间接胆红素增高,血清铁增高,血中网织红细胞增高,肝功能正常,各项溶血检查均无异常,骨髓检查示幼红细胞增生,肝活检见肝小叶边缘区的肝细胞及库普弗(Kupffer)细胞内含有很多含铁血黄素颗粒。本病须与先天性非溶血性黄疸的疾病鉴别,并排除恶性贫血、地中海贫血、血卟啉病等继发性旁路性高胆红素血症。

28.2 肝细胞性黄疸

一、病毒性肝炎

病毒性肝炎是多种肝炎病毒引起的以肝炎症和坏死病变为主的一组传染病。目前已明确的病原有 5 种,即甲型、乙型、丙型、丁型和戊型,有关己型、庚型肝炎病毒及输血传播病毒的研究仍在进行中。公认的 5 型肝炎病毒中,甲型肝炎病毒和戊型肝炎病毒主要引起急性肝炎或隐性感染;乙、丙、丁型肝炎病毒可引起急性肝炎、慢性肝炎或隐性感染。

病毒性肝炎的诊断主要根据症状(如乏力、食欲减退、恶心等)与体征(如肝大并有压痛、肝区叩击痛、黄疸)、肝功能异常(最常见的是 ALT 升高)、流行病学史及病原学检测阳性而做出,必要时可行肝活检。关于病毒性肝炎的病原学检测及病毒性肝炎的分型和命名详见相关内容(参见 30.1)。

病毒性肝炎的临床分型:

1. **急性肝炎** ①急性无黄疸型;②急性黄疸型。

2. **慢性肝炎** ①轻度;②中度;③重度。

3. **重型肝炎** ①急性重型肝炎;②亚急性重型肝炎;③慢性重型肝炎。

4. **淤胆型肝炎**

5. **肝炎肝硬化**

本节只讨论与肝细胞性黄疸鉴别诊断有关的急性黄疸型肝炎、慢性肝炎和重型肝炎,淤胆型肝炎及肝炎肝硬化则放在本章其他相关部分讨论。

(一)急性黄疸型病毒性肝炎

急性黄疸型病毒性肝炎的黄疸前期为数日至 1 周。最突出的症状是平时很健壮的人,很快发生疲乏、食欲缺乏、厌油、头晕、恶心、肝区痛或不适感,伴有或不伴有发热。有些病例主要表现为消化不良与腹泻,常被误诊为胃肠消化不良;有些病例主要表现为上呼吸道感染症状,常被误诊为急性上呼吸道感染;少数病例可因发热与多发性关节痛,被误诊为风湿热。黄疸前期的临床诊断比较困难,但此时血清 ALT 常有明显升高(阳性率达100%),最有早期诊断价值。

黄疸出现后,患者自觉症状可反而减轻,此时除消化道症状外,主要体征为黄疸、肝大伴有触痛,肝区叩击痛也常见。也可没有明显的肝大。国内报道一组 466 例中,能触及肿大的肝者只占 67.8%。此期血清胆红素升高、结合与非结合胆红素均升高,尿中尿胆原排量增多与胆红素阳性。黄疸出现后,转氨酶往往开始下降。血象改变通常为白细胞计数正常或偏低,淋巴细胞相对增多,这些改变与钩端螺旋体病鉴别有重要帮助。有时血内出现相当数量的异型淋巴细胞,须与黄疸型传染性单核细胞增多症相区别。黄疸经过一般为 2~6 周,有时较长。

（二）重型病毒性肝炎

1. **急性重型肝炎** 急性重型肝炎又称暴发性肝炎。以急性黄疸型肝炎起病,2 周内出现极度乏力,消化道症状明显,迅速出现 Ⅱ 度以上（按 Ⅳ 度划分）肝性脑病,凝血酶原活动低于 40%（并排除其他原因引起）可诊断。此时黄疸急剧加深（但应注意少数病例黄疸可很浅但上述表现明显）,肝浊音界进行性缩小。

在我国,急性肝衰竭主要由肝炎病毒（主要是乙型）感染所致,其他少见原因还有妊娠急性脂肪肝及中毒性肝病（如药物、毒物、酒精）等,病史及其相应的临床、实验室检查特征可资鉴别。

钩端螺旋体病亦可出现深度黄疸、出血及精神症状,可误诊为急性重型肝炎,应注意流行病学史并做相应的病原学检查以免误诊。

2. **亚急性重型肝炎** 亚急性重型肝炎以急性黄疸型肝炎起病,15 天至 24 周内出现极度乏力,消化道症状明显,同时凝血酶原时间明显延长（凝血酶原活动度低于 40% 并排除其他原因引起）,黄疸迅速加深。首先出现腹水者,称腹水型;首先出现 Ⅱ 度以上肝性脑病者（包括脑水肿、脑疝）,称脑病型。亚急性重型肝炎一般以先发生腹水为多,肝性脑病出现较晚,凝血障碍严重。晚期有难治性并发症,如肝肾综合征、消化道大出血、严重感染等。

肝炎病毒感染属最常见病因,但其他少见原因亦可引起（见急性重型肝炎）。

3. **慢性重型肝炎** 慢性重型肝炎在慢性肝炎或肝炎肝硬化基础上发生,临床表现同亚急性重型肝炎,随病情发展而逐渐加重,达到重型肝炎诊断标准（凝血酶原活动度 <40% 而血清胆红素大于正常上限 10 倍）。应除外甲型、戊型或其他型肝炎病毒重叠感染引起的急性或亚急性重型肝炎。

（三）慢性黄疸型病毒性肝炎

病毒性肝炎急性肝炎病程超过 6 个月,或原有乙、丙、丁型肝炎或 HbsAg 携带史,本次又因同一病原再次出现临床表现及肝功能检查异常者可诊断为慢性病毒性肝炎。发病日期不明确或无肝炎病史,但肝活检组织病理学符合慢性肝炎者也可做出诊断。

根据临床表现和实验室检查,将慢性肝炎分为轻、中、重 3 度,有助估计预后及指导治疗。

1. **轻度** 临床症状和体征轻微或缺如。一般无黄疸,ALT 在不太高的幅度内波动。休息和治疗后患者病情好转,ALT 恢复正常,但可复发。

2. **中度** 肝病症状明显,如乏力、食欲减退、腹胀、便溏等。肝大而质韧,脾亦常肿大,可有肝病面容、黄疸、蜘蛛痣、肝掌等。ALT 和 AST 反复或持续升高,一般在 50~300U/L。

3. **重度** 上述肝病症状和体征明显而持续,但尚无门脉高压症,血清 ALT 和 AST 反复或持续升高,且伴有下述至少 1 项异常:白蛋白 <32g/L,胆红素大于 5 倍正常上限,凝血酶原活动度 60%~40%,胆碱酯酶 <2 500U/L。

轻度慢性肝炎大抵相当于以往所称慢性迁延性肝炎,中度慢性肝炎大抵相当于以往所称慢性活动性肝炎。重度慢性肝炎时肝多已有不同程度的纤维化,有些甚至已达早期肝硬化。临床分度与病理学改变有良好的相关性,但临床分度轻而病理学改变已相当严重的患者并不少见,因此,有条件应尽可能将临床与肝活检病理两者结合起来。

慢性病毒性肝炎须与其他原因引起的肝炎,如药物性肝炎、酒精性肝病、非酒精性脂肪肝、自身免疫性肝炎、遗传代谢性肝病等进行鉴别。慢性病毒性肝炎出现黄疸时须与各种引起黄疸的慢性疾病相鉴别。由于我国 HBsAg 携带者相当普遍,临床上有时会将一些少见的溶血性疾病、先天性黄疸、肝内胆汁淤积性黄疸误诊为慢性肝炎。

二、药物性肝损伤

药物性肝损伤是指由包括化学药物、生物制剂、中草药、保健品乃至辅料等各类药物引起的肝损害。药物和毒物可以通过本身或其代谢物的直接或间接作用引起肝细胞变性、坏死,或干扰胆汁代谢和排泄机制而引起肝内胆汁淤积,或两种作用兼有;药物和毒物亦可作用于肝内外免疫机制,引起免疫性肝损害。临床上主要表现为黄疸、疲乏和消化系统症状、肝大、肝酶、胆酶和胆红素升高。

（一）分类

按我国 2015 年修订的药物性肝损伤诊治指南,药物性肝损伤分类如下。

1. **基于发病机制分型**

（1）固有型:具有可预测性,与药物剂量密切相关,潜伏期短,个体差异不显著。此型较少见,因为只有很高效益 / 风险比的药物才会批准上市。

（2）特异质型:具有不可预测性,个体差异显著,与药物剂量常无相关性,临床表现多样化,此型较常见。

特异质型又可分为免疫特异质型和遗传特异质型。

而免疫特异质型又可再分为两种不同表现:一种表现为超敏性,起病较快(用药后 1~6 周),临床表现为发热、皮疹、嗜酸性粒细胞增多等,再次用药可快速导致肝损伤;另一种是药物诱发的自身免疫性损伤,发生缓慢,体内可能出现多种自身抗体,可表现为自身免疫性肝炎或类似原发性硬化性胆管炎或原发性胆汁性肝硬化等自身免疫性肝病。

2. 基于病程分型　药物性肝损伤分急性和慢性两型。慢性型定义为药物性肝损伤发生 6 个月后,血清 ALT、AST、ALP 及 TBil 仍持续异常,或存在门静脉高压或慢性肝损伤的影像学和组织学证据。临床上,急性型占绝大多数,其中 6%~20% 可发展为慢性。

3. 基于受损靶细胞分型

(1) 肝细胞损伤型:ALT ≥ 3×ULN,且 R ≥ 5。

(2) 胆汁淤积型:ALP ≥ 2×ULN,且 R ≤ 2。

(3) 混合型:ALT ≥ 3×ULN,ALP ≥ 2×ULN,且 2<R<5。

[注:若 ALT 和 ALP 达不到上述标准,则称为"肝生物化学检查异常"。R=[(ALT 实测值 /ALT ULN)/(ALP 实测值 /ALP ULN)]。

(4) 肝血管损伤型:相对少见,发病机制尚不清楚,靶细胞可为肝窦、肝小静脉和肝静脉主干及门静脉等的内皮细胞。临床类型包括肝窦阻塞综合征 / 肝小静脉闭塞病、紫癜性肝病、巴德 - 基亚里综合征、特发性门静脉高压症、肝结节性再生性增生等。

(二) 引起药物性肝损伤的常见药物

已知全球有 1 100 多种上市药物具有潜在肝毒性。据我国调查,常见的为非甾体抗炎药如对乙酰氨基酚(扑热息痛)、保泰松;麻醉药如氟烷;抗惊厥如苯妥英;抗精神病药如氯丙嗪;抗微生物药如大环内酯类抗生素(以红霉素最常见)、四环素、磺胺类药物、抗结核药(以异烟肼和利福平最常见)、抗真菌药如酮康唑、抗病毒药如某些核苷酸类似物;抗肿瘤及免疫抑制药如硫唑嘌呤、甲氨蝶呤、氟尿嘧啶、各种烷化剂(如常见的环磷酰胺);心血管疾病用药如甲基多巴、胺碘酮、多种抗血脂药;内分泌药物如雌激素类固醇、雄激素及同化类固醇、口服降糖药如磺脲类、抗甲状腺药如硫脲类;各种含毒性生物碱、毒性皂苷、毒性蛋白或不明成分毒性物质的中草药及中成药。据我国统计,引起药物性肝损伤的常见药物以抗结核药和中草药最常见。

(三) 药物性肝损伤的诊断和鉴别诊断

药物引起的肝损伤表现多样,可急可慢、可轻可重,可表现为肝炎或淤胆或两者兼有;一般停药后逐渐好转,但亦有表现为急性肝衰竭而死亡者,也有见隐匿起病、慢性过程而发展为肝硬化者。因此,诊断和鉴别诊断的要点:①确定肝损害的存在(主要指标为 ALT、ALP、TBil,慢性或疑肝血管损伤型者还包括门脉高压和肝纤维化指标)。②药物性肝损伤的诊断属排他性诊断,必须先行排除其他各种肝病。③全面细致地追溯可疑用药史,熟悉引起药物性肝损伤的常见药物对考虑诊断有帮助。④通过因果关系评估来确定肝损伤与可疑药物的相关程度,目前提出的因果关系评估方案很多,我国诊治指南建议采用 RUCAM 因果关系评估量表,该量表包括用药至发病的时间、病程、危险因素、伴随用药、除外其他肝损害原因、药物既往肝损伤信息、再用药反应等七大方面,根据评分可分为极可能至排除 5 个等级。⑤对原有基础肝病或有多种肝损害病因存在者,而不好解释肝病发作或加重的原因时,不要忽略药物诱发的可能,必须认真鉴别,对肝损害严重而又不能排除药物肝损伤者宜考虑暂时停药。⑥我国诊治指南建议下列情况应考虑肝组织活检:经临床和实验室检查仍不能确诊药物性肝损伤,尤其是 AIH 仍不能排除时;停用可疑药物后,肝生物化学指标仍持续上升或出现肝功能恶化的其他迹象;停用可疑药物 1~3 个月,肝生物化学指标未降至峰值的 50% 或更低;怀疑慢性药物性肝损伤或伴有其他慢性肝病时;长期使用某些可能导致肝纤维化的药物,如甲氨蝶呤等。

三、酒精性肝炎

酒精性肝病是由于长期大量饮酒导致的肝病,酒精性肝炎是酒精性肝病中的其中一种临床类型。

我国 2018 年制定的酒精性肝病临床诊断标准:

1. 有长期饮酒史,一般超过 5 年,折合乙醇量男性 ≥ 40g/d,女性 ≥ 20g/d;或 2 周内有大量饮酒史,折合乙醇量 >80g/d。乙醇量(g)换算公式 = 饮酒量(ml)× 乙醇含量(%)× 0.8。

2. 临床症状为非特异性,可无症状,或有右上腹胀痛、食欲缺乏、乏力、体质量减轻、黄疸等;随着病情加重,可有神经精神症状、蜘蛛痣、肝掌等表现。

3. 血清天冬氨酸氨基转移酶(AST)、丙氨酸氨基转移酶(ALT)、γ- 谷氨酰转移酶(GGT)、总胆红素(TBil)、凝血酶原时间(PT)、平均红细胞容积(MCV)和缺糖转铁蛋白(CDT)等指标升高。其中 AST/ALT>2、GGT 升高、MCV 升高为酒精性肝病的特点。禁酒后这些指标可明显下降,通常 4 周内基本恢复正常(但 GGT 恢复至正常较慢)有助于诊断。

4. 肝 B 超、CT、MRI 或瞬时弹性成像检查有典型表现。

5. 排除嗜肝病毒现症感染、药物和中毒性肝损伤、自身免疫性肝病等。

符合第 1 项者,排除其他原因的肝病,同时具有第 3、4 项者,可诊断为酒精性肝病;符合第 1、3、4 项,同时有病毒性肝炎现症感染证据者,可诊断为酒精性肝病伴病毒性肝炎。

符合酒精性肝病临床诊断标准者,其临床分型:①轻症酒精性肝病;②酒精性脂肪肝;③酒精性肝炎;④酒精性肝纤维化;⑤酒精性肝硬化。

其中,酒精性肝炎是指短期内肝细胞大量坏死引起的一组临床病理综合征,可发生于有或无肝硬化的基础上。主要表现为血清 ALT、AST 或 GGT 升高,可有血清 TBil 增高,可伴有黄疸、发热、外周血中性粒细胞比例升高。重症酒精性肝炎是指酒精性肝炎患者出现肝功能衰竭的表现,如黄疸、凝血机制障碍、肝性脑病、急性肾衰竭、上消化道出血等,常伴有内毒素血症。肝活检对区分单纯酒精性脂肪肝与酒精性肝炎具有确定价值;对与其他病因引起的肝病亦有重要鉴别诊断价值。酒精性肝炎须与其他病因的肝病鉴别,酒精性肝炎亦可与其他病因的肝病共存,须注意识别。

四、非酒精性脂肪性肝炎

非酒精性脂肪性肝病是一种与胰岛素抵抗和遗传易感密切相关的代谢应激性肝损伤,其病理学改变与酒精性肝病相似,但患者无过量饮酒史。非酒精性脂肪性肝炎是非酒精性脂肪性肝病的其中一种临床类型。

我国 2010 年提出非酒精性脂肪性肝病的诊断标准为需符合以下 3 项条件:①无饮酒史或饮酒折合乙醇量小于 140g/ 周(女性 <70g/ 周);②除外病毒性肝炎、药物性肝病、全胃肠外营养、肝豆状核变性、自身免疫性肝病等可导致脂肪肝的特定疾病;③肝活检组织学改变符合脂肪性肝病的病理学诊断标准。鉴于肝组织学诊断难以获得,非酒精性脂肪性肝病的操作性定义(operational definition):①肝影像学表现(B 超、CT、MRI,其中尤以 B 超瞬时弹性成像和磁共振弹性成像诊断准确性高)符合弥漫性脂肪肝的诊断标准且无其他原因可供解释;和 / 或②有代谢综合征相关组分的患者出现不明原因的血清 ALT 和 / 或 AST、GGT 持续增高半年以上。减重和改善胰岛素抵抗后,异常酶谱和影像学脂肪肝改善甚至恢复正常者可明确非酒精性脂肪性肝病诊断。非酒精性脂肪性肝病分为非酒精性单纯性脂肪肝、非酒精性脂肪性肝炎及其相关肝硬化和肝细胞癌。

非酒精性脂肪性肝炎可以有与酒精性肝炎相似的临床表现,但多比较隐匿。确诊有赖于肝活检。其临床意义是发展为肝硬化和肝癌的发生率远高于非酒精性单纯性脂肪肝。

五、自身免疫性肝炎

自身免疫性肝病是一组发病机制可能与自身免疫

有关的、以肝病理损害和肝功能试验异常为主要表现的非传染性肝病。自身免疫性肝病主要包括自身免疫性肝炎、原发性胆汁性肝硬化和原发性硬化性胆管炎以及它们之间的重叠综合征。自身免疫性肝炎临床表现的黄疸主要属肝细胞性黄疸,其他自身免疫性肝病主要属胆汁淤积性黄疸,故在本章其他相关部分阐述。

自身免疫性肝炎是一种病因未明的、以高球蛋白血症、有多种自身抗体和病理组织学上存在界面肝炎和汇管区浆细胞浸润为特征的肝炎症性疾病,多见于年轻女性。西方国家发病较多,我国及东南亚国家较少见。本病临床表现酷似慢性活动性病毒性肝炎,但亦有无症状或临床表现轻者,或以关节炎等类似风湿性疾病为突出表现者,故常易误诊。

本病的诊断依据包括:①除外活动性病毒性感染、酒精或药物性肝损害、遗传代谢性肝病等;②血清转氨酶升高;③高球蛋白血症,血清 γ 球蛋白或 IgG 升高;④血中存在自身抗体,包括抗核抗体(ANA)、抗平滑肌抗体(ASMA)、抗可溶性肝抗原 / 肝胰抗原抗体(抗 SLA/LP)、抗肝肾微粒体 Ⅰ 型抗体(抗 LKM-1)、抗肝细胞溶质抗原 -1 型抗体(抗 LC-1)等;⑤肝活检见界面肝炎、淋巴 - 浆细胞浸润、肝细胞玫瑰花环样改变和淋巴细胞穿入现象等,而无胆管损害、肉芽肿等提示其他肝病的病变。本病诊断的关键是要先排除其他病因引起的慢性肝病,诊断的重要参考依据是自身抗体的存在,肝活检对诊断和鉴别诊断有重要价值。国际上提出了自身免疫性肝炎诊断标准的多积分系统,我国共识意见推荐一般临床使用简化积分系统,对诊断困难者可使用综合积分系统。

六、肝硬化

各种病因的慢性肝病均可最终发展为肝硬化,各类型肝硬化失代偿期均可出现不同程度的黄疸(参见 30.2)。

七、黄疸型传染性单核细胞增多症

5%~7% 传染性单核细胞增多症伴有黄疸。黄疸一般为轻度。黄疸型病例与急性黄疸型病毒性肝炎有颇多相似之点,如发热、肝大、脾大、食欲减退、肝功能试验异常、血内出现异型淋巴细胞等,二者有时不易鉴别。传染性单核细胞增多症(参见 2.1)通常为流行性,咽炎较为明显,常有明显的淋巴结(尤其是颈淋巴结)肿大,胃肠道症状较轻,且有典型的血细胞形态学改变与嗜异性凝集反应效价升高,可与黄疸型病毒性肝炎相区别。急性病毒性肝炎时血内可出现异型淋巴细胞,但绝对值每立方毫米一般在 900 个以下,持续仅为数日(发热期),以后迅速减少;在传染性单核细胞增多症时,异型淋巴细胞绝对值每立方毫米常在 1 000 个以上,且其出现常持续 2 周以上。

八、巨细胞病毒感染

健康人群中 CMV 抗体阳性率高达 80%~100%，提示 CMV 隐性感染相当普遍，多在免疫功能下降时病毒才激活致病。正常健康儿童或成人 CMV 感染极少见，呈单核细胞增多表现者与 EB 病毒感染所致的传染性单核细胞增多症的区别：咽痛和颈淋巴结肿大较少见，嗜异性凝集试验阴性，血 CMV-DNA 升高。

在免疫缺陷患者，CMV 病毒感染可引起严重的疾病综合征，包括肝损害。

九、钩端螺旋体病

本病为钩端螺旋体感染的急性发热性传染病，我国曾广泛流行，现发病率呈下降趋势。本病的临床特征和诊断依据见相关内容（参见 2.1）。

黄疸出血型是本病的常见临床类型，临床主要特征是在疾病中期（起病 3~7 天内）出现黄疸和出血，伴肾损害。多伴外周血白细胞升高，胆红素升高明显，转氨酶轻至中度升高。该型与黄疸型病毒性肝炎，特别是与重症病毒性肝炎的鉴别有一定困难。但黄疸出血型钩端螺旋体病除黄疸外，出血及肾损害出现早且重。重症肝炎起病不如钩端螺旋体病急骤，常有中毒性鼓肠、腹水等症状，肝功能显著异常；而无球结膜充血、腓肠肌痛与脑膜刺激征，肺部也无异常 X 线征，外周白细胞和 PCK 不增高。流行病史是首先考虑的鉴别要点。血清学检查与病原学检查有重要鉴别诊断意义。

十、其他急性全身性感染

有些急性全身性感染如败血症、大叶性肺炎、斑疹伤寒、伤寒、急性粟粒型结核、布鲁菌病、回归热、疟疾等均可出现黄疸。黄疸一般为轻度，其原因由于肝实质损害或溶血，或二者兼而有之。急性感染性疾病并发黄疸常提示病情较重，且黄疸程度常与病情轻重相平行。

十一、妊娠急性脂肪肝

妊娠急性脂肪肝（acute fatty liver of pregnancy，AFLP）是妊娠末 3 个月内特有的少见严重产科急症，病因未明，早期不易识别，而晚期与重型病毒性肝炎鉴别常有困难。发病多为初产孕妇（尤其是怀多胞胎），常发生于妊娠30~38 周内（个别可早至 21 周或迟至产后即刻发病）。典型临床表现为恶心、呕吐、乏力、腹泻、烦渴，多尿常为首发症状，尤以恶心、呕吐、乏力为最常见。持续约 1 周后出现黄疸并迅速加深，很快进展为暴发性肝衰竭，其中以凝血障碍性出血表现尤为明显，肾衰竭、低血糖常早期出现。该病如不能早期识别并及早终止妊娠，病死率极高，

多死于消化道及 / 或阴道大出血、肝性脑病及脑水肿、肾衰竭等并发症。实验室检查主要见血清胆红素及 ALP 明显升高而转氨酶轻至中度升高，多数病例尿胆红素始终阴性为本病特点。外周血白细胞升高并可见幼红细胞和嗜碱性点彩红细胞、尿蛋白阳性、低血糖早期即可出现。肝 B 超、CT/MRI 检查提示脂肪肝有助诊断，但假阴性率高，结果正常不能排除本病。早期行经皮或经颈静脉肝穿刺活检病理证实肝细胞微泡性脂肪变性有助确诊。

妊娠急性脂肪肝的诊断依据：①妊娠晚期发生消化道症状、黄疸、肝功能损害和暴发肝衰竭；②排除现症病毒性肝炎、药物性肝病及妊娠合并其他肝病；③肝病理组织学检查符合妊娠急性脂肪肝改变。

本病与重型病毒性肝炎的鉴别要点：后者有流行病学史，不限于妊娠晚期发病，病毒标志物阳性，血清转氨酶升高更为明显，外周血白细胞增多少见、无幼红细胞和嗜碱性点彩红细胞，肾功能损害出现较晚，肝组织学示肝细胞桥状坏死及肝小叶结构破坏。事实上，HBsAg 阳性患者发生的妊娠急性脂肪肝与妊娠后期发生的重型病毒性肝炎在临床上有时很难鉴别。国内一组 80 例妊娠合并肝病的病理学报道，妊娠急性脂肪肝占 18.6%，多于急性、亚急性重型病毒性肝炎（6.2%），因此作者建议妊娠后期发生的急性肝功能衰竭应更多考虑妊娠急性脂肪肝，即便两者临床上一时难以鉴别，亦应及早终止妊娠（因为重型病毒性肝炎妊娠不结束亦有死亡高风险）。此外，本病还需与妊娠期高血压疾病肝损害和 HELLP 综合征（hemolysis elevated liver enzymes low platelet count syndrome）、妊娠期肝内胆汁淤积等妊娠期发生的肝病鉴别。

十二、心源性黄疸

轻度黄疸可见于各种原因引起的右心衰竭，尤其伴有相对性或器质性三尖瓣关闭不全时。反复发作右心衰竭者，黄疸的发生率增高。但血清总胆红素通常不超过 3 倍正常上限。

心源性黄疸的原因复杂，最主要的是由肝淤血、肝细胞缺氧，以致肝细胞对处理胆红素的功能不良所引起。

心源性黄疸主要与散发性黄疸型病毒性肝炎相区别。心源性黄疸无肝炎接触史，无黄疸前期症状，黄疸程度较轻，黄疸随心力衰竭的加剧与好转而有明显的波动，肝增大与回缩的幅度较为显著。肝功能试验常提示实质性损害较轻，无明显的转氨酶活性增高。

十三、缺血性肝炎

缺血性肝炎又称休克肝，发生在心脏、血循环或呼吸衰竭等严重疾病状态时，出现 AST 和 ALT 显著升高（一

般达正常值 10 倍或以上),其转归与基础病的控制情况密切相关,严重者可发展为急性肝衰竭。本病特点是以肝细胞损害为主而不伴胆汁淤积。诊断必须排除其他病因的肝细胞损害。肝活检特点是小叶中央性肝细胞坏死

而其他异常少见。

本病与心源性黄疸概念不同,后者为心脏功能不全引起中心静脉压升高、肝静脉回流受阻所致,临床上黄疸发生和变化往往缓慢。

28.3　先天性非溶血性黄疸

先天性非溶血性黄疸曾称家族性高胆红素血症,系指肝细胞对胆红素的摄取、结合及排泄有先天性缺陷所致的黄疸。此类黄疸临床上少见,但与其他类型黄疸的鉴别诊断甚为重要,因治疗与预后均有所不同。这些患者由于长期持续性或波动性黄疸的存在,常长期被误诊为慢性肝炎或慢性胆道疾病,致增加患者不必要的精神与物质负担,甚至遭受不必要的手术。因此临床医师对此必须有明确的认识。

临床上如慢性波动性黄疸患者临床症状轻微且全身状况良好,肝功能试验除胆红素代谢障碍外无其他明显的异常,病程经过不符合慢性肝炎的一般转归规律时,特别是有家族病史者,应注意此类少见的黄疸。

一、吉尔伯特(Gilbert)综合征

本病是非结合胆红素增高血症的常见病因,属常染色体隐性遗传病,国内有多宗家族发病的报道。黄疸在青春期前少被发现,大多出现在青年期,男性多见。临床表现为慢性波动性黄疸,常因疲劳、紧张、饥饿、饮酒、感染、女性月经期诱发出现或加深。常无自觉症状或仅有轻度疲乏,全身状况良好。肝大少见,脾不肿大。化验除血清非结合胆红素升高外,各项肝功能试验均基本正常。胆红素浓度一般在正常上限 3 倍(3mg/dl)以下,少数可达 5~8mg/dl。

本病临床上一般依据慢性间歇性黄疸、无明显症状、全身状况良好,肝功能检查仅有非结合胆红素增高,并能排除溶血性、肝细胞性及胆汁淤积性黄疸即可做出临床诊断。本病饥饿试验阳性、肝活检正常,但少有必要用于临床诊断。*UGT1A1* 基因多态性检测有助诊断。本病呈良性过程,预后良好。

本病发病机制主要与二磷酸葡萄糖醛酸转移酶缺乏,不能有效地将非结合胆红素转化为结合胆红素有关,亦可能涉及肝细胞从血液摄取胆红素功能障碍。国外报道不少病例可伴有不明原因的轻度溶血性贫血,但我国少见报道。

二、杜宾 - 约翰逊(Dubin-Johnson)综合征

本病是另外一种相对较常见的胆红素代谢缺陷的常染色体隐性遗传病。与吉尔伯特综合征不同之处:本病发病机制主要是肝对胆红素的摄取和结合功能正常,但肝细胞对结合胆红素及其他有机阴离子(如磺溴酞钠、X 线造影剂)的运输和向毛细胆管排泄功能障碍,使结合胆红素反流入血而导致高结合胆红素血症。

本病多发病于青少年,常有家族史。临床表现为慢性波动性黄疸,黄疸一般不深,可因其他疾病或服用某些药物而加重。不少患者主诉肝区隐痛,约半数可触及肿大的肝并有触痛。本病呈良性过程,预后良好。

血清胆红素升高一般在正常上限 2~5 倍(2~5mg/dl),以结合胆红素升高为主。血清碱性磷酸酶不升高以及其他肝功能试验多在正常范围。胆囊造影不显影。确诊有赖于肝穿刺活检,发现肝细胞内有大量棕黑色颗粒(免疫组化染色显示这些色素为黑色素及脂褐素成分),此外无其他重要病变。确诊本病的重要意义在于可排除其他严重肝胆疾病。

三、Roter 综合征

本病罕见,国内曾有个案报道,为常染色体隐性遗传病,多发病于儿童。血清胆红素升高一般在正常上限 2~5 倍(2~5mg/dl),表现为血清结合胆红素升高或结合与非结合胆红素同时升高,但血清碱性磷酸酶、胆汁酸不升高以及其他肝功能试验正常。胆囊显影良好,肝活检无明显异常。本病可能涉及肝细胞摄取非结合胆红素及转运、排泄结合胆红素过程的功能障碍,具体机制未明。本病呈良性过程,预后良好。本病须与其他先天性非溶血性黄疸鉴别。

四、克里格勒 - 纳贾尔(Crigler-Najjar)综合征

本病罕见,国内仅个案报道,见于新生儿或儿童。因肝细胞缺乏二磷酸葡萄糖醛酸转移酶,致不能形成结合

胆红素,故血清非结合胆红素浓度很高。本病可并发核黄疸,预后很差。本综合征分两型,Ⅰ型为二磷酸葡萄糖醛酸转移酶完全缺乏;Ⅱ型为部分缺乏,故与Ⅰ型比较,非结合胆红素浓度较低,症状较轻,预后较好。两型的鉴别除观察患者临床表现外,可用苯巴比妥试验,Ⅰ型无反应,Ⅱ型可使血清非结合胆红素下降 25% 以上。*UGT1A1*基因多态性检测有助诊断。

28.4　胆汁淤积性黄疸

胆汁淤积是指胆汁流动或生成障碍,以致正常胆汁不能到达十二指肠。胆汁淤积引起的黄疸称为胆汁淤积性黄疸。胆汁淤积可由各种病因引起,淤积可发生在肝细胞(胆汁分泌)、毛细胆管、小胆管、肝内胆管及肝外胆管各个水平。无论何种病因、淤积发生于哪一水平,胆汁淤积性黄疸的共同表现为黄疸(早期呈金黄色,稍后呈黄绿色,晚期呈绿褐色,甚至近于黑色),皮肤瘙痒与心动过缓,血清胆红素升高(结合胆红素升高为主),血清碱性磷酸酶升高,血清胆汁酸升高,血清胆固醇升高,而血清转氨酶多不升高或轻至中度升高(与胆红素升高不平行)。胆汁淤积还可继发脂肪吸收不良、维生素 K 缺乏和骨病等。

胆汁淤积性黄疸与肝细胞性黄疸的鉴别比较重要,但有时亦颇困难,鉴别要点见本章前文所述,还要结合具体疾病相关表现进行分析。

胆汁淤积性黄疸根据淤胆发生的水平,可分为肝内胆汁淤积和肝外胆汁淤积两大类。前者病因及发病机制相当复杂,近年认识已有很大提高。后者主要由肝外胆管的阻塞引起,引起肝外胆管阻塞的常见病因为结石、寄生虫、肿瘤及胆管狭窄(炎症、发育缺陷、外来压迫及术后并发症等引起)等。两者处理方法不同(后者多可通过手术治疗),因此鉴别十分重要。鉴别要点首先是确定是否存在肝外胆管阻塞。有时病史及临床表现可提示肝外胆管阻塞,如胆石症、胆道蛔虫或以往胆道手术史,剧烈的上腹痛,扪及肿大胆囊或腹部包块等。绝大多数肝外胆管阻塞都有胆管扩张(急性早期阻塞可无),常规 B 超检查即可发现。然后选择 B 超、CT、ERCT 或 PTC、MRCP、超声内镜等影像学手段来辨明阻塞的部位及病变的性质。如排除肝外胆管阻塞而拟诊为肝内胆汁淤积,主要是通过病因分析进行鉴别,必要时可结合肝活检或 / 及治疗试验进行诊断。对鉴别有困难而高度怀疑肝外胆管阻塞但病因未明的病例,必要时可行手术探查,术中还可结合 B 超及胆道镜进行诊断。

一、肝内胆汁淤积性黄疸

(一)肝内淤胆

1. 淤胆型病毒性肝炎　淤胆型病毒性肝炎是一种少见的病毒性肝炎类型,国内一组 2 633 例肝炎中占 2%。此型病毒性肝炎的主要临床表现为较长时间胆汁淤积性黄疸。起病类似急性黄疸型病毒性肝炎,黄疸逐渐加深,患者感觉皮肤瘙痒,但即使起病已数周,患者并无与黄疸深度相称的严重症状。常有明显肝大。肝功能检查血清胆红素明显升高,以结合胆红素为主,血清 ALP、GGT、胆汁酸、胆固醇均明显升高,凝血酶原活动度 <60% 而应用维生素 K 肌注 1 周后可升至 60% 以上。黄疸持续 3 周以上,一般不超过 3~6 个月,少数可迁延 1 年以上。本病预后良好,极少数病例可演变为继发性胆汁性肝硬化。在慢性肝炎基础上发生上述表现者,则称为慢性淤胆型病毒性肝炎。

本病诊断的关键是有流行病史及血清肝炎病毒标志物阳性,并能排除其他原因引起的肝内及肝外胆汁淤积性黄疸,特别要注意与药物性肝病鉴别。

2. 表现为肝内淤胆的药物性肝损伤　上文药物性肝损伤中提及的胆汁淤积型和混合型主要表现为肝内淤胆。很多药物可引起肝内淤胆,根据其临床和病理特点可区分为两大类。

(1)伴有炎症反应的急性肝内淤胆:此型黄疸以氯丙嗪黄疸最为多见。发病机制被认为是机体对药物的变态反应,有下列临床特点:①黄疸的发生与剂量大小无关系,通常于用药 1~4 周内出现;②临床上常同时伴有发热、皮疹与嗜酸性粒细胞增多症;③黄疸持续数周至数月不等,再度用药黄疸很快再发。

病理活检可见肝内淤胆,毛细胆管内胆栓形成,汇管区周围嗜酸性粒细胞浸润,肝实质改变甚少,主要为肝细胞气球样变、糖原消失、胆色素堆积等。

国外文献报道此病偶尔可呈慢性经过,并发展为继发性胆汁性肝硬化。

引起此型黄疸的药物还有新胂凡纳明、氯磺丙脲、丙硫氧嘧啶、他巴唑、磺胺类药物、氯噻嗪、对氨水杨酸、红霉素丙酸酯等,但发病率很低,一般为用药者的1%以下。

(2)不伴有炎症反应的急性肝内淤胆:此型黄疸可见于应用甲基睾丸酮及口服避孕药等药物之后,其结构都含有17α-烃基,临床上有下列特点:①服用此类药物达到一定剂量后,部分病例出现黄疸;②临床上无发热、皮疹与嗜酸性粒细胞增多等现象;③停药后黄疸于数日至数月内消退,再次用药常引起再发;④肝活检仅显示肝内淤胆,而无炎症反应。

3. 妊娠期肝内胆汁淤积症 妊娠期肝内胆汁淤积症又称妊娠期特发性黄疸,是妊娠中、晚期特有的并发症,临床上以皮肤瘙痒和胆汁酸升高为特征,主要危害胎儿,使围生儿发病率和死亡率增高。

本病并非少见,国内已有大宗病例报道,病因未明。诊断依据:起病大多在妊娠晚期、少数可在中期;以皮肤瘙痒为主要症状,多在手掌、足底和四肢,伴或不伴黄疸;全身状况一般良好,无明显消化道症状;可有 ALT 和 AST 轻、中度升高,可有胆红素升高,以直接胆红素升高为主;分娩后症状迅速消失和肝功能迅速复常。血胆汁酸测定对诊断有重要价值,空腹血甘胆酸 ≥ 10.75μmol/L,总胆汁酸 ≥ 10μmol/L 有诊断价值,前者敏感性高,后者特异性高。

本病需与妊娠相关的肝病鉴别(表 28-3),并注意疾病间的重叠。

4. 手术后良性黄疸 术后良性黄疸多发生于大手术后的第 3 天,在第 8~10 天达高峰,历经 2~3 周而消退。患者无发热,无皮肤瘙痒,无明显肝大。血清结合胆红素升高,转氨酶正常或中度增高,ALP 轻至中度升高。肝活检证明为肝内小叶中心性淤胆而无实质性炎症。此型黄疸预后良好。

术后良性黄疸的病因和病理因素可能是综合的,与输入红细胞裂解、血肿吸收、血流动力学改变、麻醉药应用等因素有关。应注意,术后黄疸病因复杂,在确定术后良性黄疸前必须排除各种可引起严重后果的术后黄疸,如手术引起的胆道感染或阻塞、术后右膈下感染、术后并发病毒性肝炎、严重感染及败血症等病因。

5. 良性复发性肝内胆汁淤积 良性复发性肝内胆汁淤积症(benign recurrent intrahepatic cholestasis,BRIC)是一种常染色体隐性遗传疾病,已知相关的基因包括 *ATP8B1* 基因和 *ABCB11* 基因。本病罕见,国内近年有小样本病例报道。通常幼年发病,但亦可推迟至成人发病,无性别差异。其临床特征为黄疸和严重皮肤瘙痒,黄疸多出现在皮肤瘙痒 2~4 周后。结合胆红素明显升高,而 ALT 和 AST 水平正常或轻微升高。反映胆汁淤积的生物化学指标通常会出现 ALP 升高,而 GGT 则正常。胆汁酸明显升高。本病另一临床特征为反复发作与无症状期交替,间歇期完全无症状,实验室检查完全正常,发作可持续 2~24 个月(通常为 3 个月),无症状期一般为 1~2 年(最长可达 30 年)。肝活检除见小叶中心胆汁淤积外,不伴有肝实质及小叶胆管的病变。

目前本病所用的诊断标准:①至少 2 次黄疸发作并间以数月至数年的无症状间歇期;②发作时生物化学检查符合肝内淤胆;③GGT 正常或仅轻度升高;④继发于胆汁淤积的严重瘙痒;⑤影像学检查提示肝内外胆道系统正常;⑥排除肝内淤积性黄疸的其他因素,例如药物或妊娠;⑦肝穿刺组织在光镜下见小叶中央瘀胆。

本病需与其他原因引起的胆汁淤积性黄疸鉴别。首次发作患者诊断有难度,肝活检有助鉴别,此时基因检测很有必要。

6. 进行性家族性肝内胆汁淤积 进行性家族性肝内胆汁淤积(progressive familial intrahepatic cholestasis,PFIC)是婴幼儿的一种严重肝内胆汁淤积性疾病,属常染色体隐性遗传病。本病罕见,国内近年有小样本病例报道。该病主要在新生儿期或幼儿期起病,临床以肝细胞性胆汁淤积为特点,呈进行性加重,在儿童期或青春期可因肝衰竭致死。根据涉及胆汁形成的特异性肝细胞转运基因突变的不同,PFIC 分为 3 型,分别由于 *ATP8B1*、*ABCB11*、*ABCB4* 基因缺陷所致的 PFIC-1、2、3 型。根据临床血清 GGT 的高低将 PFIC 分为高血清 GGT 型和低血清 GGT 型,高血清 GGT 型为 PFIC-3 型,低血清 GGT 型为 PFIC-1 型和 PFIC-2 型。

表 28-3 妊娠相关的肝病

同时发生的肝病	基础慢性肝病	妊娠特有肝病
病毒性肝炎	慢性乙型、丙型肝炎	妊娠呕吐
药物性肝损伤	自身免疫性肝炎	妊娠期肝内胆汁淤积症
胆石症	原发性硬化性胆管炎	先兆子痫
肝脓肿	原发性胆汁性肝硬化	HELLP 综合征
巴德-基亚里(Budd-Chiari)综合征	肝硬化	妊娠急性脂肪肝

本病与良性复发性肝内胆汁淤积症的临床过程及预后不同,肝活检及基因检测有助鉴别。

7. 原发性胆汁性肝硬化 原发性胆汁性肝硬化是一种慢性肝内胆汁淤积性疾病,病理学上表现为进行性、非化脓性、破坏性小胆管炎,最终发展为肝硬化。本病属自身免疫性肝病的一种。由于诊断水平的提高,国内近年已有多组病例报道。慢性肝内胆汁淤积患者全身情况较好,以皮肤瘙痒和黄疸为突出症状,肝、脾明显肿大,患者多为中年女性,提示本病可能,血清线粒体抗体检测及肝活检有助诊断(参见30.2)。

(二)肝内阻塞

1. 原发性硬化性胆管炎 原发性硬化性胆管炎是一种以特发性肝内外胆管炎症和纤维化导致多灶性胆管狭窄为特征、慢性胆汁淤积病变为主要临床表现的自身免疫性肝病。本病相对少见,东亚人发率可能低于白种人,但近年国内已有多项报道。本病好发于青壮年,男女比例约为2:1。国外报道半数以上原发性硬化性胆管炎患者合并溃疡性结肠炎,但我国报道的比例很低。本病起病隐袭、渐进,就诊时多数患者已有明显症状,主要表现为黄疸、瘙痒、右上腹痛等。少部分患者有寒战、发热,可能与胆道梗阻合并感染有关。肝常肿大,脾可肿大。实验室检查为胆汁淤积性黄疸表现,转氨酶可轻、中度升高。随病程进展,可最终发展为继发性胆汁性肝硬化。诊断主要依靠胆管影像学检查,MRCP为首选,表现为局限或弥漫性胆管狭窄,狭窄间胆管正常或继发性轻度扩张,典型者呈"串珠"状改变,显著狭窄的胆管显影不佳,表现为胆管多处不连续或呈"虚线"状,病变较重时可出现狭窄段融合,僵硬似"枯树枝"状,称"剪枝征"。对MRCP显示不理想、诊断有困难者可行ERCP协助诊断。肝活检并非诊断所必需,但有助除外其他疾病,对病变仅累及肝内小胆管的原发性硬化性胆管炎患者则有助诊断,典型病理组织学所见为"洋葱皮"样改变的纤维性胆管炎。

我国共识推荐本病诊断标准:①患者存在胆汁淤积的临床表现及生物化学改变;②胆道成像具备原发性硬化性胆管炎典型的影像学特征;③除外其他因素引起胆汁淤积。若胆道成像未见明显异常发现,但其他原因不能解释而疑诊本病者,需肝活组织检查进一步确诊或除外小胆管型原发性硬化性胆管炎。

鉴别诊断:

(1)IgG4相关硬化性胆管炎:诊断原发性硬化性胆管炎时,应常规检测血IgG4以鉴别IgG4相关硬化性胆管炎,因两者虽然酷似,但发病机制可能有异,对激素治疗的反应不同,预后可能不同。血IgG4 ≥ 135mg/dl时要考虑IgG4相关硬化性胆管炎的诊断,IgG4相关硬化

性胆管炎好发于中老年;多合并自身免疫性胰腺炎或其他IgG4相关疾病的组织器官病变,而少有合并溃疡性结肠炎的报道;胆管影像学显示病变主要在肝外胆管,表现为节段性胆管狭窄和胆管环壁增厚;活检可见IgG4相关特征性改变;对糖皮质激素治疗敏感。

(2)自身免疫性肝病重叠综合征:注意原发性硬化性胆管炎与自身免疫性肝炎或与原发性胆汁性肝病重叠。

(3)继发性硬化性胆管炎:各种病因明确的胆管炎。

(4)其他病因引起的胆汁淤积。

(5)胆管癌:除要与胆管癌鉴别外,还要注意原发性硬化性胆管炎本身并发胆管癌的风险很高。

2. Caroli病 Caroli病又称先天性肝内胆管囊性扩张,是一种先天性畸形,属常染色体隐性遗传病。本病在我国并不罕见,已有多篇大宗病例报道。有1/4~1/3 Caroli病例同时有先天胆总管囊性扩张,这种类型的Caroli病亦可视为先天性胆总管囊性扩张的一种类型。以反复发作黄疸、腹痛、发热的复发性胆管炎症状为主要临床表现,可合并胆道出血而表现为上消化道出血。首选腹部B超做筛查。ERCP或PTC胆道造影可见肝内胆管节段性扩张呈连珠状,而受累胆管末段则正常大小而无狭窄。ERCP或PTC检查易发生造影剂滞留而诱发胆道感染,目前已用MRCP检查替代。本病常合并胆管结石,并有恶变为胆管癌倾向。本病须与肝内胆管结石引起的结石梗阻上方胆管继发性扩张鉴别,后者在取除结石后扩张胆管会逐渐缩小至接近正常,而前者不能。

3. 肝内胆管结石 肝内胆管结石在我国颇为常见,结石可广泛分布在两叶肝内胆管,亦可局限在某叶胆管。若结石不排出,患者可无症状或诉肝区闷胀或隐痛。当结石向肝外胆管排出引起结石梗阻时,临床表现同肝外胆管结石。结石长期堵塞在肝内胆管,可引起胆管慢性炎性增厚,继发节段性囊性扩张,在此基础上可发生复发性化脓性胆管炎。肝内胆管结石继发感染易引起胆源性肝脓肿。长期梗阻(特别是双侧胆管梗阻)及反复感染可发展为继发性胆汁性肝硬化。诊断主要依靠B超、CT及ERCP。

4. 华支睾吸虫病 重症华支睾吸虫感染可出现轻度肝内阻塞性黄疸。粪便检查(集卵法)可检出华支睾虫卵。

5. 肝内浸润性病变 原发性肝癌或肝转移癌、淋巴瘤、白血病、肝淀粉样变等疾病均可因病变浸润压迫肝内或/及肝外胆管而引起胆汁淤积性黄疸。

二、肝外胆汁淤积性黄疸

胆外胆汁淤积性黄疸常称肝外阻塞性黄疸,阻塞的

原因为：

1. 胆管内因素，如结石、寄生虫(常见如蛔虫、华支睾吸虫、蓝氏贾第虫等)、血凝块的堵塞等。

2. 胆管壁因素，如胆管狭窄、胆管癌、壶腹癌、胆管炎、先天性胆管闭锁等。

3. 胆管外因素，如胰腺癌、胰腺炎、肝门区淋巴结转移癌的压迫等。

(一) 急性梗阻性化脓性胆管炎

急性梗阻性化脓性胆管炎常发生于胆管结石、胆道寄生虫(常见如蛔虫、华支睾吸虫、蓝氏贾第虫)感染、胆管狭窄或癌梗阻等基础上，患者常以畏寒或寒战、高热、右上腹痛而起病，常有恶心、呕吐。疼痛可相当剧烈，多为阵发性绞痛。发热多呈弛张热型，伴有不同程度的阻塞性黄疸，可并发感染中毒性休克。肝多轻至中度肿大，伴有压痛。脾亦有时可触及。白细胞计数明显增多，多在 $20×10^9/L$ 以上，分类中性粒细胞占优势。如患有急性右上腹痛、高热、黄疸则称夏科三联征，提示急性化脓性胆道感染。如伴有中枢神经中毒症状、休克则称 Reynolds 五联征，示急性梗阻性化脓性胆管炎。

影像学检查以 B 超最为实用，能及时了解梗阻部位及病变性质，必要时可行 CT 检查。结合临床典型的五联征表现、实验室及影像学检查可做出诊断。对于不具备五联征表现，当体温持续在 39℃ 以上、脉搏 >120 次/min、白细胞计数 $>20×10^9/L$、血小板计数降低时，应考虑为急性梗阻性化脓性胆管炎。本病须注意与阿米巴性或细菌性肝脓肿鉴别。

(二) 胆总管结石

胆总管结石的临床特点是阵发性上腹绞痛后出现黄疸，常有既往类似发作史。如合并感染，还有寒战和发热。黄疸的程度及持续时间取决于胆管梗阻的程度、梗阻持续的时间及是否合并感染。如梗阻为部分或间歇性，黄疸较轻且呈波动性；完全梗阻，则黄疸明显，且可呈进行性加深。化验检查显示胆汁淤积性黄疸性质。X 线腹部平片见不透 X 线结石影像。B 超、CT 检查可发现结石。ERCP 对胆总管结石的诊断最为准确。本病须与其他急腹症鉴别。还要与胆管癌、壶腹癌、胰头癌等引起的阻塞性黄疸鉴别，这些疾病起病缓慢，腹痛无或较轻，黄疸呈进行性加深，B 超、CT 及 ERCP 或 MRCP 均有助鉴别。

(三) 急性胆囊炎

急性胆囊炎患者绝大多数合并胆囊结石，急性发作的典型过程为突发右上腹绞痛，常在饱餐、进油腻食物后或在夜间发作，疼痛常放射至右肩部。伴恶心和呕吐。常有轻度发热。10%~25% 患者可出现轻度黄疸，可能是胆红素通过受损胆囊黏膜进入血循环，或邻近炎症

引起奥迪括约肌痉挛所致。若黄疸重且持续，提示有胆总管结石并梗阻的可能。B 超检查见胆囊结石及胆囊炎征象。

(四) 先天性胆管扩张症

先天性胆管扩张症曾称先天性胆总管囊肿，本病好发于东亚国家，我国并非罕见。胆管扩张可发生在肝内、肝外胆管的任何部位。根据胆管扩张的部位、范围和形态可分为 5 种类型，以 Ⅰ 型最常见(囊性扩张累及肝总管、全部或部分胆总管)，Ⅳ 型次之(肝内胆管及肝外胆管囊性扩张)，Ⅴ 型为仅有肝内胆管囊性扩张，即为前文所述的 Caroli 病。典型表现为腹痛、腹部包块和黄疸三联征。对于有典型三联征和反复发作胆管炎者诊断不难，但三联征俱全者仅占少部分病例(据北京协和医院的一组 70 例病例统计仅占 10%)，故对怀疑本病者仍需借助影像学检查。B 超检查有重要诊断价值，ERCP 或 PTC 胆道造影可确诊，但因易诱发感染现已用 MRCP 代替。本病可合并胆结石，有恶变为胆管癌倾向。

(五) 胆囊癌

胆囊癌晚期浸润可发生黄疸，胆囊区疼痛往往先发生于黄疸(参见 27.1)。

(六) 胰腺癌

胰腺癌以男性多见，发病年龄多在 40~60 岁。癌多发生于胰头部，临床表现为进行性阻塞性黄疸。胰体癌与胰尾癌一般不引起黄疸，主要症状为慢性上腹痛(参见 27.2)。

胰头癌的主要表现：①厌食，体重迅速下降，乏力，全身情况于短期内恶化；②慢性进行性黄疸，由不完全性阻塞发展为完全性阻塞；③常有上腹痛，典型者为持续性钝痛，常向腰背部放射；④肝大与胆囊胀大；⑤较晚期可能触及腹部肿块。

实验室检查可发现：①血清淀粉酶与脂酶增加(早期由于胰导管阻塞而增加，后期因胰腺萎缩而减少)；②血糖增高与轻型糖尿病样葡萄糖耐量曲线；③胰导管完全性阻塞时出现脂肪泻与肉质泻。X 线钡餐检查胰头癌的主要 X 线征是十二指肠曲增大、十二指肠内侧壁受压及侵蚀、肠腔变窄以及胃窦部浸润或受压的征象。B 超可作为筛查，CT 的诊断价值甚大。ERCP/MRCP 及超声内镜能提高诊断率。胰腺癌血清标志物如 CA19-9 检测有辅助诊断意义。

(七) 壶腹癌

壶腹周围癌统指来源于十二指肠大乳头 2cm 范围内的癌肿，包括胰头癌、胰腺内胆总管癌、壶腹癌和十二指肠癌。壶腹癌为起源于肝胰壶腹(法特壶腹)的癌，属壶腹周围癌的一种。因肿瘤阻塞胆总管出口，因此壶腹癌是所有壶腹周围癌中最易发生阻塞性黄疸的一种。早

期出现黄疸是壶腹癌的主要症状,故也是能早期发现壶腹癌的原因。少数患者首发症状可以是黑便或上腹痛或不适,应予注意。壶腹癌病程中可并发胆管炎。B超、CT有助壶腹癌的诊断,但以ERCP的诊断价值最大。十二指肠镜下可见十二指肠乳头病变,内镜直视下活检多可取得病理确诊。对十二指肠乳头外观正常者行造影检查仍可发现胆总管末端不规则狭窄、充盈缺损等改变,可行乳头括约肌切开术后深部活检而取得病理确诊。及至晚期,各种壶腹周围癌均可发生广泛浸润至解剖部位分界不清,则互相鉴别有困难。据报道,壶腹癌术后5年生存率明显高于其他壶腹周围癌,故对壶腹癌的早诊、早治十分重要。

(八)急性胰腺炎与慢性胰腺炎

部分急性胰腺炎病例伴有黄疸。深度黄疸常提示病情严重。

在慢性胰腺炎时,肉芽组织增生有时可引起慢性阻塞性黄疸,甚至胆囊肿大并可触及,须与胰头癌相鉴别。CT、MRCP/ERCP有助于两者鉴别。超声内镜结合细针穿刺活检可提高诊断阳性率。必要时剖腹探查冰冻切片活检。

(九)自身免疫性胰腺炎

自身免疫性胰腺炎(autoinmune pancreatitis,AIP)可引起阻塞性黄疸,因易误诊为胰腺癌而导致不必要的手术,近年来已引起重视。该病于1995年由Yoshida命名,是一种以自身免疫炎性反应为特点的慢性胰腺炎,组织学上主要表现为胰腺显著的淋巴细胞浸润和纤维化。AIP属IgG4相关性疾病(IgG4-related disease),除胰腺受累外,还可累及胆管、泪腺、涎腺、腹膜后、肾、肺等。AIP分为1型和2型,2型与IgG4无关、我国罕见,故本文只讨论1型AIP。

本病多见于中老年男性。起病隐匿,少有急性起病。症状无特异性,约2/3病例出现黄疸,其他症状有上腹痛或不适,体重下降,胰内、外分泌功能不足等。常见胰腺外器官受累有:IgG4硬化性胆管炎、泪腺炎和涎腺炎、腹膜后纤维化、淋巴结病等。实验室检查可见血清γ球蛋白和IgG升高或IgG4升高,或自身抗体(如ANA及RF)阳性。胰腺影像学检查包括对胰实质和胰管的检查,CT/MRI适用于观察胰实质、MRCP/ERCP重点观察胰管,超声内镜/造影增强超声内镜可提高识别并可进行细针穿刺活检,PET对AIP与胰腺癌鉴别困难的病例有帮助。

我国专家共识推荐采用2010年国际胰腺学会制定的诊断标准,该标准包括以下几方面:

(1)胰腺实质影像学见弥漫性增大伴有延迟强化(部分伴有包膜样边缘)。

(2)胰管影像学见主胰管较长(>1/3全长)或多发的狭窄,且近段无明显扩张。

(3)实验室检查IgG4水平大于2倍正常上限。

(4)伴其他脏器受累(组织学或影像学证实)。

(5)胰腺组织学检查,穿刺或手术标本示淋巴细胞。浆细胞硬化性胰腺炎至少包括以下3条:①导管周围淋巴细胞、浆细胞浸润,无粒细胞浸润;②席纹状纤维化;③闭塞性静脉炎;④大量IgG4阳性细胞(>10个/高倍视野)。

(6)诊断性激素治疗见胰腺/胰腺外受累的影像学表现迅速(<2周)缓解或改善。图28-1显示根据上述标准做出1型AIP诊断的流程:对AIP的诊断应从影像学检查开始。如患者有典型的影像学征象,且有实验室检查或胰腺外受累证据,即可诊断为AIP,可行激素治疗。如影像学不典型,需除外胰腺癌,再结合实验室检查、组织病理学证据做出诊断。如行诊断性激素治疗,必须除外胰腺癌,疗程不长于2周,复查影像学提示胰腺或胰腺外病变明显好转者支持AIP诊断(图28-1)。

(十)十二指肠球后溃疡

十二指肠球后溃疡极少数病例可出现黄疸。黄疸为阻塞性,易误诊为胆道蛔虫病、胆道感染或胆道出血。阻塞性黄疸是由于溃疡瘢痕牵引导致胆总管狭窄或乏特(Vater)乳头水肿或奥迪括约肌反射性痉挛等所致。

(十一)Mirizzi综合征

Mirizzi综合征是因胆囊管或胆囊颈部结石嵌顿引起肝总管梗阻的一组疾病,是一类少见的胆囊结石并发症。该病术前诊断困难,术中易被忽略,手术不慎会造成胆管损伤,故应予重视。本病常发生于症状反复发作且病史较长的胆囊结石患者,以阻塞性黄疸为最常见症状,但临床表现和实验室检查无特异性,表现为复发性胆囊炎、胆管炎、胰腺炎。要在胆囊结石患者中发现Mirizzi综合征,术前诊断常较困难,仔细的影像学诊断包括B超、ERCP及MRCP可有一定帮助。

(十二)Lemmel综合征(乳头综合征)

十二指肠乳头旁憩室并发胆、胰病变称为Lemmel综合征,主要临床表现为反复发作的、不同程度的发热、腹痛及血清胆红素增高与黄疸。发病机制是由于憩室内食物潴留、细菌生长繁殖,以及憩室对胆管的机械性刺激,诱发憩室炎与胆管炎症所致。结合B超、CT及有关实验室检查可除外胆石症、胰腺炎及胆、胰肿瘤等疾病,ERCP可确定诊断。

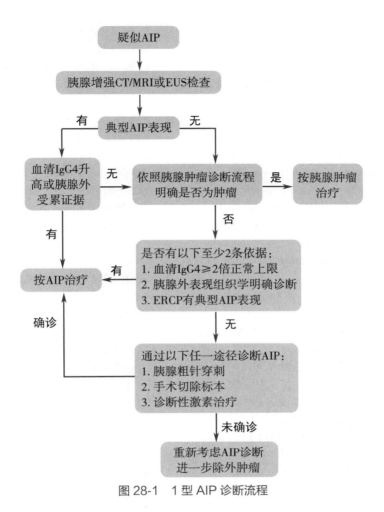

图 28-1　1 型 AIP 诊断流程

（胡品津）

参考文献

［1］中华医学会传染病与寄生虫病学分会，中华医学会肝病学分会 . 病毒性肝炎防治方案 . 中华肝脏病杂志，2000, 8 (6): 324.

［2］中华医学会肝病学分会，中华医学会感染病学分会 . 慢性乙型肝炎防治指南 (2010 年版). 中华流行病学杂志，2011, 32 (4): 405-415.

［3］中华医学会肝病学分会药物性肝病学组 . 药物性肝损伤诊治指南 . 中华肝脏病杂志，2015, 23 (11): 810-820.

［4］中华医学会肝病学分会脂肪肝和酒精性肝病学组，中国医师协会脂肪性肝病专家委员会 . 酒精性肝病防治指南 (2018 更新版). 中华肝脏病杂志，2018, 26 (3): 188-194.

［5］European Association for the Study of the Liver. EASL clinical practical guidelines: management of alcoholic liver disease. J Hepatology, 2012, 57: 399-420.

［6］TORRUELLAS C, FRENCH WS, MEDICI V. Diagnosis of alcoholic liver disease. World J Gastroenterol, 2014, 20: 11684-11699.

［7］中华医学会肝病学分会脂肪肝和酒精性肝病学组 . 非酒精性脂肪性肝病诊疗指南 (2010 年修订版). 中华肝脏病杂志，2010, 18 (3): 163-166.

［8］CHALASANI N, YOUNOSSI Z, LAVINE JE. The diagnosis and management of nonalcoholic fatty liver disease: practice guidance from the American Association for the Study of Liver Diseases. Hepatology, 2018, 67 (1): 328-357.

［9］中华医学会肝病学分会脂肪肝和酒精性肝病学组，中国医师协会脂肪性肝病专家委员会 . 非酒精性脂肪性肝病防治指南 (2018 年修订版). 中华肝脏病杂志，2018, 26 (3): 195-203.

［10］贾继东 . 进一步提高自身免疫性肝脏疾病的诊治水平 . 中华肝脏病杂志，2010, 18 (5): 321-322.

［11］中华医学会肝病学分会，中华医学会消化病学分会，中华医学会感染病学分会 . 自身免疫性肝炎诊断和治疗共识 (2015). 中华肝脏病杂志，2016, 24 (1): 23-35.

［12］郭雁宾 . 急性脂肪肝与妊娠暴发型肝炎的临床病理分析 . 中华医学杂志，1992, 72: 177.

［13］丁蕙 . 妊娠急性脂肪肝 26 例死亡分析 . 中华妇产科杂

志, 1996, 31: 558.

[14] 孙溪宾.妊娠急性脂肪肝与重型病毒性肝炎的鉴别.中华传染病杂志, 1994, 12 (2): 108.

[15] 熊号峰, 刘景院, 郭利民, 等.妊娠急性脂肪肝合并急性肝衰竭的临床特点及治疗.中华肝脏病杂志, 2017, 25 (12): 938-939.

[16] LIU J, GHAZIANI TT, WOLF JL. Acute fatty liver disease of pregnancy: updates in pathogenesis, diagnosis, and management. Am J Gastroenterol, 2017, 112: 838-846.

[17] LIGHTSEY JM, ROCKEY DC. Current concepts in ischemic hepatitis. Curr Opin Gastroenterol, 2017, 33: 158-163.

[18] STRASSBURG CP. Hyperbilirubinemia syndromes (Gilbert-Meulengracht, Crigler-Najjar, Dubin-Johnson, and Rotor syndrome). Best Pract Res Clin Gastroenterol, 2010, 24: 555-571.

[19] 何平. Gilbert 综合征一家 6 例报告.天津医药, 1982, 10: 565.

[20] 戚宇琪, 郭晓霞, 孙元培, 等. Gilbert 综合征 5 例临床及遗传学分析.肝脏, 2018, 23 (10): 888-891.

[21] 陈希陶. Dubin-Johnson 综合征 9 例报告.实用内科杂志, 1983, 3: 138.

[22] 侯世荣.慢性家族性非溶血性黄疸文献复习 (附 Rotor 氏综合征一例报告).中华医学杂志, 1994, 50: 308.

[23] 谯艳妮, 朱渝. Crigler-Najjar 综合征 3 例基因分析并文献复习.现代医药卫生, 2018, 34 (23): 3741-3742.

[24] 徐锡权. 54 例胆汁淤积型病毒性肝炎的临床分析.中华内科杂志, 1980, 19: 418.

[25] 于世才.氯丙嗪引起的黄疸 41 例综合报告.中华神经精神科杂志, 1965, 9: 302.

[26] 中华医学会妇产科学分会产科学组.妊娠期肝内胆汁淤积症诊疗指南 (第 1 版).中华妇产科杂志, 2011, 46 (5): 391-395.

[27] HAY JE. Liver disease in pregnancy. Hepatology, 2008, 47: 1067-1076.

[28] 施淮锦.手术后黄疸 35 例分析.实用外科杂志, 1982, (3): 123.

[29] LUKETIC VA, SHIFFMAN ML. Benign recurrent intrahepatic cholestasis. Clin Liver Dis, 2004, 8: 133-149.

[30] 段维佳, 王晓明, 王宇, 等.良性复发性肝内胆汁淤积症 5 例临床特点分析.中华肝脏病杂志, 2018, 26 (6): 466-468.

[31] Srivastava A Progressive familial intrahepatic cholestasis. J Clin Exp Hepatol, 2014, 4 (1): 25-36.

[32] 刘香丽, 马素平, 刘磊, 等.进行性家族性肝内胆汁淤积症 2 型 1 例.中华肝脏病杂志, 2016, 24 (9): 701-703.

[33] 邱德凯, 李新民, 马雄.原发性胆汁性肝硬化-自身免疫性肝炎重叠综合征 30 例诊断和治疗分析.胃肠病学, 2004, 9 (6): 340-343.

[34] 涂传涛, 韩冰, 张顺财. PBC-AIH 重叠综合征临床与病理特征: 一项回顾性研究.胃肠病学和肝病学杂志, 2010, 19 (2): 166-169.

[35] 中华医学会肝病学分会, 中华医学会消化病学分会, 中华医学会感染病学分会.原发性硬化性胆管炎诊断和治疗专家共识 (2015).中华肝脏病杂志, 2016, 24 (1): 14-22.

[36] 刘萱, 杜正光, 贾继东. 160 例溃疡性结肠炎患者中原发性硬化性胆管炎的检出率.中华脏病杂志, 2005, 13 (8): 614.

[37] 吴志棉.先天性肝内胆管囊性扩张症 40 例报告.中华外科杂志, 1991, 29 (10): 623.

[38] 崔志邦. Caroli 病的影像学综合诊断.中华消化杂志, 1993, 13 (5): 301.

[39] 郝伟, 李爱娟, 关长群.先天性胆管囊性扩张的 CT、MRI 诊断 (附 40 例分析).中国医学影像技术, 2004, 20 (增刊): 69-70.

[40] 罗广元.以黄疸为主要症状的急性华支睾吸虫病 (附 12 例临床分析).中华传染病杂志, 1996, 14 (2): 124.

[41] 邵永孚, 吴铁成, 单毅, 等.壶腹周围癌 631 例的临床病理表现和外科疗效.中华医学杂志, 2005, 85 (8): 510-513.

[42] 陈萍, 苏秉忠, 于金华, 等. ERCP 检查对壶腹癌的诊断价值.中国内镜杂志, 2004, 10 (4): 85-87.

[43] 《中华胰腺病杂志》编委会.我国自身免疫性胰腺炎共识意见 (草案 2012, 上海).中华胰腺病杂志, 2012, 12 (6): 410-418.

[44] UMEHARA H, OKAZAKI K, MASAKI Y, et al. Comprehensive diagnostic criteria for IgG4-related disease (IgG4-RD), 2011. Mod Rheumatol, 2012, 22: 21-30.

[45] DESHPANDE V, AEN Y, CHAN J, et al. Consensus statement on the pathology of IgG4-related disease. Mod Pathol, 2012, 25: 1181-1192.

[46] 辛磊.中国自身免疫性胰腺炎临床特征分析: 单中心 81 例总结.中华胰腺病学杂志, 2012, 12: 294-298.

[47] 易滨, 张柏和, 吴孟超, 等. Mirizzi 综合征 15 例的术前诊断分析.中华普通外科杂志, 2001, 16 (3): 147-149.

[48] 沈洪章, 朱家沂, 杨传春, 等. Lemmel 综合征 135 例诊治分析.中华全科医学, 2010, 8 (11): 1388-1389.

29

腹　水

腹水是指腹腔内游离液体积存过多。引起腹水的病因很多，见表29-1。据国内多组统计，最常见的腹水病因依次为肝硬化、恶性肿瘤、结核性腹膜炎，三种病因共占全部腹水病例90%~95%。

表 29-1　腹水疾病的分类

Ⅰ．心血管疾病	（五）多发性浆膜炎
一、慢性充血性右心衰竭	（六）嗜酸性粒细胞性腹膜炎
二、心包炎	（七）胆固醇性腹膜炎
（一）急性心包炎	（八）糖衣肝
（二）慢性缩窄性心包炎	（九）原发性细菌性腹膜炎
三、限制型心肌病	（十）继发性细菌性腹膜炎
四、巴德 - 基亚里（Budd-Chiari）综合征	二、腹膜肿瘤
五、肝小静脉闭塞症	（一）腹膜转移癌
六、门静脉血栓形成	（二）腹膜间皮瘤
七、小儿门静脉海绵样变性	（三）腹膜假性黏液瘤
八、下腔静脉阻塞综合征	Ⅳ．肾病
Ⅱ．肝病	Ⅴ．营养障碍疾病
一、肝硬化	Ⅵ．其他原因
二、肝癌（原发性或转移癌）	一、乳糜性腹水
三、病毒性肝炎	二、胰源性腹水
Ⅲ．腹膜疾病	三、胆汁性腹水
一、腹膜炎症	四、腹腔恶性淋巴瘤
（一）结核性腹膜炎	五、甲状腺功能减退症
（二）急性胰腺炎并发腹膜炎	六、梅格斯综合征
（三）肺吸虫性腹膜炎	七、POEMS 综合征
（四）系统性红斑狼疮并发腹膜炎	八、尿瘘

一、确定腹水的存在

少量腹水（1 000ml 以下）可无症状，中等量以上腹水常有腹胀，大量腹水时可出现呼吸困难。

确定腹水存在首先依靠体格检查。检查腹水时，患者可取仰卧位、侧卧位及肘膝位 3 种不同体位。大量腹水时，仰卧位见腹部两侧膨胀形如蛙腹，叩诊有波动感。中度腹水采用左右侧卧位相交替叩诊，可检出移动性浊音。少量腹水，患者应取肘膝位进行叩诊，若平卧时脐部叩诊鼓音，而肘膝位变为浊音，提示有腹水存在。当腹水量少时，物理诊断常不易检出。如腹腔有粘连，腹水可被包裹分隔，影响流动，此时移动性浊音不明显。

腹部 B 超检查是诊断腹水敏感而简便的方法，并可鉴别腹水是游离还是分隔，其他含液体的结构如卵巢囊肿、腹腔囊肿、脓肿或血肿亦可通过 B 超被发现和鉴别。

腹水穿刺是确定腹水存在最直接的方法，并可观察腹水外观及做腹水化验。

腹水与腹胀的鉴别：腹水必须与其他原因所致的腹部膨胀相鉴别。

（1）巨大卵巢囊肿：可引起高度腹部膨胀，叩诊浊音与波动感，易与腹水相混淆。巨大卵巢囊肿有以下特征：①患者仰卧时，肠被压向腹后部与两侧，因此前腹叩诊呈浊音、腹侧部呈鼓音；②腹部前后膨胀度大于两侧膨胀度；③脐下腹围大于脐部或脐上的腹围；④脐孔有上移现象；⑤脐至髂前上棘的距离两侧不相等；⑥囊肿的轮廓可明显触知，阴道检查提示囊肿起源于卵巢；⑦B 超检查有助鉴别。

（2）其他巨大腹腔囊肿及巨大肾积水：大网膜、腹膜后或胰腺囊肿与肾积水，可达到极大的程度，而与腹水混淆。病变特点：①病史长，起病缓慢，无明显全身症状；②腹部膨大，但两侧不对称；③腰腹部（一侧或两侧）叩诊呈鼓音，该处并可听到肠鸣音；④X 线钡餐检查发现胃肠受压现象，结合静脉肾盂造影等检查，可证明囊肿起源于腹腔内或腹膜后器官；⑤超声检查也有助鉴别。

（3）肥胖：肥胖者除腹壁由于脂肪堆积增厚，致腹部呈球形膨胀外，身体其他各部位也有脂肪堆积现象。无蛙腹，脐下陷，无移动性浊音。

（4）肠胀气：高度鼓肠时腹部膨胀，但叩诊呈鼓音，无移动性浊音。

二、腹水病因鉴别诊断的相关检查

（一）病史和体格检查

详细的病史询问及全面的体格检查多可提供引起腹水病因的线索，可根据提示优先选择有关的实验室及其他辅助检查。对疑有结核或肿瘤的妇女应常规做妇科检查，对疑有肿瘤者常规做直肠指检，男性必要时做前列腺检查。

伴随病征的鉴别诊断意义概述如下。

1. **腹水与水肿的关系**

（1）单纯腹水而无全身水肿，或腹水出现在其他部位水肿之前者：多见于肝硬化失代偿期，腹、盆腔脏器癌肿的腹膜转移、结核性腹膜炎、恶性淋巴瘤、肝或门静脉血栓形成等。

（2）腹水伴有全身水肿者：常发生于心脏、肾疾病，营养障碍等。

（3）腹水出现在下肢水肿之后者：应注意充血性心力衰竭、心包炎、营养障碍、下腔静脉阻塞的可能。

2. **腹水伴有黄疸** 轻度黄疸可见于门脉性肝硬化、充血性心力衰竭、肝静脉阻塞；深度黄疸可见于重症急性肝炎、坏死后性肝硬化、肝癌。

3. **腹水伴有肝大** 须考虑肝硬化、肝癌、充血性心力衰竭、心包炎、重症肝炎、下腔静脉或肝静脉阻塞等。

4. **腹水伴有脾大** 常见于肝硬化、门静脉阻塞。

5. **腹水伴有腹壁静脉曲张** 多见于肝硬化，门静脉、肝静脉、下腔静脉阻塞。侧胸壁静脉曲张显著，且下腹壁静脉血流方向自下而上者，有利于下腔静脉阻塞的诊断。下腹壁静脉血流方向向下者，则多为门静脉阻塞。

6. **腹水伴有腹部肿块** 应考虑结核性腹膜炎、腹腔恶性肿瘤，女性患者并须注意梅格斯综合征的可能。

（二）需要常规进行的实验室及影像学检查

1. **血、尿、粪常规检查** 外周血白细胞及血小板减少常见于肝硬化脾功能亢进，而白细胞增高、中性粒细胞增高提示自发性细菌性腹膜炎；大量尿蛋白见于肾病综合征；多次粪隐血强阳性提示消化道肿瘤。

2. **肝功能检查、肝炎病毒血清标志物、AFP检查** 因为肝病是腹水的最常见病因，这些检查应列为常规。

3. **B型超声检查** 不仅可确定腹水的存在及量的多少，且可了解腹腔、腹膜后及盆腔脏器病变，亦可测定门静脉直径。彩色多普勒可检查门静脉、肝静脉、下腔静脉。

（三）腹水的实验室检查

实验室检查是腹水病因鉴别诊断的重要步骤，即使有明显肝硬化的患者，在初次住院时亦应常规检查，因为有10%或更多住院的肝硬化患者有腹水合并感染，而腹水感染并不一定都有明显症状，而且肝硬化患者也可有其他引起腹水的共存病。

1. **腹水的常规检查** 根据腹水外观及常规化验（比重、蛋白质定性和定量、细胞计数和分类）可分为漏出液、渗出液、血性及乳糜性等。漏出液为淡黄清亮，比重低于1.018，Rivalta试验阴性，蛋白质定量 <25g/L，白细胞计数 <100×10^6/L。渗出液常浑浊或为脓黏性，比重高于1.018，Rivalta试验阳性，蛋白质定量 >30g/L，白细胞计数常 >500×10^6/L，白细胞分类有助渗出液病因鉴别。血性腹水外观暗红或淡红，镜下见大量红细胞，由穿刺引起的出血呈不均匀血性，有凝块可资鉴别。乳糜性腹水外观呈乳白浑浊，首先要区别真性与假性乳糜腹水。真性乳糜腹水富含淋巴液，乳糜试验阳性；假性乳糜腹水常因坏死降解的肿瘤或炎症细胞碎片形成，放置后可分层，乳糜试验阴性。

（1）血清-腹水白蛋白梯度（SAAG）：同时抽血及抽腹水分别做白蛋白含量测定，血清白蛋白浓度减去腹水白蛋白浓度之差即为SAAG。以往根据腹水总蛋白浓度、白细胞计数等指标将腹水分为漏出液和渗出液，但因腹水总蛋白浓度常受多种因素影响，如血清白蛋白浓度、利尿药使用等，据统计约20%无并发症的肝硬化患者和过半数使用大量利尿药后的肝硬化患者的腹水总蛋白超过25g/L；相反，肝硬化腹水合并感染最常发生在腹水总蛋白低于10g/L者；心源性腹水患者腹水总蛋白常大于25g/L。近年国内外研究认为根据SAAG分为高SAAG（≥11g/L）和低SAAG（<11g/L）对腹水性质进行分类优于漏出液和渗出液的分类法，高SAAG常提示门脉高压引起的腹水，而低SAAG则不存在门脉高压（表29-2）。以SAAG作为腹水分类指标时，应注意由于腹水白蛋白浓度有时很低，故必须对实验室检测白蛋白的标准曲线下限做相应调整。我国目前尚未广泛推广使用SAAG作为腹水性质分类标准，有待积累经验，但将腹水漏出液与渗出液分类法和SAAG分类法结合进行综合分析应有助鉴别诊断。

（2）腹水特殊外观的病因提示：①血性腹水最常见于癌性腹水，结核性腹膜炎腹水也可呈血性，但较少见。肝硬化偶见一过性血性腹水但少有持续。少数巴德-基亚里综合征有血性腹水。急性发病的血性腹水见于急性胰腺炎。当腹腔穿刺液为不凝固的血液时，称为血腹，最常见于肝癌破裂或异位妊娠破裂，亦有其他原因引起的肝、脾破裂等。②乳糜性腹水。③胆汁性腹水。

2. **腹水的常规生化检查**

（1）葡萄糖含量：腹水葡萄糖含量低于空腹血糖值常提示腹水感染。

（2）乳酸脱氢酶（LDH）：正常腹水与血清LDH比值为0.4左右，腹水感染或癌性腹水时，腹水LDH增高，腹水与血清LDH比值可 >1.0。

（3）腺苷脱氨酶（ADA）：结核性腹膜炎腹水ADA升高而其他疾病少有升高。

表 29-2　根据 SAAG 所作的腹水病因分类

高 SAAG（≥ 11g/L）- 门脉高压	低 SAAG（<11g/L）- 无门脉高压
肝硬化	结核性腹膜炎
巴德 - 基亚里（Budd-Chiari）综合征	腹膜转移癌
肝小静脉闭塞症	胰源性腹水
门静脉血栓形成	胆源性腹水
重症肝炎	肠梗阻或肠梗死
肝广泛转移癌	肾病综合征
心源性	结缔组织病所致的浆膜炎
"混合性" 腹水*	淋巴管漏
黏液性水肿（甲状腺功能减退症）	

注:*.肝硬化伴结核性腹膜炎或肝硬化伴腹膜转移癌。

3. 腹水的特殊检查

（1）细菌培养：一般细菌培养，必要时加做厌氧菌培养，阳性对感染性腹水有确诊意义。强调必须采用床边血瓶接种培养法以提高阳性率。腹水找抗酸杆菌及结核菌培养阳性率很低，对结核性腹膜炎的临床诊断价值有限。

（2）细胞学检查：是诊断癌性腹水的重要依据。所取腹水量要够多（>250ml），待腹水细胞自然沉淀后离心，可提高阳性率。如高度怀疑而一次检查阴性者可重复抽取腹水检查。如方法得当，该检查对腹膜转移癌诊断的阳性率很高。

（3）肿瘤标志物：腹水癌胚抗原（CEA）及 CA19-9 在恶性肿瘤时常升高，有诊断参考价值。

（4）腹水淀粉酶：疑为胰性腹水，可查腹水淀粉酶，如腹水淀粉酶明显高于血淀粉酶含量，提示胰性腹水。

（5）腹水肌酐：疑为尿瘘，可查腹水肌酐，如腹水肌酐明显高于血肌酐，提示尿瘘。

（四）其他检查

视诊断需要选择各种有关的实验室、影像学及其他辅助检查，目的是寻找引起腹水的原发病因。对于腹水病因诊断有困难的病例，腹腔镜检查结合直视下活检常可获确诊，特别是对结核性腹膜炎与腹膜转移癌的鉴别诊断、腹腔恶性肿瘤的诊断以及一些罕见疾病的发现，腹腔镜检查有其独特的价值。

三、腹水鉴别诊断的思路

以腹水为突出临床表现的鉴别诊断，一般根据腹水常规检查将腹水区分为漏出液和渗出液两大类。前者常见病因为肝硬化，其他病因有未有腹膜转移的肝癌、重症急性肝炎、心血管疾病、肾病、营养障碍疾病、甲状腺功能减退症等；后者常见于结核性腹膜炎和腹膜转移癌，其他病因有恶性淋巴瘤、胰源性腹水、胆源性腹水、结缔组织病或过敏性疾病引起的腹水、梅格斯综合征等。鉴别诊断先考虑引起腹水的常见病因，通过病史询问、体格检查，结合常规实验室和 B 超检查（参见前述），一般可做出诊断或拟诊，必要时选择有关检查多可做出诊断。对常见病因不能解释的腹水病例，要考虑到少见病因并做有关检查，可避免延诊或误诊。

29.1　心血管疾病

一、慢性充血性右心衰竭

慢性充血性右心衰竭发展至严重阶段时可发生腹水，但常伴有其他部位的重度水肿。三尖瓣狭窄所引起的腹水常出现较早，且显著而持久，而其他部位的水肿较轻。此类患者多同时合并心源性肝硬变，表现为大量腹水，肝大、质硬，脾大等。腹水为漏出液性质，但腹水总蛋白含量多偏高，但 SAAG ≥ 11g/L。

二、心包炎

（一）急性心包炎

急性心包炎又称渗出性心包炎，本病可出现腹水，并伴有颈静脉怒张、肝大、肝颈静脉反流征阳性、静脉压增高、下肢水肿等，酷似右心衰竭。但此病时心尖搏动消失、心音遥远，大量渗液时心浊音界向两侧增大、心浊音均呈绝对浊音，常有奇脉，与右心衰竭不同。

（二）慢性缩窄性心包炎

本病比较常见，患者多为青壮年人。病因最多为结核性，非特异性心包炎为其次，此外化脓性感染、放射治疗或心脏手术后等也可导致本病发生。主要症状为劳累后呼吸困难、腹水、下肢凹陷性水肿、颈静脉怒张（吸气时更加扩张）、肝大、肝颈静脉反流征阳性、静脉压升高、脉压变小、奇脉、心脏搏动减弱、心音遥远等。患者临床上表现一种非常特殊的对照：一方面，并无心脏体积增大与心肌肥厚的体征;另一方面,却有明显淤血性肝大及其他体循环淤血现象。

慢性缩窄性心包炎常引起腹水,腹水的程度与全身水肿不相平衡,且常出现较早而较明显。部分患者可无全身水肿,而以腹水为主要表现,易误诊为肝硬化。其主要鉴别点是肝硬化无静脉压增高等体循环淤血的表现与奇脉,且失代偿期肝硬化有明显肝功能异常及腹部 B 超或 CT 显示肝硬化征象。X 线检查发现心包钙化和心电图 QRS 波、T 波和 P 波改变有助于慢性缩窄性心包炎诊断。心脏 CT 或 MRI 可证实心包增厚,明确诊断。此病应注意与原发性限制型心肌病鉴别。

三、限制型心肌病

本病临床表现与慢性缩窄性心包炎相似,可有肝大、腹水、下肢水肿、心悸、气急等,但 X 线胸片上有心影增大(特别是呈球形增大)、心内膜有线状钙化而无心包钙化影、心电图呈心室肥厚、超声心动图见心尖部心脏闭塞及心内膜增厚等有助于与缩窄性心包炎相鉴别。对于诊断有困难病例,可做心室造影和心内膜活检(参见 6.3)。

四、巴德 - 基亚里(Budd-Chrari)综合征

巴德 - 基亚里综合征(Budd-Chrari syndrome)以往译为布加综合征,后又改为柏 - 查综合征。该综合征是指肝静脉和 / 或肝段下腔静脉狭窄或梗阻,致肝静脉和 / 或下腔静脉血液回流障碍而表现为门静脉高压和 / 或下腔静脉高压症候群。狭窄和梗阻主要由静脉隔膜和 / 或血栓形成所致。大多数病因未明,少数可找到原发病因(如原发性血小板增多症、真性红细胞增多症、迁徙性血栓性静脉炎、口服避孕药、妊娠分娩后、系统性红斑狼疮、肾病综合征等易引起血液凝固异常的疾病,静脉癌性栓塞,肝病变、心包或纵隔病变侵犯或外压静脉等)。本病在我国并不少见,可见于任何年龄段,但多发于 20~40 岁,男女患病大致相等。其病程经过可分为急性和慢性两型。急性型少见(约占 5%),起病急骤,表现为急性腹痛、肝大和触痛、腹水及轻度黄疸,肝静脉完全闭塞时常出现肝功能衰竭,患者多死于肝性脑病。慢性型发展较慢,可先出现上腹痛、肝大和消化不良症状,亦可呈隐袭起病。临床表现为门脉高压症候群,包括肝大、脾大、腹水、腹壁静脉曲张、食管静脉曲张及上消化道出血。下腔静脉受累者同时有下腔静脉高压症候群,包括下肢静脉曲张、水肿、色素沉着及慢性溃疡形成、侧胸及腰背部静脉显露或曲张。该病腹水性质为漏出液,多量大而顽固。胸腹曲张静脉血流方向均向上。

慢性型巴德 - 基亚里(Budd-Chiari)综合征最常误诊为肝硬化腹水,主要与医师对本病认识不足有关。本病与肝硬化的鉴别要点为:①突发性肝区疼痛及进行性肝大,脾不大或稍大,而肝硬化则肝缩小,常伴有脾大及脾功能亢进;②腹水生长迅速,且疗效不佳;③常伴有下腔静脉血栓形成,故可出现明显的侧胸、腹壁静脉曲张,且下腹壁静脉血流方向自下而上,一般无脐周静脉曲张;④肝功能试验(除晚期或伴有其他慢性肝病之外)通常无明显改变,而肝硬化伴有腹水时大多有明显的肝功能异常;⑤B 型超声检查可发现肿大的肝尾叶,有时可发现肝静脉狭窄。如疑本病,必须进行彩色多普勒血流成像检查,可提示诊断。确诊有赖下腔静脉和选择性肝静脉造影检查。本病还需与肝小静脉闭塞症、门静脉血栓形成及下腔静脉阻塞综合征鉴别。慢性缩窄性心包炎亦可引起肝淤血和腹水,但有颈静脉怒张、奇脉及心脏病征。

五、肝小静脉闭塞症

肝小静脉闭塞症常见于服用某些含有毒性生物碱草药(如狗舌草、土三七)、血液病患者大剂量化疗或骨髓移植后、肝区放疗后等。由于肝小静脉内膜炎与纤维化,致管腔变窄,甚至闭塞或血栓形成,血流受阻,引起肝急剧肿大与腹水等症状,常有黄疸。临床表现与巴德 - 基亚里综合征很相似。鉴别要点:①本病常有明确致病因素;②增强 CT 见肝实质密度减低,延时期肝密度减低,不均匀强化呈地图样强化,肝静脉显示不清或不显影;③下腔静脉和选择性肝静脉造影,巴德 - 基亚里综合征有肝静脉梗阻现象,而本病则无;④肝活检示中央静脉及小叶下静脉内膜显著肿胀,肝窦明显扩张、淤血,不同程度的肝细胞肿胀、变性、坏死,红细胞渗入肝窦,呈典型的出血坏死性改变,可出现中央静脉周围纤维化。

六、门静脉血栓形成

门静脉血栓形成临床较少见,可分为急性与慢性两型。急性型常继发于脾切除术、门静脉手术、全身感染或创伤后。慢性型最常继发于肝硬化,其次见于肝癌或腹内其他脏器肿瘤、腹内脏器炎症及引起血液高凝状态的疾病。

急性型门静脉血栓形成主要临床表现为急性腹痛、腹胀、呕吐、呕血与便血,但腹水不常见。如一旦出现腹水,则量多,生长迅速,为漏出液。慢性型门静脉血栓形成的临床表现以门脉高压症状为主:腹水、静脉侧支循环形成、脾大与脾功能亢进。

急性或慢性型门静脉血栓形成,肝均很少肿大,而脾大显著,可与肝静脉阻塞相区别。B 型超声检查有重要诊断价值,见门静脉主干和 / 或分支阻塞或闭塞并可见血栓,在阻塞或闭塞门静脉周围形成许多微小

的静脉血管腔（超声诊断为门静脉海绵样变性）。彩色多普勒血流显像或 / 和 MRI 可进一步证实诊断。必要时可行门静脉造影。部分病例须经手术探查方能确定诊断。

七、小儿门静脉海绵样变性

发生在小儿的门静脉海绵样变性是一种较罕见的小儿门静脉系统疾病，由先天性或后天性因素所致门静脉主干或分支完全或部分阻塞所致。

八、下腔静脉阻塞综合征

下腔静脉阻塞综合征少见，主要由于血管本身的病变，如血栓形成、栓塞性静脉炎以及肿瘤压迫等所致。病变可分为急性与慢性两型。临床表现为下腔静脉高压症候群已如前述，下腔静脉阻塞如发生在肝静脉入口处以上，其临床表现与巴德 - 基亚里综合征相似。本综合征较突出的特点是下肢静脉压比上肢的显著增高。下腔静脉造影检查对此病的诊断有重要意义，可显示阻塞的部位。

29.2 肝　病

一、肝硬化

各种类型肝硬化在失代偿期时均常有不同程度的腹水。漏出性腹水（或 SAAG ≥ 11g/L）绝大部分见于肝硬化。肝硬化患者出现腹水已为肝功能失代偿期，应同时具有比较明显的肝功能不全及门脉高压的临床表现，结合实验室及 B 超检查，诊断一般并不困难（参见 30.2）。

对已确诊的肝硬化腹水要警惕合并原发性细菌性腹膜炎（据报道占住院病例的 10%~20%）。典型病例有腹膜炎的临床表现，腹水白细胞总数 >500 × 10^6/L 或多形核细胞（PMN）>250 × 10^6/L、细菌培养阳性，诊断并不困难。但有相当部分病例腹膜炎临床表现不典型，此时应仔细分析，腹水细菌培养阴性也不能完全排除腹水合并感染的诊断，如腹水白细胞计数或多形核细胞达到上述标准，则应按合并原发性细菌性腹膜炎治疗。

容易误诊为肝硬化腹水的疾病常见于慢性缩窄性心包炎、巴德 - 基亚里综合征、肝小静脉闭塞症。当见肝大明显而肝功能检查常无明显异常或其异常与腹水严重程

度不平行时，应考虑这些疾病的可能，通过彩色多普勒检查和血管造影可助鉴别。

二、肝癌（原发性或转移癌）

原发性肝癌并发腹水者常见，主要由于门静脉受压、癌栓阻塞或 / 及腹膜转移所致。原发性肝癌腹水的特点：生长迅速，且为进行性，性质为漏出液（无腹腔转移时）或渗出液（有腹腔转移时），血性者不少，有广泛腹膜转移者细胞学检查可发现癌细胞。原发性肝癌发生腹水时一般已属晚期，肝大已达相当程度，可触到肝呈结节状硬实的肿块。约 80% 原发性肝癌 AFP 升高，B 超或 / 及 CT 检查常可确诊。

肝转移癌如转移位于肝门或肝门附近，可压迫门静脉而引起腹水。

三、病毒性肝炎

病毒性肝炎在病程中并发腹水者并非少见，但只见于重症病例。腹水的多少与病情成正比，腹水一般发生于黄疸加重后，为漏出液。

29.3 腹膜疾病

一、腹膜炎症

（一）结核性腹膜炎

结核性腹膜炎是渗出液性质腹水最常见的病因之一。以下情况应考虑本病：①儿童或中青年患者，有结核

病史，伴有其他器官结核病证据；②发热原因不明 2 周以上，伴有结核病毒血症状；③腹痛、腹胀、腹水、腹部压痛和腹壁柔韧感；④腹水为渗出液性质，以淋巴细胞为主，普通细菌培养阴性；⑤血常规白细胞计数稍增高或正常，分类大致正常，红细胞沉降率加快，PPD 皮试阳性或 / 及

γ- 干扰素释放试验阳性。

对于青少年患者,如起病较急,伴有明显结核病毒血症状,特别是有结核病史和伴有其他器官结核病证据,PPD 皮试阳性或及 / γ- 干扰素释放试验阳性,根据上述表现一般可做出临床诊断。予抗结核治疗(2 周以上)有效可确诊。

但对于病程较长,全身结核病毒血症状不明显,以腹水为主要表现的患者,诊断有时颇困难,主要应与同样表现为渗出液性质的腹膜转移癌鉴别。因为临床不时会见到肿瘤原发灶相当隐蔽而已有广泛腹膜转移的病例,这些患者就诊时不一定已呈恶液质,相反结核性腹膜炎病程长的患者亦会有明显消瘦。两者鉴别要点:如腹水量中等或少量,抽液后腹水生长较缓慢,腹水腺苷脱氨酶(ADA)活性增高,PPD 皮肤试验呈强阳性,则临床上较多支持结核性腹膜炎。而腹水 CEA 含量明显升高多见于腹膜转移癌。疑腹膜转移癌时最关键的检查是腹水细胞学检查,如采样及检查方法恰当,该法对腹膜转移癌诊断的阳性率颇高,如腹水找到癌细胞,腹膜转移癌即可确诊。可同时通过 B 超、CT、MRI、内镜等检查寻找原发癌灶(一般以肝、胰、胃肠道及卵巢癌肿常见)。对反复腹水细胞学检查未找到癌细胞而结核性腹膜炎与腹腔肿瘤鉴别有困难者,腹腔镜检查结合活检可明确诊断。

恶性淋巴瘤在未有广泛腹膜转移时,腹水细胞学检查为阴性,此时主要靠 B 超、CT 等检查寻找原发灶,必要时行腹腔镜检查结合活检以明确诊断。

(二)急性胰腺炎并发腹膜炎

急性胰腺炎并发腹膜炎常示病情严重。国内曾报道 7 例以急性弥漫性腹膜炎为突出临床表现,均有移动性浊音,腹水淀粉酶值在 800~3 200U,有人认为腹水淀粉酶超过 300U 即有诊断意义。

(三)肺吸虫性腹膜炎

肺吸虫幼虫可侵入腹膜,引起渗出性腹膜炎症,临床上有腹痛、腹水等症状。在鉴别诊断上须注意与结核性腹膜炎鉴别。腹膜肺吸虫病患者均有相应的流行病学史与肺内肺吸虫病变,痰多呈铁锈色,痰内常可发现肺吸虫卵,肺部 X 线检查可见肺吸虫囊肿征象,腹膜炎经过比较急,在数月内可能自愈,与结核性腹膜炎不同。

(四)系统性红斑狼疮并发腹膜炎

系统性红斑狼疮并发腹膜炎有时也可引起腹水,腹水多呈渗出液性质,量一般不多。详细病史询问及全面体格检查,结合实验室特别是血清自身抗体检查可发现该病特征,不难诊断,关键是要想到这一可能病因。

(五)多发性浆膜炎

多发性浆膜炎是指各浆膜(包括腹膜、胸膜、心包膜等)先后或同时发生渗出性炎症。病因以结核病多见,也见于风湿热、结缔组织病等。临床表现取决于原发疾病,腹水为渗出液。

(六)嗜酸性粒细胞性腹膜炎

嗜酸性粒细胞性腹膜炎较少见但非罕见,病因未明,一般认为是一种变态反应性疾病,可与嗜酸性粒细胞性胃肠炎并存。本病常呈急性发作,并有自发性缓解与周期性发作的倾向,患者一般情况多良好。腹水为渗出液,腹水中有大量嗜酸性粒细胞。外周血嗜酸性粒细胞可增多也可正常。糖皮质激素治疗有效。值得指出的是,腹水常规检查细胞分类中只区分单个核细胞和多形核细胞,此时如遇患者腹水常规有白细胞明显增高并以多形核细胞为主,而患者并无明显发热及中毒症状时,应考虑本病可能,将腹水离心沉淀、涂片做瑞氏染色,如发现分类以嗜酸性粒细胞为主,即可诊断本病。

(七)胆固醇性腹膜炎

胆固醇性腹膜炎罕见,国内仅有少数病例报道。腹水是呈黄色、淡黄色或褐色浑浊的液体,并可见浮游发亮的结晶,镜检可见大量扁平、长方形或梭形的胆固醇结晶体。胆固醇性腹膜炎属继发性病变,系由于腹腔内大量出血或坏死分解析出胆固醇刺激腹膜反应所致。其病理组织学特点是腹腔炎性渗出物中含有较明显的胆固醇脂类物质,腹膜炎病变中有胆固醇肉芽肿形成。报道的病因有结核病、子宫内膜异位症、卵巢黏液囊腺瘤等。

(八)糖衣肝

糖衣肝罕见。本病的特点是由于严重慢性肝周围炎,肝表面覆盖一层厚而发亮、坚韧的纤维膜,类似冻糖。病因尚未明确,一般认为是毒力较弱的细菌引起的浆膜结缔组织慢性增生。本病多发生于中年,早期无症状,晚期出现重度腹水及其他门脉高压表现,类似肝硬化。国内报道病例的腹水为漏出液。腹水一般较顽固,虽然如此,但通常无明显恶病质,也罕有黄疸与上消化道出血,这是与一般肝硬化不同之处,也是提示本病诊断的线索。本病腹水形成的机制较复杂,与腹膜慢性炎症、腹腔淋巴循环障碍、门静脉高压及低蛋白血症有关。腹腔镜检查对糖衣肝的诊断有帮助。国内报道的病例则经手术探查而确诊。肝穿刺活检常不适宜。

(九)原发性细菌性腹膜炎

原发性细菌性腹膜炎又称自发性细菌性腹膜炎,腹腔内无原发病灶。细菌进入腹腔的途径有:血行播散(如肺炎、泌尿系感染、皮肤软组织感染等);上行感染(如女性生殖道感染);直接扩散(如泌尿系感染,细菌可通过腹膜层直接到腹腔);透壁性感染(在某些情况下肠腔内细菌通过肠壁移行至腹腔,在肝硬化腹水、肾病综合征或营养不良时发生的原发性细菌性腹膜炎即属此类)。本病有弥漫性腹膜炎的临床表现而找不到腹腔内原发灶,但有原发感染史或病灶可寻。血常规白细胞增多及中性粒细胞占比增加,腹腔穿刺液呈渗出性、细菌培养阳性。应注意肝硬化腹水合并原发细菌性腹膜炎临床表现可不典型,腹水总蛋白不高,临床应警惕,避免漏诊。肾病综合征或营养不良合并的原发性细菌性腹膜炎也可出现类似上述肝硬化腹水的情况。

(十)继发性细菌性腹膜炎

继发性细菌性腹膜炎为继发于腹腔脏器穿孔、炎症扩散或腹部手术、创伤的细菌性腹膜炎。有明确病因和明显的急性弥漫性腹膜炎表现,诊断不难。

二、腹膜肿瘤

(一)腹膜转移癌

腹膜转移癌是腹腔脏器癌的晚期表现,多由胃、肠、肝、胰、卵巢等脏器的癌播散所引起。其主要临床表现是原发癌的局部症状、恶病质与腹水。腹水生长迅速,穿刺排液后有迅速再行渗漏的倾向。腹水呈渗出液性质,常为血性,腹水细胞学检查可找到癌细胞。有明显原发局部症状者,通过内镜、B超或放射影像学检查证实原发癌的存在,结合腹水细胞学检查找到癌细胞,则腹膜转移癌的诊断并不困难。有些病例肿瘤原发灶相当隐蔽(有些甚至直至患者死亡亦未能检出),但已有广泛腹膜转移,腹水一时又未找到癌细胞,此时诊断有困难,需进行渗出液的鉴别诊断,主要与结核性腹膜炎进行鉴别,鉴别要点见"结核性腹膜炎"。

(二)腹膜间皮瘤

间皮瘤罕见。肿瘤发生于体腔上皮(即间皮),可见于胸膜、腹膜、心包及睾丸鞘膜。国外报道间皮瘤与石棉粉尘接触关系密切,因为从接触石棉到发病需要 20~40 年,因此发病年龄一般大于 40 岁。但是,我国一组 22 例腹膜间皮瘤报道,未能证实石棉接触史,平均年龄 33 岁,80% 病例在 40 岁以下。腹膜间皮瘤可分为局限性和弥漫性两类,前者呈局限性肿块,边界清楚;后者呈浆膜面上散在大小不一的多数肿块,但常有一肿块较其他肿块明显为大(称母瘤)。根据细胞学形态区分为良性和恶性两类,良性多见于局限性间皮瘤,弥漫性间皮瘤多为恶性。但以临床所见肿瘤生物学行为来看,即使组织形态良性者仍有恶性可能,上述我国 22 例腹膜间皮瘤报道,弥漫性间皮瘤 11 例,无论良性与恶性均全部死亡;局限性间皮瘤中 7 例,良性亦仅有 2 例术后长期存活。腹膜间皮瘤主要临床表现为腹痛、腹部肿块和腹水,恶液质见于晚期病例。腹痛为最常见症状,呈剧烈者不少见。腹部肿块见于大部分病例。腹水主要见于弥漫性腹膜间皮瘤,但局限性腹膜间皮瘤亦可有腹水,血性腹水多见。B超和CT检查可见腹盆腔肿块、腹膜局限性增厚或腹膜结节、肠祥粘连及肠壁增厚等表现。本病诊断困难,误诊率极高。腹水细胞学检查如见大量间皮细胞,应考虑本病,如见形态不典型有明显恶性特征的间皮细胞有助诊断。确诊有赖于腹腔镜或剖腹探查,活检或手术标本需结合免疫组化与腹膜转移癌鉴别。

(三)腹膜假性黏液瘤

腹膜假性黏液瘤少见。本病是一种以黏液外分泌性细胞在腹膜或网膜附着而导致腹腔内大量胶冻状黏液腹水为特征的疾病。主要由阑尾或卵巢的黏液囊肿、囊腺瘤、囊腺癌破裂,黏液细胞散播于腹腔所致。该病不同于腹膜转移癌,黏液细胞形态学上呈良性或低度恶性,一般无淋巴转移或远处转移,亦很少浸润邻近脏器,但这些细胞有无限生长的特征,故属低度恶性肿瘤。女性多于男性,多见于中年。起病缓慢。主要临床表现是腹胀、腹痛和腹部包块,虽有腹水存在,但不一定能检查出移动性浊音。B超检查的典型表现为移动性差且有回声不均质的腹水、黏液腹水,包绕肝、脾周围呈扇贝样改变。CT表现与B超类似。用粗针头进行腹腔穿刺,抽出胶冻状液体可拟诊本病。但确诊有赖腹腔镜或剖腹探查及病理学。近年国际上达成了腹膜假性黏液瘤的定义及组织学分类标准,具有诊断、预后估计及指导治疗价值。

29.4 肾 病

慢性肾炎肾病型及肾病综合征可有明显的腹水,为全身性水肿的局部表现。腹水为漏出液。常伴有大量蛋白尿、低蛋白血症、血清胆固醇增高等(参见 37.3)。

29.5 营养障碍疾病

各种原因的营养障碍均可引起全身性水肿,严重时出现腹水。腹水为漏出液,营养改善后症状迅速消失。主要是由于低蛋白血症,或同时伴有维生素 B_1 缺乏所致。

29.6 其 他 原 因

一、乳糜性腹水

乳糜性腹水少见。引起乳糜腹水的病因包括肿瘤、肝硬化、结核、丝虫病、外伤或创伤、先天性淋巴管发育异常等,在心衰、巴德-基亚里综合征等门脉高压情况下因淋巴回流受阻亦可引起乳糜性腹水。肾病综合征时亦偶见乳糜腹水,发病机制未明。国内一组 22 例乳糜腹水病因分析,首要病因是恶性肿瘤,其次是肝硬化和结核,儿童则以先天性淋巴管畸形多见。乳糜腹水呈乳白色或肉色、浑浊、不透明,比重 1.012~1.018,总蛋白 >30g/L,三酰甘油明显高于血清(一般高于 5.2mmol/L)。苏丹Ⅲ显色及乳糜试验阳性是诊断乳糜性腹水的重要检查。腹腔感染时,脓细胞脂肪变性、坏死,亦可呈乳糜外观,称假性乳糜液,其主要成分是胆固醇,上述两项检查均为阴性,可资鉴别;有时真性乳糜液可仅为微浊,易漏诊,如做上述两项检查,可避免乳糜性腹水漏诊。

放射性核素淋巴管显像或 X 线淋巴管造影常可发现病变部位,但不能显示肠干淋巴管及其分支的病变。口服 ^{13}C- 软脂酸后,检查腹水 ^{13}C 含量,可反映乳糜液经肠干淋巴管漏入腹腔,且有助于判断漏出程度。

二、胰源性腹水

胰源性腹水少见。腹水是由于胰液通过胰管裂隙或包裹不全的胰腺假性囊肿缓慢渗漏至腹腔形成的。腹水多发生在慢性胰腺炎的基础上,患者多有酗酒史,少数有腹部外伤史,极少数有急性胰腺炎发作史。主要症状为逐渐加重的腹胀,伴食欲减退、乏力、消瘦等。主要特点是腹水淀粉酶高于血清淀粉酶。腹水蛋白量大多增高。ERCP 有时可发现胰管瘘口。

三、胆汁性腹水

胆汁性腹水是指腹腔内胆汁样积液,而不伴有典型腹膜炎的症状和体征。病因多为胆系手术后、肝胆系损伤等,亦可见于肝硬化腹水伴黄疸。

四、腹腔恶性淋巴瘤

腹腔恶性淋巴瘤平均发病年龄较腹膜癌病约低 10 年。患者常有不同程度的发热,呈不规则型或弛张型热。腹水为漏出液,借此可与结核性腹膜炎相鉴别。本病的腹水一般不呈血性,而腹膜癌腹水不少为血性。腹腔恶性淋巴瘤的诊断见相关内容(参见 32.2)。

五、甲状腺功能减退症

甲状腺功能减退症有时可出现腹水,发病机制未明。腹水可较大量,可伴有胸腔积液与心包积液。大多数报道的病例腹水蛋白质含量常在 2.5g/L 以上,但白细胞计数不高。有报道 SAAG 增高,但报道不一致。当遇到腹水蛋白质高而白细胞计数不高,在排除常见腹水病因后要考虑甲状腺功能减退症。结合临床表现和实验室检查诊断不难。应用甲状腺制剂治疗后腹水可完全消退。

六、梅格斯综合征

此综合征少见,有三大病征:盆腔肿瘤(绝大多数是卵巢纤维瘤)、腹水与胸腔积液。国内报道的病例腹水比重 1.016~1.020,细胞数常在 400×10^6 以下,蛋白质含量常在 30g/L 以上,量多少不一。也有个别病例有大量胸腔积液而无明显的腹水。肿瘤出血时腹水可呈血性。此综合征具有重要鉴别诊断意义,如及时确诊,即使患者的全身状况较差,也可进行手术治疗,术后症状迅速消失。

七、POEMS 综合征

国内文献报道以腹水为首发症状的 POEMS 综合征 1 例。腹水为渗出液。患者出现腹水 3 个月之后才出现 POEMS 综合征的典型周围神经病变等症状和体征。作者认为当渗出性腹水不能用常见肿瘤、结核病、结缔组织病等病因解释时,应考虑 POEMS 综合征的可能,给予有关的检查,以期早期明确诊断。

本综合征是罕见的与浆细胞有关的多系统疾病。表现为慢性进行性多发性神经病,肝、脾等脏器肿大,内分泌功能障碍如闭经、阳痿等,普遍性淋巴结肿大伴血请 M 蛋白出现,皮肤病变如弥漫性色素沉着、皮肤增厚粗糙、多毛等,可并发浆膜腔积液。上述症状中多发性神经病与浆细胞病多存在,当有上述 5 项中 3 项以上且排除其他慢性周围神经病可诊断。

八、尿瘘

由各种原因引起的非外伤性膀胱自发性穿孔的尿瘘可表现为腹水。如查腹水肌酐,见腹水肌酐明显高于血肌酐。B 超及 CT 检查可发现病因。

(胡品津)

参考文献

[1] OEY RC, VAN BUUREN HR, DE MAN RA. The diagnostic work-up in patients with ascites: current guidelines and future prospects. The Netherlands Journal of Medicine, 2016, 74: 330-335.

[2] 陈旻湖. 331 例腹水病因分析. 新医学, 1995,(增刊): 11.

[3] 王艳彩, 赵新颜, 贾继东. 血清腹水白蛋白梯度对腹水病因的鉴别. 首都医科大学学报, 2006, 27 (4): 460-463.

[4] 吴晓芝. 702 例浆膜腔积液恶性细胞学检查分析. 中国医科大学学报, 2000, 29 (5): 385.

[5] 周曾芬. 腹腔镜、腹腔穿刺液细胞学和影像学检查对腹部疾病诊断的比较. 中华普通外科学杂志, 2001, 16 (3): 161.

[6] 宋群生. 腹腔镜对腹水疑难病因诊断的价值 - 附 72 例病例分析. 北京医科大学学报, 1995, 27 (3): 223.

[7] 胡丽霞. 心包缩窄 209 例临床分析. 中华内科杂志, 1983, 22 (3): 134.

[8] 张玉珍. 柏 - 查综合征 100 分析. 中华消化杂志, 1988, 8: 300.

[9] 管珩. 布加氏综合征 58 例报告. 中华医学杂志, 1991, 71: 144.

[10] 秦成勇. 柏 - 查综合征的病学探讨. 中华内科杂志, 1999, 38 (6): 397.

[11] 姚树新. 彩色多普勒血流成像与彩色多普勒能量图对布加综合征的诊断价值. 中国超声诊断杂志, 2004, 5 (6): 422.

[12] 徐克. Budd-Chiari 综合征血管病变的分型. 中华放射学杂志, 2003, 37 (10): 896.

[13] 叶定国. 以柏 - 查综合征为首症状的急性淋巴白血病一例. 中华血液学杂志, 1998, 19 (1): 9.

[14] 史丹. 原发性肾病综合征合并布加综合征 16 例. 实用医学杂志, 2004, 20 (11): 126.

[15] 侯景贵. 肝小静脉闭塞病 - 附二例报告. 中华内科杂志, 1980, 19 (3): 187.

[16] 陈卫星. 土三七致肝小静脉闭塞病 2 例. 中华肝脏病杂志, 2005, 13 (5): 394.

[17] 胡亮钉. 骨髓移植后肝静脉闭塞病四例. 中华血液学杂志, 1999, 20 (8): 440.

[18] 许建明. 肝小静脉闭塞病全国多中心临床调研分析. 中华医学会第 11 次全国消化系疾病学术会议, 2011 年.

[19] 李红伟, 刘金朝, 黄勇华, 等. CT 及 DSA 在肝小静脉闭塞症鉴别诊断中的应用. 医学影像学杂志, 2017, 27 (10): 1937-1940.

[20] 董晓秋. 门脉海绵状变性的病因病理及其声像图特点. 中华超声影像学杂志, 2001, 10 (8): 510.

[21] 祝缮珠. 结核性腹膜炎 330 例临床分析. 中华内科杂志, 1983, 22 (6): 352.

[22] 陈旻湖. 嗜酸粒细胞性腹膜炎 2 例报告. 新医学, 1996, 27 (1): 29.

[23] 杨钟坦. 胆固醇性胸膜炎及腹膜炎各一例. 中华医学杂志, 1957,(4): 309.

[24] 张金坤, 陈大龙, 许康祥. 胆固醇腹膜炎 1 例报告并文献复习. 中国医学创新, 2014, 11 (5): 108-109.

[25] 徐成斌. "糖衣肝"一例报告. 中华内科杂志, 1965, 13 (3): 284.

[26] 李德霖. 糖衣肝一例. 中华内科杂志, 1985, 24: 610.

[27] 王承培. 腹膜间皮瘤 24 例分析. 中华医学杂志, 1982, 62 (12): 741.

[28] 刘珠凤. 恶性腹膜间皮瘤九例报告. 中华医学杂志, 1995, 75 (2): 120.

[29] GARCÍA-FADRIQUE A, MEHTA A, MOHAMED F, et al. Clinical presentation, diagnosis, classification and management of peritoneal mesothelioma: a review. J Gastrointest Oncol, 2017, 8: 915-924.

[30] 李洪君. 腹膜假性粘液瘤 14 例临床分析. 中华肿瘤杂志, 1997, 19 (6): 469.

[31] 张桂英. 25 例腹膜假性粘液瘤的临床分析. 中华消化杂志, 2002, 22 (7): 443.

[32] 杨维良. 腹膜假性粘液瘤 18 例的诊断与治疗. 中华普通外科杂志, 2002, 17 (8): 493.

［33］ CARR NJ, CECIL TD, MOHAMED F, et al. A consensus for classification and pathologic reporting of pseudomyxoma peritonei and associated appendiceal neoplasia: The results of the Peritoneal Surface Oncology Group International (PSOGI) Modified Delphi Process. Am J Surg Pathol, 2016, 40: 14-26.

［34］ 凌奇荷. 乳糜腹水八例报告及病因探讨. 中华内科杂志, 1980, 19 (1): 51.

［35］ 梁秀珍. 乳糜腹水 22 例的病因分析. 中华内科杂志, 1999, 38 (8): 530.

［36］ 王景平. 口服 ^{13}C- 软脂酸诊断乳糜腹水. 中华内科杂志, 1996, 35 (6): 382.

［37］ 冯晚宏. 胰源性腹水一例. 中华内科杂志, 1996, 35 (9): 586.

［38］ 宋少伟. 胰源性腹水 2 例报告. 中国实用外科杂志, 1997, 17 (9): 534.

［39］ 马富. 外伤性胰源性腹水 3 例. 肝胆外科杂志, 1997, 5 (6): 363.

［40］ JI JS, CHAE HS, CHO YS, et al. Myxedema ascites: case report and literature review. J Korean Med Sci, 2006, 21: 761-764.

［41］ 许显福. 内科所见梅格斯综合征二例报告. 中华消化杂志, 1985, 5: 263.

［42］ 张启宇. 以腹水为首先症状的 POEMS 综合征一例. 中华内科杂志, 1996, 35 (1): 54.

［43］ 刘海燕. 以腹水和肝脾肿大为主要表现的 POEMS 综合征二例. 中华消化杂志, 2005, 25 (5): 310.

［44］ PEETERS P, COLLE II, SENNESAEL J, et al. Relapsing ascites and uremia due to urinary bladder leakage. Eur J Intern Med, 2001, 12: 60-63.

30

肝 大

肝大从形态上可分为弥漫性肿大和局部占位两大类。病因繁多,临床诊断时可先初步区分为感染性与非感染性疾病。根据突出的伴随症状或体征选择合理的实验室检查和影像学检查,逐步缩小鉴别范围,必要时行组织学检查进一步明确诊断。

【如何确定肝大】

如成年人仰卧和侧卧位吸气时,可触及肝称肝大(hepatomegaly)。肝的触诊和叩诊是检查肝增大的重要临床方法。正常成年人肝上界一般在右锁骨中线第五肋间,下界在肋缘下,大多不可扪及。正常情况下肝右叶下缘在剑突下2~3cm,但由于被腹直肌掩盖,常不易扪及。肝触诊判断肝大需注意以下影响因素:5岁以下儿童、少数正常成人尤其青年人、瘦长体型者,多孕妇女在深吸气时,肋缘下1~2cm可触及到肝,边缘锐利,质软,无压痛;多饮水、饭后及运动后肝也可暂时性增大;在肺气肿、右侧胸腔大量积液、膈下脓肿、严重胸廓畸形时,肝因位置下移也可被触及。

正常肝大小为25cm(长径)×15cm(上下径)×16cm(前后径)。

病理性肝大肝质地多不正常,表面不光滑,有压痛。大小可分轻度(肋下触及1~3cm)、中度(肋下3~5cm)、重度(平脐)。肝的硬度通常也可区分为三度:一度(Ⅰ°),质柔软,触诊时如指按口唇的硬度,这是正常肝的硬度;二度(Ⅱ°),略硬,如指按鼻尖的硬度,一般见于各期肝炎、肝脓肿、血吸虫病、脂肪肝等;三度(Ⅲ°),硬度明显增加,如指按两眉之间的硬度,可见于慢性肝炎、肝硬化、晚期血吸虫病、恶性肿瘤等。按病变范围可分为弥漫性和局限性肝大,前者由于普遍性肝病变所致,后者由于肝内占位性病变如肿瘤、脓肿、囊肿等所致,通过常规超声、CT或磁共振检测可判断肝大范围。

【肝大的诊断步骤】

临床上对已发现的肝大,体格检查要注意肝的质地、表面与边缘情况,有无触痛、压痛及叩击痛,以及某些特殊表现,如波动感、搏动、震颤等,并结合病史、临床表现与实验室检查资料全面分析。

临床诊断时大致有两种思路:一是先将其分为感染性与非感染性疾病,再将其分为几个亚类,逐步缩小、过滤具体到某一种疾病;另一种思路是根据突出的伴随症状或体征与疾病的关联性确定诊断方向,再逐一鉴别筛查。临床上一般可两种思路交叉、综合应用。

(一)病史采集要点

1. **病史资料** 流行病史常能为肝大提供诊断线索。患者是否来自血吸虫病、包虫病(棘球蚴病)、疟疾、黑热病流行地区;有无进食生鱼;有无输血、注射史。肝硬化患者往往有肝炎、黄疸、慢性酒精中毒等病史。

2. **伴随症状**

(1)发热:急性病毒性肝炎起病时常有短暂低度发热。细菌性感染(细菌性肝脓肿、化脓性胆管炎、胆囊炎)常有寒战、高热、伴明显毒血症。原发性肝癌多数不热或仅有低热,少数亦可有持续高热或周期性发热,肝结核、肝结节病、肉芽肿性肝炎可有长期低热。

(2)肝区疼痛:病毒性肝炎引起者多为隐痛。肝脓肿、肝癌可有剧烈而持续的痛。胆囊炎、胆管炎的疼痛常为阵发性。

(3)黄疸:出现于发热、乏力和消化道症状数日后者,为黄疸型病毒性肝炎典型表现。胆石症、肿瘤引起明显胆道梗阻压迫时,黄疸为主要症状。胆石引起的黄疸常在腹痛后迅速出现,如梗阻缓解,黄疸可迅速消退。

(二)体格检查重点

1. **肝检查** 肝大的程度、形态、质地、表面状态,有无压痛、叩痛、波动或搏动等。

2. **脾脏检查** 同时引起脾大者要注意慢性肝炎、肝硬化、血吸虫病、慢性疟疾、慢性白血病、骨髓纤维化等。

3. **伴随肝硬化特有征象** 如皮肤色素沉着、蜘蛛痣、肝掌、男性乳房发育、睾丸萎缩、杵状指等。门脉高压症如腹壁静脉曲张、脾大、腹水等。

4. **皮肤改变** 皮肤的色素、瘙痒抓痕、紫癜、黄疸等。

5. **心脏检查** 有无心率增快、杂音、心音遥远以及有无颈静脉怒张、气急、下肢水肿等,可提示主要疾病是否在心脏。

6. **一般状态** 显著消瘦、恶病质见于肿瘤患者及肝硬化失代偿期。

(三)实验室及器械检查

1. **血液学检查** 白细胞增多提示有细菌性感染或阿米巴肝脓肿,白细胞减少提示病毒性感染或有脾功能亢进。红细胞及血红蛋白增多可偶见于原发性肝癌,红细胞及血红蛋白减少见于脾功能亢进等。血涂片还应注意有无幼稚细胞及疟原虫等病原体。

凝血机制异常见于肝硬化、重症肝炎、长期阻塞性黄疸等。

高球蛋白血症见于慢性自身免疫性肝炎、慢性病毒性肝炎及肝硬化。胆汁性肝硬化时,IgM增高尤为明显。

2. **粪便检查** 粪便中找到溶组织阿米巴滋养体,提示肝大为阿米巴病。疑为华支睾吸虫病或血吸虫病时,应从粪便找虫卵或孵化。

3. **肝功能检查** 有肝大者应行肝功能检查,包括胆红素、转氨酶、碱性磷酸酶、γ-谷氨酰转肽酶、白蛋白、球蛋白、蛋白电泳、凝血酶原时间等,可根据病情做全部项目或选择一部分。肝细胞损害时转氨酶可明显升高,阻塞性黄疸时血清胆红素、碱性磷酸酶、γ-谷氨酰转肽酶可显著升高，慢性活动性肝炎和肝硬化时白蛋白下降、球蛋白升高。如胆红素、各种酶类、蛋白质、凝血酶原时间均正常而肝大原因不明，可做吲哚菁绿（Indocyanine green，ICG）滞留试验。在一些肝病如肝硬化、肝转移性肿瘤、肝肉芽肿性病变、肝淀粉样变及药物不良反应，ICG 滞留可能是唯一的最早的改变。

4. **免疫学检查** 各型肝炎病毒的血清特异性抗原和抗体的检测对诊断病毒性肝炎有重要意义。其他的病毒性肝炎如黄热病、风疹、巨细胞病毒感染和传染性单核细胞增多症，均可通过血清抗体效价增高或病毒分离阳性而获诊断。钩端螺旋体病、梅毒、弓形虫病、血吸虫病、华支睾吸虫病、阿米巴病等也可通过血清抗体的检测而协助诊断。甲胎蛋白的检测对诊断原发性肝癌很有价值。原发性胆汁性肝硬化除 IgM 明显增高外，血清抗线粒体抗体阳性率可高达 90% 以上。慢性活动性肝炎和自身免疫性肝炎可有自身抗体如抗核抗体及抗肝细胞膜抗体、抗肝特异性蛋白抗体等阳性。

5. **B超检查** B超检查可作为肝大患者首选的影像学检查方法。对肝脓肿、肝囊肿、脂肪肝、肝癌、肝血管瘤、肝硬化、胆石症等肝胆疾病均有很高的诊断准确率。超声造影检查可以进一步协助判断肝内占位的性质。

6. **CT检查** CT 对软组织器官成像无重叠现象，不受脂肪组织和胃肠积气的影响，分辨率高，定位准确，可增强扫描，能使肿瘤更清楚显示，以及更好地区别肝良恶性占位性病变。

7. **其他影像学检查** X 线胸腹平片在肝脏肿时可有右侧膈肌抬高、运动受阻、胸腔积液和右下肺阴影等，在肝肿瘤、脓肿或囊肿时常有局限性肝大或右膈局限性隆起。磁共振显像可显示肝静脉、门静脉系统的血管结构，对肝内占位性病变的鉴别诊断也有重要价值。肝血管造影可测定门静脉压力，了解门静脉和肝静脉系统的梗阻情况，对肿瘤的诊断及手术切除可能性、切除范围的估计也有一定帮助。

8. **肝穿刺活组织检查** 对难以确诊的黄疸型肝炎、肝硬化、肝肿瘤、酒精性或药物性肝病、肝肉芽肿病、代谢异常性肝病等可通过肝穿活检确诊。肝穿刺也是细菌性和阿米巴性肝脓肿诊断和治疗的重要方法。

9. **腹腔镜检查** 各期肝炎的肝外观在腹腔镜窥视下呈一定的特征性表现。腹腔镜检查及在直视下肝穿刺活组织检查对诊断原发性肝癌、转移性肝癌、肝硬化、肝炎、肝结核、肝血吸虫病及其他不明原因的肝大均有较大价值，对鉴别肝外梗阻和肝内胆汁淤积也有一定的帮助。

【肝大的常见原因】

常见的引起肝大的疾病见表 30-1。

表 30-1　引起肝大的常见疾病分类

Ⅰ 感染性肝大	（一）心源性肝大
一、病毒性感染	（二）巴德 - 基亚里（Budd-Chiari）综合征
二、细菌性感染	（三）肝小静脉闭塞病
（一）急性梗阻性化脓性胆管炎	三、淤胆性肝大
（二）细菌性肝脓肿	四、代谢性肝大
（三）肝结核	（一）脂肪肝
（四）布鲁菌性肝病	（二）血色病
（五）肝梅毒	（三）肝淀粉样变性
（六）伤寒	（四）肝豆状核变性（Wilson 病）
（七）放线菌病	（五）肝糖原贮积病
（八）回归热	（六）其他原因的代谢障碍性疾病
三、寄生虫性感染	五、肝硬化
（一）阿米巴肝病	六、肝肿瘤与肝囊肿
（二）疟疾	（一）原发性肝癌
（三）血吸虫病	（二）继发性肝癌
（四）华支睾吸虫病	（三）其他肝肿瘤和囊肿
（五）肝包虫病（棘球蚴病）	（四）肝炎性假瘤
（六）肝片吸虫病	（五）肝结节性再生性增生
Ⅱ 非感染性肝大	七、血液病性肝大
一、中毒性肝大及药物性肝损伤	八、结缔组织病性肝大
二、淤血性肝大	

【肝大原因鉴别诊断流程】

见图 30-1。

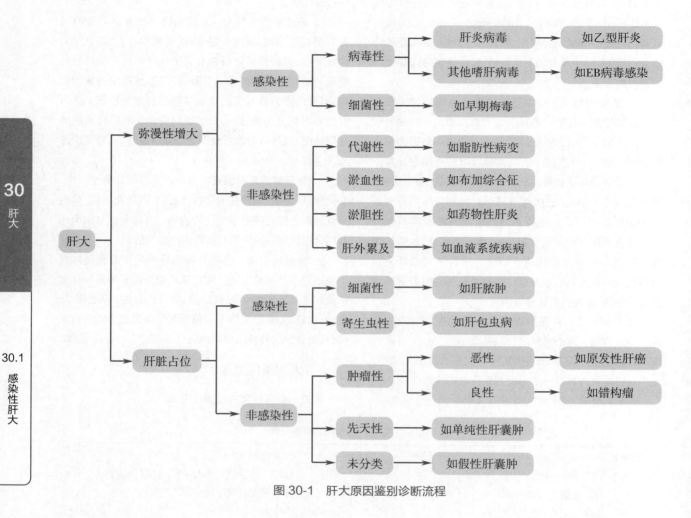

图 30-1　肝大原因鉴别诊断流程

30.1　感染性肝大

一、病毒性感染

病毒性肝炎的临床分型及临床诊断依据已讨论（参见 28.2）。临床诊断必须有肝炎病毒学检测结果的证实，并做出病原学诊断。我国 2000 年制定的病毒性肝炎防治方案中，关于病原学诊断的标准如下。

（一）病原学分型

目前，病毒性肝炎的病原至少有五型，即甲型肝炎病毒（HAV）、乙型肝炎病毒（HBV）、丙型肝炎病毒（HCV）、丁型肝炎病毒（HDV）及戊型肝炎病毒（HEV）。

关于庚型肝炎病毒 C（GB Virus C/hepatitis G virus，

GBV-C/HGV）和输血传播病毒（transfusion transimitted virus，TTV）致病性问题尚有争议，且目前国内外尚无正式批准的诊断试剂可供检测，因此，不宜将 GBV-C/HGV 和 TTV 纳入常规病毒性肝炎的实验室检测。

（二）各型病毒性肝炎病原学诊断依据

1. **甲型肝炎**　急性肝炎患者血清抗 -HAV IgM 阳性，可确诊为 HAV 近期感染。在慢性乙型肝炎或自身免疫性肝病患者血清中检测抗 -HAV IgM 阳性时，判断 HAV 重叠感染应慎重，须排除类风湿因子（RF）及其他原因引起的假阳性。接种甲型肝炎疫苗后 2~3 周 8%~20% 接种者可产生抗 -HAV IgM，应注意鉴别。

2. **乙型肝炎** 有以下病毒学标志物阳性,可诊断为现症 HBV 感染:①血清 HBsAg 阳性;②血清 HBV DNA 阳性;③血清抗 -HBc IgM 阳性;④肝内 HBcAg 和 / 或 HBsAg 阳性,或 HBV DNA 阳性。

(1)急性乙型肝炎诊断:必须与慢性乙型肝炎急性发作鉴别。诊断急性乙型肝炎可参考下列指标动态改变:① HBsAg 效价由高到低,HBsAg 消失后抗 -HBs 阳转;②急性期抗 -HBc IgM 效价高,抗 -HBc IgG 阴性或低水平。

(2)慢性乙型肝炎诊断:HBsAg 阳性或 HBV DNA 至少一项阳性持续 6 个月以上。

(3)慢性 HBV 感染诊断:HBsAg 持续阳性 6 个月以上,无任何临床症状和体征,肝功能正常,肝组织学没有显著炎症及纤维化。

3. **丙型肝炎**

(1)急性丙型肝炎诊断:临床符合急性肝炎,血清或肝内 HCV RNA 阳性;或抗 -HCV IgG 阳性,但无其他型肝炎病毒的急性感染标志。

(2)慢性丙型肝炎诊断:临床符合慢性肝炎,除外其他型肝炎,血清抗 -HCV IgG 阳性,或血清和 / 或肝内 HCV RNA 阳性。

4. **丁型肝炎**

(1)急性丁型肝炎的诊断

1)急性 HDV、HBV 同时感染:急性肝炎患者,除急性 HBV 感染标志阳性外,血清抗 -HDV IgM 阳性,抗 -HDV IgG 低效价阳性;或血清和 / 或肝内 HDVAg 及 HDV RNA 阳性。

2)HDV、HBV 重叠感染:慢性乙型肝炎患者或慢性 HBsAg 携带者,血清 HDV RNA 和 / 或 HDVAg 阳性,或抗 -HDV IgM 和抗 -HDV IgG 阳性,肝内 HDV RNA 和 / 或肝内 HDVAg 阳性。

(2)慢性丁型肝炎诊断:临床符合慢性肝炎,血清抗 -HDV IgG 持续高效价,HDV RNA 持续阳性,肝内 HDV RNA 和 / 或 HDVAg 阳性。

5. **戊型肝炎** 急性肝炎患者血清抗 -HEV IgM 阳转,或斑点杂交法或逆转录聚合酶链反应法(RT-PCR)检测血清和 / 或粪便 HEV RNA 阳性。

(三)确立诊断

凡临床诊断为急性、慢性、重型、淤胆型肝炎或肝炎肝硬化病例,经病原学或血清学特异方法确定为某一型的肝炎时即可确诊。两种或两种以上肝炎病毒同时感染者称为同时感染(co-infection)。在已有一种肝炎病毒感染基础上,又感染另一型肝炎病毒称为重叠感染(super-infection)。

确诊的肝炎病例命名是以临床分型与病原学分型相结合,肝组织病理学检查结果附后。

1. 病毒性肝炎,甲型(或甲型和乙型同时感染),急性黄疸型(或急性无黄疸型)。

2. 病毒性肝炎,乙型(或乙型和丁型重叠感染),慢性(中度),G2 S3(炎症活动程度 2 ;纤维化程度 3)。

3. 病毒性肝炎,丙型,亚急性重型,腹水型,早期(或中期或晚期)。

4. HBsAg 携带者近期感染另一型肝炎病毒时可命名如下:①病毒性肝炎,甲型(或戊型),急性黄疸型;② HBsAg 携带者。

对甲、乙、丙、丁、戊五型肝炎病毒标志均阴性者可诊断为:急性肝炎,病原未定;或慢性肝炎,病原未定。

其他多种病毒性感染(如传染性单核细胞增多症、巨细胞病毒感染等)均可引起肝细胞损害而表现为肝大、转氨酶升高,但多有该病自身临床特征及实验室检查的变化,可资鉴别。

二、细菌性感染

(一)急性梗阻性化脓性胆管炎

急性梗阻性化脓性胆管炎可因肝充血与胆汁淤积而致肝大。本病以寒战(或恶寒)与发热、右上腹痛、胆汁淤积性黄疸为主征(参见 28.4)。

(二)细菌性肝脓肿

细菌性肝脓肿常以恶寒或寒战、高热、右上腹疼痛、肝大与压痛为主要症状起病。疼痛可向右肩放射(右叶脓肿)。有时出现黄疸。白细胞常明显增多与中性粒细胞核左移。提示细菌性肝脓肿的诊断是,在腹腔化脓性感染或败血症病程中出现肝大与疼痛。如患者急性阑尾炎或其他腹腔化脓性疾病手术之后,突然出现上述症状,应考虑此病的可能性。肝脓肿诊断标准为符合以下条件之一:①超声引导穿刺病变腔抽吸出脓液;②肝手术发现脓肿;③结合影像学表现和临床症状,以及抗菌治疗后病情缓解诊断。但早期病例或并发其他疾病时易漏诊,脓肿未液化时易与肝恶性肿瘤混淆。糖尿病及胆道疾病,如胆石症、胆囊炎及胆系恶性肿瘤致胆总管狭窄时易并发逆行性感染是肝脓肿危险因素,而隐源性肝脓肿在国内报道高达 40.5%。

细菌性肝脓肿尚可区分为单发性与多发性两种,但临床上难准确判别。通常可根据临床表现初步判别。多发性细菌性肝脓肿发病通常急骤,病程短,且高热、寒战、恶心、呕吐等症状皆较严重,肝两叶同时肿大,多有脾大,白细胞增多较显著,原发病如化脓性阑尾炎、化脓性胆管炎、败血症等较易查出。原发病灶不明与起病缓慢者以单发性脓肿为多见。有局限性隆起者也支持单发性肝脓肿。肝大为常见体征,达 60%~90%,肝区压痛或叩击痛更常见。病变浅在者可有局限性腹膜刺激症状。小而深的脓肿可无任何体征。

细菌性肝脓肿的病原菌主要为肺炎克雷伯菌与大肠杆菌，少数为铜绿假单胞菌、金黄色葡萄球菌、变形杆菌等。伤寒杆菌性肝脓肿罕见，通常为单发性，位于右叶。

B超、CT及MRI均可定性诊断肝脓肿，文献报道超声敏感性达97%，CT和MR准确性均超过95%。应用B超诊断肝脓肿，对其部位、数量、大小都能较明确的提示。但是，超声诊断肝脓肿也有时误诊，主要是将已有液化的肝内肿瘤误诊为肝脓肿，也有将肝脓肿误诊肝癌等者，超声造影结合密切的临床动态观察可减少误诊率。过去常将肝脓肿误诊为急性胆囊炎，自超声检查广泛应用以来已大为减少。胆囊炎常有各种原因的胆道梗阻为发病基础，胆囊区压痛与肌紧张较明显，且有胆囊触痛征。

细菌性肝脓肿须与阿米巴肝脓肿相区别，后者40%~50%患者有肠阿米巴病或腹泻病史，起病较慢，常无高热与明显的白细胞数增多，肝大常较明显，脓液呈巧克力样（棕褐色）色，有时可找到溶组织阿米巴滋养体。脓液常较细菌性肝脓肿多，一次穿刺抽得100ml以上者多见。抗阿米巴治疗有效。

由于胆总管结石或胆道蛔虫梗阻所致的肝脓肿通常为两叶多发性，这是由于胆道系统感染后，细菌（通常为大肠杆菌）沿肝内小胆管播散所致，同时被堵塞的肝内胆管有明显的扩张或憩室形成，并于局部形成脓肿，故也称为"胆管性肝脓肿"。

细菌性肝脓肿又须与右膈下脓肿相区别。膈下脓肿同样也发生于腹部手术后或腹部化脓性感染之后。在上述情况时患者仍有脓毒血症症状存在，而未发现化脓性病灶，且触诊右肋缘或右背部沿第十二肋骨有压痛，听诊右肺底呼吸音减弱或消失，提示此病的诊断线索。X线透视发现横膈上升与固定、膈下有气泡与液平面，即可确定诊断。超声也有助于与肝脓肿相鉴别，并有助于穿刺的定位。B超引导下定位穿刺排脓对肝脓肿的诊断和治疗有重要价值，必要时可置管引流。脓液细菌培养可指导抗生素的使用。

（三）肝结核

原因未明的肝大患者具有以下情形时应警惕肝结核的可能性：①长期不明原因的发热，发热特点是多呈弛张型热，不伴发冷而多有盗汗，尤其是青壮年人伴有结核病史的患者。②合并右上腹痛、食欲缺乏、消瘦、乏力、盗汗等结核中毒症状。③患糖尿病、艾滋病及应用免疫抑制药等免疫力相对低下的患者。如同时有体内其他脏器的结核病灶，则可能性更大。患者肝大多伴自觉痛与触痛。红细胞沉降率加快。中等度贫血。白细胞计数多属正常或减少。半数有肝功能损害，为胆红素增高、白蛋白降低

和球蛋白升高、ALP增高及染料排泄试验异常。

肝结核不是一个独立的疾病，常系全身性结核播散的一部分。也有些病例临床上主要表现为肝病病征，而缺乏体内其他结核病灶的病征，且有些肝病的临床表现已很明显，并经肝活检证明为肝粟粒型结核，但X线肺部检查仍为阴性。因此，临床上一般对以肝病表现为主的肝内结核，同时伴有不大明显或隐伏的体内其他结核病灶，均称之为"原发性"肝结核。

由于肝结核无特异性病征，临床上难以做出诊断，易误诊为伤寒、慢性黄疸型或无黄疸型肝炎、肝硬化、肝脓肿、慢性胆囊炎甚或肝癌与恶性淋巴瘤。多数病例需要肝穿刺活检才能明确诊断。有认为青年人未明原因的发热，伴肝或上腹胀痛、肝大伴触痛、食欲减退、中度贫血、白细胞数减少或正常、红细胞沉降率加快、肝功能损害，提示本病的诊断。结核菌素试验阳性、γ-干扰素释放试验阳性，有结核病或脓肿者，B超、CT或MRI可发现占位性病变。腹腔镜检查诊断肝结核安全而可靠，在直视下做粟粒结节活检，效果远胜于盲目的肝穿刺。诊断肝结核病的组织学标准是肝组织抗酸染色，镜下见到伴有干酪样坏死性肉芽肿，但敏感率不足25%。

（四）布鲁菌性肝病

布鲁菌性肝病临床上可表现为急性肝炎、慢性肝炎与肝硬化三型。急性肝炎型类似急性无黄疸型病毒性肝炎，有发热、食欲减退、厌油、腹胀、恶心、呕吐、肝大与压痛、血清絮状与浊度反应阳性等表现，但患者有相应的波状热流行病史，发热体温较高、时间较长，有关节痛、多汗等症状，血清布鲁菌凝集反应阳性、血培养可证明布鲁菌，均有助于两者的鉴别。

慢性肝炎型常有间歇的微热，病程迁延，主要表现为原因未明的肝、脾大，如同时伴有关节炎及睾丸炎，则有助于与慢性无黄疸型病毒性肝炎相鉴别。慢性肝炎型布鲁菌病时，血及骨髓培养阳性率较低，血清布鲁菌凝集效价可较低甚至阴性。故上述检查阴性结果未能除外此病，有怀疑时宜进一步做组织培养。

肝硬化型可出现门静脉高压症状与显著脾大，如病原学与血清学检查未能证实此病，可考虑肝穿刺活检，一般发现布鲁菌性肉芽肿的机会较高。

（五）肝梅毒

肝梅毒临床上罕见，皮疹是最常见的临床表现（77.9%），其次是疲劳或食欲缺乏、黄疸、发热等非特异症状。体格检查显示肝大（53.6%）、淋巴结肿大（30.9%）、脾大（14.4%）和葡萄膜炎（8.2%）。肝活检病理学镜下可见门脉区或肝小叶的炎性细胞浸润，肝细胞坏死，多核巨细胞肉芽肿，胆汁淤积和纤维化，经Warthin-starry银染色发现螺旋体可确诊。

成年人梅毒均为后天性，常发生于感染后的第二期与第三期，因此有早期梅毒与后期梅毒之分。

早期肝梅毒的特点是弥漫性肝炎，多有黄疸、肝大的症状，临床上可与散发性病毒性肝炎相混淆。其不同点为患者有梅毒接触或感染史，缺乏明显的胃肠道症状，而有其他二期梅毒病征，红细胞沉降率加快，血清梅毒反应常为阳性。抗梅毒治疗有良好疗效，也有助于诊断。

后期肝梅毒的特点是树胶肿形成。树胶肿痊愈时形成瘢痕组织，引起肝变形，在肝表面形成深沟，将肝分为多个大小不等的部分——分叶肝。肝大而表面凹凸不平，质硬，一般无压痛。驱梅疗程往往显著缩短。患者全身情况佳良，梅毒血清反应阳性率高达 90%，特别有助于诊断。鉴别诊断上须注意肝癌，因肝癌也可有不规则的肝大。肝癌为进行性恶性变，当有明显肝大时全身情况较差，甲胎蛋白、梅毒血清反应等检查均有助于与肝梅毒鉴别。

（六）伤寒

伤寒是由伤寒杆菌经消化道侵入而引起的急性传染病。典型病例以持续发热、全身中毒症状、相对缓脉、玫瑰疹、脾大与白细胞减少等为特征。30%~40% 有肝大，多为轻至中度肿大，重者可有黄疸。实验室检查：病程中白细胞数减少，分类中淋巴细胞相对增加，嗜酸性粒细胞减少或消失。血培养、骨髓培养等发现病原体。血培养早期可阳性，第 7~9 天时阳性率可达 90%。骨髓培养阳性率较血培养高，尤适用于已用抗生素治疗但血培养阴性者。肥达反应中 "O" 效价 ≥ 1∶80 和 "H" 效价 ≥ 1∶160 者，可以诊断为伤寒。一般在第 2 周阳性率增高。

（七）放线菌病

本病系肠道放线菌病的后果，尤其是阑尾和盲肠放线菌病。放线菌可直接扩散，或经门静脉散布至肝。影像学方面，肝放线菌病的病灶与恶性肿瘤样改变类似，也可呈囊性或脓肿样病灶，病灶边缘模糊不清楚，需活检或术后病理检查确诊。肝放线菌病在显微镜下主要以脓液或组织发现类菊花团样的放线菌菌落确诊，脓肿周围可见大量巨噬细胞、中性粒细胞。

（八）回归热

回归热是回归热螺旋体引起的急性传染病。其临床特点是急起急退的发热，伴全身酸痛、肝大、脾大，重症有黄疸和出血倾向。继无热间歇期后，又可出现周期性一次或多次的反复发作。临床表现：潜伏期平均约 1 周（虱传型 2~14 天，蜱传型 4~9 天）。有时可有头晕、乏力、低热等 1~2 天的前驱症状。绝大多数起病急骤，畏寒、寒战，继以高热，剧烈头痛和全身肌肉骨骼疼痛为突出症状，以腓肠肌明显。2/3 肝大伴压痛，3/4 脾脏明显肿大。部分患者有恶心、呕吐等。体温在 1~2 天可达 40℃ 左右，大多呈持续型，少数为弛张型或间歇型。发热持续 6~7 天后体温骤降，伴以大汗，甚至出现休克症状。在无热间歇期间，患者除感虚弱无力外，其他症状减退或消失，肝大、脾大及黄疸等也随之消失。经过平均 7~9 天的间歇期后，多数患者再度出现全身症状，复发后往往症状较轻，病程也较短。以后间歇期逐渐延长。诊断：有典型的临床表现，如急起发热，伴剧烈头痛、全身肌肉和关节酸痛、肝大、脾大、皮疹及黄疸等，结合当地流行情况、季节、个人卫生情况或野外作业史做出初步诊断。当发热呈回归型并有多次复发者则诊断可基本成立。从周围血液或重症患者的尿、脑脊液中发现螺旋体或接种小白鼠阳性均可确立诊断。血清特异性抗体增高 4 倍以上也有助于诊断。

三、寄生虫性感染

（一）阿米巴肝病

阿米巴肝炎与阿米巴肝脓肿合称为阿米巴肝病。此病是肠阿米巴病的重要并发症。

阿米巴肝病的早期表现是阿米巴肝炎。阿米巴肝炎无特征性症状，通常表现为原因未明的持续发热，其特点是缓慢起病而无寒战，一般为中等度弛张热，肝轻度至中等度肿大并有压痛。血象示白细胞常轻度或中等度增多（一般不超过 $15 \times 10^9/L$），分类计数中性粒细胞占 85%~90%，合并轻度核左移。黄疸少见，有之亦为轻度。如患者有痢疾病史或证实曾患肠阿米巴病，尤值得怀疑。如已排除其他原因（特别是败血症）的感染性肝大，应进行甲硝唑诊断性治疗，以免酿成肝脓肿。

如已形成肝脓肿，全身症状较为明显，肝区痛较剧，常向肩部放射，局限性压痛也较显著。局限性压痛通常位于右侧腋前线与腋中线之间的第七、八肋间，对提示诊断有意义，在未有超声诊断时，诊断性穿刺部位通常在压痛点进行。80% 的脓肿位于右叶，如位于顶部，X 线透视可发现右膈局限性隆起；如位于左叶，钡餐透视可发现胃压迹与移位。超声诊断肝脓肿有重要价值，可显示脓肿的大小与部位，对诊断性与治疗性穿刺（左叶脓肿时须慎重）有帮助。阿米巴肝脓肿的特征性表现是脓液呈棕褐色，镜检可发现溶组织阿米巴滋养体，但阳性率不高。形成肝脓肿后肝大更加显著，下界可平脐，压痛明显。

国内报道在阿米巴肝病患者做反复的十二指肠引流，约 2/3 病例可在胆汁（尤以 C 液中）检出阿米巴滋养体。此法对阿米巴肝病有早期诊断价值，尤其在高度怀疑此病而超声检查阴性时。

阿米巴肝病是容易误诊与漏诊的肝病之一。此病在国内分布甚广，尤以华南、华东一带比较多见。误诊的原因大多由于医师对此病注意不够，同时也可能由于此病的表现多样化。有些病例可能由于病变在肝内进展缓慢，或曾接受不规则的抗生素(四环素族、红霉素)治疗,致病情稍受抑制,肝脓肿呈慢性经过,此时患者全身情况较差、发热、消瘦、肝大而硬、压痛可不明显,易被误诊为肝癌。另外,晚期肝癌的中心部液化,超声表现与肝脓肿相似,也应注意。诊断性抗阿米巴治疗以及血清甲胎蛋白测定常有助于两者的鉴别。如无禁忌证(如出血倾向等),在超声定位下小心进行诊断性穿刺,对两者鉴别有重要帮助。

阿米巴肝病的血清学诊断,目前认为以间接血凝试验(IHA)检测阿米巴抗原较有价值,特异性高,高效价(1:128 以上)常见于阿米巴感染。阿米巴肝脓肿脓液中仅20%~50% 病例可检出阿米巴滋养体,可采取脓液沉淀的上清液做阿米巴抗原检查,阳性结果对诊断有较大的帮助。

少数阿米巴性肝脓肿合并细菌感染,大多为大肠杆菌,脓液有粪臭味。

(二)疟疾

疟疾是疟原虫经蚊传播而引起的寄生虫病。疟原虫经血液侵入肝细胞和红细胞内寄生繁殖,使红细胞成批破裂而发病。疟疾临床特点为间歇性定时发作的寒战、高热,继以大汗而缓解。多次发作后脾明显肿大,伴贫血。半数以上伴有肝大,多为轻度肿大,约1/3 病例有压痛。临床表现:间日疟潜伏期短者为 13~15 天,长者达 6 个月以上;三日疟潜伏期为 24~30 天;恶性疟潜伏期为 7~12 天;卵形疟潜伏期为 13~15 天。部分患者有前驱症状,如疲倦、乏力、头痛、肌肉酸痛、食欲减低等。典型的发作为周期性寒热发作,隔日一次或 3 天一次。发热时有明显的寒战、高热和大汗,伴头痛、肌肉酸痛、乏力、恶心、呕吐。继以症状明显缓解。恶性疟者可出现凶险发作,如脑型疟疾,表现为急起高热、剧烈头痛、呕吐、谵妄。血涂片中易查见疟原虫。严重者可发生脑水肿、呼吸衰竭而致患者死亡。过高热型表现为持续高热,体温可达42℃,谵妄,继以昏迷、抽搐,可于数小时内死亡。

诊断:①流行病学资料,有在疟疾流行地区居住或旅行史,近年有疟疾发作史或近期接受过输血。②有典型的临床表现。③血象中白细胞数正常或减少,分类中大单核细胞增多。寒战发作时取血涂片染色查疟原虫,或做厚血片检查及骨髓穿刺涂片检查疟原虫。血中或骨髓显微镜镜检查到疟原虫是确诊的金标准。疟疾快速诊断试纸作为利用疟原虫抗原免疫反应的新型疟疾检测技术,适合早期筛查。疟疾尚处于血中疟原虫密度较低水平(<50/μl),镜检法难以观察到原虫,荧光定量 PCR 法可作为镜检法的补充。④亦可用氯喹(3 天)做诊断性治疗。治疗后体温下降,症状消失不再出现者可拟为疟疾。

(三)血吸虫病

急性血吸虫病约 80% 有肝大。肝大的程度与病情相平行,其出现也早,至病程的 4~5 周达高峰,重症者肝下缘可达脐下,叩击痛与压痛都很明显。特别是剑突下的压痛是本病的重要体征。重症病例肝区可有剧痛,放射至肩部,右上腹壁紧张,易被误诊为肝脓肿。肝功能改变主要表现为间质反应,而肝实质损害较轻(白蛋白与球蛋白比值的异常百分率随肝大程度而增加,但转氨酶升高程度较轻,大多在 200U 以下)。其他的表现包括发热、腹痛、腹泻及咳嗽、胸痛、气喘等呼吸道症状。

轻症慢性血吸虫病患者多无自觉症状,或有轻度消化不良症状,体格检查常可发现轻度肝、脾大。血吸虫尾蚴接触史提供重要的诊断线索。血吸虫抗原皮内试验与超声检查也有辅助诊断意义。直肠镜活检血吸虫卵阳性率相当高,对此病诊断有重要意义。

重症病例晚期发展为肝硬化,肝此时多已缩小,但部分病例仍可触及,表面呈结节状,硬度明显增加。可出现脾大、腹水、食管 - 胃底静脉曲张、下肢水肿等肝硬化失代偿期的表现。此时诊断应追溯既往病史,血吸虫抗原皮内试验、酶联免疫吸附法、间接血球凝集法和胶体染料试纸法检测血吸虫抗体也有辅助诊断价值。有人发现晚期病例直肠黏膜活检仍易找到虫卵。

(四)华支睾吸虫病

华支睾吸虫寄生于肝内胆管中,对肝实质损害较轻。轻症华支睾吸虫感染无肝大,也无自觉症状,但重症感染则常有轻度或中等度肝大。国内一组病例报道有肝大者为 59.9%,且多伴有压痛。患者多诉倦怠无力,或尚有食欲减退、上腹饱胀、腹痛、腹泻、恶心、呕吐等症状。有吃生的或未熟透的鱼(受感染的鱼)史提供此病的诊断线索。超声检查有比较特别的波形,肝内胆管可有扩张,有一定的辅助诊断价值。粪便和胆汁虫卵检查可确定诊断。集卵法较易从粪便中发现虫卵。逆行胆管造影可显示胆总管扩张及成虫在胆管聚积形成的充盈缺损。

由于上述的症状和部分病例血清谷丙转氨酶活性升高,此病易误诊为病毒性肝炎。此病时,丙氨酸氨基转移酶活性升高通常在 300U 以下,全身症状与消化系症状一般也较肝炎轻,且各有不同的流行病学史,肝炎病毒标志物检测有助于两者的鉴别。

特别是急性华支睾吸虫病,症状酷似急性病毒性肝炎,诊断主要依据病史与华支睾吸虫抗原皮试。

另外,华支睾吸虫病常为肝胆道感染和胆石症的发病基础,并由此导致胆囊炎、胆石症或胆管炎性肝炎,反复的十二指肠胆汁引流有助于诊断。血中嗜酸性粒细胞增多,ELISA 可检查血清特异性抗体或血清循环抗原。

(五)肝包虫病(棘球蚴病)

包虫病多见于牧区,最多发生于肝。肝大为肝包虫病必有的体征,最多位于右叶,通常为单房性(囊型肝包虫病)。早期往往有类似胆囊炎的症状,心前区有胀满感,进食后上腹部不适,恶心,有牵引性钝痛,或伴有肩部放射痛。囊肿位于右叶顶部时,X线透视下右膈肌呈半圆形隆起;囊肿位于肝中心时,常引起肝普遍性肿大;囊肿靠近肝下缘时,往往可触及肋缘下一个半圆形突出的、表面平滑的硬块,随呼吸而上下移动,指压呈硬韧而富有弹性的囊样感;在巨大的单房性囊肿可试出包虫囊震颤感。囊肿压迫胆总管时引起阻塞性黄疸;压迫门静脉时可引起腹水。

多房性肝包虫病也称泡型肝包虫病,是肝包虫病的一种异型,肝呈软骨样硬度,表面凹凸不平,酷似肝癌、肝硬化或肝梅毒,超声检查表现多样性与复杂性、类似肝癌的波型,须结合全面检查材料鉴别之。

肝包虫病的诊断根据:

1. 患者有与犬密切接触史,肝大(尤其是局限性者)而肝病症状不明显,血中嗜酸性粒细胞增多。

2. 影像学检查 X线检查右膈变形或蛋壳样钙化的囊壁;超声检查显示肝内含充满液体的囊腔,超声造影及多普勒技术可以判断病灶内部无血流信号且造影剂充盈缺损,而病灶周边则有连续或短棒状血管环绕,评估优于普通超声。CT在早期单囊型、多子囊型病灶下呈均匀的液体低密度影,而后期包虫失去活性,囊壁发生钙化,则表现为边缘点状、线样高密度影,当边缘全部钙化后,形成典型"蛋壳样"改变。磁共振成像在显示囊型包虫病灶的囊膜和子囊或泡球蚴的小囊泡,以及胆管与病灶的关系方面具有优势,尤其对合并感染、破裂的复杂类型不典型包虫病例有重要辅助诊断价值。

3. 皮内抗原试验(Casoni 法) 取 0.2ml 1:(4~100)倍稀释的无菌包虫抗原液注入患者皮内,阳性反应时出现一个潮红硬结,直径 23mm 以上,典型者呈蟹足状红斑。单纯性包虫病阳性率 75% 左右,有囊肿破裂等合并症后,初期阳性率高达 95%,但在某些变态反应疾病和蠕虫病也可呈假阳性。阴性反应约 95% 可除外包虫病。

4. 血清补体结合试验 70%~80% 患者(有活包虫寄生的)血清中可证明特异性补体结合抗体。

近年,日本学者通过简单的酚/氯仿法从粗制的泡球蚴提取物中分离出一种 C 抗原,对诊断泡型肝包虫病的敏感性和特异性分别为 95% 与 100%。

肝顶部包虫囊肿有时与位于肺底者甚难鉴别,下列 X 线征象可供参考:①肺包虫囊肿与胸腔内壁之间可有空隙,肋膈角常存在,而肝顶部囊肿间膈肌突出,占满胸腔下部,与胸腔内壁之间的空隙和肋膈角均消失。②肝顶部包虫囊肿常使心脏移位,而肺底部囊肿仅在较大之时才使心脏轻度移位。③肺包虫囊肿与膈肌所形成的角度多为锐角,而在肝顶部囊肿多为钝角。必要时可采用人工气腹以鉴别之。

(六) 肝片吸虫病

肝片吸虫病主要在家畜中传播,以羊为主要终宿主,人饮用被囊蚴污染的生水或食用被囊蚴污染的水生植物而感染。国内有局部流行的存在。

本病急性期以发热、腹痛、进行性肝大、贫血、肝功能损害、嗜酸性粒细胞增多、高球蛋白血症为主要表现。慢性期表现为右上腹疼痛、恶心、食欲减退、肝大、阻塞性黄疸等,易被误诊。诊断须根据流行病学史、粪便或十二指肠引流中找到肝片吸虫卵。

30.2 非感染性肝大

一、中毒性肝大及药物性肝损伤

药物和化学制剂进入人体引起的肝损害,常导致肝大和黄疸(参见 28.1)。

二、淤血性肝大

(一) 心源性肝大

淤血性肝大是心包炎或右心衰竭的重要病征。急性心包炎时,表现有心前区疼痛、心脏压塞症状和全身症状。心包积液迅速发生时,表现为心动过速,心浊音界扩大、心音遥远、奇脉,心排血量明显下降,可导致休克。缓慢发生的心包积液或缩窄性心包炎,除心率增快外,可见静脉压显著升高,肝大伴触痛、腹水、颈静脉怒张、皮下水肿、肝颈静脉反流征阳性等循环淤血表现,收缩压下降、脉压减少、脉搏细弱、出现奇脉。肝大和压痛系右心衰竭早期表现,多发生于皮下水肿之前。肝大以剑突下为明显,肝区疼痛且有触痛。右心衰竭突然加重时,肝急剧肿大,随心力衰竭好转而缩小。长期慢性右心衰竭引起心源性肝硬化时,肝触诊质地较硬,压痛不明显,常伴黄疸、腹水及慢性肝功能损害。

(二) 巴德-基亚里(Budd-Chiari)综合征

本病是指肝静脉流出道阻塞所引起的以肝排血障碍为主要表现的综合征。临床表现和阻塞部位、程度及起病缓急有关,常分为急性、亚急性和慢性三种,以慢性型最常见，易和肝硬化混淆，但一般无病毒性肝炎病史。患者肝窦扩张、淤血，肝肿痛，大量腹水，肝尾叶增大为其特征（该病诊断参见 29.1）。

（三）肝小静脉闭塞病

本病少见，可引起肝大与腹水，病征与巴德 - 基亚里综合征相似，应注意鉴别（参见 29.1）。

三、淤胆性肝大

多种病因引起的胆汁淤积均可引起不同程度的肝大，病程长者可发展为胆汁性肝硬化（发生胆汁淤积的疾病参见 28.4）。

四、代谢性肝大

（一）脂肪肝

脂肪肝是由多种疾病和病因引起的肝脂肪性变。患者常有慢性长期饮酒史，或因蛋白质、热量摄入不足而营养不良，或有肥胖症、代谢综合征、糖尿病史。随着我国居民饮食结构的变化及乙醇消耗量的增加，脂肪肝的发病率在上升。脂肪肝一般分为酒精性脂肪肝和非酒精性脂肪肝。酒精性脂肪肝是酒精性肝病中的一个类型。在酒精性肝病的组织学改变，酒精性脂肪肝出现最早，出现率也最高，早期无明显临床症状，可有轻微肝区不适、隐痛、肝大、食欲减退等（酒精性肝病及非酒精性脂肪性肝病诊断标准参见 28.2）。

（二）血色病

血色病（hemochromatosis）又称古铜色糖尿病，是一种铁储存过多疾病，分为遗传学和继发性两大类。前者目前研究证实存在 5 个 HH 相关突变基因，并据此将遗传性血色病分为 4 型：其中 Ⅰ～Ⅲ 型均为常染色体隐性遗传，Ⅳ 型为常染色体显性遗传。临床上罕见。典型病象有皮肤色素沉着、肝大、糖尿与性功能减退。肝轻度或中等度增大，表面平滑，中等硬度，可有轻压痛，发展为肝硬化时肝缩小而硬度明显增加。病程长，发病多在中年以后，但国内报道也有发生于青壮年。男性罹患远多于女性。皮肤灰棕色或古铜色色素沉着可遍及全身，但以颜面、颈项及前臂等暴露部位较明显，黏膜多不受累，此点与慢性肾上腺皮质功能减退症有别。

此病具有典型病象者不多，故甚易漏诊。如发现患者有皮肤色素沉着与硬度增加的肝大，应考虑此病的可能性。皮肤试验（Fishbach 法）在本病时显示普鲁士蓝反应，有辅助诊断价值，但肝组织活检的诊断意义更大，可见含铁血黄素或黑色素沉积，普鲁士蓝染色阳性。结合基因测序发现血色沉着病基因（hemochromatosis gene，HFE）突变点并有文献报道相关位点具有致病性即可确诊。

血清铁蛋白（ferritin）水平是反映体内铁储存量的指标，其血清中浓度与血色病病情相平行。血色病时血清铁蛋白可达到正常人的 5~10 倍，有重要诊断意义。血清铁及转铁蛋白饱和度（男性 >50%、女性 >45%）也可显著增高。CT 或 MRI 检查肝有过量铁沉积的改变。

遗传性血色病应注意与继发性血色病鉴别。①其他慢性肝炎或肝硬化继发的肝铁沉积：如酒精性肝硬化、慢性丙型肝炎和非酒精性脂肪性肝病患者，但肝铁含量远低于遗传性血色病，有原发病的特征作为鉴别。②慢性贫血继发的血色病：常起于长期大量输血或长期大量应用铁剂之后，而铁主要沉积于单核 / 吞噬细胞，有贫血，如地中海贫血则有不同的致病基因可鉴别。

血色病可发展为肝硬化，与门脉性肝硬化的临床表现相似。

（三）肝淀粉样变性

肝淀粉样变性非常少见，可分为继发性与原发性两型，继发性者均为全身性，常可证明原发病的存在。国内仅有少数全身性淀粉样变伴有肝淀粉样变病例报道。临床上如患者有质硬、无压痛、表面光滑而边缘钝的肝大，同时伴有慢性化脓性感染（特别是慢性骨髓炎、慢性肺脓肿等）、结核病、类风湿关节炎等疾病时，应考虑此病的可能性。可有巨舌症，对提示原发性型的诊断有意义。黄疸一般不存在。肝功能损害极轻，甚至有广泛的肝淀粉样变性时也是如此。如有大量蛋白尿、血清胆固醇升高而血压正常，提示兼有肾淀粉样变性。还可累及心脏、胃肠道等，引起充血性心力衰竭、小肠吸收不良。阳性刚果红试验（90%~100% 可被吸收）是诊断此病的重要检查方法，但阴性未能排除此病。如试验结果不满意，可考虑肝穿刺活检，活检标本也可采自牙龈、皮肤、肌肉等组织。近年来发现一些没有上述相伴疾病的原发性全身性（包括肝）淀粉样变性病例，其临床表现与上述同，但脏器中的淀粉样物质对刚果红的亲和力可甚低，故刚果红试验不少呈阴性而需由活检来确诊。

伴有肝、脾大的淀粉样变性，须与门脉性肝硬化相区别，主要仍根据肝大程度与肝功能损害程度不平行，病理是确诊的金标准，以肝血管壁、汇管区、窦周淀粉样物质沉积为特征，其他脏器的淀粉样变性与刚果红试验阳性。

（四）肝豆状核变性（Wilson 病）

此病发病与铜代谢失常有关，有明显家族史，属于常染色体隐性遗传，多见于儿童和青少年。本病一般起病缓慢，少数急性发病。多数病例有肝功能损害，并可发展为肝硬化，但临床上可有不同程度的表现。患者多以神经症状为主而就诊，如震颤、流涎、手足徐动、特殊步态等。较少以肝病为主要症状而就诊，少数患者就诊时神经症状可未出现，此时易被误诊为肝炎肝硬化。

目前公认,患者血清铜蓝蛋白浓度和血清铜氧化酶活性均较正常人明显降低,因而是诊断肝豆状核变性最有用的指标,也是本病与原发性胆汁性肝硬化和慢性活动性肝炎相鉴别的主要生物化学指标,因后两者血清铜蓝蛋白浓度和血清铜氧化酶活性均在正常范围。角膜可见色素环亦有助诊断。肝活检肝细胞有铜颗粒沉积。检测 *ATP7B* 基因突变进行基因诊断。

(五)肝糖原贮积病

糖原贮积病是一种罕见的先天性糖类代谢失常遗传性疾病,主要侵犯肝、心肌、肾及肌肉等器官。此病通常发生于幼儿或儿童时期,主要临床表现是肝大、低血糖、高血脂与高胆固醇、酮尿、发育迟滞等。患儿常有软弱、乏力、厌食、体重减轻、腹胀、呕吐等症状。肝明显肿大,表面平滑,质较硬而无压痛。多数患儿不能存活至成年。葡萄糖耐量曲线上升后降落甚慢;胰高血糖素试验血糖升高反应不敏感(正常注入 0.5mg 后 10~20 分钟空腹血糖上升 3~4mmol/L,本病患者上升 <0.1mmol/L),均为诊断此病比较可靠的试验。疑难病例肝活检有决定性诊断意义,可见大量糖原颗粒累积,结合基因检测发现致病性基因突变可确诊。

(六)其他原因的代谢障碍性疾病

戈谢(Gaucher)病、尼曼-匹克(Niemann-Pick)病等也可引起肝大,但通常以脾大较明显(参见 31.2)。

五、肝硬化

肝硬化是各种慢性肝病发展的最终结局。引起肝硬化病因很多:①病毒性肝炎(乙型、丙型和丁型肝炎病毒感染),称肝炎性肝硬化;②长期大量饮酒(一般为每日摄入酒精 80g 达 10 年以上),称酒精性肝硬化;③非酒精性脂肪性肝炎;④长期胆汁淤积,称胆汁性肝硬化;⑤肝静脉回流受阻(如慢性充血性心力衰竭、缩窄性心包炎、巴德-基亚里综合征等);⑥遗传代谢性疾病(如肝豆状核变性、血色病、α1-抗胰蛋白酶缺乏症);⑦长期接触工业毒物或药物;⑧自身免疫性肝炎;⑨血吸虫病,称血吸虫性肝硬化。在我国以肝炎肝硬化多见,欧美国家以酒精性肝硬化多见。有些病例经各种检查仍然病因不明者称隐源性肝硬化,占肝硬化病例的 5%~10%。新近国外研究证明,相当部分非酒精性脂肪性肝炎可发展为肝硬化,因此认为非酒精性脂肪性肝炎是仅次于酒精和病毒性肝炎导致肝硬化的第三大病因,亦可能是所谓隐源性肝硬化的真正病因,目前我国尚缺乏有关研究资料。

多数肝硬化患者起病隐匿,病程发展缓慢,可隐伏数年至 10 年以上(少数因短期大片肝坏死,可在数月后发展为肝硬化)。早期可无症状或症状轻微,当出现腹水或并发症时,临床上称为失代偿期肝硬化。

代偿期肝硬化:症状轻且无特异性,可有乏力、食欲减退、腹胀不适等。患者营养状况一般,可触及肿大的肝、质偏硬,脾可肿大。肝功能检查正常或仅有轻度酶学异常。常在体格检查或手术中被偶然发现。

失代偿期肝硬化:临床表现明显,可发生多种并发症。此时肝反缩小而不被触及。失代偿期肝硬化临床上以肝功能减退和门静脉高压为主要表现(表 30-2)。

表 30-2　肝硬化的主要临床表现

(一)肝功能减退
1. 全身症状:乏力、体重下降、肌肉萎缩
2. 消化系统表现[a]:食欲减退、腹胀、腹泻、腹痛、消化性溃疡患病率增加
3. 贫血和出血倾向[b]
4. 内分泌紊乱相关表现:肝病面容和皮肤色素沉着(黑色素生成增加);蜘蛛痣、肝掌、性功能减退、男性乳房发育、闭经、不孕(肝对雌激素灭活减少);糖尿病患病率增加(肝对胰岛素灭活减少);易发生低血糖(肝糖原储备减少)
5. 黄疸

(二)门静脉高压
1. 门体侧支循环开放:食管-胃底静脉曲张、痔核、腹壁静脉扩张
2. 脾大及脾功能亢进
3. 腹水[c]

注:[a]. 门静脉高压参与(胃肠道充血、水肿并致胃肠运动功能失调);[b]. 门静脉高压参与(脾亢);[c]. 肝功能减退参与(肝合成白蛋白减少致低蛋白血症)。

失代偿期肝硬化诊断并不困难,依据下列各点可做出诊断:①有病毒性肝炎、长期大量饮酒等可导致肝硬化的有关病史;②有肝功能减退和门静脉高压的临床表现;③肝功能试验有血清白蛋白下降、血清胆红素升高及凝血酶原时间延长等指标提示肝功能失代偿;④B 超或 CT 的辅助诊断以及内镜发现食管-胃底静脉曲张。代偿期肝硬化的临床诊断常有困难,对慢性病毒性肝炎、长期大量饮酒者长期密切随访,注意肝、脾情况及肝功能试验的变化,如发现肝硬度增加,或有脾大,或肝功能异常变化,B 超检查显示肝实质回声不均等变化,肝弹性超声成像检测肝硬度增高,应注意早期肝硬化,必要时肝穿刺活检可获确诊。

在肝硬化的病因学鉴别诊断中应注意的一些问题:有些少见的遗传代谢性疾病(如肝豆状核变性)常易漏诊,已如前述;慢性缩窄性心包炎可引起肝大、腹水,如不

注意,会误诊为肝炎肝硬化;巴德-基亚里综合征常有明显门脉高压表现如脾大、腹水、腹壁静脉曲张及食管-胃底静脉曲张,常被误诊为隐源性肝硬化。这些疾病均有明显脾大、病情与常见病因的肝硬化(如肝炎、肝硬化和酒精性肝硬化)失代偿期肝功能试验的异常程度常不平行,此时应考虑这些少见疾病,相应检查多可鉴别。鉴别的重要意义在于这些疾病如能及早解除病因,病情多可恢复。

血吸虫病性肝硬化与肝炎肝硬化或酒精性肝硬化不论在病理学上与临床上均有差别。血吸虫病性肝硬化引起门静脉高压症状常较早和较重,脾大的发生率较多,巨脾症也多,食管与胃底静脉曲张破裂出血较多见。另一方面,平均发病年龄较轻,肝功能损害常较门脉性肝硬化为轻,因上消化道大出血而诱发肝性脑病的也较少见,因此,患者在脾切除术与门脉分流术后,预后也较门脉性肝硬化为好。此外,并发原发性肝癌者也较门脉性肝硬化为少。

附:

(一)原发性胆汁性肝硬化

原发性胆汁性肝硬化(PBC)病因未明,发病与免疫机制有关。罹患大多为中年妇女,起病缓慢,最常见的首发症状为无黄疸的皮肤瘙痒。常在黄疸发生前数月至两年出现瘙痒。黄疸亦可与皮肤瘙痒同时出现,但很少先有黄疸然后才有皮肤瘙痒。中年女性,有皮肤瘙痒,特别是不伴有黄疸,而有血清碱性磷酸酶活性增高,应考虑PBC的可能。

体格检查发现肝、脾大,色素沉着常见。黄疸患者并发症可有脂肪泻、低血钙、高胆固醇血症、脂溶性维生素缺乏症、病理性骨折等。血清抗线粒体抗体(AMA)阳性率为84%~96%,对本病有诊断价值。B超、CT、ERCP有助于明确肝外胆管有无阻塞,有鉴别诊断意义。

中年妇女,起病徐渐,主诉皮肤瘙痒,伴有或不伴有黄疸,体格检查肝、脾大,实验室检查符合胆汁淤积性黄疸,血清AMA阳性,效价常在1:128以上,具有特征性意义,或伴血清IgM增高,肝活检符合PBC的组织学改变,可确诊为原发性胆汁性肝硬化。

原发性与继发性胆汁性肝硬化均可并发黄色瘤,有人称为黄色瘤胆汁性肝硬化。此病临床上少见,国内仅有少数病例报道。发病年龄在30~50岁,全为女性。黄色瘤可分为斑状与结节状两种。前者好发于眼睑;后者好发于四肢的伸侧,尤以肘关节的伸侧多见,呈对称性分布。

(二)IgG4相关肝病

IgG4相关肝病为IgG4相关疾病累及肝所引起的非胆管病变,同样属于新定义的IgG4相关疾病,表现为炎性肿块或汇管区炎症,前者以淋巴浆细胞型炎性假瘤为主,需与其他肝肿瘤相鉴别;后者需与自身免疫性肝炎鉴别。病理学诊断标准定为诊断IgG4相关疾病的金标准,其中满足任何以下两种主要组织学特点即可确诊:①弥漫性密集淋巴浆细胞浸润;②纤维化,至少局部形成席纹状(或车辐状);③闭塞性静脉炎。免疫组织化学染色检测弥漫性IgG4阳性浆细胞浸润是重要诊断依据。IgG4/IgG阳性浆细胞数比例>40%是必备条件,而诊断肝胆胰病变需手术切除组织>50个IgG4阳性浆细胞/高倍视野,或活检组织>10个IgG4阳性浆细胞/高倍视野。

六、肝肿瘤与肝囊肿

(一)原发性肝癌

原发性肝癌在国内的发病率甚高,尤以华东与华南地区。发病年龄多在31~50岁。大批病理材料显示:肝细胞癌占82.9%,胆管细胞癌11.5%,混合细胞癌5.6%;男性发病显著高于女性(8.54:1),与病毒性肝炎及肝硬化多见于中青年男性有关。

本病起病缓慢,早期症状常不明显,不少患者因进行性消瘦、食欲缺乏而就诊,体格检查方发现肝大。凡年龄在30岁以上的男性患者,有进行性消瘦,肝大而硬、呈结节状,或兼有右季肋部疼痛者,须考虑原发性肝癌。此病多发生于肝硬化基础之上,两者的硬度与表面情况相似,但如患者无黄疸而血清γ-谷氨酰转肽酶活性明显增高,则有利于原发性肝癌的诊断。甲胎蛋白(AFP)现已广泛用于肝细胞癌的普查、诊断、判断治疗效果、预测复发。肝细胞癌AFP阳性率为70%~90%。在生殖腺胚胎瘤、少数转移性肿瘤如胃癌以及孕妇、肝炎、肝硬化,AFP可呈假阳性,但升高不如肝癌明显。目前多用放射免疫法(RIA)或AFP单克隆抗体酶免疫(EIA)快速测定法检测。两者方法灵敏、准确、便捷,无需特殊设备,适于普查。AFP浓度通常与肝瘤大小呈正相关。在排除妊娠、肝炎和生殖腺胚胎瘤的基础上,AFP检查诊断肝细胞癌的标准为:①AFP>400μg/L,持续4周;②AFP由低浓度逐渐升高不降;③AFP>200μg/L的中等水平持续8周。

活动性慢性肝炎和肝硬化病例有20%~45%的AFP呈低浓度阳性,多不超过200μg/L,常先有血清ALT(GPT)明显升高,AFP呈同步关系,一般在1~2个月内随病情好转、ALT下降而下降。如AFP呈低浓度阳性持续达2个月或更久,ALT正常,应特别警惕亚临床肝癌的存在。

AFP异质体,临床上常遇到良性肝病的AFP值明显升高(>400μg/L)或原发性肝癌的AFP值偏低(<400μg/L),因此根据血清AFP浓度难以鉴别良恶性肝病。

在AFP阴性的原发性肝癌,联合检测异常凝血酶原、岩藻糖苷酶(AFU)等可提高诊断阳性率。

肝癌的定位诊断,各种影像学检查方法依次为:肝动脉造影 1~2cm 直径,CT ≤ 2cm,B超灰阶扫描 2~3cm,放射性核素肝扫描 3~5cm。选择性肝动脉造影国内报道成功率达 96%,且能发现直径 1cm 的小肝癌,诊断价值大,但为侵入性检查方法。CT 和 MRI 为非侵入性检查法,临床较常应用。如果肝占位直径 ≥ 2cm,CT 和 MRI 两项影像学检查中有一项显示典型肝癌的特征,或肝占位直径为 1~2cm,CT 和 MRI 两项均显示肝癌的特征,可诊断肝癌。近年来发展的正电子发射计算机断层显像(PET)可准确显示解剖结构复杂部位的复发转移灶、钆塞酸二钠 MRI 检查对提高 ≤ 1.0cm 肝癌的诊断有重要价值。也可用 B 超或 CT 引导下肝穿刺活检进行诊断。

(二)继发性肝癌

肝内转移癌最多起源于胃、肠、胰腺、子宫、卵巢、前列腺、膀胱、乳房、肺与腹膜后组织的癌。确诊须发现原发癌与肝内转移癌的存在。肝内转移癌通常为多数性,触诊可发现肝大而质硬,常有数量不定的大、小结节,呈弥漫性浸润者甚少。碱性磷酸酶、乳酸脱氢酶、γ- 谷氨酰转肽酶活性在相当早期可有较明显的增高。B 超、CT、MRI、PET 等影像学检查方法对鉴别原发性肝癌和继发性肝癌以及发现继发癌灶有重要意义。但也有少数患者可始终不能发现原发癌灶。

(三)其他肝肿瘤和囊肿

1. **肝囊肿** 肝囊肿是指先天性、非寄生虫性肝囊肿,可单发或多发,常合并其他脏器的囊肿。囊肿可孤立单发,也可局限累及一叶或弥漫性累及全肝,囊肿大小不等,大者可达数十厘米,小者如针尖。多数患者囊肿发展非常缓慢或发展至一定程度即停止。但少数人囊肿虽缓慢生长,最终压迫周围脏器而产生症状。肝囊肿近半数合并肾囊肿,部分多囊肝合并胰腺囊肿,合并脾囊肿者极少。

临床表现:本病女性多见,大多无明显症状,全身情况良好,有症状者多在 40~50 岁时出现。有症状者多呈上腹胀,部分伴有右上腹隐痛、肝区不适、消化不良症状,或以上腹部肿物为首发症状。

并发症:少见。囊内出血肝区疼痛加重,囊肿急剧增大,但多为小量出血。囊肿破裂致腹膜炎,囊液对腹膜刺激较轻微,故腹膜刺激征不明显。囊肿继发感染,多发性弥漫性囊肿晚期常发生门脉高压、腹水、胸腔积液以及肝衰竭。个别孤立性囊肿有报道发生癌变,特别是囊壁有不规则结节时应疑及癌变。

辅助检查:B 超检查是当前最有效而无创伤的一种检查方法,它能确定病灶大小、数量,分布部位,并能与肝外囊肿、寄生虫性囊肿以及病灶液化相鉴别,同时发现是否伴有肾、胰、脾等脏器囊肿。腹部平片检查可见肝影增大,如囊肿位于肝膈面,可见到局限性膈肌膨出或抬高。

CT 检查也是有效的诊断方法,显示囊肿大小、形状、部位,及有无合并其他脏器囊肿,能确定病灶的性质。MRI 检查诊断价值同 CT、B 超检查。核素检查可以定位,但不能鉴别囊肿性质,且囊肿小者不能发现,其诊断价值不如 B 超和 CT。通过病史、体格检查、特殊检查,诊断多无困难。

2. **肝海绵状血管瘤** 肝血管瘤比其他内脏的血管瘤为多见,其中尤以海绵状血管瘤为多。本病可发生于任何年龄,常在成年出现症状,女性多见。国内报道以单发性血管瘤为多,分布似以左叶为多。最常见的体征为上腹部包块。起病缓慢,病程长,体积小者无症状,常在 B 超检查时偶然发现。部分海绵状血管瘤逐渐增大,形成右上腹包块,可被触及,并使人感觉肿块来自肝。病灶大于 5cm 时可伴腹部不适、肝大、消化不良等。肝功能一般正常。血窦中的血量可增加或减少,故肿块可有暂时性缩小,有时在肿块上可听到静脉营营音,用手压之,此音可明显减弱或消失,是此瘤可靠的阳性征。肝功能试验大致正常。此瘤可被误诊为肝硬化、肝癌、肝包虫病、胰腺囊肿及胃癌等。B 超、CT、MRI 有助于诊断和鉴别诊断。血管瘤穿刺活检可导致严重出血,属禁忌。如临床上遇见病程长、全身情况良好、发展缓慢的上腹部肿块,须注意血管瘤的可能性。

此瘤迅速增大引起自发性出血时,可突然发生剧烈上腹痛与休克,易误诊为其他急腹症,往往须经剖腹探查方能明确诊断。

3. **原发性肝肉瘤** 本病少见,近年国内报道一组 8 例,年龄 17~60 岁,均以右上腹部隐痛或胀痛和右上腹肿块为主要临床表现。影像学检查均提示肝内占位性变,但术前定性诊断困难,致全部病例均误诊。由于此瘤体积多较大,常有中心部组织坏死、液化形成囊腔,影像学检查易误诊为肝囊性病变。早期手术切除肿瘤可望提高生存率。

4. **肝母细胞瘤** 肝母细胞瘤是一种肝的胚胎性恶性肿瘤。其病因和发病机制目前尚不清楚,可能与染色体基因变异有关。临床表现:本病最常见于儿童期。文献报道 5 岁以下患儿占 90%,平均年龄 16 个月,男女发病率之比为 2:1。本病的主要临床表现为右上腹肿块并呈进行性增大,体格检查肝大,可扪及质坚硬块。若出现明显症状和体征,包括发热、消瘦、贫血、食欲缺乏、黄疸、体重下降等常提示处于晚期。罕见情况下肿瘤细胞分泌 hCG,导致青春期早熟、出现阴毛、生殖器增大以及声音变粗,多发生于男孩。诊断:血 AFP 升高。AFP 水平与疾病过程平行,当肿瘤完全切除时,AFP 降至正常而随病变复发,AFP 水平可再度升高。可有其他实验室指标异常,包括血清胆固醇、胆红素、碱性磷酸酶以及天冬氨酸转移酶水平的升高。CT可显示肝内单个或多个肿物，50%病例有钙化灶。MRI及CT有助于将肝母细胞瘤与婴儿型血管内皮瘤、间叶性错构瘤等相区别。MRI还可显示肝母细胞瘤的上皮及间叶成分。

5. **肝细胞腺瘤** 肝细胞腺瘤是一种少见的肝细胞来源的良性肿瘤，通常由类似正常肝细胞组成。近年国外报道认为与口服避孕药有密切关系。在口服避孕药问世之前，本病极为罕见。而20世纪70年代以后随着类固醇激素避孕药的广泛应用，本病的发病率明显增高。肝细胞腺瘤由于生长缓慢，常无特征性症状，随着肿瘤逐渐增大可出现腹胀、隐痛等压迫症状。有17.2%~30%的患者由于外伤造成瘤体破裂或瘤内自发性破裂导致腹腔大出血，出现失血性休克，甚至死亡。本病术前诊断较难，容易与肝癌相混淆。诊断主要依据影像学检查，尤以CT检查最具价值。B超检查可见肝内孤立的圆形、椭圆形、边界清楚的低回声或中等回声肿块，肿瘤较大则回声杂乱、强弱不等。CT平扫呈圆形稍低密度，与周围肝组织相差10Hu，病灶边界清楚，有包膜，其内有更低密度的陈旧性出血、坏死灶增强扫描早期可有短暂的均匀性增强，和正常肝组织对比十分明显，然后密度下降为等密度，延迟扫描为低密度。磁共振表现为T1加权和T2加权混杂高信号影。MRI增强扫描与CT增强扫描类似，肝细胞特异性造影剂无延迟强化呈低信号。一般需要病理确诊。

6. **肝错构瘤** 肝错构瘤是一种极罕见的肝先天性肿瘤样畸形。该肿瘤常见于肝创伤或穿刺后，近年来有人认为与口服避孕药有关，病因一直不清楚。可能与肝细胞酶系统缺损、激素类药物的刺激、肝细胞坏死后再生有关。本肿瘤多见于婴幼儿，男性多于女性，成人极罕见。早期无任何症状，少数病例为尸体解剖时偶然发现，绝大多数病例以腹围进行性增大或上腹部触及质硬肿块为主要临床特点。当肿瘤增大压迫邻近器官时，可出现恶心、呕吐、腹胀、黄疸、腹水等。肿块可随呼吸上下移动，通常无压痛。腹部X线平片、放射性核素扫描、血管造影、B超及CT等辅助检查对诊断有一定帮助，但易与肝母细胞瘤、神经母细胞瘤、肝癌、肝血管瘤和淋巴管瘤等相混淆。确诊须依据剖腹探查做病理检查或细针穿刺细胞学检查。

7. **肝脂肪瘤** 肝脂肪瘤罕见，多见于肥胖者。其由脂肪组织构成，周围可有完整的薄层纤维组织包膜，瘤体有成群的正常脂肪细胞被纤维组织束分成叶状，有的脂肪瘤可有较多的纤维组织。随着肝显像技术的进步和肝外科学的迅速发展，这种肝良性肿瘤的发现可能会有所增加。肝脂肪瘤一般无症状，多在体格检查时被B超、CT检查发现，B超图像表现为极强的回声光团，光点特

别细小、致密，内有血管通过。边缘锐利，略有分叶感，整个图像类似一个"太阳球"；CT检查有其特征性表现：即脂肪瘤的吸收系数为负值。本病治疗以手术切除为主，对确诊的较小脂肪瘤可暂观察，如有明显增大，可再手术治疗。脂肪瘤不会恶变，预后良好。

8. **肝血管平滑肌脂肪瘤** 肝血管平滑肌脂肪瘤是由畸形血管、不同分化程度的平滑肌细胞和脂肪细胞组成的肿瘤组织，由于呈克隆性增殖，因此并非既往认为的错构瘤。该肿瘤有多种成分，其中脂肪比例的多少与影像学表现特点相关，单一影像学检查误诊率较高，需联合多种影像学手段以提高诊断准确率，术后病理HMB45免疫组化染色具有重要诊断意义。

（四）肝炎性假瘤

肝炎性假瘤少见。发病机制不明。本病以一个（也有多发）包块的形式发生于肝内。多数病变为有包膜的实性肿物，多呈圆形或椭圆形，直径1~25cm，病程长，多为有症状时经B超检查发现。症状无特异性，主要临床表现为原因不明的发热、右上腹部疼痛、体重减轻、黄疸、右上腹包块等。肝功能可有轻度异常。绝大多数AFP阴性，也有少数呈阳性。AFP阳性机制未明，可能与肝细胞增生有关。超声、CT、MRI对病灶定位很有价值，但一部分患者不能准确显示病变性质，易误诊为肝癌。B超引导下细针穿刺活检见镜下显示大量纤维乃至细胞呈束状增殖及炎性细胞浸润是有效的确诊方法。手术切除是主要治疗方法。

（五）肝结节性再生性增生

肝结节性再生性增生罕见，发病年龄为8~81岁，以50岁中年患者多见。病因未明。病理特点为多发性小结节弥漫分布于全肝。临床表现差别甚大，从无症状乃至严重的门脉高压症。本病是引起非硬化性门脉高压症的主要原因。半数伴有门脉高压。超声可呈等回声，在多个小回声肿物中如出现无回声的中心区，则可能为小结节内出血。CT显示为一个或多个低密度区。核素肝扫描显示多个分散小肿物，有诊断价值。剖腹探查见肝表面布满直径1~3mm的苍白至褐黄色小结节，膨出肝表面，边界清楚，无包膜。病理活检可确诊。可行B超引导下穿刺或腹腔镜直视下取活检。

七、血液病性肝大

红细胞系统病变，如真性红细胞增多症、阵发性睡眠性血红蛋白尿、蚕豆病、血红蛋白病、遗传性铁粒幼细胞性贫血等均可引起轻重程度不同的肝大。白细胞系统病变，如白血病、恶性淋巴瘤、多发性骨髓瘤、恶性组织细胞病等均可导致肝损害、肝大。上述疾病所致肝大均有原发病的表现。

八、结缔组织病性肝大

本病有肝大和肝功能异常者不少见，仅系统性红斑狼疮、结节性多动脉炎、类风湿关节炎的某些类型、系统性硬化、干燥综合征及多发性风湿肌病有轻度肝大。如系统性红斑狼疮约 1/3 病例有肝大，肝功能异常表现为转氨酶升高，偶有 AKP 及胆红素增高。大部分发生在系统性红斑狼疮的活动期。类风湿关节炎伴费尔蒂综合征者，有脾大及粒细胞减少，肝有结节增生。干燥综合征有多种组织和器官抗体的自身免疫现象，可有抗核抗体、壁细胞抗体、抗甲状腺抗体阳性等。

类狼疮性肝炎（lupoid hepatitis）是一种特别类型的活动性慢性肝炎伴有系统性红斑狼疮的表现，病情常严重，预后不佳，最后发展为坏死后性肝硬化。患者全为女性，临床表现与系统性红斑狼疮相符，但肝方面的表现较为突出，有肝、脾大与明显的肝功能损害，其他症状为多发性关节炎、胸膜炎、血小板减少性紫癜、红细胞沉降率加快、血清丙种球蛋白增加、蛋白尿、镜下血尿、血中出现狼疮细胞等。目前公认本病是以肝损害为主的系统性红斑狼疮，是系统性红斑狼疮的特别类型。

（钟碧慧　陈旻湖）

参考文献

［1］中华医学会传染病与寄生虫学分会，中华医学会肝病学分会.病毒性肝炎防治方案.中华肝脏病杂志，2000，8 (6): 324.

［2］中华医学会肝病学分会，中华医学会感染病学分会.丙型肝炎防治指南 (2015 更新版).中华肝脏病杂志，2015，23 (12): 906-923.

［3］中华医学会肝病学分会，中华医学会感染病学分会.慢性乙型肝炎防治指南 (2015 更新版).中华肝脏病杂志，2015，23 (12): 888-905.

［4］郭情情，代丽华，李俊，等.慢性活动性 EB 病毒感染的临床特点分析.中华传染病杂志，2015，33 (4): 241-243.

［5］臧红，朱冰，游绍莉，等.成人巨细胞病毒性肝炎临床表现及病理特点分析.实用预防医学，2012，19 (11): 1684-1686.

［6］LIU L, CHEN W, LU X, et al. Pyogenic liver abscess: A retrospective study of 105 cases in an emergency department from east China. J Emerg Med, 2017, 52: 409-416.

［7］SHI SH, ZHAI ZL, ZHENG SS. Pyogenic liver abscess of biliary origin: The existing problems and their strategies. Semin Liver Dis, 2018, 38: 270-283.

［8］孙宏伟，闫洪锋，王平，等.糖尿病患者细菌性肝脓肿的误诊原因.中华肝胆外科杂志，2016，22 (8): 518-521.

［9］中华医学会放射学分会介入学组.布加综合征介入诊疗规范的专家共识.中华放射学杂志，2010，44 (4): 345-349.

［10］中华医学会消化病学分会肝胆疾病协作组.吡咯生物碱相关肝窦阻塞综合征诊断和治疗专家共识意见 (2017 年，南京).中华消化杂志，2017，37 (8): 513-522.

［11］中华医学会神经病学分会帕金森病及运动障碍学组，中华医学会神经病学分会神经遗传学组.肝豆状核变性的诊断与治疗指南.中华神经科杂志，2008，41 (8): 566-569.

［12］王亚东，赵彩彦，车洪浩，等.肝淀粉样变性 12 例临床及病理特点分析.中华内科杂志，2011，50 (10): 880-881.

［13］中华医学会神经病学分会，中华医学会神经病学分会神经肌肉病学组，中华医学会神经病学分会肌电图与临床神经生理学组.中国肌病型糖原累积病诊治指南.中华神经科杂志，2016，49 (1): 8-16.

［14］曹建彪，陈永平，成军，等.瞬时弹性成像技术 (TE) 临床应用专家共识 (2015 年).中国肝脏病杂志 (电子版)，2015，(2): 12-18.

［15］中华医学会超声医学分会介入超声学组弹性成像评估肝纤维化专家组.二维剪切波弹性成像评估慢性乙型肝炎肝纤维化临床应用指南.中华超声影像学杂志，2017，26 (11): 921-927.

［16］中华医学会肝病学分会，中华医学会消化病学分会，中华医学会感染病学分会.自身免疫性肝炎诊断和治疗共识 (2015).临床肝胆病杂志，2016，(1): 9-22.

［17］中华医学会肝病学分会，中华医学会消化病学分会，中华医学会感染病学分会.原发性硬化性胆管炎诊断和治疗专家共识 (2015).中华肝脏病杂志，2016，24 (1): 14-22.

［18］中华医学会肝病学分会，中华医学会消化病学分会，中华医学会感染病学分会.原发性胆汁性肝硬化（又名原发性胆汁性胆管炎）诊断和治疗共识 (2015).中华肝脏病杂志，2016，24 (1): 5-13.

［19］徐传辉，穆荣.2012 年 IgG4 相关性疾病分类标准及病理诊断共识的解读.中华风湿病学杂志，2012，16 (12): 851-852.

［20］杨才华，冯中华，王子昱，等.肝脏炎性假瘤的病因与诊治.中华肝胆外科杂志，2012，18 (7): 559-560.

［21］汪禾青，杨春，盛若凡，等.肝脏局灶性结节性增生与炎症型肝细胞腺瘤的 MRI 表现和鉴别诊断.中华肝胆外科杂志，2018，24 (6): 361-366.

［22］姚家美，侯英勇，纪元，等.成人肝脏间叶性错构瘤的临床病理特征.中华病理学杂志，2015，(7): 513-515.

［23］胡锡琪.药物性肝损伤组织病理学评分探讨.中华肝脏病杂志，2012，20 (3): 176-177.

［24］中华医学会肝病学分会脂肪肝和酒精性肝病学组，中国医师协会脂肪性肝病专家委员会.酒精性肝病防治指南 (2018 更新版).中华肝脏病杂志，2018，26 (3): 188-194.

［25］中华医学会肝病学分会脂肪肝和酒精性肝病学组，中国

医师协会脂肪性肝病专家委员会.酒精性肝病防治指南 (2018更新版).中华肝脏病杂志, 2018, 31 (5): 393-402, 420.

[26] 中华人民共和国卫生和计划生育委员会医政医管局.原发性肝癌诊疗规范 (2017年版).中华肝脏病杂志, 2017, 25 (12): 886-895.

[27] 张烜.96例系统性红斑狼疮的肝脏损害分析.中华内科杂志, 1998, 37 (1): 45.

[28] 王天怡,潘慈,汤静燕,等.儿童肝母细胞瘤74例随访研究.中华儿科杂志, 2017, 55 (5): 364-368.

[29] 潘金锋,陈伶俐,樊嘉,等.肝细胞腺瘤36例临床分析.中华消化杂志, 2012, 32 (5): 341-342.

[30] 张丽华,徐佳佳.肝细胞腺瘤的分子分型及临床意义.中华病理学杂志, 2014, 43 (6): 428-430.

[31] 王佳,王鑫坤,叶慧义.肝细胞腺瘤的CT和MRI影像诊断.中华全科医师杂志, 2012, 11 (9): 645-647.

[32] 张熔熔.成人肝脏间叶性错构瘤1例报道.中华解剖与临床杂志, 2016, 21 (4): 371-372.

[33] 毛家玺,滕飞,袁航,等.409例肝上皮样血管平滑肌脂肪瘤汇总分析.中华肝胆外科杂志, 2018, 24 (10): 659-663.

[34] 贾国葆,周毅力,骆定海,等.肝结核的临床特点及诊治分析.中华临床感染病杂志, 2010, 03 (5): 280-282.

[35] HUANG J, LIN S, WAN B, et al. A systematic literature review of syphilitic hepatitis in adults. J Clin Transl Hepatol, 2018, 6: 306-309.

[36] 黎伟政,蔡福庆,吴长亮,等.肝放线菌病1例报道.中华肝脏病杂志, 2018, 26 (10): 786-787.

[37] 董剑宏,宋炎阳,李小争,等.阿米巴肝脓肿74例治疗分析.中华传染病杂志, 2000, 18 (4): 273-274.

[38] 于建武,孙丽杰,康鹏,等.华支睾吸虫病88例流行病学和临床特征分析.中华传染病杂志, 2008, 26 (12): 744-746.

[39] 戴季蓬,邵英梅,温浩,等.肝包虫病的诊断与治疗进展.中华肝胆外科杂志, 2011, 17 (5): 432-433.

[40] 范洪波,蒋艳,刘玉芬,等.经内镜逆行性胰胆管造影术中发现肝脏片形吸虫病一例.中华消化杂志, 2017, 37 (11): 780-781.

[41] 吴玛莉,李安梅,罗维,等.食源性吸虫免疫学诊断研究进展.中华地方病学杂志, 2017, 36 (8): 617-620.

[42] 中华医学会肝病学分会药物性肝病学组.药物性肝损伤诊治指南.中华肝脏病杂志, 2015, 23 (11): 810-820.

[43] 王亚东,赵彩彦,车洪浩,等.肝淀粉样变性12例临床及病理特点分析.中华内科杂志, 2011, 50 (10): 880-881.

[44] 江建军,郭怀君.多囊肝与单纯性多发肝囊肿的诊断与治疗.中国综合临床, 2010, 26 (5): 534-536.

[45] 黄志强,黄晓强,张文智,等.肝海绵状血管瘤外科治疗20年的经验与反思.中华消化外科杂志, 2009, 8 (3): 161-167.

[46] 王建,严嘉仪.原发性肝癌肉瘤65例分析.中华肝胆外科杂志, 2017, 23 (12): 845-847.

[47] 杨才华,冯中华,王子昱,等.肝脏炎性假瘤的病因与诊治.中华肝胆外科杂志, 2012, 18 (7): 559-560.

[48] 金嘉杰,王伟明,朱国鼎,等.江苏省基层医疗卫生机构疟疾快速诊断试纸应用现状.中华预防医学杂志, 2018, 52 (7): 734-737.

[49] 焦炳欣,郭杰,陈志海,等.荧光定量pcr技术在疟疾诊断中的应用.中华实验和临床感染病, 2012, 06 (4): 308-311.

[50] HAN S, CHEN R, FANG W, et al. Investigation of the use of serology and ultrasonography to detect hepatic cystic echinococcosis in Heilongjiang, China, using a Bayesian framework. Acta Trop, 2016, 162: 212-217.

[51] 刘桂生.囊型肝包虫病影像学诊断.中华实用诊断与治疗杂志, 2012, 26 (8): 733-735.

31

脾 大

脾脏是体内最大的免疫器官和血液滤过场所,具有免疫、调节血容量、贮血及造血(髓样化生时)等功能。脾脏位于左上腹深部,于腋中线第9~11肋间,前界不超过腋前线,正常情况下肋缘下不能触及。凡在仰卧位或侧卧位在肋缘下触及脾脏均可称脾大(splenomegaly)。游走脾、左侧胸腔积气或积液、内脏下垂等致脾位置下移则不属脾大。临床按脾大程度分类如下。①轻度脾大:深吸气时脾下缘可触及但不超过肋下2cm。②中度脾大:脾下缘超出肋下2cm,在脐水平线以上。③重度脾大:即巨脾,脾下缘超出脐水平线或脾大超出前正中线。

脾大的发病机制。①感染:脾脏具有血液过滤、隔离和清除异物或病原体、产生抗体的功能。当某种病原体如细菌、寄生虫、真菌等侵入人体引起急性感染时,病原体刺激脾脏,脾淋巴细胞、巨噬细胞及血管系统反应性增生,血流量增多而导致脾大。慢性感染时病原体长期反复刺激脾脏或直接引起局部炎症,脾巨噬细胞和淋巴细胞明显增生伴纤维组织大量形成,脾脏可呈中度肿大。②脾淤血:肝硬化、门静脉、脾静脉栓塞或受压时,脾静脉压力增高,脾淤血,静脉窦明显扩张,脾索增宽,红髓网状纤维增生、脾小梁增宽,导致脾大。③脾脏髓样化生:婴儿期正常脾脏已不再具有造血功能,但在骨髓纤维化等时,脾脏可发生髓样化生而恢复造血功能,脾脏红髓造血干细胞、巨噬细胞等增生,造成脾大。④脾脏异常物质沉积:血细胞主要通过脾索、血窦间的基膜小孔进入血窦,再进入脾静脉,这些基膜小孔直径为2~3μm,而红细胞直径为7~9μm,必须通过变形才能通过。但球形红细胞变形能力差,常无法通过,故长期阻滞在脾索而被巨噬细胞破坏,当红细胞内铁小粒、变性珠蛋白小体等物质被巨噬细胞剔除后,红细胞才能通过,多次剔除使细胞易发生溶血,含铁血黄素等物质沉积,在脾索中大量被隔离、堆积,脾索和血窦扩张、充血,内皮细胞增生,导致脾大。⑤肿瘤细胞浸润:白血病、恶性淋巴瘤及真性红细胞增多症时肿瘤细胞可在脾脏内浸润增生,造成脾大。引起脾大的疾病很多,按病因可分为感染性脾大与非感染性脾大两大类(表31-1)。

脾大患者在临床诊断思路方面要着重注意以下几点:

【病史】

详细询问病史对脾大疾病的诊断常能提供重要线索,除一般病史外,应特别询问下列情况。

(一)注意传染病和流行病

注意患者所在地区、患者籍贯、旅居地、发病季节,询问有关接触史、预防接种史和当地流行情况。患者如居住于疟疾高发区,应考虑疟疾的可能,在长江沿岸的血吸虫病区,无其他原因可解释的脾大且有疫水接触史者应疑及血吸虫病。

(二)起病缓急

急性起病、脾进行性肿大应多考虑急性感染、恶性血液病。慢性感染性疾病起病缓慢。自幼脾大伴贫血、黄疸、浓茶尿应疑及遗传性溶血性贫血。

(三)传染病史、家族史

既往患过肝炎,症状未愈且出现明显脾大应注意有无肝硬化。有否疟疾、血吸虫病等病史。有无海洋性贫血、血红蛋白病等家族史。

(四)重视伴随症状

脾大伴不规则发热、进行性无痛性浅表淋巴结肿大应考虑恶性淋巴瘤。脾大伴发热、皮疹、关节痛应注意有无自身免疫性疾病。脾大伴发热、贫血、出血倾向者应注意有无恶性血液病、重症感染。脾大伴高热、寒战者,多属感染性疾病或恶性血液病合并感染。脾大伴皮肤黄染、发热应注意重症肝炎、急性溶血、钩端螺旋体病。

【体征】

(一)一般检查

注意有无发热,皮肤有无苍白、紫癜、瘀斑,黏膜有无苍白、出血。脾大伴急性发热、贫血、出血点等应考虑有无败血症、亚急性感染性心内膜炎、恶性血液病、SLE。急性感染一般呈急性面容。伤寒、副伤寒患者表情淡漠,呈"伤寒面容"。面部蝶形红斑提示活动性SLE。真性红细胞增多症患者结膜充血,面色绛红,口唇和耳垂发绀。斑疹伤寒和恙虫病者可呈醉酒面容。皮肤或软组织脓肿可为败血症的来源。胸骨下段压痛强烈提示白血病。发现心脏明显器质性杂音需注意感染性心内膜炎。

(二)淋巴结

注意全身浅表淋巴结有无肿大。脾大伴全身淋巴结肿大应注意有无传染性单核细胞增多症,急、慢性淋巴细胞性白血病,恶性淋巴瘤,急性髓系白血病,朗格汉斯细胞组织细胞增生症,组织细胞坏死性淋巴结炎,急性粟粒型结核等。肿大的淋巴结质软、有压痛、可移动支持急性感染性疾病;质韧实、无压痛且富有弹性提示恶性淋巴瘤;质坚硬无压痛,移动性差提示淋巴结转移癌。

(三)肝

肝、脾均大,需注意有无慢性肝病、右心衰竭、各种传染病、血液病、类脂质沉积症等。

(四)脾脏

注意脾大程度、质地,有无摩擦感、有无压痛。轻度脾大、质软、有轻度压痛提示急性感染性疾病;轻度脾大、质中、无明显压痛见于SLE、MDS、真性红细胞增多症、原发性血小板增多症、多发性骨髓瘤、慢性溶血性疾病、血色病、结节病、急性髓系白血病等。中度脾大、质

表 31-1 引起脾大疾病的分类

I.感染性脾大	3. 慢性淋巴细胞白血病
一、病毒感染	4. 毛细胞白血病
二、细菌感染	5. 幼淋细胞白血病
（一）感染性心内膜炎	6. 大颗粒淋巴细胞白血病
（二）败血症	7. 系统性肥大细胞病
（三）伤寒	（二）骨髓增殖性肿瘤
（四）脾结核	1. 真性红细胞增多症
（五）布鲁菌病	2. 原发性血小板增多症
三、立克次体感染	3. 骨髓纤维化
（一）地方性斑疹伤寒	（三）骨髓增生异常综合征（MDS）
（二）恙虫病	（四）恶性淋巴瘤
（三）猫抓病	1. 霍奇金淋巴瘤
四、螺旋体感染	2. 非霍奇金淋巴瘤
（一）钩端螺旋体病	（五）浆细胞病
（二）梅毒	1. POEMS 综合征
五、寄生虫感染	2. 重链病
（一）疟疾	3. 巨球蛋白血症
（二）血吸虫病	（六）组织细胞增生性疾病
（三）黑热病	1. 恶性组织细胞病
六、真菌感染	2. 朗格汉斯细胞组织细胞增生症
II.非感染性脾大	3. 类脂质沉积病
一、风湿性疾病	1）尼曼 - 匹克病
（一）系统性红斑狼疮	2）戈谢病
（二）费尔蒂综合征	（七）溶血性疾病
（三）结节病	1. 遗传性球形红细胞增多症
（四）自身免疫性肝炎	2. 遗传性椭圆形红细胞增多症
二、淤血性脾大	3. 海洋性贫血
（一）肝硬化	4. 自身免疫性溶血性贫血
（二）胰源性区域性门脉高压症	5. 镰状细胞贫血
（三）慢性右心衰竭	四、原发性脾肿瘤
（四）慢性缩窄性心包炎	五、其他
（五）门静脉海绵样变性	（一）血色病
三、血液病	（二）特发性肺含铁血黄素沉着症
（一）白血病	（三）脾功能亢进
1. 急性白血病	（四）淀粉样变
2. 慢性髓系白血病	（五）噬血细胞综合征

地较硬、无明显压痛见于脾结核（部分可有压痛）、部分慢性疟疾、少数慢性髓系白血病和大多数慢性淋巴细胞白血病、部分慢性血吸虫病、门脉性肝硬化、脾门静脉血栓形成、部分毛细胞白血病、部分幼淋细胞白血病、急性淋巴细胞白血病、恶性淋巴瘤、朗格汉斯细胞组织细胞增生症、部分真性红细胞增多症、原发性血小板增多症、部分遗传性溶血性贫血病等。重度脾大（巨脾）、质较硬、无压痛提示部分慢性疟疾、部分血吸虫病、大多数慢性髓系白血病、毛细胞白血病、部分幼淋细胞白血病、骨髓纤维化、少数恶性淋巴瘤（如脾淋巴瘤）、黑热病、镰状细胞贫血、脂质沉积病等。脾质地软、有囊性感见于脾囊肿。脾压痛明显、有摩擦音见于脾周围炎及脾梗死。

脾大有压痛见于脾脓肿、脾梗死。脾表面不光滑者应注意脾恶性肿瘤。

【实验室和特殊检查】

（一）血象

1. **白细胞总数及分类计数** 多数病毒感染白细胞总数正常。白细胞增多，分类以中性粒细胞为主常见于急性化脓性细菌感染、钩端螺旋体病、急性血吸虫。白细胞增多且原始及幼稚细胞超过 20% 者强烈提示急性白血病。白细胞减少见于伤寒、副伤寒、病毒感染、立克次体感染、疟疾、风湿性疾病、脾功能亢进、骨髓增生异常综合征、严重感染而反应性差者。嗜酸性粒细胞增多见于寄生虫感染，如急性血吸虫病、肝吸虫病、恶性淋巴瘤、骨髓增殖性肿瘤（包括慢性髓系白血病）等。嗜碱性粒细胞增多见于慢性髓系白血病和嗜碱性粒细胞白血病。单核细胞增多见于传染性单核细胞增多症、组织细胞坏死性淋巴结炎、某些活动性结核病、亚急性细菌性心内膜炎、急性单核细胞白血病、慢性粒 - 单核细胞白血病等。严重感染时中性粒细胞胞质内可见中毒颗粒、嗜碱性包涵体（Dohle 小体）、核变性及空泡变性等。异常淋巴细胞 >10% 应注意传染性单核细胞增多症。血涂片见疟原虫可确诊疟疾。

2. **红细胞计数与血红蛋白量** 急性严重感染，如败血症、感染性心内膜炎、粟粒型结核，患者可在短期内出现贫血，而慢性感染、脾功能亢进、溶血性贫血、风湿性疾病等，可出现轻至中度贫血，而恶性血液病常出现中至重度贫血。红细胞计数 $>6.5 \times 10^{12}/L$ 或血红蛋白 $>185g/L$ 提示真性红细胞增多症。

3. **血小板计数** 血小板重度增多，超过 $450 \times 10^9/L$ 提示原发性血小板增多症。血小板减少见于严重感染、脾功能亢进、恶性血液病、系统性红斑狼疮等。

4. **全血细胞减少** 全血细胞减少可见于严重感染、败血症、脾功能亢进、系统性红斑狼疮、骨髓增生异常综合征、急性和慢性肝病等。

（二）骨髓象

多次、多部位骨髓穿刺均干抽，骨穿进、出针费力，应疑及骨髓纤维化，需做骨髓活检证实。骨髓有核细胞极度或明显增生，早幼粒以下各阶段粒细胞均增生，伴嗜酸性粒细胞及嗜碱性粒细胞增多、中性粒细胞碱性磷酸酶活性明显减低或缺如，提示为慢性髓系白血病。（原始细胞＋幼稚细胞）≥ 20% 应诊断为急性白血病。骨髓呈全骨髓增生伴巨核细胞增多应注意原发性血小板增多症、

真性红细胞增多症。如见到疟原虫则疟疾的诊断可成立；如见到利什曼原虫则可确诊黑热病。骨髓一系或以上病态造血是骨髓增生异常综合征的重要诊断依据。骨髓见戈谢细胞应注意戈谢病。见尼曼 - 匹克细胞应考虑尼曼 - 匹克病。

（三）粪便

集卵法检查到华支睾吸虫卵可诊断肝吸虫病，检查到血吸虫卵可确诊血吸虫病。

（四）病原体与血清学检查

疑为急性感染性脾大时应适时取血、骨髓液、痰、尿培养等，以寻找病原对因治疗。同时可行血清学检查如肥达反应、外斐反应、嗜异性凝集试验、EB 病毒抗体、钩端螺旋体检测、血吸虫病有关抗体及抗原检测。血清蛋白免疫固定电泳和尿本周蛋白电泳可协助诊断有无多发性骨髓瘤、巨球蛋白血症。抗核抗体、抗双链 DNA 抗体、抗 Sm 抗体、补体 C3、补体 C4、免疫球蛋白定量测定有助于风湿性疾病如系统性红斑狼疮的诊断。肝炎系列血清学检查可诊断各型肝炎病毒感染。

（五）影像学检查

腹部 B 超可测定肝、脾大小，有无脾囊肿、脾脓肿、脾占位性病变，有无腹膜后淋巴结肿大。彩色多普勒可查明门脉和脾静脉宽度、血管内有无栓塞等。X 线胸片可明确肺部有无感染、肿块，纵隔淋巴结有无肿大，肋骨、胸骨、胸椎有无破坏。食管吞钡见胃底、食管静脉曲张支持门脉高压的诊断。必要时可行 CT 或 MRI 检查。PET-CT 显像能同时提供功能和解剖信息，大大提高了诊断的准确性。

（六）病理学检查

脾大伴淋巴结肿大者可行淋巴结活检以明确诊断，可确诊恶性淋巴瘤、朗格汉斯细胞组织细胞增生症、组织细胞坏死性淋巴结炎等。脾大患者凝血功能无异常者可在 B 超引导下行脾穿刺活检，可确诊脾结核、恶性淋巴瘤、脾囊肿、脾原发肿瘤、淀粉样变性、黑热病等。不明原因发热伴脾大脾切除病理诊断率为 64%~77%，对于诊断性脾切除术的手术指征并没有明确的标准。

（七）其他

如 PPD 皮试、γ- 干扰素释放试验协助诊断血行播散型肺结核。溶血试验诊断各种溶血性疾病。Ph 染色体检测阳性、*BCR/ABL* 融合基因检测阳性可确诊慢性髓系白血病。肝功能检查肝功能损害，白蛋白（A）减低，球蛋白（G）升高、A/G 比值倒置、凝血功能检查示凝血酶原时间延长提示重症肝病、肝硬化。

一、病毒感染

传染性单核细胞增多症典型症状为发热、咽峡炎、淋巴结肿大,多有脾大(多为轻度,质软,有轻压痛)。外周血异常淋巴细胞 >10%。嗜异性凝集试验阳性,EB 病毒抗体尤其是 VCA-IgM 阳性,EBV DNA 阳性(参见 2.1)。

二、细菌感染

(一)感染性心内膜炎

患者有先天性或风湿性瓣膜性心脏病史,可有发热、乏力、肌肉及关节疼痛,可有皮肤瘀点及其他脏器梗死的表现。约 60% 以上患者有轻度脾大、质软、有轻压痛,伴脾梗死者左上腹有剧痛。超声心动图检查可发现瓣膜赘生物,反复血培养(包括细菌、真菌等)可获阳性结果(参见 2.1)。

(二)败血症

败血症起病多急骤、寒战后高热、大汗,皮肤可出现瘀点。脾大一般为轻度,且可有轻压痛。如未接受有效的治疗,体内多处可出现转移性脓肿,疑为败血症应多次血培养(包括细菌、厌氧菌、真菌),用抗生素前、寒战时抽血做培养可望提高阳性率,必要时可做骨髓液培养找病原体(参见 2.1)。

(三)伤寒

典型病例患者初期体温逐步上升,5~7 天后呈高热稽留不退,约 2 周,中毒症状较严重,相对缓脉,有显著神经系统症状,表情淡漠、嗜睡,甚至谵妄、昏迷,腹胀、轻度腹痛。脾大多为轻度,质软,可有轻度压痛。部分病例有蔷薇疹。肥达试验在本病起病 1 周后即可出现阳性反应,O 抗体 1:80 以上阳性,H 在 1:160 以上,若动态观察,抗体效价逐步上升诊断意义更大(参见 2.1)。

(四)脾结核

脾结核主要为全身粟粒性结核所致。本病起病缓慢,多有发热、苍白、乏力、消瘦、厌食、衰弱、体重减轻、恶心、腹胀、腹痛。脾大多为中度,质较韧实,压痛不明显,常伴肝大。部分病例可找到脾外结核。PPD 皮试和 γ-干扰素释放试验多数阳性。在有条件的医院,诊断有困难时可在 B 超指引下行脾穿刺活检术,有助确诊。可疑病例试验性抗结核治疗如疗效明显,包括全身症状减轻、热退、脾(及肝)明显缩小亦可协助诊断。

(五)布鲁菌病

布鲁菌病由布鲁杆菌属引起,多有从事屠宰、饲养、皮毛加工与家畜及畜产品接触史。临床主要表现为缓慢(少数急性)发热伴多汗、头痛、关节炎(痛)等。波状热见于 1/4 患者,具特征性。肝、脾大常见。血清免疫学检查(如凝集试验)有重要诊断价值。血、骨髓、穿刺液布鲁菌培养有确诊价值,但培养条件要求高、耗时长(参见 2.1)。

三、立克次体感染

(一)地方性斑疹伤寒

地方性斑疹伤寒可有轻度脾大。临床特点为急骤起病、高热、头痛、皮疹和中枢神经系统症状,自然病程 2~3 周。根据流行病学资料、典型临床表现、外斐试验的滴定效价增较高及血清特异性做出诊断(参见 2.1)。

(二)恙虫病

恙虫病可有肝、脾轻度肿大。临床表现为发热、头痛、肌痛等,发热病程较长(3 周或更长时间)。焦痂为本病的特征性体征,焦痂附近肿大的淋巴结有自发痛与压痛。结合疫区野外活动史,外斐试验阳性,PCR 检测恙虫病东方体特异基因片段做出诊断(参见 2.1)。

(三)猫抓病

猫抓病可有脾轻度肿大,但脾大在本病无重要鉴别诊断意义。

四、螺旋体感染

(一)钩端螺旋体病

钩端螺旋体病可有脾大,但脾大在本病无重要鉴别诊断意义。

(二)梅毒

梅毒可有脾大,脾大对梅毒并无重要鉴别诊断意义。

五、寄生虫感染

(一)疟疾

间日疟和三日疟的典型发作为寒战、高热、盛汗 3 个阶段,每隔 48 小时、72 小时重复发作,常伴寒战、畏寒、头痛、肌痛、恶心、呕吐、烦渴等。脾渐增大,病程越长,发作次数越多,脾大越显著,晚期形成巨脾。诊断根据流行区居住史、典型临床症状、脾大、血涂片查见疟原虫等。

（二）血吸虫病

脾明显肿大多见于慢性血吸虫病。慢性血吸虫病程由数月至数十年不等。巨脾多因多次反复小量感染血吸虫引起。临床表现为肝硬化、腹胀、腹泻、食欲缺乏、营养不良、肝大、脾大（肝大不如脾大明显），常有腹水、上消化道出血。诊断依据：①流行区疫水接触史。②临床表现。③兼用沉淀集卵法及毛蚴孵化法粪便查虫卵，反复进行可提高检出率。④环卵沉淀试验（COPT）或 ELISA 法抗体检测。⑤直肠黏膜活检发现血吸虫卵。

（三）黑热病

黑热病又称内脏利什曼病。本病起病缓慢，早期发热、畏寒、出汗。热型不定，典型为双峰热，发热可反复发作数月至 1 年以上。脾脏随病程迁延而逐渐增大，终至巨脾，常伴全血细胞减少，血浆球蛋白增高。诊断依据：①流行区居住史。②长期发热、脾大、全血细胞减少，多

克隆高免疫球蛋白血症等临床特点。③骨髓涂片或肝、脾、淋巴结穿刺涂片找到利什曼小体可确诊。Rk39 免疫层析试条检测阳性有助于诊断（参见 2.1）。

六、真菌感染

深部真菌感染可引起全身各个脏器的广泛播散，肝、脾是最常受累器官。组织胞浆菌病临床表现主要为发热、寒战、咳嗽、咳痰、胸痛、腹痛等，可合并神经系统症状或出现淋巴结肿大、贫血、体表包块，可以出现巨脾，患者多有基础免疫缺陷情况，诊断主要依据骨髓检查发现组织胞浆菌。播散性肝、脾念珠菌病表现为持续性发热、广谱抗生素治疗无效、上腹胀痛、恶心、呕吐、肝大、脾大伴叩痛，B 超或 CT 主要表现为肝、脾多发性圆形或椭圆形低密度影，部分可见典型牛眼征。但肝、脾穿刺常无真菌感染的特征改变。

31.2 非感染性脾大

一、风湿性疾病

（一）系统性红斑狼疮

本病多见于青年女性，常累及多个器官，包括皮肤、肌肉、关节、浆膜、心脏、肾、消化道、中枢神经系统、眼等。脾大仅见于 20% 左右患者，多为轻度肿大且多无压痛。对本病的鉴别诊断意义不大。肝大及肝功能损害见于约 30% 患者。诊断依据临床表现，面部蝶形红斑，抗核抗体高效价阳性，抗 Sm 抗体阳性（特异性 98%，敏感性 30%），抗双链 DNA 抗体阳性（特异性 95%，敏感性 70%），皮肤狼疮带阳性，低补体等。

（二）费尔蒂综合征

费尔蒂（Felty）综合征临床表现为进行性类风湿关节炎。脾常中度大，质较韧实而无压痛。浅表淋巴结及肝轻度大，有脾功能亢进的症状、体征及骨髓象表现。

（三）结节病

结节病主要临床表现为咳嗽、胸闷、气促、发热、浅表淋巴结肿大，半数左右患者可有肝、脾轻度大，质中而无压痛。但脾大在本病无重要鉴别诊断意义。

（四）自身免疫性肝炎

自身免疫性肝炎多见于女性，主要表现为乏力、食欲减退、上腹部不适、黄疸、发热，可有肝、脾大，高球蛋白血症、一种或多种高效价的自身抗体，如抗核抗体、肝肾微粒体抗体、平滑肌抗体等（本病诊断参见 28.2）。

二、淤血性脾大

（一）肝硬化

门脉性肝硬化多数伴有脾大，脾大有时与肝大成反比，即肝愈缩小时，脾大往往愈显著。坏死后性肝硬化也常伴脾大，一般为轻度。胆汁性肝硬化的脾大多为轻度或中度。诊断主要依据：①病史。②乏力、食欲缺乏、恶心、右上腹不适、消瘦等肝功能损害的症状。③门脉高压表现：脾大、胃底或 / 及食管静脉曲张、腹水（胸腔积液、水肿）。④肝功能损害实验室检查结果，特别是低白蛋白血症和高球蛋白血症（A/G 比值倒置）。⑤肝穿刺活检为金标准，需一定的条件和技术水平。原发性胆汁性肝硬化常伴有其他自身免疫性疾病，如干燥综合征、自身免疫性甲状腺炎等，免疫学指标血清抗线粒体抗体（AMA）或 AMA-M2 亚型阳性。

（二）胰源性区域性门脉高压症

本病最常见的原因是慢性胰腺炎和胰腺假性囊肿，其次为胰腺肿瘤。主要表现为胰腺疾病和门脉高压两组症候群。首发症状以腹痛、腹泻、黑便、贫血多见，部分患者无任何症状或仅有腹痛、消瘦和上腹部肿块等胰腺疾病的症状，腹水较少发生，脾大多为轻到中度，肝功能多正常。本病诊断的金标准是腹部血管造影和经皮穿刺门静脉造影。腹腔动脉造影见静脉相的脾静脉不显影，脾静脉与门静脉间其他侧支显影；肠系膜上动脉造影则静

脉相见正常的门静脉显影,冠状静脉不显影,选择性脾动脉造影示脾静脉阻塞。

(三)慢性右心衰竭

心瓣膜病并发慢性右心衰竭时,脾脏通常不仅不因静脉淤血而肿大,反而常因缺氧而致脾脏萎缩,但发展至心源性肝硬化时则多有脾大。

(四)慢性缩窄性心包炎

慢性缩窄性心包炎约 50% 病例具有脾大。

(五)门静脉海绵样变性

门静脉海绵样变性是由于门静脉主干或其分支部分或完全血流受阻,机体为减轻门静脉高压,在肝门区形成大量侧支血管丛,是形成肝前型门静脉高压症的原因之一。本病临床少见,分为原发性和继发性。前者主要是肝门及其分支门静脉管腔的缺失,结构先天发育异常,狭窄或闭锁所致;后者多继发于急性门静脉血栓或癌栓后,其次与门静脉纤维组织炎、各种凝血系统疾病、消化系统疾病及与外界压迫有关。大多数患者胃镜检查可见食管-胃底静脉曲张,肝本身常无明显异常改变,肝功能多不受影响,患者不易出现黄疸和腹水,门静脉海绵样变性一般通过影像学检查即可明确。

三、血液病

(一)白血病

1. **急性白血病** 本病起病急,进展快,早期即可有高热、贫血、出血。肝、脾、淋巴结可肿大,以急性淋巴细胞白血病较显著。胸骨下段压痛具诊断意义。外周血白细胞可明显增高或正常亦可减少,增高者分类可见大量原始及幼稚细胞。骨髓检查最具诊断意义:骨髓中原始+幼稚细胞 ≥ 20%,具异质性(形态学上畸形明显)即可成立诊断。组织化学染色、免疫学分型、细胞遗传学检查及分子生物学检测可进一步分型确诊。

2. **慢性髓系白血病** 慢性期无症状或低热、乏力、多汗、上腹胀、体重减轻、胸骨中下段压痛。脾大多较显著,多为巨脾,除非合并脾周围炎,一般质较硬而无压痛。血象示白细胞数明显升高,多为 (100~300)×10⁹/L,分类粒细胞占绝大多数,可见早幼粒以下各阶段粒细胞增多,同时伴嗜酸性、嗜碱性粒细胞明显增多,多数有轻度贫血和血小板增多。骨髓增生明显活跃或极度活跃,以粒系占绝大多数,分类似外周血象。红细胞系比例明显减低、巨核细胞及血小板常增多。粒细胞碱性磷酸酶活性明显降低或缺如。患者 Ph 染色体或 *BCR/ABL* 融合基因阳性。

3. **慢性淋巴细胞白血病** 慢性淋巴细胞白血病多于中老年发病,早期多无症状,病情进展慢,进展中淋巴结、肝、脾渐大。脾大多为中度,个别晚期可极度大,质中

至较硬,无压痛。贫血和出血见于晚期。血象白细胞增多,多为 (30~80)×10⁹/L,分类计数见 60% 以上为成熟小淋巴细胞及少量幼稚淋巴细胞。骨髓示小淋巴细胞明显增多,>40%,可见少量幼稚淋巴细胞。典型免疫学表型特征为单克隆 B 细胞 CD5、CD23 阳性。

4. **毛细胞白血病** 毛细胞白血病少见。发病年龄多在 40 岁以上,常有贫血症状,出血常不严重,易并发感染。体征脾大突出,多为巨脾,质较硬而无压痛。血象示贫血、血小板减少,白细胞多减少(全血细胞减少),但也可正常或增高,分类以淋巴细胞为主,可见数量不等的毛细胞(白细胞计数 >10×10⁹/L 时,毛细胞常占 30% 以上)。骨髓增生明显活跃,以淋巴细胞为主,毛细胞 ≥ 30%。毛细胞中等大小,胞质量多,呈灰蓝色,胞质周边不规则,有许多纤毛状突起,形似伪足,胞质与胞核之间有明显淡染区,核染色质疏松,多数未见核仁,少数可见 1~2 个核仁,透射电镜可见细胞质有核糖体板复合物。细胞化学染色,酸性磷酸酶染色阳性且不被酒石酸盐所抑制。毛细胞除具 B 细胞免疫表型 CD19+、CD20+ 外,典型表型 CD11c、CD123 以及 CD103 阳性,依 CD25 阳性或阴性可分典型或不典型毛细胞白血病,病理组织学检查 Annexin A 表达也是诊断性指标。

5. **幼淋细胞白血病** 幼淋细胞白血病好发于 60 岁以上的老人,中位年龄 70 岁。其主要临床表现为发热、多汗、乏力、消瘦、腹胀、脾明显肿大,周围淋巴结不增大或轻度增大。诊断标准为血液循环的淋巴细胞中幼淋细胞比例 >55%。多数患者白细胞计数 >100×10⁹/L,部分患者伴有贫血和血小板减少。幼淋细胞外形较大,大约是小淋巴细胞的两倍大小,核质比例高,有少量的淡蓝色胞质和圆形的核,核染色质呈中度块状,有一个明显的中央核仁。这种细胞与一般所见的急性淋巴细胞白血病的幼稚淋巴细胞不同(有一至多个核仁,核染色质均匀、细致),应特别注意区分。根据免疫分型分为 B 细胞和 T 细胞-幼淋细胞白血病两大类型,临床以前者多见。

6. **大颗粒淋巴细胞白血病** 临床表现主要为中性粒细胞减少引起的反复感染、贫血、脾大,浅表淋巴结多无肿大,常合并自身免疫性疾病,如类风湿关节炎、自身免疫性溶血性贫血等。有时可见巨脾,质硬,无压痛。外周血与骨髓中大颗粒淋巴细胞(体积大,胞质丰富且多含有粗大的嗜苯胺蓝颗粒)占多数,常见免疫表型为 CD3(+)、CD4(−)、CD8(+)、CD16(+)、CD56(−)、CD57(+)、TCRαβ(+)。

7. **系统性肥大细胞增生症** 该病的首发症状是多发性皮肤色素性荨麻疹,以后波及至淋巴结、肝、脾及胃肠等内脏,表现为淋巴结、肝、脾大。脾大较突出,常为巨脾。累及骨髓则表现为贫血、血小板减少,但外周血白细胞常超过 30×10⁹/L,肥大细胞常占 50% 以上,此时称为

组织嗜碱细胞(肥大细胞)白血病。累及胃肠则多表现为腹痛、腹泻。肥大细胞体积较大,无纤毛,胞质充满嗜苯胺蓝颗粒。此外,肥大细胞产生的组胺等可引起潮红、哮喘、面部及四肢水肿、头痛,甚至休克,是本病的特征,具鉴别诊断意义。

(二)骨髓增殖性肿瘤

1. **真性红细胞增多症** 本病特点为多血症,如皮肤及黏膜绛红,脾可肿大(多为轻至中度、晚期伴骨髓纤维化时可为巨脾)。红细胞增多(男 $>6.5 \times 10^{12}$/L,女 $>6.0 \times 10^{12}$/L)。血红蛋白增多(男 $>185g/L$,女 $>165g/L$)。^{51}Cr 标记红细胞容量增加(男 $>36ml/kg$,女 $>32ml/kg$,血氧饱和度 ≥ 92%)。白细胞或 / 及血小板轻度增多。骨髓示全骨髓三系细胞均增生,尤以红系明显。中性粒细胞碱性磷酸酶积分 >100 分,血清维生素 B12$>900pg/ml$($>666pmol/L$),血清 EPO 水平低于正常参考值,大部分患者有 JAK2V617F 突变或其他功能相似的突变。

2. **原发性血小板增多症** 本病主要有出血、血栓形成引起的症状和体征,脾大(可轻至重度)。血小板计数常 $>450 \times 10^9$/L。白细胞总数可轻度增多。血涂片可见大片成堆血小板,巨大血小板易见。骨髓巨核细胞增多,体大、浆多,血小板大片成堆分布。部分患者有 JAK2V617F、CALR、MPL 基因突变。

3. **骨髓纤维化** 骨髓纤维化常见症状有乏力、盗汗、消瘦、上腹部闷胀感,严重者有骨痛、发热、贫血、出血、痛风性关节炎等。少数患者并发肾结石、听力减退、肺功能减退、腹水、血尿、尿频等。晚期还可有皮肤紫癜、淤斑,面色苍白及下肢水肿表现。主要临床特点:①巨脾是本病的特征,约 50% 的病例于确诊时脾大已达盆腔,右缘超过腹中线,肿大的脾质多坚硬,表面光滑,无触痛。50%~66% 的患者有轻到中度的肝大。②贫血、外周血涂片可见幼稚粒细胞及有核红细胞,可见泪滴形红细胞,血小板计数可正常或减少。③骨髓穿刺觉骨质坚硬,多次"干抽"或呈"增生低下"。④肝、脾、淋巴结病理检查示有髓外造血灶。⑤骨髓活检示胶原纤维或 / 及网状纤维明显增生。部分患者有 JAK2V617F、CALR、MPL 基因突变。

(三)骨髓增生异常综合征(MDS)

MDS 临床以贫血为主要表现,兼有出血或 / 及发热。体征可有轻度脾大。血象呈全血细胞减少或一~二系细胞减少,外周血有巨大血小板、巨大红细胞、有核红细胞、粒细胞核不分叶或分叶过多等表现。骨髓示增生活跃(少数增生减低),以红系增生较明显,一系或多系病态造血(注意除外红白血病、骨髓纤维化、慢性髓系白血病等引起的病态造血),或骨髓涂片原始细胞达 5%~19%,可有5q-、7q-、+8 或 20q- 等特征性染色体异常。

(四)恶性淋巴瘤

淋巴瘤分霍奇金淋巴瘤和非霍奇金淋巴瘤两大类。

1. **霍奇金淋巴瘤** 无痛性淋巴结肿大,不同部位的淋巴结肿大可能引起的相应部位的器官压迫症状,可伴发热、盗汗、消瘦、皮肤瘙痒等全身症状。血象可有嗜酸性粒细胞增多、可出现贫血。晚期侵犯肝、脾、骨、骨髓等结外组织并引起相应症状,血象可出现全血细胞减少或 1~2 系细胞减少。确诊需靠病理诊断,或骨髓象发现典型里 - 施(Reed-Sternberg)细胞。少数患者可并发库姆斯(Coombs)试验阳性或阴性的溶血性贫血。

2. **非霍奇金淋巴瘤** 临床表现以无痛性淋巴结肿大为主,韦氏咽环、胃肠道、睾丸、腹腔内淋巴结病变均较霍奇金病多见。往往一开始即为全身性广泛分布的病变,临床谱广,部分患者表现为长期或周期性发热,可侵犯骨髓而发展为淋巴瘤细胞白血病。确诊依靠淋巴结或受侵犯组织病理检查或骨髓见淋巴瘤细胞。当临床高度怀疑淋巴瘤时,不能凭一两次病理检查阴性而轻易放弃诊断。

(五)浆细胞病

1. **POEMS 综合征** 本病主要临床特点包括慢性进行性对称性肢体远端感觉运动障碍,病变为神经轴突变性及节段性脱髓鞘改变;肝、脾及淋巴结肿大;内分泌功能障碍,以男性乳房增大和性功能减退、女性闭经、糖尿病、甲状腺功能减退症多见;血清中单克隆免疫球蛋白(M 蛋白),多为 IgG 及 IgA,IgM 少见,轻链多为 λ 型;皮肤病变以弥漫性色素沉着最为常见。尚有全身性水肿,包括双下肢水肿、胸腔积液、腹水、心包积液、视盘水肿、低热、多汗、多毛、杵状指或红细胞、血小板增多等表现。但几个主要临床表现可以不同时出现,其中多发性周围神经及异常 M 蛋白血症为诊断必备条件。

2. **重链病** 本病罕见,本病分 γ、α、μ、δ 4 种类型。各型的确诊均依赖免疫电泳证实仅有某一单克隆重链而轻链缺如。

3. **巨球蛋白血症** 本病的特点是 IgM 增高引起血液黏滞度增高、眼底出血或静脉曲张,全血细胞减少而脾大突出,血清 IgM$>10g/L$,骨髓、肝、脾、淋巴结中有淋巴样浆细胞浸润。此外,常有中枢或 / 及周围神经系统症状,如脑血管意外、弥漫性或局灶性脑病症状、蛛网膜下腔出血、多发性神经炎以及雷诺现象。

(六)组织细胞增生性疾病

1. **恶性组织细胞病** 本病起病急骤,进行性衰竭,长期高热,淋巴结、肝、脾大,病程中常出现黄疸、浆膜腔积液、皮肤损害、出血等症状。血象示全血细胞减少,血涂片偶可见异常组织细胞。确诊依据以上临床表现,加上骨髓涂片及淋巴结、肝、脾活检可见较多异常组织细胞,特别是多核巨组织细胞。近年对恶性细胞的系列来源研究发现,绝大多数异型组织细胞前体细胞为 T 细胞系,少数为 B 细胞系,伴有吞噬性组织细胞的反应性增殖,亦即所谓的恶性组织细胞病病例大多是伴噬血细胞综合征的恶性淋巴瘤,而真正源自单核巨噬细胞系统的恶性组织细胞病极为罕见。

2. **朗格汉斯细胞组织细胞增生症** 本病多见于小儿,莱特勒 - 西韦(Letterer-Siwe)综合征和汉 - 许 - 克综合征(Hand-Schüller-Christian 综合征)预后差,骨嗜酸细胞肉芽肿预后较好。本症成人较为少见,临床表现多种多样,主要有如下临床特点:①长期高热,多种抗生素治疗无效。②骨、关节疼痛。③反复一过性皮疹、颅骨缺损、突眼、尿崩。④肝、脾、淋巴结轻度肿大,质软,无明显压痛。⑤咽痛,抗生素治疗无效。⑥白细胞总数正常或升高,可达 $50 \times 10^9/L$,分类以中性粒细胞为主,未见原始、早幼、中幼、晚幼粒细胞,轻度贫血,血小板多为正常。⑦红细胞沉降率明显增快,>100mm/h。⑧血清铁蛋白显著升高(>1000μg/L),C 反应蛋白明显增高,类风湿因子、ANA、抗 ds-DNA、抗 Sm、抗 RNP 等抗体均阴性。⑨骨髓示组织细胞增多。⑩淋巴结活检见朗格汉斯细胞,免疫组化染色 S-100 或 CD1a 阳性,电镜检查可见 Berbeck 颗粒。一般情况下,具备有典型的组织学和免疫组化特征即可诊断。

3. **类脂质沉积病**

(1) 尼曼 - 匹克病:多见于小儿,肝、脾大突出,常为巨脾。成人(E 型)诊断依据骨髓涂片或肝、脾、淋巴结活检见尼曼 - 匹克细胞或/及测定鞘磷脂累积量为正常 4~6 倍,酸性神经鞘磷脂酶活性明显减低而确定。

(2) 戈谢病:又称葡糖脑苷脂沉积病,多见于小儿。亚急性神经病变型见于成人,进展缓慢,肝、脾大显著,常为巨脾,常伴贫血和病理性骨折,后期才出现神经症状。确诊依据骨髓涂片或肝、脾、淋巴结活检见戈谢细胞而确定。血清酸性磷酸酶增高,β 葡萄糖脑苷脂测示活性减低。

(七) 溶血性疾病

1. **遗传性球形红细胞增多症** 贫血、黄疸、脾大是本病三大特征。脾大多为轻至中度,质较硬而无压痛,几乎所有患者有脾大,且随年龄增长而逐渐显著。肝多为轻度肿大。贫血程度差异较大,大多为轻至中度贫血。黄疸可见于大部分患者,多为轻度,呈间歇性。确诊依血涂片及骨髓涂片发现小圆形红细胞 >10%,溶血临床表现,红细胞渗透脆性增加,阳性家族史等。在慢性溶血性贫血的过程中易出现急性溶血危象,常因感染、劳累或情绪紧张等因素诱发,贫血和黄疸突然加重,伴有发热、寒战、呕吐,脾大显著并有疼痛。病程中还可出现再生障碍

危象,此危象与微小病毒感染有关,呈自限性过程。

2. **遗传性椭圆形红细胞增多症** 具溶血性贫血特点,脾大多为轻至中度,质较硬而无压痛,确诊依据血涂片见大量(25%~90%)椭圆形红细胞、自体溶血试验阳性,加入 ATP 可纠正等。

3. **海洋性贫血** 成人病例多为轻型,自幼黄疸,贫血。脾大多为轻度,质较硬而无压痛。血红蛋白电泳、HbA2、HbF 测定可协助诊断,基因检测可确诊该病以及分型。家族史有助于诊断。

4. **自身免疫性溶血性贫血** 本病除具一般溶血性贫血临床特点之外,库姆斯试验常阳性,糖皮质激素治疗常有良效。本病脾大多为轻度,质软,无压痛。病情反复发作者脾可中度肿大且质地较硬,但一般无压痛。

5. **镰状细胞贫血** 镰状细胞贫血国内罕见。临床除慢性溶血性贫血外,脾大突出,可为巨脾,质较硬而无压痛,全身痛。脊椎 X 线片示"鱼口形"椎体改变有诊断意义。做血涂片封闭乏氧试验可见大量镰状红细胞可确立诊断。

四、原发性脾肿瘤

原发性脾肿瘤罕见,良性者有脾囊肿(触之有囊性感)、脾血管瘤(触之质较软、病变广泛者触之有海绵感,可伴血小板减少)。脾脏血管瘤早期多无症状,肿瘤增大后患者可能会诉左上腹隐痛不适,常伴轻度贫血,或无意中发现左上腹包块,或体格检查发现脾大,一般情况好,长期追踪无明显变化。B 超或 CT 检查可发现脾内有占位性病变,据脾血管瘤的信号强度特征和强化类型,即使没有组织学证实也可做出脾血管瘤的诊断。脾原发性恶性肿瘤也罕见,如原发性脾(型)淋巴瘤(临床多长期发热、乏力、左上腹胀、腹痛、体重减轻。最突出的体征是脾明显肿大,质坚实而无压痛,浅表淋巴结不大)、脾血管肉瘤(脾表面可不光滑,CT 可提示脾肿瘤,确诊常需剖腹探查)。上述脾肿瘤行脾穿刺活检要十分慎重,最好行剖腹探查并脾切除术,一举达到确诊和治疗的目的。

五、其他

(一) 血色病

本病分原发性和继发性,继发性多继发于多次反复输血,导致铁广泛沉积于许多器官组织。临床表现多脏器受累:皮肤色素沉着,性功能减退,阴毛和/或腋毛减少,男性可伴睾丸萎缩,肝、脾轻度大,部分患者血清转氨酶升高、血糖增高、尿糖阳性。实验室检查示血清铁蛋白升高,血清铁及血浆转铁蛋白饱和度增高,去铁草酰胺排铁试验阳性。病理检查:肝、皮肤等活检有含铁血黄素沉积。

（二）特发性肺含铁血黄素沉着症

本病原因未明，罕见。特点为肺泡大量出血，肺大量含铁血黄素沉积伴缺铁性贫血的临床和实验室检查特点。反复咯血、气急、贫血。晚期肺动脉高压可出现心功能不全、杵状指，肝、脾常轻度至中度大，质中无压痛。痰或肺活检见大量含铁血黄素的巨噬细胞为确诊依据。

（三）脾功能亢进

诊断依据：①各种疾病引起的脾大。②外周血全血细胞（或其中一至两种）减少。③用 ^{51}Cr 标记的红细胞注入体内，脾区体表放射性比率大于肝 2~3 倍，提示标记的血细胞在脾内过度破坏或滞留。④骨髓增生活跃或明显活跃，可伴轻度成熟障碍。⑤脾切除后可使外周血象接近或恢复正常。

（四）淀粉样变

本病主要是由于均一性嗜酸性淀粉样蛋白在全身各脏器沉积引起，分原发性和继发性，以轻链型淀粉样变多见。系统性可累及肾、心脏、舌（巨舌）、消化道、神经系统、皮肤等全身各个器官和组织。继发性者常继发于多发性骨髓瘤、慢性感染、自身免疫性疾病、霍奇金淋巴瘤、

其他癌肿。脾脏 CT 表现分为弥漫性及局灶性。弥漫性表现脾实质呈弥漫性低密度，动态增强强化程度明显低灌注，局灶性改变不具特异性。经适当染色方法证实病变组织中存在有淀粉样蛋白即可确诊，但因易并发破裂出血，行肝或脾穿刺活检应非常小心。

（五）噬血细胞综合征

噬血细胞综合征又称噬血细胞性淋巴组织细胞增多症（HLH）。临床特征是持续发热、肝大、脾大、淋巴结肿大、黄疸、一过性皮疹、神经系统症状等。实验室检查可发现全血细胞减少、高甘油三酯血症、低纤维蛋白血症、肝功能异常、凝血功能异常、血清铁蛋白明显升高、血浆可溶性 CD25 升高、NK 细胞活性下降或缺乏。骨髓细胞学或肝、脾、淋巴结病理检查均发现组织细胞增生并有噬血现象。表现复杂多样，病情进展迅速，分为原发性与继发性两类。原发性又称家族性，为常染色体隐性遗传病；继发性多与感染（病原体包括病毒、细菌、真菌及寄生虫，其中 EB 病毒感染占大多数）、肿瘤（其中恶性淋巴瘤最常见）、自身免疫性疾病等有关。

（李 娟 邹外一）

参考文献

［1］王鹏，卢静海，王贺玲，等.感染性心内膜炎 368 例临床分析.中华心血管病杂志，2014，42 (2)：140-144.

［2］李晓斌，廖泉，丛林，等.胰源性门静脉高压症合并脾肿大的诊治分析.2013，19 (11)：827-830.

［3］贾斌，陈丽君，白新华，等.新疆 590 例布鲁菌病患者的临床及预后分析.中华地方病学杂志，2018，37 (3)：248-252.

［4］金灵肖，赵旭宏，张双丽，等.输入性恶性疟疾 37 例流行病学及临床特点分析.中华危重症医学杂志（电子版），2014，7 (5)：343-346.

［5］吕飒，游绍莉，田华，等.181 例胆汁淤积型自身免疫性肝炎患者的临床特点分析.临床肝胆病杂志，2017，33 (8)：1527-1531.

［6］李建勇，徐卫.我们如何诊断和治疗慢性淋巴细胞白血病.中华血液学杂志，2018，39 (7)：529-532.

［7］章艳茹，李增军，于珍，等.B 幼淋巴细胞白血病八例临床特征分析.中华血液学杂志，2013，34 (6)：544-545.

［8］王燕婴，李增军，易树华，等.40 例毛细胞白血病临床特征分析.临床血液学杂志，2011，24 (7)：411-413.

［9］刘安琪，周蕾，李永辉，等.10 例 T 大颗粒淋巴细胞白血

病的临床特征分析.中国实验血液学杂志，2016，24 (3)：693-697.

［10］李剑，周道斌.POEMS 综合征的诊治新进展.中华血液学杂志，2012，33 (10)：881-883.

［11］许霞，聂秀，熊文，等.160 例成人朗格汉斯细胞组织细胞增生症患者临床特征分析.中华血液学杂志，2015，36 (2)：135-139.

［12］杨文娟，潘耀柱，王存邦，等.E 型尼曼-匹克病 3 例并文献复习.中华实用诊断与治疗杂志，2017，31 (4)：387-388.

［13］张永红，罗学群，邱正庆，等.戈谢病临床诊断研究进展.中华儿科杂志，2015，53 (4)：313-315.

［14］郑见宝，孙学军，马茂，等.原发性脾脏肿瘤 47 例诊治体会.中华肝胆外科杂志，2015，21 (12)：833-835.

［15］董伟，李勇.脾脏淀粉样变性一例并文献复习.中华肝胆外科杂志，2015，21 (10)：685-689.

［16］王昭，王天有.噬血细胞综合征诊治中国专家共识.中华医学杂志，2018，98 (2)：91-95.

［17］李娟，王荷花.血液病简明鉴别诊断学.北京：人民卫生出版社，2016.

32

浅表淋巴结肿大

淋巴结广泛分布于全身,不但是免疫器官,也是造血器官,是机体接受抗原刺激产生免疫应答的场所。其主要功能是对细菌、异物的吞噬,产生免疫球蛋白和淋巴因子及参与髓外造血。正常淋巴结多呈卵圆形或豆形、质地软、光滑、无压痛、可以滑动,与毗邻组织无粘连,直径一般不超过 0.5cm,除在颌下、腋窝、腹股沟可触及 1~3 个淋巴结以外,一般不容易触及。浅表淋巴结按组群分布,每一个部位的淋巴结属一组,一个组群的淋巴结收集一定区域的淋巴液,局部的炎症或肿瘤转移,首先引起相应区域的淋巴结肿大。当一组淋巴结肿大时,称为局限性淋巴结肿大。若超过两组以上的淋巴结肿大,则称为全身性淋巴结肿大。按淋巴结肿大的发生机制可将淋巴结肿大分类为:①免疫应答所致的淋巴结肿大,这是由全身或局部感染,机体发生免疫应答反应而导致淋巴结肿大。②感染所致的淋巴结肿大。③原发于淋巴结的肿瘤或肿瘤的淋巴结转移。④原因不明的疾病所致淋巴结肿大。表 32-1 列举了常见的导致淋巴结肿大的病因。

表 32-1　淋巴结肿大的分类

一、免疫应答所致的淋巴结肿大

（一）细菌感染

1. 局部感染引起该回流部位的局部淋巴结肿大,如葡萄球菌感染的口腔炎、疖肿等引起的局部的急性单纯性淋巴结炎

2. 严重感染引起全身性淋巴结肿大,如沙门菌引起的脓毒血症、细菌性心内膜炎等引起的急性全身性单纯性淋巴结炎

（二）病毒感染

1. 局部感染引起该回流部位的局部淋巴结肿大,如带状疱疹等

2. 全身感染致全身淋巴结肿大,如传染性单核细胞增多症、麻疹、肝炎、登革热、艾滋病及艾滋病相关疾病等

（三）其他病原体所致的感染

1. 局部感染引起该回流部位的局部淋巴结肿大,如一期梅毒的下疳,衣原体感染引起的性病性淋巴肉芽肿,立克次体感染（恙虫病、猫抓病）引起的局部淋巴结肿大

2. 全身性淋巴结肿大,如二期梅毒、弓形虫病

二、淋巴结感染导致的淋巴结肿大

（一）化脓菌感染

如鼠疫杆菌引起的腹股沟淋巴结炎,以及侵袭性葡萄球菌引起的化脓性淋巴结炎

（二）形成肉芽肿结核杆菌感染,真菌感染,如荚膜组织胞浆菌,立克次体感染,如猫抓病及众多不知名的生物体感染

三、原发于淋巴结的肿瘤或淋巴结转移（浸润）

（一）原发于淋巴结的肿瘤

1. 非霍奇金恶性淋巴瘤

2. 霍奇金淋巴瘤

（二）继发于其他疾病的淋巴结肿大

1. 淋巴瘤细胞性白血病,急、慢性淋巴细胞白血病

2. 急、慢性髓性白血病

3. 原发性骨髓纤维化伴髓外造血致淋巴结肿大

4. 恶性组织细胞病

5. 淋巴结转移癌

四、其他疾病所致淋巴结肿大

（一）自身免疫性疾病如系统性红斑狼疮、幼年型类风湿关节炎、干燥综合征、桥本甲状腺炎

（二）药物反应如苯妥因,血清病

（三）其他疾病

反应性增生（如甲亢）,菊池病（KiKuchi 病,即组织细胞坏死性淋巴结炎）,川崎病,毒蛇咬伤,结节病,窦组织细胞增生伴巨大淋巴结病（Rosai-Dorfman 综合征）,低丙种球蛋白血症,IgG 重链病,嗜酸性粒细胞增生性淋巴肉芽肿,卡斯尔曼病,威斯科特 - 奥尔德里奇（Wiskott-Aldrich）综合征,移植后淋巴组织增生性疾病

浅表淋巴结肿大的诊断思路和检查步骤:淋巴结肿大往往是全身性疾病的局部表现,所以必须通过详尽询问病史,全面、准确的体格检查,除常规实验室检查外,综合分析病史、体格检查、常规实验室检查后,针对疑点的诊断有选择地做相应的特殊检查,必要时行淋巴结穿刺、印片或整个淋巴结切除病理活检,结合免疫组化和/或分子病理学检查,或其他组织活检、淋巴系统造影等,综合分析,以便尽快确定诊断。

【病史】

流行病史对急性传染病所致的淋巴结肿大往往能提供重要的诊断线索。口腔和咽喉感染常引致颌下淋巴结肿痛。下肢和外生殖器感染常导致腹股沟淋巴结肿痛。胸锁乳突肌后淋巴结肿大时,应询问有无鼻塞、鼻出血,并做鼻咽部检查以排除或证实鼻咽癌的存在等。对于有到野外活动、有皮肤焦痂伴焦痂附近淋巴结肿痛者,应做外斐试验或补体结合试验,以证实恙虫病的诊断。性病性肉芽肿引起的淋巴结肿大往往能询问到冶游史(或配偶冶游史)。进行性无痛性淋巴结明显肿大往往提示恶性淋巴瘤。服用苯妥因后出现淋巴结肿大应考虑苯妥因所致,停药后淋巴结消退可以验证这一推断。毒蛇咬伤常引起相应部位淋巴结肿大。

【体征】

(一)部位

1. **全身性淋巴结肿大** 全身性淋巴结肿大可见于某些全身性感染(如结核病、传染性单核细胞增多症等)、白血病、恶性淋巴瘤、过敏性疾病、艾滋病、结缔组织病等。

2. **局限性淋巴结肿大** 局限性淋巴结肿大常由于局限性感染引起,但也可见于全身性疾病,如恶性淋巴瘤、恶性肿瘤的转移、全身性感染性疾病如弓形虫病等。如发现女性患者单侧腋窝淋巴结明显肿大时,应仔细检查同侧乳房有无乳腺癌的体征。枕部淋巴结肿大伴斑丘疹是风疹(或弓形虫病)的典型表现。锁骨上淋巴结肿大应考虑淋巴结转移癌(左侧锁骨上淋巴结转移多见于胃癌,右侧可见于支气管癌)。双侧颈部淋巴结肿痛最常见的局部感染是病毒、支原体、链球菌、金黄色葡萄球菌或表皮葡萄球菌所致的咽炎或扁桃体炎,单侧颈部淋巴结肿痛通常是化脓性扁桃体炎、腮腺炎或牙周脓肿的结果。

(二)数量和大小

儿童颈部如串珠状的多个淋巴结肿大应警惕淋巴结结核的可能。由于小儿和青少年更易受到新抗原的刺激,致使小儿和青少年淋巴结/体重的比值比成年人大,所以同样的肿大淋巴结在成年人中有临床意义,而在小儿和青少年中则可能临床价值不大。局限性淋巴结明显肿大可见于癌症转移、恶性淋巴瘤等。全身性淋巴结明显肿大可见于白血病、恶性淋巴瘤、卡斯尔曼病等。

(三)质地

感染引致的肿大淋巴结通常质地软,且通常具有表面粗糙的特点(如在一些腔道内形成肿块,则应注意一些特殊的感染,如曲霉菌病、结核病、放线菌病。所有感染所致的淋巴结肿大通常都会随感染的消除而缩小)。免疫因素所致的肿大淋巴结质地软。淋巴结转移癌时,淋巴结通常质地坚实,无痛,逐渐增大,表面皮肤正常,常多个互相粘连,并与基底黏着,移动性差。淋巴瘤所致的淋巴结肿大则通常质韧实有弹性,触之如橡胶,大多数情况下移动性好,但少数淋巴结巨大者或淋巴结互相融合者则移动性差,且质地坚硬而有弹性。值得注意的是,部分间变性大细胞性非霍奇金恶性淋巴瘤有类似感染性淋巴结炎的征象。

(四)压痛

颌下、腹股沟淋巴结正常可被触及,但无压痛。如这些淋巴结有自发性疼痛或/及压痛,提示为病理性。大多数情况下,有压痛或自发疼痛的通常为炎症性(感染、药物热、血清病)。但转移癌或恶性淋巴瘤增大过快时,也可有自发疼痛和压痛。局限性淋巴结肿痛常提示其收纳范围组织或器官有活动性感染灶。腹股沟淋巴结剧烈肿痛(痛性下疳)见于软性下疳链杆菌感染,淋巴结易于化脓溃破形成穿凿状溃疡(溃疡基底脓液涂片可找到软性下疳链杆菌)。猫抓病受累的淋巴结肿大为局限性,疼痛也较明显,也可化脓且偶有形成瘘管者。

(五)移动性

肿大的淋巴结互相粘连或与基底组织粘连,可见于晚期恶性淋巴瘤和结核性淋巴结炎。癌细胞浸润也可导致淋巴结与基底组织粘连而移动性差。

(六)波动感和瘘管

淋巴结有波动感提示淋巴结化脓、坏死软化。结核性淋巴结炎、放线菌病或性病性腹股沟淋巴肉芽肿可引起淋巴结破溃形成瘘管,瘘管愈合后遗留瘢痕;而淋巴结转移癌和恶性淋巴瘤的淋巴结一般不溃破形成瘢痕。

【实验室检查与器械检查】

(一)血常规检查

外周血发现原始及幼稚细胞提示白血病;白细胞及中性粒细胞计数增多提示细菌感染;白细胞增多(或正常)伴异形淋巴细胞 >10% 提示传染性单核细胞增多症。

（二）红细胞沉降率

红细胞沉降率明显增快提示活动性结核、风湿性疾病活动期、淋巴瘤、白血病等。

（三）骨髓涂片（包括活检）检查

骨髓涂片（包括活检）检查可确诊白血病、淋巴瘤（当淋巴瘤细胞侵犯骨髓时）、黑热病（当发现杜氏利什曼原虫，可确诊黑热病）。

（四）病原体检查

如急性全身性感染性疾病血培养、淋巴结瘘管分泌物找病原体、性病性肉芽肿时做分泌物衣原体分离培养或/及Frei氏试验。

（五）免疫学检查

如疑及恙虫病时做外斐试验。疑及弓形虫病时可查弓形虫抗体。疑及自身免疫性疾病时做相应抗体检查。

（六）特殊器械检查

胸部X线检查可发现肺部与纵隔病变。B超、CT、MRI或PET-CT检查更有利于发现纵隔、腹膜后淋巴结肿大，但不能代替病理活检。PET-CT能同时提供功能和解剖信息，且能够发现全身隐匿病灶，提供合适的活检部位。

（七）病理检查

淋巴结穿刺、印片及活体组织检查各有其优缺点，可根据具体情况选择进行。由于穿刺吸取组织细胞较少，涂片厚薄不均致阳性物质定位不清而出现假阳性，更不能根据需要连续切片，故有条件者应尽可能行淋巴结活检。但应注意淋巴结活检有时可呈阴性结果，当高度怀疑为某一疾病时应反复检查，有时需多次活检才能确诊。如有多个淋巴结肿大，原则上应选取最大的淋巴结做活检，并整个切下。如多部位淋巴结肿大，优先考虑做锁骨上淋巴结活检，其次是颈后、腋下淋巴结，最后才考虑腹股沟淋巴结。也可根据PET-CT选择合适的活检部位。

（八）淋巴系统造影

X线淋巴系统造影可了解淋巴结的改变，帮助鉴别诊断。例如，炎症性淋巴结肿大，其边缘及内部结构正常；转移癌侵犯的淋巴结则边缘不规则如虫蚀样，结内有充盈缺损。如果淋巴结完全被癌组织所占据则无此征象，但有继发性淋巴管阻塞。恶性淋巴瘤则淋巴结数目和大小均增加，边缘光滑，但内部结构被破坏成泡沫状，霍奇金淋巴瘤淋巴结中心还可见充盈缺损。超声造影借助造影剂增强后散射回声，能明显提高超声诊断的分辨力、敏感性和特异性。

淋巴结肿大在临床上可分为急性和慢性两大类，病因很多（表32-2）。现按表中顺序讨论如下。

表32-2　淋巴结肿大的病因

Ⅰ.急性淋巴结肿大	二、风湿性疾病
一、急性单纯性淋巴结炎	（一）系统性红斑狼疮
二、病毒性感染　风疹、麻疹、病毒性肝炎、传染性单核细胞增多症、登革热	（二）成人斯蒂尔病
	（三）IgG4相关性疾病
三、立克次体感染　恙虫病、猫抓病	三、肿瘤性淋巴结肿大
四、衣原体感染　性病性淋巴肉芽肿	（一）恶性淋巴瘤
五、原虫感染　弓形虫病	（二）白血病
六、特殊细菌性感染　软性下疳、布鲁菌病、腺鼠疫	（三）恶性组织细胞
	（四）淋巴结转移癌
七、钩端螺旋体感染　钩端螺旋体病	四、其他疾病所致淋巴结肿大
八、变态反应性疾病、药物热	（一）嗜酸性粒细胞增生性淋巴肉芽肿
九、毒蛇咬伤	（二）组织细胞坏死性淋巴结炎
Ⅱ.慢性淋巴结肿大	（三）结节病
一、慢性感染性淋巴结炎	（四）卡斯尔曼病
（一）非特异性慢性淋巴结炎	（五）窦组织细胞增生伴巨大淋巴结病
（二）艾滋病	（六）IgG重链病
（三）淋巴结结核	（七）威斯科特-奥尔德里奇（Wiskott-Aldrich）综合征
（四）梅毒	
（五）黑热病	（八）移植后淋巴组织增生性疾病

32.1 急性淋巴结肿大

一、急性单纯性淋巴结炎

急性单纯性淋巴结炎局部有明显的红、肿、热、痛，常为肿痛性局限性淋巴结肿大，皮肤可潮红，质地软至中等硬度，有自发痛和压痛，表面光滑，无粘连，肿大到一定程度即停止，与原发病灶部位有关。因此，应寻找局部淋巴结收纳范围的原发病灶。如头皮感染可引起枕部和耳后淋巴结炎，口腔和咽部急性炎症可引起颌下淋巴结炎。此时往往白细胞计数升高，中性细胞比例增高。治疗原发病灶后淋巴结肿大缩小或消退。

二、病毒性感染

病毒性感染常见者有风疹、麻疹、传染性单核细胞增多症、病毒性肝炎、登革热等。风疹可伴有轻度淋巴结肿大，其特征是位于乳突内侧的耳后、枕骨下和颈后淋巴结肿大，有压痛，与皮疹同时出现，发热，向心性皮疹（掌心和足底无皮疹），风疹抗体阳性，冬、春季高发，流行多见于学龄前儿童。麻疹特征是发热、上呼吸道卡他症状，起病第 2~3 天（出疹前）在双侧近白齿颊黏膜处出现麻疹黏膜斑对出疹早期诊断极有帮助。病情进展极期出疹，疹退后留下色素斑伴糠麸样脱屑。病毒性肝炎可伴淋巴结肿大，但各型病毒性肝炎均可通过常规检测其病毒抗原或抗体的标志和肝功能等而获确诊。传染性单核细胞增多症可引起全身性淋巴结肿痛，尤以颈部为多见，发热、咽痛、血象淋巴细胞增多，异形淋巴细胞 >10%，骨髓象除异形淋巴细胞增多（较外周血比例低）外无特殊改变，嗜异性凝集试验及 EB 病毒 IgM 抗体阳性可确定诊断。登革热全身淋巴结可轻度肿大，鞍形热，头痛，眼眶痛，关节、肌肉剧痛，热后 2 天出现皮疹、白细胞数和血小板减少，出血倾向，病毒分离和补体结合试验可确诊。

三、立克次体感染

（一）恙虫病

恙虫病可引起局限性（焦痂附近）或全身性淋巴结肿大，肿大的淋巴结皆有自发痛与压痛，常伴发热、头痛、疲倦、食欲缺乏、咳嗽等表现，肝大、脾大、肺部少量湿啰音、肝功能异常较为常见。焦痂为本病的特征性体征，有极其重要的诊断意义。局部淋巴结肿痛常提示焦痂所在的部位。疫区野外活动史，外斐试验阳性，补体结合试验、间接免疫荧光试验或固相放射免疫试验可协助确诊。巢式聚合酶链反应特异性和敏感性较高。

（二）猫抓病

猫抓病患者有与猫、狗等宠物接触，并被猫、狗等抓伤及咬伤史。典型的表现是在被猫抓伤或咬伤的部位出现类似昆虫咬伤的小皮损，3~10 天后在抓痕处形成圆形、棕红色、无痛的丘疹，脓疱，1~2 周后出现 1 枚或 1 枚以上引流区域的淋巴结肿大。受累淋巴结以肘部、腋部、颈部常见，多数有触痛，少数可化脓，触之有波动感，偶可引起瘘管。部分患者有发热、全身不适及肝、脾大等，特异性抗原皮内试验阳性可验证诊断。主要病理特征是淋巴结微脓肿性肉芽肿性炎，Wartin-starry 银染色可见汉氏巴尔通体，新型抗汉赛巴尔通体单克隆抗体染色法检出汉赛巴尔通体的阳性率显著高。

四、衣原体感染

性病性淋巴肉芽肿（第四性病）患者因感染性病性淋巴肉芽肿衣原体引起腹股沟淋巴结肿大。病初首先在外生殖器上出现无痛性溃疡或丘疹，继而出现腹股沟淋巴结炎。分泌物衣原体分离培养、直接涂片染色及 / 或 Frei 试验阳性有助于明确诊断。

五、原虫感染

弓形虫病患者有与病狗或病猫接触史。约 90% 患者有淋巴结肿大，可为全身性或局限性淋巴结肿大。淋巴结可有压痛，但不化脓，伴发热或无发热，可有头痛、肌肉痛、皮疹、肝大、脾大。常侵犯中枢神经系统和眼。确诊依据病原体检查阳性（血片、骨髓涂片、淋巴结印片），弓形虫素试验与补体结合试验阳性。

六、特殊细菌性感染

软性下疳是由软性下疳链杆菌引起的性病性阴部溃疡。溃疡触诊时异常疼痛。腹股沟淋巴结肿痛较剧烈且易于化脓溃破而形成穿凿样溃疡，以单侧腹股沟淋巴结炎最常见，溃疡基底脓液、涂片或发炎淋巴结的穿刺脓液涂片中找到大量软性下疳链杆菌可确诊。少数布鲁菌病患者伴有轻度淋巴结肿大且有压痛。流行病学资料、波状热形、多汗、关节剧痛、乏力明显、病毒分离及血清学检查可明确诊断。腺鼠疫潜伏期3天至3周。患者常有较重的全身症状,最常受累者为腹股沟淋巴结,其次为腋窝淋巴结。淋巴结肿痛明显,可能软化穿破,流出脓液,脓液中可找到鼠疫杆菌。发病淋巴结的穿刺液中也可找到鼠疫杆菌,据此可确定诊断。第一例腺鼠疫的确诊对鼠疫流行的及早防治有特别重要的意义。

七、钩端螺旋体感染

钩端螺旋体病常伴全身淋巴结肿痛,但无充血、发炎,也不化脓。该病早期骤发高热、头痛、全身肌痛,尤其是腓肠肌剧痛、压痛明显;中期多器官(肺、肝、肾、脑)损害;晚期后发热、眼后发症、神经系统后发症、白细胞增多、贫血和血小板减少等临床特点,病原体分离、动物接种和酶联免疫吸附试验(ELISA)或钩体IgM抗体检查可明确诊断。

八、变态反应性疾病、药物热

有用药史,伴发热、常伴皮疹,虽可见淋巴结肿痛,但非主要体征。停药后病情好转。血清病:有输注生物制品史和接种卡介苗、使用青霉素、链霉素、磺胺类、水杨酸盐、保泰松、苯妥因,以及右旋糖酐等巨分子药物史,常伴发热、皮疹、全身淋巴结肿大等表现,严重者有喉头水肿、肾小球肾炎或/和心肌炎。

九、毒蛇咬伤

有毒蛇咬伤史,有毒蛇蛇毒中毒临床表现,肿大淋巴结与伤口、收纳范围的淋巴管炎相关,可资鉴别。

32.2 慢性淋巴结肿大

一、慢性感染性淋巴结炎

(一)非特异性慢性淋巴结炎

非特异性慢性淋巴结炎多见于颌下、颈部,为米粒大至黄豆大不等的肿大淋巴结,无疼痛,无伴随症状,无进行性肿大,抗生素治疗后淋巴结缩小不明显。颌下淋巴结的慢性炎症性肿大,主要是以往鼻、咽或口腔急性炎症所遗留的淋巴结瘢痕组织所形成的,部分人肿大的淋巴结无消退。B超检查提示反应性增生,动态观察无明显变化。确诊需依靠淋巴结活检。

(二)艾滋病

患者常有不洁性交史、同性恋史、吸毒史或输血制品史。本病潜伏期长,有长达数月的发热、消瘦、慢性腹泻与全身性淋巴结肿大的前驱症状;典型患者有卡波西(Kaposi)肉瘤的组织学证据或各种机会性感染如马尔尼菲篮状菌的病原学证据;血清抗HTLV Ⅲ抗体阳性或分离出HTL Ⅲ型病毒;外周血中淋巴细胞数减少,其中辅助T细胞(Th)数正常或增多,抑制性T细胞(Ts)数明显减少,免疫球蛋白增多(但正常免疫球蛋白减少);用ELISA检测血清抗HTLV Ⅲ型抗体阳性,HIV-1抗原法阳性可确诊(HIV-1抗原法的敏感性100%,特异性100%)。

(三)淋巴结结核

1. **颈淋巴结结核** 颈淋巴结结核常见于青壮年。颈部淋巴结肿大早期症状不典型,特别是全身症状不明显,原发病灶多位于扁桃体,少数在牙龈。主要累及颌下及颈前三角沿胸锁乳突肌前缘,有时也累及锁骨上淋巴结。肿大淋巴结初期较硬、无压痛,与霍奇金病容易混淆,PPD皮试或γ-干扰素释放试验阳性,抗结核治疗有效,支持淋巴结结核的诊断。如淋巴结增大迅速,可有自发痛和压痛。中期,肿大的淋巴结往往互相粘连而成团块。如淋巴结继续肿大,则往往发生软化,表面皮肤变为淡蓝色,皮肤移动性差。如未治疗,可进一步形成冷性脓肿,可向外溃破而遗留瘘管(放线菌感染引起的淋巴结肿大也可出现瘘管),愈合后可形成瘢痕,脓液病原体检查可确定诊断。

2. **血行播散性淋巴结结核** 原发病灶为肺尖结核、结核性多发性浆膜炎,以增殖性变为主,极少发生干酪样坏死。淋巴结硬实、与皮肤无粘连,大小自豌豆大至小核桃大,部位也以颈部为主,常发生于颈部血管周围,多发性,往往须病理活检才能确诊,PPD皮试和结核血清学试验阳性有提示诊断作用。抗结核治疗有效。

(四)梅毒

梅毒也可引起淋巴结肿大。初期多为腹股沟无痛性淋巴结肿大,Ⅱ期多为全身性轻至中度淋巴结肿大。肿大的淋巴结无压痛、不粘连、永不溃破。患者多有不洁性交史,早期的硬下疳、各期梅毒疹、不加热的血清素(USR)试验阳性,下疳、扁平湿疣或黏膜损伤活组织暗视野直接镜检可发现梅毒螺旋体。

(五)黑热病

本病的淋巴结肿大无重要鉴别诊断意义。本病根据流行病学特点为病程中复发与间歇交替发生的反复长期不规则发热、乏力、消瘦、出血倾向，所有患者有全血细胞减少和进行性肝、脾大，肿大淋巴结、皮肤（结节）活检、骨髓涂片可检到利什曼原虫可确诊。

二、风湿性疾病

（一）系统性红斑狼疮

本病有多器官损害和血清免疫学多项试验异常，如抗 SM 抗体阳性、抗双链 DNA 抗体 1∶20 以上阳性、抗核抗体阳性。皮试活检见狼疮带、面部蝶形红斑等可确诊。淋巴结肿大对 SLE 无重要诊断意义，约 6.3% 的 SLE 以淋巴结肿大首发，为无痛性轻或中度淋巴结肿大，淋巴结活检显示反应性增生或坏死性淋巴结炎。

（二）成人斯蒂尔病

本病可有轻度无痛性淋巴结肿大。三大临床特点是：发热主要为高热，呈弛张热或稽留热；皮疹为一过性淡红色斑丘疹，有时呈多形性，多分布于躯干和上肢，发热期出现，热退疹消；关节症状表现为关节痛、关节炎，以大关节膝、肘、腕、踝最常累及，也可累及指关节。常伴咽痛、肌痛、脾大、白细胞计数 >15×10⁹/L、红细胞沉降率增快、肝酶轻度升高、血清铁蛋白升高。通常需要除外淋巴瘤等恶性疾病和结核等感染后，对肿大的淋巴结进行活检对本病的鉴别诊断有帮助。

（三）IgG4 相关性疾病

IgG4 相关性疾病是一种累及多器官、以血清 IgG4 升高、组织器官 IgG4 阳性浆细胞浸润为特点的淋巴浆细胞病。一个或多个器官弥漫或局部肿大、肿块形成、结节、增厚，主要表现为自身免疫性胰腺炎、硬化性胆管炎、硬化性涎腺炎、腹膜后纤维化和淋巴结肿大等，检查多种自身抗体阴性。少数患者以单纯淋巴结肿大为首发表现，淋巴结活检呈 T 淋巴细胞增生，易误诊为 T 细胞淋巴瘤，若血清 IgG4>135mg/dl，组织病理学检查显著的淋巴细胞和浆细胞浸润伴纤维化，组织浸润的 IgG4+/IgG+ 浆细胞比值 >40%，且每高倍视野下 IgG4+ 浆细胞 >10 个，则需考虑 IgG4 相关淋巴病，同时应除外恶性肿瘤（包括恶性淋巴瘤、癌症）、表现相似疾病（如原发性硬化性胆管炎、干燥综合征）、支气管哮喘及卡斯尔曼病等。

三、肿瘤性淋巴结肿大

（一）恶性淋巴瘤

恶性淋巴瘤包括霍奇金淋巴瘤（HL）和非霍奇金淋巴瘤（NHL），70%~100% 霍奇金淋巴瘤患者首发症状是无痛性颈部或锁骨上淋巴结进行性肿大，其次为腋窝淋巴结肿大。而非霍奇金淋巴瘤可发生在身体的任何部位。浅表淋巴结肿大通常无压痛，但当病情进展迅速、淋巴结增大过快时可有自发痛和压痛。也可以有深部淋巴结肿大，有的伴有结外组织器官病变，常伴全身症状如不明原因长期发热。对于不明原因发热、淋巴结肿大、肝大、脾大或结外病变，应想到淋巴瘤可能。PET-CT 可以显示病灶及代谢异常，对穿刺活组织检查有定位价值，需要注意不同亚型的淋巴瘤阳性检出率不同。恶性淋巴瘤只有通过淋巴结、骨髓或侵犯病灶活检及免疫组化检查才能确定诊断。有时须多次活检才能确诊，特别高度侵袭性淋巴瘤，其病灶不易形成肿大淋巴结，需多次骨髓活检或结合 PET-CT 结果来决定活检部位。细胞遗传学、T 细胞受体或免疫球蛋白重链（TCR/IgH）基因重排等分子基因学分析可判别其分型。

（二）白血病

白血病尤其是淋巴细胞白血病常伴有全身性淋巴结肿大，但由于各型白血病的血象和骨髓象均有其特点，所以淋巴结肿大的性质对各型白血病的鉴别诊断无重要意义。通常淋巴细胞白血病比髓细胞白血病有较明显的淋巴结肿大。对外周血白细胞减少且未见幼稚细胞的急性淋巴细胞白血病，可从以下 4 个方面与淋巴结结核相鉴别：①淋巴结肿大部位广泛。②肿大淋巴结常无压痛，无互相粘连，无破溃倾向。③常伴有肝、脾大。④抗结核治疗无效。当然，对疑似患者应行骨髓检查或 / 及淋巴结活检，直至诊断确立，因两者的治疗和预后截然不同。

（三）恶性组织细胞病

恶性组织细胞病的特点是长期发热（抗生素和皮质激素治疗无效），进行性衰竭，常伴肝、脾、淋巴结肿大，全血细胞减少，肿大的淋巴结质地较硬，不粘连。骨髓涂片、活检，淋巴结活检可找到较多的异形组织细胞，是确立诊断的关键。目前研究认为所谓的恶性组织细胞病病例绝大多数是伴噬血细胞综合征的恶性淋巴瘤，而真正源自单核巨噬细胞系统的恶性组织细胞病极为罕见。

（四）淋巴结转移癌

淋巴结转移癌常可找到原发癌病灶。淋巴结转移癌有一种特殊的硬实感，从触诊结果：硬实、无压痛、表面皮肤正常、常多个互相粘连并与基底部黏着而不能移动，常可做出初步诊断。乳突尖下与下颌角之间的淋巴结肿大伴头痛、鼻出血需要注意鼻咽癌。女性患者腋窝淋巴结肿大要警惕乳腺癌。左锁骨上淋巴结肿大要注意胃癌。腹股沟淋巴结肿大则需注意泌尿生殖系统肿瘤。

四、其他疾病所致淋巴结肿大

（一）嗜酸性粒细胞增生性淋巴肉芽肿

嗜酸性粒细胞增生性淋巴肉芽肿又称 Kimura 病，原因未明，起病缓慢，好发于青壮年男性。本病经过良性，多累及头颈部浅表淋巴结和软组织的慢性肉芽肿性病变,肿物质软,多发生于颌面部,特别是腮腺区,常以肿块或结节的形式生长于头颈部的皮下组织或大唾液腺内,局部或全身浅表淋巴结。本病常伴有皮肤干燥、瘙痒、色素沉着、脱皮等改变,外周血嗜酸性粒细胞增多,IgE升高,还可合并肾病综合征、皮肤苔藓样淀粉样变性、口腔溃疡等。病理活检有助于诊断的确立。

(二)组织细胞坏死性淋巴结炎

组织细胞坏死性淋巴结又称 Kikuchi 病。病因未明,以 40 岁以下女性较常见。患者发病前多有上呼吸道感染,多有不规则热,高热常见,发热多可自行或经小剂量激素治疗后消退。全身性淋巴结肿大,颈部最多见,其次为腋下,也可累及锁骨下、腹股沟等部位,甚至可见于肺门。肿大的淋巴结质地较软,常有局部不适或隐痛、轻压痛,边界清楚,局部无明显急性炎症表现,可随发热高低而增大或缩小。伴一过性、多形性、非特异性皮疹,持续几天后自行消退,关节酸痛,乏力,轻度肝、脾大,热退后恢复正常。可有白细胞及中性粒细胞比例减少、一过性蛋白尿。骨髓象多数呈感染性骨髓象。PET-CT 淋巴结 SUV 值异常增高,不易与淋巴瘤相鉴别。淋巴结活检是本病确诊的依据。典型的病变是在淋巴结副皮质区出现不同程度的凝固性坏死伴多种形态的组织细胞、淋巴细胞浸润,无中性粒细胞浸润。早期可能并无典型的坏死改变,有时需多次不同部位淋巴结活检。本病对糖皮质激素敏感,也是组织细胞坏死性淋巴结炎与恶性淋巴瘤的主要鉴别点。

(三)结节病

结节病为一种原因未明的多系统器官受累的肉芽肿性疾病。主要临床表现为咳嗽、胸闷、胸痛、咯血、气促、发热、浅表淋巴结肿大等,伴或不伴肺外表现,如侵袭皮肤、眼、喉、关节、心脏等。肿大浅表淋巴结可达核桃大,质硬,与皮肤无粘连,淋巴结互相之间也不粘连,而是形成个别游离的小肿物。本病最常累及胸部,除肾上腺外,几乎所有器官可累及,双侧肺门及纵隔对称性淋巴结肿大为其特征性影像学表现,PET-CT 成像与淋巴瘤鉴别有一定困难,Kvien 试验阳性,淋巴结活检是确诊本病的金标准,组织病理特征为非干酪样坏死类上皮细胞肉芽肿,并需排除其他肉芽肿性疾病。血清血管紧张素转换酶活性升高、PPD 皮试阴性或弱阳性有辅助诊断价值。

(四)卡斯尔曼病

卡斯尔曼(Castleman)病又称巨大淋巴结增生症。特点为无痛性巨大淋巴结肿大,多见于浅表淋巴结,如颈部、腋窝、腹股沟淋巴结以及纵隔淋巴结等,腹膜腔及腹膜后淋巴结较少见。临床上分为局灶性、多中心性两型,多数为无全身症状的局灶性型。多中心型患者有贫

血、发热、疲乏、消瘦、红细胞沉降率增快、多克隆免疫球蛋白增高及多系统受累、肝大、脾大。淋巴结活检是确诊该病的关键,病理学类型分为透明血管型、浆细胞型和混合型。

(五)窦组织细胞增生伴巨大淋巴结病

本病是一种病因不明的良性组织细胞增生性疾病,临床罕见,多见于青中年。临床特点多表现为双侧颈部无痛性巨大淋巴结肿大、发热、皮肤黄瘤样斑结节、白细胞增多、红细胞沉降率加快、球蛋白增高,同时约有 3% 的病例伴有结外组织受侵,诊断主要依靠病理活检。

(六)IgG 重链病

IgG 重链病极罕见。本病属浆细胞病,与多发性骨髓瘤相比,本病淋巴结、肝、脾大较明显而且多伴有发热、衰弱、体重减轻、全血细胞减少、持续的蛋白尿(4~15)g/24h,但临床与 X 线片无骨骼损害征、红细胞沉降率正常或仅轻度增快。血清蛋白免疫固定电泳 IgG 重链可确诊。

(七)威斯科特 - 奥尔德里奇(Wiskott-Aldrich 综合征)

本病又称湿疹、血小板减少伴免疫缺陷综合征,多见于儿童,持续性血小板减少,最大特点是血小板体积小,常伴反复湿疹、感染,部分患者到了青春期和成年期出现淋巴结肿大,应想到合并淋巴瘤可能,以 EB 病毒阳性的 B 淋巴瘤最常见。WAS 是一种罕见 X 连锁的隐性遗传病,由位于 Xp11.22~p11.23 的 WAS 蛋白(WASP)基因突变所致。确诊需依据淋巴结活检。

(八)移植后淋巴组织增生性疾病

移植后淋巴组织增生性疾病(PTLD)发生在实体器官移植或造血干细胞移植后。最常见的症状和体征是发热、淋巴结肿大、肝大、脾大、咽炎及中枢神经系统症状等,可表现为伴败血症样综合征迅速恶化的淋巴瘤、或伴发热、扁桃腺肿大或 / 和颈部淋巴结肿大的单核细胞增多症样疾病,可快速进展为呼吸道梗阻、呼吸衰竭,部分患者数日内出现多器官功能衰竭。常有白细胞降低伴异形淋巴细胞增多和血小板降低,贫血,肝、肾功能损伤,尿酸和 LDH 升高,外周血 EB 病毒负荷升高,病理学 PTLD 分为 4 类:早期病变为反应性浆细胞增生,感染性单核细胞增多症样的 PTLD;多形性的 PTLD;单形性的 PLTD,包括 B、T 细胞淋巴瘤;霍奇金淋巴瘤和霍奇金淋巴瘤样 PTLD。PTLD 的诊断标准:① HLA 不相合造血干细胞移植、移植物去除 T 细胞、使用 ATG 以及其他免疫抑制药或单克隆抗体等高危因素;②发热、肝大、脾大、淋巴结肿大等临床表现或相应的影像学检查结果;③病理活检证实病变具有 PTLD 的特征;④定量 PCR 检测血清中 EBV-DNA 的含量,其中以病理最为重要。

(李娟　邹外一)

参考文献

［1］查震球，吴家兵，刘红，等.175 例恙虫病病例的临床和流行病学特征研究.中华疾病控制杂志，2010, 14 (8): 720-722.

［2］曹玮，宋晓璟，李雁凌，等.297 例首次确诊的中国 HIV/AIDS 患者临床特征分析.中华内科杂志，2014, 53 (7): 537-541.

［3］沈定霞.布鲁菌感染的临床特性及实验室检测.中华检验医学杂志，2012, 35 (1): 8-9.

［4］邢燕，谷俊朝.弓形虫病研究新进展.中国病原生物学杂志，2016, 11 (1): 94-96.

［5］曹江涛，郑雅茹，许阳.40 例误诊肺结核确诊结节病患者临床资料分析.中华医院感染学杂志，2018, 28 (12): 1827-1830.

［6］周乔，龙丽，周彬.成人 Stills 病 107 例临床特点及预后分析.中华风湿病学杂志，2016, 20 (3): 181-186.

［7］曾冉冉，蔡顺天，孙刚，等.IgG4 相关性疾病临床特点分析.中国实用内科杂志，2015, 35 (3): 242-245.

［8］文菁菁，刘志彬，徐娟，等.681 例弥漫大 B 细胞淋巴瘤患者的临床特征分析.中华血液学杂志，2012, 33 (12): 1007-1009.

［9］倪莲芳，刘新民.组织细胞坏死性淋巴结炎 68 例临床分析.中华医学杂志，2010, 90 (44): 3147-3149.

［10］傅熙博，付庆才，华向东，等.Castleman 病临床特征与诊疗分析.中华医学杂志，2014, 94 (38): 3017-3019.

［11］刘旭，胡余昌，唐立华.Rosai-Dorfman 病研究进展.中华病理学杂志，2017, 46 (6): 443-446.

［12］许兰平.我如何诊断和治疗造血干细胞移植后淋巴细胞增殖性疾病.中华血液学杂志，2017, 38 (11): 923-929.

［13］李娟，王荷花.血液病简明鉴别诊断学.北京：人民卫生出版社，2016.

33

贫 血

贫血是指外周血中红细胞容量减少,低于正常范围下限,不能运输足够的氧至组织而产生的综合征。由于红细胞容量测定较为复杂,临床上常以血红蛋白(Hb)浓度来代替。一般认为,在我国海平面地区,成年男性 Hb<120g/L,成年女性 Hb<110g/L,孕妇 <100g/L 作为诊断贫血的标准。根据贫血的严重程度可划分为轻、中、重度和极重度贫血,Hb 在 90g/L 至正常下限为轻度,Hb 为 60~90g/L 为中度,Hb 为 30~60g/L 为重度,Hb<30g/L 为极重度。贫血仅是一个症状,而非一种疾病。引起贫血的原因很多。临床上贫血诊断的第一步骤是明确是否贫血,贫血的程度与类型;第二步骤是查明贫血的原因或引起贫血的原发病。贫血分类方法很多,可根据其发生的病因和 / 或发病机制、红细胞形态进行分类,但这两种分类法均有一定缺陷:前者较为齐全,但临床应用起来比较复杂;后者比较简洁、方便,但缺点是可能遗漏一些引起贫血的病因或者疾病。

1. 按贫血发生的病因和 / 或发病机制,贫血可分为 3 大类(表 33-1)。

表 33-1 引起贫血疾病的分类

Ⅰ.失血性贫血
一、急性失血性贫血
二、慢性失血性贫血
Ⅱ.溶血性贫血
一、先天性(遗传性)溶血性贫血
(一)血红蛋白病
1. 血红蛋白肽链合成量的异常
(1)β 地中海贫血(β 珠蛋白生成障碍性贫血)
(2)α 地中海贫血(α 珠蛋白生成障碍性贫血)
2. 血红蛋白肽链质的异常
(1)聚合性血红蛋白病
(2)不稳定血红蛋白病
(二)先天性(遗传性)红细胞膜结构和功能异常
1. 遗传性球形红细胞增多症
2. 遗传椭圆形红细胞增多症
3. 口形红细胞增多症
(三)先天性(遗传性)红细胞酶缺乏
1. E-M 酵解途径的酶缺乏
(1)先天性(遗传性)丙酮酸激酶缺乏性溶血性贫血
(2)其他酵解酶缺乏所致的先天性(遗传性)溶血性贫血
2. 单磷酸己糖途径的酶和有关成分缺乏
(1)先天性(遗传性)6- 磷酸葡萄糖脱氢酶缺乏性溶血性贫血
(2)蚕豆病
(3)6- 磷酸葡萄糖脱氢酶缺乏所致的药物性溶血性贫血
(4)其他有关成分缺乏所致的先天性(遗传性)溶血性贫血
二、获得性溶血性贫血
(一)免疫性溶血性贫血
1. 自身免疫性溶血性贫血
(1)温抗体型自身免疫性溶血性贫血
(2)冷抗体型免疫性溶血性贫血
2. 同种免疫性溶血性贫血
(1)ABO 血型不合溶血性输血反应
(2)Rh 血型不合溶血性输血反应
(3)新生儿溶血病
(二)非免疫性溶血性贫血
1. 药物及化学物品所致溶血性贫血
2. 感染导致的溶血性贫血
3. 脾大导致的溶血性贫血
4. 阵发性睡眠性血红蛋白尿(PNH)
5. 微血管病性溶血性贫血
6. 动、植物因素所致溶血性贫血
7. 物理因素所致溶血性贫血
Ⅲ.红细胞生成减少性贫血
一、造血原料不足或利用障碍
(一)缺铁性贫血
(二)巨幼细胞贫血
(三)铁粒幼细胞性贫血
二、造血干祖细胞损伤或异常
(一)再生障碍性贫血
(二)纯红细胞再生障碍性贫血
(三)先天性骨髓造血衰竭性疾病
(四)骨髓被异常细胞 / 组织侵犯
1. 白血病
2. 骨髓增生异常综合征
3. 多发性骨髓瘤
4. 骨髓纤维化
5. 骨髓转移瘤
6. 系统性肥大细胞增多症
7. 石骨症
三、造血调节异常及其他原因

（1）失血性贫血：由于外出血或内出血所致的血液丢失。

（2）红细胞破坏过多：由于先天性遗传性因素或后天获得性因素所致。后者又分为免疫性与非免疫性溶血性贫血两类。

（3）红细胞生成减少：因造血物质的缺乏或利用障碍，或造血细胞、组织结构和功能的不正常。

2. 根据红细胞平均容积（MCV）和红细胞平均血红蛋白浓度（MCHC）进行形态学的分类，可将贫血区分为下列 3 种类型（表 33-2）。

表 33-2　贫血的细胞形态学分类

形态类型	MCV/fl	MCHC/%
大细胞性贫血	>100	31~35
正细胞性贫血	85~100	31~35
小细胞低色素性贫血	<80	<30

（1）大细胞性贫血：MCV 增大，MCHC 正常，如巨幼细胞贫血、溶血性贫血、骨髓增生异常综合征、慢性再生障碍性贫血、肝病、甲状腺功能减退和服用某些影响叶酸和 / 或维生素 B12 利用的药物等。

（2）正细胞性贫血：MCV 和 MCHC 均正常，如急性失血性贫血、再生障碍性贫血、纯红细胞再生障碍性贫血、脾功能亢进、慢性肾衰竭等引起的贫血。

（3）小细胞低色素性贫血：MCV 减小，MCHC 减少，如缺铁性贫血、珠蛋白生成障碍性贫血、慢性病贫血及铁粒幼细胞性贫血等。

病因及发病机制分类法对贫血的病因及发病机制有所说明，利于对贫血的诊断和治疗，但病因分类也有不足之处，一个由多种因素所致的贫血，其发病原因往往不单纯为一种，两种或两种以上的发病原因也非罕见。如对慢性疾病所致的贫血就无法进行简单的归类；慢性失血性贫血同时又是一种缺铁性贫血等。

形态学分类可提供对贫血的诊断与鉴别诊断的线索，但测定 MCV 和 MCHC 要求十分准确，否则可得出错误的结论，而且形态学分类过于简单机械，有些情况不能单纯依靠形态学的分类进行诊断及鉴别诊断。例如巨幼细胞贫血伴有缺铁性贫血即"混合性"贫血时，MCV 可以正常。如溶血性贫血一般为大细胞性贫血，但当长

期反复发作血红蛋白尿时，也可能因缺铁出现小细胞性贫血。再生障碍性贫血一般为正细胞性贫血，但慢性再生障碍性贫血可表现为大细胞性贫血等。一般认为，贫血的分类应根据形态学分类而同时又紧密地结合病因学分类来考虑，这样才能对贫血做出较准确、全面、快速的诊断。

贫血首先应与"生理性贫血"或"假性贫血"相区别。"生理性贫血"可见于妊娠等，"假性贫血"出现在低白蛋白血症、充血性心力衰竭、全身性水肿等。"生理性贫血"或"假性贫血"时总的血红蛋白量和总的红细胞数并无减少，其表现贫血，主要由于血容量增加，血液稀释导致血红蛋白量和红细胞数偏低。

贫血的诊断确定以后，应做出贫血病因或引起贫血的原发病的诊断。贫血的病因有时很明显，有时很隐蔽。诊断贫血首先必须深入了解病史，进行全面、细致的体格检查，做初筛的实验室检查，从而做出初步的诊断，然后再有目的地进行某些必要的、复杂的特殊检查，最后根据所有的资料进行综合分析，得出正确结论。

（一）病史和体征

病史和体征在贫血的病因诊断上占重要地位，但往往易为一些医师所忽略。急性失血性贫血多有消化道、子宫等大出血病史，诊断一般不难，而慢性失血性贫血则诊断易被忽略，应强调详细收集隐匿性失血（如消化性溃疡、胃肠道肿瘤、痔疮、钩虫病等）病史。溶血性贫血多有发热、黄疸、血红蛋白尿（酱油色尿）、肝大、脾大。先天性（遗传性）溶血性贫血多有家族遗传史。红细胞生成减少引起的贫血由多种原因所引起，如营养缺乏或营养物质的消化、吸收、转运、贮存及利用失常，临床上可有营养不良、胃肠功能紊乱、肝病、中毒、感染及慢性全身性疾病等病史。

（二）实验室检查

应准确地测定 MCV 和 MCHC。无条件的单位可从周围血涂片的检查中估计红细胞大小和血红蛋白浓度的异常，或红细胞形态学改变，往往也能提供病因学的诊断线索（参考上文形态学分类）。要确诊某些贫血病例的病因，有时尚需沿着这条线索有选择地做一些特殊的血液学检查。

从临床实际出发，贫血的诊断及鉴别诊断按表 33-1 的顺序讨论如下。

33.1　失血性贫血

失血是最常见的贫血原因。临床上将短期内大量出血后所致的贫血称为急性失血性贫血，而将长期小量出血后所致的贫血称为慢性失血性贫血。

一、急性失血性贫血

如贫血的原因是外出血，如外伤、胃肠道出血等，则诊断并不困难。但如贫血的原因为内出血，例如腹腔内出血或胃肠道出血而未有血液排出、妇科黄体破裂或宫外孕时，早期诊断困难。因在出血的初期，由于血管反射性收缩，血液重新分配，储存于脏器内的血液进入循环中，可使血红蛋白量及红细胞数暂时不致减少。此时的主要症状是血压急骤下降与休克，此时的血红蛋白量及红细胞数测定均不能反映出真实情况。在出血后 3~24 小时，从周围组织中吸入组织液以增加血流量和维持循环功能，此时血液被稀释，才出现贫血的血液学改变。

急性失血性贫血的血液学改变是红细胞计数与血红蛋白量呈平行下降，周围血液内红细胞形态改变不大。网织红细胞多在出血 24~48 小时之后开始增多，在急性失血后第 8~10 天达高峰，可达 5%~15%。如网织红细胞计数持续在高水平，提示有继续出血的情况。白细胞数在出血后数小时可上升至 $(10.0~20.0) \times 10^9/L$，一般在出血后 3~5 天恢复正常。血小板计数在出血期间可减少，但停止出血 15 分钟后会迅速增高，甚至达 $1000 \times 10^9/L$。

急性失血性贫血有时表现为中等度发热（肠道内出血的吸收热），伴有白细胞总数增加，需与急性感染鉴别；白细胞总数明显增加甚至可达 $50 \times 10^9/L$ 以上（类白血病反应），需与慢性髓系白血病鉴别，此时应注意白细胞动态变化，白细胞升高可在出血控制后逐渐恢复正常。

二、慢性失血性贫血

慢性失血性贫血大多由于潜在出血病灶慢性反复小量出血所致。由于铁损耗过多，血红蛋白合成的速度落后于红细胞新生的速度，故血红蛋白降低比红细胞减少为明显。红细胞呈低色素性。血象出现红细胞大小不等，异形红细胞及较多的多色性红细胞，有些红细胞出现嗜碱性点彩。网织红细胞中等程度增多。白细胞数及血小板数正常（严重缺铁时白细胞数及血小板数也可低于正常）。血清铁由于血红蛋白大量丧失而降低。

临床上，贫血患者如有上述的血液学改变，而无明显的出血史时，不要忽略寻找潜在出血的来源，尤须注意胃肠道慢性出血性疾病（如消化性溃疡、肿瘤、钩虫病、痔疮、胃肠道动静脉畸形或遗传性毛细血管扩张症等）。如为女性，应注意有无月经过多或多次分娩失血的病史。

33.2　溶血性贫血

由于红细胞破坏过多，超过骨髓造血代偿能力，临床上具有溶血和贫血的表现，称为溶血性贫血。溶血引起血清胆红素增高出现黄疸时，此种黄疸称为溶血性黄疸。若骨髓造血功能足以补偿红细胞的破坏，临床上虽有溶血但无贫血现象则称为溶血性疾病。

一、溶血性贫血的分类

溶血性贫血按遗传因素存在与否分为先天性（遗传性）溶血性贫血与后天获得性溶血性贫血两大类。后天获得性溶血性贫血按有无免疫因素又分为免疫性与非免疫性溶血性贫血。先天性（遗传性）溶血性贫血患者多在幼年发病，有地域性和溶血性贫血的家族病史，常呈慢性经过，肝、脾大较明显，血涂片红细胞可有形态学改变（靶形、球形、卵圆形及镰刀形等）及 / 或在生化分析时出现异常的改变（血红蛋白分子的异常及红细胞酶系统的异常等）。其发病机制主要为红细胞的内在缺陷，容易在巨噬细胞内破坏，因而多具有血管外溶血的特点。后天获得性溶血性贫血多在成年期发病，多有明显的致病因素，无溶血性贫血家族病史，肝、脾大一般不明显。发病机制多为红细胞外（血浆内）存在着某种溶血因素，作用于结构正常的红细胞，致红细胞容易在血管内溶解，因而多具有血管内溶血的特点（表 33-3）。免疫性溶血性贫血以抗人球蛋白试验阳性证明有免疫抗体存在为特征。非免疫性溶血性贫血无抗体存在,但有明显的致病因素,如理化因素、生物因素、熟睡及行军等。详细询问病史可获得重要的诊断线索。

二、溶血性贫血的临床表现

溶血性贫血按起病的急缓分为急性溶血性贫血与慢性溶血性贫血。急性溶血性贫血表现为突然发病,腰背痛、四肢疼痛、头痛、高热、黄疸,可有周围循环衰竭、无尿或少尿(急性肾衰竭)等。慢性溶血性贫血起病缓慢,呈慢性经过(但病程中常有病情加重,酷似急性溶血),有轻度巩膜黄染或隐性黄疸,常伴有肝、脾大。

慢性溶血性贫血所致黄疸须与慢性黄疸型病毒性肝炎相区别。前者大多无肝炎病史,消化系统症状不明显,有贫血,网织红细胞增多,肝功能检查正常,非结合胆红素升高而结合胆红素变化不大。病毒性肝炎肝功能检查异常,结合和非结合胆红素均可升高,肝炎病毒标志物阳性。

三、溶血性贫血的实验室检查

确诊溶血性贫血主要依靠实验室检查。应首先确定是否有溶血存在(表33-4),然后再确定溶血的病因或类型(表33-5)。溶血性贫血实验室检查项目繁多,需有步骤地进行检查。

四、各类型溶血性贫血的鉴别诊断

(一)先天性(遗传性)溶血性贫血

临床上发现原因未明的贫血,幼年发病而又有家族病史者,应考虑先天性(遗传性)溶血性贫血的可能性。此类贫血的发病原因主要是由于红细胞本身的遗传性缺陷。根据发病机制可区分为3种类型:①血红蛋白病;②红细胞膜结构和功能异常;③红细胞酶的缺乏。

临床上发现患者自幼有难治性低色素性贫血,应考虑某些血红蛋白病的可能性。地中海贫血以华南五省(广西壮族自治区、广东省、四川省、福建省、贵州省)最多见。

红细胞形态学的改变(球形、椭圆形及口形等)提示红细胞膜结构和功能异常所致溶血性贫血。随着对红细胞糖代谢途径的了解,已明确参与红细胞糖代谢的各种酶缺乏可使红细胞不能维持自身完整性而引起溶血性贫血。这类红细胞酶缺乏所致的溶血性贫血,红细胞形态正常,称为遗传性非球形红细胞性贫血。

1. 血红蛋白病　血红蛋白由珠蛋白和血红素组成,珠蛋白由两对多肽链构成,血红素由原卟啉与铁组成。正常血红蛋白是四条珠蛋白链和四个血红素分子构成的四聚体。在个体发育过程中,血红蛋白的珠蛋白链有所不同。正常成人的血红蛋白是血红蛋白 A($\alpha_2\beta_2$),占血红蛋白总量的97%,其次是血红蛋白 A2($\alpha_2\delta_2$),占 2%~3%,血红蛋白 F($\alpha_2\gamma_2$)占 1%。

血红蛋白病包括两类疾病:一种是珠蛋白的一级氨基酸构成异常引起的异常血红蛋白病;另一种是珠蛋白合成不足所致的珠蛋白生成障碍性贫血(地中海贫血)。

(1)异常血红蛋白病:是一组遗传性珠蛋白链分子结构异常的疾病。血红蛋白的异常表现为珠蛋白链中单个氨基酸的替代(占 90%)、多个氨基酸的替代、氨基酸缺失、氨基酸插入、肽链延长及肽链融合等。目前世界上已

表 33-3　血管内溶血与血管外溶血的鉴别

特征	血管内溶血	血管外溶血
病因和发病机制	以后天获得性溶血性贫血多见,由于红细胞外存在溶血因素或红细胞内在缺陷,使红细胞在血管内被破坏	以先天性(遗传性)溶血性贫血多见,由于红细胞外存在溶血因素或红细胞内在缺陷,使红细胞在单核巨噬细胞系统内(尤其是在脾脏)被破坏
起病	一般为急性,也可有慢性	一般为慢性,也可有急性。慢性者可有溶血危象
黄疸	明显	溶血危象时明显
贫血	明显	溶血危象时明显
肝、脾大	不显著	显著肿大
血红蛋白血症和血红蛋白尿	常见	无(或仅有轻度血红蛋白血症)
含铁血黄素尿	慢性常见	无
单核巨噬细胞系统(在肝、脾、骨髓等脏器内)含铁血黄素沉着	无	常见
脾切除	一般无效	可能有效

发现并分析的异常血红蛋白达827种,我国至少发现有84种,其中35种是世界上首次发现。异常血红蛋白最初按英文字母次序命名,后发现的异常血红蛋白则以发现地的地名、民族或国名命名。虽然异常血红蛋白的种类繁多,但多数无临床症状。

镰形细胞综合征又称血红蛋白S病,其分子病理是β基因发生单一碱基突变,正常β基因第6个密码子为GAG,突变后变为GTG。临床上镰形细胞综合征有3种表现形式:纯合子状态,即镰形细胞性贫血;杂合子状态;与其他异常血红蛋白的双杂合子状态。

表 33-4　溶血的实验室诊断

项目	临床意义
红细胞计数	溶血性贫血溶血发作时下降
白细胞计数	正常或增多,粒细胞核左移。阵发性睡眠性血红蛋白尿症可减少
血小板计数	正常或增多,阵发性睡眠性血红蛋白尿症可减少
网织红细胞百分比及绝对值	正常或增多。急性溶血早期可正常,再生障碍性贫血危象时减少
外周血涂片	可有球形、椭圆形及靶形红细胞增多。血片可有多染性红细胞、皱缩红细胞、大红细胞、红细胞碎片、有核红细胞等
红细胞渗透脆性试验	遗传性球形红细胞增多症和自身免疫性溶血性贫血红细胞脆性增加;地中海贫血红细胞脆性减低
血浆游离血红蛋白测定	急性血管内溶血明显增多;慢性血管内溶血或细胞内溶血正常或轻度增多
血浆结合珠蛋白测定	急重型血管内溶血游离的血红蛋白增多,结合珠蛋白与血红蛋白结合,如超过了肝合成结合珠蛋白的能力,血浆结合珠蛋白含量减少
尿含铁血黄素测定(Rous 试验)	慢性血管内溶血 Rous 试验阳性
血胆红素测定	血清总胆红素增多,以间接胆红素升高为主
粪内粪胆原定量	增多
尿内尿胆原定量	增多
红细胞寿命测定	缩短
骨髓涂片	有核细胞增多,以红细胞系统为主,粒、红比值倒置

表 33-5　溶血病因或类型的实验室诊断

试验项目	临床意义
红细胞渗透脆性试验	遗传性球形红细胞增多症及丙酮酸激酶缺乏性溶血性贫血时,红细胞脆性增加
血红蛋白电泳	各种异常血红蛋白在 pH 8.6 和 pH 6.5 缓冲液中的电泳速度不同,据此可以测知各种异常血红蛋白的含量
地中海贫血基因检测	可确诊地中海贫血及其分型
直接抗人球蛋白试验(库姆斯试验)	测定被覆在红细胞表面的不完全抗体,自身免疫性溶血性贫血多呈阳性,同种免疫性溶血性贫血可呈阳性或阴性
间接抗人球蛋白试验	测定游离于患者血循环中的不完全抗体,重症同种免疫性溶血性贫血常呈阳性,自身免疫性溶血性贫血可呈阳性或阴性
冷凝集素测定	血清中冷凝集素(完全抗体)效价增高见于特发性慢性冷凝集素病或症状性冷凝集素所致溶血性贫血
CD55、CD59、Flaer 检测	以流式细胞仪检测糖肌醇磷脂(GPI)缺陷的血细胞,PNH 患者的粒细胞、红细胞、淋巴细胞 CD55–、CD59– 百分率增高,流式检测 Flaer 更为敏感和特异

不稳定血红蛋白是由于α或β珠蛋白链氨基酸组成改变致使血红蛋白分子结构不稳定,发生变性和沉淀,形成红细胞内变性珠蛋白小体(Heinz小体)。目前已发现100多种不稳定血红蛋白,80%是β链异常。

氧亲和力增高血红蛋白是由于血红蛋白氨基酸组成的改变,使血红蛋白对氧的亲和力增高、向组织释放氧减少,导致组织缺氧、红细胞代偿性增多。

血红蛋白M病是由于珠蛋白链氨基酸组成的改变所致的高铁血红蛋白。

(2)珠蛋白生成障碍性贫血:是指由于遗传的基因缺陷致使血红蛋白中一种或多种珠蛋白链合成缺如或不足所导致的贫血或病理状态。由于基因缺陷的复杂多样性,珠蛋白缺陷的类型、数量及临床表现不一。根据所缺乏的珠蛋白链种类及缺乏的程度进行分类,α链缺乏称为α珠蛋白生成障碍性贫血(α地中海贫血),β链缺乏称为β珠蛋白生成障碍性贫血(β地中海贫血)。

1)α珠蛋白生成障碍性贫血:当α珠蛋白链合成障碍时,没有足够的α珠蛋白链与β珠蛋白链合成血红蛋白A,剩余的β链组合成血红蛋白H(β4),剩余的γ链组合成Hb Bart(γ4)。β4亲氧力过高,不宜运输氧,且不稳定,容易发生沉淀形成包涵体,导致溶血。γ4有极高的亲氧力,不能向组织释放足够的氧,导致胎儿缺氧死亡。根据不同的组合,α珠蛋白生成障碍性贫血在临床上一般分为4种类型:静止型携带者、α地中海贫血特征、HbH病、HbBart胎儿水肿综合征。

2)β珠蛋白生成障碍性贫血:从遗传学观点又可分为纯合子型和杂合子型。在纯合子型,β链合成没有或极少,正常血红蛋白中唯一含有β链的HbA产生受抑制,由于β链的减少,多余的α链就与γ链或δ链结合,结果血红蛋白A减少,而血红蛋白F含量明显增高,血红蛋白A2含量也增高。在杂合子型,β链合成抑制比纯合子型轻,血红蛋白A2含量增高,血红蛋白F含量轻度增高。临床上按贫血严重程度分为轻型β地中海贫血、中间型β地中海贫血和重型β地中海贫血。

2. 异常血红蛋白病

(1)镰状细胞综合征:

1)镰状细胞贫血:本病又称纯合子型镰状细胞血红蛋白病。β链第6位上的谷氨酸被缬氨酸替代后形成血红蛋白S,红细胞含有血红蛋白S,在缺氧条件下,这些血红蛋白聚合成细长的结晶,使红细胞变成镰状。镰状红细胞僵硬,变形性差,难于通过毛细血管,可引起毛细血管阻塞,导致临床上出现溶血性贫血和血栓形成。由于早年发病,患者生长和发育受影响,一般情况差,易发生感染,除有贫血、黄疸、肝大、脾大等症状外,常出现心脏、肺、肾、神经系统、眼部等病变。本病在稳定时,患者尚可耐受贫血及其他症状,但当病情加重时,出现镰状细胞危象。根据临床表现的不同,可将镰状细胞危象分为5型:梗死型(疼痛型)、再生障碍型、巨幼细胞型、脾滞留型和溶血型。

本病的诊断依据:①贫血、黄疸、网织红细胞增多;②腹痛和腿痛;③脾脏在早期可肿大,但后期则不肿大(多次脾梗死形成大量瘢痕组织使脾脏缩小);④溶血危象;⑤镰变试验(sickling test)阳性;⑥血红蛋白电泳主要成分为血红蛋白S。

感染、妊娠、外科手术可诱发溶血危象。在溶血危象并发各脏器的血栓形成(血栓性危象)时,容易造成复杂的临床表现,常可误诊为急腹症、风湿热、肺炎及骨骼系统疾病。血红蛋白电泳易做出鉴别诊断。本病尚需与其他慢性溶血性贫血相鉴别。

2)镰状细胞特性:镰状细胞特性又称杂合子型镰状细胞血红蛋白病。红细胞含有血红蛋白S(通常占20%~45%)和正常血红蛋白A,患者平时无临床症状,血象可正常,但在缺氧情况下,可有血、尿、肾功能损害或肺、脾梗死的临床表现。

3)血红蛋白S-β珠蛋白生成障碍性贫血:血红蛋白S-β珠蛋白生成障碍性贫血又称双杂合子状态。临床表现取决于患者双杂合子的性质,若从父母一方继承了血红蛋白S基因,从另一方继承了杂合子β珠蛋白生成障碍性贫血的基因,患者尚有部分正常的β链生成,患者临床表现轻;若从父母一方继承了血红蛋白S基因,从另一方继承了纯合子β珠蛋白生成障碍性贫血的基因,患者完全没有正常的β链生成,患者临床表现与镰状细胞贫血相似,有严重的溶血性贫血、血管梗死,常早年夭亡。

(2)血红蛋白E病:本病是一种不伴性、不完全显性遗传性疾病。血红蛋白E(HbE)是由于正常血红蛋白(HbA)的珠蛋白β链的第26个残基上,原有的谷氨酸为赖氨酸所取代而形成。血红蛋白E病纯合子型临床表现为轻度乃至中度小细胞低色素性贫血,发育正常,脾不大。血片中靶形红细胞占25%~75%。血红蛋白电泳检查血红蛋白E占92%~95%。单纯杂合子型又称血红蛋白E特征,是血红蛋白E与血红蛋白A的杂合子,患者无贫血,红细胞形态基本正常,涂片中只有少量的靶形红细胞,血红蛋白电泳检查血红蛋白E占30%~45%。混合杂合子型多数合并地中海贫血(血红蛋白E-地中海贫血)。血红蛋白E病在汉族、瑶族与壮族均有发现。国外以东南亚多见,国内在南方各省较多见。

(3)不稳定血红蛋白病:α珠蛋白基因或β珠蛋白基因突变导致相应的珠蛋白链氨基酸成分的改变。至今为止所发现的不稳定血红蛋白病均为杂合子,尚未见纯合子的报道。患者的异常血红蛋白分子有不稳定的理化性质,在红细胞内形成变性的珠蛋白小体,附于红细胞膜上,使膜的变形性降低,最终在脾脏中破坏。不稳定血红蛋白病有百余种,多数不稳定血红蛋白病患者,由于骨髓红系代偿性增生而不出现症状,但当发生感染或服用氧化剂类药物时,不稳定血红蛋白沉淀加剧,溶血性贫血加重。

本病特点:呈低色素性贫血,红细胞大小不均,可见多染性、嗜碱性点彩红细胞;红细胞含有变性珠蛋白小体;网织红细胞增多,与贫血程度不平行;高铁血红蛋白血症。不稳定血红蛋白常用的检查方法有热变性试验、异丙醇试验、乙酰苯肼试验。异丙醇试验不仅使不稳定血红蛋白沉淀,也可使血红蛋白F沉淀,应注意鉴别。血红蛋白电泳在鉴别不稳定血红蛋白病的作用有限。

不稳定血红蛋白病的红细胞多含有变性珠蛋白小体。变性珠蛋白小体并非本病所特有,在葡萄糖-6-磷酸脱氢酶(G6PD)缺乏所致药物性溶血性贫血及血红蛋白H病中,其红细胞内也有变性珠蛋白小体形成,须与本病区别。G6PD缺乏时,血红蛋白并不具有热不稳定性,G6PD活性减低,可与不稳定血红蛋白病相区别。血红蛋白热不稳定性测定方法(热变性试验):将溶血产物加温至50℃,可见不稳定血红蛋白的沉淀物。血红蛋白H的分子虽有不稳定的理化性质,但其肽链结构并无异常,根据血红蛋白电泳法可与本病区别。

3. 珠蛋白生成障碍性贫血

(1)β珠蛋白生成障碍性贫血:即β地中海贫血,本病广泛分布于世界各地,东南亚是高发地区之一。我国广东、广西、四川较多见,长江以南各省、市有散发病例。

本病是显性(或隐性)基因遗传性疾病。从遗传学观点可分为两型:①纯合子型,自父母双方各继承了一个异常β基因,没有或极少β链合成,病情较重。②杂合子型,自父母一方继承了一个异常β基因,从另一方继承了一个正常β基因,有半量β链合成,病情较轻。

纯合子型病例的临床特点:①有家族病史或地域史,幼年发病;②严重溶血性贫血,发育不良,呈呆滞面容;③肝轻度或中度大,脾明显大;④血液学改变表现为小细胞低色素性贫血,外周血出现大量靶形红细胞,并有或多或少的有核红细胞,网织红细胞增多,红细胞脆性降低,血清非结合胆红素升高,骨髓象呈增生活跃,红系显著增多,铁染色显示含铁血黄素颗粒和铁粒幼细胞增多;⑤骨骼X线片可见骨髓腔增宽,骨质疏松,骨皮质变薄,颅骨骨小梁条纹清晰,呈辐射状或直毛发样排列。

杂合子型病例大多无明显临床症状,通常无贫血,一般在普查或合并有其他疾病进行检查时发现。检查可见或有轻度小细胞低色素性贫血,靶形红细胞增多,红细胞脆性降低。

血红蛋白电泳或碱变性试验见血红蛋白F(胎儿血红蛋白)显著增高,对诊断纯合子型β珠蛋白生成障碍性贫血有重要意义。血红蛋白电泳示血红蛋白A2含量增高(3%~8%),血红蛋白F正常或轻度增高(<5%),对诊断杂合子型β珠蛋白生成障碍性贫血病例有重要意义。目前地中海贫血常见位点的基因检测在很多医院都能开展,对地中海贫血的诊断起到确诊和明确分型的意义。

虽然血红蛋白F增多对诊断重型β珠蛋白生成障碍性贫血有重要意义,但仍需结合临床及其他化验检查,进行全面分析,才能确诊。因某些恶性肿瘤、再生障碍性贫血和白血病等,其胎儿血红蛋白含量也可升高,甚至可达35%,但血红蛋白A2多下降,可作为鉴别诊断。重型β珠蛋白生成障碍性贫血尚需与高血红蛋白F综合征相鉴别。后者除血红蛋白F含量明显增高外(常在30%以上),无任何临床症状,血象也基本正常,这些特点与重型β珠蛋白生成障碍性贫血不同,两者的鉴别不难。

本病因属小细胞性低色素性贫血,还应与缺铁性贫血相鉴别。在缺铁性贫血,多有引起缺铁的原因或病史,红细胞代偿增生程度较轻,红细胞脆性减低不明显,血清铁和血清铁蛋白降低,无家族病史及其他溶血征象,铁剂治疗有效,据此可与地中海贫血相鉴别。

(2)α珠蛋白生成障碍性贫血(α地中海贫血):

1)胎儿水肿综合征:胎儿父母均为α珠蛋白生成障碍性贫血的杂合子,胎儿继承了父母双方有缺陷的α基因,即4个α基因均缺失,正常胎儿血红蛋白(血红蛋白F)缺如,红细胞内含有多量血红蛋白Bart's(γ4),这种异常的血红蛋白与氧结合很紧密,向组织释放氧很少,导致胎儿窒息死亡。本病胎儿大多在妊娠30~40周时成为死胎或早产后数小时死亡。

2)血红蛋白H病:患者自父母双方继承了不同的异常α基因,有3个α基因异常,仅能生成少量的α珠蛋白链,无足够α链配对的β链自行聚合成β4四聚体(血红蛋白H)。患者出生时可有轻度贫血,临床表现似轻型β链地中海贫血。由于血红蛋白H(β4)的分子具有不稳定性质,患者接触某些化学物品或药物可加重溶血。

3)α珠蛋白生成障碍性贫血性状:患者是正常α基因与异常α基因的杂合子,分为静止型和标准型。由于仅有轻度的α珠蛋白链缺失,患者可无贫血或其他症状,没有或仅有轻度的红细胞形态改变,偶见血红蛋白H,测定α/β链合成比率可以明确诊断。

含有血红蛋白H的红细胞,在活体染色条件下,可见红细胞包涵体;用含有氧化作用的染色剂孵育,可见变性珠蛋白小体形成。血红蛋白Bart则可用血红蛋白抗碱试验检出。上述三项检验如为阳性,则强烈提示本病的可能性。血红蛋白电泳发现血红蛋白 H 和血红蛋白 Bart 则可确诊。

4. 先天性(遗传性)红细胞膜结构和功能异常

(1)遗传性球形红细胞增多症:本病又称先天性(或家族性)溶血性黄疸,是一种红细胞膜蛋白基因异常的常染色体显性遗传性疾病,少数为非显性或隐性遗传,常有明显的家族病史。遗传性球形红细胞增多症见于世界各地,北欧及美国发病率较高,本病是我国最多见的遗传性膜缺陷病。患者的红细胞膜有先天性异常,表现为红细胞膜的脆性增加而易在脾内滞留遭受破坏;另一方面的缺陷表现为红细胞膜对钠盐进入细胞的通透性增加,导致 ATP 的损耗,这也可能为溶血原因之一。

贫血、黄疸、脾大是遗传性球形红细胞增多症最常见的临床表现,三者可同时存在或先后出现。感染、持久的体力劳动会增加脾的血流量,可加重溶血。根据不同的临床表现,遗传性球形红细胞增多症分典型遗传性球形红细胞增多症、轻型遗传性球形红细胞增多症、无症状携带者和重型遗传性球形红细胞增多症。

本病确诊除需结合病史、临床表现外,尚需依靠以下血液学检查:①外周血涂片示小球形红细胞增多,占 10% 以上;②红细胞渗透脆性试验,开始溶血或 / 和完全溶血的盐水浓度超过正常对照的 0.08% 以上;③ 48 小时自身溶血试验,溶血超过 5%,葡萄糖或 ATP 能明显减少溶血;④酸化甘油溶血试验阳性。

虽然外周血出现小球形红细胞增多和红细胞渗透脆性增高是遗传性球形红细胞增多症的两大特征,但也可见于温抗体型自身免疫性溶血性贫血、新生儿 ABO 血型不相容性溶血、G6PD 缺乏症、不稳定血红蛋白病等,应注意鉴别。该病脾切除效果好,在温抗体型自身免疫性溶血性贫血患者脾切除也部分有效,但在所有引起溶血性贫血的疾病中,遗传性球形红细胞增多症对脾切除的反应最佳,可资鉴别。

溶血危象的发作常表现为畏寒、发热、黄疸、脾大与腹痛,红细胞数迅速下降,常因感染而诱发,易被误诊为胆道感染。如患者在腹痛同时,还有贫血、小腿溃疡、家族病史,则强烈支持本病。本病可合并胆石症,因此,如患者有胆绞痛史,做切脾手术治疗时,应同时探查胆囊,以排除并存胆石症的可能性。

由于本病以黄疸为常见症状,故易误诊为吉尔伯特(Gilbert)综合征或先天性遗传性非球形红细胞贫血,吉尔伯特综合征可通过 *UGT1A1* 基因测序来进行诊断,检测 *UGT1A1* 基因编码区第 1~5 外显子及基因上游苯巴比妥反应增强元件的突变。依据 UDPGT 活性下降水平,可分为克里格勒 - 纳贾尔(Crigler-Najjar)综合征 1 型(活性 0% 或痕量)、2 型(活性 1%~10%)以及吉尔伯特综合征(活性 10%~30%)。鉴别诊断参考表 33-6。

表 33-6 先天性(遗传性)非球形红细胞贫血、遗传性球形红细胞增多症、免疫性溶血性贫血、吉尔伯特综合征的鉴别诊断

	先天性遗传性非球形红细胞贫血	遗传性球形红细胞增多症	免疫性溶血性贫血	吉尔伯特综合征
家族病史	有家族病史,部分可无自幼发病	有家族病史,自幼发病	后天性,一般无家族病史	有家族病史
下肢溃疡	可有	可有	无	无
脾大	脾大	脾大	可有脾大	脾不大
红细胞钱串状形成	红细胞形成规则的钱串状	不规则	规则	规则
红细胞渗透脆性(简称红细胞脆性)	正常或减低	多增高	大多数病例增高(但发作后转为正常)	正常
红细胞机械脆性	大多无明显增高	增高	正常	正常
网织红细胞	增多	增多	常增多	正常
库姆斯试验	阴性	阴性	多阳性	阴性
大便粪胆原	增加	增加	增加	正常或减少
UGT1A1 基因测序	无异常	无异常	无异常	*UGT1A1* 基因可存在变异
脾切除疗效	仅能减轻溶血或无效	效果满意,黄疸消失	部分有效	不适宜脾切除

(2) 遗传性椭圆形红细胞增多症：遗传性椭圆形红细胞增多症是一组异质性家族性常染色体显性遗传性疾病，特点是外周血中有大量的椭圆形成熟红细胞。目前认为，本病是一组由于红细胞膜蛋白异常引起的遗传性溶血病。

遗传性椭圆形红细胞增多症患者临床表现轻重不等，有的除红细胞形态异常外，没有临床异常表现，仅 10%~15% 可有显著溶血的表现，少数病例可因感染而诱发溶血危象。偶见慢性小腿溃疡形成。少数症状明显的病例，可有脾大。

根据临床表现、红细胞形态和家族调查，大多数患者可明确诊断。椭圆形红细胞在正常人很少超过 15%，本病时可达 60%~90%。一般认为椭圆形红细胞 >25% 时有诊断意义，如无家族史，外周血椭圆形红细胞 >50% 时有诊断意义。另外，椭圆形红细胞也可见于其他血液系统性疾病，如缺铁性贫血、骨髓纤维化、骨髓增生异常综合征、巨幼细胞贫血、珠蛋白生成障碍性贫血和丙酮酸激酶缺乏症等，上述疾病除有椭圆形红细胞外，常有其他特殊的异形细胞和临床表现可资鉴别。

(3) 口形红细胞增多症：本病属常染色体显性遗传性溶血病。主要病变是细胞内钠含量显著增高，大量钠内流导致细胞水肿、肿胀，体积增大，ATP 利用增加，葡萄糖消耗增加，乳酸堆积。其血液学特点为红细胞内有一条像鱼嘴样的中心苍白区（超过 5%），而在血片上则呈碗形。临床上可有中、重度溶血性贫血，外周血口形红细胞达 10%~30%，红细胞渗透脆性增加，脾切除无效。

5. 先天性 (遗传性) 红细胞酶缺乏 先天性 (遗传性) 红细胞酶缺乏又称红细胞酶病，是指参与红细胞代谢的酶由于基因缺陷，导致活性改变而发生溶血的一组疾病。近年来，由于对红细胞糖代谢途径的进一步了解，陆续发现多种红细胞酶缺乏所致的溶血性贫血。目前已知 19 种因酶缺陷、1 种因酶活性增高引起的溶血，这些酶分布于红细胞无氧糖酵解途径、红细胞磷酸戊糖旁路、谷胱甘肽代谢和红细胞核苷酸代谢。这类贫血主要分为两大类：①无氧酵解途径的酶缺乏；②己糖磷酸旁路途径酶和有关成分的缺乏。这两类溶血性贫血患者的红细胞不呈球形，且脆性正常，故其中某些种类的贫血又称先天性 (遗传性) 非球形红细胞贫血。

(1) 参与无氧糖酵解途径的酶缺乏：

1) 丙酮酸激酶缺乏症：本病又称先天性 (遗传性) 非球形红细胞性贫血 (Ⅱ 型)，是红细胞无氧糖酵解通路中最常见的红细胞酶病，属常染色体隐性遗传。纯合子和双重杂合子表现为溶血性贫血，单纯杂合子可没有临床表现。患者的红细胞缺乏丙酮酸激酶 (PK)，这是参与催化酵解途径的一种重要激酶。在葡萄糖无氧酵解的过程中，该酶催化磷酸烯醇式丙酮酸 (PEP) 转变为丙酮酸，同时 ADP 转变为 ATP。PK 缺乏时，红细胞内 ATP 生成不足，导致红细胞膜的离子通透性增加，K^+ 大量外流，使红细胞内渗透压降低，细胞内水丧失，细胞体积变小，因而出现各种皱缩红细胞。这些皱缩红细胞相互之间黏度增加，难以通过脾窦而被破坏，从而导致溶血。患者多有家族病史，多于新生儿或婴儿期发病。脾大及血涂片发现皱缩红细胞提示本病的可能性。

本病的临床特点：①本病虽属遗传性，但可无家族病史；②主要表现为慢性溶血性贫血 (贫血、黄疸和脾大)，严重者可在婴儿早期出现中度以上的贫血和黄疸，需多次输血才能存活。但也有患者贫血表现很轻微，一直到青少年或成人才出现；③外周血涂片可见皱缩红细胞和有核红细胞；④红细胞脆性正常；⑤自身溶血试验多阳性，经 48 小时的盐水温育可见明显的溶血增加，加入葡萄糖不能纠正；⑥红细胞不含异常血红蛋白；⑦红细胞丙酮酸激酶缺乏，这是确诊该病的主要实验室依据；⑧脾切除术治疗可改善病情，使血红蛋白增加 10~20g/L，减少输血次数，但不能治愈本病。诊断主要根据病史和实验室检查，如果患者有溶血的证据，有 PK 活性缺乏，即可诊断本病。

本病与遗传性球形红细胞增多症有时鉴别不易，主要鉴别点为前者溶血程度常较重，红细胞脆性正常，自身溶血试验溶血不被葡萄糖纠正，而遗传性球形红细胞增多症的溶血则明显地被葡萄糖所纠正。有条件时做酶活性测定，对两者的鉴别诊断有决定性意义。

2) 其他酵解酶缺乏所致的先天性 (遗传性) 溶血性贫血：其他酵解酶 (glycolytic enzymer) 包括己糖激酶 (hexokinase)，葡萄糖磷酸异构酶 (glucosephosphate isomerase)，丙糖磷酸异构酶 (triosephosphate isomerase)，磷酸果糖激酶 (phosphofructokinase)，二磷酸甘油变位酶 (diphosphoglycerate mutase)，磷酸甘油激酶 (phosphoglycerate kinase)，磷酸果糖醛缩酶 (phosphofructoaldolase)，三磷酸甘油醛脱氢酶 (glyceraldehyde-3-phosphate dehydrogenase) 及 2,3- 二磷酸甘油磷酸酶 (2,3-diphosphoglycerate phosphatase) 等也参与糖酵解途径。这些酶缺乏引起的溶血性贫血国外已有报道。这些溶血性贫血的临床表现类似先天性 (遗传性) 丙酮酸激酶缺乏性溶血性贫血。做有关酶的活性测定有助于这些溶血性贫血类型的鉴别诊断。

(2) 参与己糖磷酸途径和谷胱甘肽代谢的酶缺乏：

1) 葡萄糖 -6- 磷酸脱氢酶缺乏症 (G6PD 缺乏症)：是指红细胞 G6PD 活性降低和 / 或酶性质改变导致以溶血为主要表现的疾病。其导致溶血的机制主要为在 G6PD 缺乏时，由于 NADPH 生成不足，GSSG 还原为 GSH 速率减慢,红细胞内 GSH 下降,细胞内过氧化氢酶的抗氧化活性亦降低,因而在摄入氧化药物或感染等氧化损伤加重的情况下,血红蛋白和红细胞膜均易于发生损伤。血红蛋白氧化损伤的结果导致 Heinz 小体及高氧血红素生成;红细胞膜的过氧化损伤可表现为膜脂质和膜蛋白巯基的氧化。上述改变导致红细胞膜通透性增加、红细胞变形能力降低,从而引起溶血的发生。大多数红细胞 G6PD 缺乏者无临床表现,有溶血的患者与一般溶血性疾病的临床表现大致相同。G6PD 缺乏所致溶血性贫血有以下 5 种临床类型。

先天性非球形红细胞性溶血性贫血(CNSHA):是一组红细胞酶缺陷所致的慢性溶血性贫血,其中约 1/3 病例由 G6PD 缺乏所致。主要表现为不同程度的慢性自发性血管外溶血,在感染或应用某些药物时溶血加重,引起溶血危象或再生障碍性贫血危象。重型患者新生儿期发病,呈持续性溶血黄疸一至数月,幼儿期呈中至重度贫血,多数肝、脾大明显。轻型青年期发病,平时无明显贫血症状,感染、药物可诱发轻度溶血性黄疸及贫血。中间型介于两者之间,儿童或青少年期发病,每于感染诱发急性溶血性黄疸后呈慢性轻至中度溶血性贫血,无明显肝、脾大。本病临床表现与 PK 缺乏性溶血性贫血相似,但有以下特点,可与 PK 缺乏性溶血性贫血相区别:①血涂片无皱缩红细胞出现;②慢性溶血性贫血,药物、感染与糖尿病酮血症可使溶血加重;③自身溶血试验溶血正常或增加,能被葡萄糖或 ATP 所纠正;④高铁血红蛋白还原试验还原速度减慢;⑤红细胞 G6PD 活性减低。

高铁血红蛋白还原试验证明红细胞 G6PD 缺乏对本病诊断有一定意义。G6PD 缺乏时,NADPH 生成不足,高铁血红蛋白在 NADPH 不足的条件下还原受障碍。故 G6PD 缺乏时,高铁血红蛋白还原速度显著减慢。但须注意的是,如患者处于康复期,新生红细胞(网织红细胞)增多,酶可不表现缺乏,此试验结果可呈假阴性。此试验也可能反映高铁血红蛋白还原酶缺乏,故只能作为一种筛选试验。

蚕豆病:是指 G6PD 缺乏患者食用蚕豆、蚕豆制品或接触蚕豆花粉后所发生的急性溶血性贫血。蚕豆导致溶血是由于蚕豆中含有的某些物质及其衍生物如蚕豆嘧啶和异脲脒具有氧化剂性质(在体内能产生较多的活性氧),其作用于 G6PD 缺乏的红细胞,造成红细胞膜的脂质过氧化损伤而致溶血。本病有明确的食蚕豆诱发溶血史,食用蚕豆后 1~2 天,患者出现精神不振、黄疸及酱油色样尿,提示本病的诊断。

蚕豆病是我国农村中比较常见的溶血性贫血。据目前所知,在国内分布颇广,广东、四川、湖南、广西、云南、贵州、福建、浙江、江苏、江西、安徽等省份均有发现,尤以

广东为多见。本病往往发生于蚕豆扬花与收获的季节,华南地区为 3 月下旬至 4 月上旬。各年龄均可罹病,但 2/3 病例为 9 周岁以下的小儿。此酶的缺乏是按照伴性遗传规律传给后代,故男性发病显著高于女性,其比率约 7∶1。

本病的诊断根据:①患者有食蚕豆史、溶血性黄疸的家族病史及既往史;②呈急性血管内溶血经过;③高铁血红蛋白还原试验还原速度减慢;④红细胞 G6PD 活性减低。

葡萄糖-6-磷酸脱氢酶(G6PD)缺乏所致的药物性溶血性贫血:本病发生于红细胞缺乏 G6PD 的基础上,患者有明确的服用氧化性药物史。目前已明确的可引起 G6PD 缺乏者溶血的药物有抗疟药(伯氨喹、扑疟喹啉)、磺胺类(磺胺甲噁唑、磺胺吡啶、对氨苯磺酰胺)、解热镇痛药(乙酰苯胺类)等,这些药物禁忌在 G6PD 缺乏的患者使用。其他还有些药物如氯喹、奎宁、磺胺甲嘧啶、阿司匹林、非那西丁等,目前认为在非 CNSHA 患者,在常规治疗剂量下不引起溶血,只有在超过治疗用量或患者合并有感染或同时使用其他氧化性药物时方引起溶血。这些药物引起溶血的机制为在体内代谢所产生的中间产物有氧化剂的作用,从而使患者还原能力已有缺陷的红细胞发生氧化性损伤。

临床表现视药物剂量和机体状态的不同而有差异。溶血一般在服药后 48~96 小时出现。溶血有自限性,在 7~10 天后消退,可能与富含 G6PD 的新生红细胞与网织红细胞代偿性出现于周围血有关。在发病初期,常出现贫血、黄疸和血红蛋白尿。实验室检查高铁血红蛋白还原速率减慢,红细胞 Heinz 小体生成试验阳性,谷胱甘肽含量下降,G6PD 活性下降。除药物剂量可影响溶血程度以外,糖尿病酮症酸中毒、低血糖状态、病毒或细菌感染也可使溶血加剧。有人认为感染时,由于吞噬性白细胞产生过氧化物而激发溶血。

药物性溶血性贫血的诊断除有应用可疑药物病史外,主要依靠实验室检测 G6PD 活性。

G6PD 缺乏所致新生儿高胆红素血症:是新生儿(特别是男婴)胆红素脑病最常见原因之一。G6PD 缺乏的新生儿和正常的新生儿在出生时,血清胆红素浓度无显著差异,而出生后 10 天内,前者高胆红素的发生率较后者明显为高。诱发 G6PD 缺乏的新生儿高胆红素的诱发因素有感染、各种药物如水溶性维生素 K 及樟脑丸、川连等,或与一些内源性因素,如新生儿中某些生理性、暂时性的异常因素(酸中毒、低氧血症),及新生儿红细胞的氧化易感性有关。某些病婴红细胞的 G6PD 活性正常,在生后数日内谷胱甘肽不稳定。谷胱甘肽的不稳定性在试管内可加入葡萄糖以纠正之,故有认为新生儿血糖过低

可增加新生儿发生黄疸的危险。

G6PD 缺乏新生儿高胆红素血症的临床特点：①黄疸多于生后 2~4 天发生，迟至 2 周出现，黄疸为中至重度，生后第 5~9 天开始消退。②核黄疸发生率高。③严重者中至重度贫血，甚至发绀，棕色尿。④可有肝、脾大。⑤实验室检查发现高铁血红蛋白还原试验还原速度减慢，红细胞 G6PD 活性减低。

感染诱发的溶血性贫血：G6PD 缺乏的患者，在发生细菌性肺炎、病毒性肝炎和伤寒、流行性感冒等感染时，常可诱发溶血发作。多于感染后数日出现血管内溶血，大多表现轻微，但有时也可发生严重溶血。

2）其他参与己糖磷酸途径的有关成分缺乏

谷胱甘肽还原酶缺乏症：红细胞、白细胞及血小板均含有谷胱甘肽还原酶，该酶对维持细胞内 GSH 浓度非常重要，其缺乏可引起溶血性贫血、白细胞减少及血小板减少。本病是常染色体显性遗传性疾病，患者可伴有痉挛状态（spasticity）。给予氧化剂可导致严重的全血细胞减少症。

谷胱甘肽合成酶缺乏症：红细胞谷胱甘肽含量减少也可由于缺乏谷胱甘肽合成酶（GSH-Syn）所致。这种酶促进谷氨酸、半胱氨酸及甘氨酸结合成还原型谷胱甘肽（GSH）。本病是常染色体隐性遗传性疾病。临床表现为溶血性疾病而无贫血。给予氧化剂可加重溶血的程度。

谷胱甘肽过氧化物酶缺乏：红细胞缺乏谷胱甘肽过氧化酶可引起轻型溶血。此酶能保护红细胞不受过氧化作用的损伤；似乎用氧化剂可诱发溶血，但未见有报道。本病很可能为常染色体隐性遗传性疾病。

（二）获得性溶血性贫血

根据血浆内有无免疫抗体的存在，可将获得性溶血性贫血区分为免疫性与非免疫性两类。

1. 免疫性溶血性贫血　免疫性溶血性贫血可由各种类型抗体所引起，主要抗体的类型有：①根据抗原来源的不同，可分为同种抗体（抗原是同种异体物质）和自身抗体（抗原多是改变了的自身物质）。②按引起反应的条件不同，将抗体分成完全抗体与不完全抗体（仅有一个结合点的抗体，无法使两个或两个以上红细胞凝集在一起）。③根据抗体免疫学性质的不同，将抗体分成 IgG、IgM 和 IgA 等。④根据抗原-抗体反应的适宜温度，将抗体分为温抗体型与冷抗体型。

利用实验室检查方法证明上述各型抗体的存在，对后天获得性免疫性溶血性贫血的诊断与鉴别诊断有重要意义。各种实验室检查（见表 33-5）中，抗人球蛋白试验［库姆斯（Coombs）试验］较为重要，此试验用于检查不完全抗体，免疫性溶血性贫血多呈阳性。用抗人球蛋白

血清检查被检查者红细胞上有无不完全性抗体，称为直接抗人球蛋白试验；用正常红细胞检查被检者血清中有无游离的不完全抗体者，称为间接抗人球蛋白试验。直接抗人球蛋白试验的原理是不完全抗体与相应红细胞在盐水介质中结合后不表现凝集反应，这种结合了不完全抗体的红细胞称为致敏红细胞。人的球蛋白本身作为抗原，可以免疫动物，使之产生抗人球蛋白抗体，这种抗体是完全抗体，即有多个结合位点，可与多个不完全抗体的 Fc 段结合，起搭桥作用而导致致敏红细胞在盐水介质中发生凝集反应。间接抗人球蛋白试验是当体内自身抗体大量产生或致敏红细胞大量破坏时，血清中即出现游离的自身抗体。以正常人 Rh 基因型的 O 型红细胞，与患者的血清共同孵育，使正常人红细胞致敏，然后将致敏红细胞做直接抗人球蛋白试验，阳性结果说明患者血清中存在游离抗体或补体。

以下将免疫性溶血性贫血分为 3 类讨论：①自身免疫性溶血性贫血；②同种免疫性溶血性贫血；③药物诱发的免疫性溶血性贫血。

（1）自身免疫性溶血性贫血：自身免疫性溶血性贫血可由于温抗体或冷抗体所致。温抗体一般在 37℃时作用最活跃，可分为温性不完全抗体和温性溶血素。冷抗体在 30℃下作用最活跃，冷凝集素性 IgM 多见于冷凝集素综合征，D-L（又称冷热抗体）见于阵发性冷性血红蛋白尿。

1）温抗体型自身免疫性溶血性贫血

原发性温抗体型自身免疫性溶血性贫血：为原因未明的自身免疫性溶血。机体可能在 B 细胞克隆受到激活、T 细胞亚群失调导致辅助性 T 细胞活化或红细胞表面抗原性改变等原因下，引起自身抗体的产生。溶血主要发生于血管外，红细胞经吸附自身不完全抗体或补体而致敏，抗体不能使红细胞直接发生凝集，但其 Fc 段部分暴露于红细胞膜上，当红细胞经过肝窦和脾窦时，被巨噬细胞的 Fc 受体所识别，导致抗体与部分红细胞膜被吞噬消化。红细胞膜内蛋白质及磷脂物质的丧失，使红细胞形态趋于球形，难于通过脾窦而遭到破坏。如用含有抗凝剂的血标本做血常规检查时，发现明显的红细胞凝集颗粒，加温后不能防止红细胞凝集，则提示本病诊断的可能性。

本病呈慢性起病，病史多年。患者感全身不适、乏力，体格检查发现贫血、黄疸与肝、脾大。慢性经过中常有急性发作。网织红细胞计数与血清黄疸指数测定为估计溶血程度的良好指标。有些急重病例可有血红蛋白尿出现。肾上腺皮质激素治疗有效。

本病的实验室检查特点：①贫血大多为正常细胞、正常色素性，程度轻重不一，也可为大细胞性贫血；②外周

血片可见多量球形红细胞及有核红细胞,网织红细胞比例增高;③多数病例直接抗人球蛋白试验呈阳性,间接抗人球蛋白试验多呈阴性;主要抗体为IgG,同时具有IgG和C3者较多见;④极少数病例红细胞脆性试验正常(仅在急性发作时红细胞脆性增高)。

本病的诊断依据:对获得性溶血性贫血患者,直接抗人球蛋白试验阳性,为IgG和/或C3型,4个月内无输血或特殊药物史,结合临床表现,可考虑温抗体性自身免疫性溶血性贫血。

抗人球蛋白试验对本病的诊断有重要意义,对抗人球蛋白试验应有正确的评估价。抗人球蛋白试验一般在原发性红细胞结构异常所致的溶血性贫血时为阴性,而在后天性免疫性溶血性贫血时为阳性。在各类型获得性非免疫性溶血性贫血时,则此试验为阴性。但当出现以下情况时,库姆斯试验可呈假阴性:①红细胞未洗涤充分,使得血清残存的非温抗体类球蛋白中和了抗人球蛋白;②红细胞膜上结合的温抗体数较少;③某些温抗体与红细胞亲和力低,洗涤时脱落。以下情况则会导致库姆斯试验假阳性:①正常人在感染时可导致红细胞被C3致敏;②某些疾病如PNH、肾炎使得体内C3水平升高;③红细胞C3受体结合了免疫复合物。

本病须注意与阵发性睡眠性血红蛋白尿相区别。本病偶尔临床上有被误诊为遗传性球形红细胞增多症者,本病除缺乏遗传因素和患者发病年龄较大外,红细胞渗透脆性试验的动态观察为重要鉴别诊断依据。

本病红细胞的凝集作用往往使配血发生困难,有因此而误诊AB型或Rh阳性血型者,有怀疑时可将患者红细胞洗涤处理后再做配血试验。

继发性温抗体性自身免疫性溶血性贫血:据报道,自身免疫性溶血性贫血40%~60%可以找到明确病因,为继发性。

肿瘤性疾病(白血病、淋巴瘤、多发性骨髓瘤、卵巢囊肿、某些实体瘤等)、自身免疫性疾病(系统性红斑狼疮、类风湿关节炎、干燥综合征、溃疡性结肠炎、自身免疫性甲状腺炎等)及感染(传染性单核细胞增多症、病毒性肝炎、结核病等)均可引起溶血性贫血。最常见诱发AIHA的药物是嘌呤核苷酸类似药,主要包括氟达拉滨和克拉屈滨,均为温抗体型AIHA,多数见于慢性淋巴细胞白血病治疗中,发生率5%~22%;另一种常可引起AIHA的药物是干扰素,见于丙型病毒性肝炎、慢性髓系白血病。也有报道由于奎宁、乙酰非那西丁、非那西丁、对氨基水杨酸、大量青霉素、甲基多巴等药物所引起。本病的临床和实验室检查所见与原发性温抗体性自身免疫性溶血性贫血相似,两者抗人球蛋白试验均呈阳性,但本病同时有原发病作为发病的基础。

2)冷抗体型自身免疫性溶血性贫血:最适反应温度在30℃以下的自身红细胞抗体为冷抗体,由冷抗体引起的溶血性贫血称为冷抗体型AIHA,包括冷凝集素综合征和阵发性冷性血红蛋白尿症。

冷凝集素综合征:本病多见于中年人及老年人,患者冷凝集素效价比正常人的冷凝素效价明显增高。高效价的冷凝集素在低温时有凝集自身红细胞的作用,成堆的红细胞可阻塞周围毛细血管,红细胞也因而破裂。患者受寒诱发溶血性贫血伴有血红蛋白尿及手足发绀和肢端疼痛(雷诺现象),提示本病诊断的可能性。血清冷凝集素效价增高则可确诊。

本病因寒冷诱发症状,须与阵发性冷性血红蛋白尿相区别。本病直接抗人球蛋白试验阳性,应与温抗体性自身免疫性溶血性贫血相鉴别。后者发病与寒冷无关,用抗IgG的或抗补体的抗人球蛋白血清做直接库姆斯试验呈阳性反应。在慢性冷凝集素综合征,溶血程度较轻,发病与寒冷关系密切,用抗IgG的或抗IgM的抗人球蛋白血清做直接库姆斯试验呈阴性反应,用抗补体C3或C4的抗人球蛋白血清做直接库姆斯试验则呈阳性反应。10%找不到原发病因,90%可找到继发因素。常见的基础疾病是淋巴浆细胞增殖性疾病,如淋巴浆细胞淋巴瘤(包括华氏巨球蛋白血症)、IgM型意义未明的单克隆免疫球蛋白血症等。急性冷凝集素综合征常见于肺炎支原体肺炎及传染性单核细胞增多症,此外也可发生于巨细胞病毒感染、梅毒、系统性红斑狼疮、钩端螺旋体病、疟疾等。原发性冷凝集素综合征实验室检查结果显示冷凝集素效价明显增高,为单克隆IgM(为单克隆B淋巴细胞产生),效价可高至1:1 000,甚至1:16 000(正常人<1:64)。

肺炎支原体肺炎合并溶血常出现在病程的第3周,发生于肺炎的恢复期。此时冷凝集素的效价处于高峰阶段,也有少数在肺炎急性起病时发作。溶血多为自限性,常持续1~3周。其效价增高的冷抗体是IgM,但含有两种类型的轻链,提示为多克隆,可作为与原发性冷凝集素综合征相区别的参考。传染性单核细胞增多症合并溶血时,溶血多与原发病同时出现。溶血发生时往往突然体温升高,有重度贫血,肢端发绀。

阵发性冷性血红蛋白尿:本病是在全身或局部(手泡在冷水中或进食冷饮料)受冷后,突然出现的以血红蛋白尿为特征的少见的急性溶血性疾病。本病多与先天或后天梅毒感染有关,也有少数非梅毒所致的病例报道,如水痘、传染性单核细胞增多症、支原体肺炎等。本病的抗体(D-L抗体或称冷热抗体)为冷抗体IgG,而不同于温抗体IgG,20℃以下时吸附于红细胞上并固定补体,当复温至37℃时补体被迅速激活,形成膜攻击复合物,破坏红细胞导致血管内溶血。

冷热溶血试验(D-L 试验)对诊断本病有重要意义。此试验的原理是 D-L 抗体系非凝集素性 IgG,仅在寒冷条件下(冷相)结合红细胞,而在正常体温时(热相)分解消失。如果存在补体,被抗体致敏的红细胞则发生溶解。D-L 试验时将患者血清与正常人红细胞在 4℃孵育,然后加入鼠血清或与患者红细胞血型相配的血清,以供应补体,在加热至 37℃即可观察到溶血的发生。

本病直接抗人球蛋白试验呈阳性反应,可能是由于二相反应性抗体能固定补体成分,使补体被覆红细胞表面,因而用含有抗补体的抗人球蛋白血清做直接抗人球蛋白试验呈阳性。如用仅含有抗 IgG 的抗人球蛋白血清做直接抗人球蛋白试验,则呈阴性。借此可与温抗体型免疫性溶血性贫血相区别。

与阵发性冷性血红蛋白尿极易混淆的是阵发性睡眠性血红蛋白尿(PNH),但 PNH 患者没有 D-L 抗体,阵发性冷性血红蛋白尿患者没有 PNH 细胞(缺乏 CD55、CD59 等 GPI 锚接蛋白的细胞),借此可鉴别。

本病尚需与冷凝集素综合征所致血红蛋白尿相鉴别。

(2)同种免疫性溶血性贫血:同种免疫抗体不作用于自身的红细胞,而仅作用于异体的红细胞,此为与自身免疫抗体不同之点。此型溶血性贫血常发生于:① ABO 血型不合溶血性输血反应;② Rh 血型不合溶血性输血反应;③新生儿 ABO 溶血病与新生儿 Rh 溶血病。

1)ABO 血型不合溶血性输血反应:ABO 血型不合溶血性输血反应原因有 2 个。①供血者红细胞溶血:最多由于 ABO 血型不合所致;有些 AB 型受血者血浆中含有不规则抗体,也可使供血者红细胞溶血。②受血者红细胞溶血。临床常见以下情况:将 A 型血错输给 B 型或 O 型血患者,或将 B 型血错输给 A 型或 O 型血患者,多由于配血或输血错误引起,是最常见的溶血反应原因。另外,以前认为 O 型血为"万能给血者",可把 O 型血输给任何非 O 型血患者,但因 30%~40% O 型血的人血浆中含有免疫性抗 A 及抗 B 抗体,若效价高则不能被可溶性血型物质中和。把这种 O 型全血输给 A、B 或 AB 型患者后,供者血浆内的抗 A 及抗 B 抗体则可破坏受血者的红细胞而发生溶血。因此,除非在万分紧急而又无同型血的情况下,否则不应将 O 型全血输给其他血型患者。

由于 ABO 血型抗体是 IgM 型天然完全抗体,其在生理盐水中可与具有相应抗原的红细胞直接发生凝集,故血型不合首次输血即可发生输血反应。ABO 血型不合溶血性输血反应的溶血多属血管内溶血。其典型临床表现为输入少量血液后,患者突然发生剧烈腰痛、寒战、

高热、恶心、呕吐,甚至面色苍白、大汗、脉细弱、血压下降等休克症状;排酱油样小便;反应严重者可发生急性肾衰竭;少数患者可有出血倾向,表现为伤口出血、手术野渗血不止等。从开始输血到出现症状,时间长短不一,取决于抗体效价、输入血量和溶血速度。若凝集素效价高,输入 10~15ml 即可产生症状。偶尔溶血反应轻微,可无症状;仅在输血后红血蛋白量达不到预期上升水平,或在输血 150ml 后 1 周内血红蛋白数值比输血前的水平更低。

疑有溶血反应,应立即停止输血,并按下列方法进行诊断:①重做血型鉴定及交叉配血试验;②取患者血液离心沉淀后观察血浆内有无游离血红蛋白;③血红蛋白尿检查(取反应后第一次尿);④取患者血做直接及间接抗人球蛋白试验;⑤取患者血清做胆红素、乳酸脱氢酶等检测(反应后 3~6 小时取血);⑥如有需要,可对少见的血型抗体进行测定;⑦输血瓶内血液细菌学检查。

血型不合输血所致溶血反应与其他输血反应的特点见表 33-7。

2)Rh 血型不合溶血性输血反应:Rh 系统血型共有 6 个抗原,即 C、D、E、c、d、e,抗原性强弱依次为 D>E>C>c>e>d。D 抗原的抗原性最强,是引起 Rh 血型不合溶血反应的主要抗原。临床上通常将含有 D 抗原的红细胞称为 Rh 阳性,无 D 抗原者称为 Rh 阴性。我国汉族和大部分少数民族的 Rh 阳性血型人群占 99.6%,所以 Rh 血型不合所致的输血意外较少见。但少数民族与汉族之间 Rh 抗原分布有一定差异。输血事故虽多由 Rh(D)抗原引起,但近年由于 Rh 血型系统的其他抗原,如抗 E 和抗 C 抗体引起的输血反应也有报道。

Rh 阴性人的血浆内并无相应的抗 Rh 抗体,但当有下列情况之一时则有抗 Rh 抗体(多为不完全抗体)形成:①输入 Rh 阳性的红细胞后;②女性妊娠 Rh 阳性的胎儿时。

如将 Rh 阳性的血液输给上述 Rh 阴性致敏的人,则抗原(存在于供血者红细胞内)与抗体(存在于受血者血浆内)相结合,使输入的红细胞发生溶血。红细胞主要在单核巨噬细胞系统内破坏,即所谓血管外溶血。曾接受多次输血的人或孕妇因输血而发生溶血现象时,应考虑此种情况的可能性。可用 Rh 血型鉴定及直接或间接抗人球蛋白试验证明之。

3)新生儿溶血病:是由于孕妇与胎儿血型不合,母体产生了与胎儿红细胞血型抗原相对应的抗体,经胎盘进入胎儿体内而引起溶血的一组疾病。

新生儿周围血涂片出现较多的有核红细胞(有核红细胞与白细胞的比例达 1:10),提示本病的可能性。此外,败血症、先天性心脏病、早产婴及早产婴核黄疸等也可有周围血有核红细胞增多,须注意鉴别。新生儿溶血

表 33-7 各种输血反应的特点

反应原因	临床特点	发病率	休克	预后
污染血的输入	寒战、发热、头痛、背痛、谵妄、血性呕吐物和腹泻	罕见	可有	严重
细菌性致热原	寒战、发热、头痛、不适	罕见	无	佳
循环负荷过重	呼吸困难、咳嗽、咯血、心动过速	罕见	罕见	佳
空气栓塞	突然发生咳嗽、发绀、晕厥、惊厥	罕见	可有	严重
变态反应	痒、荨麻疹、发热、血管神经性水肿、支气管痉挛、变态反应	常见	无	佳
血型不合的输血	寒战、发热、头痛、背痛、血尿、少尿、黄疸	罕见	可有	严重
血管内溶血				
血管外溶血				
对血液其他成分有敏感性	寒战、发热、头痛、不适、精神错乱	一般	可有	严重
供血者白细胞		常见	罕见	佳
供血者血小板		罕见	罕见	佳
供血者血浆		罕见	罕见	佳
原因不明	寒战、发热、头痛、不适	常见	无	佳

病的黄疸尚需与其他疾病所致新生儿黄疸相区别。前者一般出现于生后 24 小时以内，而新生儿生理性黄疸和感染性黄疸的出现时间较迟，在鉴别诊断上有一定意义。先天性胆道畸形所致阻塞性黄疸于出生后 2~3 周起病，以阻塞性黄疸为主，并无贫血，有助于与本病相鉴别。新生儿溶血病的母亲分娩史中多有前胎次婴儿发生黄疸的病史(Rh 不合者常见于第 3、4 胎；ABO 不合者常见于第 1 胎)，母血中检出不完全抗体等对鉴别诊断也甚有帮助。

新生儿溶血病通常分为新生儿 Rh 溶血病和新生儿 ABO 溶血病两种。

新生儿 Rh 溶血病：Rh 溶血病的胎儿具有孕母所缺乏的 Rh 抗原，当胎儿血液有机会通过胎盘进入母体，经过 8~9 周或 6 个月的时间，孕妇产生同种免疫。该妇女如再次怀孕具有相同抗原的胎儿时，孕母即产生大量抗胎儿红细胞的 IgG 抗体，经胎盘进入胎儿，导致溶血的发生。本病以水肿、黄疸、贫血、肝大、脾大及血液中出现较多的有核红细胞为特征。国内有少数病例报道。

新生儿 Rh 溶血病的产生需要有下列 4 个条件：①父为 Rh 阳性，母为 Rh 阴性，胎儿为 Rh 阳性。②母血中含有抗 Rh 抗体。③母血中的抗 Rh 抗体必须流入胎儿血液循环中。④母血中的抗 Rh 抗体作用于胎儿的红细胞使之破坏。

新生儿出生 24 小时内出现黄疸且迅速加重，实验室检查母亲和新生儿 Rh 血型不同(母 Rh 阴性，新生儿 Rh 阳性)，强烈提示本病的诊断。

新生儿 Rh 溶血病的诊断主要根据下列的实验室检查：①患儿血型为 Rh 阳性，母亲为 Rh 阴性。②患儿红细胞直接抗人球蛋白试验阳性，表明患儿的红细胞与免疫抗体结合，对新生儿 Rh 溶血病的诊断具有重要意义。③产妇血清与其丈夫或患儿红细胞间接抗人球蛋白试验呈阳性。如产妇与其丈夫或患儿 ABO 血型不合，做以上试验前，应先用特异性血型物质中和产妇血清中的天然抗 A 或抗 B 抗体。上述任一试验结果阳性，均表明产妇血清中含有与其丈夫或患儿红细胞血型抗原相应的免疫抗体，诊断即可确立。④还可进一步用一套标准抗原红细胞检测产妇体内抗体的特异性。

新生儿 ABO 溶血病：新生儿 ABO 溶血病较 Rh 溶血病多见，与母亲、婴儿 ABO 血型不同有关。母亲血液中含有免疫性抗 A 或抗 B 抗体，它通过胎盘作用于胎儿的 A 或 B 型红细胞而引起溶血。新生儿 ABO 溶血病中，母亲为 O 型，新生儿为 A 或 B 型者占 90% 以上，而极少见患儿与 A 或 B 型的母亲血型不合导致的溶血。由于大多数母体并无产生抗 A 或抗 B 免疫抗体的能力，所以虽然我国汉族母婴 ABO 血型不合妊娠达 26.9%，新生儿 ABO 溶血病仅占极少数。新生儿红细胞膜上的 A 和 B 抗原位点较少，因此能结合的免疫抗体也不多，ABO 溶血病一般较轻。患儿黄疸多于出生后 2 天内出现，5 天时达高峰，以后即迅速消退，且大多除黄疸外无其他症状。

新生儿黄疸而母亲和新生儿的血型不同(通常母亲为O型而新生儿为A或B型),强烈提示本病的可能性。

抗人球蛋白试验有助于新生儿ABO溶血病的诊断,患儿红细胞直接抗人球蛋白试验阳性。必须指出,以常用的抗人球蛋白血清做试验极少阳性,而用有较高效价的抗人球蛋白血清则60%~70%病例可呈阳性。

(3)药物诱发的免疫性溶血性贫血:本病的致病机制为药物或其代谢产物与红细胞膜成分发生作用,疏松或紧密结合后,导致新抗原的形成,引起免疫性溶血。

按其引起溶血的机制,可分为以下3类。

1)免疫复合物型:对氨基水杨酸、异烟肼、利福平、奎宁、非那西丁等属于此类。药物作为半抗原,与血清蛋白质结合形成抗原,刺激机体产生抗体。若重复应用该药物,则导致药物-抗体免疫复合物形成,吸附于红细胞膜上并直接激活补体,破坏红细胞。其临床特点:①过去有服药史,引起溶血的药量常很少;②起病急,病情较重;③溶血常为血管内,补体直接导致溶血;④停用药物,溶血迅速好转;⑤直接抗人球蛋白试验阳性,间接试验阴性。

2)半抗原型:青霉素、氨苄西林、甲氧西林等属此类。药物作为半抗原与红细胞膜及血清内蛋白质形成全抗原,所产生的抗原与吸附在红细胞膜上的药物发生反应,导致红细胞破坏。其特点为:①通常诱发溶血的药物为超大剂量应用;②起病稍快,但非急性;③溶血方式为血管外,脾阻留红细胞导致其破坏;④停药后病情常持续几天至几周;⑤直接抗人球蛋白试验阳性,间接试验阴性。

3)自身抗体型:代表药物为甲基多巴、左旋多巴等。此类药物结合红细胞,改变红细胞的抗原性而致溶血。其临床特点是:①一般长期用药致病;②起病慢,发生轻度溶血;③溶血主要为血管外,脾脏阻留致敏红细胞而使之破坏;④停药后溶血可持续6个月至1年,甚至更长;⑤直接及间接抗人球蛋白试验均可阳性。该型临床表现与原发性AIHA甚难区分。

凡出现自身免疫性溶血性贫血者,均应仔细询问病史,有肯定服用上述药物史者,诊断一般不难,实验室检查可肯定溶血性质及与药物之间的关系。

2. 非免疫性溶血性贫血　此类溶血性贫血与免疫机制及遗传因素关系不大,溶血多由于药物、化学药品或细菌毒素直接作用于红细胞所引起。

(1)化学物品及某些药物所致溶血性贫血:某些药物及化学物品可引起溶血。症状发生的缓急与中毒轻重及机体反应性等因素有关。黄疸在溶血发生后迅速出现,血红蛋白尿只见于重症病例,某些病例可伴有发绀,此乃由于高铁血红蛋白血症所致。

引起溶血的药物及化学物品可分为3类。①直接损害红细胞的药物及化学物品:如砷、砷化氢、苯、硝基苯、苯胺及铅等,引起溶血的剂量较大。此类溶血起病较慢,红细胞有海涅茨小体形成。②损害缺乏G6PD的红细胞的药物。③某些药物通过免疫作用损害红细胞,如奎宁、奎尼丁及非那西丁等,直接抗人球蛋白试验可检出温抗体。

诊断的主要根据:①有关的药物及化学物品接触史;②急性血管内溶血的临床表现;③红细胞有Heiz小体形成;④高铁血红蛋白还原试验还原速率减慢。

(2)感染性溶血性贫血:此类贫血可见于疟疾(疟原虫在红细胞内繁殖导致红细胞破裂)、黑热病、病毒感染、细菌性败血性(如产气荚膜梭菌、溶血性链球菌、葡萄球菌、大肠杆菌、伤寒杆菌)等。某些感染所致溶血性贫血可能与患者红细胞缺乏G6PD有关。

由感染导致的溶血,通常在原发病得到迅速有效的控制后,血液学异常可完全恢复。

(3)脾大和/或伴脾亢引起的溶血性贫血:溶血并非由于原发性红细胞结构异常而被脾脏所破坏,也不是由于机体产生自身免疫抗体,而是因为脾脏是处理衰老的红细胞和异常红细胞的场所,起过滤和处置作用。当脾大时,红细胞在脾索中行进时间长,有更多机会接触周围的巨噬细胞,某些变形性低的老化红细胞更易在脾索中受阻而遭到破坏。化验检查可发现粪胆原排量增多,周围血网织红细胞增多,骨髓中红细胞系统增生旺盛。引起脾大的原因可有急性白血病、慢性白血病、淋巴瘤、骨髓纤维化、结节病、戈谢病及门脉高压症等。

(4)阵发性睡眠性血红蛋白尿(PNH):阵发性睡眠性血红蛋白尿是一种获得性造血干细胞克隆性疾病,其血细胞(红细胞、粒细胞及血小板)膜对补体异常敏感而被破坏,导致持续性血管内溶血,常有阵发性、睡眠后血红蛋白尿发作,全血细胞减少。本病在国内并不少见,患者多为男性青壮年,起病大多缓慢,但少数也可较急。轻型病例可无血红蛋白尿发作,仅长期有慢性溶血的表现。

由于分子克隆技术的开展,目前已经明确本病是由于造血干细胞发生X染色体上 *PIG-A* 基因突变,导致PNH异常血细胞的细胞膜上缺乏糖肌醇磷脂连接蛋白(GPI连接蛋白),引起细胞功能的改变。其中较显著的变化是细胞对补体敏感性增加,导致溶血和全血细胞减少。

针对PNH红细胞对补体敏感及缺少GPI连接蛋白的有以下试验,对诊断有重要意义。①蔗糖溶血试验:PNH异常细胞在等渗低离子强度的溶液中更易遭到补体破坏。本试验敏感性高,但特异性较差,容易出现假阳性,常作为诊断本病的初筛试验。②酸化血清溶血试验(Ham 试验):补体在酸性条件下活性增高,因此 PNH 病态红细胞在 pH 6.4 时更易遭到破坏,而正常细胞则不会。本实验特异性较强,通常作为诊断 PNH 的主要依据。③蛇毒因子溶血试验:蛇毒本身没有溶血作用,但可在血清成分的协同下通过替代途径激活补体,导致 PNH 细胞溶解。本试验特异性及敏感性均高。④补体溶血敏感试验:用冷凝集素和抗人红细胞抗体致敏红细胞,通过经典途径激活补体,观察能使红细胞溶解所需要的补体量,判断红细胞对补体的敏感性。⑤PNH 异常血细胞的检测:衰变加速因子(CD55)和膜攻击复合物攻击因子(CD59)作为 GPI 连接蛋白,存在于所有系列的血细胞上,且与临床表现关系密切。以流式细胞仪,利用 CD55、CD59 单抗检测 PNH 患者外周血细胞,可发现 CD55⁻、CD59⁻ 细胞的比例明显高于正常人。本试验是目前诊断本病特异、敏感且可定量的方法。⑥流式细胞术检测气单胞菌溶素前体变异体(Flaer):Flaer 作用于所有 GPI 锚蛋白,通过流式细胞术检测 Flaer 是诊断 PNH 更敏感和特异的方法。与流式检测 CD55 和 CD59 相比,Flaer 对检测微小 PNH 克隆非常敏感,而且不受输血和溶血的影响。因此,对于临床上高度怀疑 PNH,但 CD55 和 CD59 检测不能确诊的病例,可以结合 Flaer 检查。该病临床表现多样,延诊或误诊者颇多。因此建议对原因不明的贫血需注意本病的可能,传统的 PNH 诊断试验如糖水试验、蛇毒因子试验和酸溶血试验已经逐渐不再应用,即使检测阴性亦不能除外本病,须结合流式细胞术检测 CD55、CD59 或者 Flaer 综合全面检查以明确诊断。

PNH 应注意与以下疾病鉴别:

1)再生障碍性贫血(AA):由于 PNH 的细胞膜缺陷涉及各系血细胞,因此常伴有三系减少,易与 AA 相混淆。不同的是典型的 PNH 骨髓造血多活跃(特别是红系),有溶血的表现,可检出 PNH 克隆细胞。AA 则骨髓增生减低,非造血细胞增多,网织红细胞百分率和绝对值常显著降低,无溶血表现。若骨髓增生减低而又能查出类似 PNH 的异常红细胞,或是有 PNH 的临床及实验室所见但骨髓增生低下者,应考虑伴 PNH 克隆的 AA 或者 AA-PNH 综合征。

2)骨髓增生异常综合征(MDS):两者均可表现为三系减少,但 MDS 可表现为病态造血超过该系列 ≥ 10%,或幼稚细胞 ≥ 5%,或者伴有 MDS 特异的染色体异常等以资鉴别。但极个别的 PNH 患者经过数年后转化为 MDS。

3)缺铁性贫血(IDA):PNH 因长期血管内溶血,产生血红蛋白尿而致失铁,化验提示小细胞低色素性贫血,血清铁蛋白降低。但不同的是,本病经补铁后不能使贫血完全纠正,大量补铁反而会加重溶血的发生。

目前发现,PNH 与 AA、MDS、急性白血病及骨髓纤维化关系密切。原有肯定的 PNH 而后转化为 AA,而原有的 PNH 的表现包括实验室检查已不存在;或原有明确的 AA 其后转化为 PNH,AA 的表现消失;或 PNH 伴有 AA 特征,AA 伴有 PNH 克隆等。PNH 亦可经过数年转化为 MDS;一些骨髓纤维化的患者并发 PNH;一些 AA、PNH 及骨髓纤维化患者可能发展为急性白血病。因此,在诊断 PNH 时,要注意患者可能合并存在另一些血液系统疾病以及 PNH 可能发展为另一种血液疾病。上述 4 种关系密切的疾病可能都是造血干细胞克隆性疾病的结果。

少数 PNH 病例直接抗人球蛋白试验也可呈阳性,但根据上述两个试验结果及红细胞寿命测定(表 33-8),不难与各型自身免疫性溶血性贫血相鉴别。

(5)微血管病性溶血性贫血:微血管病性溶血性贫血(microangiopathic hemolytic anemia)是微小血管病变引起红细胞破碎而发生的溶血性贫血,可见于弥散性血管内凝血、血栓性血小板减少性紫癜、溶血性尿毒症综合征、急性肾衰竭、恶性高血压、转移癌、妊娠中毒症、胎盘早剥、阵发性行军性血红蛋白尿、暴发型紫癜、肝肾移植排斥、败血症及海绵状血管瘤等。

微血管性溶血性贫血的机制为微血管广泛的纤维蛋白及血小板血栓形成,或其他因素导致微血管管腔变窄,红细胞在流经时受到过多的挤压、撕裂,而导致溶血。其实验室检查特点:①血管内溶血,血浆游离血红蛋白含量增加,结合珠蛋白含量下降,出现血红蛋白尿或含铁血黄素尿。②周围血出现红细胞碎片、皱缩红细胞、刺细胞、三角形及盔形细胞等异形红细胞。③网织红细胞增多。④血小板减少。

(6)心源性溶血性贫血:心源性溶血性贫血(cardiac hemolytic anemia)的血涂片检查结果类似微血管性溶血性贫血,有心脏外科手术史或重症心瓣膜病征、或有安装人工瓣膜史,心脏瓣膜和大血管异常导致血流动力学改变,红细胞在循环中受涡流的拍打、冲击而受到机械性损伤,导致溶血。

(7)动、植物因素所致的溶血性贫血(参见 36.2)

(8)物理因素所致的溶血性贫血(参见 36.2)

表 33-8　5 种溶血性贫血鉴别诊断

	遗传性球形红细胞增多症	自身免疫性溶血性贫血 *	同种免疫性溶血性贫血	阵发性寒冷性血红蛋白尿	阵发性睡眠性血红蛋白尿
遗传	显性基因	（－）	（－）	（－）	（－）
血栓性静脉炎	偶见	可见	无	无	常见
治疗效果					
脾切除	佳	部分病例有效	无效	无效	无效
肾上腺皮质激素	无效	良	不确定	不确定	在再生障碍性贫血危象时可能有效
球形红细胞增多	常见	危象时可见	抗 A,B 可见；抗 Rh 不可见	少见	无
渗透脆性	增加,特别在孵育后明显	正常或增加（在发作期）	抗 A,B 增加；抗 Rh 正常	正常	正常
机械脆性	增加	危象时增加	正常	缩短	正常
红细胞寿命					
输入患者体内的正常红细胞	正常	缩短	正常	缩短	正常
输入正常人体内的患者红细胞	缩短	正常或轻度缩短	正常	正常	缩短
血红蛋白血症	无	可见	可见	在发作时可见	在发作时可见
高铁血红蛋白血症	无	可见	无	在发作时可见	在发作时可见
库姆斯试验					
直接	常为阴性	阳性	Rh 者阳性 ABO 者多为阴性,偶呈阳性	阳性(用抗补体抗人球蛋白血清)	阴性(偶呈阳性)
间接	阴性	少数呈阳性	阳性	阳性(经寒冷致敏后)	阴性
自身凝集素					
温抗体型：完全性	无	罕见	无	无	无
不完全性	无	常有	有(在抗 Rh 时);偶有(抗 ABO 时)	无	无
冷抗体型	无	可有	无	小量或无	无
酸化血清试验	阴性	偶有阳性	阴性	阴性	常阳性
含铁血黄素尿	无	颇常见	可有	发作后可有	常有
CD55⁻/CD59⁻/Flaer	无异常	无异常	无异常	无异常	阳性

33.3 红细胞生成减少性贫血

红细胞生成主要取决于 3 大因素,包括造血细胞、造血调节和造血原料,任何一个环节出现问题都会出现贫血。造血原料缺乏所致贫血仍是全世界最常见的贫血,如缺铁性贫血。其他引起红细胞生成减少的常见疾病有再生障碍性贫血、慢性病贫血、恶性血液病、实体肿瘤浸润骨髓等。

对于红细胞生成减少性贫血的诊断与鉴别诊断,病史的询问和体格检查应力求详细,特别要注意饮食、营养、职业、药物或放射线接触、月经、生育、哺乳及全身性慢性病等病史。体格检查须注意外胚叶组织(如皮肤、牙齿、眼睛、指甲、毛发等)、神经系统、肝、脾、淋巴结及骨骼等的异常体征。

一、造血原料不足或利用障碍

造血原料是指造血细胞在增殖、分化、代谢以及细胞构建所必需的物质,如蛋白质、维生素(叶酸、维生素 B_{12})、微量元素(铁、铜、锌)等。

(一)缺铁性贫血

缺铁性贫血是由于体内储存铁缺乏,不能满足正常红细胞生成的需要时所发生的贫血。临床上见到的血红蛋白合成障碍所致贫血大多是由于铁缺乏。铁是人体必需的微量元素,存在于人体所有的细胞内,其不仅是合成血红蛋白所必需,还参与体内的多种生物化学过程,多种酶发挥活性也需要铁的存在。因此,缺铁除导致贫血外,还可导致黏膜组织变化和外胚叶组织营养障碍等其他细胞功能紊乱。

膳食中缺铁或有慢性失血病史,体格检查发现外胚叶改变尤其是反甲,以及实验室检查证明为小细胞低色素性贫血,强烈提示缺铁性贫血诊断的可能性。

缺铁性贫血的血象呈小细胞低色素性贫血,MCV <80fl,MCH<27pg,MCHC<30%。血片中可见红细胞体积小、中央淡染区扩大、网织红细胞计数多正常或轻度增多。重症病例白细胞数和血小板数也减少。骨髓铁染色显示幼红细胞内外铁均减少,铁代谢相关检查示血清铁蛋白下降,血清铁下降,总铁结合力升高。血清转铁蛋白饱和度下降。红细胞游离原卟啉 /Hb 升高。

铁缺乏如同时伴有胱氨酸缺乏,临床表现为外胚叶组织病变:头发蓬松,皮肤萎缩、干燥、羊皮纸样,指、趾

甲脆薄而扁平或凹陷(反甲)、易分裂成层等。铁缺乏伴有 B 族维生素缺乏时,可有舌炎、口角炎、食管黏膜萎缩。部分患者有吞咽困难,须与食管癌区别。如吞咽困难伴有低色素性贫血及胃盐酸缺乏,称为缺铁性吞咽困难综合征(普 - 文二氏综合征)。

本病需与其他非缺铁所致低色素性贫血相区别,包括珠蛋白生成障碍性贫血、铁粒幼细胞性贫血、慢性病贫血、慢性铅中毒及转铁蛋白缺乏性贫血等。这类贫血根据以下的共同特点有别于缺铁性贫血:①体内贮备铁含量增加,包括骨髓含铁血黄素含量增加、骨髓铁粒幼细胞增多;②总铁结合力多减低。

与几种常见的非缺铁低色素性贫血的具体鉴别:①地中海贫血患者常有家族史,血片中可见多量靶形红细胞,血红蛋白电泳测定血红蛋白 F 与 A2 含量增多,患者血清铁、转铁蛋白饱和度及骨髓可染铁均增多。②铁粒幼细胞性贫血主要原因为铁利用障碍,血清铁增高而总铁结合力正常,骨髓中铁颗粒明显增多,可见多数环状铁粒幼细胞,粗而多的铁质颗粒常排列成衣领状,围绕着有核红细胞的胞核。③慢性病贫血,其机制较为复杂,有慢性原发病的存在,实验室检查特点为血清铁蛋白增高,骨髓中铁粒幼细胞减少,巨噬细胞内铁及含铁血黄素颗粒明显增多。④慢性铅中毒,特点为点彩红细胞增多,尿中粪卟啉半定量阳性。

缺铁性贫血是许多疾病的共同表现,在明确贫血性质为缺铁后,还必须查明导致缺铁的病因。缺铁性贫血病因很多,常见:①进食和 / 或铁摄入减少;②铁丢失增加,如慢性失血;③铁吸收及利用障碍。

1. 进食和 / 或铁摄入减少 如婴幼儿出生半年后从母体获得的铁消失殆尽,如不补充,容易发生缺铁;老年人以及无生活能力的人关注不够易发生缺铁。

2. 铁丢失增加 慢性失血是缺铁性贫血最常见的病因,长期小量出血比一次大量出血更易发生缺铁性贫血。失血后贫血是各类贫血中最常见的原因,且占各种病因的大多数。缺铁原因乃由于失血。出血原因根据不同年龄、性别而有不同,生育期女性大多为月经过多导致慢性失血以及多次妊娠;绝经后女性以及男性出血来源常为胃肠道疾病,如消化性溃疡、消化道肿瘤、痔疮、息肉及钩虫病等,缺铁性贫血常是此类患者胃肠道肿瘤的首

发表现。此外,多次献血、咯血、血尿、PNH 也是慢性失血的常见原因。

3. 铁吸收利用障碍 铁吸收部位在十二指肠和空肠上段,食物中所含的铁大都为三价铁,需转化为二价铁方能被空肠和十二指肠所吸收。胃大部切除术后如不注意补充容易发生缺铁,长期腹泻导致铁吸收障碍也可出现缺铁。

(二)巨幼细胞贫血

此类贫血仅约占全部贫血病例的 5% 以下,原因是缺乏维生素 B_{12} 或 / 及叶酸。有些病例虽然不缺乏这类物质,但机体丧失了吸收或利用这类物质的功能。这两种物质的缺乏或代谢紊乱,主要引起骨髓幼稚红细胞核的成熟障碍。缺乏维生素 B_{12} 与叶酸时,脱氧核糖核酸(DNA)形成障碍,细胞核分裂周期中的 DNA 合成期(S 期)延长,核成熟发生障碍,而胞质中血红蛋白的合成正常。导致胞核与胞质的发育不同步,细胞体积增大,呈现形态与功能均不正常的巨幼改变,这种改变可涉及红细胞、粒细胞及巨核细胞。除造血细胞外,在更新较快的细胞,如胃肠道上皮细胞中也存在类似的改变,故本病常伴胃肠道症状。维生素 B_{12} 缺乏者神经系统的细胞和髓质也常发生改变,出现神经系统症状。

此类贫血的临床特点是:①缓慢进行的大细胞性贫血,外周血红细胞 MCV 增大,MCH 增高,MCHC 正常,红细胞体积分布宽度曲线右移并扩大;白细胞和血小板也可减少;中性粒细胞常出现核分叶过多现象。②骨髓的有核细胞明显增多并有巨幼变。幼红细胞可占 30%~60%,其中多为巨型幼红细胞,该类细胞的特点是体积较大,胞核的发育较胞质迟缓,核染色质排列成细网状。粒系和巨核系亦有类似改变。③常有口腔、胃肠道及神经系统的损害。④维生素 B_{12} 与叶酸治疗对大多数病例奏效。从治疗出发,对巨幼细胞贫血要进一步区分为维生素 B_{12} 或叶酸缺乏,或两者同时缺乏。临床表现和原发病在鉴别诊断上最为重要。叶酸缺乏的消化道症状较明显,维生素 B_{12} 缺乏则神经系统症状较明显;胃游离盐酸缺乏多见于维生素 B_{12} 缺乏;继发于营养不良、吸收不良综合征、妊娠、肝硬化、慢性溶血性贫血及抗癫痫药物治疗所致的巨幼细胞性贫血,有利于叶酸缺乏的诊断;分别用维生素 B_{12} 或叶酸做诊断性治疗是一个有鉴别意义的方法;有条件的实验室还可测定血清维生素 B_{12} 与血清叶酸的含量,提供确实的诊断根据。

巨幼细胞贫血主要分为下列 3 类。

1. 恶性贫血 恶性贫血国内少见,本病的基本缺陷在于胃内因子分泌障碍。胃内因子产生于胃体和胃底,这是一种胃黏蛋白,有加速维生素 B_{12} 在小肠黏膜吸收的作用。因此本病患者存在维生素 B_{12} 吸收障碍,产生维生

素 B_{12} 的相关临床表现。胃内因子缺乏的发病机制尚待阐明,可能与遗传或自身免疫因素有关。

典型病例有下列 3 项特征:①巨幼细胞贫血;②舌炎与胃酸缺乏;③周围神经变性与脊髓联合变性。神经系统症状主要有周围神经变性引起肢体麻木感或感觉异常;脊髓后索变性引起腱反射消失,肌张力减弱,位置觉紊乱;反射亢进与肌张力增强等。神经系统症状可为本病的突出表现,甚至患者被疑为周围神经炎或多发性硬化而首先就诊于神经科。

血象出现巨红细胞,骨髓显示巨幼红细胞增生。胃酸缺乏,空腹血清促胃液素显著增高。有条件可检测内因子及其抗体。

本病的诊断一般可根据临床特征、血象与骨髓象、胃液分析、血清维生素 B_{12} 测定、维生素 B_{12} 的疗效以及长期随诊而确定。

本病首先应与骨髓增生异常综合征相鉴别,后者也可出现大细胞贫血、全血细胞减少、红系可出现巨幼样改变等,但应用维生素 B_{12} 治疗无效。巨幼细胞贫血的红细胞在 MCV 达到一定阈值时,可出现溶血的特征,包括血清胆红素升高,以间接胆红素为主,血清乳酸脱氢酶明显升高等。其机制与 MCV 增大到一定阈值时可能造成脾或其他部位的机械性损伤有关。

此时,应注意与溶血性贫血相鉴别。患者有食欲减退、胃游离盐酸缺乏,尚需与胃癌相区别;但须注意,本病可为胃癌的前期。

2. 非恶性贫血所致巨幼细胞贫血

(1)营养性巨幼细胞贫血:营养性巨幼细胞贫血的原因大多是膳食质量不佳,缺乏新鲜蔬菜或肉、蛋类食物,或烹调时间过长,叶酸遭到破坏,并且常伴有叶酸的需要增加,导致叶酸缺乏。维生素 B_{12} 缺乏多见于长期不吃肉类食物的老年人或素食者。临床症状以消化系统症状和贫血症状较为突出,常有舌乳头萎缩及维生素缺乏症的其他表现,但无深感觉异常与神经病理反射。

本病诊断主要根据:①有维生素 B_{12} 及 / 或叶酸生理需要量增加或偏食而致营养不良的病史;②巨幼细胞贫血的血液学改变;③血清叶酸及维生素 B_{12} 浓度测定;若无条件进行该项检查,可予叶酸和维生素 B_{12} 进行诊断性治疗,疗效显著亦支持诊断;④除外其他原因所致的巨幼细胞贫血。

(2)热带营养性巨幼细胞贫血(热带口炎性腹泻):本病常以慢性腹泻(脂肪泻)为临床特征,可引起巨幼细胞性贫血。病因不清,见于热带地区。血清和红细胞叶酸水平降低,应用叶酸联合广谱抗生素能使症状缓解及贫血纠正,缓解后小剂量叶酸维持预防复发。

(3)肝病性巨幼细胞贫血:肝病可合并贫血,大细胞

性贫血占 32.6%,正细胞性贫血占 30.3%,小细胞贫血占 14.4%。肝病呈巨幼细胞贫血者有慢性弥漫性肝实质病变的证据,较常见者为肝硬化。其原因可能为肝病时食欲缺乏而致食入叶酸(主要)与维生素 B_{12}(次要)不足。

(4)并发于胃癌或胃切除术后巨幼细胞贫血:胃癌与胃切除术后可有胃内因子分泌不足,影响维生素 B_{12}(外因子)的吸收而致病。

(5)慢性肠病所致巨幼细胞贫血:肠狭窄、肠瘘管、肠切除术或吻合术后、糙皮病、慢性痢疾或慢性胰腺炎等,可由于维生素 B_{12} 与叶酸吸收不足,或微生物与宿主对维生素 B_{12} 的竞争作用而引起巨幼细胞贫血。

(6)阔节裂头绦虫病:本病的血象和骨髓象可与恶性贫血相似,但病情较急,胃酸多存在。维生素 B_{12} 的缺乏由于阔节裂头绦虫在肠内与宿主竞争维生素 B_{12} 所致。该绦虫在国内曾发现于东北地区。

(7)药物所致巨幼细胞贫血:很多药物可抑制 DNA 合成,从而引起巨幼细胞贫血。这些药物包括甲氨蝶呤、6-巯基嘌呤、硫唑嘌呤、5-氟尿嘧啶、羟基脲、阿糖胞苷、德巴金等。

(8)其他疾病所致巨幼细胞贫血:在甲状腺功能亢进症、溶血性疾病、恶性肿瘤等疾病中,因代谢或者细胞增殖旺盛,可导致叶酸和或维生素 B_{12} 相对不足,从而出现巨幼细胞贫血。

(三)铁粒幼细胞性贫血

铁粒幼细胞性贫血(sideroblastic anemia)是由多种不同原因引起的铁利用障碍而导致的贫血。其发病机制主要与血红素的合成障碍有关。血红素的生物合成过程是先由甘氨酸和琥珀酰辅酶 A 等合成氨基酮戊酸,再转化为卟胆原、尿卟啉、粪卟啉和原卟啉,最后在血红素合成酶的作用下与二价铁结合成血红素。一旦上述合成过程中某些酶有缺陷,均会影响血红素的合成。此时红细胞对铁的摄入增加,而铁不能得到有效利用,堆积在线粒体中,形成环形铁粒幼细胞。此型贫血分为遗传性铁粒幼细胞性贫血和获得性铁粒幼细胞性贫血两大类。后者又分为特发性与继发性。

遗传性铁粒幼细胞性贫血发病率甚低,为伴性隐性遗传性疾病,见于男性,出生后还可存活多年,肝活检可证明有大量含铁血黄素沉着,并可发展为含铁血黄素沉着症,未见有转变为白血病的报道。

原发性获得性铁粒幼细胞性贫血发病年龄较晚,多在 60 岁以上发病,呈慢性经过,少数病例临终期转变为急性粒细胞或单核细胞白血病。目前认为本病是造血干细胞克隆性疾病。骨髓中除有较多的环状铁粒幼细胞外,常伴有红系、粒系和/或巨核系的病态造血。目前已将此病归为骨髓增生异常综合征的一种,称难治性贫血伴环状铁粒幼红细胞(RARS)。临床贫血程度轻重不一,常伴有白细胞和/或血小板减少,*SF3B1* 基因检测 57%~75% 阳性。

继发性铁粒幼细胞性贫血的原因有铅中毒、抗结核药物、酒精中毒、支气管癌、类风湿关节炎、地中海贫血等。继发于铅中毒者可由于铅抑制血红素的合成所致;继发于抗结核药物,如异烟肼等可能是维生素 B_6 的拮抗剂。药物或毒物引起的铁粒幼细胞性贫血,只要停止服用或接触有关的药物或毒物,贫血即可逐渐消失。

患者有低色素性贫血而对铁剂治疗无效,且骨髓中证实大量铁粒幼细胞存在时,需考虑本病的诊断。实验室检查特点:①呈正常细胞低色素性或小细胞低色素性贫血;②网织红细胞正常或轻度增多;③骨髓幼红细胞明显增生,铁染色示含铁血黄素显著增多,铁粒幼红细胞增多,可见环状铁粒幼细胞 $\geq$ 15%,后者主要累及较晚期幼红细胞,粗大的铁颗粒排列于胞核周围,形成完全的或不完全的环形;④血清铁、铁蛋白增高,血清总铁结合力减低。

(四)转铁蛋白缺乏性贫血

转铁蛋白缺乏性贫血(atransferrinemia)罕见。先天性的贫血较为严重,常有含铁血黄素沉着症。获得性者可见于肾病综合征、渗出性肠疾病、低蛋白血症、感染等疾病。这些疾病有转铁蛋白的丧失、合成障碍、分解增加及转移入炎症组织中,因此可引起转铁蛋白缺乏。转铁蛋白的缺乏使铁转运功能降低,血红蛋白合成障碍。临床特点表现为小细胞低色素性贫血,血清铁和总铁结合力非常低,血清蛋白电泳显示转铁蛋白含量明显下降,骨髓铁含量降低,铁剂治疗无效。

二、造血干祖细胞损伤或异常

(一)再生障碍性贫血

1. **获得性再生障碍性贫血** 再生障碍性贫血(再障)是一种骨髓造血功能衰竭症,主要表现为骨髓造血功能低下、全血细胞减少和贫血、出血、感染综合征,免疫抑制治疗有效。抗肿瘤药、解热镇痛药、磺胺药、苯化合物、肝炎病毒及放射线是引起再生障碍性贫血的高危因素。其发病机制可能为:造血干/祖细胞内在性缺陷;异常免疫反应损伤造血干/祖细胞;造血微环境支持功能缺陷。其中机体 T 淋巴细胞功能异常亢进通过细胞毒性 T 淋巴细胞直接杀伤或/和淋巴因子介导的造血干细胞过度凋亡引起的骨髓衰竭是获得性 AA 的主要发病机制。再生障碍性贫血的临床表现主要为贫血、出血和感染。临床症状的轻重取决于血红蛋白、白细胞和血小板减少的程度。根据患者的临床表现、血象和骨髓象,可将再生障碍性贫血分为急性和慢性两型。两者起病的快慢、严重性以及病变的广泛程度不同,导致完全不同的预后。两者主要鉴别要点见表33-9。急性再生障碍性贫血又称重型再生障碍性贫血Ⅰ型。慢性再生障碍性贫血在疾病过程中可出现急性再生障碍性贫血的表现,称为重型再生障碍性贫血Ⅱ型。

再生障碍性贫血的诊断根据(2017年,中国专家共识):①全血细胞减少(包括网织红细胞减少),淋巴细胞比例增高。至少符合以下3项中2项:① Hb<100g/L;血小板计数 <50×10⁹/L;中性粒细胞绝对值(ANC)<1.5×10⁹/L;②骨髓穿刺:多部位(不同平面)骨髓增生减低或重度减低;小粒空虚,非造血细胞(淋巴细胞、网状细胞、浆细胞、肥大细胞等)比例增高;巨核细胞明显减少或缺如;红系、粒系细胞均明显减少;③骨髓活检(髂骨):全切片增生减低,造血组织减少,脂肪组织和/或非造血细胞增多,网硬蛋白不增加,无异常细胞;④除外检查:必须除外先天性和其他获得性、继发性骨髓造血衰竭。

再生障碍性贫血应着重与以下可引起全血细胞减少的疾病相鉴别。

(1)阵发性睡眠性血红蛋白尿:本病的主要表现为慢性贫血,有的病例呈现全血细胞减少,如无血红蛋白尿发作,则与再生障碍性贫血易混淆,尤其是有些病例造血功能减低,其骨髓也增生低下,更与再生障碍性贫血的骨髓近似。但PNH是造血功能低下并生成带有PNH缺陷的红细胞,其CD55、CD59阴性细胞明显增加,而再生障碍性贫血为阴性,可与之鉴别。临床还发现一些患者伴PNH克隆的再生障碍性贫血,这些患者具有再生障碍性贫血的特征,但伴一定比例的CD55、CD59阴性细胞。一般来说,伴有PNH克隆的再生障碍性贫血对免疫抑制药的效果相对好。

(2)骨髓增生异常综合征:其中难治性贫血以贫血为主要症状,外周血可呈全血细胞减少,故易与慢性再生障碍性贫血相混淆。但前者以病态造血为特征,骨髓象增生可明显活跃,尤以红系显著,可见红系、粒系及巨核系病态造血,且MDS患者经常伴有典型的细胞遗传学改变,如5q-、7q-、+8、20q-。

(3)恶性组织细胞病和中高度恶性淋巴瘤:可出现全血细胞减少,需与再生障碍性贫血鉴别,但患者常伴有非感染性高热,肝、脾、淋巴结肿大,黄疸,多部位骨髓检查可找到噬血细胞或异常组织细胞或淋巴瘤细胞,可与之鉴别。之前所谓的恶性组织细胞病目前认为大多为伴有噬血细胞综合征表现的高度侵袭性淋巴瘤。

(4)急性白血病:骨髓检查增生常明显活跃到极度活跃,原始细胞明显增多,≥20%,与再生障碍性贫血鉴别一般不难。急性早幼粒细胞白血病(APL)常以全血细胞减少起病,但一般出血症状严重且伴有凝血功能障碍,骨髓检查见大量增生的早幼粒细胞,且PML/RARα阳性,可与再生障碍性贫血相鉴别。

(5)急性造血功能停滞:常由感染或药物引起,起病快,以高热、贫血、全血细胞减少为主要表现,易与再生障碍性贫血相混淆。但本病有如下特点可与再生障碍性贫血区别:贫血重,网织红细胞可为0,伴粒细胞减少,但血小板减少多不明显,出血轻;骨髓增生多活跃,二系或三系减少,但以红系减少为著,片尾部可见巨大原始红细胞;病情为自限性,不需特殊治疗,2~6周可恢复。

(6)大颗粒T淋巴细胞白血病(LGL):反复粒系或三系减少,粒细胞缺乏时可伴致死性感染,CD4/CD8比例异常,TCRαβ、TCRγδ比例改变,外周血易见大的淋巴细胞,其胞浆易见颗粒,病理活检TIA-1阳性,TCR基因重排阳性。

2.纯红细胞再生障碍性贫血(pure red cell aplasia,PRCA) 本病少见,约1/3病例并存良性胸腺肿瘤。在发病机制上,两者可能有一定的关系。患者呈正细胞性正色素性贫血,白细胞及血小板数正常或减少,网织红细胞减少。骨髓象特征为有核红细胞消失或接近消失,而粒细胞系统和巨核细胞系统正常。胸腺切除术后,约30%PRCA患者无需其他治疗而获得完全缓解。有的在应用免疫抑制药后达完全缓解。

表33-9 急性和慢性再生障碍性贫血的鉴别

区别点	急性型	慢性型
起病	多急骤,贫血进行性加重	多缓渐
出血症状	部位多,程度重,内脏出血多见	部位少,程度轻,多见于体表
感染	多见,且较严重,多合并败血症	少见,且较轻
血象	全血细胞减少严重,网织红细胞 <1%,中性粒细胞计数 <0.5×10⁹/L,血小板计数 <20×10⁹/L	全血细胞减少较轻,网织红细胞 >1%
骨髓象	多部位增生重度减低,非造血细胞增加	有的部位增生可活跃
预后	预后差,病程短,如不及时治疗,1/3~1/2患者1年内死亡	病程长,早期治疗者可治愈或缓解,部分病例进展,部分迁延不愈,少数死亡

3. 先天性再生障碍性贫血［范科尼(Fanconi)贫血, FA］ 本病罕见。临床特点：①大多发生在儿童，偶见于成人；②有家族史；③周围血呈全血细胞减少，骨髓增生极度减低；④部分病例可伴有其他系统发育异常(皮肤色素沉着、睾丸发育不全、骨骼畸形等)。染色体断裂试验可发现范科尼贫血患者外周血淋巴细胞染色体断裂明显增加，是目前诊断的金标准。基因检测可从分子遗传学角度诊断 FA。

4. 先天性红细胞增生不良性贫血(Backfan-Diamond 综合征) 本病患者多系婴儿，发病年龄在 6 个月以内者占多数。其主要表现为慢性进行性贫血，白细胞及血小板计数正常。骨髓象呈红细胞系统受累，红细胞系统增生减低及成熟阻滞(阻滞于中幼红阶段)。分类计数中淋巴细胞略高，粒细胞系统及巨核细胞系统正常。

（二）骨髓被异常细胞／组织侵犯

此类贫血指骨髓被异常细胞或组织侵占时所引起的贫血，贫血的原因过去被认为由于失血、营养障碍及正常骨髓组织受异常细胞的机械性排挤，但近年认为主要由于：①患者的红细胞寿命缩短；②骨髓虽受到红细胞过度损耗的刺激而代偿地增加造血功能，但代偿能力远比正常骨髓的代偿能力为低，因此所增加的红细胞数量不足以代偿红细胞的损耗而导致贫血。

周围血出现有核红细胞与未成熟的粒细胞，或周围血有核红细胞数与贫血程度不成比例(幼稚红细胞数量多而贫血不严重)，或周围血出现有核红细胞而原因未明时，提示本病诊断的可能性。临床表现随原发疾病而异，可有骨痛、贫血、出血或肝、脾大。骨髓穿刺或骨髓活检发现异常细胞或组织对诊断有重要意义。此类贫血见于骨髓增生异常综合征、白血病、多发性骨髓瘤、骨髓纤维化、骨髓转移瘤、系统性肥大细胞增生症、大理石骨病等。

1. 骨髓增生异常综合征 骨髓增生异常综合征 (myelodysplastic syndrome，MDS) 是一组起源于造血干细胞的异质性克隆性疾病，表现为无效造血、难治性血细胞减少，高风险向急性髓系白血病转化。此综合征可以是原发的，也可继发于长期的化疗、放疗，在疾病过程中可以转化为急性白血病。MDS 一般起病相对较缓，往往在起病后数周或数月方就诊。患者的症状轻重不一，难治性贫血(RA)和难治性贫血伴环状铁粒幼红细胞 (RARS)患者一般以顽固性贫血为主要表现，出血及感染等并发症较为少见，难治性血细胞减少伴多系发育异常 (RCMD)和难治性贫血伴原始细胞增多(RAEB)患者则除贫血外，多有出血以及感染。临近或者已经转化为白血病的患者，其临床表现与白血病基本相同。

MDS 诊断最低标准，需满足 2 个必要条件和 1 个主要标准。

（1）必备条件(2 条均需满足)

1）持续 4 个月一系或多系血细胞减少：血红蛋白 <110g/L；中性粒细胞计数 <1.5×10⁹/L 或血小板计数 <100× 10⁹/L。

2）排除其他可以导致血细胞减少和发育异常的所有造血系统或非造血系统的疾病。

（2）MDS 相关(主要)标准(至少满足 1 条)

1）发育异常：骨髓涂片中红细胞系、粒细胞系、巨核细胞系中发育异常细胞的比例 ≥ 10%。

2）环状铁粒幼红细胞占有核红细胞比例 ≥ 15%，或 ≥ 5% 且同时伴有 *SF3B1* 突变。

3）原始细胞：骨髓涂片示原始细胞 5%~19%(或外周血涂片 2%~9%)。

4）常规核型分析或 FISH 检出 MDS 诊断意义的染色体异常。

（3）辅助标准(对于符合必要条件、未达主要标准、存在输血依赖的大细胞贫血等常见 MDS 临床表现的患者，如符合 ≥ 2 条辅助标准，诊断为疑似 MDS)

1）骨髓活检切片的形态学或免疫组化结果支持 MDS 诊断。

2）骨髓细胞的流式细胞术检测发现多个 MDS 相关的表型异常，并提示红系和 / 或髓系存在单克隆细胞群。

3）基因测序检查 MDS 相关基因改变：提示存在髓系细胞的克隆群体。

2. 白血病 贫血是白血病的一个主要症状，且常为提示诊断的重要线索。当患者有原因不明的进行性贫血时，不论有无肝、脾、淋巴结肿大，要考虑白血病的可能性。各种类型的白血病包括急性白血病、慢性髓系白血病、慢性淋巴细胞白血病、毛细胞白血病、浆细胞白血病等均可能出现贫血。行骨髓穿刺、流式细胞学检查等一般诊断不难。浆细胞白血病的诊断需注意外周血浆细胞比例和绝对值达到一定数值方可诊断(外周血浆细胞比例 ≥ 20% 或绝对值 ≥ 2.0×10⁹/L)。

3. 多发性骨髓瘤 多发性骨髓瘤(MM)是浆细胞的恶性肿瘤，其特征是单克隆的浆细胞恶性增生浸润骨骼和软组织，伴有大量单克隆的免疫球蛋白(M 蛋白)的出现和沉积。正常免疫球蛋白分泌受到抑制，从而引起广泛骨质破坏、反复感染、贫血、高钙血症、高黏滞血症、肾功能不全等一系列临床表现。本病占血液系统恶性肿瘤的 10%，美国中位发病年龄为 65 岁，我国缺乏相应的流行病学数据，中位发病年龄较欧美国家年轻约 10 岁。随着人口老龄化及诊断水平的提高，近年来 MM 发病率有所上升。

多发性骨髓瘤引起贫血的机制：①瘤细胞增生致红系生长受抑制；②红细胞寿命缩短；③促红细胞生成素减

少；④肾衰竭。本病贫血的诊断标准为 Hb 低于正常值的 20g/L 或低于 100g/L。

实验室检查：①血清蛋白电泳中出现异常条带，主要在于 γ 球蛋白区域，M 蛋白峰表现为以窄底单株峰，而多种免疫球蛋白升高表现为宽底高峰（β、γ 区大量增殖，两区之间的间隙消失，也称 γ-β）。②免疫固定电泳检查发现异常沉淀带，蛋白质在 pH 8.8 电泳缓冲液先分离，电泳后的蛋白与相应的 5 种抗血清 γ（IgG）、α（IgA）、μ（IgM）和轻链 κ、λ（包括游离、非游离）形成复合物，并被固定在相应的位置上，比血清蛋白电泳更敏感、特异。③免疫球蛋白的定量，可发现某一类别（双克隆型有 2 种）的免疫球蛋白含量增高，同时伴其他类别的免疫球蛋白含量下降。④常规的 X 线检查可发现弥漫性骨质疏松、穿凿样或虫蚀样溶骨性病变、病理性骨折等改变。⑤骨髓内出现异常浆细胞，比例 ≥ 10%。异常浆细胞（瘤细胞）的特点是：细胞体积较大，圆形或卵圆形，核仁 1~2 个，核染色质细致，车轮状排列消失，核周淡染区消失，胞质量丰富，嗜碱性强，易见空泡与少量的嗜苯胺蓝颗粒。异常浆细胞呈成堆排列。流式细胞学检查提示克隆性浆细胞，表现为胞质轻链表达明显失衡、CD56+、CD138+、CD19– 等特点。由于骨髓瘤细胞早期常为灶性分布，当诊断有怀疑时，应做多部位的骨髓穿刺。

多发性骨髓瘤应与以下疾病相鉴别：

（1）意义未明的单克隆免疫蛋白血症（MGUS）：与多发性骨髓瘤鉴别要点如下。①血清 M 蛋白一般 <30g/L，尿轻链 <0.5g/24h；②骨髓中浆细胞 <10%；③无贫血，肾功能不全及高钙血症，无溶骨性损害。

（2）能产生 M 蛋白的其他恶性疾病：原发性巨球蛋白血症、重链病、慢性淋巴细胞白血病、淋巴瘤（B 细胞型）、POEMS 综合征、原发性系统性轻链型淀粉样变、卡斯尔曼病、髓外浆细胞瘤、孤立性浆细胞瘤、浆细胞性白血病、有肾意义的单克隆免疫球蛋白病（MGRS）等。

（3）反应性浆细胞增多症——非克隆免疫球蛋白增殖性疾病：可以引起反应性浆细胞增多的疾病有恶性肿瘤、慢性感染性疾病、慢性风湿性疾病、肝病、过敏性疾病、再生障碍性贫血等。这些疾病与多发性骨髓瘤的主要鉴别点：①浆细胞增多有限，骨髓中浆细胞一般 <10%；②浆细胞分化良好，行流式细胞术检查浆细胞多为非克隆性；③分泌增多的免疫球蛋白多为非克隆性，血清蛋白电泳可见基底部增宽峰或带，免疫固定电泳无 M 蛋白；④反应性浆细胞增多症本身无临床症状，不需治疗。

（4）骨转移癌、骨结核的溶骨损害：骨髓转移癌多伴有成骨表现，在溶骨缺损周围有骨密度增加，而且血清碱性磷酸酶常升高，骨髓涂片或活检可见成堆癌细胞。此外，在极个别严重全身性骨结核时也可见溶骨损害，其溶

骨破坏周围也呈骨密度增加。

4. 骨髓纤维化 做骨髓穿刺遇到骨质特别坚硬，且难以获得骨髓成分，提示本病诊断的可能性。同时周围血内有幼稚红细胞和幼稚粒细胞出现，肝、脾大，尤其是脾大明显，则本病的可能性甚大，骨髓活检常可得到最后的确诊。

骨髓纤维化时，骨髓呈不规则的纤维组织或骨质增生。临床与血液学方面有 3 项特征：①脾大明显，常表现为巨脾；②骨髓活检可见正常骨髓被纤维组织所替代；③周围血中出现幼稚红细胞和幼稚粒细胞。④骨髓穿刺时可觉骨质坚硬，常有干抽现象。JAK2V617F 在 50% 原发性骨髓纤维化患者阳性。本病并不少见，可分为原发性与继发性。继发性者可继发于结核病、骨髓转移瘤、淋巴瘤、白血病和化学物品中毒等。在确定原发性骨髓纤维化前，应尽可能除外上述各病的可能性。引起继发性骨髓纤维化的原发病容易从临床表现或特殊检查中获得诊断。偶有原发病不明显，需要多次或多部位的骨髓涂片及活体组织检查才能确定继发性骨髓纤维化的诊断。原发性骨髓纤维化主要应与慢性髓系白血病相区别（表 33-10）。

骨髓纤维化与真性红细胞增多症及慢性髓系白血病关系密切，三者可互相转化。

5. 骨髓转移瘤 部分骨髓转移瘤往往查不到原发肿瘤病灶，临床诊断困难。其具有如下特点，应详细找寻原发性肿瘤灶。①血清碱性磷酸酶（ALP）常升高；② X 线片多伴有成骨表现，在溶骨缺损周围有骨密度增加；③骨髓涂片或活检可见成堆癌细胞。

6. 系统性肥大细胞增多症 本病亦称系统性组织肥大细胞病或系统性肥大细胞病，是由于组织肥大细胞异常增殖而引起的一种全身性疾病。主要临床表现有疲倦、乏力、发热、皮肤潮红、皮疹、体重减轻、牙龈出血、恶心、呕吐、腹痛、贫血、骨痛以及肝、脾、淋巴结肿大等。病变累及多个器官，无典型临床表现，但皮肤潮红与色素性荨麻疹是本病常有的症状。由于过去对本病认识不足，极易漏诊。诊断主要根据骨髓检查中发现大量组织肥大细胞的存在。血与尿液组胺排量增多亦有诊断意义。中山大学附属第一医院血液内科 2012 年报道 3 例系统性肥大细胞增多症，原因不明的贫血伴皮肤潮红与慢性皮疹是提供本病诊断的线索。

7. 石骨症 本病可能是遗传性疾病，较常由放射科做骨照片时发现。石骨症可引起自发性骨折。骨髓管与海绵质均变为致密的骨质。国外文献报道约 1/4 病例出现骨髓病性贫血。患者通常有脾大及呆滞、起皱的面容。中山大学中山医学院遗传学教研室报道了 3 例石骨症患者致病基因内的新突变及其基因型 - 表型。

表 33-10　原发性骨髓纤维化与慢性髓系白血病的鉴别

	原发性骨髓纤维化	慢性髓系白血病
临床特点		
脾大	明显且硬	明显,硬度不如 MF
浅表淋巴结肿大	不常见或轻度肿大	晚期有轻至中度肿大
发热	不常见	见于加速或急变病例
血象检查		
贫血	轻度至中度,与脾大不一致	明显,加速或急变期与脾大一致
红细胞形态	异形红细胞增多明显	异形红细胞增多不明显
白细胞计数	正常、增多或减少,增多罕有超过 $50 \times 10^9/L$	增多,常在 $(100\sim500) \times 10^9/L$
有核红细胞	常见,量多	无,或只有少量
中性粒细胞碱性磷酸酶	正常,增多或减少	减少或消失
骨髓涂片检查	骨髓取材困难,偶见增生正常或增生减低	骨髓增生,以粒细胞系统占优势
骨髓活检术	造血组织为纤维组织取代,有新骨形成,巨核细胞增多	粒细胞系统增生,与脂肪组织被取代相一致
病程	慢性,自然病程 8 年左右	不治疗 1~4 年
基因检查	50% 患者 *JAK2V617F* 阳性	*BCR/ABL* 阳性
治疗	*JAK2V617F* 抑制药	酪氨酸激酶抑制药

三、造血调节异常及其他原因

(一)慢性病贫血

慢性病贫血本身并非一个独立的疾病,而是感染或某些慢性全身性疾病等多种病因的一种表现。慢性病贫血的发病率甚高,仅次于缺铁性贫血,是住院患者中最多见的贫血。慢性病贫血一般都伴有基础疾病,持续时间多在 1~2 个月或以上。这种情况可见于慢性感染(如肺结核、肺脓肿)、结缔组织病(系统性红斑狼疮、类风湿关节炎)、恶性肿瘤(乳腺癌、恶性淋巴瘤)及某些系统性慢性疾病(如肾病、肝病及内分泌疾患)等。在临床上,本型贫血较为常见,尤其常见于内科住院患者。因此,对未明原因的贫血,须注意有无各种慢性感染或全身性疾病;而这些慢性感染和全身性疾病的确诊又能提供此种贫血的诊断根据。从全面的与细致的临床检查与各项辅助检查所获得的原发病的证据是诊断慢性病贫血的首要步骤。这些贫血的特点是贫血长期保持稳定,且程度较轻,但有少数也可较为严重,如见于肾衰竭或恶性肿瘤时。

本类贫血的发生机制复杂,目前认为主要与红细胞寿命缩短、EPO 分泌不足或骨髓对 EPO 反应下降、铁的释放及利用障碍等因素有关。实验室检查特点:①贫血通常为正细胞性正色素性,偶呈小细胞性低色素性,白细胞总数和血小板数一般在正常范围。②血清铁、血清总铁结合力、载铁蛋白饱和度(tansferrin saturation)及骨髓铁粒幼细胞数均下降,血清铁蛋白及单核巨噬细胞系统铁含量正常或增多。以放射性铁标志的无生存能力的红细胞输给患者,仅有不到 40%(正常人 55%~70%)的铁被用于血红蛋白的合成。证明铁自单核巨噬细胞系统流入血浆受到障碍,即网状内皮铁阻滞(RE iron block),是本型贫血的特点之一。因此本型贫血又称缺铁性贫血合并网状内皮组织铁质沉着症。③用放射性核素测定可见患者的红细胞寿命缩短,但血清胆红素正常。本型贫血与通常的缺铁性贫血骨髓铁粒幼细胞数目均减少,但前者的骨髓涂片细胞外铁含量仍保持正常或增多,而缺铁性贫血则减少。本型贫血对一般抗贫血治疗效果欠佳,尚需与纯红细胞再生障碍性贫血相鉴别,根据原发病的存在可资区别。

1. **感染性贫血**　急、慢性感染均可引起贫血,常见感染病原体有细菌、病毒、寄生虫等。感染的疾病有呼吸道炎症、慢性肠炎、妇科炎症、细菌性心内膜炎、伤寒、结核等。感染性贫血的发病机制:①骨髓对贫血的代偿功能失常,动物实验证明,缺氧和给予红细胞生成素只能引起部分反应,而不能引致红细胞增多症,可能由于骨髓对红细胞生成素反应性降低所致;②单核巨噬细胞系统受感染刺激,对红细胞的破坏增加,红细胞寿命缩短;③网状内皮铁阻滞,幼红细胞铁利用不良;④慢性胃肠道炎症、营养不良致铁吸收减少,合并慢性出血时铁丢失过多。

实验室检查特点:①慢性感染所致贫血程度多为轻到中度,一般表现为正色素、正细胞性,有些可为小细胞低色素性贫血。②血清铁和转铁蛋白饱和度降低。③骨髓涂片有核红细胞及粒/红比值大致正常,无明显红系增生表现。铁粒幼细胞减少,单核巨噬细胞内铁储存量增加。本病的诊断主要是找到引起贫血的原发感染性疾病,并除外其他原因引起的贫血。

2. 恶性肿瘤所致贫血 恶性肿瘤所致贫血是指造血组织以外的各种肿瘤引起的贫血。其贫血表现类型和程度因恶性肿瘤种类、病程、治疗方法不同而差别较大。恶性肿瘤所致贫血的形成机制复杂多样,主要与以下因素有关:①造血祖细胞功能减低,对红细胞生成素(EPO)反应低下;②溶血:单核巨噬细胞功能亢进;某些肿瘤(如卵巢癌、淋巴瘤、淋巴细胞白血病)可产生自身抗体,导致自身免疫性溶血性贫血;肿瘤晚期可并发DIC;③胸腺肿瘤可导致纯红细胞再生障碍性贫血;④某些肿瘤可继发铁粒幼细胞性贫血;⑤恶性肿瘤骨髓内转移,侵占造血组织;⑥消化道肿瘤、子宫癌合并出血,导致缺铁性贫血。

凡病因明确者,该类贫血诊断容易。但部分患者在肿瘤确诊之前即有贫血,甚至贫血为肿瘤患者的首发症状,常见于消化道肿瘤。因此,对贫血原因不明的患者,应该在鉴别诊断时考虑到肿瘤的可能。

3. 慢性肾性贫血 肾病的存在是诊断肾性贫血的必备条件。显著的贫血常见于慢性肾小球肾炎尿毒症期。肾发育异常所致贫血则易误诊,因往往有无尿的改变和血压升高。

肾既有排泄功能,又有内分泌功能,肾性贫血与这两种功能密切相关。肾性贫血的主要机制如下。①EPO生成减少:肾功能不全时,肾组织和肾小球旁复合体受到破坏,EPO分泌减少,导致红细胞生成、成熟、释放障碍,引起贫血;红系祖细胞对EPO的反应性亦降低。②红细胞破坏过多:肾功能不全时,体内的毒素累积,作用于红细胞,使膜表面ATP生成减少,Na^+-K^+泵能量供应不足,红细胞脆性增加,而发生溶血性贫血。③出血:尿毒症时,血小板黏附、聚集功能减弱,有1/3~1/2患者可发生紫癜、胃肠道及泌尿道出血,使原有贫血加重。④血液稀释:慢性肾衰竭患者常有肾排泄水、钠功能减低,反复发生水钠潴留和水肿,血容量增加导致血液稀释。

患者可见一般贫血表现,如面色苍白、乏力、心悸等,但常被原发肾疾患及肾衰竭的症状所掩盖。贫血程度与肾原发疾患无关,与肾衰程度相关。实验室检查:①贫血大多为正细胞正色素性贫血,但也可因出血、溶血等原因

使患者呈小细胞或大细胞贫血表现;②血涂片可见棘状、盔形、三角形等异形红细胞及红细胞碎片;③骨髓象基本正常,在尿毒症晚期,可见骨髓增生低下,幼红细胞成熟受阻现象;④铁代谢:血清铁一般正常或轻度减低。随肾衰竭原发病不同或合并症不同,铁代谢亦呈相应变化,如合并慢性感染则可见血清铁下降,总铁结合力及转铁蛋白饱和度均下降。如合并出血或因患者胃纳不佳,摄食减少则呈缺铁性贫血表现,血清铁下降,总铁结合力上升,转铁蛋白饱和度明显下降。

4. 肝病所致贫血 肝性贫血最常见于Laennec肝硬化,其他肝病如胆汁性肝硬化、血色病、坏死后性肝硬化、急性肝炎等。肝性贫血的发病机制目前认为与以下因素有关:肝作为叶酸、维生素B_{12}的储存场所,在其功能发生障碍时,可导致叶酸、维生素B_{12}缺乏引起巨幼细胞贫血;多种凝血因子在肝合成,肝病时发生凝血功能障碍导致出血;肝硬化时因脾脏增大、红细胞膜脂质异常导致红细胞寿命缩短;血浆容量增加导致血液稀释。

在各种原因的肝病的基础上,出现一个轻至中度贫血,贫血呈正细胞正色素性或呈巨幼细胞贫血,外周血可见棘状红细胞或口形红细胞,骨髓红系增生明显活跃,可见大幼红或巨幼红细胞,诊断可初步成立。

5. 内分泌疾病所致贫血 许多内分泌激素参与调节红细胞系的造血功能,如调控EPO的分泌,影响酶的代谢及与某些受体结合来影响血红蛋白及红细胞膜的形成等。当内分泌功能紊乱时,可影响红细胞的生成而导致贫血。该类贫血一般为轻度,多为隐匿发生。血红蛋白很少低于90g/L,一般为正细胞正色素性或正细胞低色素性贫血。比较常见的引起贫血的内分泌疾病为垂体(肿瘤、缺血坏死、炎症等各种原因导致的垂体功能减退)、甲状腺(甲状腺功能低下或亢进)、肾上腺(肾上腺皮质功能减退)、性腺等部位疾病。

(二)中毒性贫血

1. 铅中毒 铅是一些巯基酶的抑制剂,可抑制血红素合成途径中酶的活性,且可诱导血红素氧化酶加速血红素的分解。本病以出现众多的嗜碱性点彩红细胞、多色性红细胞和网织红细胞为特征。当铅阻滞原卟啉合成正铁血红蛋白时,珠蛋白就有剩余,用以合成珠蛋白的核糖核酸也堆积,这些核糖核酸就构成了上述三型较幼稚红细胞中的嗜碱性物质。部分病例出现溶血,直接抗人球蛋白试验阳性,应与慢性特发性温暖型抗体免疫性溶血性贫血相区别。铅中毒与其他疾病鉴别诊断较为重要的试验是尿卟啉半定量阳性,尿中d-氨基酮戊酸增多及尿铅定量增加,但这些检查结果必须同时伴有铅中毒的临床症状方有诊断价值。如无临床症状,则仅为铅携带者。

2. 苯中毒 苯中毒的血象无特别。较严重的中毒,

白细胞数减少,血小板减少可甚显著。重症中毒可引起继发性再生障碍性贫血。

（三）脾功能亢进

脾功能亢进临床表现为脾大,一种或多种血细胞减少而骨髓造血细胞相应增生。早期以白细胞或/和血小板减少为主,晚期常发生全血细胞减少。骨髓象增生活跃或明显活跃,相应地出现红细胞系统、粒细胞系统或/及巨核细胞系统的增生,部分患者的巨核细胞可见发育成熟障碍。伴有巨核细胞成熟障碍的血小板减少患者需要与免疫性血小板减少症相鉴别。临床上有脾大及上述血液学改变提示本病的诊断。

（李　娟）

参考文献

[1] 李英梅,李星鑫,孙慧,等.表现为大细胞性贫血的再生障碍性贫血患者长期随访研究.中华血液学杂志,2013, 34 (2): 117-121.

[2] 曾瑞萍,余升红,胡彬.α与β地中海贫血双重杂合子基因诊断.中华血液学杂志,1998, 19 (10): 525-527.

[3] 曾溢滔.血红蛋白疾病的诊断和治疗.中华血液学杂志, 1996 (8): 393-394.

[4] 李信阳,杨威.原发性骨髓纤维化诊治进展.中国实用内科杂志,2018, 38 (2): 107-112.

[5] 王继英,马娇,蔺亚妮,等.118例骨髓增生异常综合征及相关疾病患者RNA剪接体复合物蛋白编码基因SF3B1、U2AF1和SRSF2突变分析.中华血液学杂志,2017, 38 (3): 192-197.

[6] 杨慧,肖葵霞,闫树昕,等.慢性中性粒细胞白血病1例. 中国肿瘤临床,2017, 44 (21): 1112.

[7] 中华医学会血液学分会红细胞疾病学组.阵发性睡眠性血红蛋白尿症诊断与治疗中国专家共识.中华血液学杂志, 2013, 34 (3): 276-279.

[8] 李伟望,施均,黄振东,等.阵发性睡眠性血红蛋白尿症、自身免疫性溶血性贫血与遗传性球形红细胞增多症溶血特征比较.中华血液学杂志,2018, 39 (4): 299.

[9] 邵宗鸿.骨髓衰竭性疾病研究进展.中华医学信息导报, 2017, 32 (5): 21.

[10] 杨柯,欧剑锋,白海,等.CD55/CD59及嗜水气单胞菌毒素变异体在阵发性睡眠性血红蛋白尿症患者中的表达水平.临床检验杂志,2017, 35 (3): 178-180.

[11] 李娟,王荷花.血液病简明鉴别诊断学.北京:人民卫生出版社,2016.

[12] 中华医学会血液学分会红细胞疾病（贫血）学组.再生障碍性贫血诊断与治疗中国专家共识(2017年版).中华血液学杂志,2017, 38 (1): 1-5.

[13] 付蓉,刘春燕.再生障碍性贫血诊断与治疗中国专家共识(2017版)解读.临床血液学杂志,2017 (6): 821-825.

[14] 曾好,蒋丹华,陈明晖,等.三个石骨症致病基因内的新突变及其基因型-表型.中山大学学报(医学科学版), 2016, 37 (5): 657-665.

[15] 张昊天,陈燕珍,胡从华,等.系统性肥大细胞增多症31例及文献复习.临床血液学杂志,2018.

[16] 童秀珍,曲双,陈立,等.系统性肥大细胞增生症三例并文献复习.中华内科杂志,2012, 51 (9): 716-717.

[17] 中华医学会血液学分会.骨髓增生异常综合征中国诊断与治疗指南(2019年版).中华血液学杂志,2019, 40 (2): 89-97.

[18] HAFERLACH T, NAGATA Y, GROSSMANN V, et al. Landscape of genetic lesions in 944 patients with myelodysplastic syndromes. Leukemia, 2014 Feb, 28 (2): 241-247.

[19] 噬血细胞综合征中国专家联盟,中华医学会儿科学分会血液学组.噬血细胞综合征诊治中国专家共识.中华医学杂志,2018, 98 (2): 91.

[20] 王婷玉,李增军,安刚,等.以噬血细胞综合征为表现的骨髓大B细胞淋巴瘤八例报告及文献复习.中华血液学杂志,2018 (3): 239-241.

[21] SUN L, Ii M, ZHANG L, et al. Differences in UGT1A1 gene mutations and pathological liver changes between Chinese patients with Gilbert syndrome and Crigler-Najjar syndrome type II. Medicine, 2017, 96 (45): e8620.

[22] 姚润,凌晗,李碧娟.Rh血型系统与我国Rh抗原分布. 临床血液学杂志:输血与检验,2017 (6): 985-988.

[23] 唐建军,刘莉,夏斌.脐带血早期诊断新生儿ABO溶血病对预防严重高胆红素血症的价值.中华妇幼临床医学杂志(电子版),2018, 14 (2): 180.

[24] 刘代红.药物诱发的免疫性溶血性贫血.中国实用内科杂志,2012, 32 (5): 338-339.

[25] 张延清,关悦,刘娟,等.氟达拉滨联合环磷酰胺治疗慢性淋巴细胞白血病诱发自身免疫性溶血性贫血一例.中华血液学杂志,2010, 31 (7): 460.

34

出血倾向

人体的血管受到损伤时,机体将通过一系列的生理反应进行止血。皮肤、黏膜、组织及器官自发性出血或轻微损伤后出血不止称为出血倾向,这是出血性疾病的主要表现。出血性疾病可由血管壁结构与功能异常、血小板数量与质量异常、凝血机制障碍及纤溶亢进 3 个方面因素引起,可单独存在,也可合并发生。

一、正常止血机制

正常情况下,血液在循环系统保持血流通畅不发生凝固,一旦局部发生破损时又能迅速止血,这一复杂过程是由血管、血小板和凝血 - 纤溶系统因素共同完成的。

(一) 血管因素

当血管受损时,局部小血管首先发生自主神经反射性收缩,血流减慢或阻断,血小板易于在受损血管局部黏附、聚集而加速止血。同时,内皮细胞合成和释放的血管性血友病因子(von Willebrand factor,vWF)是血小板膜糖蛋白的配体,血小板通过 vWF 与内皮细胞基质层黏附,进而激发血小板的聚集反应形成血小板血栓。血小板激活后释放血栓烷 A2(thromboxane A2,TXA2)、5- 羟色胺(5-hgdroxytryptamine,5-HT)等活性物质。同时因子XII激活,组织因子(tissue factor,TF)释出,分别启动了内、外源凝血系统,加强止血作用。

血管的止血作用:①局部血管收缩;②血小板激活;③凝血系统被激活;④局部血黏度增高。

(二) 血小板因素

血小板除一般细胞具有的内质网、高尔基体、线粒体、溶酶体外,还含有两种特殊颗粒—致密颗粒及 α 颗粒。当血管受损,血小板膜糖蛋白 Ⅰb~ Ⅸ经 vWF 介导迅速黏附于暴露的内皮细胞基质层,激活的血小板膜糖蛋白 Ⅱb/ Ⅲa 经纤维蛋白原(Fg)介导发生黏附(聚集)。同时血小板在二磷酸腺苷和已形成的起始凝血酶作用下继续激活,发生释放反应。血小板致密颗粒释放 ADP、ATP、5-HT、抗纤溶酶,α 颗粒释放血小板第 4 因子(platelet factor 4,PF4)、β 血小板球蛋白(β-TG)、vWF、凝血酶敏感蛋白(thrombin sensitive protein,TSP)等更加速血小板聚集。TXA2 和 5-HT 等致血管收缩,同时血小板收缩蛋白使纤维蛋白网收缩,血栓更坚固,止血更完善。

血小板在止血过程中的作用十分重要,不论其数量减少或功能缺陷均可导致出血。

(三) 凝血因素

生理条件下,凝血因子处于无活性状态。当血管、组织损伤,立即从内、外源两条途径启动凝血,再进入共同途径完成血液凝固。这个过程是一系列酶解反应的过程,有下列特点:①连续不断、一环紧扣一环。②快速而具暴发性。血液凝固的过程大致分 3 个阶段:第一阶段是凝血活酶形成(即活动性因子 X 的形成);第二阶段是凝血酶的形成;第三阶段是纤维蛋白形成。凝血活酶形成又分内源和外源性凝血途径(图 34-1)。

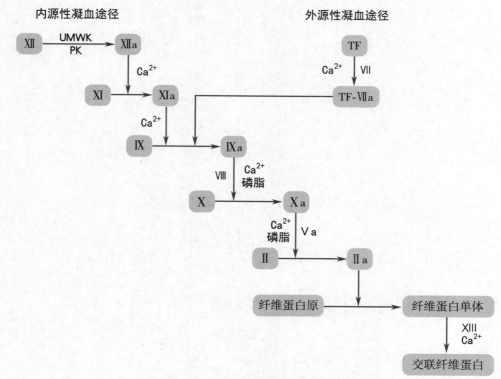

图 34-1　内源和外源性凝血途径

内源和外源性凝血途径是相互密切联系的，在病理性凝血过程中，外源性凝血途径的作用更加重要。体内任何凝血因子的活性减低，无论是遗传性或获得性（如肝病、维生素 K 活性减低、DIC 等），均可导致出血。

二、出血性疾病的分类(表 34-1)

表 34-1　出血性疾病的分类

Ⅰ. 血管壁异常	（3）血小板无力症
（一）先天性或遗传性	（4）MYH9 综合征
1. 遗传性出血性毛细血管扩张症	（5）血小板颗粒性疾病
2. 埃勒斯 - 当洛斯综合征	2. 获得性血小板功能缺陷
3. 先天性结缔组织病（血管及其支持组织异常）	（1）影响血小板功能的系统性疾病（尿毒症、重症肝病）
4. 家族性单纯性紫癜	（2）原发性巨球蛋白血症
（二）获得性	（3）骨髓增殖性肿瘤
1. 过敏性紫癜	（4）多发性骨髓瘤
2. 非过敏性紫癜	（5）甲状腺功能减低症
Ⅱ. 血小板异常	（6）药物性血小板功能障碍
（一）血小板生成减少	**Ⅲ. 凝血机制异常**
1. 再生障碍性贫血	（一）先天性或遗传性凝血因子缺陷
2. 急性白血病	1. 血友病 A
3. 骨髓增生异常综合征	2. 血友病 B
4. 阵发性睡眠性血红蛋白尿	3. 因子 XI 缺乏症
5. 骨髓纤维化	4. 凝血酶原缺乏症
6. 恶性肿瘤骨转移	5. 因子 V 缺乏症
7. 叶酸或维生素 B12 缺乏	6. 因子 VII 缺乏症
8. 严重缺铁性贫血	7. 因子 X 缺乏症
9. 先天性或遗传性血小板减少症	8. 纤维蛋白原缺乏症
（二）血小板破坏或消耗过多	9. 因子 XIII 缺乏症
1. 免疫性血小板减少症	10. 异常纤维蛋白原血症
2. 伊文思(Evans)综合征	（二）获得性凝血因子缺陷
3. 血栓性血小板减少性紫癜	1. 重症肝病
4. 结缔组织病所致血小板减少	2. 维生素 K 缺乏症
5. 药物免疫性血小板减少性紫癜	3. 尿毒症性凝血异常
6. 感染性血小板减少性紫癜	4. 异常蛋白血症
7. 溶血性尿毒症综合征	**Ⅳ. 抗凝及纤维蛋白溶解异常**
8. 其他原因	（一）医源性抗凝药物过量
（三）血小板增多	（二）获得性凝血抑制物
1. 原发性血小板增多症	（三）蛇咬伤、水蛭咬伤
2. 继发性血小板增多症	（四）溶栓药物使用过量
3. 家族性血小板增多症	（五）纤维蛋白溶解亢进症
（四）血小板功能异常	**Ⅴ. 复合性止血机制异常**
1. 遗传性血小板功能缺陷	（一）血管性血友病
（1）巨血小板综合征	（二）弥散性血管内凝血
（2）血小板型血管性血友病	

三、出血性疾病的一般诊断和鉴别诊断

对出血倾向的患者,首先应区分是局部因素还是出血性疾病,凡多部位或多系统出血,自发性深部组织或关节腔出血,与创伤不相吻合的大出血或创面经清创、缝合仍出血不止,拔牙或小手术后出血不止应考虑出血性疾病。患者的出血特点、出血诱因、基础疾病和家族史等有助于做出诊断和鉴别诊断。应结合病史、体格检查和实验室检查综合分析。病史应注意询问出血部位(皮肤、黏膜、牙龈、鼻腔、关节腔、深部组织、尿液、月经),出血程度及出血诱因,家族中有无同类病史。

紫癜是出血性疾病的最常见表现,通常为血管因素及血小板因素所致出血性疾病的主要表现,约占出血性疾病总数的1/3。凝血机制异常所致出血性疾病虽也有紫癜的出现,但非显要的体征。血管因素所致出血疾病,临床表现以瘀点、瘀斑为特征,通常少有血肿发生。实验室检查出血时间、束臂试验、阿司匹林耐受试验及毛细血管镜检查等呈阳性。血小板因素所致出血性疾病,自发性瘀点、瘀斑远较血管外因素和血管因素严重,并可有胃肠道、阴道出血,内腔出血提示预后不良,颅内出血常为致死原因之一。实验室检查血小板计数、出血时间、血块回缩试验、束臂试验等有一项或多项异常。

凝血机制异常型的出血主要以外伤后深部组织的出血与血肿形成,或发生非损伤性关节积血,或皮肤及黏膜持续渗血为特征。如患者有自发的广泛或局部(皮肤、黏膜、关节、肌肉等)出血,或外伤、手术后出血不止,或兼有家族成员有易出血史,提示有止血与凝血机制异常的可能性。

遗传性止血与凝血机制异常的患者常有自幼出血史及亲属中有出血史。获得性者多发生在成年期以后,有原发病病史或药物(或化学物品)接触史。通过病史、家系调查及特殊检查,初步确定为先天性、遗传性或获得性,对先天或遗传性疾病,应进行基因及其他分子生物学检测以明确病因。

出血性疾病实验检查项目繁多(表34-2),应根据筛选、确诊及特殊试验的顺序进行。

血栓弹力图实验(thrombelastography,TEG)可以快速检测凝血功能异常。TEG的原理是基于凝血过程的最终结果是形成血凝块,而血凝块的物理特性(形成速率、血凝块强度和稳定性)决定是否具有正常凝血功能。TEG的主要参数如下。①R值:主要反映凝血因子功能;②K值与a-Angle:主要反映纤维蛋白原水平和部分血小板功能;③最大振幅(MA):主要取决于血小板数量及功能状态。

表 34-2　常用止血与凝血机制的实验室检查

类型	试验	临床意义
针对血管因素的检查	束臂试验、毛细血管脆性试验	当毛细血管脆性增加时出血点密集出现。毛细血管脆性增加见于大部分血管因素所致出血性疾病,也见于血小板减少性紫癜
	出血时间	见于血小板减少性紫癜,血小板无力症
	血管性血友病因子抗原(vWF:Ag)测定	延长见于血管性血友病,增高见于血栓病
血小板因素异常	血小板计数及骨髓涂片	血小板减少性紫癜,周围血血小板减少,骨髓巨核细胞数正常、增多或消失,巨核细胞成熟障碍
	血块收缩试验	血小板减少性紫癜、血小板无力症回缩不良,纤维蛋白原减少时回缩也不良
	血小板相关免疫球蛋白测定	免疫性血小板减少症,系统性红斑狼疮、淋巴瘤、慢淋,伊文思综合征免疫球蛋白增高

类型	试验	临床意义
血小板因素异常	血小板黏附、聚集试验	血栓前状态、血栓性疾病增高
	血浆 β-血小板球蛋白（β-TG）和血小板第4因子（PF4）	血小板无力症，巨血小板综合征，服用抗血小板药物减低血栓前状态、血栓性疾病、糖尿病、肾病综合征增高、先天性或获得性 α 颗粒缺乏症减低
凝血机制异常	凝血时间	延长主要见于血友病，凡参与凝血的因子不足或血循环中有抗凝物质也可延长
	活化部分凝血活酶时间（APTT）	加入"部分凝血活酶"于被试血浆中，并同时加入适量的 Ca^{2+}，以观察血浆的凝血时间。主要测定内源凝血系统凝血因子缺乏。Ⅷ、Ⅸ、Ⅺ、Ⅻ因子缺乏时延长，第Ⅰ、Ⅴ、Ⅹ因子缺乏时，血循环中有抗凝物质也延长
	凝血酶原时间测定（PT）	在被检血浆中加入 Ca^{2+} 和组织因子，观察血浆的凝固时间，它是反映外源性凝血系统各因子和总的凝血状态的筛选试验：①先天性凝血因子Ⅰ、Ⅱ、Ⅴ、Ⅶ、Ⅹ缺乏；②获得性凝血因子缺乏，如严重肝病，维生素 K 缺乏，纤溶亢进，DIC，应用抗凝药等 PT 延长
	因子Ⅷ，因子Ⅸ活性测定	是诊断血友病的可靠依据，正常人血浆因子Ⅷ和Ⅸ波动范围大（50%~150%），血友病患者因子活性低于50%
	血浆因子Ⅱ、Ⅴ、Ⅶ和Ⅹ促凝活性测定	在受检血浆中分别加入缺乏因子Ⅱ、Ⅴ、Ⅶ和Ⅹ的基质血浆、兔脑粉浸出液和 Ca^{2+} 溶液，记录开始出现纤维蛋白系统所需的时间，从标准曲线中分别计算出受检血浆中因子Ⅱ、Ⅴ、Ⅶ和Ⅹ促凝活性相当于正常人的百分比，先天性因子Ⅱ、Ⅴ、Ⅶ和Ⅹ缺乏症、肝病、DIC，抗凝药使用减低
纤溶活性检测	纤维蛋白原定量（Fg）	纤维蛋白原缺乏时减少或消失
	血浆、鱼精蛋白副凝试验（3P试验）	血管内凝血后，促进了纤维蛋白溶解系统，形成 FDP-可溶性纤维蛋白单体复合物，鱼精蛋白可离解复合物使纤维蛋白单体聚合成肉眼可见的纤维状物（阳性），见于 DIC
	血浆纤维蛋白（原）降解产物（FDP）测定	正常血液中 FDP 浓度小于 5mg/L。增高见于原发性纤溶症，DIC，恶性肿瘤，AML-M3
	血浆 D-二聚体测定	继发性纤溶症（DIC）为阳性或增高，而原发性纤溶为阴性或不升高，是两者鉴别的重要指标

按病因的不同,血管因素所致的出血性疾病分为先天性(遗传性)与获得性两种类型。

一、先天性(遗传性)

(一)遗传性出血性毛细血管扩张症

本病临床少见,也称奥斯勒-韦伯-朗迪病(Osler-Weber-Rendu disease)。若固定在一部位的皮肤或黏膜有毛细血管扩张,伴有固定在一部位皮肤或黏膜的反复出血时,应怀疑本病的可能性。本病是常染色体显性遗传疾病,男女均可罹患。80% 病例可有阳性家族史。主要病变累及小动脉和毛细血管,形成毛细血管扩张。毛细血管扩张可分布于全身各处,但以面部及上肢的皮肤、口腔、鼻及消化道黏膜较为常见。凡有毛细血管扩张的部位均可出血,故本病也有并发消化道出血者。毛细血管镜检查甲床可见扩张的毛细血管袢,其余实验室检查无异常发现。

毛细血管扩张的特点:形态大小不一,颜色紫红,可为点状、结节状或蜘蛛样改变。直径 1~3mm,压之褪色。临床上应与蜘蛛痣相区别,后者分布很少发生在腰部以下,也不见于黏膜,直径常超过 3mm,大小、形态较为一致,颜色颇鲜红。此外,本病局部表皮无过度角化征,可与角化性血管瘤(红痣)相区别。

本病的诊断根据:①同一部位反复出血;②典型的毛细血管扩张;③阳性家族史。

(二)埃勒斯-当洛斯综合征

埃勒斯-当洛斯综合征(Ehlers-Danlos syndrome)为一种遗传性间叶发育异常的疾病,临床上罕见,国内曾有少数病例报道。本病特点:①皮肤弹性过强;②关节过伸;③轻微外伤或关节过伸可引起出血。

二、获得性

(一)过敏性紫癜

过敏性紫癜多发生于儿童或青年,发病年龄在 20 岁以下者占半数以上,无明显性别差异。大多数病例找不到明确病因,可能的病因较多,较重要的如下。①感染:值得注意的病原菌为溶血性链球菌、病毒,部分患者发病前 1~3 周有明确的呼吸道感染史;②药物:如磺胺类、水杨酸钠、奎宁等;③食物:如虾、蟹等;④其他:如植物花粉、寄生虫感染、昆虫叮咬等。这些因素可能具有食欲减退的作用,使人体发生变态反应。发病高峰在冬、春季节。

本病特点为皮肤紫癜伴有其他渗出性病变,而实验室止血及凝血机制检查无明显改变。

根据临床表现分为单纯型(紫癜型)、腹型(Henoch型)、关节型(Schonlein 型)、肾型、混合型。皮肤症状见于所有病例,而腹部症状、关节痛仅见于半数以下。如以持续性显微镜下血尿为肾损害的最低诊断条件,则肾损害占 46.6%。皮肤表现为对称性各种各样的皮疹、小型荨麻疹或淡红色圆形丘疹,多伴有轻度痒感,于数小时内其色增深,变为各种形态的红斑,或经数小时后红斑的中心发生点状出血,出血点的红晕在短期内消失,与一般紫癜不易区别。皮疹孤立存在或融合成片,几乎均见于四肢及臀部,而以近关节处的伸侧为多。严重时,面部皮肤也可波及,但胸背部皮肤不见累及。关节症状可自轻微的疼痛乃至明显的红、肿、热、痛,可单发或多发。紫癜未出现时,可误诊为风湿性关节炎,但过敏性紫癜多有紫癜和过敏史。腹部症状临床表现无特异性,腹痛剧烈而部位多变、腹部体征轻微,是其临床特点之一。表现为不同程度的腹痛甚至绞痛,有的病例腹痛先于皮肤紫癜,可类似外科急腹症,但腹肌强直较轻,无固定压痛点,血中白细胞数不增多而嗜酸性粒细胞增多,大致可除外外科急腹症,腹型过敏性紫癜患者的胃肠黏膜广泛散在大小不一的出血点和雪花状多发性溃疡。肾损害以血尿表现为主,少数病例发生局灶性或慢性肾炎。实验室检查血小板计数正常,出血时间、凝血时间、血浆凝血酶原时间及血块回缩试验均正常;血中嗜酸性粒细胞计数多增加;骨髓巨核细胞计数与分类均正常。多数病例束臂试验阳性。

过敏性紫癜的诊断主要根据:①上述的感染、药物或食物等过敏史,但绝大部分病例查不出明确的变应原;②皮肤紫癜呈对称性分布,罹患部位主要为四肢与臀部,尤其是四肢伸侧,并多伴有关节、腹部及肾的症状;③上述的实验室检查所见。

(二)非过敏性紫癜

非过敏性紫癜是除血小板减少性紫癜和过敏性紫癜以外的紫癜的总称。

1. **老年性紫癜** 老年人皮肤发生高度的老年性退行性变时，组织变松弛，毛细血管壁脆性增加，致毛细血管与小血管稍受不经意的轻微外伤，即引起破裂溢血而形成紫癜。出血部位多见于手、足、前臂的伸侧与桡侧以及上臂较大静脉和静脉分布之处。患者常无自觉症状，维生素 C 治疗无效。

2. **单纯性紫癜** 此型紫癜经过缓和且较为慢性，患者几乎全为女性，尤常发生于月经期间。临床表现有下列特点：无外伤或其他诱因而不时出现皮肤瘀斑或瘀点，但无黏膜出血；患者无家族性易出血；血液学检查无明显的改变。

3. **暴发性紫癜** 此型紫癜分两型。一型最常见于脑膜炎球菌败血症，也称为沃 - 弗综合征（Waterhouse-Friderichsen syndrome）。患者往往于短期内因中毒性休克而危及生命。沃 - 弗综合征一般有下列 5 项临床特点：①突然发病；②短期内全身出现广泛性瘀点和瘀斑，并有迅速发展的倾向；③伴有严重周围循环衰竭，脉搏弱而速，血压显著下降，呼吸急促，面色苍白，口唇发绀；④脑脊液或血液细菌检查或培养阳性；⑤如抢救不及时，患者可于短期内死亡。尸检可发现一侧或双侧肾上腺严重出血。目前认为暴发性紫癜与弥散性血管内凝血有关。此型暴发性紫癜可被误诊为急性原发性血小板减少症，但后者并无周围循环衰竭、发热与虚脱状态。

另一型暴发性紫癜可能是许兰 - 亨诺综合征的一种变异型。虽然病死率也很高，但发病不如上述一型之急，且病程较长（2~7 天）。这是一种罕见病，主要见于小儿，多发生于急性感染疾病时（尤其是猩红热），在感染过程中并发严重而往往致死的急性血管炎（vasculitis）、广泛性梗死及组织坏死，并有弥散性血管内凝血，酷似许瓦茨曼（Schwartzman）现象。尸检可见坏死性血管炎（necrotizing vasculitis）及血栓形成。透明血栓在肾明显，腔静脉及髂静脉也有血栓形成。临床特点：起病急骤，寒战高热，循环衰竭，对称性皮肤紫癜和明显的皮肤与皮下组织的炎症性血管炎及坏死，黏膜也可出血，最后可出现出血性休克，中枢神经系统症状，甚至发生昏迷。实验室特点为：血小板计数正常或减少，第Ⅷ、V 因子减少，抗凝血酶及纤维蛋白溶解酶含量增加。此型暴发性紫癜应与血栓性血小板减少性紫癜相区别。前者溶血较为罕见，中枢神经系统症状为晚期症状，且中枢神经系统症状一经出现则呈不可逆性，皮肤与皮下组织有坏死性血管炎。后者溶血常见，且程度严重，反复出现神经精神症状，组织学检查无血管炎症性改变。

4. **恶病质性紫癜** 恶病质患者由于营养缺乏、皮肤萎缩、皮下脂肪消失，皮肤毛细血管受轻度外伤而易发生紫癜。

5. **机械性紫癜** 当患者发作强力的肌肉收缩（例如百日咳发作）或惊厥，或受止血带的长时间压迫时，可使受压迫部位的皮肤毛细血管发生破裂、溢血而形成紫癜。出血通常发生于头部、颈部及上肢。

6. **直立性紫癜** 有些人在长期站立之后可在下肢皮肤出现紫癜，可能为毛细血管壁脆弱所致。

慢性充血性心力衰竭患者可在下垂的肢体（小腿、足部）发生紫癜，这是由于静脉压升高与低氧血症所致的局部毛细血管通透性增加所引起。

7. **其他血管异常所致紫癜**

（1）感染：许多感染都可引起紫癜，虽可伴有血小板减少，但血小板计数正常者更为多见。在亚急性细菌性心内膜炎时，紫癜通常起于细菌性栓塞。脑膜炎球菌败血症的紫癜也可引起细菌性栓塞，但主要为毒素对毛细血管的损害。实验证明，肺炎球菌的自身溶解产物可引起紫癜。其他可引起非血小板减少性紫癜的感染尚有伤寒、流行性感冒、猩红热、肾病综合征、出血热、钩端螺旋体病、回归热、鼠疫、结核病、疟疾、麻疹、白喉、恙虫病、斑疹伤寒和各种细菌所致败血症等。感染并发紫癜时常提示病情较重。出血性麻疹的紫癜常在皮疹之前出现，易被误诊为其他疾病。

（2）化学性因素：碘化物、颠茄、阿托品、奎宁、青霉素、普鲁卡因、铋剂、汞剂、非那西丁、水杨酸制剂、水合氯醛及其他催眠药等化学物品均可引起非血小板减少性紫癜。

（3）维生素 C 缺乏症：维生素 C 缺乏症（坏血症）在国内未见有成年人病例报道，但曾有小儿病例报道。本病的诊断可根据：①病史方面有食物中长期缺乏新鲜蔬菜与水果，或有消化不良、吸收障碍和需要增加等病史；②出血部位见于皮肤、肌肉和黏膜，牙龈红肿、出血为本病特征；③四肢肿胀、压痛，出现坏死性肋骨串珠；④贫血；⑤假性瘫痪；⑥束臂试验阳性；⑦血浆维生素 C 测定含量降低；⑧补给维生素 C 后症状迅速好转；⑨X 线征象是诊断维生素 C 缺乏症的重要依据，主要 X 线征象：长骨骺线增厚、骨膜下出血、骺线外展形成横突骨刺、全身性骨质疏松，尤其重要的是骨骺成骨中心脱钙，密度减低，围绕有密度增加的圈环。

（4）某些慢性内科病：有些慢性内科病可并发非血小板减少性紫癜，文献报道有慢性肾炎、肝功能不全、糖尿病等。

血小板在止血过程中占很重要的地位。血小板异常所致出血常由于血小板计数减少、血小板功能异常所致，其中以血小板计数减少为较常见的出血原因。

临床上要注意假性血小板减少。这是由于血液中存在抗凝剂依赖性或不依赖性的凝集素引起血小板凝集而发生假性血小板减少。患者常无出血倾向，血小板计数时高时低，更换抗凝药、血涂片观察血小板分布可以发现并非真正血小板减少以资诊断。

继发性血小板减少性紫癜发病人数远较原发性者为多。继发性血小板减少性紫癜是指在有明确病因或某些疾病基础上发生的血小板减少。血小板减少伴有下列征象时，应考虑为继发性：①发病前有用药物史；②淋巴结肿大、明显的脾大及骨骼压痛；③发热，关节、肌肉痛；④失血量不多而贫血较重；⑤红细胞沉降率加快；⑥骨髓穿刺可发现白血病、骨髓异常细胞浸润（多发性骨髓瘤、骨转移癌）、骨髓增生低下提示再生障碍性贫血等；⑦脾脏切除后做病理学检查，可发现引起血小板减少的病因。

一、血小板生成减少

血液病引起血小板生成减少性紫癜者常见，尤其是急性白血病、再生障碍性贫血、脾功能亢进、非霍奇金淋巴瘤等。此外，叶酸或维生素 B_{12} 缺乏，严重缺铁性贫血，可导致骨髓造血功能抑制的物理、化学因素，严重感染，药物等也可导致血小板生成减少。

出血是急性白血病常见症状之一，多见于皮下、牙龈、口腔、鼻黏膜、眼底及中枢神经系统等部位，其中尤以颅内出血最为严重。如患者皮肤与黏膜出血，同时有剧烈头痛、恶心、失眠和烦躁不安，提示颅内出血的可能性。急性白血病出血原因主要是血小板减少，此外尚有纤维蛋白溶解、凝血酶原减少和白血病细胞浸润使小血管破裂及弥漫性血管内凝血等因素。

先天性血小板减少性紫癜少见，系婴儿疾病，国内仅有少数病例报道。

周期性血小板减少症罕见，国内只有个案报道。综合报道表明女性为男性的 2 倍，平均发病年龄女性为 28 岁，男性为 52 岁。血小板数变化周期为 20~40 天，平均 30 天。女性周期通常与月经一致，月经来潮时血小板数最低。血小板减少时可出现瘀点、瘀斑、鼻出血、胃肠出血、月经过多，甚至子宫大出血等，一般持续 6~7 天。病因尚未明确。对有周期性出血的患者须注意本病的可能性。

二、血小板破坏或消耗过多

（一）免疫性血小板减少症

免疫性血小板减少症（immune thrombocytopenia，ITP）是比较常见的血液病，约占出血性疾病总数的 1/3。在青壮年患者中，女性发病约为男性的 2 倍。60 岁以上老年人是该病的高发群体，出血症状以鼻出血、皮下出血、牙龈出血、月经过多、血尿为多见，皮肤紫癜以四肢为主，黏膜出血则多见于鼻腔、口腔。

该病主要发病机制：①体液和细胞免疫介导的血小板过度破坏；②体液和细胞免疫介导的巨核细胞数量和质量异常，血小板生成不足。

ITP 诊断是临床排除性诊断，其诊断要点：①至少 2 次检查血小板计数减少，血细胞形态无异常；②脾脏一般不增大；③骨髓检查：巨核细胞数增多或正常、有成熟障碍；④须排除其他继发性血小板减少症，如自身免疫性疾病、甲状腺疾病、药物诱导的血小板减少、同种免疫性血小板减少、淋巴细胞增殖性疾病、骨髓增生异常［再生障碍性贫血（AA）和骨髓增生异常综合征（MDS）］、恶性血液病、慢性肝病、脾功能亢进、血小板消耗性减少、妊娠血小板减少、感染等；排除假性血小板减少以及先天性血小板减少等；⑤诊断 ITP 的特殊实验室检查：血小板抗体的检测和血小板生成素（TPO）水平检测。

ITP 按疾病发生的时间及其治疗情况分期：

（1）新诊断的 ITP：指确诊后 3 个月以内的 ITP 患者。

（2）持续性 ITP：指确诊后 3~12 个月血小板持续减少的 ITP 患者，包括没有自发缓解的患者或停止治疗后不能维持完全缓解的患者。

（3）慢性 ITP：指血小板减少持续超过 12 个月的 ITP 患者。

（4）重症 ITP：指 PLT<10×10^9/L，且就诊时存在需要治疗的出血症状或常规治疗中发生新的出血症状，且需要采用其他升高血小板药物治疗或增加现有治疗的药物剂量。

（5）难治性 ITP：指满足以下所有条件的患者，①进行诊断再评估仍确诊为ITP；②脾切除无效或术后复发。

急性型多见于儿童，发病急骤，黏膜与皮肤出血较重，发病前有呼吸道感染史。白细胞数轻度增多，据此可与脾功能亢进鉴别。红细胞数下降与失血程度相一致。鉴别诊断须注意再生障碍性贫血。本病白细胞计数不减少，骨髓巨核细胞正常或增多，为与再生障碍性贫血的主要鉴别点。本病多于几天至几周内出血停止，少数可迁延半年左右。急性型约1/5病例演变为慢性。

慢性型多见于成年人，病程数月至多年，出血现象常有反复发作与缓解。紫癜以下肢为多。女性患者常以月经过多而起病，经详细的血液学检查方发现为此病。有的病例可因牙龈出血而由口腔科首先发现。

颅内出血为ITP的严重并发症，急性型较慢性型为多；头痛与头晕常为提示轻度颅内渗血的指征。患者可出现神志不清或谵妄，以致被疑为脑部感染。

急性与慢性ITP的鉴别诊断见表34-3。

表34-3 急性和慢性ITP的鉴别

	急性	慢性
发龄病年高峰	2~4 岁	15~40 岁
性别（女：男）	无差别	2.6：1
发病前感染史	常有	常无
起病情况	急骤	缓慢
血小板计数	常 $<20 \times 10^9/L$	$(30~80) \times 10^9/L$
病程	≤ 6 个月	数月至数年
预后	80% 可缓解	常反复发作

（二）伊文思（Evans）综合征

本病为同时或相继发生自身免疫性溶血性贫血（AIHA）ITP，以血小板减少起病而后发生AIHA为多。本病的诊断主要依据：①免疫性血小板减少症；②除外其他原因的溶血性贫血；③抗人球蛋白试验阳性。

血涂片无红细胞碎片，抗人球蛋白试验阳性和活体组织检查无毛细血管内血栓形成，可与血栓性血小板减少性紫癜区别。

有报道84例伊文思综合征患者中50例同时出现AIHA及血小板减少，20例以血小板减少起病，14例以AIHA起病。34例出现第二种血细胞减少，从而诊断为伊文思综合征的患者从起病到诊断经过了2个月~22年。起病时3例患者伴有白细胞减少，7例为全血细胞减少。疾病进展过程中2例出现白细胞减少，6例出现全血细胞减少。

本病常是其他疾病的早期表现，常见有淋巴瘤或风湿免疫性疾病。

（三）血栓性血小板减少性紫癜

本病少见，血栓性血小板减少性紫癜（TTP）为一组微血管血栓出血综合征，其主要临床特征包括微血管病性溶血性贫血、血小板减少、神经精神症状、发热和肾受累等。出血以皮肤、黏膜为主，严重者可有内脏或颅内出血。微血管病性溶血性贫血多为轻中度贫血，可伴黄疸，反复发作者可有脾大。神经精神症状表现为意识紊乱、头痛、失语、惊厥、视力障碍、谵妄、偏瘫以及局灶性感觉或运动障碍等，以发作性、多变性为特点。肾损害可出现蛋白尿、血尿、管型尿，血尿素氮及肌酐升高。严重者可发生急性肾衰竭。TTP的主要发病机制涉及血管性血友病因子（VWF）裂解蛋白酶（ADAMTS13）活性缺乏、血管内皮细胞VWF异常释放、血小板异常活化等方面。

临床上将TTP分为遗传性和获得性两种，后者根据有无原发病又分为特发性和继发性，特发性TTP是主要的临床类型。遗传性TTP为ADAMTS13基因突变导致酶活性降低或缺乏所致，常在感染、应激或妊娠等诱发因素作用下发生。特发性TTP多因患者体内存在抗ADAMTS13自身抗体，导致ADAMTS13活性降低或缺乏。继发性因素包括病毒感染、骨髓干细胞移植、妊娠、药物相关性、风湿免疫性疾病等。

凡临床表现有微血管性溶血性贫血、血小板减少及中枢神经系统表现、发热及肾功能损害五联征或仅前三项表现三联征的症状和体征，则提示本病的可能性。本病有溶血性贫血和毛细血管内透明血栓形成，可与免疫性血小板减少症鉴别。鉴别诊断上尚须注意与败血症、系统性红斑狼疮、伊文思综合征相区别。本病因血培养始终阴性，抗生素治疗无效，溶血明显，不支持败血症。测定ADAMTS13活性可以帮助鉴别TTP与其他具有TTP样临床表现的血栓性微血管病疾病。

（四）结缔组织病所致的血小板减少

血小板减少是系统性红斑狼疮（systemic lupus erythematosus，SLE）主要并发症之一，发生率为7%~30%，其中5%~10%的患者PLT严重减少（$\leq 40 \times 10^9/L$）。血小板减少性紫癜可为系统性红斑狼疮早期的主要表现，可被误诊为ITP。对年轻女性兼有白细胞减少时应注意SLE并进行抗ds-NDA、抗DNA、抗SM、抗SS-A、抗SS-B脂抗体以及肝、肾功能检测。

抗磷脂抗体综合征主要临床表现为无菌性血栓形成、流产、血小板减少、皮肤瘀斑等。本病可为原发性与继发性。国内有少数病例报道。如发生于系统性红斑狼疮等基础上则为继发性。实验室检查血小板减少，抗心磷脂抗体IgG（+）。

（五）药物免疫性血小板减少性紫癜

国内报道引起血小板减少性紫癜的药物有碘化物、

奎尼丁、异烟肼、氯霉素、青霉素、碘胺类等,紫癜的发生和药量关系不大。发病前有用药史,停药后症状缓解,但虽再用小剂量,又可引起较重的反应而再现紫癜,可与免疫性血小板减少症相区别。

(六)感染性血小板减少性紫癜

伤寒、副伤寒甲引起血小板减少性紫癜者国内有数例报道。紫癜大多发生于病程第14~15天,其发生似与感染的轻重程度无关。

国内两组病例报道结核病引起的血小板减少性紫癜的发生率分别为1.4%与2.7%。绝大多数发生于女性患者。紫癜的出现多表示结核病已达严重阶段。恶性疟、间日疟、传染性单核细胞增多症、波状热、蛔虫病、亚急性感染性心内膜炎、病毒性肝炎引起血小板减少性紫癜者国内也有报道。

(七)溶血性尿毒症综合征

本病临床少见,多见于2岁以下的小儿,也有报道发生于产后。本病的主要病变是微血管内皮细胞受损和微血栓形成。与细菌感染、遗传因素及化疗药物等因素有关。这些因素导致内皮细胞损伤,甚至脱落,血小板激活而黏附、聚集。损伤的内皮细胞分泌抗凝和促凝性前列腺素不平衡进一步加剧血小板黏附;血管内微血栓继发红细胞机械性损伤而发生溶血;血小板过度消耗而出现低血小板血症和出血;血栓阻塞血流而导致器官缺血性损伤,最终导致本病的一系列临床表现。

本病的临床特点:①重度的微血管病性溶血性贫血伴有周围血出现异形红细胞,如刺细胞,三角形、新月形、钢盔样红细胞或红细胞碎片;②血小板减少,凝血机制障碍,广泛性出血;③肾功能障碍;④中枢神经系统症状,如抽搐、木僵或昏迷。此外,在疾病的早期,患者常有发热、上呼吸道感染症状、呕吐、腹泻、排黏液样或血腥臭大便等。

血小板减少甚见,可能是由于血小板过多破坏所致。临床上本综合征常须与血栓性血小板减少性紫癜相鉴别。有人认为两者为同一种疾病,仅发病年龄有所不同,本综合征多见于小儿,预后稍好;血栓性血小板减少性紫癜多见于成人,预后较差。此外,从病理改变和临床经过也有助于区别,本综合征除了肾损害以外,其他器官损害较轻,病情恢复后一般无反复发作;血栓性血小板减少性紫癜常伴有其他器官的严重损害,呈慢性反复发作过程。

(八)其他原因所致的血小板减少性紫癜

血小板减少偶见于甲状腺功能亢进症。短期内输入大量的血库藏血后,也可引起短暂的重度血小板减少持续数日之久,血小板减少的程度与输入的血量有关,可能因受血者血小板的浓度被库血稀释所致。此外,尚有妊娠期血小板减少、输血后紫癜、肝素诱导的血小板减少性紫癜、周期性血小板减少症、低温麻醉所致血小板减少等

因素导致血小板减少。

三、血小板增多

无原发病的血小板增多伴出血现象,称为原发性出血性血小板增多症。

血小板增多伴出血现象还可见于真性红细胞增多症、慢性髓系白血病、急性出血或溶血、恶性肿瘤、骨髓纤维化及脾切除术后等,统称为继发性出血性血小板增多症。患者血小板计数超过正常(一般在 $1\,000 \times 10^9/L$ 以上),并伴有出血现象,以黏膜出血(尤其是胃肠道出血)为主。本病血小板数虽然增多,但活动性凝血活酶生成迟缓,可能由于血小板功能异常,具有血小板病的异常特征。活动性凝血活酶生成迟缓为出血原因之一。偶尔血小板增多也可引起血栓形成的倾向。

四、血小板功能异常

血小板功能异常包括遗传性与获得性,出血主要由于血小板功能障碍而并非由于血小板数减少所致。出血性血小板增多症的出血可能也与血小板功能障碍有关。获得性血小板功能异常包括影响血小板功能的系统性疾病(尿毒症、重症肝病)、浆细胞疾病(多发性骨髓瘤、原发性巨球蛋白血症等)、甲状腺功能减低症、药物性血小板功能障碍(如阿司匹林等)。

(一)血小板无力症

血小板无力症(thrombocytasthenia)又称 Glanzmann病,是一种常染色体隐性遗传疾病。本病主要缺陷是血小板 GP Ⅱb 和 / 或 GP Ⅲa 质或量的异常。原因为其基因突变,包括替代、缺失、插入等,造成错义、无义或移码突变。临床上罕见,国内有少数病例报道。本病的临床特点:①多发性瘀斑及反复鼻出血多为主要临床表现;②有家族出血病史;③血小板数正常;④出血时间延长;⑤血块回缩不良;⑥血小板黏附性异常;⑦患者富含血小板的血浆中加入 ADP,血小板聚集速度缓慢(正常人血小板则迅速发生聚集);⑧胶原和肾上腺素均不能诱导患者的血小板发生聚集而对瑞斯托霉素聚集正常。

出血时间延长、血小板计数正常、血块回缩不良及血小板黏着性异常,DOADP胶原、肾上腺素均发生聚集,加瑞斯托霉素则聚集正常是诊断本病的要点。

本病因血小板数正常而出血时间延长,需与假性血友病区别。后者以出血时间延长为唯一的实验室阳性发现,可与本病区别。

(二)巨血小板综合征

巨血小板综合征(Bernard-Soulier syndrome,BSS)为常染色体隐性遗传性疾病,发病机制为血小板膜糖蛋白(GP)Ⅰb/ Ⅸ/ Ⅴ减少或缺乏。其特征性表现包括出

血时间延长,血小板减少,巨大血小板和不同程度的出血症状。外周血片可见巨大血小板,血小板直径可达8~10μm。血小板对 ADP、胶原和肾上腺素聚集正常,但瑞斯脱霉素不能诱导血小板聚集。本病需与 ITP、MYH9 综合征、血管性血友病及血小板无力症相鉴别。

(三) MYH9 综合征

MYH9 综合征为常染色体显性遗传性疾病,*MYH9* 基因编码非肌性肌球蛋白重链 IIA,其突变引起了 MYH9 相关性疾病,大多数 *MYH9* 基因的突变为错义突变并且影响了 NMMHC-IIA 的启动子或卷曲状结构域。患者表现为血小板巨大,血小板减少和中性粒细胞包涵体。部分患者在儿童期或成人期出现感觉神经性听力丧失、白内障和/或肾小球肾炎的症状。

34.3 凝血机制异常

凝血机制异常有下列 3 类原因:①血浆凝血因子缺陷。②抗凝及纤维蛋白溶解异常。③复合性止血机制异常。

一、凝血因子缺陷

任何一种血浆凝血因子缺乏都可引起异常出血,但 Ca^{2+} 和第XII因子则为例外。第XII因子缺乏临床上常无出血现象。Ca^{2+} 下降达到引起出血症状水平之前,心血管系统与神经肌肉系统早已出现严重障碍。单独一种凝血因子缺乏见于遗传性异常;获得性异常则有多种凝血因子同时累及。各种凝血因子缺乏所致疾病见表 34-4。

(一) 第一阶段凝血异常

此类疾病表现为凝血过程第一阶段发生障碍,包括以下遗传性出血性疾病:血友病 A(第VIII因子缺乏症)、血友病 B(第IX因子缺乏症)、第XI因子缺乏症及第XII因子(Hageman)缺乏症等。

此组出血性疾病的实验检查结果有下列的共同特点,可与其他出血性疾病相区别:出血时间正常、全血凝血时间延长、血块回缩时间正常、血小板计数正常、凝血酶原时间正常、血浆纤维蛋白原含量正常、血钙含量正常、凝血酶原消耗不良、部分凝血活酶时间延长、凝血活酶生成纠正试验异常及束臂试验阴性。

1. 血友病 A　血友病 A 又称遗传性抗血友病球蛋白缺乏症或 FVIII:C 缺乏症,是一种 X 染色体连锁的隐性遗传疾病,发病多限于男性,而依赖女性传递。只有极个别情况下,当男性血友病者与女性带病者结婚时,其女儿可能罹患本病。因其致病基因位于 X 染色体,由于男性只有一条 X 染色体,具有病变染色体的男性均为患者。而具有致病基因的女性临床上一般无症状,称为携带者。血友病患者与正常女性结婚所生的男孩均正常,女孩均为携带者。女性携带者与正常男性结婚所生的男孩为正常人或患者的概率各为 50%,所生女孩为正常人或携带者的概率各为 50%。

本病有 4 项临床特征:①家族出血史,多限于男性患病,自幼有易出血史;②轻微外伤引起迁延难止的出血;

表 34-4　血浆凝血因子名称及其缺乏时所致疾病

血浆凝血因子名称	缺乏时所致先天性(遗传性)出血性疾病
第 I 因子(纤维蛋白原)	低(无)纤维蛋白原血症
第 II 因子(凝血酶原)	低凝血酶原血症
第 III 因子(凝血活酶)	第 V 因子缺乏症
第 IV 因子(钙)	第 VII 因子缺乏症
第 V 因子(易变因子)	血友病甲或血友病 A
第 VII 因子(稳定因子)	血友病乙或血友病 B
第 VIII 因子(抗血友病球蛋白,简称 AHG)	第 X 因子缺乏症
第 IX 因子(血浆凝血活酶成分)	血浆凝血活酶前质缺乏症
第 X 因子(Stuart 因子)	Hageman 特性
第 XI 因子(血浆凝血活酶前质,简称 PTA)	第 XIII 因子缺乏症
第 XII 因子(Hageman 因子)	
第 XIII 因子(纤维蛋白稳定因子)	

③反复出现关节积血或其他深部组织的血肿；④全血凝血时间（PT）延长及 APTT 延长。

典型病例自幼即有易出血的倾向，一般正常人所能经受的轻度外伤（例如拔牙）即可使病者发生持久的出血。四肢与内脏皆可出血，但以关节、四肢等易受伤的部位为常见。

轻型病例平素虽无明显的出血，但在外伤之后，甚至小手术后可发生持久的出血，甚至危及生命，因此临床医师对此类疾病应予注意。如需进行手术的患者，过去有外伤易出血史，且家族中也有类似易出血者，在术前宜进一步做有关血友病的特殊检查，以明确诊断。如能做充分准备，可免发生意外。

血友病的确诊依靠下列的实验室检查：①全血凝血时间延长；②凝血酶原消耗不良；③血浆凝血酶原时间及出血时间正常；④活化的部分凝血活酶时间（APTT）延长；⑤做凝血酶原消耗纠正试验时，凝血酶原消耗不良能被吸附正常血浆纠正；⑥凝血活酶生成纠正试验（用患者吸附血浆）生成迟缓。建议对患者进行基因检测，以便确定致病基因，为同一家族中的携带者检测和产前诊断提供依据。血友病患者实验室检查的特点为活化的部分凝血活酶时间（APTT）延长，可被正常人混合血浆纠正。若患者治疗效果不如既往，应检测凝血因子抑制物。确诊抑制物必须测定抑制物效价。将不同稀释度患者血浆与正常血浆等量混合，孵育 2 小时，测定残余 F Ⅷ:C。能使正常血浆 F Ⅷ:C 减少 50% 时，则定义为 F Ⅷ 抑制物的含量为 1 个 Bethesda 单位（BU），此时患者血浆稀释度的倒数即为抑制物效价，以 "BU/ml 血浆" 表示。

对某些试验要有正确的评价。全血凝血时间延长见于重度第Ⅷ因子缺乏，凝血酶原消耗试验消耗不良见于中等度第Ⅷ因子缺乏，而部分凝血活酶时间延长及凝血活酶生成纠正试验生成迟缓则见于轻度凝血因子减少状态，故后两项为较敏感的试验。个别极为轻型的病例，上述试验全在正常范围内，此时做血浆第Ⅷ因子定量测定可以确诊。Ⅷ因子或Ⅸ因子抗原及活性测定是诊断血友病的可靠依据，根据 F Ⅷ 或 F Ⅸ 的活性水平可将血友病分为 3 型（表 34-5）。

表 34-5　血友病 A/B 临床分型

临床分型	因子活性水平	出血症状
轻型	>5%，≤ 40%	大的手术或外伤可致严重出血
中间型	1%~5%	小手术 / 外伤后可有严重出血，偶有自发出血
重型	<1%	肌肉或关节自发性出血

中、重型血友病患者的诊断一般比较容易，轻型或亚临床型血友病患者出血较轻或无出血史，APTT 仅轻度延长，容易漏诊。不应仅凭 APTT 及纠正试验诊断血友病，而应根据凝血因子活性测定，同时测定凝血因子抗原。

血友病 A 要与血管性血友病、获得性血友病、遗传性 FXI 缺乏症等相鉴别。获得性因子Ⅷ缺乏症自幼无出血史，无家族病史，实验室检查患者循环血中不存在抗因子Ⅷ抗体。非血友病患者血中产生因子Ⅷ抑制物，临床称为获得性甲型血友病。

轻型血友病 A 与血管性血友病（VWD）的鉴别见表 34-6。

2. 血友病 B　本病也称第Ⅸ因子（PTC）缺乏症，即 Christmas 病。遗传规律、出血症状及严重性与真性血友病大致相同。典型病例的诊断可依靠凝血酶原消耗纠正试验，而轻型病例的诊断可依靠凝血酶生成纠正试验，或第Ⅸ因子定量测定低于正常（正常 60%~140%）而确定之。本病男女均可罹患。近年基因诊断已用于血友病 B。

第Ⅷ因子和第Ⅸ因子均参与内源性凝血活酶的形成，两者的基因也都位于 X 染色体上，其临床表现、遗传方式相似。检测第Ⅷ因子和第Ⅸ因子凝血活性及抗原性很容易将两者鉴别开来。

3. 第Ⅺ因子缺乏症　本病少见。本病临床上与血友病 A 及血浆凝血活酶成分缺乏症的不同点：①本病为不完全隐性常染色体基因遗传疾病，可见于两性；②本病出血症状较轻，关节积血少见；③血浆凝血时间及部分凝血活酶时间延长仅属轻度，而全血凝血时间多正常。

确诊须依靠凝血酶原消耗纠正试验、部分凝血活酶时间及凝血活酶生成纠正试验，以及第Ⅺ因子的含量测定，如第Ⅺ因子降低（正常为 65%~135%）具有诊断与鉴别诊断意义。

4. 第Ⅻ因子缺乏症　本病又称 Hageman 特性。血浆凝血时间（再钙化时间）轻度延长及一期法血浆凝血酶原时间正常，而临床上无出血症状，提示本病的可能性。本病多在外科手术前做止血、凝血机制实验室检查时偶然被发现。确诊须靠凝血活酶生成纠正试验以及第Ⅻ因子的含量测定。

本病为常染色体隐性遗传疾病，男、女皆可罹患。

（二）第二阶段凝血异常

此类疾病大多为获得性，极少为遗传性，包括低凝血酶原血症、第Ⅶ因子缺乏症、第Ⅴ因子缺乏症及第Ⅹ因子缺乏症 4 种出血性疾病。其共同特点为血浆凝血酶原时间延长，但此种情况也可见于血浆纤维蛋白原缺乏症。血浆纤维蛋白原缺乏症可用血浆纤维蛋白原定量法证明。第Ⅹ因子缺乏症、低凝血酶原血症、第Ⅴ因子缺乏症及第Ⅶ因子缺乏症可用凝血酶原时间纠正试验以及凝血因子的促凝活性测定进行诊断。

表 34-6　轻型血友病 A 与血管性血友病（VWD）的鉴别

	轻型血友病 A	血管性血友病
发病数	不常见	颇常见
性别	男	男,女
家族出血史	通常有	通常有
遗传	隐性、伴性	显性,常染色体
症状		
瘀斑	少量,不常见	少量,不常见
鼻出血	罕见	较多见
受伤出血：出血开始时间	延迟	立即
出血持续时间	几天至几周	12~36 小时,但可复发
小裂伤出血	罕见	通常见到
拔牙出血	常见	通常见到
外科出血	通常见到	不定
压迫止血疗效	常复发	有效,有时复发
月经	—	大量,有血块
血肿及关节积血	不常见	不常见
实验室检查		
出血时间	正常	常见延长,偶尔呈间歇
止血带试验	阴性	有时阳性
血块观察试验	正常	正常
血浆凝血酶原时间	正常	正常
凝血活酶生成纠正试验	通常呈生成迟缓	通常呈生成迟缓
第Ⅷ因子(抗血友病球蛋白)定量	低于 30%(正常为 55%~145%)	低于 50%;通常在 5%~25%
附斯亚林耐量试验	阴性	阴性
瑞斯托霉素诱导的血小板聚集	正常	异常
血管性血友病因子(vWF)抗原	正常	降低

1. 低凝血酶原血症　低凝血酶原血症分为先天性（遗传性）与获得性两种。遗传性低凝血酶原血症罕见，可分两型。①全凝血酶原减少症：为常染色体隐性遗传，出血仅见于同型合子，全凝血酶原时间延长；②游离凝血酶原减少症：为常染色体显性遗传，全凝血酶原时间正常。

获得性低凝血酶原血症较为常见，可分为 3 型：①维生素 K 缺乏，见于阻塞性黄疸、吸收不良综合征、广谱抗生素疗程、新生儿出血症、双香豆素抗凝疗程等；②严重肝病；③弥漫性血管内凝血。

低凝血酶原血症的出血一般发生在皮肤、肌肉及黏膜，关节内出血极少见。遗传性低凝血酶原血症的发病多自幼年开始，但轻症也可延至成年期发病，有时不易与获得性低凝血酶原血症相鉴别，以下两项有利于获得性低凝血酶原血症的诊断：①临床上有上述原发病的存在；②除凝血酶原缺乏外，尚有第 Ⅴ、Ⅶ、Ⅷ、Ⅸ、Ⅹ 等因子缺乏。

肝为蛋白质合成的场所，第 Ⅴ、Ⅶ、Ⅸ、Ⅹ 因子以及凝血酶原和纤维蛋白原主要由肝合成，因此，在严重肝病时主要为上述各凝血因子的减少，尤其以第 Ⅴ 因子减少最为显著。维生素 K 缺乏时，第 Ⅷ、Ⅸ、Ⅹ 因子和凝血酶原减少，但以第 Ⅴ 因子正常为特征。弥散性血管内凝血时，主要是第 Ⅴ、Ⅷ 因子以及凝血酶原和纤维蛋白原减少。

2. 第 Ⅴ 因子缺乏症　第 Ⅴ 因子(易变因子)缺乏症极少单独发生。单独发生者一般都为先天性常染色体遗传性疾病，男女均可罹患。患者凝血活酶生成纠正试验也可呈生成迟缓，有人称之为副血友病。本症国内已有病例报道。其与真性血友病实验室检查的不同点为，本病一期法血浆凝血酶原时间延长。因子Ⅴ活性及抗原测定能确定诊断。

获得性第Ⅴ因子缺乏症可见于大手术后最初数周之内,约在手术后第3天达高峰。此外,获得性第Ⅴ因子缺乏症又可见于接受大量放射性物质之后,用放射性核素磷-32治疗真性红细胞增多症或白血病时,也可引起第Ⅴ因子缺乏。获得性第Ⅴ因子缺乏症常与低凝血酶原血症并发,因这两种物质均受相同因素的影响。

3. 第Ⅶ因子缺乏症 先天性第Ⅶ因子(稳定因子)缺乏症是一种常染色体隐性遗传性疾病。本病常引起自发性出血(鼻出血、血肿、血尿等),或在外科手术、外伤时严重出血。此病在国内已有报道。

获得性第Ⅶ因子缺乏症可见于许多病理状态:肝病、维生素K缺乏、应用抗凝药物。此症往往与低凝血酶原血症并发。因两者的合成须有正常的肝功能。维生素K必须充分得到利用。患者的APTT、TT、BT均正常,PT延长,能被正常血清纠正,而不能被吸附血浆纠正。确诊需要测定因子Ⅶ:C及因子Ⅶ:Ag。

4. 第Ⅹ因子缺乏症 本病又称Stuart因子缺乏症,临床上罕见,是常染色体遗传疾病,男、女均可患病。本病除先天遗传性之外,尚可为获得性(肝病、双香豆素抗凝疗程中及淀粉样变性等)。

本病临床表现与实验室检查所见,除凝血活酶生成迟缓和凝血酶原消耗不良以外,与第Ⅶ因子缺乏症甚为相似。本病可有皮肤、黏膜及关节出血。实验室检查血浆凝血酶原时间延长能被陈旧血浆所纠正,而不被吸附血浆所纠正,则提示本病的可能性。确诊须测定因子Ⅹ活性及抗原。

(三) 第三阶段凝血异常

纤维蛋白原缺乏症:纤维蛋白原缺乏症的实验室检查特点是凝血酶时间延长、血浆纤维蛋白原测定含量下降。

纤维蛋白原缺乏症可分为先天性或获得性,但如血浆纤维蛋白原完全缺乏,一般为先天性。先天性无纤维蛋白原血症国内未见报道。获得性纤维蛋白原缺乏症可见于重症肝损害、弥散性血管内凝血以及继发性纤维蛋白溶解症。

(四) 维生素K缺乏症

维生素K缺乏引起第Ⅱ、Ⅶ、Ⅸ、Ⅹ以及蛋白C和蛋白S活性的降低。其原因包括先天性维生素K依赖性凝血因子缺乏症、食物性维生素K缺乏症、胆汁阻塞综合征和吸收不良综合征、肝病、双香豆素类作用、鼠药中毒、某些中草药或抗生素使用等。除原发病的表现外,主要表现为皮肤及黏膜出血、内脏出血、外伤或手术后伤口出血、新生儿出血症。

实验室检查PT、APTT延长,FⅦ、FⅨ、FⅩ、凝血酶原抗原及活性降低。

诊断要点:存在引起维生素K缺乏的基础疾病;皮肤、黏膜及内脏轻度和中度出血;PT、APTT延长,FⅦ、FⅨ、FⅩ、凝血酶原抗原及活性降低;维生素K治疗有效。

(五) 异常蛋白血症

此组疾病包括巨球蛋白血症、冷球蛋白血症、多发性骨髓瘤及淀粉样变性等。此组疾病的共同特点为血浆中出现M蛋白。M蛋白与凝血因子结合,使后者灭活,为出血的主要原因之一。

1. 原发性巨球蛋白血症 又称Waldenstrom巨球蛋白血症,是一种原因未明、源自淋巴浆细胞、具有合成和分泌IgM能力的恶性增殖性疾病,男女发病率大致相等,多见于中、老年人,起病隐匿。以贫血,肝、脾、淋巴结肿大,高黏滞综合征,出血倾向,中枢及周围神经系统症状为特征。

临床上有出血倾向。血象淋巴细胞增多及红细胞沉降率增快时,提示本病诊断的可能性。

本病临床上主要有以下两种病征。

(1) 巨球蛋白增多所致的病征:①血浆黏稠度增加,引起血循环障碍,表现为乏力、气短(脑及体循环障碍);轻瘫、意识障碍(脑循环障碍);视力障碍,眼底出血渗出、静脉曲张及淤血(眼底循环障碍)。②有些巨球蛋白具有冷凝集作用的性质,可能是一种巨冷球蛋白(macrocryoglobulin),能引起雷诺现象及冷荨麻疹。③巨球蛋白可直接损伤血管壁,与凝血因子结合并干扰血小板功能,可有出血倾向。④红细胞沉降率增快。

(2) 淋巴样浆细胞增生所致的病征:①骨髓淋巴样浆细胞增多。②外周血全血细胞减少,淋巴细胞增多。③肝、脾、淋巴结肿大。

实验室检查:血浆球蛋白在50g/L以上为诊断本病的线索。血清蛋白电泳及免疫固定电泳检出M蛋白峰及IgM型M蛋白可以确诊。

本病的诊断依据:①患者年龄多在60岁以上,伴原因不明的贫血。②骨髓与淋巴结内有淋巴细胞、浆细胞,特别是淋巴样浆细胞浸润。③血清中出现大量单克隆IgM,其浓度超过10g/L。④红细胞沉降率加快,多有高黏度血及眼底改变(出血或静脉扩张)。⑤免疫表型:CD19(+),CD20(+),sIgM(+),CD22(+),CD25(+),CD27(+),CD38(+),CD138(+),FMC7(+),CD5(+/−),CD103(−)。⑥分子生物学检查常见*MYD88 L265P*突变以及*CXCR4*突变。

诊断原发性巨球蛋白血症时,尚需除外继发性巨球蛋白血症,后者继发于淋巴细胞型白血病、淋巴瘤、癌、结缔组织病、慢性感染及肝硬化等,这些疾病也可有巨球蛋白增多,但很少超过血清蛋白的15%,且有原发病存在。

2. 意义未明单克隆免疫球蛋白血症（monoclonal gammopathy of undetermined significance，MGUS）患者血液和/或尿液中出现单克隆免疫球蛋白，能除外恶性浆细胞病或淋巴增殖性疾病及其他能够引起单克隆免疫球蛋白增高的疾病，其自然病程、预后和转归暂时无法确定。临床和实验室特点：①无临床症状；②血液中出现单克隆 M 蛋白或恶性浆细胞相关的免疫球蛋白，但含量 <30g/L；③骨髓恶性浆细胞数增多，但比例 <10%。

实验室检查是发现本病的主要手段，表现为血清球蛋白增高，血清蛋白电泳呈现浓染的条带，大多位于 γ 区，少数分布在 β 区。

本病大多数病情保持长期稳定，部分患者经过若干年后发展为多发性骨髓、原发性淀粉样变、巨球蛋白血症等。个别患者可能是慢性淋巴细胞增殖性疾病的早期，因此所有患者均需长期随访。

二、抗凝及纤维蛋白溶解异常

（一）获得性凝血抑制物

获得性凝血抑制物是一些能够直接中和血液中凝血蛋白或干扰凝血反应的病理性大分子成分，多以抗体形式出现。最常见的获得性凝血抑制物是抗磷脂抗体，包括狼疮型抗凝物和抗心磷脂抗体，继发于系统性红斑狼疮等自身免疫性疾病；获得性因子Ⅷ抑制物常见于血友病 A 因子Ⅷ替代治疗后。出血患者实验室检查显示全血凝血时间延长、血浆凝血时间延长，一般提示凝血因子缺乏或抗凝物质所致出血性疾病的可能性，做抗凝物质检定试验可区别之。

根据抗凝物质的作用和发生机制的不同，获得性抗凝物质可分为：①阻止凝血活酶形成的抗凝物质，如发生在血友病患者反复接受输血之后、系统性红斑狼疮、妊娠、老年人等；②对已形成的凝血活酶有阻抑作用的抗凝物质，可见于系统性红斑狼疮；③类肝素作用的抗凝物质，可见于系统性红斑狼疮、肝病、老年人、恶性肿瘤等。

最常见的是获得性凝血因子Ⅷ（FⅧ）/凝血因子 Ⅸ（FⅨ）抑制物。FⅧ抑制物筛选常采用部分激活的凝血活酶时间（APTT）纠正试验，确诊抑制物必须测定抑制物效价，常用 Bethesda 试验来测定抑制物效价。

（二）原发性纤维蛋白溶解症

在病理情况下，纤维蛋白溶解酶活性显著增强，超过了抗纤维蛋白溶解系统的功能，导致纤维蛋白或纤维蛋白原过度分解，往往引起出血现象。原发性纤维蛋白溶解症的病因与发病机制大致归纳为：①前纤维蛋白溶解酶活化素（plasminogen activator）增多，可见于恶性肿瘤、手术、创伤、缺氧、败血症、休克及链激酶（streptokinase）

等药物疗程中。②抗纤维蛋白溶解系统功能不足，例如失代偿性肝硬化。③与纤维蛋白溶解酶有相同作用的蛋白分解酶的释放，例如白血病。

在上述基本疾病的基础上发生出血现象，血不凝或凝固以后迅速溶解，提示原发性纤维蛋白溶解症。

前纤维蛋白溶解酶活化素与蛋白分解酶可能具有凝血活性，也可引起血管内凝血。

原发性纤维蛋白溶解症的血液实验室检查有以下特点：血块回缩试验，回缩时间延长。血块松脆，凝血酶时间延长，凝血酶原时间延长，纤维蛋白原定量减少，第 Ⅴ 因子、第Ⅷ因子中度减少，纤维蛋白（原）降解产物（FDP、Bρ1-42、Bρ15-42 等）增高。前纤维蛋白溶解酶减少及优球蛋白溶解时间缩短，后者有确诊的意义。

三、复合性止血机制异常

（一）血管性血友病

血管性血友病（von Willebrand disease，vWD）包括遗传性血管性血友病（cvWD）和获得性血管性血友病（avWD）。cvWD 是常染色体显性遗传。avWD 最常见的原因为自身免疫性疾病、非霍奇金淋巴瘤（NHL）、多发性骨髓瘤（MM）、实体瘤、某些药物（丙戊酸钠、环丙沙星）。

vWD 是由于血浆中与Ⅷ因子相关的 vWF 在结构和/或功能异常所致。皮肤及黏膜出血，特别是轻微创伤后持续出血是 VWD 患者特征性的临床表现。

实验室检查包括出血时间延长、活化部分凝血活酶时间（APTT）延长、阿司匹林耐量试验异常；确诊靠瑞斯托霉素辅因子检测，vWF 抗原测定和Ⅷ因子水平测定。vWD 多聚体分析有助于 vWD 分型诊断。

（二）弥散性血管内凝血

弥散性血管内凝血（disseminated intravascular coagulation，DIC）是一种病理过程，发生在许多疾病基础上，由不同原因引起，是以全身性血管内凝血系统被激活为特征的综合征，可引起微血管系统损伤。本病常导致广泛出血，严重时可导致器官功能衰竭。

诱发 DIC 的基础疾病种类如下。

1. 组织损伤

（1）产科：重症妊娠中毒症、胎盘早剥、羊水栓塞、死胎滞留、感染性流产、子宫破裂、葡萄胎、刮宫等。

（2）外科广泛性手术：血管外科手术、挤压综合征、大面积烧伤、前列腺手术、胰腺手术。

（3）肿瘤：前列腺癌、支气管癌、甲状腺癌、绒毛膜上皮癌。各种黏液腺癌的广泛浸润和转移。

（4）白血病：各型急性白血病，特别是急性早幼粒细胞白血病。

（5）化学药物治疗之后。

2. 内皮损伤

(1)革兰氏阴性细菌败血症:脑膜炎球菌、大肠杆菌、肺炎克雷伯菌、铜绿假单胞菌、阴沟肠杆菌、大肠埃希菌。

(2)革兰氏阳性细菌败血症:肺炎球菌、金黄色葡萄球菌、肠球菌。

(3)病毒血症:病毒性心肌炎、病毒性肺炎、病毒性脑膜(脑)炎等。

(4)长期低血压。

(5)其他:中暑,巨血管瘤。

3. 血小板或红细胞损伤

(1)免疫性:暴发型紫癜,系统性红斑狼疮等。

(2)溶血性:血型不合溶血性输血反应、溶血性贫血、微血管病性溶血性贫血等。

(3)疟疾。

4. 网状内皮系统损伤

(1)肝损害:急性暴发性肝炎,失代偿性肝硬化等。

(2)脾切除后。

凡在上述疾病中出现低血压、出血、少尿、尿闭、恶心、呕吐、腹痛、腹泻、背痛、呼吸困难和发绀等症状,提示 DIC 的可能。临床上 DIC 主要特点:①出血不止与血液不凝(或血凝减慢),或血凝后的血块又发生溶解,出血

常发生在皮肤、黏膜、内脏、手术切口、外伤创面等部位,皮肤紫斑与大片瘀斑,在注射或手术部位易发生持续性渗血。这是 DIC 的一个很特殊的表现。内脏出血表现为咯血、呕血、血便、血尿。②栓塞现象,主要是微循环的栓塞,可有休克、少尿、无尿及急性肾衰竭,偶有大血管栓塞,如脑动脉栓塞、肺栓塞及多发性静脉栓塞等;DIC 的栓塞往往是全身性的。③微血管病性溶血,主要表现为贫血,很少像急性溶血那样出现发热、黄疸或血红蛋白尿。这是由于 DIC 时微血栓的形成可使红细胞变形与碎裂导致溶血。④实验室检查:血小板计数 <100×10^9/L 或呈进行性下降;血浆纤维蛋白原浓度 <1.5g/L,或呈进行性下降;3P 试验阳性或血浆 FDP>20mg/L;凝血酶原时间缩短或延长 3 秒以上,肝病延长 5 秒以上,或 APTT 缩短或延长 10 秒以上。中华医学会血液学分会血栓与止血学组提出的中国弥散性血管内凝血诊断积分系统(CDSS)简单易行。

在血管内凝血的过程中,由于机体一种代偿防御反应,或由于凝血酶直接激活前纤维蛋白溶解酶,可引起继发性纤维蛋白溶解,此时出血更为严重,优球蛋白溶解时间缩短。临床上须与原发纤维蛋白溶解症及重症肝炎相区别(表 34-7 和表 34-8)。

表 34-7　弥散性血管内凝血与原发纤维蛋白溶解症的鉴别

	弥散性血管内凝血	原发性纤维蛋白溶解症
血栓栓塞	多有	无
出血时间	延长	正常或延长
红细胞形态	芒刺、碎片、畸形	正常
血小板计数	减少	正常或减少
血块观察法	血块回缩不良	血块回缩不良或溶解
凝血酶时间	延长	轻度延长
凝血酶原时间	延长	正常
纤维蛋白原定量	减少	正常或减少
优球蛋白溶解时间	正常	缩短
第Ⅷ因子	减少	正常或减少
第Ⅴ因子	减少	正常或减少
3P 试验	(+)	(−)
D-二聚体	升高	正常
乙醇凝胶试验	(+)	(−)
AT-Ⅲ	下降	正常
B-TG	升高	正常
PF4	升高	正常
TXB2	升高	正常
GMP-140	升高	正常

表 34-8　DIC 与重症肝炎的鉴别

内容	DIC	重症肝炎
出血特点	注射部位,创面渗血不止	皮肤、黏膜、消化道
黄疸	轻,少见	重,极常见
微循环衰竭	出现早,常见	出现晚,少见
肝功能损害	轻	严重
肾功能损伤	出现早,多见	出现晚
外周血红细胞破坏	常见	罕见
血小板活化指标	升高	多正常
Ⅷ:C	降低	正常
3P 试验	阳性	阴性
FDP	明显升高	正常或轻度升高
D- 二聚体	升高	正常

　　DIC 与血栓性血小板减少性紫癜(TTP)鉴别,TTP 有血小板减少和微血管病性溶血而出现的贫血和红细胞碎片以及微血栓导致的肾损害,神经精神异常等与 DIC 相似。但 TTP 患者的神经精神异常症状变化不定,发热多是 TTP 患者常见的首发表现。TTP 患者无纤溶亢进,因此无纤维蛋白原进行性下降,FDP 动态上升及 D- 二聚体升高等是与 DIC 的显著区别。

(周振海)

参考文献

[1] 张安忠 . 成人腹型过敏性紫癜的临床和内镜特征 . 中华消化内镜杂志 , 2005, 22 (2): 108-110.

[2] 中华医学会血液学分会血栓与止血学组 . 成人原发免疫性血小板减少症诊断与治疗中国专家共识 (2016 年版). 中华血液学杂志 , 2016, 37 (2): 89-93.

[3] STASI P. Idiopathic thrombocytopenic purpura: Current concepts in pathophysiology and management. Thromb Haemost, 2008, 99: 4-13.

[4] 中华医学会血液学分会血栓与止血学组 . 血栓性血小板减少性紫癜诊断与治疗中国专家共识 (2012 年版). 中华血液学杂志 , 2012, 33 (11): 983-984.

[5] 中国抗癌协会血液肿瘤专业委员会 , 中华医学会血液学分会白血病淋巴瘤学组 , 中国抗淋巴瘤联盟 . 淋巴浆细胞淋巴瘤 / 华氏巨球蛋白血症诊断与治疗中国专家共识 (2016 年版). 中华血液学杂志 , 2016, 37 (9): 729-734.

[6] AGREN A, WIKMAN AT, HOLMSTROM M, et al. Thromboelastography (TEG) compared to conventional coagulation tests in surgical patients-α laboratory evaluation. Scand J Clin Lab Invest, 2013, 73 (3): 214-220.

[7] 陈冠伊 , 欧阳锡林 , 吴靖辉 , 等 . 血栓弹力图与常规凝血四项评价临床患者凝血功能的对比研究 . 中国实验血液学杂志 , 2015, 23 (2): 546-555.

[8] 中华医学会血液学分会血栓与止血学组 . 血友病诊断与治疗中国专家共识 (2017 年版). 中华血液学杂志 , 2016, 37 (5): 364-370.

[9] 郑昌成 . 获得性维生素 K 依赖性凝血因子缺乏 . 中华血液学杂志 , 2010, 31 (5): 351-352.

[10] 中华医学会血液学分会血栓与止血学组 , 中国血友病协作组 . 凝血因子Ⅷ/ Ⅸ抑制物诊断与治疗中国指南 (2018 年版). 中华血液学杂志 , 2018, 39 (10): 793-799.

[11] 中华医学会血液学分会血栓与止血学组 . 弥散性血管内凝血诊断中国专家共识 (2017 年版). 中华血液学杂志 , 2017, 38 (5): 361-363.

35

尿量异常

健康成人每 24 小时排尿量在 1 000~2 000ml（日尿量与夜尿量之比为 2∶1~3∶2），大约相当于每分钟排尿 1ml。尿量一般与摄入的水量成正比例。许多情况如饮食、气温、环境、精神紧张、劳动或运动、疼痛等均能影响尿量。如饮大量水、浓茶或咖啡后，尿量增多；高温作业或剧烈运动时，可因大量出汗而使尿量减少。许多病理的情况也能影响尿量，如在糖尿病、尿崩症时，尿量增多；在急性肾炎、急性肾衰竭的早期及少尿期，则尿量减少；当尿路完全梗阻时，则无尿液排出，这种尿量的改变称为尿量异常。

尿量异常可分为少尿或无尿和多尿两种病理情况。

35.1　少尿或无尿

24 小时内尿量少于 400ml 或每小时尿量少于 17ml 者，称为少尿；24 小时内尿量少于 100ml，或 12 小时内完全无尿者称为无尿（或尿闭）。

【少尿或无尿的病因及临床分类】

少尿或无尿大致可分为肾前性、肾性及肾后性 3 大类，其中疾病很多（表 35-1）。

【少尿或无尿的诊断和鉴别诊断】

在临床上，当患者 12~24 小时排尿甚少或无尿排出时，应考虑少尿或无尿的可能性，但首先应排除机械性下尿路梗阻（如前列腺肥大等）或膀胱功能障碍所致的膀胱尿潴留。当有膀胱尿潴留时，在耻骨上区可见到及摸到膨胀的膀胱，叩诊呈浊音，稍压之，患者有尿意；导尿检查可证实之，且是重要的治疗措施。确定为少（无）尿后，其病因的诊断要根据病史、体征及有关的实验室检查，进行综合性分析、拟诊。

1. 肾前性少尿　常有引起血容量不足的明确病因（如休克、脱水、心力衰竭等），并有相应的各自特征性的临床表现。尿检查一般较少异常，尿比重 >1.020，渗透压 >600mOsm/kg。如疾病继续发展，可进展为肾性少尿。

2. 肾性少尿或无尿　导致肾性少尿的病因很多。急性肾小球肾炎与急进性肾小球肾炎起病均较急，均可出现少尿，但急性肾炎的少尿持续时间较短，经 1~2 周后，尿量会逐渐增多，症状也随之减轻，绝大部分病例可痊愈；而急进性肾炎的少尿持续时间长，病情呈进行性，肾功能急剧恶化，经数周至数月即进入尿毒症期。慢性肾小球肾炎急性发作所致少尿，可根据患者既往有肾炎病史如水肿、高血压及蛋白尿等，近期内有促发因素存在或肾病本身恶化，一般诊断不难。各种慢性肾病所致肾衰竭期的少尿，患者多存在各种肾病的临床特征。但亦有些患者平时无明显肾病表现，在某些应激状态下，可突然发生少（无）尿，类似急性肾损伤（acute kidney injury，AKI）。这类患者在诊断上应通过详细的询问病史、细致的检查，发现一些慢性肾病的迹象，如水肿、血压高、不可解释的贫血、蛋白尿、血尿、低蛋白血症及长期夜尿增多等，中年以上的患者应注意心脏、脑、眼底等器官有无动脉硬化表现，同时可选择有关特殊检查以助确诊。双侧肾皮质坏死所致的少（无）尿，因多见于妊娠后期妇女，尤其合并胎盘早剥患者，或严重创伤患者，少尿时间长，多

表 35-1　少尿或无尿疾病的分类

Ⅰ．肾前性少尿或无尿（功能性肾衰竭）	（四）梗阻性尿路病
Ⅱ．肾源性少尿或无尿	（五）反流性肾病
一、肾小球疾病	（六）与肾乳头坏死相关的肾小管间质性肾炎
（一）急性肾小球肾炎	（七）重金属中毒肾小管间质性肾炎
（二）急进性肾小球肾炎	（八）急性肾小管损伤 / 坏死
（三）慢性肾小球肾炎	（九）代谢紊乱引起的肾小管间质性肾炎
（四）肾病综合征	（十）遗传性肾小管间质性肾炎
二、肾小管间质性疾病	（十一）肿瘤相关性肾小管间质性肾炎
（一）感染性肾小管间质性肾炎	三、肾血管疾病
（二）药物中毒肾小管间质性肾炎	**Ⅲ．肾后性少尿或无尿（梗阻性肾衰竭）**
（三）免疫疾病相关性肾小管间质性肾炎	

出现无尿，肾功能呈进行性急剧恶化，据此可与急性肾小管坏死(acute tubular necrosis，ATN)鉴别。必要时可做肾活检以确诊。重症急性肾盂肾炎、肾乳头坏死的少(无)尿，常伴有高热、明显肾区痛、尿频、尿中白细胞数多，常有白细胞管型，尿细菌检查阳性，肾乳头坏死者可从尿中找到坏死乳头组织块。急性间质性肾炎所致少尿，可根据药物过敏或感染史。药物过敏引起者可有发热、皮疹、关节痛、血嗜酸性粒细胞增多等，本病与ATN的鉴别诊断较困难，肾活检有助诊断。恶性高血压所致的少(无)尿，多见于患有高血压的中年人，血压明显升高，达200/130mmHg以上，常伴有心力衰竭、高血压脑病、视盘水肿、视网膜出血等全身小动脉受累的表现。因系统性红斑狼疮、结节性多动脉炎、其他坏死性血管炎、过敏性紫癜、高尿酸血症、肾动脉血栓形成或栓塞、肾静脉血栓形成、糖尿病、溶血性尿毒症综合征及血栓性血小板减少性紫癜所致的肾损害造成的少(无)尿，可根据原发病的特征性表现进行诊断。

ATN的少(无)尿：患者多有原发病因，如休克、中毒、严重感染、外伤或血管内溶血等，一般诊断不难。但常需与肾前性(功能性)少尿相鉴别，因两者的治疗和预后完全不同，及时诊断十分重要。这时可根据患者的血生化和尿改变鉴别。

3. 肾后性少尿或无尿　在临床上，如患者原来尿量正常而突然出现完全无尿，或少(无)尿与多尿交替出现，则应考虑肾后梗阻性少(无)尿。如伴有肾绞痛、血尿或肾盂积液，或触到肿大的肾，一般诊断容易确立。对诊断困难的病例或需要明确梗阻的部位，可做腹部平片、静脉肾盂造影、逆行肾盂造影、放射性核素肾图、B超或CT等以助诊断。

【少尿或无尿伴随的肾功能性改变】

出现少尿或无尿的患者常伴有血液生化学的改变，如尿素氮和血清肌酐的升高，水及电解质代谢紊乱和代谢性酸中毒等，临床上称之为肾衰竭。肾衰竭根据其发生的急缓及病理改变不同，又分为急性肾损伤和慢性肾衰竭。其诊断思路：

1. 急性肾损伤　急性肾损伤(AKI)是对既往急性肾衰竭概念扩展和向早期疾病的延伸，是由各种原因引起的短时间(数小时至数日)内肾功能突然下降而出现的临床综合征。改善全球肾脏病预后组织(Kidney Disease: Improving Global Outcomes，KDIGO)制定的AKI临床实践指南，符合以下情况之一者即可临床诊断AKI：①血肌酐在48小时内绝对值升高≥26.5μmol/L；②已知或推测在7天内较基础值升高≥50%；③尿量减少<0.5ml/(kg·h)，持续时间≥6小时。

AKI的病因众多，与少尿或无尿的病因分析类似，可分为肾前性、肾性和肾后性。其中肾性AKI伴肾实质损伤，最常见的是急性肾小管坏死(ATN)。

ATN的病因：引起ATN的原因很多，文献报道达100余种，主要为：

(1)严重肾缺血、缺氧：主要由于急性循环衰竭，如各种原因的休克、严重的创伤、大面积烧伤、严重的水及电解质代谢紊乱(如重度脱水)以及严重急性感染等。

(2)急性血管内溶血：如血型不相合的输血、黑尿热、蚕豆病等。

(3)肾中毒：特别是肾毒性药物如氨基糖苷类抗生素、头孢菌素类抗生素、万古霉素等，或药物变态反应，均可引起急性肾衰竭。其他如重金属、生物毒素(蛇毒、蕈毒、棉酚、蜂毒、鱼胆汁)导致急性肾小管坏死也有报道。

ATN出现少尿的机制：由于肾缺血(尤其肾皮质)，入球小动脉痉挛，肾小球毛细血管内皮肿胀，肾间质水肿，肾小球囊内压升高，导致肾小球滤过率(glomerular filtration rate，GFR)极度下降(常<5ml/min)。此外，肾小管上皮细胞因缺血或毒素作用而坏死，管壁溃破，致原尿外溢，渗向肾间质；脱落的上皮细胞聚结或因色素管型(如血红蛋白、肌红蛋白)等阻塞管腔，使原尿不能排出。这些因素的共同作用，引起少(无)尿。这种少尿的特点是低渗性少尿(尿比重<1.015，渗透压300~400mOsm/kg)。

ATN诊断依据：

(1)既往无肾病史，发病前有明确病因(如肾缺血或肾中毒)。

(2)短时间内肾小球滤过率进行性下降，血清肌酐和尿素氮迅速明显上升(同AKI的诊断标准)，高分解代谢者，血肌酐和尿素氮升幅更高。

(3)补液扩容，纠正心衰后，尿量仍不增加。

(4)尿比重低而固定，等渗尿，尿钠>20mmol/L，FeNa>1%，肾衰指数>1。

(5)排除肾前性、肾后性因素。

必须注意，排除了肾前性和肾后性因素后，对原因不明的急性肾损伤患者，肾活检病理检查对诊断和治疗均有很大价值。

此时应每日(甚至每小时)检测尿量，并做准确的尿比重测量。如患者原先并无心脏、肾疾病，而血容量估计已经补足，但患者仍尿量少(<40ml/h)，且尿比重低于1.018时，应高度警惕ATN。如尿比重低于1.015更有诊断价值。患者尿有蛋白，尿沉渣镜检可见红细胞、白细胞、肾上皮细胞管型及/或肾衰竭管型等。

2. 慢性肾衰竭　慢性肾衰竭是慢性肾脏病(chronic kidney diseases，CKD)或累及肾脏的系统性疾病所致的慢性肾功能减退，以及由此产生的各种临床症状与代谢紊乱所组成的综合征。目前国际公认的慢性肾脏病分期依据肾病预后质量倡议（Kidney Disease Outcomes Quality Initiative，K/DOQI）制定的指南分为1~5期（表35-2），慢性肾衰竭进展至4~5期，由于GFR极度降低，可出现少尿或无尿。其少尿的特征为低渗性少尿，尿比重低而固定（在1.010左右）。如患者既往有长期慢性肾病史，有慢性肾衰竭各系统表现者，诊断不难。对过去病史不明者，有时需与急性肾损伤鉴别，尿毒症面容、贫血、高磷血症、低钙血症、血PTH水平升高、影像学检查提示双肾缩小，均支持慢性肾衰竭的诊断。

一、肾前性少尿或无尿

肾前性少尿或无尿的常见病因有休克、低血压、心功能不全、脱水与电解质代谢紊乱、重症肝病（如黄色肝萎缩、肝衰竭、肝肾综合征等）、重症低蛋白血症等，偶也可见于双侧肾动脉血栓形成、栓塞或严重狭窄等。这些病因可引起全身有效血容量减少，及/或肾血液灌流量不足；肾小球有效滤过压降低，肾小球滤过率减少，导致尿量减少，甚至无尿。同时，可伴有继发性醛固酮增多，血管升压素分泌增加及交感神经兴奋等因素参与，使尿量更加减少。若这些因素能及时得以纠正，血容量或肾血液灌流量恢复正常后，尿量可迅速复原，否则可进一步发展为肾性少尿。

肾前性少尿或无尿的临床特点是：尿量仅为轻度或中度减少，一般不会出现无尿，尿比重增高（在1.020以上），渗透压升高。此时不存在肾实质损伤，当病因已矫治，血压或血容量恢复正常后尿量可迅速增多。在临床上患者有上述病史存在而出现尿少时，即应考虑肾前性少尿的可能。对于休克或严重脱水所致少尿，应注意与缺血性急性肾损伤相区别。因前者常是缺血性急性肾损伤的早期表现，如病情严重，治疗不及时或不恰当，可使病势进展而成为急性肾损伤（AKI），见表35-3。

表35-2　K/DOQI对慢性肾脏病的分期及建议

分期	特征	GFR ml/(min·1.73m²)	防治目标-措施
1	GFR正常或升高	≥90	CKD病因诊治，缓解症状 保护肾功能，延缓CKD进展
2	GFR轻度降低	60~89	评估、延缓CKD进展 降低CVD（心血管病）风险
3a	GFR轻到中度降低	45~59	延缓CKD进展
3b	GFR中到重度降低	30~44	评估、治疗并发症
4	GFR重度降低	15~29	综合治理；肾脏替代治疗准备
5	终末期肾病（ESRD）	<15或透析	适时肾脏替代治疗

表35-3　缺血性急性肾损伤与肾前性少尿或无尿的鉴别

尿液检查	缺血性急性肾损伤	肾前性少尿或无尿
尿比重	<1.012	>1.018
尿渗透压[mOsm/(kg·H₂O)]	<250	>500
尿钠浓度（mmol/L）	>20	<10
尿肌酐/血肌酐	<20	>40
血尿素氮（mg/dl）/血清肌酐（mg/dl）	<10~15	>20
肾衰指数	>1	<1
钠排泄分数	>1%	<1%
尿沉渣	棕色颗粒管型	透明管型

注：肾衰指数=尿钠/（尿肌酐/血清肌酐）。

二、肾性少尿或无尿

1. **肾小球疾病** 肾小球疾病可为原发性、继发性和遗传性。原发性肾小球疾病的病因未明；继发性肾小球疾病系指全身性疾病（如系统性红斑狼疮、糖尿病、过敏性紫癜等）所致的肾小球损害；遗传性肾小球疾病为遗传变异基因所致的肾小球疾病［如奥尔波特（Alport）综合征等］。尽管病因不同，但它们可有相似的临床表现，下文着重介绍原发性肾小球疾病。

（1）急性肾小球肾炎：急性肾小球肾炎（简称急性肾炎）由于肾小球急性炎症，滤过膜被损害，肾内小动脉发生收缩，毛细血管腔变窄、阻塞，导致 GFR 下降，而肾小管病变较轻，重吸收功能相对尚好，造成球-管失衡，以致少尿。这种少尿的特点是高渗性少尿（比重 >1.018，渗透压 >600mOsm/kg）。

本病诊断依据：

1）部分病例有急性链球菌感染或其他病原微生物感染史，多在感染后 1~3 周发病。

2）尿改变有血尿、蛋白尿、管型尿（如红细胞管型、颗粒管型等）。

3）临床表现常有高血压及水钠潴留现象（如水肿等），可有短暂的氮质血症。

4）B 超示双肾无缩小。

（2）急进性肾小球肾炎：急进性肾小球肾炎（简称急进性肾炎）引起少尿的原因主要是广泛的肾小球（>50%）的球囊腔内大新月体形成，GFR 进行性降低。其少尿的特点与急性肾炎综合征相似，但呈进行性少（无）尿。

本病诊断依据：

1）起病急、病情重、进展迅速，多在发病数周或数月之内出现较重的肾功能损害。

2）临床表现一般有明显的水肿、蛋白尿、血尿、管型尿等，也常有高血压、低蛋白血症及迅速发展的贫血。

3）肾损害常呈进行性加重，多早期出现少尿或无尿。

4）病理为新月体肾小球肾炎。

（3）慢性肾小球肾炎：慢性肾小球肾炎（简称慢性肾炎）诊断依据如下。

1）起病缓慢，病情迁延，病情进展可出现肾功能减退、贫血、电解质代谢紊乱等情况。

2）可有不同程度的水肿、高血压、蛋白尿、血尿、管型尿，部分或全部出现。

3）病程中可有肾炎急性加重，可能由于某种应激因素（如严重感染、休克、失血或脱水与电解质代谢紊乱、手术、外伤、各种过敏与中毒等）加重肾负担所致；也可能是原来肾小球病变加重或广泛新月体形成，使原来代偿的肾功能呈急剧恶化，导致 GFR 明显降低，而发生少尿或无尿。

（4）肾病综合征：肾病综合征诊断依据如下。

1）大量蛋白尿。24 小时尿蛋白定量 >3.5g。

2）低蛋白血症。血浆白蛋白浓度 <30g/L。

3）水肿。

4）高脂血症。

其中第 1）、2）项为必需。重症肾病综合征的患者可出现尿量减少。

2. **肾小管间质性肾炎** 肾小管间质性肾炎（tubule interstitial nephritis，TIN）可分为急性肾小管间质性肾炎（acute interstitial nephritis，AIN）和慢性肾小管间质性肾炎（chronic interstitial nephritis，CIN）。AIN 常出现少尿或非少尿性急性肾衰竭，而 CIN 则多表现为夜尿多，低比重和低渗透压尿。急性肾小管间质性肾炎出现尿少的原因主要是由于肾间质炎症、水肿、出血等使肾小球囊内压升高，致 GFR 减低；同时，肾小管上皮细胞坏死，引起原尿回漏、管腔阻塞，妨碍原尿排出，引起少尿。

肾小管间质性疾病于 1985 年 WHO 曾制定分类方法，值得参考，简介如下：

（1）感染性肾小管间质性肾炎：感染性肾小管间质性肾炎病原为急性细菌性肾盂肾炎、全身性感染的直接蔓延、特异性感染（如结核、麻风、梅毒）等。

（2）药物介导性肾小管间质性肾炎：药物介导性 TIN 可为急性或慢性。急性病例通常是由于药物直接对肾小管的毒性损害或变态反应所致。前者主要表现为急性肾小管损伤或坏死，而药物过敏性 TIN 临床上可表现为发热、恶心、呕吐、急性肾功能不全、镜下或肉眼血尿、红细胞沉降率加快、皮疹及血象嗜酸性粒细胞增多等。

药物介导性 TIN 较轻者引起急性肾小管损伤，表现为肾小管功能障碍引起的电解质代谢紊乱（低钾血症、高钾血症、低钠血症）以及肾小管酸中毒等。而损害严重时则可引起急性肾小管坏死（ATN），导致少尿、无尿的严重情况。肾毒性药物主要有氨基糖苷类、万古霉素、头孢菌素类、两性霉素 B、环孢素类、转换酶抑制药、利尿药（氨苯蝶啶、呋塞米等）、非甾体类抗炎药物（吲哚美辛、保泰松、布洛芬等）、抗肿瘤药物（如顺铂、卡莫司汀、丝裂霉素等）、重金属等。此外，碘造影剂也可以引起肾小管间质损害。

（3）免疫疾病相关性肾小管间质性肾炎：免疫疾病相关性 TIN 由于不同的免疫学机制可通过相同的介质导致组织损伤，因而相关致病因子的识别是免疫疾病相关性 TIN 正确分类的最可靠依据。

（4）梗阻性尿路病：梗阻性尿路病是尿路梗阻引起的结构改变，其症状与体征取决于梗阻发生的原因、部位、持续时间、严重程度以及是否合并尿路感染及肾损害等。

其病理改变为肾盂积水、肾盏扩张、肾皮质萎缩及肾间质纤维化。如并发感染，则出现急、慢性肾盂肾炎的病象。B超、X线等影像学检查有助于诊断。

(5)反流性肾病：反流性肾病指膀胱输尿管尿液反流引起的肾皮髓质瘢痕化。诊断通常是依据膀胱镜及影像学检查而确定。根据排尿性膀胱尿路造影，本病可分为5级。Ⅰ级：造影剂反流只达到输尿管；Ⅱ级：造影剂反流到输尿管、肾盂及肾盏，但肾盏或输尿管无扩张；Ⅲ级：输尿管轻度或中度扩张及/或扭曲，肾盂轻度或中度扩张，但无或仅有轻度肾盏变钝；Ⅳ级：输尿管中度扩张及/或扭曲，肾盂中度扩张，肾盏锐角完全消失，但大部分肾盏保持乳头压痕；Ⅴ级：输尿管严重扩张和扭曲，肾盂、肾盏严重扩张，大部分肾盏不能见到乳头压痕。

(6)与肾乳头坏死相关的肾小管间质性肾炎：在本组病例中，糖尿病肾病与镇痛药肾病的肾乳头坏死的鉴别较为重要。前者通常呈急性，病情重，预后差，肾盂造影显示单侧或双侧多个肾乳头处于同一坏死阶段。组织学上肾乳头坏死的周边有中性粒细胞浸润带，但无囊性变、钙化罕见，并可见到糖尿病肾病肾小球损伤的改变。而止痛药肾病经过慢性，常反复发作，预后较好；肾盂造影几乎两侧所有肾乳头受累，且处于不同坏死阶段。组织学上肾乳头坏死的周边无中性粒细胞浸润带，坏死区由肾乳头末端向髓质延伸，常见钙化。坏死肾乳头覆盖的皮质区呈慢性TIN改变。

(7)重金属中毒肾小管间质性肾炎：此组患者常有重金属接触史。一次大剂量接触可导致急性肾衰竭，长期接触可引起慢性肾小管间质性肾炎。组织学上比较具有特征的重金属中毒性TIN是急性或亚急性铅中毒，肾小管细胞核内出现圆形嗜伊红性包涵体。急性汞中毒则表现为典型的急性肾小管坏死，以近端小管病变最为明显。此外，镉、金、锂、砷、铜、铂等重金属也可引起中毒性TIN。需要指出的是，顺铂作为一种有效的抗癌药物，亦可引起类似其他重金属的肾损害。顺铂用量过大时可引起肾小管变性坏死而导致急性肾衰竭。慢性顺铂中毒晚期可出现钙化管型及间质炎性纤维化。

(8)急性肾小管损伤/坏死：本组TIN主要是指中毒、肾缺血、异型输血后溶血及严重肌肉损伤释出肌红蛋白等所致的急性肾小管坏死。

(9)代谢紊乱引起的肾小管间质性肾炎：当血钙>2.75mmol/L时可引起高钙血症性肾病，常见钙管型，肾小管基膜及肾间质内钙沉积。尿酸盐肾病或草酸盐肾病

在集合管内可见到尿酸盐或草酸盐结晶沉积。其他代谢性肾病通过肾活检组织学检查亦多能确定诊断。必须指出，代谢紊乱引起的TIN多为慢性，临床上多表现为夜尿多，低比重和低渗透压尿。

(10)遗传性肾小管间质性肾炎：此组疾病包括髓质囊性病，病因不明的家族性间质性肾炎及奥尔波特综合征。患者家族史、家系调查及基因诊断，有助于确定。

(11)肿瘤相关性肾小管间质性肾炎：此类患者具有恶性肿瘤的临床表现、实验室检查及影像学检查特点。组织学检查对建立诊断甚有帮助。骨髓瘤肾病的病理改变是在远端小管和集合管出现大量的层状透明管型，周围常有上皮或多核巨细胞包绕，近端小管内可见大量透明小滴。轻链肾病则表现为近端小管细胞内包涵体及肾小管与肾小球基膜上线性沉积物，免疫荧光显示沉积物主要由κ或λ链组成。

3. 肾血管疾病　包括肾的大血管疾患及原发性和继发性肾小血管炎肾损害。前者见于一侧或两侧肾动脉栓塞或肾静脉血栓形成；后者见于各种原发性或继发性肾小血管的坏死性、过敏性血管炎以及恶性高血压所致的小血管炎。此外，妊娠子痫、胎盘早剥、溶血性尿毒症综合征、DIC等也可由于血栓性微血管病导致肾损害。上述原因的肾血管疾患均可引起肾小球滤过率急剧下降而出现少尿或无尿。

三、肾后性少尿或无尿（梗阻性肾衰竭）

肾后性少尿或无尿基本上属外科范畴。一切导致尿路梗阻的原因均可能发生肾后性少尿或无尿。

诊断主要依据：

1. 有导致尿路梗阻的原发病，如结石、肿瘤、前列腺肥大、输尿管瘢痕性狭窄等病史。

2. 少尿或无尿常突然发生。

3. 可有肾绞痛，胁腹或下腹部疼痛，肾区叩痛。

4. B超、CT、MRI等影像学检查可帮助确诊，常显示肾体积增大，肾盂、肾盏、输尿管扩张及积液，并可显示盆腔及腹后壁肿块、输尿管结石等病变。

5. 逆行输尿管造影对诊断也有帮助，输尿管肾盂镜对诊断与治疗上尿路梗阻性疾病效果满意。

四、肾移植后急性排异反应

肾移植后急性排异反应主要是由于免疫反应，致GFR下降而产生少尿。

35.2　多　尿

　　24 小时尿量经常超过 2500ml 以上者,为多尿。健康人当饮水过多或食用含水分较多的食物时,可出现暂时性生理性多尿现象。此外,黏液性水肿患者应用甲状腺素治疗时、水肿患者应用利尿药时、充血性心力衰竭患者在使用洋地黄类或利尿药物治疗时、巨大肾盂积水突然通畅时,也能出现暂时多尿现象。

【多尿的病因和临床分类】

　　能引起多尿的疾病很多(表 35-4)。

　　(一)内分泌代谢功能障碍

　　1. **尿崩症**　尿崩症是由于原发性或继发性下丘脑 - 神经垂体损害,血管升压素(ADH)分泌减少或缺如,影响远端肾小管及集合管对水分重吸收而致多尿。

　　2. **糖尿病**　糖尿病是由于血糖过高,肾小球滤过的糖增多,尿中含糖,肾小管腔内渗透浓度增高,限制了水分的重吸收,因而出现多尿。多饮也是其重要原因之一。

　　3. **原发性甲状旁腺功能亢进**　原发性甲状旁腺功能亢进是由于甲状旁腺激素分泌增多,引起持续性高钙血症,引起烦渴、多饮,同时可损害肾小管的浓缩功能,加之近端肾小管重吸收磷酸根也受抑制,大量磷酸根从尿中排出而引起多尿。

　　4. **原发性醛固酮增多症**　原发性醛固酮增多症是由于肾上腺皮质分泌醛固酮增多,作用于远端小管,而起潴钠排钾作用,血钠增高刺激下视丘口渴中枢而致烦渴、多饮引起多尿;另外,也可因从尿中大量失钾,引起严重低钾血症,以致失钾性肾炎,影响小管 - 间质的浓缩尿液的功能,以致多尿。

　　(二)肾小管间质功能障碍

　　各种原发性或继发性肾小管 - 间质损害的疾病均可导致多尿。大概与以下因素有关:

　　1. 肾小管对血管升压素反应性降低或无反应,或对某些溶质重吸收的先天或后天性障碍。

　　2. 肾小管、髓袢、肾髓质的高渗功能障碍,以及肾小管周直血管的血循环障碍,影响肾小管浓缩功能。

　　3. 肾小管重吸收碳酸氢盐及 / 或酸化尿功能障碍。

　　(三)精神、神经性因素

【多尿的诊断与鉴别诊断思路】

　　(一)确定多尿

　　准确收集每日总尿量,连续 3 日,每日总尿量均超过 2 500ml,可诊断为多尿。但要排除尿频、尿急所致排尿次数增多,全日总尿量不足 2500ml。检查期间要停用利尿药、输注葡萄糖或其他溶液。

　　(二)确定多尿的病因

　　一般根据详尽的病史、细致的体格检查及有关的实验室检查,进行综合分析。临床上以多尿为突出症状者,

表 35-4　引起多尿疾病的分类

一、内分泌代谢障碍性疾病	2. 肾性氨基酸尿,眼脑肾(Lowe)综合征
（一）尿崩症	3. 抗维生素 D 佝偻病
（二）糖尿病	4. 利德尔(Liddle)综合征
（三）原发性甲状旁腺功能亢进症	5. 肾性尿崩症
（四）原发性醛固酮增多症	6. 特发性高钙尿症
（五）Wolfram 综合征	7. 巴特(Bartter)综合征
（六）韩 - 薛 - 柯综合征	8. 失盐性肾炎
二、肾病	9. 肾小管性酸中毒
（一）慢性肾炎	10. 急性肾小管坏死多尿期
（二）慢性肾盂肾炎	（六）失钾性肾病
（三）慢性间质性肾炎	（七）高血钙性肾病
（四）高血压肾病	（八）干燥综合征
（五）肾小管疾病	三、精神性多尿症
1. 肾性糖尿	

主要是糖尿病、尿崩症、遗传性肾性尿崩症、精神性多饮、多尿症，以及各种原发性或继发性肾小管 - 间质损害的疾病等。典型的糖尿病症状，尿糖阳性，血糖增高，一般诊断糖尿病不难。精神性多饮、多尿症患者多为女性，伴有神经症表现，尿量波动大，禁水试验，尿量会逐渐减少，尿比重随即上升(>1.018)，渗透压升高，必要时可做高渗盐水试验，若滴注后尿量明显减少，尿比重上升至1.018 以上，尿渗透压升高，即可诊断为精神性多饮、多尿症。尿崩症的尿量较多，常达 8 000~10 000ml 或以上，饮水量常与尿量相等，尿比重低(1.001~1.005)，尿渗透压低(50~200mOsm/L)，禁水试验后，尿量不减少，尿比重与渗透压上升不多，一般不会超过 1.010，尿渗透压一般不超过血浆渗透压。注射加压素后，则可使尿量明显减少，甚至全部接近正常，尿比重及尿渗透压可进一步升高，但对高渗盐水试验则无反应，或者尿量仅轻度减少(不能减至原来尿量 50% 以下)。血浆 ADH 测定有助于确诊。遗传性肾性尿崩症多尿，患者多从幼年起病，均为男性，临床表现与尿崩症相似，但较轻，多有家族病史，对禁水试验、注射加压素试验和高渗盐水试验均无反应，但血浆 ADH 明显升高。若为继发于其他各种慢性肾病所致的肾性尿崩症多尿，可根据各种肾病的临床特征，结合注射加压素试验可做出诊断，注射后尿量轻度减少，因继发性者肾小管还可能存在一定的对 ADH 的反应性。肾小管 - 间质功能障碍性疾病引起的多尿，有原发性和继发性。除了上述肾性尿崩症外，以多尿为突出症状者有：近端或远端肾小管性酸中毒；约 50% 患者有多尿，甚至误认为尿崩症。但本病有高氯性代谢性酸中毒，水、电解质代谢紊乱，肾结石或肾钙化及 / 或肾性骨病等表现，一般诊断不难。肾性糖尿和肾性氨基酸尿虽有多尿表现，但一般不是主要表现。原发性醛固酮增多症患者可有烦渴、多尿，尿量可高达 4 000ml/d，但患者主要临床表现是高血压、低钾血症、碱血症等，血、尿醛固酮增高，螺内酯试验可使血压下降，血钾恢复正常，B 超或 CT 检查肾上腺可助确诊。甲状旁腺功能亢进引起高血钙性多尿(约1/3 病例)不是本病突出症状，主要表现是高血钙、尿路结石、骨质疏松或纤维性骨炎等，仔细检查颈部发现肿大的甲状旁腺可确诊。对于体内有过剩水分须排出的多尿，则有水肿、腹水、胸腔积液等体征或心力衰竭表现，故不难诊断。

一、内分泌代谢障碍性疾病

(一)尿崩症

尿崩症是由于下丘脑 - 神经垂体受损，血管升压素分泌减少或缺乏，以致影响远端肾小管及集合管对水分重吸收而大量排尿。病因可分为原发性与继发性两类。

原发性病因未明者，其中部分患者证明与遗传有关，可为常染色体显性或伴性遗传。继发性即病因已查出者。在继发性尿崩症中，肿瘤占最多数(52%)；其次为炎症(20%)，如脑炎、脑膜炎、结核、梅毒等；此外有颅外伤(脑震荡、颅底骨折)、脑血管病变、肉芽肿(如嗜酸性肉芽肿、黄脂瘤病、结节病等)、颅内或垂体手术伤及视上垂体束等。在脑肿瘤中，颅咽管瘤最常见，有 20%~30% 病例有尿崩症。视交叉部异位松果体瘤则以尿崩症、视力障碍、垂体功能减退及颅内压增高为主要临床特征；发病多在 10~20 岁，幼年期发病常有性早熟现象，此为早期提示本病的重要线索。黄脂瘤病(韩 - 薛 - 柯综合征)国内报道 43 例中，引起尿崩症者占 32.5%。此外，尚有眼球突出、颅骨缺损及肝大、脾大等。

一般认为，下丘脑损害所致尿崩症较神经垂体受损所引起的严重，因后者需要 90% 以上的组织被破坏才会患病，而且还必须在腺垂体、肾上腺皮质和甲状腺功能完整的情况下始能产生尿崩症。当病变进一步侵犯腺垂体而出现腺垂体功能减退时，则尿崩症症状明显减轻或消失。

尿崩症的主要临床特征为多尿，相继引起多饮和烦渴。患者每日尿量及饮水量多在 5L 以上，甚至可超过 10L。尿比重低，多为 1.000~1.004(如水分补充不足时，尿比重也可达 1.010)，尿中无其他病理成分。此外，患者常有食欲缺乏、疲倦乏力、皮肤干燥、口干、便秘、头痛、失眠、精神焦虑、体重减轻以及血钠升高等现象。

根据上述典型表现，一般诊断不难。其特点：①尿量多，一般 4~10L/d。②低比重尿，低渗尿，尿渗透压 < 血浆渗透压，一般低于 200mOsm/L，尿比重多在 1.001~1.006，部分性尿崩症患者尿比重可大于 1.010，尿渗透压可高于 290mOsm/L。③禁水试验不能使尿渗透压和尿比重增加。④ADH 或去氨加压素(DDAVP)治疗有明显效果。

尿崩症需与精神性多尿症、遗传性肾性尿崩症相区别。一般根据病史、临床表现即可鉴别(表 35-5)。

有时还需进行以下特殊检查以助诊断。

(1)血浆精氨酸加压素(arginine vasopressin，AVP)测定：正常人血浆 AVP 为 2.3~7.4pmol/L，禁水后可明显升高。本病患者血 AVP 减少，禁水后也不增加或增加不明显。

(2)血管升压素反应试验：这对尿崩症、精神性多尿症及遗传性肾原性尿崩症三者有鉴别诊断价值。方法：试验前排空膀胱，测定尿量及尿比重，然后肌注长效血管升压素 5U，随之收集数小时尿，并测定尿量及尿比重。如为尿崩症，则尿量迅速显著减少，尿比重增高达 1.015 以上，烦渴缓解，自觉舒适，但也有少数尿崩症对之无反应；精神性多尿症，尿量也可减少，但烦渴、多饮依旧，自觉更不适；遗传性肾性尿崩症则无反应或反应极微。

表 35-5 尿崩症与精神性多尿症、遗传性肾性尿崩症的鉴别

	尿崩症	精神性多尿症	遗传性肾性尿崩症
发病年龄	多见于 20 岁以下	多见于成人	出生后即存在
性别	男女均可发病	女性多见	全为男性
临床表现	1. 开始时尿量增多先于饮水量增多 2. 多尿、多饮较重,逐日变化不大,呈持续性 3. 多有下丘脑 - 神经垂体损害的临床证据,如蝶鞍增大、破坏或钙化,视野缺损或其他炎症、外伤、手术等病史	1. 开始时先饮水量增多,后出现尿量增加 2. 多尿、多饮较轻,逐日波动大,呈间歇性 3. 多有精神不正常或神经官能症症状群等	1. 同尿崩症 2. 同尿崩症,但较轻,童年以后症状可减轻 3. 多有家族遗传病史
神经垂体素反应试验	在数小时内尿量减少,尿比重升高,口渴缓解,自觉良好	尿量可减少,但多饮、烦渴不改善,自觉更不适	无反应
高渗盐水试验	对高渗盐水无反应,但对神经垂体素迅速反应	对高渗盐水迅速反应,尿量显著减少	全无反应
血浆 AVP	降低	正常	正常或增加

(3)高渗盐水试验:本试验的目的是提高血浆渗透压,间接测定下丘脑 - 神经垂体系统分泌血管升压素的能力。这对尿崩症、精神性多尿症及遗传性肾性尿崩症的鉴别诊断有帮助。如为尿崩症,静脉滴注高渗氯化钠溶液后不但尿量不减少,反而增加,只在注射血管升压素后方见减少;在精神性多尿症时,滴注高渗氯化钠溶液后,刺激垂体神经释出血管升压素,而使尿量显著减少;遗传性肾性尿崩症对高渗氯化钠溶液及血管升压素全无反应。

少数精神性多尿症患者因长期抑制血管升压素的分泌,滴注高渗氯化钠溶液后也不会引起抗利尿反应,而呈类似尿崩症的试验结果。此外,严重肾病患者对此试验也无明显反应,而类似遗传性肾性尿崩症,有时由于盐渗透性利尿作用,使尿量改变不大或无改变。故在试验时,应辨识此等情况,参考其他材料以进行诊断。

尿崩症有时还须与糖尿病及各种肾病所致的多尿相鉴别。

尿崩症的诊断确定后,需更进一步找寻病因,如症状出现于脑膜炎、脑炎或颅部外伤之后,则病因大致易于确定。患者有播散性结核病时,提示病因可能为结核性。梅毒病史、血清华氏反应阳性及其他脏器的梅毒性病变,支持病因为梅毒。X 线颅骨摄片上有蝶鞍增大、骨质破坏、蝶鞍钙化等征象时,提示尿崩症大约由于蝶鞍部位的肿瘤所致。头颅 CT、MRI 检查可发现垂体或下丘脑肿瘤。

(二)糖尿病

糖尿病患者有尿多和烦渴、多饮的症状,其尿量一般不超过 5L/d,并以尿比重高及尿中含糖为特征。国内病例半数以上有多尿与多饮现象。尿量增加是尿中含有糖分以致渗透性利尿的结果,其与糖尿病的严重程度成正比。糖尿病主要根据其典型症状进行诊断:三多(多饮、多尿、多食)、一少(体重减少)以及尿糖阳性、血糖增高等。

部分症状不明显的糖尿病患者,长期未知已罹患本病,发现此病时往往已有并发症,且常因并发症而进一步检查才发现糖尿病。例如以白内障、视力减退而就诊于眼科;以反复发作的疖、痈或痈而就诊于外科;女性患者则以外阴瘙痒而就诊于妇科;或以四肢麻木、周围神经炎而就诊于神经科。对年龄较轻的冠状动脉粥样硬化性心脏病、抗结核治疗疗效不显著的肺下野或空洞型肺结核、顽固性泌尿道感染、未明原因的肥胖或消瘦等情况,要注意患有糖尿病的可能。

如患者经尿检查发现有葡萄糖尿之后,需测定血糖浓度以证实糖尿病的诊断。正常人空腹血糖值为 80~120mg/dl,如有糖尿病症状加上任意时间血浆葡萄糖 $\geqslant$ 11.1mmol/L(200mg/dl)或空腹血糖 $\geqslant$ 7.0mmol/L(126mg/dl)或葡萄糖耐量试验 2 小时 $\geqslant$ 11.1mmol/L(200mg/dl),则糖尿病的诊断可以成立。

(三)原发性甲状旁腺功能亢进症

原发性甲状旁腺功能亢进症通常是由于甲状旁腺腺瘤所致,部分也可由于腺体增生或腺癌所致。由于甲状旁腺激素分泌增多,抑制近曲小管重吸收磷酸根,以致磷酸根从尿中排出增多而引起多尿。继之出现口渴、多饮、尿比重偏低。有时被误诊为尿崩症,但原发性甲状旁腺功能亢进症常有骨质疏松、泌尿系结石或顽固性溃疡病等,可资鉴别。血钙高、血磷低、血碱性磷酸酶增高、尿磷

和尿钙增高也是其特征。

（四）原发性醛固酮增多症

多尿、夜尿和烦渴是原发性醛固酮增多症常见症状，其中以夜尿增多更为突出。多尿的原因主要是肾上腺皮质分泌醛固酮增多，作用于远曲小管，而有明显的潴钠排钾作用，血钠增高刺激下视丘烦渴中枢而致烦渴，多饮引起多尿。另外也可能由于尿大量排钾，引起失钾性肾病而致多尿。夜尿增多可能与体位有关，因平卧时血管容量扩张，水及盐类排泄增多所致。患者的尿比重较低，一般不超过 1.014。本病的诊断根据主要为高血压、低钾血症、肌无力或麻痹、碱血症及血浆容量增多等（参见13.2）。

（五）Wolfram 综合征

本病为常染色体隐性遗传病，主要表现：①糖尿病；②视神经萎缩；③尿崩症；④神经性耳聋。尿崩症为中枢神经性。尿崩症发生率为 32%。

（六）韩-薛-柯综合征

本病以颅骨破坏、尿崩症和眼球突出为其三大临床特征。有报道一组 4 例患者，2 例有尿崩症。尿崩症的发病与脑垂体柄或下丘脑受累有关。

二、肾病

（一）慢性肾炎

慢性肾炎后期由于肾小管浓缩功能减退，故有多尿、夜尿增多、尿比重低（固定于 1.010）等表现。

（二）慢性肾盂肾炎

慢性肾盂肾炎主要侵犯肾间质，影响肾小管重吸收功能，故可引起多尿与尿比重低，也可引起肾小管性酸中毒、低钾血症等。

（三）慢性间质性肾炎

病因多种多样，除全身疾病（如干燥综合征、高尿酸血症等）可继发慢性间质性肾炎外，长期接触肾毒性药物、重金属或放射线也可引起慢性间质肾炎。

慢性间质性肾炎起病较隐匿，早期有夜尿、多尿、肌无力、抽搐、低渗透压尿及低比重尿等肾小管浓缩功能和酸化功能障碍的表现。晚期肾小球功能受损可出现夜尿、少尿、血肌酐逐渐升高。患者尿常规改变轻微，仅有轻度蛋白尿，少量红、白细胞及管型。对本病的诊断，据临床表现可高度疑诊，但确诊仍常需肾活检病理检查。肾活检主要表现为肾小管萎缩、间质纤维化。

（四）高血压肾病

本病的后期，由于肾浓缩功能减退，可引起多尿、夜尿、低张尿或等张尿等。患者都有长期高血压的病史。

（五）肾小管疾病

肾小管疾病是一组以肾小管转运功能缺陷为主要表现的疾病，有的与遗传有关，有的在后天受毒物或炎症损害或免疫反应损伤所引起。临床上常以水及电解质代谢紊乱、代谢性酸中毒及易发生尿路结石为主要表现；晚期如累及肾小球，则可出现氮质血症等慢性肾衰竭症状。

1. **肾性糖尿**　肾性糖尿的病因多为原发性，为常染色体隐性遗传病，也可为显性遗传，多有家族史，又称家族性肾性糖尿。偶尔本病亦可继发于慢性间质性肾炎、肾病综合征、多发性骨髓瘤肾损害等，此时，肾性糖尿多伴有肾小管其他多项转运缺陷。由于近端小管不能将正常滤过的葡萄糖重吸收，于是尿中出现葡萄糖。

绝大多数患者无任何症状，少数可有轻度多饮、多食、多尿、体重减轻。

肾性糖尿的诊断依据：①尿中经常出现尿糖，而血糖正常或偏低，口服糖耐量试验正常，糖贮存及利用正常；②葡萄糖氧化酶试验阳性，显示尿糖为葡萄糖；③无糖尿病和肾病证据，肾功能正常；④可有阳性家族史。继发性肾性糖尿除上述特征外，还有原发性肾病的特征。遗传性肾性糖尿需与糖尿病鉴别，后者血糖升高，葡萄糖耐量试验异常。

2. **肾性氨基酸尿**　肾性氨基酸尿是指近端肾小管重吸收氨基酸障碍以致尿中排出大量氨基酸。此类疾病很多，由于氨基酸大量从尿中丢失而引起多尿，但非主要症状。其中主要的疾病有 De Toni-Debré-Fanconi 综合征（肾性葡萄糖氨基酸磷酸盐尿）、儿童期发病的利尼亚克-范科尼（Lignac-Fanconi）综合征等，是近曲小管对氨基酸、葡萄糖、磷酸盐的重吸收障碍所致。疾病的早期由于上述物质大量从尿中排出而致多尿、等渗尿。此外，患者常有糖尿、代谢性酸中毒、佝偻病（儿童）或软骨病、严重贫血及其他畸形等。

眼脑肾（Lowe）综合征也是近曲小管对氨基酸、磷酸盐、碳酸氢盐、葡萄糖等重吸收功能障碍所致。除了上述症状外，本病还有眼症状（白内障、青光眼、眼球震颤等）及脑症状（如严重智力发育迟缓、腱反射减弱或消失）。

3. **抗维生素 D 佝偻病**　此病多为家族性遗传病，由于肾近曲小管对磷酸盐重吸收障碍，而引起多尿，但非主要特征。尿磷增多而血磷降低，以致产生佝偻病，应用一般剂量维生素 D 治疗无效。本病须与 De Toni-Debré-Fanconi 综合征区别，后者尿中有葡萄糖、氨基酸等可鉴别。

4. **利德尔（Liddle）综合征**　利德尔综合征（假性醛固酮增多症）为常染色体显性遗传病，甚为罕见。由于远曲小管或集合管不依赖醛固酮的对钠重吸收增加，排钾及 H^+ 增多所致。其特征为高血压、低血钾和碱中毒，多尿、烦渴、肌无力及软瘫，与原发性醛固酮增多症相似，但血及尿中醛固酮水平不高，对醛固酮合成抑制药或拮抗药不起反应。给予氨苯蝶啶及补钾盐可改善症状。

在做出诊断之前，需排除下述疾病：①原发性醛固酮增多症：其血和尿中醛固酮含量均增高，螺内酯试验阳性。②巴特（Bartter）综合征：虽有低血钾和碱中毒，但其血压正常，血和尿中醛固酮含量均增加，血浆肾素活性增加，螺内酯试验阳性，肾活检可见肾小球旁器细胞增生。③11-β-羟类固醇脱氢酶缺乏症：其高血压、低血钾性碱中毒与利德尔综合征相似，但尿4-羟皮质醇增多，对螺内酯有反应。

5. **肾性尿崩症** 肾性尿崩症在临床上罕见，属伴性隐性遗传疾病，亦可继发于某些肾病。遗传性的患者均为男性，女性仅能传递此病，是由于远曲小管的先天性缺陷，对血管升压素无应激性能所致。临床症状与垂体性尿崩症完全相同，但血中血管升压素含量正常，对血管升压素无效应。其与尿崩症及精神性多尿症的鉴别诊断见表35-5。

6. **特发性高钙尿症** 本病尿钙增多，血钙正常，原因未明，可能为肾曲小管重吸收钙功能障碍及/或肠道吸收钙亢进以致尿钙增多。典型临床表现：由于尿钙增多，大多数患者有多尿、烦渴、多饮、尿路结石、肾绞痛、血尿等；体内钙呈负平衡，严重者可有骨质疏松，甚至骨软化。诊断主要根据临床表现及尿钙增多（男性>300mg/24小时尿，女性>250mg/24小时尿）。低钙饮食试验（每日摄入钙<300mg，共3日，第4日测24小时尿钙）：尿钙排量高于正常。钙耐量试验（低钙低磷饮食3日后，第4日给钙15mg/kg，静脉滴入，于5小时内滴完后第3小时测血钙，并留24小时尿测尿钙）：尿钙排量除减去每日基础尿钙排量外，超过滴入钙量的50%；尿磷排量在滴钙后的第4~12小时较0~4小时降低20%，表示试验阳性，对诊断有帮助。但必须排除其他引起尿钙增多的疾病，如原发性甲状旁腺功能亢进症、肾小管性酸中毒、结节病等。

7. **巴特（Bartter）综合征** 本病是常染色体隐性遗传病，临床罕见。其发病机制可能是肾小管髓袢升支粗段功能障碍，对氯化钠重吸收减少，导致细胞外液量减少，继发高肾素、高醛固酮血症和肾小球旁器增生或肥大。大多数患者表现为多尿、烦渴、夜尿、遗尿及失水。低血钾表现为全身肌无力，但软瘫少见。儿童患者可有特殊容貌，如身材矮小、大头、突耳及嘴下翻等，其他还有厌食、嗜盐食、便秘等症状。患者虽有高肾素、高醛固酮血症，但血压正常，无水肿为本病重要特征。

根据低血钾、低血氯、代谢性碱中毒，伴有高肾素、高醛固酮血症，但无高血压及水肿的临床特征，可做初步诊断。肾活检显示肾小球旁器细胞增生和肥大，有助确诊。需与肾小管性酸中毒、原发性醛固酮增多症、利德尔综合

征等引起的低钾血症及其他原因引起的低钾血症鉴别，如镁缺乏、使用利尿药、严重呕吐和腹泻引起的低钾血症和高肾素、高醛固酮血症等。

8. **失盐性肾炎** 失盐性肾炎常继发于慢性肾盂肾炎、肾髓质囊性病、多囊肾、梗阻性肾病等。由于肾小管丧失重吸收钠盐的能力，因而出现多尿。患者突出表现为低钠血症，临床上有乏力、衰弱、低血压、食欲缺乏、贫血、肌肉抽搐等表现，与慢性肾上腺皮质功能减退症相似，必须注意区别。失盐性肾炎皮肤色素沉着较深，均匀分布，黏膜色素沉着少见，而慢性肾上腺皮质功能减退症色素沉着多见于口腔黏膜及皮肤受压或皱褶处；失盐性肾炎无糖类代谢障碍或低血糖等表现，肾上腺皮质功能正常，尿中17-酮类固醇排量不减少，用去氧皮质酮治疗无效，有助于两者的鉴别。

9. **肾小管性酸中毒** 肾小管性酸中毒（renal tubular acidosis，RTA）是由于肾小管功能不全引起的机体代谢性酸中毒的一种临床综合征。本病较多见，多数为常染色体显性遗传，也可继发于各种原因的肾小管损害。其临床特征为高氯性酸中毒，水、电解质代谢紊乱，可有低血钾或高钾血症、低钠血症、低钙血症及多尿、多饮、肾性佝偻病或骨软化症、肾结石等。

临床上可将肾小管酸中毒区分为下列4型。①Ⅰ型肾小管性酸中毒（RTA Ⅰ）：原发性与遗传有关，为常染色体显性遗传，自幼发病。继发性者最常见于慢性肾小管-间质肾炎，其他先天性遗传性肾病，如海绵肾、法布里病、特发性高钙尿症等均可引起。由于远端肾单位功能障碍，排泌H^+和生成氨减少，H^+滞留体内，引起酸中毒。加以Cl^-排泄减少，肾小管重吸收$NaCl$增多，Na^+-K^+离子交换增多，致K^+大量丧失，引起低钾血症与高氯血症性酸中毒。此型临床上最多见，可发生于任何年龄，但以20~40岁出现症状者较多。临床表现有疲乏、烦渴、多尿、全身骨痛以及肌肉乏力、软瘫、骨质疏松、病理性骨折和尿钙增多所致尿路结石形成等。由于临床表现往往与尿崩症、类风湿关节炎、神经肌肉疾病、周期性瘫痪等相似，易致误诊与漏诊。根据上述临床表现及高氯低钾血症性代谢性酸中毒，而尿pH不能降至6.0以下，则可确诊。轻型者可做氯化铵负荷试验［停用碱性药物2~3天，口服氯化铵0.1g/（kg·d），分3~4次服，连服3天］，试验后血pH或CO_2CP降低（pH<7.34，或$CO_2CP \leq 20mmol/L$，而尿pH不能降至5.5以下，有助确诊。②Ⅱ型肾小管性酸中毒（RTA Ⅱ）：本型系由于近端肾小管对HCO_3^-的重吸收缺陷引起；大量HCO_3^-的丢失引起高氯血症性酸中毒。原发性者大多数为男性儿童，多伴有其他肾小管缺陷。主要表现为生长发育障碍（由于酸中毒）。可有低血钾症状（肌无力、多尿、烦渴、多

饮）。或有继发性醛固酮增多、骨质疏松、骨软化等，通常只有轻度高钙尿症，罕有结石形成。继发性者常有其他肾小管缺陷，形成范科尼综合征。重症者可表现为高血氯性酸中毒。因远端肾小管酸化功能正常，氯化铵负荷试验时尿 pH 可 <5.5。根据患者的临床表现和实验室检查，一般诊断不难。确诊可做碳酸氢盐重吸收试验。给患者口服或静脉滴注碳酸氢钠，纠正血浆 HCO_3^- 浓度至正常，测定尿 HCO_3^- 排量，及计算滤过的 HCO_3^- 排泄率，如尿 HCO_3^- 排泄率大于滤过量的 15%，则可确诊。③Ⅲ型肾小管性酸中毒（RTA Ⅲ）：本型兼有近端和远端肾小管功能障碍，故兼有Ⅰ型和Ⅱ型的表现，症状较严重，高血氯性酸中毒明显，尿中大量 HCO_3^- 丢失，尿可滴定酸和铵排出减少。从尿中丢失的 HCO_3^- 占肾小球滤出量的 5%~10%。④Ⅳ型肾小管性酸中毒（RTA Ⅳ）：本型 RTA 又称高血钾型远端肾小管性酸中毒，由于醛固酮不足或对醛固酮拮抗，远端肾小管排泌 H^+、K^+ 减少，故发生酸中毒和高钾血症，多伴有低肾素、低醛固酮血症。因常有轻、中度氮质血症，需与肾小球功能不全所致的酸中毒鉴别，本病的酸中毒和高钾血症较重，与 GFR 降低程度不平行，可鉴别。

10. 急性肾小管坏死多尿期　急性肾小管坏死经过 10~14 天的少尿期后，每天尿量可达数升。

（六）失钾性肾病

本病主要由于长期而严重的失钾（如胃肠道失钾、肾性失钾等）所致，严重低钾可使肾小管上皮细胞空泡变性，肾浓缩功能降低，出现明显的夜尿、多尿及烦渴，严重者可出现肾性尿崩症，对血管升压素反应不佳。部分患者由于肾间质损害还可引起肾小管酸中毒，此外，患者常有低钾血症的一系列临床表现。

根据上述症状，结合原发病史，一般即可成立诊断。此病常需与原发性醛固酮增多症鉴别，因两者均可出现多尿、多饮、低钾血症等，但后者有高血压、碱血症、血容量增高等以助鉴别。

（七）高血钙性肾病

本病是由于长期血钙增高所致的肾损害及肾功能障碍。主要的病理改变是远曲小管及集合管细胞变性、坏死和钙化，严重者肾间质、肾小球或血管钙化导致瘢痕形成及肾硬化。引起高血钙的病因主要有：甲状旁腺功能亢进症、结节病、维生素 D 中毒症、多发性骨髓瘤、转移性恶性骨瘤等。

早期主要表现为肾浓缩功能减退，患者出现多尿、夜尿、烦渴、尿比重和尿渗透压降低，甚至可发生肾性尿崩症。此外，患者有血钙增高（>2.75mmol/L）和尿钙增多，常有肾钙化或肾结石，容易发生肾路感染。晚期病变累及肾小球，可出现进行性肾功能不全。

根据上述临床表现，结合原发病特征，一般即可确立诊断。

三、精神性多尿症

本症的烦渴、多饮、多尿为暂时性，多尿是由于狂饮所致，尿量每日 2~5L。临床上尚可发现其他神经症症状。患者较能耐受口渴，此时排尿量可相对减少，而尿比重可升高至 1.015 以上。尿崩症患者停止饮水时，出现极度烦渴、神经过敏、虚弱与体温过低，而仍继续排出大量低比重尿。高渗盐水试验对两者鉴别帮助较大。此外，尚需与遗传性肾性尿崩症鉴别。

（黄亚娟　陈伟英）

参考文献

［1］叶任高，沈清瑞. 肾脏病诊断与治疗学. 北京：人民卫生出版社，1994.

［2］王海燕. 肾脏病学. 3 版. 北京：人民卫生出版社，2008.

［3］万学红，卢雪峰. 诊断学. 9 版. 北京：人民卫生出版社，2018.

［4］葛均波，徐永健，王辰，等. 内科学. 9 版. 北京：人民卫生出版社，2018.

［5］GOLDMAN L, SCHAFER AI. Goldman's Cecil Medicine, 25th Ed. New York: Elsevier Saunders, 2016.

［6］曾妮，刘虹，刘伏友，等. 原发性肾小球疾病诊治进展. 国际泌尿系统杂志，2007, 27 (3): 403.

［7］余英豪，郑智勇，谢福安. 肾小管间质疾病新分类法. 中华肾脏病杂志，1994, 10 (1): 55.

［8］牛培元，杨莉，刘刚. 急性间质性肾炎患者肾间质中炎性细胞浸润的特点及临床意义. 临床肾脏病杂志，2015, 15 (4): 247.

［9］KLAHR S. Obstructive nephropathy. Intern Med, 2000 May, 39 (5): 355-361.

［10］高瑞通，郑法雷. 药物性肾损害. 中国实用内科杂志，2011, 31 (2): 94.

［11］KELLUM JA, LAMEIRE N, KDIGO AKI Guideline Work Group. Diagnosis, evaluation, and management of acute kidney injury: a KDIGO summary (Part 1). Crit Care, 2013 Feb 4, 17 (1): 204.

［12］陈楠. 药物引起的急性肾衰竭. 中华内科杂志，2007, 46 (1): 6.

［13］陈卫东. 急性肾损伤的诊治. 中华全科医学，2014, 12 (3): 336.

［14］丁小强，傅辰生．药物所致急性间质性肾炎．中华肾脏病杂志，2005, 21 (3): 123.

［15］杨芹，么喜存．梗阻性肾病影像学检查方法．实用医学影像杂志，2014, 5 (2): 137.

［16］李寒，张宏，王海燕．急性肾功能衰竭为首发表现的多发性骨髓瘤．中华老年多器官疾病杂志，2003, 2 (2): 143.

［17］STEVENS PE, LEVIN A. Kidney Disease: Improving Global Outcomes Chronic Kidney Disease Guideline Development Work Group Members. Evaluation and management of chronic kidney disease: synopsis of the kidney disease: improving global outcomes 2012 clinical practice guideline. Ann Intern Med, 2013 Jun 4, 158 (11): 825-830.

［18］FENSKE W, ALLOLIO B. Clinical review: Current state and future perspectives in the diagnosis of diabetes insipidus: a clinical review. JClin Endocrinol Metab, 2012 Oct, 97 (10): 3426-3437.

［19］MOELLER HB, RITTIG S, FENTON RA. Nephrogenic diabetes insipidus: essential insights into the molecular background and potential therapies for treatment. Endocr Rev, 2013 Apr, 34 (2): 278-301.

［20］ALBERTI KG, ZIMMET PZ. Definition, diagnosis and classification of diabetes mellitus and its complications. Part 1: diagnosis and classification of diabetes mellitus provisional report of a WHO consultation. Diabet Med, 1998 Jul, 15 (7): 539-553.

［21］中华医学会糖尿病学分会．中国 2 型糖尿病防治指南（2017 年版）．中国实用内科杂志，2018, 38 (4): 292.

［22］侯凌，林汉华，吴莉，等．Wolfram 综合征的临床特征．中国当代儿科杂志，2009, 11 (2): 113.

［23］毛月芹，魏丽．以全身乏力为主诉成人巴特综合征的临床特征并文献复习．中华诊断学电子杂志，2015, 17 (1): 50.

［24］陈育才，谢文煌，王柠，等．一中国人家系常染色体显性遗传垂体性尿崩症基因突变研究．中华内分泌代谢杂志，2001, 13 (4): 24.

［25］周浩，陈燕启，李德平，等．抗结核药引起多尿一例．中华内科杂志，2001, 40 (7): 441.

［26］章振林，田慧．骨痛、乏力、多饮、多尿 20 年．中华内分泌代谢杂志，2000, 16 (1): 58.

［27］崔义才，董俊玲．躁狂症伴多饮多尿一例．中华精神科杂志，1999, 32 (2): 111.

［28］PELLETIER J, GBADEGESIN R, STAPLES B. Renal tubular acidosis. Pediatr Rev, 2017 Nov, 38 (11): 537-539.

［29］VILELA LAP, ALMEIDA MQ. Diagnosis and management of primary aldosteronism. ArchEndocrinol Metab, 2017 May-Jun, 61 (3): 305-312.

［30］车武强，蒋雄京．Liddle 综合征．中华高血压杂志，2016, 24 (5): 483.

［31］王晶晶，毛建华．肾小管疾病的早期诊断．中国实用儿科杂志，2018, 33 (2): 113.

［32］陈惠萍．干燥综合征肾损害．肾脏病与透析肾移植杂志，2006, 15 (2): 192.

36

尿色异常

正常新鲜排出的尿液呈淡黄色而透明。尿色主要由尿色素(urochrome)、尿胆素(urobilin)和尿红素(uroerythrin)所致。当尿液放置后可形成微量絮状沉淀,这是由于少量上皮细胞、核蛋白和黏蛋白所构成。尿的颜色改变和颜色深浅受尿量、尿渗透压和尿 pH 等因素影响。尿量多时,尿色浅而透明;尿量少、尿液浓缩时,尿色深而黄。酸性尿色深,碱性尿色浅。尿色还受食物或者药物色素、体内代谢产物、血红蛋白、肌红蛋白、脓尿、乳糜尿等影响。新鲜尿液放置后发生浑浊可能由于①尿酸盐沉淀:加热或加碱可溶解。②磷酸盐和碳酸盐沉淀:加酸后可溶解,碳酸盐加酸后可产生气泡(二氧化碳)而逸出。通常通过详细询问饮食和服药史,并结合常规尿检可初步了解色素来源。

【临床意义较大的尿色异常】

(一) 黄绿色、黄褐色尿

黄绿色、黄褐色尿因尿胆素、胆红素、胆绿素引起,可见于阻塞性黄疸、肝细胞性和溶血性黄疸。食物和药物色素也可引起。

(二) 暗绿色或蓝色尿

暗绿色或蓝色尿由铜绿假单胞菌感染、药物(如亚甲蓝)、阻塞性黄疸、先天性肾性氨基酸尿等引起。

(三) 酱油色、棕黑色尿

尿液呈酸性时可由血红蛋白、尿黑酸、黑色素瘤、药物(左旋多巴、苯酚)引起。

(四) 红色尿

红色尿由肉眼血尿、血红蛋白、肌红蛋白、卟啉病、食物色素和药物(利福平、刚果红)等引起。

(五) 乳白色尿

乳糜尿、脓尿、大量盐类结晶尿排出。

另外,大黄、番泻叶等在酸性尿中呈黄褐色,而在碱性尿中呈红色。胡萝卜素、核黄素等可使尿色变黄色或橙色。对于红色尿,尤其要注意血尿、血红蛋白尿、肌红蛋白尿的鉴别,后两者均可引起急性肾损伤。

36.1 血 尿

正常人尿液中可含少量或不含红细胞(0~2 个红细胞 / 高倍视野)。当尿液中含有较多的红细胞,称为血尿。仅在显微镜下发现红细胞者称为镜下血尿(>3 个红细胞 / 高倍视野);肉眼即能见红色或血样尿,甚至有血凝块者称为肉眼血尿,通常每升尿量含血量大于 1ml 以上,肉眼可见血。血尿的颜色因尿中含血量和尿酸碱度的不同而各异,当尿液呈酸性时,颜色为棕色或暗黑色,而当尿呈碱性时则呈红色。

血尿的诊断标准:将中段尿液离心(取 10ml 尿,1 500 转 /min,离心 5 分钟)沉淀后,弃上清,留 0.5ml 沉渣混匀,做显微镜检查。如在高倍视野下可见红细胞 >3 个红细胞 / 高倍视野则称为血尿。在剧烈运动、重体力劳动或久站时,尿中也可能出现暂时性微量红细胞。但如尿中经常出现红细胞,即使其量极微(每高倍视野 1~3 个),也要注意追踪随访。

血尿的分类包括持续性和间断性血尿;无痛性和有痛性血尿;症状性和无症状性血尿;肾小球源性和非肾小球源性血尿等。对于血尿的诊断,应具备正确的逻辑诊断思维。首先是根据病史、体格检查、尿色和尿检查等基本资料,确定是否为血尿,并排除假性血尿;然后根据其伴随症状、体征,分析血尿与年龄、性别、疼痛、排尿的关系,初步判断血尿的性质和部位;并进一步做尿红细胞

形态学检查以确定是否肾小球源性血尿或非肾小球源性血尿,如为肾小球源性血尿,可通过系列的血生化和免疫学检查以及肾活检来明确何种类型的肾病;如为非肾小球源性血尿,则经尿液病原学(尿液涂片、培养等)、B 超、泌尿系 X 线平片等初步筛查后,判断是哪一类疾病,如炎症、结石、肿瘤;如需要,应再进行必要的检查,如细胞学检查、膀胱镜检查、计算机断层扫描(CT)、磁共振成像(MRI)、血管造影(DSA),进一步明确出血的部位和病变性质。

一、血尿的诊断步骤

(一) 确定是真性血尿还是假性血尿

1. 血尿与尿的污染血相区别 月经、子宫及阴道出血或痔出血等常污染尿液,其他外源性的因素污染也可造成假性血尿。女性最好在月经的前 1 周或月经干净后 1 周做尿检,尿标本一定要留取清洁中段尿。

2. 血尿与血红蛋白尿、肌红蛋白尿相区别 血尿可呈鲜红色或暗红色,尿液常浑浊,震荡可呈云雾状,放置后可有少量红色沉淀,镜检发现多量的红细胞。血红蛋白尿或肌红蛋白尿一般为均匀的暗红色,如含大量血红蛋白或肌红蛋白时可呈酱油样,震荡时不呈云雾状,放置后无红色沉淀,镜检无红细胞或仅发现少数红细胞,而联

苯胺试验阳性。临床上尿隐血呈强阳性但镜检无红细胞时则提示尿血红蛋白尿或肌红蛋白尿。

3. **血尿与卟啉尿相区别** 由于吡咯新陈代谢障碍所致的血卟啉病或铅中毒时,可产生大量卟啉而引起卟啉尿。尿放置或晒太阳后尿色变为红色或棕红色或葡萄酒色,均匀不浑浊,镜检无红细胞,联苯胺试验阴性,尿卟胆原试验阳性。

4. **血尿与其他含色素食物或药物所致假性血尿相区别** 易引起红色或近红色尿的含色素食物包括甜菜、红心红龙果等,常见药物包括利福平、氨基比林、山道年或大黄(碱性尿时)、刚果红、氨苯磺胺、酚磺酞(酚红)、碘溴酞钠(四溴酚钠)等。这类假性血尿镜检无红细胞,联苯胺试验阴性,通过仔细询问饮食和服药史易于鉴别。

(二)判断出血的部位及确定病变性质

1. **根据血尿的排尿时间来分析** 血尿依其排尿时间先后可分为初始血尿、终末血尿和全程血尿。初始血尿为前尿道病变引起,如尿道损伤、肿瘤、尿道肉阜、前列腺炎等;终末血尿为膀胱颈部和三角区、后尿道、精囊病变或前列腺病变所引起,如急性膀胱炎、膀胱肿瘤或结石、前列腺病变等;全程血尿则来自上尿路或膀胱。无排尿时尿道出血称尿道流血。

临床为鉴别血尿的来源常做尿三杯试验,即在排尿的初始、中段和终末段各留一杯尿,如第一杯(即初始段)尿呈红色或镜下有较多红细胞,表示病变位于前尿道;如第三杯(终末段)尿呈红尿或镜下有较多红细胞,表示病变在膀胱颈、三角区或后尿道等部位;如三杯尿均呈均匀血色,表示病变在膀胱、输尿管或肾。

2. **根据尿红细胞形态来判断** 由于肾实质出血时,红细胞经过肾小球滤过膜和肾小管渗透压梯度时红细胞变小和变形,故通过相差显微镜检查血尿的红细胞形态,或用微粒容积自动分析仪测定尿红细胞容积分布曲线来初步分析。肾小球源性血尿则为小细胞(红细胞平均体积<72fl),且细胞形态畸形多样或以畸形红细胞为主(>80%畸形红细胞);非肾小球源性出血则否。如采用尿沉渣自动分析仪与相差显微镜相结合,更有利于对血尿来源进行鉴别诊断。文献报道变形红细胞中的棘状/芽孢状红细胞(或称G1细胞)对肾小球源性血尿诊断的特异性最高,G1>5%特异性接近100%。

3. **根据出血特点进行分析** 通常血尿中混有血凝块常提示非肾小球性出血。大块血凝块常见于膀胱出血,而小的蠕虫状血块多见于上尿路出血;血尿伴尿频、尿急、尿痛应考虑急性膀胱炎;血尿伴严重而反复发作的尿频、尿急、尿痛则要排除泌尿系结核或膀胱肿瘤;血尿伴肾绞痛或输尿管部位疼痛则可能为结石或血块堵塞。上呼吸道感染后1~3天内出现血尿者常见IgA肾

病;如上呼吸道感染7~21天后出现血尿则常为急性链球菌感染后肾炎,感染后出现肉眼血尿伴肾功能进行性恶化要排除急进性肾炎(新月体肾炎),血尿伴水肿和高血压则可能是急、慢性肾炎,血尿伴神经性耳聋或/和眼科晶状体、黄斑病变要排除遗传性疾病(奥尔波特综合征),镜下血尿伴家族史者需考虑薄基底膜肾病或IgA肾病。

(1)肾病变引起的血尿特点

1)血尿为全程性,均匀,常为暗棕色;尿蛋白含量多,常超过1.0g/24小时。

2)可伴发肾区钝痛或肾绞痛。

3)血块多呈条束状(输尿管铸型)、三角形,有时可发现红细胞管型或其他管型。

4)一般无明显排尿不适症状,如伴有膀胱病变时,可出现排尿不适症状;当血块堵塞尿道时,可发生排尿困难。

(2)膀胱或膀胱颈部病变血尿特点

1)常伴有尿频、尿急、尿痛、排尿灼热感等排尿不适的症状,但肿瘤出血也可无排尿不适。

2)血尿颜色较鲜红,可为终末血尿,血块可大而不规则。

除根据上述特点进行鉴别外,尚可用经导尿管冲洗膀胱的方法以判断血尿来源。如为膀胱出血,经连续冲洗膀胱,还可见血性液体回流;如为肾出血,当膀胱内的血尿被冲洗净后,再注入生理盐水随即抽出,回流液体可澄清;如将生理盐水停留于膀胱内片刻然后才抽出,则可因血尿间歇自输尿管插入膀胱,污染生理盐水而显血色。

(3)前列腺、尿道病变引起血尿的特点

1)血尿呈鲜红色,前列腺及后尿道出血多为终末血尿,前尿道出血可呈尿道滴血或初始血尿。

2)多伴有尿频、尿急、尿痛、排尿困难、排尿不净、尿液分叉等表现。

4. **结合血尿的伴随症状及发病年龄进行分析**

(1)血尿伴随症状

1)疼痛:血尿伴肾绞痛,疼痛沿输尿管向同侧下腹部、同侧大腿内侧、同侧会阴部放射,是肾、输尿管结石的特征;输尿管部位疼痛多为输尿管结石或血块堵塞所致;排尿时疼痛、尿流突然中断或排尿困难为膀胱或尿道结石的症状。

2)尿频、尿急、尿痛:出现尿频、尿急、尿痛等膀胱刺激症状,如病程短,两次发作间症状完全消除者,多为非特异性膀胱炎、前列腺炎等;但如病程较长,病情起伏,症状始终未能消除或反复发作者,应注意排除泌尿系结核或膀胱肿瘤;如同时伴有高热、寒战、腰痛,则考虑为肾盂肾炎。

3)水肿、高血压:应考虑为急、慢性肾炎,高血压肾

病等。

4）肾肿块：如肾肿块为单侧性，应考虑肾肿瘤、肾囊肿、输尿管肿瘤、肾结石、肾结核所致的肾积水、肾下垂及异位肾等；如为双侧性，则多考虑为先天性多囊肾。

5）合并尿路邻近器官疾病：有生殖系结核（如附睾结核）者，尤其是有活动性肺结核者提示肾结核可能；合并妇科疾病如阴道、子宫、输卵管、附件的炎症和脓肿以及盆腔如直肠、结肠炎症和肿瘤。

6）伴有身体其他部位出血：应考虑血液病、感染性疾病、中毒、过敏及其他全身性疾病等。

7）合并乳糜尿者：应考虑淋巴结核、肿瘤、丝虫病等，尤其在丝虫病疫区更应注意。

8）合并咯血者：要考虑 ANCA 相关性血管炎、肺出血 - 肾炎综合征、系统性红斑狼疮、肾结核、血液系统疾病等。

（2）血尿的发病年龄与性别

1）小儿时期的血尿多见于急性肾炎、上呼吸道感染、泌尿系畸形、特发性高钙尿、遗传性疾病以及胡桃夹现象（左肾静脉压迫综合征）等。

2）青少年或青年出现血尿，应考虑为泌尿系一般细菌感染（尤其生育期妇女）、结核、结石、风湿性免疫性疾病、原发性肾炎、遗传性疾病等。

3）40~60 岁以上血尿应多考虑膀胱和肾肿瘤、结石、感染、代谢性疾病；女性以泌尿系感染、膀胱肿瘤和代谢性疾病多见。

4）60 岁以上血尿者，男性以前列腺增生或肿瘤、代谢性疾病、泌尿系感染；女性以膀胱肿瘤或泌尿系感染、代谢性疾病多见。

5. 特殊检查 根据上述尿液常规、红细胞形态学检查，结合病史、临床症状和体征，一般可做出血尿的出血部位和病变性质的初步估计。如诊断尚未明确，可按照患者的具体情况，选做下列几种常用的特殊检查。

（1）尿液细菌学检查：泌尿系感染性疾病如肾盂肾炎、结核等，可在尿中直接找到或培养出病原菌。

（2）尿液脱落细胞学检查：新鲜尿液的脱落细胞或膀胱冲洗液的细胞学检查对于膀胱移行细胞癌的诊断非常有帮助。对于 40 岁以上的血尿患者，怀疑泌尿系肿瘤者应该做尿细胞学检查。

（3）B 超、彩色多普勒超声：B 超检查简单无创，对肾囊肿、结石、肾肿瘤、输尿管梗阻以及了解肾的形态学有帮助，可作为血尿的常规检查。但对发现小结石、较小占位性病变、膀胱肿瘤敏感性较低。

（4）泌尿系 X 线检查：包括腹部平片（适用不透 X 线的结石和钙化）、静脉肾盂造影对泌尿系结石（包括透 X 线的结石）、肿瘤、结核、畸形等有帮助，如肾功能较差、肾

不显影或碘过敏者可行逆行肾盂造影、膀胱造影等，也有助于进一步的确诊。

（5）膀胱镜检查：在肉眼血尿发作期间做膀胱镜检查，对无伴随症状的血尿有诊断价值，可确定血尿来自哪一侧肾和输尿管；如出血病灶位于膀胱，则可直接发现病灶及其病变性质，有助于确诊。尤其适用膀胱癌的诊断。

（6）肾穿刺活检：如以小细胞、畸形红细胞血尿为主，疑似肾实质性疾病者，可考虑肾活检以明确肾病的病理诊断。

（7）放射性核素肾图：对于了解尿路梗阻和分侧肾功能有所帮助。

（8）计算机断层扫描（CT）、磁共振成像（MRI）：对于占位性病变的诊断较好，尤其是较小的占位性病变（<3cm）较 B 超和静脉肾盂造影敏感。对于囊性病变而不能排除肿瘤者也应考虑。通常平扫和显影剂加强有助于明确诊断。

（9）肾动脉和静脉造影：适用于肾血管性疾病如血管瘤、血管畸形、动静脉瘘、动脉血栓、肾静脉血栓等。

根据上述的检查、分析和判断，一般即可明确产生血尿的部位与原因。如经检查及分析仍未确诊，则应做出一个最大可能的诊断给予治疗，并密切随访，以期落实正确的诊断。

总之，引起血尿的疾病繁多，有泌尿系统疾病、生殖系统疾病、全身性疾病、泌尿系邻近器官疾病以及其他特发性血尿等。但以泌尿系统疾病引起的血尿最为常见，其中又以肾炎、泌尿系结石、细菌感染为最多，其次为结核、代谢性疾病、过敏性疾病、肿瘤等（表 36-1）。血尿的诊断程序见图 36-1。

二、泌尿生殖系疾病

（一）免疫性炎症

主要是原发性肾小球疾病和间质性肾炎。原发性肾小球疾病（primary glomerular diseases）是指不明原因导致的双侧肾弥漫性或局灶性肾小球病变。临床特点：①肾小球性蛋白尿（以白蛋白为主）伴管型尿和 / 或肾小球性血尿；②肾外表现为高血压及水肿；③肾小球滤过功能损害先于并重于肾小管功能障碍。原发性肾小球疾病常合并肾小管间质炎症性病变，是发展为肾衰竭的主要原因和影响因素。血尿可呈持续性镜下血尿和 / 或反复发作性肉眼血尿。尿血细胞以小细胞和畸形红细胞为主，可有红细胞管型。

1. 原发性肾小球疾病的分类 通常有临床和病理分型。

（1）原发性肾小球疾病的临床分型：根据症状、体征和生化检查分类。

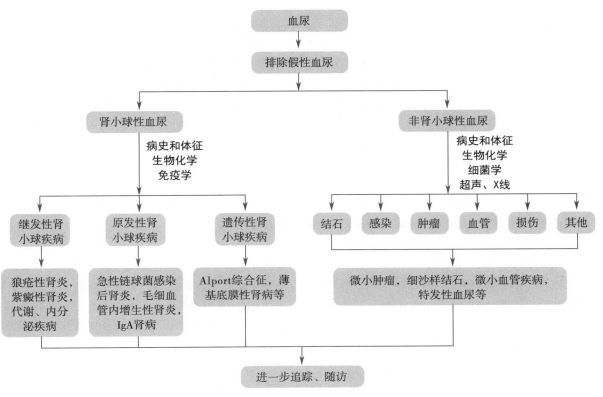

图 36-1 血尿的诊断程序

表 36-1 血尿的原因及疾病

	原因	疾病
泌尿生殖系疾病	免疫性炎症	急性肾炎、慢性肾炎、急进性肾炎、肾病综合征、无症状性血尿和/或蛋白尿、IgA肾病、急性间质性肾炎、慢性间质性肾炎等
	感染性炎症	非特异性:肾盂肾炎、膀胱尿道炎、前列腺炎等 特异性:肾结核、膀胱结核
	结石	肾结石、输尿管结石、膀胱结石、尿道结石、草酸盐尿等
	肿瘤	肾肿瘤、输尿管肿瘤、膀胱肿瘤、前列腺肿瘤
	损伤	外伤、手术、介入、器械检查等所致急性肾损伤,尿道、膀胱损伤
	遗传性疾病	多囊肾、海绵肾、先天性孤立肾、奥尔波特综合征、薄基底膜性肾病
	血管性病变	肾梗死、肾皮质坏死、肾动脉硬化、肾血管瘤、肾动脉瘘、肾静脉血栓、动脉炎等
	其他病变和异常	肾下垂、游走肾、膀胱内子宫内膜异位症、膀胱尿道息肉、憩室、尿道肉阜
	理化因素	磺胺、盐酸氯胍、斑蝥、酚、松节油、汞、砷等中毒,抗凝剂、大量输入甘露醇或山梨醇、造影剂、环磷酰胺、放射线、环孢素等
全身性疾病	血液病	血小板减少性紫癜、血栓性血小板减少性紫癜、再生障碍性贫血、白血病、血友病、多发性骨髓瘤、恶性组织细胞病等
	感染性疾病	乙肝相关性肾病、钩端螺旋体病、肾综合征出血热、流行性脑膜炎、猩红热、丝虫病、亚急性感染性心内膜炎、类圆线虫性肾病、埃及血吸虫病、HIV感染等
	免疫性疾病	系统性红斑狼疮、显微镜下多血管炎、结节性多动脉炎、韦氏肉芽肿病、嗜酸性肉芽肿性多血管炎、皮肌炎、肺出血-肾炎综合征(Goodpasture综合征)、过敏性紫癜等

	原因	疾病
全身性疾病	心血管疾病	高血压病、肾动脉硬化症、充血性心力衰竭、遗传性出血性毛细血管扩张症等
	内分泌、代谢疾病	痛风、糖尿病、肾淀粉样变、甲状旁腺功能亢进症、法布里病等
尿路邻近器官疾病	炎症或肿瘤	急性阑尾炎、盆腔炎、输卵管炎、直肠癌、结肠癌、宫颈癌、卵巢恶性肿瘤等
其他原因	运动或其他未明原因	肾活检后血尿、运动后血尿、腰痛 - 血尿综合征、高原性血尿、"特发性"血尿

1）急性肾小球肾炎（acute glomerulonephritis）。

2）急进性肾小球肾炎（rapidly progressive glomerulo-nephritis）。

3）慢性肾小球肾炎（chronic glomerulonephritis）。

4）无症状性血尿或 / 和蛋白尿（隐匿性肾小球肾炎）〔asymptomatic hematuria and（or）proteinuria〕。

5）肾病综合征（nephrotic syndrome）。

（2）原发性肾小球疾病的病理分型（表 36-2）

表 36-2　1995 年 WHO 关于原发性肾小球疾病的病理学分类

1. 轻微性肾小球病变（minor glomerular abnormalities）

2. 局灶性节段性病变（focal segmental lesions），包括局灶性肾小球肾炎（focal glomerulonephritis）

3. 弥漫性肾小球肾炎（diffuse glomerulonephritis）

（1）膜性肾病（membranous nephropathy）

（2）增生性肾炎（proliferative glomerulonephritis）：①系膜增生性肾小球肾炎（mesangialproliferative glomerulonephritis）；②毛细血管内增生性肾小球肾炎（endocapillaryproliferative glomerulonephritis）；③系膜毛细血管性肾小球肾炎（mesangiocapillarygl-omerulonephritis）；④新月体性和坏死性肾小球肾炎（crescentic and necrotizing glomerulonephritis）

（3）硬化性肾小球肾炎（sclerosing glomerulonephritis）

4. 未分类的肾小球肾炎（unclassified glomerulonephritis）

2. **继发性肾小球疾病的病因**　继发性肾小球疾病是指全身或系统性疾病引起肾小球损害，如糖尿病或系统性红斑狼疮等。临床表现与特发性者相同，但有其原发疾病的各自特征。发作期均可出现血尿，重者呈肉眼血尿。但血尿不是这类肾炎的主要或唯一症状，常伴有蛋白尿、高血压、水肿及肾功能损害等。病因包括系统性疾病、血管性疾病、代谢性疾病、遗传性疾病等，根据临床、生化、免疫学和肾活检，多能明确诊断（表 36-3）。

常见的以血尿为主要症状的原发性肾小球疾病有如下几种。

1. **急性链球菌感染后肾小球肾炎**　急性链球菌感染后肾小球肾炎又称为毛细血管内增生性肾小球肾炎（简称急性肾炎）。本病可见于各个年龄组，以儿童和青少年好发。大部分患者有前驱感染病史，咽部感染后的潜伏期为 7~21 天，平均为 10 天；皮肤感染后的潜伏期较长，为 14~21 天。临床多表现为急性肾炎综合征，也可表现为急进性肾炎和肾病综合征，病情严重程度变异很大。血尿常为本病的首发症状，几乎所有患者有血尿，约 40% 患者有肉眼血尿。严重者可有尿频和尿道不适，数日至 2 周即消失，但无典型的尿路刺激症状。尿中无血凝块，镜下红细胞少数可迁延数月至 1~2 年。血尿通常伴有短暂的少尿或无尿，偶尔这种状况持续存在，则提示有新月体形成。较轻的亚临床病例可全无水肿、高血压和肉眼血尿，仅仅尿常规发现镜下血尿，有时尿检也正常，仅血中 C3 呈典型的急性期明显降低，6~8 周后恢复正常。此类患者肾活检病理可见典型的毛细血管内增生及特征性的驼峰样改变。

2. **IgA 肾病**　IgA 肾病是一种免疫复合物介导的肾小球肾炎，其主要特征是免疫荧光以 IgA 在肾小球系膜区或毛细血管壁沉积为主，光镜下可表现为不同类型的病理改变。IgA 肾病占所有原发性肾小球疾病的 20%~40%。IgA 肾病好发于青壮年，发病年龄多见于 20~30 岁，主要表现为血尿、蛋白尿、肾功能不全和高血压等。IgA 肾病是肾小球源性血尿最常见的病因，多数 IgA 肾病患者血尿较为突出。血尿常表现为两种类型。①发作性肉眼血尿：此型占所有 IgA 肾病的 40%~50%，常于上呼吸道感染后数小时或 1~3 天后发生肉眼血尿，偶有胃肠道感染后或运动后血尿发作，儿童患者 80% 以上可有肉眼血尿，成人则只有 40% 左右发作肉眼血尿。②持续性镜下血尿：本型占所有 IgA 肾病的 30%~50%，无明显肉眼血尿，镜下血尿持续存在，可伴有蛋白尿，见于各种年龄段。

IgA 肾病的病程个体差异较大，多数患者病情呈缓慢进展，部分患者可长期呈良性血尿并且肾功能稳定，

表 36-3　1995 年世界卫生组织关于继发性肾小球疾病的分类

（一）系统性疾病所致的肾小球病变	6. 硬皮病（系统性硬化）
1. 狼疮肾炎	（三）代谢疾病所致肾小球疾病
2. IgA 肾病（Berger 病）	1. 糖尿病肾病
3. 过敏性紫癜肾炎	2. 致密物沉积病
4. 抗肾小球基底膜性肾小球肾炎（肺出血 - 肾炎综合征）	3. 淀粉样变性
5. 全身感染相关的肾小球损害	4. 单克隆免疫球蛋白沉积病
（1）败血症	5. 纤维样肾小球病
（2）感染性心内膜炎	6. 触须样免疫性肾小球病
（3）分流性肾炎	7. Waldenstron 巨球蛋白血症
（4）梅毒	8. 冷球蛋白血症
（5）人类免疫缺陷综合征	9. 肝病性肾病
（6）乙型和丙型肝炎病毒感染	10. 镰状细胞病性肾病
（7）衣原体感染	11. 发绀型先天性心脏病及肺动脉高压性肾病
（8）立克次体感染	12. 肥胖所致肾病
6. 寄生虫相关肾病变	13. Alagille 综合征
（1）疟疾性肾病	（四）遗传性肾病
（2）血吸虫性肾病	1. 奥尔波特综合征
（3）黑热病	2. 良性复发性血尿和薄基底膜综合征
（4）丝虫病	3. 指甲 - 髌骨综合征（Nail-Patella syndrome）
（5）旋毛虫病	4. 先天性肾病综合征（芬兰型）
（6）类圆线虫性肾病	5. 婴儿性肾病综合征（弥漫性系膜硬化）和 Drash 综合征
（二）血管疾病相关的肾小球病变	6. 法布里病和其他脂类沉积症
1. 系统性血管炎	（五）其他肾小球疾病
2. 血栓性微血管病（溶血性尿毒症综合征和血栓性血小板减少性紫癜）	1. 妊娠中毒性肾病（先兆子痫性肾病）
3. 肾小球血栓（血管内凝血）	2. 放射性肾病
4. 良性肾硬化	（六）终末期肾病
5. 恶性肾硬化	（七）移植后肾小球病变

　　注：本分类将致密物沉积病从原发性肾小球疾病划为继发性肾小球疾病。但是，目前多数学者倾向于将 IgA 肾病归于原发性肾小球肾炎。

而部分患者则可表现为急进性肾小球肾炎，肾功能急剧恶化，迅速进展至终末期肾衰竭。个别 IgA 肾病患者可在病理改变较轻和临床表现呈良性过程的基础上，突然出现毛细血管袢坏死和新月体的形成，病理上表现为新月体肾炎，并伴有较严重的肾小管 - 间质病变。这些患者与病理改变较轻，出现急性肾损伤临床上不易鉴别。一般地，对于无症状血尿患者（不伴有血压升高及血肌酐升高者），一般不主张积极行肾穿刺活检。中山大学附属第一医院肾内科资料显示：表现为单纯性血尿的 IgA 肾病病理改变比较轻，78.6% 患者病理分级为 Lee Ⅰ～Ⅲ级，但仍有 20.4% 患者为Ⅳ～Ⅴ级，提示这些患者虽然临床表现轻，但病理分级可以相当严重，显示病理和临床可能存在不一致性。因此，如单纯血尿伴下列情况时建议行肾穿刺活检：① 24 小时尿蛋白定量大于

1.0g/d 或表现为肾病综合征；②血肌酐升高，尤其短时间内升高明显者；③伴有高血压；④怀疑继发于全身性疾病，如肝炎相关性肾炎、狼疮肾炎等；⑤怀疑合并其他肾小球疾病。对于没有行肾活检者，临床上必须密切观察，出现上述指征时应及时肾活检，为临床上采取针对性措施提供依据。

　　3. 系膜毛细血管性肾小球肾炎（MCGN）　MCGN 又称膜增殖性肾小球肾炎（MPGN）。本病起病时都有血尿，包括镜下或者肉眼血尿。血尿常为镜下持续性血尿，有 10%~20% 患者于呼吸道感染后呈发作性肉眼血尿，呈严重的、红细胞多样畸形的肾小球源性血尿。本病 25%~30% 表现为急性肾炎综合征，30% 表现为无症状性蛋白尿，50% 患者表现为肾病综合征，90% 以上患者蛋白尿选择性差。约 30% 以上患者伴有高血压。患者常伴

随较明显的正细胞正色素性贫血,贫血程度与肾功能不全程度不成比例。至少有半数的患者出现急性或慢性肾功能不全。

本病的一个特征性改变就是血清补体的降低,约有75%的本病患者 C3 持续性降低。尿 FDP 和 C3 可升高。原发性肾小球疾病,除链球菌感染后肾炎外,少见 C3 降低。由于该病常表现为急性肾炎综合征,常可有前驱呼吸道感染史,40% 在起病前有抗链球菌溶血素"O"效价升高和链球菌感染的其他证据,故应与链球菌感染后肾小球肾炎相鉴别。与本病不同,链球菌感染后肾小球肾炎的 C3 水平常下降,但在 6~8 周多恢复到正常水平,持续低补体血症则应怀疑本病;并且链球菌感染后肾炎的病理常表现为毛细血管内增生性肾小球肾炎,结合肾活检病理检查不难区分两者。因此,持续低补体血症,持续非选择性蛋白尿(或肾病综合征)伴有显著多形畸形红细胞尿,与肾功能下降不成比例的贫血,常提示本病诊断。

继发于狼疮肾炎、晚期肝病、单克隆球蛋白病、白血病和转移癌的肾病综合征可以出现 C3 下降,病理检查有时与本病混淆,但是注意结合临床其他表现和免疫荧光检查的 C1q 的阳性程度以及血清免疫学等检查可加以鉴别。其他糖尿病肾病或者轻链沉积病有时光镜改变相似,但是通过免疫荧光和电镜表现较易区分,结合临床表现、血生化和血清免疫学检查就更容易鉴别。乙肝病毒感染继发的膜增殖性肾小球肾炎,根据病毒血清学及肾组织乙肝病毒抗原标志物可以鉴别。原发性冷球蛋白血症肾损害或丙肝病毒继发冷球蛋白血症肾损害临床与病理均与该病相似,但前者有相应的全身表现,病毒血清学和/或血清冷球蛋白阳性,病理有肾小血管炎和透明血栓形成提示为继发性病变。

常见的几种感染后发作血尿的疾病的鉴别见表 36-4。

4. 系膜增生性肾小球肾炎(MsPGN) MsPGN 是以病理形态特征为肾小球呈弥漫性系膜细胞增生和/或不同程度的系膜基质增多,伴或不伴 IgG、C3 系膜沉积而毛细血管壁正常的一组肾小球疾病。MsPGN 可见于任何年龄,以儿童和青少年多见,男性稍多于女性,男性与女性之比为 1.5:1 至 2.3:1,国外本病在原发性肾病综合征中,成人占 10%,儿童占 15%,在我国成人中约占 30%,40.3% 的患者病前有前驱上呼吸道感染症状。

MsPGN 常隐匿发病,临床表现可为孤立性血尿、无症状性蛋白尿、蛋白尿合并血尿,60%~70% 的患者可有镜下血尿,偶有肉眼血尿,肉眼血尿发生率为 IgA 肾病的 1/3~1/2。59% 表现为肾病综合征。本病国外报道事先常无诱发或感染因素,但国内北京和上海有学者报道部分患者有前驱感染病史。20%~40% 患者有轻、中度高血压,其与病变程度有关。肾功能一般正常,重度系膜增生可发展为慢性肾功能不全。部分肾病综合征患者血清 IgG 水平轻度减低,约 30% 的患者血清 IgM 水平升高,补体水平正常,极少数患者有 C4 水平下降,有些患者可有含 IgM 或 IgG 的循环免疫复合物,ASO 效价正常。

5. 微小病变肾病 微小病变肾病好发于儿童,大部

表 36-4 肾小球肾炎伴血尿的鉴别

项目	急性链球菌感染后肾炎	IgA 肾病	膜毛细血管性肾小球肾炎
咽痛史	常有	可有	可有
血尿	肉眼血尿	肉眼或镜下血尿	血尿明显
潜伏期	7~21 天	1~3 天	不定
咽拭子培养(乙型溶血性链球菌)	常阳性	常阴性	部分阳性
水肿、高血压	常有	无或有	常有
血清 IgA 正常	正常	常升高	正常
血清抗链球菌溶血素"O"效价	常升高	正常	部分升高
血清 C3	常降低 <8 周	正常或轻度降低	显著和持续降低 >2 个月
肾小球滤过率	降低	正常或降低	正常或降低
病理改变	毛细血管内增生	系膜区或毛细血管壁 IgA 沉积为主	系膜和基底膜增生

分患者起病无明显诱因,少数患者起病前有上呼吸道感染史(多为不典型病毒感染),或发生过敏之后,或有药物反应史,如非甾体类抗炎药、干扰素、青霉素及异烟肼等,血尿发生率15%~20%,儿童及青少年血尿少见,成人血尿较多见。水肿常为首发症状,多有大量蛋白尿和低白蛋白血症。病理检查肾小球基本正常,无免疫复合物沉积及电子致密物,电镜下肾小球上皮细胞足突弥漫性融合。临床上常很难区分轻微系膜增生性肾小球肾炎与微小病变肾病。MsPGN好发于青少年,血尿发生率为60%~70%,病理检查肾小球具有轻度系膜细胞及基质增生,有免疫复合物沉积于系膜区,电镜检查部分病例见电子致密物。有学者认为,微小病变肾病可演变成MsPGN,此两种病理类型是同一疾病的不同阶段,两者均可并发局灶性节段性肾小球硬化。

6. **局灶性节段性肾小球硬化** 局灶性节段性肾小球硬化(FSGS)临床上主要表现为肾病综合征或慢性肾炎综合征。血尿比微小病变常见,约一半患者有镜下血尿,而肉眼血尿少见。FSGS大多数临床表现为肾病综合征,成人50%以上呈肾病综合征的表现,常伴有肾功能减退,约有1/3患者就诊时有肾功能不全。在诊断FSGS时,应注意各种可能的继发性因素,如HIV感染、吸毒、肥胖等。病理检查见局灶性节段性肾小球硬化及玻璃样变,IgM及C3呈团块状沉积于病变部位上,电镜发现弥漫性肾小球脏层上皮细胞足突融合。FSGS有时误诊为微小病变,主要是由于FSGS的病变呈局灶性分布,肾活检时可能没有取到有节段性硬化或玻璃样变的肾小球而漏诊。鉴别FSGS和微小病变具有重要意义,因为前者对糖皮质激素的敏感性不如后者,常需要较大剂量和较长疗程的糖皮质激素进行治疗。此外,需与MsPGN鉴别。约30%MsPGN病例表现为肾病综合征,20%~30%病例表现为肾炎综合征,肾功能减退较少见。病理表现为肾小球弥漫性系膜细胞及基质增生,IgG/IgM及C3呈颗粒状弥漫沉积于系膜区,以肾病综合征大量蛋白尿为表现的患者电镜检查见有足突融合。重度MsPGN病例,在肾小球的某些节段上系膜基质亦可呈高度结节状增多,周围毛细血管腔塌陷,出现局灶性节段性硬化。

7. **急进性肾炎** 急进性肾炎可有前驱感染,起病急,主要表现为血尿、蛋白尿等肾炎综合征的表现,但突出表现是肾功能急剧恶化伴进行性少尿或无尿,迅速进展至终末期肾病。肉眼血尿比较常见,但蛋白尿呈轻至中度,较少表现为肾病综合征。总体来说,急进性肾炎可分为原发性急进性肾炎和继发性急进性肾炎。继发性急进性肾炎多继发于SLE、肺出血-肾炎综合征、ANCA相关性血管炎和过敏性紫癜等。肺出血-肾炎综合征、ANCA相关性血管炎的患者可有咯血、气促和肺出血等肾外表现,系统性红斑狼疮有其他全身性症状和原发病的表现。急进性肾炎多数为免疫复合物型介导,10%~20%患者血中有抗GBM抗体;少数为寡免疫复合物型,常有ANCA抗体阳性,该型的临床表现和病理改变通常比抗GBM型和免疫复合物型要稍轻。

对于临床上呈急性肾炎综合征表现的患者,如果出现肉眼血尿,并有少尿或无尿、肾功能不全,应警惕急进性肾炎的可能。在排除了肾前性和肾后性梗阻等因素后,应及时行肾活检确诊。同时检查血抗GBM抗体、ANCA抗体。免疫荧光对进一步分型有重要作用,如果不能及时获得抗GBM抗体的检测结果,可根据免疫荧光IgG沿基底膜呈细线状沉积初步诊断为抗基底膜肾炎,及时给予血浆置换,以免延误治疗时机。肺出血病死率高,应注意早期诊断,包括肺部X线片检查、痰吞噬含铁血黄素巨噬细胞的检查和血气分析等。对于突然发生的贫血,应注意肺出血的可能。血补体C3降低提示继发于感染后肾小球肾炎、狼疮肾炎、系膜毛细血管肾炎或冷球蛋白血症的肾损害。抗核抗体(ANA)和抗双链DNA(dsDNA)检测有助于狼疮肾炎的诊断。双肾B超检查有助于排除肾后性梗阻所致的急性肾衰竭。本病还应注意与各种病因的急性肾衰竭及各种原发性肾小球疾病相鉴别。

(二)感染性炎症

肾盂、输尿管、膀胱、尿道、前列腺、尿道旁腺的细菌或寄生虫感染,使尿路黏膜产生炎性病变,可引起镜下血尿,甚至肉眼血尿。下面重点叙述肾盂肾炎、肾结核、膀胱尿道炎及前列腺炎。

1. **肾盂肾炎** 一般情况下,肾盂肾炎引起血尿以镜下血尿常见。少数重症急性肾盂肾炎或慢性肾盂肾炎急性发作的患者,可产生肉眼血尿,称为"出血性肾盂肾炎"。此外,患者常同时伴有畏寒、发热、明显腰痛和膀胱刺激症状,出现脓尿,尿培养细菌阳性等现象。

2. **肾结核** 肾结核发病年龄最多在20~40岁,男性约为女性的2倍。早期病变约80%以上侵犯双侧肾,以后绝大多数(约85%以上)为单侧性;如为双侧性,则一侧往往较重。发病过程比较缓慢,早期常无特殊不适,只于尿常规检查时发现异常。据国内文献报道1 011例肾结核临床分析,首发症状常为尿频(78.9%)、血尿(77.6%)和尿痛(46.3%),症状呈进行性加重,这是由于脓液刺激或结核杆菌侵犯膀胱所致。血尿可来自肾或膀胱,但以后者为主,故临床上多呈"终末血尿",少数可呈大量全程血尿;因此血尿和尿频对本病的诊断有相当重要性。此外,患者多伴有肺结核或其他肺外结核,有50%~80%的肾结核的男性患者伴有生殖系统结核。附睾结核在男性肾结核患者中较常见,可发生于肾结核出现症状之前或同时,故可作为肾结核诊断的线索。同时,所有患者都有不同程度的全身性结核中毒症状,如微热、盗汗、衰弱、贫血等。在诊断上,典型病例一般不难。有下列情况者则提示肾结核的可能性。

(1)肺结核或肺外结核(尤其附睾结核)患者,如有血尿出现,则有肾结核存在的可能;如同时伴有膀胱刺激症状,则可能性更大。

(2)患者有慢性逐渐加重的膀胱刺激症状,出现脓血尿,尿呈强酸性反应,尿沉渣镜检所见以红细胞为主,而反复多次尿普通细菌培养均为阴性(阳性也不能排除,因可合并感染)。用普通抗菌药物治疗无效者,应考虑肾结核的可能;如为男性患者,则可能性更大。

(3)青、壮年人(40岁以下)出现无其他症状的严重血尿,应考虑肾结核的可能。

(4)单侧、慢性腰痛而伴有原因未明的间歇发热,如同时有尿改变者,应考虑肾结核的可能。

如有上述情况,应按常规步骤进行24小时尿沉渣直接涂片抗酸染色,找寻结核杆菌[注意与耻(包皮)垢杆菌区别],阳性率约70%。必要时可做尿结核杆菌培养与豚鼠接种(阳性率达约90%),这对肾结核的确诊有决定性意义。其他检查包括结核菌素(PPD)皮试、血PPD-IgG、PPD-IgM、结核菌γ干扰素释放试验等有助于诊断。在怀疑病例未能确诊时,可进行静脉肾盂造影检查;如仍未能确定,则进一步做膀胱镜检查,可见膀胱黏膜充血、水肿、结核结节或结核性溃疡等,同时可进行逆行肾盂造影术。据国内统计,91%的病例逆行肾盂造影可发现典型的结核性破坏现象,但只有42.5%的患者能做这种造影。X线片的典型改变为肾盏阴影模糊、变形、边缘不整齐如虫蛀状或破坏缺损,严重者可见空洞形成、肾盂狭窄、变形;输尿管呈节段性狭窄、僵直、变形等。少数钙化型肾结核,在X线腹部平片上可见钙化阴影,但需注意与肾结石、肾肿瘤等所致的钙化影区别。肾结石阴影位于肾盂、肾盏内,密度均匀,呈完整结石状,而肾结核的钙化影在肾实质。密度不均匀,呈斑点状。

肾结核与慢性肾盂肾炎非常相似,均可出现血尿和膀胱刺激症状,但后者出现血尿时多在急性发作阶段,伴有畏寒、发热,出现明显脓尿,膀胱刺激症状为间歇反复发作性,时轻时重;尿普通致病菌培养阳性,菌落计数10万个/ml或更多,但找不到结核杆菌。亚硝酸盐还原试验在肾盂肾炎呈阳性反应(约80%),而肾结核则阴性,但肾结核并发细菌感染时也可呈阳性,故只对单纯肾结核才有一定的鉴别意义。此外,肾盂肾炎用一般抗菌药物治疗常奏效,而对肾结核无效。

肾结核也常与慢性非特异性膀胱炎(尤其是女性患者)相似。后者常以脓尿为主,膀胱刺激症状时轻时重,

无全身中毒症状,普通尿培养细菌阳性,尿中找不到结核杆菌。

有时肾结核又与膀胱结石或膀胱肿瘤相混淆,后者在膀胱刺激症状出现之前已先有原发病的表现,如大量血尿、排尿困难等。

肾结核引起的无痛性血尿须与肾肿瘤区别,但后者血尿多较严重且为全程血尿,有肾肿块,发病年龄多在40岁以上。

少数肾结核患者因血块或脓块通过输尿管时,引起单侧肾绞痛,与肾结石相似,但后者绞痛先于血尿,或与血尿同时出现。如输尿管完全梗死引起结核性肾积脓形成巨大肾肿块时,则须经超声波、尿细菌学、肾图、X线肾盂造影、CT或MRI等检查,才能与肾肿瘤、肾积水、腹腔内或腹后壁肿瘤等相鉴别。

肾结核发病隐匿,经尸解证实的病例,仅20%生前做出诊断。临床诊断病例多属晚期,早期诊断率仅6%。早期患者可无症状,而尿中常有结核分枝杆菌排出。但由于排菌量少,常规方法不易检出。PCR技术检测尿标本中结核菌,敏感性为90%,但特异性不高,稳定性差,而PCR仍存在着假阳性与假阴性的问题,目前较少使用。用ELISA法检测者血清中结核抗体,敏感性为87%,与PCR技术相似,但特异性比PCR更强,可作为一项有价值的辅助诊断方法。

3. 膀胱尿道炎　本病是最常引起血尿的疾病。女性多见,尤以生育期妇女为多。血尿多为终末血尿,严重者可呈全程血尿,同时伴有明显膀胱刺激症状,如尿频、尿急及尿痛等。发病多为急性,也可呈慢性而反复急性发作。此病常易被误诊为肾结核、肾盂肾炎等。本病一般无发热,很少有腰痛,肾功能正常,有时无明显尿改变,阴道指检压尿道有脓液流出,脓液培养细菌阳性等可资鉴别。

近年,关于骨髓移植后出血性膀胱炎时有报道,其中一项研究报道发生率为23.3%(14/60)。研究显示其与骨髓移植类型、腺病毒感染的移植物抗宿主病等因素有明显的相关性。B超检查为无痛性、无创伤、简便、快速的方法,可作为出血性膀胱炎的常规检测手段。

4. 前列腺炎　本病也是引起血尿的一种常见而易被忽略的疾病,多为终末血尿。必须强调,原因未明的血尿患者,虽患有前列腺炎,而前列腺炎不一定是血尿的病因。

(三)泌尿系结石

1. 肾、输尿管结石　肾、输尿管结石是常见的疾病。任何年龄均可发生,但多在20~50岁。男性多于女性。典型的临床表现为突发性肾区绞痛,呈刀割样痛,且沿输尿管行径向下放射至同侧阴部,甚至同侧大腿内侧;也有

呈间歇性或持续性肾区钝痛者。在疼痛发作期间或发作后出现不同程度的血尿，镜下血尿多于肉眼血尿。少数无尿路梗阻的肾、输尿管结石患者可呈无痛性血尿，故青壮年人运动后出现无痛性全程血尿，首先应除外肾结石。急腹症患者尿常规检查，如尿中有红细胞，也应考虑肾、输尿管结石的可能性。对怀疑为肾结石而尿常规检查阴性时，在患者病情许可的情况下，可嘱患者按耐受程度做适当的跳跃运动，然后再做尿常规检查，如发现尿液中有红细胞存在，则提示泌尿系结石的可能。过去有肾绞痛、血尿、排尿石病史是重要的诊断根据。

B超和X线检查是诊断肾、输尿管结石的重要方法。绝大多数（约95%）患者在腹部B超和平片上可显示结石的致密阴影，但少数（5%）由于结石过小或为可透X线的结石（如尿酸石）而呈阴性。因此，B超和腹部平片无结石阴影发现也不能完全排除结石的存在。腹部平片上的结石阴影，应注意与肾钙化灶、钙化淋巴结、静脉石、阑尾炎结石、肠结石、粪石或骨岛等相鉴别。必要时可做静脉肾盂造影（在肾功能尚好的情况下）、逆行肾盂造影或CT检查协助明确诊断。在诊断上，要着重于全面的临床综合分析，不要单凭影像学检查来决定，肾绞痛后尿砂石排出等临床表现也是诊断泌尿系统结石的有力证据。血钙、血磷、血尿酸、甲状旁腺素水平、尿钙排泄、尿结石成分分析等检查对泌尿系统结石病因诊断有帮助。

少数无痛性血尿的肾结石常需与肾结核、肾肿瘤相区别。后两者以无痛性肉眼血尿为主，血量较多，且常于自发性血尿之后发生肾绞痛，乃因血凝块或脓块排出堵塞输尿管所致。此外，原发病临床表现也有助于鉴别诊断。

有时不典型的右侧肾、输尿管结石的临床表现与胆石症和急性阑尾炎相似，甚至误诊而进行手术，应注意鉴别。胆石症不引起血尿；盲肠后位阑尾发炎时可波及右输尿管而引起轻微镜下血尿，直肠指检有助于鉴别。

偶尔，肾结石患者表现为腹部锐痛、呕吐、腹胀和肛门停止排气等症状，与急性梗阻相似，须与各种原因所致的肠梗阻区别。肠梗阻一般无血尿，腹部平片及尿常规检查有助于鉴别。

肾、输尿管结石常伴有膀胱刺激症状，尤其输尿管下1/3段的结石更明显。如同时并发感染或继发膀胱结石，则膀胱刺激症状更严重，常误诊为急性或慢性肾盂肾炎、急性膀胱炎等。相反，对经久不愈的肾盂肾炎，尤其是有复杂细菌感染者，应考虑肾结石共存的可能。此外，还需注意与膀胱肿瘤相鉴别。部分急性前列腺炎合并精囊炎患者，可引起类似肾石绞痛的临床表现，也需注意区别。

还有少数双侧输尿管结石患者，病程长，无绞痛，临床表现与慢性肾炎后期、尿毒症相似，故对于不典型的后

期慢性肾炎患者，如无明显的肾炎病史，代谢性酸中毒和氮质血症严重，经常有血尿而无明显蛋白尿及管型尿的患者，应做X线腹部平片检查以排除双侧输尿管结石阻塞的可能。

2. 膀胱或尿道结石　膀胱或尿道结石多由肾、输尿管结石下降而来，也可原发于膀胱或尿道。老年人和10岁以下的男童较为多见。由于结石对膀胱、尿道黏膜的刺激和损伤可引起出血，因此血尿是其主要症状。膀胱与后尿道结石多呈"终末血尿"，有时滴出数滴鲜血。此外，患者常有耻骨上或会阴部钝痛或剧痛，明显尿频、尿急、尿痛；患者于排尿时常排出小石等。探查、肛门指检、X线片检查有助于诊断；极少数为可透X线的结石，需做膀胱镜检查或膀胱造影才能确诊。

3. 草酸盐尿　有文献报道，草酸盐尿阻塞、损伤肾小管可引起血尿，这些患者的症状与尿路结石相似，尿沉淀有大量草酸钙结晶与红细胞，尤其进食大量西红柿、菠菜之后易于发生，但症状在运动后不加剧，X线检查也未能证明尿路结石的存在。如X线肾盂造影显示肾积水而原因未明时，应考虑此疾病的可能性。

（四）泌尿系肿瘤

1. 输尿管息肉和膀胱肿瘤　输尿管息肉较少见，主要症状为血尿，多为间歇性无痛性血尿；其次为肾区痛及腹部肿块，乃由于输尿管阻塞引起肾积水所致。因息肉不易产生完全阻塞，故腹部肿块多不明显。X线肾盂造影和膀胱镜检查对诊断有帮助，有时与输尿管原发肿瘤较难鉴别。

膀胱肿瘤在泌尿系统中很常见，可分为原发性和继发性。原发性膀胱肿瘤可分为膀胱上皮细胞性与非上皮细胞性肿瘤两大类，绝大多数为上皮细胞性肿瘤（97.5%）。膀胱上皮细胞性肿瘤男性多于女性，发病年龄绝大多数在40~60岁，多发生于膀胱三角区及两侧壁。血尿为最常见和首发的主要症状，呈肉眼血尿或镜下血尿，但以肉眼血尿多见；为持续性或间歇性，可为"初始血尿"，也可为"终末血尿"或全程血尿，有时排出血块；晚期由于肿瘤增大、坏死或继发感染，引起膀胱刺激症状；也可由于肿瘤或血块阻塞尿路而致排尿困难，产生急性尿潴留。在诊断上，有报道40岁以上大量血尿患者，约半数以上是由于膀胱肿瘤所致。对于中年以上血尿患者，尤其伴膀胱刺激症状者，如泌尿系上段无明显病变，应考虑膀胱肿瘤的可能性，需进一步做膀胱镜或膀胱造影等检查以明确诊断。尿液细胞学检查可能有助于膀胱上皮细胞性肿瘤的诊断。临床上常需与肾结核、泌尿系结石等相区别。

2. 前列腺肿瘤　前列腺肿瘤多见于老年人（50岁以上），可分为良性（即前列腺增生）和恶性（即前列腺癌），均

可发生血尿。血尿轻重不一，可为肉眼血尿，也可为镜下血尿，为间歇性，多数出现于排尿后，呈"终末血尿"。前列腺增生早期可无特殊症状，但在血尿发作前多有较长时间的尿频、排尿困难病史，血尿多因感染所致。经常发作肉眼血尿者，常为并发膀胱结石所致。前列腺癌早期的临床特点与前列腺增生相似，发生血尿者占 10%，后期常伴有背或腰部疼痛的恶病质现象。

直肠指检是重要的诊断方法。绝大多数前列腺增生和前列腺癌患者均有前列腺增大，指检时可触及。前者质呈中等硬度，有弹性感；后者则质坚硬，结节状且固定，如硬结很大则诊断可以确立，如硬结较小则需与前列腺结核或结石相区别。前列腺癌患者血清酸性磷酸酶多增高，有转移者更明显（不增高不能除外），但非特异性。血清前列腺特异性抗原（PSA）测定，诊断意义较大。做肛门、直肠前列腺活检多能明确诊断。

3. 肾肿瘤　肾错构瘤在不同年龄均可发生，可有腹痛、镜下血尿等，B 超、CT 可明确诊断。

（五）遗传性肾病

1. 奥尔波特综合征　奥尔波特（Alport）综合征是一种遗传性疾病，在文献中它也被称为遗传性肾炎、遗传性进行性肾炎、家族性出血性肾炎、遗传性慢性肾炎。血尿是本病常见的首发症状，从幼年即可出现，其他临床主要表现包括神经性耳聋、眼病，肾功能常进行性进展，同时存在三种损害的病例少于 5%，男性的病情比女性重，有家族病史。肾组织电镜病理检查见肾小球基底膜广泛变厚、劈裂，并与变薄的 GBM 并存，与薄基底膜性肾病明显不同。

2. 薄基底膜性肾病　本病也称良性家族性血尿，多数有家族史，但也见于非家族性血尿患者。任何年龄均可发病，以中青年多见。上呼吸道感染及剧烈运动后可呈现肉眼血尿，无链球菌感染的证据，这与链球菌感染后急性肾炎不同。临床上以反复发作性血尿为特征，儿童可仅为无症状单纯性血尿，成人可有少量蛋白尿，不伴有水肿与高血压，也无肾功能损害，患者镜下血尿可持续很长时间，预后良好。肾活组织检查光镜下常无明显病理改变，偶也可见轻度局灶性肾炎的表现。电镜下基底膜弥漫性变薄（成人基底膜 <265nm，儿童基底膜 <250nm）而无电子致密物沉积可确诊。

（六）其他泌尿系疾病

1. 肾下垂或游走肾　肾下垂是指患者在吸气时检查者用双手可触到半个以上肾者，游走肾则指患者的肾能在腹部各方向自由活动者。本病多见于瘦长体型的女性，多数发生于右侧肾。有时可由于肾静脉暂时性弯曲，以致肾淤血或继发肾盂感染而引起血尿。患者主要症状为腹部包块，肾区于劳动或站立后疼痛（卧床休息后好

转），需与肾肿瘤、肾结石、肾结核等所致的肾积水，先天性多囊肾等相鉴别。X 线肾盂造影（平卧与站立位比较）可明确诊断。

2. 先天性肾异常

（1）先天性多囊肾：此病是由于先天性肾发育异常所致的疾病。部分患者以血尿为主要症状，血尿轻重不一，常为间歇性，易合并尿路感染出现肉眼血尿。此病多在 35 岁以后发现。多囊肾绝大多数为双侧性，可较正常肾增大 2~6 倍，故可触及两侧增大的肾，表面不平滑，稍有囊样感。肾区常感钝痛，偶可引起绞痛，大部分患者伴有高血压。晚期随包块进行性增大的同时，出现进行性肾功能不全。临床上如遇有原因未明的血尿、肾区痛、高血压、触及肿大的肾（双侧）、有肾衰竭的表现者，则先天性多囊肾的可能性很大，早期常常误诊为肾肿瘤、肾结核、肾结石、游走肾、单囊肾、肾包虫囊肿及腹部其他肿瘤等，需注意鉴别。B 超检查提示肾区多个囊性包块；肾盂造影见肾盂变长、变窄，肾盏呈新月形压迹；CT 检查对本病诊断也有重要意义。

（2）海绵肾：海绵肾为先天性疾病，乃由于肾集合管呈囊状或梭形扩张，肾锥体内出现很多囊腔而呈海绵状所致。本病多见于 40 岁以上的男性。病变多为双侧性（约占 80%），少数为单侧或局灶性。本症早期可无任何症状，但由于本病容易并发结石或感染，故可有血尿、尿路阻塞、肾绞痛及泌尿系感染症状等，病程中可出现高血压。本病多为泌尿系 X 线检查所发现。静脉肾盂造影可见到类似海绵状、葡萄状、花朵状及分枝状影。如囊腔内合并结石时，在 X 线平片中可见到相当于肾髓质部位有多数小钙化影，并于多次检查可发现钙化影的排列发生改变。

（3）先天性孤立肾：此病是由于胚胎时期一侧生肾组织或输尿管芽发育障碍所致的一侧肾缺如，占肾畸形的 15%。患者常以血尿为主诉，但一般无症状。如发现一侧代偿性肥大的肾，即应考虑先天性孤立肾的可能，但须与肾肿瘤或其他腹部包块相区别。B 超、X 线肾盂造影、CT 有助于诊断。

3. 膀胱内子宫内膜异位症　此病是由于子宫内膜异位于膀胱内黏膜所致，以周期性血尿为主诉。血尿与月经来潮有明显关系，经期过后血尿即停止。此外，本病还有膀胱刺激症状。

（七）理化物质或药物对泌尿系统的损伤

肾、输尿管、膀胱、尿道等受外伤及行器械检查或手术等，均可引起创伤出血而出现血尿。可根据病史、体征以及其他有关检查以确定损伤部位。

磺胺类药物引起的血尿临床上有报道，尤其大量静脉注射更常见。主要由于其晶体沉积于肾小管内，阻塞

及损伤肾小管所引起。其特点为尿沉淀中有大量磺胺晶体。棉酚、斑蝥、酚、鱼胆汁、松节油、汞、砷、抗凝剂、环磷酰胺、放射线、异物等可损害肾或膀胱而致血尿。大量甘露醇或山梨醇静脉注入也有引起血尿的报道。此外，马兜铃酸相关肾损害也可有血尿。此类血尿的特点是：有应用化学药品或药物史，血尿多为短暂性，停药则可自愈。

三、全身性疾病

(一)血液病

如血小板减少性紫癜、再生障碍性贫血、白血病、血友病、恶性组织细胞病等可因血小板减少、毛细血管通透性增加和凝血机制障碍等因素而引起血尿。多发性骨髓瘤也可伴蛋白尿、血尿。此外，患者全身各处均可出血。诊断主要根据原发病特征进行鉴别。此外，近年来也注意到血浆性病因引起血尿。这是由于尿液中的尿激酶促使前纤维蛋白溶酶形成纤维蛋白溶酶，再作用于纤维蛋白，使其溶解而引起凝血机制障碍所致。对原因未明的血尿应考虑血液病的可能。应用 6- 氨基己酸等止血药治疗可奏效。

(二)感染性疾病

如钩端螺旋体病、流行性脑脊髓膜炎、肾综合征出血热、猩红热、亚急性细菌性心内膜炎、天花等均可引起血尿，但多见于严重感染患者，诊断时可根据各原发病特征进行鉴别，原发病治愈后血尿消失。

丝虫病所致的乳糜血尿在丝虫病区常见。此类患者如尿中含乳糜不多，以血尿为主时，常被误诊为膀胱肿瘤或其他泌尿系疾病。因此，在诊断时应予以注意。详细询问病史可获得过去有过乳糜尿或丝虫病感染史。人类感染是由于进食含该虫幼虫的生鱼肉或半生鱼肉引起。乙型肝炎病毒、人类免疫缺陷病毒(HIV)等病毒感染也可发生血尿、蛋白尿。HIV 感染要了解有吸食毒品、性病冶游史。

(三)风湿免疫性疾病

1. **系统性红斑狼疮(SLE)** SLE 是一种自身免疫性疾病，可累及全身多个系统，血清中出现多种自身抗体和循环免疫复合物(CIC)。SLE 出现肾损害者，则为狼疮肾炎(lupus nephritis，LN)。

SLE 女性多见，男女之比为 1∶13，但男女患者有同样高的肾受累率，平均发病年龄为 27~29 岁，85% 的患者年龄在 55 岁以下。约 70% 的 SLE 患者有肾损害的临床表现。狼疮肾炎的临床表现多样，起病可隐袭，也可急骤；症状可轻可重；可仅为单纯性血尿和 / 或蛋白尿，也可出现明显的肾综合征或肾功能损害。常因感染、受凉、日光照射、酗酒、应激、过度劳累或精神紧张等因素导致疾病发作或加重，也可因激素应用不当、减量过快或骤然停药而引起复发。每次复发都会使受累的脏器损害更为加重，甚至出现肾衰竭。狼疮肾炎的症状几乎包括肾小球、肾小管间质和肾血管损害的一系列症状，水肿很常见，1/6 的患者在确诊时有不同程度的肾功能受损。

SLE 多见于青、中年女性，多数患者可出现发热、乏力、体重下降等全身性症状。90% 的患者有发热，其中 65% 作为首发症状，热型不定，可为间歇热、弛张热、稽留热或慢性低热，40% 患者体温可超过 39℃，应注意是否合并感染，特别是应用激素或免疫抑制药治疗的患者。SLE 的皮肤及黏膜损害多种多样，发生率在 80% 以上。50% 的患者可出现蝶形红斑，为鼻梁和双颧颊部呈蝶形分布的水肿性红斑(鼻唇沟处无皮损)，可有毛细血管扩张和鳞屑，渗出严重时可有水疱和痂皮。红斑消退后一般不留瘢痕。20%~30% 的患者可出现盘状红斑，多位于暴露部位的皮肤，为环形、圆形或椭圆形的红色隆起斑片，表面可覆有鳞屑及角质栓，皮损消退后常留有瘢痕。蝶形红斑和盘状红斑均为 SLE 的特征性皮损，日光或紫外线照射会加重。35%~58% 的 SLE 患者可有光过敏。50%~71% 的患者可出现脱发，是 SLE 活动的敏感指标之一。约 50% 的患者可出现血管性皮肤病变，为小血管及毛细血管炎症或痉挛所致，包括网状青斑、血管炎性皮肤损害、雷诺现象、甲周红斑、荨麻疹样皮损、冻疮样狼疮样皮损及毛细血管扩张等。7%~14% 的患者可出现黏膜糜烂或无痛性溃疡。约 95% 的患者可出现关节疼痛和关节炎，常见于四肢小关节。SLE 患者红细胞沉降率加快，γ 球蛋白高，血中可出现多种自身免疫抗体，对诊断有重要意义。抗核抗体(ANA)阳性率高，达 95%，特异性约 70%，可作为良好的筛选试验；抗 ds-DNA 抗体阳性率约为 72%，特异性较高，可达 96%；抗 Sm 抗体阳性率低，仅见于 25% 的 SLE 患者，但特异性极高，可达 99%。肾活检结合免疫荧光和电镜检查对 SLE 的确诊率达 100%，并可确定狼疮肾炎的病理类型及疾病的活动性和慢性变程度。

SLE 的肾病变多种多样。其病理改变的特征如下。①"铁线圈"样病损：由于内皮沉积物而使基膜增厚，电镜和免疫荧光检查有大量的内皮下沉积物，是 SLE 肾损害的重要特征；②苏木素小体：一般认为是抗核抗体在原位造成细胞损害所致，由高度凝固的细胞核染色而成；③坏死性血管炎：微动脉和毛细血管呈纤维素样坏死；④免疫荧光检查可见肾小球所有区域 IgG、IgM、IgA、C1q、C3、C4 等呈颗粒状沉积，呈"满堂亮"现象；⑤电镜下可见电子致密物沉积、核碎裂、病毒样颗粒和包涵体。

典型的 SLE 诊断并不困难，但不典型或早期的 SLE 须进一步与其他的风湿免疫性疾病鉴别、追踪、随访，以明确诊断。

2. 过敏性紫癜（HSP） HSP是一种伴 IgA 免疫球蛋白/复合物沉积于受累血管壁的血管炎临床综合征，主要表现为皮肤紫癜、黏膜出血、关节炎、腹痛及肾小球肾炎。本病肾受累的表现，称为过敏性紫癜肾炎，本病十分常见，国内报道为 30%~50%。

HSP 好发于 2~10 岁儿童，3~7 岁为发病高峰。据统计，HSP 肾炎在所有小儿肾小球疾病中约占 15%，成年人（>20 岁）中少见。儿童患者中，男性好发，男女比例 2∶1，成人患者无性别差异。本病好发于寒冷季节，夏季发病率下降。大多数患者呈良性、自限性过程，多于数周内痊愈。但也有反复发作或迁延数月、数年者。约 50% 患者病程反复发作。

发病有遗传易感性，与细菌、病毒感染，食物与药物过敏等有关，约 1/3 患者有先驱感染史。细菌以 β 溶血性链球菌多见，但未能证明与链球菌感染的肯定关系。病毒感染常见的有风疹、水痘、流行性腮腺炎、麻疹、流行性感冒等。寄生虫感染是本病的常见诱因，约 1/4 过敏性紫癜患者可找到相关诱因，可能与机体对寄生虫幼虫成长过程中的分解产物过敏所致变态反应有关。以蛔虫感染多见，约占 3/4，其他有钩虫、鞭虫、丝虫、血吸虫、阴道滴虫、疟原虫等。

易过敏食物主要有鱼、虾、蟹、牛奶、鸡、鸡蛋等，可能由异体蛋白引起机体过敏所致。易过敏药物主要有常用抗生素（青霉素、链霉素、氯霉素、红霉素、磺胺类）、解热镇痛药（水杨酸类、氨基比林、保泰松、安乃近）、镇静药（苯巴比妥、水合氯醛、三氟拉嗪）、激素类（胰岛素、丙酸睾酮、人工合成雌激素）、抗结核药（对氨基水杨酸钠、异烟肼）、疫苗注射（结核菌素试验、乙肝疫苗），其他有洋地黄、奎尼丁、阿托品、麻黄碱、氯噻嗪、甲苯磺丁脲、丙硫氧嘧啶、奎宁、碘化物以及金、砷、铋、汞等。其他诱发因素如寒冷、外伤、昆虫叮咬、花粉、内分泌紊乱，甚至精神因素等可诱发本病。起病可急可缓，50%~90% 的儿童及 30% 的成人于发病前 1~3 周有上呼吸道感染、全身疲乏无力、食欲减退、低热等前驱症状。

几乎所有患者有紫癜性皮疹。特征性皮疹表现为大小不等、对称分布的出血性皮疹，多发生在四肢远端、臀部及下腹部，加压后不褪色，有痒感，1~2 周后逐渐消退。常可分批出现，反复发作。约 82% 患者出现多发性关节肿痛。多发生在踝、膝、肘等大关节。25%~63% 患者有腹部绞痛，常餐后加剧，伴有呕吐，可以并发呕血、黑便、稀便。孤立性镜下血尿是紫癜性肾炎最常见的临床表现，儿童患者出现肉眼血尿的较成人多，这一症状通常是暂时的。当血尿持续存在时，蛋白尿会逐渐增加，表现为慢性肾炎综合征，可伴有肾功能损害。成年人中

10%~25% 患者呈以急进性肾炎为表现的新月体肾炎，16%~50% 呈肾病综合征表现。儿童患者表现为肾病综合征者稍低于成人，为 8%~32%。

30%~50% 患者束臂试验可阳性，3P 试验可阳性，出、凝血时间及骨髓检查正常。约 2/3 患者红细胞沉降率轻度增快，抗链球菌溶血素"O"一般不增高，血清总补体及补体 C3 一般正常。50%~70% 患者血清 IgA 水平增高，可检出 IgA 型类风湿因子。抗中性粒细胞胞质抗体（ANCA）一般阴性，但有时可发现 IgG-ANCA 阳性。紫癜性肾炎的特征性肾病理病变是系膜区广泛 IgA 颗粒状沉积并伴有巨灶和节段性增生性病变。

本病依靠临床典型的皮肤、关节、胃肠道及肾受累表现及 IgA 沉积为主的系膜增殖性病理改变，确诊并不难。因约 25% 患者肾受累表现很轻，反复、细致的尿常规检查是检出肾受累的主要依据。本病需与小血管炎、IgA 肾病等其他疾病进行鉴别诊断。

不同的小血管炎可出现相同的临床症状。例如，冷球蛋白血症性血管炎、显微镜下多血管炎、肉芽肿性多血管炎、过敏性肉芽肿、狼疮性血管炎、类风湿血管炎和血清病性血管炎均可出现皮肤紫癜、腹痛、关节痛和肾受累，单靠临床表现难以进行细致区分。确诊需要免疫病理的进一步支持。临床具备上述小血管炎的症状和体征，如果血管壁或肾小球系膜区存在以 IgA 为主的免疫复合物沉积，可诊断为本病。如果存在相同临床表现，但存在循环冷球蛋白和血管壁存在冷球蛋白 IgM、IgG 颗粒状沉积，可诊断为冷球蛋白血症性血管炎。如果具有相似临床表现，血管壁无免疫复合物沉积，但存在循环 ANCA，则应考虑是否为寡免疫复合物性血管炎，这类小血管炎血管壁无或甚少免疫复合物沉积，包括肉芽肿性多血管炎、显微镜下多血管炎、嗜酸性肉芽肿性多血管炎等疾病。本病单根据肾病理与免疫病理的改变难以与 IgA 肾病相区别。两者区别主要在于 IgA 肾病一般没有皮疹、黑便、关节痛等肾外表现，皮肤活检有助于鉴别，且本病多发生于儿童，而 IgA 肾病多见于成人。

本病在皮疹等肾外表现不明显时，应注意与急性链球菌感染后肾炎相鉴别。本病血清 C3 及抗链球菌溶血素"O"效价一般正常，而 IgA 及含 IgA 成分的循环免疫复合物等常可升高，注意检查肾外表现及必要时行肾活检均有助于鉴别诊断。

3. 原发性血管炎 血管炎是以血管壁发生炎症（包括炎性细胞浸润和/或血管壁坏死）为特征的一组疾病综合征。血管炎分为继发性和原发性。继发性是指血管炎继发于另一种系统性疾病，如系统性红斑狼疮、感染、肿瘤等弥漫性结缔组织病；原发性是指无其他原因的系统性血管炎，又称为 ANCA 相关性血管炎，包括肉芽肿

性多血管炎（GPA，旧称韦格纳肉芽肿）、显微镜下多血管炎（MPA）和嗜酸性肉芽肿性多血管炎（EGPA）。目前，随着抗中性粒细胞胞质抗体（ANCA）检查的开展，原发性血管炎的诊断率明显提高（参见2.1）。

原发性血管炎临床上多见于中老年人，往往以原因不明的不规则发热、乏力、消瘦、皮疹、关节及肌肉疼痛、腹痛、神经炎等非特异性症状出现。本病可累及所有器官，最常见的是肾、皮肤、关节和肺等。肾累及者均有血尿，肉眼血尿占1/3，蛋白尿较常见，部分患者可出现肾病综合征。50%患者出现急进性肾炎的临床表现，部分肾功能缓慢减退，部分患者有消化道症状或肺出血。

在鉴别诊断时，要首先排除SLE、感染、恶性肿瘤和药物（肼屈嗪、丙硫氧嘧啶）等继发性因素引起的继发性血管炎。结缔组织病如系统性红斑狼疮、类风湿关节炎、干燥综合征等均可发生继发性血管炎，根据各自特有的临床表现和免疫学特征不难区别。其次，要注意与心脏黏液瘤、多发性胆固醇栓塞综合征等假性血管炎综合征以及细菌性心内膜炎、高血压性动脉炎、抗磷脂抗体综合征等鉴别。

某些临床症状往往能提示某一血管病，如鼻咽部血性及脓性分泌物常提示要注意肉芽肿性多血管炎等。对于根据病史、体征及相关实验室检查不能确诊的病例，要考虑做血管活检或血管造影。皮肤活检对诊断一般不能提供很大帮助，肾活检对鉴别显微镜下多血管炎和结节性多动脉炎有重要帮助。血管活检病理及血管造影结果要结合临床综合考虑。

显微镜下多血管炎主要累及小血管。肾受累常表现为急进性肾小球肾炎，部分患者出现肾功能不全，高血压不多见。肺受累主要表现为咯血、胸膜炎和哮喘，周围神经病变较为少见，ANCA阳性率较高，血管造影未见异常。出现下列情况时应考虑到显微镜下多血管炎的可能：①中年男性，存在系统性炎症性疾病的症状；②亚急性进行性肾功能不全；③肺出血，X线胸片示小泡状浸润影，需排除肺水肿或感染；④肾活检示系膜增殖和新月体形成的局灶节段性肾小球肾炎；⑤皮肤或其他内脏活检示白细胞碎裂性血管炎；⑥p-ANCA阳性。

原发性血管炎表现为肺肾综合征时应与肺出血-肾炎综合征（Goodpasture综合征）相鉴别。后者多发于15~30岁，男性多见。发热、咯血及肾炎为其突出的临床特点，一般无系统性血管炎表现，抗肾小球基底膜抗体（GBM）阳性，而ANCA多阴性；肾病理方面，原发性血管炎光镜下表现为血管病变为主伴炎性细胞浸润，新月体病变多新旧不一，免疫荧光为寡免疫复合物型；肺出血-肾炎综合征光镜下新月体新旧程度多较一致，免疫荧光可见IgG沿肾小球基底膜呈线状沉积。

结核性肉芽肿在临床和组织病理上与肉芽肿性多血管炎有类似表现，但两者治疗截然不同，需注意鉴别。一般结核性肉芽肿常有结核菌素试验阳性、抗结核治疗有效。而典型的肉芽肿性多血管炎可有上呼吸道炎症、肺部病变和肾小球肾炎三联症，血清C-ANCA及其靶抗原PR3是诊断GPA较为特异的指标。

嗜酸性肉芽肿性多血管炎常有支气管哮喘和/或慢性呼吸道疾病病史，主要累及小血管及小静脉，常有肺血管损害，肾受累以坏死性肾小球肾炎为特点，嗜酸性粒细胞组织浸润，外周血象嗜酸性粒细胞增多，ANCA阳性率较高，可以鉴别。

（四）心血管疾病

高血压引起肾动脉硬化出现肾损害时，可引起镜下血尿；肾内小动脉破裂或肾小球出血时，可导致大量血尿。充血性心力衰竭也可因肾淤血而引起镜下血尿。遗传性出血性毛细血管扩张症也可引起血尿。这些疾病引起的血尿多以非肾小球源性血尿为主。

（五）内分泌-代谢障碍性疾病

痛风性肾病可引起血尿，血尿的轻重不一，主要是由于尿酸损害肾，或尿酸结晶通过尿路损害尿路黏膜所致，多见于晚期的老年痛风患者。在血尿出现之前多有反复发作的关节痛或皮下痛风结节等表现，多伴血尿酸增高。肾淀粉样变、糖尿病肾病也可引起轻度血尿，但较少见。根据原发病征不难鉴别。甲状旁腺功能亢进症合并肾结石时可引起血尿。

四、尿路邻近器官疾病

急性阑尾炎如炎症波及泌尿系统时可引起血尿，一般为短暂的镜下血尿。女性盆腔器官发炎也可引起血尿。直肠癌、结肠癌、宫颈癌、卵巢恶性肿瘤等均可侵犯泌尿系统而引起血尿。可根据各原发病的特征进行鉴别诊断。

五、其他原因

（一）肾活检后血尿

经皮肾穿刺活检对肾病的病理诊断、指导治疗及预后监测均非常重要。目前，B超定位取材成功率很高，通常比较安全。但术后多有镜下血尿，少数有肉眼血尿，偶尔会有相当严重血尿，提示可能穿到较大的血管。国内报道一组经皮肾穿刺并发症1000例中，重度血尿发生率0.4%，严重时发生休克。文献报道出血发生率3%~16%，肾周围血肿发生率为5.2%~7.8%，有时血肿较大，个别需做肾切除。故术前需严格掌握适应证、禁忌证，术前检查出、凝血功能，控制血压，严格按B超定位方法及正规穿刺技术操作。

（二）运动性血尿

有时健康人在剧烈运动后可出现血尿。其原因乃由于剧烈运动时肾血管床收缩,致肾血流量减少,氧供应暂时不足,致肾小球毛细血管壁通透性增加,从而引起轻度的血尿。肾淤血、轻微外伤也可能是引起血尿的原因。运动后血尿的特点为经休息后肉眼血尿很快转为镜下血尿和恢复正常,通常需 3~7 天,除血尿外,自觉良好,无其他系统性疾病,也无肾病的表现。

(三)腰痛 - 血尿综合征

本病是一组以腰痛及血尿为表现的临床综合征,多见于应用口服避孕药物的青年妇女。病理检查:肾小球正常病变发生于叶间小动脉,荧光检查可见动脉壁 C3 沉着,但无免疫球蛋白沉积。临床特征为发作性肉眼血尿及一例或双侧腰部钝痛,可有少量蛋白尿,血压可升高,肾功能正常。肾动脉造影可见终末分支动脉狭窄。停用口服避孕药可改善症状,预后未定。

(四)高原性血尿

高原性血尿见于从平原进驻高原地区的人。此症诊断根据:①患者有从平原进入高原史,或由低海拔地区进入高海拔地区者;②有不同程度的高原适应不全症;③进入高原前或进入更高海拔地区前无血尿病史及泌尿系病史;④血尿发生于进入高原后,返回平原后血尿自行消失,而再次进入高原又复现血尿;⑤除外心脏、肾或其他系统性病变。

高原性血尿和高原性蛋白尿一般不单独存在。在急、慢性高原反应,包括高原红细胞增多症、高原肺水肿、高原昏迷、高原心脏病及高原高血压等高原病,均可造成肾小球滤过屏障受损,通透性增加,引起血尿或蛋白尿。

高原性血尿的发生率与海拔高度无一定规律性,但随着移居时间的延长和活动量的增加而有所增加。高原地区出现血尿者,除了泌尿系统疾病及一些全身性疾病所引起外,尚有近 1/2 的血尿系高原性血尿,是高原病的并发症之一。在西藏的一项 68 例血尿患者的分析中,高原性血尿为 23 例。X 线肾盂造影检查等影像学检查可作为一种辅助诊断的手段。

(五)"特发性"血尿

临床上有少数以血尿为主诉的病例,患者全身状况良好,无泌尿生殖系统病变和全身或尿道邻近器官的病变,各项检查均未发现血尿的原因,可称为"特发性"血尿,占血尿的 6%~8%。

由于肾活检病理诊断的开展,许多以前临床诊断为"特发性"血尿已被发现是肾小球的轻微病变。如肾活检正常者,而出现较重的"特发性"血尿,可归纳为下列几种原因:①肾的小血管瘤或血管扩张;②肾盏 - 静脉通路;③微结石;④肾血管通透性增加性出血。大多数特发性血尿可因肾淤血、血管神经功能紊乱、轻微的慢性炎症或变态反应引起的肾血管通透性增加所致。在诊断时应注意体内有无感染病灶,病史中有无过敏性疾病,血尿与运动的关系,以及有无自主神经系统功能紊乱的临床表现。立位时做放射性核素肾图检查,注意肾血流量有无降低。详细观察泌尿系造影,注意肾的位置、旋转度,以及肾盏、乳头、回流及钙化等微细的改变。上述资料对诊断"特发性"血尿有一定帮助,必要时还可做 CT、MRI、血管造影并定期随诊。

36.2　血红蛋白尿

尿内含有游离的血红蛋白称为血红蛋白尿,这是血管内溶血的证据之一。急性溶血时,血浆内的游离血红蛋白含量超过 15~25mg/dl,超过肾小管重吸收阈值的过多游离血红蛋白从肾排出,从而发生血红蛋白尿。新鲜血红蛋白尿颜色为粉红色,久置后在酸性环境呈酱油色,而在碱性环境下呈鲜红色。取新鲜尿标本离心、沉淀、镜检不见有红细胞或仅有少许红细胞,而联苯胺试验强阳性时,即可诊断为血红蛋白尿。

一、血红蛋白尿需与以下情况相区别

(一)卟啉尿(紫质尿)

此尿也可呈暗红色或葡萄酒色,但联苯胺试验阴性,而尿卟胆原试验阳性。

产生卟啉尿主要是血卟啉病,但需与症状性卟啉尿相鉴别。引起症状性卟啉尿的疾病很多,如肝病(如肝硬化、肝癌、活动性肝炎等)、血液病(如溶血性贫血、恶性贫血、再生障碍性贫血、白血病、红细胞增多症、血色病、淋巴网状细胞肉瘤等)、糙皮病、高热和化学药物中毒(如铅、砷、硒、磷、双苯并蒽、磺胺、甲磺丁脲、巴比妥类、甲丙氨酯、利眠灵、鲁米特、苯妥英钠、麦角衍生物、氯霉素等)等。

(二)肌红蛋白尿

肌红蛋白尿主要见于横纹肌溶解症,是指由某些病理过程引起的肌肉组织变性、炎症、广泛损伤,致使肌红蛋白自受损肌肉组织中渗出;肌红蛋白分子量小(17 500Da),易从肾排出而发生肌红蛋白尿,并可导致肾

损害。临床出现肌肉疼痛、无力,暗红色尿或棕黑色尿,伴严重肌肉损伤,严重时可有急性肾衰竭。确诊有赖于实验室检查。如尿液呈暗红色及联苯胺试验阳性而镜检无红细胞,血清肌酶(谷草转氨酶、乳酸脱氢酶、肌酸磷酸激酶)升高,而糖水试验阳性,库姆斯试验阴性,则可能为肌红蛋白。肌红蛋白尿常需与血红蛋白尿相鉴别。血红蛋白不溶于硫酸铵,而肌红蛋白溶于硫酸铵;两者的分子量和等电点不同,在尿液蛋白电泳时,两者显示不同的电泳带可区别;肌红蛋白尿有肌痛、肌无力等肌肉症状,而血红蛋白尿有血管内溶血表现。

临床上引起横纹肌溶解症性肌红蛋白尿的常见病因包括挤压综合征、过量运动、药物与毒物、感染、结缔组织病及遗传代谢性疾病等。

1. 挤压综合征　患者受挤压伤后有急性肾衰竭的临床表现,尿中测出肌红蛋白,可确立本病的诊断。挤压综合征多由于意外事故,一肢体或多肢体经历数小时的严重挤压而致病。从损伤的肌肉渗出氧合肌红蛋白与变性肌红蛋白,并自肾排出。血液中肌红蛋白含量增高及休克,常导致急性肾衰竭。受伤严重的患者往往死于第6、7日。尸检发现肾小管坏死,许多肾小管腔有肌红蛋白管型,肾小球似乎无改变。

2. "运动性"肌红蛋白尿　多见于过量运动后,包括过量体育锻炼或军事训练,尤其在高热和潮湿环境下容易发生。临床主要表现为运动后肌痛、肢体乏力、酱油色尿、肌肉"注水感"等。

3. 药物与中毒　常见相关药物包括他汀类、抗逆转录病毒药物(如替比夫定)等。常见中毒原因包括海蛇咬伤、蜂毒、酒精中毒、纤维素厂所产生的化学毒物污染的鱼中毒(Haff病)、海洛因中毒、两性霉素、甘草中毒等。

4. 感染　众多细菌、病毒、支原体、螺旋体以及寄生虫感染,均可出现肌肉的炎症性损伤而发生横纹肌溶解而出现肌红蛋白尿。重症监护室全身性严重感染也较易并发横纹肌溶解症。

5. 结缔组织病　如皮肌炎、肌萎缩或急性多发性肌炎等。

6. 遗传代谢性疾病　如棕榈酰基转移酶缺乏、McArdle's病等,导致糖原和脂类代谢紊乱,可引起横纹肌溶解。内分泌紊乱、代谢异常也是RM的病因之一,如糖尿病酮症酸中毒、甲状腺功能减退、电解质紊乱等。

7. 重度烧伤、电烧伤、大动脉血栓形成　重度烧伤、电烧伤、大动脉血栓形成等致大块肌肉受损,也可引起肌红蛋白尿。

8. 阵发性肌红蛋白尿　本病极罕见,国内尚无报道。患者可在运动后排出棕黑色尿,易与阵发性行军性血红蛋白尿混淆。本病患者表现特有的肌肉软弱无力乃至完全瘫痪,以及被动伸展时引起疼痛等症状,可作为两者的鉴别要点之一

9. 其他　各种原因引起的动脉闭塞、剧烈痉挛或抽搐后(如癫痫持续状态)、恶性高热、有机磷中毒、食用小龙虾等。

（三）黑酸尿（alkaptonuria）

黑酸尿罕见,国内仅有少数病例报道。此病可与血红蛋白尿相混淆。尿液长期暴露于空气中颜色变黑,提示本病,其原因是尿中有尿黑酸存在。患者有先天缺陷,根据"一基因一酶"假说,由于患者缺乏 K 基因,因而缺乏尿黑酸氧化酶,体内尿黑酸就不能转化为乙酰乙酸而从尿中排出。尿黑酸的存在可加碱以证明之:取患者新鲜尿液20ml,加 10% 氢氧化钠溶液 10 滴。如有尿黑酸存在,尿液于 30 秒内逐渐由黄色→深黄色→红色,最后变为黑色。

尿黑酸长期积聚于身体各器官中,可引起褐黄病。黑色尿、皮肤棕黄色色素沉着与关节炎是褐黄病独特的三联症。

（四）黑色素尿

尿中含有大量黑色素可呈黑色,有时误为血红蛋白尿,需加区别。本病可见于广泛恶性黑色素瘤、慢性肾上腺皮质功能减退症、慢性肠梗阻伴有明显色素沉着等情况。有时服用左旋多巴、焦没食子酸也因药物色素而使尿呈黑棕色。

二、血红蛋白尿产生的原因

血红蛋白尿产生的原因主要有下列 3 项。

（一）在尿路中发生溶血

血尿时如尿比重低于 1.006,则红细胞在尿液中溶解,形成血红蛋白尿(所谓假性血红蛋白尿)。

（二）肾梗死所致的血红蛋白尿

肾梗死时可发生血红蛋白尿。溶血发生于梗死形成的肾实质区域内,血红蛋白从此处排入尿中。在单侧肾梗死时,膀胱镜检查可见棕色至深棕色尿从一侧输尿管排出,也有助于诊断。

上述两种情况极为罕见,其与血管内溶血的主要区别点为血浆游离血红蛋白与亲血色蛋白(haptoglobin)的含量均为正常。

（三）血管内溶血导致的血红蛋白尿

此型血红蛋白尿最常见,其发病原因很多,是鉴别诊断的主要内容。分别讨论如下:

1. 先天性(遗传性)溶血所致血红蛋白尿　如蚕豆病。

2. 后天获得性溶血性贫血所致血红蛋白尿

（1）免疫性溶血性贫血所致血红蛋白尿

1）特发性慢性冷凝集素病:特发性慢性冷凝集素病

常伴有手足发绀和肢端疼痛的雷诺现象,但国内报道引起血红蛋白尿者仅有 1 例。此病与阵发性寒冷性血红蛋白尿的溶血均由寒冷引起,两者的罗逊巴赫试验也可为阳性,临床上易混淆。其鉴别见表 36-5。罗逊巴赫试验是将患者双手浸于冰水中 10 分钟,观察有无溶血现象发生。但此试验可能有危险,一般不采用。

2)阵发性寒冷性血红蛋白尿:较为少见,症状因长时间暴露于寒冷环境中而诱发。

3)血型不合溶血性输血反应:血型不合溶血性输血反应所致血红蛋白尿常见。

(2)非免疫性溶血性贫血所致血红蛋白尿

1)药物或化学物品所致的血红蛋白尿:含砷的金属与稀硫酸成稀盐酸接触时,可产生砷化氢。砷化氢有高度毒性,吸入 3~6 小时后,可发生畏寒、头痛、腹痛、恶心、呕吐、软弱等症状,应考虑中毒的可能。如出现血红蛋白尿,则诊断可以肯定。

2)感染所致的血红蛋白尿

黑尿热:黑尿热是一种急性血管内溶血现象。此病最多见于恶性疟疾区。患者以青壮年男性为多。发病最多由恶性疟引起,由间日疟及三日疟引起者甚少。如有疟疾发作,而后寒战、发热与胆汁性呕吐及血红蛋白尿,提示本病的诊断。

伤寒并发血红蛋白尿:中山大学附属第一医院曾报道 1 208 例伤寒患者中,有 3 例并发血红蛋白尿,均为男性患者,出现血红蛋白尿时间分别是病程的第 3、11、13 天。

3)阵发性睡眠性血红蛋白尿:PNH 主要典型表现为慢性血管内溶血,可有血红蛋白尿发作及贫血、黄疸等。

但因本病临床的多样化表现,极易误诊、漏诊。PNH 的溶血机制一般认为是由于睡眠时呼吸变浅,血中二氧化碳浓度增加,血 pH 降低,在补体的作用下促使有缺陷的红细胞溶血。轻型病例可无血红蛋白尿发作,只有慢性溶血性贫血的表现。本病与阵发性寒冷性血红蛋白尿和特发性慢性冷凝集素病的鉴别诊断参见表 36-5。

再生障碍性贫血 - 阵发性睡眠性血红蛋白尿症(AA-PNH)综合征:再生障碍性贫血和阵发性睡眠性血红蛋白尿症这两种疾病关系密切并可以互相转化,或同时存在。近年有报道在 AA 外周血及骨髓或单独从骨髓中检测出 CD59-. 细胞增多,虽然有关溶血试验阴性且无相关临床症状,但根据 CD59- 细胞增多可诊断为早期 AA-PNH 综合征。最新研究表明,流式细胞术检测外周血粒细胞 CD55、CD59 和 CD87 有助于 PNH 及再生障碍性贫血和骨髓异常增生综合征的诊断与鉴别诊断。

4)阵发性行军性血红蛋白尿:患者有多次长跑后排出深棕色尿液的病史,提示本病的可能性。本病与阵发性肌红蛋白尿的主要区别点:①后者有严重肌肉疼痛,而前者则不明显;②前者经长途步行或长跑后血浆游离血红蛋白明显上升而无肌红蛋白排出。

此病罕见,国内仅有少数病例报道。患者大都为青壮年男性战士或运动员,在长途行军或剧烈运动后 2 小时左右发生血红蛋白尿。发作血红蛋白尿之前常有全身不适与疲劳感,发作后有腰部与下肢疼痛感、乏力等。个别病例可出现黄疸、肝大、脾大与贫血,或发生急性肾衰竭。根据血红蛋白尿仅发作于运动之后和经各项特殊检验,并排除其他血管内溶血性疾病,一般即可诊断。

表 36-5　有血红蛋白尿的慢性溶血性贫血的鉴别诊断

鉴别点	阵发性睡眠性血红蛋白尿	阵发性寒冷性血红蛋白尿	特发性慢性冷凝集素病
诱因	睡眠	寒冷	寒冷
病因	未明	多与梅毒有关	未明
血常规	红细胞减少 中性粒细胞减少 血小板减少	轻度红细胞减少	红细胞减少
溶血素试验	阴性	阳性	阴性
酸化血清试验	阳性	阴性	阴性
直接抗人球蛋白试验	阴性	阳性	阳性
冷凝集素效价	正常	正常或轻度升高	明显升高
球形红细胞增多	不出现	不出现	有时轻度增多
中性粒细胞碱性磷酸酶活性	减低	正常	正常
全身症状	轻或无症状	明显	无

溶血的发生是由于长途行军,阅兵训练,长时间的激烈运动,尤其是在硬地面进行运动容易导致红细胞在足底部的皮肤血管内受机械性损伤而破裂;这些患者血浆结合珠蛋白(haptoglobin)含量往往较正常人低,故易出现血红蛋白尿。本病与微血管性溶血性贫血(如见于溶血性尿毒症性综合征)及大血管性溶血性贫血(又称心性溶血性贫血,如见于心脏外科并发症),均属于红细胞机械损伤所致溶血性贫血或红细胞碎片综合征。

5)动植物因素所致血红蛋白尿

毒蛇咬伤所致的血红蛋白尿:蟒蛇的蛇毒有溶血作用,可引起溶血性黄疸与血红蛋白尿。蛇毒中所含的磷脂酶作用于人体的卵磷酸,使之成为溶血磷脂酰胆碱,后者具有溶血的作用,并能损害毛细血管内皮细

胞,引起出血。蛇毒也可起抗凝血的作用。故人被蟒蛇咬伤后,伤口往往流血不止,并可发生溶血现象。近来有人认为蛇咬伤所致溶血或出血与弥散性血管内凝血有关。

招鸟棒中毒:招鸟棒为木本植物,有人认为内服其叶及根的煎剂可治风湿病。招鸟棒用量过大引起中毒而致出现血红蛋白尿者也曾见报道。

毒蕈中毒:马鞍蕈所含的毒物具有溶血作用。人进食后 6~12 小时发病。除胃肠道症状外,表现为溶血现象:黄疸、贫血、血红蛋白尿等。

6)重度烧伤所致血红蛋白尿:如烧伤面积超过20%,有部分病例在烧伤后 3 日内可出现血红蛋白尿;如为电烧伤,由于有较多的肌肉坏死,可同时出现肌红蛋白尿。

36.3 脓 尿

正常尿液中可含有极少量白细胞,女性尿中白细胞数略多于男性。未经离心沉淀的新鲜清洁尿中,白细胞数少于 1~3 个 / 高倍视野可认为正常(尤其是女性)。通常 10ml 清洁中段尿离心(1 500 转 /min,5 分钟)后,每高倍视野白细胞计数超过 5 个可确定为脓尿。如尿常规正常或处于临界值者,可做 12 小时 Addis 计数,12 小时尿白细胞超过 100 万可视为异常;收集 3 小时清洁尿测定,1 小时尿白细胞排出率 <20 万者为正常,20 万 ~40 万为可疑,>40 万为脓尿(近来国内有人认为男性正常范围在 <7 万 /h,女性在 <14 万 /h)。脓尿的程度按尿中含白细胞的数量而定,如含白细胞数较少,仅于显微镜下发现,称为"镜下脓尿";如含大量白细胞,肉眼见尿呈乳白色,甚至出现脓块者,则称为"肉眼脓尿"。

尿中白细胞数多少除与病变的严重程度有关,还受下列因素影响:①尿 pH>6.8 时,白细胞容易被破坏,如尿 pH>8.4 时,则白细胞可于数分钟内被破坏。②大量饮水、尿稀释及尿渗透压低,使尿中白细胞解体。③尿标本放置于温度高的环境或放置时间过长,使白细胞破坏。故在检查及分析尿检验结果时,应加以注意。

脓尿的出现常表示泌尿生殖系统或其邻近器官或组织有感染病变存在。泌尿生殖系统感染有非特异性或特异性两种。非特异性感染最常见的致病菌为大肠杆菌(占 50%~90%),其次为葡萄球菌、链球菌、副大肠杆菌、淋球菌、变形杆菌、产气杆菌、铜绿假单胞菌等。在慢性感

染期中,有时也可有两种或多种细菌联合感染;特异性感染的致病菌主要是结核杆菌,目前支原体、衣原体感染率明显升高。此外,也可由梅毒螺旋体,寄生虫如血丝虫、埃及血吸虫、滴虫、包虫等所致。

一、诊断

对于脓尿的诊断,要注意以下两个方面。

1. 确定是"真脓尿"抑或"假性脓尿" "假性脓尿"是由于女性白带或其他化脓性疾病(如肛瘘、阴道炎、会阴部疖肿等)的脓性分泌物污染尿液而造成的,可于取尿标本时注意清洁尿道和会阴部,防止污染,取中段尿或导尿检查即可区别。此外,脓尿还需与乳糜尿及合有大量磷酸盐或碳酸盐结晶的碱性尿相鉴别,因这些尿肉眼观均呈白色浑浊与脓尿相似,但显微镜检查无多量白细胞,同时乳糜尿于加乙醚后即澄清,盐类尿于加热、加酸后即澄清,是有助于鉴别的特点。

2. 判断脓尿的病变部位及性质 脓尿可来自泌尿生殖系及其邻近器官或组织的病变。其病变性质也很复杂。一般可根据以下特征进行分析和判断。

(1)脓尿的特征:脓尿按排尿先后分为初始脓尿、终末脓尿和全程脓尿。初始脓尿表示病变位于尿道;终末脓尿表示病变位于膀胱颈部、三角区或后尿道、前列腺等;全程脓尿则表示病变位于膀胱颈以上尿路,如膀胱、输尿管和肾等处。临床上常用尿三杯试验以协助诊断。其临床意义见表 36-6。

表 36-6　尿三杯试验所见与疾病的关系

第一杯	第二杯	第三杯（后段）	疾病
浑浊	澄清	澄清	急性或慢性前尿道炎
澄清或浑浊	澄清	浑浊	膀胱颈部或三角区炎症、前列腺炎、精囊炎、后尿道炎
浑浊	浑浊	浑浊	膀胱和膀胱以上病变，如输尿管炎、肾盂、肾炎、肾脓肿、肾积脓等

按脓尿的程度，镜下全程脓尿多见于肾盂肾炎、早期肾皮质脓肿、早期肾结核等。肉眼全程脓尿则多见于肾脓肿向肾盂穿破肾积脓，严重肾结核，丝虫乳糜脓尿，肾肿瘤合并感染，泌尿生殖系邻近器官或组织的脓肿向尿路穿破，并发于结石、肿瘤、憩室等的膀胱化脓性感染等。

（2）脓尿伴随的症状

1）疼痛：脓尿伴有肾绞痛者，多提示病变位于肾，如肾结石合并感染、肾结核、肾积脓、肾脓肿、丝虫乳糜脓尿等；如脓尿伴有膀胱区痛者，则提示病变已侵及膀胱，如泌尿系结核。膀胱结石或感染，膀胱邻近器官脓肿如阑尾周围脓肿、盆腔脓肿等向膀胱穿破；如伴有尿道烧灼痛，则提示病变已侵犯尿道、前列腺，如尿道炎、前列腺炎等。

2）膀胱刺激征（如尿频、尿急、尿痛等）：上尿路感染在未侵犯膀胱之前或脓液不多，一般无膀胱刺激征或症状较轻；下尿路感染则此症状较严重。

3）痛性肿块：如肿块位于肾区，应考虑肾脓肿、肾积脓、肾周围脓肿、肾肿瘤等；如肿块位于膀胱区，则应考虑巨大膀胱憩室或肿瘤；如肿块位于右（左）下腹部，应考虑阑尾周围脓肿，输卵管、卵巢脓肿等。如肾区同时伴有局部皮肤红、肿、热者，则多为肾周脓肿或肾周围蜂窝组织炎。

（3）实验室检查：尿常规检查，尿中含有轻度蛋白质或各种管型，尤其是白细胞管型者，则病变多位于肾，如肾盂肾炎等。白细胞酯酶试验可检测尿白细胞，亚硝酸盐试验对革兰氏阴性细菌诊断较敏感。此外，也可作尿 T-H 蛋白（Tamm-Horsfall protein）包裹游离细胞检测（用荧光标记的抗人 T-H 蛋白抗体检查尿中的游离细胞），如为阳性（>12%），则有助于肾实质性疾病的定位诊断。相反，如尿中蛋白质及管型阴性，则以肾以下部位感染的可能性大。如脓尿中含有较多红细胞，则应考虑肾结石、肾盂肾炎、肾结核或肾肿瘤合并感染等可能。

如脓尿中含有乳糜尿则考虑丝虫病所致。此外，尿沉渣涂片找菌及寄生虫或虫卵（如微丝蚴、滴虫、血吸虫、包虫等），或尿培养等，对确定病原也有重要意义。

如对尿路细菌感染的部位不能确定是上尿路抑或下尿路感染时，可做以下检查：①消毒膀胱后取尿做细菌培养或经膀胱镜插入输尿管收集肾盂尿做细菌培养，此法较复杂，患者有一定的痛苦。②尿液抗体包裹细菌（antibody coated bacteria）检查，应用荧光标记的免疫球蛋白处理尿沉淀中的致病细菌，如发现细菌有荧光抗体包裹，则可确定为肾盂肾炎，阴性则为膀胱炎。但必须注意，慢性前列腺炎时尿中也可发现抗体包裹细菌。

如多次常规尿培养为阴性（能排除其他因素影响），呈"无菌性脓尿"，且尿经常呈酸性者，则应考虑泌尿系结核，应做细致的尿结核杆菌检查。

肾功能检查：对肾盂肾炎和膀胱炎有一定鉴别诊断意义。如发现有尿浓缩功能或酚红排泄功能降低者，则多为肾盂肾炎而非膀胱炎。

（4）特殊检查：根据上述临床表现及一般实验室检查，对脓尿的病变部位及性质常可做出比较正确的初步判断。如诊断尚未明确，则可有目的、有步骤地选用有关特殊检查，如膀胱镜检查、X 线腹部平片及尿路造影术、超声波、放射性核素肾图或 CT、MRI 等检查，此类检查对确定病变部位及性质均有一定的诊断价值。

临床上能引起脓尿的疾病较多，见表 36-7。

二、泌尿系统疾病

（一）上尿路疾病

1. 肾盂肾炎　肾盂肾炎为常见的泌尿系感染性疾病，多见于生育期女性，尤其多发生于妊娠或产褥期，婴幼儿患者也不少。各种能引起尿路梗阻和尿液滞留的疾病是常见诱因，如结石、妊娠子宫压迫输尿管、前列腺肥大、肾下垂、游走肾、肿瘤、糖尿病等。尸检资料证明，有尿路梗阻较无梗阻者肾盂肾炎发病率高 12 倍。瘫痪患者和泌尿道畸形患者也较易患此病，手术及器械操作如导尿（特别是停留尿管）、膀胱镜检查之后也易引起感染。病原菌绝大多数为大肠杆菌，其次为葡萄球菌、副大肠杆菌、粪链球菌、变形杆菌、铜绿假单胞菌、产气杆菌等。

临床上分为急性和慢性两种。

（1）急性肾盂肾炎：急性肾盂肾炎是指病程不超过 6 个月者。其典型的临床表现为：①急起畏寒、发热；②有明显的腰酸痛、尿频、尿急、尿痛等尿路刺激症状；③明显肾区压痛及叩击痛；④不同程度的脓尿（可有白细胞管型），轻度蛋白尿 +~++（不超过 1g/24h）；⑤尿培养细菌阳性。

表 36-7 脓尿疾病的分类

一、泌尿系统疾病所致的脓尿	5. 尿道炎
（一）上尿路疾病	6. 尿道憩室合并感染
1. 肾盂肾炎（急性、慢性）	7. 尿道旁腺炎或脓肿
2. 肾皮质多发性脓肿	8. 反流性肾病
3. 肾脓肿	**二、生殖系统疾病所致的脓尿**
4. 肾积脓（脓肾）	（一）前列腺炎
5. 肾结核	（二）前列腺脓肿
6. 肾髓质坏死（坏死性肾乳头炎）	（三）前列腺肿瘤合并感染
7. 肾或输尿管肿瘤合并感染	**三、泌尿生殖系统邻近器官和组织疾病所致的脓尿**
8. 泌尿系寄生虫病（丝虫病、肾包虫囊肿、阿米巴病）	（一）肾周围蜂窝织炎和肾周围脓肿
（二）下尿路疾病	（二）输尿管周围炎和输尿管周围脓肿
1. 膀胱炎（附）间质性膀胱炎	（三）阑尾周围脓肿
2. 膀胱憩室合并感染	（四）输卵管卵巢脓肿
3. 膀胱肿瘤合并感染	（五）盆腔脓肿
4. 埃及血吸虫病	

　　脓尿是本病诊断的关键，全部患者均有不同程度的脓尿，但多数为镜下脓尿（白细胞多为 +++~++++），结合临床表现一般即可确诊。有时在血行性感染性肾盂肾炎早期，常以发冷、发热等全身感染症状为主要表现，而泌尿系统感染症状不明显甚至缺乏时，如不注意尿液的检查，常被误诊为流行性感冒、疟疾、伤寒、大叶性肺炎或"发热待查"等；有的患者因有血尿、肾绞痛而被误诊为肾结石或肾结核；有的患者因恶心、呕吐、腹泻而被误诊为急性胃肠炎（尤其小儿患者更常见）；也有以急性腹痛为主诉而误诊为急性阑尾炎或急性胆囊炎者。因此，最主要的鉴别方法为反复做尿沉渣检查，镜下脓尿为重要的鉴别根据之一。

　　急性肾盂肾炎常与单纯性急性膀胱炎相似，两者虽均有脓尿，但后者以耻骨上腹痛及压痛为主，而无腰痛和肾区叩压痛，膀胱刺激症状明显，较多出现终末血尿，一般无发热（小儿除外），也无管型尿和蛋白尿等。

　　（2）慢性肾盂肾炎：慢性肾盂肾炎系指症状迁延不愈，病程超过 6 个月以上者；或者病程不明确，但在肾盂肾炎症状控制后仍有肾功能不全或肾盂造影有 X 线异常表现者。本病通常由急性肾盂肾炎发展而来，但也有为潜行性而无明显的急性期症状。慢性肾盂肾炎急性发作期有较明显的全身与泌尿系统感染症状，而在间歇期中则往往以腰部隐痛、多尿（特别在夜间）及轻度脓尿为最常见的 3 个症状。诊断慢性肾盂肾炎的主要根据：①半年以上反复发作的急性肾盂肾炎病史，或腰痛、尿频与脓尿史；②现有不同程度的腰痛、尿频、肾区叩击痛等泌尿系病征；③尿培养细菌阳性，或培养虽为阴性，而尿沉渣内白细胞增多始终存在，并除外其他泌尿系疾病

者；④病程不明确，但已有不同程度的肾功能减退（尤以浓缩功能、酚红排泌功能）者。如有上述的典型表现，诊断一般较易。临床上常表现有典型和不典型两类。典型者有反复发作泌尿道感染症状，尿改变明显，间可出现肉眼血尿，而肾功能损害较少，称为慢性泌尿道感染型肾盂肾炎。不典型者常缺乏明显泌尿道症状，其中有部分患者呈慢性潜行性经过，无特殊不适，尿改变极轻，而持续有细菌尿，称为潜隐型慢性肾盂肾炎；又有部分患者常有原因未明的长期低热、腰痛、疲乏、消瘦、贫血，以后逐渐出现肾衰竭；此外，也可发生恶性高血压，出现早期心脏、肾功能障碍及眼底改变，称为慢性肾内感染型肾盂肾炎。因此，对各类型的慢性肾盂肾炎的诊断要加以注意。

　　黄色肉芽肿性肾盂肾炎是慢性肾盂肾炎的一种罕见的类型，常见于中老年人，多累及一侧肾。临床表现为反复尿路感染发作、肾区疼痛、发热、消瘦、贫血、体重下降、腰痛、伴腹部肿块。该病与肾结核临床表现及超声图像极为相似，需加以鉴别。B 超声和 X 线显示肾体积增大，形态失常，肾内多个低回声区合，伴钙化、梗阻。对于有反复发作脓、血尿迁延不愈，肾增大伴有积液的患者，应考虑本病的可能，及时做 B 超和 X 线影像学复查并与肾结核仔细鉴别。由于本病超声图像缺乏特异性，与肾结核弥漫型极为相似，必要时应做晨尿检查寻找泡沫细胞或超声引导下肾穿刺活检，常需病理检查才得以确诊。病变特征为肾实质破坏，有肉芽肿、脓肿和泡沫细胞。确诊有赖于 CT、MRI 和病理检查。

　　中山大学附属第一医院总结的 297 例肾盂肾炎中。呈典型反复发作泌尿道症状者仅为 2/3 左右，不典型表

现者:①呈"潜隐型"表现者约占 17.7%;②以反复发作寒热而无泌尿系症状类似感冒、疟疾、伤寒者约占 3%;③有以血尿为主要表现,易误诊为肾结石或肾结核者占 3%;④有以急腹痛为主要表现而误诊为急性阑尾炎或胆囊炎者约占 1.3%;⑤有以肾绞痛为主要表现而误诊为肾结石者约占 2%;⑥有病程缓慢,缺乏明显症状,而出现明显高血压或肾毒症症状方初次就诊者约占 2.4%;⑦有暴发类型而死于败血症或急性肾功能不全者约占 1.3%。据文献报道,肾盂肾炎除有上述不典型表现外,还可有高血压脑病、左心衰竭、类白血病反应和肾小管功能障碍等临床表现。

由于有些慢性肾盂肾炎的临床表现不典型,因此实验室检查对诊断极为重要。分述如下:

1)尿常规检查:脓尿是诊断慢性肾盂肾炎的重要病征。其特点多为小量的镜下脓尿,常为 +~++,间歇出现。有人认为,如尿沉渣检查发现白细胞每高倍视野 5 个或 5 个以上者提示为脓尿,但少于 5 个白细胞时却不能除外脓尿;未经离心沉淀的新鲜尿液中,如每高倍视野超过 3 个者,即可诊断为病理性白细胞尿,表示有泌尿系感染,可提供临床参考。由于肾盂肾炎患者的脓尿可间歇出现,因此,对可疑病例,不能只检查 1~2 次尿,而应反复多次检查新鲜晨尿。

2)每小时尿白细胞排泄率的测定:此测定对慢性肾盂肾炎的诊断有较大的意义,尤其对普通尿沉渣检查无白细胞增多者更有价值。正常人每小时尿内白细胞数在 20 万个以下(近来国内有人认为男性正常值 <7 万 /h,女性在 <14 万 /h);20 万 ~40 万个为可疑;40 万个以上者,则慢性肾盂肾炎的可能性极大。阳性率可高达 91.7%。由于本病常以间歇性脓尿为特征,怀疑病例如尿液中无肯定阳性结果时,应再次复查。如多次检查均在正常范围内,而临床又有尿路感染的依据,可考虑作肾上腺皮质激素尿白细胞排泄率测定。但要注意,本试验副作用较多,不能作为常规检验项目,有镜下血尿者不宜施行。

3)12 小时尿细胞计数(Addis 计数):对常规尿沉渣检查阴性的患者有协助诊断价值。如发现白细胞增多远较红细胞增多明显,且白细胞总数超过 100 万个时,则有助于慢性肾盂肾炎的诊断,可借此与慢性肾炎或高血压肾病鉴别。

4)尿细菌学检查:对慢性肾盂肾炎的诊断及治疗均有决定性意义,尤其对无症状、尿沉渣检查无白细胞或白细胞不多、仅有菌尿症的潜隐型慢性肾盂肾炎更为重要。尿细菌学检查方法:①清洁尿普通涂片染色检菌或不染色直接找菌,此法简便,在设备条件差的医疗单位可以采用,阳性率可高达 92.6%,不但可找到细菌而且还可确定

致病菌是杆菌或球菌,革兰氏染色还可分别为阳性菌或阴性菌。检菌阳性常示患者有活动性肾盂肾炎。②中段尿培养,可确定病原菌,但一次培养阴性不能排除本病的存在。③细菌定量培养,是最准确的诊断方法,据一般报道,中段尿定量培养每毫升尿中细菌数 10 万个或更多时,可诊断为真性细菌尿;1 万 ~10 万为可疑,如同时并有明显症状时,仍有诊断价值,应复查;在 1 万个以下则感染的可能很小,在 1 000 个以下则多为污染。对繁殖力低的细菌如肠球菌、粪链球菌等,如每毫升尿中细菌数达 5 000 个者也有诊断意义。但须注意:在抗菌药物治疗期间或停药后不久,尿液因补液、利尿而稀释,尿在膀胱停留期间过短或因输尿管引流受阻以致肾盂尿进入膀胱的量过少,尿 pH 过低或过高等因素,均可使细菌定量培养呈假阴性。此外,有部分尚未表现临床症状的肾盂肾炎患者尿细菌数可不高。故对此结果应密切结合临床具体情况,作全面的诊断分析。

5)亚硝酸盐还原试验(Griess 试验):此试验简便、迅速,在缺乏尿培养条件的情况下对肾盂肾炎的诊断有以下帮助。此试验一般不发生假阳性,因此,当检查得到阳性结果时,大致可肯定肾盂肾炎的诊断,但阴性不能排除泌尿道感染的存在。对大肠杆菌、副大肠杆菌、肺炎杆菌、变形杆菌等所致的泌尿道感染阳性率高;对葡萄球菌、产气杆菌及铜绿假单胞菌则阳性率较低;对结核杆菌、链球菌、淋病双球菌、肠炎杆菌属及其他革兰氏阴性菌均呈阴性反应。因此,本试验除可应用作诊断泌尿道感染的方法外,还对单纯肾结核与慢性肾盂肾炎有鉴别诊断意义。但要注意,在抗菌治疗后,或在利尿过程中,或患者有尿频、尿急,尿液停留在膀胱内的时间短,因尿中含亚硝酸钠量少可导致阴性反应。

6)白细胞酯酶试验:该方法可检测出白细胞 25~50 个 /ml。目前临床用的快速浸渍试纸就是利用亚硝酸盐还原和白细胞酯酶试验结合而成,具有快速筛选尿路感染作用。

7)尿液抗体包裹细菌检查:阳性可确定为肾盂肾炎,阴性为膀胱炎,但注意前列腺炎时也可呈阳性。

在一般病例中,根据病史、症状、尿沉渣检查及尿培养细菌阳性即可做出诊断。对不典型病例,则应提高本病诊断的警惕性,需结合各种实验室检查资料进行诊断。在少数诊断较困难或久治无效的患者,应作 B 超、X 线腹部平片检查是否合并泌尿系结石,或进一步作静脉肾盂造影,如发现肾盏呈杵状,或轻度的肾盂肾扩张,或肾盂、肾盏轮廓不规则、瘢痕性畸形等,对诊断有一定帮助;此外,也可发现久治无效的影响因素,如先天性肾或肾盂、输尿管异常,肾下垂或游走肾,肾积水,可透 X 线的肾结

石、肾结核或肾肿瘤等病理状态等，对指导治疗也有重要价值。对极少数与其他肾病难以区别的病例，可作 CT、MRI、血管造影等检查，必要时可作肾穿刺活体组织检查以助诊断（表 36-8）。

表 36-8　慢性肾盂肾炎和慢性肾炎的鉴别诊断

	慢性肾盂肾炎	慢性肾炎
病史	多有急性肾盂肾炎或泌尿道感染的病史	可有急性肾炎病史
水肿，高血压	较少、轻	较多、重
蛋白尿	较少，常少于 1.0g/24h 尿	较多，常大于 1.5g/24h 尿
尿细胞数	白细胞较多，常有白细胞管型，可有正型红细胞	白细胞较少，常有红细胞管型，畸形红细胞
肾功能	肾小管功能受损	肾小球功能受损
血浆白蛋白、补体	降低不明显	常可明显降低（肾病型）
血胆固醇	不升高	可升高（肾病型）
尿培养	阳性	阴性（合并感染除外）
抗菌治疗	有效	无效

慢性肾盂肾炎以血尿为主要临床表现时，常需与肾结石，肾结核相区别；此外，如慢性肾盂肾炎无明显泌尿系症状，而是以高血压、尿毒症为主要临床表现时，常与慢性肾炎相混淆，两者治疗与预后均有很大的不同，故鉴别诊断很重要。其鉴别要点见表 36-6。慢性肾盂肾炎常与隐匿型慢性肾炎相混淆，从多次尿常规检查可发现前者以白细胞为主，而后者有较多的红细胞，或有红细胞管型；此外，观察患者有否低热、尿频等症状，尿培养有无细菌等也有助于鉴别。

慢性肾盂肾炎需与单纯慢性膀胱炎及慢性前列腺炎相鉴别。后两者有脓尿而无管型尿，无蛋白尿，尿三杯试验时白细胞在第三杯最多，尿抗体包裹细菌检查阴性，也无肾功能减退的表现。如患者有脓尿、排尿痛及终末血尿，支持慢性膀胱炎的诊断。慢性前列腺炎时，尿道口常有黏性脓性分泌物，前列腺触诊腺体肿大而有压痛，腺体全部或局部变硬，按摩后尿道口常有分泌物流出（前列腺液），呈脓性，镜检可发现白细胞增多超过 10 个/高倍视野，磷脂酰胆碱小体明显减少，干后染色或可找到细菌。慢性肾盂肾炎有时产生恶性高血压的表现，此时需与恶性高血压相鉴别。慢性肾盂肾炎发病年龄较轻，肾功能

损害每于反复感染后加重，肾功能损害较重（肾小球滤过率低于 30ml/min，尿比重低于 1.012，且固定），12 小时尿细胞计数有白细胞与红细胞分离现象（白细胞较红细胞显著增多）。

（3）老年性肾盂肾炎：老年人随着年龄增长，逐渐出现器官萎缩和功能减退，全身免疫功能减退，泌尿生殖系统的局部免疫能力下降，抗病能力下降，容易导致感染，其中尿路感染即是其中常见病之一。老年人肾盂肾炎的临床特点，约 1/3 无临床症状，无尿路刺激征，可仅表现无症状性菌尿，常在代谢性疾病、尿路不通畅等易感因素下诱发尿路感染，治疗效果也不佳。因此，临床上对于伴有糖尿病、前列腺疾病、尿路结石、近期导尿或留置导尿管或作过尿路检查、曾长期使用激素或免疫抑制药以及习惯性便秘者应多加注意。及时送尿沉渣镜检，脓尿有助于诊断，清洁中段尿培养对确定老年人尿路感染非常重要，必要时行彩超、IVP、CT 和 MRI 等检查。

2. 反流性肾病（RN）　反流性肾病又称膀胱输尿管反流，是指膀胱输尿管反流导致肾瘢痕形成、缓慢发展而成的终末期肾病。临床上常有反复发作性尿路感染，伴膀胱刺激征，严重者有急性肾盂肾炎，如患者临床上有反复尿路感染，肾瘢痕或单侧肾萎缩常需考虑排除此病。成人患者还可有蛋白尿、高血压、夜尿、多尿、肾衰竭等症状。妊娠期高血压可为首发症状，并加重肾损害。诊断依靠排尿期膀胱尿路造影、放射性核素、静脉肾盂造影、超声波和膀胱镜。膀胱输尿管反流（VUR）诊断时，超声检查可作为筛选方法，尤以彩色多普勒检测。排尿性膀胱输尿管造影是重要的诊断手段，但敏感性较低。放射性核素检查有较高的敏感性，间接法较直接法方便，还适用于尿路感染急性期。国内研究报道对 65 例慢性尿路感染患者做静脉肾盂造影加断层扫描、肾 CT、MRI、排尿性膀胱肾盂造影、核素间接法膀胱造影等检查，发现肾盂变形、肾发育停滞伴输尿管及肾盂扩张，并有不同程度的膀胱输尿管反流等改变，据此做出反流性肾病的诊断。

3. 肾结核　凡有明显尿频、尿急、尿痛等膀胱刺激征，如反复发作，抗菌治疗不佳或尿培养无细菌生长，均要考虑肾结核的可能。肾结核病尿呈酸性，都有不同程度的脓尿，早期仅于镜下发现少量白细胞及红细胞，后期如发展为结核性肾积脓时，则尿中可出现干酪样物质，使尿呈米汤样浑浊。肾结核常伴肾外结核如肺、附睾结核等，诊断需尿沉渣找抗酸杆菌、结核菌培养、静脉肾盂造影和膀胱镜检查来确诊。静脉肾盂造影显示肾乳头坏死、肾盂虫蚀、空洞或肾盂完全不显影、输尿管僵直、虫蚀样边缘、管腔狭窄，有时可见钙化。肾结核表现为膀胱刺激征和血尿时常需与非特异性膀胱炎、结石和肿瘤等进

行鉴别诊断。非特异性膀胱炎常突然发生,并可反复发作,时轻时重,血尿常与膀胱刺激症状同时发生,一般抗感染治疗效果较好。而肾结核引起的结核性膀胱炎以尿频开始,症状进行性加剧,而不呈间歇性发作,血尿在膀胱刺激症状一段时间后才出现。但在结核性膀胱炎合并非特异性感染时,则需通过细菌学检查才能鉴别和确诊。此外,膀胱尿道梗阻性病变引起的尿频、尿急、尿痛均在排尿困难症状以后发生,多数伴有非特异性感染。膀胱结石的膀胱炎在排尿时可有尿线突然中断,伴有尿道内剧烈疼痛。膀胱肿瘤的膀胱刺激症状在长期无痛血尿以后才出现,此时肿瘤已有浸润或邻近三角区,而肾结核血尿多在长时间尿频以后,以终末血尿为其特点。

4. 肾皮质多发性脓肿 此病实际是血行感染性肾盂肾炎。病变多为双侧性、肾皮质多发性小脓肿,也可侵犯肾髓质,如病变继续发展,小脓肿可互相融合、扩大而形成肾脓肿或肾痈。本病多继发于皮肤化脓性感染或上呼吸道感染,细菌经血行感染肾。致病菌大多数为金黄色葡萄球菌。其临床特点与急性肾盂肾炎稍有不同,有持续高热、寒战、白细胞增高等菌血症表现,但无膀胱刺激征,有较明显腰痛、腰肌痉挛及肾区压痛和叩击痛;早期一般无脓尿,但当病变侵犯肾小管时,才发现镜下脓尿。尿沉渣涂片染色检查及/或尿培养可发现葡萄球菌。如有上述典型的表现,即可成立。有时由于无明显泌尿系症状和脓尿,部分呈脓尿,尤其部分呈亚急性或慢性过程的患者,临床表现不典型而导致延误诊。故在临床上,如患者有化脓性感染的原发病史,突然高热、寒战,同时伴有腰痛及明显肾区压痛和叩击痛,尿中有镜下脓尿者,即应考虑本病的可能,但需除外肾周围蜂窝织炎及肾周围脓肿。此外,本病常与腹腔器官(如胆囊、阑尾等)后腹膜的急性感染疾病相混淆,尿沉渣中白细胞增多和涂片染色中尿培养检菌是其重要的鉴别方法。

5. 肾脓肿 肾脓肿由肾皮质多发性脓肿发展、融合扩大而成。如肾脓肿向肾盂穿破时即可引起明显肉眼脓尿,但临床上较少见;向肾周围渗出形成肾周围脓肿尿,由于尿路受脓液刺激或继发感染,可出现膀胱刺激症状,与此同时,因脓液向肾盂引流,腰痛可显著缓解,肾压痛及叩击痛也相应减轻。较大肾脓肿超声波检查可协助诊断。静脉肾盂造影见肾盂、肾盏变形或充盈缺损等征象,也有助于诊断。

6. 肾积脓(脓肾) 肾积脓是一种极严重的肾化脓感染,多并发于肾结核、肾结石、肾盂肾炎及肾积水合并感染等疾病。脓尿是其突出的表现,在输尿管与脓肾相通时,可出现持续大量肉眼脓尿。如果输尿管因脓肿或炎性瘢痕、水肿、痉挛而引起阻塞时,则脓尿可不明显或消失,也可呈间歇性脓尿。此外,本病发病过程有急有

慢,临床表现也有不同。如为急性感染引起者,除有全身感染中毒症状外,还有明显的局部症状,如腰痛、腰肌紧张、肾区明显压痛及叩击痛等,腹部检查可触及肿大的肾;如为慢性感染引起者,则呈慢性感染中毒现象,如微热、盗汗、消瘦、贫血等,局部症状较轻。上述的临床表现,一般诊断不难。肾超声检查对较大肾积脓有一定诊断意义。放射性核素肾图检查也有诊断价值。静脉肾盂造影可见患肾不显影,表示肾功能丧失,也有助于诊断。

由于肾积脓的原发疾病的治疗和预后均有很大的不同,故原发病的鉴别诊断更为重要。如肾结核合并感染所致的脓肾,多为慢性过程,多有其他器官结核病,如肺结核、附睾结核等,脓尿中有干酪样物质,呈米汤样浑浊,尿中有大量结核杆菌。肾结石继发感染引起的脓肾多有反复肾绞痛、血尿病史。肾盂肾炎引起脓肾,多由于严重血行性感染性肾盂肾炎、肾皮质多发性脓肿侵犯肾盂所致,多呈急性过程,有明显全身性菌血症症状。肾积水继发感染所致的脓肾,多有肾结石、肾结核或其他尿路阻塞的病史,腹部可摸到肿大的肾。

7. 肾髓质坏死(坏死性肾乳头炎) 本病是肾盂肾炎的严重并发症。病势凶险,症状严重,病死率很高,故有人称之为"暴发型肾盂肾炎"。本病较少见,多发生于40岁以上,约有57%患者并发于糖尿病。尿路梗阻也为重要的诱发因素(如前列腺肥大、输尿管梗阻、先天尿路畸形等),其他肾病变(如肾血管病变等)也可并发此病。国外文献报道,大量长期服用镇痛药如非那西丁等可直接损害肾,故称为"镇痛药性肾病",当其发生继发感染时可产生本病;其病理解剖特点多为双侧性及广泛性肾乳头炎症、化脓、坏死,且肾实质也有小脓肿形成,偶也可见单侧性或局限性病变。

临床上多数患者起病急骤,腰剧痛,大量脓尿、蛋白尿、管型尿及不同程度血尿,尿培养细菌阳性,尿中有时可见有坏死脱落的肾乳头组织块,严重者可发生少尿或无尿,进一步出现尿毒症、酸中毒,甚至引起昏迷及休克等危险现象。部分患者可呈亚急性经过,病程稍长,数周至数月,感染症状较轻,但常有进行性肾功能减退,有时因坏死乳头脱落阻塞输尿管而致肾绞痛,与肾结石相类似。

此外,还有少数患者呈慢性经过(多见于"镇痛药性肾病"患者),病程可达数年,临床表现类似慢性肾盂肾炎,各种症状可间歇出现,或无任何症状,以后逐渐出现肾功能减退。

在临床上由于本病病情危重,早期诊治甚为重要。根据上述典型表现,结合患者原发病病史,发现尿中脱落的坏死乳头组织块等,即应考虑此病存在的可能。静脉

肾盂造影有助于诊断。

8. 肾或输尿管肿瘤合并感染　肾、输尿管肿胀引起尿路梗阻或因肿瘤本身溃烂、坏死,容易合并细菌感染而出现不同程度的脓尿。但这些患者起初常以血尿为主,其临床特征参见 36.1。

9. 泌尿系寄生虫病

(1) 丝虫病:当丝虫病引起乳糜尿时,乳糜可刺激尿路或引起尿路梗阻,常合并感染而出现乳糜脓尿。

(2) 肾包虫囊肿:本病少见,国内仅有少数病例报道,多伴有身体其他脏器包虫囊肿。肾包虫囊肿向肾盂穿破或继发感染时,可出现脓尿及膀胱刺激症状。其主要特征为腹部检查可触及肿大的肾,偶尔尿中发现包囊虫卵即可确诊。一般病例结合流行史、皮内抗原试验、超声波、X 线腹部平片及肾盂造影检查等可明确诊断。根据上述情况并可与肾单纯囊肿、多囊肾及肾积水并发感染相区别。

(3) 泌尿系阿米巴病:患者有阿米巴痢疾史,出现发热、腰痛、膀胱刺激征,尿呈果酱色,镜检大量脓细胞,并有阿米巴滋养体。

(二) 下尿路疾病

1. 膀胱炎　膀胱炎全为继发性,可继发于泌尿系疾病,如肾感染、尿道感染、结石、结核、肿瘤等;也可继发于泌尿系外的疾病,如生殖器官炎症、神经系疾病、胃肠道疾病等。女性较多见。急性期可有明显肉眼脓尿,膀胱刺激症状显著,但一般无发热;慢性期症状较轻,但反复发作。

对慢性反复发作、经久不愈的慢性膀胱炎患者,应仔细找寻原发病因。慢性膀胱炎常继发于肾盂肾炎、肾结核、前列腺炎、泌尿系结石等疾病。

附:间质性膀胱炎

本病国内少见,多见于成年女性,病因未明。临床表现与普通膀胱炎相似,其所不同者为:①间质性膀胱炎除于排尿和排尿终末时有疼痛外,于膀胱胀满时疼痛更剧;②患者虽有明显膀胱刺激症状,但尿中很少有炎性成分,甚至无白细胞或脓细胞;③尿培养细菌阴性;④膀胱镜检查见膀胱容量缩小,溃疡病变多见于膀胱圆顶及前壁。

2. 膀胱憩室合并感染　膀胱憩室一般无症状。如合并感染时,可出现脓尿及膀胱刺激症状。少数患者可因感染产生炎症溃疡而出现血尿。部分患者可有“二段排尿”现象。膀胱镜或膀胱造影检查可确诊。

3. 膀胱肿瘤合并感染　当膀胱肿瘤产生溃疡或引起尿路梗阻时,常并发尿路感染而产生脓尿。主要的临床表现为血尿及膀胱刺激症状。

4. 血吸虫病　本病主要侵犯膀胱,其次为输尿管下

段。当炎症病变发生溃疡或合并细菌感染时可出现明显脓尿。其主要表现为血尿、膀胱刺激症状及尿中找到埃及血吸虫卵。国内未见有此病报道。

5. 尿道炎　尿道炎很常见,以大肠杆菌、链球菌和葡萄球菌所致的尿道炎最为常见。目前,淋病双球菌、支原体、衣原体所致尿道炎逐渐增多。

女性尿道炎非常常见。由于女性尿道短而直,常向上侵犯膀胱,易受肛门肠道感染,故称为“女性肠尿道炎”,常为蛲虫病和阴道滴虫病的并发症。小儿尿道远端梗阻、膀胱颈梗阻、后尿道瓣膜等解剖异常可诱发本病。成年妇女多于新婚或生育期发病,常为尿道周围腺感染所引起。绝经期后的老年性尿道炎,则为雌激素活性降低、尿道黏膜萎缩所致。发病多为急性,也可呈慢性反复、急性发作。其主要特点为脓尿与显著的膀胱刺激症状,如尿频、尿急、尿痛等,严重者可出现血尿。临床上常误诊为肾盂肾炎,但本病一般无发热,很少有腰痛,肾功能正常。此外,部分慢性发作而经久不愈的患者常需与泌尿系结核、膀胱结石或肿瘤等相区别,可做尿液结核菌检查、腹部 X 线平片、肾盂造影和膀胱镜检查等以排除。

男性尿道炎的临床表现也以脓尿、膀胱刺激征和尿道压痛为特点,可分为前尿道炎和后尿道炎。后尿道炎与前列腺炎常同时并存。采用尿三杯试验有助于前、后尿道炎的鉴别诊断。

由于男性慢性尿道炎多与各种原因的尿道梗阻、泌尿生殖系其他部分或其邻近器官炎症等同时并存,故在临床上不要满足于单纯慢性尿道炎的诊断;必要时,还需做前列腺检查及膀胱尿道镜检查等进一步明确诊断。尿道脓性分泌物的细菌及寄生虫检查,对确定病因及治疗也有重要意义。

6. 尿道憩室合并感染　尿道憩室女性多见。临床表现与慢性尿道炎和膀胱炎相似,如尿频、尿急、尿痛、尿潴留、血尿、脓尿等。阴道检查于阴道前壁可触及一软性肿块,局部有压痛,可挤出脓液。尿道镜检查及尿道造影术有助于诊断。

7. 尿道旁腺或脓肿　女性尿道旁腺炎症或脓肿形成,均可由腺管排出脓液而成脓尿,症状与尿道炎相似。注意尿道口两侧尿道旁腺的检查,一般较易诊断。

三、生殖系统疾病

(一) 前列腺炎

此病是成人男性较常见的疾病。绝大多数是由于前列腺长期充血、腺泡淤积、腺管水肿所致;少数患者也可由细菌感染所引起。本病多呈慢性经过,但也有急性发作者。在急性发作时可出现脓尿,甚至出现终末血

尿,常伴有畏寒、发热。如炎症累及尿道或膀胱三角区时,则出现明显膀胱刺激状,如尿频、尿急、尿痛等,而误诊为肾盂肾炎、肾结核、输尿管或膀胱结石、膀胱肿瘤等。此外,常伴有会阴部、腰骶部及直肠内肿痛(大便时加剧);如并发精囊炎时,有时可因邻近器官伴发感染引起腹部疼痛,需与急性阑尾炎、急性胆囊炎或肾绞痛等急性腹痛相鉴别。在诊断时要注意区分。在慢性期,一般症状较轻,脓尿较少甚至尿完全正常,但常伴有不同程度的性功能异常和变态反应性疾病,如关节炎、神经炎、虹膜炎等。

前列腺炎的诊断,尿三杯试验有一定的帮助。此外,直肠指检和前列腺液检查有助确诊。直肠指检在急性期可扪及前列腺肿胀、压痛;在慢性期则腺体较硬,表面不规则。前列腺液检查:白细胞显著增加或成堆分布,而磷脂酰胆碱小体减少(正常前列腺液在每高倍视野下含白细胞少于 10 个,有多量磷脂酰胆碱小体)。借此也可与肾盂肾炎、肾结核等鉴别,但前列腺炎常与泌尿系疾病同时并存,即使已确诊为前列腺炎,也不能排除其他泌尿系更重要的疾病,而延误治疗,必须加以注意。

(二)淋病

淋病是淋病双球菌通过不洁性交及其他性行为引起泌尿生殖道感染所导致的急性或慢性炎症性疾病,在"性传播病"中其发病率较高,近年发病率有升高趋势。本病好发于男性,有不洁性交史,常为淋球菌性尿道炎。初发时一般为前尿道炎,有明显的尿道刺激征,伴脓性分泌物从尿道流出。淋菌首先感染尿道外口,逐渐向前尿道黏膜蔓延,并发展至后尿道炎。机体在感染淋球菌后可产生局部免疫反应,中性粒细胞可大量吞噬淋球菌于细胞的胞质内,大量的多核细胞的吞噬作用及细菌死亡释放内毒素,使尿道黏膜上皮发生多灶性坏死,形成大量黄绿色黏稠脓液外溢,2 周后约 60% 的患者病变继续向上逆行蔓延引起急性后尿道炎。后尿道脓液多时,会反流入膀胱与尿液混合使尿浑浊出现大量脓细胞,而随尿排出。淋病的诊断主要依据病史、临床表现及实验室检查。实验室检查方法有直接涂片淋球菌检查、淋球菌培养和血清学检查等,血清学试验的敏感性、特异性较低,目前尚无可靠的血清学检查方法诊断淋病。淋球菌培养所需的营养条件、生长条件要求较高,一般较难培养出来。患者有脓性分泌物时,用脓性分泌物涂片可检到革兰氏阴性双球菌。没有尿道分泌物,可用脓尿沉渣进行涂片检菌,如在尿沉渣涂片的中性粒细胞胞质内检出革兰氏阴性双球菌也有助于诊断。

(三)前列腺脓肿

本病较少见,多数由急性前列腺炎恶化发展而来。临床上可出现大量脓尿,明显排尿异常症状(如尿频、尿

急、尿痛、排尿困难与急性尿潴留等)以及显著的全身感染中毒症状。直肠指检发现前列腺肿胀、波动感、剧烈压痛,并有脓液被压出;必要时局部前列腺穿刺可抽出脓液,这对诊治均有实际意义。

(四)前列腺肿瘤合并感染

前列腺肿瘤可并发感染而引起脓尿。

四、泌尿生殖系统邻近器官和组织疾病

(一)肾周围蜂窝织炎和肾周围脓肿

肾周围蜂窝织炎和肾周围脓肿可来自肾化脓感染(如肾皮质脓肿、肾积脓、肾盂肾炎等)直接的蔓延,也可来自肾外感染(如皮肤化脓病变、阑尾积脓、肝脓肿等)经血源或直接扩散。肾周围蜂窝织炎与肾周围脓肿的临床表现相似,但以肾周围脓肿为重。两者的临床特点:①全身感染中毒症状如寒战、高热等,尤以肾周围脓肿为更显著;②患侧明显腰痛,腰肌紧张或强直,患侧肾区皮肤凹陷性水肿或红、肿、热及压痛和叩击痛,尤以肾周围脓肿更为严重;③患者向健侧弯腰时可引起剧痛,但向患侧弯腰时痛减轻,故患者腰椎常向患侧弯曲;④肾周围脓肿可于腰部或胁腹部触及痛性肿块。肾周围蜂窝织炎一般不引起尿改变,因常有肾感染,故尿中可有脓细胞,但临床表现远超出尿改变的程度。如肾周围脓肿向肾盂穿破时,则出现大量脓尿,而全身症状及局部表现可明显减轻,肿块很快缩小或消失。

对血行感染的早期,患者症状较轻,诊断较难。因此,对皮肤化脓性感染患者,如经过几天后突感全身发热、寒战,同时并有腹背肿痛者,应考虑本病的可能。对肾感染直接蔓延者,发现症状较原来加剧、肾区明显压痛者,也应考虑本病的可能。如出现大量肉眼脓尿时,则可能性更大,但应与肾脓肿相区别。X 线腹部平片检查对肾周围脓肿的诊断很有价值。典型的 X 线征为:肾区显影增加,肾阴影及腰大肌阴影消失,腰椎向患侧弯曲,患侧膈肌上升或运动受限。借此可与肾脓肿或肾积脓相区别。

(二)输尿管周围炎和输尿管周围脓肿

当输尿管周围炎和输尿管周围脓肿侵犯输尿管时可出现脓尿,但其为腹腔内局部炎症,应有局限性腹膜炎的表现。

(三)阑尾脓肿

阑尾周围脓肿向右侧膀胱壁穿破时可出现大量脓尿。患者于出现脓尿之前,都有明显急性阑尾炎病史,右下腹剧痛,发热。体格检查右下腹肌痉挛,阑尾压痛点有明显压痛、反跳痛,可触及边缘较清楚的肿块。出现脓尿后,肿块往往较前缩小,而同时伴有明显膀胱刺

激症状。

（四）输卵管卵巢炎和输卵管卵巢脓肿

当输卵管、卵巢炎症累及膀胱壁或输卵管、卵巢脓肿向膀胱穿破时，可出现不同程度的脓尿，但临床上较少见。前者通常仅为镜下脓尿，后者常为突然出现的肉眼脓尿。右侧输卵管、卵巢脓肿于出现脓尿之前先有右下腹痛，同时伴有发热、右下腹明显压痛，需注意与急性阑尾炎区别。妇科检查：盆腔内有压痛，如有脓肿形成则于同侧摸到痛性肿块。如脓肿向膀胱穿破，肿块可明显缩小，脓尿刺激膀胱可引起膀胱刺激症状。

（五）盆腔脓肿

盆腔脓肿向膀胱穿破时，可产生大量肉眼脓尿，但患者于出现脓尿之前先有下腹痛、发热，耻骨上区域可有明显压痛。妇科检查可于盆腔内触及肿块，特别在直肠子宫陷凹处有波动感，明显压痛。如脓肿向膀胱穿破，脓肿常明显缩小，可伴有显著的膀胱刺激症状。

36.4　乳　糜　尿

从肠道吸收的乳糜液（脂肪皂化后的液体）不能按正常淋巴道引流至血液，而逆流至泌尿系淋巴管中，以致该淋巴管内高压、曲张、破裂，乳糜液溢入尿中，使尿呈乳白色，临床上称为乳糜尿。

乳糜尿的浑浊度及颜色可依乳糜含量的多少而异，而乳糜含量又常受患者的运动强度、食入脂肪量、淋巴管破裂程度等因素所影响。乳糜尿可呈乳白色、乳酪样或色泽稍浑浊。其主要成分为磷脂酰胆碱、胆固醇及少量纤维蛋白原和白蛋白等。此外，尚含有多少不等的血液。如含血液较多，呈粉红色，则为乳糜血尿。如合并泌尿系感染，可呈乳糜脓尿。

乳糜尿在体外容易凝结成白色透明胶状凝块。较严重的乳糜尿静置后可分3层：上层为脂肪；中层为乳白色色泽较清的液体，常有小凝结块混悬于其中；下层为红色或粉红色的沉淀物，内含有红细胞及白细胞等。实验室鉴定：加乙醚于乳糜尿中，充分混合后，如能使尿液转澄清，即为乳糜尿。

乳糜尿应与脓尿、含多量盐类尿及脂肪尿相区别。脓尿于显微镜下可见大量脓细胞，临床上有泌尿生殖系感染表现；盐类尿于加热加酸后即转澄清；脂肪尿不含纤维蛋白原，无凝结现象，离心沉淀后脂肪浮于尿液的上层，镜检可见大量脂肪球，临床上常见于各种原因所致的肾病综合征，特别是类脂性肾病，其次亦可见于糖尿病肾病、狼疮肾炎、骨折、砷或一氧化碳中毒、法布里病等。

乳糜尿的发病机制目前尚无定论。文献中有些资料认为乳糜尿是由于胸导管及其支流阻塞所致，淋巴造影也有足够的资料阐明，也曾有做胸导管奇静脉吻合术治疗患者而获得颇为满意的疗效，故认为乳糜尿不是由于腹部淋巴道阻塞所致，乃因腹部淋巴管非常丰富，相互沟通形成淋巴管网，不易使乳糜的向上通道受阻而产生尿路淋巴瘘，但另一些资料却认为多数患者阻塞部位在胸导管之下。中山大学附属第一医院乳糜尿病例淋巴造影能显示胸导管者仅占少数。

一般地，乳糜尿的形成可有以下两个方面的解释。①广泛的腹部淋巴道阻塞：正常从肠道吸收的乳糜液经肠干淋巴管达腹主动脉前淋巴结而至乳糜池。当腹主动脉前淋巴结或肠干淋巴管阻塞时，则乳糜液不能进入乳糜池，而通过腹主动脉前淋巴结与腹主动脉旁淋巴结之间的通路，流入腰干淋巴管而至乳糜池。如腰干淋巴管同时也有阻塞时，则乳糜液即逆流至泌尿系淋巴管，使其内压增高、曲张，终至破裂而产生乳糜尿。②胸导管阻塞：当胸导管下端阻塞时，则乳糜池内压增高，则乳糜液经腰干淋巴管反流至泌尿系淋巴管，使其内压不断增高，终至破裂而形成乳糜尿。除上述淋巴道机械性阻塞的因素以外，淋巴管的先天异常（如淋巴管畸形及淋巴管瓣膜功能障碍等）也是产生乳糜尿的原因之一，但临床上极少见。泌尿系淋巴管破裂的部位最常见于肾盂（因肾的淋巴管最脆弱），其次为输尿管，有时也可见于膀胱、后尿道等处。

一、乳糜尿的定位诊断

乳糜尿的定位诊断包括乳糜液溢出部位和淋巴系阻塞病变部位两个方面。在乳糜尿无特殊症状时，单凭临床表现来估计乳糜尿的来源较困难。当乳糜合并全程血尿或乳糜块经过输尿管而引起肾绞痛时，则可提示乳糜尿来自肾。膀胱镜检查对于明确来自单侧或双侧肾有一定的帮助，但在间歇期无乳糜尿时，膀胱镜检查意义不大。逆行肾盂造影术，如见有肾盂淋巴逆流现象，可能对乳糜液溢出的定位诊断有参考价值。但有人指出，正常逆行肾盂造影时也可因肾盂内压力增高，使肾穹窿部破裂，而出现同样逆流现象，故对定位诊断意义不大。

对于乳糜尿的定性诊断多数并不困难。淋巴系造影术检查能直接了解肾内、肾周、盆腔及腹腔的淋巴管和淋巴结,乳糜池和胸导管,肾盂、肾盏、输尿管及膀胱等的显影情况对淋巴系异常改变及瘘道形成的定位诊断很有价值。为避免一部分患者定位失败,可多次检查,并留置输尿管导管,并进食牛奶、高脂食物。此外,对治疗方法的选择及临床疗效的观察也有一定的指导意义。对于乳糜尿的定位诊断以往多采用足背淋巴管穿刺造影,但由于其创伤相对较大、成功率较低、技术操作相对复杂并易引起感染、肺栓塞等并发症;腹股沟淋巴结穿刺造影具有创伤小、成功率较高等优点,但由于淋巴结的条件限制了该方法在临床上的广泛应用;采用膀胱镜检查进行定位诊断,易掌握、成功率较高,但有一定的创伤性。近年来有采用放射性核素淋巴显像技术研究淋巴系统病变,这是一种安全、无创、简便易行的诊断方法,无副作用和并发症,可作为乳糜尿定位诊断的新的选择方法,也可用于监测疗效或预后。

二、乳糜尿的病因诊断

乳糜尿的病因大致可分为寄生虫性和非寄生虫性两大类。国内报道绝大多数是由于班氏丝虫所致,极少数患者也可由于结核,肿瘤,胸、腹部创伤或手术,原发性淋巴管系统疾病(包括先天畸形)等所致,偶也见于妊娠、肾盂肾炎等。

(一) 丝虫病所致的乳糜尿

乳糜尿是慢性期班氏丝虫病的主要表现之一。这是由于丝虫在淋巴系统中引起反复炎症发作,大量纤维组织增生,使广泛的腹部淋巴管或胸导管阻塞所致。丝虫病以往我国常见,但我国 2008 年已宣布全国消灭丝虫病,但在原疫区仍遗留晚期症状患者。而乳糜尿大多数是丝虫病感染的晚期临床表现,故仍应注意诊断。

(二) 腹腔结核所致的乳糜尿

广泛性腹腔结核累及腹部淋巴道时可引起乳糜尿,但临床较少见。国内曾报道 1 例,尸检证实有腹膜结核、肠淋巴结结核、腹膜后淋巴结结核,同时合并两侧肺结核。在临床上,乳糜尿患者常与肾结核并存,其两者的因果关系如何尚无定论。有人提出,可能是乳糜尿导致全身抗病能力减低,继发肾结核所致。此类患者的临床特点:有低热、乏力、消瘦等全身性结核性中毒症状及腹腔结核(如腹膜结核、肠系膜淋巴结结核等)的局部表现;患者可能还有肺结核、红细胞沉降率加快等表现。胃肠钡餐及肺部 X 线检查有助于诊断。

(三) 肿瘤所致的乳糜尿

原发于腹腔、腹膜后、纵隔等部位的肿瘤或转移癌可因压迫或阻塞腹腔淋巴管或胸导管而引起乳糜尿,其中以淋巴瘤较易发生,但临床上极少见。纵隔肿瘤还可并发乳糜胸腔积液。

恶性肿瘤所致的乳糜尿,病程发展快,发热、消瘦等全身症状常较明显,腹部常可触及包块,血清乳酸脱氢酶往往增高。

(四) 胸、腹部创伤或手术所致乳糜尿

由于胸、腹部创伤或手术损伤腹腔淋巴道或胸导管而引起乳糜尿者,极罕见。国内曾有病例报道系由于胸廓成形术时损伤胸导管所致。乳糜尿出现于创伤或手术之后,而能排除丝虫病或其他原因所致者,即可确诊。

(五) 原发性淋巴管系统疾病导致乳糜尿

此类疾病临床上极少见,国内未有报道,国外也仅有少数病例报道。本病是由于胸导管先天性畸形或腹部无功能巨(大)淋巴管畸形或广泛淋巴管发育不全,使肠道吸收的乳糜液不能经正常途径引流,乃逆流至泌尿系淋巴管而产生乳糜尿;也可引流至其他组织器官的淋巴系统而致乳糜腹水、乳糜胸腔积液、子宫乳糜液、关节腔乳糜积液、象皮肿、皮下小淋巴管扩张成小白色囊肿及乳糜溢出等。本类疾病发病于幼年。早期出现象皮肿,有的甚至为先天性。本病可发生于单肢体,也可发生于多个肢体,以后才逐渐出现乳糜尿、乳糜胸腔积液或腹水等,有的可出现低蛋白血症。淋巴系造影术对诊断有重要价值。

(六) 其他原因所致的乳糜尿

国外文献报道,肾盂肾炎可并发乳糜尿。此外,妊娠、包虫病、疟疾等也偶尔可引起乳糜尿,但国内尚未见文献报道。

(李志坚 黄锋先)

参考文献

[1] 李效忠 . 血尿座谈会纪要 . 中华医学杂志,1975,55:207.

[2] 杨文质 . 泌尿系结石症延误诊断的探讨 . 中华外科杂志,1964,12:467.

[3] 刘士怡 . 肾输尿管结石 174 例临床分析 . 中华外科杂志,1962,10:457.

[4] 李宗伉 . 吉安地区膀胱结石症(341 例病案分析). 中华外科杂志,1960,8:564.

[5] 杨松森 . 肾结核 1011 例分析 . 中华外科杂志,1964,12:1192.

[6] 黎磊石 .IgA 肾病 . 国外医学,1980,7(6):241.

［7］覃志明 . 输尿管息肉 . 中华外科杂志,1964,12：1072.

［8］李诚 . 海绵肾 . 中华医学杂志,1974,54：393.

［9］霍光莹 . 膀胱内子宫内膜异位症 . 中华外科杂志,1965,13：418.

［10］郑华山 . 急性斑蝥中毒 . 中华内科杂志,1966,14：265.

［11］张森康 . 肾膨线虫病 . 中华医学杂志,1981,61(3):167.

［12］刘兴汉 . 肺出血肾炎综合征 . 中华结核和呼吸杂志,1979,2：179.

［13］刘平 . 尿酸性肾病 20 例报告 . 中华内科杂志,1981,20(4):221.

［14］沈绍基 . 特殊原因的肾出血 . 中华外科杂志,1962,10：740.

［15］瞿德佩 . 紫癜性肾炎 . 天津医学院学报,1979,1：69.

［16］尹培达 . 血尿:一种简单鉴定肾小球出血的方法 . 国外医学,1982,11：562.

［17］张友康 . 国内首例薄基底膜性肾病 . 中华肾脏病杂志,1990,6(6):375

［18］庄永泽 . 无症状性肾小球性血尿临床与病理 . 中华肾脏病杂志,1998,14(3):193.

［19］王皓,邱志林,计文明,等 . 用血细胞自动分析仪测定尿红细胞 MCV 及 DC 鉴别血尿来源的临床价值 . 中国血液流变学杂志,2002,12(4):351-352.

［20］单玉容 . 原发局限性肾盂输尿管淀粉样变性二例 . 中华外科杂志,1997,35(8):468.

［21］李江威,吴燕祥,熊嗣玉,等 . 血尿患儿和肾组织中巨细胞病毒抗原检测及其临床意义 . 中华儿科杂志,2001,39(12):729-731.

［22］沈沛成,宦金星,滕杰,等 .53 例体检发现蛋白尿和(或)血尿患者临床病理分析 . 中国临床医学,2001,8(4):373-375.

［23］张颖 . 流式尿沉渣自动分析仪检测肾小球性血尿的鉴别诊断意义 . 中华内科杂志,1997,36(5):340.

［24］许顺良,严森祥,史时芳 . 急性肾脏出血的 CT 检查及其临床意义 . 中华泌尿外科杂志,1999,20(9):545-557.

［25］间秀全,李志驴,滁桂芳 . 尿红细胞直径测量对血尿诊断的临床价值 . 现代诊断与治疗,2002,13(6):255-256.

［26］罗福东,廖焕兰,吴新忠,等 . 尿红细胞位相检测在肾脏疾病鉴别诊断中的应用 . 现代检验医学杂志,2008,23(4):64-65.

［27］王智凤 .1 例妊娠合并 HIV 致肾病综合征的临床观察与防治探讨 . 中国优生优育,2012,18(3):186-187.

［28］杨波,沈敏 . 肉芽肿性多血管炎合并急性肾功能衰竭临床及病理分析 . 中华医学杂志,2013,93(15):1159-1161.

［29］李凤娥,郭志,于海鹏,等 . 肝、双侧肾错构瘤合并左肾癌一例 . 中华医学杂志,2013,93(19):1519.

［30］全国儿童常见肾脏病诊治现状调研工作组 . 中国儿童 IgA 肾病治疗现状多中心回顾性研究 . 中华儿科杂志,2013,51(7):486-490.

［31］魏萍,王艳侠,尹娣,等 . 尿红细胞位相在肾小球性血尿中的诊断价值 . 实用医药杂志,2018,35(5):415-417.

［32］张之南 . 阵发性睡眠性血红蛋白尿的新诊断方法 . 中华内科杂志,1983,22：371.

［33］陈顺乐 . 黑尿酸症一例报道 . 上海医学,1980,3(12):63.

［34］董惠群 . 挤压综合征 . 国外医学参考资料,1977,4(2):49.

［35］陈镜清,黄英炜 . 非外伤性横纹肌溶解症致急性肾功能衰竭三例 . 中华肾脏病学,1998,14(2):113.

［36］董孝媛,徐从高,孙国瑞,等 . 阵发性睡眠性血红蛋白尿、再生障碍性贫血和骨髓增生异常综合征患者三种 GPI 锚蛋白的表达及临床意义 . 中华血液学杂志,2004,25(4):198-201.

［37］韩永胜,瞿志敏,丁帮胜,等 .CD59 检测在阵发性睡眠性血红蛋白尿症诊断中的意义 . 临床输血与检验,2003,5(3):176-178.

［38］林凤茹,王艳,王荣琦,等 . 再生障碍性贫血、阵发性睡眠性血红蛋白尿症和难治性贫血的临床分析 . 中华血液学杂志,2002,23(5):270-271.

［39］李宁忱 .99m 锝标记单克隆抗体膀胱内灌洗诊断膀胱癌 . 中华外科杂志,1998,36(1):12.

［40］王梅,林小明,江黎明,等 . 电子致密物沉疾病的临床及病理研究 . 中华肾脏病杂志,2001,17(1):16-19.

［41］江祖胜 . 高原地区血尿 68 例临床 X 线分析 . 西藏医药杂志,2001,21(1):39-40.

［42］梁少姗,陈惠萍,张明超,等 . 运动性肌红蛋白尿引起的急性肾功能衰竭 . 肾脏病与透析肾移植杂志,2011,5(20):490-494.

［43］挤压综合征急性肾损伤诊治协助组 . 挤压综合征急性肾损伤诊治的专家共识 . 中华医学杂志,2013,93(17):1297-1300.

［44］李庭,蒋协远,陈辉,等 . 玉树地震骨折伤员的伤情分析 . 中华创伤骨科杂志,2013,15(6):486-489.

［45］田晶,鲁德生,朱晞群,等 . 醉酒后左上肢挤压综合征合并多器官功能不全 1 例 . 中国急救医学,2013,33(4):383-384.

［46］严政,於四军,刘惠亮 . 挤压综合征治疗的最新进展 . 中华临床医师杂志(电子版),2015,9(15):101-106.

［47］符庆瑛,刘睿,贺发贵,等 . 剧烈运动致横纹肌溶解并急性肾损伤临床分析,中国医师进修杂志,2018,41(10):904-908.

［48］李士梅 . 玻片培养法对尿路感染的诊断价值 . 中华内科杂志,1980,19：347.

［49］叶任高 . 尿沉淀涂片法找细菌在诊断肾盂肾炎上的评价 . 中华内科杂志,1964,12：830.

［50］尹培达 . 尿 Tamm-Hosfall 蛋白包裹游离细胞检测及其临床意义 . 中华内科杂志,1991,30(2):76.

［51］王同明 . 尿白细胞排泄率的生理与病理性波动及其临床意义 . 上海医学,1979,2(4):22.

［52］王兴国 . 肾周脓肿 . 中华外科杂志,1965,13：345.

［53］杨维良 . 前列腺脓肿 . 中华外科杂志,1966,14：176.

［54］麦灼基 . 泌尿系阿米巴病 2 例报道 . 中华医学杂志,1976,56：191.

［55］徐明谦.肾包虫囊肿 8 例分析.中华医学杂志,1966,52：177.

［56］李士梅.Griess 试验在诊断泌尿系感染上的评价.中华医学杂志,1965,51：121.

［57］郑康桥.坏死性肾乳头炎.中华外科杂志,1965,13：191.

［58］董德琼.肾结核实验室诊断的临床研究.中华结核和呼吸杂志,1998,21(4):253.

［59］戴光熙,刘虹,柴世全,等.常规军事训练运动性血红蛋白尿研究.人民军医,2004,47(1):5-7.

［60］陈戈明,夏丹,蔡松良,等.肾结核的诊断与治疗.中华泌尿外科杂志,2009,30(7):444-447.

［61］都青,张有忠.糖尿病患者尿路感染病原菌的耐药性探讨.中华医院感染学杂志,2013,23(10):2487-2488.

［62］李文格,马军庄,郑民洁,等.脑卒中患者留置尿管致尿路感染调查分析.中华医院感染学杂志,2013,23(4):767-768.

［63］林慧萍,吴明东,丁汀,等.ICU 患者尿路感染危险因素分析及预防措施.中华医院感染学杂志,2013,23(4):762-764.

［64］金新德,王飞儿,金波,等.男性尿道分泌物 1314 份病原谱分析.中国皮肤性病学杂志,2013,27(2):174-176.

［65］杨雪.尿液分析在诊断尿路感染中的意义评定.系统医学,2018,3(24):35-37.

［66］孙涛,贾洪涛,王秀新,等.复杂性尿路感染的病原菌分布及革兰阴性杆菌的耐药性分析.国际泌尿系统杂志,2018,38(2):237-240.

［67］任树桥.淋巴系造影对乳糜尿的诊断.中华医学杂志,1966,52：97.

［68］肖惠根.黑尿酸 3 例分析.中华放射学杂志,1983,17：216.

［69］孙宏训.阵发性冷性血红蛋白尿 1 例报道.1956,4：558.

［70］周学章.黑尿热 10 例临床分析.中华内科杂志,1965,51：442.

［71］杨天楹.94 例阵发性睡眠性血红蛋白尿的临床观测.中华内科杂志,1960,13：866.

［72］蔡汝海.经腹股沟淋巴结淋巴造影在乳糜尿定位诊断中的应用.现代诊断与治疗,1998,9(3):162-163.

［73］孙庭,胡锋,崔淑萍,等.放射性核素淋巴显像定位诊断乳糜尿.中华医学杂志,2002,82(4):247-248.

［74］魏海亮,陈孝柏,宋建美,等.CT 淋巴管造影对乳糜尿的诊断价值.中国医学影像技术,2012,28(2):190-193.

［75］信建峰,孙宇光,夏松,等.直接淋巴管造影术在原发性乳糜尿诊断中的应用.中华医学杂志,2013,93(28):2212-2214.

［76］陈孝柏,魏海亮,张建梅,等.直接淋巴管造影对胸导管出口梗阻的诊断价值.中华放射学杂志,2013,47(5):401-404.

［77］李建华,朱生云.双腹股沟深淋巴管静脉吻合术治疗乳糜尿的临床疗效观察.中华显微外科杂志,2011,34(6):515-516.

［78］王雷,杨营利.应用显微外科技术治疗乳糜尿 102 例疗效分析.中华显微外科杂志,2010,33(5):427-428.

［79］刘定益,夏维木,王健,等.足背淋巴管造影在乳糜尿患者诊断和治疗中的作用.中华泌尿外科杂志,2018,39(6):446-450.

［80］董健,信建峰,霍萌,等.直接淋巴管造影和 CT 淋巴管成像在乳糜尿中的诊断价值.临床放射学杂志,2018,37(5):798-802.

37

蛋白尿

蛋白尿是肾病的常见临床表现,也可为全身性疾病的表现之一。血液流经肾时,由于正常肾小球毛细血管壁的电荷屏障和分子屏障,阻挡了血液中带负电荷的血浆蛋白(如白蛋白)和较大分子量的蛋白通过,因此原尿中只有少量白蛋白和球蛋白片段,而且在流经近端肾小管过程中又几乎被肾小管上皮细胞重吸收。虽然正常肾小管和尿路也分泌少量蛋白,但多数健康成人尿蛋白排泄总量 <150mg/24h,蛋白质定性检查阴性。当尿中蛋白质含量 >150mg/24h 或尿蛋白 / 肌酐 >200mg/g,或尿常规检查尿蛋白定性试验阳性,称为蛋白尿(proteinuria)。24 小时尿白蛋白在 30~300mg,称为微量白蛋白;如果尿蛋白含量 ≥ 3.5g/24h,则称为大量蛋白尿。

【蛋白尿的发生机制】

1. 肾小球滤过膜的分子屏障或电荷屏障受损,系膜细胞调节功能受损和肾小球血流动力学的改变,使肾小球滤过膜通透性增高,导致血浆蛋白漏入肾小囊腔,超过肾小管重吸收能力而形成蛋白尿。

2. 肾小管的重吸收功能障碍,使肾小球滤过的小分子量蛋白不能被近曲小管充分重吸收而产生的蛋白尿。

3. 肾和尿路排泌的蛋白质增多。

4. 血中异常蛋白增多,经肾小球滤出,超过肾小管的重吸收能力而产生蛋白尿。

【蛋白尿的分类】

根据蛋白尿的发生机制可分为肾小球性蛋白尿、肾小管性蛋白尿、混合性蛋白尿、溢出性蛋白尿和组织性蛋白尿。

(一)肾小球性蛋白尿

肾小球性蛋白尿由于肾小球滤过屏障受损所致。除生理性蛋白尿外,此类蛋白尿的特点是尿蛋白含量较多,常 >2g/24h;以白蛋白为主,可含有少量大分子量蛋白。根据病变滤过膜损伤的程度及尿蛋白组分又分为两种。①选择性蛋白尿:尿蛋白以白蛋白为主,并有少量小分子量蛋白,无大分子量蛋白(IgG、IgA、IgM 和 C3),定性(+++~++++),多见于微小病变,治疗反应较好;②非选择性蛋白尿:反映肾小球毛细血管壁有严重的损伤断裂,尿蛋白呈血浆蛋白成分,有大分子量蛋白(如 IgG、IgM 和 C3)、中分子量蛋白(如白蛋白)和小分子量蛋白(如 β2- 微球蛋白),定性(+~++++),可见于其他各型肾小球肾炎,治疗反应不佳,预后不良。

临床上可见于:①生理性可由剧烈运动、高温作业、严重受寒、长期直立等因素,使肾血管痉挛或充血,导致肾小球滤过膜通透性增加而发生。②病理性可见于各种原发或继发性肾小球疾病。蛋白尿的程度与病变部位和性质有关,而尿蛋白量的多少不能反映肾病变程度和预后。

(二)肾小管性蛋白尿

肾小管性蛋白尿由于肾小管重吸收功能障碍所致。此类蛋白尿的特点是尿蛋白量较少,定量常为 1~2g/24h,一般不超过 2.0g/24h;以小分子量蛋白(如溶菌酶、β2- 微球蛋白)为主,白蛋白含量较少,定性(+)~(++)。

临床上可见于:①小管间质病变,如间质性肾炎、肾盂肾炎、遗传性肾小管疾病。②中毒性肾间质损害,如重金属、有机溶剂或药物等引起的肾损害。③中草药,如马兜铃、关木通等引起的肾损害。

(三)混合性蛋白尿

肾小球和肾小管同时受损,导致尿中出现小分子量和大分子量蛋白质。

临床上可见于:①各种原因所致的小管间质疾病,先侵犯肾小管,后累及肾小球,使两者均受累,如肾盂肾炎、间质性肾炎等。②各种肾小球疾病后期,先侵犯肾小球,后累及肾小管,使两者均受累,如慢性肾炎、肾移植排斥反应等。③全身性疾病同时侵犯肾小球和肾小管,如狼疮肾炎、糖尿病肾病等。

(四)溢出性蛋白尿

溢出性蛋白尿由于血浆中异常蛋白如免疫球蛋白轻链、游离血红蛋白、肌红蛋白或溶菌酶、淀粉酶等增加所致。此类尿蛋白定量 0.2~10g/24h,定性为(+)~(++),可出现免疫球蛋白轻链或本周蛋白。

临床上可见于:①浆细胞病,如多发性骨髓瘤、巨球蛋白血症、重链病和轻链病,体内产生过多 Ig 轻链。②急性血管内溶血,如阵发性睡眠性血红蛋白尿时尿中出现血红蛋白。③大面积肌肉损伤、炎症,如挤压综合征、横纹肌溶解综合征时尿中出现肌红蛋白。④其他,如急性白血病时尿中出现溶菌酶,胰腺炎时尿淀粉酶增高;极少数人食用过多,机体不能利用的蛋白质而从肾小球溢出,而造成"食物性蛋白尿"。

(五)组织性蛋白尿

组织性蛋白尿由于肾小管、下尿路分泌的蛋白或其他蛋白质渗入尿中所致。此类尿蛋白含量一般不多,定性常为(±)~(+),定量可为 0.5~1g/24h。

临床上可见于远端肾小管分泌的 T-H 蛋白(Tamm-Horsfall protein),尿路上皮分泌的 IgA,尿路感染产生的脓、血和分泌物中的黏蛋白以及前列腺液或精液等混入尿中等。

此外,蛋白尿还有其他分类方法。如根据蛋白尿持续的时间,分为一过性蛋白尿和持续性蛋白尿。根据尿蛋白量的多少,分为轻度蛋白尿(<1.0g/24h 尿)、中度蛋白尿(1.0~3.5g/24h 尿)和重度蛋白尿(>3.5g/24h 尿)。根据蛋白尿的性质分为生理性蛋白尿[包括功能性蛋白尿和体位性蛋白尿(直立性蛋白尿)]和病理性蛋白尿。本章内容主要按蛋白尿性质分类(表 37-1)进行论述。

表 37-1 蛋白尿疾病的分类

Ⅰ 功能性蛋白尿	11. 肾淀粉样变性
Ⅱ 直立蛋白尿	12. 高血压肾病
Ⅲ 病理性蛋白尿	13. ANCA 相关性肾炎
一、原发性肾小球疾病	14. 类风湿关节炎
1. 微小病变肾病	15. 感染性心内膜炎
2. 系膜增生性肾小球肾炎	16. POEMS 综合征
3. 膜性肾病	17. IgG4 相关性疾病
4. 局灶性节段性肾小球硬化	18. 轻链沉积病
5. 膜增生性肾小球肾炎	19. 重链沉积病
6. 毛细血管内增生性肾小球肾炎	20. 人类免疫缺陷病毒感染相关性肾病
7. 新月体性肾小球肾炎	21. 肿瘤相关性肾病
8. IgA 肾病	22. 肥胖相关性肾病
9. IgM 肾病	23. 多发性肌炎与皮肌炎
10. 其他少见的肾小球病	三、肾小管间质疾病
(1)纤维连接蛋白肾小球病	1. 肾盂肾炎
(2)脂蛋白肾小球病	2. 间质性肾炎
(3)胶原Ⅲ肾小球病	(1)急性间质性肾炎
(4)塌陷性肾小球病	(2)慢性间质性肾炎
二、继发性肾小球疾病	3. 多囊肾
1. 狼疮肾炎	四、遗传性肾病
2. 紫癜性肾炎	1. 奥尔波特综合征
3. 肺出血 - 肾炎综合征	2. 法布里病
4. 系统性硬化病肾损害	3. 薄基底膜肾病
5. 干燥综合征肾损害	4. 先天性肾病综合征
6. 多发性骨髓瘤肾损害	5. 指甲 - 髌骨综合征
7. 肝病相关性肾小球肾炎	6. 范科尼综合征
8. 糖尿病肾病	7. 眼脑肾综合征
9. 高尿酸血症肾病	五、其他
10. 自身免疫性甲状腺疾病相关性肾病	

【诊断步骤】

(一) 确定是否为真性蛋白尿

当常规尿蛋白定性检查阳性时,应首先注意排除以下可能引起假阳性的情况:①尿中混有血液和脓液,此时尿标本在沉渣中可见到多量红细胞或白细胞、扁平上皮细胞,离心沉淀或过滤后,蛋白定性检查会转为阴性;②高度浓缩尿(尿比重 >1.025);③强碱性尿(尿 pH>8.0);④X 线对比剂、青霉素类、头孢菌素类、磺胺类、甲苯磺丁脲、甲苯酰吡酸和盐酸偶苯氮吡胺等药物所致;⑤防腐剂,如氯己定溶液(洗必泰)、苯扎溴铵溶液(新洁尔灭);⑥下尿路蛋白尿:患者有下尿路疾病表现,尿沉渣中无管型,如发现较多扁平上皮细胞、精子等,则可确定蛋白质来自下尿路。

(二) 判定蛋白尿是生理性还是病理性

确定真性蛋白尿后,其次应除外生理性蛋白尿(即功能性蛋白尿和体位性蛋白尿)。功能性蛋白尿有一定的原因,如发热、受冻、剧烈运动、高温作业、应激状态、右心功能不全等;体位性蛋白尿与体位改变有密切关系;两者均为暂时性,原因去除后,蛋白尿亦消失。如蛋白尿呈持

蛋白尿

续性,则不论其尿蛋白量多少,均应视为病理性。

（三）确定病理性蛋白尿的组分和分子量

肯定为病理性蛋白尿后,可行尿蛋白 SDS 盘状电泳,以判断蛋白尿是低分子量、中分子量、高分子量还是混合型蛋白尿。低分子量蛋白尿主要电泳区带在白蛋白及白蛋白以下,提示为肾小管性或溢出性蛋白尿。中分子量蛋白尿主要电泳区带在白蛋白上下;高分子量蛋白尿,主要电泳区带在白蛋白及白蛋白以上;中、高分子量蛋白尿提示为肾小球性蛋白尿。混合型蛋白尿,尿蛋白主要以白蛋白区带为主,但在白蛋白以上及以下均有分布,提示肾小球及肾小管均受累。

（四）确定病理性蛋白尿的病因

对于低分子量蛋白尿,应注意检测血清球蛋白和某些特定蛋白浓度或行血清蛋白电泳,以区分溢出性蛋白尿还是肾小管性蛋白尿。如为溢出性蛋白尿,应行有关浆细胞病、溶血、肌病和白血病等检查,必要时行骨髓穿刺术。如为肾小球性、肾小管性和混合性蛋白尿,应行肾病的相关检查,必要时行肾活检。

37.1 功能性蛋白尿

功能性蛋白尿是一种轻度、暂时性、良性蛋白尿,原因去除后尿蛋白质能迅速消失。此种蛋白尿主要是由于体内或体外某些因素刺激肾,使肾血管痉挛或充血,血 pH 下降,增加肾小球滤过膜通透性所致。临床特点:①蛋白尿的主要成分为白蛋白;②24 小时尿蛋白含量一般为 0.5g 以下,甚少超过 1g;③常发生于健康青年或成年;④原因去除后尿蛋白阴转;⑤可见于剧烈体力劳动或运动后、长途行军期间、高温作业或严重受寒、精神紧张后等,发热病的极期、充血性心力衰竭也常产生此种蛋白尿,进食高蛋白饮食后所出现的蛋白尿也属此类。据报道,运动后尿蛋白与尿微量白蛋白阳性率明显高于正常对照组,两者分别为 36.11% 和 63.88%。543 例招飞体检青年运动前尿蛋白检出(+)以上者 1 例,占 0.2%,而运动后检出尿蛋白(+)以上者 381 例,占 70.2%。此种蛋白尿需与原有肾病,因运动、发热等使蛋白尿加重的情况相鉴别。

37.2 直立性蛋白尿

直立性(体位性)蛋白尿的发生与体位改变密切相关。临床特点:①清晨尿无蛋白质,起床活动后渐出现蛋白尿,长时间直立、行走或加强脊柱前凸姿势时,尿蛋白含量增多,平卧休息 1 小时后尿蛋白含量减少或消失;②多发生于瘦长体型的健康青年或成人,多数认为在青少年的发生率为 2%~10%;③24 小时尿蛋白一般小于 1g,偶可达 2~3g,属非选择性蛋白尿,但卧位 12 小时尿蛋白总量应小于 75mg;④无任何与肾有关的疾病的表现,肾功能正常,健康情况良好;⑤一般预后良好。

据报道,116 例直立性蛋白尿患儿随访 5~18 年,93 例(80.2%)尿蛋白消失,17 例发展为持续性蛋白尿(其中 3 例出现肾功能损害,肾活检结果示:11 例无异常,3 例为微小病变肾病,2 例为系膜增殖性肾炎,1 例为局灶硬化型),6 例转为间歇性蛋白尿伴发作性血尿(其中 4 例肾活检结果显示:3 例无异常,1 例为系膜增生性肾炎)。

因此,一般认为,对一些反复直立性蛋白尿,且常伴有血尿、管型尿或其他表现的患者,应注意存在肾病的可能,密切观察。

附:胡桃夹现象

胡桃夹现象又称左肾静脉压迫综合征,是因主动脉和肠系膜上动脉挤压左肾静脉所致。临床表现为无症状性直立性蛋白尿,发作性(或持续性)肉眼或镜下血尿,腹痛及精索静脉曲张。国内报道 258 例诊断为胡桃夹现象的儿童中,表现为非肾小球性血尿有 109 例(42.2%),直立性蛋白尿有 108 例(41.8%),非肾小球性血尿伴直立性蛋白尿 8 例,肾小球性血尿伴(或)持续性蛋白尿 33 例。

37.3　病理性蛋白尿

病理性蛋白尿的特点：①蛋白尿持续存在，尿中蛋白含量较多；②常合并其他尿检异常，如血尿、白细胞尿、管型尿等；③常伴有肾病的其他表现，如高血压、水肿等或全身性疾病的原发表现。

病理性蛋白尿主要见于各种原发性和继发性肾小球疾病、肾小管间质疾病、遗传性肾病、肾血管疾病和其他肾病（如妊娠性肾病、放射性肾病和移植肾病）等。本节将重点阐述临床上引起蛋白尿的常见疾病。

一、原发性肾小球疾病

国内报道原发性肾小球疾病病例占肾活检病例的70.58%，男女比例为1.73∶1。本病病理类型多样（见表36-2），临床表现各异（表37-2）。

（一）微小病变肾病

微小病变肾病（minimal change disease，MCD）是肾病综合征的常见病理类型。本病好发于儿童，儿童男性多于女性，成人男女差别不明显。大部分患者无任何诱因而突然起病，也有部分患者有上呼吸道感染或过敏史。水肿为常见和首发的症状，一般无血尿，少数可有镜下血尿，高血压较少见。

国内报道4 298例成年肾小球疾病患者，MCD占原

发性肾小球疾病的2.3%，其中男女比例为2.75∶1，年龄分布主要在15~34岁（占85.4%）。另报道MCD在婴幼儿和老年人原发性肾小球疾病的比例分别为29.1%和2.6%。

（二）系膜增生性肾小球肾炎

系膜增生性肾小球肾炎（mesangial proliferative glomerulonephritis，MsPGN）是一组以光镜下肾小球呈弥漫性系膜细胞增生和/或系膜基质增多，而毛细血管壁正常为特征的肾小球性肾炎。根据系膜区免疫球蛋白沉积的不同，可分为IgA肾病和非IgA系膜增生性肾小球肾炎。此处仅论述非IgA系膜增生性肾小球肾炎。MsPGN是原发性肾小球疾病的常见病理类型之一，好发于青少年，男性居多。临床表现多样，可表现为无症状性蛋白尿、孤立性血尿、蛋白尿合并血尿、肾病综合征和慢性肾炎，此外尚有高血压和肾功能减退。

国内报道MsPGN占原发性肾小球疾病的比例，婴幼儿为49.5%，成人为29.7%，老年人为35.1%。

（三）膜性肾病

膜性肾病（membranous nephropathy，MN）是成人原发性肾病综合征的常见病理类型。本病多见于成人，男多于女，多隐匿起病，少数有前驱感染。绝大多数呈大量蛋白尿，为非选择性蛋白尿；镜下血尿少见，一般无肉眼

表37-2　原发性肾小球疾病各病理类型的临床表现

类型	n/%	NS	Uab	ANS	ARF	RPGN	CRF	HT	iGH	rGH
MCD	48（1.13）	100	–	–	–	–	–	–	–	–
MsP	1 110（26.02）	38.74	45.95	0.36	0.81	–	1.62	2.97	5.77	3.78
MN	417（9.77）	56.12	37.17				2.64	4.08		
FSGS	228（5.34）	24.56	37.28	–	0.88		18.42	14.04	3.51	1.32
MPGN	222（5.20）	25.68	45.05	0.45	1.80	0.45	10.36	13.96	1.80	0.45
EnPGN	131（3.07）	15.27	29.77	38.17	9.92	1.53			4.58	0.76
CREGN	52（1.22）	–	–	1.92	17.31	51.92	17.31	1.92	3.85	5.77
IgAN	1 736（40.69）	12.79	39.52	0.29	0.52	0.17	7.83	6.22	13.08	19.59
IgMN	322（7.55）	60.56	38.51	–	0.93	–	–	–	–	–

注：NS，肾病综合征；Uab，尿检异常；ANS，急性肾炎综合征；ARF，急性肾衰竭；RPGN，急进性肾炎综合征；CRF，慢性肾衰竭；HT，高血压；iGH，孤立性肉眼血尿；rGH，反复发作性肉眼血尿；MCD，微小病变肾病；MsP，系膜增生性肾炎；MN，膜性肾病；FSGS，局灶性节段性肾小球硬化；MPGN，膜增生性肾炎；EnPGN，毛细血管内增生性肾炎；CREGN，新月体肾炎；IgAN，IgA肾病；IgMN，IgM肾病。

血尿;早期血压多正常,随病程进展,可有半数出现高血压;早期肾功能多正常,少数可逐渐出现肾功能不全、尿毒症。肾静脉血栓发生率较高(约50%)。

国内报道,MN在原发性肾小球疾病中占9.5%,在婴幼儿、成人和老年人中的比例分别为1.0%、8.8%和39.0%,而在老年人肾病综合征中占44%。另据报道,在老年人原发性肾病综合征中MN占28.57%~30.43%。一组214例成人MN病例中,发病年龄主要在21~50岁(71.0%),男女比例为2.75∶1,临床表现为大量蛋白尿(29.9%)、高血压(14.0%)、肾功能不全(6.1%)及镜下血尿(41.6%),23.8%的患者表现为肾病综合征,随访中16.2%患者发生肾功能恶化。

(四)局灶性节段性肾小球硬化

局灶性节段性肾小球硬化(focal segmental glomerulosclerosis,FSGS)是原发性肾病综合征的常见病理类型。本病好发于儿童和青少年,男性多见,多隐匿起病,少数发病前有上呼吸道感染或过敏史。常见临床表现为肾病综合征,可有部分为非肾病性蛋白尿,尿蛋白为非选择性;镜下血尿常见,可有肉眼血尿;肾功能损害可见于初诊者,但多在病程中逐渐出现;常有肾小管功能损害表现;高血压多见。

国内报道,FSGS在原发性肾小球疾病中占5.8%,在婴幼儿、成人和老年人的比例分别为1.0%、5.6%和5.2%。有报道114例原发性FSGS患者,男女比例为1.48∶1,表现为蛋白尿(93.0%,其中肾病综合征21.9%)、血尿(51.8%,肉眼血尿14.9%,镜下血尿36.8%)、高血压(43.8%)、肾功能不全者(47.4%),随访中22.2%发展至尿毒症。另报道38例FSGS患儿,男女之比为1.92∶1,表现为蛋白尿(100%,其中肾病综合征占89.5%)、血尿(63.2%,肉眼血尿13.2%)、高血压(28.9%),肌酐清除率降低(18.4%)。

(五)膜增生性肾小球肾炎

膜增生性肾小球肾炎(membranoproliferative glomerulonephritis,MPGN)又称系膜毛细血管性肾小球肾炎。根据电镜下电子致密物的沉着部位及基底膜病变特点可分为Ⅰ、Ⅱ、Ⅲ三型,其中Ⅱ型又称为致密物沉积病(DDD)。本病好发于青少年,幼儿和老年人少见,男女比例大致相等。起病前常有上呼吸道感染史。临床表现主要为蛋白尿和血尿同时存在,所有患者均有血尿,常为镜下血尿,可有肉眼血尿;蛋白尿一般为非选择性,约半数表现为肾病综合征。此外尚可表现为急性肾炎综合征、无症状性蛋白尿和/或血尿。初诊时约1/3患者有高血压,1/4患者有肾功能减退。随病程进展,高血压和肾功能损害更多见。约半数以上患者有低补体血症。

国内报道,MPGN在原发性肾小球疾病中占4.2%,

在婴幼儿、成人和老年人的比例分别为4.9%、5.8%和1.3%。国内报道5例致密物沉积病患者,起病时表现为间断血尿伴蛋白尿1例,肾病综合征2例,慢性肾炎2例。3例出现高血压,1例有肾功能异常,4例血清C3下降。

(六)毛细血管内增生性肾小球肾炎

毛细血管内增生性肾小球肾炎(endocapillary proliferative glomerulonephritis,EnPGN)多见于儿童和青少年。临床表现主要为急性肾炎综合征,即血尿、蛋白尿、水肿、高血压和氮质血症。病情严重者可出现心力衰竭、高血压脑病和急性肾衰竭;部分也可呈现肾病综合征、隐匿性肾炎或慢性肾炎等表现。

国内报道,EnPGN在原发性肾小球疾病中占3.1%,在婴幼儿、成人和老年人的比例分别为1.0%、2.5%和2.6%。

(七)新月体性肾小球肾炎

新月体性肾小球肾炎(crescentic glomerulonephritis,CREGN)是指肾穿刺标本中50%以上的肾小球有大新月体(新月体占肾小球囊面积50%以上)形成,临床表现多为急进性肾炎,即在急性肾炎综合征(血尿、蛋白尿、水肿和高血压)基础上短期内出现少尿、无尿,肾功能迅速恶化达尿毒症的一组临床综合征。根据免疫病理学和血清免疫学特征分为3型。Ⅰ型[即抗肾小球基底膜(GBM)抗体型]:占10%~30%,血清抗GBM抗体阳性,免疫荧光见IgG沿肾小球基底膜呈线形沉积,但不伴有肺出血。Ⅱ型(即免疫复合物型):占20%~30%,血清抗中性粒细胞胞质抗体(ANCA)和抗GBM抗体均阴性,可检出循环免疫复合物,免疫荧光可见大量免疫球蛋白和补体在肾小球呈颗粒状沉积。Ⅲ型(即寡免疫复合物型):占40%~50%,血清抗GBM抗体阴性,而70%~80%患者血清ANCA阳性,免疫荧光无免疫球蛋白沉积,仅有纤维蛋白沉积。

国内报道,CREGN在原发性肾小球疾病中占1.6%,在成人和老年人的比例分别为0.8%和3.9%。近来报道了两组CREGN病例,均以Ⅱ型多见(47%和67.5%),血清ANCA阳性以Ⅲ型多见(53.1%和52%)。其中一组显示,Ⅰ型以青年男性为主,多有少尿或无尿,鲜有肾病综合征和多系统受累;肾活检示受累肾小球较广泛,预后最差;Ⅱ型以青中年女性较多,近半数有肾病综合征,约1/3有多系统受累,构成该型的疾病主要有IgA肾病和原发性免疫复合物性新月体肾炎,预后介于Ⅰ型和Ⅲ型之间;Ⅲ型以中老年男性为主,53.1%为ANCA阳性的小血管炎,可有多系统受累,贫血较为严重,预后较好。另一组则显示,临床表现为急进性肾功能不全(70.4%)、慢性进展性肾功能恶化(29.6%)、高血压(60.4%)、少尿(49.3%)、肾病综合征(44.2%)及发作性肉眼血尿(33.8%),贫血为最常见的肾外表现(88.3%)。Ⅱ型以IgA肾病较为常见。Ⅲ型则以ANCA相关性小血管炎为主要病因。另有报道 24 例寡免疫复合物型 CREGN 患者,占 CREGN 的 22.9%,其中显微镜下型多动脉炎(33.3%)和系统性血管炎(8.3%)为常见的继发因素,临床表现为急进性肾功能减退(75.0%),肉眼血尿(58.3%),高血压(45.8%),肾病综合征(41.7%),少尿(25.0%),除贫血外全身受累表现少见,ANCA 阳性率 52.2%。

(八)IgA 肾病

IgA 肾病(IgA nephropathy)是原发性肾小球疾病最常见的病理类型。本病多见于青壮年,男性多见。病理和临床表现多样。临床上可分为 6 型。①反复肉眼血尿型:特征是肉眼血尿反复发作,血尿发作有明显的诱因,通常在感染数小时后出现肉眼血尿;发病期间有腰酸胀痛感,血尿间歇期不伴大量蛋白尿和高血压;病理以系膜增生性病变为主,有时可见少量(<10%)节段性细胞性新月体,无袢坏死,小管间质病变轻,无其他血管性病变。②大量蛋白尿型:突出表现为持续性蛋白尿,通常无肉眼血尿及高血压病史;根据是否合并其他症状将其分为经典型(A 型)和非肾病型(B 型)两个亚型(A 型具有典型肾病综合征表现,病理以单纯轻度系膜增生为主,无肾小球硬化及明显的间质改变;B 型有大量蛋白尿,但水肿不明显,常有夜尿增多,病理检查可见肾组织中有广泛肾小球硬化及间质纤维化等慢性化改变);此型病程迁延较长,预后不良。③无症状尿检异常型:多数起病隐匿,根据是否合并蛋白尿将其分为两个亚型(A 型仅表现为持续性镜下血尿,无蛋白尿,亦无高血压及肾功能不全等表现,病理以系膜增生性病变为主,间质及血管病变不明显;B 型表现为持续性镜下血尿伴轻、中度蛋白尿(<2.0g/24h),不伴高血压及肾功能减退,病理改变变异较大,从肾小球系膜增生性病变至肾小球硬化不等,间质病变轻重不一)。④血管炎型:普遍起病较急,病情进展较快;血尿症状较突出,可合并有高血压及肾功能损害;部分患者血清 ANCA 阳性;病理改变除系膜病变外,有明显的血管袢坏死及间质血管炎等病变,新月体可 >30%。⑤高血压型:突出表现为血压持续升高,需用降压药控制;可伴有不同程度肾功能不全;除尿检异常外,可有孤立性肉眼血尿;病理检查示肾组织中有较多的废弃性病变(如 FSGS 或全肾小球硬化以及广泛的间质纤维化)。⑥终末期 IgA 肾病型(ESRD 型):除表现蛋白尿、镜下血尿及高血压外,还合并尿毒症其他症状,血肌酐 >442μmol/L;B 超示肾缩小,双肾皮质变薄,反光增强。

国内报道,IgA 肾病在原发性肾小球疾病中占 39.6%,在婴幼儿、成人和老年人的比例分别为 13.6%、36.9% 和 9.1%。据报道 524 例 IgA 肾病病例,以青壮年多见(74.6%),临床表现以非肾病性蛋白尿最多见(76.3%),其次为镜下血尿(39.1%)、反复性肉眼血尿(32.4%)、高血压(22.5%)、慢性肾衰竭(19.5%)、肾病综合征(17.2%)和急性肾衰竭(2.1%)。另报道 24 例新月体 IgA 肾病病例,临床表现多为急进性肾炎(90%)、肉眼血尿(75%)、高血压(65%)、肾病综合征(45%)。

(九)IgM 肾病

IgM 肾病(IgM nephropathy)的主要临床表现为蛋白尿、血清胆固醇与 IgM 增高。临床上可表现为肾病综合征与显著蛋白尿,也有部分患者有显著血尿而无明显的蛋白尿。病理上表现为系膜增生性肾小球肾炎,系膜区有颗粒性 IgM,伴或不伴 C3 沉积。

国内报道,IgM 肾病在原发性肾小球疾病中占 5.2%,在婴幼儿、成人和老年人的比例分别为 17.7%、7.6% 和 1.3%。34 例 IgM 肾病患儿结果分析,26 例为肾病综合征(76.5%),5 例为单纯性血尿(14.7%),3 例为持续性蛋白尿伴血尿(8.8%);病理表现主要为局灶性轻度系膜增生(82.4%),也可呈轻微病变(11.8%)或弥散性系膜增生(5.8%)。

国外文献报道,在 3 220 名肾活检的成人中,57 例诊断为 IgM 肾病,患者中位年龄为 42 岁,其中男性 24 例。39% 的患者表现为肾病综合征,49% 为非肾病性蛋白尿,39% 的患者 eGFR<60ml/min。活检后平均随访 40 个月,31% 的患者 5 年内血肌酐翻倍。

(十)其他少见的肾小球病

1. **纤维连接蛋白肾小球病**(fibronectin glomerulopathy)本病是近年来认识的一种罕见的遗传性肾小球病。男女均可发病,发病年龄最小 3 岁,最大 64 岁。首发症状常为蛋白尿,部分患者缓慢进展到肾病性蛋白尿;大多数患者可见镜下血尿,未见肉眼血尿的报道;高血压常见,肾功能减退进展缓慢;还可伴有冠心病、心肌梗死、脑血管意外和肾细胞癌等表现。病理特点:光镜下见肾小球肿大、分叶状,严重者 40% 的肾小球硬化,未硬化的小球系膜细胞增加,系膜区及内皮下见均质的透明样物质(PAS 阳性,刚果红染色阴性);免疫荧光可见纤维连接蛋白弥漫分布于系膜区和内皮下,呈强阳性;电镜可见毛细血管袢腔内充满纤细颗粒的电子致密物。

2. **脂蛋白肾小球病**(lipoprotein glomerulopathy)本病是由载脂蛋白 E 变异诱导的肾脂质沉积症,为常染色体隐性遗传性疾病。自从 1989 年 Saito 首次报道该病以来,目前全世界大约有 150 例报道,大部分来自中国和日本。发病年龄 4~69 岁,男女之比为 2:1。临床表现主要以大量蛋白尿和肾病综合征为主,多数缓慢进展为肾衰竭;少数出现血尿及高血压;大都有不同程度高脂血症,以血载脂蛋白 E 明显增高最具特征意义。光镜下见高度扩张的肾小球毛细血管袢内充满脂蛋白"栓子"为特征。

3. **胶原Ⅲ肾小球病**(collagen Ⅲ glomerulopathy)本病

又称胶原纤维性肾小球病（collagenofibrotic glomerulopathy），是指肾小球内出现了大量异常的Ⅲ型胶原而导致的一种特殊肾小球疾病。发病年龄以30~50岁为主，男性多于女性。以大量蛋白尿和肾病综合征为主要症状，部分患者合并镜下血尿，约一半患者就诊时出现高血压，无肾外表现。本病缓慢渐进性进展，最终出现肾衰竭。病理表现：光镜下可见肾小球呈无细胞性分叶胀大（以成年人最显著）；系膜区呈轻至中度弥漫性无细胞性增宽，无明显的插入现象；毛细血管基底膜广泛不规则增厚，常出现节段性"假双轨"征；系膜区及毛细血管基底膜内疏松层可见团块状浅淡的蛋白样物质沉积，但PAS、PASM染色呈阴性，而对阿尼林蓝（Aniline blue）呈嗜染性；毛细血管腔狭窄。免疫荧光见Ⅲ型胶原在肾小球毛细血管基底膜内侧及系膜区呈强阳性。电镜下可见肾小球毛细血管基底膜的内疏松层及系膜区大量呈束状杂乱排列的粗大胶原纤维，直径为60~100nm。

4. 塌陷性肾小球病（collapsing glomerulopathy，CG）　本病又称塌陷型局灶性节段性肾小球硬化，是一新的临床病理诊断。病理特征为肾小球毛细血管袢节段性或球性塌陷及不同程度肾小球上皮细胞肥大和增生，常伴有明显的肾小管间质的损伤。发病年龄17~81岁，男性稍多。临床表现主要为肾病综合征、高血压、肾功能迅速恶化；大多数患者以肾病综合征、高血压、肾功能不全起病，前驱症状有发热、厌食、消瘦等非特异表现，可有服用非甾体类抗炎药史，无吸毒及HIV感染的高危因素。本病预后差，在15个月内半数以上患者进入终末期肾病。CG最早是在人类免疫缺陷病毒（human immunodeficiency virus，HIV）感染者中认识的，被称为HIV相关性肾病（HIV-associated nephropathy，HIV-AN），但之后又发现无HIV感染证据的CG患者，其肾活检表现均类似于HIV-AN，遂首次提出了CG的病理临床新概念。随后在哥伦比亚分型对局灶性节段性肾小球硬化进行的病理分型中，许多学者将CG视为FSGS的特殊亚型。但进一步发现，病理上CG更多地表现为足细胞增生和细胞骨架微丝减少，直至毛细血管袢塌陷，由此区别于FSGS（足细胞数目减少和细胞外基质积聚而出现节段性或球性肾小球硬化），且在流行病学和临床表现上CG也都明显区别于FSGS，因此2007年，Barisoni等认为CG是一类与FSGS截然不同的独立性疾病。

国内学者首次报道3例本病患者。3例均为男性，2例表现为大量蛋白尿或肾病综合征，高血压，肾功能迅速恶化，6个月内发展为慢性肾功能不全（1例为终末期肾衰竭）；1例轻度蛋白尿，病变相对较轻，肾功能正常。光镜主要特点为局灶性节段性肾小球硬化，脏层上皮细胞肥大、增生，可呈多核，广泛出现空泡样变，PAS染色可见肿胀的细胞质内有细颗粒沉积，球性和/或节段性肾小

球毛细血管壁皱褶、折叠、塌陷。

二、继发性肾小球疾病

（一）狼疮肾炎

狼疮肾炎（lupus nephritis，LN）是系统性红斑狼疮（SLE）累及肾的表现，是最常见的继发性肾小球疾病。根据临床表现，SLE肾受累者占50%~70%，而肾活检异常可达90%，结合电镜及免疫病理其累及率达100%。

LN多见于青年女性，尤其是育龄期妇女，男女之比为1：(5~12)。临床与病理表现多样。临床表现有肾病综合征、隐匿性肾炎、慢性肾炎、急进性肾炎和急性肾炎，此外，还有肾小管间质严重损害而表现为肾小管性酸中毒（表37-3）。病理上，ISN/RPS于2003年在历次WHO分类基础上制订了新的分型方案（表37-4）。

表37-3　狼疮肾炎的临床表现

临床表现	比例/%	临床表现	比例/%
蛋白尿	100	肾功能减退	30
肾病综合征	45~65	急性肾衰	1~2
镜下血尿	80	高血压	15~50
肉眼血尿	1~2	高钾血症	15
红细胞管型	10	肾小管功能障碍	60~80

国内报道LN占成人继发性肾小球疾病的63.7%，高发年龄为20~39岁，男女比例为1：7。临床表现以尿检异常（62.9%）和肾病综合征（20.42%）为主。

近50多年来，LN治疗的预后逐渐得到改善，基于激素的标准化治疗使LN患者的5年生存率由原来的17%提高到55%。而激素联合细胞毒药物的治疗方案将患者的5年生存率提升至80%左右。

（二）紫癜性肾炎

过敏性紫癜是一种以皮肤、关节、胃肠和肾损害为主的多系统疾病。其肾损害主要表现为血尿、蛋白尿，多数发生于紫癜出现后2~4周。紫癜性肾炎（Henoch-Schonlein purpura nephritis，HSPN）在儿童肾病的发病率仅次于急性肾炎和肾病综合征。在我国HSPN的发病率占过敏性紫癜的30%~50%，有资料显示HSPN儿童男女之比为1.7：1，发病高峰为5~10岁。

HSPN病理上以肾小球系膜病变为主，可伴不同程度的新月体形成，免疫病理以IgA颗粒样弥漫性肾小球沉积为特征。临床表现多样，可分为5型。①轻型：表现为轻度无症状性血尿、蛋白尿，无高血压及肾功能损害，病理上多属轻微异常或肾小球局灶、节段性改变，预后好。②急性肾炎型：起病急，似急性肾炎，但只有少数

表 37-4　狼疮肾炎的病理分型(ISN/RPS,2003 年)

Ⅰ型(轻微系膜性 LN)

光镜下肾小球正常,但免疫荧光和/或电镜显示免疫复合物存在

Ⅱ型(系膜增生性 LN)

光镜下可见单纯系膜细胞不同程度的增生或伴有系膜基质增宽及系膜区免疫复合物沉积,免疫荧光和电镜下可有少量的上皮下或内皮下免疫复合物伴同沉积

Ⅲ型(局灶性 LN)

少于 50% 的肾小球受累,可有活动性或非活动性病变,表现为局灶性节段性或球性肾小球毛细血管内增生、膜增生和中重度系膜增生,或有新月体形成,典型的局灶性内皮下免疫复合物沉积,伴或不伴系膜病变。可分为

Ⅲ-A(活动性病变):局灶增生性 LN

Ⅲ-A/C(活动和慢性病变):局灶增生和硬化性 LN

Ⅲ-C(慢性非活动性病变伴有肾小球硬化):局灶硬化性 LN

Ⅳ型(弥漫性 LN)

超过 50% 的肾小球受累,可有活动性或非活动性病变,表现为弥漫性节段性或球性的肾小球毛细血管内增生,膜增生和中重度系膜增生,或呈新月体性肾小球肾炎,典型的弥漫性内皮下免疫复合物沉积,伴或不伴系膜病变

根据肾小球受累的程度分为两种亚型

Ⅳ-S(弥漫节段性):即受累肾小球超过 50%,并呈节段性病变

Ⅳ-G(弥漫球性):即受累肾小球超过 50%,若球性病变出现弥漫性铂金耳环样病变时,即使轻度或无细胞增生的 LN,也归入Ⅳ型 LN

根据活动或硬化性病变又分为

Ⅳ-S(A)(活动性病变):弥漫性节段性增生性 LN

Ⅳ-G(A)(活动性病变):弥漫性球性增生性 LN

Ⅳ-S(A/C)(活动性和慢性病变):弥漫性节段性增生和硬化性 LN

Ⅳ-G(A/C)(活动性和慢性病变):弥漫性球性增生和硬化性 LN

Ⅳ-S(C)(慢性非活动性病变伴硬化):弥漫性节段性硬化性 LN

Ⅳ-G(C)(慢性非活动性病变伴硬化):弥漫性球性硬化性 LN

Ⅴ型(膜性 LN)

肾小球基底膜弥漫增厚,可见球性或节段性上皮下免疫复合物沉积,伴有或无系膜病变;可合并Ⅲ型或Ⅳ型病变

Ⅵ型(严重硬化性 LN)

超过 90% 的肾小球呈球性硬化,不再有活动性病变

患者同时具有水肿、血尿、高血压三大症状,病理改变多为局灶增生性肾炎或弥漫增生性肾炎。③肾病综合征型:具有典型肾病综合征表现,并以血尿、大量蛋白尿及明显水肿为突出症状,部分病例有肾功能减退,病理上呈弥漫增生性肾炎,伴有不同程度新月体形成,大量新月体(>50%)者预后差。④急进性肾炎型:起病急骤,早期即出现肾功能减退症状,常伴有心脏、脑受累。如不及时处理,短期内病情恶化,患者死于肾衰竭,病理上 50%~75% 肾小球有新月体形成。⑤慢性肾炎型:常为上述各型的转归,起病缓慢,肾损害持久存在,伴有慢性肾功能减退,成人多见。病理变化呈弥漫增生性改变,伴有肾小球硬化或新月体形成,预后差。

国内报道 HSPN 占成人继发性肾小球疾病的 11.3%,多见于 13~19 岁,男女比例为 1.9∶1。有报道 160 例 HSPN 患儿,临床表现有单纯性血尿(13.1%),蛋白尿伴血尿(68.8%),肾病综合征伴血尿(18.1%),无表现为急性肾炎综合征、肾病综合征伴肾炎综合征的病例。其中 28 例病理结果有:弥漫系膜增生性肾炎(43%),弥漫增生伴新月体和/或粘连、硬化等局灶性病变(46%),弥漫性系膜增生伴新月体(比例 >75%)(4%),膜增生性肾炎(7.1%)。另报道 145 例 HSPN 患儿,临床表现为单纯

性血尿(24.1%),蛋白尿伴或不伴血尿(36.6%),肾病综合征(24.8%),急性肾炎(6.2%),肾病综合征伴肾炎综合征(8.3%)。

(三)肺出血-肾炎综合征

本病是由于肺泡和肾小球毛细血管的基底膜受免疫损害而导致的不同程度咯血和抗 GBM 抗体性肾炎的临床症候群,罕见,但病死率高。临床特点:①发病以青年居多。②发病前部分患者有流感病毒感染或挥发性烃化物(如汽油)吸入史。③多数患者肺部症状在先,或肺、肾病变同时出现,仅极少数患者首先出现肾病变。④肺部表现:咯血为常见和最早的表现,轻者仅痰带血丝,重者可窒息死亡;常伴咳嗽及气憋,并常出现发热;痰中可见含铁血黄素细胞;X 线胸片可见由肺门向两肺野扩散的蝶形阴影,肺尖及肺底很少受累。咯血控制后,此阴影能在 1~2 周内完全吸收,但反复出血的晚期病例,可呈永久性弥漫网状结节影,提示肺间质纤维化。⑤肾表现:病理为新月体肾炎者临床呈现急进性肾炎,出现蛋白尿(很少呈现大量蛋白尿)、血尿(肉眼或镜下血尿)、水肿及高血压,肾功能急剧恶化,数周至数月即出现少尿或无尿,进入尿毒症期;少数非新月体肾炎的轻症病例仅表现为尿异常,肾功能并无变化。⑥贫血很常见,其严重程度常与

咯血及肾衰竭程度不平行。

(四)系统性硬化病肾损害

系统性硬化病(systemic sclerosis)是一种以局限性或弥漫性皮肤增厚和纤维化为特征,主要侵犯皮肤及内脏(心脏、肺、胃肠道和肾)的结缔组织病。本病好发于生育年龄女性。累及肾可表现为蛋白尿,常伴镜下血尿和轻、中度高血压及慢性肾功能损害。严重者可发生肾危象,易发于老年男性,表现为突发的进展性高血压、急性肾功能不全、微血管内溶血性贫血、消耗性血小板减少伴高肾素血症。

国内报道93例本病患者,肾损害发生率为19.4%,肾衰竭发生率为5.4%。病理改变主要为肾血管病变。

(五)干燥综合征肾损害

干燥综合征肾损害是一个主要累及外分泌腺体的慢性炎症性自身免疫病。发病年龄多在40~50岁,也见于儿童,女性多见。

国内报道本病肾累及率30%~50%,主要累及远端肾小管,表现为因Ⅰ型肾小管酸中毒而引起的低血钾性肌肉麻痹,严重者出现肾钙化、肾结石及软骨病。近端肾小管损害较少见。小部分患者出现较明显的肾小球损害,临床表现为大量蛋白尿、低白蛋白血症甚至肾功能不全。

已报道3组本病肾损害病例,临床表现均以远端肾小管酸中毒为主(分别为64.3%、78.9%和57.1%),病理表现均以慢性间质性肾炎为主(分别为56.8%、60.5%和78.6%)。其中一组病理结果提示肾小球损害并非少见(约60.5%)。此外,本病高γ球蛋白血症的发生率为38.1%~76.3%。

有研究分析233例干燥综合征患者的临床资料,发现合并肾损害者76例,男性5例(6.6%),女性71例(93.4%);年龄50~69岁(平均42±14岁)。合并肾损害的76例患者中,主要临床表现为口干者54例(71.0%),眼干47例(61.8%),关节痛39例(51.3%),乏力32例(42.1%),水肿28例(36.8%),皮疹、乏力等症状也较为常见。

(六)多发性骨髓瘤肾损害

多发性骨髓瘤(multiple myeloma,MM)是单克隆浆细胞恶性增生引起的一系列器官功能障碍。本病占肿瘤发病的1%~2%,占血液系统肿瘤10%,多见于中老年人,男性较多。肾损害是MM的最常见和严重并发症之一,初诊时50%以上患者存在肾功能损害。肾损害主要表现在3个方面。①慢性肾小管间质病变:常仅呈现少量蛋白尿(主要为轻链蛋白及肾小管性蛋白尿)及不同程度的肾小管功能损害;②肾小球病变:常出现大量蛋白尿、肾病综合征,若继发肾淀粉样变时,肾功能常进行性衰退;③急性肾衰竭:常突然发生,出现少尿、低比重尿、肾功能急剧恶化,并伴发水、电解质代谢紊乱及酸碱平衡失调。

国内报道MM肾受累者占36.6%,肾受累的表现主要以蛋白尿(68.3%)和肾功能不全(急性肾衰16.3%,慢性肾衰35.0%)为主,血尿、高血压少见,晚期多出现慢性肾衰竭。另报道24例MM肾损害病例,临床上以肾功能不全最为常见(83.3%),其次为肾病综合征、无症状尿检异常。病理改变以管型肾病最常见(62.0%),还有慢性间质性肾炎、轻链沉积病、肾小球淀粉样变性和肾小球系膜增生性病变。该资料表明,MM肾损害患者具有下列特征:①高血压发生率低;②部分患者在肾衰竭时仍存在大量蛋白尿,但常不伴有低蛋白血症;③尿沉渣检查常无明显异常;④绝大多数患者合并明显的近端和远端肾小管功能损害;⑤虽然大多数患者已出现肾功能不全,但B超显示双肾并无明显缩小。

(七)肝病相关性肾小球肾炎

肝病患者常合并有尿检异常或肾功能下降,而在肝病并发的肾损害中以肾小球疾病最为多见。

1. HBV相关性肾小球肾炎(HBV associated glomerulonephritis,HBV-GN) 本病男性多见,多见于儿童及青少年。肾病理改变依次为膜性肾病,膜增生性肾炎,系膜增生性肾炎,微小病变,局灶性肾小球硬化和IgA肾病样改变。

依据以下3点进行诊断:①血清乙型肝炎病毒抗原阳性;②有肾小球肾炎临床表现,并可除外狼疮肾炎等继发性肾小球肾炎;③肾活检病理切片中找到乙型肝炎病毒抗原。我国乙型肝炎高发,对乙型肝炎患者、儿童及青少年蛋白尿或肾病综合征患者,应认真排除。

膜性肾病是最常见的病理类型,临床呈一良性过程,多表现为肾病综合征;部分表现为单纯性血尿或蛋白尿;1/4患者合并肾功能不全;1/3伴有高血压。系膜毛细血管性肾炎以肾病综合征伴镜下血尿多见,半数患者伴有高血压,1/3患者伴发肾功能不全。

国内报道62例HBV-GN病例,少儿发病率最高(67.7%)。临床上大多数无症状,常是体检时发现尿常规异常、血乙肝抗原阳性行肾活检而发现。有症状者主要表现为肾病综合征、镜下血尿,部分可有转氨酶升高。青壮年症状较少儿重,多表现为肾病综合征、镜下血尿和/或大量蛋白尿。中老年人发病率相对较低(9.7%)。病理类型上,少儿以膜性肾病(45.2%)最多见,其次是膜增生性肾炎、系膜增生性肾炎、局灶性节段性肾小球硬化;青壮年与中老年人则以膜增生性肾炎(分别为35.7%和33.3%)为最常见,其次是膜性肾病、系膜增生性肾炎、局灶性节段性肾小球硬化、IgA肾病样改变。

2. HCV相关性肾小球肾炎 肾病理改变最常见为膜增生性肾炎,其次为膜性病变、IgA肾病样改变、感染后肾炎、局灶性节段性肾炎,此外,尚有个别病例表现为免疫管状肾病、肾小血管炎、小叶间动脉坏死性炎症。

膜增生性肾炎临床表现为肾病性或非肾病性蛋白尿、镜下血尿、轻中度肾功能不全;如血清 HCV 抗体、HCV-RNA 阳性、转氨酶升高、RF 阳性及低补体血症均支持 HCV 相关的膜增生性肾炎,50%~70% 患者伴有高冷球蛋白血症。膜性肾病多表现为肾病综合征,少数为单纯性蛋白尿或非肾病性蛋白尿,补体水平正常,肝功能正常,RF 阴性,可伴有冷球蛋白血症。

3. **肝硬化相关性肾小球肾炎** 约 10% 的肝硬化成人患者合并镜下血尿和 / 或中等量蛋白尿。肾病理类型主要包括继发性 IgA 肾病、肝性肾小球硬化,少数患者呈膜性肾病变、新月体性病变、系膜毛细血管性病变及毛细血管内增生性病变。

肝硬化继发性 IgA 肾病以酒精性肝硬化为多见,一般起病隐匿,进展缓慢,呈良性过程,表现为镜下血尿、少量蛋白尿或中度肾功能受损。

(八)糖尿病肾病

糖尿病肾病(diabetic nephropathy,DN)是糖尿病代谢异常引发的肾小球硬化症,是糖尿病的常见并发症,也是糖尿病患者的主要死亡原因之一。据统计,1 型糖尿病肾病的发生率为 30%~40%,2 型糖尿病肾病的发生率为 20%~60%。1 型糖尿病通常在确诊后 15~20 年发生糖尿病肾病,而 2 型则较 1 型短 5~10 年。国内报道 2 型糖尿病肾病的患病率为 9.73%,终末期肾病的患病率为 5.47%。另报道老年人继发性肾小球病以 DN 最常见(14.2%)。

DN 的基本病变是肾小球基底膜增厚和系膜基质的增生,包括弥漫型肾小球硬化和结节型肾小球硬化两种。临床特点:① 1 型 DN 自然病程较清晰,可参照 Mogensen 分期分为 5 期:Ⅰ、Ⅱ 期仅有肾小球滤过率升高,肾体积增大,无其他临床异常;Ⅲ 期为微量白蛋白尿期,其标志为尿白蛋白排泄率(UAER)持续位于 20~200μg/min;若 UAER>200μg/min 或尿蛋白 >0.5g/d,则进入 Ⅳ 期,临床上逐步加重,表现为肾病综合征、高血压、肾功能缓慢恶化;Ⅴ 期为终末期肾病(ESRD),需要透析等替代治疗。临床上典型者约每 5 年进展 1 期。② 2 型 DN 与 1 型 DN 的不同:开始时,肾小球高滤过发生率较 1 型少见(50% vs 90%);高血压出现早、发生率高,在微量白蛋白尿期即有约 60% 的患者合并高血压(1 型约为 20%),进入肾病综合征后上升为 80%~90%(1 型约为 60%);病程经过多样;多数患者经由微量白蛋白尿进入肾病综合征直至 ESRD,但有 10%~15% 的患者在诊断糖尿病同时出现大量蛋白尿,甚至肾功能不全。因此,临床上倾向于将 2 型 DN 分为隐性 DN(早期)、显性 DN 及终

末期 DN,分别相当于 1 型中的 Ⅲ、Ⅳ、Ⅴ 期。

(九)高尿酸血症肾病

高尿酸血症肾病(hyperuricemic nephropathy)是指由于嘌呤代谢紊乱使血尿酸生成过多或由于肾排泄尿酸减少,尿酸盐在血中呈过饱和状态时沉积于肾而引起的肾病。高尿酸血症(HUA)与慢性肾脏病、急性肾损伤、IgA 肾病关系密切。HUA 引起肾损伤的具体机制,一般认为是尿酸在肾单位的集合管中沉积形成晶体引起管腔梗阻导致 AKI。此外,HUA 引起肾损伤还与尿酸结晶引起的肾小管间质炎症,以及与尿酸结晶无关的机制,如诱导氧化应激,激活肾素 - 血管紧张素系统以及内皮功能障碍等有关,这些共同作用最终导致 CKD 进展。

临床表现如下。①慢性高尿酸血症肾病(痛风性肾病):由于尿酸盐沉积在肾小管间质所致,早期常无症状,肾小管功能(尤其是浓缩功能)减退常为最早表现,尿检异常出现较晚且轻微,仅见轻度蛋白尿(以小分子蛋白尿为主)及少量红细胞,晚期肾小球滤过率下降,最终发展至慢性肾衰竭。②急性高尿酸血症肾病:常见于血尿酸急剧增高的患者,尿中尿酸排出增多,尿酸盐在集合管、肾盂及输尿管沉积,出现少尿至无尿,尿中可见红细胞及尿酸结晶,起病突然,迅速发展为氮质血症,甚至肾衰竭。③尿酸结石。

国内报道痛风性肾病占原发性痛风的 60%。痛风性肾病患者中,以 50 岁以上的男性多见(79%),81% 伴有肾功能减退,以肾小管功能损害更显著,22.6% 有泌尿系结石。另报道,216 例痛风患者,21.8% 合并有泌尿系透光结石,12.9% 发生肾功能损害。

近年来有文献报道 HUA 是 IgA 肾病的独立危险因素,能加速 G3a 期的 IgA 肾病进展,可能机制为高尿酸可以诱导肾小球硬化。高尿酸患者的 eGFR 下降,肾小球硬化发生率及肾小管间质、血管损伤的评分更高,容易进展为终末期肾病。与正常尿酸水平的患者相比,高尿酸水平的 IgA 肾病患者临床病理损伤更重,血尿酸水平能够反映 IgA 肾病患者是否存在肾小管间质病变。尿酸水平越高,合并肾小管间质改变的可能性越大。

(十)自身免疫性甲状腺疾病相关性肾病

自身免疫性甲状腺疾病包括格雷夫斯病、慢性淋巴细胞性甲状腺炎和原发性甲状腺功能减退症,是临床常见的一类疾病。当患者出现肾损害时称为自身免疫性甲状腺疾病相关性肾病。本病均有蛋白尿,可为轻微蛋白尿,少数呈肾病综合征。

国内报道 16 例本病患者,均出现不同程度的蛋白尿,其中 5 例(31.3%)呈肾病综合征,10 例(62.5%)有不同程度的镜下血尿。其病理改变以非 IgA 系膜增生性肾炎(37.5%)最常见,其次为膜性肾病(25%)和局灶性节段

性肾小球硬化(25%),此外还有微小病变和 IgA 肾病样改变。

（十一）肾淀粉样变性

淀粉样变性是一种以淀粉样物质沉积于心脏、肾、消化道等脏器所引起的系统性疾病,国内报道肾累及率达 75%。淀粉样物质沉积于肾引起的肾病变称为肾淀粉样变性(renal amyloidosis)。本病多见于 50 岁以上男性,且男性患者尿蛋白及尿轻链 κ 多于女性。

肾淀粉样变性的发病机制是由于连续或重复地产生过量的淀粉样前体蛋白或产生不正常的人淀粉样前体蛋白。异常的淀粉样前体蛋白是在基因突变或部分蛋白质的降解作用下,一种氨基酸替代另一种氨基酸而产生的。

临床可分为原发性和继发性两大类。根据不同的淀粉样蛋白沉积,又可分为不同的生化类型。目前认为微球蛋白在形成淀粉样沉积中起重要作用。该病临床表现包括肾内表现和肾外表现。肾内表现主要为蛋白尿或肾病综合征,为老年继发性肾病综合征的常见病因。蛋白尿的严重程度并不一定与肾内淀粉样蛋白的沉积范围相关,偶有镜下血尿。若出现肉眼血尿,可能为膀胱受累所致。B 超常提示双侧肾增大,随病变发展可发生肾衰竭。根据临床表现可分为 4 期。①临床前期:无任何临床表现,仅肾活检可做出诊断;②蛋白尿期:蛋白尿为常见的早期表现,可出现蛋白尿伴镜下血尿,但细胞管型少见,肉眼血尿罕见,可伴轻至中度高血压;③肾病综合征期:一旦出现肾病综合征,病情进展迅速,预后差;④尿毒症期:出现肾功能进行性减退,除肾小球受累外,肾小管间质均可受累,出现多尿、低比重尿,甚至尿崩症等。肾外表现取决于淀粉样物质沉积的部位,心脏受累可致心脏肥大、心律失常和心力衰竭;胃肠道受累可出现便秘、腹泻,还可出现巨舌、肝大、脾大;皮肤受累则出现瘀斑、色素沉着、皮肤增厚等改变。

诊断上,肾淀粉样变性的临床表现缺乏特异性,以下表现应考虑肾淀粉样变性的可能:①患者年龄为 40 岁以上,新近发生蛋白尿或 NS,尤其是同时出现其他器官受累时;②慢性感染性疾病或类风湿关节炎患者发生蛋白尿或 NS;③多发骨髓瘤或其他恶性肿瘤患者发生大量蛋白尿。肾组织学检查是诊断肾淀粉样变性最可靠的方法之一,阳性率可达 85% 以上。肾病理学特点为刚果红染色阳性和 / 或电镜下可见 8~10nm 不分支的纤维丝样物质。血清淀粉样 P 成分闪烁影像检查是目前唯一可对淀粉样变性进行全身系统监测的方法,其中 AA 型敏感性为 100%,AL 型敏感性为 90%。基因分析也可作为肾淀粉样变性分型的方法之一。但是,单靠基因分析也无法确定分型,最终的确诊仍需依据免疫组化、免疫电镜或质谱分析等方法对肾组织中沉积的淀粉样物质的鉴定结果。

国内报道 44 例肾淀粉样变患者,男 31 例,女 13 例。平均年龄 58.02 ± 8.86 岁;81.82% 的患者临床表现为肾病综合征,镜下血尿≥(+)占 18.18%,2 例确诊为多发性骨髓瘤(MM);3 例伴有高血压;合并有乙肝病毒携带或者慢性乙肝者占 25%。肾病理上血管刚果红染色阳性者占 83.2%。另报道 25 例本病患者,临床表现有蛋白尿(100%,其中 48% 为肾病综合征)、镜下血尿(12%)和肾功能不全(40%)。

（十二）高血压肾病

原发性高血压 5~10 年后常伴有靶器官损害,肾是最易受累的器官。一旦发生肾损害,则称为高血压肾病。临床上常将高血压肾病分为良性小动脉性肾硬化和恶性小动脉性肾硬化。

良性小动脉性肾硬化是良性高血压发展的结果。其主要病变为入球小动脉玻璃样变,小叶间动脉及弓状动脉肌内膜肥厚。随着血管壁增厚,管腔狭窄发展,肾小球和肾小管产生缺血性病变,最终导致肾小球萎缩硬化,肾小管萎缩、间质纤维化。临床特点:①发病年龄一般在 40~60 岁,特别好发于合并糖尿病或长期高血压控制不良者。②轻度肾损害时,尿微量白蛋白排出增加,尿沉渣红细胞计数增加,可见畸形红细胞,尿 β2- 微球蛋白及 N- 乙酰 -β- 葡萄糖苷酶(NAG)排出增加,此时若血压控制良好,上述变化可减轻。中度肾损害时,首发症状是夜尿增多,继之出现蛋白尿,一般表现为轻度至中度蛋白尿(24 小时尿蛋白定量一般不超过 1.5~2.0g),很少出现大量蛋白尿,有些可合并有镜下血尿,蛋白尿排出量可随血压升高而增加,随血压控制而减少。重度肾损害,当肌酐清除率降至 50ml/min 时,患者可在发热、外伤、感染、药物中毒等应激情况下出现氮质血症,且不易恢复;但肾性贫血相对比较轻,并易发生高尿酸血症,少数发展成尿毒症。③常合并其他脏器损害,如高血压性左心室肥厚,脑动脉硬化引起的脑血管意外和视网膜动脉硬化等。

恶性小动脉性肾硬化是由恶性高血压所致的严重肾损害。主要病变是入球小动脉纤维素样坏死和肾叶间动脉纤维样动脉内膜炎。临床特点:①大多数患者发病前有良性高血压史,平均发病年龄为 40~50 岁。②恶性高血压发病急骤,表现为血压明显升高,舒张压一般都超过 120~130mmHg,首发症状是头痛、头晕,伴视物模糊、视盘水肿、体重下降、呼吸困难、恶心、呕吐、疲劳、上腹痛、多尿、夜尿增多和肉眼血尿,严重时出现左心衰竭、昏迷、抽搐甚至脑出血。③恶性小动脉性肾硬化常首先表现为突发蛋白尿,24 小时尿蛋白定量 <2g、2~4g、>4g 者各占 1/3,伴无痛性肉眼血尿(20%)或镜下血尿(50%),甚至出现红细胞管型;大多数患者可出现白细胞尿;肾功能急剧恶化,尿素氮及肌酐进行性升高,迅速进展至肾衰竭;肾大小正常或增大或轻度缩小。

(十三) ANCA 相关性肾炎

原发性小血管炎(primary small vessel vasculitis, PSV)包括韦氏肉芽肿病、显微镜下多血管炎和嗜酸性肉芽肿性多血管炎,由于其与抗中性粒细胞胞质抗体(ANCA)密切相关,也称 ANCA 相关性小血管炎。本病好发于中、老年男性。

肾最易受累,国内报道肾累及率为94%~96.4%。早期表现有血尿,其中1/3为肉眼血尿;蛋白尿很常见,但很少出现肾病性蛋白尿;多数呈急进性肾炎综合征;高血压不多见或较轻;肾功能常进行性损伤,如能及时合理治疗,有些病例可完全恢复。肾病变以肾小球坏死性新月体病变为特征。光镜下可见:局灶节段性肾小球毛细血管袢坏死,新月体形成;髓质肾小管周围毛细血管炎;肾小管间质炎症细胞浸润,有时形成肉芽肿。免疫病理和电镜检查未发现免疫复合物。

国内报道34例本病患者,17例以急性肾衰竭起病,其余多表现为肾炎综合征,3例就诊时已为 ESRD。急性肾衰竭者肾病理多为局灶节段性纤维素样坏死和新月体肾炎;而肾炎综合征者病理也可为局灶节段性纤维素样坏死和新月体肾炎,而且病理上病变可多种多样,也以新鲜病变(如纤维素样坏死)和陈旧病变(如肾小球硬化)并存。另报道54例本病患者,临床表现为血尿(100%,多为镜下血尿),蛋白尿(88.9%,其中10.4%为肾病综合征)和血肌酐增高(75.9%,其中50%为急性肾衰竭)。病理表现为新月体肾炎(11/20),局灶坏死性肾小球肾炎(5/20),轻度系膜增生性肾小球肾炎(4/20)和肉芽肿性小血管炎(3/20)。

(十四) 类风湿关节炎

类风湿关节炎(rheumatoid arthritis, RA)是一类临床常见的慢性炎症性自身免疫性结缔组织疾病,各年龄均可发病,多见于40~60岁。RA 临床表现多样,可累及多系统、多脏器。典型表现为全身任何关节的对称性多关节炎,以双手腕关节、掌指关节和近端指间关节最为常见,可伴有轻中度发热、贫血、类风湿性小结节、心包炎、肾炎、系统性血管炎及淋巴结肿大等关节外表现。RA 最突出的病理表现为关节滑膜炎,引起关节畸形。RA 的肾损害较常见,以尿检异常为准,肾损害的发生率为20%~55%,肾活检资料提示肾病变发生率可达100%。RA 的肾损害主要分为3类:①原发性包括多种肾小球肾炎和肾小管间质性肾炎;②肾淀粉样变性;③继发性多与治疗 RA 药物有关。肾损害的临床表现主要为单纯蛋白尿、单纯镜下或肉眼血尿、蛋白尿和血尿并存,尿比重及 pH 异常,甚至出现肾病综合征、慢性肾衰竭。

国内报道42例 RA 合并肾损害患者均存在蛋白尿,64.3%伴血尿,50%伴高血压,33.3%血肌酐升高。病理改变以系膜增生性病变伴 IgA 沉积(28.6%)和不伴 IgA 沉积(26.2%)最常见,其次为膜性病变(23.8%),节段坏死性肾炎(16.7%),膜增生性肾炎(4.7%)。另有报道20例 RA 合并肾损害患者,慢性肾炎是最常见表现(8例),其次为肾病综合征(4例),而系膜增生性肾炎、膜性肾病是 RA 并发肾炎的常见病理类型。

(十五) 感染性心内膜炎

感染性心内膜炎(infectious endocarditis, IE)指由细菌、真菌或其他病原体(如病毒、立克次体、衣原体、螺旋体等)直接感染而引起的心瓣膜或心室壁内膜的炎症并伴赘生物形成,常多发于原有心瓣膜疾病、先天性心血管畸形、长时间经静脉治疗、静脉注射药物成瘾、由药物或疾病引起免疫抑制及人工瓣膜置换术后。IE 典型临床表现包括发热、心脏杂音、贫血、栓塞、皮肤损害、脾大和血培养阳性等,但均非特异性表现。IE 引起肾损害的临床及病理表现包括以下4个方面。①肾局灶梗死:为最常见肾损害,多由心瓣膜上赘生物脱落,引起肾小动脉栓塞及肾楔形坏死。临床表现主要为腰部疼痛,肉眼血尿,肾功能急剧恶化。出现肾梗死比较局限,一般肾活检均难以取到梗死灶。②肾小球肾炎:病情较轻者通常为局灶性肾段性肾小球肾炎,病理改变主要是节段内皮细胞、系膜细胞增生,少量中性粒细胞和单核细胞浸润,基膜正常。临床表现为持续性镜下血尿、白细胞尿、少至中等量蛋白尿,肾功能正常。病情严重者表现为急进性肾炎,病理改变为弥漫增生性肾炎,大量中性粒细胞和单核细胞浸润或伴袢坏死,基膜双轨,同时存在细胞性或纤维细胞性新月体,肾小管间质病变重。临床表现为大量蛋白尿、镜下血尿,伴肾功能损害,但高血压发生率不高,肉眼血尿少见。③急性间质性肾炎和急性肾小管坏死:心衰或败血症休克可导致急性肾小管坏死的出现。同时,由于肾小球病变相伴的小管间质病变以及抗生素的广泛应用,急性间质性肾炎也较为常见。④ ANCA 相关的肾血管炎:较为少见,血清 C-ANCA 或 P-ANCA 阳性。

国内报道155例 IE 患者,其中伴肾损害137例(88.4%),表现包括无症状血尿和/或蛋白尿(71.0%)、急性肾炎综合征(6.5%)、肾病综合征(2.6%)、急进性肾炎综合征(1.3%)、肾栓塞(1.3%)、单纯白细胞尿(3.2%)、非 IE 直接所致肾损害(2.6%)。其中肾活检4例,分别为弥漫增生性肾小球肾炎、膜性肾病Ⅱ期、膜增生性肾小球肾炎及Ⅱ型新月体肾炎各1例。另报道75例 IE 患者,其中伴肾损害59例,表现为血尿和/或蛋白尿(86.4%),急性肾炎综合征(4.8%),肾病综合征(1.7%),急进性肾炎

(3.4%)、肾栓塞(3.4%)。另报道 2 例静脉吸毒继发感染性心内膜炎合并肾损害,主要表现为发热、水肿、蛋白尿(+++~++++)、血尿;肾病理示重度系膜增生性肾小球肾炎,急性间质性肾炎。

(十六) POEMS 综合征

POEMS 综合征是少见的、与浆细胞有关的、以多系统损害为特征的临床综合征。本病具有多发性周围神经病变,肝、脾等脏器肿大,内分泌病变,单克隆免疫球蛋白和皮肤改变(polyneuropathy, organomegaly, endocrinopathy, monoclonal gammopathy and skin changes, POEMS)5 大特点,POEMS 由上述症状的英文首字母组合而成。本病首发症状出现顺序不一,表现复杂多变,但神经系统症状与浆细胞病一般都存在。当有以上 5 项主征中 3 项以上,又排除了其他慢性周围神经病时即可确诊。POEMS 综合征相关性肾病最常见表现为轻中度蛋白尿、水肿、镜下血尿、管型;急性肾衰竭伴恶心、呕吐,慢性肾功能不全以及需行替代治疗的终末期肾衰竭也较常见。肾的病理改变以肾小球为主。早期为 3 类病理变化特征:即肾小球膜增生样病变、微血管病变和系膜溶解性病变;晚期病变逐渐进展发生单侧或双侧肾变小及非炎性纤维化动脉内膜炎。

国内报道 12 例 POEMS 综合征患者,肾损害表现主要为水肿 11 例(91.7%),少量蛋白尿 8 例(66.7%),镜下血尿 1 例(8.3%),血清肌酐升高 6 例(50%),尿酸升高 11 例(91.7%)。其中 4 例行肾活检,病理特点为:①肾小球系膜病变明显,以系膜区增宽、系膜细胞及基质增生、系膜溶解改变为主;②肾小球内皮细胞病变突出;③未见免疫复合物沉积。另有报道 12 例 POEMS 综合征患者,肾受累者占 25%,最常见的表现为轻度至中度蛋白尿、水肿、镜下血尿;病理呈现膜增生性肾小球肾炎样病变,个别肾小球见 λ 轻链沉积。

(十七) IgG4 相关性疾病

IgG4 相关系统性疾病(IgG4-related systemic disease, IgG4-RSD)是新近被提出的与 IgG4 淋巴细胞密切相关的慢性系统性疾病,又称为 IgG4 阳性多器官淋巴细胞增生综合征。本病常累及全身多部位腺体(如胰腺、泪腺、唾液腺)及全身多部位淋巴结、腹膜后组织、肾、垂体等,临床特点为单一或多个器官、组织肿胀增大,类似肿瘤;病灶组织浆细胞浸润伴 IgG4 高表达、纤维化;血清 IgG4 水平明显升高;对免疫抑制治疗反应良好。IgG4-RSD 临床表现:①自身免疫性胰腺炎;②IgG4 相关淋巴结病;③IgG4 相关性桥本甲状腺炎;④米库利奇病(Mikulicz disease);⑤其他器官受累,如垂体、腹膜后组织、肺部等。IgG4-RSD 引起肾受累主要包括以下 2 个方面。① IgG4-RSD 累及肾:引起 IgG4 相关的间质性肾炎、IgG4 相关膜性肾病、肾炎性假瘤,常表现为急性或慢性肾功能不全及蛋白尿(大部分尿蛋白定量 <1g/24h,少数尿蛋白定量 >1g/24h 者可能合并肾小球损害);② IgG4-RSD 相关的腹膜后纤维化、前列腺炎或输尿管炎性改变所造成肾后性梗阻性肾病(伴或不伴肾间质损害),多表现为非特异性畏寒、发热、疲劳和体重减轻等症状,背部疼痛、侧腹或下腹部疼痛最常见。腹膜后纤维化包块可压迫输尿管致输尿管梗阻和肾积水。肾病理常表现为肾小管间质性肾炎(TIN),也可同时伴有肾小球病变(以膜性肾病多见)。

诊断上,其典型的病理为肾间质大量浆细胞及淋巴细胞浸润,浸润细胞周围有特征性的席纹状或鸟眼样纤维化。肾组织大量 IgG4+ 浆细胞浸润是 IgG4-RKD 的特征性表现。日本肾脏病学会于 2011 年提出 IgG4-RKD 诊断标准,其中将肾组织大量 IgG4+ 浆细胞浸润的界值设定为炎症细胞密集区 IgG4+ 细胞计数 >10 个 / 高倍视野,或 IgG4+/IgG+ 浆细胞比例 >40%,该界值的敏感性为 100%,特异性为 91%。

国内报道 6 例 IgG4-RSD 泌尿系统损害患者,男女比例为 4:2,除肾、输尿管受累外,均同时存在泌尿系统外的多器官受累。肾损伤表现主要为肾功能异常、水肿和腹痛。所有患者均存在肾小管源性蛋白尿,无肉眼血尿,5 例患者血清 Cr 显著升高。肾病理示弥漫纤维化伴肾间质大量淋巴细胞、浆细胞浸润的间质性肾炎表现,伴淋巴细胞、浆细胞 IgG4 免疫组化染色阳性。

(十八) 轻链沉积病

轻链沉积病(light chain deposition disease, LCDD)是一种少见的由异常浆细胞产生过多,引起单克隆免疫球蛋白轻链的大量产生并沉积于全身组织而导致的一种系统性疾病,多发于 45 岁以上中老年人。约 60% 的 LCDD 继发于淋巴细胞增生性病变,如多发性骨髓瘤、淋巴瘤、华氏巨球蛋白血症等;其余 40% 病例缺乏浆细胞病的证据。肾为其最常见的受累器官。以不同程度的蛋白尿和急性肾衰或进展型慢性肾衰最为常见,多表现为肾病综合征,部分可伴高血压及镜下血尿,有些可出现肾小管间质病变。肾典型病理改变为系膜结节状硬化性肾小球病,结节常为多个,肾小管基底膜增厚、皱缩及分层,其外侧可见均质粉染的蛋白物质沉积,刚果红染色阴性,免疫荧光检查发现单种轻链蛋白弥漫与线性沉积于肾小球、肾小管基底膜、结节内及各级血管壁上,具有决定性诊断意义。

国内报道 26 例本病患者,急性肾衰竭 3 例,慢性肾衰竭 17 例,肾病综合征 17 例。肾病理改变以系膜结节样病变多见(53.8%),中至重度小管间质慢性化病变为该组病例较特征性病变(92.3%)。另有报道 12 例轻链蛋白沉积肾损害病例,其中6例表现为肾衰竭,5例表现为肾病综合征,病理均显示λ轻链蛋白主要沉积在肾小球系膜区、基底膜、肾小管基底膜及小动脉壁。

(十九) 重链沉积病

重链沉积病(heavy chain deposition disease,HCDD)是一种罕见的、病因不明的淋巴浆细胞增生性疾病,以单克隆免疫球蛋白重链沉积于组织器官并造成功能障碍为特征。依据重链抗原的不同,该病可分为3种:γ(IgG)、α(IgA)和μ(IgM),其中γ重链可分为γ1、γ2、γ3、γ4等亚型。该病多发病年龄偏大,无明显性别差异;起病常缓慢,临床表现为贫血,反复感染,肝、脾、淋巴结肿大,常有腭部、腭垂水肿,伴Waldeyer环淋巴组织增生等,罕见累及皮肤及甲状腺的病例。目前,本病肾累及率100%,并通过肾活检确诊。肾受累主要表现为肾病综合征、蛋白尿、水肿、镜下血尿、高血压和肾功能不全,多数快速恶化,进展为终末期肾衰竭。多数可在血清、尿液或骨髓涂片检测到单克隆免疫球蛋白,尿中无轻链蛋白。肾活检病理多以系膜区增宽,基质增多,肾小球弥漫结节性硬化为特征表现,结节PAS染色阳性,细胞数轻度增多,可有新月体形成;肾小管可见不同程度萎缩、基膜增厚,并有PAS阳性、刚果红阴性的物质沿基膜外缘线样沉积。肾中动脉、小动脉、肾小管周围小动脉、毛细血管基膜均可以有相同性质的沉积物,小动脉壁玻璃样变和内膜纤维化。单克隆免疫荧光重链染色是确定HCDD的重要手段。

国内报道3例本病肾损害病例,临床表现为大量蛋白尿(>5g/L)、镜下血尿、高血压伴肾功能不全及贫血。肾活检为弥漫肾小球结节样病变,免疫荧光染色示IgG沿肾小球毛细血管袢及肾小管基膜呈线样沉积,轻链染色阴性。

(二十) 人类免疫缺陷病毒感染相关性肾病

人类免疫缺陷病毒感染相关性肾病(human immunodeficiency virus-associated nephropathy,HIVAN)是由人类免疫缺陷病毒(human immunodeficiency virus,HIV)感染导致的一种肾病。HIVAN是HIV感染患者肾损伤最常见的类型,可出现在HIV感染的任何阶段,以大量蛋白尿、快速进展性肾衰竭为主要临床表现,90%患者蛋白尿可至肾病综合征水平,而且常早期出现,甚至个别高达20g/24h。多数患者伴有镜下血尿,可不伴有明显高血压、水肿、低蛋白血症及高脂血症。肾病理改变包括塌陷型局灶性节段性肾小球硬化,足细胞增殖肥大,肾小管的空泡样改变-微囊性扩张、间质纤维化和间质炎性反应。电镜下可见肾小球内皮细胞和/或肾小管上皮细胞内HIV病毒颗粒或细胞核内及胞质内管状网状包涵体。

国内报道2例HIV合并肾病患者,表现为大量蛋白尿(肾病综合征),肾功能不全,伴持续镜下血尿和高血压,其中1例肾活检示轻度局灶性节段性肾小球硬化,肾小管空泡变性,肾间质淋巴细胞浸润。

(二十一) 肿瘤相关性肾病

大多数恶性肿瘤,包括血液系统肿瘤(如白血病、淋巴瘤、多发性骨髓瘤等)和实体肿瘤(如肺癌、胃肠道肿瘤、食管癌、乳腺癌等)均可引起肾损害。肿瘤相关性肾病多见于50岁以上男性。肾受累的临床症状多无特异性,且易被肿瘤症状所掩盖。典型的肾病综合征是最常见的肿瘤相关性肾病临床表现,肾小球性蛋白尿,少数可有血尿、高血压,肾功能可有不同程度的损伤,甚至终末期肾衰竭。肾病理类型主要有:膜性肾病、微小病变肾病和膜增生性肾炎;少见有局灶性节段性硬化、新月体肾炎等。多数患者肿瘤发现的时间常早于或同时于大量蛋白尿的出现,但少数患者恶性肿瘤发生在膜性肾病、微小病变肾病和膜增生性肾炎之后,甚至数十年之久。这类患者当肿瘤切除或化疗、放疗后,肾损害的症状可得到缓解。

国内报道15例肿瘤合并肾损害患者,其中肺癌最多(3例),表现为肾病综合征4例,慢性肾小球肾炎4例,慢性肾衰竭7例。该资料提示肾损害多为中老年肿瘤患者。另有报道8例实体肿瘤相关肾小球病变患者,肺癌和结肠癌居多,各占3例。临床表现从无症状性蛋白尿至肾病综合征,3/8合并镜下血尿,4/8有不同程度肾功能损伤,4/8存在与肾功能不相符的贫血,2/8存在不能用蛋白尿解释的低白蛋白血症,2/8出现IgG升高。4/8患者经肿瘤治疗后蛋白尿减少或肾功能改善。其中2例行肾活检分别示微小病变肾病和膜性肾病。该资料表明,实体肿瘤可以肾小球损伤为首发症状。

(二十二) 肥胖相关性肾病

肥胖相关性肾病(obesity-related glomerulopathy,ORG)是指由肥胖引起的肾损害。根据病理特征的不同,分为肥胖相关性肾小球肥大症(obesity-associated glomerulomegaly,OB-GM)和肥胖相关性局灶性节段性肾小球硬化(obesity-associated focal and segmental glomerulosclerosis,OB-FSGS)。本病多见于成年肥胖患者,老年及儿童肥胖者也可发生,男性多于女性。本病突出临床表现主要为肥胖和蛋白尿。早期仅为微量白蛋白尿,随病程逐渐增多至少到中等量蛋白尿,直到出现肾病范围的大量蛋白尿,但很少出现低白蛋白血症、水肿及肾病综合征;另有高脂血症、高血压等表现。一般无肉眼血尿,镜下血尿比例较低(约1/5患者);近半数患者存在肾小管功能异常,部分患者伴肾功能不全,可缓慢进展至终末期肾衰竭,需行肾脏替代治疗。肾病理特征为单纯性肾小球肥大和局灶性节段性肾小球硬化伴肾小球肥大。前者仅表现肾小球体积增大，系膜区增宽、系膜细胞增生及基质增加可不明显，部分肾小球血管祥内皮细胞可见肿胀，甚至泡沫样变性，免疫荧光检查为阴性。后者与经典的 FSGS 相似，可见肾小球局灶性节段性硬化，以脐部、顶部较多见，未硬化的肾小球体积可增大，肾小管肥大，部分可见小灶性小管萎缩和纤维化肾间质炎症细胞浸润。免疫荧光可见病变肾小球受累区域 IgM 和 C3 沉积。电镜下可见不同程度的足细胞肥大、足细胞密度减少、足突融合。

国内报道 15 例 ORG 患者，80% 患者出现非肾病范围的以中等分子量为主的蛋白尿，33% 患者有镜下血尿，无贫血。血清甘油三酯升高者较胆固醇升高者多（分别为 53.3% 和 40%），46.7% 患者血尿酸升高，高胰岛素血症常见（3/5 例）。此外 5 例患者谷丙转氨酶升高（33.3%），54.5% 的患者肝 B 超检查存在脂肪肝。病理改变为肾小球体积增大，伴／不伴节段硬化。其他形态学改变如透明变性、内皮性泡沫细胞及顶部病变等也见于 ORG 患者。电镜观察足突融合、微绒毛化不广泛，但早期即存在基膜增厚。另报道 90 例 ORG 患者，有如下特点：① ORG 占所有肾活检的比例为 0.89%，以青年人为主，男性患者占 67%；② 100% 为腹型肥胖，其中轻度肥胖（BMI 28.0~30kg/m²）、中度肥胖（BMI 30~<35kg/m²）和重度肥胖（BMI ≥ 35kg/m²）的患者分别占 49%、37% 和 14%；③平均尿蛋白为 1.48 ± 1.2g/24h，少量蛋白尿者（0.4~1.0g/24h）占 51.1%，大量蛋白尿者（>3.5g/24h）占 10%，表现为典型肾病综合征者仅 2 例（2.22%）；④ 42.2% 患者有肾小球高滤过，6.67% 有肾功能减退；⑤同时合并多种代谢紊乱，88.1% 有胰岛素抵抗，75.0% 有脂代谢异常及 63.1% 有高血压；⑥病理特征是肾小球体积增大，70% 合并局灶性节段性肾小球硬化（FSGS），并以"经典型"节段硬化为主；⑦随着 BMI 的增加，ORG 患者的蛋白尿水平、肾小球滤过功能及足突宽度显著增加。

（二十三）多发性肌炎与皮肌炎

多发性肌炎（polymyositis，PM）与皮肌炎（dermatomyositis，DM）是一种病因及发病机制尚不明确、以累及皮肤及横纹肌为主要病变的非化脓性自身免疫性疾病。其临床特征主要为肢体近端肌、颈肌及咽肌等肌组织出现炎症、变性改变，导致对称性肌无力和一定程度的肌萎缩，并可累及多个系统和器官，可能同时伴发肿瘤。若肌炎伴有特征性皮疹则为皮肌炎。女性多见，发病年龄呈现 5~14 岁和 45~60 岁两大高峰。该病合并肾损害可以表现为肾病综合征，可有镜下血尿、蛋白尿、管型尿、轻、中度高血压，肾功能损害多较轻，但也可发生血肌红蛋白升高，阻塞肾小管导致急性肾衰竭。

国内报道 146 例 PM 和 DM 患者，其中 30 例患者（20.5%）出现不同程度的肾损害，表现为单纯血尿者 10 例（33.33%），单纯蛋白尿 6 例（20.00%），蛋白尿合并血尿 13 例（43.33%），高血压 7 例（23.33%），水肿 3 例。10 例单纯血尿患者中，镜下血尿 >+++ 者 7 例；11 例接受 24 小时尿蛋白定量检测患者中，尿蛋白 <1g/d 者 7 例；4 例行肾活检示局灶性节段性肾小球硬化 2 例，肾小球轻微病变和狼疮肾炎各 1 例。

三、肾小管间质疾病

（一）肾盂肾炎

急性肾盂肾炎（pyelonephritis）是由于细菌侵入肾，引起急性间质性肾炎和肾小管损害。急性肾盂肾炎时，离心尿行尿蛋白定性检查常阴性，或感染控制后，随着白细胞尿的阴转尿蛋白消失。一般为上行性感染，最常见的致病菌为大肠杆菌。临床表现：①尿路局部症状，包括膀胱刺激症状（尿频、尿急、尿痛），腰部或肋脊角压痛和叩痛，偶可伴腹部疼痛；②全身感染症状，如寒战、发热等。若无复杂因素存在，一般极少发展为慢性肾盂肾炎和肾衰竭。

慢性肾盂肾炎多发生于尿路解剖或功能上有异常情况。病理改变除慢性间质性肾炎外，还必须有肾盂和肾盏的炎症、变形和纤维化或肾盏内有脓液。临床表现：①尿路感染症状，但症状可不典型或仅为无症状细菌尿；②慢性肾小管间质损害表现，肾小管功能损害往往比肾小球功能损害更为突出而不成比例。慢性肾盂肾炎一旦出现持续性蛋白尿，提示肾小球出现进行性损害，蛋白尿是本病预后不良的指标之一。

（二）间质性肾炎

1. 急性间质性肾炎（acute interstitial nephritis，AIN）　AIN 是由多种病因引起，起病急骤，以肾间质水肿和炎症细胞浸润为主要病变，以肾小管功能障碍和伴肾小球滤过功能下降为主要临床特点的临床病理综合征。研究发现，药物相关性占 71.1%，其中 1/3 由抗生素引起，15.6% 为感染相关性 AIN。下面就感染相关性、药物相关性和特发性急性间质性肾炎分述如下。

感染相关性 AIN 可分为两类：一类是由微生物直接侵袭肾并在肾内繁殖而引起间质化脓性炎症，即肾盂肾炎（前面已述）；另一类为系统感染引起的变态反应所致的急性间质性肾炎，即反应性 AIN。其临床特点：以肾性水肿或一过性急性肾功能减退最常见；尿检可见白细胞尿、蛋白尿、血尿、颗粒管型，偶见白细胞管型和嗜酸性粒细胞尿，中段尿培养阴性；蛋白尿多为（+~++），24 小时尿蛋白定量一般小于 2g，肾病性蛋白尿不常见；轻度小管浓缩功能及酸化功能损害亦常见，多为可逆性，感染控制后可恢复。病理特点为皮质炎症，可见以浆细胞和淋巴细胞为主的细胞浸润于皮质、皮髓交界和小球周围，肾小球一般无明显病变。

药物相关性 AIN 是急性肾衰竭（ARF）的常见原因之一，据报道 3%~14% 的 ARF 由药物相关性 AIN 引起。引起 AIN 的药物种类较多，其中尤以 β- 内酰胺类（如青霉素类、头孢菌素类）等引起的 AIN 多见。此外，抗病毒药、利尿药、非甾体抗炎药（NSAID）也可引起 AIN。近年来，国内外均有中草药引起急性间质性肾炎的报道。

AIN 临床特点：①典型病例于用药后 10~21 日发病；②全身过敏症状：发热、皮疹、关节疼痛的"三联症"约占 1/3，外周血嗜酸性粒细胞增多，血清 IgE 水平增加，部分可有关节痛、胁腹或腰部痛，淋巴结肿大及肾外器官的变态反应症状；③ ARF：可有少尿或非少尿型 ARF，或轻者仅有尿沉渣异常，肾大小正常或稍大；④肾小管间质损伤表现：可有近端肾小管损伤的表现（如肾性糖尿、氨基酸尿，甚至范科尼综合征）或远端肾小管损伤的表现（如低渗尿、失钠、肾性贫血和肾小管酸中毒）；⑤尿检异常：可有镜下或肉眼血尿，轻至中度蛋白尿，一般不超过 2g/24h，红细胞管型少见；⑥肾小球损伤：少数可出现大量蛋白尿或肾病综合征。肾病理改变表现为间质水肿和炎症细胞浸润，肾小管有损伤，而肾小球和肾血管基本正常。

特发性 AIN：国内报道 7 例本病患者的临床病理特点如下。①可急性起病，也可隐匿起病；②没有肯定的感染、药物、毒物等诱因；③肾小球滤过功能进行性下降，多数表现为急性肾功能不全，但尿量往往无减少；④有肾小管功能障碍的表现；⑤患者往往伴有轻至中度贫血、红细胞沉降率增快、γ 球蛋白升高等肾外表现；⑥肾病理表现均为间质小管明显的炎症改变，如间质水肿、炎性细胞浸润（以单核及淋巴细胞为主，偶有嗜酸性粒细胞）、小管萎缩，晚期则可出现间质纤维化，而肾小球、肾血管正常或变化轻微。

2. 慢性间质性肾炎（chronic interstitial nephritis，CIN） CIN 是一组以小管萎缩和间质细胞浸润和纤维化病变为特征的临床综合征。病因多样，主要为感染、药物和代谢障碍等因素。临床表现常不典型，可有消瘦、乏力、中度贫血，常有夜尿增多。肾浓缩功能差，晨尿比重多在 1.018 以下。尿蛋白量少，不超过 2g/24h，且为低分子蛋白尿。尿沉渣由不同程度的红、白细胞管型。多伴有脓尿。如尿 pH 经常高于 6.5，需注意是否合并肾小管酸中毒。部分患者可有高血压。疾病早期肾功能尚无异常。疾病进展时出现夜尿增多，低比重尿，尿酸化功能也可能减退，显示肾小管功能受损表现。晚期病变累及肾小球时，则出现氮质血症甚至慢性肾衰竭。

3. 多囊肾（polycystic kidney disease，PKD） 多囊肾为肾的皮质和髓质出现较多囊肿的一种遗传性疾病。按遗传方式及起病年龄分为两类：常染色体显性遗传性多囊肾病（autosomal dominant polycystic kidney disease，ADPKD）和常染色体隐性遗传性多囊肾病（autosomal recessive polycystic kidney disease，ARPKD）。前者临床常见，成年起病，因此称成人型多囊肾；后者多婴儿期即起病，故称为婴儿型多囊肾。ARPKD 是造成小儿肾衰竭的主要疾病，患儿可能早期死于尿毒症。ADPKD 患者约 60% 有家族遗传史，以双肾进行性多发性液性囊肿为主要特征，也可累及肝、胰、脾、心脏、脑等器官。ADPKD 患者早期多无症状，20~40 岁患者中，仅 20%~40% 有轻度持续性蛋白尿，但 24 小时尿蛋白定量多低于 1g，腰、腹部肿块或钝痛，间歇性全程镜下或肉眼血尿，高血压，晚期可有肾功能损害。肾影像学检查可见肾肿大和多囊改变。

国内报道 271 例 ADPKD 患者，有如下临床特点：① 30 岁以下及 60 岁以上患者各占 19.9% 及 23.6%。各年龄组间在临床表现方面无显著差异，但年龄与 GFR 呈显著负相关；②相对于女性患者，男性患者血压及尿蛋白量较高，肉眼血尿、肾衰竭及肾结石的发生率也较高，而肝囊肿、贫血及泌尿系感染的发生率较低；③血尿的发生率为 71.2%，并有 18.1% 的患者出现肉眼血尿；高血压的发生率为 64.2%，CKD5 期患者中发病率为 79.6%；8.7% 的患者存在蛋白尿，CKD5 期患者中，67.7% 的患者存在蛋白尿；泌尿系感染的发生率为 28.0%，女性、老年、伴血尿（尤其是肉眼血尿）及高血压的患者泌尿系感染的发生率显著升高。另报道 ADPKD 合并大量蛋白尿 1 例，20 岁，有多囊肾家族史，临床表现为低蛋白血症、重度水肿、高脂血症、多次 24 小时尿蛋白定量在 1 g 以上（0.98~2.89g），影像学检查示双肾存在多发囊性病变。

附：马兜铃酸肾病（aristolochic acid nephropathy）

根据临床和病理特点本病可分为 3 型。①急性马兜铃酸肾病：见于短期内大剂量服用含马兜铃酸的药物或短期内频繁小剂量服用者。临床上，病情进展迅速，常呈非少尿性或少尿性急性肾衰竭，可伴近端及远端肾小管功能障碍，如肾性糖尿、低渗尿及肾小管酸中毒，且尿酶明显增高；可有轻度蛋白尿，为肾小管性低分子蛋白尿，伴少量红、白细胞及管型；常有消化道症状，如恶心、呕吐、上腹不适等，并可有轻度贫血，高血压不常见。病理上呈急性肾小管坏死。②慢性马兜铃酸肾病：可由急性马兜铃酸肾病进展而来，或在持续小剂量服药者逐渐发生。临床上，病变隐匿发生，逐渐出现肾小管及肾小球功能损害，呈氮质血症或终末期肾衰竭。贫血出现较早，可有轻、中度高血压，B 超示双肾缩小，且两肾大小可不对称,并可见膀胱等处实性占位病变。病理上呈肾间质少细胞性纤维化,肾小管萎缩或消失,肾小球呈缺血性基底膜皱缩,毛细血管袢塌陷,直至缺血性硬化。③肾小管功能障碍性马兜铃酸肾病:无明显服药特征。临床上,肾小管酸中毒,肾浓缩功能轻度受损,多尿,肾功能基本正常,伴有恶心、呕吐等消化道症状;贫血及血压大致正常;肾性糖尿明显;少量尿蛋白;B超示双肾大小基本正常。病理可见肾小管变性及萎缩。

四、遗传性肾病

(一)奥尔波特综合征

奥尔波特综合征(Alport syndrome, AS)是一种以肾小球基底膜改变为特征的遗传性肾病。临床主要特点为反复性血尿、慢性进行性肾功能减退,部分患者合并耳聋及眼疾,故又称耳、眼、肾综合征。

据报道,本病占肾活检病例的 7.30‰。本病有 3 种遗传方式:性连锁显性遗传、常染色体显性遗传和常染色体隐性遗传。临床和病理特点如下。①绝大多数患者于 10 岁前发病。②肾异常:全部患者有血尿(肾小球源性血尿);蛋白尿一般不重,仅少数呈大量蛋白尿;肾功能随年龄增长呈进行性减退;性连锁显性遗传家系男患者多在 30 岁前进入终末期肾衰竭。③耳异常:呈高频性神经性耳聋。④眼异常:可呈多种表现,但特征性病变为前球形晶体及黄斑中心凹周围有黄色或白色致密颗粒沉积。⑤病理上,电镜下可见肾小球基底膜增厚或厚薄相间,而光镜和免疫荧光检查无特异性。

国内报道 77 例奥尔波特综合征患者的临床特征:①起病多在 16 岁以前,尤以 10 岁以前居多;②血尿伴蛋白尿为常见首发症状,蛋白尿的发生率高且较重;③男性患者发生感音神经性耳聋的比例较高;④发生终末期肾病早且预后差。

(二)法布里病

法布里病(Fabry disease)又称 Anderson-Fabry 病,是一种缺乏 α-半乳糖苷酶 A(α-Gal A)的 X 连锁隐性遗传的溶酶体病。典型表现主要见于半合子男性,女性多为携带者(杂合子),男性临床表现及分型往往重于女性。病理检查有助于法布里病诊断,光学显微镜下可见相应的组织细胞空泡改变,电镜下相应的组织细胞(如肾小球脏层上皮细胞、肾小管上皮细胞、血管内皮细胞、心肌细胞等)胞质内充满嗜锇"髓样小体",为法布里病特征性病理表现。

临床常为多系统多器官受累,病变可累及肾、皮肤、眼、耳、心脏、神经系统及胃肠道等。临床特征如下。①肾表现:早期表现为尿浓缩功能障碍、脂肪尿,随病程进展出现血尿、蛋白尿,甚至肾病综合征、肾功能受累。最常表现为 20~30 岁间出现的隐匿轻微蛋白尿(0.5~2.0g/24h)。30~50 岁常发展至尿毒症伴高血压,也有患者早在 10~20 岁发展至终末期肾衰竭。尿 Gb3 排泄增加。②外表:半合子男性往往在 12~14 岁出现具有特征性的外表,眶上壁外凸,额部隆起和嘴唇增厚。③皮肤血管角质瘤:常见于典型患者,表现为小而凸起的暗红色斑点,多分布于"坐浴区"(生殖器、阴囊、臀部和大腿内侧)、背部和口周,皮损范围可随着病程进展而扩大。④神经系统:周围神经病变具有小纤维神经病的临床特点,70% 以上的患者出现四肢末端烧灼样疼痛,阵发性发作,通常在儿童时期作为早期和最常见的症状之一,多数患者青春期后疼痛程度可能会减轻,主要表现为肢端疼痛。自主神经功能受损可以出现少汗或无汗、缩瞳、泪液与涎液减少、阳痿与直立性低血压等。外界温度高时,患者有时会出现低热,可能出现恶心、呕吐、呼吸困难、头晕、头痛,甚至晕厥。中枢神经系统可出现短暂性脑缺血发作(transient ischemic attack, TIA)或卒中,且经常复发,预后较差。⑤眼:眼部体征是法布里病具有特征性变化之一,角膜浑浊可见于所有的杂合子和大多数的半合子。患者可出现白内障及视网膜血管迂曲扩张、角膜涡状沉积物,尽管这不影响视力或视力轻度减退,特别是女性患者,70%~80% 可以仅表现出该病的眼部体征。⑥心脏病变:常见心室肥厚、左心房扩大、心脏瓣膜病变、心律失常和传导异常。在一些半合子男性中,心脏受累可能是唯一症状,约 4% 男性患者可出现肥厚性心肌病。

由于 α-Gal A 代谢产物的沉积是一个渐进的过程,因此法布里病的临床表现也随着年龄的变化而有所不同。根据临床表现,通常将法布里病分为 2 型。①经典型:患者 α-Gal A 活性明显下降甚至完全缺失,脑、肾、心脏、周围神经等多系统受累;②迟发型(可进一步分为"肾型"和"心脏型"):患者酶活性部分下降,往往限于心脏或肾受累。绝大部分男性患者和极少部分女性患者为经典型,大部分女性患者为迟发型。

法布里病的诊断主要依靠经典的临床表现、阳性家族史、α-Gal 活性检测、基因检测及相应的组织病理检查。女性患者伴有明显临床症状,但分子学检查无明显异常,可采取侵入性检查,如靶器官活检 Gb3 沉积有助于诊断。

(三)薄基底膜肾病

薄基底膜肾病(thin basement membrane nephropathy, TBMN)又称良性家族性血尿(benign familial hematuria, BFH),以持续性镜下血尿为主要临床表现,有阳性家族史,电镜下肾小球基底膜弥漫变薄。

国内报道本病占肾活检病例的 2.50‰,亦有报道占肾活检病例的 3.7%。临床病理特点:①多见于中青年,女性多见,男女比例为 1:(2~3)。②绝大部分患者以血尿为主要表现,其中大多数为持续性镜下血尿,少数在上呼吸道感染或剧烈运动后可呈现肉眼血尿;部分在血尿同时伴有轻、中度蛋白尿,偶有肾病性蛋白尿,极少部分患者表现为孤立性蛋白尿。绝大部分患者预后良好,肾功能可长期维持正常,但少数(<10%)可出现肾功能不全。③通常无耳聋和眼部病变。④电镜下弥漫性肾小球基底膜变薄为本病唯一或最重要的病理特征。

(四)先天性肾病综合征

先天性肾病综合征(congenital nephrotic syndrome)通常指生后 3 个月内发生的肾病综合征。根据不同的发病机制和病因,可以分为特发型(如芬兰型肾病综合征、弥漫性系膜硬化等)、获得型(如先天性梅毒、其他感染等)及伴发其他先天异常的先天性肾病综合征〔如德尼 - 德拉什综合征(Denys-Drash syndrome)、Frasier 综合征等〕。

芬兰型先天肾病综合征为常染色体隐性遗传性肾病。临床特点:①突出表现为大量蛋白尿,开始于胎儿期。②母孕 15~18 周时羊水中已可检出 α- 胎球蛋白。③患儿多系 35~38 周早产,体重偏轻,特征性的是大胎盘(超过体重的 25%)。④生后迅速出现水肿(大多于 1 周内)、腹胀、腹水、脐疝。⑤部分患儿颅缝宽、囟门大、耳鼻软骨柔弱、鼻小、眼距宽、耳低位。⑥低白蛋白血症和高脂血症。⑦患儿有蛋白质营养不良,生长发育落后,易感染,常呈高凝状态,10% 发生血栓栓塞合并症;脂代谢的改变于 1 年后可致小动脉病变。⑧随年龄增长,肾功能缓慢减退,一般 3 岁后多已需透析移植治疗。

弥漫性系膜硬化亦称为法国型先天性肾病综合征,为常染色体隐性遗传性肾病。临床特点:孕母及分娩史正常。患儿生后 1 年内出现大量蛋白尿等肾病综合征表现,少数起病可迟至 2~3 岁。起病后肾功能迅速减退,多于数月或 1~2 年内进入终末期改变。患儿常伴有血压增高。此外,还可伴发德尼 – 德拉什综合征、小头及智力低下。特征性病理改变为弥漫性系膜硬化。

(五)指甲 - 髌骨综合征

本病是一种罕见的常染色体显性遗传性骨 - 指甲发育不良。临床特征是指甲 - 髌骨四联症:①指甲缺损或发育不良;②髌骨发育不全或缺如;③髂骨后骨刺;④肘及髋关节外翻畸形。肾受累常表现为蛋白尿、血尿、高血压和酸化功能异常等。此外,可有尿路畸形,如重复集合管、尿道瓣膜,并常有结石、感染和肾积水,10% 患者晚期出现肾衰竭。

(六)范科尼综合征

范科尼综合征(Fanconi syndrome)是一种遗传性或获得性近端肾小管多种功能异常的复合转运缺陷病。主要临床表现为近端肾小管对多种物质重吸收障碍而引起的全氨基酸尿、葡萄糖尿、磷酸盐尿、碳酸氢盐尿和尿酸等有机酸尿。亦可同时累及近端和远端肾小管,伴有肾小管性蛋白尿和电解质过多丢失,以及由此引发各种代谢性继发症,如高氯性代谢性酸中毒、低血钾、低磷血症、低钙血症、高尿钙、脱水和骨代谢异常等。儿童患者主要表现为佝偻病和生长发育迟缓,成人骨病以骨软化和骨质疏松为主。本病患者常无原发性肾小管病变,肾小球功能多正常或与酸中毒相比不成比例。病理改变为典型的近端肾小管上皮细胞肿胀和退行性改变,如细胞空泡变性、管腔刷状缘丢失和灶性细胞脱落等。特征性改变是轻链降解中间产物在近端小管上皮细胞内沉积。

国内报道 10 例成人范科尼综合征患者:①无明显性别差异,均有明显骨痛,其中 8 例行走困难,5 例有佝偻病或软骨病表现;②所有患者均有氨基酸尿、肾性糖尿和低磷血症,7 例患者有 Ⅱ 型肾小管性酸中毒;③ X 线和骨密度测定示:所有患者均有不同程度的骨密度降低,最常见受累部位为腰椎和骨盆,2 例有甲状旁腺功能亢进的特征性表现。另报道 19 例儿童范科尼综合征患者,男孩较女孩多发(16:3),主要表现有多饮、多尿 15 例,生长发育延缓 12 例,无力、拒食 11 例,恶心、呕吐 8 例,腹泻、腹胀 5 例,发热 4 例,呼吸困难 4 例,消瘦 3 例,手足抽搐、骨痛 2 例,尿检异常 3 例,心律失常 1 例。并发症包括贫血 11 例,不同程度肾功能不全 5 例,泌尿系感染 5 例,肾钙化 4 例。肾性佝偻病 4 例。低钾血症 15 例(78.9%),低钙血症 6 例(31.6%),低钠血症 6 例(31.6%),低磷血症 17 例(89.5%),高氯血症 18 例(94.7%)。19 例均有代谢性酸中毒。有轻度蛋白尿者占 13/19,有氨基酸尿者占 11/13,肾性糖尿占 15/19。

(七)眼脑肾综合征

眼脑肾综合征(Lowe syndrome;oculo-cerebro-renal syndrome)是一种罕见的遗传病,包括 X 连锁隐性遗传和常染色体隐性遗传两种遗传方式。文献报道以前者发病多见。X 连锁隐性遗传者的突变基因位于 Xp25 位点,患者出生后数月或儿童期出现症状。主要临床表现如下。①眼部症状:双眼先天性白内障,可伴先天性青光眼,严重视力障碍,仅有光感甚至全盲,多有眼球震颤和畏光;②脑部症状:严重智力发育迟缓,全身肌张力低下,腱反射减弱或消失,但无麻痹;③肾小管功能障碍:常有管型蛋白尿,尿中可见红细胞、白细胞及颗粒管型;少数患者伴有肾性糖尿,出现中至重度多组分氨酸尿(赖氨酸、酪氨酸为多),尿磷增多,血磷低;肾小管对碳酸氢盐重吸收及酸化尿液功能障碍,出现高血氯性肾小管酸中毒,多为远端肾小管酸中毒,后期可出现慢性肾衰竭;④其他表现:患儿可有头颅畸形,如长头、前额突出等;此外还可见到马鞍鼻、高腭弓等畸形;约1/4患儿有隐睾症、疝、佝偻病等表现。

本病可分为三期:①早期(婴儿期)以眼及中枢神经系统症状为主,无代谢性酸中毒;②中期(幼儿及儿童期)为肾小球功能障碍及代谢性酸中毒期,范科尼征较明显;③晚期(成人期)代谢异常消失,表现为肾功能不全期。肾病理改变为早期肾小管刷状缘缩短、线粒体肿大、嵴消失;晚期肾小球、肾小管基膜增厚纤维化。

国内报道2例17岁同胞姐妹患本病者。临床表现为自幼反复发生肾小管功能障碍引起的酸中毒,但可多次纠正。先天性白内障、先天性青光眼、角膜浑浊、严重视力障碍、智力发育迟缓、高血氯性肾小管酸中毒、蛋白尿、尿样氨基酸组分含量异常、血磷低、马鞍鼻、佝偻病,余未见其他典型临床表现。另报道2例2~3岁男性患儿,临床表现为先天性白内障,智力发育落后,肾小管型蛋白尿,代谢性酸中毒,低磷酸血症及佝偻病。

五、其他

高原性蛋白尿可见于从平原进入高原居住的人。动物实验表明,严重高原低氧环境下,肾小球、肾小管可受到广泛性病理损害,其发生机制是由于缺氧导致肾小球高滤过和肾小管分泌、代谢和重吸收功能下降所致。高原性蛋白尿诊断依据:①尿蛋白定性阳性或尿蛋白定量>400mg/24h;②既往或进驻高原前无蛋白尿,而进驻高原后发病;③除外其他引起蛋白尿的器质性疾病;④患者经吸氧后好转,返回平原后不治而愈。

(刘庆华 黄锋先)

参考文献

[1] 王文丽,宫璀璀,王广兰,等.剧烈运动后蛋白尿与氧自由基实验诊断指标的关系.中国实验诊断学,2009,13(3):405.

[2] 王林生,刘国亭,王庆元,等.招飞体检青年运动后血尿、蛋白尿试验分析.中华航空航天医学杂志,2000,11(1):49.

[3] 王林生,刘湘香,刘爱兵,等.招飞青年运动试验后血尿和蛋白尿动态观察.中华航空航天医学杂志,2001,12(4):235.

[4] 董淑兰.儿童姿势性蛋白尿预后的远期随访和治疗分析.中国实用儿科杂志,2002,17(7):404.

[5] 张敬军,杨霁云.B型超声诊断的胡桃夹现象258例临床分析.中华儿科杂志,2002,40(12):720.

[6] 曾彩虹,陈惠萍,俞雨生,等.22年肾活检资料的流行病学分析.肾脏病与透析肾移植杂志,2001,10(1):3.

[7] 陈惠萍,曾彩虹,胡伟新,等.10594例肾活检病理资料分析.肾脏病与透析肾移植杂志,2000,9(6):501.

[8] 黎磊石,关天俊,刘志红,等.4298例成年人肾小球疾病病理类型及流行病学特点.肾脏病与透析肾移植杂志,1997,6(2):103.

[9] 刘光陵,高远赋,夏正坤,等.婴幼儿肾小球疾病111例的临床与病理分析.中华儿科杂志,2004,42(6):460.

[10] 曾彩虹,陈惠萍,黎磊石,等.老年人肾脏疾病的流行病学及病理类型分析.肾脏病与透析肾移植杂志,1997,6(5):411.

[11] 刘笑芬,黄英伟.老年肾病综合征临床和病理分析.中国中西医结合肾病杂志,2002,3(7):399.

[12] 宦红娣,张景红,刘志红,等.成人膜性肾病的临床特点调查.临床内科杂志,2001,18(1):63.

[13] 杨霁云.局灶节段性肾小球硬化诊治的进展.中华儿科杂志,2002,40(12):705.

[14] 刘红,尹广,陈惠萍,等.原发性局灶节段性肾小球硬化的临床病理及预后.肾脏病与透析肾移植杂志,1999,8(4):333.

[15] 黄建萍,张敬京,刘景城,等.小儿局灶节段性肾小球硬化38例临床表现与病理特点.中华儿科杂志,2004,42(7):516.

[16] 王梅,林晓明,王素霞,等.电子致密物沉积病的临床及病理研究.中华肾脏病杂志,2001,17(1):16.

[17] 孙世澜.急进性肾小球肾炎的病因和分类.内科急危重症杂志,2002,8(3):148.

[18] 唐政,吴燕,王庆文,等.各类新月体肾炎的临床特点.肾脏病与透析肾移植杂志,2001,10(2):110.

[19] 赵明辉,于净,刘玉春,等.100例新月体肾炎的免疫病理分型及临床病理分析.中华肾脏病杂志,2001,17(5):294.

[20] 唐政,姚小丹,胡伟新,等.寡免疫复合物型新月体肾炎的临床病理分析(英文).中华医学杂志,2001,114(4):374.

[21] 解放军肾脏病研究所学术委员会.IgA肾病诊断及治疗规范.肾脏病与透析肾移植杂志,2004,13(3):253.

[22] 郝翠兰,陈瑾君,张慧新,等.524例IgA肾病的临床与病理分析.中华肾脏病杂志,2000,16(5):324.

[23] 唐政,吴燕,王庆文,等.新月体IgA肾病的临床和病理.中华内科杂志,2000,39(6):376.

[24] 汪建国,周柱亮,李长春,等.170例婴幼儿肾小球疾病病理类型分析.中华儿科杂志,2002,40(4):214.

[25] 赵三龙,黄松明,张维真,等.儿童特发性IgM肾病34例临床与病理分析.实用儿科临床杂志,2009,24(17):1333.

[26] CONNOR TM,AIELLO V,GRIFFITH M,et al.The natural history of immunoglobulin M nephropathy in adults.Nephrol Dial Transplant,2017,32(5):823-829.

[27] 陈惠萍,朱茂艳.新近认识的三种肾小球疾病.肾脏病与

透析肾移植杂志,1997,6(4):368.

[28] 石岩.纤维连接蛋白肾小球病.肾脏病与透析肾移植杂志,2003,10(5):475.

[29] 曾彩虹.脂蛋白肾小球病——由载脂蛋白E变异诱导的肾脏脂质沉积症.肾脏病与透析肾移植杂志,2000,9(2):171.

[30] LUI DTW,LEE ACH,YAP DYH,et al.A young Chinese man with nephrotic syndrome due to lipoprotein glomerulopathy.J Clin Lipidol,2018,pii:S1933-2874(18)30477-X.

[31] 龚劭敏,骆伟丽,金基,等.Ⅲ型胶原纤维肾小球病的临床及病理特征分析.中国临床医学,2017,24(4):582.

[32] 李玲,邹万忠,王素霞,等.Ⅲ型胶原肾小球病的形态学观察.中华病理学杂志,2005,34(7):385.

[33] 牛余宗,周军平.塌陷性肾小球病.国外医学泌尿系统分册,2004,24(4):514.

[34] 赵嘉懿,张文贤,冯杰,等.塌陷性肾小球病研究进展.中华临床医师杂志(电子版),2018,12(2):111.

[35] D'AGATI VD,FOGO AB,BRUIJN JA,et al.Pathologic classification of focal segmental glomerulosclerosis:a working proposal.Am J Kidney Dis,2004,43(2):368-382.

[36] BARISONI L,SCHNAPER HW,KOPP JB.A proposed taxonomy for the podocytopathies:a reassessment of the primary nephritic diseases.Clin J Am Soc Nephrol,2007,2(3):529-542.

[37] 章友康,李忠林,邹万忠,等.塌陷性肾小球病三例临床及病理报告.中华肾脏病杂志,1999,15(3):152.

[38] 叶任高,张金黎.狼疮性肾炎的诊断和治疗进展.临床内科杂志,1995,12(3):9.

[39] COSTENBADER KH,DESAI A,ALARCÓN GS,et al.Trends in the incidence,demographics,and outcomes of end-stage renal disease due to lupus nephritis in the US from 1995 to 2006.Arthritis Rheum,2011,63(6):1681-1688.

[40] LIGHTSTONE L.Lupus nephritis:where are we now.Curr Opin Rheumatol,2010,22(3):252-256.

[41] 解放军肾脏病研究所学术委员会.狼疮性肾炎的诊断及治疗.肾脏病与透析肾移植杂志,2004,13(2):168.

[42] 邹万忠,王海燕.狼疮肾炎病理学分类的演变和现状.中华肾脏病杂志,2004,20(5):377.

[43] 付元.儿童紫癜性肾炎的研究进展.青岛大学医学院学报,2016,52(4):496.

[44] 何艳燕,魏珉,董梅,等.过敏性紫癜和紫癜性肾炎临床分析及随访结果.中华儿科杂志,1998,36(9):565.

[45] 任少敏,李国华,郭妍妍,等.小儿紫癜性肾炎145例临床分析及36例随访结果.中华肾脏病杂志,2000,16(6):356.

[46] 谌贻璞.Goodpasture综合征的诊断与治疗.中国实用内科杂志,2004,24(2):66.

[47] 姜艳,曾小峰,张炬,等.系统性硬化症发生肾危象一例.中华风湿病学杂志,2000,4(2):88.

[48] 曾学军,陈杰,董怡,等.系统性硬化症的肾脏损害.中华肾脏病杂志,1998,14(2):110.

[49] 中华医学会风湿病学分会.干燥综合征诊治指南(草案).中华风湿病学杂志,2003,7(1):446.

[50] 任红,陈楠,陈晓农,等.84例干燥综合征合并肾脏损害的临床与病理分析.中华内科杂志,2001,40(6):367.

[51] 吴玉琼,黄建林,余步云,等.原发性干燥综合征肾损害.中国中西医结合肾病杂志,2001,2(11):633.

[52] 张波,刘志红,曾彩虹,等.原发性干燥综合征肾损害的临床病理分析.肾脏病与透析肾移植杂志,2002,117(6):519.

[53] 郑健,竺红.原发性干燥综合征76例相关性肾脏损害临床分析.宁夏医学杂志,2015,37(12):1140.

[54] 周振海,李幼姬.多发性骨髓瘤肾损害发病机制.国外医学内科学分册,2004,31(1):16.

[55] 史浩,陈楠,潘晓霞,等.多发性骨髓瘤患者肾脏损害的临床分析.中华内科杂志,2002,41(2):126.

[56] 王金泉,刘志红,章海涛,等.多发性骨髓瘤患者肾损害临床与病理特征——附24例分析.中华老年多器官疾病杂志,2003,2(1):21.

[57] 王文荣,姚小丹.肝病相关性肾小球肾炎.肾脏病与透析肾移植杂志,2004,13(3):274.

[58] 李玉斌,叶朝阳,栗金艳,等.乙肝病毒相关性肾炎62例的诊断与治疗分析.中国中西医结合肾病杂志,2002,3(8):463.

[59] 陆菊明,潘长玉.糖尿病肾病的流行病学和诊断标准.中华老年多器官疾病杂志,2002,1(3):163.

[60] 滕香宇,杨永年,谭燕,等.1059例2型糖尿病人糖尿病肾病患病率及其相关危险因素.中国糖尿病杂志,2001,9(3):131.

[61] 谌贻璞.糖尿病肾病的病理表现.中华老年多器官疾病杂志,2002,1(3):167.

[62] 刘刚,王海燕.糖尿病肾病的临床表现及诊断.中华老年多器官疾病杂志,2002,1(3):169.

[63] 余斌杰,翁建平.痛风和高尿酸血症——内分泌系统与代谢疾病(5).新医学,1994,25(6):325.

[64] 翁建平,廖志红,方懿珊,等.原发性痛风216例与原发性高尿酸血症108例临床分析.新医学,1996,27(4):185.

[65] CALISKAN Y,OZLUK Y,CELIK D,et al.The Clinical Significance of Uric acid and complement activation in the progression of IgA nephropathy.Kidney Blood Press Res,2016,41(2):148-157.

[66] 张中菊,王力宁.高尿酸血症与肾脏疾病关系的研究进展.中国医药,2019,14(3):471.

[67] 张桦,金石昆,邹和群,等.自身免疫性甲状腺疾病相关性肾病的临床病理及预后分析.中国实用内科杂志,2004,24(1):41.

[68] 张晓峰,朱起之,童俊荣,等.肾淀粉样变九例分析.中华肾脏病杂志,2000,16(5):295.

[69] 李航,李学旺.33例原发性淀粉样变性病临床分析.中华内科杂志,2003,42(3):195.

［70］徐菲,梁冰.肾淀粉样变性的研究进展.国际检验医学杂志,2015,36(8):1126.

［71］倪军,俞东容,朱斌,等.44例肾淀粉样变患者临床分析.中国中西医结合肾病杂志,2014,15(1):39.

［72］沈汉超.高血压肾病诊治进展.心脑血管病防治,2002,2(2):5.

［73］李惊子,章友康.原发性小血管炎和肾损伤.中华内科杂志,1996,35(5):356.

［74］赵明辉,辛岗,刘娜,等.抗中性粒细胞胞浆抗体相关小血管炎的靶抗原及其临床病理特点.中华肾脏病杂志,1998,14(6):357.

［75］赵明辉,章友康,刘玉春,等.抗中性粒细胞胞浆抗体相关小血管炎的系统表现.中华内科杂志,2000,39(1):50.

［76］曾彩虹,刘志红,胡伟新,等.类风湿性关节炎相关肾损害的临床病理特征.肾脏病与透析肾移植杂志,2008,17(4):311.

［77］俞东容,鲁盈,李亚妤,等.类风湿关节炎肾脏损害20例临床分析.中华风湿病学杂志,2009,13(9):624.

［78］高瑞通,文煜冰,李航,等.感染性心内膜炎的肾脏损害.中华肾脏病杂志,2005,21(8):438.

［79］王春艳,赵烨,刘国平,等.感染性心内膜炎致肾脏损害临床观察.内蒙古医学杂志,2010,42(2):176.

［80］成梅初,陈星,袁曙光.静脉吸毒继发右心感染性心内膜炎合并肾损害.中国现代医学杂志,2002,12(18):94.

［81］任昊,刘宏发,娄安妮,等.海洛因引起右心感染性心内膜炎并肾损害1例.广东医学,2007,28(6):1026.

［82］李霞,冉兴无,李秀钧,等.POEMS综合征相关性肾病研究进展.国外医学泌尿系统分册,2003,23(5):580.

［83］王维平,付文诚,叶朝阳,等.POEMS综合征相关性肾病临床分析.中国实用内科杂志,2005,25(10):926.

［84］李世军,陈惠萍,涂远茂,等.POEMS综合征相关肾损害临床及病理特征.肾脏病与透析肾移植杂志,2012,21(5):429.

［85］王荣,唐政.IgG4相关性肾病的病理改变及特征.肾脏病与透析肾移植杂志,28(1):73.

［86］黄倩.IgG4相关系统性疾病的肾脏损害.肾脏病与透析肾移植杂志,2012,21(1):68.

［87］郑可,李雪梅,蔡建芳,等.IgG4相关系统性疾病泌尿系统损害分析.中华肾脏病杂志,2012,28(12):937.

［88］王素霞,邹万忠.轻链沉积病的病理诊断及研究进展.中华病理学杂志,2003,32(6):573.

［89］王庆文,陈惠萍,程震,等.轻链沉积病肾损害的临床和病理分析.肾脏病与透析肾移植杂志,2003,12(6):525.

［90］李子龙,王力宁,马健飞,等.轻链蛋白沉积肾损害12例临床及病理分析.中国实用内科杂志,2008,28(6):475.

［91］陈惠萍,刘志红,郑春霞,等.重链沉积病.肾脏病与透析肾移植杂志,2008,17(6):577.

［92］全军肾脏病研究所学术委员会.高血压,大量蛋白尿,贫血,肾功能不全.肾脏病与透析肾移植杂志,2012,21(2):195.

［93］黄克强,谢晓元,曲利娟,等.重链沉积性肾病1例并文献复习.临床与实验病理学杂志,2012,28(10):1156.

［94］王文荣.人类免疫缺陷病毒相关性肾病及其治疗.肾脏病与透析肾移植杂志,2001,10(2):163.

［95］冯晓蓓,谢静远,沈平雁,等.人免疫缺陷病毒感染合并肾脏疾病——附二例报道.中华肾脏病杂志,2008,24(1):8.

［96］成小苗,周巧玲.肿瘤相关性肾损害临床分析.中国现代医学杂志,2005,15(11):1674.

［97］牛红心,龙海波,周伟东,等.实体肿瘤相关肾小球病临床特征分析.广东医学,2011,32(22):2959.

［98］陈惠萍,曾彩虹,刘志红,等.肥胖相关性肾病:临床表现、组织学及超微结构特征.肾脏病与透析肾移植杂志,2003,12(1):19.

［99］陈慧梅,刘志红,李世军,等.肥胖相关性肾病患者流行病学资料及临床病理特征分析.肾脏病与透析肾移植杂志,2008,17(1):30.

［100］赵卫红,周昱辰.肥胖相关性肾病.临床肾脏病杂志,2013,13(4):148.

［101］刘爱学,鲍春德.皮肌炎肾损害.中华风湿病学杂志,2007,11(12):765.

［102］钱莹,任红,陈晓农.多发性肌炎和皮肌炎的肾脏损害分析.上海交通大学学报(医学版),2011,31(4):451.

［103］余学清.尿路感染.新医学,2002,33(11):648.

［104］章倩莹,陈楠.急性间质性肾炎的病因发病机制及其诊治进展.中国实用内科杂志,2006,26(6):476.

［105］BAKER RJ,PUSEY CD.The changing profile of acute tubulointerstitial nephritis.Nephrol Dial Trans,2004,19(1):8-11.

［106］余学清,陈崴.急性药物过敏性间质性肾炎的诊断及治疗.医师进修杂志,2003,26(5):5.

［107］刘红.急性间质性肾炎.肾脏病与透析肾移植杂志,1999,8(3):262.

［108］金其庄,刘玉春,谌贻璞,等.特发性间质性肾炎临床病理分析.中华医学杂志,1998,78(3):223.

［109］戎殳,梅长林,李青,等.271例常染色体显性遗传性多囊肾病患者临床分析.中华肾脏病杂志,2005,21(3):133.

［110］程桂凤,石成钢.常染色体显性多囊肾合并大量蛋白尿1例.新医学,2010,41(12):811.

［111］陈文,谌贻璞.马兜铃酸肾病.中华内科杂志,2001,40(6):426.

［112］陈文,谌贻璞,李安,等.马兜铃酸肾病的临床与病理表现.中华医学杂志,2001,81(18):1101.

［113］张勉之.马兜铃酸肾病研究进展.国外医学泌尿系统分册,2004,24(2):268.

［114］谌贻璞.Alport综合征的研究现状.中华内科杂志,2002,41(8):559.

［115］王芳,丁洁,俞礼霞,等.中国Alport综合征临床特征.临床内科杂志,2003,21(10):601.

［116］陈楠.Fabry病诊治进展.中华肾病研究电子杂志,2012,1(1):50.

［117］ 赵飞,窦艳娜,赵占正,等.Fabry 病的诊疗新进展.医学理论与实践,2016,29(13):1709.

［118］ 章友康,陈育青.薄基底膜肾病的诊断与治疗.中国中西医结合肾病杂志,2002,3(11):623.

［119］ 任忠.薄基底膜肾病的研究进展.中华肾脏病杂志,1998,14(2):128.

［120］ 章友康,周蓉.薄基底膜肾病 27 例研究.中华内科杂志,1997,36(11):736.

［121］ 杨霁云.有关婴儿期肾病综合征的一些进展.临床儿科杂志,2002,20(4):195.

［122］ 尼二超,孙林,叶任高,等.指甲髌骨综合征(NPS)肾损害一家系五例.中华肾脏病杂志,1998,14(2):83.

［123］ 朱梅,高志红.范可尼综合征 10 例临床分析.中华内科杂志,2000,39(7):478.

［124］ 陈楠,赵青.范科尼综合征的诊断及治疗.医师进修杂志,2003,26(5):3.

［125］ 王文红,张碧丽,张瑄,等.儿童范可尼综合征 19 例临床分析.中华肾脏病杂志,2010,26(5):394.

［126］ 张淳.眼脑肾综合征一例报告.北京医学,2000,22(2):105.

［127］ 韩艳.眼脑肾综合征 1 例.实用儿科临床杂志,2007,22(12):911.

［128］ 胡艳滨,颜华.眼脑肾综合征二例.中华眼科杂志,2011,47(9):844.

［129］ 陈代清,徐三喜,杨家明.高原性蛋白尿 63 例分析.中华肾脏病杂志,1997,13(1):36.

［130］ 袁延年,马全福.高原性蛋白尿发病机理动物实验及尿蛋白组份研究.中华保健医学杂志,2008,10(2):120.

38

甲状腺肿

正常成人的甲状腺形似"H",重量为20~30g,面积为20cm²左右。女性的甲状腺稍大,略重于男性,触诊时不能触及。正常人甲状腺存在一定的变异,以峡部缺失及出现锥体叶最为常见。由于甲状悬韧带将甲状腺固着于喉及气管壁上,吞咽时甲状腺可随喉上下移动,可作为判断甲状腺是否肿大以及判断颈部肿块是否与甲状腺有关的依据之一。甲状腺肿(goiter)是指良性甲状腺上皮细胞增生形成的甲状腺肿大,一般甲状腺增大至正常大小2倍或以上者。

一、甲状腺肿大的检查步骤

1. **病史询问** 甲状腺肿大的症状诊断主要包括病史采集、症状分析与综合判断。病史询问要了解患者是否来源于缺碘或高碘地区,有无碘摄入史、精神创伤史、手术史及头颈部放疗史;是否服用含碘药物或使用含碘造影剂等。有无代谢亢进或代谢减低的相应症状;有无眼部症状、神经精神症状。了解体重变化情况、有无食欲变化或腹泻等消化道症状。详细询问甲状腺(颈前)区有无疼痛、肿大及其特点与变化规律等。通过以上病史询问,应对患者的代谢情况进行初步的综合估计:正常、亢进抑或减低。

2. **甲状腺的体格检查** 甲状腺的体格检查应包括视诊、触诊与听诊。被检查者采取坐位,头部稍向后仰,眼向前望,此时肿大的甲状腺形状较易显现。先观察其颈部有无手术瘢痕,若见颈前有肿大,被检查者做吞咽动作或饮水,观察该肿物是否随吞咽而上下移动。若甲状腺肿应随吞咽动作上下移动,而非甲状腺组织则无此现象。但也有例外,如巨大的甲状腺肿、甲状腺癌、慢性侵袭性纤维性甲状腺炎等固着于甲状腺周围组织时,也可不随吞咽动作而上下移动。另外,舌后甲状腺肿者可在伸舌时于咽部窥见。而在有些消瘦明显的人,甲状腺腺体(尤其是峡部)比较突出,亦可被误认为甲状腺肿。

甲状腺肿可分为3度:视诊不能确定甲状腺肿,触诊可扪及者为Ⅰ度;视诊可见甲状腺肿大,触诊可扪及,但肿大的甲状腺在胸锁乳突肌外缘以内者为Ⅱ度;肿大的甲状腺超过胸锁乳突肌外缘者为Ⅲ度。

触诊甲状腺时,检查者站在患者的后方,以双手指柔和进行触诊。先应确认环状软骨的位置,甲状腺位于甲状软骨下紧贴在气管第三、四软骨环前面,由峡部连接着左右侧叶组成。触诊时注意甲状腺的大小、形状、性质,正常甲状腺质软,如橡胶样感觉。弥漫性甲状腺肿伴甲状腺功能亢进症患者的甲状腺肿大,质地

较正常者稍软;慢性淋巴细胞性甲状腺炎者质稍硬,呈木样感觉;甲状腺癌或慢性侵袭性纤维性甲状腺炎者可硬如石头。同时还要注意甲状腺有无压痛、结节、血管震颤,与周围组织有无粘连,附近淋巴结情况以及有无气管移位等情况。另外,甲状腺听诊有时可闻及血管杂音。

甲状腺肿的诊断有时还需与颈前部肿块进行区别。①颈前成堆脂肪组织:如有横亘于前颈甲状腺部位的成堆脂肪组织,其外形与质地颇似甲状腺肿,临床上常误诊为甲状腺肿,但做吞咽动作时并无上下移动。②甲状旁腺腺瘤或囊肿:甲状旁腺在甲状腺的2个侧叶后面,当甲状旁腺发生腺瘤或囊肿时,使甲状腺体隆起肿大,吞咽动作时也可上下移动,其表面光滑,质也坚韧,故甚似甲状腺肿大,仅从局部体征常不易鉴别,必须结合甲状旁腺功能亢进的临床表现。

二、甲状腺肿的分类

①根据甲状腺肿的发生是否有区域聚集性,可分为地方性甲状腺肿(endemic goiter)和散发性甲状腺肿(sporadic goiter);②根据甲状腺肿是否存在结节,分为结节性甲状腺肿(nodular goiter)和弥漫性甲状腺肿(diffuse goiter);③根据甲状腺肿是否伴有功能亢进,分为毒性甲状腺肿(toxic goiter)和非毒性甲状腺肿(nontoxic goiter)。此外,甲状腺肿的诊断还需区分肿大的甲状腺是否伴有疼痛,如痛性甲状腺肿,常见于急性化脓性甲状腺炎、亚急性甲状腺炎;甲状腺癌如侵犯或压迫神经也可引起疼痛;其他原因的甲状腺肿一般无疼痛。结节性甲状腺肿又可为单个(单发性)或多个(多发性)。

甲状腺肿的质地和形态:甲状腺肿大可分为弥漫型、结节型和混合型。单纯性甲状腺肿、甲状腺功能亢进症、亚急性甲状腺炎、慢性淋巴细胞性甲状腺炎者多数呈弥漫性对称性肿大,并保持正常的甲状腺外形,除了慢性淋巴细胞性甲状腺炎的质地较坚硬外,一般腺体的质地较软。结节型单纯性甲状腺肿、结节性甲状腺功能亢进症、甲状腺腺瘤、甲状腺癌、慢性侵袭性纤维性甲状腺炎等则呈不规则的或局限性甲状腺肿;甲状腺腺瘤的轮廓清楚,表面平滑呈球形,触之有弹性感,而甲状腺癌则较硬实、表面不平滑。

三、甲状腺肿的病因

一旦确定为甲状腺肿,应进一步检测其功能是否正常(euthyroid)、亢进(hyperthyroidism)或者减退(hypothyroidism),继而寻找出病因(表38-1)。

表 38-1　甲状腺肿按其功能的分类

甲状腺功能正常	甲状腺功能亢进	甲状腺功能减退
1. 非毒性甲状腺肿（地方性、散发性、弥漫性、结节性）	1. 弥漫性毒性甲状腺肿（格雷夫斯病等）	1. 黏液性水肿
2. 甲状腺肿瘤	2. 桥本甲状腺毒症（Hashimotoxicosis）	2. 呆小病（克汀病）
（1）甲状腺腺瘤	3. 甲状腺自主高功能腺瘤（Plummer disease）	3. 桥本甲状腺炎
（2）甲状腺癌	4. 多结节性毒性甲状腺肿	4. 产后甲状腺炎（PPT）
3. 甲状腺炎	5. 亚急性甲状腺炎	5. 外源性因素所致的甲状腺肿
（1）无痛性甲状腺炎	6. 碘致性甲状腺功能亢进症（IIH）	（1）碘缺乏或碘过多
（2）亚急性甲状腺炎	7. hCG 相关性甲状腺功能亢进症（绒毛膜癌、葡萄胎等）	（2）医源性因素（致甲状腺肿药物）
（3）桥本甲状腺炎	8. 垂体 TSH 瘤或增生致甲状腺功能亢进症	（3）致甲状腺肿物质
	9. 滤泡状甲状腺癌致甲亢	6. 先天性因素
	10. 异位甲状腺激素致甲亢（卵巢甲状腺肿）	（1）甲状腺发育异常
		（2）甲状腺激素合成障碍

四、甲状腺功能和影像学检查

1. **血清甲状腺激素水平**　反映甲状腺功能的血清激素包括总三碘甲状腺原氨酸（TT_3）、总甲状腺素（TT_4）、游离三碘甲状腺原氨酸（FT_3）和游离甲状腺素（FT_4），它的异常说明已经存在显性甲状腺功能的病变。血清 T_3、T_4 受到甲状腺激素球蛋白（TBG）浓度的影响，FT_3、FT_4 直接反映活性甲状腺激素（生物效应的主要部分），且不受 TBG 的影响，更准确地反映甲状腺的功能状态，是目前临床甲状腺功能的疾病诊断、病情判断、疗效观察最常用的指标。

2. **下丘脑 - 垂体 - 甲状腺轴**

（1）促甲状腺激素（TSH）的测定：血清 TSH 的变化是反映甲状腺功能最敏感的指标。随着检测技术的发展，超敏 TSH（sTSH）成为筛查甲亢的最有效指标。由于 TSH 的改变早于 T_3、T_4 的变化，能更有效地筛查出甲亢，尤其在亚临床甲亢和亚临床甲减的诊断。而传统的 [131] 碘摄取率和 TRH 兴奋试验也已被 TSH 所取代。

（2）促甲状腺激素释放激素（TRH）兴奋试验：反映垂体 TSH 分泌细胞的储备功能和对 TRH 的敏感性，主要用于中枢性甲减病变位置（下丘脑或垂体）的确定。

3. **甲状腺自身抗体**

（1）甲状腺过氧化物酶抗体（TPOAb）：TPOAb 是自身免疫性甲状腺疾病（AITD）的标志性抗体，是诊断桥本甲状腺炎的主要标准。虽然 TPOAb 不是 AITD 的诱因或致病始动因子，但它反映甲状腺自身免疫状态的存在，且与 AITD 的严重程度并没有直接的关系。

（2）甲状腺球蛋白抗体（TgAb）：TgAb 也是 AITD 的标志性抗体，往往伴随 TPOAb 出现。甲状腺球蛋白（Tg）为反映甲状腺滤泡是否破坏的指标。

（3）TSH 受体抗体（TRAb）：是自身免疫性甲状腺疾病的病因，TRAb 中包括 TSH 受体刺激性抗体（TSAb）、TSH 刺激阻断性抗体（TSBAb）2 种亚型。TSAb 有判断格雷夫斯病的进展或预测复发的作用，可作为治疗后停药的重要指标。注意临床上通常测定的 TRAb 仅能反映有 TSH 受体抗体的存在，并不能区分出 TSAb 或 TSBAb。

4. **尿碘**　尿碘可了解碘的营养水平。尿碘中位数（MUI）$100\sim200\mu g/L$ 是最适当的碘营养状态。MUI<$100\mu g/L$ 为碘缺乏，MUI $200\sim299\mu g/L$ 为碘超足量，MUI>$300\mu g/L$ 为碘过量。

5. **放射性核素的甲状腺功能和显像检查**　主要包括 [131] 碘摄取率和甲状腺核素静态显像。随着甲状腺激素特别是超敏 TSH 的检测，[131] 碘摄取率已经不再作为诊断甲亢和甲减的常规指标。目前主要用于甲亢所致的甲状腺毒症和炎症所致的甲状腺毒症的鉴别诊断。甲状腺核素静态显像则用于甲状腺结节和肿瘤的诊断和鉴别诊断。

（1）甲状腺 [131] 碘摄取率：应用范围包括①计算 [131] 碘治疗甲亢时需要的活度；②鉴别格雷夫斯病和破坏性甲状腺毒症（如亚急性甲状腺炎、产后甲状腺炎等）所致的高甲状腺激素血症的病因。亚急性甲状腺炎因甲状腺滤泡遭受炎性破坏而出现甲状腺摄 [131] 碘能力明显减低，同时有 FT_3、TT_3、FT_4、TT_4 升高以及 TSH 减低，呈摄 [131] 碘能力与血清甲状腺激素水平分离现象；③非毒性甲状腺肿与格雷夫斯病的鉴别，前者甲状腺摄 [131] 碘率因缺碘可升高，但高峰不前移，后者高峰前移。

（2）甲状腺核素静态显像：通过显像可显示甲状腺位置、大小、形态及放射性分布状况，以及了解甲状腺结节和肿瘤的局部功能状态。正常甲状腺图像：甲状腺双叶呈蝴蝶状，叶内放射性分布均匀，双叶上极因甲状腺组织较薄，放射性分布略有些稀疏，峡部一般不显像或其浓集程度明显低于双侧甲状腺叶,偶尔可见到锥状叶。根据甲状腺结节摄取核素能力的不同,可分为"热结节""温结节"和"冷结节",可为结节的鉴别诊断以及异位甲状腺组织的诊断提供信息。

1)热结节:是结节组织摄取核素能力高于周围正常甲状腺组织,在结节部位出现放射性浓集,常见于自主功能性甲状腺结节(或腺瘤)。其显像特点为甲状腺失去正常形态,在甲状腺解剖部位见到一个放射性浓集区(一般为圆形或类圆形),对侧叶未见显像或显像模糊。热结节病理上多为良性自主性腺瘤,甲状腺癌罕见。

2)温结节:指结节组织摄取核素能力与周围正常甲状腺组织相近,使得结节的放射性分布与周围正常甲状腺组织无明显差异。它的显像特点双侧叶内核素分布均匀,未见到明显的核素分布稀释区或浓集区。温结节属功能正常,常见于甲状腺腺瘤;也可见于甲状腺癌,多为分化好的甲状腺癌。

3)冷结节:结节部位对核素的摄取能力低于周围正常甲状腺组织,因此该部位出现核素分布稀疏区或缺损区。显像特点为甲状腺肿大,形态不完整,其中一叶内可见单一核素分布稀疏区或缺损区,对侧叶核素分布均匀。冷结节是甲状腺腺瘤常见的显像类型,还见于甲状腺囊肿、囊性变、出血、钙化、结节性甲状腺肿、甲状腺炎、甲状腺癌等。在冷结节中,甲状腺癌占5%~10%。

4)甲状腺亲肿瘤核素显像:在甲状腺静态显像显示肿瘤部位为核素分布稀疏区或缺损区,可再注射亲肿瘤显像剂。若此区域出现核素填充现象时,视为亲肿瘤显像阳性,提示该肿瘤恶性病变的可能性较大。不同类别的亲肿瘤显像剂阳性提示着不同类型的甲状腺癌,[201]Tl、[99m]Tc-MIBI显像阳性提示甲状腺分化癌(DTC),其特异性为80%~90%,少部分良性结节也可以显像阳性;[99m]Tc-二巯基丁二酸(DMSA)显像阳性提示甲状腺髓样癌,其灵敏度>80%,特异性100%;[99m]Tc-奥曲肽和[131]I-间位碘代卞胍(MIBG)可用于甲状腺髓样癌的诊断。

6. 甲状腺CT和MRI 甲状腺CT和MRI可清晰显示甲状腺与邻近组织器官的关系及向胸骨后延伸的情况,对甲状腺结节的鉴别诊断有较高价值。当疑诊甲状腺癌时,CT和MRI能了解病变的范围、对气管的侵犯程度以及有无淋巴结转移等;还可以了解胸腔内甲状腺情况,区别甲状腺和非甲状腺来源的纵隔肿瘤。

7. 甲状腺超声检查 随着高分辨率超声显像技术的应用,超声检查可以测量甲状腺的大小,显示其形态是否规则,包膜是否光整,结构是否均匀,内有无结节以及结节的数量、大小、形态、物理性质等。彩色多普勒血流图(CDFI)可展现甲状腺整体及各部的血供情况以推断其功能状态。超声评估的内容:腺体大小、回声是否均匀,结节的大小、数目、位置、超声特征,颈部中央区和侧方是否存在可疑淋巴结。因此,超声检查对甲状腺结节的良、恶性鉴别价值优于CT或MRI。

8. 甲状腺细针抽吸细胞学检查(FNAC) FNAC是目前手术前鉴别甲状腺良、恶性病变的"金标准",其诊断的敏感性和特异性均达90%以上。此外,FNAC对诊断慢性淋巴细胞性甲状腺炎和亚急性甲状腺炎也有很高特异性。根据甲状腺细胞学Bethesda诊断系统,FNAC结果可分5类:①取材无法诊断或不满意;②良性病变;③不确定性病变(包括意义不明的不典型增生以及滤泡样病变或滤泡样肿瘤);④可疑恶性病变;⑤恶性病变。而细胞学的检测结果可为不确定或可疑恶性结节的性质确定起关键作用,关系到患者是否需要手术治疗以及手术切除的范围。由于在细胞学不确定的结节中,约75%手术后的病理组织学为良性,分子诊断有助于减少这类不确定患者的不必要手术。

9. 甲状腺分子诊断 检测穿刺样本中甲状腺癌相关的分子标志物(7基因突变组合如 *BRAF*、*RAS*、*TERT*、*RET/PTC*、*Pax8-PPAR* 及 *Galectin-3*)以及利用基因芯片技术的RNA基因表达分类器(gene expression classifier, GEC)。前者特异性和阳性预测值高,可作为确诊(rule in)检查;后者敏感性和阴性预测值高,可作为排除诊断(rule out)检查。基因突变为阳性者,应行甲状腺近全切除;GEC阴性结果者,则可定期随访观察。

38.1 功能性甲状腺肿

一、单纯性甲状腺肿

非炎症和非肿瘤原因引起的不伴甲状腺功能异常的甲状腺肿,称为非毒性甲状腺肿(nontoxic goiter),可分为弥漫性非毒性甲状腺肿(diffuse nontoxic goiter)和非毒性多结节性甲状腺肿(nontoxic multinodular goiter)。弥漫性非毒性甲状腺肿也称单纯性甲状腺肿(simple goiter),又分为地方性和散发性甲状腺肿,当患病率超过10%

时,称为地方性甲状腺肿。地方性甲状腺肿的主要原因是碘缺乏,多见于山区或远离沿海的地区。散发的甲状腺肿约占人群的5%,女性发病率是男性的3~5倍,散发性甲状腺肿的原因复杂,碘过量、致甲状腺肿物质以及激素合成障碍等。非毒性多结节性甲状腺肿成人患病率高达12%,女性、老年人、缺碘地区人群更为常见。

1. 甲状腺肿大特征 单纯性甲状腺肿包括弥漫型、结节型及混合型。病变初期整个腺体滤泡增生、增大并富含胶质,多数为弥漫性肿大,质地柔软,表面光滑,无压痛,甲状腺多为轻、中度肿大,部分为重度肿大。后期部分腺体可发生出血、坏死、囊性变、纤维化或钙化,甲状腺表面可及结节。有少数患者为混合型,甲状腺肿大伴有结节。

2. 诊断依据

(1)甲状腺轻度肿大时多无明显症状,中、重度肿大则有不同程度的压迫症状,严重者可压迫气管或食管引起呼吸不畅或吞咽困难。胸骨后甲状腺肿可致胸廓入口部梗阻,引致头颈部和上肢静脉回流受阻。若合并甲状腺囊肿出血,可发生突然疼痛及腺体急骤增大。部分患者后期可出现甲状腺功能减退或者甲状腺功能亢进的症状。

(2)地方性甲状腺肿:是碘缺乏病(IDD)的主要表现之一,碘缺乏时合成甲状腺激素不足,反馈性引起垂体分泌过量的TSH,刺激甲状腺增生肥大。长期非毒性甲状腺肿可以发展为毒性甲状腺肿。甲状腺肿的患病率和甲状腺体积随着碘缺乏程度的加重而增加,补充碘剂后,甲状腺肿的患病率显著下降。部分轻度碘缺乏的人在机体碘需要增加的情况下可出现甲状腺肿,如青春期、妊娠期、哺乳期等。

(3)散发性甲状腺肿:病因复杂,除了外源性因素致甲状腺肿外(下述),遗传缺陷或基因突变都可引起甲状腺肿,包括先天甲状腺激素合成障碍,主要有甲状腺内碘转运障碍、过氧化物酶活性缺乏、碘化酪氨酸偶联障碍、异常甲状腺蛋白形成、甲状腺球蛋白水解障碍、脱碘酶缺乏等。部分患者发生甲状腺功能减退(呆小病)。先天性甲状腺功能减退伴神经性耳聋称为彭德莱综合征(Pendred syndrome)。

(4)实验室检查:血清 T_3、T_4、TSH 以及甲状腺自身抗体基本正常,T_4/T_3 的比值常增高。血清甲状腺球蛋白(Tg)水平增高,增高的程度与甲状腺肿的体积呈正相关。尿碘中位数(MUI)<100μg/L 提示碘缺乏,有助于地方性甲状腺肿的诊断。甲状腺扫描:早期放射性分布均匀,晚期放射性分布不均。

3. 外源性因素致甲状腺肿

(1)致甲状腺肿物质:在食物中有一些蔬菜,如卷心菜、白菜、花椰菜、甘蓝等,因含有致甲状腺肿物质或抑制甲状腺合成的物质,均能阻止甲状腺浓聚碘或使酪氨酸不能碘化,而引起甲状腺代偿性肿大。

(2)药物:致甲状腺肿的药物如硫脲类、硫氰酸盐、高氯酸盐、锂盐等,或通过抑制甲状腺激素的合成,或直接引起甲状腺的肿大。

(3)碘缺乏或高碘:正常人每日需合成甲状腺素100μg,最低需碘量65μg/d,当每日摄入碘量少于50μg 就可发生甲状腺肿。机体缺碘时,不能合成足够的甲状腺激素,反馈性引起垂体 TSH 的分泌增加,刺激甲状腺增生肿大。在青春期、妊娠期、哺乳期、寒冷、感染、创伤等刺激时,体内对甲状腺激素的需要量增多,可诱发或加重甲状腺肿。高碘致甲状腺肿主要为常年饮用含碘高的水,当碘摄入过多使碘的有机化过程受阻,甲状腺代偿性肿大。高碘的甲状腺肿较缺碘的甲状腺肿除质感硬实之外,其尿碘浓度也比较高。

二、格雷夫斯病

甲状腺功能亢进症(hyperthroidism)简称甲亢,是指甲状腺腺体产生过多的甲状腺激素而引起的甲状腺毒症,其病因包括弥漫性毒性甲状腺肿(格雷夫斯病)、毒性结节性甲状腺肿和甲状腺自主性高功能腺瘤(Plummer disease)。格雷夫斯病是甲状腺功能亢进症中最多见的,占所有甲亢的80%左右。它与慢性淋巴细胞性甲状腺炎和产后甲状腺炎同属于自身免疫性甲状腺疾病(autoimmune thyroid disease,AITD),是一种器官特异性自身免疫疾病。格雷夫斯病受到遗传、环境和表观遗传等多种因素的影响,在碘摄入量、感染、药物、应激、妊娠、精神刺激等因素作用下,诱发体液免疫和细胞毒性T淋巴细胞及细胞因子等参与下的免疫功能紊乱,导致甲状腺肿大、甲状腺功能亢进的临床综合征。

1. 临床表现 甲状腺毒症。①高代谢综合征:甲状腺激素分泌增多导致交感神经兴奋性增高和新陈代谢加速,患者常伴有怕热多汗、皮肤暖湿、多食善饥、体重显著下降、疲乏无力等。②精神神经系统:紧张焦虑、烦躁易怒、紧张激动、失眠不安、肌肉震颤。③心血管系统:心悸、气促、心动过速(静息时仍快)、脉压增大;甲亢性心脏病患者出现心律失常(房性期前收缩、心房颤动多见)、心脏增大、心力衰竭。④消化系统:食欲亢进,大便次数增多;重者肝功能异常。⑤肌肉骨骼系统:以甲亢周期性瘫痪(TTP)为主,20~40岁亚洲男性多见;诱因包括:剧烈运动、高糖类饮食、应用胰岛素等;病变主要累及下肢,伴有低钾血症;TTP病程呈自限性,控制甲亢可以自愈;部分患者发生甲亢性肌病、眼肌麻痹,少数伴发重症肌无力，也有发生胫前皮肤的黏液性水肿。⑥造血系统：血白细胞总数减低、淋巴细胞比例增加、单核细胞增加。⑦生殖系统：女性月经稀少。

2. **甲状腺肿** 甲状腺肿呈弥漫性、基本对称性、无压痛，亦有少数患者的甲状腺不肿大，特别是老年患者；甲状腺肿质地中等，表面通常是光滑的，可随吞咽上下移动；甲状腺的上下极可触及震颤，闻及血管杂音；结节性甲状腺肿伴甲亢者可触及结节性肿大的甲状腺；甲状腺自主性高功能腺瘤可扪及孤立结节。

3. **眼征** 格雷夫斯病的眼征颇为特别，其突眼程度与甲亢病情轻重无明显关系。本病分为2种类型：一类为单纯性突眼，与甲状腺毒症所致的交感神经兴奋性增高有关，眼球轻度突出、眼裂增宽、瞬目减少；另一类为浸润性突眼，即格雷夫斯眼病，眼球明显突出，超过眼球突度参考值上限的3mm以上，眼有异物感、胀痛、畏光、流泪、复视、斜视、视力下降，眼睑肿胀，结膜充血、水肿，眼球活动受限，严重者眼球固定。重者眼睑闭合不全、角膜外露而形成角膜溃疡、全眼炎，甚至失明。

4. **实验室检查** 主要包括三大类：甲状腺激素、甲状腺自身抗体和甲状腺的影像学检查。

(1)血清甲状腺激素水平：血清 T_3、T_4 和 FT_3、FT_4 增高，说明已经存在显性的甲状腺功能病变，尤其是 FT_3、FT_4 的增高是诊断临床甲亢的首选指标。血清 TSH 浓度的变化是反映甲状腺功能最敏感的指标，几乎所有甲亢和亚临床甲亢患者血清 TSH 浓度降低。TSH 对突眼的鉴别诊断尤为重要，特别是对突眼出现在甲亢前的患者，当甲状腺激素水平还没有变化，如若 TSH 浓度降低，高度提示为甲状腺相关眼病。

(2)甲状腺自身抗体：TRAb 已经成为诊断格雷夫斯病的第一线指标，未治疗的格雷夫斯病患者的阳性率可达 98%。TRAb 可用于甲状腺毒症的鉴别诊断，如亚急性甲状腺炎、无痛性或产后甲状腺炎和毒性结节性甲状腺肿，TRAb 均为阴性。格雷夫斯病患者的 TPOAb 阳性率 70%~80%，而 TGAb 阳性率为 50% 左右。

(3)甲状腺的影像学检查：①^{131}I 摄取率是诊断甲亢的传统方法，目前已经被 TSH 测定所代替。甲亢时 ^{131}I 的总摄取量增加，摄取高峰前移。目前 ^{131}I 摄取率主要用于甲状腺毒症病因的鉴别：甲亢所致的甲状腺毒症 ^{131}I 摄取率增高；非甲亢类型所致的甲状腺毒症 ^{131}I 摄取率减低。②甲状腺放射性核素扫描：主要用于甲状腺毒症的鉴别诊断，格雷夫斯病的放射性核素扫描可见核素均质性的分布增强；毒性结节性甲状腺肿者则见核素分布不均，增强和减弱区呈灶状分布；甲状腺自主高功能腺瘤区域浓聚大量核素，其他区域的甲状

腺组织则核素分布稀疏。③甲状腺超声：甲状腺呈弥漫性、对称性、均匀性增大，边缘多规则，内部回声多呈密集、增强光点，分布不均匀，部分有低回声小结节状改变。CDFI 甲状腺腺体内血流呈弥漫性分布，血流量大，速度增快，血流量为正常人的 8~10 倍，彩色血流信号呈五彩缤纷状，即"火海征"，可区别于甲状腺炎症破坏引起甲状腺毒症的影像，代替了甲状腺同位素扫描的作用。

5. **鉴别诊断要点** 典型的格雷夫斯病诊断并不困难，根据甲状腺肿大、突眼征和心动过速等临床特征，做出诊断。但部分不典型病例或发病初期症状较轻者，单凭某些症状则不易判断，如以神经应激性增高症状为主要表现的易误诊为神经官能症；以胃肠道症状为主要表现者被误诊为慢性腹泻或结肠炎；以心律紊乱、心力衰竭为主要表现者易误诊为心脏疾病（尤其在老年人）等。还有一些特殊类型的甲亢，如甲状腺危象、淡漠型甲亢、亚临床甲亢、妊娠期甲亢、甲状腺功能亢进性心脏病、甲亢性周期性瘫痪、格雷夫斯眼病以及下肢胫前黏液水肿等，以某些突出的临床表现而易误诊为其他的相关疾病。另外，少数发生异位甲状腺（如胸骨后甲状腺、卵巢甲状腺、舌根后部甲状腺）者，如有明显的甲亢临床表现，但体格检查却未发现甲状腺肿大时，应考虑是否有异位。由于不典型的甲亢病例颇易误诊，临床有疑诊时必须依靠相关的甲状腺功能检测做出诊断。

格雷夫斯病还应与引起甲状腺毒症的疾病进行鉴别：有甲状腺毒症表现而 ^{131}I 摄取率降低的是破坏性甲状腺毒症（如亚急性甲状腺炎、无痛性甲状腺炎），以及碘性甲亢和伪甲亢（外源性甲状腺激素摄入过多所致甲亢）的特征。①典型亚急性甲状腺炎常有发热、颈部疼痛，早期 T_3、T_4 水平增高而 ^{131}I 摄取率低的"分离现象"，在甲状腺毒症期过后可有一过性甲减，之后甲状腺功能恢复正常。②无痛性甲状腺炎是自身免疫性甲状腺炎的一个亚型，大部分患者要经历一个由甲状腺毒症至甲减的过程，然后甲状腺功能恢复正常，甲状腺肿大但不伴疼痛。③如果怀疑服用过多甲状腺激素引起的甲状腺毒症时，常可询问出过多使用甲状腺激素的病史，还可通过测定血中 Tg 水平进行鉴别，外源性甲状腺激素引起的甲亢 Tg 水平很低，而甲状腺炎者的 Tg 水平明显升高。④桥本甲状腺毒症（Hashitoxicosis）有甲亢的临床表现和实验室检查结果，且 TPOAb 和 TgAb 效价高，少数患者可为一过性甲状腺毒症。单纯性甲状腺肿与甲状腺功能亢进的鉴别见表 38-2。甲状腺毒症的病因鉴别见表 38-3。

表 38-2 单纯性甲状腺肿与格雷夫斯病的鉴别

鉴别要点	单纯性甲状腺肿	格雷夫斯病
1. 病因	碘缺乏	自身免疫性疾病
2. 年龄、性别	女性多见，20~40 岁	女性多见，20~40 岁
3. 临床症状	多无症状。若肿大明显，有不同程度的压迫症状，可引起颈肿胀感、气促、声音嘶哑或吞咽困难等。少数可有甲状腺功能减退症状	怕热多汗、皮肤暖湿、烦躁易怒、失眠不安、手细震颤；心悸、乏力、多食善饥、消瘦、大便稀溏；女性月经紊乱；眼睑挛缩、眼球突出
4. 甲状腺体征	甲状腺多呈弥漫性肿大，质地较软；少数伴有结节，无粘连	两叶多数呈弥漫性、对称性肿大，质地软而韧，表面光滑，甲状腺的上下极可触及震颤，闻及血管杂音；部分患者可触及结节
5. 实验室检查	^{131}I 摄取率正常或轻度偏高；FT_3、FT_4 和 TSH 正常；甲减者 TSH 升高	^{131}I 摄取量增加，摄取高峰前移；FT_3、FT_4 升高，TSH 下降；TSAb 阳性，TPOAb 和 TGAb 多为阳性；
6. 治疗	碘化食盐有效	抗甲状腺药物治疗有效

表 38-3 甲状腺毒症的病因鉴别

鉴别要点	格雷夫斯病	Plummer 病	毒性结节性甲状腺肿
年龄	20~40 岁女性多见	40 岁以上女性多见	多发生在年龄较大者(50 岁以上)；常有结节性甲状腺肿病史
临床和体征	甲状腺毒症表现明显，多伴有眼睑挛缩、眼球突出；甲状腺多呈弥漫性肿大，质地较软	临床症状较格雷夫斯病轻，无眼征；单个结节为主，边界清楚，质地较硬	临床症状较格雷夫斯病轻，无眼征；1 个或多个甲状腺结节
甲状腺功能	T_3、T_4 升高，TSH 下降；TSAb 阳性；^{131}I 摄取量增加，摄取高峰前移	T_3、T_4 升高，TSH 下降；TSAb 阴性	T_3、T_4 轻微升高，TSH 下降；TSAb 阴性
甲状腺超声检查和核素扫描	甲状腺呈弥漫性、对称性肿大，CDFI 甲状腺血供丰富呈"火海征"；核素扫描可见放射性核素均质性的分布增强	单个结节形态规则、包膜完整、边界清晰，伴有晕环结节；核素扫描仅在肿瘤区有核素增强，其他区域的核素分布稀疏；腺瘤有完整的包膜	单个或多个结节无晕环或极少有血流信号；可见核素分布不均，增强和减弱区呈灶状分布

6. 格雷夫斯病与非甲状腺疾病的鉴别

(1)神经官能症：有心悸、脉速、失眠、焦虑等类似甲亢的表现。但神经官能症患者一般无食欲亢进，也无甲状腺肿及突眼，甲状腺功能检查为正常。

(2)更年期综合征：更年期妇女常有阵发性潮热、出汗，伴有情绪不稳定、烦躁、失眠等症状，发作过后有畏寒。但其甲状腺不大，甲状腺功能基本正常。

(3)消化系统疾病：由于甲亢使肠蠕动增加，大便稀溏、排便次数增加，临床上常易误诊为慢性结肠炎。但甲亢患者极少有腹痛、里急后重等肠炎表现，大便检查无炎症。也有少数患者伴恶心、呕吐，甚至出现恶液质，以及肝功能异常等表现。在排除消化道器质性病变的同时，应进行甲状腺功能的检测予以鉴别。

(4)抑郁症：老年人甲亢多为隐匿起病，表现为体虚乏力、精神忧郁、表情淡漠、原因不明的消瘦、食欲缺乏、恶心、呕吐等，与抑郁症相类似，测定甲状腺功能正常可以区别。

(5)心血管系统疾病:老年人甲亢常以心脏症状为主,如心房颤动或心力衰竭,易被误诊为冠状动脉粥样硬化性心脏病。在甲状腺毒症患者中10%~15%可发生心房颤动;在原因不明的心房颤动中,10%是由甲状腺毒症引起的。部分老年甲亢以心房颤动为首发临床表现,而其他的甲亢症状不典型,易被漏诊、误诊。甲状腺功能检测可以鉴别。

(6)糖尿病:糖尿病的"三多一少"症状与甲亢的食欲亢进、易饥相似,特别是少数甲亢患者糖耐量异常。糖尿病患者亦可出现高代谢症状,但患者无心悸、怕热、烦躁等症状,甲状腺一般不肿大,甲状腺功能正常有助于鉴别。但也有糖尿病患者(特别是老年人)伴有甲亢,两者同时存在。

(7)其他:以消瘦、低热为主要表现者,应注意与结核、癌症相鉴别。有些甲亢患者表现为严重的肌萎缩,应注意与原发性肌病鉴别。

三、外源性因素致甲状腺功能亢进症

1. **碘诱导的甲亢** 在缺碘地区,补充碘可使地方性甲状腺肿患者的甲状腺缩小,功能恢复。但在非缺碘区域,补充碘可诱发甲亢,某地区报道补碘后甲亢的发病率增加了7倍。无论碘的来源如何,只要血清碘化物的浓度升高到足以弥散进入甲状腺组织,就能使有自主功能的甲状腺组织过度合成和分泌甲状腺激素。尿碘中位数>300μg/L提示碘过量。在食物中,除了富碘食物(紫菜、海带等)摄入过多使机体碘过量外,也有一些蔬菜,如生食大量胡萝卜、卷心菜、大豆、白菜、萝卜等,因含有致甲状腺肿物质,均能阻止甲状腺浓聚碘或使酪氨酸不能碘化,而引起甲状腺代偿性肿大。

2. **甲状腺激素诱导的甲亢** 服用甲状腺激素剂量过大可引起甲亢,多见于长期服用甲状腺激素,尤其具有自主甲状腺功能的患者,较小剂量即可引起亚临床甲亢或临床甲亢。部分甲状腺肿瘤或结节性甲状腺肿患者用甲状腺激素治疗以抑制TSH,也可发生甲亢。

3. **药物诱导的甲亢** 胺碘酮的含碘量为37.2%,当治疗剂量每日为300mg时,相当于服药者每日接受了100mg的碘量。胺碘酮对甲状腺功能的影响既有急性作用,也有慢性作用,它还能够抑制外周T_4向T_3的转化,引起甲状腺毒症的发生。另外,在用α-干扰素治疗的患者,约有2%可发展为甲亢。

不适当的补碘是碘过量最常见的原因,即在碘充足地区补碘,或在碘缺乏地区过度补碘。碘过量导致的甲亢称碘性甲亢。碘性甲亢的症状与一般甲亢基本相同,但患者年龄相对偏大,症状出现顺序往往是先出现神经、心脏症状,后出现乏力、体重下降等。碘性甲亢患者甲状腺可轻度肿大,质地较硬,可触及结节,非缺碘地区结节性甲状腺肿患者补碘后发生甲亢的病例较多见。甲状腺部位无血管杂音和震颤,突眼少见,可有肌肉轻度萎缩。甲状腺摄碘率降低为其特征,24小时摄碘百分率可低于30%,甲状腺显影差,其他检查同一般甲亢。

四、甲状腺自主性高功能腺瘤(Plummer disease)

甲状腺自主性高功能腺瘤又称Plummer病或毒性甲状腺腺瘤,多由于腺瘤细胞TSH受体的基因发生突变所致,毒性甲状腺腺瘤是直径≥3cm的孤立结节。以女性和40岁以上多见。临床多以颈部单个结节为主要症状,若腺瘤出血坏死时也可出现一过性甲亢。一般在诊断时有20%患者有临床甲亢或亚临床甲亢,甲亢的程度较格雷夫斯病轻。颈部可触及圆形或卵圆形结节,边界清楚,质地较硬,随吞咽活动,无血管杂音。甲状腺功能T_3、T_4升高,TSH下降;甲状腺腺瘤超声声像图:一般为形态规则的圆形或椭圆形,有完整的包膜,边界清楚,周边大多有晕环,内部回声均匀,可为低回声、等回声或偏高回声;亦可因囊性变而呈伴有液化区的混合性回声;病灶以外的甲状腺组织回声正常。因此在回声正常的甲状腺组织中,如果显示单个形态规则的、包膜完整的、边界清晰的、伴有晕环,仅在周边显示血流信号、或无血流信号的回声均匀或囊性变得结节灶,首先考虑为毒性甲状腺腺瘤。甲状腺核素静态显像有显著特征,可见结节处有放射性碘浓聚为有功能的"热结节",其余的甲状腺组织几乎不摄碘,即表现为核素的分布稀疏。

五、毒性结节性甲状腺肿

毒性结节性甲状腺肿也可发生甲亢,特别是年龄50岁以上的妇女,毒性结节性甲状腺肿的发展非常缓慢。典型患者具有甲状腺逐渐增大的病史,以及隐匿发展的亚临床或临床甲亢。患者无眼征或局部黏液性水肿的甲状腺以外的表现。毒性结节性甲状腺肿患者可触及1个或多个甲状腺结节,有时甲状腺呈弥漫性肿大。患者中甲状腺肿大程度与甲亢的严重程度差异很大。

毒性结节性甲状腺肿的声像图:病理上结节性甲状腺肿是甲状腺增生的结果,无包膜,周围可被纤维组织厚薄不等、不完整地包绕。由于纤维组织压迫了间质中的血管,可因退行性变、坏死、出血等而囊性变。大多数结节性甲状腺肿的结节无晕环或极少有血流信号。甲状腺核素静态显像,毒性结节性甲状腺肿者可见核素分布不均,增强和减弱区呈灶状分布。

38.2 甲状腺炎

甲状腺炎的病因不同,组织学特征各异,临床表现及预后差异较大。患者可以表现甲状腺功能正常、一过性甲状腺毒症或甲状腺功能减退症,有时在病程中这三种功能异常均可发生,部分患者最终发展为永久性甲减。甲状腺炎的分类:按发病的急缓可分为急性、亚急性及慢性甲状腺炎;按组织病理学可分为化脓性、肉芽肿性、淋巴细胞性、纤维性甲状腺炎;按病因可分为感染性、自身免疫性、放射性甲状腺炎等。其中无痛性甲状腺炎、慢性淋巴细胞性甲状腺炎、产后甲状腺炎这三种甲状腺炎归为自身免疫性甲状腺炎(AIT)。

一、急性化脓性甲状腺炎

急性化脓性甲状腺炎比较罕见,以发热、甲状腺肿痛为特征。大多由化脓性细菌经血行或邻近感染蔓延至甲状腺所引起。起病急,伴有发热、畏寒;甲状腺肿大、疼痛、压痛,并向耳、颊、枕部放射,吞咽困难和疼痛加剧;局部压迫症状明显;甲状腺往往一侧肿大,质硬,但也可侵犯双侧,表面皮肤潮红、水肿;后期脓肿形成时有波动感,可抽得脓液,涂片染色或培养可证明有化脓性细菌。实验室检查:白细胞明显升高及中性粒细胞增多,红细胞沉降率增快;血清 T_3、T_4 一般正常;甲状腺 B 超可有液性暗区;甲状腺穿刺可抽出脓液。抗生素治疗或手术切开引流效果明显。

二、亚急性甲状腺炎

亚急性甲状腺炎(subacute thyroiditis)又称 De Quervain 甲状腺炎,占甲状腺疾病的 5% 左右,以 30~50 岁女性最为多见。本病呈自限性,是最常见的甲状腺疼痛疾病,多由甲状腺的病毒感染(流感病毒、柯萨奇病毒、腮腺炎病毒以及腺病毒等)引起,常在病毒感染后 1~3 周发病。①上呼吸道感染前驱症状:发热、肌肉疼痛、咽痛、疲劳、倦怠等不适;②甲状腺区特征性疼痛:逐渐或突然发生,程度不等。转颈、吞咽动作时加剧,常放射至同侧耳、咽喉、下颌角、颏以及枕部等处,疼痛常先累及一叶后扩展到另一叶甲状腺;③甲状腺肿大:弥漫或不对称轻、中度增大,多数伴结节,质地较硬,触痛明显,无震颤及杂音。临床分期:①急性发作期 50%~75% 患者伴有甲状腺毒症表现;②缓解期部分患者出现功能减退症状;③恢复期多数患者恢复正常,仅少数成

为永久性甲减。整个病程 6~12 个月,有些病例反复加重,持续数月至 2 年不等。

典型的实验检查结果:甲状腺毒症期 ^{131}I 摄取率低而 T_3、T_4 增高的"分离现象",随着甲状腺细胞的修复,摄碘功能逐渐恢复,缓解期可出现一过性甲减;而当炎症消退,血清 T_3、T_4 亦渐恢复正常。急性发作期患者的红细胞沉降率(ESR)明显增快,ESR>50mm/h 对诊断有利;白细胞计数可增高。血清 Tg 水平明显增高,与甲状腺破坏程度相一致,且恢复很慢,但 Tg 不作为诊断必备的指标。CDFI 显示甲状腺腺体内血流信号有增多现象。FNAC 检查:早期典型细胞学涂片可见多核巨细胞、片状上皮样细胞、不同程度炎性细胞;晚期往往见不到典型表现。FNAC 不作为诊断本病的常规检查。本病对糖皮质激素的治疗效果甚佳,能在短期内控制症状。

鉴别诊断要点:

1. **急性化脓性甲状腺炎** 甲状腺局部或邻近组织红、肿、热、痛及全身显著炎症反应,有时可找到邻近或远处感染灶;白细胞明显增高,核左移;甲状腺功能及摄碘率多数为正常。

2. **结节性甲状腺肿出血** 突然出血可伴甲状腺疼痛,出血部位伴波动感;但无全身症状,ESR 不升高;甲状腺超声检查对诊断有帮助。

3. **桥本甲状腺炎** 少数病例可以有甲状腺疼痛、触痛,活动期 ESR 可轻度升高,并可出现短暂甲状腺毒症和摄碘率降低;但是无全身症状,血清 TgAb、TPOAb 效价增高。

4. **无痛性甲状腺炎** 本病是桥本甲状腺炎的变异型,是自身免疫性甲状腺炎的一个类型。有甲状腺肿,临床表现经历甲状腺毒症、甲减和甲状腺功能恢复三期,与亚急性甲状腺炎相似。鉴别点:本病无全身症状,无甲状腺疼痛,ESR 不增快,必要时可行 FNAC 检查鉴别,本病可见局灶性淋巴细胞浸润。

5. **甲状腺功能亢进症** 碘性甲亢或者甲亢时摄碘率被外源性碘化物抑制,出现血清 T_4、T_3 升高,但是 ^{131}I 摄取率降低,需要与亚急性甲状腺炎鉴别。根据病程、全身症状、甲状腺疼痛,甲亢时 T_3/T_4 比值及 ESR 等方面可以鉴别。

三、慢性淋巴细胞性甲状腺炎(桥本甲状腺炎)

慢性淋巴细胞性甲状腺炎又称桥本甲状腺炎(HT),是常见的自身免疫性甲状腺疾病之一,其临床特征是无痛性、弥漫性甲状腺肿大,血清甲状腺自身抗体(TPOAb和TGAb)浓度高,50%患者最终发生甲状腺功能减退。女性发病率是男性的3~4倍,甚至更高,高发年龄在30~50岁,且随年龄增加,患病率增高。此病常与其他自身免疫性疾病同时伴发。研究认为,桥本甲状腺炎主要是Th1型细胞因子介导的细胞免疫反应起主要作用;TPOAb所介导的抗体依赖性细胞介导的细胞毒(ADCC)效应是导致已受损的甲状腺滤泡细胞被进一步破坏的重要机制。

1. **临床表现** 起病隐匿,进展缓慢,早期的临床表现常不典型。甲状腺肿大呈弥漫性、分叶状或结节性肿大,质地大多韧硬,与周围组织无粘连。患者常有咽部不适或有颈部压迫感,偶有局部疼痛。随病程延长,甲状腺组织破坏,出现甲减症状、畏寒、心动过缓、便秘,甚者黏液性水肿等。本病也可与格雷夫斯病并存,称为桥本甲状腺毒症(Hashitoxicosis)。临床表现为甲亢和甲减交替出现,可能与刺激性抗体或阻断性抗体占主导作用有关。甲亢的症状与格雷夫斯病类似,程度较轻,需正规抗甲状腺治疗,但治疗中容易发生甲减;也有部分患者为一过性甲状腺毒症。另外,HT还可同时伴有其他自身免疫性疾病。

2. **实验室检查** 甲状腺功能测定的结果与本病的病程相关,可以分为3期。早期仅有甲状腺自身抗体阳性,血清FT_3、FT_4和TSH均正常;随着病情的发展,血清TSH升高,FT_3、FT_4仍正常,表明甲状腺功能失代偿,出现了亚临床甲减;最后血清FT_3、FT_4水平均下降,进入临床甲减阶段。TPOAb和TGAb是最具有诊断意义的指标,尤其在出现甲减以前,抗体阳性是诊断本病的唯一依据。TPOAb的效价与甲状腺淋巴细胞浸润的程度密切相关,TPOAb的阳性率(97%)和效价均高于TGAb(80%)。当出现临床甲减时,^{131}I摄取率降低。甲状腺超声显示:甲状腺肿大呈弥漫性、不均匀的低回声改变或甲状腺结节。若在低回声内还可见到网格样条索状强回声改变,此为桥本甲状腺炎所特有的超声图像,有鉴别诊断价值。甲状腺核素显像:可显示不规则浓集与稀疏,或呈"冷结节"改变。甲状腺细针穿刺细胞学检查(FNAC)镜下可见中度或大量淋巴细胞浸润,可形成滤泡和生发中心,滤泡上皮细胞肿胀增大,胞质丰富,呈嗜酸染色反应—Hürthle细胞。

3. **鉴别诊断**

(1)结节性甲状腺肿:有地区流行病史,甲状腺功能正常,甲状腺自身抗体阴性或低效价。FNAC检查有助鉴别。HT可见淋巴细胞浸润,少量的滤泡上皮细胞表现为Hürthle细胞的形态;结节性甲状腺肿则为增生的滤泡上皮细胞,没有淋巴细胞浸润。

(2)甲状腺癌:甲状腺明显肿大,质硬伴结节者需要与甲状腺癌鉴别。但是分化型甲状腺癌多以结节首发,不伴甲状腺肿,抗体阴性,FNAC检查可见恶性病变;桥本甲状腺炎与甲状腺淋巴瘤容易混淆,鉴别较为困难。

四、产后甲状腺炎

产后甲状腺炎(PPT)是发生在产后的一种亚急性自身免疫性甲状腺炎。妊娠时的免疫抑制状态保护作用在分娩后解除,诱发具有潜在甲状腺自身免疫倾向转变为临床形式。甲状腺自身抗体与PPT的相关性已得到公认,TPOAb阳性的妇女将有4%~60%发病。TPOAb阳性妇女发生PPT的危险性是TPOAb阴性妇女的20倍,所以TPOAb是预测妊娠妇女发生PPT的重要指标。若TPOAb阳性,也说明患者存在潜在的AIT。过量的碘摄入是诱发PPT发生的因素,因此,在碘充足地区平均患病率约为7%,国内学者报道PPT的患病率是11.9%。

PPT可分为3个亚型,即甲亢甲减双相型、甲亢单相型和甲减单相型。临床PPT中甲亢甲减双相型占42.9%,甲减单相型占11.4%,甲亢单相型占45.7%,甲亢甲减双相型是PPT典型的临床过程。①甲亢期:产后(通常在3个月)发生一过性甲亢,表现为心悸、乏力、怕热、情绪激动等症状,一般持续1~2个月;实验室检查特征性是血清T_4、T_3水平升高,甲状腺摄碘率显著降低,呈现"双向分离"现象。②甲减期:通常在产后6个月左右发生,一般持续4~6个月,表现为肌肉、关节疼痛和僵硬,疲乏无力、注意力不集中、便秘等症状;血清TSH水平逐渐升高,甲状腺激素水平下降。③恢复期:经过自身修复,甲状腺功能恢复正常。但是约有20%患者的甲减不能恢复,发展为永久性甲减。少数病例可以在PPT恢复后3~10年再发生甲减。PPT患者甲状腺轻、中度肿大,质地中等,但无触痛。超声检查显示低回声或低回声结节。FANC为轻度的淋巴细胞浸润,不形成生发中心,没有Hürthle细胞。

甲亢期需要与产后格雷夫斯病复发进行鉴别,主要有3个鉴别点:①产后格雷夫斯病复发者常有产前的格雷夫斯病史或伴有格雷夫斯病特征性表现,如浸润性突眼等,甲亢的症状较重;而PPT产前无甲状腺功能异常病史;②甲状腺摄碘率:甲亢期PPT减低;产后格雷夫斯病增高,但是受哺乳限制,患者不能做此检查;③TRAb:产后格雷夫斯病TRAb阳性,PPT则为阴性。

五、无痛性甲状腺炎

无痛性甲状腺炎（silent thyroiditis）又称亚急性淋巴细胞性甲状腺炎，也是 AIT 的一个类型。本病甲状腺的淋巴细胞浸润较 HT 轻，表现为短暂、可逆的甲状腺滤泡破坏、局灶性淋巴细胞浸润，50% 患者血中存在甲状腺自身抗体。发病年龄以 30~50 岁为多，女性略多于男性。临床上半数患者的甲状腺轻度肿大，呈弥漫性，质地较硬，无结节，无血管杂音，无疼痛及触痛为其特征。1/3 患者的甲状腺持续肿大。典型的甲状腺功能变化类似于亚急性甲状腺炎，分为 3 个阶段，即甲状腺毒症期、甲减期和恢复期。有 50% 的患者不进入甲减期，甲状腺功能即可恢复正常。约 40% 患者进入为期 2~9 个月的甲减期，其严重程度与 TPOAb 的效价直接相关。若甲减期持续 6 个月以上，成为永久性甲减的可能性较大。10 年后约 20% 的患者存在持续性甲减，10%~15% 复发。

甲状腺摄碘率：甲状腺毒症阶段 <3% 是重要的鉴别指标之一，恢复期甲状腺摄碘率逐渐回升。甲状腺毒症期血清 T_3、T_4 增高，T_3/T_4 比值 <20 对诊断有帮助；甲减期减低；恢复期逐渐降至正常。半数以上 TgAb、TPOAb 阳性，效价比较高；少数存在 TSAb 或 TSBAb。Tg 明显升高，可持续多至 2 年。甲状腺核素扫描显示甲状腺无摄取或摄取低下对诊断有帮助。FANC 检查可见淋巴细胞浸润。

本病很难与无突眼、甲状腺肿大不显著的格雷夫斯病鉴别；后者病程较长，甲状腺毒症症状更明显，T_3/T_4 比值往往 >20，甲状腺摄碘率增高伴高峰前移。必要时可行 FANC 检查加以鉴别。

六、慢性纤维性甲状腺炎

慢性纤维性甲状腺炎又称 Riedel 甲状腺炎，是一种病因未明而罕见的甲状腺疾病。本病好发于成年女性，以甲状腺广泛纤维化、甲状腺功能减退和明显的压迫症状等为特征。一般认为 Riedel 甲状腺炎是全身纤维化的一部分，如可伴有纤维性胆道炎、局灶性肺纤维化、腹膜后纤维化、眼眶后纤维化以及纵隔纤维化等。甲状腺中度肿大，常为单侧，十分坚硬，与周围组织粘连；多数出现明显的压迫症状，如气管压迫引起呼吸困难，食管压迫则有吞咽障碍，压迫喉返神经表现为声音嘶哑等。约 30% 患者出现甲状腺功能减退；影像学检查可见甲状腺肿大，周围组织粘连；甲状腺穿刺活检可见典型的组织纤维化和不同程度的细胞浸润。外科手术可解除压迫症状。

38.3　甲状腺结节

甲状腺结节（thyroid nodule）是内分泌系统的多发病和常见病，一般人群触诊发现甲状腺结节的患病率为 3%~7%，高分辨率超声检查获得的甲状腺结节的检出率可高达 20%~76%。甲状腺结节中的 5%~15% 为恶性，即甲状腺癌。近年来，我国甲状腺癌的发病率呈现增高的趋势，非必要的甲状腺结节的手术率也显著升高。因良、恶性甲状腺结节的临床处理不同，对患者生存质量的影响有显著差异，甲状腺结节评估的关键是鉴别良、恶性。

甲状腺结节在不同检查方法中的表现不同，如触诊发现的甲状腺结节为甲状腺区域内扪及的肿块；而超声检查发现的甲状腺结节为局灶性回声异常的区域。这两种检查方法的结果有时会不一致，如体格检查时扪及到了甲状腺肿块，但甲状腺超声并没有发现结节；或体格检查时没有触及甲状腺结节，而超声检查却有甲状腺结节的存在。在确认甲状腺结节后，应鉴别结节的良、恶性，病史和体格检查对鉴别诊断有很大帮助。甲状腺结节的病因分类见表 38-4。

超声检查是目前评估甲状腺结节首选且最为重要的检查方法，高分辨率超声可以发现小于 2mm 的结节。超声检查不但能准确判断甲状腺结节的形态、大小、数目，更重要的是可以判别结节的性质，囊性或实质性，肿瘤有无包膜、周围的血流情况，以及与周边组织结构关系及颈淋巴结肿大情况。国内外指南在可疑恶性结节的超声征象上达成一定共识，并对结节进行风险分层，以及指导是否进行甲状腺细针穿刺细胞学检查（FNAC）。①恶性结节：实质性、低回声结节伴以下 1 个或多个征象，如微小钙化、结节纵横比 >1、边缘不规则、甲状腺外浸润、颈部淋巴结肿大等；②中、高危结节：实质性低回声结节不伴或伴上述恶性征象，直径 ≥ 1cm 时需行 FNAC；③低危结节：实质性等回声或高回声结节或含偏心实性区域的部分囊性结节，不伴上述恶性征象，则建议结节直径 ≥ 1.5cm 时行 FNAC；④极低危结节：海绵状或部分囊性结节不伴上述恶性征象，则结节直径 ≥ 2cm 时才建议做 FNAC。

FNAC：FNAC 对手术前甲状腺结节的良、恶性病变的评估，比其他检测方法的准确性高。其对良性结节的诊断比较可靠，假阴性率在 1.3%~11.8%，主要发生在囊性结节较多。但 FNAC 也有一定的局限性,缺乏对整体组织结构的了解。如 FNAC 可确认甲状腺滤泡肿瘤,但缺乏明确的良性或恶性的特征,无法区别滤泡状腺瘤或滤泡样腺癌,因为后者一定要有包膜的侵袭才能做出诊断。在 FNAC 结果分类中不确定性病变者需要进行分子学诊断。

甲状腺放射性核素扫描:大约 90% 的甲状腺癌其摄碘功能低下,良性结节的摄碘率多在正常范围内。根据甲状腺结节对放射性核素摄取的情况分 4 种类型。①热结节:多见于滤泡型腺癌、毒性腺瘤;②温结节:多见于腺瘤、结节性甲状腺肿;③凉结节:甲状腺肿囊肿最多见,其次为淋巴细胞性甲状腺肿炎、慢性纤维性甲状腺炎;④冷结节:单个实质性甲状腺肿瘤,恶性风险增加但仍以良性居多。

表 38-4　甲状腺结节的分类及病因

分类	病因
1. 增生性结节性甲状腺肿	碘摄入量过高或过低、食用致甲状腺肿的物质、服用致甲状腺肿药物以及甲状腺激素合成酶缺陷等
2. 肿瘤性结节	甲状腺良性腺瘤、甲状腺乳头状癌、滤泡细胞癌、Hürthle 细胞癌、甲状腺髓样癌、未分化癌、淋巴瘤等甲状腺滤泡细胞和非滤泡细胞恶性肿瘤以及转移癌
3. 甲状腺囊肿	结节性甲状腺肿、腺瘤退行性变和陈旧性出血伴囊性变、甲状腺癌囊性变、先天甲状舌骨囊肿和第四鳃裂残余导致的囊肿
4. 炎症性结节	急性化脓性甲状腺炎、亚急性甲状腺炎、慢性淋巴细胞性甲状腺炎均可以结节形式出现;极少的甲状腺结节为结核或梅毒所致

一、甲状腺良性结节

大多数甲状腺结节患者没有临床症状,通常是通过体格检查或触摸或影像学检查无意被发现的。当肿大结节压迫周围组织时,可出现相应的临床表现,如声音嘶哑、憋气、吞咽困难等。详细的病史采集及检查对于评估甲状腺结节的性质很重要。病史采集的要点是患者的年龄、性别、有无头颈部放射线检查或治疗史;结节的大小及变化和增长的速度、有无局部症状、有无甲亢或甲减的症状;有无甲状腺肿瘤等家族性疾病史。体格检查的重点是结节的数目、大小、质地、活动度、有无压痛、有无颈部淋巴结肿大等。良性甲状腺结节特异性超声征象包

括:纯囊性或囊性为主的结节,海绵状结构改变的结节。

(一)甲状腺腺瘤

甲状腺腺瘤多见于 20~40 岁的女性。病灶大多为单发结节,较少多发,累及两叶,肿瘤生长缓慢。患者多无自觉症状,无意中发现或体格检查时被发现。甲状腺腺瘤均来自甲状腺滤泡上皮。一般为单发的圆形或椭圆形肿物,直径多在 1~5cm,包膜完整,质柔韧,与周围组织分界清楚,多并发囊性变。根据病理形态分为:①滤泡状腺瘤;②胚胎型腺瘤;③胎儿型腺瘤;④嗜酸性腺瘤;⑤乳头状腺瘤和乳头状囊腺瘤;⑥不典型腺瘤。以滤泡状腺瘤最多见,少数较大腺瘤者可有压迫症状。

(二)结节性甲状腺肿

初期为双侧甲状腺弥漫性肿大,后期可产生结节,常为多个,大小不一,质韧或较软,表面光滑,随吞咽上下活动。部分病例可合并甲状腺功能亢进,少数可发生癌变。由于结节性甲状腺肿呈双叶多发性结节生长,单纯手术摘除效果不佳,极易复发。国内一组数据显示,结节性甲状腺肿的男性占 15.9%,女性为 84.1%。

结节性甲状腺肿与甲状腺腺瘤的鉴别:结节性甲状腺肿和甲状腺腺瘤都表现为颈部甲状腺部位的肿块或结节,理论上不难鉴别,临床实际则不然。国内报道一组 4 453 例结节性甲状腺肿,术前正确诊断率为 71.95%。误诊的病例绝大多数是结节性甲状腺肿误诊为甲状腺腺瘤,而甲状腺腺瘤误诊为结节性甲状腺肿者仅占甲状腺腺瘤总数的 3.75%。一般体格检查触诊结节性甲状腺肿为甲状腺整体不均匀性肿大,而甲状腺腺瘤则为甲状腺肿大的结节。触诊时肿大的结节最明显、也易扪及,体格检查往往忽略了对侧甲状腺和结节同侧周围甲状腺的情况,或把周围甲状腺和结节一起判断为一个较大的结节,是诸多结节性甲状腺肿被误诊为甲状腺腺瘤的原因之一。

其次,2 个以上结节的多为结节性甲状腺肿;单个结节既可能是甲状腺腺瘤,也可能来自结节性甲状腺肿。在 4 899 例结节性甲状腺肿组的数据分析中,双侧病变为 84.9%,单侧为 15.1%,双侧结节性甲状腺肿远高于单侧病变,说明结节性甲状腺肿的发生始于甲状腺的弥漫性病变,与其病理学发展过程相符。如果超声显示多结节,一般提示为结节性甲状腺肿,特别是双侧甲状腺有结节或一侧为多发结节,另一侧甲状腺组织回声不均时。若声像图为单个结节,周围甲状腺和对侧甲状腺组织回声均匀则提示甲状腺腺瘤。

结节有无包膜在甲状腺腺瘤和结节性甲状腺肿鉴别诊断中也很重要,甲状腺腺瘤有完整包膜,而结节性甲状腺肿的结节界限清,一般无包膜或不完整。包膜不完整的良性甲状腺结节诊断为结节性甲状腺肿一般不会混淆,而对包膜较完整的结节的诊断却存在误区,易造成甲状腺腺瘤

的过诊断。甲状腺腺瘤的纤维包膜完整,厚薄较一致,无挤压的甲状腺滤泡;而结节性甲状腺肿的包膜虽完整,但厚薄不均,可见多少不等的挤压甲状腺滤泡存在。

结节性甲状腺肿和甲状腺腺瘤皆可囊性变,或伴发出血。如甲状腺结节短期明显增大,甚至出现胀痛不适,在超声检查排除了实性结节后,应考虑为结节囊性变伴出血。结节性甲状腺肿和甲状腺腺瘤的囊变率有非常显著的差异。结节性甲状腺肿的囊性变发生率高,因为一般甲状腺腺瘤体积较大时才发生囊性变,甲状腺腺瘤直径若小于1.5cm者不易发生囊性变;而结节性甲状腺肿囊性变则不分大小均可发生。因此可以认为,若小结节发生了囊性变,提示结节性甲状腺肿的结节可能,而非甲状腺腺瘤。

另外,结节性甲状腺肿有的和慢性淋巴细胞性甲状腺炎伴存,且多表现为局灶性淋巴细胞性甲状腺炎,甲状腺腺瘤则无局灶性淋巴细胞性甲状腺炎。因此,有无局灶性淋巴细胞性甲状腺炎可以作为结节性甲状腺肿和甲状腺腺瘤的鉴别点之一。结节性甲状腺肿与甲状腺腺瘤的鉴别见表38-5。

表38-5 结节性甲状腺肿与甲状腺腺瘤的鉴别

	结节性甲状腺肿	甲状腺腺瘤
甲状腺结节	2个以上结节者多见,也有单个结节者;甲状腺整体不均匀性肿大	单结节多见;甲状腺肿大的结节
甲状腺超声检查		
1. 单个结节	单个结节,周围甲状腺和对侧的甲状腺回声不均匀	单个结节,周围甲状腺和对侧甲状腺回声均匀
2. 囊性变,或伴发出血	囊性变发生率较高,囊性变不分大小均可发生	囊性变发生率较低,瘤体积较大时才发生囊性变,腺瘤直径 <1.5cm 者不易发生囊性变;
3. 甲状腺结节的包膜	结节界限清,无包膜或包膜不完整;若有结节的包膜虽完整,但厚薄不均,可见多少不等的挤压甲状腺滤泡存在	腺瘤有完整包膜,纤维包膜完整,厚薄较一致,无挤压的甲状腺滤泡
4. 局灶性淋巴细胞性甲状腺炎	常伴有	无

甲状腺结节良、恶性的鉴别:甲状腺癌的危险因素包括①儿童;②成人年龄 <30 岁或 >60 岁;③男性;④儿童时期头颈部放射线照射史或放射性尘埃暴露史;⑤全身放射治疗史;⑥有甲状腺癌或多发性内分泌腺瘤病(MEN-2)家族史;⑦结节迅速增大;⑧伴持续性声音嘶哑、发音困难、吞咽困难或呼吸困难;⑨结节形状不规则、坚硬、固定;⑩颈部淋巴结肿大。此外,性别与甲状腺癌的病理类型有关,乳头状甲状腺癌好发于年轻女性,而髓样癌和未分化癌则多发于男性。甲状腺恶性肿瘤患者绝大多数甲状腺功能正常;如果血清 TSH 减低,甲状腺激素增高,提示为高功能结节,此类结节绝大多数为良性。85% 桥本甲状腺炎患者,血清抗甲状腺抗体(TPOAb 和 TgAb)水平升高,其中少数桥本甲状腺炎可合并甲状腺乳头状癌或甲状腺淋巴瘤。

美国放射学会(ACR)于 2015—2018 年陆续发表了《甲状腺超声报告词典:ACR TI-RADS 委员会白皮书》《ACR 甲状腺影像报告和数据系统 ACR TI-RADS 委员会白皮书》《ACR TI-RADS 使用指导》。2015 年美国甲状腺学会(ATA)以及国内的指南在可疑恶性结节的超声征象上达成一定共识,对结节进行风险分层,为甲状腺恶性结节提供诊断依据。ACR TI-RADS 分级方法如图 38-1。

诊断甲状腺癌特异性高的超声征象:微钙化、边缘不规则、纵横比 >1、实质性、低回声结节、甲状腺外浸润、颈部淋巴结肿大等,尤其前 3 个特征为恶性度最高的。超声恶性风险分层包括高度可疑恶性、中度可疑恶性、低度可疑恶性、极低度可疑恶性和良性结节。而超声检查鉴别甲状腺结节良恶性的能力与超声医师的临床经验相关。对于细胞学诊断为"不确定"的 FNAC 样本进一步做甲状腺癌相关的致癌突变检测,或者用 GEC 作为排除检测。

2017 版 ACR 甲状腺影像报告和数据系统(TI-RADS)见图 38-1。

甲状腺核素扫描($^{99m}TcO_4$、^{123}I 或 ^{131}I)对甲状腺结节良、恶性的鉴别意义不大,"冷结节"的恶性风险增加(5%~8%)但仍以良性居多;"热结节"中 99% 为良性。^{18}FDG-PET 偶然发现的甲状腺结节恶性风险为 30%~40%。MRI 和 CT 对发现甲状腺结节以及判断结节的性质不如甲状腺超声检查敏感,但其对评估甲状腺结节和周围组织的关系,特别是胸骨后甲状腺肿有诊断价值。超声引导下 FNAC 是目前手术前鉴别甲状腺良、恶性的"金标准",其诊断的敏感性和特异性均达 90% 以上。怀疑恶性结节者均应进行 FNAC 检查,以确定相应的手术方案。

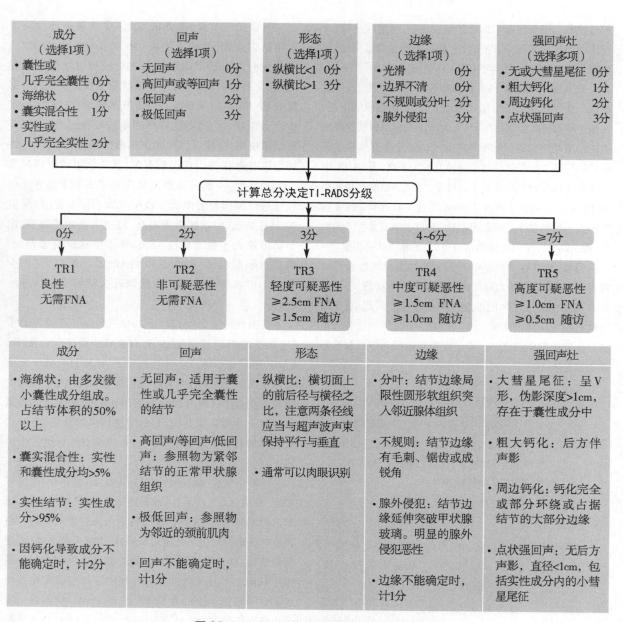

图 38-1　ACR 甲状腺影像报告和数据系统

二、甲状腺癌

甲状腺癌（thyroid carcinoma）是内分泌系统最常见的恶性肿瘤。甲状腺滤泡上皮源性的恶性肿瘤根据组织学特征分为分化型甲状腺癌（differentiated thyroid carcinoma，DTC）和未分化型甲状腺癌（anaplastic thyroid carcinoma，ATC）。DTC 包括甲状腺乳头状癌（papillary thyroid carcinoma，PTC）和甲状腺滤泡状癌（follicular thyroid carcinoma，FTC），DTC 占全部甲状腺癌的 90% 以上。DTC 早期患者预后好；ATC 侵袭性强，治疗反应及预后极差。源于甲状腺 C 细胞的恶性肿瘤为甲状腺髓样癌（medullary thyroid carcinoma，MTC）。

不同类型的甲状腺癌的发病年龄有所不同，15 岁以下的患者甲状腺单个结节中 20%~50% 是恶性的，但大多为分化好的甲状腺癌。乳头状癌多在 30~39 岁，滤泡状癌多见 30~49 岁，中老年的甲状腺癌发病率比较高，特别是未分化癌多在 60 岁以上。性别与甲状腺癌的病理类型有关，乳头状甲状腺癌好发于年轻女性，而髓样癌和未分化癌则多发于男性。甲状腺癌发病的性别差异较大，女性明显多于男性。大多数甲状腺癌的甲状腺功能是正常，血清 Tg 对甲状腺结节的鉴别诊断意义不大，但可根据 Tg 水平的动态变化，用于甲状腺全切除术后监测肿瘤复发或转移。降钙素是甲状腺髓样癌的肿瘤标志物，用于对甲状腺髓样癌进行诊断和术后随访的监测。有甲状腺髓样癌家族史或多发性内分泌腺瘤病（MEN2）家族史患者，应检测基础或刺激状态下血清降钙素水平。

（一）乳头状癌

乳头状癌（PTC）是甲状腺癌中最常见的病理类型，占总数的 70%~90%，为分化好的甲状腺癌。直径 ≤ 10mm 的 PTC 称为甲状腺微小乳头状癌（papillary thyroid microcarcinoma，PTMC）。PTC 常呈多灶性，且易侵犯腺体内、外组织，通常经淋巴系统转移，也可通过血行转移，常见转移部位为骨和肺。本病好发于青、中年女性，临床上最常表现为甲状腺结节，大部分无明显临床症状，仅在体格检查或颈部超声、CT、MRI 或 PET-CT 检查中被无意发现。

（二）滤泡状癌

滤泡状癌（FTC）约占甲状腺癌的 5%，碘缺乏地区更为常见。少数的 Hürthle 细胞癌同属此类，其表现与 FTC 相似但无聚碘能力。FTC 与滤泡状腺瘤镜下表现相似，单靠 FNAC 难以区别，需根据瘤细胞是否侵犯包膜、血管及邻近组织等进行鉴别。FTC 主要通过血行播散转移至骨、肺和中枢神经系统。以下特征提示预后不良：远处转移、年龄 >50 岁、肿瘤直径 >4cm、Hürthle 细胞和血管浸润。

（三）髓样癌

髓样癌（MTC）是发生于甲状腺滤泡旁细胞（C 细胞）的恶性肿瘤，发生率 3%~10%，临床以散发型为主（80% 以上），少数为家族性。C 细胞的特征为分泌降钙素及癌胚抗原（CEA），并产生淀粉样物等。散发型髓样癌的临床表现同一般的甲状腺癌相似，发病年龄在 50 岁左右，肿瘤多为单发。家族型的发病年龄较年轻 20 岁或之前，病变常为双侧，颈部淋巴结转移较多见。

家族型髓样癌可分为：①多发性内分泌瘤（MEN）2A 型，多合并单侧或双侧嗜铬细胞瘤和甲状腺旁腺功能亢进症，多有家族史。② MEN-2B 型，合并嗜铬细胞瘤以及多发性黏膜神经瘤、马方体型，为常染色体显性遗传疾病。发生转移者还可伴顽固性腹泻，并出现类癌综合征。③家族性甲状腺髓样癌（FMCT）：只有甲状腺髓样癌，呈家族性发病，不伴其他内分泌腺肿瘤。降钙素为本病具有诊断性的标志物，CEA 升高有助于鉴别诊断。

（四）未分化癌

未分化癌（ATC）为高度恶性肿瘤，约占 3%，好发于高龄男性。多数就诊时患者病灶已广泛浸润和远处转移。发病前常有甲状腺结节，肿块于短期内急骤增大，进展迅速，形成双侧弥漫性甲状腺巨大肿物，质硬、固定，广泛侵犯邻近组织，常以呼吸困难就诊，伴疼痛、声音嘶哑或吞咽不畅等压迫症状。本病甚难控制，预后极差。

三、甲状腺肿瘤分子病理诊断和免疫组化指标

甲状腺癌的发病与外照射引起染色体断裂并导致基因突变或重排和抑癌基因功能丧失有关。目前检测的分子标志物包括 BRAF、RAS、TERT、RET/PTC、Pax8-PPAR 及 Galectin-3。BRAF 突变是 PTC 最常见的基因突变，另外有 20%~40% 的 PTC 出现 RET/PTC 基因重排，20%~30% 的 DTC（包括 PTC 和 FTC）中存在 RAS 突变，部分 FTC 存在 Pax8-PPAR 重排。

免疫组织化学染色对于甲状腺癌的诊断具有一定的辅助作用，细胞角蛋白 19（CK19）在乳头状癌和滤泡状癌呈强阳性表达；半乳糖凝集素 -3（Galectin-3）与肿瘤的侵袭、转移相关，在乳头状癌中表达。随着肿瘤的进展程度，它的水平越来越高；人骨髓内皮细胞（HBME-1）在大部分乳头状癌和滤泡癌中高表达。此外，甲状腺球蛋白（Tg）和甲状腺转录因子 -1（TTF-1）在乳头状癌呈免疫阳性反应。将这些免疫组化指标进行组合、联合应用，可以明显提高恶性肿瘤的检出效率。

（修玲玲　肖海鹏）

参考文献

［1］陈家伦主编. 临床内分泌学. 上海：上海科学技术出版社，2011: 277-447.

［2］廖二元主编. 内分泌学. 2 版. 北京：人民卫生出版社，2004.

［3］中国甲状腺疾病指南——甲状腺疾病的实验室及辅助检查. 中华内科杂志，2007, 46:(8) 697-702.

［4］关海霞. 2016 版美国甲状腺协会《甲状腺功能亢进症和其他原因所致甲状腺毒症诊治指南》解读：诊断和内科治疗. 中华核医学与分子影像杂志，2018, 38 (5): 311-315.

［5］雷尚通，葛军娜. 2016 版美国甲状腺协会《甲状腺功能亢进症和其他原因所致甲状腺毒症诊治指南》解读：外科部分. 中华核医学与分子影像杂志，2018, 38 (5): 316-319.

［6］蒋宁一. 2016 版美国甲状腺协会《甲状腺功能亢进症和其他原因所致甲状腺毒症诊治指南》解读：核医学部分. 中华核医学与分子影像杂志，2018, 38 (5): 305-310.

［7］中华医学会内分泌学分会. 成人甲状腺功能减退症诊治指南. 中华内分泌代谢杂志，2017, 33 (2): 167-180.

［8］KENNETH D, WARTOFSKY BL. Thyroid Nodules. N Engl J Med, 2015, 373: 2347-2356.

［9］DURANTE C, GRANI G, LAMARTINA L, et al. The diagnosis and management of thyroid nodules a review. JAMA, 2018, 319: 914-924.

［10］HAUGEN BR, ALEXANDER EK, BIBLE KC, et al. 2015 American Thyroid Association Management Guidelines for Adult Patients with Thyroid Nodules and Differentiated Thyroid Cancer. Thyroid, 2016, 26 (1): 1-133.

［11］滕卫平 . 甲状腺功能亢进 .// 葛均波，徐永健 . 内科学 . 9 版 . 北京 : 人民卫生出版社 , 2018: 680-688.

［12］肖海鹏 . 非毒性甲状腺肿 .// 葛均波，徐永健 . 内科学 . 9 版 . 北京 : 人民卫生出版社 , 2018: 678-679.

［13］肖海鹏 . 甲状腺结节与甲状腺癌 .// 葛均波，徐永健 . 内科学 . 9 版 . 北京 : 人民卫生出版社 , 2018: 695-698.

［14］TESSLER FN, MIDDLETON WD, GRANT EG, et al. ACR Thyroid Imaging, Reporting and Data System (TI-RADS): White Paper of the ACR TI-RADS Committee. J Am Coll Radiol, 2017, 14 (5): 587-595.

［15］TETSUJI FUJITA. The natural history of multinodular goiter. J Am Coll Surg, 2015, 221: 893-894.

［16］AJMAL S, RAPOPORT S, BATLLE HR, et al. The natural history of the benign thyroid nodule: what is the appropriate follow-up strategy？ J Am Coll Surg, 2015, 220: 987-992.

［17］DURANTE C, COSTANTE G, LUCISANO G, et al. The natural history of benign thyroid nodules. JAMA, 2015, 313: 926-935.

［18］FISHER SB, PERRIER ND. The incidental thyroid nodule.
CA Cancer J Clin, 2018, 68: 97-105.

［19］李小毅，张波，林岩松 . 成人甲状腺结节与分化型甲状腺癌诊治指南 (2015 年美国甲状腺协会) 解读 . 中华耳鼻咽喉头颈外科杂志 , 2017, 52 (4): 309-315.

［20］甲状腺微小乳头状癌诊断与治疗中国专家共识 (2016 版). 中国肿瘤临床 , 2016, 43 (10): 405-411.

［21］中华医学会内分泌学分会，中华医学会外科学分会内分泌学组，中国抗癌协会头颈肿瘤专业委员会，等 . 甲状腺结节和分化型甲状腺癌诊治指南 . 中华内分泌代谢杂志 , 2012, 28 (10): 779-797.

［22］中华医学会放射学分会头颈学组 . 甲状腺结节影像检查流程专家共识 . 中华放射学杂志 , 2016, 50 (12): 911-915.

［23］SHAN Z, CHEN L, LIAN X, et al. Iodine status and prevalence of thyroid disorders after introduction of mandatory universal salt iodization for 16 years in China: A cross-sectional study in 10 cities. Thyroid, 2016, 26 (8): 1125-1130.

［24］李芳，孙辉 . 2017 版 ACR 甲状腺影像报告和数据系统 (TI-RADS) 解读 . 2018-10-23.

［25］TESSLER FN, MIDDLETON WD, GRANT EG, et al. Thyroid Imaging Reporting and Data System (TI-RADS): A User′s Guide. Radiology, 2018, 287 (1): 29-36.

39

骨质疏松症与骨软化症

39.1 骨质疏松症

骨质疏松症是一种以骨量低下,骨微结构损坏,导致骨脆性增加,易发生骨折为特征的全身性骨病。2001年美国国立卫生研究院(NIH)提出骨质疏松症是以骨强度下降、骨折风险增加为特征的骨骼系统疾病。

骨质疏松症分为原发性和继发性两大类。原发性骨质疏松症包括绝经后骨质疏松症(Ⅰ型)、老年骨质疏松症(Ⅱ型)和特发性骨质疏松症(包括青少年型)。绝经后骨质疏松症一般发生在女性绝经后5~10年;老年骨质疏松症一般指70岁以后发生的骨质疏松;特发性骨质疏松症主要发生在青少年,病因尚未明确。继发性骨质疏松则指由任何影响骨代谢的疾病和/或药物导致的骨质疏松。

一、危险因素

不可控因素包括人种(白种人和黄种人患骨质疏松症的危险高于黑种人)、老龄、女性早绝经、有脆性骨折家族史。

可控因素主要包括不良生活习惯,如体力活动缺乏、饮食中营养失衡、蛋白质摄入过多或不足、高钠饮食、钙和/或维生素D缺乏(光照少或摄入少)、吸烟、过度饮酒、饮过多咖啡、浓茶,有影响骨代谢的疾病如内分泌性、风湿性相关疾病和应用影响骨代谢药物(如类固醇、过量的甲状腺激素等)。

二、临床表现

骨质疏松症的临床表现因病程和危险因素不同而轻重不一。

1. **疼痛** 腰背痛或者周身骨骼疼痛,负荷加重时疼痛加重或活动受限,严重时翻身、起坐及行走有困难。疼痛反复发作,天气变化时疼痛明显,疼痛位置不固定,呈游走性酸胀痛。部分患者可无症状,仅在体格检查时被发现。

2. **脊柱变形** 随着时间的推移,骨质疏松患者会有身高缩短、驼背,椎体压缩性骨折会导致胸廓畸形,腹部受压,影响心脏和肺功能。

3. **骨折** 骨质疏松患者容易诱发脆性骨折,常见骨折部位为腰椎、髋部、腕部。脊柱压缩骨折,很多患者表现为慢性腰痛或身高下降,易漏诊或误诊为腰背

肌劳损。其次是髋部骨折,股骨转子间骨折和股骨颈骨折,超过20%的患者会在1年内因各种并发症死亡,桡骨远端骨折常呈粉碎性、累及关节面,易残留畸形和疼痛。

继发性骨质疏松则指继发于原基础疾病,病因涉及各个系统疾病见表39-1。

表 39-1　引起继发性骨质疏松的常见病因

分类	具体原因
内分泌代谢疾病	皮质类固醇性骨质疏松(内源性,外源性)、性功能减退症、原发性甲状旁腺功能亢进症、甲状腺功能亢进症和甲状腺替代治疗、垂体泌乳素瘤、糖尿病
慢性肾脏病	肾性骨营养不良、肾小管性酸中毒、范科尼综合征
消化系统疾病	胃肠吸收功能障碍疾病、慢性肝病、药物(如阿德福韦酯)
风湿性疾病	如强直性脊柱炎、系统性红斑狼疮、类风湿关节炎等
呼吸系统疾病	慢性阻塞性肺疾病、间质性肺疾病
肿瘤疾病	多发性骨髓瘤、肿瘤骨转移等
药物性	糖皮质激素、口服抗凝药、肝素、他克莫司、甲氨蝶呤、抗癫痫药
失用性	神经系统疾病、太空飞行等
其他原因	营养缺乏(蛋白质、钙、磷、维生素、微量元素),遗传性疾病血色病、卟啉病、高胱氨酸尿症等,长期血液透析、器官移植、减肥手术、充血性心力衰竭、神经性厌食、酗酒、制动等失用性因素

三、常规检查

原发性骨质疏松患者血钙、血磷、甲状腺旁腺素、肝功能、肾功能、尿常规一般未见异常;骨代谢分子标志物血清Ⅰ型原胶原N-端肽(P1NP)升高,β胶联降解产物(β-Cross)升高;骨密度降低。

四、骨质疏松症的诊断标准

符合以下三条中之一者：

1. 髋部或椎体脆性骨折。

2. DXA 测量的中轴骨骨密度或桡骨远端 1/3 骨密度的 T 值 ≤ −2.5。

3. 骨密度测量符合低骨量（−2.5<T 值 <−1.0）+ 肱骨近端、骨盆或前臂远端脆性骨折。

五、鉴别诊断

原发性骨质疏松的诊断需结合患者发病年龄、脆性骨折病史、常规实验室检查无明显异常、骨密度符合骨质疏松标准。诊断不难。

继发性骨质疏松的病因众多，需要通过详细询问既往史，结合其他系统症状，并结合情况选择相应的检查进一步排除，以寻找病因，并给予病因及抗骨质疏松治疗。

临床上可利用有一项异常即应高度怀疑存在继发性病因。需进行深入检查，查找病因（表 39-2）。

表 39-2　常见继发性骨质疏松的鉴别

	原发性骨质疏松	骨软化症	肾性骨病	原发性甲状旁腺功能亢进症
血钙磷	N	低钙、低磷	低钙、高磷	高钙、低磷
维生素 D	N	25OHD ↓	活性 D 不足	N
PTH	N or ↑	↑	↑	↑↑↑
AKP	N or ↑	↑↑	↑	↑
P1NP	↑↑			↑↑
β-Cross	↑↑			↑↑↑
尿钙	N	↓	↑	↑↑
尿磷	N		↑	↑↑

注：PTH 甲状旁腺激素；AKP 碱性磷酸酶；P1NP I 型原胶原 N- 端肽；β-Cross β 胶联降解产物

临床上常见的继发骨质疏松（和 / 或骨软化症）的疾病鉴别如下：

（一）内分泌系统疾病

1. 皮质类固醇性骨质疏松

糖皮质激素引起的低骨量或骨质疏松：早在 1932 年 Cushing 等在报道库欣综合征时就对糖皮质激素所致的骨质疏松（glucocorticoid-induced osteoporosis，GIOP）有了详细的描述。

内源性皮质醇增多症（库欣综合征）有血、尿皮质醇增多，蛋白质分解代谢增加（皮肤变薄、紫纹，低蛋白血症），糖代谢紊乱（继发性糖尿病或糖耐量降低），脂肪代谢紊乱（脂肪重分布，出现向心性肥胖、水牛背、满月脸和锁骨上脂肪垫），以及水电解质代谢紊乱（低血钾、高血压等），育龄妇女月经稀发或闭经，男性有性功能减退。

外源性皮质类固醇性骨质疏松症有明确的用药史。随着糖皮质类固醇激素应用的日益广泛，GIOP 越来越广泛。GIOP 在药物引起的骨质疏松中最为常见。GIOP 的病因和发病机制是抑制了成骨细胞的分化和增殖，促进了破骨细胞的聚集和分化，增强破骨细胞活性，减少破骨细胞凋亡。同时降低肠道钙、磷吸收，增加尿钙排泄，可导致继发性甲状旁腺激素升高，造成骨量丢失。抑制胰岛素样生长因子生成，降低垂体促性腺激素水平，降低促黄体生成激素（LH）水平，雌激素水平下降，并抑制肾上腺素雄激素的合成，引起骨质疏松。

临床特点：表现为骨量减少、BMD 降低，血钙、血磷可以正常或者降低或升高、血 PINP、血 β-Cross 升高，提示骨破坏活跃，当测到血 PTH、ALP、1,25(OH)₂D 升高，往往提示存在继发性甲状旁腺功能亢进症，ATCH 和皮质醇测定主要用于库欣综合征的鉴别。骨质疏松程度与用药的时间、剂量及患者本身存在的危险因素有关。

2. 性功能减退症　雌激素可以促进成骨细胞活性，抑制破骨细胞的活性，雌激素缺少时降钙素的储备功能降低，骨吸收增加；雌激素促进 1,25(OH)₂D₃ 的合成，间接促进肠钙吸收，雌激素不足，肠钙吸收减少，同时增加骨组织对 PTH 的敏感性，促进骨吸收。

雄激素对骨代谢的作用研究较少，但依然是男性继发性骨质疏松发病主要原因。

性腺功能减退症患者雌激素或睾酮水平低下，雌激素对骨健康作用关键，大部分睾酮对骨代谢的作用是其对雌激素的芳香化所介导，此类患者发病年龄较小，多为生育龄期，一般有性功能低下表现，实验室提示相应性激素轴激素水平的改变。

3. 原发性甲状旁腺功能亢进症　该病主要特点是相对血钙水平而言有不适当的 PTH 分泌。由于甲状旁腺大量分泌 PTH，使骨钙溶解释放入血，引起高血钙症，开始可为间歇性，大多数患者仅有轻度高血钙（2.7~2.8mmol/L），随后可发生较明显的高血钙症。而由于肿瘤的自主性，血钙过高不能抑制甲状旁腺 PTH 的分泌，故血钙持续增高。PTH 可在肾促进 25-(OH)D₃ 转化为活性更高的 1,25-(OH)₂D₃，后者可促进肠道钙的吸收，进一步加重高血钙症。从肾小球滤过的钙增多，尿钙排出增加；同时，肾小管对无机磷再吸收减少，尿磷排出增多，血磷降低。PTH 促进骨基质分解，黏蛋白、羟脯氨酸等代谢产物自尿排泄增多,形成尿路结石或肾钙盐沉着症(nephrocalcinosis),加重肾负荷,影响肾功能,严重时甚至发展为肾功能不全。持续增多的PTH引起广泛骨吸收、脱钙等改变,严重时可形成纤维囊性骨炎(棕色瘤)。血钙过高还可导致迁徙性钙化,如肺、胸膜、肠胃黏膜下血管内、皮肤等,如发生在肌腱与软骨,可引起关节部位疼痛。

骨骼是甲状旁腺功能亢进症受累的主要靶器官之一,部分甲状旁腺功能亢进的患者临床表现仅为骨质疏松,部分患者有反复尿路结石史,血液检查提示IPTH升高、血钙升高、血磷下降、尿钙增多,骨代谢分子标志物PINP、β-Cross升高提示高转换,甲状旁腺超声或显像提示甲状腺旁腺病变。

4. 甲状腺功能亢进症和甲状腺素替代治疗 甲状腺素对骨组织有明显的作用,影响骨的生长、发育、成熟,影响骨重建。甲状腺素增多使骨转换活跃,骨吸收超过骨形成,骨量减少,加之蛋白质分解旺盛,绝经后妇女患甲亢,则骨折风险更大。甲减患者补充甲状腺素时同样出现骨丢失、骨密度下降。T3过度刺激位于骨骼中的主要甲状腺素受体,加速骨重塑,导致骨质疏松症。但是此类患者有长期甲亢史,有易激动、烦躁、失眠、心悸等甲亢症状,血液系统提示甲状腺功能亢进,骨形成指标(如碱性磷酸酶和骨钙素)以及骨吸收指标(如吡啶啉)都升高,为高转换型骨质疏松症。

5. 垂体泌乳素瘤 高泌乳素血症和泌乳素瘤患者可伴有骨量减少。有认为高泌乳素血症抑制下丘脑促性腺激素释放,从而抑制垂体促黄体生成素的分泌,导致卵巢功能被抑制,雌激素减少,骨吸收增加,骨量减少。男性泌乳素瘤也有骨量减少、骨质疏松,甚至椎体压缩性骨折。

6. 糖尿病 糖尿病继发骨质疏松的机制主要有高血糖毒性、胰岛素和胰岛素样生长因子缺乏、钙与磷代谢紊乱、肠钙吸收及维生素D合成障碍、肾病变、继发甲状旁腺功能亢进、微血管病变、遗传因素及生活方式等。

低骨量在1型糖尿病患者中较多见,此型患者多发病于20岁以前,处于发育阶段,矿物质的丢失与蛋白质的负平衡,影响骨形成,导致体型消瘦。2型糖尿病患者发病多在成年以后,骨峰值储备正常,骨营养相对充足,骨密度常偏高,胰岛素水平正常或升高,有利于促进骨合成。但是当糖尿病患者发生微血管病变时肾功能下降,视神经病变时视力下降,外周神经病变时肌力和协调性下降,跌倒风险增加,骨质量下降,骨折发生风险较非糖尿病患者增加。

(二)慢性肾脏病

1. 肾性骨营养不良 肾对骨代谢具有重要调节作用。肾维持钙、磷、镁在体内的代谢平衡,是PTH作用的靶器官,也是PTH降解和清除的器官;在近端肾单位1α-羟化酶使25(OH)D3转化为1,25(OH)2D3,故当肾功能减退时,可以影响活性维生素D的生成,钙、磷代谢紊乱,出现高磷低钙血症,诱导甲状旁腺增生,发生继发性甲状旁腺功能亢进症,产生多种骨骼病变,有骨软化症、纤维囊性骨炎、骨质疏松和骨硬化。

最常见的为慢性肾衰竭继发骨质疏松,此类患者有长期肾病史,实验室检查提示肌酐升高、贫血、低血钙,高IPTH,AKP升高,容易与原发性骨质疏松鉴别。

2. 肾小管酸中毒 酸中毒时动用骨骼的钙盐,与酸性代谢产物结合,从尿中排出,发生低钙血症;肾小管对血磷回吸收减少,低钙引发的甲状旁腺功能亢进症均使尿磷排出增加,血钙、血磷均低及酸中毒,使矿盐沉积于骨基质减少,日久儿童发生佝偻病,成人发生骨软化症,患者表现出骨痛、活动障碍、身高缩短。X线表现有骨盆变形、假骨折、椎体双凹变形、骨密度下降。此类患者常为继发性肾小管性酸中毒,常继发于干燥综合征、慢性肾盂肾炎、慢性活动性肝炎、药物和重金属中毒,存在有原发病的表现,不难鉴别。血钙、血磷可以正常或偏低,有蛋白尿、血尿,尿钙、尿磷增多,相应血液出现水、电解质代谢紊乱,骨代谢活跃。

3. 范科尼综合征 本病为常染色体隐性遗传病,主要有近端肾小管重吸收功能障碍。临床可出现肾性糖尿、全氨基酸尿、尿酸盐尿及碳酸氢盐尿等,并相应出现低磷血症、低尿酸血症及近端肾小管酸中毒,引起骨痛、骨畸形、骨软化症、骨量低下,晚期可出现肾衰竭。

(三)消化系统疾病

1. 影响胃肠吸收功能的疾病 胃大部切除术后、溃疡性结肠炎、克罗恩病、节段性回肠炎、慢性胰腺炎、乳糜泻影响维生素D和钙及蛋白质的吸收。

2. 慢性肝病 肝受损(如原发性胆汁性肝硬化、胆管闭锁、胆管瘘等)可以影响维生素D在肝的转化与代谢,蛋白质合成障碍,使维生素D转运蛋白(DTP)、白蛋白和维生素D结合蛋白(DBP)在肝的产生都减少,使维生素D功能不足,导致钙吸收障碍,可以发生骨软化症,也有报道为骨质疏松。

3. 药物 阿德福韦酯长期使用可以导致低磷性骨软化症。阿德福韦酯引起的严重肾损害不仅表现为血清肌酐升高、低磷血症、骨软化,还可以有多种肾小管功能障碍的表现,如肾性糖尿和肾小管性酸中毒、低尿酸血症、肾小管性蛋白尿、低钾血症和低钙血症等。多种肾小管功能障碍同时出现则被称为"范科尼综合征"。但是,阿德福韦酯的肾损害发生率很低,男性多于女性。阿德福韦酯治疗5年,血清肌酐升高的发生率为3%~8%;血磷降低的发生率稍高,10%~20%,但大多数仅为轻度低磷血症,补磷治疗后即可恢复正常。

(四) 风湿性疾病

风湿性疾病的全身和局部炎症反应导致骨量丢失会导致骨质疏松。此外,红斑狼疮、炎症本身可能会提高维生素 D 的分解代谢、体内出现维生素 D 抗体、患者日晒少,均可导致维生素 D 含量降低,加重继发性骨质疏松。风湿性疾病患者症状上有相应关节症状特点,如对称性、发病部位,容易有关节畸形,血液检查提示相应风湿指标异常,ESR、CRP 升高。

(五) 呼吸系统疾病相关性骨质疏松

呼吸科疾病如慢性阻塞性肺病、间质性肺病等使用糖皮质激素治疗可以导致骨量丢失;肺功能下降,低氧血症影响骨合成,也有报道。

(六) 肿瘤相关性骨质疏松

1. 原发于骨组织的肿瘤,如多发性骨髓瘤。

2. 肿瘤骨转移,如乳腺癌、睾丸肿瘤、肺癌、肾癌、淋巴瘤、急性淋巴细胞白血病等可引起骨溶解、骨破坏,导致骨痛进行性加重。

3. 肿瘤治疗后产生治疗相关性骨质疏松。

(七) 药物性骨质疏松症

糖皮质激素、甲状腺激素、抗凝药(肝素)、抗癫痫药、阿德福韦酯均有导致骨密度下降的副作用。

抗癫痫药物可致骨密度下降,长期应用 AEDS 中的肝药酶诱导剂加卡马西平、苯妥英钠、苯巴比妥等可通过诱导肝细胞色素氧化 P450,致维生素 D 缺乏,造成肌无力,破骨增多或成骨受损。轻者可致代偿性甲状旁腺功能亢进,重者可引起佝偻病和骨软化症。

肝素既促进溶骨,又抑制新骨合成,但是其机制不清楚。

(八) 失用性骨质疏松症

失用性骨质疏松是多种原因引起的骨骼承受能力应力减少,导致骨吸收超过骨形成,出现低骨量及骨组织微结构退变的特征。力学刺激的减少抑制了成骨细胞介导的骨形成,促进了破骨细胞介导的骨吸收,导致失用性骨质疏松。外伤性脊椎损伤而造成的瘫痪是引起此类骨质疏松最常见的原因,其次是一些器质性疾病引起活动功能障碍,如脊髓灰白质炎引起的软瘫,以及衰老或因骨折卧床、太空飞行引起的失重等原因,导致一段时间内活动明显减少,均可造成失用性骨质疏松。

(九) 其他原因

营养不良(蛋白质、钙、磷、维生素、微量元素缺乏),遗传性疾病如血色病、卟啉病、高胱氨酸尿症、范科尼综合征等,长期血液透析、器官移植、减重手术、充血性心力衰竭、神经性厌食、酗酒、制动等失用性因素均可以引起骨质疏松。

39.2 骨软化症

骨软化症和佝偻病是指新形成的骨基质不能正常矿化的一种代谢性骨病。发生在成人骨骺生长板闭合以后者称为骨软化症,发生在婴幼儿和儿童骨骺生长板闭合以前者称为佝偻病,两者的病因和发病机制基本相同。骨组织计量学在骨软化症呈现类骨质增多、宽厚,骨的总体积无异常,但骨矿盐部分有减少,矿盐和骨基质比例有改变。

一、病因分类

(一) 维生素 D 缺乏性佝偻病或骨软化症

1. 饮食中摄入维生素 D 不足或日照缺乏。

2. 维生素 D 需要量增加而未及时补充(如妊娠、哺乳)。

3. 维生素 D 吸收和代谢障碍(如胃肠大部切除术后,慢性肝、胆、胰疾病,肝硬化,先天性 1α-羟化酶缺陷和维生素 D 受体突变等)。

(二) 肾性骨营养不良(肾性骨病)

(三) 肾小管缺陷或损害所致的骨软化症

(四) 药物损害所致的低磷血症(抗癫痫药、阿德福韦酯等)

二、临床表现

(一) 症状

骨软化症的典型表现为骨痛、骨畸形和假性骨折。除腰腿痛、肌无力、行走困难等外,负重后疼痛加重特别明显,轻微损伤碰撞或跌倒后易引起肋骨、脊椎和骨盆骨折。严重病例可有长骨畸形、胸廓和骨盆畸形、驼背。部分患者有手足搐搦和麻木。佝偻病患儿的临床表现和严重程度会有差别。主要表现为骨骼疼痛、畸形、骨折、骨骺增大和生长缓慢。佝偻病患儿的早期表现为情绪异常和发育延迟,继发性身材矮小和畸形,伴多汗、腹胀和便秘,严重者不能站立和行走。低磷性佝偻病常表现为肌无力和肌张力减低等症状。低钙血症明显时常有手足搐搦。维生素 D 依赖性佝偻病 Ⅱ 型常有秃发。

（二）体征

主要体征为骨畸形，发生部位以头部、胸部、骨盆和四肢多见。儿童典型体征为方颅、枕秃、鸡胸、串珠肋、亨利氏沟、腕部增大呈手镯样、"O" 形或 "X" 形腿。身材较矮小，可伴贫血和肝大。

（三）辅助检查

1. X 线摄片

（1）骨软化症：表现为全身普遍性骨密度降低、骨小梁模糊，有毛玻璃样改变，椎体呈双凹变形、妇女骨盆呈三叶草变形和假性骨折（Looser 线），多见于耻骨上支或耻骨下支、股骨干上 1/3 和胫腓骨上段等处。其中以特征性骨畸形和 Looser 线的诊断意义较大，部分病例有指骨骨膜下吸收等继发性甲状旁腺功能亢进表现。

（2）佝偻病：主要表现为骨干和骨骺的普通性骨质疏松、皮质变薄、伴病理性骨折、骨骺骨化中心小、边缘模糊、骨骺生长板增厚、干骺边缘模糊呈毛刷状，可出现杯口状凹陷。长骨呈弯曲畸形，常伴膝内翻或外翻。

2. 骨密度测量　可发现普遍性骨密度降低，以皮质骨更为明显。

3. 骨代谢生化指标测定　不同原因所致的骨软化

症和佝偻病的改变各异。

（1）以钙和维生素 D 代谢异常为病因者

1）血清钙水平明显降低，同时血磷水平也可能降低，并可伴继发性甲状旁腺功能亢进，因此血甲状旁腺素水平增高。

2）营养缺乏佝偻病常有血清 25 羟维生素 D 水平降低。

3）维生素 D 代谢异常（1 羟化酶缺乏）常会出现单纯 1,25 双羟维生素 D 水平降低，维生素 D 抵抗者 1,25 双羟维生素 D 的水平升高。

（2）以磷代谢异常为病因者

1）血钙水平通常在正常范围，而特征性改变为血磷水平显著降低。

2）血清 25 羟维生素 D 水平和 PTH 水平可在正常范围，但也有部分患者血清 1,25 双羟维生素 D 水平可低于正常范围。所有的佝偻病或骨软化症患者的血清碱性磷酸酶水平会显著升高。

（四）骨软化症（佝偻病）的病因诊断

骨软化症（佝偻病）主要根据病史、临床表现、实验室检查确定。肝功能、肾功能检查，血气分析等有助于诊断。怀疑为遗传性疾病或维生素 D 受体突变时，有条件者可做相应基因的突变分析，明确其分子病因。

（蔡冬梅）

参考文献

［1］Consensus Development Conference. Prophylaxis, and treatment of osteoporosis. Am J Med, 1993, 94: 646-650.

［2］NIH Consensus Development. Panel on osteoporosis prevention, diagnosis and therapy. JAMA, 2001, 285: 785-795.

［3］KANIS JA, MELTON IJ, CHRISTIANSEN C, et al. The diagnosis of osteoporosis. J Bone Miner Res, 1994, 9: 1137-1141.

［4］中华医学会. 骨质疏松症和骨矿盐疾病临床诊疗指南. 北京：人民卫生出版社，2017.

［5］DALLE CARBONARE, ARLOT ME, CHAVASSISEUX PM, et al. Comparison of trabecular bone microarchitecture and remodeling in glucocorticoid-induced and postmenopausal osteoporosis. J Bone Miner Res, 2001, 16 (1): 97-103.

［6］孟迅吾，刘书勤，张克勤，等. 皮质醇增多症并发骨质疏松患者的钙磷代谢改变. 中华内科杂志，1989, 28, 548-551.

［7］MARICE M. Glucocorticoid-induced osteoporosis: treatment options and guidelines. Current Osteoporosis Reports, 2005, 3 (1): 25-29.

［8］孟迅吾，邢小平，刘书勤，等. 原发性甲状旁腺功能亢进症的诊断（附 134 例分析）. 中国医学科学院学报，1994, 16 (1): 13-19.

［9］赵新宇，孟迅吾，百耀，等. 甲状腺功能亢进症患者的钙、磷和骨代谢改变. 中华内科杂志，1998, 37 (3): 175-178.

［10］VOGT MT, CANLEY JA, TOMAINO MM, et al. Distal radius fracture in old women: a 10-year follow-up study of descriptive characteristic and risk factors. The study of osteoporosis fracture. J Am Geriatr Soc, 2002, 50 (1): 97-103.

［11］JANGHORBANI M. Prospective study of diabetes and risk of hip fracture: the Nurses'Health Study, Diabetes Care, 2006, 29 (7): 1573-1578.

［12］张伯红，孟迅吾，宋利群，等. Billroth Ⅱ式胃大部切除术后远期血钙和 25 羟维生素 D 水平的追随. 北京医学，1996, 18 (3), 137-140.

［13］DOMRONGKITCHAIPORN S, PONGSAKUL C, STITCHANTRAKUL W, et al. Bone mineral density and distal renal tubular acidosis. Kidney Int, 2001, 59 (3): 1086-1093.

［14］PFEILSCHIFER J, DIEL IJ. Osteoporosis due to cancer treatment. Pathogenesis and management. J Clin Oncol, 2000, 18: 1570-1593.

［15］NIH (National Institute of Health) consensus Development Panel on Osteoporosis Prevention Diagnosis, and Therapy. JAMA, 2001, 285: 785-795.

［16］PRELEVIC G. Osteoporosis in men. Royal society Med, 2001, 94: 620-623.

［17］ BROWN JP, JOSSE RG. Clinical practice guidelines for the diagnosis and management of osteoporosis in Canada. CMAJ, 2002, 167 (10 suppl): s1-s33.

［18］ BURGRESS E, NANES MS. Osteoporosis in men. Curr Opin Rheumatol, 2002, 14: 421-428.

［19］ WISHIA G. Challenges in the care of adults with osteoporosis. Geriatric Nursing, 2001, 22: 160-164.

［20］ HIJAZI RA, CUNNINGHAM GR. Andropause: is androgen replacement therapy indicated for the aging male？ Annu Rey Med, 2005, 56: 117-137.

［21］ 张英男，陶天遵，高萍，等 . 老年男性原发性骨质疏松性患者血清性激素的变化 . 中国骨质疏松杂志，2005, 11 (2): 199-201.

［22］ 吴丽萍，陶天遵 . 国外医学内分泌学分册，2003, 23 (2): 114-116.

［23］ KHOSLA S, MELTON IJ, RIGGS BL. Estrogens and bone health in men. Calcif Tissre Int, 2001, 69 (4): 189-192.

［24］ 张英男，陶天遵，高萍，等 . 细胞色素 P450c19 基因多态性与老年男性骨质疏松关系的研究 . 中国骨质疏松杂志，2006, 12 (5): 457-458.

［25］ SLEMENDA CW, LONG COPE C, ZHOU L, et al. Sex steroids and bone mass in older men. J Clin Invest, 1997, 100 (7): 1775-1759.

［26］ FOLLIN SL, HANSON LB. Current approaches to the prevention and treatment of postmenopausal osteoporosis. Am J Health Syst Pharm, 2003, 60: 883-904.

［27］ 赵熙和 . 钙摄入量与骨质疏松 . 骨质疏松和骨矿坚疾病基础与临床杂志，2003, 2 (1): 49-52.

［28］ 孟迅吾 . 21 世纪：维生素 D 和健康——骨和骨外的作用 . 国外医学内分泌学分册，2003, 2 (1): 49-52.

［29］ 孟迅吾，夏维波 . 维生素 D 及其类似物预防跌倒和降低骨质疏松性骨折的作用 . 国外医学内分泌学分册，2005, 25 (5): 292-294.

［30］ 中国营养学会 . 中国居民膳食营养素参考摄入量 . 北京：北京轻工业出版社，2000: 144.

［31］ FOLLIN SL, HANSEN LB. Current approacher to the prevention and treatment postmenopausal osteoporosis. AmJ Health Syst Pharm, 2003, 60: 883-904.

［32］ BONE HG, HOSKING D, DEVOGELAER JP, et al. Ten years Experience with alendronate for osteoporosis in Postmenopausal women. N Engl J Med, 2004, 350 (12): 1189-1199.

［33］ FRANIS RM, BAILE SP, CHUCK AJ, et al. Management of osteoporosis in patients with hip fractures. J of Royal Society of Medicine, 2000, 93: 501-506.

［34］ 刘世鑫 . PTH 治疗骨质疏松的成就和问题 . 中国骨质疏松杂志，2004, 10 (1): 116-117.

［35］ 刘尚礼 . 骨质疏松性脊椎骨折与椎体成形术 . 国外医学内分泌学分册，2005, 50: 310-312.

［36］ MARK A. Complementary therapies for reducing the risk of osteoporosis in Patients receiving Iuteninizing hormone-releasing hormone treatment orchiectomy for Prostate cancer: a review and assessment of the need for more research. Urology, 2002, 59 (suppl 4A): 34-40.

［37］ HARRY WD. Usteoporosis due to androgen deprivation therapy in men with Prostate cancer. Urology, 2001, 58 (Suppl 2A): 101-107.

［38］ PERRY HM, MORLEY JE. Osteoporosis in men: are ready to diagnose and treat？ Curr Rheumatol Rep, 2001, 3 (3): 224-240.

［39］ KHOSLA S, MELTON LJ, RIGGS BL. Clinical review 144: Estrogen and the male skeleton. J Clin Endocrinol Metab, 2002, 87 (4): 1443-1450.

［40］ KUNG AW. Androgen and bone mass in men. Asian J Androl, 2003, 5: 148-159.

［41］ SZULC P, DELMAS PD. Osteoporosis in the aged male. Presse Med, 2002, 23: 1760-1769.

［42］ ALEXANDRE C. Androgens and bone metabolism. Joint Bone Spine, 2005, 72: 202-206.

［43］ ROMAGNOLI E, PAGLIA F, DIONISI S, et al. Male osteoporosis: Current treatments and future options. Clin Ter, 2003, 154: 49-53.

［44］ 葛均波，徐永健 . 骨质疏松症 . 内科学 . 2013: 860-865.

［45］ 王建枝，殷莲华，等 . 钙磷代谢紊乱 . 病理生理学 . 2013: 33-39.

［46］ 徐苓 . 原发性骨质疏松症的诊断与鉴别诊断 . 骨质疏松症，2011: 100-113.

［47］ 邝贺龄，胡品津 . 骨质疏松与骨质软化 . 内科疾病鉴别诊断学，2006: 836-845.

［48］ 中华医学会骨质疏松与骨矿盐疾病分会 . 原发性骨质疏松症诊疗指南 . 中华骨质疏松和骨矿盐疾病杂志，2017, 10 (5): 413-443.

40

体型异常

体型是身体各部分(包括骨骼、肌肉的成长与脂肪分布等)发育状态的外观表现。体型异常则是指一个人的体型与同种族、同地区、同年龄、同性别的参考人群比较存在显著差异(通常超过2个标准差),包括高大体型、矮小体型、肥胖体型及消瘦体型4大类,常伴有青春期启动及第二性征发育的异常而引起重视。

一个人体型的高矮主要取决于骨骼的发育,即骨骼纵向拉伸的程度及骨骼成熟、骨骺闭合的时间。影响骨骼发育的内分泌激素中最重要的是生长激素、性激素及甲状腺素。生长激素是重要的生长调节因子,能促进骨骼、软骨、肌肉及其他组织的细胞分裂、增殖和蛋白质合成,同时促进钙、磷的摄取和利用,增加骨骼纵向拉伸所需的原料。生长激素促进骨骼发育的作用是通过胰岛素样生长因子-1(IGF-1)介导。胎儿期机体对生长激素极不敏感,孕12周胎儿体内已可检测到血生长激素浓度,至孕20周时生长激素分泌达最高峰(100~150μg/L),出生后机体迅速恢复对生长激素的敏感性,在远低于胎儿期生长激素浓度的刺激下出现人体生长发育的第一个高峰。出生后第1年身材增长最快,前3个月每月增长3.0~3.5cm,第3~6个月每月增长2.0cm,第6~12个月每月增长1.0~1.5cm,因此出生后第1年累积身材增长约25cm。1~2岁全年约增高10cm,此后平均每年增高5~8cm。因此,若存在生长激素缺乏,细心的家长往往在小儿2~3岁甚至更早即可发现孩子身材增长落后于同龄儿童。人体生长发育的第二个高峰出现在青春期启动、中枢抑制解除后,性激素大量分泌,性激素(主要是雌激素)对骨骼发育的影响,在青春期的早、中期主要促进骨骼的纵向拉伸及骨骼成熟,与生长激素协同作用导致身材激增,在青春期晚期则主要促进骨骺闭合,骨骼纵向拉伸停止。青春期平均启动年龄为10~12岁,女孩比男孩早1~2年,身材激增持续3年左右,男孩可每年增长7~9cm,女孩每年增长6~8cm,整个青春期男孩平均增长约28cm,女孩增长约25cm。青春期启动过早(性早熟),患儿青春早、中期身材明显高于同龄儿,但由于骨骺提前闭合,最终身高落后于同龄人。相反,若青春期延迟启动或性激素分泌不足,则青春期身材激增不明显、身高落后于同龄儿,且伴第二性征发育不良,但由于骨骺闭合延迟,直至成年期骨骼纵向拉伸仍未停止,最终累积身高可不落后。同理,生长激素分泌过多,譬如垂体生长激素瘤。若发生在骨骼闭合前,则患者以身材显著高于同龄人(巨人症)为突出临床表现;若发生在成年期骨骼闭合后,则表现为面容改变、骨骼软组织增厚(肢端肥大症),而体型正常。甲状腺素对骨骼发育的作用主要是刺激软骨生长,促进骨的生长与成熟,使骨骼发育保持合适比例。由于甲状腺素缺乏而导致矮小体型者通常幼年起

病,神经系统发育也因甲状腺素不足而受累。患儿除身材矮小外,常伴智力缺陷及特殊面容,旧称"呆小病"。此外,遗传因素、营养状况、环境、社会心理、全身性疾病等均可影响生长发育。

体型的胖瘦主要取决于体内脂肪含量的多少,后者是能量摄入与消耗之间平衡的结果,与机体的营养状况密切相关,除家族遗传因素外,常与多种内分泌代谢性疾病有关。下丘脑是人体食欲、睡眠、行为中枢,下丘脑功能紊乱常导致患者贪食或厌食、嗜睡或失眠,从而引起患者肥胖或消瘦。垂体是多种内分泌轴的上游中枢器官,分泌多种促激素调节下游靶腺功能,参与能量的摄入与消耗。垂体或靶腺功能异常引起的继发性或原发性靶腺功能亢进或减退,可导致机体肥胖或消瘦。譬如甲状腺功能亢进症引起机体代谢率升高、能量消耗增多而致消瘦,甲状腺功能减退症降低机体代谢水平及能量消耗而致肥胖。皮质醇增多症致水钠潴留、脂肪向心性积聚而增加体重,肾上腺皮质功能不全则往往致体液丢失而使体重下降。此外,胰岛素、儿茶酚胺、生长激素等均影响能量代谢及脂肪的合成与分解。

【引起体型异常的因素】

(一)先天性因素

遗传及体质因素对生长发育以及由此形成的体格起一定的作用,母体在妊娠期间患病或营养不足以及早产等也可引起先天性生长发育异常。

(二)营养及代谢障碍

营养缺乏如缺碘(地方性呆小症)、维生素D缺乏(佝偻病);全身慢性疾病可影响生长发育而致身材矮小;热量摄入过多、营养过剩、脂质代谢障碍等可引起肥胖;高度营养不良可致消瘦。

(三)内分泌功能障碍

生长激素、甲状腺素、胰岛素、肾上腺皮质激素及性激素与生长发育有密切关系。例如生长激素过多可引起巨人症或肢端肥大症,生长激素过少可引起垂体功能减退性身材矮小症;甲状腺素过少引起呆小症;Klinefilter综合征为染色体病(47,XXY)所致原发性睾丸发育不良,雄激素分泌不足,使骨骺融合延迟而形成高大体型,而特纳综合征同为染色体病(45,X0)所致卵巢发育不良,患者常身材矮小。此外,内源性或外源性肾上腺皮质激素增多均可引起向心性肥胖,分泌不足则导致体型消瘦;胰岛素抵抗常与肥胖相关,胰岛素分泌不足则致体重下降及消瘦体型。

(四)神经系统功能障碍

中枢神经系统疾病如脑炎、脑膜炎、结核、梅毒、肿瘤等,可由于下丘脑受累而引起患者进食、睡眠障碍,从而

导致生长发育异常、肥胖或消瘦。

本章主要讨论下述 4 种体型异常：①高大体型；②矮小体型；③肥胖体型；④消瘦体型。引起各种体型异常的疾病很多。

40.1　高　大　体　型

高大体型系指身高超过同种族、同地区、同年龄、同性别参考人群身高标准的 2 个标准差（+2SDs）以上，或者高于健康儿童生长曲线的第 97 百分位。高大体型并不特指受检者的最终身高，可包括生长发育某一个时期与同龄人比较的结果。譬如性早熟患儿，由于青春期提前启动，在青春期的早、中期身材激增，可明显高于同龄儿，呈现高大体型。但由于性激素促使骨骺提前闭合，患者成年身高反而矮于同龄人。大部分高大体型的个体为特发性或生理性，也就是正常生长发育的变异，常有家族聚集表现，也有部分人无家族史而表现为体质性发育提前，多数不伴病理性或器质性病因，常无需干预，多数个体最终身高能达到正常范围内（但仍低于身高中位数）。在临床中需警惕少数高大体型的发生与染色体畸变、遗传基因突变或内分泌代谢病等相关。除身材高大外，常合并特殊面容及体征。另外，由于相应激素分泌异常或合并肿瘤等，可出现多种并发症而导致器官功能损害。因此，以高大体型为线索，寻找病因，对因处理，将有利于减少并发症，延缓器官功能衰退（表 40-1）。

表 40-1　高大体型的病因分类

| Ⅰ.特发性高大体型
生理性或非病理性因素（占病因构成的大部分）
体质性高身材、家族性高身材、非家族性高身材、体质性发育提前
Ⅱ.病理性高大体型
　1. 内分泌疾病
　　（1）垂体性巨人症
　　（2）性早熟
　　（3）甲状腺功能亢进症
　　（4）性腺功能减退症 | 　2. 染色体病
　　Klinefelter 综合征（47,XXY）
　　47,XXX
　　47,XYY
　3. 代谢性因素
　　高胱氨酸尿症
　4. 特殊综合征
　　贝 - 维（Beckwith-Wiedemann）综合征、马方综合征、纤维性骨营养不良（McCune-Albright）综合征、Sotos 综合征、Weaver 综合征、Simpson-Golabi-Behmel 综合征 |

注：*. 参考 BECKERS A.Nat Rev Endocrinol,2018,14（12）:705-720.

对于高大体型患者，病史询问应包括出生时身长、体重、母亲妊娠及分娩情况，出生后喂养情况，饮食、运动、睡眠习惯；何时开始出现身材增长快于同龄人，身材增长的速度（cm/ 年），青春期启动时间，第二性征发育情况（如晨勃、遗精、乳房发育、月经初潮等）；家族中有无类似病患，父母及同胞的体型，父母及同胞青春期启动及发育情况；有无合并头痛、视力下降、视野缺损、尿崩症表现、嗅觉障碍等。体格检查方面，应测量身高、体重、上部量、下部量、两指间距、喉结、胡须、腋毛、阴毛、乳房、外生殖器发育情况、嗅觉、有无特殊面容等；另外，还需注意检查是否存在心脏杂音、晶体脱位等。

高大体型的诊断思路需首先排除病理性或器质性病因。存在病理性因素的患者可根据是否存在特殊面容与体型区分为两大类。面容与体型正常的个体需评估青春期启动是否存在提前或延迟并寻找病因；若青春期按时启动，则进一步根据患者生长速度区分不同原因。存在特殊面容与体型的患者，进一步根据体型比例是否协调而导向不同的综合征（图 40-1）。

高大体型的鉴别需考虑以下原因：

一、特发性高大体型

特发性高大体型既往称体质性巨人，包括体质性高身材、家族性高身材、非家族性高身材、体质性发育提前等，可能与遗传有关，父母及同胞或近亲也有身材高大表现。引起生长过度和身材过高的原因与生长激素无关，身高虽远超正常人，但身体各部分生长发育比例匀称，生

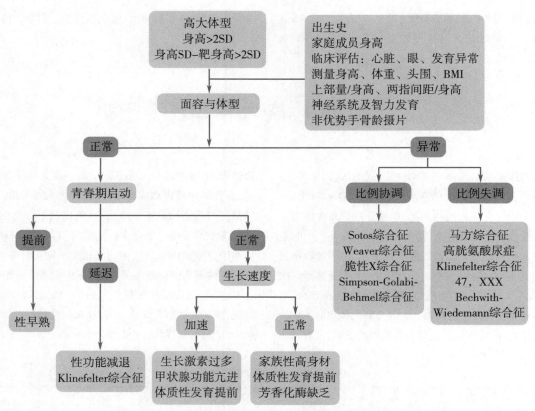

图 40-1　高大体型的诊断流程

流程图内容：

高大体型
身高>2SD
身高SD–靶身高>2SD

出生史
家庭成员身高
临床评估：心脏、眼、发育异常
测量身高、体重、头围、BMI
上部量/身高、两指间距/身高
神经系统及智力发育
非优势手骨龄摄片

面容与体型

正常　异常

青春期启动

异常→比例协调　比例失调

提前　正常

延迟　生长速度

性早熟

加速　正常

性功能减退
Klinefelter综合征

生长激素过多
甲状腺功能亢进
体质性发育提前

家族性高身材
体质性发育提前
芳香化酶缺乏

比例协调：
Sotos综合征
Weaver综合征
脆性X综合征
Simpson-Golabi-Behmel综合征

比例失调：
马方综合征
高胱氨酸尿症
Klinefelter综合征
47，XXX
Bechwith-Wiedemann综合征

活年龄与骨龄相匹配，体力好，生育能力正常，不伴内分泌功能障碍，也无特殊并发症及代谢异常，身体各方面检查均正常，属正常身高变异而非病态。其中，体质性发育提前的个体出生时身长可高于平均，出生后加速生长，于2~4岁生长速度达高峰，骨龄可同步提前，此后一直保持于同年龄、同性别儿童第97个百分位点的生长速度，直至9岁左右生长速度下降至中位数水平，因此最终身高与根据父母身高预测的靶身高相符。此类特发性高大体型属排他性诊断，必须排除以下病理性原因才能做最终诊断。

二、病理性高大体型

（一）内分泌疾病

1. 垂体性巨人症　一般认为男性身高 >2.0m，女性身高 >1.85m 即为巨人症，但需注意人种差异。巨人症与肢端肥大症一样，均由垂体肿瘤分泌过多生长激素引起。前者起病于幼年骨骺闭合前，以高大体型为突出表现；后者则发病于成年期、骨骺闭合后，身材多正常，而以骨膜增厚、器官肥大、特殊面容为主要表现。巨人症最常见的病因为垂体生长激素肿瘤或生长激素/泌乳素混合瘤，多数肿瘤生长缓慢，部分患者可表现为病情活动一段时间后进入非活动期。

过度分泌的生长激素促进长骨纵向生长加速，身材明显高于同龄儿童，并且持续加速增长，至青春期结束后通常达到 1.85m（女性）及 2.0m（男性）以上。进入成年期后，若病因未处理，生长激素持续过多分泌则可导致面部、手、足等部位软组织增厚、增粗，面容改变如颧骨及下颌骨增大突出、眉弓外突、牙齿错位、咬合不良，鼻部、舌头增厚肥大，声带厚长，声音低沉。内脏器官增大肥厚，血管壁及呼吸道黏膜增厚，可并发高血压、肥厚型心肌病、冠状动脉粥样硬化性心脏病、呼吸道阻塞、通气阻力增大、呼吸功能障碍等。生长激素拮抗胰岛素作用，故巨人症患者常合并糖耐量减低或糖尿病。由于生长激素具有促增殖作用，患者肿瘤发生风险明显增加，其中以结肠息肉、胃肠肿瘤及腺癌等与生长激素分泌过多关系尤为密切。

垂体生长激素肿瘤一般以大腺瘤（直径 >1.0cm）或巨腺瘤（直径 >3.0cm）多见，故常出现肿瘤压迫表现，包括头痛、视野缺损、视力下降、动眼神经麻痹、下丘脑功能障碍等。肿瘤压迫正常垂体组织，久病可出现垂体前叶功能减退表现，性腺轴最先受累，随后甲状腺及肾上腺皮质功能减退，患者出现相应垂体前叶功能减退症状。部分患者垂体生长激素大腺瘤生长迅速，可发生肿瘤出血、梗死或坏死，出现垂体卒中，表现为剧烈头痛、呕吐、视野缺损，若瘤内容物或出血进入蛛网膜下腔，可引起发热、颈项强直等脑膜刺激征，甚至出现昏迷。

根据患者突出的高大体型，垂体性巨人症一般很难漏诊。诊断的关键是内脏器官受累情况的评估及病因的寻找。生长激素分泌过多的证据主要是血清生长激素、IGF-1 及 IGF-BP3 显著升高，后两者需结合患者年龄与同年龄、同性别参考人群进行比较。口服葡萄糖耐量试验仍为目前临床最常用的确诊手段，于服糖前 30 分钟及服糖后 30、60、90、120 分钟分别采血测生长激素，正常人服糖 120 分钟后，生长激素降至 2μg/L 或更低。巨人症患者服糖后生长激素不被抑制，或部分抑制未达正常人水平。垂体其他促激素及靶腺激素水平也应进行常规评估。

影像学检查可做垂体 MRI 或 CT 明确肿瘤部位。确立垂体性巨人症诊断时还需要考虑：①明确是单一生长激素肿瘤还是生长激素 / 泌乳素混合瘤或其他类型混合瘤；②判断生长激素瘤的侵袭性，与邻近组织海绵窦、视交叉的关系；③是否存在垂体前叶功能减退，有无继发性糖尿病、视力障碍、肿瘤、心肌病等并发症；④排除多发性内分泌腺瘤综合征（MEN-I）和 G 蛋白病 [纤维性骨营养不良（McCune-Albright）综合征] 的可能。

2. **性早熟**　性早熟的定义为女性于 8 岁以前出现乳房发育（Tanner 2 期）及男性 9 岁以前出现睾丸增大（容积 >4ml，或长径 >2.5cm），常伴其他第二性征发育、身材激增、骨龄提前等表现。故而性早熟儿童身高明显高于同年龄、同性别儿童。性早熟分为中枢性及外周性性早熟。前者为 GnRH 依赖性，系中枢抑制提前解除，常为特发性，但需注意排除颅内肿瘤性病因；后者为非 GnRH 依赖性，包括外源性性激素的使用以及先天性肾上腺皮质增生症等，可因先天性 21- 羟化酶缺乏、11 β - 羟化酶缺乏等引起。

3. **甲状腺功能亢进症**　幼年起病的甲状腺功能亢进症患儿因血液循环中甲状腺素浓度升高，刺激骨骼的生长拉伸，骨龄提前，临床表现为生长加速、骨龄提前，伴怕热、多汗、多食、易饥、消瘦、失眠、脾气暴躁、心悸、手抖等，患儿高代谢表现常更突出，通过血中甲状腺激素及促甲状腺素浓度测定不难确诊。

4. **性腺功能减退症**　先天性下丘脑或垂体发育不良所致（继发性）低促性腺激素性性腺功能减退症，尤其不伴生长激素分泌缺陷者，青春期无身材激增，但因缺乏性激素（主要是雌激素），骺板持续不闭合，骨骼过度生长，故患者体型高大，四肢细长，与躯干不成比例，下部量长于上部量，两指间距长于身高，形成瘦高身材，第二性征缺如，性腺发育不良。下丘脑功能障碍性性腺功能减退症的病变，如因颅咽管瘤、神经胶质瘤、炎症等引起，常伴下丘脑功能紊乱表现，如尿崩症、情绪改变、睡眠障碍、体温调节异常、食欲改变、肥胖或消瘦等。垂体性低促性腺激素性性腺功能减退症若病变仅累及性腺轴，则患者常为高大细长

体型，实验室检查显示 FSH、LH 及性激素显著降低，不被 GnRH 兴奋，而无其他垂体激素分泌不足表现；若合并嗅觉障碍，需注意卡尔曼（Kallman）综合征的诊断。

遗传性芳香化酶缺乏是罕见的常染色体隐性遗传病。男性患者常于成年后获诊断，表现为身材高大、骨骺不全闭合、类无睾体型（下部量长于上部量，两指间距长于身高）、骨质疏松及体型肥胖。患者雌激素水平低下，卵泡刺激素与黄体生成素轻度升高，常伴脂肪肝、胰岛素抵抗及黑棘皮病和血三酰甘油升高。目前已发现超过 30 种编码芳香化酶的 CYP19A1 基因突变，突变结果使雄激素转化为雌激素减少，因此骨骺闭合延迟。

(二) **染色体病**

最典型引起高大体型的染色体病为 Klinefelter 综合征，系原发性性腺功能减退症，染色体核型为 47, XXY 或包含 47, XXY 的各种嵌合体核型（如 46XX/XXY），在男性活婴中的发生率为 1/(500~1 000)。青春期以后，患者表现为高大瘦长类无睾体型、第二性征发育不良、骨骼闭合延迟、男性乳房发育、脂肪女性分布、不育等，临床表现严重程度与染色体嵌合程度相关。实验室检查提示雄激素降低，LH、FSH 显著升高，染色体核型分析可确诊。

47, XXX，又称 X 三体综合征，女性活婴中的发生率约为 1/1 000。可以多种染色体嵌合核型出现（如 46XX/47XXX，47XXX/48XXXX，45X/47XXX，45X/46XX/47XXX 等）。临床表现为幼年身材增长加速及高身材，常伴特殊面容及体征，如内眦赘皮、眼距增宽、眼裂上斜、指弯曲、肌张力低、关节过度伸展、泌尿生殖器异常、先天性心脏病、癫痫样发作及脑电图异常等。女性可正常生育，但常出现卵巢早衰。

(三) **代谢性因素**

高胱氨酸尿症为极罕见的常染色体隐性遗传病。由于编码基因缺陷，导致胱硫醚合成酶缺失而引起同型半胱氨酸堆积。临床表现为身材瘦长、四肢细长、两颧潮红、毛发纤细与稀疏、韧带松弛、智力发育迟滞。患者眼、骨骼与血管病变可类似马方综合征，尿中高胱氨酸可用氰化硝普盐试验检测以明确诊断。

(四) **特殊综合征**

1. **贝 - 维（Beckwith-Wiedemann）综合征**　又称脐疝 - 巨舌 - 巨体综合征，或新生儿低血糖 - 巨舌 - 内脏肥大 - 脐膨出综合征，是一种罕见的遗传病，病因不明。该病呈散发性，也有家族性发病的报道，为常染色体隐性遗传，或常染色体显性遗传而外显不全。临床特点为高大体型、巨舌、脐膨出或脐疝、高胰岛素性低血糖症，一侧性身体不对称性肥大，内脏肥大，伴心血管异常，如心肌肥厚、先天性心血管畸形，10% 患者可伴胚胎性肿瘤。生长激素分泌正常。

2. **马方综合征** 马方综合征属于常染色体显性遗传性结缔组织病，为先天性中胚层发育不良所致，临床罕见，常有家族史。病变主要累及骨骼、眼和心血管系统，智力多不受影响。患者表现为高大体型，四肢尤其手指、脚趾细长，呈蜘蛛足样改变，皮下脂肪少，胸廓发育外凸畸形或狭长如鸡胸，常有高度近视、晶状体脱位等眼部表现。先天性心血管畸形常见为主动脉瓣关闭不全、主动脉动脉瘤、二尖瓣关闭不全等。

3. **纤维性骨营养不良(McCune-Albright)综合征** 本病临床以骨骼损害、性早熟和皮肤色素沉着为主要表现，少数患者可合并其他内分泌功能异常。青春期提前启动，伴生长激素分泌过多，患儿体型较同龄儿明显高大。本病诊断的主要依据：①具有骨损害、皮肤色素沉着和性早熟 3 大主要临床特征；②具有骨纤维结构不良的 X 线表现，皮肤 Cafe-au-lait 斑；③年龄在 30 岁以下年轻患者，伴有内分泌或非内分泌异常表现；④*GNAS1* 基因突变。

4. **Sotos 综合征** Sotos 综合征为常染色体显性遗传病，活产儿发生率约为 1/14 000，由于 *NSD1* 基因突变引起。患者出生即表现为大于胎龄儿，幼年生长加速、骨龄提前，伴特殊面容，如头颅又大又长、额头突出、眼裂下斜、眼距增宽、高腭穹、尖下巴；患儿可伴轻、中度智力发育缺陷，内分泌功能包括 GH-IGF-1 轴、甲状腺及肾上腺轴均正常。这类患儿高大体型是因为幼年时生长加速、骨龄提前所致，但因青春期启动提前、骨骺闭合早，最终身材并不高大。

5. **Weaver 综合征** 本病由于编码组蛋白甲基转移酶的 *EZH2* 基因突变引起，临床罕见。患儿表现为出生前及出生后生长过快，身材高于同龄儿童，可伴特殊面容，如大耳朵、扁鼻梁、眼裂下斜、宽人中、肌张力低、皮肤松弛、屈曲指等，部分患儿还可出现发育及学习能力障碍。

6. **Simpson-Golabi-Behmel 综合征** 本病属于 X 连锁隐性遗传罕见病，男性发病，女性表型正常。临床表现为巨大儿、巨舌、骨龄提前、脏器肿大、新生儿低血糖、先天性横膈疝、多指(趾)畸形、漏斗胸、马蹄内翻足、心脏结构性及传导性缺陷、多囊肾等，智力发育多正常。

40.2 矮小体型

矮小体型又称身材矮小症，系指身高与同种族、同地区、同年龄、同性别参考人群比较，低于平均身高的 2 个标准差以上，或者低于健康儿童生长曲线的第 3 百分位。大多数患者于幼年时在儿科获得诊断，少数人因经济原因延误诊治或因第二性征发育不良、要求生育时才就诊于成人内分泌科。

成年期骨骺闭合以前，身材的增长与骨骼的成熟度密切相关，临床上常根据非优势手(如左手)正位 X 线片观察各手掌骨、手指骨、尺骨、桡骨化中心的出现及骨化顺序、骨骺融合时间等推算骨龄(bone age，BA)。在正常生长发育情况下，骨龄与生活年龄(chronological age，CA)相仿(差别限 10% 以内)，若存在激素(如生长激素、性激素等)分泌异常，则可表现为骨龄延迟或提前，因此临床上常根据骨龄与生活年龄比较判断内分泌异常，预测最终身高。目前国际上最常用于推测骨龄的方法是 Greulich-Pyle (G-P)骨龄图谱法和 Tanner-Whitehouse(TW1，TW2，TW3)计分法。G-P 图谱数据源于美国 20 世纪三四十年代俄亥俄州较富裕白种人儿童从出生后至 18 岁的纵向研究，包含男 31 幅、女 29 幅标准片，每幅标准片选自 100 名同性别、同年龄儿童左手 X 线片，取中位 X 线片作为该骨龄标准片。判断骨龄时，将 X 线片比对图谱标准片中同性别发育程度最为接近的标准片，则该标准片的骨龄为被评价者的骨龄。该法存在一定的主观性，判断的准确性也与阅片经验相关。TW 计分法最初源于 20 世纪五六十年代英国中等社会经济水平家庭 2 600 名儿童的横断面资料。将手腕 20 块骨的每一块骨发育成熟度，按骨化中心的出现、骨骺干融合、骨化中心相对大小与距离、骨化中心各关节面的出现、骨化中心相互接触等情况进行等级划分和计分，并对各块骨在成熟度评价的权重进行分配，根据最后得分判断骨成熟度。该法主观性小，可靠性较好，但评价过程较为繁琐、费时，需要一定时间的学习，是目前计算机软件评价骨龄的基础。我国学者张绍岩等于 2005 年在中国上海、广州、温州、大连、石家庄等 5 个城市采集 17 401 例儿童骨龄样本，采用 TW3 法制订《中国人手腕部骨龄标准 - 中华 05》，可作为我国儿童青少年生长发育期骨龄判断的参考标准。

身材矮小症的病因分类可先区分为病因明确与病因未明两大类。前者尚可分为比例协调型与比例失调型两大类型，这两种类型均可发生于产前或产后。产前已存在的比例协调型身材矮小症多见于染色体病或基因突变所致的罕见综合征，或母体因素，如妊娠期致畸药物的使用或生殖器感染等；产后发生的比例协调型身材矮小症多为内分泌疾病、全身性慢性器质性病变累及各器官、系统，或长期营养不良等原因。精神性因素（如失母爱综合征）因患儿的精神、心理、情感等受到严重创伤，影响大脑皮质向下丘脑的神经冲动传递，从而抑制生长激素释放激素的分泌、GH-IGF-1 轴处于抑制状态而导致身材矮小（表 40-2）。

表 40-2　身材矮小症的病因分类

Ⅰ.病因明确的身材矮小症	（二）（婴儿）营养不良
一、比例失调型身材矮小症	（三）慢性感染性疾病
（一）先天性	（四）器质性病变：胃肠道疾病（乳糜泻、克罗恩病、短肠综合征等）
（二）获得性	
二、产前已存在的比例协调型身材矮小症（小于胎龄儿）	肝及胆道疾病（胆管闭锁、慢性肝炎、肝移植等）
（一）胎儿性因素	肾病（肾小球、肾间质、肾小管性疾病）
1. 染色体病［特纳综合征、唐氏综合征、普拉德 - 威利（Prader-Willi）综合征等］	
	心脏疾病（发绀型先天性心脏病）
2. 基因突变或甲基化障碍［努南综合征、拉塞尔 - 西尔弗（Russel-Silver）综合征等］	肺部疾病（哮喘、支气管肺泡发育不良、阻塞性低通气障碍、肺隔离症等）
3. 原基性侏儒症（MOPD Ⅰ、Ⅱ、Ⅲ型）	血液系统疾病（严重慢性贫血、血色病）
（二）母体因素	
1. 营养不良	肿瘤性疾病（白血病、淋巴瘤、中枢神经系统肿瘤、骨髓移植等）
2. 药物	
3. 心肌病	中枢神经系统疾病（特发性脑瘫、脊髓脊膜突出等）
4. 先天性感染	
三、产后发生的比例协调型身材矮小症	风湿性疾病（慢性幼年型关节炎、系统性红斑狼疮等）
（一）内分泌疾病：生长激素 / 胰岛素样生长因子 1 缺乏或不敏感	（五）精神性因素（失母爱综合征）
	Ⅱ.病因不明的身材矮小症
甲状腺功能减退症	（一）属于正常变异范围的身材矮小症：家族性身材矮小症
皮质醇增多症	
性早熟	体质性生长发育及青春期延迟
假性甲状旁腺功能减退症	
遗传性佝偻病（低钙血症和低磷酸盐血症）	
控制不良的糖尿病	（二）其他无法确定的病因
未经治疗的尿崩症	

注：*. 参考 ARGENTE J.Horm Res Paediatr,2016,85：2-10.

存在以下临床表现，提示须进行专科特殊检查以明确身材矮小的原因：①身高低于正常参考值 –2SDs（或低于生长曲线第 3 百分位）；②骨龄低于生活年龄 2 岁以上；③身高增长速度在相应骨龄第 25 百分位以下，如 <3 岁者生长速率 <7cm/ 年，3 岁至青春期前 <5cm/ 年，青春期 <6cm/ 年；④临床上存在内分泌紊乱或特殊面容；⑤合并头痛、视力下降、视野缺损、尿崩症、内分泌功能减退表现等。

在询问病史时，需了解患者最早于何时发现身材增长落后于同龄人，每年身高增长的速度，智力状况及心理状态，是否由父母抚养，青春期启动年龄及第二性征发育情况，其他还包括有无多尿表现，有无压迫症状，如头痛、视力下降及视野缺损等。既往史方面需了解有无慢性疾病，特别是胃肠道疾病史及用药史，营养摄入状况，包括每日热量摄入、有无挑食习惯、有无胃肠道症状等。出生史方面需了解母亲孕周龄、出生时的身长及体重、有无缺氧史。家族史方面，由于身高的 75% 取决于遗传因素，需了解种族来源、是否近亲婚生、家族遗传性疾病史、有无家族性或体质性身材矮小症家族成员、父母及兄弟姐妹的身高等。

体格检查除需测量身高、体重、头围外，还需注意上部量和下部量的长度，两指间距与身高比较、坐高及皮褶厚度等。上部量与下部量以耻骨联合上缘为界，上部量反映的是躯干长度，下部量反映肢体长度，在12岁及以上年龄两者比例接近1:1。若性激素不足，则下部量比上部量长，两指间距长于身高，为类无睾体型，或称"宦官体型"。进入正常青春期年龄的患者尚需了解青春期是否已经启动，男性以睾丸增大（长径>2.5cm，体积>4ml）、女性以乳房增大为标志。需了解第二性征发育的情况，包括男性检查胡须、喉结、声调、腋毛、阴毛及外生殖器发育情况，女性需检查乳房、阴毛及外生殖器情况。嗅觉检查有助于卡尔曼综合征的诊断。另外，还需注意有无特殊面容，如存在圆脸、颈蹼、肘外翻等，提示特纳综合征。面容呈前额突出、下颌窄小、三角脸、屈指畸形、尿道下裂、体格瘦小、躯干与面部及肢体骨骼不对称等，需注意拉塞尔-西尔弗（Russel-Silver）综合征。

实验室及辅助检查方面，除了血、尿常规，基础生化，血清铁蛋白，骨龄摄片外，内分泌检查应重点评估GH-IGF-1轴、IGFBP-3浓度、甲状腺功能、性激素水平；怀疑垂体性疾病的需全面评估垂体前、后叶及靶腺激素分泌情况，必要时行激素激发或抑制试验，垂体MRI有助于病因及定位诊断。拟诊肾小管酸中毒者应进行血气分析，怀疑乳糜泻者可进行相关抗体检测。存在特殊面容者须注意进行染色体核型分析及相关基因筛查，以利于染色体病及某些罕见综合征的诊断（图40-2）。

引起身材矮小症的常见病因列举分述如下。

一、比例失调型身材矮小症（骨骼发育异常性疾病）

身材的高矮主要取决于骨骼发育的情况。任何导致骨骼发育异常的疾病，若起病时间在幼年、骨骺尚未闭合前，均可影响身材的增长。维生素D缺乏可引起钙、磷代谢异常，骨组织钙化不良，骨骼生长障碍。儿童期、骨骺闭合前起病的维生素D缺乏称为佝偻病，患儿往往体型矮小、伴神经精神症状（如烦躁、易激惹、睡眠不宁）、低钙抽搐、骨骼发育异常（如颅骨软化、囟门关闭延迟、胸部肋串珠、鸡胸、漏斗胸、O型腿或X型腿）等表现。实验室检查显示25-OH维生素D降低、碱性磷酸酶增高、血钙及血磷浓度降低，X线片显示不同程度的佝偻病改变。其他婴幼儿起病、引起骨骼发育不良的疾病还包括肾小管酸中毒、甲状旁腺功能减退症（包括先天性及假性甲状旁腺功能减退症等）、低血磷性抗D佝偻病、多发性骨纤维结构不良、成骨不全等。

显著的骨骼发育异常性疾病发生早，甚至产前已获诊断，常伴特殊面容及骨骼畸形，基因筛查可确立诊断。譬如先天性成骨发育不全，由成纤维细胞生长因子受体3（fibroblast growth factor receptor 3，*FGFR3*）基因突变引起，98%的突变发生在第1 138核苷酸鸟嘌呤点突变为腺嘌呤，活产儿发生率1/26 000~1/16 000。多发性骨骺发育不良是另一种常染色体显性遗传性疾病，已发现5种不同的基因（*COMP*，*COL9A1*，*COL9A2*，*COL9A3*，*MATN3*）缺陷与其发病相关。2015年修订的第九版《遗传性骨病的疾病分类》总览了42组共436种遗传缺陷明确的先天性骨骼发育异常性疾病，涉及364个基因。由于近年基因诊断技术的飞速发展，目前已确立的相关基因超过450种。先天性骨骼发育异常性疾病表型及基因型呈高度异质性，本章不再展开分析。后天获得性病因包括继发于残障、放射治疗、肿瘤及其他疾病所致骨骼畸形，影响身材增长，原发病史可为诊断提供线索。

二、产前已存在的比例协调型身材矮小症

（一）染色体异常

引起矮小体型的染色体病中，特纳综合征并不少见，为X染色体单体（45，X0）或X染色体结构异常所致疾病，部分患者染色体核型为嵌合体，如45，X0/46，XX、45，X0/47，XXX、45，X0/46，XY、45，X0/46，XX/47，XXY等，疾病严重程度与核型嵌合程度相关。

患者体型矮小，成年身高一般不超过1.5m，往往出生前有宫内生长迟缓史，出生时身长较短，3岁以后生长明显缓慢，身高增长落后于正常生长曲线，于青春期年龄无身材激增，智力发育多不受影响。可伴有特殊面容，如眼距宽、鼻梁扁塌、下颌小、牙床发育不良、通贯掌、皮肤多黑痣；半数患者可有颈蹼、颈较粗短、发际低，部分患者有肘外翻，可合并心血管畸形。性腺发育不全是其突出表现，包括原发性闭经，第二性征发育不良，乳房及乳头未发育，乳距宽，无阴毛及腋毛，子宫缺如或始基子宫、卵巢呈条索状或发育不良。本病为原发性性腺功能减退症，故雌激素显著降低，而LH和FSH明显升高，染色体核型分析可确诊本病。

普拉德-威利（Prader-Willi）综合征，活产儿发生率为1/30 000~1/10 000，遗传学检查可发现第15号染色体长臂（15q11.2-13）缺失。出生时身长及体重比正常低15%~20%，肌肉张力降低为其特点及早期诊断线索，常表现为宫内胎动偏少及出生时娩出困难。出生后身材增长及动作、语言发育落后，但随年龄增长及康复锻炼可改善。智力及学习能力低下较为突出，患儿身材矮小、多食及体重增加、体型肥胖、呼吸及睡眠障碍、性功能低下。普拉德-威利综合征是生长激素替代治疗指征之一，长

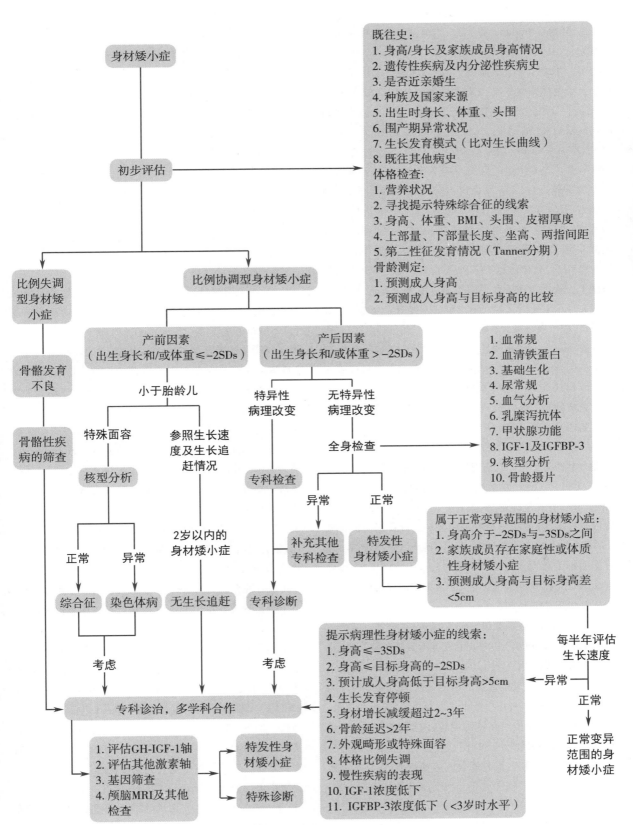

图 40-2 身材矮小症的诊断流程

期治疗除可达到靶身高外,对患儿动作技巧、语言发展及认知、肥胖、呼吸及睡眠障碍等均有改善。

(二)基因突变或甲基化障碍所致罕见综合征

1. 努南(Noonan)综合征 本病又称先天性侏儒痴呆综合征,在活产儿中的发生率为1/2 500~1/1 000,无性别差异,约20%有家族遗传史,是一种常染色体显性遗传病。染色体核型正常,二代测序发现RAS/RAF有丝分裂原活化蛋白激酶(RAS/RAF mitogen activated protein kinase,MAPK)信号通路的多个基因突变(PTPN11、SOS1、KRAS、NRAS、BRAF1、SHOC2、CBL)与努南综合征发病有关。患儿出生时身长、体重在正常范围内,其后生长发育迅速落后,青春发育延迟,身材激增不明显,除矮小体型、智力低下外,常有特殊面容,包括眼睑下垂、眼距增宽、鼻梁扁塌、小下颌、牙齿异常、颈蹼、后发际低、鸡胸或漏斗胸、肘外翻、生殖器发育不良等,大多数患儿合并心血管畸形,以肺动脉狭窄和房间隔缺损较多见。患儿基础生长激素、IGF-1水平偏低,但GH激发试验正常,短期研究显示生长激素替代治疗可加速努南综合征患儿身材增长,但长期效果有待临床研究进一步证实。

2. Aarskog-Scott综合征 本病又称颜面生殖器发育不良综合征,可为X染色体连锁、常染色体显性或隐性遗传。现代基因测序技术发现20%该综合征的发病与X染色体短臂(Xp11.21)的FGD1基因突变相关联。患儿出生时身长可正常,婴儿期常因喂养困难而表现为生长发育落后。30%患儿伴轻至中度智力发育障碍,也可表现为多动症。患儿常有特殊面容,包括圆脸、上颌发育不良、宽鼻梁、短指、并指畸形、关节过伸、拇指外展受限、淋巴水肿、阴囊包绕阴茎、大睾丸、尿道下裂、腹股沟疝、隐性脊柱裂、脊柱侧弯畸形等。患儿在青春期前保持矮小体型,青春期启动常延迟,但启动后可有身材激增,生育能力不受影响。患儿GH激发试验反应可正常,小样本临床研究显示标准剂量生长激素替代治疗可促进患儿生长发育及增加终身高。

3. 拉塞尔-西尔弗(Russel-Silver)综合征 活产儿发生率为1/100 000~1/3 000,可表现为常染色体显性、隐性或X染色体连锁遗传,50%患儿可发现第11号染色体短臂(11p15)印记化结构域甲基化缺陷。临床表现为严重宫内发育迟缓及出生后生长发育落后,无生长追赶。患儿除身材矮小外,可伴特殊面容,包括前额突出、下颌窄小、三角脸、屈指畸形、尿道下裂、躯干与面部及肢体骨骼不对称等。患儿生长激素自发分泌受损,小样本临床研究显示生长激素替代治疗有利于促进患儿生长发育,但不能改善躯体不对称。

(三)母体因素:出生体重过低

出生体重<2 500g称为低体重儿,<1 500g为极低体重儿。胎龄在37周以前出生的活产婴儿为早产儿,出生体重大多在2 500g以下。早产的原因往往存在胎盘因素或母体疾病等,使胎儿未能在宫内充分发育完全就出生,器官功能不完善,适应能力较差,出生后吸奶无力,进食量不足,对感染抵抗力低,能量消耗大,从而使出生后的生长追赶不足,故在生长发育方面落后于同龄儿童。胎儿在宫内的生长发育主要取决于IGF-1及IGF-2的作用,两者通过IGF-1受体促进宫内生长,在孕晚期IGF-2还可部分依赖胰岛素受体发挥调节生长发育的作用。存在IGF-1受体或胰岛素受体基因突变的患儿,即使足月出生也可表现为出生体重过低,出生后生长追赶不足,从而导致矮小体型及青春期启动延迟。了解孕母妊娠生产史及患儿出生后生长追赶情况有助于病因判断。

三、产后发生的比例协调型身材矮小症

(一)内分泌疾病

1. 生长激素缺乏性身材矮小症 单纯生长激素缺乏引起的矮小体型旧称垂体性侏儒症。患儿在出生时身长、体重与正常新生儿无异,但在出生后第一个生长高峰内身材增长的速度即开始落后,细心的家长往往在患儿2~3岁甚至更早发现孩子身高矮于同龄儿童,若此时未予诊断及干预,随着年龄的增长,身材矮小表现更为突出。患儿智力发育一般不受影响。进入青春期后,由于生长激素与性激素存在协同作用,生长激素缺乏也会影响性激素的作用,患者青春期启动年龄往往较正常延迟,但最终部分患者第二性征发育完全,可正常生育,性成熟后骨骺闭合,故成年后身高一般不超过1.3m。

体征方面除体型矮小外,患者身材匀称、协调,至成人后仍可保持儿童外貌,面颊圆形丰满(因生长激素缺乏,脂肪动员分解减少),皮肤细腻、干燥,有皱纹,皮下脂肪丰满,第二性征发育虽差且落后于正常,但多数患者最终可发育完全。实验室检查方面,骨龄落后于实际年龄。由于生长激素呈脉冲式分泌,峰值与谷值相差较大,正常人生长激素分泌谷值与实际缺乏者无法区分,故不能仅凭基础生长激素值诊断本病,需进行生长激素兴奋试验。常用的兴奋试验包括胰岛素低血糖试验、精氨酸兴奋试验、左旋多巴试验、可乐定试验、生长激素释放激素兴奋试验等。如刺激后生长激素峰值>10μg/L为正常,<5μg/L为反应低下,若为两者之间则提示部分缺乏。一般需要两种不同的生长激素兴奋试验结果一致才诊断为生长激素缺乏症。另外,IGF-1及IGF结合蛋白-3(IGFBP-3)可较恒定地反映生长激素分泌水平,两者一般随年龄而升高,于青春发育中期(女孩11~12岁,男孩13~14岁)达高峰,随后逐渐下降至成人水平,判断时需比对同年龄同性别群体特定的IGF-1及IGFBP-3水平。垂体影像学检查

（包括 MRI 或 CT）有助于排除颅内占位病变,需注意垂体的高度和体积、垂体柄的位置以及垂体后叶高信号等情况,判断是否存在先天性垂体发育不良等。

2. 垂体前叶功能减退症 狭义的垂体前叶功能减退症是指由于肿瘤、炎症、先天发育缺陷等因素导致垂体多种促激素分泌缺乏而继发靶腺功能减退;广义的垂体前叶功能减退症则包括单一腺垂体激素分泌不足的情况。垂体后叶多不受累,一般无尿崩症表现。由于垂体前叶功能减退症所致身材矮小系因生长激素与性激素同时缺乏引起,一般生长激素缺乏表现较早,智力受损不突出。由于性激素分泌不足,青春期启动明显延迟,第二性征发育较单纯生长激素缺乏症者更差,无青春期身材激增表现。由于性激素缺乏骨骼闭合延迟,成年后身高仍缓慢增长,故就诊时身高常超过 1.3m,甚至随着年龄的增长,最终累积身高并无明显落后。若合并促甲状腺激素分泌不足,甲状腺功能减退症的表现相对较轻,一般不出现黏液性水肿及呆小病表现。合并促肾上腺皮质激素分泌不足,常表现为皮肤白皙、体型消瘦、精神及体力较差,长期进食较少、偏食,故而营养状态较差,非应激状态下一般不出现肾上腺危象。

体格检查呈儿童外貌,身材矮小、消瘦,皮肤较白,下部量长于上部量,两指间距长于身高,第二性征发育差,外生殖器幼稚。

实验室检查提示骨龄延迟,长骨骨骺未闭,生长激素兴奋试验显示生长激素不被激发、IGF-1 和 IGFBP-3 水平较低,促性腺激素释放激素(GnRH)兴奋试验显示黄体生长素(LH)及促卵泡激素(FSH)基础分泌显著降低,且不被 GnRH 兴奋(包括兴奋的倍数及兴奋后的绝对值较低)。若垂体肾上腺皮质轴受累,则血、尿皮质醇水平低下,ACTH 不升高。垂体影像学检查有助于病因诊断。

3. 甲状腺功能减退症(呆小病) 甲状腺激素缺乏引起的矮小体型多为原发性甲状腺功能减退症所致,常于出生后数周或婴幼儿期起病,起病越早,病情越严重。因伴神经系统不可逆性损伤,智力受损明显,患儿有特殊外貌,旧称"呆小病"或"克汀病"。既往主要见于地方性甲状腺肿流行地区,因母体缺碘而导致胎儿碘缺乏,甲状腺发育不全和甲状腺素合成不足。食盐加碘后呆小病多为散发,见于多种原因所致甲状腺发育不全或缺如,以及甲状腺素合成障碍性疾病,包括:①甲状腺先天性缺如或发育缺陷;②母体存在抗甲状腺抗体,通过胎盘破坏胎儿甲状腺;③妊娠期服用抗甲状腺药物,阻碍胎儿甲状腺的发育和甲状腺素的合成;④异位甲状腺;⑤促甲状腺激素受体基因突变所致促甲状腺激素不敏感;⑥碘泵(NIS)基因突变导致甲状腺浓集碘功能障碍。

患儿体型矮小、智力发育迟滞、声音低哑、颜面苍白与水肿、表情呆滞、眼距增宽、鼻梁扁塌、唇厚流涎、舌大外伸、囟门增大并关闭延迟,出牙、换牙延迟,骨龄落后于生活年龄,行走晚、呈鸭步,心率慢,性发育延迟。

实验室检查可有贫血,为正细胞正色素型贫血,甲状腺功能提示 T_3、T_4 降低,TSH 明显升高。甲状腺 B 超有助于了解甲状腺大小、形态,有无缺如。

4. 库欣综合征 库欣综合征是各种病因引起肾上腺分泌过多糖皮质激素(皮质醇)所致病症的总称,分为依赖促肾上腺皮质激素(ACTH)的库欣综合征(库欣病及异位 ACTH 综合征)以及不依赖 ACTH 的库欣综合征(肾上腺皮质腺瘤、肾上腺皮质腺癌、不依赖 ACTH 的双侧肾上腺小结节性增生、不依赖 ACTH 的双侧肾上腺大结节性增生)。

儿童期起病的库欣综合征由于过量皮质醇抑制生长激素的分泌及作用,并能直接影响性腺以及抑制促性腺激素的分泌,故对生长发育有严重影响。另外,糖皮质激素具有降低骨胶原转换的作用,影响小肠对钙的吸收,促进骨钙动员,大量钙离子进入血液后从尿中排出,从而导致继发性骨质疏松,严重者可诱发脊椎压缩性骨折,使身材更矮。患儿除矮小体型外,往往伴有向心性肥胖、满月脸、水牛背、锁骨上窝脂肪垫、皮肤薄、可见散在瘀斑、紫纹等典型库欣外貌。另外,患儿还可伴高血压、电解质紊乱(高钠、低钾、碱血症、低钙血症)、糖耐量异常等表现。

实验室检查提示血、尿皮质醇浓度明显升高,失去昼夜节律,且不被外源性地塞米松所抑制,即可拟诊库欣综合征。ACTH 浓度测定有助于区分是否依赖 ACTH。垂体及肾上腺影像学检查利于病因及定位诊断。大剂量地塞米松抑制试验可鉴别库欣病还是其他病因所致库欣综合征。岩下窦采血测 ACTH 与外周血 ACTH 比较,是鉴别不典型、缓慢进展的异位 ACTH 综合征与库欣病的金标准。若为医源性库欣综合征,则患者有长期激素使用史、呈现库欣体征,但血、尿皮质醇明显抑制,ACTH 降低或正常。

5. 性早熟 男孩在 9 岁前、女孩在 8 岁前出现性腺增大和第二性征发育称为性早熟,可分为中枢性性早熟和周围性性早熟两大类。中枢性性早熟又称为 GnRH 依赖性或真性性早熟,系下丘脑 - 垂体 - 性腺轴不适当地过早解除抑制,青春期提前启动,患儿表现与正常性发育期相同,第二性征与遗传性别一致,能产生精子或卵子,具有生育能力。病因包括特发性性早熟以及中枢神经系统疾病(包括中枢系统肿瘤及非肿瘤性因素)所致性早熟。周围性性早熟又称非 GnRH 依赖性或假性性早熟,是由性腺中枢以外的因素产生过多的性激素,或因外周性病因导致血中性激素水平升高所致,通常只有第二性征的发育,而生殖细胞并未同步成熟,不具备生育能力。病因包括分泌促性腺激素的肿瘤（如绒癌、畸胎瘤、肝肿瘤等）、睾丸 Leydig 细胞瘤或肾上腺病变导致雄激素产生过早过多、纤维性骨营养不良（McCune-Albright）综合征、饮食等外源性因素导致性激素摄入过多等。患儿性发育始于正常性发育前的任何年龄，第二性征发育次序与正常儿童一致，但发育提前、速度加快，性心理成熟也更早。同时伴有身材激增，骨龄提前，但由于性激素促进骨骺过早闭合，使患者到成年时身材反而矮于正常人。

（二）营养不良

儿童在生长发育期由于地区或家庭经济落后、环境因素等，无法获得充足的食物，或由于自身慢性疾病或慢性感染（包括结核、寄生虫等）影响食欲，导致热量摄入不足，或由于慢性炎症性肠病引起胃肠消化及吸收功能障碍、慢性腹泻等，均可导致生长发育所需能量、蛋白质、电解质、维生素、微量元素等严重缺乏而影响生长发育。患儿身材矮小、瘦弱，体型匀称，智力一般无明显影响。出牙、换牙迟，牙齿及骨骼发育不良，青春期启动延迟，第二性征发育差。严重营养不良者还可伴全身水肿、腹水。补充足够热量或治愈慢性疾病后，生长发育情况常得以改善。

（三）其他慢性病

维生素 D 需分别在肝的 25- 羟化酶及肾的 1- 羟化酶作用下活化，才能发挥调节钙磷代谢的作用，故婴幼儿期起病的慢性肝病以及慢性肾病所致肾功能不全均可抑制维生素 D 的活化而影响钙磷代谢。此外，慢性疾病本身所伴发的胃纳减少、腹泻等症状也可影响维生素 D 及钙、磷、蛋白质的摄取与吸收，或致骨转换所需原料丢失过多，均可影响骨骼的发育及身材的增长。严重的先天性缺氧性心脏病，幼年起病，脑组织供血不足，垂体缺血缺氧将影响生长激素、性激素的分泌，从而导致生长发育迟缓，体型矮小，青春期启动延迟。此类躯体慢性疾病所致身材矮小症，由于原发病突出的临床表现，病因诊断不难，身材矮小反而容易被忽略。

（四）精神性因素：失母爱综合征

本病属于心理社会性矮小症的一种，是指婴幼儿期母爱被完全剥夺后，患儿的精神、心理、情感受到严重创伤，这种心理社会应激反应将影响大脑皮质向下丘脑的神经冲动传递，从而抑制生长激素释放激素的分泌，故患儿的生长激素、IGF-1、IGFBP-3 分泌减少，生长激素不被兴奋。患儿遗传的体格生长和精神发育的能力正常。如改变环境因素，及早干预，进行有效的心理辅导后可获得改善。

四、病因不明的身材矮小症

（一）家族性身材矮小症

正如前述，人体身高 75% 取决于遗传因素，父母身材矮小，子女预期的身高也会偏矮。由于遗传因素引起的矮小体型称为"家族性身材矮小症"。通常患儿出生时身长较短，此后生长速度可正常，生长曲线与正常儿童的生长曲线平行，但始终低于参考人群的第 3 百分位，成年后最终身高与生父母相似。无明确的器质性病变，骨龄与实际年龄相符，生长激素及 IGF-1、IGFBP-3 水平正常，青春期启动无延迟，第二性征发育及生育能力不受影响，无需特殊治疗。

（二）体质性生长发育及青春期延迟

约占儿童矮小体型患者的 30%，尤其是来自偏远山区、经济落后的农村地区的身材矮小症儿童绝大多数属于此类，且男孩更为多见。患儿出生时身长、体重均正常，此后生长缓慢，逐渐落后于同龄正常儿童，骨龄延迟 2 年以上，但无明确垂体疾病及其他慢性疾病的证据。患儿通常智力正常，青春期启动延迟，可延至 16~17 岁才开始第二性征发育。一旦青春期启动，生长速度加快，肌肉逐渐发达，性发育和骨骼发育也将快速追赶同龄人。由于骨骺闭合较晚，最后身高和性成熟都可达到成人正常水平。

体质性或特发性青春期延迟机制未明，因许多患者的直系亲属也有青春期延迟表现，故推测可能与基因遗传有关。大部分患者体型偏瘦，也有认为可能与机体能量储备不足有关。还有研究提示，体质性或特发性青春期延迟患者的基础代谢率高于普通人群，推测能量负平衡可能是导致青春期延迟的原因。另外，全身性疾病和营养不良患者，在原发疾病和营养状态改善后可出现正常性发育，推测青春期发育延迟可能和疾病相关的炎症介质作用于中枢神经系统，从而抑制下丘脑 - 垂体 - 性腺轴的启动有关。

尽管病因明确的身材矮小症在病因分类表中占绝大部分篇幅，在实际临床工作中 50%~90% 的身材矮小症即使通过系统全面的专科检查均无法确立病因，这类患者常被诊断为体质性生长发育及青春期延迟、家族性身材矮小症或特发性身材矮小症，其中 2/3~3/4 的患者最终身高能达到正常范围低值。近 10 余年，基因诊断技术飞速发展，从根本上改变了医师对此类疾病的诊断策略，越来越多病因不明的身材矮小症能明确基因异常及发病机制。图 40-3 提供了在不同临床情景中使用基因技术协助诊断的流程图。

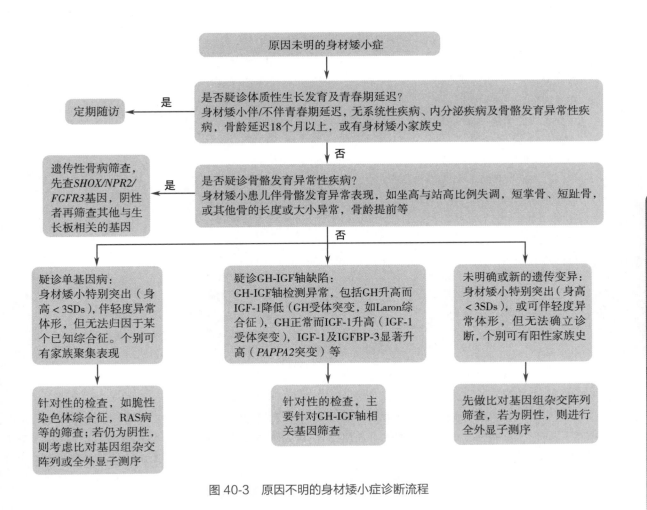

图 40-3　原因不明的身材矮小症诊断流程

40.3　肥 胖 体 型

　　肥胖系指体内贮积的脂肪含量超过理想体重 20% 以上。用于体脂测量的指标很多,常用的包括体重指数 [BMI= 体重(kg)/ 身高的平方(m²)]、腰围(测量周径经过双侧腋中线上肋骨下缘最低点与髂嵴最高点连线的中点)、颈围、腰臀比、腰身比、皮褶厚度、臂周长、双能 X 线吸收法(DEXA)、身体密度测量法等。用于皮下和腹部脂肪测定的方法包括超声波、红外线、CT、MRI 等。

　　根据 2016 年《中国超重 / 肥胖医学营养治疗专家共识》,BMI 仍是目前临床上最常用的衡量肥胖程度的简易指标,我国以 24kg/m² ≤ BMI<28kg/m² 为超重,≥ 28.0kg/m² 为肥胖切点;儿童肥胖推荐以身高标准体重法判定,同等身高、营养良好的儿童体重为标准体重,>15% 为超重,>20% 为轻度肥胖,>30% 为中度肥胖,>50% 为重度肥胖。专家共识指出,在不同个体,某一 BMI 水平并不总是意味着相同的肥胖程度,尤其是对肌肉特别发达的个体,BMI 并不能准确地反映肥胖的程度。腰围是反映腹型(或中心性)肥胖的重要指标,WHO 建议亚太地区男性 >90cm,女性 >80cm 作为腹型肥胖的标准。根据《中国 2 型糖尿病防治指南(2017 年版)》,目前我国仍以男性腰围 >90cm,女性腰围 >85cm 作为中国人腹型肥胖的诊断切点。

　　肥胖症根据病因可分为原发性肥胖与继发性肥胖。前者包括单纯性肥胖及某些病因明确的核型异常或特殊基因突变所致综合征。继发性肥胖包括内分泌疾病、中枢神经系统损害、精神心理性因素及药物所致肥胖等(表 40-3)。

　　病史询问时,需关注患者出生时体重,肥胖起始的年龄、体重增长的速度、父母及近亲是否肥胖,饮食、运动、睡眠习惯,职业及经济状况,有无吸烟及戒烟,月经、生育及绝经情况。需鉴别的继发性肥胖所特有的临床表现、肥胖相关的并发症及合并症(如睡眠呼吸暂停低通气综合征、退行性关节炎、高血压、糖尿病、痛风等情况。

表 40-3　肥胖体型的病因分类

Ⅰ. 原发性肥胖	甲状腺功能减退症
一、单纯性肥胖	生长激素缺乏
二、单基因病	性腺功能减退症
黑皮素 4 受体基因突变、瘦体缺乏、阿黑皮素原（POMC）缺乏等	二、神经性
	脑损伤
三、特殊综合征	脑肿瘤
普拉德 - 威利（Prader-Willi）综合征	颅脑放射
Laurence-Moon-Bardet-Biedl 综合征	下丘脑综合征
Cohen 综合征	三、精神心理性
Alström 综合征	抑郁症
Froehlich 综合征	精神性贪食症
Ⅱ. 继发性肥胖	四、药物性
一、内分泌性	三环类抑抑郁药、口服避孕药、抗精神病药、抗癫痫药、糖皮质激素、磺脲类、降糖药、胰岛素、噻唑烷二酮类降糖药、β 受体阻滞药等
库欣综合征	
多囊卵巢综合征	
胰岛素瘤	

注：* 参考 APOVIAN CM.J Clin Endocrinol Metab,2015,100（2）：342-362.

体格检查方面包括身高、体重、BMI（可据此判断肥胖的程度）、腰围、颈围、腰臀比、腰身比，全身性还是向心性肥胖，腹型肥胖还是均匀性肥胖；第二性征（特别是外生殖器）发育情况，有无满月脸、多血质外貌、水牛背、锁骨上窝脂肪垫、皮肤紫纹及瘀斑；有无颈项部皮肤黑棘皮征、多毛、痤疮、女性男性化表现；有无水肿、贫血外貌、上睑下垂、腱反射减弱而恢复期延长；有无黄色瘤、巨舌、肌无力，有无先天性心脏病特有的心脏体征等。

肥胖体型的诊断流程见图 40-4。

一、原发性肥胖

原发性肥胖包括单纯性肥胖及病因明确的单基因病及罕见的特殊综合征。

（一）单纯性肥胖

单纯性肥胖即肥胖的病因不明，除肥胖所致并发症及伴发病（如糖尿病、高血压、血脂异常及代谢综合征、冠状动脉粥样硬化性心脏病、非酒精性脂肪性肝病、骨关节炎、睡眠呼吸暂停低通气障碍等）外，一般不伴器质性病因，为多基因遗传但无确切的致病基因，常伴家族性肥胖遗传背景及共同的环境因素。单纯性肥胖在病因构成中占大部分，但诊断时需首先排除其他病因明确的单基因病和特殊综合征以及继发性肥胖等病因。

（二）单基因病

分布于下丘脑弓状核及室旁核的黑皮素系统，包括促黑素细胞激素（MSH）、促肾上腺皮质激素（ACTH）等肽激素以及其受体，如黑皮素 4 受体（MC4R）等是调节食欲及摄食行为的中枢，由阿黑皮素原（proopiomelanocortin，POMC）基因编码转录及翻译后降解而成。在饱食状态下，血中瘦素、胰岛素浓度升高，通过血脑屏障，分别结合于 POMC 神经元的相应受体，促使 POMC 蛋白合成并降解为成熟的 α -MSH，后者结合于 MC4R 受体，从而抑制食欲、减少能量摄入。MC4R 属于含 7 个跨膜区的 G 蛋白耦联受体（GPCR），通过与其内源性激动剂 α -MSH 及拮抗剂 agouti 相关蛋白（agouti related protein，AGRP）的结合相互作用，起着调节食欲和能量代谢的作用。

可见，在黑皮素通路上，编码各蛋白的单基因突变均可引起摄食行为异常而引起肥胖。其中 MC4R 基因突变是最常见的致肥胖单基因病，成年极度肥胖患者中 MC4R 基因突变率达 3% 左右。到目前为止，已有数十个 MC4R 突变位点被相继报道。除了多食、肥胖外，MC4R 单基因病并不伴发其他内分泌代谢异常，此与其他单基因病不同。肥胖患儿在 1 岁以内即有明显的觅食行为增加，并且在得不到食物时表现沮丧，但除肥胖和过度觅食外，无智力发育异常和行为障碍，且随着年龄的增长，觅食行为有所改善。

先天性瘦素缺乏是罕见的常染色体隐性遗传单基因病，可由瘦素基因突变或瘦素受体基因突变引起。患儿出生时体重正常，但出生后数月内即可表现为持续食欲亢进伴体重快速增加，儿童及青少年时期即表现为极度肥胖，伴高胰岛素血症、血脂紊乱及重度脂肪肝、低促性腺激素性性腺功能减退，以及由于免疫力低下致反复严重细菌感染。出生后不久即表现的摄食行为异常及肥胖

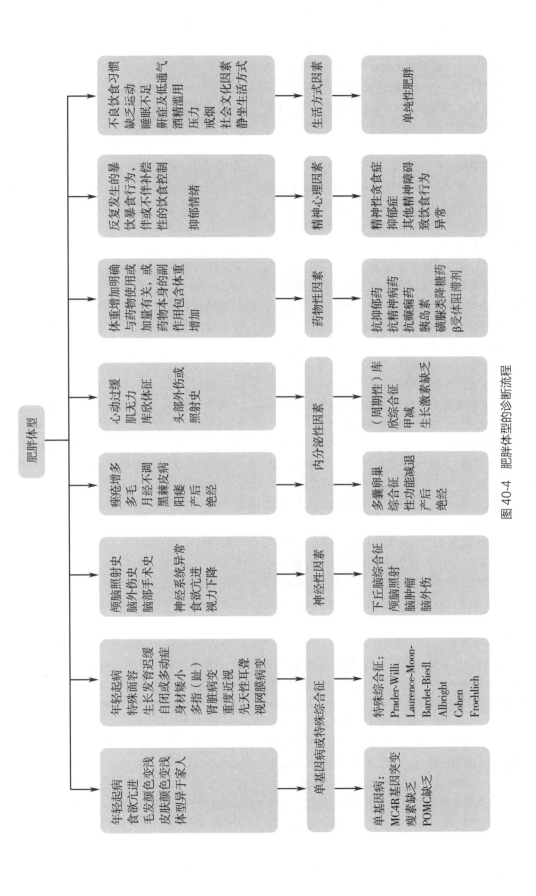

图 40-4　肥胖体型的诊断流程

者需注意先天性瘦素缺乏可能,血中瘦素浓度低下可引导诊断,而瘦素浓度显著升高需注意瘦素受体基因突变。

先天性 POMC 缺乏是罕见的致婴儿肥胖单基因病。POMC 基因突变一方面导致 ACTH 生成减少,引起肾上腺皮质功能减退;另一方面成熟的 α-MSH 生成减少,不能活化 MC4R 受体和抑制食欲,因此患儿表现为食欲亢进、早发肥胖、肾上腺皮质功能减退、皮肤及毛发颜色变浅、胆汁淤积等。

（三）特殊综合征

1. **普拉德 - 威利(Prader-Willi)综合征** 遗传学检查可发现第 15 号染色体长臂(15q11.2-13)缺失。出生时身长及体重比正常低 15%~20%,肌肉张力降低为其特点及早期诊断线索,故常表现为宫内胎动偏少及出生时娩出困难。出生后身材增长及动作、语言发育落后,智力及学习能力低下较为突出,患儿常表现多食及体重增加、体型肥胖、呼吸及睡眠障碍、性功能低下、身材矮小等。

2. **Laurence-Moon-Bardet-Biedl 综合征** 本病为常染色体隐性遗传病,累及多个基因,呈现明显的遗传及表型异质性。患儿表现为肥胖、精神发育不全、多指(趾)畸形、性功能减退、色素性视网膜炎、糖尿病和肾小球硬化等。实验室检查提示血浆 FSH、LH 及性激素水平降低,可伴糖尿病和肾小球功能受损、高胰岛素血症。

3. **Cohen 综合征** 本病为常染色体隐性遗传病。患儿体型轻度肥胖,小眼睛、小脑袋,呈先天性愚型,严重者智力迟钝,可有斜视、近视、小颌、腭弓狭窄高耸、呈猿样皮纹,并指、关节过伸、膝内翻、脊柱侧弯、肌张力减低。脑电图表现为弥漫高波峰。

4. **Alström 综合征** 本病为常染色体隐性遗传病。儿童期起病,表现为肥胖、色素性视网膜炎而致失明、神经性耳聋、糖尿病、尿崩症、黑棘皮病、性腺功能减退等。实验室检查提示尿比重降低、血糖升高、尿糖阳性、高胰岛素血症、血浆甘油三酰及尿酸升高,组织对血管加压素和促性腺激素有抵抗。

5. **Froehlich 综合征** 本病又称肥胖 - 生殖无能综合征或 Barbinski-Froehlich 综合征,特指某些病变(肿瘤、炎症、血管病变、脑外伤等)累及下丘脑,导致神经 - 内分泌功能紊乱,引起 GnRH 分泌减少、继发性性腺发育不良及脑性肥胖。本病多于儿童或青少年期起病,男性多于女性。肥胖是由于食欲亢进,食量增加所致,多呈均匀性,有时为向心性,由于脂肪过多堆积,男性乳房外形似女性(非乳腺增生症),女性患者则乳房更丰满。性腺功能减退表现为性腺发育不良,男性阴茎短小、睾丸小而软或为隐睾;女性外阴不发育,子宫发育不良,无月经,男女患者第二性征均缺如。少数成年起病者可有生殖器萎缩、性毛脱落、阳痿或闭经表现。此外,本病还可伴下丘脑功能紊乱表现(睡眠障碍、体温调节异常、中枢性尿崩症及自主神经功能失常等)以及原发病因相关的临床表现。

二、继发性肥胖

（一）内分泌性因素

1. **库欣综合征** 由于血中皮质醇浓度升高可促进食欲,从而导致患者体重增加。皮质醇拮抗胰岛素作用而继发高胰岛素血症,后者可引起水钠潴留及脂肪合成增多,但脂肪聚积呈向心性分布。多数患者为轻至中度肥胖,极少数为重度肥胖,有时患者体重并无增加,而表现为面部及躯干脂肪积聚而四肢变细。大多数患者因具有典型的库欣外貌(向心性肥胖、多血质、皮肤瘀斑、紫纹、皮肤变薄、水牛背、锁骨上窝脂肪垫等)引导诊断,结合患者伴高血压、糖耐量减低、电解质紊乱(低钾碱血症)、继发性骨质疏松、皮肤真菌病等,通常不难诊断。进一步确诊及病因、定位诊断需依赖实验室检查,譬如 24 小时尿游离皮质醇或 17-OH 皮质类固醇升高,血皮质醇浓度升高且失去昼夜节律,不被外源性小剂量地塞米松所抑制,即可诊断为皮质醇增多症;检测血 ACTH 可鉴别是否为 ACTH 依赖性的库欣综合征,依赖性者 ACTH 水平升高,非依赖性者 ACTH 常明显抑制。ACTH 依赖性库欣综合征包括库欣病及异位 ACTH 综合征;非 ACTH 依赖性库欣综合征则包括肾上腺皮质腺瘤或癌、非 ACTH 依赖性的双侧肾上腺大 / 小结节性增生等。

库欣病与典型的异位 ACTH 综合征的 ACTH 水平往往有明显差异,后者通常血浆 ACTH 浓度显著升高 >66pmol/L,而库欣病一般为轻至中度升高。大剂量地塞米松抑制试验(8mg/d)有助于库欣病与其他病因引起的库欣综合征相鉴别。临床上最难鉴别的是库欣病与支气管类癌等引起的缓慢进展型异位 ACTH 综合征,此时可考虑行岩下窦采血,测定垂体静脉与外周静脉血 ACTH 浓度比值,注射促肾上腺皮质激素释放激素(CRH)或去氨加压素(DDAVP)可提高诊断准确率。一般中枢与外周 ACTH 比值 >3 提示为库欣病,<1.8 则考虑异位 ACTH 综合征。此外,根据病因构成、患者的发病年龄、性别、病程等,有时也可为库欣综合征的病因判断提供线索。

2. **多囊卵巢综合征** 本病又称 Stein-Leventhal 综合征,是育龄期女性较常见的引起肥胖、月经紊乱、不孕不育的原因。据文献资料,多囊卵巢综合征患者合并肥胖者占 30%~60%,甚至可高达 75%。多囊卵巢综合征的病因及发病机制未完全清楚,一般认为与下丘脑 - 垂体 - 性腺轴功能紊乱有关,主要病理生理基础是胰岛素抵抗,后者是引起患者肥胖的主要原因。

患者的临床表现包括体型肥胖、月经紊乱(如月经稀发、闭经)、多毛、面部皮脂分泌较多、痤疮、声音低粗、阴蒂肥大和喉结等男性化表现、长期不排卵可致不孕。由于胰岛素抵抗，多囊卵巢常作为代谢综合征的组分，可合并高血压、糖耐量减低、痛风、血脂异常、阻塞性睡眠呼吸暂停等，合并肿瘤的风险也明显增加。

实验室检查表现为血浆睾酮、脱氢异雄酮升高，雌二醇降低，LH/FSH 比例升高（常 ≥ 2.5~3），经直肠或阴道盆腔 B 超检查显示"卵巢多囊样改变"（双侧卵巢增大，被膜增厚回声强，被膜下可见直径 2~9mm 囊状卵泡，每个平面至少有 12 个以上卵泡，围绕卵巢周边呈车轮状排列，称为项链征，卵巢间质回声不均，子宫内膜增厚等）。多囊卵巢综合征临床异质性较大，疾病谱较宽，许多患者表现并不典型，有时临床上需动态追踪随访明确诊断。

3. **胰岛素瘤**　胰岛素瘤源于胰岛 B 细胞，是内源性高胰岛素血症引起低血糖症中最常见的原因之一。患者胰岛素的分泌水平未必比正常人显著升高，但常合并肥胖，此系胰岛素反复不适当分泌增多，导致血糖显著降低，机体能量不足，迫使患者增加防御性进食所致。胰岛素瘤患病率低，(8~9)/10 万，各年龄段均可发病，高发年龄为 30~60 岁，女性稍多，少数可为家族性多发性内分泌腺瘤综合征 I 型（MEN-I）的组分。成人胰岛素瘤单个常见，90% 以上为良性。大多数儿童及个别成人可无肿瘤，而以细胞增生为主（胰岛 B 细胞增生症）。

胰岛素瘤突出的临床表现为低血糖症，多发生于清晨或黎明前空腹状态。低血糖症状常由轻渐重，由偶发至频发，逐渐加重及频密，发作频率取决于肿瘤分泌胰岛素量及机体对低血糖的耐受性、有无防御性进食加餐等；发作时症状的出现也与血糖下降的速度及持续的时间、发作的频次有关。初起病时，患者常有饥饿、头晕、乏力、冷汗、心悸等交感神经兴奋表现。随着低血糖持续频繁发作，患者对低血糖感知力削弱而耐受性增加，交感神经兴奋表现可不明显，而以中枢神经系统缺糖而引起的神经精神症状为主，表现为思想难集中、思维及语言迟钝、感觉与行为异常、妄想、痴呆，可被误诊为精神分裂症。个别严重病例可出现癫痫样抽搐，常被误诊为癫痫。久病者常有智力、记忆力和定向力障碍。

诊断胰岛素瘤需有低血糖时内源性胰岛素不适当分泌增多的证据，诊断的指标包括血浆葡萄糖 <3.0mmol/L 时，血清胰岛素 ≥ 3μU/ml，C 肽 ≥ 0.2nmol/L。疾病早期低血糖呈间歇性发作，可通过 72 小时饥饿试验诱发低血糖症的出现。其他检查包括血清胰岛素原测定、胰高糖素激发试验、亮氨酸试验等也有助于明确内源性胰岛素分泌与低血糖症的关系。定位诊断常采用薄层胰腺 CT 或腹部 B 超、腹腔选择性动脉造影、超声、胃镜、PET-CT 等，对于难以定位的病例有时需腹腔探查，结合术中超声或术中胰静脉插管分段采血检测胰岛素浓度而获得诊断。

4. **甲状腺功能减退症**　甲状腺功能减退症（甲减）患者常因代谢率降低、思睡懒动，机体消耗减少而导致体重增加，严重者伴发黏液性水肿，则体重进一步上升。甲减合并肥胖体型者多见于原发性甲减，继发性甲减常伴低促性腺激素性性功能减退、继发性肾上腺皮质功能减退，一般体重减轻，出现黏液性水肿也罕见。原发性甲减的病因常见为桥本甲状腺炎、甲亢 ^{131}I 治疗后、甲状腺手术、颈部放射治疗、甲状腺晚期癌或转移瘤、抗甲状腺药物过量等。临床表现为乏力、畏寒、胃纳减、便秘、体重增加、思睡、贫血、皮肤干燥与粗糙，女性常有月经量增多、经期延长，合并黏液性水肿者皮肤呈非凹陷性水肿。甲状腺功能检查提示 T_3、T_4 降低，TSH 明显升高即可诊断为原发性甲减。抗甲状腺抗体（TRAb、TPoAb、TGAb）显著升高有助于桥本甲状腺炎的诊断。

5. **生长激素缺乏**　生长激素能促进蛋白质合成、脂肪分解，抑制脂肪聚积，故生长激素缺乏可减少脂肪动员分解、促进脂肪堆积，譬如生长激素缺乏性身材矮小症的患儿可表现为面颊圆形丰满、皮肤细腻、皮下脂肪丰满。目前认为老年肥胖（尤其腹型肥胖）也与成人生长激素相对缺乏有关。

6. **性腺功能减退**　女性绝经后易发生肥胖，此与雌激素浓度降低、胰岛素抵抗以及围绝经期自主神经功能紊乱、饮食运动习惯改变等有关。男性睾丸功能减退或完全丧失后也容易发生肥胖。此类肥胖多为中度，重度肥胖者少见。除肥胖外，患者主要表现为第二性征萎缩退化、阴茎变小、声音尖细，女性阴道萎缩，皱褶减少或消失，阴道分泌物减少。实验室检查提示男性睾酮降低，女性雌、孕激素均降低，FSH、LH 明显升高，对 GnRH 反应过度。

（二）神经性因素

神经性因素最突出的是下丘脑综合征，此系各种致病因素累及下丘脑，使其结构、代谢及功能受损而引起的临床综合征。病因包括先天性损伤及遗传性因素、肿瘤、炎症与感染、肉芽肿、退行性变、血管损伤、手术、代谢性疾病、药物及下丘脑功能性障碍等。临床表现为下丘脑功能紊乱及神经精神症状。下丘脑功能紊乱可累及睡眠中枢、食欲中枢和体温中枢，患者可表现为嗜睡、多食而肥胖，或失眠、厌食而消瘦、体温过高或过低、精神障碍、头痛、多汗。故以嗜睡、多食为主要表现的下丘脑综合征患者，多为肥胖体型。

临床上遇到下列线索时需考虑下丘脑综合征可能：①内分泌症状及体征不能用单一的靶腺或单纯垂体损伤解释；②内分泌功能紊乱症状伴肥胖、嗜睡、多食或消瘦、失眠、厌食，精神失常或体温异常，无其他原因解释；③颅内压增高伴视力下降、视野缺损，或伴尿崩症、性腺功能减退、溢乳等；④伴发育不良、嗅觉障碍、畸形或性腺发育不良者;⑤体质虚弱,尤其伴血皮质醇降低或自身免疫病者;⑥低 T_3/T_4 综合征。

神经性因素所致肥胖多为均匀性肥胖,可伴功能紊乱的其他临床表现,如睡眠(嗜睡)、进食(多食)障碍、体温调节障碍、自主神经功能紊乱、尿崩症、女性月经失调或闭经、男性性腺功能减退等。此外,若因肿瘤或感染引起者,可伴相应肿瘤压迫症状及全身性感染表现。实验室检查方面需进行垂体前叶各条轴(肾上腺皮质、甲状腺、性腺)的功能评估,垂体后叶功能学检查(尿比重、尿渗透压、禁水加压素试验)、自主神经功能检查、GnRH 兴奋试验、CRH 兴奋试验、TRH 兴奋试验,垂体 MRI 检查有利于了解下丘脑及垂体占位病变情况。

(三) 精神心理性因素

情绪抑郁与肥胖常伴发并互为因果。荟萃分析结果显示,抑郁症使青少年肥胖风险增加 70%,而肥胖症也使青少年抑郁风险上升 40%。抑郁症患者本身性格内向,不善交际,不爱运动,部分患者喜欢通过大量进食甜食缓解情绪压力,常是导致体重增加的原因。另外,抗抑郁药如三环抗抑郁药,通过阻断组胺 H_1 受体和乙酰胆碱受体,激动 5-羟色胺 1A 受体和鸦片受体,导致体质量增加,其中阿米替林抗乙酰胆碱能最强,因此体重增加最明显。

另外,精神性贪食症又称神经性贪食症,是以患者反复发作性暴饮暴食为主要特征的一种进食行为障碍,可伴随为防止体重增加而补偿性禁食或诱导呕吐行为,往往是患者对自身体重和形态过分关注导致的一种病态行为。临床主要表现为反复发作不可控制、冲动性地暴饮暴食,继而为防止体重增加而补偿性地禁食、过度运动、诱导呕吐,滥用利尿药、泻药、食欲抑制药、加速代谢的药物等,此类行为模式周而复始,长年循环往复而导致肥胖。

(四) 药物性因素

很多药物可以引起肥胖,如糖尿病患者长期使用磺脲类口服降糖药、胰岛素,肾病综合征或系统性红斑狼疮患者长期使用超生理量糖皮质激素,抗精神病药物如氯氮平、奥氮平、氯丙嗪、奋乃静等。结合患者原发疾病史及用药史,一般诊断不难。

40.4 消瘦体型

消瘦体型系指体重低于正常体重的 10% 或体重指数(BMI)<18.5kg/m², 常与营养不良性疾病、慢性消耗性疾病以及家族遗传有关。在过去数十年间,随着人民生活水平的提高,生活方式的改变,消瘦体型的比例明显下降,人们更多关注的是营养过剩引起的肥胖症、糖尿病、血脂异常及相关并发症所造成的危害。因此,除了偏远、经济十分落后的地区,因为营养缺乏导致的消瘦外,临床上对于消瘦体型的患者,尤其是短期内体重下降明显而引起消瘦的,需注意寻找病因。

病史询问需了解出生体重、身长,出生时有无缺氧史,出生后生长追赶的情况,尤其是出生后头半年至 2 岁内,婴儿期吃奶情况,有无胃肠道疾病史及手术史,成长过程中的饮食、运动、睡眠习惯,父母及近亲有无消瘦体型,家庭经济状况,青春期启动年龄,第二性征发育情况(包括月经初潮、晨勃、遗精、变声),需鉴别疾病所伴发的临床表现等。

体格检查包括身高、体重、BMI、腰围、腹围、皮肤有无色素沉着、浅表淋巴结有无肿大、眼征、甲状腺肿大分度、第二性征发育情况(乳房、阴毛、腋毛、外生殖器)、有无贫血、水肿等。

对于消瘦的患者,临床上需对以下疾病进行鉴别诊断:

一、内分泌与代谢性疾病

(一) 甲状腺功能亢进症

甲状腺功能亢进症属于甲状腺毒症的一种类型,是因血液循环中甲状腺激素过多,引起以神经、循环、消化等系统兴奋性增高和代谢亢进为主要表现的一组临床综合征,是中青年人引起消瘦最常见的内分泌疾病。甲状腺功能亢进的病因以格雷夫斯病最为常见,为自身免疫性甲状腺疾病,通常女性显著高发,高峰年龄为 20~50 岁。临床表现为短期内体重明显下降,伴怕热、多汗、多食、易饥、心悸、手颤、失眠、脾气暴躁、腹泻、月经减少或闭经、性功能减退等高代谢征候群。体格检查可见突眼、甲状腺弥漫性肿大、心动过速或伴房性心律失常、胫前黏液性水肿等体征。症状与体征典型者,诊断不难,结合甲状腺功能检查提示 T_3、T_4 升高,TSH 明显抑制,甲状腺自身抗体(TRAb、TGAb、TPoAb)阳性即可明确诊断。

(二) 糖尿病

糖尿病是引起中老年消瘦较为常见的病因。由于胰岛素分泌不足或作用缺陷,大量葡萄糖经尿液丢失,或不能被分解利用供能,导致机体能量不足,动员蛋白质及脂肪供能而使机体消瘦。典型病例出现短期内消瘦,伴口干、多饮、多尿、多食症状,结合血糖检测(空腹血糖≥7.0mmol/L,随机血糖或葡萄糖负荷后2小时血糖≥11.1mmol/L)即可诊断。通常疾病过程中伴消瘦表现者血糖升高明显,往往不是疾病早期,故应对高危人群(肥胖、糖尿病家族史、多囊卵巢综征、妊娠期糖尿病史、巨大胎儿分娩史等)进行定期葡萄糖耐量筛查,以发现早期糖尿病。

(三)肾上腺皮质功能减退症

无论原发性或继发性肾上腺皮质功能减退症,由于肾上腺皮质激素分泌不足,水钠潴留减少,患者食欲减退,均可引起消瘦。消瘦的程度与病情的轻重、病程长短以及起病前的营养状态有关。原发性肾上腺皮质功能减退症突出的临床表现是皮肤变黑、黏膜色素沉着,为ACTH代偿性大量分泌所致,若干年后才出现肾上腺皮质功能不全的其他表现,如体重下降、活动耐量差、乏力、虚弱、直立性低血压、食欲减退,甚至恶心、呕吐等,就诊时患者常为消瘦体型。继发性肾上腺皮质功能减退症患者,由于ACTH分泌不足,患者皮肤常较起病前白皙,除上述肾上腺皮质功能不全表现外,常伴垂体其他激素分泌受损而引起相应靶腺功能减退症表现。实验室检查提示血皮质醇(8am)、24小时尿游离皮质醇、17-羟皮质类固醇降低,ACTH显著升高者为原发性,ACTH不升高的为继发性。

(四)垂体前叶功能减退症

垂体前叶功能减退症由于继发性肾上腺皮质功能减退而引起体液丢失、食欲减退而导致摄入减少,以及继发性性腺功能减退、蛋白质合成不足等原因而引起消瘦。多数患者就诊时为消瘦体型,消瘦程度也与疾病轻重及病程有关。

(五)下丘脑综合征

下丘脑疾病引起摄食中枢、睡眠中枢功能障碍,患者因失眠、厌食而导致明显消瘦,若伴垂体前叶功能减退,则消瘦加重。

(六)嗜铬细胞瘤

嗜铬细胞瘤起源于肾上腺髓质、交感神经节或其他部位的嗜铬组织,能持续或间歇分泌大量儿茶酚胺(多巴胺、肾上腺素、去甲肾上腺素等)。临床上以阵发性血压升高,或在持续性高血压基础上阵发性加重,伴头痛、心悸、大汗、面色苍白、恶心、呕吐、濒死感等交感神经兴奋症状。本病为消耗性疾病,患者代谢率升高,就诊时往往体型消瘦,或病程中伴明显体重下降。尿香草基苦杏仁酸(VMA)排出增多,血浆甲氧基肾上腺素(MN)或甲氧基去甲肾上腺素(NMN)浓度明显升高,胰高糖素激发试验或甲磺酸酚妥拉明阻滞试验阳性,肾上腺影像学检查显示一侧(多数)或双侧(少数)占位病变,即可明确诊断。

肾上腺以外的嗜铬细胞瘤需借助PET-CT或放射性核素标记的间碘苄胍扫描定位。少数嗜铬细胞瘤是多发性内分泌腺瘤综合征(MEN-Ⅱ)的组分。

(七)A型胰岛素抵抗综合征

本病属于特殊类型糖尿病中的单基因遗传病,系胰岛素受体基因突变引起的先天性严重胰岛素抵抗综合征的一种类型。突变多发生在编码胰岛素受体β亚单位的单个杂合错义突变或缺失突变,导致β亚单位酪氨酸激酶功能区失活,胰岛素受体后信号转导通路蛋白活化下降而引起的严重胰岛素抵抗。患者临床表现为出生低体重、出生后生长追赶不足、消瘦体型、空腹及负荷后胰岛素显著升高、糖尿病、可伴或不伴吸收后高胰岛素性低血糖症、多囊卵巢、皮肤黑棘皮征等,常于青春期因月经不调,发现多囊卵巢而体型消瘦而获得诊断。

二、慢性消耗性疾病

慢性消耗性疾病如慢性细菌感染(结核病、肝脓肿、肺脓肿、皮肤痈)、寄生虫感染(血吸虫病、蛔虫病、原虫病)、恶性肿瘤(特别是消化道肿瘤、淋巴瘤、癌症晚期广泛转移、血液病)等,消瘦往往较为突出,是引起患者重视而导致就诊的主要原因。上述疾病由于代谢率升高、机体分解代谢增强、原发疾病导致食欲减退使热量摄入不足、继发感染等均可导致机体消耗增多而引起消瘦。原因不明的短期内明显消瘦需特别注意恶性肿瘤的可能。

三、胃肠道消化吸收障碍性疾病

(一)口咽食管疾病

由于口腔溃疡、舌炎或舌癌术后、牙龈脓肿、牙周病等影响进食,咽、喉、食管癌导致无法吞咽或造成机械性阻塞等,均可引起热量摄入不足,炎症或癌消耗导致负氮平衡,从而引起消瘦。

(二)慢性胃肠道疾病

多种慢性胃肠道疾病,包括良性病变如胃及十二指肠溃疡、胃轻瘫或胃下垂等胃动力障碍性疾病、溃疡性结肠炎或克罗恩病、肠结核、胃肠吸收不良综合征、不明原因的功能性慢性腹泻等,以及其他疾病或生理状况(如尿毒症、酮症酸中毒、早孕反应等)引起食欲减退、进食不足、反复呕吐、慢性腹泻等,均可致营养物质摄入过少,食物不能充分消化吸收,可短期内引起营养不良及消瘦。胃肠道恶性病变(胃癌、胰腺癌、肝癌、结肠癌等)更可因肿瘤消耗而加重消瘦。

(三)慢性肝病

病毒性肝炎、肝硬化等慢性肝病,可因肝功能损害、肝糖原及蛋白质合成减少,食欲减退而引起消瘦,常伴空腹血糖偏低而餐后高血糖。蛋白质营养不良往往合并低蛋白血症、腹水、水肿等表现。肝功能损害明显者可伴黄疸、出凝血障碍,预后较差。

(四)慢性胰腺疾病

慢性胰腺炎或胰腺神经内分泌肿瘤(如 VIP 瘤)可引起严重的胰源性腹泻,导致食物消化吸收障碍,同时伴反复腹痛、恶心、呕吐、进食减少等,均可引起体重明显下降。

四、精神性厌食

精神性厌食旧称神经性厌食,常因心理创伤或刻意追求病态骨感美而强迫自己减少进食或强迫自我引吐为表现的一种心理障碍性疾病,属于胃肠功能性疾病,以严重的消瘦体型、厌食、闭经为主要表现而无器质性疾病基础,常伴抑郁状态,起病前常有精神创伤史。女性显著高发,多见于青少年发病。

国内学者曾提出以下诊断标准:①发病年龄 <25 岁;②厌食、体重较病前下降 25% 以上;③对进食、营养或体重具有顽固性偏见,甚至压倒对饥饿的本能反应;④不存在引起体重明显减轻的其他器质性疾病;⑤不存在明显的精神疾病;⑥至少存在以下症状或体征的 2 项:闭经、毳毛过多、心动过缓、与体重下降不相称的活动能力、发作性贪食和强迫自我引吐。严重的病例可表现为恶病质。由于消瘦明显,可使垂体前叶激素分泌减少,有时与垂体前叶功能减退症较难区分,仔细的病史询问及心理状况评估有助于鉴别。精神性厌食症者经有效治疗而使体重恢复后,垂体前叶的激素分泌也可以恢复正常。

五、药物因素

某些减肥药添加甲状腺素导致甲状腺毒症,可因机体消耗过多导致消瘦;降糖药物二甲双胍、肠促胰素类似物(如艾塞那肽、利那鲁肽)等可引起患者食欲下降、进食减少、恶心、呕吐、反复腹泻等药物副作用;钠糖协同转运蛋白 -2 抑制药(达格列净、恩格列净)可使患者经尿道排糖增多、能量丢失等导致消瘦;长期服用泻药影响食物消化吸收,以及营养物质未及消化即经胃肠道丢失等均可引起消瘦。

六、重度创伤与烧伤

重度创伤或烧伤导致皮肤完整性被破坏,大量体液外渗丢失,组织分解、蛋白质消耗增加而导致负氮平衡,损伤固有的毒素作用、神经营养障碍等,也可导致患者短期内明显消瘦。

七、体质性消瘦

排除继发性原因引起的消瘦,无器质性病变,无病理性改变,且消瘦非进行性发展,不影响正常工作与生活,体力及活动耐量好者,考虑体质性消瘦,常有家族遗传因素。

(黄知敏)

参考文献

[1] ARGENTE J. Challenges in the management of short stature. Horm Res Paediatr, 2016, 85 (1): 2-10.

[2] MURRAY PG, CLAYTON PE, CHERNAUSEK SD. A genetic approach to evaluation of short stature of undetermined cause. Lancet Diabetes Endocrinol, 2018, 6 (7): 564-574.

[3] ZEYNEP ŞIYNEP, MERIH BERBEROOB. Syndromic disorders with short stature. J Clin Res Pediatr Endocrinol, 2014, 6 (1): 1-8.

[4] 张绍岩 . 中国人手腕部骨龄标准 - 中华 05 及其应用 . 北京 : 科学出版社 , 2015. 9.

[5] 中国超重 / 肥胖医学营养治疗专家共识编写委员会 . 中国超重 / 肥胖医学营养治疗专家共识 (2016 年版). 中华糖尿病杂志 , 2016, 8 (9): 525-540.

[6] 中华医学会糖尿病学分会 . 中国 2 型糖尿病防治指南 (2017 年版). 中华糖尿病杂志 , 2018, 10 (1): 4-67.

[7] APOVIAN CM, ARONNE LJ, BESSESEN DH, et al. Endocrine Society. Pharmacological management of obesity: An endocrine society clinical practice guideline. J Clin Endocrinol Metab, 2015, 100 (2): 342-362.

[8] VAN DER VALK ES, VAN DEN AKKER ELT, SAVAS M, et al. A comprehensive diagnostic approach to detect underlying causes of obesity in adults. Obes Rev, 2019, doi: 10. 1111/obr. 12836.[Epub ahead of print].

[9] BECKERS A, PETROSSIANS P, HANSON J, et al. The causes and consequences of pituitary gigantism. Nat Rev Endocrinol, 2018, 14 (12): 705-720.

[10] CORREDOR B, DATTANI M, GERTOSIO C, et al. Tall stature: a challenge for clinicians. Curr Pediatr Rev, 2018, doi: 10. 2174/1573396314666181105092917.[Epub ahead of print].

41

低血糖症

低血糖是指血葡萄糖(简称血糖)水平低于 2.8mmol/L (50mg/dl,血浆真糖法)。如患者同时出现自主神经系统和神经低糖症状(表 41-1),则称为低血糖症。而糖尿病患者的低血糖症则被界定为血糖低于 3.0mmol/L(54mg/dl),3.9mmol/L(70mg/dl)属于警戒值。

表 41-1 成人低血糖症的主要临床表现

自主神经系统症状		神经性低糖症状	
症状	体征	症状	体征
饥饿感	面色苍白	虚弱、乏力	中枢性失明
出汗	心动过速	头晕	低体温
忧虑不安	脉压增宽	头痛	癫痫发作
感觉异常		意识模糊	昏迷
心悸		行为异常	
震颤		认知障碍	
		视物模糊、复视	

正常人血糖浓度恒定是靠中枢神经系统、内分泌腺、肝、胃肠以及肾等器官的协调活动而得以保持的,其中以内分泌腺和肝的关系更大。具有提升血糖作用的激素有胰高糖素、儿茶酚胺(肾上腺素和去甲肾上腺素)等快速作用激素和肾上腺皮质激素、生长激素、甲状腺素等慢作用激素,而具有降血糖作用的激素只有胰岛素。当血糖浓度下降至低血糖症阈值时,各升糖激素通过不同机制发挥升糖作用。儿茶酚胺可抑制胰岛素分泌,直接促使肝、肾糖异生,刺激脂肪分解及抑制外周组织对葡萄糖的利用;胰高糖素主要促进肝糖生成;肾上腺皮质激素主要促进肝糖异生和脂肪分解,升高游离脂肪酸和三酰甘油水平,其拮抗调节作用常需数小时生效;生长激素则减少肌肉组织对血液葡萄糖的摄取;甲状腺素促进肠道对葡

萄糖的吸收。此外,上述激素还有可能减弱胰岛素的活性,抵抗胰岛素的生物学效应。由于上述综合作用,从而使血糖恢复平衡。尽管机体存在多种机制预防低血糖的发生,但其中任何一个环节功能异常都有发生低血糖的危险。升血糖类激素分泌减少或胰岛素分泌(或活性)过多、肝功能减退,是引起低血糖症的常见原因。

血糖浓度受很多生理因素的影响。例如禁食可使血糖浓度稍下降,于 48~72 小时降至最低水平;运动可促使血糖降低,较易见于长时期剧烈活动后的儿童;新生儿的血糖往往偏低,老年人亦然。

低血糖症可以为暂时性、复发性或持续性。低血糖症状的轻重与血糖水平、发展快慢以及持续时间等有关。血糖水平愈低,发展愈快,持续时间愈长,则症状愈明显。低血糖症的症状和体征是由于神经元缺乏葡萄糖所致,可分为两类:自主神经系统症状和神经低糖症状(见表 41-1)。前者由自主神经系统兴奋引起,伴有肾上腺髓质释放肾上腺素进入血液循环以及靶组织内交感节后神经末梢分泌去甲肾上腺素,在正常情况下,引起儿茶酚胺释放的血糖阈值高于出现神经低糖症状时的血糖水平,因此自主神经系统的症状常先出现。神经低糖症状是大脑缺乏葡萄糖所致,与其他缺氧症状鉴别较难。

引起升糖激素释放和神经低糖症状的血糖阈值是可变的。控制不良的糖尿病患者持续高血糖可使该阈值升高,反复发作低血糖的患者阈值降低。一次严重的低血糖也可削弱儿茶酚胺对以后低血糖的反应。因此,临床上反复发作低血糖的患者可能不出现低血糖警示症状,当血糖浓度降至界限阈值时,不能做出迅速反应以避免严重的神经低糖昏迷。严重持久的低血糖发作可造成神经细胞死亡,导致永久性大脑功能损伤。

引起低血糖症的疾病较多,按表 41-2 的顺序分别讨论。

表 41-2 低血糖症的病因分类

Ⅰ.伴有高胰岛素血症	四、自身免疫性低血糖症
一、器质性	五、A 型胰岛素抵抗综合征
(一)胰岛功能亢进症	Ⅱ.不伴有高胰岛素血症
1. 胰岛 B 细胞瘤	一、垂体前叶功能减退症
2. 胰岛 B 细胞弥漫性增生症	二、慢性肾上腺皮质功能减退症(艾迪生病)
(二)胰外肿瘤	三、胰岛 A 细胞功能减退症
(三)早期糖尿病	四、肝源性低血糖症
二、功能性	五、酒精诱发的低血糖症
(一)功能性低血糖症	六、重要器官衰竭
(二)滋养性低血糖症	Ⅲ.其他原因
(三)特发性反应性低血糖症	一、中枢神经系统疾病
三、药物性	二、代谢功能紊乱
(一)胰岛素反应	三、葡萄糖利用过多与丧失过多
(二)磺脲类药物及其他	四、食物摄入不足

41.1　伴有高胰岛素血症

一、器质性

（一）胰岛功能亢进症

1. 病因

（1）胰岛 B 细胞瘤：胰岛 B 细胞瘤能分泌大量胰岛素，引起严重的低血糖症，且为本病最突出的表现。此瘤约 90% 为良性腺瘤，90% 为单发，90% 位于胰腺内，90% 肿瘤直径小于 2cm。10% 为癌，癌所致的低血糖症更为严重。正常人胰岛组织 1g 可分泌胰岛素 2U，而肿瘤组织 1g 能分泌胰岛素多达 80U。当血糖值低于 3.0mmol/L 时，患者一般即出现低血糖症。胰岛 B 细胞瘤较少见，患病率为 0.01‰~0.04‰，男女性别无大差异，任何年龄均可发生，最年轻者为 14 天的婴儿，最年长者为 78 岁，好发于 35~55 岁。本病患者起病缓慢，症状可出现于诊断前多年，主要为反复发作性低血糖症，患者可出现出汗、震颤、心悸等自主神经症状和意识模糊、行为异常、个性改变、视物模糊，乃至昏迷等神经低糖症状。大多见于清晨早餐前，少数也可见于午、晚餐前。饥饿、劳累、精神刺激、饮酒、月经来潮、发热等可诱发低血糖症，由轻渐重，由偶发至频发，从 1 年仅一两次发作渐渐增加至一日数次发作。发作时间长短不一，最短者仅 3~5 分钟，历时长久者可连续数日。此病确诊的重要性在于手术治疗能获根治。

（2）胰岛 B 细胞弥漫性增生症：弥漫性胰岛 B 细胞增生，分泌胰岛素功能过盛，也可引起低血糖状态。国外文献报道少数病例，绝大多数为儿童，患者在餐后 2~4 小时出现神经低糖症状，而禁食 72 小时反而不出现症状。胰腺部分切除术后效果良好。胰岛 B 细胞增生症少见，国内仅有少数病例报道，均为成年患者。

2. 胰岛功能亢进的诊断

胰岛 B 细胞功能亢进症的诊断包括定性诊断和定位诊断。

（1）定性诊断：首先要确定症状是否由低血糖引起，经典的提示胰岛 B 细胞功能亢进的惠普尔（Whipple）三联征对诊断仍有重要意义：①有发作性低血糖症状（见表 41-1），空腹或体力活动可诱发发作；②空腹或发作时血糖低于 2.8mmol/L；③给糖后低血糖症状随之消失。90% 患者根据惠普尔三联征可以得到正确诊断，但仍有一部分患者血糖可在正常范围，而且影响血糖的因素较多，因此，有人提出新的更为严格的四项标准：①发作时血糖 <2.5mmol/L；②同时胰岛素水平 ≥ 6μU/ml；③ C 肽水平 ≥ 200pmol/L；④血中不含磺脲类药物。符合以上四项标准很少产生误诊。

实验室诊断方法：

1）当自发性低血糖发作时，测定血糖、胰岛素、C 肽、胰岛素原、β - 羟丁酸以及胰岛素自身抗体，观察血糖对于静脉注射 1.0mg 胰高血糖素的反应。如出现低血糖症状及 / 或体征，血糖 <55mg/dl（3mmol/L），胰岛素 ≥ 3μU/ml（18pmol/L），C 肽 ≥ 0.6ng/ml（0.2nmol/L），胰岛素原 ≥ 18pmol/L，则支持高胰岛素血症，其中 C 肽测定有助于内源性和外源性高胰岛血症的鉴别；β - 羟丁酸 ≤ 2.7mmol/L，提示高胰岛素血症或 IGF 介导；静脉注射胰高血糖素后，血糖至少增加 25mg/dl（1.4mmol/L），提示低血糖系由胰岛素或 IGF 所介导。目前认为胰岛素 / 血糖值无助于确诊高胰岛素血症，胰岛素绝对值更有价值。既往研究提示检测胰岛素、β - 羟丁酸和静脉注射胰高血糖素后血糖的反应对胰岛素瘤的诊断有较高的特异性和灵敏度，其中 β - 羟丁酸的准确率达到 100%。

2）禁食试验：如果不能观察到自发性低血糖，应创造条件诱发低血糖 - 饥饿实验。具体方法：①停用不必要的药物。②记录禁食开始的时间。③实验期间允许进食不含热量的饮料，患者只能饮白开水。④患者可以做一定的室内活动。⑤禁食后每 6 小时取外周血测定血浆葡萄糖、胰岛素、C 肽、胰岛素原和 β - 羟丁酸，血糖 <3.3mmol/L，每 1~2 小时测定一次并送检。⑥结束实验：血糖 <2.5mmol/L 并有症状或体征；禁食达 72 小时未出现低血糖；如已证实存在惠普尔三联症，血糖 <3.0mmol/L 即可结束。⑦禁食结束时抽血浆葡萄糖、胰岛素、C 肽、胰岛素原和 β - 羟丁酸，静推 1mg 胰高血糖素并 10 分钟、20 分钟和 30 分钟测血糖。

其他方法还有胰岛素抑制试验、甲苯磺丁脲试验和钙激发试验，可根据情况加以选用。

（2）定位诊断：胰岛功能亢进的定性诊断一旦成立，即需做胰岛素瘤的定位诊断，这对手术治疗有非常重要的指导意义。由于肿瘤直径多在 1~2cm，瘤内血管细小，加以胰腺周围组织结构复杂，因此虽然胰岛 B 细胞瘤的定位诊断方法很多，但定位诊断技术准确率报道不一。医师在选择时,既要考虑到每种方法的敏感性,还要兼顾优缺点。B超灰阶扫描、CT扫描和MRI检查是无创性检查法,宜首先考虑应用。但超声检查的敏感性低(9%~64%),CT和MRI的敏感性和特异性明显高于超声,尤其是CT扫描可作为胰岛素瘤定位诊断的一线选择。当CT检查显示阴性结果而临床高度怀疑此病时,需要考虑其他诊断技术的应用,如超声内镜(EUS)、选择性脾或胃十二指肠动脉造影CT(DSA)和钙剂动脉激发肝静脉采血测胰岛素检查(arterial stimulation venous sampling,ASVS)、术中超声探查等。这些侵入性检查方法对显示直径小于1cm的小肿瘤具有重要价值,但肿瘤的隐蔽性较强,且呈散在分布,定位较困难,定位诊断技术通常需联合使用,缺点是费用昂贵、创伤较大。中山大学附属第一医院1例胰岛素瘤患者,为定位肿瘤,先后行了胰腺CT、MRI、DSA、腹腔镜探查以及两次超声内镜检查,第2次超声内镜检查确定了2个肿瘤,术中超声探查发现第3个肿瘤,最终成功施行了肿瘤手术切除术。

胰岛B细胞弥漫性增生症术前和术中通常无法进行定位诊断。

(3)鉴别诊断:因低血糖症状出现较早,而肿瘤发现较晚,胰岛B细胞瘤的诊断有时相当困难,临床上被误诊为精神病、癔症、神经官能症、癫痫等,而延误多年者并不少见。中山大学附属第一医院所见7例(包括院外会诊1例),来诊前2例曾误诊为神经官能症达3~6年,1例误诊为癫痫达8个月,2例误诊为精神分裂症。早期诊断的关键在于提高对本病的警惕性。如患者有发作性软弱、饥饿感、颤抖、多汗以及意识丧失、精神错乱或抽搐发作,尤其是在早晨餐前或劳动后发生者,应考虑本病的可能性,并做相应的检查,以求确诊。一时无法确诊者,应继续随访及重复检查。此外,部分患者有食欲增加而致肥胖,中山大学附属第一医院1例19岁女性患者患病8个月,体重增加10余千克。

胰岛B细胞瘤与慢性肾上腺皮质功能减退症都可以出现精神失常和低血糖,但前者多较肥胖,精神症状在注射葡萄糖后迅速消失;后者有明显消瘦、皮肤及黏膜色素沉着、低血压,精神症状在注射葡萄糖后虽可减轻,但需用肾上腺皮质激素才能充分控制。自身免疫性低血糖症也可出现高胰岛素血症,胰岛素释放指数常显著升高,可达6.0以上,禁食试验常为阳性。与胰岛素瘤的鉴别点在于前者的患者有胰岛素注射史或含巯基药物的使用史,进餐后常有较显著的高血糖,随后出现低血糖,严重者也可发生空腹或夜间低血糖,胰腺的定位检查为阴性,胰岛素抗体或胰岛素受体抗体阳性,可伴有其他自身免疫性疾病;而后者通常表现为频发的夜间低血糖,严重者也可出现餐后低血糖,胰腺的定位检查为阳性,胰岛素抗体或胰岛素受体抗体阴性。

(二)胰外肿瘤

自发性低血糖症也可见于胰腺以外的肿瘤,包括胸腔、腹腔或腹膜后发源于间质细胞的肿瘤和来源于上皮组织肿瘤。间质细胞肿瘤大多体积巨大,重量可达800~1 000g,恶性程度低,生长缓慢。早期症状常表现为由于低血糖引起的大脑功能迟钝,常于饥饿时发生低血糖症,有时于餐后2~3小时发作,大多见于老年人,无性别差异。约有10%的患者伴有内分泌疾病,如甲状腺肿大、甲状腺功能亢进症、肢端肥大症、男性乳房发育等。此组肿瘤伴低血糖症时血浆胰岛素水平一般降低。国外文献报道这类肿瘤有纤维肉瘤、间皮瘤、纤维瘤、腹腔黏液瘤等。伴有低血糖症的上皮组织肿瘤有肝细胞癌、肾上腺瘤或癌、胆管癌、盲肠癌、支气管癌、肾胚胎瘤(Wilms瘤)、消化道类癌、分化差的甲状腺癌等,多于肿瘤晚期发生低血糖症。

胰外肿瘤引起低血糖的机制尚不清楚,可能原因:①肿瘤产生胰岛素样物质如胰岛素样生长因子(主要为IGF-Ⅱ)、胰岛素受体抗体以及各种细胞因子等;②对内生性胰岛素过度敏感;③由于巨大肿瘤消耗葡萄糖过多所致;④近年发现亮氨酸或异戊酸可使某些人血糖降低,有人发现巨大肿瘤中氨基酸浓度为其他组织的10倍,故认为可能是肿瘤中氨基酸进入对亮氨酸过敏患者的血流,引起低血糖症状发作。

此组病例手术割除肿瘤后低血糖症状消失。中山大学附属第一医院近年见一例肾上腺皮质癌所致的库欣综合征伴有严重低血糖,多次血糖检查微量,持续静脉滴注葡萄糖液才能维持血糖于正常水平,手术割除肿瘤重3kg;另一例为支气管癌伴有多次低血糖发作,最后患者因低血糖昏迷死亡。

(三)早期糖尿病

部分早期2型糖尿病患者可间歇出现血糖增高及糖尿,而在餐后3~5小时常有自发性低血糖的临床表现。目前认为是由于胰腺释放胰岛素失调,进食后胰岛素分泌呈延迟而过高的反应,进食后不久血糖过高,数小时后则血糖过低。糖耐量曲线有下列特点:①空腹血糖正常或轻度升高;②第1~2小时呈高血糖水平,超过8.9mmol/L;③在3~5小时血糖突然下降可达2.8mmol/L以下,患者出现低血糖症状。此种低血糖尤须与肝源性低血糖相区别,因在重症肝病时,也可出现类似轻症糖尿病的糖耐量曲线,但后者有肝病病史及体征,肝功能异常,注射肾上腺素0.5~1ml及/或胰高糖素后血糖上升不明显,可有助于鉴别。

二、功能性

（一）功能性低血糖症

功能性血糖过低症也称神经源性低血糖症，主要见于一些自主神经不稳定或焦虑状态的人，是低血糖症的常见类型。由于迷走神经兴奋性过高，刺激胰岛 B 细胞分泌胰岛素，或 B 细胞对正常刺激过度反应而致自发性低血糖。高糖饮食容易引起低血糖发作。患者病史长，

症状轻，绝少丧失知觉，早餐前无血糖过低，而发作常于餐后 2~4 小时发生，血糖值很少低至 2.2mmol/L。每次发作历时 15~20 分钟，随后自行恢复。此外，血糖值与症状往往不相一致，有时血糖在低值而无症状；与此相反，有时症状明显而血糖并不降低。使用镇静药改善自主神经稳定性或口服抗胆碱药物，有时获得良好疗效。

功能性血糖过低症与肝源性低血糖症及胰岛功能亢进症（胰岛 B 细胞瘤或增生）的鉴别见表 41-3。

表 41-3　功能性低血糖症、肝源性低血糖症与胰岛功能亢进症的鉴别

	功能性低血糖症	肝源性低血糖症	胰岛功能亢进症
患病情况	较多见	少见	少见
发作与情绪关系	常有	无关	无关
空腹时发作	无	常有	常见
白天发作	常在上午 11：00 或下午 15：00	少见	常见
发作与饥饿的关系	无关	促进发作	促进发作
发作与运动的关系	通常无关	促进发作	促进发作
疾病经过	非进行性	进行性	进行性
空腹血糖	正常	正常或降低	降低或正常
5 小时葡萄糖耐量试验	正常或血糖上升迅速，高峰正常，2~4 小时迅速下降至正常以下，易自行回升至正常	糖尿病型曲线，4~7 小时渐降至正常以下	扁平曲线，偶呈糖尿病型曲线，数小时后迅速降至正常以下，不易自行回升至正常
胰高血糖素试验	正常	低血糖反应	低血糖反应
肾上腺素反应	正常	血糖不上升	正常或不定
饮食反应	采用高蛋白低糖类饮食反应佳，高糖类饮食易引起发作	采用高糖类、中等量蛋白饮食反应较好，低糖类饮食常易发作	反应不定
肝功能变化	正常	严重改变	正常

（二）滋养性低血糖症

滋养性低血糖症见于 5%~10% 胃大部分切除术后或胃空肠吻合术后患者。由于进食后胃排空过快，胃内容物迅速进入吸收面积大的肠腔，葡萄糖迅速吸收入血，使血糖急剧升高，于 30~60 分钟内达高峰，刺激胰岛素过量释放，而于餐后 2 小时后出现低血糖症状。血糖降低程度一般较轻，常能自行缓解。

（三）特发性反应性低血糖症

特发性反应性低血糖症极为罕见。患者每餐后动脉（或毛细血管）血糖均小于 2.8mmol/L，其病因不明。胰岛素神经内分泌调节失常、肠道分泌 GLP-1 过多、胰岛素敏

感性增加和胰高血糖素反应削弱等解释都待进一步研究证实。

三、药物性

（一）胰岛素反应

胰岛素治疗的糖尿病患者发生低血糖症是低血糖症的主要原因之一。特别是在强化治疗过程中发生率最高。在胰岛素治疗的患者中，食物量不足或者某一餐未进食、运动时以及不慎或故意的胰岛素过量是造成低血糖症常见诱因。大多 1 型糖尿病患者存在胰高血糖素对低血糖反应缺陷，特别是长期病程、合并自主神经病变或

有反复低血糖发作病史的患者,胰高糖素和肾上腺素反应都缺乏,较易发生无症状性低血糖。有不可解释的低血糖发作的1型糖尿病患者,胰岛素需要量减少可能提示合并肾上腺皮质功能不全。患者有糖尿病病史以及胰岛素注射史,诊断不难,重点在于找出诱因并及时调整治疗方案,预防低血糖症再次发生。

(二)磺脲类药物及其他

任何磺脲类药物都可产生低血糖,氯磺丙脲有很长的半衰期(35小时),是很常见的致低血糖药物。老年患者(尤其肝或肾功能受损的患者)特别容易发生磺脲类药物引起的低血糖。经过剂型改良后的缓释、控释试剂、格列奈类和格列美脲低血糖发生率相对较低。

糖尿病患者在服用苯乙双胍、水杨酸钠等药物过程中也可出现低血糖。此类药物已证实有促进胰岛素分泌、减少胰岛素降解、减少肝糖原生成或糖原异生、在缺氧情况下增进葡萄糖利用等作用,而可引起低血糖症。这种情况较多见于年老的、较迟确诊为糖尿病的、营养较差的、伴有脑循环障碍和/或肾、肝功能不全的糖尿病患者。

抗疟疾药奎宁和抗心律失常药奎尼丁已被证实可诱发高胰岛素血症性低血糖,$β_2$受体激动药在幼儿中使用有引起低血糖症的报道。水杨酸盐剂量大时可引起低血糖症,多见于儿童,可能与其增加胰岛素分泌、增强其他降糖药物的作用、抑制肝糖异生和脂肪分解有关。

四、自身免疫性低血糖症

(一)胰岛素抗体引起的低血糖症

糖尿病患者注射胰岛素是产生循环胰岛素抗体的最常见原因。抗体可降低注射后游离胰岛素水平,导致餐后血糖水平增高,但也可以使胰岛素半衰期增加,引起注射后延迟性低血糖症。胰岛素抗体也可见于新发1型糖尿病患者胰岛素治疗前后、1型糖尿病患者亲属或其他自身免疫性疾病患者。胰岛素抗体可以是少数患者低血糖症的主要原因,大多见于日本人,可能与日本人群相关的特殊HLA Ⅱ类等位基因频率较高有关。低血糖症多发生于餐后,也可见于空腹,患者在进餐后葡萄糖负荷后立刻出现高血糖,2~3小时后出现低血糖症。低血糖症的严重程度变化很大,可表现为严重的神经低糖症状,出现意识错乱、认知功能障碍甚至昏迷。患者可同时伴有其他自身免疫性疾病,如格雷夫斯病、系统性红斑狼疮或类风湿关节炎。据报道,半数患者曾服用含巯基药物,如甲巯咪唑、青霉胺、卡托普利或者α-硫辛酸。部分患者可能会因为服用含有蛋氨酸(蛋氨酸可在体内代谢生成含巯基的半胱氨酸)的保健品而诱发此病。干扰

素α、肼苯哒嗪、普鲁卡因胺和异烟肼等也可产生胰岛素抗体及引起低血糖症。患者的血清胰岛素水平通常较高(>100μU/ml),C肽水平不完全受抑制,可能升高或正常,内源性胰岛素抗体可干扰胰岛素测定,因此测定方法不同可能引起结果假性升高或降低。胰岛素抗体可通过酶联免疫吸附法测得,抗体效价水平通常较高。大部分患者可自发性缓解,少量多次进食玉米淀粉食物有助于减轻低血糖发作次数,低血糖症严重者也可考虑使用激素治疗。

(二)胰岛素受体抗体引起的低血糖症

胰岛素受体抗体引起的低血糖症多发生在女性,常有自身免疫性疾病病史。曾有报道伴有霍奇金病。有的患者首先经历严重胰岛素抵抗阶段,伴有黑棘皮病并及高血糖症,而有的患者只表现为低血糖症。由于胰岛素受体抗体的生物学功能具有多样性,因此即使同一患者在不同时期,表现也不相同。胰岛素受体抗体的效价影响患者的临床表现,抗体效价低,部分占据胰岛素受体位点,可诱发对胰岛素受体的最大刺激而导致低血糖症;抗体效价高可增加胰岛素受体降解,使受体数目减少和功能减弱,导致胰岛素抵抗和高血糖症。患者的胰岛素水平通常较高,但C肽水平通常部分或完全受抑制,需与胰岛细胞瘤鉴别。

五、A型胰岛素抵抗综合征

A型胰岛素抵抗综合征属于常染色体显性遗传的高胰岛素性低血糖症,是胰岛素受体基因突变引起的先天性严重胰岛素抵抗综合征的一种类型。患者临床表现为消瘦体型、空腹及负荷后胰岛素显著升高、高胰岛素性低血糖症、皮肤黑棘皮征、女性患者存在多囊卵巢等。Hojlund等报道一个高胰岛素性低血糖症家系,3代中10例低血糖症患者8例曾发生低血糖昏迷,所有低血糖患者均携带胰岛素受体基因第20号外显子第1 174密码子杂合错义突变,氨基酸由精氨酸突变为谷氨酰胺(R1174N)。中山大学附属第一医院也报道一例A型胰岛素抵抗综合征家系,同样为该位点突变,氨基酸由精氨酸突变为色氨酸(R1174W),携带突变的先证者及其弟弟存在吸收后及夜间低血糖症,程度较轻可耐受。该位点突变引起低血糖症的原因是由于严重胰岛素抵抗,机体代偿性分泌大量胰岛素超过肝、肾代谢排泄能力所致,突变携带者均表现为胰岛素与C肽比值明显升高(0.28~0.87,正常<0.1),且高胰岛素正葡萄糖钳夹试验显示突变携带者胰岛素代谢清除率(metabolic clearance rate,MCR)显著低于正常对照。

41.2 不伴有高胰岛素血症

一、垂体前叶功能减退症

垂体前叶功能减退症以产后型最为多见。本病的临床类型有4种：①性腺功能减退型；②继发性黏液性水肿型；③阵发性低血糖型；④兼有两种以上的混合型。阵发性血糖降低主要由于严重的继发性肾上腺皮质功能减退及/或甲状腺功能减退所致，见于全部病例的10%左右，多数于空腹时发生，以低血糖型较为严重。当葡萄糖生成减少（如饮酒或脓毒血症）或葡萄糖利用增加（如剧烈运动或妊娠）时，可发生低血糖症。其他一些症状可以类似慢性肾上腺皮质功能减退症，但皮肤无色素沉着，较正常人苍白。

二、慢性肾上腺皮质功能减退症（艾迪生病）

慢性肾上腺皮质功能减退症主要临床表现是色素沉着、乏力、体重减轻、低血压。约半数病例可出现低血糖症状，多发生于空腹时、早晨或餐前，有时在餐后1~2小时发生反应性低血糖症状。在胃肠功能紊乱或感染影响食欲而致食量减少时也易诱发。患者对胰岛素敏感，血糖易于下降，同时在血糖值稍低时（约3.3mmol/L），即可发生显著症状。

三、胰岛A细胞功能减退症

近年来基本肯定胰高糖素是来自胰岛 α 细胞，其作用是提升血糖，并在正常情况下与胰岛素共同调节血糖水平。胰高糖素不足，使胰岛素的降血糖作用缺少生理拮抗而致血糖过低。本病十分罕见，临床表现酷似胰岛功能亢进症，葡萄糖耐量试验、禁食试验及甲苯磺丁脲钠试验所见均与胰岛功能亢进症相似。故当疑及胰岛功能亢进症而手术，细致探查仍未能发现胰岛 B 细胞瘤或细胞增生时，应考虑本病的可能性。目前本病诊断依赖于病理检查胰腺组织 A 细胞/B 细胞的比率较正常减低。

四、肝源性低血糖症

严重肝病如原发性肝癌、肝硬化后期、重症肝炎、重症脂肪肝、上行感染性胆管炎等，可引起低血糖症状。肝具有巨大的储备功能，通常有80%以上破坏时才出现肝功能衰竭和糖代谢调节失常。低血糖症的发生与肝细胞内糖原合成、储存严重不足，或糖原异生能力减弱有关。低血糖多于空腹时发生。此外，肝内酶系统的先天性缺陷，例如糖原贮积病（von Gierke 病），由于肝不易释出葡萄糖也常出现低血糖。患者生长发育迟滞，肝显著肿大，血胆固醇增高，且易出现酮尿；此类疾病多于幼年发病。由于病因不同，肝损害程度的差别，肝源性低血糖症起病有急有缓，病程长短不一。发作的共同特点：①多见于空腹时；②饥饿、运动、应激或限制糖类时易诱发；③神经低糖症状较自主神经症状明显；④随着肝病的进展，本症发作程度及频率可增加；⑤肝病好转时，低血糖症可减轻或消失；⑥有肝病的症状和体征。

在肝、胆道外科手术时，须注意体内的糖原储备情况，因可在乙醚麻醉后引起血糖过低症。

五、酒精诱发的低血糖症

酒精过量可通过抑制肝糖异生诱发低血糖症。男性较女性多见，消瘦或营养不良者更为多见。酒精中毒症状与神经低糖症的表现非常相似，增加了临床鉴别诊断的困难，因此，因酒精中毒或过量就诊的患者应常规性测定血糖。大部分患者没有自主神经症状，一些慢性酗酒者可耐受较低的血糖水平而不出现神经低糖症状。酒精过量诱发低血糖症的机制主要是通过抑制糖异生：乙醇在肝代谢，由乙醇脱氢酶转化为乙醛，然后在醛脱氢酶的作用下转化为乙酸，这些反应过程中产生大量的自由氢离子，使 NADH 减少而抑制了糖异生途径前体物质的代谢。此外，乙醇还可能抑制低血糖症反应中的皮质醇激素和生长激素的释放，也可能延迟胰高糖素和肾上腺素的反应。

六、重要器官衰竭

严重充血性心力衰竭患者偶尔会发生低血糖症，机制未明，可能与恶病质、缺乏糖异生底物及缺氧和淤血导致肝功能异常有关。肾功能不全，特别是终末期肾病，也可能发生低血糖症，最常见的原因为药源性低血糖症和脓毒血症，其中7%的低血糖发作与严重营养不良有关。糖尿病患者和非糖尿病患者进行血液透析或腹膜透析时可在透析期间或透析后短时间内发生自发性低血糖症，认为可能与透析液中高糖刺激胰岛素分泌和肾对胰岛素的清除率下降有关。基础血糖较低和透析中未进食的患者特别容易发生低血糖症。肾衰竭发生低血糖症的机制包括糖异生底物不足、胰高糖素作用不敏感以及糖异生受抑制。糖尿病患者合并肾衰竭时发生低血糖症也可能与降糖药物或胰岛素清除率下降有关。

另外,脓毒血症时患者常发生低血糖症,可能与肝糖原耗竭、外周葡萄糖利用增加以及细胞因子刺激胰岛素分泌有关。

41.3 其 他 原 因

一、中枢神经系统疾病

间脑疾病、蛛网膜下腔出血、脑炎后综合征等有时可引起低血糖,通常为轻度,甚少出现低血糖症状。

二、代谢功能紊乱

(一)荔枝病

荔枝病是在荔枝收获季节较常见的急性疾病,可见于华南盛产荔枝的地区。患者通常为儿童(4~11岁男童最多见),个别为成人。发病前均有连续多日食大量荔枝的历史。由于多吃荔枝,患者的正常餐量大为减少,甚至有完全不进餐者,发病前夕往往不进食晚餐。一般多在清晨发病,以出汗、肢冷、乏力、腹痛、轻泻等为前驱症状,其后突然抽搐、昏迷。体温多正常,少数于数小时后有中等度发热,血中白细胞增多,血糖可降低至25~50mg/dl,即时注射大量葡萄糖溶液有显著疗效。若不救治,患者可于数小时内死亡。发病机制尚未明确。尸检可发现肝脂肪变性。

(二)亮氨酸过敏

亮氨酸过敏可引起低血糖,但其产生低血糖的机制尚未清楚,可能为突然使血浆内胰岛素浓度升高所致。不能耐受果糖也可导致低血糖,其时血内果糖增高,葡萄糖水平反见明显下降,可达10mg/dl,并出现低血糖的临床表现。发病机制可能为肝缺乏醛缩酶。以上情况多见于婴儿或儿童,其重要性在于及时认识这种情况并采取措施,以免经常发作损害中枢神经。

(三)葡萄糖利用过多与丧失过多

葡萄糖利用过多与丧失过多,如哺乳期妇女、肾性糖尿、剧烈运动或长时间重体力劳动后,均可引起低血糖,但通常只见于自主神经不稳定的人和机体糖原储备不足的人。少数重度腹泻、高热或重症甲状腺功能亢进症的患者也可出现低血糖症状。

(四)食物摄入不足

由于某些原因,如年老衰弱、重症慢性疾病、消化道肿瘤所致的食欲下降或吞咽困难、精神病、精神性厌食等,均可因长期食物摄入不足而致发生低血糖状态。

(李 海　李延兵)

参考文献

[1] TAKEHIRO O. Diagnosis and management of insulinoma. World J Gastroenterol, 2013, 19 (6): 829-837.

[2] 刘敏. 胰岛β细胞瘤的定位诊断. 中华内分泌代谢杂志, 2007, 23 (3): 284.

[3] 王战建. 腹膜后间皮瘤致低血糖昏迷一例. 中华内分泌代谢杂志, 1998, 14 (1): 51.

[4] 中华医学会内分泌学分会. 中国糖尿病患者低血糖管理的专家共识. 中华内分泌代谢杂志, 2012, 28 (8): 619.

[5] HUANG Z. Hyperinsulinaemic hypoglycaemia associated with a heterozygous missense mutation of R1174W in the insulin receptor (IR) gene. Clin Endocrinol, 2009 Nov, 71 (5): 659-665.

[6] PHILIP E. Evaluation and Management of Adult Hypoglycemic Disorders: An Endocrine Society Clinical Practice Guideline. J Clin Endocrinol Metab, 2009, 94 (3): 709-728.

42

钠、钾、钙、磷代谢异常

42.1 钠代谢异常

钠离子是维系细胞外液体积和渗透压的主要离子,其浓度调节主要通过肾进行。肾在近端小管(Na^+-H^+交换)、髓袢(Na^+-K^+-$2Cl^-$协同转运子)、远曲小管(Na^+-Cl^-转运子)、集合管和皮质管(上皮Na^+通道)均可重吸收Na^+。Na^+重吸收后形成的低渗尿中,游离水吸收依赖于集合管的高渗梯度和水通透性,此过程高度依赖于抗利尿激素(antidiuretic hormone,ADH,即精氨酸加压素)。因此,ADH是最重要的水钠平衡激素。

ADH在下丘脑的室上核和视旁核分泌。ADH的分泌主要受渗透压和血容量两个因素的调节。渗透压感受器在中枢(下丘脑及室周器)以及外周(胸背根神经节)均有分布,其敏感地感受血浆渗透压的变化,并转化为电信号刺激下丘脑ADH的分泌。容量感受器主要位于左心房、颈动脉窦以及主动脉弓,在血容量下降(超过5%)时

可诱发ADH的分泌。

ADH作用于集合管上皮细胞的受体,并介导水孔蛋白2转位至管腔侧的细胞膜,增加自由水的吸收,促进尿液浓缩。正常情况下,ADH最大分泌时,尿液浓缩可达800mOsm/kg,而ADH作用受最大抑制时,尿液渗透压可低至50~100mOsm/kg。

其他激素也参与了水钠的调节。血容量降低以及肾小管中Na^+浓度下降时,肾素分泌增加,促进血管紧张素和盐皮质激素(主要为醛固酮)的分泌,后者作用于远曲小管和集合管,促进钠的吸收并排泌钾。血容量增加时,心肌及心肺大血管内皮可分泌多种利钠肽。这些肽类通过抑制交感神经张力、降低肾素-血管紧张素-醛固酮系统的活性,起排钠利尿的作用,参与水钠稳态的维持。

导致钠代谢异常的疾病见表42-1。

表42-1 导致血钠异常的常见病因

低钠血症	高钠血症
假性低钠血症	**失水失钠型高钠血症**
非低渗性低钠血症	经胃肠道及第三体腔丢失
高血糖、甘露醇、甘油醇等应用	经肾丢失(利尿药、高血糖高渗综合征等)
低渗性低钠血症	**浓缩型高钠血症**
• 细胞外液容量降低	中枢性尿崩症
非肾性丢失(皮肤、黏膜及胃肠道丢失)	肾性尿崩症
经肾丢失	特发性高钠血症
利尿药	低渗液体补充不足
失盐性肾病	**钠潴留型高钠血症**
原发性肾上腺皮质功能减退症	原发性醛固酮增多症
脑耗盐综合征	库欣综合征
• 细胞外液容量增高	含钠液体补充过多
肝硬化	
肾病综合征	
心力衰竭	
• 细胞外液容量正常	
抗利尿激素分泌不当综合征	
低渗液体过度摄入	
继发性肾上腺皮质功能减退症	
甲状腺功能减退症	
运动相关的低钠血症	

一、低钠血症

低钠血症指任何原因导致的血钠水平低于135mmol/L。低钠血症是最常见的水、电解质异常，在社区人群中，其发病率可高达7%；在院内患者尤其是ICU患者，其发病率尤高（约30%）。

低钠血症的症状包括两个方面。一方面为非特异性症状，表现为乏力、恶心、呕吐、肌肉痉挛等；另一方面，低钠可导致严重的神经系统症状，如意识模糊、抽搐、头痛，甚至昏迷、呼吸暂停。这些症状成因为脑细胞水肿，严重者可形成脑疝危及生命，故及时而准确的诊断具有重要的临床意义。

（一）临床评估

1. 病史 应当询问患者营养摄入水平、是否存在经消化道和肾钠丢失的病理情况。住院患者应特别注意患者的补液情况，以及是否有高血糖、应用甘露醇等高渗液体等。注意采集患者基础疾病病史情况，如肝病、心脏疾病、呼吸系统疾病、感染性疾病、甲状腺及肾上腺疾病、糖尿病以及手术或放疗（腹部、脑部）病史。多种药物可能导致ADH分泌增加而导致低钠，应予以全面了解。女性患者需要询问月经病史和生育史，应警惕潜在的希恩（Sheehan）综合征。

2. 体格检查 应注意评估患者的血容量水平。皮肤及黏膜干燥、直立性低血压等情况提示容量下降；水肿及体腔积液常提示细胞外液增加（如心脏及肝硬化）。如有皮肤色素沉着、恶心、呕吐、低血压，应注意原发性肾上腺皮质功能减退。

3. 实验室检查 血生化（包括血糖、血钠、血钾、尿酸、血脂、尿素氮、肌酐等）及血渗透压有助于疾病分类。应同步检测尿钠、尿渗透压，以助于明确机体对ADH的反应。常规检测肝功能、心脏收缩功能和BNP、肾上腺功能和甲状腺功能，排查常见的病因。如怀疑肺部及其他部位肿瘤病变、肾上腺病变或颅内病变，应行相应的影像学检查。

（二）低钠血症的分类

根据血钠水平，可将低钠血症分为轻度（130mmol/L以上）、中度（120~129mmol/L）以及重度（<120mmol/L）。然而，临床症状水平除与血钠水平外，还与低钠血症发生的速度有关。急性低钠血症（48小时以内发生）时，由于脑细胞水肿来不及代偿，可产生显著的神经系统症状。而慢性低钠血症患者，由于细胞可通过降低细胞内液的渗透压维系相对正常的体积，患者临床症状也可能较轻微。因此有些学者主张避免使用"重度（severe）"描述显著低血钠，而改用"深度（profound）"。

根据血浆渗透压，可将低钠血症分为高渗性低钠血症、等渗性低钠血症以及低渗性低钠血症。在进行渗透压判断的时候，应当注意无效溶质的影响（可自由通过细胞膜，不产生有效渗透压的物质，如尿素、乙醇等）。渗透压可按下列计算：

有效渗透压 =2×（[Na^+]+[K^+]）+[葡萄糖]–[尿素氮等无效溶质浓度]，或

有效渗透压 = [生化检测的渗透压]–[尿素氮等无效溶质浓度]

常见的低钠血症病因分述如下文。

1. 假性低钠血症 在诊断低钠血症之前，必须排除假性低钠血症，即血浆中存在占据大量容积的异常脂蛋白、M蛋白等物质，检验过程中定容稀释后产生钠浓度结果降低的结果。血浆三酰甘油升高10mmol/L可导致血钠降低约1mmol/L，球蛋白每升高10g/L可导致血钠降低约0.7mmol/L。假性低钠血症常见于梗阻性黄疸、家族性高脂血症、骨髓瘤患者。对于血清浑浊、血钠低但渗透压正常的血样，应考虑采用非稀释法检测血钠。

2. 非低渗性低钠血症 当血液内存在较多产生有效渗透压的溶质，细胞外高渗会导致细胞内液外移而产生低钠血症，常见于血糖显著升高患者（如DKA和高渗状态患者）以及甘露醇和甘油醇的应用（如前列腺术后、脑水肿脱水治疗）等情况。显著高血糖患者血钠应该按照下面的公式校正血钠，以指导临床判断和补液决策：

校正[Na^+]= 实测[Na^+]+2.4×（[血糖]–5.5)/5.5（单位均为mmol/L）

3. 低渗性低钠血症 按照细胞外体液容量情况（增加、不变或下降）可将低渗性低钠血症分为3类。

细胞外液容量降低的低渗性低钠血症：机体失钠多于失水。体液丢失可使ADH分泌增加，因此尽管血渗透压降低，ADH并未被完全抑制，机体以低钠血症为代价代偿体液不足。

1）非肾性丢失：包括胃肠丢失和经皮肤或黏膜表面丢失。由于总体液和Na^+丢失可使肾重吸收钠增加，因此尿钠常减少（<30mmol/L）。但代谢性碱中毒时（如大量呕吐）例外。由于钠离子随碳酸氢根排出增加，尿钠可不减少，但此时尿Cl^-排出显著减少。

2）经肾丢失

利尿药：利尿药中噻嗪类比袢利尿药更容易导致低钠血症。除直接抑制Na^+和水的吸收外，可能与噻嗪类利尿药间接促进ADH的分泌，并增强肾小管对ADH的反应有关。

失盐性肾病：各种原因导致的肾小管疾病、海绵肾等均可干扰肾重新收Na^+，导致血钠的下降。通常肾重吸收其他物质（如氨基酸、糖、其他离子）的功能也会出现异常，表现为多种尿生化和尿沉渣检查的异常。

原发性肾上腺皮质功能减退症：肾上腺皮质激素可抑制下丘脑 ADH 的分泌。在皮质醇水平下降时，ADH 分泌受到的抑制作用下降，形成类似抗利尿激素分泌不适当综合征（SIADH）的低钠血症。此外，由于原发性肾上腺皮质功能不全伴有醛固酮分泌的异常，Na$^+$ 和水流失显著增加，出现血容量下降伴高钾血症。患者可伴有色素沉着、低血糖等表现，ACTH 和血尿皮质醇的检测以及相应的激发试验有助于明确诊断。

脑耗盐综合征：多见脑部病变和蛛网膜下腔出血后。其病因尚未明确，可能与多种利钠肽分泌增加导致多尿及水钠丢失有关。其与 SIADH 的临床和生化改变相似（SIADH 的诊断标准见下文），区别在于脑耗盐综合征存在血容量下降的表现（如低血压、脱水、中心静脉压下降、血尿素氮升高等）。因血容量评估存在一定主观性，患者的临床情况又错综复杂，鉴别有时候相当困难，甚至需要观察患者对治疗的反应进行确定。因患者肾素 - 醛固酮受抑制，且 ADH 继发性分泌增加，这些激素浓度检测对于与 SIADH 的鉴别并无帮助。

3）细胞外液容量增高的低渗性低钠血症：主要发生于水肿性疾病（如肝硬化、心衰、肾病综合征等）。在这些疾病中，体液蓄积于细胞外间隙，出现组织水肿、体腔积液等细胞外液增加的表现。但由于血浆外渗，事实上有效血容量下降，继而抗利尿激素分泌增加导致血钠下降。肝硬化还减慢 ADH 的代谢，参与了低钠的机制。慢性肾脏病患者由于排泄溶质障碍，尿液无法正常浓缩和稀释，当摄入少溶质液体时即易发生低钠血症。肠梗阻、脓毒血症、组织损伤等体液渗漏导致有效血容量下降的低钠血症与此类似。

4）细胞外液容量正常的低渗性低钠血症：抗利尿激素分泌不当综合征（syndrome of inappropriate antidiuretic hormone secretion，SIADH）的"不适当"意指 ADH 的分泌独立于渗透压和血容量的变化。本征的 ADH 可来自下丘脑分泌（如药物或病变刺激，或肺部及血管病变等影响渗透压或容量感受器），也可来自其他部位的异位分泌（如各种肿瘤）。广义上，本征还包括遗传因素导致的 ADH 受体活性突变，使 ADH 样作用增强，然而此时血 ADH 的浓度是下降的。随着水分重吸收，机体的溶质排出机制（如利钠肽分泌增加、醛固酮分泌减少以及细胞内电解质释出代偿细胞水肿）的代偿使患者不致出现血容量和细胞外液容积的增加。可能导致 ADH 过度分泌的因素见表 42-2。

表 42-2　抗利尿激素不适当分泌综合征的常见病因

恶性肿瘤	肺部疾病	神经系统疾病	药物	其他
肺癌（小细胞） 喉癌 胃肠道癌肿 泌尿生殖道癌症 淋巴瘤 尤因肉瘤 嗅神经母细胞瘤	感染：细菌、病毒、结核、真菌 哮喘 囊性纤维化 正压通气 肺出血	感染（脑膜炎、脑炎） 脑血管疾病和肿瘤 蛛网膜下腔出血 脑部损伤 脑积水 多发性硬化 海绵窦血栓 吉兰 - 巴雷综合征 震颤性谵妄 急性间歇性卟啉病	抗抑郁药（SSRIs，三环类，MAOI） 抗惊厥药（卡马西平、丙戊酸钠、拉莫三嗪） 抗精神病药 抗肿瘤药（长春碱类、铂类、CTX、马法兰、MTX 等） 降糖药（氯磺丙脲） 托伐普坦 特利加压素 NSAID 鸦片类 干扰素 胺碘酮 质子泵抑制药 ……	遗传性 V2 受体激活突变 特发性 全麻 手术 疼痛 恶心 运动

SIADH 的诊断标准包括主要标准和次要标准。主要标准：①有效血清渗透压 <275mOsm/kg；②尿渗透压 >100mOsm/kg；③临床评估血容量正常（临床评估）；④正常饮食下尿 Na>30mmol/L；⑤除外肾上腺皮质功能减退、甲状腺功能减退、肾功能异常、利尿药使用。

SIADH 的诊断需满足所有主要标准。如主要标准中有项目无法确认，则应观察下列次要标准，符合越多，诊断的可能性越大：①血尿酸 <0.24mmol/L（4mg/ml）；②血尿素氮 <3.6mmol/L；③生理盐水输注无效，甚至加重低钠；④尿素排泄分数 >55%；⑤尿钠排泄分数 >0.5%；⑥尿酸

排泄分数 >12%；⑦限水有效。

值得强调的是，SIADH 是排他性诊断，尤其需要与脑耗盐综合征以及继发性肾上腺皮质功能减退相鉴别，见脑耗盐综合征和继发性肾上腺皮质功能减退症。

低渗液体过度摄入（可伴溶质摄入减少）：常见于精神性烦渴，或食物中含大量低渗液体，但蛋白质及盐分等溶质含量较低的营养不良者（如啤酒成瘾者或"茶-吐司综合征"）。ADH 分泌减少，尿渗透压下降以排出自由水。但尿液无法无限稀释（尿液渗透压下限一般在 60~100mOsm/kg），溶质缺乏会导致自由水排除能力下降，进而导致低钠血症。

继发性肾上腺皮质功能减退症：前已述及，皮质醇下降减弱了对 ADH 分泌的张力性抑制，故本病临床表现可以与 SIADH 完全重叠，因此在诊断 SIADH 的时候必须重点排除本病。由于醛固酮分泌和反应大致完好，患者无明显高钾和低血压的表现。本病需行血及尿皮质醇、ACTH 的检测，必要时进行低血糖或 CRH 兴奋试验进行明确诊断。对于有垂体病变（如空蝶鞍）、垂体其他激素异常、有产后出血病史（无论平时是否存在皮质功能减退）、按 SIADH 进行限水后，一般情况反而恶化者，应特别提高警惕。

甲状腺功能减退症：甲减患者出现低钠患者并不多见，低钠血症是甲减导致的黏液性水肿、心排血量下降和肾小球滤过率下降以及 ADH 继发升高的结果。补充甲状腺激素后低钠可被纠正。

运动相关的低钠血症：多见于长时间运动（如马拉松）。造成低钠血症的因素包括运动期间低渗液体的大量摄入，以及运动过程中各种因素导致的 ADH 分泌（如疼痛、恶心及血容量下降等）。

（三）低钠血症的诊断流程和思路

传统上，判断患者的细胞外液情况和血容量是鉴别诊断的起点。然而，细胞外液和血容量的判断往往存在主观性，诊断的准确性也因而无法保证。为了避免诊断进程从一开始就误入歧途，国外指南提倡从客观检验结果着手，细胞外液的判断放在流程的最后（图 42-1）。有研究表明，这一流程有助于改善低年资医师最终诊断的准确性。诊断率流程中，尿渗透压是否 <100mOsm/kg 的意义是判断 ADH 分泌是否受到最大抑制（即尿液是否最大稀释）。尿钠浓度是否 >30mmol/L 则是反映有效血容量是否不足的指标（血容量不足、醛固酮分泌增加会导致 Na^+ 重吸收）。尽管这一流程并非完美，本书仍推荐其可作为大部分医师展开诊断思路的参考。当然，临床情况复杂多变，医师应当全面分析，考虑各种可能性，不应生搬硬套。

二、高钠血症

高钠血症指血钠高于 145mmol/L。临床上高钠血症常常由于液体管理不当所致（在 ICU 尤其常见），而高钠血症往往与死亡、ICU 停留时间延长等不良预后相关。高血钠的症状主要来自于中枢神经细胞的脱水皱缩，包括口渴、乏力、昏睡、易激惹，甚至抽搐和昏迷，可并发蛛网膜下腔出血或硬膜下出血。此外，高血钠还可伴有血容量下降或过多的临床表现。根据症状发生的急缓（是否大于 48 小时）可将其分为急性和慢性高钠血症。

（一）高钠血症的分类和病因

根据病理生理机制，高钠血症可分为：①失水失钠型高钠血症；②浓缩型（钠容量正常）高钠血症；③钠潴留型高钠血症。故血容量的判断对于鉴别诊断有重要的作用。

1. **失水失钠型高钠血症**　此类高钠血症的特点是总体钠量减少，失水甚于失钠，常伴低血压、心率快、中心静脉压低、氮质血症等血容量下降的表现。

（1）经胃肠道及第三体腔丢失：多有腹泻、呕吐、胃肠减压、肠梗阻等病史以及胸腔积液、腹水的表现。渗透性腹泻及病毒性肠炎常导致高钠血症，而分泌性腹泻常导致低钠血症。液体摄入不足可促进醛固酮分泌，尿钠多小于 20mmol/L，尿渗透压可达 800mOsm/L。

（2）经肾丢失

1）利尿药：多见于甘露醇、山梨醇、高渗葡萄糖等渗透性利尿药以及袢利尿药。噻嗪类利尿药通常不引起高钠。

2）高渗性高血糖状态：特点是显著的高血糖（>33.3mmol/L）、高血浆渗透压（>320mOsm/L）、中枢神经系统症状，而酮症和酸中毒不明显。高钠的机制包括高葡萄糖导致的渗透性利尿以及老年渴感下降造成水摄入不足。

2. **浓缩型高钠血症**　此类高钠血症的特点是水摄入减少或肾排水增加导致血液浓缩，而身体总钠量大致正常。血容量可为正常低值或降低。

（1）中枢性尿崩症：中枢性尿崩症可由于遗传因素（如常染色体隐性遗传的 Walfram 综合征）、下丘脑及垂体病变或外伤、自身免疫等因素导致。尿崩症患者尿量多在 4~18L/d。生化检查多见于相对低密度及低渗性尿，对外源性抗利尿激素有反应。高钠血症常见于饮水受限或渴感丧失患者。

禁水-加压素试验是用于尿崩症诊断的重要手段。禁水后，完全性中枢性尿崩症患者尿渗透压多小于 300mOsm/L，而部分性中枢性尿崩症患者尿渗透压可在 300~800mOsm/L。注精氨酸加压素或垂体后叶素后，完

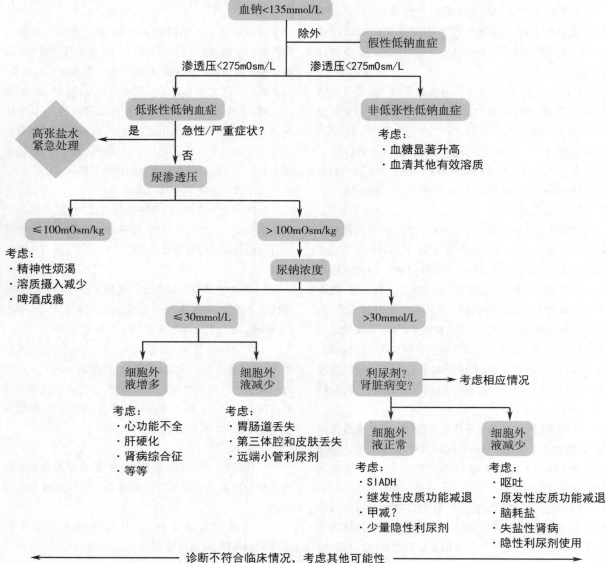

图 42-1　低钠血症的诊断思路

全性中枢性尿崩症患者尿渗透压升高可 >50%，多可升高至禁水平台期的 2~4 倍；部分性中枢性尿崩症患者尿渗透压升高在 10%~50%。有条件的单位可检测抗利尿激素或其共分泌的多肽 Copeptin 以助诊断。

（2）肾性尿崩症：肾性尿崩症是由于肾小管对抗利尿激素的反应不足所致。病因可为遗传性（ADH 受体或受体后通路异常）及获得性（如间质性肾炎、锂盐、去甲金霉素、ADH 受体拮抗剂的服用）。诊断的主要依据是低渗尿、高钠，患者对禁水及加压素均无反应，血 ADH 及 Copeptin 水平显著升高。

（3）特发性高钠血症：高钠为渴感减退伴 ADH 释放阈值升高所致。本病 ADH 的分泌能力尚存，但其分泌的渗透压阈值升高，患者的渴感阈值也上调，其病因不明。患者禁饮后尿渗透压可显著升高，说明 ADH 释放在严重

高钠时方可触发。本病呈慢性高钠，无多饮、多尿，无脱水，但可伴有精神症状，如乏力、智力下降、精神错乱等。

（4）低渗液体补充不足：见于热射病、脑血管意外、ICU 患者液体管理不当、发热、机械通气等呼吸道丢失、小儿喂养照料不足等情况。

3. 钠潴留型高钠血症

（1）原发性醛固酮增多症：由于肾上腺本身病变（如增生或肿瘤）导致醛固酮自主分泌增多所致。患者常有血容量扩张、中度高血压（舒张压升高较明显）并继发肾素活性降低。但由于利钠肽系统的反馈激活，血钠升高常仅为轻度。醛固酮 / 肾素比值增高可作为筛查指标，确诊依赖于盐水滴注试验、卡托普利试验、氟氢可的松试验或口服氯化钠试验。肾上腺影像学检查和双侧肾上腺静脉采血有助于明确原发性醛固酮增多症的类型及决定

治疗方式。

（2）库欣综合征：库欣综合征患者升高的皮质醇超过了肾 11-羟基类固醇脱氢酶分解的能力，作用于盐皮质激素受体发挥了醛固酮样的作用。库欣综合征有向心性肥胖、紫纹和瘀斑、继发性高血压、高血糖和骨质疏松等临床表现。血及尿皮质醇增高、血皮质醇丧失昼夜节律，且皮质激素不被小剂量地塞米松所抑制等可资确诊。

（3）含钠液体补充过多：在住院患者中多见，如心肺复苏中补碱过多、静脉高渗盐水补充、透析液中含钠过高等。肾功能不全时，患者排钠机制受损，高钠血症更为常见，应引起重视。

（二）高钠血症的诊断思路（图 42-2）

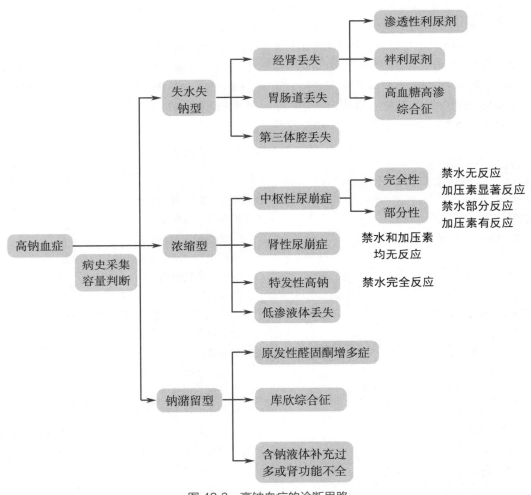

图 42-2　高钠血症的诊断思路

42.2　钾代谢异常

钾是人体最主要的阳离子之一。人体总含钾量约为 50mmol/L，在细胞表面的 Na^+-K^+-ATP 泵的作用下，98% 的 K^+ 存储于细胞内（约 140mmol/L），其浓度比细胞外（约 4mmol/L）高 30 倍以上。这一浓度梯度对于细胞动作电位的正常产生起决定性的作用。因此，血钾增高或降低均可能影响神经肌肉传导，甚至导致致死性心律失常。正常血钾水平的维持有赖于钾离子摄入、分布、排出的平衡。

人体每日从饮食中摄入钾量为 50~100mmol。正常情况下，饮食摄入的钾由胰岛素和 β_2 肾上腺素能受体介导,通过激活 Na^+-K^+-ATP 泵转入细胞内。细胞内 K^+池对所摄入的钾具有强大的缓冲作用。酸中毒可通过增加细胞内外的 H^+-K^+ 交换,使循环中的 K^+ 浓度升高。镁离子是细胞表面 Na^+-K^+-ATP 泵发挥正常功能的必要元素,镁离子的缺乏将导致细胞外液中 K^+ 无法内移;低血镁还可影响钾离子的排泄,产生顽固性的低血钾。

肾的重吸收和排泌是体内 K^+ 浓度调节的主要机制。90% 钾在近曲小管(随水钠吸收)和髓袢(主要通过 Na^+-K^+-2Cl- 协同转运子)重吸收,仅少部分在集合管和连接管吸收。钾排泌的主要部位为肾,仅有 10%~15% 的钾离子经粪便及汗液排出。肾排钾的主要部位在肾小管连接段或集合管的主细胞。主细胞管腔侧存在 Na^+ 通道(eNaC)和 K^+ 通道。eNaC 重吸收钠离子后,管腔产生负电压梯度,驱动主细胞内的 K^+ 排泌。主细胞排钾活性的因素包括血钾浓度增加、远端小管原尿中 Na^+ 浓度的增加以及醛固酮的作用。而后者是该部位排泌 K^+ 最主要的调节激素。

有效血容量下降时,肾素分泌增加可通过升高血管紧张素 II 促进醛固酮的合成和分泌。血钾升高也可直接刺激醛固酮分泌。醛固酮作用于主细胞表面的受体,增加主细胞管腔侧 eNaC 的密度,促进管腔液与上皮细胞的 Na^+-K^+ 交换;并增加细胞基底侧 Na^+-K^+-ATP 泵活性,加速细胞重吸收的 Na^+ 进入循环,从而促进 Na^+ 的吸收和 K^+ 的排泄。醛固酮和镁离子还参与调控肾小管外髓钾通道(ROMK),分别促进和抑制其排钾。在钾负荷增加时,肾调节机制将在 1~2 天开始发挥最大效应,以保证体内 K^+ 的平衡。钾离子的摄入、分布、排泌异常均可产生血钾水平的异常。临床上排泌异常更为常见。血钾异常的病见表 42-3。

表 42-3　导致血钾异常的常见病因

低钾血症	高钾血症
摄入过少	**摄入增加(进食、静脉)**
细胞内转移增加	**细胞内钾离子转移**
药物(胰岛素、β 肾上腺素能药物等)	大量细胞破坏(溶血、溶瘤、烧伤等)
碱中毒	酸中毒
低钾周期性瘫痪	高钾周期性瘫痪
排出增加	胰岛素缺乏
经消化道和经皮肤丢失	药物(β 受体阻滞药、肌松药、精氨酸等)
经肾丢失	血浆渗透压升高
血压正常型	**尿钾排出减少**
利尿药	急、慢性肾功能不全
巴特综合征及 Gitelman 综合征	醛固酮分泌减少
肾小管酸中毒	原发性肾上腺皮质功能减退症
低镁血症	先天性醛固酮合成酶缺乏、自身免疫性肾上腺皮
肾小管异常	质功能不全、肾上腺转移瘤、感染、手术、药物等
血压升高型	继发性醛固酮减少症
继发性醛固酮增多症	药物(β 受体阻滞药、ACEI/ARB、NSAID 等)、球
原发性醛固酮增多症	旁器损伤或自主神经病变、假性醛固酮增多症等
非醛固酮的盐皮质激素增加	
利德尔综合征	
库欣综合征	

一、低钾血症

(一)概述与临床评估

血清 K^+ 浓度 <3.5mmol/L 时称为低钾血症,可因总体 K^+ 过少,或者 K^+ 在细胞内外分布发生变化所致。

低钾血症的临床症状包括神经肌肉症状、心电生理异常以及肾功能改变三个方面。由于 K^+ 降低导致神经肌肉细胞出现超极化阻滞,神经和肌肉动作电位的正常形成和传导受到了影响。患者出现乏力甚至肌肉麻痹,严重者可累及呼吸肌。低钾血症可使心肌的兴奋性上升、自律性增加,但传导系统的传导速度下降,导致心律失常和典型的心电图改变(T 波低平、U 波、期前收缩、QT 间期延长等)。慢性低钾血症还可损害肾小管功能,增加 H^+ 排泄,并影响抗利尿激素的正常作用,故可造成多尿、碱中毒以及继发性肾小管损害。

发现低钾血症后,应当仔细采集患者的病史,包括饮食中含钾情况,有无可能导致 K^+ 排出增加的消化系统、泌尿系统、皮肤及黏膜相关症状,有无使用利尿/导泻制剂以及可能导致血钾重新分布的药物、是否存在高血压以及库欣综合征等临床表现。在实验室检查方面,除血钾外,应当关注血镁水平、酸碱度情况,并且进行尿生化检验。通常血钾降低时,尿钾多于 25mmol/d(或尿钾浓度高于 20mmol/L)考虑肾排钾增加,也有人采用单次尿钾/尿肌酐进行区分,如 >1.5mmol/mmol 肌酐(或13mmol/g 肌酐)提示肾性丢失。可选择血肾素、醛固酮、ACTH、皮质醇以及垂体、肾上腺及肾的影像学检查以利于进行病因确诊。

(二)低钾血症的常见病因

低钾血症的病因可以归纳为摄入减少、排出增加以及细胞内外 K^+ 转移异常三大类,有时可同时存在多个病因。诊断前应排除假性低钾血症,即血样中存在大量代谢活跃细胞,放置过程中出现 K^+ 进入细胞内而使血清 K^+ 降低的情况,常见于白血病。

1. 摄入过少 由于肾具有较强的重吸收钾能力,单纯摄入减少很少导致显著低钾。若长期摄钾过少(<20mmol/d,1 周以上),则可能出现低钾血症。更多情况下,摄入减少常作为加重因素参与低钾血症的发生及发展。

2. 细胞内转移增加

(1)药物:最常见于 β 肾上腺能药物以及胰岛素,机制为 Na^+-K^+-ATP 酶活性增强,促进 K^+ 转移到细胞内。上述药物可使血钾下降 0.5~1mmol/L,可见于吸入性或全身性应用 $β_2$ 受体激动药(如特布他林、沙丁胺醇等)、胰岛素治疗显著高血糖等临床情况。一些药物滥用[如海洛因、进食含"瘦肉精"(即克伦特罗)]的猪肉)有时是隐蔽的病因。

(2)碱中毒:低钾与碱中毒互相加重,互为因果。pH 上升可使细胞内 H^+ 外移进行代偿,K^+ 因而交换入细胞内。pH 每升高 0.1,血钾可下降约 0.4mmol/L。低钾又可导致碳酸氢根吸收增加、H^+ 排泌增加,进而加重碱中毒。

(3)低钾周期性瘫痪:分为先天性和获得性,机制为 K^+ 急性向胞内转移所致,发作时尿钾下降。先天性低钾周期性瘫痪为常染色体显性遗传疾病,乃 L 型钙离子通道基因或钠离子通道基因(SCN4A)突变或功能障碍所致,这些离子通道异常引起低钾血症的机制尚未完全阐明。获得性者主要见于甲亢患者。主要表现为发作性血钾下降,常有运动、进食甜食、疲劳、饮酒、使用胰岛素等诱因,持续数小时到数日不等;发作间期不需补钾而血钾正常。甲亢所致患者甲状腺功能正常后通常不再发作。

先天性者可通过基因诊断。

(4)其他:氯喹、钡剂中毒和低体温均可使 K^+ 内移而引起低钾血症。

3. 排出增加

(1)经消化道失钾和经皮肤丢失:上、下消化道液体丢失导致的低钾血症机制有所不同。上消化道液体含钾较低(5~10mmol/L)。故呕吐导致低钾血症主要继发于低氯性碱中毒,尿钾随碳酸氢根排出而增加;同时,血容量下降导致的醛固酮增加也加重了低钾。下消化道的消化液中含钾量较多(可达 20~50mmol/L),故可直接导致血钾降低,此时尿钾多降低。

汗液含钾约 5mmol/L,故经皮肤丢失者通常见于高温作业者和热带地区,患者尿钾显著下降。

(2)经肾丢失:肾失钾是低钾血症最常见的病因。根据患者是否合并高血压,又可以分为血压正常型肾失钾和血压升高的肾失钾。

1)血压正常型肾失钾

利尿药(除保钾利尿药外):利尿药减少 K^+ 吸收、增加肾小管液流速并激活肾素-醛固酮系统,促进钾分泌。其中,噻嗪类利尿药导致低钾的风险较袢利尿药更高。

巴特综合征及 Gitelman 综合征:是一组以低钾性代谢性碱中毒、继发性高肾素、高醛固酮血症、肾小管球旁器增生为特征的疾病,患者血压常偏低或正常低值,血钠也多正常或偏低,多为常染色体隐性遗传。巴特综合征可由多种基因突变形成,这些基因异常导致 Na^+-K^+-$2Cl^-$ 转运子相关通路异常(生化改变类似应用袢利尿药),患者尿钙可增高,对袢利尿药反应低下;Gitelman 综合征基因异常位点常与 Na^+-Cl^- 共同转运子有关(生化改变类似应用噻嗪类利尿药),常伴有低镁血症和低尿钙。基因检查有助于明确诊断。

肾小管酸中毒:低钾血症见于 I 型、II 型肾小管酸中毒。近端肾小管酸中毒时,由于近端小管功能异常,流至远端小管的 Na^+ 增加,使该处的 Na^+-K^+ 交换增加;远端肾小管酸中毒则由于 H^+ 分泌障碍,导致 Na^+-K^+ 交换增加而失钾。两种酸中毒患者均可继发醛固酮增多,进一步加重低钾血症。

低镁血症:在原发性镁缺乏时,尿钾排泄增多,血钾降低,可能与镁离子对 ROMK 等 K^+ 分泌通道功能的抑制作用被削弱有关。因此,低镁血症若不得以纠正,低钾血症可很顽固。

其他:在有机酸中毒时(如糖尿病酮症酸中毒),渗透性利尿、有机酸根离子代偿性排泄常伴随着 K^+ 的丢失增加。酸中毒纠正过程中,血钾可显著降低。失盐性肾病、肾小管肾炎、某些药物如两性霉素 B 等也可导致尿钾排出增加。

2）血压升高型肾失钾：检查肾素、醛固酮、皮质醇和 ACTH 及相应的动态试验具有重要的鉴别诊断意义。

肾素活性升高：常见于恶性高血压、肾素瘤、肾动脉狭窄及肾实质性疾病。这些疾病导致肾素分泌增多和继发性醛固酮增多，引起低钾血症。

肾素活性降低：

①原发性醛固酮增多症：表现为高血压、低血钾、碱中毒。由于肾上腺自主分泌醛固酮增多，水钠潴留反馈抑制了肾素的分泌。醛固酮/肾素比值升高是敏感的筛查指标，确诊及分型有赖于氯化钠负荷试验、卡托普利抑制试验及氟氢可的松试验等药理试验，以及肾上腺的影像学检查。

②其他盐皮质激素增加：常见于先天性肾上腺皮质增生症中的 17α 羟化酶缺乏以及 11β 羟化酶缺乏，多为常染色体隐性遗传。这些酶的缺乏导致具有盐皮质激素活性的中间产物——脱氧皮质酮水平增高，导致高血压、低血钾、代谢性碱中毒。患者可伴有原发性肾上腺皮质功能不全的临床表现和生化改变，17α 羟化酶缺乏还可

伴女性性腺功能减退和男性假两性畸形，肾上腺影像学可见显著肾上腺增生。基因检测可明确诊断并分型。

③利德尔综合征：为少见的遗传病。远曲小管的上皮 Na 离子通道活性突变，导致钠离子重吸收增加，K 离子排出增加，血容量扩张。患者的肾素和醛固酮均低。

④其他：某些药物如甘草类制剂也可导致低钾血症，因其含有类盐皮质激素样物质，可引起高血压、低血钾、代谢性碱中毒，患者肾素和醛固酮常受到抑制。

肾素活性正常：常见于库欣综合征。

低钾血症的诊断思路见图 42-3。

二、高钾血症

高钾血症的危害在于其可导致严重的心律失常乃至危及生命。显著升高的血钾（≥ 6.5mmol/L）及高危患者需要紧急降钾处理。因此，高风险的患者中，如出现神经肌肉症状（如乏力、腱反射延迟、弛缓性麻痹等，通常从四肢向躯干发展，严重可影响呼吸肌）、心脏传导异常（心动过缓、室性心律失常）及可疑心电图表现时，应提高警惕。

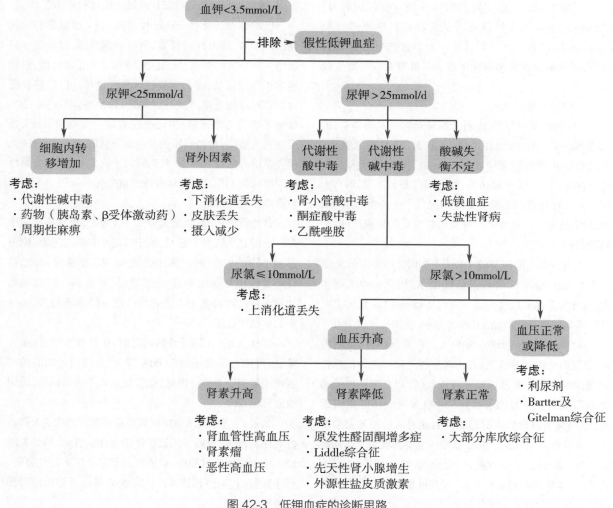

图 42-3　低钾血症的诊断思路

（一）评估要点

1. **临床评估** 在病史采集过程中,应注意是否存在可能导致高血钾的临床情况,如特殊药物使用(血管紧张素转化酶抑制药、血管紧张素受体拮抗药、非甾体抗炎药、保钾利尿药等)、大量进食含钾物质或输入含钾液体、肾衰竭或少尿病史、溶血或肿瘤破坏等。应充分评估血容量水平和血压状态。

2. **辅助检查** 高钾血症的心电图表现包括 T 波高尖、QT 间期缩短,随后出现 QRS 波的增宽及波幅下降,以及心动过缓、P 波消失、室性期前收缩或室性心律失常,最终出现心室颤动和心脏停搏。应当根据患者的情况,检查尿钾水平、肾功能、血浆肾素、皮质醇、醛固酮以及做疾病确诊相关的特殊检查,以明确高钾血症的病因。

（二）常见病因与诊断思路

根据血钾升高的原因,可将其分为摄入增加、细胞内 K^+ 转移、K^+ 排泌减少几大类(见表 42-3)。诊断时应先排除假性高钾血症以免误治。血钾发生的快慢和持续的时间对于诊断具有提示价值。单纯饮食因素一般不能解释显著的高钾血症;迅速发生的高钾血症(尤其是不伴显著少尿者)往往提示为细胞内 K^+ 迅速外移所致(如组织损伤、溶血等),排泄减少所致者,血钾常逐渐升高;间歇发生的高钾血症应当注意高钾周期性瘫痪。如患者存在血压升高及细胞外液增加,提示液体排泄障碍因素导致的高钾血症。如患者血压下降,则应注意醛固酮缺乏症或作用缺陷。导致高钾血症的临床情况主要见表 42-3。

（三）高钾血症的主要病因

1. **假性高钾血症** 假性高钾血症指血样在凝血产生血清的过程中,细胞内 K^+ 大量转移至血清,使血钾检验结果呈假性升高的情况。假性高钾血症常见于血小板或白细胞显著升高、采血过程中的技术性问题(如机械挤压溶血等)等。血小板计数每升高 100×10^9/L,血清钾水平升高 0.1~0.2mmol/L。假性高钾血症患者无高血钾相关症状,心电图无高血钾表现;检测血浆钾浓度可资鉴别。

2. **钾摄入增加** 如前所述,由于机体对于钾有较强的调节能力,在肾功能正常的患者中,单纯饮食因素一般不导致高钾血症。正常人每日摄入 400mmol/L 钾(约合氯化钾 30g/d)仅使血钾上升到正常上限。但若在肾功能受损患者中,经口或静脉摄入含钾高的物质,则易引起高钾血症。

3. **细胞内钾离子外移**

（1）酸中毒:如前所述,酸中毒时细胞内外 H^+-K^+ 交换亢进,导致高钾血症。这一过程在代谢性酸中毒中较呼吸性酸中毒更加显著。pH 降低 0.1 可导致血钾升高约 0.5mmol/L。当存在肾丢失(如肾小管酸中毒)和胃肠道丢失(如腹泻)时,血钾可无显著变化甚至下降。

（2）胰岛素不足、高渗或高血糖:胰岛素可促进 K^+ 内移。当胰岛素缺乏时,K^+ 内移减少;如同时伴有高渗状态,细胞内液浓缩、水分往细胞外转移时可伴随 K^+ 外移。这一机制被认为是糖尿病酮症酸中毒患者血钾升高的主要机制。甘露醇、高渗盐水也可导致血钾升高。

（3）高钾周期性瘫痪:高钾周期性瘫痪是一种常染色体显性遗传性疾病。瘫痪常被运动、寒冷、服用钾制剂等诱发,多呈对称性近端肌肉为主的瘫痪,持续时间短。其机制为骨骼肌 Na^+ 通道的 α 亚基失活性点突变所致,基因检测可确诊。

（4）其他:β 受体阻滞药、肌松药、精氨酸、他克莫司、异氟烷等药物可能通过抑制 K^+ 内流或促进 K^+ 外流引起血钾升高。剧烈运动、组织分解代谢增强、创伤(如挤压综合征)也可导致高钾血症。

4. **尿钾排出减少**

（1）急性与慢性肾功能不全:临床上,肾功能不全往往是高钾血症的基础致病因素。除了少尿导致钾分泌下降外,醛固酮分泌减少(肾素分泌减少)和应答障碍(肾小管损伤)均参与高钾的机制。尿毒毒素对 Na^+-K^+-ATP 泵的抑制作用也可能减少 K^+ 向细胞内转移。

（2）醛固酮分泌减少:各种原因所致的醛固酮水平下降,均可导致 K^+ 和 H^+ 排泄减少,发生高钾血症和代谢性酸中毒(即Ⅳ型肾小管酸中毒)。根据引起醛固酮分泌异常的病变部位,可分为原发性(肾上腺病变)和继发性(肾素、血管紧张素分泌减少)。

1）原发性醛固酮减少:主要原因如下。

自身免疫性肾上腺皮质功能不全:常为自身免疫性多内分泌腺性综合征的组分,可伴黏膜念珠菌病及甲状旁腺功能减退症(Ⅰ型),或自身免疫性甲状腺炎及 1 型糖尿病(Ⅱ型)。

先天性肾上腺皮质增生症:由于醛固酮合成途径中的酶功能缺陷所致,较常见的包括 21- 羟化酶缺乏、18- 羟化酶(醛固酮合成酶)缺乏等。临床表现为高钾低钠、低血压、皮肤色素沉着,ACTH 升高、醛固酮及皮质醇降低、肾素升高,CT 见肾上腺显著增粗。可伴有男性化表现(21- 羟化酶缺乏)。确诊需进行肾上腺代谢产物(如 17-α 羟孕酮、孕烯醇酮、孕酮、雄激素等)和基因检测。

恶性肿瘤:常见于肺癌和乳腺癌。

感染:如 CMV、HIV、真菌和结核感染。

手术破坏、药物抑制醛固酮的分泌(如肝素)。

2）继发性醛固酮减少:主要为导致肾素/血管紧张素分泌下降的一些因素,如慢性肾病、药物(血管紧张素转化酶抑制药、血管紧张素受体拮抗药、非甾体抗炎药、环孢素、β 受体阻滞药)、支配肾的自主神经病变等。

(3)保钾利尿药:螺内酯拮抗醛固酮受体,减少醛固酮的作用。阿米洛利和氨苯蝶啶通过抑制远曲小管和集合管的钠离子通道,减少 Na^+-K^+ 交换,使 K^+ 排出减少。

(4)假性醛固酮减少症:表现为对醛固酮的反应下降,分为两型。1 型表现为高钾、血压偏低、肾小管性酸中毒(Ⅳ型)、肾素和醛固酮水平显著升高。遗传类型可为常染色体隐性[集合管上皮钠离子通道突变,影响 K^+ 吸收的电化学梯度]或显性遗传(醛固酮受体异常)。2 型(Gordon 综合征)则表现为家族性高钾血症、代谢性酸中毒、高血压、容量增加,肾素及醛固酮水平下降。其机制为 WNK 激酶异常导致的噻嗪类敏感的 Na^+-Cl^- 共同转运子功能升高,集合管管腔电化学梯度下降导致 K^+ 分泌降低。对疑诊患者进行基因检测有助于确诊。

42.3 钙与磷代谢异常

钙是人体内最丰富的矿物质。在人的生理活动中,离子钙在细胞内及细胞外都起着重要的作用。人细胞外钙水平被严格控制在一个狭窄的生理范围内,以便在各组织中正常发挥其功能。在正常情况下,血清钙稳定在 8.5~10.5mg/dl(2.1~2.6mmol/L),在细胞外液中只有离子钙的浓度能够被调控,其平均浓度在 1.25 ± 0.07mmol/L,接受甲状旁腺素(PTH)和维生素 D 的调节。在血清和其他外液中,只有 50% 的总钙以离子形式存在,其余部分与白蛋白或维生素结合蛋白(DBP)结合(约 40%)或与阴离子如磷酸根和枸橼酸根(10%)结合。因为钙离子和磷酸根循环浓度趋于饱和,血清中钙离子或者磷酸盐任何一种成分的增加均能导致磷酸钙在组织中沉积。钙代谢的一个显著特征是仅代表体内总钙的很小一部分的细胞外钙,在代谢过程中当钙离子快速流动时却能够被严格调控。细胞外液钙总量占体内总钙的 1%,其余大部分钙质沉积在骨质中。人体对钙的日需要量为 0.8~1.5g,儿童、妊娠和哺乳期可增至每日 1.5~2.0g。细胞外液中含钙约 900mg,每日有 10 000mg 经肾小球滤过,500mg 加入到骨骼不稳定钙池;补充细胞外液钙的途径有:约 200mg 的钙来自食物吸收,9 800mg 来自肾小管重吸收,500mg 来自骨骼。

人体对磷的需要量每日为 1.0~1.2g,儿童和哺乳时增至 1.5~2.0g。血磷主要指血浆无机磷,成人正常值为 0.8~1.45mmol/L(2.6~4.5mg/dl),小儿较高,尤其是新生儿为 5.5mg/dl,6 个月后可达 6.5mg/dl,15 岁时渐降至成人水平。在生长发育期时浓度可偏高,夏季浓度偏高,在同一天中,则中午较早晨高。仅有 12% 的血磷与蛋白质结合,75% 以游离 HPO_4^{2-} 和 $NaHPO_4^-$ 以及游离 $H_2PO_4^-$ 形式存在。肾是调控无机磷的主要器官,自肾小球滤出的磷大部分在近端肾小管被再吸收,仅 10%~15% 自尿排出。

钙磷代谢主要由甲状旁腺素(PTH)、降钙素和维生素 D 调节,三者相互密切配合,调控机体的钙磷代谢。

PTH 由甲状旁腺腺体分泌,是一个由 84 个氨基酸组成的肽类激素,可通过作用于 3 种基本靶器官(骨、肠黏膜和肾)来调节血清钙、磷水平。增加肾小管对钙、磷酸盐和碳酸氢盐的重吸收;提高骨转换使钙和磷从骨中释放增加;促进 25-OH 维生素 D[25(OH)D]向 1,25-(OH)$_2$,从而增加肠道对钙的重吸收。PTH 有两个受体,第一种受体识别 PTH 和 PTH 相关蛋白(PTHrP),被称为 PTH/PTHrP 受体或 PTH-1 受体,PTH-2 则只能被 PTH 激活。PTH-1 受体存在于肾和骨骼,是 G 蛋白受体超家族的成员,具有 G 蛋白受体的典型结构,与 PTH/PTHrP 结合后,激活多个信号通路,使细胞内 Ca^{2+} 增加,激活蛋白激酶 C。

降钙素也是调节血钙水平的另一个激素,含有 32 个氨基酸多肽,由甲状腺滤泡旁 C 细胞分泌。其主要功能是抑制破骨细胞介导的骨质吸收。降钙素还可抑制肾对磷的重吸收,促进磷的排泄。降钙素的分泌受到钙离子水平调节,但其生理作用并不重要。

维生素 D 指两种类固醇激素维生素 D2(麦角骨化醇)和维生素 D3(胆骨化醇)。在人体,两者的作用强度相同,统称维生素 D。在足量的紫外线照射下,维生素 D 在皮肤内合成,在肝被代谢成其主要的循环形式 25-(OH)D,在肾和其他组织,25-(OH)D 被代谢成许多其他的代谢产物,其中最重要的为 1,25-(OH)2D。维生素 D 代谢产物的主要功能是调节钙磷平衡,这种作用是通过与 PTH 结合而发挥的:促进肠钙吸收、调节骨吸收、形成并维持骨稳态。

钙磷代谢异常的形式主要包括高钙血症、低钙血症、高磷血症、低磷血症。钙磷代谢失调的患者可出现各种临床表现,但在诊断过程中厘清代谢异常的病因至关重要。

一、高钙血症

血清钙超过正常上限值称为高钙血症。高钙血症可以伴随很多症状和体征：中枢神经系统可表现为昏睡、萎靡不振、精神错乱、共济失调，甚至昏迷。神经肌肉效应如软弱无力、近端肌病及肌张力亢进；心血管系统则表现为高血压、心动过速、QT 间期缩短等；泌尿系统则表现为肾结石、肾小球滤过率减少及伴有血氮升高的酸中毒，还有肾钙质沉着症可能。消化系统症状表现为呕吐、便秘、厌食。视觉系统可发现带状角膜病。系统性的转移性钙化也是此病的表现之一。高钙血症的常见症状可简单概括为"结石、骨表现、腹部不适、精神异常"。

高钙血症的诊断需要至少 1 次以上的血清/浆钙的测量。有条件者测量离子钙会提高诊断的特异性和敏感性。

总钙的测量值容易受止血带使用时间过长、体位、血液淤滞或血液稀释等因素影响。

血液浓缩、止血带使用时间过长、血清白蛋白升高等可引起总钙测量值升高，而血液稀释可出现总钙测量值偏低。而离子钙影响因素相对较少。因为血清总钙的影响因素较多，怀疑高钙血症时，应测定血清离子钙；如不能测定离子钙时，血清总钙需要用血清白蛋白水平校准，校正的血钙 (mg/dl)＝测得的 $Ca(mg/dl)$＋[$0.8 \times (4.0-$ 白蛋白 (mg/dl)]。表 42-4 列出了可能影响血钙测量值的因素。表 42-5 为高钙血症的常见原因。

表 42-4 影响血钙测量值的因素

Ⅰ.体内因素	离子钙
总钙	运动包括前臂运动及握拳
止血带使用和静脉闭塞	过度换气
体位	Ⅱ.体外因素
蛋白结合力改变	总钙
异常蛋白质、肝素、pH、游离脂肪酸、胆红素、药物	不适当的抗凝药
体温异常	离子钙
影响复合物形成的因素	不适当的抗凝药
柠檬酸盐、碳酸氢盐、乳酸盐、磷酸盐、丙酮酸盐、β-羟基丁酸盐、硫酸盐、阴离子间隙	肝素水平异常或者使用含有肝素的稀释液
	乳酸产生增多或 CO_2 丢失引起 pH 改变

表 42-5 高钙血症的原因

Ⅰ. PTH 依赖性高钙血症	Ⅲ. 内分泌性疾病
一、原发性甲状旁腺功能亢进症	一、甲状腺毒症
二、原发性甲状旁腺功能亢进症的异类形式	二、肾上腺功能不全
1. 家族性良性低尿钙性高钙血症	三、内分泌肿瘤
2. MEN 综合征	Ⅳ. 药物
3. 三发性甲状旁腺功能亢进症	一、噻嗪类利尿药
三、PTHrP/ 其他因子依赖性高钙血症	二、维生素 A 及维生素 D
1. PTHrP 分泌性肿瘤	三、乳碱综合征
2. 其他破骨细胞因子分泌性肿瘤	Ⅴ. 其他
Ⅱ. 非 PTH/PTHrP 依赖性高钙血症	一、制动
一、局部溶骨性高钙血症	二、急性肾衰竭
二、结节病及其他肉芽肿性疾病	

（一）PTH 依赖性高钙血症

1. 原发性甲状旁腺功能亢进症　原发性甲状旁腺功能亢进症（PHTP）是由于机体分泌过多的甲状旁腺激素所导致的高钙血症、代谢性骨病等临床综合征。在骨质疏松章节对该疾病的临床特点和实验室检查有较为详细的阐述，在此不再赘述。

患有该疾病的患者常合并高钙血症和低磷血症，但非经常存在，有时血钙可波动于正常水平上限，这在轻症 PHTP 的患者中尤为常见。因此，对该类患者需要反复测量血钙，以确定间歇性高钙血症的诊断。还有部分患者由于存在其他阻止血钙升高的疾病而表现为正常的血钙水平，最常见的为维生素 D 缺乏，维生素 D 缺乏不仅使患者血钙表现为"正常"，还可刺激 PTH 分泌，升高 PTH，因此国外轻症甲状旁腺功能亢进症的诊疗指南建议所有 PHTP 的患者均应检测 25(OH)D，并特意强调需补充维生素 D 使 25(OH)D>20ng/dl(50nmol/L)，以降低 PTH 水平。除此之外，服用噻嗪类利尿药的患者，需停药 3~4 周后复测。

多数 PHTP 出现 24 小时尿钙排泄增加(女性 >250mg，男性 >300mg)或 24 小时尿钙排出 >4mg/kg。

由于甲状旁腺激素有促进尿磷排泄的作用，血清磷常处于正常低限(3.5mg/dl)或者低于正常水平。另外，患者的血氯可以升高，表现为轻微的高氯性代谢性酸中毒，血氯/血磷比值常升高(>33)。

2. 原发性甲状旁腺功能亢进症的异类形式

(1)家族性良性低尿钙性高钙血症(FHH)：该疾病以常染色体显性遗传为特点，由钙敏感受体(CaSR)基因的杂合失活性突变引起。该受体可在甲状旁腺和肾表达，甲状旁腺钙受体功能缺失性突变使 PTH 释放增加，在肾远端肾小管腔，该受体则调节钙排泄，发生突变后可使肾小管内 Ca^{2+} 被过度重新收，尿钙排泄减少，造成终身性无症状性高钙血症。患者发病年龄小，幼年起病，血钙的升高可在脐带血中被检出。患者血钙轻度升高(2.7~3mmol/L)且伴有轻微的低磷血症及高镁血症。PTH 可正常或轻度升高，提示为 PTH 依赖性高钙血症。甲状旁腺可正常或者轻度增大。FHH 主要的特异性实验室特点为低尿钙，24 小时尿钙水平常少于 50mg，血钙/肌酐(Ca/Cr)廓清率 <0.01(计算方法：尿钙 × 血肌酐 / 血钙 × 尿肌酐)。

FHH 患者常无明显症状，但其血钙、尿钙及 PTH 水平完全可以和典型的 PHTP 患者水平重叠。在诊断时需与 PHTP 相区分，避免盲目切除甲状旁腺。分子遗传学实验有助于发现突变的基因位点，明确诊断。

(2)MEN 综合征：PHTP 可以是 MEN1 及 MEN2A 的特征之一。40 岁以上的 MEN1 患者中 PHTP 的发生率超过 90%。罹患 MEN1 综合征的患者被认为是继承了染色体 11q12-13 处肿瘤抑制基因 MENIN 的种系突变。MEN2A 中 PHTP 的发生率大约为 30%，该疾病由于 RET 基因的活化性变异所导致，RET 基因是一种酪氨酸激酶生长因子受体，可促进甲状旁腺细胞和甲状腺 C 细胞的生长。

(3)三发性甲状旁腺功能亢进症：在继发性甲状旁腺功能亢进症的基础上，甲状旁腺相对持久而强烈的刺激反应过度，增生腺体中的一个或几个可转变为自主性腺瘤，引起高钙血症。本病仅在久病的肾衰竭患者中见到。

3. PTHrP/其他因子依赖性高钙血症 恶性肿瘤相关性高钙血症是第二常见的高钙血症，国外资料显示其发病率为每年 15/100 000，为 PTHTP 发生率的 1/2，但因为大多数恶性肿瘤患者生存期有限，故其普遍性远不及甲状旁腺功能亢进症患者，但却是住院患者最为常见的引起血钙升高的原因。

恶性肿瘤相关性高钙血症最基本的成因是骨吸收增加。肿瘤源性因子通过两种独特的机制导致破骨细胞介导的这种骨吸收反应：①机体肿瘤源性因子升高引发体液反应；②肿瘤细胞骨转移至骨引起局部溶骨效应，并产生自分泌和旁分泌效应，近来研究认为，第二种体液因素的作用更为主要。

(1)PTHrP 分泌性肿瘤：绝大多数的恶性疾病的高钙血症是由 PTH 相关蛋白(PTHrP)的过度分泌引起的。PTHrP 的氨基末端与 PTH 很相似，且与骨和肾的 PTH/PTHrP 受体亚型有相似的亲和性。PTHrP 介导的高钙血症的生化特点与甲状旁腺功能亢进症相似，但两者也有不同之处，前者可出现 $1,25(OH)_2D$ 水平正常或下降，以及骨吸收与骨形成失衡导致严重的骨质丢失(原发甲状旁腺功能亢进症的患者 $1,25(OH)_2D$ 水平正常或升高，可伴有大量的成骨细胞和破骨细胞以及类骨质形成)，这些差异产生的原因还不清楚，可能包括 PTHrP 的慢性刺激或者高钙血症本身可以降低 $1,25(OH)_2D$，肿瘤来源的细胞因子如 IL-1α、IL-6 等可能作用于溶骨的过程。常见的肿瘤有肺鳞癌、骨癌、乳腺癌，少见的为卵巢癌、胆囊癌、肺大细胞癌和腺癌以及内分泌肿瘤包括胰岛素细胞瘤、嗜铬细胞瘤和类癌肿瘤。肺鳞状细胞癌占所有恶性高钙血症的 1/3，25% 的肺鳞癌发生了 PTHrP 介导的高钙血症。骨细胞癌是另一种常出现高钙血症的实体肿瘤。20% 的进展期乳腺癌患者会出现高钙血症。

(2)其他破骨因子分泌性肿瘤：淋巴细胞增殖细胞 1,25 羟化酶活性过高导致循环中 $1,25(OH)_2D$ 升高所致，见于各种淋巴瘤；肿瘤来源的溶骨因子前列腺素可能导致高钙血症。

肿瘤相关性高钙血症的临床特点：①肺、肝、甲状腺、肾、肾上腺、前列腺、乳腺和卵巢肿瘤的溶骨性转移。骨骼受损部位很少在肘、膝部位以下，血磷正常，血 PTH 正常或降低，PTHrP 升高；②患者病情进展快、症状严重、常有贫血，常有原发恶性肿瘤的临床表现，短期内体重下降。

(二)非 PTHrP/其他因子依赖性高钙血症

1. 局部溶骨性高钙血症 大多数多发性骨髓瘤患者有严重的溶骨反应，但仅 30% 的患者有高钙血症，可呈复发性。骨髓细胞在骨髓表达细胞因子，例如 TNF-α、TNF-β、IL-1α、IL-1β、IL-6 和 PTHrP，这些因子在局部作用刺激附近溶骨的吸收,在合并肾损害的情况下,高钙血症更易发生。多发性骨髓瘤可有局部和全身性骨痛、骨质破坏及高钙血症。患者的血碱性磷酸酶 AkP 正常或轻度升高,血 PTH 及 PTHrP 正常或降低。

2. 结节病及其他肉芽肿性疾病 结节病以多器官受累的肉芽肿为特点。任何器官均可受累,但以肺和胸内淋巴结受累最常见。本病特征性的病理所见为淋巴细胞和单核巨噬细胞聚集及非干酪性类上皮肉芽肿形成。本病多见于中、青年人,女性患病率略高于男性,寒冷地区和国家较多,热带地区少见。患者中高钙血症的发生率可达 10%。有更多的患者可能会出现高尿钙。发病机制可能和 1,25(OH)$_2$D 不适当增高有关,这些患者的淋巴结组织和肺巨噬细胞均具有 25(OH)D1 位羟化酶活性,且不被血钙及 1,25(OH)$_2$D 抑制,提示患者中存在负反馈效应缺失。这类患者中大多数人的血钙水平可处于正常范围内,但可出现高尿钙、低血磷和 ALP 升高。当患者过多暴露于太阳光之下或者进食过多的维生素 D 制剂及钙制剂后,才出现明显的高血钙及高尿钙的表现。糖皮质类固醇激素抑制试验有鉴别意义,伴有实质性组织的广泛性损害时,糖皮质类固醇激素可解除症状。

(三) 内分泌性疾病

1. 甲状腺毒症 约 10% 的甲状腺毒症患者可能发生轻微的高钙血症。PTH 水平降低,血磷正常,血清碱性磷酸酶及尿羟脯氨酸可能会轻度升高。严重的高钙血症仅在甲状腺毒症中出现,特别在患者不能动的情况下。甲状腺激素本身具有直接的促进骨吸收的作用,在甲状腺毒症时,骨的更新速率增加,患者可能有轻微的骨质疏松表现。

2. 肾上腺功能不全 高血钙可以是急性肾上腺危象的临床表现之一,动物实验提示可能与血液浓缩有关,使用糖皮质激素治疗可使患者症状很快好转。除了高钙血症外,患者可出现肾上腺功能不全的表现。

3. 内分泌肿瘤 嗜铬细胞瘤也偶尔发现有高钙血症,可能与肿瘤分泌 PTHrP 有关。约 40% 的舒血管肽肠肿瘤(VIP 肿瘤)可出现高钙血症,可能与高浓度的 VIP 激活 PTH/PTHrP 受体有关。

(四) 药物

1. 噻嗪类利尿药 口服噻嗪类利尿药及相关制剂如美托拉宗、噻嗪酮、吲达帕胺等药物可引起血钙升高,一般高钙症状轻微且短暂,持续数日至数周,但偶尔也可表现为持续性高钙血症状态。

2. 维生素 D 及维生素 A

(1) 高维生素 D 血症:维生素 D 中毒患者最初可表现为无力、头晕、头痛、恶心、多尿等高血钙及高尿钙表

现。也可能发生异位钙化,特别在肾,导致肾结石及肾钙质沉着。钙化还可能发生在血管、心脏及皮肤。

实验室检查可表现为 25(OH)D 明显升高,但 1,25(OH)$_2$D 可能在正常水平(与血钙水平升高引起的反馈调节以及 PTH 分泌减少有关)。游离 1,25(OH)$_2$D/ 总 1,25(OH)$_2$D 比值升高,尿钙排泄增加。

(2) 高维生素 A 血症:慢性维生素 A 中毒常见于长期服用维生素 A 制剂者,其每日补充量超过推荐每日膳食供给量的数倍至 10 倍以上,个别有遗传耐受性较差的成人或儿童,即使每日摄取 6 000IU 亦可引起中毒。常见中毒症状包括牙龈炎、唇炎、红斑病、脱皮、头发脱落等,骨重吸收增加可致骨质疏松及骨折、高钙血症及硬骨化等。过量的维生素 A 还可以导致肝、脾大,脂肪储存细胞肥大、中心静脉硬化等。

3. 乳碱综合征 大量钙剂及可吸收的碱性物质可导致高钙血症及碱中毒、肾功能不全,并可能引起肾钙质沉着。临床上较为少见。

(五) 其他

1. 制动 制动患者可能出现明显的骨重吸收增强的表现,导致高尿钙,偶尔可产生高钙血症,特别是患者先前即有较高的骨转换率时。患者可出现 PTH 及 PTHrP 水平下降。

2. 急性肾衰竭 横纹肌溶解使肾衰竭加重时,高钙血症表现较为常见。在疾病早期及恢复期可常看到高钙血症表现,这可能是钙从受损的肌肉组织中被动员释放出来而造成的,典型的临床表现可持续几周时间。

常见高钙血症疾病的临床及实验室特点见表 42-6。高钙血症的诊断流程图见图 42-4。

二、低钙血症

低钙血症可无明显症状,尤其是轻症低钙血症或者慢性低钙血症。患者出现症状的血钙阈值个体差异较大,与离子钙的绝对水平和血钙下降的速度有关。低钙血症的症状可轻可重。最常见的临床表现为神经肌肉的易激惹性,典型症状包括口周麻木、手足刺痛和手足抽搐。手足抽搐是一种自发的肌肉收缩状态,指端和唇周的麻木刺痛感常是手足抽搐的先兆,典型的症状为肌肉强直性收缩。首先拇指内收,然后掌指关节伸展,最后腕关节弯曲形成典型的助产士手形(或称为鹰爪手、握拳手)。这种无意识的肌肉收缩伴有明显的疼痛感。其他肌肉组织也可发生收缩,包括威胁生命安全的喉肌痉挛。

当神经肌肉兴奋性较低时(血清钙浓度为 7~9mg/dl),患者可表现为潜在的手足抽搐,即低钙击面征和 Trousseau 征阳性。低钙击面征阳性是指敲击颧骨正下方、耳垂前 2cm 处的面部,可诱导从嘴角抽动到同侧面部肌肉

表 42-6　几种常见高钙血症疾病的临床及实验室特点

	PHTP	FHH	PTHrP/其他因子依赖性	类肉瘤及其他肉芽肿性	转移性溶骨性病变	维生素 D 中毒	维生素 A 中毒
患病情况	常见	少见	常见	少见	常见	少见	少见
病因	甲状旁腺增生/腺瘤	家族遗传	肺鳞癌、骨癌、乳腺癌	类肉瘤	多发性骨髓瘤	维生素 D 摄入过多	维生素 A 摄入过多
发病机制	骨吸收增加、肾排泄减少以及肠吸收增加	钙敏感受体缺陷使肾排泄减少	PTHrP 分泌增加、	1,25(OH)₂D 不适当增高	局部溶骨性改变	1,25(OH)₂D 不适当增高	骨重吸收增加
临床表现	骨质疏松、骨折	无症状	原发病表现	原发病表现	原发病表现	高钙血症及钙质沉着	维生素 A 中毒表现
实验室特点							
PTH	升高,部分正常	正常,偶有升高	降低	降低	降低	降低	降低
PTHrP	正常	正常	升高	正常	降低	正常	正常
血钙	持续或间歇性升高	轻度升高	升高	升高	升高	升高	升高
血磷	降低	轻度降低	降低	升高	升高	升高	升高
钙/磷比值	明显升高	升高	升高	正常	正常	正常	正常
尿钙	升高	降低	升高	升高	升高	升高	升高
尿磷	升高	不明	升高	升高	升高	不明	不明

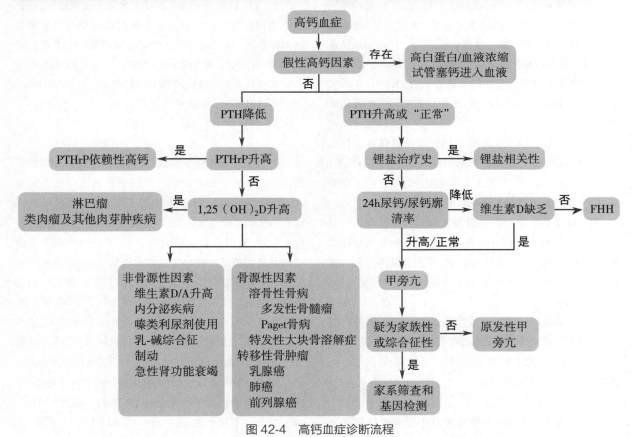

图 42-4　高钙血症诊断流程

PTH:甲状旁腺素;PTHrP:甲状旁腺素相关蛋白;FHH:家族性良性低尿钙性高钙血症

收缩等一系列反应。低钙击面征的特异性较低，约25%的正常人也可有轻度的阳性体征。Trousseau 征阳性是指将血压计袖带加压至收缩压之上 20mmHg，持续 3 分钟，腕部出现痉挛。Trousseau 征阳性的特异性较高，但仍有 1%~4% 的正常人可引出阳性体征。

低钙血症的患者也易于发生局灶及广泛性的影响，包括假性脑肿瘤、视神经盘水肿、眩晕、乏力和脑器官综合征等表现。20% 低钙血症的患儿智力发育迟缓。长期低钙患者还可存在基底神经节钙化，可产生相关的行为失常。

低钙血症还可以引起心电图出现 QTc 间期延长，严重者导致可逆性心肌病。囊下白内障与长期的低钙血症相关。患者还可出现皮肤干燥、易脱落，指甲易碎等表现。

对于低钙血症患者，首先除外低白蛋白血症，应常规测定血磷、碱性磷酸酶和尿素氮。结合临床表现和实验室检查对低钙血症患者进行病因鉴别。低钙血症的病因见表 42-7。

表 42-7　低钙血症的病因

甲状旁腺相关性低钙血症	（4）其他：输血、肝豆状核变性、透析等
一、甲状旁腺功能减退症	二、假性甲状旁腺功能减退症
1. 术后甲状旁腺功能减退症	I B 型、I A 型
2. 原发性甲状旁腺功能减退症	三、维生素 D 相关性低钙血症
3. 家族遗传性甲状旁腺功能减退症	1. 维生素 D 依赖性佝偻病 I 型
4. 其他原因	2. 维生素 D 依赖性佝偻病 II 型
（1）新生儿甲状旁腺功能减退症（DiGeoge 综合征）	3. 慢性肝病、肾病
（2）甲状旁腺功能减退 - 感音神经性耳聋 - 肾发育不良综合征（HRD 综合征）	4. 药物
（3）镁代谢异常	四、其他

（一）甲状旁腺功能减退症

甲状旁腺功能减退症简称甲旁减，生化特点为慢性低钙血症、高血磷（PTH 所致的高磷酸盐尿作用丧失）、不成比例的低 PTH 或未察觉的低 PTH 水平，肾功能正常。根据原因，甲状旁腺功能减退症可分为术后、自身免疫性、家族遗传性和原发性甲状旁腺功能减退症。

1. 术后甲状旁腺功能减退症　颈部手术如肿瘤切除术、甲状腺全切术和甲状旁腺切除术可导致甲状旁腺切除或破坏，或者造成其血流障碍，是最常见病因，大约占 75%。术后甲状旁腺功能减退症可发生于手术近后期，偶可见于术后 30 年后首次发病。术后手足抽搐一般持续 1~2 天，多数患者可完全恢复而无需长期替代治疗，残留的甲状旁腺恢复血供，PTH 分泌恢复正常。3%~30% 的患者发展为慢性甲状旁腺功能减退症。多数学者认为如术后血钙低于 2.0mmol/L（8.0mg/dl）而 PTH 显著降低，即可考虑术后甲状旁腺功能减退症。此种状态在术后持续超过 6~12 个月即可诊断为永久性甲状旁腺功能减退。患者可以在相当长的时期内呈亚临床型经过，仅在某些诱因（如月经、高热、劳累、寒冷和情绪改变等）下诱发手足抽搐。对于任何颈部有手术瘢痕的低钙血症患者，都应考虑术后甲状旁腺功能减退症的可能性。

术前有严重甲状旁腺功能亢进性骨病的患者，成功的甲状旁腺腺瘤或增生切除术后也可出现低钙血症，称为"骨饥饿综合征"。这主要是由于骨吸收钙磷的活性大大加强，甲状旁腺虽然正常，却无法补偿血钙的降低，术前碱性磷酸酶升高的患者多见。血磷水平有助于与术后甲状旁腺功能减退症进行鉴别，前者由于骨骼对磷酸盐的吸收而血磷较低，而术后甲状旁腺功能减退症的患者血磷较高，补充 PTH 后骨饥饿综合征的患者血磷水平有所提高。

2. 原发性甲状旁腺功能减退症　自身免疫性疾病和遗传是甲状旁腺功能减退症的第二大病因。甲状旁腺功能减退症可单独发病，但更常见于作为多发性内分泌腺综合征的一部分，与轻度肾上腺功能减退、黏膜皮肤念珠菌感染一起存在，称为 I 型多发性内分泌腺自身免疫综合征。患者可同时或先后发生两种或两种以上的内分泌疾病。原发性甲状旁腺功能减退症的起病年龄为 2~10 岁，女性多见。单一甲状旁腺功能减退症以及伴有多发性内分泌腺综合征的患者中均存在循环甲状旁腺抗体。

3. 家族遗传性甲状旁腺功能减退症　甲状旁腺功能减退症很少表现为家族形式。甲状旁腺功能减退症既可呈常染色体显性遗传，又可呈常染色隐性遗传，有报道称两个 PTH 基因变异的家族，均可包含 PTH 正常的成员。一些家族中还存在甲状旁腺钙传感器受体基因的点突变，失去了蛋白结构活性，从而使蛋白在血钙正常或亚正常水平时即抑制 PTH 分泌。患者存在中度甲状旁腺功能减退症，可有基底核钙化和锥体外束综合征。患者通常需要替代治疗。

4. 其他病因

（1）新生儿甲状旁腺功能减退症：DiGeorge 综合征，又称为腮发育异常症，第 III~IV 咽囊综合征或先天性胸腺发育不良,可出现 80 余种先天性缺陷。常见表现为无甲状旁腺及胸腺,有心脏异常、面容异常及其他畸形。出生后即有低钙血症,手足抽搐,可有先天性心脏病或其他畸形,易感染,常易发热,甚至夭折。患者通常由于染色体 22q11.2 存在微小的缺失所致。

(2)甲状旁腺功能减退 - 感音神经性耳聋 - 肾发育不良综合征(HRD 综合征):多见于儿童,患者同时具有甲状旁腺功能减退症、神经性耳聋和肾畸形,该病主要是由于 GATA3 转录因子的缺失而发病。

(3)镁代谢异常:高镁血症和严重的低镁血症均可抑制 PTH 的分泌和作用,呈现低 PTH 水平和低钙血症,镁参与腺苷酸环化酶的活化和 cAMP 介导的细胞内信号通路。慢性肾脏病(CKD4~5 期)时,尿镁排泄减少、锂治疗、摄入过多和静脉应用镁剂可造成高镁血症,高镁血症可抑制 PTH 释放造成低钙血症;镁缺乏可暂时麻痹甲状旁腺,阻止 PTH 分泌;并可使 PTH 纠正低钙血症的能力降低,见于胃肠道丢失(长期质子泵抑制药治疗可抑制 TRBM6 介导的镁转运)、排泄增多、遗传性疾病(如 CLDN16/CDLN19、TRPM6 基因突变)和酒精中毒等。纠正低镁血症后可迅速纠正症状。

(4)其他:依赖输血存活 30 年以上的地中海贫血或者红细胞发育不全的患者,由于腺体内铁的沉积,易发生甲状旁腺功能减退症。肝豆状核变性患者由于铜的沉积也易发生甲状旁腺功能减退症。透析患者的铝沉积减少了甲状旁腺的储备。

(二)假性甲状旁腺功能减退症

假性甲状旁腺功能减退症是一种遗传性疾病,为常染色体显性遗传性疾病,表现为低钙、高磷,PTH 水平增高,靶器官对 PTH 的反应明显下降,给予 PTH 后症状无改善。可分为两型:Ⅰ B 型为单纯 PTH 抵抗,典型表现为低钙、高磷和继发性甲状旁腺功能亢进症。Ⅰ A 型除以上生化表现外,还有一组特殊的躯体异常,称为 Albright 遗传学骨营养不良。患者体型矮小,圆脸、短颈、短指 / 趾畸形,皮下钙化。患者还可伴有轻度甲减,生育能力缺失(女性可有单纯闭经、男性不育)。但有些患者,虽然遗传了 Albright 遗传学骨营养不良的躯体畸形,却不伴有任何钙代谢异常,称为"假 - 假性甲状旁腺功能减退"(假 - 假性甲旁减)。

假性甲状旁腺功能减退症Ⅰ A 型的发病机制为患者编码 G 蛋白亚单位 Gsα 的等位基因功能缺失,从而导致偶联 PTH 受体与腺苷酸环化酶的 Gs 异三聚体蛋白缺失50%。由于 Gs 蛋白还参与了许多其他受体与腺苷酸环化酶之间的偶联,所以其基因的变异很可能导致广泛的激素无反应状态,患者都发生轻度的甲减和促性腺激素低减,表明患者体内普遍存在着 TSH、LH 和 FSH 的抵抗,而其他激素(如 ACTH、胰高血糖素)的反应则基本正常。

如果患者表现为低血钙、假性甲状旁腺功能亢进症,同时合并高磷或 Albright 遗传性骨营养不良,即可诊断为假性甲状旁腺功能减退症。PTH 试验有助于证实患者是否存在甲状旁腺功能减退症。方法为:水利尿,合成人 PTH(3IU/kg)静脉注射 10 分钟以上,收集注射前 1 小时、注射后0.5 小时、0.5~1 小时、1~2 小时的尿液,测定尿 cAMP 和肌酐,以肌酐测量值为基础,cAMP 以 nmol/L 为单位计量。正常情况下,给予 PTH 后尿 cAMP 值将增高,大于 300nmol/L。

(三)维生素 D 相关性低钙血症

维生素 D 对维持骨矿化作用具有重要意义。维生素 D 通过其生物活性代谢产物可保证细胞外液中骨矿化所需充足的钙和磷的浓度;允许成骨细胞生成可被矿化的骨基质。随后再对其进行正常矿化。

维生素 D 缺乏常见的原因为日照不足、营养不良和吸收障碍。某些药物可加速维生素 D 的分解和代谢,如苯妥英钠类和镇静催眠类药物可使维生素 D 含量处于正常边界的患者突然发生维生素 D 缺乏。

维生素 D 缺乏的临床表现依赖于患者的年龄,如果在骨骺闭合前发生,患儿可表现为精神淡漠、倦怠乏力、近端肌无力、骨痛及生长发育迟缓、颅骨软化、头颅畸形、颅缝增宽,还可见到前额隆起、出牙延迟,牙齿表面有凹痕,而且矿化不良。肋骨与肋软骨连接处的膨隆和杯口状隆起形成胸部佝偻病性肋骨串珠。肌肉张力下降导致腹部明显增大和蹒跚步态。在骨骺闭合后,临床表现则不明显。

生化检查提示血钙、血磷降低或处于正常下限,尿钙降低,尿磷增加,PTH 继发性升高,血清碱性磷酸酶升高,25(OH)D 水平降低具有诊断意义,1,25(OH)₂D 通常正常与患者的 1α - 羟化酶的活性增高有关。

1. 维生素 D 依赖性佝偻病Ⅰ型　本病亦称为假性维生素 D 缺乏,为少见的常染色体隐性遗传疾病,患者的1,25(OH)₂D 水平降低,而 25(OH)D 正常,伴有佝偻病表现。发病机制为 1α - 羟化酶基因变异,导致该酶的作用缺陷。治疗维生素 D 缺乏症有效的维生素 D 剂量对本病无明显疗效,但药理剂量维生素 D 和生理剂量枸橼酸钙疗效显著。

2. 维生素 D 依赖性佝偻病Ⅱ型　本病亦称为遗传性 1,25(OH)₂D 抵抗性佝偻病,是一种少见的常染色体隐性遗传性疾病,幼年发病,佝偻病表现类似维生素 D 缺乏病。生化检查也类似与维生素 D 缺乏症,但 1,25(OH)₂D 普遍较高。患者的 VDR 基因存在不可激活的变异,变异位点决定疾病的严重程度。给予大剂量枸橼酸钙或者含钙饮食治疗,患者的症状随着年龄的增长部分或完全消失。

3. 慢性肾脏病、肝病　维生素 D 缺乏在慢性肾脏病患者中颇为常见。有文献报道,97% 的血液透析患者存在维生素 D 不足,57% 的患者存在维生素 D 缺乏。慢性肾病患者合并维生素 D 缺乏的原因:患者日照不足、摄入减少、低蛋白低磷饮食、大量蛋白尿（维生素 D 结合蛋白 α 球蛋白丢失，致使维生素 D 储备减少）。另外，肾病引起 1α 羟化酶缺乏或活性降低，致使维生素 D 活性代谢产物 24,25(OH)$_2$D、1,25(OH)$_2$D 减少，肠道对钙的吸收减少，肾对磷酸盐的排泄减少，致使血钙降低，血磷升高，碱性磷酸酶升高，PTH 继发性升高。患者可出现纤维囊性骨炎（与 PTH 升高有关），骨软化（与维生素 D 活性代谢产物减少有关），或者两种情况并存。

肝是维生素 D 活化的第一个场所，由维生素 D 转换为 25(OH)D，但该过程仅在严重的肝病（肝功能衰竭晚期）时可能出现受损。肝病导致的维生素 D 缺乏通常由于维生素 D 结合蛋白和白蛋白的生成减少，营养不良或者吸收不良。

4. 药物引起的维生素 D 缺乏 苯妥英钠和苯巴比妥等抗癫痫药以及抗结核药利福平可诱导肝药物代谢的酶类，从而改变维生素 D 及其代谢产物在肝内的代谢过程，如合并存在日照不足、营养不良等情况，长期服用此类药物的患者可能出现血循环中 25(OH)D 和 1,25(OH)$_2$D 下降，儿童比成人更容易受到药物的影响。

（四）其他原因

其他原因包括在肾功能不全的基础上，横纹肌和肿瘤大量溶解，除引起急性高血磷外，还可伴有严重的低钙血症症状。枸橼酸化的血液可形成化合钙，如枸橼酸钙，故输血的患者也很可能发生低血钙（血清总钙正常，离子钙减少）。发生急性胰腺炎的低血钙是重症胰腺炎的前兆之一。胰腺炎时腹膜后胰脂肪酶被激活，导致脂肪酸皂化，消耗了体内的钙。低钙血症的诊断流程见图 42-5。

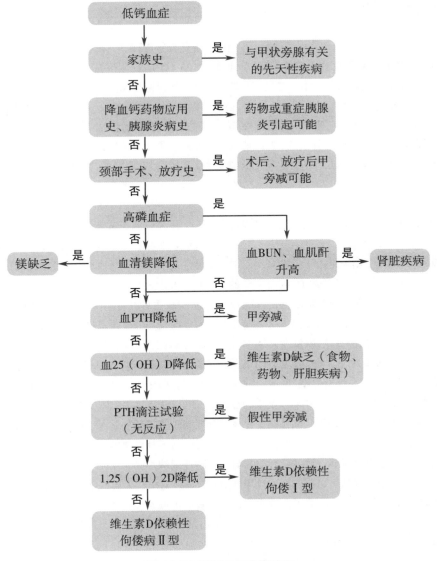

图 42-5　低钙血症诊断流程

PTH：甲状旁腺素；BUN：尿素氮

三、低磷血症

当血清磷低于 0.8mmol/L 时称为低磷血症,血清磷 0.3~0.5mmol/L 时为重度低磷血症。根据起病缓急,低磷血症可分为急性和慢性。急性低磷血症影响氧与血红蛋白的解离,导致脑缺氧,严重时引起横纹肌溶解、溶血、感染、昏迷甚至死亡。而长期慢性低磷血症则可导致佝偻病/骨质软化症。低磷血症常见病因见表 42-8。

表 42-8 低磷血症常见病因

Ⅰ. 摄入过少	七、肿瘤源性骨软化症
一、磷摄入过少	八、其他原因
二、肠吸收磷减少	Ⅲ. 磷转入细胞内
Ⅱ. 经肾丢失	一、糖尿病酮症酸中毒
一、肾小管酸中毒	二、呼吸性和代谢性碱中毒
二、范科尼综合征	三、内分泌激素及营养素作用
三、甲状旁腺功能亢进	四、细胞增殖过快
四、X 性联和常染色体显性遗传性低磷血症	Ⅳ. 其他情况
五、登特(Dent)病	烧伤、急性和慢性酒精中毒、危重症患者、长期透析患
六、维生素 D 依赖性佝偻病	者等

(一)摄入过少

1. **磷摄入过少** 磷在自然界食物中含量丰富,单纯由于饮食摄入不足甚少引起低磷血症。本病多见于长期经静脉或胃肠补充不含磷的营养物。

2. **肠吸收磷减少** 营养不良、脂肪泻、慢性腹泻及吸收不良综合征等情况可引起低磷血症,服用能与磷结合的铝镁抗酸剂或维生素 D 缺乏时也可导致低磷血症。

(二)经肾丢失

磷经肾丢失包括肾小管疾病和累及肾小管的全身性疾病。

1. **肾小管酸中毒(RTA)** RTA 是由于近端肾小管对 HCO_3^- 重吸收障碍和/或远端肾小管排泌 H^+ 障碍所致的一组临床综合征。主要临床表现为慢性高氯性酸中毒、反常性碱性尿、电解质紊乱、肾性骨病、肾结石、生长发育障碍等。RTA 分原发性和继发性,病因复杂,原发性 RTA 多发生于儿童。RTA 按病理生理变化分 4 型:远端型(Ⅰ型)、近端型(Ⅱ型)、混合型(Ⅲ型)和高钾血症型(Ⅳ型)。我国儿童以Ⅰ型 RTA 最常见,该型所致钙、磷代谢紊乱最为显著。RTA 所致低血磷的机制与机体慢性代谢性酸中毒密切相关。在发生代谢性酸中毒时,血浆中 H^+ 水平升高,可以促进骨骼中的钙、磷入血,并使尿钙、磷的排泄增加,导致血钙、磷水平降低,血钙水平降低可以引起继发性甲状旁腺功能亢进,PTH 分泌增多进一步加重了血磷水平的降低。

2. **范科尼综合征** 范科尼综合征是累及肾近端肾小管并导致磷酸盐尿、氨基酸尿、葡萄糖尿、重碳酸盐尿和近端肾小管中毒的一组异质性疾病。依据维生素 D 代谢是否异常,此综合征可分为两种类型:Ⅰ型较为常见,1,25-$(OH)_2$D 生成减少,且与低血磷的程度有关;Ⅱ型是一种罕见的、遗传类型不明的疾病,临床表现多样,病情严重者在儿童期发病,有骨痛和骨畸形的临床表现。生化特点为:低磷血症,高尿钙,血清钙正常和 1,25-$(OH)_2$D升高。低血磷刺激 1,25-$(OH)_2$D 反应性适度增高,导致高尿钙,主要特征与遗传性高尿钙性低血磷性佝偻病相似。

3. **甲状旁腺功能亢进** 详细内容见高钙血症。

4. **X 性联和常染色体显性遗传性低磷血症** 本病曾被称为维生素 D 抵抗性佝偻病,是一种显性遗传性疾病,男性发病率远高于女性,是最常见的低磷性佝偻病。主要临床特征为生长迟缓、儿童期佝偻病、骨软化和牙齿发育不良,患者经肾磷酸盐丢失增多即尿磷排泄增多,低磷血症以及与低血磷程度相关的 1,25-$(OH)_2$D 生成减少,碱性磷酸酶升高(儿童)或正常(成人)。FGF23 是机体磷稳态的必需调节因子,它通过与肾小管上皮细胞成纤维细胞因子 1c 受体(fibroblast growth factor receptor-1c,FGFR1c)及其共受体结合,形成活化的受体复合物,减少近端小管钠磷转运子(NaPi-11a 和 NaPi-11c)的表达,从而抑制了肾对磷的吸收引起低血磷。此外 FGF-23 还抑制肾近端小管 1,25-二羟维生素 D_3〔1,25$(OH)_2D_3$〕的合成。目前认为成纤维细胞生长因子(FGF23)升高是该病产生低磷血症的主要因素。升高的 FGF23 使近端肾小管磷重吸收降低,且近端肾小管维生素 D 的生成对低磷血症的反应能力下降。而 X 性链低磷血症的致病基因 *pHEX* 磷酸盐调节基因,与内肽酶具有同源性,位于 X 染色体上,该基因功能丧失伴随骨骼矿化缺陷以及 FGF23

合成增加。但其具体机制尚待阐明。

常染色体显性遗传性低磷血症更为少见。男性和女性的发病率相同,儿童期、青少年期或成年后均可发病。研究报道突变一般发生在位于 FGF23 蛋白分子 176 或 179 位点的精氨酸上,精氨酸被色氨酸或谷氨酰胺所替代,使 FGF23 难以被蛋白水解酶裂解,FGF23 活性时间延长,抑制肠上皮细胞及肾近端上皮细胞对磷的重吸收。临床特征与 X 性链低磷血症相类似。

5. **登特(Dent)病** 登特病是一种罕见的 X 连锁隐性遗传性肾小管疾病,约 60% 的患儿与 *CLCN5* 基因突变相关,15% 的患儿因 *OCRL1* 基因突变所致,25% 的患儿致病基因尚不明确。主要临床特征为低分子蛋白尿、高钙尿症、肾钙质沉着症、肾结石、近端肾小管功能障碍和肾衰竭,发病率暂不明确。登特病致低血症的发生机制可能与 *CLCN5* 基因突变引起肾小管上皮细胞顶端膜吞饮功能受损相关。PTH 分泌进入机体后,可由肾小球滤过进入肾小管管腔,再由肾小管上皮细胞吞饮而代谢失活,*CLCN5* 基因突变致其顶端膜吞饮功能损害,PTH 积聚于管腔内,抑制肾近端上皮细胞膜 NaPi-Ⅱa、NaPi-Ⅱc 活性,减少肾近端小管对磷的重吸收,导致低血磷。PTH 在肾小管管腔内的积聚可促进肾小管对钙的重吸收,血钙增高后,肾小球滤过钙增加,钙的排泄增加,同时,血钙增高可负反馈抑制 PTH 的分泌,减少肾小管对钙的重吸收,从而导致高钙尿症。

6. **维生素 D 依赖性佝偻病** 见低钙血症。

7. **肿瘤源性骨软化症(tumor-induced osteomalacia, TIO)** TIO 是成人低磷性骨软化症的重要病因,肿瘤源性骨软化症是因致病肿瘤分泌成纤维细胞因子 23(FGF-23),抑制肾小管重吸收磷,增加尿磷排泄,而导致低磷血症、高血碱性磷酸酶、骨骼矿化障碍、骨质软化为特点的副瘤综合征。目前国内外文献报道 TIO 约 350 例,发病部位主要集中在头部和四肢的骨或软组织。TIO 临床表现为进展性骨关节疼痛,常开始于负重部位,如髋、膝关节。典型 X 线表现为骨密度降低、骨小梁和骨皮质边缘模糊。实验室检查表现为血磷显著降低、碱性磷酸酶增高。此类肿瘤大多数体积较小,位置隐蔽,生长缓慢,一般体格检查很难发现。文献报道此类肿瘤的定位方法有全身 CT 或磁共振成像,奥曲肽显像,全身静脉分段取血测 FGF-23 水平,PET-CT 检查。PET-CT 检查是通过全身及脑的低剂量 CT 扫描和 PET 显像检测葡萄糖代谢活跃的病灶,该法对骨骼肿瘤和软组织肿瘤的定位诊断有较高的敏感性。

8. **其他原因** 醛固酮增多症、长期应用甘草制剂、Reye 综合征(以急性脑病合并内脏脂肪变性为特征的临床综合征)、特发性高尿钙症、抗利尿激素(AVP)不适当分泌综合征、利尿药和糖皮质激素等均可使肾小管排磷增加。

(三)磷转移入细胞内

1. **糖尿病酮症酸中毒** 经过胰岛素治疗后,大量磷伴随葡萄糖进入细胞内,可导致急性低磷血症。糖尿病本身存在胰岛素缺乏与胰高糖素过多可使分解代谢产物增加,而多饮、多尿以及酮尿、糖尿使尿中排磷增多,也可使血磷降低。

2. **呼吸性和代谢性碱中毒** 持续而明显的呼吸性碱中毒,细胞内 pH 增高,继而细胞内磷酸化糖类形成增加,所需的磷从无机磷储存池移出,迅速引起血磷降低,尿磷排泄减少。重度呼吸性碱中毒常见于败血症、高热中暑、肝性脑病、水杨酸中毒、痛风及乙醇戒断综合征。同样,代谢性碱中毒也可引起低磷血症。

3. **内分泌激素及营养素作用** 胰高糖素、儿茶酚胺、胰岛素可致血磷下降。静脉注射果糖、氨基酸、甘油、乳糖亦可引起磷的重新分布,降低血磷。

4. **细胞增殖过快** 如白血病。

(四)其他情况

严重烧伤后可引起低磷血症,其主要原因除胃肠功能紊乱使磷的摄入或吸收减少以及早期输注大量的不含磷的液体外,胰岛素促进磷向细胞内转移,降钙素、PTH 等抑制肾小管磷重吸收的激素升高,也是促进低磷血症的原因。

急性和慢性酒精中毒患者约有 50% 有低磷血症,饮食摄入减少、吸收降低、酒精中毒引起肌营养不良及呼吸性碱中毒或酮症酸中毒是主要的诱发因素。

患有重症疾病的患者特别是 ICU 的危重症患者也常发生低磷血症,如重症肺炎、急性肝衰竭、脓毒血症、胰腺炎以及急性脑梗死。研究报道,低磷血症的发生与这些重症患者的治疗预后相关。

长期透析患者使用无磷透析液也易发生低磷血症。

四、高磷血症

成人血清磷浓度 >1.9mmol/L,可考虑存在高磷血症。磷潴留抑制肾的 1α 羟化酶的活性,降低血 1,25(OH)$_2$D 水平,导致骨钙释放减少,血钙降低,长期可刺激甲状旁腺增生,甚至发生甲状旁腺功能亢进症。高磷患者多发生在慢性肾病患者,随着肾功能的逐渐下降,患者可出现肾性骨营养不良,表现为骨痛、骨骼畸形和病理学骨折。高磷血症最明显的危害是引起异位组织钙化,尤其是心血管系统,增加了慢性肾功能不全患者心血管事件发生率和病死率。高磷血症常见病因见表 42-9。

表 42-9 高磷血症常见病因

Ⅰ.摄入/吸收磷过多 Ⅱ.肾排泄减少 　一、急、慢性肾衰竭 　二、甲状旁腺功能减退症或假性甲状旁腺功能减退症 　三、肿瘤性钙质沉着 　四、长期使用二磷酸盐制剂、肝素等 　五、肢端肥大症	六、低镁血症 Ⅲ.磷从细胞内向细胞外转移 　呼吸性或代谢性酸中毒、溶血性贫血、肌溶解综合征、肿瘤溶解综合征等 Ⅳ.其他情况 　高热、重症肝炎、挤压伤等

（一）摄入/吸收磷过多

摄入/吸收磷过多多见于含磷药物口服、注射、灌肠或维生素 D 过量。

（二）肾排泄减少

1. 急、慢性肾衰竭　急性肾衰竭因肾排磷功能受损，常出现短期的高磷血症。高磷血症是慢性肾病（chronic kidney disease,CKD）的特征之一。在 CKD 早期，机体便存在磷代谢紊乱，但由于残存的肾单位代偿性增加了磷滤过率及轻度升高的甲状旁腺素（PTH）和成纤维细胞生长因子 23（FGF23）抑制了近端肾小管对磷的重吸收，故基本上能使磷维持在正常水平。但随着肾功能进行性减退，尤其是肾小球滤过率低于 30ml/($min \cdot 1.73m^2$)，即 CKD 4 期患者，残存的小部分肾单位和升高的 FGF23 和 PTH 不能进一步增加磷的排泄，故血磷逐渐上升。升高的血磷不断刺激甲状旁腺分泌 PTH，而高 PTH 水平又反过来促使骨组织释放大量的磷，加重高磷血症，形成恶性循环。

2. 甲状旁腺功能减退症或假性甲状旁腺功能减退症见低钙血症。

3. 肿瘤性钙质沉着。

4. 长期使用二磷酸盐制剂、肝素等。

5. 肢端肥大症。

6. 低镁血症。

（三）磷从细胞内向细胞外转移

磷从细胞内向细胞外转移多见于呼吸性或代谢性酸中毒、细胞溶解等情况，如溶血性贫血、肌溶解综合征、用细胞毒性化学药物治疗淋巴瘤及白血病（肿瘤溶解综合征）等。

肿瘤溶解综合征是指肿瘤细胞自发或者在化疗药物的作用下短期快速溶解，使细胞内的物质及其代谢产物迅速释放入血，导致严重的代谢紊乱，临床特征主要为高钾血症、高尿酸血症、高磷血症、低钙血症和心律失常及急性肾衰竭。此综合征在血液系统的恶性肿瘤中较常见，如 B 细胞型急性淋巴母细胞白血病（acute lymphoblastic leukemia,ALL）及伯基特（Burkitt）淋巴瘤，在实体瘤中偶可发生于小细胞肺癌、晚期乳腺癌等。TLS 分为临床型肿瘤溶解综合征（clinical tumor lysis syndrome,CTLS）及实验室型肿瘤溶解综合征（laboratory tumor lysis syndrome,LTLS）两种类型。LTLS 指初始化疗的 3 天前或 7 天后出现下列 2 个或以上的异常因素：①尿酸 ≥ 476μmol/L（或 8mg/dl）或增高 25%；②钾 ≥ 6.0mmol/L（或 6mg/L）或增高 25%；③磷 ≥ 2.1mmol/L（儿童）和 ≥ 1.45mmol/L 或增高 25%（成人）；④钙 ≤ 1.75mmol/L 或降低 25%。CTLS 指在 LTLS 基础上合并以下至少一项临床表现：急性肾衰竭、心律失常、癫痫发作、猝死。

（四）其他

高热、急性重症肝炎、挤压伤等亦可使血磷显著升高。

（刘烈华　李延兵　刘娟）

参考文献

［1］ STERNS RH. Disorders of plasma sodium-causes, consequences, and correction. N Engl J Med, 2015, 372: 55-65.

［2］ OH MS, CARROLL HJ. Disorders of sodium metabolism: hypernatremia and hyponatremia. Crit Care Med, 1992, 20 (1): 94-103.

［3］ SPASOVSKI G, VANHOLDER R, ALLOLIO B, et al. Clinical practice guideline on diagnosis and treatment of hyponatraemia. Eur J Endocrinol, 2014, 170 (3): G1-47.

［4］ BORNSTEIN SR, ALLOLIO B, ARLT W, et al. Diagnosis and Treatment of Primary Adrenal Insufficiency: An Endocrine Society Clinical Practice Guideline. J Clin Endocrinol Metab, 2016, 101 (2): 364-389.

［5］ ELLISON DH, BERL T. Clinical practice. The syndrome of inappropriate antidiuresis. N Engl J Med, 2007, 356 (20): 2064-2072.

［6］ STERNS RH, SILVER SM. Cerebral salt wasting versus SIADH: what difference？. J Am Soc Nephrol, 2008, 19 (2): 194-196.

［7］NYIRENDA MJ, TANG JI, PADFIELD PL, et al. Hyperka-laemia. BMJ, 2009, 339: 1019-1024.

［8］UNWIN RJ, LUFT FC, SHIRLEY DG. Pathophysiology and management of hypokalemia: a clinical perspective. Nat Rev Nephrol, 2011, 7 (2): 75-84.

［9］ARONSON PS, GIEBISCH G. Effects of pH on potas-sium: new explanations for old observations. J Am Soc Nephrol, 2011, 22: 1981-1989.

［10］CHENG CJ, KUO E, HUANG CL. Extracellular potassium homeostasis: insights from hypokalemic periodic paral-ysis. Semin Nephrol, 2013, 33 (3): 237-247.

［11］中华医学会内分泌学分会肾上腺学组.原发性醛固酮增多症诊断治疗的专家共识.中华内分泌代谢杂志, 2016, 32 (3): 188-195.

［12］阳池娇, 曹筱佩, 符娟, 等. Bartter 综合征和 Gitelman 综合征临床分析.中华临床医师杂志(电子版), 2013 (18): 8257-8260.

［13］FURGESON SB, LINAS S. Mechanisms of type Ⅰ and type Ⅱ pseudohypoaldosteronism. J Am Soc Nephrol, 2010, 21 (11): 1842-1845.

［14］FRANCIS S. GREENSPAN, DAVID G. GARDNER. 基础与临床内分泌.第 7 版.北京:人民卫生出版社, 2009.

［15］ENDRES DB. Investigation of hypercalcemia. Clin Biochem, 2012, 45 (12): 954-963.

［16］中华医学会骨质疏松和骨矿盐疾病分会, 中华医学会内分泌分会代谢性骨病学组.原发性甲状旁腺功能亢进症诊疗指南.中华骨质疏松和骨矿盐疾病杂志, 2014, 7 (3): 187-198.

［17］BILEZIKIAN JP, BRANDI ML, EASTELL R, et al. Guidelines for the management of asymptomatic primary hyperparathyroidism: summary statement from the Fourth International Workshop. J Clin Endocrinol Metab, 2014, 99 (10): 3561-3569.

［18］中华医学会骨质疏松和骨矿盐疾病分会, 中华医学会内分泌分会代谢性骨病学组.甲状旁腺功能减退症临床诊疗指南.中华骨质疏松和骨矿盐疾病杂志, 2018, 11 (4): 323-338.

［19］FTANCA GOIS PH, WOLLEY M, RANGANATHAN D, et al. Vitamin D deficiency in chronic kidney disease: recent evidence and controversies. Int J Environ Res Public Health, 2018, 17, 15 (8). pii: E1773.

［20］KALANTAR-ZADEH K, SHAH A, DUONG U, et al. Kidney bone disease and mortality in CKD: revisiting the role of vitamin D, calcimimetics, alkaline phosphatase, and minerals. Kidney Int Suppl, 2010, 117: S10-S21.

［21］PEDIATRICIAN AF. Vitamin D deficiency, prevalence and treatment in neonatal period. Endocr Metab Immune Disord Drug Targets, 2019 Feb 15.

［22］YIN Z, DU J, YU F, et al. Tumor-induced osteomalacia. Osteoporos Sarcopenia. 2018 Dec, 4 (4): 119-127. doi: 10. 1016/j. afos. 2018. 12. 001. Epub 2018 Dec 12.

［23］LAMBERT AS, ZHUKOUSKAYA V, ROTHENBUHLER A, et al. X-linked hypophosphatemia: Management and treat-ment prospects. Joint Bone Spine, 2019 Jan 31. pii: S1297-319X (19) 30010-7.

［24］MÁČOVÁ L, B IČÍKOVÁ M, HAMPL R. Impaired vitamin D sensitivity. Physiol Res, 2018 Nov 28, 67 (Supplementum 3): S391-S400.

［25］杨阳, 陈公琰.肿瘤溶解综合征.肿瘤代谢与营养电子杂志, 2016, 3 (2): 88-90.

43

急性关节痛

滑膜关节是骨与骨之间最主要的连接形式,主要结构为关节面、关节囊和关节腔。关节及关节周围疼痛可由关节内组织(包括滑膜、软骨、韧带)病变引起,也可以由关节周围软组织(如滑囊炎、腱鞘炎、肌肉纤维组织炎)或骨骼病变等所致。关节炎可有不同的分类,根据病程可分为急性关节炎(病程不超过 6 周)和慢性关节炎(病程大于 6 周);按照受累关节的数目可分为单关节炎、寡关节炎(2~3 个关节受累)和多关节炎(4 个及以上关节受累);根据病变性质可分为炎症性关节炎和非炎症性关节炎。炎症性关节炎常表现为晨僵、关节肿痛、局部皮温升高、关节活动受限,而无明显红肿。运动后加重的疼痛通常提示机械性非炎症性关节病变。急性滑膜关节疼痛起病急骤,引起关节炎症和疼痛的原因很多,临床表现类似,常造成诊断和鉴别诊断的困难。最常见的病因是外伤或炎症,尤其是单关节疼痛;最严重的病因是感染,感染性关节炎相关病死率很高(7%~15%),患者容易出现进行性关节破坏和关节功能受损,需要医师通过详细的病史询问、局部和全身体格检查,并结合实验室检查(包括血液和滑液检查)、影像学检查以获得正确的诊断,从而指导进一步治疗。急性关节痛的常见病因和鉴别诊断见表 43-1。

表 43-1 常见急性关节病变或关节周围疼痛的病因

I 急性单关节炎	V 其他
(一)细菌感染性关节炎(非淋菌性、淋菌性)	(一)外伤或内源性功能紊乱
(二)其他感染性关节炎	关节内游离体
分枝杆菌、螺旋体、病毒、真菌、寄生虫	应力性骨折
(三)反应性关节炎	骨坏死
单关节类风湿关节炎	关节腔出血(创伤、遗传性 / 获得性凝血异常、
蓬塞(Poncet)病(结核变态反应性关节炎)	血管瘤或色素绒毛结节性滑膜炎)
(四)急性风湿热	(二)滑膜疾病
(五)晶体性关节炎(痛风、假性痛风)	色素绒毛结节性滑膜炎
(六)莱姆病	树枝状脂肪瘤
(七)植物刺性滑膜炎	滑膜骨软骨瘤
II 炎性多关节炎早期表现或急性发作	反射性交感神经营养不良
强直性脊柱炎	结节病
银屑病性关节炎	淀粉样变
肠病性关节炎	(三)肌肉骨骼疼痛
类风湿关节炎 / 复发性风湿症(回纹型风湿症)	佩吉特病(Paget 病)
幼年型炎症性关节病	骨髓炎(布罗迪脓肿)
III 系统性疾病相关的关节炎	成骨 / 类骨肿瘤
系统性红斑狼疮	转移癌
血管炎(抗中性粒细胞胞质抗体阳性或阴性)	肺性肥厚性骨关节病
过敏性紫癜	(四)软组织病变
白塞病	肩袖肌腱炎、肩袖撕裂、肩峰下滑囊炎、
细菌性心内膜炎	冻结肩、肩锁关节疼痛、牵涉痛
家族性地中海热	内侧和外侧上髁炎、鹰嘴滑囊炎
复发性多软骨炎	桡骨茎突狭窄性腱鞘炎、弹响指
血清病	髂腰肌滑囊炎、坐骨结节滑囊炎、
IV 非炎症性关节炎	大转子滑囊炎、内收肌肌腱炎
骨关节炎	髌前滑囊炎、髌腱炎、鹅足滑囊炎
沙尔科关节	跟腱炎、跟骨和跟骨后滑囊炎
沉积病(血色素沉着病、褐黄病)	足底筋膜炎、纵弓问题、踇外翻、踇僵症、跖骨疼痛
	莫顿神经瘤

【急性关节痛的诊断步骤】

（一）病史采集

病史对于关节疼痛的病因分析很重要，医师需详细询问患者年龄、职业、流行史病学和性生活史，患者关节病变发生及发展的过程、起病急或缓、疼痛的部位、疼痛的程度、昼夜变化、加重和缓解因素、全身症状（发热、出汗、体重减轻）、有无原发病以及系统性疾病，包括询问有无眼部、口腔、呼吸、胃肠或皮肤症状等。当患者罹患败血症或某些急性传染病时，或在关节腔内注射药物后出现关节红、肿、热、痛，应考虑感染性关节炎；急性关节炎起病前有急性腹泻、尿道感染或子宫颈炎史，应注意反应性关节炎；运动后疼痛加重提示机械性关节疼痛；突然出现的急性单关节炎通常与创伤有关；1~2 天内发生的单关节炎通常与炎症（如痛风）或感染有关；夜间关节痛伴晨起时关节疼痛、僵硬加重者，应注意类风湿关节炎和脊柱关节炎。

（二）体格检查

体格检查需要全面系统地进行。可以先从颈椎、胸椎及腰椎开始，然后颌部、肩部、上肢（肘、腕、手指）、骨盆及下肢（髋、膝、踝、足趾）。应注意病变是单关节或多关节，两侧关节外形是否对称，肢体的位置，周围肌肉有无紧张或萎缩，局部皮肤有无发红、皮温升高，关节有无肿胀、压痛、波动感、畸形，关节活动范围的测定，站立、行走的姿势等。无肿胀的局部单关节压痛可能表明有附着点炎、肌腱炎、滑囊炎或骨骼疾病。全身检查应特别注意眼部、鼻部、口腔、皮疹、皮肤及黏膜溃疡和皮下结节等。

4 字试验：患者仰卧，健侧下肢伸直，患侧髋、膝关节屈曲外展外旋，足置于健侧大腿上，检查者一手压在健侧髂前上棘以固定骨盆，另一手在屈曲的膝部下压，正常者屈曲的膝盖能够碰到地面或床面，而下压时骶髂关节出现疼痛即为试验阳性。本试验阳性多提示骶髂关节的病变，常见于强直性脊柱炎、骨结核或其他感染性骶髂关节炎、致密性髂骨炎等。

浮髌试验：患者平卧，患肢伸直放松。检查者左手将髌骨上方的髌上囊内液体向下挤压入关节腔，右手示指将髌骨下压，一压一放，反复数次。如关节腔内有大量积液，示指迅速放开时髌骨立即浮起，示指可感到明显的浮动感，称浮髌现象或浮髌试验阳性。出现浮髌现象提示关节腔内有积液。

（三）实验室检查

1. 血液检查　红细胞沉降率（ESR）和 C 反应蛋白（CRP）是非特异性的炎症指标，有助于炎症或非炎症性关节炎的鉴别。急性自身免疫介导的炎症性关节炎、感染性和晶体性关节炎可引起显著 ESR、CRP 和 / 或白细胞计数（WBC）和血小板计数升高，伴或不伴贫血。多数骨关节炎患者 ESR 和 CRP 不高，但继发滑膜炎时可轻度增高。肥大性骨关节病、关节血肿、神经源性关节病则 ESR 和 CRP 往往正常。此外，ESR 和 CRP 还可反映关节炎症是否活动，并协助判断疗效。

血清类风湿因子（RF）以及抗环瓜氨酸肽（CCP）抗体测定对类风湿关节炎的诊断有重要的意义，尤其是抗 CCP 抗体。类风湿因子明显增高对类风湿关节炎有较高的敏感性和一定的特异性，但阴性不能作为排除类风湿关节炎的依据。类风湿因子轻度增高还可见于系统性红斑狼疮、干燥综合征等结缔组织病和某些感染性疾病，需要结合患者其他临床表现和实验室检查进行鉴别。而抗 CCP 抗体与 RF 相比，具有更好的特异性，且可在关节炎临床前期或早期出现，对疾病预后的判断也具有重要的价值。

抗核抗体谱（ANAs）检查对结缔组织病相关的关节炎有鉴别诊断价值，是一项极其重要的筛查试验。高效价的抗核抗体（ANA）阳性提示结缔组织病的存在，但其特异性不高，少部分正常人（尤其是老年人）和某些感染性、肿瘤性疾病患者也可出现 ANA 效价轻度增高，因此，仅凭 ANA 阳性不能确诊是哪一种结缔组织病，需结合临床和其他自身抗体。抗 ds-DNA 抗体对系统性红斑狼疮的诊断有高度特异性；抗 SSA（Lo）抗体和抗 SSB（La）抗体阳性与干燥综合征相关；抗 Jo-1 抗体阳性提示炎症性肌病，尤其是抗合成酶综合征；抗 Scl-70 抗体阳性提示系统性硬化病；抗 RNP 抗体高效价阳性提示混合性结缔组织病；抗 PM-Scl 抗体阳性提示多发性肌炎和系统性硬化病重叠；抗中性粒细胞胞质抗体（ANCA）阳性需注意 ANCA 相关性血管炎。

脊柱关节炎（SpA），尤其强直性脊柱炎（AS）患者常伴有较高的 HLA-B27 阳性率，因此人类白细胞抗原（HLA）基因检查可协助诊断。

血清抗链球菌溶血素 O（ASO）效价增高提示有链球菌感染史，需要警惕风湿热相关的急性关节炎。此外，咽拭纸培养、抗 DNA 酶 B、抗透明质酸酶抗体、抗链球菌激酶抗体、抗核苷酸酶抗体的测定也有助于判断是否存在近期链球菌感染。

血尿酸增高以及关节炎发作时滑液病原体培养阴性、关节液偏光显微镜下可见尿酸钠结晶对痛风性关节炎的诊断有重要意义。

对肾、肝、肌肉或骨骼的生化指标和蛋白质电泳等检查有助于评估是否存在全身性疾病。在急性出血性病变中，有必要检测血小板计数、国际标准化比值和出、凝血功能。疑似感染性关节炎的患者在使用抗生素之前需要进行血液培养。

其他相关的血液检测包括病毒筛查（IgG 和 IgM 抗体）、甲状腺功能、铁蛋白、维生素 D 水平等。

2. **大小便** 在老年感染性关节炎中，肠道和泌尿道可能是革兰氏阴性细菌的来源。显著蛋白尿和/或血尿和红细胞管型常常提示 SLE、血管炎或亚急性细菌性心内膜炎的肾损害。肠道、泌尿道和妇科炎症需注意反应性关节炎（Reiter 综合征）可能。脓血样大便还需注意炎症性肠病相关的急性关节炎。

3. **关节液** 急性关节炎鉴别最有效的检查方法是关节液检查，应分析关节液的颜色和浑浊度、蛋白含量、红细胞计数、白细胞计数和分类、涂片有无细菌、细菌培养以及动物接种等。偏光显微镜可鉴别单尿酸钠结晶或焦磷酸钙（CPPD）晶体。关节穿刺滑液检查指征：急性或慢性单关节炎、创伤伴关节积液、慢性多关节炎患者伴急性单关节炎发作、可疑感染性关节炎、晶体性关节炎、关节积血。

4. **滑膜或骨活检** 关节镜可直接观察滑膜、软骨、半月板与韧带的形态结构，并可对病变组织取活检，用于鉴别结核、结节病、淀粉样变、色素绒毛结节性滑膜炎、树状脂肪瘤和异物性滑膜炎等。针刺活检是一种操作简单、创伤小的检查方法，通过穿刺取滑液和滑膜，便于快速诊断。关节穿刺术或关节滑膜活检要严格遵守无菌操作常规，以免引起继发关节感染。对难治性骨髓炎患者，必要时可行骨活检以明确是否存在肿瘤或其他因素。

（四）影像学检查

1. **X 线平片** 可以观察关节面、关节腔、关节周围软组织和骨质等变化，显示软组织肿胀、钙化、骨折、局部骨病和游离体、关节腔狭窄、骨侵蚀等。许多急性关节炎的 X 线平片检查常无明显改变，故 X 线检查对慢性关节炎急性发作的诊断意义较大。

2. **计算机断层扫描（CT）** 相对 X 线平片，CT 能更好地识别急性炎症、骨髓炎、骨折和其他骨骼疾病，以及较清晰地了解患者其他器官系统病变情况，如胸部、腹部、耳鼻喉和眼部等。

3. **肌肉骨骼超声** 近年来，肌肉骨骼超声在风湿免疫学的临床应用中受到广泛重视。在急性单关节炎的滑膜炎、软组织损伤（肌腱炎、肌腱附着点炎、滑囊炎等）和骨破坏的诊断方面，具有快速、高效、廉价和媲美 MRI 的效果。能量多普勒（PD）还可显示活动性滑膜炎的血流

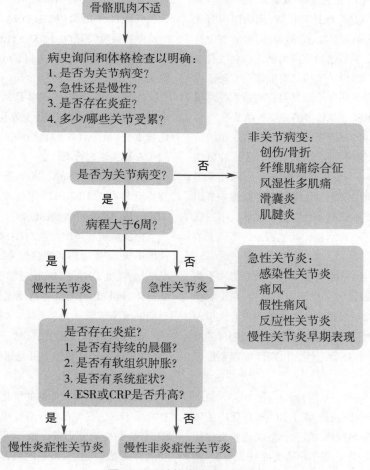

图 43-1 关节疼痛诊治流程

情况,因此被欧洲风湿病联盟(EULAR)推荐用于早期关节滑膜炎的诊断。除用于诊断、鉴别诊断外,还可以用于B超定位下关节液抽吸和/或注射药物以及疗效观察。但B超对机器设备和检查者要求较高,需要进行相应的操作培训。

4. **MRI** MRI是软组织成像的最佳技术,可诊断韧带损伤、滑膜病变、积液、肌腱附着点炎、骨缺血性坏死、关节外软组织病变等,对急性单关节炎和亚临床关节炎的炎症程度的判断也很有价值,因此EULAR推荐MRI用于早期急性关节炎的诊断。但MRI较耗时且成本昂贵。

5. **关节造影** 在无条件进行MRI检查或有禁忌时,通过注射造影剂结合CT扫描可了解髋关节软骨撕裂的关节结构情况。

6. **放射性核素扫描** 用^{99m}Tc核素标记的二磷酸亚甲基酯进行全身骨扫描可识别X线平片看不到的骨样骨瘤、骨肉瘤、骨转移癌、骨髓炎和应力性骨折等。骨闪烁扫描有助于排除慢性疼痛综合征患者的骨和关节疾病。尽管骨扫描不能鉴别急性关节炎的病因,但可用于鉴别炎症性关节病变和骨关节炎(OA),二者表现为不同的显像模式。^{111}铟标记的白细胞闪烁扫描可以识别感染部位,尤其是感染源不明确的感染性关节炎患者。

【急性关节痛的诊断思路】

关节疼痛的基本诊治流程见图43-1。其中,关节液检查是急性关节炎鉴别诊断的重要检查(图43-2)。

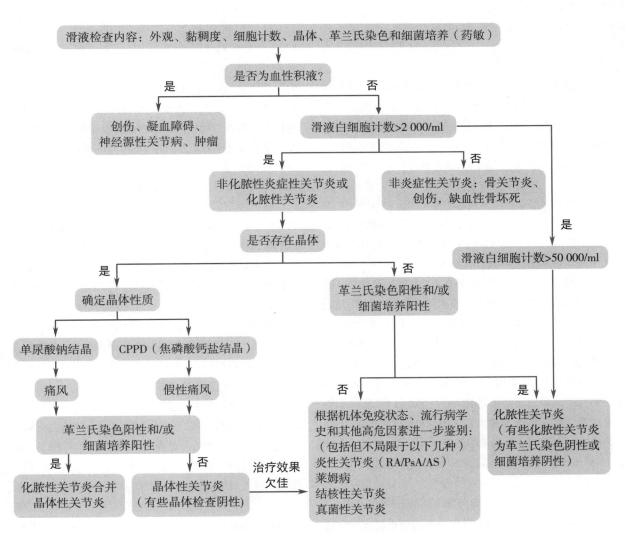

图43-2 关节滑液检查结果解读流程

43.1 急性单关节炎

急性单关节炎常常起病急骤、疼痛明显，给患者的生活工作带来极大困扰，尤其是感染性关节炎，危害严重，需要早期识别、积极治疗。感染相关的关节病变通常有两种情况：一种是细菌直接侵袭关节引起关节化脓性炎症，患者的关节穿刺液涂片及细菌培养可分离出病原体；另一种是由于细菌的毒素或代谢产物所致的变态反应性关节病变，其关节腔穿刺涂片和细菌培养均阴性，如链球菌、肠道沙门菌感染后引起的关节炎。

下文就常见单关节炎进行鉴别。

一、细菌感染性关节炎

急性细菌感染可迅速破坏关节软骨，具有较高的病死率(7%~15%)，因此对于高度怀疑感染性关节炎的患者，必须立即进行包括关节液抽吸送检在内的各项检查，排除非感染性因素，积极寻找病原学依据，并及时引流关节液，开始经验性抗感染治疗，等待药敏结果后调整抗生素方案。

急性细菌感染性关节炎通常累及单个关节(90%)，多关节受累约占10%。多见于既往有关节病变的患者，如骨关节炎、接受免疫抑制治疗的炎症性关节炎(如类风湿关节炎)、关节置换术、关节成形术和关节内注射药物后、免疫抑制宿主、低收入人群、老年人(尤其大于80岁)、静脉药瘾、酗酒、糖尿病、皮肤感染和溃疡等。近年来，随着生物制剂在炎症性关节疾病(如 RA/AS/PsA)中的使用，介入性关节手术(如关节置换术)的广泛开展，感染性关节炎的发病率有所上升。一项英国生物制剂应用注册数据库的研究显示，使用生物制剂的 RA 患者感染性关节炎的发生风险是非生物制剂治疗患者的 2 倍，膝关节仍是最常受累关节，金黄色葡萄球菌也是最常见的致病菌，但生物制剂组罕见致病菌的感染风险增高：包括李斯特菌、非伤寒沙门菌、铜绿假单胞菌和肠炎沙门菌。

患者的临床表现与病原体的毒力、机体的免疫状态和抗生素的使用有关。受累关节滑膜迅速肿胀、充血、白细胞浸润与关节腔积液，关节囊及其周围组织出现蜂窝织炎或脓肿形成。典型感染性关节炎临床特点为：起病急骤，超过 50% 的患者伴有畏寒或寒战，体温迅速上升，可达 39~40℃；病变常侵犯单个大关节，尤其负重的膝关节和髋关节，偶见多关节同时受累。受累关节灼热、疼痛

剧烈、肿胀明显、活动障碍，较表浅的关节可有波动感，关节常常因疼痛和肌肉痉挛处于半屈位置(如化脓性髋关节炎时，患肢常处于外展、外旋、前屈位)。

实验室检查：外周血白细胞数升高，中性粒细胞增多为主，ESR 和 CRP 升高；降钙素原(PCT) 大于 0.5ng/ml 在细菌感染性关节炎诊断中的敏感性和特异性分别为 59.3% 和 86%，在鉴别诊断时可作为参考。关节积液通常外观浑浊，滑膜细胞计数平均 100 000/μl(范围 25 000~250 000/μl)，中性粒细胞占 90% 以上。需要注意的是，免疫抑制状态、使用过抗生素或关节置换术后的患者，关节积液中白细胞计数可能升高不显著。关节积液革兰氏染色有助于初步判断病原体类型(50% 患者可有阳性发现)；滑液和血液培养、聚酶链反应(PCR)和免疫技术检测微生物核酸和蛋白质有助于病原体的确定。X 线平片可显示软组织肿胀，超声可以确定滑膜炎和关节积液，并可在 B 超引导下穿刺收集关节液进一步检查。MRI 可判断关节积液、关节破坏情况及是否存在骨髓炎。

感染性关节炎的诊断通常采用改良的纽曼标准，要求至少满足以下 4 点之一：①从受累关节中分离出病原微生物；②在疑似感染性关节患者的血液或其他体液中分离出病原微生物；③有典型临床特征、浑浊关节液以及既往抗生素治疗史；④尸检或病理检查高度疑似化脓性关节炎。

感染性关节炎常见的病原体为金黄色葡萄球菌、肺炎链球菌、溶血性链球菌、淋病奈瑟菌和革兰氏阴性杆菌等，亚洲人群肺炎克雷伯杆菌感染也较为常见。既往有深部穿刺伤病史的需要注意厌氧菌感染。

(一)金黄色葡萄球菌感染性关节炎

金黄色葡萄球菌感染可发生于任何年龄，占化脓性关节炎的 40%~50%，可继发于金黄色葡萄球菌败血症，也可由邻近的骨髓炎或软组织感染蔓延，或关节外伤细菌直接侵入所致。急性期全身和关节局部的炎症反应非常显著。关节腔穿刺液涂片染色病原体检查或培养发现金黄色葡萄球菌是本病的最重要的诊断依据。近年来，耐甲氧西林金黄色葡萄球菌(MASA)的患病率正不断上升，接近 25%。

(二)淋球菌性关节炎

淋病是一种由淋病球菌感染导致的性传播疾病，除

影响生殖器官,还可累及咽喉、肛门和眼结膜。淋球菌性关节炎通常是淋球菌血性播散的结果。患者表现为发热、多关节疼痛、腱鞘炎和皮肤及黏膜损害。腱鞘炎在其他细菌感染性关节炎中很罕见,但见于68%的淋球菌性关节炎患者,伴或不伴关节受累。由淋菌直接侵袭引起的化脓性关节炎见于50%的患者,常为单发性,可累及膝、腕、踝、肘、肩等大关节和手部小关节,偶可侵犯下颌关节,关节液可分离出淋球菌。淋菌毒素还可导致关节的反应性炎症,通常累及多个关节,在淋病任何时期均可发生,关节炎的炎症反应较轻,细胞计数轻度升高,病原体检查常为阴性。

淋菌性化脓性关节炎的主要诊断根据:①患者有泌尿生殖系淋病;②起病急骤,受累关节肿胀、疼痛、潮红、灼热与功能障碍;③在关节腔内脓性渗出液中可找到淋球菌;④非甾体抗炎药不能控制病情,但磺胺类及青霉素类抗生素治疗有效。

二、螺旋体感染

(一)梅毒性关节炎

梅毒是一种由梅毒螺旋体感染所致的性传播慢性系统性疾病,可表现为无症状期或潜伏期后的急性发作。骨骼肌肉系统受累可见于梅毒的各个临床阶段,但最常见于二期梅毒(血行播散期)。患者表现为发热、肌肉疼痛、骨和关节疼痛、转氨酶升高、典型的斑丘疹(梅毒性玫瑰疹)。关节病变的特点是双膝或肘关节肿胀、积液,但患者无疼痛感觉,全身症状不明显,体格检查关节无压痛,常被称为 Clutton 关节。三期梅毒最常见的肌肉骨骼表现为神经性关节病变导致的髋或膝的沙尔科(Charcot)关节,由深度感觉丧失和慢性创伤引起,而不是梅毒螺旋体的直接感染。

(二)莱姆病

莱姆病是一种由伯氏疏螺旋体感染引起的虫媒传播性传染病(蜱虫叮咬),多见于北美、欧洲和亚洲流行地区的夏季,主要导致包括皮肤、关节、神经系统和心脏在内的多系统损害。首发临床症状通常是沿蜱虫叮咬部位出现的环形红斑,并逐渐向外周缓慢扩张。在感染伯氏疏螺旋体几周后,超过70%的未接受治疗的患者可出现大关节单关节炎或多关节炎,伴随 ESR 和 CRP 升高。关节病变的发展有3种模式:① 50%的未治疗者出现间歇性单关节炎或少关节炎发作,累及膝关节和/或其他大关节,症状可在几个月内逐渐消退。② 20%的未经治疗的患者表现为关节痛发作和缓解交替的模式。③ 10%未经治疗的患者出现慢性炎症性滑膜炎,导致侵蚀性病变和关节破坏。儿童关节受累可能比青少年或成人轻。关节液白细胞计数通常为(10~25)×10^9/L,也可低至

0.5×10^9/L 或高达 100×10^9/L。大部分患者类风湿因子或抗核抗体阴性或低效价阳性。莱姆病关节炎通常表现为一个或几个关节显著肿胀和疼痛,而全身症状轻微,临床上需要与成人脊柱关节炎周围型或幼年特发性关节炎相鉴别。

莱姆病的诊断主要基于特征性临床表现和血清学伯氏疏螺旋体抗体阳性(通过 ELISA 和 Western blot 方法检测),90%患者在感染螺旋体4周后出现特异性 IgG 抗体阳性。PCR 法检测关节滑液中伯氏螺旋体 DNA 也有重要诊断意义。

三、结核感染相关的肌肉骨骼病变

近10年来,结核感染有上升的趋势,尤其在经济贫困落后地区,而且治疗效果欠佳,伴随持续的器官损害。本病多见于免疫功能低下的患者,如 HIV 感染、糖尿病、高龄人群、接受免疫抑制治疗(如糖皮质激素、改善病情的抗风湿药物和生物制剂等)。结核感染相关的骨骼肌肉系统表现主要为以下5种:脊柱炎(Pott病,见"腰背痛")、外周关节炎、反应性关节炎(蓬塞病)、骨髓炎和软组织脓肿。

外周关节炎多数表现为慢性或隐匿性单关节炎,主要累及负重关节(髋关节和膝关节),也可表现为多关节炎,发病早期或急性发作期需要与其他急性关节炎相鉴别。中国台湾的一项对51名成人结核性关节炎患者的研究显示,患者确诊前的平均病程为25个月(0~180个月);最常见症状为关节疼痛(96%)和肿胀(90%),88%的患者表现为单关节炎,最常受累的是膝关节(27%);26例患者(51%)有肺结核的放射学证据;43例患者(84%)滑液或组织培养分离出结核分枝杆菌;1/4患者既往有外伤史。患者 ESR 和 CRP 水平可升高,组织病理学表现为小叶性和间隔性脂膜炎,伴有微脓肿、肉芽肿(80%伴随干酪样坏死)和坏死性血管炎(主要为累及单个大血管或肌肉血管的中性粒细胞或肉芽肿性血管炎)。关节滑液多为浑浊的黄绿色,白细胞计数 10~20×10^9/L,以多形核细胞为主。诊断的金标准是抗酸染色阳性(AFB)、分枝杆菌培养或结核杆菌核酸扩增(NAAT)试验阳性。GeneXpert-MTB/RIF 试验能检测结核杆菌和利福平耐药性,其敏感性和特异性均优于液体培养;此外,它还能在 HIV 病毒感染患者中识别出涂片阴性的结核杆菌感染。其他诊断方法包括环介导的恒温扩增检测试剂盒(LAMP 试验)、血清诊断试验和干扰素-γ 释放试验(IGRAS、Quantiferon TB、管内金试验、T-Spot 试验)。LAMP(93% 和 94%)、同步扩增试验(SAT;96% 和 88%)和 Xpert-MTB/RIF(89% 和 98%)均显示较高的诊断敏感性和特异性。放射影像学技术有助于诊断,超声、CT 和

MRI 还可用于指导病变部位的穿刺抽吸和病理活检。

结核变态反应性关节炎（蓬塞病）最早由 Antonin Poncet 于 1897 年描述。该疾病的特征是与肺外结核相关的非侵蚀性或破坏性多关节炎，没有关节直接结核菌感染的证据。分子生物学的研究认为患者存在 Th1 细胞介导的炎症反应增强和 Th2 细胞活性受抑制。本病多见于青年人，尤其女性，主要表现为发热、乏力和多发大关节炎，如膝、踝关节，有时累及腕关节，可出现指 / 趾炎、肌腱附着点炎，结核菌素试验结果常为阳性，肺外结核部位常为淋巴结。

非结核分支杆菌感染也可出现关节炎，但多为慢性隐匿性关节炎。

四、布鲁菌性关节炎

布鲁菌病是一种全球范围的动物传染的疾病，可通过进食被污染的食物（如没有经巴氏法消毒的奶制品）感染人类，主要侵犯畜牧业相关的人群。布鲁菌病肌肉骨骼受累的患者可能存在遗传易感性，研究显示 HLA-B39 在布鲁菌病患者中阳性率增加。布鲁菌病是一种全身性急性或隐匿性疾病，常伴随慢性病程。急性布鲁菌病表现为流感样症状，如高热、多汗、头痛、附睾 - 睾丸炎、背痛和乏力；而慢性病表现为反复间歇性不规则发热、关节痛、疲劳、抑郁、体重减轻、葡萄膜炎、肝大、脾大和淋巴结病。骶髂关节炎是最常见的并发症（占 56%），需要与强直性脊柱炎鉴别；其他并发症包括外周关节炎、脊柱炎、椎间盘炎、骨髓炎和滑囊炎。外周关节受累多为单关节炎，大关节多见，如膝关节和踝关节。实验室检查多为非特异性异常，ESR（49%）和 CRP 水平（20%~25%）升高，贫血（30%）和转氨酶水平升高（10%）。关节滑液为炎性改变。血清特异性抗体可在临床症状出现时检测到，效价 >1：160，2~3 周后抗体效价可成倍升高，高效价抗体可持续长达 18 个月。临床高度怀疑布鲁氏菌感染时，应积极从血液或组织样本中分离细菌，50%~80% 的患者（包括无发热者）血液培养可呈阳性。X 线平片可反映脊柱受累情况，而 MRI 有助于早期发现关节、滑膜、骨及周围软组织的急性炎症。

五、真菌性关节炎

侵袭性真菌感染常伴随较高的病死率，治疗困难，费用昂贵，给患者个人、家庭和社会都带来沉重负担。深部真菌感染的高危因素主要包括艾滋病病毒感染、器官移植后、某些风湿免疫性疾病、恶性肿瘤、接受免疫抑制治疗、早产和高龄。

真菌感染性关节炎多数是慢性单关节炎，临床并不常见，疾病早期或急性发作期需与其他急性关节炎鉴别。

单关节的念珠菌感染多见于手术操作、关节腔内注射药物或免疫抑制宿主全身性疾病血液扩散所致，受累关节多为膝关节、髋关节和肩关节。静脉毒瘾者的念珠菌感染通常累及脊柱、骶髂关节或其他纤维软骨关节。其他罕见的真菌包括曲霉菌、新型隐球菌、波氏假性阿利什霉菌和暗色真菌。粗球孢子菌、皮炎芽生菌和组织胞浆菌引起的肉芽肿性关节炎由血源播散或全身弥漫性病变的骨骼病灶直接蔓延所致。园丁和其他从事土壤或泥炭藓工作的人群感染申克孢子丝菌时偶可出现关节受累。

真菌性关节炎的滑液白细胞计数多为 10 000~40 000 个 /μl，70% 为中性粒细胞。当对滑液的检查结果呈阴性时，滑液组织标本染色和培养有助于真菌性关节炎的诊断。

真菌感染性关节炎的共同特点为：发生率低；与职业相关；多发生于热带和亚热带地区；亚急性或慢性病程；肺部和皮肤病变是重要的关节外表现；确诊需要找到真菌病原体依据。

六、病毒性关节炎

某些病毒感染（流行性腮腺炎、腺病毒感染、风疹、乙型或丙型病毒性肝炎、登革热、虫媒病毒感染、传染性单核细胞增多症等）在全身感染时可通过直接感染滑膜组织，或间接引起关节的免疫反应而产生关节炎症，病变多为自限性，常见于疾病的前驱期，可于几周内缓解。有学者认为，许多不明原因的自限性多关节炎很大可能是病毒感染所致，只是检测方法所限不能定性为哪种病毒。病毒性关节炎通常表现为手和足小关节的对称性多关节炎，伴晨僵，可无发热和皮疹，因此常需要与早期类风湿关节炎进行鉴别。病毒的定性需要血清学抗体检测或病毒核酸检测。

风疹病毒感染由于疫苗接种而变得不常见，但也时有发生，多见于年轻人，尤其女性。表现为多发性关节炎，常累及肢体小关节。关节炎可与皮疹同时或稍后于皮疹出现。关节炎症在 2 周之内消退，不遗留任何关节损害。

乙型病毒性肝炎也常并发关节炎，伴或不伴发热、皮疹、黄疸和肝功能损害。关节炎可在黄疸发生前数日乃至 2 周出现，也可与黄疸同时出现。关节炎为自限性，可累及大、小关节，痊愈后不遗留关节损害。如累及双手关节，易被误诊为类风湿关节炎。在前驱期，血清与关节滑液常可检出乙型肝炎病毒抗原。关节滑膜炎被认为是乙型肝炎病毒抗原与抗体结合形成免疫复合物导致的血清病样反应。

慢性丙型肝炎感染者也可出现持续关节痛或关节炎，可能与冷球蛋白血症有关。

细小病毒 B19 是一种季节性病毒,常感染青少年或年轻人,大约 10% 的儿童和 60% 的妇女在感染细小病毒 B19 后患上关节炎,主要累及手、膝、腕和踝关节,表现为关节疼痛和僵硬,伴或不伴发热、皮疹。关节肿胀常不明显,通常在几周内缓解,小部分患者发展为慢性关节病。

艾滋病病毒感染常合并关节炎综合征。艾滋病病毒感染者尿道炎后可出现反应性关节炎,表现为疼痛性下肢寡关节炎发作。HIV 相关的反应性关节炎在 HLA-B27 阳性患者中较为常见,但骶髂关节炎罕见。约 1/3 艾滋病合并银屑病的患者最终发展为银屑病性关节炎。感染 I 型人类 T 细胞性淋巴病毒的妇女会出现肩、腕、手或膝关节的慢性持续性寡关节炎,表现为滑膜增厚、关节软骨破坏和滑液中出现不典型淋巴细胞,但罕有进展为 T 细胞白血病的。

在热带国家,一些 Alpha 病毒感染(即属于 toga-viruses 家族的病毒和由蚊子传播的虫媒病毒)并不罕见,如基孔肯雅病毒(Chikungunya)、O'Nyong-Nyong 病毒、Ross River 病毒、Mayaro 病毒和 Barmah 森林病毒。患者表现为发热、皮疹,大关节受累,多数患者关节炎为自限性,小部分可发展为慢性侵蚀性关节炎。

基孔肯雅病毒感染在加勒比地区和北美(美国和加拿大)广泛流行。几乎所有患者会出现中至重度肌痛和关节痛,在急性感染的其他症状消退数周或数月后,关节症状仍可持续存在。

七、寄生虫感染性关节炎

寄生虫感染多见于发展中国家,与当地卫生环境、饮食的风俗习惯(如进食未充分加热寄生虫卵污染的食物)等有关,关节病变多数继发于肠道寄生虫感染。临床症状可由寄生虫直接侵袭所致,也可由自身免疫介导的炎症反应导致。寄生虫感染可分为 4 个亚类:原生动物、绦虫、线虫和吸虫。寄生虫种类繁多,因此临床表现也复杂多样,可为无症状宿主,也可表现为血管炎、反应性关节炎(单或寡关节炎,大关节受累为主)、类风湿关节炎样表现(多发小关节受累)、巨大脓肿或多发性肌炎。寄生虫感染相关的风湿免疫病的特点:炎症性关节病变;有疫区居住或旅游史;外周血嗜酸性粒细胞增高;影像学检查多为阴性;抗风湿药物治疗无效;可找到寄生虫依据;驱虫治疗有效。

临床特点和周围嗜酸细胞增多有助于诊断,通常与肌肉骨骼受累程度相关。诊断试验包括寄生虫(大便和各种体液)、血清学、分子生物学和组织病理学等。

八、反应性关节炎

反应性关节炎(ReA)是指前驱关节外感染后出现的非化脓性关节炎,发生在约 1% 的非淋菌性尿道炎和 2% 的肠道感染后数周。这里所说的"感染"特指胃肠道感染(GI)和泌尿生殖系统感染(GU),某些呼吸道感染也可诱发反应性关节炎。与反应性关节炎相关的致病菌包括:引起肠道感染的细菌(耶尔森菌、福氏志贺氏菌、痢疾志贺菌、宋内志贺菌、空肠弯曲杆菌、沙门菌、大肠杆菌、艰难梭状杆菌和腹泻性大肠菌菌株);引起泌尿生殖道感染的细菌(沙眼衣原体、解脲支原体、生殖支原体);呼吸道感染相关的细菌(肺炎衣原体、A 组 β- 溶血性链球菌)。除关节炎外,少数患者有典型反应性关节炎的其他表现,包括尿道炎、结膜炎、葡萄膜炎、口腔溃疡和皮疹。关节炎、尿道炎和结膜炎三联征以前被称为 Reiter 综合征,现在逐渐被"反应性关节炎"(ReA)代替。肠道及泌尿生殖道感染引起的 ReA 多与易感基因 HLA-B27 有关,而链球菌感染后的 ReA 与 HLA-B27 无明显相关性。

ReA 多见于年轻男性,起病前 2 周有喉部、泌尿生殖道或胃肠道感染史。主要表现为急性不对称性、下肢寡关节炎和肌腱附着点炎,受累关节有剧烈疼痛与灼热、肿胀,可出现腊肠指(趾)。主要累及膝关节、踝关节和足趾。30% 的患者出现急性炎性腰背痛,影像学提示骶髂关节炎。葡萄膜炎可先于关节炎出现,患者可能同时存在环状龟头炎、无菌性尿道炎和溢脓性皮肤角化症,CRP 和 ESR 增高,血清学特异性抗体阳性,部分患者可从尿道、滑膜液及结膜分泌物中分离出衣原体。关节液检查为无菌炎症性改变,无晶体。常规放射学检查和超声可以识别滑膜肿胀和积液,MRI 在鉴别附着点炎、关节外软组织病变、急性骶髂关节炎方面尤其有优势。大多数患者在 6 个月内康复,但容易反复,尤其是尿道衣原体感染者。

需要注意的是,A 组 β- 溶血性链球菌感染可出现急性风湿热伴随的游走性多关节炎(多数在 2~4 周内逐渐缓解),也可表现为链球菌感染后的反应性关节炎,后者关节炎无游走性,持续时间也远远超过典型急性风湿热伴随的关节炎,多为 3~6 个月,对阿司匹林反应较差。

目前反应性关节炎尚无明确的诊断标准,通常采用 2000 年的柏林分类标准。

1. 主要标准

(1)关节炎,有以下 3 个特征中的 2 个:不对称、单关节炎或少关节炎、主要影响下肢关节。

(2)前驱症状性感染,有以下 1 种或 2 种表现:①肠炎(腹泻至少 1 天,在关节炎发作 3 天到 6 周前出现);②尿道炎(排尿困难或尿频至少 1 天,在关节炎发作 3 天到 6 周前出现)。

2. 次要标准

至少符合以下一项:

(1)前驱感染的证据:①晨尿或尿道口 / 宫颈口拭子沙眼衣原体 PCR 阳性;②与反应关节炎相关的肠道病原

体粪便培养阳性。

(2)持续性滑膜感染的证据（免疫组织化学或聚合酶链反应检测提示衣原体阳性）

确诊：符合2个主要标准+1个次要标准。

疑诊：符合2个主要标准不伴次要标准，或1个主要标准+1个或多个次要标准。

排除标准：其他原因导致的急性关节炎。

九、急性风湿热

急性风湿热（acute rheumatic fever，ARF）是A组β溶血性链球菌感染后引起的一种自身免疫性疾病，多见于儿童和青少年。急性风湿热有5个主要表现，分别为游走性多发性关节炎、心脏炎、皮下结节、环形红斑和舞蹈病，它们可单独或同时出现。环形红斑和皮下结节通常发生在已有关节炎、舞蹈病或心脏炎的患者。

（一）临床表现

1. 关节炎　常为首发症状，表现为游走性、多发性。游走性是指关节炎发作可在数小时或数日内相继出现，各个关节的炎症病程可重叠。主要累及膝、踝、肘、腕、肩等大关节，轻型患者可仅累及单个关节或少数关节，偶可出现髋关节、指关节、下颌关节、胸锁关节、胸肋间关节炎。关节炎症一般在2周内消失，多不超过1个月，应用水杨酸制剂通常可在24~48小时缓解症状。炎症缓解后关节功能可完全恢复不遗留畸形或关节破坏，但可反复发作。

2. 心脏炎　心脏炎为风湿热最重要的病变，包括心肌炎、心内膜炎、心包炎或全心炎，可单独出现，也可与风湿热其他症状同时出现。患者常有活动后心悸、气短、心前区不适等，严重时可出现充血性心力衰竭。

3. 环形红斑　多见于风湿热后期，数小时或1~2天内消退，可反复出现，甚至持续数月。

4. 皮下结节　为稍硬无痛小结节，常与心脏炎同时出现。

5. Sydenham舞蹈病　多发生于儿童，因锥体外系受累所致，表现为无目的、不自主的面部、躯干或肢体动作，肌肉软弱无力和情绪不稳定，面部可表现为挤眉眨眼、摇头转颈、努嘴伸舌，肢体表现为伸直和屈曲、内收和外展、旋前和旋后等无节律的交替动作，激动兴奋时加重，睡眠时消失。

6. 其他症状　所有急性风湿热的患者都出现发热，一般2周体温可正常，少数可持续低热3~4周。鼻出血、瘀斑、腹痛也不少见，腹痛可能为肠系膜血管炎所致，有时被误诊为急性阑尾炎。肾受损时可出现血尿和蛋白尿。

（二）诊断

1. 目前，急性风湿热的诊断仍多数采用Jones诊断标准（表43-2）。

表43-2　急性风湿热Jones诊断标准

主要表现	次要表现	链球菌感染证据
1. 心脏炎 　（1）杂音 　（2）心脏增大 　（3）心包炎 　（4）充血性心力衰竭 2. 多发性关节炎 3. 舞蹈症 4. 环形红斑 5. 皮下结节	1. 临床表现 　（1）既往风湿热病史 　（2）关节痛 a 　（3）发热 2. 实验室检查 　（1）ESR增快，CRP升高白细胞增多，贫血 　（2）心电图 b：P-R间期延长，QT间期延长	1. 近期患过猩红热 2. 咽拭子培养溶血性链球菌阳性 3. ASO或其他抗链球菌抗体增高

注： a. 如关节炎已列为主要表现，则关节痛不能作为1项次要表现； b. 如心脏炎已列为主要表现，则心电图不能作为1项次要表现。如有前驱的链球菌感染证据，并有2项主要表现或1项主要表现加2项次要表现者，可诊断为急性风湿热。

2. 2015年修订的Jones标准　2015年4月，美国心脏协会（AHA）发布了"多普勒超声心动图时代急性风湿热诊断的修订Jones标准"，修订了以下内容：

（1）心脏炎的超声心动图诊断

所有确诊和疑似的ARF患者都应行多普勒超声检查。

任何确诊或疑似的ARF患者都应考虑行连续超声心动图/多普勒检查，即使没有心脏炎的表现。

应行超声心动图/多普勒检查以评估没有听诊阳性发现的患者是否存在心脏炎，特别是中危或高危人群有ARF可能者。

患者的心脏有杂音，但超声心动图/多普勒发现不符合心脏炎者应排除诊断。

多普勒诊断风湿性心瓣病的具体标准：①二尖瓣关闭不全：≥2次检查，反流束长度≥2cm，峰值速度>3m/s，全收缩期；②主动脉瓣关闭不全：≥2次检查，反流束长度≥2cm，峰值速度>3m/s，全收缩期。

（2）链球菌前驱感染的证据：以下任一项可作为前驱感染的证据。

抗链球菌溶血素或其他链球菌抗体（抗DNAse B）效价升高。效价进行性升高的证据要比单独一次的效价结果更有力。

A组β溶血性链球菌咽拭子培养阳性

链球菌咽炎的临床表现，链球菌糖类抗原检测阳性提示发生链球菌咽炎的预测概率高。

(3)修订 Jones 标准——低风险人群

主要标准：心脏炎(临床和/或亚临床、关节炎、舞蹈病、环形红斑和皮下结节。

次要标准：多关节痛，发热(≥ 38.5℃)，ESR ≥ 60mm/h 和/或 CRP ≥ 3.0mg/dl，且 P-R 间期延长(除非心脏炎是一个主要标准)。

(4)修订 Jones 标准——中、高风险人群

主要标准：心脏炎(临床和/或亚临床)、关节炎、舞蹈病、环形红斑和皮下结节。

次要标准：多关节痛、发热(≥ 38.5℃)、ESR ≥ 30mm/h 和/或 CRP ≥ 3.0mg/dl，且 P-R 间期延长(除非心脏炎是一个主要标准)。

(5)ARF 的诊断(初次发作)：ARF 首次发作的诊断需要 2 个主要临床表现，或 1 个主要临床表现 +2 个次要临床表现。

(6)ARF 的诊断(再次发作)：ARF 或风湿性心脏病(RHD)病史的患者如果再次感染 A 组链球菌，就视为反复发作的高危人群。

可靠的 ARF 病史或确诊 RHD，且存在 A 组链球菌感染，2 个主要临床表现，1 个主要临床表现和 2 个次要临床表现，或 3 个次要临床表现都足以初步诊断 ARF。

如果仅有次要临床表现，在诊断 ARF 复发之前建议排除其他更可能的原因。

十、晶体性关节炎

(一)急性痛风性关节炎

痛风性关节炎是由单尿酸钠结晶沉积所致的最常见的晶体相关性关节病，与嘌呤代谢紊乱和/或尿酸排泄减少所致的高尿酸血症直接相关。本病可表现为急性发作性关节炎、痛风石、慢性痛风性关节炎、痛风性肾病和泌尿系结石。常见于成年男性和更年期后的女性，但近年来有年轻化趋势。有家族聚集倾向，急性发作常与高嘌呤饮食、饮酒、受凉等因素有关，感染、外伤、手术等常为急性发作的诱因。

典型急性痛风发作最初常侵及第一跖趾关节，其次是足背、踝、手指、膝关节等，肩及髋关节甚少累及。起病初期常为单个关节急性炎症，罹患关节呈剧烈红、肿、热、痛与运动障碍，部分患者出现发热，炎症在 24 小时内达高峰。历时数日(一般为 3~10 天)或数周缓解，关节外形及运动功能也恢复。经反复多次发作后演变为慢性痛风性关节炎，慢性痛风性关节炎的诊断参见后文。

急性发作期外周血白细胞计数、ESR、CRP 常升高，血清尿酸水平可能升高，但急性发作时多较平时低

(33%)。关节滑液抽吸或痛风石标本在偏光显微镜下可见负性双折射针状尿酸晶体(痛风诊断的金标准)。

疾病早期常规 X 线照片多无阳性骨性异常，急性期可观察到软组织肿胀，反复长期发作后可见尿酸盐结晶沉积处的骨破坏。肌骨超声、双能 CT(DECT)、MRI 是比传统 X 线照相更好的影像技术，目前广泛应用于临床痛风的诊断、关节炎的鉴别诊断和疗效观察。超声可显示关节积液、滑膜增生、骨破坏、尿酸盐结晶在滑膜和软骨表面的沉积(双轨征)；双能 CT 可以清晰地显示尿酸盐的沉积和骨破坏。

(二)假性痛风

急性焦磷酸钙结晶性关节炎(CPP)也称假性痛风，由焦磷酸钙二水合物结晶引起，常累及 50 岁以上老年人，是第三大常见的炎症性关节炎。起病初期通常为单关节炎，最常见于膝关节和腕关节，通常伴随骨关节炎。反复关节炎发作易误诊为类风湿关节炎和痛风性关节炎。在急性发作期，关节滑液中有大量中性粒细胞，滑液显微镜下可见焦磷酸钙二水合物的菱形晶体出现于细胞外或中性粒细胞内。其特征性 X 线表现是关节软骨和关节周围组织钙化。超声可见软骨内焦磷酸钙结晶沉积。

(三)急性钙化性关节周围炎

羟基磷灰石钙结晶可沉积在关节周围组织，主要见于肩部，也可发生在全身，但许多患者无症状。炎症性关节炎、代谢性疾病和重复性损伤可能是钙盐沉积的潜在病因。高钙血症需要排除甲状旁腺功能亢进。钙盐结晶可在常规 X 线照片、超声或 MRI 上识别。

(四)磷酸钙结晶性关节炎

关节内碱性磷酸钙沉积(BCP)较为罕见，多存在于老年女性骨关节炎患者中，是具有破坏性的肩关节病，通常在病变侧表现为急性或慢性单关节炎，称为密尔沃基肩。关节积液通常是非炎症性的，但滑液可能是血性黏稠的，伴钙盐聚集和软骨碎片。CT 在鉴别钙化方面优于 X 线片。其他罕见临床表现包括腱鞘炎、周围神经及脊髓受压和假瘤形成。

(五)胆固醇结晶性关节炎

胆固醇晶体性关节炎时有报道，但很少见，常与炎症性关节病有关。这些巨大的菱形结晶是否真的是滑膜炎症的独立原因仍然需要证实。

十一、植物刺性滑膜炎

异物(包括植物刺)会导致手或足关节内的肌腱滑膜组织炎症反应，患者可能没有明确异物穿刺损伤史。超声、CT 和 MRI 对异物定位有帮助，滑膜活检有助于明确诊断。滑液稀薄，通常是无菌的，但也可能被土壤中常见的成团肠杆菌感染。

既往有银屑病史或家族史的患者可以出现急性单/寡关节炎、指(趾)炎或肌腱附着点炎。病变早期 X 线片显示局部软组织梭形肿胀,无明显骨质改变,反复发作或长病程者关节平片可见骨侵蚀和新骨形成,典型病变为指(趾)骨端破坏、变尖,突入邻近关节增宽而凹陷的基底部,形成"笔套征"。超声和 MRI 可辨别肌腱附着点炎、滑膜炎和早期骨侵蚀。关节积液为无菌性炎症改变。

约 25% 的炎症性肠病患者可出现下肢大关节急性单关节炎,尤其在肠道病变活动或恶化期。克罗恩病患者关节炎的滑膜病理可表现为肉芽肿样改变。

惠普尔病是一种由 *Tropheryma whippelii* 菌感染所致的少见系统性疾病,主要表现为腹痛、腹泻、体重下降,也可出现皮疹、淋巴结肿大、心脏及神经系统损害和眼部症状,60% 的患者可出现下肢单或寡关节炎,伴外周血白细胞减少和炎症指标升高,关节腔积液检查提示白细胞计数升高。诊断主要依赖空肠黏膜或滑膜病理,或分子生物学检查发现 *Tropheryma whippelii* 菌感染依据。

类风湿关节炎通常起病缓慢,属于慢性关节炎,但也有约 20% 的患者以急性单关节炎起病,如急性膝关节炎,或表现为回纹型风湿症的短暂发作,若患者伴有类风湿因子和/或 ACPA 阳性、ESR 和 CRP 升高、MRI 和/或超声提示存在滑膜炎,满足美国风湿病学会(ACR)/欧洲风湿病学联合会(EULAR)2010 年 RA 分类标准,在排除其他原因导致的关节炎后可早期进行治疗干预。

对于成年和青少年患者(16 岁以下),下肢不对称的单/寡关节炎需要注意脊柱关节炎(SPA 或 JIA)的可能,尤其是伴有 3 个月以上的炎症性背痛、HLA-B27 的患者,应对患者骶髂关节、脊柱、肌腱附着点等部位做相应评估(X 线、CT、MRI、B 超)。部分幼年型特发性关节炎(JIA)表现为发热、多发性关节炎、鲑鱼样皮疹、浆膜炎,血清铁蛋白水平显著高,急性期反应蛋白增高,肝功能异常,称为 JIA 全身型或斯蒂尔病。

43.3　系统性疾病相关的关节炎

某些系统性疾病以多发性关节炎为首发表现,如系统性红斑狼疮(SLE)、巨细胞动脉炎、ANCA 相关性血管炎、过敏性紫癜、干燥综合征、贝赫切特病(白塞病)、系统性硬化病等。这些疾病有各自的诊断标准,结合患者的其他器官损害和实验室检查可做出相应诊断。突然出现的单关节疼痛,尤其是长期使用大剂量糖皮质激素的患者,应考虑感染性关节炎、肌腱损伤或骨缺血性坏死的可能,血液、关节液和 MRI 检查可协助明确病因。

以反复发热为特征的自身炎症性疾病(AIDs)常伴随皮疹、淋巴结肿大、多发性关节炎,急性期 C 反应蛋白显著增高。AIDs 在儿童更为常见,但也可在成年后首次发作。AIDs 大多为单基因疾病,如家族性地中海热(FMF)和肿瘤坏死因子受体相关性周期热综合征(TRAPS),突变基因分别为 *MEFV* 基因和 *TNFRSR1A* 基因;Cryopyrin 相关性周期热综合征(NLRP3-AID)与 *NLRP3* 基因突变有关,此外还有 NOD2 相关肉芽肿疾病、NLRP12-AID、CARD14 相关银屑病等。这些疾病均有各自的较为特异的临床表现和相应的基因突变,因此当患者出现不明原因发热伴皮疹、关节肿痛时应做相关的基因筛查以明确是否为自身炎症性疾病。

血清病是因注射动物血清(最常见者为马血清)所引起的一种变态反应。其特点为在一定的潜伏期后出现皮疹、发热、水肿和多发性关节炎,少数患者出现多发性神经炎、肾小球炎和/或心肌炎等严重并发症。症状常于注射血清后 6~12 天出现,也可延至 2~3 周,多数可自行缓解。50%~60% 的血清病患者有关节炎的表现,常累及膝、踝、肘、腕及手足的小关节,大部分仅为轻度疼痛与不适感,极少数受累关节出现红、肿、热和关节腔积液。滑液含大量中性分叶核粒细胞。动物血清注射史并结合临床表现和自限性病程,血清病性关节炎的诊断不难确定。

药物过敏也可发生关节痛和关节炎,称为药物变态反应性关节炎,患者可同时伴有其他器官系统过敏的表现。有报道肌内注射青霉素2周后可引起血清病样变态反应,如荨麻疹、血管神经性水肿、发热、淋巴结肿大与关节肿胀、疼痛。此外,也有报道甲硫氧嘧啶、丙硫氧嘧啶和甲巯咪唑等抗甲状腺药物过敏引起中性粒细胞减少、发热和关节痛。肼苯哒嗪也有引起变态反应出现发热和多发性关节炎的报道。药物变态反应性关节炎的最大特点是关节症状发生于用药之后,停药后或应用糖皮质激素治疗后症状迅速消失。

结节病相关的关节炎在急性滑膜炎中约占4%,常伴其他症状,如结节性红斑、肺部结节和肺门淋巴结肿大等。患者类风湿因子多为阴性,急性期反应蛋白高,偶见高血钙症,活动性广泛性结节病患者的血管紧张素转换酶水平可升高。滑液白细胞计数升高,淋巴细胞为主,活检显示非干酪样肉芽肿改变。

复发性多软骨炎是一种少见的累及全身多系统的疾病,主要累及软骨和其他结缔组织,包括耳、鼻、喉、眼、关节、呼吸道、主动脉瓣和主动脉根部等。多关节炎较为常见,主要累及掌指关节,近端指间关节,膝、踝、腕和肘关节,也可累及胸骨旁关节,如肋软骨、胸骨柄及胸锁关节等,少数患者累及骶髂关节及耻骨联合,表现为受累关节疼痛、肿胀和压痛。滑液可为非炎性改变,但患者急性期反应蛋白升高,常伴有外周血白细胞增多。病理检查提示关节软骨中有炎症细胞浸润,可以检测到针对各种软骨成分的抗体。反复发作可导致关节损坏和畸形。

43.4 非炎性关节炎

骨关节炎(OA)通常被认为是一种慢性退行性、非炎症性多关节病,多见于负重关节,如膝关节、髋关节和脊柱,也可见于手部关节。关节内骨折、反复职业性损伤(地毯钳工膝盖)或既往关节手术也可导致创伤性骨关节炎。骨骺滑脱、先天性脱位或缺血性坏死是青年人骨关节炎的主要病因。血液和滑液检查多正常,X线片可显示关节周围软组织肿胀、骨赘形成、软骨下囊性变和关节间隙狭窄,超声和MRI可明确炎症程度,如存在显著急性炎症,需要考虑骨关节炎基础上合并痛风或感染的可能。

神经性关节病(也称查科关节病)是一种继发于神经感觉异常的破坏性关节疾病,多见于40~60岁成年人,糖尿病周围神经病变是最常见的病因,其他病因包括酒精性神经损害、偏瘫、麻风、梅毒、脊髓束损伤、脊髓空洞症、关节腔内注射激素等。发病部位多与原发疾病、损伤的神经支配区域密切相关。受累关节逐渐肿大、积液、活动障碍,关节可抽出血样液体。肿胀关节多无疼痛或仅轻微胀痛,关节功能受限不明显。关节疼痛和功能受限与关节肿胀破坏不一致为本病特点之一。晚期关节破坏进一步发展,可导致病理性骨折或病理性关节脱位。

肿瘤细胞或转移瘤直接侵犯关节非常罕见,肿瘤患者伴发的关节炎很可能是一种副肿瘤综合征的表现,在支气管肺癌、前列腺癌和乳腺癌中较常见。本病多见于老年患者,起病迅速,常伴体重减轻和弥漫性疼痛,可表现为类似RA的多发小关节炎,也可表现为下肢不对称的大关节炎,患者血ESR或CRP升高,但自身抗体多阴性。因此,对于血清阴性的疑似RA或SpA的中老年患者应注意肿瘤的排查。

遗传性血色病(hereditary hemochromatosis,HHC,HH)是一种常染色体隐性遗传疾病,因铁转运的基因缺陷导致过多的铁储存于肝、心脏和胰腺等细胞中,引起组织器官退行性变和功能失常,主要临床特点为皮肤色素沉着、肝硬化、继发性糖尿病。铁沉积在滑膜组织可继发关节病变,如手指关节骨赘形成。

43.5 其   他

一、外伤或内源性关节功能紊乱

(一)关节内游离体

急性或反复关节创伤是急性单关节疼痛最常见的原因,尤其是膝和踝关节。在膝关节,撕裂的半月板或滑液中的游离体行走时嵌入关节面之间,导致突然疼痛和关节锁定无力。这种关节功能紊乱的诊断依赖可靠准确的病史询问和体格检查,可以通过半月板回旋挤压试验(McMurray's test)诱发关节锁定。此外,还需进行十字韧带或副韧带稳定性测试。X线片可以显示异常的关节结构、脱位或松脱,MRI可以更清晰地显示韧带、肌肉、软组织病变。

(二)应力性骨折

应力性骨折可导致负重时关节或关节周围疼痛,常在反复轻微创伤(如行军性跖骨骨折)后发生,也可能继发于潜在的局部或全身性骨病,尤其是久坐者和长期双磷酸盐治疗者。常规X线检查常不能发现这些骨折,CT、MRI或骨显像有助于明确局部关节疼痛性质。

(三)骨坏死

骨坏死通常累及儿童髋关节,也可累及股骨、胫骨、跖骨头、肱骨和月骨。股骨骨折、结缔组织疾病,尤其是接受大剂量糖皮质激素时,容易出现股骨头缺血性坏死。骨坏死的其他原因包括潜水减压病、血红蛋白病、高脂血症、高尿酸血症或酗酒。患者既往常无关节疼痛病史,病程早期体格检查和X线片也多数正常,必要时需MRI检查协助诊断。

(四)关节腔出血

关节腔内急性出血可由创伤、遗传性/获得性凝血异常、血管瘤或色素绒毛结节性滑膜炎(PVN)等原因引起。如反复出血而无明确外伤史,需要做凝血因子检测、影像学(关节B超和MRI)检查,必要时行关节镜检查和病理活检。

二、滑膜疾病

关节内及周围组织的原发性或继发性肿瘤患者可表现为单关节疼痛,通过影像学检查(X线和/或MRI)、关节镜和病理活检可进行鉴别。

树状脂肪瘤是一种良性肿瘤,表现为膝关节肿胀,关节滑膜被成熟脂肪细胞取代。MRI显示关节滑膜呈绒毛状增生,其特征与皮下脂肪相似。

滑膜性骨软骨瘤患者最早出现的症状为关节疼痛和锁定,主要累及大关节,如髋和膝关节。滑液颜色苍白,细胞稀少。X线片显示滑膜组织钙化,滑膜病理组织学显示滑膜中形成骨软骨体。

Ⅰ型复杂区域疼痛综合征(反射性交感神经营养不良)通常影响上肢,多发生在触发事件之后,微小刺激可使症状加重。烧灼样疼痛迅速扩散甚至蔓延至全身,患肢肿胀,皮温稍高,活动受限。骨扫描显示局部血流增加。关节滑液蛋白水平升高,但细胞计数低,滑膜活检显示血管增生和小动脉壁增厚,细胞浸润或增殖少见。

色素绒毛结节性滑膜炎(PVN)临床上并不常见,多见于青壮年男性,原因不明,可能与创伤、炎症或脂质代谢异常有关。可以表现为膝或踝关节的突然肿胀、疼痛,受累关节表面皮温一般不高,压痛不明显,早期关节活动无明显受损,随疾病进展,关节肿胀逐渐加重、关节活动受限直至锁定。病变还可累及髋、肩、腕、肘、手、足等关节。血液学检查常无阳性发现。血性或咖啡色关节积液是本病特征。X线片或CT可见关节周围软组织肿胀和骨骼侵袭破坏。MRI可清晰显示滑膜形态,具有诊断价值。

三、肌肉骨骼疼痛

关节周围软组织损伤可表现为关节部位的疼痛,常被误解为"关节炎"。表43-1列出了软组织损伤最常见的原因。患者血液学检查多数正常,X线片可显示局部软组织肿胀、钙化或潜在的关节损伤。超声和MRI可较好地显示肌腱、神经或滑囊病变。

关节表面局部皮肤感染可以模拟急性滑膜炎的疼痛。腹腔深部感染可导致股骨和坐骨神经受压,出现髋关节、膝关节或骶髂关节疼痛。患者可出现发热,外周血白细胞计数增高,ESR、CRP增高,超声、CT、MRI和骨扫描有助于发现不寻常部位的感染灶。

神经性疼痛也容易误诊为急性关节病。腕管综合征引起的疼痛可沿手臂向下辐射至手指,也可引起上臂疼痛,超声和MRI可显示正中神经病变。腰(颈)神经根受压迫会引起相应区域的肢体疼痛,多局限于单个关节。脊柱MRI是检查椎间盘突出或其他局部病变的良好手段。

慢性疼痛综合征患者主要表现为难以定位的广泛性疼痛,常伴有头痛、肠易激综合征、疲劳和多点压痛。疼痛可从某个区域开始,若靠近关节则类似于单关节炎。体格检查可发现多个压痛点,但血清、放射学检查,包括MRI、核素骨扫描和超声检查,均无阳性发现。

骨骼病变导致的关节疼痛可由以下原因引起:骨折、转移性骨疾病、骨样骨瘤、佩吉特病或骨髓炎。青少年出现急性骨痛和跛行应注意骨肉瘤的可能性。影像学检查有助于诊断。

(叶玉津)

参考文献

[1] FIRESTEIN GS. Kelley and Firestein's Textbook of Rheumatology, 10th. 2017.

[2] JAMESON JLl. Harrison's principles of internal medicine, 20 ed, 2018.

［3］ WATTS RA. Oxford textbook of rheumatology, 4 ed, 2013.

［4］ HOCHBERG MC. Rheumatology, ed7, 2018.

［5］ BACKHAUS M, BURMESTER GR, GERBER T, et al. Guidelines for musculoskeletal ultrasound in rheumatology. Ann Rheum Dis, 2001, 60: 641-649.

［6］ KANE D, BALINT PV, STURROCK RD. Ultrasonography is superior to clinical examination in the detection and localization of knee joint effusion in rheumatoid arthritis. J Rheumatol, 2004, 30: 966-971.

［7］ COMBE B, LANDEWE R, LUKAS C, et al. EULAR recommendations for the management of early arthritis: report of a task force of the European Standing Committee for International Clinical Studies Including Therapeutics (ESCISIT). Ann Rheum Dis, 2007, 66: 34-45.

［8］ NEWMAN JH. Review of septic arthritis throughout the antibiotic era. Ann Rheum Dis, 1976, 35: 198-205.

［9］ WANG DA, TAMBYAH PA. Septic arthritis in immunocompetent and immunosuppressed hosts. Best Pract Res Clin Rheumatol, 2015, 29: 275-289.

［10］ MATTHEWS CM, WESTON VC, JONES A, et al. Bacterial septic arthritis in adults. Lancet, 2009, 374: 1-10.

［11］ VORDENBÄUMEN S, JOOSTEN LAB, FRIEMANN J, et al. Utility of synovial biopsy. Arthritis Res Ther, 2009, 11: 256-262.

［12］ BRAUN J, KINGSLEY G, VAN DER HEIJDE D, et al. On the difficulties of establishing a consensus on the definition of and diagnostic investigations for reactive arthritis: results and discussion of a questionnaire prepared for the 4th International Workshop on Reactive Arthritis, Berlin, Germany, July 3-6, 1999. J Rheumatol, 2000, 27: 2185-2192.

［13］ GEWITZ MH, BALTIMORE RS, TANI LY, et al, Circulation. Revision of the Jones Criteria for the diagnosis of acute rheumatic fever in the era of Doppler echocardiography: a scientific statement from the American Heart Association. 2015,, 131 (20): 1806-1818.

［14］ LEIBLING MR, ARKEFELD DG, MICHELINI GA, et al. Identification of Neisseria gonorrhoeae in synovial fluid using the polymerase chain reaction. Arthritis Rheum, 1994, 37: 702-709.

［15］ RICHETTE P, BARDIN T. Gout. Lancet, 2010, 375: 318-328.

［16］ GRASSI W, DE ANGELIS R. Clinical features of gout. Rheumatismo, 2012, 63: 238-245.

［17］ HO G, DENUCCIO M. Gout and pseudogout in hospitalized patients. Arch Intern Med, 1993, 153: 2787-2790.

［18］ SIVERA F, ANDRES M, CARMONNA L, et al. Multi-national evidence based recommendations for the diagnosis and management of gout: integrating systemic literature review and expert opinion of a broad panel of rheumatologists in the 3e initiative. Ann Rheum Dis, 2014, 73: 328-335.

［19］ ZHANG W, DOHERTY M, BARDIN T, et al. European League Against Rheumatism recommendations for calcium pyrophosphate deposition. Part 1: terminology and diagnosis. Ann Rheum Dis, 2011, 70: 563-570.

［20］ SELMI C, GERSHWIN ME. Diagnosis and classification of reactive arthritis. Autoimmun Rev, 2014, 13: 546-549.

［21］ STEERE AC. Lyme disease. N Engl J Med, 2001, 345: 115-125.

［22］ NOCTON JJ, DRESSLER F, RUTLEDGE BJ, et al. Detection of Borrelia burgdorferi DNA by polymerase chain reaction in synovial fluid in Lyme arthritis. N Engl J Med, 1994, 330: 229-234.

［23］ BASKAR S, MANN J, THOMAS AP, et al. Plant thorn tenosynovitis. J Clin Rheumatol, 2006, 12: 137-138.

［24］ HSIAO CH, CHENG A, HUANG YT, et al. Clinical and pathological characteristics of mycobacterial tenosynovitis and arthritis. Infection, 2013, 41: 457-464.

［25］ LAFFORGUE P. Pathophysiology and natural history of avascular necrosis of bone. Joint Bone Spine, 2006, 73: 500-507.

［26］ HOLDEN W, ORCHARD T, WORDSWORTH P. Enteropathic arthritis. Rheum Dis Clin North Am, 2003, 29: 513-530.

［27］ SCHNEIDER T, MOOS V, LODDENKEMPER C, et al. Whipple's disease: new aspects of pathogenesis and treatment. Lancet Infect Dis, 2008, 8: 179-190.

［28］ CHEN HH, LAN JL, HUNG GD, et al. Association of ultrasonographic findings of synovitis with anti-cyclic citrullinated peptide antibodies and rheumatoid factor in patients with palindromic rheumatism during active episodes. J Ultrasound Med, 2009, 28: 1193-1199.

［29］ ALETAHA D, NEOGI T, SILMAN AJ, et al. 2010 Rheumatoid Arthritis Classification Criteria: an American College of Rheumatology/European League Against Rheumatism Collaborative Initiative. Arthritis Rheum, 2010, 62: 2569-2581.

［30］ FELSON DT. Clinical Practice. Osteoarthritis of the knee. N Engl J Med, 2006, 354: 841-848.

［31］ VILANOVA JC, BARCELO J, VILLALON M, et al. MR imaging of lipoma arborescens and the associated lesions. Skeletal Radiol, 2003, 32: 504-549.

［32］ DAVIS RI, HAMILTON A, BIGGART JD. Primary synovial chondromatosis: a clinicopathologic review and assessment of malignant potential. Hum Pathol, 1998, 29: 683-688.

［33］ SAYARLIOGLU M, YUZBASIOGLU N, INANC M, et al. Risk factors for avascular bone necrosis in patients with systemic lupus erythematosus. Rheumatol Int, 2012, 32: 177-182.

［34］ VISSER H, VOS K, ZANELLI E, et al. Sarcoid arthritis: clinical characteristics, diagnostic aspects and risk factors. Ann Rheum Dis, 2002, 61: 449-504.

［35］ DANIELLE M, GERLAG DM, TAK PP. How useful are synovial biopsies for the diagnosis of rheumatic diseases？ Nat Clin Pract Rheumatol, 2007, 3: 248-249.

［36］ GILLMORE JD, HAWKINS PN. Pathophysiology and systemic treatment of amyloidosis. Nat Rev Nephro, 2013, 9: 574-586.

［37］ PROKAEVA T, SPENCER B, KAUR M, et al. Soft tissue, joint and bone manifestations of AL amyloidosis: clinical presentation, molecular features and survival. Arthritis Rheum, 2007, 56: 3858-3868.

［38］ BOOTH DR, LACHMANN HJ, GILMORE JD, et al. Prevalence and significance of the familial Mediterranean fever gene mutation encoding pyrin Q148. QJM, 2001, 94: 527-531.

［39］ SHARMA A, GNANAPANDITHAN K, SHARMA K, et al. Relapsing polychondritis: a review. Clin Rheumatol, 2013, 32: 1575-1583.

［40］ GRASSI W, FILIPPUCCI E, CAROTTI M, et al. Imaging modalities for identifying the origin of regional musculoskeletal pain. Clin Rheumatol, 2003, 17: 17-32.

［41］ BEN-CHETRIT E, GATTORNO M, GUL A, et al. Consensus proposal for taxonomy and definition of the auto-inflammatory diseases (AIDs): a Delphi study. Annals of the rheumatic diseases, 2018, 77 (11): 1558-1565.

44

慢性关节痛

绝大多数关节炎属于慢性关节炎，即使关节炎是急性起病，最终多是转归为慢性关节炎或出现反复急性发作的慢性关节炎。慢性关节炎包括自身免疫性和非自身免疫性。自身免疫性慢性关节炎见于类风湿关节炎、弥漫性结缔组织病、骨关节炎、脊柱关节炎等。非自身免疫性慢性关节炎包括肿瘤性、感染性、内分泌性、神经性、功能性等。

【关节炎与关节痛】

应明确关节炎与关节痛是两个不同的概念。关节炎不仅仅是关节的疼痛，还包括因炎症、感染、创伤以及代谢等因素导致的关节的炎性改变，表现为关节红、肿、热、痛以及活动障碍。

【采集病史和体格检查】

以下症状和体征有助于慢性关节炎的诊断和鉴别诊断。

（一）是否有晨僵现象

晨僵现象在关节炎的鉴别诊断中非常重要。伴有晨僵者往往主诉下半夜和／或早晨起床时关节疼痛、僵硬或不适症状加重，起床活动后逐渐减轻。晨僵现象的持续时间短则十几分钟，长则数小时。有明显晨僵者往往提示该关节疼痛是炎性的，多见于自身免疫相关的风湿病；非风湿病的疼痛（如外伤、神经性疼痛等）一般无晨僵。骨关节炎多无晨僵，特殊类型的骨关节炎［手指出现赫伯登（Heberden）结节和布夏尔（Bouchard）结节者］和出现继发性滑膜炎时可有晨僵，但晨僵的时间短暂，一般不超过 30 分钟。

（二）是否有关节肿胀

关节肿胀提示疾病活动期。按压有波动感提示有关节腔积液。手指关节按压柔韧感提示滑膜增厚，关节肿胀可见于各种炎症性关节病变，如类风湿关节炎、强直性脊柱炎的下肢大关节、继发滑膜炎的骨关节炎和痛风等。肿胀和压痛部位在关节的边缘或上、下方，提示肌腱骨附着点炎症，是脊柱关节炎（如强直性脊柱炎、Reiter 综合征等）的特征。

（三）疼痛与活动的关系

活动后症状减轻提示是自身免疫介导的炎症性病变。活动后症状加重则提示是退行性病变（如骨关节炎）或机械性因素（如椎间盘突出）导致的疼痛。

（四）关节肿痛的持续时间

关节肿痛超过 6 周者，需要考虑慢性关节炎，如类风湿关节炎、脊柱关节炎，也需排除肿瘤和感染性关节炎。

（五）病变部位位于上肢

病变累及手指关节的多为类风湿关节炎和骨关节炎，90% 以上的类风湿关节炎在病程中会累及这三组关节的至少一组：腕、掌指关节和近端指间关节，临床上常将这三组关节称为类风湿关节炎的"靶关节"；手指的骨关节炎则主要累及远端指间关节（赫伯登结节）、近端指间关节（布夏尔结节）或第一腕掌关节，极少累及掌指关节和整个腕关节。银屑病关节炎也常累及远端指间关节，但多伴有甲周皮肤或指甲的损害，大部分病例全身皮肤可找到典型银屑病的皮肤改变。单独一个肘关节疼痛多考虑网球肘，在其肱骨外上髁有一个明确定位的压痛点。各种风湿病都可累及肘关节，但很少单独累及肘关节。单独一个肩关节疼痛多考虑肩周炎，其他各种风湿病都可累及肩关节，但很少单独累及肩关节，老年人出现双肩关节疼痛要注意风湿性多肌痛。

（六）病变部位位于下肢

病变累及下腰部和脊柱的多为脊柱关节炎和骨关节炎。最常引起髋关节病变的自身免疫相关的疾病是强直性脊柱炎，而导致强直性脊柱炎致残的最关键关节也是髋关节。对于单个髋关节病变者，要注意髋关节结核，髋关节是继胸椎之后骨关节结核的好发部位。膝关节疼痛很常见，几乎所有的关节疾病可累及膝关节。老年的膝关节疼痛最常见于骨关节炎；青少年膝关节疼痛需注意脊柱关节炎。足跟的针刺样疼痛在老年考虑骨质增生，在青壮年考虑脊柱关节炎。反复发作第一跖趾关节红、肿、热、痛应考虑痛风。现代女性的第一跖趾关节疼痛应考虑骨关节炎。类风湿关节炎、Reiter 综合征、银屑病关节炎等也常引起足趾小关节损害。

（七）全身性疼痛

全身关节肌腱疼痛，而实验室检查阴性，应考虑纤维肌痛综合征，多见于女性，体格检查有特异性的压痛点。全身骨骼疼痛者注意多发性骨髓瘤或转移癌。骨关节炎、系统性红斑狼疮和类风湿关节炎等也常出现全身多关节肿痛。全身关节痛伴发热、皮疹，且三者平行消长者，应注意成人斯蒂尔病。

（八）年龄与性别

青少年男性多注意脊柱关节炎；青壮年女性多注意系统性红斑狼疮；中老年女性类风湿关节炎和骨关节炎常见。中年女性主诉浑身疼痛而炎症指标正常，需考虑纤维肌痛综合征。

【实验室检查】

（一）炎症指标

红细胞沉降率与 C 反应蛋白增高提示关节病变属炎症性，治疗后下降提示抗炎有效。骨关节炎在一般情况下红细胞沉降率与 C 反应蛋白不增高，若增高则常提示可能继发滑膜炎。

（二）非特异性免疫指标

IgA、IgG、IgM 和血清蛋白电泳可提示病变的发生、发展是否有免疫学因素参与，对评估预后和监测疾病活动性有意义。

（三）有鉴别诊断意义的指标

有鉴别诊断意义的指标包括抗核抗体谱、类风湿因子和抗环瓜氨酸肽抗体、HLA-B27 等。

（四）关节滑液检查见表 44-1

表 44-1　炎症性滑液与非炎症性滑液鉴别

	炎症性滑液	非炎症性滑液
黏滞性	低	高
颜色	黄色,不透明	黄色,透明
白细胞	$>2 \times 10^6$/L	$<2 \times 10^6$/L
中性粒细胞	>50%	<25%
葡萄糖	明显低于血糖	与血糖相等

【放射学检查】

虽然放射学检查并非诊断的必要条件，但是对于患者的评价仍非常重要。

1. X 线检查　X 线检查是关节疼痛鉴别诊断中必不可少的项目。X 线可反映病变关节大体的变化情况。不同疾病的好发关节不同，如强直性脊柱炎的骶髂关节；骨关节炎的膝关节、髋关节、手远端指间关节；类风湿关节炎的三组靶关节。

2. CT 显像明显较 X 线片清晰，目前可用于椎小关节、脊柱、骶髂关节炎和髋关节病变的诊断。

3. 磁共振和彩超近年来被广泛应用于临床，除显示骨质病变外，还可以显示半月板、韧带、关节软骨、滑膜以及关节腔积液，更有利于早期诊断和治疗效果的观察。

慢性关节痛疾病的分类见表 44-2 及图 44-1。

表 44-2　慢性关节痛疾病的分类

Ⅰ 慢性关节炎与关节病	（二）其他血液病所致的关节病变
一、自身免疫性慢性关节炎	六、神经源性关节病
（一）类风湿关节炎	七、外伤性关节炎
（二）脊柱关节炎	八、其他原因
1. 强直性脊柱炎	（一）大骨节病
2. 中轴型和外周型脊柱关节炎	（二）肥大性骨关节病
3. 银屑病关节炎	（三）其他疾病所致的关节病变
4. Reiter 综合征	1. 胆道感染
5. 炎症性肠病性关节炎	2. 潜水员减压病
（三）系统性红斑狼疮	3. 骨、关节淀粉样变性
（四）其他结缔组织病	4. 复发性多软骨炎
（五）血管炎	Ⅱ 慢性关节周围疾病
二、骨性关节炎	一、肩痛症
三、代谢障碍性关节病	（一）冈上肌腱炎
（一）慢性痛风性关节炎	（二）肩关节周围炎
（二）假性痛风	（三）肩手综合征
（三）褐黄病	二、桡肱滑囊炎（肱上髁炎）
四、慢性感染性关节炎	三、氟骨症
（一）结核性关节炎	四、特发性尿钙增多症
（二）梅毒性关节炎	五、流波状骨质硬化症
（三）莱姆（Lyme）病	六、原发性甲状旁腺功能亢进症
五、血液病所致的关节病	七、糖皮质激素治疗所致的股骨头坏死
（一）血友病性关节病	八、其他骨病

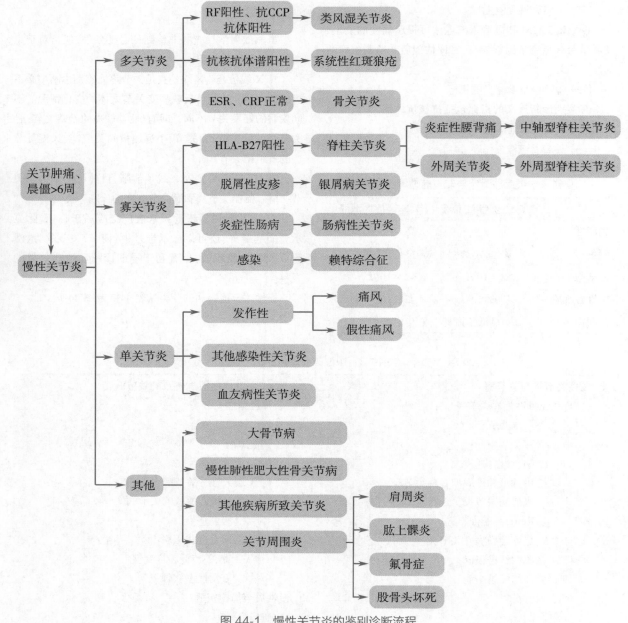

图 44-1　慢性关节炎的鉴别诊断流程

44.1　慢性关节炎与关节病

一、自身免疫性慢性关节炎

（一）类风湿关节炎

类风湿关节炎是常见的慢性关节疾病，女性多见，30~50岁为发病高峰。类风湿关节炎以双手腕关节、掌指关节和近端指间关节的对称性关节炎为特征性表现。关节炎症状反复发作，终致关节畸形、脱位和强直，典型的关

节畸形有"尺侧偏斜""纽扣花畸形"和"天鹅颈畸形"。

类风湿关节炎的分类标准：目前临床上使用最多的类风湿关节炎分类标准有2个（表44-3、表44-4）。

（二）脊柱关节炎

脊柱关节炎是一组互相关联的，通常侵犯脊柱、外周关节、关节周围结构的多系统炎性疾病，包括强直性脊柱炎、肠病性关节炎、银屑病关节炎、反应性关节炎、Reiter

表 44-3　类风湿关节炎的分类标准(美国风湿病学会 1987 年)

1. 晨僵至少持续 1h(≥ 6 周)

2. 有 3 个或 3 个以上关节同时肿胀 #(≥ 6 周)

3. 掌指关节、近端指间关节或腕关节至少有 1 个关节肿胀(≥ 6 周)

4. 在第 2 项所列举的关节中,同时出现对称性肿胀或积液的关节(≥ 6 周)

5. 皮下类风湿结节

6. 类风湿因子阳性(所用的方法在正常人群中的阳性率不超过 5%)

7. 手和腕的后前位 X 线片显示有骨侵蚀或有明确的骨质疏松

注:#. 包括双侧近端指间关节、掌指关节、腕关节、肘关节、膝关节、踝关节和跖趾关节。在上述 7 项中,符合 4 项即可诊断为类风湿关节炎。

表 44-4　RA 分类标准和评分系统(EULAR/ACR 2010 年)

(1)受累关节情况	受累关节数	得分
中大关节	1 个	0 分
	2~10 个	1 分
小关节	1~3 个	2 分
	4~10 个	3 分
至少一个为小关节	>10 个	5 分
(2)血清学抗体检测		
RF 或抗 CCP 抗体均阴性		0 分
RF 或抗 CCP 抗体至少 1 项低效价阳性		2 分
RF 或抗 CCP 抗体至少 1 项高效价阳性		3 分
(3)滑膜炎持续时间		
<6 周		0 分
≥ 6 周		1 分
(4)急性期反应物		
CRP 或 ESR 均正常		0 分
CRP 或 ESR 增高		1 分

注:①受累关节数:指评价时压痛和肿胀的关节数但不包括 DIP、第一腕掌关节、第一跖趾关节;②关节大小的定义,中大关节指肩、肘、膝、髋、踝;小关节指 MCP、PIP、第一指间关节、跖趾关节 2~5 及腕;③效价的定义,高效价阳性指 RF 或抗 CCP 抗体中至少 1 项高于正常上限 3 倍或以上;低效价阳性指 RF 或抗 CCP 抗体中至少 1 项高于正常上限但不超过正常上限 3 倍。

综合征、未分化脊柱关节病等。这组疾病共同特点:①具有家族倾向性;②与人体白细胞抗原 HLA-B27 有不同程度的相关性,尤其以强直性脊柱炎和 Reiter 综合征多见;③在临床上,各疾病间常单独出现或同时出现以下表现,如银屑病样皮疹或指甲病变、眼炎、口腔、肠道和生殖器溃疡,尿道炎、前列腺炎、结节性红斑、坏死性脓皮病以及血栓性静脉炎等;④炎性的外周关节炎常为病程中突出的表现;⑤无皮下类风湿结节;⑥类风湿因子阴性;⑦X

线片证实的骶髂关节炎;⑧病理上多集中在肌腱端周围及韧带附着于骨的部位,而不在滑膜上;非肌腱端的改变可发生在皮肤、眼、肺实质及主动脉瓣。

1. 强直性脊柱炎的分类标准(表 44-5)　强直性脊柱炎(AS)的典型临床症状是炎症性腰背痛,这与其他疾病引起的慢性腰背痛是不同的。炎性腰背痛的标准:①发病年龄 <40 岁;②背痛时间 >3 个月;③隐匿起病;④伴晨僵;⑤活动后改善。满足 5 条中至少 4 条可诊断炎性腰背痛。

表 44-5 强直性脊柱炎纽约标准(1984 年)

1. 下腰背痛至少持续 3 个月,休息后不缓解,活动后减轻
2. 腰椎前屈、侧屈和后伸活动受限
3. 扩胸度范围较健康同龄人和同性别者减少
4. 放射学骶髂关节炎标准:单侧骶髂关节炎 3~4 级或双侧骶髂关节炎 ≥ 2 级

注:肯定 AS,满足放射学标准和临床标准 1~3 中的任何 1 条;可能 AS,符合 3 项临床标准或符合放射学标准而不具备任何临床标准,除外其他原因所致骶髂关节炎者。

强直性脊柱炎虽然与类风湿关节炎临床表现不同,但是有时候会出现类似症状,两者的鉴别诊断要点见表 44-6。

表 44-6 强直性脊柱炎与类风湿关节炎的鉴别诊断要点

	强直性脊柱炎	类风湿关节炎
遗传易感基因	与 HLA-B27 关系密切	与 HLA-DR4 有关
基本病理变化	肌腱 - 骨附着点炎症	滑膜炎
性别	男性远多于女性	女性略多于男性
年龄	青少年多见	中老年多见
关节的受累部位	以脊柱为主	以手部小关节为主
X 线特征	骶髂关节 X 线改变	手部 X 线改变

2. 基于早期诊断、早期治疗以及系统评价脊柱关节炎的目的,目前多采用 ASAS 中轴型脊柱关节炎和外周型脊柱关节炎的分类标准(表 44-7、表 44-8)。

3. 银屑病关节炎 银屑病是一种常见而容易复发的慢性皮肤病。皮肤病变好发于头皮及四肢伸侧,尤其肘、膝部位,呈散在或泛发分布。存在银屑病样皮疹是银屑病关节炎与其他炎性关节病的重要区别。银屑病关节受累的临床特点:指、趾小关节特别是远端指间关节常受累,同时伴有指(趾)甲损害。与强直性脊柱炎相比,银屑病关节炎更多累及外周关节,HLA-B27 阳性率远低于强直性脊柱炎。银屑病关节炎可分为 3 种类型:①伴附着点炎的单关节和寡关节炎型;②对称性多关节炎型;③以中轴关节病变为主(脊柱炎、骶髂关节炎和髋关节炎),伴有或不伴有周围关节病变的脊柱病型。

表 44-7 中轴型脊柱关节炎的分类标准(ASAS 2009 年)

影像学显示骶髂关节炎 * 加 ≥ 1 项 SPA 特征 #	或 HLA-B27 阳性加 ≥ 2 其他 SPA 特征
#SPA 特征 炎性腰背痛 关节炎 附着点炎(足跟) 葡萄膜炎 指或趾炎 银屑病 克罗恩病结肠炎 非甾体抗炎药治疗效果好 SPA 家族史 HLA-B27 阳性 CRP 升高	* 影像学显示骶髂关节炎 MRI 显示活动性(急性)炎症,高度提示与 SPA 相关的骶髂关节炎 根据修订的纽约标准有明确放射学骶髂关节炎

注:适用对象为炎性腰背痛 >3 个月且发病年龄 <45 岁的患者。炎性腰背痛的特点是慢性背痛大于 3 个月,且以下 5 条至少满足 4 条则为炎性腰背痛:①年龄 <40 岁;②隐匿发病;③活动后改善;④休息后无改善;⑤夜间痛(起床后改善)。

表 44-8 外周型脊柱关节炎分类标准(ASAS 2010 年)

关节炎或附着点炎或趾炎	
加上 ≥ 1 个 SPA 表现(左列)或加上 ≥ 2 个其他的 SPA 表现(右列)	
葡萄膜炎	关节炎
银屑病	附着点炎
克罗恩病 / 溃疡性结肠炎	指 / 趾炎
前驱感染	既往炎性背痛病史
HLA-B27	SPA 家族史
骶髂关节影像学改变	

注:适用对象为仅有外周表现的患者,应用外周型脊柱关节炎分类标准(包括无影像学表现和有影像学表现的两种临床亚型)。

由于银屑病关节炎也常累及外周小关节,所以临床上需要与类风湿关节炎相鉴别见表 44-9。

4. 瑞特(Reiter)综合征 本病由包涵体结膜炎衣原体感染所引起。此综合征具有尿道炎、结膜炎与关节炎三联症,是一种特殊类型的反应性关节炎。关节炎常为非对称性,如果没有及时获得恰当的治疗,多演变为慢性、侵蚀性关节炎,部分病例最终出现关节畸形与功能障碍。

表 44-9　银屑病关节炎与类风湿关节炎的鉴别诊断要点

	银屑病关节炎	类风湿关节炎
皮下结节	无	10% 的病例有
指关节侵犯的特点	多侵犯远端指（趾）关节	多侵犯近端指关节
指甲	半数以上病例有改变	无
HLA-B27	多为阳性	阴性
类风湿因子	常阴性	常阳性
X 线特征	指骨基底部扩张，末节指骨端受侵蚀，关节有骨赘形成	骨质疏松、骨质破坏

5. 肠病性关节炎　炎症性肠病（包括慢性溃疡性结肠炎和克罗恩病）的病程中，有部分并发外周关节和脊椎的炎症性病变，约 20% 病例有外周关节炎，10%~15% 患者有中轴关节炎。受累的外周关节主要是非对称性下肢大关节，特别是髋、踝和膝关节。肠病性关节炎的放射学检查也可显示骶髂关节损害，也与 HLA-B27 有一定的关系，有时肠病性关节炎与强直性脊柱炎没有明确的界限，因为同属于脊柱关节炎。区别在于前者同时有炎症性肠病，而后者没有。

（三）系统性红斑狼疮（SLE）

本病以年轻女性多见，关节症状见于 90% 以上的患者。如育龄期女性不明原因出现发热、关节痛、颜面部皮疹或多系统器官的损害，需要警惕系统性红斑狼疮。抗核抗体谱必须作为关节炎尤其是育龄期女性不明原因关节炎的常规检查项目，以免遗漏诊断。抗核抗体增高提示抗核抗体相关的结缔组织病，不能够确定是哪一种结缔组织病，需要进一步检查抗 ds-DNA 抗体及其他溶解抗原系列的抗体（又称 ENA 系列抗体），如果抗 ds-DNA 抗体、抗 Sm 抗体阳性，则对 SLE 诊断有重要意义。目前 SLE 仍多采用美国风湿病学会（ACR）1997 年推荐的 SLE 分类标准（表 44-10）。2018 年欧洲抗风湿病联盟（EULAR）和 ACR 共同提出了 2017 年 SLE 诊断标准（表 44-11），其诊断可靠性正在进一步验证之中。

表 44-10　SLE 分类标准（美国风湿病学会 1997 年推荐）

1. 颊部红斑	固定红斑，扁平或隆起，在两颧突出部位
2. 盘状红斑	片状隆起于皮肤的红斑，黏附有角质脱屑和毛囊栓；陈旧病变可发生萎缩性瘢痕
3. 光过敏	对日光有明显的反应，引起皮疹，从病史中得知或医师观察到
4. 口腔溃疡	经医师观察到的口腔或鼻咽部溃疡，一般为无痛性
5. 关节炎	非侵蚀性关节炎，累及 2 个或更多的外周关节，有压痛、肿胀或积液
6. 浆膜炎	胸膜炎或心包炎
7. 肾病变	尿蛋白 >0.5g/24h 或（+++），或管型（红细胞、血红蛋白、颗粒或混合管型）
8. 神经病变	癫痫发作或精神病，除外药物或已知的代谢紊乱
9. 血液学疾病	溶血性贫血，或白细胞减少，或淋巴细胞减少，或血小板减少
10. 免疫学异常	抗 ds-DNA 抗体阳性，或抗 Sm 抗体阳性，或抗磷脂抗体阳性（后者包括抗心磷脂抗体、或狼疮抗凝物阳性、或至少持续 6 个月的梅毒血清试验假阳性的三者中具备一项阳性）
11. 抗核抗体	在任何时候或未用药物诱发"药物性狼疮"的情况下，抗核抗体效价异常

注：SLE 分类标准的 11 项中，符合 4 项或 4 项以上者，可诊断为 SLE。

表 44-11　SLE 分类标准（EULAR/ACR2017 年）

进入权重评分的基本标准：抗核抗体（ANA）阳性（Hep2 免疫荧光法 ≥ 1∶80）

临床领域及标准	权重	免疫学领域及标准	权重
全身表现		**抗磷脂抗体**	
发热 >38.3℃	2	抗心磷脂抗体 IgG>40GPL 单位，或抗 b2-GP1IgG>40 单位或狼疮抗凝物阳性	2
皮肤		**补体**	
非瘢痕性脱发	2	低 C3 或低 C4	3
口腔溃疡	2	低 C3 和低 C4	4
亚急性皮肤或盘状狼疮	4	**高度特异性抗体**	
急性皮肤狼疮	6	Anti-dsDNA 阳性	6
关节炎		Anti-Sm 阳性	6
≥ 2 个关节滑膜炎或 ≥ 2 个压痛关节 + ≥ 30 分钟晨僵	6		
神经系统			
谵妄	2		
精神症状	3		
癫痫	5		
浆膜炎			
胸腔积液或心包积液	5		
急性心包炎	6		
血液系统			
白细胞减少（<4×10⁹/L）	3		
血小板减少（<100×10⁹/L）	4		
免疫性溶血	4		
肾			
蛋白尿 >0.5g/24h	4		
肾穿病理 II 或 V 型狼疮肾炎	8		
肾穿病理 III 或 IV 型狼疮肾炎	10		

注：权重积分 ≥ 10 分的患者可分类诊断为 SLE。对于每条标准，需排除感染、恶性肿瘤、药物等原因。既往符合某条标准可计分。标准不必同时发生。至少符合一条临床标准。在每个系统的表现中，只有最高权重标准的得分计入总分。

（四）其他系统性结缔组织病

系统性硬化病主要侵犯皮肤，可伴有内脏损害。多数患者初起病时手指和手背皮肤肿胀、僵硬，从而导致晨僵明显，握拳困难。进一步发展，手指皮肤开始变硬，出现腊肠样改变，几个月或十几个月后水肿消退、皮肤绷紧，最后皮肤萎缩，指端骨质吸收，指、趾、腕、肘等关节固定于屈位，呈蜡样手。本病诊断并不困难，广泛的皮肤硬化、皮肤有蜡样光泽、面部表情固定似假面样、张口困难、吞咽障碍以及肺间质纤维化等，均支持硬皮病

的诊断。混合性结缔组织病的临床特征是具有类似于红斑狼疮、硬皮病、皮肌炎等的临床表现，其血清学特征是抗核抗体增高，抗 UI-RNP 抗体阳性，而抗 ds-DNA 和抗 Sm 抗体阴性。混合性结缔组织病患者关节痛和关节僵硬表现突出，通常伴有类风湿关节炎常见的关节变形，如尺侧偏斜、天鹅颈畸形和纽扣花畸形。少数患者可出现肋骨侵蚀性改变和屈肌腱鞘炎。可通过临床症状和抗体谱的检测来诊断。干燥综合征是以累及外分泌腺为主的结缔组织病，绝大多数患者伴有关节肿痛，

部分出现与类风湿关节炎一样的侵蚀性关节炎。干燥综合征的突出表现是口干、眼干、阴道干和出现"猖獗龋"。常见的系统损害包括间质性肺炎或肺间质纤维化、肾小管性酸中毒、胆汁淤积性肝炎、假性淋巴瘤等。实验室检查主要是抗核抗体增高、抗 SSA 和抗 SSB 抗体阳性，类风湿因子也常阳性。

（五）血管炎

结节性多动脉炎的关节炎特点是非对称的，非致畸性的间断发作，主要影响下肢大关节。患者经常出现与外周神经病变、肌肉关节受累、皮肤和胃肠道受累相关的疼痛。白塞病的关节炎主要影响下肢，以膝关节受累最为常见，其次为腕、踝、肘，表现为相对轻微的局限性、非对称性关节炎。34% 的贝赫切特病（白塞病）患者可出现

骶髂关节炎，出现类似强直性脊柱炎的表现。

二、骨关节炎

骨关节炎是一种以关节软骨变性、破坏及软骨下骨边缘骨赘形成为特征的慢性关节炎。本病好发于老年人，一般在 40 岁以后随着年龄的推移发病率逐渐增高。女性比男性更加明显，较常受累的关节为负重较大的关节，如膝、髋、脊椎等大关节。骨关节炎一般不伴关节红肿，没有晨僵现象。但出现继发滑膜炎时，可以表现为红、肿、热、痛，也可以有短暂晨僵，晨僵时间多不超过半小时。出现继发滑膜炎的骨关节炎，需要与类风湿关节炎鉴别。目前采用美国风湿病学会 1995 年修订的骨关节炎分类标准（表 44-12~ 表 44-14）。

表 44-12　手骨关节炎分类标准（临床标准）（美国风湿病学会 1995 年）

1. 近 1 个月大多数时间有手关节疼痛、发酸、发僵
2. 10 个指间关节中，有骨性膨大的关节 ≥ 2 个
3. 掌指关节肿胀 ≤ 2 个
4. 远端指间关节骨性膨大 >2 个
5. 10 个指间关节中，畸形关节 ≥ 1 个
满足 1+2+3+4 条或 1+2+3+5 条可诊断手 OA

注：10 个指间关节为双侧第二、三远端及近端指间关节，双侧第一腕掌关节。

表 44-13　膝骨关节炎分类标准（美国风湿病学会 1995 年）

临床标准
1. 近 1 个月大多数时间有膝关节疼痛
2. 有骨摩擦音
3. 晨僵时间 ≤ 30 分钟
4. 年龄 ≥ 38 岁
5. 有骨性膨大
满足 1+2+3+4 条，或 1+2+5 条或 1+4+5 条者可诊断膝 OA

临床 + 放射学 + 实验室标准
1. 近 1 个月大多数时间有膝关节疼痛
2. X 线示骨赘形成
3. 关节液检查符合 OA
4. 年龄 ≥ 40 岁
5. 晨僵 ≤ 30 分钟
6. 有骨摩擦音
满足 1+2 条或 1+3+5+6 条或 1+4+5+6 条者可诊断膝 OA

表 44-14　髋骨关节炎分类标准(美国风湿病学会 1995 年)

临床标准

1. 近 1 个月大多数时间有髋痛

2. 内旋 <15°

3. ESR<45mm/h

4. 屈曲 <115°

5. 内旋 >15°

6. 晨僵时间 <60 分钟

7. 年龄 >50 岁

8. 内旋时疼痛

满足 1+2+3 条或 1+2+4 条或 l+5+6+7+8 条者可诊断髋 OA

临床 + 放射学 + 实验室标准

1. 近 1 个月大多数时间有髋痛

2. ESR ≤ 20mm/h

3. X 线示骨赘形成

4. X 线髋关节间隙狭窄

满足 1+2+3 条或 1+2+4 条或 l+3+4 条者可诊断髋 OA

骨关节炎需要与类风湿关节炎相鉴别,尤其是累及手指为主的增殖性关节炎,容易被误诊为类风湿关节炎症状,鉴别诊断要点见表 44-15。

表 44-15　骨关节炎与类风湿关节炎的鉴别诊断要点

	类风湿关节炎	骨关节炎
发病年龄	任何年龄,以中年多见	常在 40 岁以上
营养状态	中下	正常或肥胖
受累关节	全身关节均可累及,尤以小关节为主	主要为负重关节,如膝、脊椎关节
关节挛缩和强直	有	无
特殊体征	梭形肿胀	指骨结节
肌肉萎缩	有	无
X 线检查	关节腔变窄、模糊、骨质疏松、骨质凿形缺损	关节的边缘呈唇状增生或骨刺形成
红细胞沉降率	显著增高	正常
类风湿因子测定	约 70% 的病例阳性	阴性
病程	进行性	稳定或隐袭进行性

三、代谢障碍性关节病

(一) 慢性痛风性关节炎

按照痛风的自然病程,可分为急性期、间歇期、慢性期。慢性痛风性关节炎是由于关节软骨及关节囊内积累尿酸盐所致。痛风石形成或关节症状持续不能缓解是此期的临床特点,患者常并发痛风性肾病和尿酸性肾结石。目前常用的分类标准是 2015 年美国和欧洲 ACR/EULAR 痛风分类标准和计分体系(表 44-16),痛风诊断和鉴别诊断思路见图 44-2。

表 44-16　痛风分类标准和计分体系（美国和欧洲 ACR/EULAR2015 年）

临床指标	评分
☆关节疼痛发作时累及关节 / 滑囊	
1. 累及第一跖趾关节	2
2. 累及踝关节或足部（非第一跖趾关节）关节	1
☆关节疼痛特点（符合一条各得 1 分,符合三条得 3 分）:	
1. 受累关节表面皮肤变红	1
2. 受累关节不能忍受触摸或压力	1
3. 走路或关节存在明显活动障碍	1
☆痛风发作的时间:	
1. 1 次典型发作 *	1
2. 反复发作（2 次以上典型发作）	2
☆典型部位发现痛风石 #	
1. 发现痛风石	4
2. 未发现痛风石	0
☆血清尿酸值 ##	
1. <240μmol/L	−4
2. 240~360μmol/L	0
3. 360~480μmol/L	2
4. 480~600μmol/L	3
5. ≥ 600μmol/L	4
☆有症状的关节内滑液未找到尿酸盐结晶	−2
☆影像学特点	
在曾经急性疼痛发作的关节 / 滑囊:超声发现双轨征或双能 CT 见到尿酸盐沉积	4
手或足 X 线发现至少一处骨侵蚀（皮质破坏,边缘硬化或边缘突出）	4

注:总分,≥ 8 分,诊断痛风;<8 分,临床进一步分析诊断。

*.1 次典型发作:符合下面 3 条中 2 条,且与抗炎镇痛治疗无关:①疼痛达峰时间 <24 小时;②疼痛缓解时间≤ 14 天;③发作间期疼痛可完全缓解。#.典型痛风石:典型部位（耳郭、鹰嘴滑囊、指垫、肌腱）发现灰白色皮下结节,血供丰富。##.血清尿酸检测:应在未服用降尿酸药物时测定,且在急性发作 4 周后。如果可能,应重复测定。记录最高的尿酸值进行评估。

（二）假性痛风

假性痛风由焦磷酸钙沉积于关节软骨引起。急性发作时,表现与痛风酷似。痛风与假性痛风有以下鉴别诊断的要点(表 44-17)。

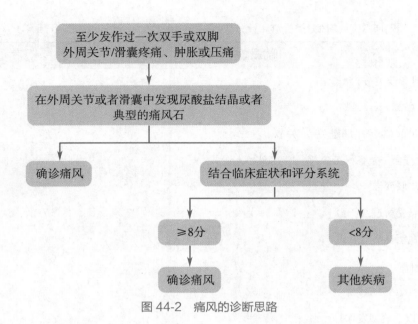

图 44-2　痛风的诊断思路

表 44-17　痛风与假性痛风的鉴别诊断要点

	痛风	假性痛风
好发年龄	中老年	老年
好发性别	男性高于女性	女性高于男性
受累关节	跖趾关节,以下肢关节为主	膝关节,部分患者多关节病变
疼痛程度	剧烈	较重
血尿酸	升高	正常
X 线检查	早期仅见关节肿胀和积液,后期出现骨穿凿样变,其方向与骨长轴一致	骨钙质沉积和退行性关节改变
滑液检查	单钠尿酸钠晶体	焦磷酸钙单斜或三斜晶体
其他检查手段	彩超可见典型的双轨征,以及大小、数量和方向各不相同的强回声云雾状斑点。双能 CT 可鉴别钙盐和尿酸盐	
秋水仙碱治疗	效果好	效果差

（三）褐黄病

褐黄病(ochronosis)是罕见的先天性疾病,主要临床表现是黑酸尿,耳软骨呈蓝灰色,巩膜上可见黑斑和皮肤棕色色素沉着。病情进展时常于 30~40 岁出现慢性多发性关节病变。关节炎首发症状多为下背部痛、僵硬、活动受限制以及正常的腰椎生理弯曲消失。病情继续发展,邻近四肢的大关节如髋、膝和肩关节常受累。X 线特征是椎间盘钙化、椎间隙变窄以及椎体边缘有骨赘形成,脊椎无竹节样改变。

四、慢性感染性关节炎

（一）结核性关节炎

关节结核是全身性结核感染的局部表现,特别多发于儿童及青少年,常为慢性病程。病变最多发生于支持体重而活动较多的关节,常侵犯脊柱、髋、膝关节,多为单关节炎。关节疼痛、肿胀,晚期关节功能障碍、畸形和强直。结核性关节炎的诊断以及鉴别诊断较难,需要与类风湿关节炎以及脊柱关节炎相鉴别(表 44-18、表 44-19)。

表 44-18　结核性关节炎与类风湿关节炎的鉴别诊断要点

	结核性关节炎	类风湿关节炎
病史	结核病史	无结核病史
全身症状	消瘦、发热、盗汗	较少
受累关节	单个大关节	多个中、小关节,为对称性多关节炎
晨僵	较少	明显
关节疼痛特点	负重和活动时加重	活动后减轻
肌肉萎缩	早期肌肉萎缩明显	不明显
其他特征性病变	冷脓肿及瘘管	类风湿结节
X 线检查	关节腔变窄、骨质局限性破坏,椎体周围显示脓肿影	骨质疏松、骨质破坏
特异性指标	PPD 皮试阳性,γ - 干扰素释放试验阳性	类风湿因子阳性,抗环瓜氨酸肽抗体阳性
滑膜活检	结核结节和干酪样变	滑膜炎

表 44-19　髋关节结核与脊柱关节炎的鉴别诊断要点

	髋关节结核	脊柱关节炎
病史	结核病史	无结核病史
全身症状	消瘦、发热、盗汗	较少
关节疼痛特点	负重和活动时加重	活动后减轻
肌肉萎缩	早期肌肉萎缩明显	不明显
HLA-B27	阴性	80%~90% 阳性
髋关节磁共振	周围软组织肿胀明显,滑膜增生、关节腔积液、关节软骨退变缺损、骨质破坏、骨髓水肿、髋周冷脓肿	无病变周围脓肿形成
特异性指标	PPD 皮试阳性,γ - 干扰素释放试验阳性	类风湿因子阳性,抗环瓜氨酸肽抗体阳性
滑膜活检	结核结节和干酪样变	滑膜炎
试验性抗结核治疗	治疗 2~4 周,症状减轻	无疗效
试验性抗风湿治疗	无效	泼尼松 10mg/d 治疗 1~2 周,疼痛可缓解
放射学的动态改变	3 个月左右可见有	6~12 个月以上才有

（二）梅毒性关节炎

梅毒性关节炎是因梅毒螺旋体侵入关节滑膜所引起,主要发生于二期或三期梅毒。

二期梅毒性关节炎好发于四肢大关节,依次为肩、肘、膝、髋、踝等关节。三期梅毒的关节损害发生于感染后 3~5 年,或迟至 10~30 年,此型关节炎罕见,关节病变为梅毒肉芽肿由邻近组织侵入关节所产生。骨端树胶肿向外穿破形成瘘管,需与结核性关节炎鉴别。患者梅毒血清试验反应大多阳性,常并发皮肤、黏膜、心血管、神经系统及内脏的梅毒损害。

（三）莱姆（Lyme）病

莱姆（Lyme）病是一种蜱媒螺旋体感染、侵犯多系统的炎症性疾病。典型的莱姆病发生于夏季,特征性表现是游走性慢性红斑,可先有发热或伴同发热而出现。约 50% 患者发生关节炎,关节表现为间断性关节肿胀和疼痛,主要累及大关节,以膝为多,其他为肩、肘、腕、髋、踝、颞颌及四肢小关节。以单关节或少数关节受累居多,少数病例多个关节受累,多为非对称性分布。关节症状持续数周、数月甚至数年,可发展为慢性病变。

五、血液病所致的关节病

（一）血友病性关节病

血友病是一种 X 染色体连锁的隐性遗传性出血性疾病，由于缺乏凝血因子所致，仅发生于男性。患者常因轻微外伤或自发性四肢、肌肉、关节及内脏出血，膝关节最常累及，踝、肘、髋关节次之。关节急性出血时患者突然体温升高，关节剧痛、迅速肿胀、不能活动，待血液吸收后关节外形及功能均恢复正常。关节反复出血，吸收不全，血肿机化，滑膜及关节囊增厚，晚期逐渐形成关节挛缩，致使关节呈屈曲性畸形。X 线有比较特征性表现，早期出血阶段关节囊胀大，关节间隙变宽，阴影的密度较大，比一般的滑膜炎明显。慢性骨关节病时，软骨面破坏，关节间隙狭窄，常见软骨下有囊样改变区，关节囊附着部骨质有腐蚀现象。

（二）其他血液病所致的关节病变

白血病（尤以慢性型的急性变阶段）、骨髓纤维化、恶性淋巴瘤、多发性骨髓瘤等在病程中可发生骨、关节酸痛，有时可被误诊为"风湿病"。

六、神经源性关节病

神经源性关节病是一种罕见的畸形性关节病，其主要病因为脊髓痨和脊髓空洞症，此外为脊髓损伤、周围神经病变等。有个案报道糖尿病也可引起本病，主要发生于长期糖尿病而未适当治疗的患者。本病好发于 40 岁以上的女性，由脊髓空洞症所致的多侵犯上肢关节，由脊髓痨所致的多累及膝、髋关节，脊椎关节罕见受累。X 线检查有助于此病的诊断，可见关节有明显的结构紊乱与破坏，常有骨赘生成，多并发脱位与病理性骨折。

七、外伤性关节炎

由于外伤或持续的慢性机械损伤，导致关节疼痛与退行性病变者，称为外伤性关节炎。膝关节是全身关节中最易受伤的关节，其次为踝、肘、肩、髋等关节。踝关节损伤多见于足球、体操、篮球、滑雪和举重运动员以及舞蹈演员。其发病原因主要是关节活动过度或关节软骨损伤，也与扭伤后过早参加练习有关。下列几点有助于外伤性关节炎的诊断：①重体力劳动者或运动员，外伤前关节功能正常，症状发生于外伤或慢性劳损之后；②罹患的关节肿胀、压痛、运动障碍，尤以活动过多时出现疼痛；③骨关节 X 线检查常有阳性结果。

八、其他原因

（一）大骨节病

大骨节病是发生于儿童，以关节软骨、骺软骨和骺软骨板变性坏死为基本病变的地方性骨病。在我国，主要分布在东北至西藏的一个狭长高寒地带。病因至今不完全清楚，可能与偏低的硒含量有关。典型表现为侏儒、骨端增大、关节运动受限和疼痛。发病年龄越早，关节变形和侏儒越为明显，成人患者的症状一般较轻，常仅限于关节。X 线表现为掌指骨的骨骺线不完整，凹凸不平，呈波浪状或锯齿状，此病征对早期诊断很有意义。晚期骨端破坏、变形及肿大。罹患的关节腔变窄，关节面不整齐，骨质密度增高，并有骨唇突起。干骺和骨骺愈合，骨的长径短于正常。

（二）肥大性骨关节病

肥大性骨关节病是一种由于骨周围软组织增厚，广泛性骨膜新骨形成而导致的综合征。临床以杵状指（趾）、广泛性骨膜新骨形成和关节疼痛、积液为主要表现，分原发性和继发性两种。原发性肥大性骨关节病有家族史，为常染色体显性遗传。患者多于青春期发病，主要表现为杵状指（趾）、厚皮骨膜病，骨关节疼痛。继发性者以肺性肥大性骨关节病（PHO）最常见，其特点是多发性关节炎、骨膜炎与杵状指（趾），本病约 90% 合并胸腔疾病，而 80% 合并肺内疾病，少数合并心脏疾病和胸腔外疾病（如肝硬化、结肠炎）。该病与类风湿关节炎的鉴别诊断要点见表 44-20。

表 44-20 肺性肥大性骨关节病与类风湿关节炎的鉴别诊断要点

	肺性肥大性骨关节病	类风湿关节炎
杵状指	有	无
肺部病变	有	一般无
X 线表现	长骨慢性进行性和对称性骨膜增生	骨质疏松、骨质破坏
特异性指标	肺肿瘤标志物阳性	类风湿因子阳性，抗环瓜氨酸肽抗体阳性

（三）其他疾病所致的关节病变

1. 胆道感染　胆道感染引起关节症状者也有报道，有的患者以发热、多发性关节肿痛与运动障碍就诊，颇似风湿性疾病。隐袭型胆道感染的患者无胆绞痛，而有关节症状时也可误诊为"风湿病"，但消化不良症状与胆囊压痛点压痛提示胆道感染的诊断，有怀疑者应做十二指肠引流术与胆囊造影检查。

2. 潜水员减压病　潜水员减压病最常引起骨关节病变，可见于造船、造桥、打捞和修建码头的潜水工作者。发病机制主要是从高气压转至正常气压（减压）较快，组织内过多溶解的氮气迅速游离成气泡，进入血液，造成血管的气泡栓塞,因气泡栓塞的部位不同而引起不同的临床表现。最常见的临床表现是在四肢大关节出现突然剧痛,主要发生在关节周围及附近的肌肉、肌腱,使关节处于弯曲状态,伸直则痛增加,故称为"弯痛",多呈刺痛、搏动痛或酸痛性质。潜水病持续的时间较长,可出现骨关节病变的异常 X 线征。主要在肱骨和股骨头部有骨骼缺血性坏死病变、骨质改变、骨骺线持续存在、骨骼内气泡样病变和骨关节炎病变。

3. 骨、关节淀粉样变性　骨、关节淀粉样变性非常罕见。骨关节淀粉样变性多侵犯肩、肘、髋关节及关节附近的骨质。骨质有广泛性溶骨性破坏,主要在关节附近。罹患的关节肿胀,触之软而有弹性,肤色正常,皮肤温度正常,压痛不明显。实验室检查可发现贫血与血浆蛋白减少。刚果红试验阳性(第 1 小时吸收率可达 90%),但阴性不能除外本病。病理活检所见为变性的组织,标本放入卢戈碘液中则变成紫色。

4. 复发性多软骨炎　本病是一种病因未明的少见病,该病可累及气道、外周关节和肋骨处的透明软骨,耳郭、鼻梁的弹性软骨,中轴关节的纤维软骨和存在于眼睛、心脏、血管、内耳等器官组织中的富含蛋白多糖的软骨共同基质也可受累。本病关节炎症为非侵蚀性、非对称性,不同于类风湿关节炎。急性关节炎症发作时,有局部红、肿、热、痛和运动障碍等表现。

44.2　慢性关节周围疾病

许多慢性关节周围疾病的表现类似关节病的疼痛,可与慢性关节疾病相混淆,应注意鉴别。

一、肩痛症

肩痛除可由肩关节本身的炎症引起外,也可由下列原因所致。

(一) 冈上肌腱炎

冈上肌腱炎是肩痛常见的原因之一。本病多数急性起病,因肩部扭伤、过度用力或无任何原因而出现肩痛,上臂外展及内旋时疼痛加剧,肩关节运动大受限制。局部肌肉疼痛与痉挛,温度增高,压痛在肱骨结节处最为明显。慢性者症状较轻,肩部肌肉呈不同程度的萎缩。如合并冈上肌肌腱钙化,则称为冈上肌钙化性肌腱炎。

(二) 肩关节周围炎

本病缓慢起病,肩疼痛与僵硬逐渐增加,局部压痛轻微或无,而有进行性运动受限制。发病年龄大多 40 岁以上,女性发病率略高于男性,且多见于体力劳动者。由于 50 岁左右的人易患此病,所以本病俗称为"五十肩"。中年以上的人逐渐出现一侧性肩痛和运动障碍要注意本病的可能。其临床特点:①肩痛多缓慢发生,可呈刀割样或钝痛,向前臂和肩胛区放射,剧烈者影响睡眠;②肩关节外展、外旋及上臂向后上方抬高受限,故梳头、穿衣、脱衣均感困难;③一部分病例在肩峰下有广泛性压痛,而可无明确的局部压痛点;④肩部肌肉明显萎缩,尤以三角肌明显;⑤X 线检查可见肱骨头部与上段脱钙现象;⑥大多数病程较长,历时数月甚至两三年。

(三) 肩手综合征

肩手综合征是脑卒中后常见的并发症,主要指脑卒中患者恢复期突然发生患侧手水肿、疼痛及患侧肩关节疼痛,并使手功能受限。因疼痛较重并发挛缩,阻碍了康复进程。

二、桡肱滑囊炎(肱上髁炎)

桡肱滑囊炎与职业有关,患者多为经常做旋转前臂和伸屈肘关节的工作者,如木工、水电工和网球运动员(故本病也称网球肘)等。患者主诉肱骨外上髁疼痛,握物无力,做用力握拳或绞毛巾等动作时剧痛,疼痛可放射至前臂与肩背部。压痛点常在肱骨外上髁或桡肱关节前、后方。X 线检查常为阴性,但有时可见小骨片撕裂,肱上髁表面粗糙或呈骨膜炎现象,磁共振对肱上髁炎的诊断和鉴别诊断也具有很大的意义。

三、氟骨症

氟骨症是指因长期饮用含高氟的水或食物等而引起的以骨骼改变为主的慢性全身性疾病,其主要临床表现有氟斑牙、四肢或脊柱疼痛与变形。氟斑牙的表现是罹患的牙齿表面釉质无光彩、粗糙、发黄,并有褐色斑点,牙质甚脆,极易折断。X 线有特征性的改变:①全身骨质硬化合并广泛韧带骨化。②脊柱骨质疏松、软化合并韧带骨化。

四、特发性尿钙增多症

特发性尿钙增多症是一种病因未明的尿钙增多并伴有尿路结石而血钙正常的疾病,临床十分罕见。患者常诉全身骨关节痛,呈游走性,易误诊为风湿病或其他骨关节病。本病与原发性甲状旁腺功能亢进症有共同点,两者均有骨质疏松、尿钙增多、尿路结石等;不同点为本病的血钙正常或偏低,血磷正常或偏高,尿磷低,骨质疏松无纤维囊性变,也无病理性骨折。

五、流波状骨质硬化症

流波状骨质硬化症是一种非常少见、原因未明的骨质硬化性疾病,属发育不良性骨病中骨硬化症的一种。本病多在幼年渐缓发生,症状出现在 5~20 岁,好发于单一肢体的骨骼。患者早期可无症状,但 X 线检查已出现病变。最常见的症状为患侧关节疼痛、麻木和运动障碍。疼痛呈钝痛或钻痛性质,休息后减轻或消失,劳动后又加剧,但也有缓解期。后期患肢发生萎缩。X 线表现极为特殊,可见罹患的骨骼自上而下骨质增生,可由肩到手或从髋到足趾,附着于骨的表面,宛如烛泪下流在蜡烛旁凝固后的阴影,故名流波状骨质硬化症或称肢骨纹状肥大。患者常因有慢性关节疼痛被误诊为风湿病,主要根据其特殊的 X 线征象与其他慢性骨关节疾病相区别。

六、原发性甲状旁腺功能亢进症

本病患者可以全身或四肢骨痛为主诉,有的病例可被误诊为"风湿性疾病"。当出现不明原因的骨痛、病理性骨折、尿路结石、血尿、尿路感染、高钙血症或顽固性消化性溃疡等情况时,均应想到此病,并做相应检查以确诊。骨关节损害主要表现为全身性弥漫性骨病,多为承受重力的骨骼,如下肢、腰椎。体格检查时可有长骨部位压痛,发生自发性骨折,尤其在囊性病变部位,多发生在长骨。关节痛系软骨下骨折或侵袭性关节炎所致,极易误诊为类风湿关节炎。

七、糖皮质激素治疗所致的股骨头坏死

糖皮质激素长期治疗所致的股骨头缺血性坏死病理改变主要为非炎症性改变,较常见的是股骨头和肱骨头缺血性坏死,骨组织呈退行性变,与阻断血流供应所致的骨坏死的病理变化相似。该病起病隐匿,单侧或双侧髋关节不适,其特点是活动时疼痛明显,休息和不负重时疼痛减轻。股骨头塌陷后,可出现髋关节活动范围受限。在出现股骨头缺血性坏死以后,应尽可能将激素的剂量减少,直至停用激素。X 线检查的阳性率为 94%,磁共振检查有利于早期诊断。有时需与强直性脊柱炎累及髋关节损害鉴别,后者常见于青少年男性,多为双侧骶髂关节受累,其特点为 HLA-B27 阳性,股骨头保持圆形,但关节间隙变窄、消失甚至融合,故不难鉴别。

八、其他骨病

骨质软化、老年性骨质疏松、畸形性骨炎、多发性骨髓瘤、骨髓转移癌等均可引起骨关节痛,易被误诊为"风湿病",需注意鉴别。

(梁柳琴)

参考文献

[1] 蔡小燕,杨岫岩.关节炎的鉴别诊断思路.中华全科医师杂志,2017 (7):500-503.

[2] ARNETT F C, EDWORTHY S M, BLOCH D A, et al. The American Rheumatism Association 1987 revised criteria for the classification of rheumatoid arthritis. Arthritis Rheum, 1988, 31 (3): 315-324.

[3] ALETAHA D, NEOGI T, SILMAN A J, et al. 2010 rheumatoid arthritis classification criteria: an American College of Rheumatology/European League Against Rheumatism collaborative initiative. Ann Rheum Dis, 2010, 69 (9): 1580-1588.

[4] RUDWALEIT M, LANDEWE R, VAN DER HEIJDE D, et al. The development of Assessment of SpondyloArthritis international Society classification criteria for axial spondyloarthritis (part I): classification of paper patients by expert opinion including uncertainty appraisal. Ann Rheum Dis, 2009, 68 (6): 770-776.

[5] RUDWALEIT M, VAN DER HEIJDE D, LANDEWE R, et al. The development of Assessment of SpondyloArthritis international Society classification criteria for axial spondyloarthritis (part II): validation and final selection. Ann Rheum Dis, 2009, 68 (6): 777-783.

[6] SIEPER J, VAN DER HEIJDE D, LANDEWE R, et al. New criteria for inflammatory back pain in patients with chronic back pain: a real patient exercise by experts from the Assessment of SpondyloArthritis international Society (ASAS). Ann Rheum Dis, 2009, 68 (6): 784-788.

[7] 中华医学会风湿病学分会.银屑病关节炎诊断及治疗指南.中华风湿病学杂志,2010, 14 (9): 631-633.

[8] HOCHBERG MC. Updating the American College of Rheumatology revised criteria for the classification of systemic lupus erythematosus. Arthritis Rheum, 1997, 40 (9): 1725.

[9] 中华医学会风湿病学分会.系统性硬化病诊断及治疗指南.中华风湿病学杂志,2011, 15 (4): 256-258.

[10] 中华医学会风湿病学分会.混合性结缔组织病诊断及治疗指南.中华风湿病学杂志,2011, 15 (1): 42-45.

[11] 中华医学会风湿病学分会.干燥综合征诊断及治疗指南.中华风湿病学杂志,2010, 14 (11): 766-768.

[12] 中华医学会风湿病学分会.结节性多动脉炎诊断和治疗

指南 . 中华风湿病学杂志 , 2011, 15 (3): 192-193.

［13］中华医学会风湿病学分会 . 白塞病诊断和治疗指南 . 中华风湿病学杂志 , 2011, 15 (5): 345-347.

［14］中华医学会风湿病学分会 . 骨关节炎诊断及治疗指南 . 中华风湿病学杂志 , 2010, 14 (6): 416-419.

［15］NEOGI T, JANSEN T L, DALBETH N, et al. 2015 Gout classification criteria: an American College of Rheumatology/European League Against Rheumatism collaborative initiative. Ann Rheum Dis, 2015, 74 (10): 1789-1798.

［16］谢传美 , 袁国华 . 结缔组织疾病合并关节结核的临床特征 . 中华临床免疫和变态反应杂志 , 2015, 4: 283-286, 342.

［17］魏民 , 王志刚 , 刘玉杰 , 等 . 髋关节镜诊治髋关节结核的价值 . 军医进修学院学报 , 2010, 10, 970-971.

［18］仝彩玲 , 李培英 , 周金林 . 莱姆病诊断技术研究进展 . 科技通报 , 2013, 5: 37-46, 96.

［19］张冰 , 王洋 , 王建民 . 血友病性关节炎诊治进展 . 现代医药卫生 , 2018, 34 (11): 1683-1686.

［20］端大力 . 血友病性关节炎的 X 线表现 . 中国临床实用医学 , 2010, 1 (1): 244-245.

［21］刘运起 . 我国大骨节病的流行概况与达到消除水平的展望 . 中华地方病学杂志 , 2018, 37 (3): 173-176.

［22］吴彩兰 , 李艳 . 肺性肥大性骨关节病的骨显像特征及临床意义 . 中国老年学杂志 , 2011, 8: 1301-1302.

［23］包晓辰 , 方以群 , 攸璞 , 等 . 减压病预防措施的研究进展 . 中华航海医学与高气压医学杂志 , 2013, 20 (1): 63-65.

［24］刘益坤 , 郑元义 . 钙化性冈上肌腱炎的超声诊断及治疗价值 . 临床超声医学杂志 , 2018, 20 (7): 472-474.

［25］吴圣婕 , 雷迈 , 谭威 , 等 . 脑卒中后肩手综合征的病因机制及诊疗进展 . 广西医学 , 2015, 37 (7): 953-955.

［26］姜庆军 , 邱中华 , 郁冰冰 , 等 . 肱骨上髁炎的磁共振诊断价值 . 医学影像学杂志 , 2011, 21 (3): 392-394.

［27］黄长青 , 陈志 , 汤瑞琦 , 等 . 临床与 X 线方法诊断氟骨症结果比较 . 中国地方病学杂志 , 2009, 2: 194-196.

［28］彭忠将 , 郭志勇 . 特发性高钙尿症的分子机制研究和治疗进展 . 国际泌尿系统杂志 , 2014, 34 (2): 270-274.

［29］柏楠 , 崔爱民 , 张自琴 , 等 . 原发性甲状旁腺功能亢进症的诊断和外科治疗 . 东方食疗与保健 , 2017, 2: 281-283.

［30］徐栋梁 . 加强股骨头缺血性坏死循证治疗研究 . 中华显微外科杂志 , 2015, 38 (3): 211-213.

45

腰背痛

腰背痛(low back pain)一般是指定位于肋缘至臀皱褶下缘区域的疼痛、肌肉紧张或僵硬,伴或不伴有腿部疼痛(坐骨神经痛)。腰背痛是临床上常见的症状之一。研究显示,约80%的人一生中会出现至少一次腰背痛。大部分患者的腰背痛是由机械性因素所致,最常见的病因是随着年龄增长出现退行性变(椎间盘、椎骨)或反复轻微损伤(包括肌肉、筋膜、韧带和神经)。90%的腰背痛呈一过性,在短期内无需治疗可缓解,具有自限性;或通过一般物理治疗,在4~6周内缓解。部分腰背痛呈慢性反复发作过程,甚至影响患者生活和工作。临床上,多数腰背痛呈良性过程,但少数可能是机体有严重疾病的表现之一,这些疾病包括感染、恶性肿瘤和其他系统性疾病。一般而言,严重破坏性病变引起的腰背痛并不常见,恶性肿瘤、感染、强直性脊柱炎和硬膜外脓肿引起腰背痛占初级医疗单位就诊的全部腰背痛病例的比例不到1%。然而,这些病因所致的腰背痛若延误诊治,可出现严重后果。因此,在腰背痛鉴别诊断过程中,需特别注意排查这些疾病。

腰背部的解剖学结构包括皮肤、皮下组织、筋膜、肌肉、韧带、椎骨、椎间盘、硬膜、脊髓、神经、大血管(主动脉和下腔静脉)、腹膜后组织或器官(肾、肾上腺、胰腺和淋巴结)以及腹腔或盆腔的内脏。这些组织和器官的病变均可引起腰背痛,因而腰背痛的病因可能非常复杂,有时不容易鉴别诊断。为了更好地进行定位诊断,可以将腰背痛按解剖部位分类为:脊椎疾病、脊椎旁软组织疾病、脊神经根及皮神经病损所致的腰背痛和内脏疾病所致的腰背痛。也可以根据腰背痛症状持续的时间,将腰背痛分为急性腰背痛(<4周)、亚急性腰背痛(4~12周)和慢性腰背痛(>12周)。从病史上讲,一般急性腰背痛多与机械性因素有关,或者与破坏性病变导致的机械因素有关(如肿瘤侵蚀导致的骨折或压迫)。而慢性腰背痛则既与机械性因素有关(如肌肉或脊柱的慢性损伤),也可能与炎症性腰背痛或特异性的腰背痛(由特定病因所导致的腰背痛)有关。此外,还可以根据腰背痛发生的病因(表45-1),将腰背痛分为机械性腰背痛(机械性因素导致的腰背痛)、

表45-1　腰背痛的病因分类以及常见疾病

机械性腰背痛	特异性腰背痛	内脏疾病牵涉痛
拉伤	肿瘤	盆腔疾病
韧带	多发性骨髓瘤	前列腺炎
肌肉	淋巴瘤和白血病	子宫内膜异位症
筋膜	脊髓肿瘤	慢性盆腔炎
妊娠后腰痛	腹膜后肿瘤	肾病
椎间盘源性疼痛	骨瘤	肾结石
椎间盘被纤维组织取代	感染	肾盂肾炎
椎间盘撕脱或变性	化脓性骨髓炎	肾周脓肿
椎间盘突出压迫	椎间盘炎	慢性肾小球肾炎
脊髓受压	硬膜外或椎旁脓肿	主动脉瘤破裂
神经根性疼痛	脊柱结核	胰腺疾病
马尾综合征	病毒感染(急性脊髓炎)	胰腺炎
脊柱关节退行性变	带状疱疹	胰腺癌
椎间关节面钙化和退变	免疫性(炎性脊柱关节炎)	消化系统疾病
椎间关节间隙变窄	强直性脊柱炎	胆囊炎
腰椎滑脱	银屑病关节炎	消化道溃疡及穿孔
椎管狭窄	反应性关节炎	
外伤性骨折	肠病性关节炎	
脊柱侧凸	骨硬化或韧带骨化	
	弥漫性特发性骨肥厚症	
	致密性骨炎	
	舒尔曼脊柱后凸	
	变形性骨炎	
	镰状细胞贫血	
	蛛网膜下腔出血	

特异性腰背痛、内脏疾病牵涉的腰背痛和其他腰背痛（未知病因的腰背痛）。其中以机械性腰背痛最为常见，占所有腰背痛病例的90%以上。病因分类可能更有助于指导治疗，故本章按病因进行论述。

应对腰背痛患者详细询问病史，认真进行体格检查，并根据病史和体格检查发现进行必要的辅助检查。

【腰背痛的诊断步骤】

（一）病史的采集

1. **疼痛的特征**　注意了解腰背痛发生时的状况或诱因，包括疼痛的首发部位、性质（跳痛、针扎样痛、烧灼样痛、酸痛）、程度（剧痛、钝痛、隐痛）、范围及分布、持续时间（一过性、持续性；疼痛持续时间<4周，4~12周，>12周）、缓解情况（休息或活动多久后改善）、加重的诱因（体位、站立、久坐、咳嗽、打喷嚏、深呼吸）、有无放射痛（放射到臀部、膝以上、足部、会阴部）、伴随症状（大小便失禁、便秘、尿潴留、发热、盗汗、乏力、消瘦等）、有无神经系统表现（麻木、感觉异常、运动功能受损）以及疼痛对日常生活和睡眠的影响，对药物和物理治疗的疗效等。

2. **有无严重疾病的危险因素**　了解患者从事的职业有助于腰背痛的诊断。一些抬、拉、推、扛重物、长期站立或行走的工作容易导致机械性的慢性腰背痛。研究发现：机械性腰背痛的危险因素包括吸烟、肥胖、年龄、性别、体力劳动、久坐、工作压力大、文化水平低、对工作不满及心理因素如焦虑和抑郁。随着老年化趋势日益明显，骨质疏松引起的脆性骨折已经成为老年人腰背痛的主要病因之一。在询问病史时，应注意了解患者有无骨质疏松的危险因素，例如日照不足、维生素D或钙摄入不足（如乳制品摄入量少者可能钙摄入不足，脂肪吸收不良者容易出现维生素D缺乏）、体重轻、绝经早、有骨质疏松或脆性骨折家族史和长期使用糖皮质激素等病史。应注意寻找潜在疾病的危险因素，了解既往有无腰部手术史、肿瘤病史、心脏病史，有无咳嗽、血尿（肾绞痛）、尿潴留、尿失禁、下肢放射痛、神经系统异常。注意询问有无皮疹（银屑病可致银屑病关节炎，有些累及中轴关节如骶髂关节，表现为腰背痛；带状疱疹在出现皮疹前也可能表现为腰背痛），有无慢性腹痛、腹泻、便秘及便血（炎症性肠病可以出现肠病性关节炎），有无眼痛或视力突然下降（葡萄膜炎常常是脊柱关节炎的关节外表现）、尿频及排尿不适、白带增多（泌尿生殖道感染可导致反应性关节炎）等。

出现下列情况提示可能存在潜在疾病：有肿瘤病史或结核病史、年龄大于50岁、不明原因消瘦、疼痛进行性加重、夜间痛、影响睡眠、对治疗无反应。吸毒、皮肤感染灶、持续发热或寒战、长期应用糖皮质激素或免疫抑制药均应注意感染的可能（如结核）。对于40岁以下男性患者，若主要表现为腰背痛伴有晨起僵硬，特别是表现为夜间痛、活动后缓解，要考虑到患强直性脊柱炎的可能性。此外，还需注意排查内脏疾病，如十二指肠溃疡、胰腺炎、肾盂肾炎、主动脉瘤等其他严重的疾病引起的牵涉痛或放射痛。对于急性腰背痛，当存在危险因素时，需要进一步检查有无脊柱骨折、肿瘤、感染、马尾综合征。老年人需要注意有无骨质疏松症引起的压缩性骨折，年轻人一侧腰背痛要考虑有无椎体峡部骨折。有前列腺症状的患者，要考虑有无前列腺癌骨转移。

3. **有无伴发神经受累的症状**　脊髓和神经根的病变常表现为腰背痛，询问病史应特别注意是否伴有神经受累的表现，常见的有坐骨神经痛、马尾综合征和椎管狭窄。坐骨神经痛为坐骨神经分布区域内的疼痛、麻木及刺痛感，表现为自一侧腰臀部向大腿后侧、小腿后外侧的放射性疼痛，可到足部及踝部。疼痛放射到膝关节以下，更倾向于神经根性放射痛。坐骨神经痛最常见是由椎间盘突出压迫神经根所致，在咳嗽、打喷嚏或深呼吸时症状加重。马尾综合征是马尾神经受到明显压迫的表现，常由肿瘤或严重椎间盘膨出引起，可出现排便和排尿功能障碍，尿潴留常伴有充溢性尿失禁，并有会阴区麻木、性功能障碍和下肢无力。椎管狭窄是由于椎管、神经根管、椎间孔狭窄而导致神经根受压，多由关节面增生性的骨赘、黄韧带增厚引起，椎间盘膨出和椎体滑脱也会导致椎管狭窄。椎管狭窄典型的症状包括腰痛和下肢痛、坐位或弯腰时症状缓解。下肢有一过性的发麻或刺痛，行走时腓肠肌和下肢末梢疼痛加重，休息后缓解，称为神经性跛行。临床上需要通过检测动脉搏动情况来鉴别是否有血管闭塞引起的间歇性跛行。

（二）体格检查

应根据病史采集所得，全面而有针对性地进行体格检查，以便对腰背痛进行定位和病因分析。进一步区别是内脏疾病牵引所致的腰背痛，如胰腺炎、肾结石、动脉瘤；或是全身病所致，如结核、心内膜炎、镰状细胞贫血或肿瘤；是否有局限性感染，如硬膜外脓肿、横贯性脊髓炎、骨髓炎、椎间盘炎等。还应重视神经系统检查，包括感觉和运动神经检查、坐位或卧位直腿抬高试验。了解是否有尿潴留，后者对诊断马尾综合征的敏感性高达90%。同时还应针对髂腰肌或肌腱、骶髂关节、梨状肌等部位进行相应的检查。

1. **视诊**　体型是否对称，姿势，脊柱的生理弯曲、活动范围，肌肉分布是否对称，有无皮疹，左、右髂骨是否在同一水平线上（用于判断双腿是否等长），脊柱活动度，步态，行为（呻吟、行动缓慢、手支撑腰部）。踮脚尖走路（S_1），踮脚后跟走路（L_5），原地踏步、蹲下起立，单腿直立。

宽基步态提示脊髓病变。手支撑步态提示 $L_2 \sim L_4$ 节段引起股四头肌无力。足下垂或跨步步态提示 $L_4 \sim L_5$ 节段病变。平足或足不能蹬地提示 $S_1 \sim S_2$ 节段病损引起腓肠肌、比目鱼肌无力。鸭步提示髋关节病变，或 L_5 支配的臀中肌无力。通过观察姿势，可以发现局限性疼痛、肌肉痉挛或畸形的部位，以及患者站立时脊柱后凸、前凸、侧凸的方向和部位。

2. 触诊　了解椎旁肌肉对称性，有无触痛、肌肉痉挛和肿块。腰扭伤常有椎旁肌肉痉挛、触痛，多个腰椎节段运动时疼痛加重。检查是否有棘突叩痛，分清触痛是来自于椎体还是软组织。椎体触痛敏感，但不特异，在脊髓感染时比较敏感特异。老年人行走时出现腓肠肌疼痛，应检查外周血管搏动，对判断血管性跛行或是神经性跛行有意义。有腿部症状的患者要进行直腿抬高试验和 L_5 和 S_1 神经根的检查。直腿抬高试验对鉴别神经根病疼痛有帮助：患者处于双下肢伸直仰卧位，检查者抬起患者的腿部，踝部背屈，患者完全放松不用力支持，当大腿抬高到 $10° \sim 60°$ 范围引起坐骨神经痛，即为阳性。交叉直腿抬高试验：抬高没有疼痛的一侧下肢，如果出现对侧受累的下肢再次出现疼痛即为阳性。坐位直腿抬高试验：患者坐位，缓慢抬高下肢，当髋关节屈曲 $90°$ 时，出现坐骨神经痛的症状即为阳性。直腿抬高试验对椎间盘突出敏感，特异性差，交叉直腿抬高试验对椎间盘突出症的诊断特异性高。存在持续的疼痛应进行系统的体格检查和肿瘤相关检查，包括乳房、前列腺、淋巴结等。

精神因素可以影响疼痛的发生。为排除精神因素的影响，可以进行捏脊试验、扭转试验、头部压迫试验或坐位直腿抬高试验。捏脊试验：站位或俯卧位时卷压患者背部松弛皮肤，询问患者有无神经根症状产生，正常情况下不出现神经根症状。扭转试验：患者站立位，检查者用手扭转患者躯干，这样可以引起脊柱活动，但全部的转动发生在膝关节，因而不会产生背部疼痛。头部压迫试验：在头顶使用大约 2kg 的力量下压，这一重量并不足以引起机械性疼痛或不稳。坐位直腿抬高试验：仰卧位时直腿抬高试验出现症状，而坐位时无症状为假阳性。正常情况下，如果有神经根压迫，坐位直腿抬高加重坐骨神经疼痛症状，身体后倾以避免疼痛加重。

3. 神经系统检查　对怀疑有神经根和脊髓受累的患者，应行神经系统检查，包括感觉、肌力和反射 3 个方面。

（1）感觉的检查：触觉、针刺痛觉、振动觉、本体感觉、温度觉、疼痛反应，根据感觉平面来判断脊髓损伤平面。体表标志，T_4 感觉支配区位于胸壁乳头平面，T_7 感觉支配区位于剑突以及胸骨下部，T_{10} 感觉支配区位于腹壁脐平面。腰椎神经感觉平面位于下肢，沿大腿及小腿斜形分布。L_2 支配大腿前部，L_3 支配膝关节前方，$L_4 \sim S_1$ 支配足部，L_4 支配足内侧，L_5 支配足背，S_1 支配足外侧。骶神经支配会阴区的皮肤感觉，形成以 S_5 为中心的肛周环形感觉支配区。会阴部感觉检查最好与肛门反射及球海绵体肌反射（阴茎）反射配合。

（2）肌力检查：$L_1 \sim L_2$ 控制髋关节屈曲，L_3 控制伸膝功能，L_4 控制胫前肌伸踝关节功能，L_5 控制踇长伸肌伸踇趾功能。S_1 控制腓肠肌跖屈踝关节功能。

（3）反射检查：$T_7 \sim L_1$ 对应腹壁浅反射，L_4 对应膝反射，S_1 对应跟腱反射和踝反射，有无巴宾斯基（Babinski）征。

98% 的椎间盘突出发生在 $L_4 \sim L_5$ 和 $L_5 \sim S_1$，因此，神经系统检查主要应针对 L_5 和 S_1 神经根检查（表 45-2）。L_5 神经根运动检查包括踝和大踇趾背屈的力度。L_5 神经根感觉检查包括足内侧的麻木感、第一及第二足趾间感觉。S_1 神经根主要判断踝反射、腓肠肌和足侧感觉，S_1 神经根受损可出现跖屈无力，可以让患者踮脚尖走路来判断。尽管踝反射在 S_1 神经根受累检查中是很重要的，但随着年龄增长，踝反射逐渐减弱，一般是双侧同时减弱。因此，单侧踝反射减弱对神经根受损的判断还是有临床价值的。在慢性疼痛的患者中，精神因素会让人认为疼痛明显，并且伴有不真实的体征，表面皮肤的触痛，坐位和仰卧位直腿抬高试验阳性结果不一致，在体格检查中反应敏感，称为 Waddell 征。

（三）实验室检查

大部分腰背痛患者实验室检查均为阴性，特别是机械性腰背痛患者的血清炎症指标多为正常，但炎性腰背痛患者血红细胞沉降率（血沉）测定和 C 反应蛋白（CRP）常升高。红细胞沉降率和 CRP 的检测有助于鉴别炎症性和机械性腰背痛。细菌感染所导致的腰背痛（如化脓

表 45-2　神经根受压的神经系统体格检查

腰椎间盘突出	受累神经根	感觉缺失	肌力下降	筛查试验	反射
$L_3 \sim L_4$ 椎间盘	L_4	足内侧	伸膝	蹲下起立	膝反射
$L_4 \sim L_5$ 椎间盘	L_5	足背	踝 / 大踇趾背屈	脚后跟走路	
$L_5 \sim S_1$ 椎间盘	S_1	足外侧	踝 / 趾跖屈	踮脚尖走路	跟腱反射

性脊椎炎)ESR 和 CRP 均升高,同时伴有细菌感染的其他表现,如血白细胞升高、核左移,血清降钙素原(PCT)水平升高。肿瘤所致的腰背痛,红细胞沉降率常增高,但 CRP 升高不显著(淋巴瘤除外)。对于自身免疫相关的腰背痛如强直性脊柱炎,患者的红细胞沉降率和 CRP 均升高,但血清降钙素原水平正常;患者常有 HLA-B27 阳性,有助于诊断。免疫抑制的高危人群需要做结核菌素试验或 γ 干扰素释放试验以排除结核。伴有高热、畏寒或寒战者,应做血、尿、痰或静脉置管的可疑病原体培养。怀疑脊柱多发性骨髓瘤时,应进行尿本周蛋白测定和血清蛋白免疫固定电泳,这些检查对鉴别诊断有重要意义。

(四)影像学检查

1. **X 线片** X 线片广泛应用于了解骨骼结构,具有简便和价格便宜的优点,但普通 X 线片对于软组织显像能力有限,仅可以发现肿胀、局部包块、积气以及不透射线的异物。尽管其分辨率低,但对于脊柱病变仍是首选的影像学检查方法。X 线片检查比较容易发现的骨骼和关节病变,包括脊柱畸形、骨质疏松、椎体骨折、椎体骨质增生、椎间盘变窄、韧带钙化、关节侵蚀(特别是骶髂关节)、关节融合、脊柱强直等。

2. **CT 检查** CT 检查虽然比普通 X 线片昂贵,但可以获得躯体断层图像,而且分辨率远高于普通 X 线片,是腰背痛鉴别诊断的重要检查手段,尤其适合于结构复杂部位(如脊柱和骨盆)的检查。CT 对软组织分辨率不如核磁共振(MRI)检查,但对骨关节的检查分辨率却高于MRI,因而特别适用于脊柱创伤的检查,可用于明确是否有骨块向后移位造成的椎管狭窄以及脊柱后方结构是否有骨折。通过数据处理和重建还可以获得三维图像,以便医师进行立体图像分析。

3. **核磁共振(MRI)检查** MRI 具有非侵袭性、非放射性以及多维分析能力的特点,对软组织的分辨率比其他检查手段高。缺点是检查时间较长、价格贵,而且植入金属可以产生伪影而影响成像。MRI 在脊柱和骶髂关节疾病的诊断中具有非常重要的价值。正常成人骨髓由于脂肪含量较多,因而在 T1 加权像和 T2 加权像上显示高信号。椎间盘在 T1 加权像上为低信号,在 T2 加权像上为高信号。通过采用抑制脂肪显像(压脂序列)T2 加权像,能很好地显示水分,因而能很好地显示骨髓或软组织是否有炎症水肿。虽然 MRI 对骨的显像不如 CT,但对骨创伤、骨髓炎和脊柱关节炎中的骨髓水肿能很好地显示,从而对诊断骨和软组织的炎症具有很高的敏感性。对于脊柱肿瘤,MRI 检查更为敏感、准确。

4. **放射性核素扫描(ECT)骨显像** ^{99m} 锝标记的骨显像检查在骨科影像学检查中扮有重要角色,多用于检查脊柱有无转移性病灶,识别应力骨折和骨髓炎。ECT检查可以显示骨的代谢活动情况,但特异性低。

5. **正电子发射计算机断层显像(PET-CT)** 常见的 FDG-PET 可以反映组织的糖代谢情况,多用于恶性肿瘤的诊断、病情评估及疗效评价,可用于检查脊柱及周围组织的各种原发性或转移性恶性肿瘤。PET-CT 对于恶性肿瘤诊断的敏感性较高,但特异性低于敏感性,在部分炎症性或感染性病变中也可出现阳性结果。因此在大动脉炎、椎间盘炎和脊柱炎等炎症性病变引起的腰背痛的病因诊断方面有一定应用前景,尤其是其他常规影像学检查结果阴性时,但缺点是价格昂贵,辐射剂量较大。

90% 的腰痛可逐渐缓解,没有必要对所有患者进行影像学检查,尤其是年轻女性,应保护其性腺功能,避免过多进行腰椎和胸部 X 线检查。一般在疼痛发生的前 4~6 周不建议做相关影像学检查,而且先进的影像技术(如 MRI)在提高敏感性的同时也增加了假阳性机会,容易增加患者焦虑,导致过度治疗。不过,临床上若存在提示严重疾病的信号则需要及时进行影像学检查,以尽早明确诊断和及时治疗。这些危险信号包括:进行性加重的神经系统症状和体征,伴随明显的全身症状,发病时有外伤史,有恶性肿瘤病史,年龄大于 50 岁,或起病年龄小并持续存在的炎性腰背痛(夜间痛、活动后减轻),有感染因素存在(吸毒史、使用免疫抑制药、停留导尿管、长期应用糖皮质激素、皮肤或泌尿系感染),骨质疏松症,出现马尾综合征表现(典型的尿潴留和排便困难,会阴区麻木、双下肢无力或麻木),脊髓压迫(急性神经功能缺失,可以是肿瘤或脊髓转移瘤导致),持续性坐骨神经痛,感觉缺失,反射减弱,直腿抬高试验阳性以及运动神经受损等。

在临床症状持续 4~6 周无缓解的情况下,宜行腰椎前后位片和侧位片,排除肿瘤、感染、腰椎不稳、脊柱关节炎和腰椎滑脱;腰骶部疼痛还需做骨盆照片,了解骶髂关节情况。在肿瘤和感染的鉴别诊断中,CT 和 MRI 检查要优于 X 线检查,对椎间盘突出和椎骨狭窄也十分有价值,但不推荐患者疼痛早期频繁地做这些检查。若高度怀疑肿瘤和感染,则应及时进行 CT 或 MRI 检查,必要时做 PET-CT 检查。

【腰背痛的诊断思路】

见图 45-1。

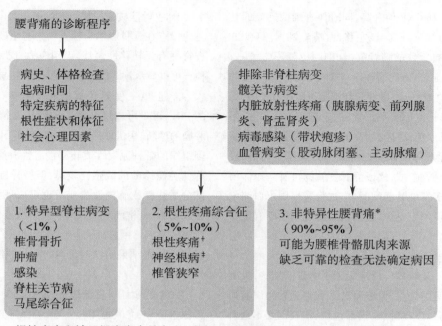

腰背痛的诊断程序

病史、体格检查
起病时间
特定疾病的特征
根性症状和体征
社会心理因素

排除非脊柱病变
髋关节病变
内脏放射性疼痛（胰腺病变、前列腺炎、肾盂肾炎）
病毒感染（带状疱疹）
血管病变（股动脉闭塞、主动脉瘤）

1. 特异型脊柱病变
（<1%）
椎骨骨折
肿瘤
感染
脊柱关节病
马尾综合征

2. 根性疼痛综合征
（5%~10%）
根性疼痛[+]
神经根病[‡]
椎管狭窄

3. 非特异性腰背痛*
（90%~95%）
可能为腰椎骨骼肌肉来源
缺乏可靠的检查无法确定病因

[+], [‡]根性疼痛和神经根病常合并存在，根性疼痛主要侧重神经根受刺激引起的典型疼痛症状。神经根病主要指神经根损伤，侧重损伤后体征。
*非特异性腰背痛诊断需要排除1和2

图 45-1　腰背痛的诊断思路

45.1　机械性腰背痛

一、腰肌劳损或扭伤

1. **急性腰扭伤**　急性腰扭伤常有明确的腰部扭、闪和挫等外伤史，其特点为伤后立刻出现腰或骶部剧烈疼痛，但有时次日才出现疼痛。主要表现为活动困难，腰部弯曲、活动或咳嗽、深呼吸动作疼痛加重。体格检查：身体姿势固定，活动或翻身困难，常用手撑住腰部。腰椎椎旁肌肉痉挛、僵硬，脊柱向患侧倾斜。有明显的浅表性压痛点。X线无异常改变。

2. **腰背部肌筋膜炎（腰肌劳损）**　本病多见于青壮年，有时外伤史不明显，常与职业和工作环境有一定的关系。表现为腰背部酸痛或胀痛，适当活动或经常改变体位症状可减轻。缓慢发病，受凉或劳累后加重，休息后缓解。有时在髂嵴上、骶棘肌或腰方肌上可触及局限性结节。X线无异常。

3. **梨状肌损伤综合征**　梨状肌损伤综合征好发于女性。梨状肌为臀部深层的一块形似梨形的小肌肉，它起于骨盆内骶骨前面2、3、4骶前孔的外侧，向外下穿过坐骨大孔到臀部，以肌腱止于股骨大粗隆的后内侧，是髋关节的外旋肌。由于梨状肌的下方有坐骨神经通过，当梨状肌紧张、痉挛，造成局部组织充血、水肿和挛缩时，刺激或挤压坐骨神经，从而产生坐骨神经压迫症状，出现腰腿疼痛，临床表现类似坐骨神经痛。梨状肌损伤综合征的病因尚不明确，其发生可能与梨状肌损伤有关，急性损伤者疼痛明显，患肢可有跛行。慢性损伤者感患侧臀部或下肢酸胀麻痛。体格检查：直腿抬高试验在60°以前臀部及下肢疼痛剧烈，但当超过60°时疼痛反而减轻（梨状肌不再被牵拉）。梨状肌紧张试验阳性：患者仰卧，将患肢伸直，做内收内旋动作，如出现坐骨神经痛，再迅速将患肢外展外旋，疼痛随即缓解，即为阳性。经肛门或阴道检查若发现梨状肌触痛有助于诊断。X线检查无异常，但有时MRI检查可以发现肌肉水肿。

4. **妊娠期骶髂关节痛**　在妊娠最后几个月，骶髂关节的支持韧带变得松弛，孕妇可以发生骶髂关节处疼痛，可放射到大转子并向下放射到大腿前内侧。

二、退行性疾病

1. **胸椎退行性变**　脊椎退行性病变是中老年人腰

背痛的主要病因之一。胸椎及椎间盘退行性变,可引起椎骨增生、骨赘形成、黄韧带肥厚、椎管及椎间孔变形狭窄或椎间盘突出,引起相应的神经根或脊髓压迫症状。疼痛是最常见的症状,可能伴有运动和感觉障碍。疼痛表现为轴性或根性疼痛。根性疼痛表现为胸部或腹部的束带状疼痛。症状部位与病变节段有关,大部分患者表现为 T_{10} 节段受累的症状。感觉迟钝比感觉缺失更为常见。尤其注意有无腱反射异常,下肢反射亢进而上肢检查正常,表明胸段脊髓受压。其他表现还包括步态不稳、踝阵挛、巴宾斯基征阳性。X 线表现有椎体出现骨赘、椎间隙变窄及小关节突肥大。CT 扫描可显示骨质增生或后纵韧带骨化、椎间盘突出。MRI 检查可见脊髓受压现象。无症状患者出现影像学异常表现的发生率很高,因此 MRI 可能会过度诊断椎间盘突出。

2. **腰椎退行性变** 腰椎退行性变包括腰椎间盘纤维环、椎间盘髓核、软骨终板、腰椎体、腰椎小关节、黄韧带和椎管的退行性变及骨赘形成。退行性变通常见于老年人,无性别差异,表现为下腰痛以及逐渐加重的腿痛。腰部或臀部的钝痛或锐痛可放射至大腿或小腿,行走或活动时可引起典型的下肢疼痛、麻木、无力、感觉异常,称为神经源性跛行。必须和血管源性跛行相鉴别。血管源性跛行常出现在夜间,可以痛醒,把腿从床边垂下可减轻疼痛,前倾姿态难以减轻小腿疼痛,外周血管搏动通常会减弱或消失,小腿伴有烧灼样疼痛。相反,神经源性疼痛通常向前弯腰可以缓解,行走时推购物车可以缓解疼痛,上坡比下坡引起的疼痛轻,停止活动后疼痛缓解快。小腿产生刺痛、麻木和无力的症状。

3. **退行性腰椎滑脱** 本病主要发生在 40 岁以后的成年人,与关节突小关节和腰椎间盘退变有关。L_4~L_5 最常见,女性多于男性。临床表现为典型的下腰痛,向下放射至臀部和大腿外侧,行走后出现无力,下肢沉重感以及间歇性跛行。有一半以上患者出现根性疼痛,L_5 神经根症状明显。马尾综合征很少出现,但随着病程进展,开始出现尿等待、尿不尽以及控制无力等症状。这些症状常被误认为是老年性泌尿系统常见的现象。X 线检查应该进行立位侧位照片,卧位照片容易漏诊。CT 具有较好的诊断价值。MRI 可看到神经根压迫、椎间盘退变、小关节滑囊囊肿、黄韧带肥厚及其他压迫神经根的软组织。

4. **腰椎间盘突出** 椎间盘突出典型的症状是腰痛伴有根性疼痛。腰痛是最先出现的症状,有时可伴有臀部疼痛。本病常有摔倒、扭伤和提重物等诱因。下腰椎和腰骶段的椎间盘突出可以引起典型的放射至膝关节以下部位疼痛。高位椎间盘突出(L_2~L_3、L_3~L_4)可以引起股神经痛,但临床少见,不足 5%。绝大多数患者是 L_4~L_5 和 L_5~S_1 椎间盘突出,表现为坐骨神经痛,典型的坐骨神经痛是从下腰部向臀部、大腿后方、小腿外侧直到足部的放射痛,打喷嚏和咳嗽等腹压增高的情况下疼痛加剧。L_1 神经根病变可引起腹股沟疼痛,L_2 和 L_3 神经根病变可引起大腿中部或腹股沟疼痛,L_5 神经根病变可导致足背部出现症状。S_1 可放射到腓肠肌后部和足底趾部。马尾综合征最常见于腰椎间盘突出症,L_4~L_5 椎间盘最常受累,为外科急症,主要包括会阴部感觉障碍(鞍区麻痹),大小便障碍,新发的下肢感觉障碍,进行性运动功能障碍(表 45-3)。体格检查注意观察患者步态,坐骨神经痛患者表现腰椎侧凸,躯体向健侧弯曲。腰椎活动受限,尤其是急性期,前屈受限明显。椎旁肌肉痉挛,椎体压痛。直腿抬高试验对于检查 L_4、L_5 和 S_1 神经根病变最敏感。而交叉直腿抬高试验时,抬高健肢时患者主诉患肢疼痛,在腰椎间盘突出症的诊断中具有特殊意义,此体征对确诊很有价值。Lasegue's 征:当足部背屈时,加重疼痛为直腿抬高加强试验阳性。股神经牵拉试验:患者取俯卧位,抬高对侧下肢时出现同侧疼痛症状为阳性。视受累脊神经根的部位不同而出现该神经支配区感觉异常。早期表现为感觉过敏,渐而出现麻木、刺痛及感觉减退。大部分患者出现肌力下降,L_5 神经根受累时,表现踝及趾背伸肌力下降,S_1 神经根受累时,表现趾及足跖屈肌力下降。足下垂或者足拖行与 L_4~L_5 神经根麻痹有关。X 线不能显示椎间盘突出,可显示脊柱侧凸、椎间盘钙化、骨赘形成、椎间隙变窄、椎体间轻微滑脱、关节突关节肥大及矢状面序列的变化。CT 可较清楚地显示椎间盘突出的部位、大小、形态和神经根、硬脊膜受压移位的情况,同时显示椎板及黄韧带肥厚、小关节增生肥大、椎管及侧隐窝狭窄等情况。MRI 能够清楚地区分游离型与突出型椎间盘突出。

表 45-3 马尾综合征和脊髓压迫鉴别特点

特征	马尾综合征	脊髓压迫
椎体节段	L_2~ 骶骨	C_1~L_1
脊髓节段	腰骶神经根	脊髓损伤
对称性(症状)	非对称	对称
疼痛	显著,不对称,根性痛	中等,双下肢疼痛 / 无疼痛感
运动	无力或软瘫	无力或痉挛性瘫痪
感觉	会阴区麻木,可以不对称	刺痛、温度觉、位觉、振动觉消失
反射	下肢反射减弱,提睾反射消失	反射亢进,巴宾斯基征(+),踝阵挛(+)

三、先天性脊柱畸形

从患者的出生史、发育史、家族史到完整的系统检查是先天性脊柱侧凸诊断的依据。33%先天性脊柱畸形患者合并泌尿生殖系统畸形，25%出现颈椎融合，10%合并先天性心脏病。体格检查中可见头部偏斜或身体中线偏移，旋转状肋骨隆凸或躯干矢状面畸形，还有一些特殊表现，包括背部皮肤多毛斑、皮肤凹陷、包块、痣、脂肪瘤等。下肢畸形足、高足弓、内翻足、下肢肌肉萎缩、双侧反射不对称、双下肢不等长等。

四、外伤性骨折

脊椎骨折的患者多为青壮年体力劳动者，常因由高空跌下，足部或臀部首先着地，脊柱突然过度前屈，而发生脊椎压缩性楔形骨折；又如固定物从高处冲击肩部或背部以及抬重物时失足滑倒，均可发生椎体压缩性骨折。此类屈曲型脊柱骨折最常见，占脊椎骨折病例的90%，最常发生于第11~12胸椎和第1、2腰椎。另一种情况是患者从高空仰面落下，腰和背先着地，使脊柱过分后伸，发生伸直型脊椎骨折，此类骨折极少见。诊断脊椎骨折主要根据以下几点：①有明确的外伤史。②骨折部位压、叩痛，脊柱可有后凸或侧凸畸形，活动障碍，肌肉痉挛，可表现为腹肌紧张而误诊为急腹症，少有局部血肿，严重者特别是合并脱位时，常并发不同程度的脊髓神经损伤，如胸或腰段脊柱骨折出现骨折部位以下截瘫。③X线检查是诊断本病最可靠的方法，对疑似病例做正、侧位X线摄片检查即可发现有无骨折或脱位。

脊椎骨折和脱位如在畸形状态愈合，可产生损伤性关节炎，以及负重力线改变而出现自发性腰背疼痛和脊柱活动障碍。

45.2　特异性脊柱病变

一、感染性脊柱炎

1. **化脓性脊柱炎**　化脓性脊柱炎是由细菌感染所导致的脊柱感染，可由血行播散或直接感染引起。致病菌以金黄色葡萄球菌多见。最常见的播散途径是血行播散，包括泌尿系统、呼吸系统和皮肤感染。医源性的病因，如留置导尿管、脊柱手术或脊柱内注射等侵入性的操作。化脓性脊柱感染的危险因素包括酗酒、糖尿病、其他部位感染、艾滋病、免疫抑制、留置导尿管、静脉吸毒、男性、恶性肿瘤、营养不良、病态肥胖症、脊柱手术操作、慢性肾脏病、类风湿关节炎、皮肤感染、吸烟、创伤等。超过一半的患者可以找到感染源，腰椎比颈、胸椎更多见。儿童多出现椎间盘炎，成人多出现化脓性骨髓炎。腰背痛是成人脊柱感染最常见主诉，疼痛症状有时不典型。大多数起病隐匿，一半患者在发病3个月后确诊。疼痛性质为持续性后背痛，负重时疼痛加重。通常累及邻近的两节椎骨和椎间隙。椎体破坏和塌陷程度不一，伴有脓肿，向前或向后扩散，出现神经刺激征和脊髓压迫征。疼痛常伴有发热、盗汗、寒战、消瘦等。经常会出现椎旁肌肉痉挛和受累脊柱节段因疼痛引起活动受限。邻近腰大肌受累时，疼痛引起髋关节异常。神经根症状相对少见，但出现硬膜外脓肿压迫时，神经系统症状明显。儿童症状特殊，婴儿和刚学步的幼儿症状明显，表现为行走困难，甚至拒绝行走。大龄儿童主诉腹痛或腰背痛，表现为

脊柱僵直，棘突压痛，叩诊时腰背痛加重，当合并硬膜外脓肿穿孔时，可直接压迫或导致脊髓下段和马尾损伤。只有1/3患者白细胞计数异常，ESR、CRP对脊柱感染敏感，但不特异。有体温波动、怀疑脊柱感染的患者均应行血培养。X线在感染早期无阳性表现，在12周后出现变化。X线可见椎间隙变窄，相邻椎体终板的骨质破坏、反应性骨增生、骨硬化。MRI是最具诊断价值的影像学方法，可显示椎间盘、硬膜外间隙和椎旁组织的解剖结构异常，可见椎旁脓肿和硬膜外脓肿。在感染的椎体或椎间盘中，由于炎症和水肿出现，T1加权像信号强度减低，T2加权像高信号，造影剂增强MRI对硬膜外脓肿更敏感。CT评估溶骨性缺损，当MRI有禁忌时可采用ECT检查。

2. **脊柱结核（Pott's病）**　脊柱结核好发于20~30岁成人，艾滋病患者发病率较高。本病多发生在下胸椎和上腰椎，常位于椎体，不易破坏椎间盘，在前纵韧带的后方上下蔓延。结核发病隐匿，可长达半年。幼儿容易激惹，不敢坐及行走。青少年和成人表现为单纯的腰背痛。早期出现局限性腰背部疼痛，肌肉痉挛，活动受限，神经刺激征和脊髓压迫征，常出现腰背痛和局限性后凸，刺激神经根，可引起肋间神经痛。一侧或两侧腰大肌脓肿，脓肿多位于椎旁，刺激神经根，引起刺激性疼痛。截瘫是脊柱结核最常见的神经功能障碍，可伴有间歇性发热、盗汗、厌食、乏力、体重下降等结核中毒症状。体格检

查：脊柱僵硬，因局限性椎体破坏塌陷导致脊柱后凸畸形。腰椎结核表现为下腰痛，活动受限，棘突压痛和叩击痛阳性，拾物试验阳性。脊髓受压迫后出现截瘫的各种体征。实验室检查包括贫血、低蛋白血症、ESR 和 CRP升高，PPD 试验和 γ- 干扰素释放试验（IGRAs）阳性。X 线表现，早期病变侵及椎体前面，逐渐向后蔓延至整个椎体和椎间盘，胸椎后凸增加，椎体骨质破坏、空洞、死骨形成，椎间隙狭窄或消失，椎旁阴影增宽。多个椎体感染、破坏导致椎体前缘呈扇贝形。CT 比 X 线出现的表现要早，可发现骨碎片、溶骨性改变、局限性硬化和骨膜下反应。冷脓肿中可见钙化及软组织中的骨碎片。CT 还可以引导穿刺活检。MRI 能发现椎体内或椎旁脓肿，对脊髓结核诊断意义更大。

3. **梅毒性脊椎炎**　查科（Charcot）关节病是脊柱梅毒感染最常见的表现，好发于胸腰段，出现破坏和肥大性改变。脊椎完全塌陷时可发生脊髓或马尾横断性损伤。脊柱改变以严重肥大性脊柱炎、增生、大量骨赘、椎间隙消失或狭窄为特点。血清梅毒试验阳性。

4. **布鲁菌性脊椎炎**　本病多见于男性农牧民和毛皮加工者，有腰背部疼痛，急性期伴有发热、寒战，血清布鲁氏菌凝集试验阳性。X 线可见骨质破坏、关节间隙变窄、椎体骨质增生、硬化，椎旁脓肿少见，多发生在下腰椎，脓肿主要位于受累椎间盘周围。

5. **脊柱包囊虫病**　本病牧区农民多见，有狗、羊接触史，X 线可见椎体囊性破坏，并有椎体膨大或病理性骨折，包囊突向椎体两侧，形成假性椎旁脓肿，椎板及关节突等部分亦可有囊性破坏区。实验室检查嗜酸性粒细胞计数增多，包虫皮内试验（Casoni 试验）阳性。

6. **真菌性脊椎炎**　真菌感染多伴球孢子菌和芽生菌感染，是播散性疾病的一部分，椎体活检可以明确诊断。

7. **带状疱疹**　带状疱疹在出现皮疹前可以表现为腰痛或腹痛，多为刺痛或电击样痛，因没有疱疹或仅有细小的皮疹，故容易漏诊，等到簇状沿神经排列的疱疹出现之后才确诊。因而在腰痛的体格检查中，应注意观察有无细小的皮疹或疱疹的出现。

8. **急性脊髓炎**　急性脊髓炎病因不清，多数患者出现脊髓症状前有上呼吸道感染、发热、腹泻等病毒感染症状，外伤和过度劳累可能是诱因。首发症状是双下肢麻木无力、病变相应部位背及病变节段的束带感。主要特征为截瘫。早期即可发生腰背酸痛，其疼痛部位相当于病损平面，个别病例出现剧烈背痛，伴有双下肢无力、麻木感，于 1~2 天内可迅速发生完全性或不完全性截瘫和大、小便障碍，临床上易于识别。病变常累及脊髓的数个节段，以胸段（胸 3~5）最为常见，其次是颈段和腰段。

典型表现包括如下几点。①运动障碍：早期呈脊髓休克表现，一般为 2~4 周，表现为瘫痪肢体肌张力低、腱反射消失、病理反射、腹部反射及提睾反射引不出，尿潴留，休克期后肌张力增高，腱反射亢进，肢体肌力由远端逐渐开始恢复，病理反射出现。②感觉障碍：病变节段以下所有感觉丧失，感觉消失平面上缘常有感觉过敏区或束带样感觉异常。随病情恢复，感觉平面逐渐下降，但较运动功能恢复慢。③自主神经功能障碍：早期为大小便潴留，无膀胱充盈感，呈无张力性神经性膀胱，休克后期膀胱充盈到 300~400ml 即自动排尿（反射性神经膀胱）。病变水平以下无汗或少汗，皮肤水肿、干燥和指甲松脆。上升性脊髓炎是急性脊髓炎的危重型，起病急骤，感觉障碍平面常于 1~2 天或数小时上升至高颈段，瘫痪由下肢迅速波及上肢及延髓支配肌群，可出现吞咽困难、构音不清，可因呼吸肌麻痹而死亡。

二、脊椎肿瘤或脊椎转移癌

（一）脊椎良性肿瘤

脊柱肿瘤可出现于任何年龄及脊柱的任何节段，多见于 30 岁以下。病灶部位所在的背痛是主要症状，可引起疼痛性脊柱侧弯。良性肿瘤通常发生在脊柱后结构和附件。原发性良性脊柱肿瘤发病率远低于恶性肿瘤和脊柱转移癌，儿童和青少年原发性脊柱肿瘤多为良性，老年患者多为恶性。腰背痛是原发性良性脊柱肿瘤最常见的主诉，呈进行性、逐渐显著、夜间加重，常与活动无关，偶尔患者症状发作与受伤史有关。疼痛急性发作时考虑病理性骨折可能。绝大多数患者实验室检查正常。MRI 检查是诊断原发性脊柱良性肿瘤最好的影像学方法，可以发现骨质破坏、神经压迫及周围软组织受累情况。

1. **骨样骨瘤**　10%~20% 的骨样骨瘤位于脊柱。进行性加重的腰背痛是其典型的临床表现，疼痛与活动无关，夜间明显，多发生在 15~25 岁男性。骨性畸形或椎旁肌痉挛可继发脊柱侧弯，病变部位局部压痛，口服非甾体抗炎药可缓解疼痛。本病容易侵犯脊柱的松质骨椎板和椎弓根，但也可以波及邻近胸椎的肋骨小头。典型的影像学表现是中央瘤巢，周围被高密度骨硬化影包围，放射性核素扫描局部可发现非特异性核素浓聚区。该病临床上罕见，容易误诊。

2. **成骨细胞瘤**　成骨细胞瘤好发于脊柱，多发生在腰椎或骶椎的后结构中。本病好发于青年男性，隐匿发病，轻度腰背痛是其常见临床表现，一半患者出现脊柱侧弯，肿瘤为膨胀性生长，临床体格检查时有神经激惹或神经受压表现。肿瘤累及范围大，X 线易发现，CT 可明确诊断。

3. **朗格汉斯细胞组织细胞增多症** 朗格汉斯细胞组织细胞增多症(Langerhans cell histiocytosis,LCH)既往称为嗜酸性肉芽肿,容易和嗜酸性肉芽肿血管炎混淆。本病是组织细胞增殖性疾病。脊柱是朗格汉斯细胞组织细胞增多症最常见的发病部位。本病青少年较成人多见。典型症状为无严重外伤史的突然发生的背部疼痛。脊柱朗格汉斯细胞组织细胞增多症表现多样,椎体受累早期表现为溶骨样病灶,破坏椎体或椎弓,进而引起椎体部分塌陷形成楔形变,直至最后引起椎体完全塌陷形成扁平椎。本病需要病理活检明确诊断,活检组织免疫组织化学检测对诊断具有重要价值,可见大量的CD1a和CD207阳性细胞,电镜下胞质中可以观察到伯贝克(Birbeck)颗粒。

4. **椎体血管瘤** 大部分椎体血管瘤患者没有症状,在拍片中被无意发现,很少需要治疗,胸椎是其常见的发病部位,可出现多节段病变。脊柱血管瘤患者可以发生病理性压缩性骨折。X线仅有诊断帮助,CT检查可以提供脊髓受压和病理性骨折的影像学证据,而MRI有助于制订手术方案。骨扫描检查为冷缺损表现。

5. **脊柱巨细胞瘤** 脊柱巨细胞瘤是良性肿瘤中最具有侵袭性的肿瘤,好发于15~30岁人群,常见于骶骨。由于肿瘤局部侵袭性造成疼痛和神经症状,可发生病理性骨折致急性疼痛。在就诊前,患者往往有数月症状。X线上很难发现骶骨巨细胞瘤,可见椎体溶骨性破坏,多位于脊柱前侧。

(二)脊柱恶性肿瘤

原发性脊柱恶性肿瘤相对罕见,多数为转移癌。脊柱恶性肿瘤最常见的症状是腰背痛,也是最初的主诉。由于其临床表现和椎间盘退变相似,往往延误诊断。当出现慢性、进行性疼痛,且没有明确外伤史,持续夜间痛,以及症状与机械刺激无关时应考虑是否患有脊柱恶性肿瘤(表45-4)。患者有全身表现,如体重减轻、食欲减退、发热、消瘦及全身不适。大多数患者出现根性疼痛,约有10%患者出现严重的神经功能障碍。与椎间盘退变比,在受累椎体发生病理性压缩性骨折时,脊柱肿瘤患者多出现在一些特殊部位的局限触痛。年轻患者原发性恶性肿瘤多为骨肉瘤和尤因(Ewing)肉瘤。成人最多见的原发性恶性肿瘤是多发性骨髓瘤、脊索瘤、软骨肉瘤和恶性纤维组织细胞瘤。原发性骨肿瘤,如软骨肉瘤或骨肉瘤,常伴有椎体一侧突出的软组织包块及影像学异常发现。平片检查也可以发现骨质破坏、硬化及畸形。MRI可以显示周围组织、脊髓及椎间盘组织,区分肿瘤在硬膜内、髓内或髓外。骨扫描可以比平片提前2~12个月发现病变。单发的脊柱病变应考虑原发性骨肉瘤。

表45-4 良性肿瘤和恶性肿瘤压缩性骨折的影像学鉴别

良性	恶性
孤立性损害,边缘光滑	多个病灶,质地不均匀,累及多个脊椎
骨髓像正常	骨髓像可出现异常
无椎弓根破坏	有椎弓根破坏
有骨折线	无骨折线
无骨膜反应	存在骨膜反应
脊柱外无软组织肿块	脊柱外有软组织肿块
椎管通畅	椎管梗阻
有骨碎片	无骨碎片

1. **多发性骨髓瘤** 多发性骨髓瘤是最常见的原发性脊柱恶性肿瘤,是由骨髓中单克隆浆细胞恶性增生所导致的疾病。克隆性浆细胞直接浸润组织和器官,导致溶骨性骨质破坏。本病多发生于老年男性。临床上所有患者均有腰背痛及虚弱、体重减轻等系统症状。疼痛往往是突发性,可能是病理骨折所致。患者有贫血、红细胞沉降率加快、高钙血症和肾功能不全等。一半患者尿中有本周蛋白,血清蛋白免疫固定电泳可发现M蛋白。X线检查可见溶骨性破坏病灶,典型者呈穿凿样透亮缺损。骨髓穿刺和骨髓活检是确诊的重要手段。

2. **转移性肿瘤** 脊柱是全身骨骼中最易发生骨转移的部位,脊柱转移瘤的主要原发肿瘤包括乳腺癌、肺癌、前列腺癌、卵巢癌或淋巴瘤。乳腺癌和肺癌的转移灶常见于胸椎,而前列腺癌转移灶多见于腰椎。腰椎是脊柱骨转移癌最好发的部位。脊柱转移肿瘤最常见的症状是腰背部疼痛,疼痛进行性加重,持续性钝痛,夜间加重,随着病情的进展可出现根性疼痛。神经症状常出现在病情晚期,是患者就诊的常见原因。常见运动功能减弱,其次是感觉麻木或异常,根性疼痛可以准确定位肿瘤的椎体平面。可能出现神经压迫,甚至出现截瘫、尿潴留和尿失禁。其他肿瘤相关病史,如体重减轻、食欲减退、疲乏、咯血、血尿、便血、呕血及吸烟史均有辅助作用。体格检查的重点是常见原发肿瘤的部位,包括乳腺、胸部、前列腺、腹部、盆腔和淋巴系统。评估脊柱转移性病变常用的影像学检查有X线片、骨扫描、CT、MRI。只有当皮质骨破坏明显时才能被X线发现。病灶大多是溶骨性。肾上腺肿瘤、甲状腺肿瘤、大肠癌骨转移可见明显的溶骨性病灶;而乳腺癌、前列腺癌及肺癌可表现为成骨性转移。肾细胞癌骨扫描为阴性。对于年龄大于50岁,没有明显外伤的情况下出现腰背痛,卧床休息后无法缓解,突发性脊柱痉挛疼痛,ESR升高,应首先考虑恶性肿瘤,尤其对有肿瘤病史患者更应高度怀疑。

三、炎性脊柱关节炎

脊柱关节炎（SpA）是一组以脊柱、骶髂关节及下肢大关节受累为主的系统性炎性疾病，包括强直性脊柱炎、银屑病关节炎、反应性关节炎、肠病性关节炎和未分化脊柱关节炎。这组疾病常累及脊柱，引起腰背痛。本组疾病与 HLA-B27 具有较高的关联性，其腰背痛呈现出炎症性特征，以鉴别于机械性腰背痛，即年龄小于 40 岁，缓慢起病，活动后疼痛减轻，休息不能缓解和夜间痛。相反，机械性腰背痛常见于年龄较大患者，起病急，常有引起疼痛的诱因（如扭伤），活动时疼痛加重。此外，这一类炎性关节炎的疼痛对非甾体抗炎药（NSAID）反应较好，有助于鉴别诊断。

1. **强直性脊柱炎**　强直性脊柱炎好发于年轻男性，以腰背部疼痛和僵硬为主要表现。疼痛持续存在，夜间显著，活动后症状缓解，休息时加重。随着疾病的发展，脊柱前屈和侧弯活动受限。正常的颈椎和腰椎生理性前凸消失，出现胸椎后凸畸形。可累及下肢关节，伴有附着点炎（如跟腱炎），还可出现关节外表现，如葡萄膜炎及主动脉根部病变。实验室检查红细胞沉降率和 CRP 可升高，90% 的患者 HLA-B27 阳性。X 线显示骶髂关节骨质虫蚀状破坏，关节融合，椎体方形变，椎小关节模糊，椎旁韧带骨化，骨桥形成，呈"竹节样脊柱"。MRI 检查对本病的早期诊断具有重要价值，可以发现骶骨和髂骨在邻近骶髂关节面附近有骨髓水肿，还可见椎体、椎弓骨髓水肿以及棘间韧带附着点炎症等表现，在压脂的 T2 加权像中呈现高信号。MRI 增强扫描可发现骶髂关节滑膜炎，而功能超声检查对外周关节的附着点炎具有较好的诊断意义。2009 年国际脊柱关节炎协会（ASAS）提出的中轴性脊柱关节炎（SpA）分类标准：腰背痛 3 个月以上；年龄 <45 岁；由 X 线或 MRI 证实的骶髂关节炎加至少 1 条 SpA 表现，或 HLA-B27 阳性加至少 2 条其他 SpA 表现即可以诊断为中轴型 SpA（骶髂关节 X 线表现双侧 2 级以上或单侧 3 级以上改变可确诊为强直性脊柱炎）。用于诊断的 SpA 表现包括炎症性腰背痛、关节炎、肌腱炎、眼葡萄膜炎、指 / 趾炎、银屑病皮疹、炎症性肠病、对 NSAID 反应好、SpA 家族史、HLA-B27 阳性和 CRP 增高。

2. **银屑病关节炎**　银屑病关节炎有 10% 患者累及脊柱，多在 20~30 岁发病。银屑病皮疹是诊断本病的主要线索，但有时皮疹范围比较小或发生部位隐蔽（如骶尾部、乳房下或头皮中），则容易漏诊。询问病史及体格检查时应注意寻找有无相关的病史或皮疹。另外，大约 15% 患者关节症状出现在皮疹前，增加诊断难度。银屑

病关节炎累及中轴关节时，脊柱和骶髂关节的病变类似强直性脊柱炎，椎体和椎间关节炎症、侵蚀、融合、韧带骨化。体格检查表现为轴性疼痛、僵硬和活动范围变小，与强直性脊柱炎表现相似。实验室检查红细胞沉降率和 CRP 可升高，约 20% 患者 HLA-B27 阳性。X 线显示自发的小关节融合和韧带骨赘形成，并呈不对称性。虽然银屑病关节炎累及中轴关节时影像学检查类似强直性脊柱炎，但其程度往往比后者轻，而且病变表现为不连续性（不是所有椎体都受累）和不对称性（倾向于单侧骶髂关节受累）。此外，银屑病关节炎的其他特征，如腊肠指 / 趾（近端和远端指间关节同时受累，单个手指或足趾炎症肿胀）、铅笔套征（远端指骨侵蚀）和指甲的特征性改变都有助于鉴别诊断。

3. **反应性关节炎**　该病为感染后发生的反应性关节炎，最常见尿道炎和肠道感染，一般在感染后 2~4 周出现。本病好发于 20~30 岁，由性病引起的反应性关节炎男性多于女性。腊肠指（近端和远端指间关节同时受累，单个手指或足趾炎症肿胀）和附着点炎是本病的特征。部分患者可有腰背痛和僵硬症状，以晨僵、静止痛、活动后改善为特点，伴有尿道炎、结膜炎、下肢寡关节炎（指仅个别关节受累及，少于 3 个关节）、皮肤及黏膜损害。X 线显示脊柱改变为非对称性椎旁骨化，呈"逗号样"骨赘形成是其特点，有跳跃性改变，骶髂关节炎为非对称性，比强直性脊柱炎的骶髂关节病变轻。

4. **肠病性脊柱关节炎**　继发于炎症性肠病（克罗恩病和溃疡性结肠炎）的关节炎，可有下腰痛、僵硬的表现，但患者多伴有肠道的症状如腹痛、腹泻、便秘或便血，在鉴别诊断时应注意询问相关的病史。50%~70% 患者 HLA-B27 阳性。脊柱和骶髂关节的影像学发现与银屑病关节炎类似，但总体比较轻。胶囊内镜、小肠镜或结肠镜有助于确诊。

5. **弥漫性特发性骨肥厚症（DISH）**　弥漫性特发性骨肥厚症（diffuse idiopathic skeletal hyperostosis，DISH）并不是炎症性关节炎，但其表现容易与强直性脊柱炎混淆，为方便对比和鉴别诊断，在此一并叙述。该病主要病理改变是脊柱韧带和附着点的钙化和骨化，主要发生在椎体的前外侧，常见至少连续 4 个椎体韧带骨化，X 线表现与强直性脊柱炎相似，但本病与 HLA-B27 无关，红细胞沉降率和 CRP 等指标正常。X 线上无小关节与骶髂关节的强直，椎间盘间隙存在，无椎体边缘硬化。本病多见于老年男性，常累及颈椎和低位胸椎。胸腰椎受累时，患者常表现为胸、腰、背部疼痛和僵硬，症状与骨赘不相关，有 17%~28% 的患者伴有吞咽困难，合并后纵韧带骨化可出现明显的脊髓受压表现。

6. **髂骨致密性骨炎**　髂骨致密性骨炎（osteitis cond-

ensansilii)以髂骨耳状关节部位的硬化性病变为特征。本病发病机制不明,可能是机械因素所致。本病表现容易和强直性脊柱炎混淆,但致密性骨炎一般不伴有炎症指标(红细胞沉降率、CRP)的升高,没有骨质破坏或侵蚀,骶髂关节间隙正常,HLA-B27 阴性。本病好发于妊娠后妇女(强直性脊柱炎好发于年轻男性)。患者以下腰痛为主要表现,可放射至臀部和大腿后侧,但无神经根压迫的表现,无感觉或运动神经的表现(有别于坐骨神经痛),也无全身表现。X 线有特征性的表现可供鉴别诊断,即在骶髂关节的髂骨部位(骶髂关节下 2/3)见边界清楚、尖端向上的三角形骨硬化区,不累及骶骨,而骶髂关节间隙正常。

四、代谢性病变

1. 骨质疏松症　骨质疏松症是最常见的代谢性骨骼疾病。世界卫生组织定义骨质疏松症是一种以骨量低下、骨微结构破坏,导致骨脆性增加,易发生骨折为特征的全身性骨病。骨质疏松症的危险因素包括年龄、内分泌疾病、肿瘤、制动、缺钙饮食、酒精、低体重指数、吸烟等。类风湿关节炎、强直性脊柱炎等风湿性疾病本身及长期使用糖皮质激素均容易诱发继发性骨质疏松。骨质疏松症早期常无症状,严重时可出现四肢乏力、腰背酸痛、耐力下降等。患者发生细微的骨折时可引起骨痛;出现较显著的骨折则引起剧烈疼痛。引起腰背痛的最常见骨折是椎体压缩性骨折和骶骨骨折,此时脊柱中线深部局限性剧痛,深呼吸、活动或负重后加重,可放射至胸腹部,神经系统受累少见。双能 X 线吸收计量法(DEXA)是诊断骨质疏松症的金标准,一般比较严重时 X 线片检查才能发现骨量减少。出现骨折时,X 线检查可了解椎体骨折部位及程度。CT 可以发现微小的骨折,高分辨率 CT 还能对骨质的微结构进行分析。MRI 检查能显示椎管受累情况和清晰显示骨折处的骨髓水肿。骨髓水肿在 T1 加权像显示低信号,T2 加权像显示高信号,随着时间推移,T1 和 T2 信号逐渐恢复。MRI 还能区别恶性病变。骨扫描则可灵敏地定位。血清学检查主要用于排除其他引起骨量减少的原因,如血清甲状旁腺激素、血钙、血磷和碱性磷酸酶水平等。骨形成标记如骨特异性碱性磷酸酶和骨钙素,骨吸收标记如尿中胶原降解产物(Ⅰ型胶原交联氨基末端肽和吡啶啉)有助于了解骨转运情况。

2. 甲状旁腺功能亢进症　甲状腺功能亢进症由于甲状旁腺大量分泌甲状旁腺激素(PTH),使骨钙溶解入血,引起高钙血症。甲状旁腺功能亢进症的患者骨痛往往是早期唯一主诉,尤其是腰背部疼痛,症状持续性加重,久站时加重,休息后可缓解,严重时出现病理性骨折。因为长期高钙血症影响肾小管的浓缩功能,患者可出现

口渴,PTH 还能抑制肾小管重吸收碳酸氢盐,使尿呈碱性,容易形成尿路结石,出现肾绞痛。高钙血症患者还有疲倦、嗜睡、食欲减退和便秘等表现。高钙血症显著时因肾血管强烈收缩和脱水,可致肾功能不全。由于甲状旁腺激素能抑制肾小管上皮细胞对磷的重吸收,尿磷排泄增加,血磷降低,但在肾功能不全时血清磷可不低,尿毒症所致的继发性甲状旁腺功能亢进血磷甚至升高。血清碱性磷酸酶增高。高钙血症、低磷血症和血清碱性磷酸酶增高是本病的主要线索,血清 PTH 升高是诊断原发性甲状旁腺功能亢进症的主要依据。X 线检查表现为普遍性骨质疏松,弥漫性脱钙,骨密度发现骨量减少或骨质疏松症。

3. 脊柱痛风　痛风是嘌呤代谢紊乱引起高尿酸血症,尿酸沉积在关节及组织所引发的炎症。该病最常累及第一跖趾关节,但也可以累及躯体任何关节,严重时累及脊柱、髋部、肩部、骶髂关节、胸锁关节和肩锁关节等。累及脊柱或骶髂关节时,表现为腰背部疼痛,可以是持续慢性钝痛,也可以是急性发作性剧痛,伴或不伴有神经根痛。尿酸盐可沉积在腰椎椎弓根、椎板和黄韧带等。脊柱痛风石或滑膜囊肿可导致椎管狭窄,引起神经性跛行。影像学检查可发现因尿酸盐沉积导致的椎骨侵蚀、骨质破坏和硬化。脊柱近关节区或关节内形成软组织团块影,密度高于周围软组织,边界清楚,周围有钙化,可压迫脊髓或马尾神经。CT 表现类似于炎症或肿瘤。双能 CT 可以识别关节及关节周围的尿酸沉积物,并可以区分尿酸盐和钙沉积,对痛风诊断有一定价值。MRI 有助于鉴别诊断,在 T2 加权像中表现为低密度影,周围有纤维组织包绕,但在增强对比时,痛风石也可强化,这与炎症和肿瘤比较难区别。出现脊柱痛风者往往病情十分显著,有多年高尿酸血症和反复痛风发作病史,全身多关节受累、畸形并有多处痛风石形成;结合影像学检查,比较容易进行鉴别诊断。

五、变形性骨炎[佩吉特(Paget)病]

变形性骨炎多见于中老年男性,病因不明。本病主要病理改变是老化的骨骼局部骨代谢异常,骨转运加速,破骨和成骨过程紊乱,导致局部骨增大、变形,主要累及颅骨、脊柱、骨盆和下肢长骨。发生在脊柱时,腰椎、骶椎好发,尤其是 L_4、L_5 椎体,表现为局限性的腰背痛,出现驼背。血清碱性磷酸酶显著升高,但血钙和血磷一般正常。X 线表现同时可见破骨和成骨过程,表现为局限性的密度降低和增加同时存在,骨皮质增厚,骨小梁增粗、紊乱,椎体增大、变形、密度增高。椎体周边硬化或镜框状椎体是佩吉特病的特征性表现,椎体和椎弓均可受累。

六、舒尔曼脊柱后凸（Scheuermann 脊柱后凸）

舒尔曼脊柱后凸具有很强的遗传倾向，为常染色体显性遗传，症状在 10~14 岁逐渐显现，男性偏多。有研究认为，钙离子代谢异常和所引起的骨质疏松是椎体楔形变的主要原因。患者早期背痛比较轻微，骨骼发育成熟后腰背痛症状加重，成年仍有背痛，主要表现为严重的脊柱后凸。患者常伴有腘绳肌紧缩感，造成骨盆后倾，躯干向后合力增加，导致脊柱需要前屈来保持躯体矢状面的平衡。舒尔曼脊柱后凸还可伴有其他疾病，包括内分泌异常、维生素缺乏、感染、神经肌肉病变，但这些疾病和本病没有直接的因果关系。体格检查注意皮肤有无褐色斑和腋窝、腹股沟斑点（提示多发性神经纤维瘤）。X 线特征包括椎体楔形变和终板不规则。

七、镰状细胞贫血

镰状细胞贫血又称纯合子型镰状细胞血红蛋白病。本病是血红蛋白 β 链第 6 位上的谷氨酸被缬氨酸替代后形成血红蛋白 S。在缺氧条件下，血红蛋白 S 聚合成细长结晶，使红细胞变成镰状。镰状红细胞僵硬、变形性差，难于通过毛细血管，阻塞毛细血管，导致临床上出现溶血性贫血和血栓形成。在发生镰状细胞梗死型（疼痛型）危象时，可出现腰背痛和腿部疼痛，容易误诊为骨骼系统疾病。本病的诊断依据：①贫血，黄疸，网织红细胞增多；②腹痛和腿痛；③脾早期可肿大，但后期不大（多次脾梗死形成的瘢痕组织收缩使脾缩小）；④溶血危象；⑤镰变试验（sickling test）阳性；⑥血红蛋白电泳主要成分为血红蛋白 S。

八、蛛网膜下腔出血

蛛网膜下腔出血的病因包括颅内动脉瘤、脑动静脉畸形、高血压脑动脉硬化和烟雾病等。由动脉瘤破裂所致多见，好发年龄为 30~60 岁，女性多于男性，血管畸形多见于青少年。本病发病前常无先兆，患者突然出现剧烈头痛、烦躁、脑膜刺激征与血性脑脊液，开始时仅有剧烈头痛、颈项痛，蛛网膜下腔血液向下流刺激脊膜和脊神经根，可致剧烈的腰背痛和下肢痛。绝大多数病例发病数小时出现脑膜刺激征，以颈项强直最为明显，克尼格（Kernig）征、布鲁津斯基征（Brudzinski）征阳性。意识障碍与出血量有关，一般神志清楚，也可有不同程度意识障碍。少数患者急性期出现精神症状，如欣快、谵妄、幻觉等，2~3 周后自然消失。约有 25% 患者眼科检查可见玻璃体下片状出血，发病 1 小时内可出现，有诊断特异性。

45.3 内 脏 疾 病

一、盆腔疾病

1. 前列腺炎　此病多见于 30~40 岁的男性，常与慢性精囊炎同时存在。主要症状为腰痛、会阴部不适感、尿道灼热感、尿频和神经衰弱症状。检查前列腺液发现白细胞增多、卵磷脂减少。

2. 子宫内膜异位症　腰骶部、下腹部或阴道疼痛，常在月经来潮前出现，月经期持续疼痛，少数月经干净后加重。伴有月经失调、月经量过多和性交痛。月经前出现恶心、呕吐。

3. 慢性盆腔炎　下腹部、腰部隐痛或明显疼痛，月经周期不规则，闭经或偶尔月经量增多，白带有异味，有大量的阴道分泌物，时常出现尿痛，食欲下降，伴有恶心、呕吐。

二、腹膜后疾病

（一）肾和肾上腺疾病

1. 肾结石　主要症状是疼痛和血尿，疼痛一般为腰部肾区或上腹部的钝痛、隐痛或绞痛，为阵发性，常突然发生，刀割样痛，可经下腹部放射到大腿内侧，有时伴有恶心、呕吐，面色苍白，脉搏细弱，血压下降。血尿多在活动或剧烈绞痛后发生。合并感染时可出现发热，伴有尿频、尿急、尿痛等。

2. 肾盂肾炎　肾盂肾炎常有腰部酸痛，急性期常有明显的尿路刺激症状、脓尿，并伴有寒战、发热、白细胞增高等细菌感染的表现；慢性期可无尿路刺激症状或症状较轻，临床上容易误诊。

3. 肾周脓肿　肾周脓肿常伴有腰部胀痛，弯腰时疼痛症状明显加重，可出现腰部痛性肿块。患者常有全身严重感染的表现。CT 或 MRI 检查有助于明确诊断。

4. 慢性肾小球肾炎　部分慢性肾小球肾炎患者诉腰痛，特别是 IgA 肾病患者，原因未明。患者常有血尿、蛋白尿、管型尿、高血压和肾功能不全。尿红细胞位相检查提示畸形红细胞计数和比例显著增高，肾活检有助于明确诊断。

5. 肾上腺和腹膜后疾病 肾上腺肿瘤和／或腹膜后肿瘤常导致腰背痛，多为持续性胀痛或钝痛。腹膜后肿瘤以淋巴瘤多见。腹膜后纤维化也压迫输尿管等结构而引起腰背痛。

（二）主动脉瘤

胸、腹主动脉瘤可出现腰背部疼痛，尤其当动脉瘤破裂形成主动脉夹层时，患者表现为突发性腰背部剧烈疼痛，多见于有高血压史的老年人，应注意鉴别诊断。

（三）胰腺疾病

1. 急性胰腺炎 急性胰腺炎可出现腰背部放射性痛，胰腺的痛觉神经也可由内脏神经纤维束传至第6~11胸神经节，该神经节为双侧性，因此急性胰腺炎急腹症常向腰背部神经放射。

2. 胰腺癌 胰腺癌尤其是胰体和尾部肿瘤，常有顽固性难忍的腰背部疼痛。患者夜间不能入睡，不能平卧，疼痛在脊柱屈曲时减轻、坐位时感到舒适。患者常有黄疸、消瘦和衰竭。

三、腹腔疾病

1. 胆囊炎 胆囊炎可因炎症刺激膈神经末梢而产生右肩背部和右肩胛下区疼痛，但这类患者同时可伴有右上腹胆囊区压痛。

2. 消化性溃疡 胃及十二指肠溃疡患者可表现为胸背部疼痛，疼痛偏左侧，在同一区域可查及压痛点。穿透性溃疡有明显疼痛，非穿透性溃疡也可有背部放射痛，尤其是十二指肠球后溃疡，患者通常已有消化系统的症状，有时伴有上腹部疼痛，疼痛与脊柱活动无关。

45.4 其他腰背痛

即使有上述多种病因，还有一些腰背痛的确切病因并不清楚，这些腰背痛可以归入其他腰背痛，也称为非特异性腰背痛。非特异性腰背痛占总腰背痛的90%以上，其疼痛程度一般并不严重，无严重的基础疾病，预后良好，给予一般对症处理即可。部分腰背痛还与患者精神因素有关，如纤维肌痛综合征，患者可出现广泛性疼痛，腰背部疼痛比较常见，疼痛性质多样，疼痛程度时轻时重，休息常不能缓解，常伴有疲劳、睡眠障碍以及抑郁和焦虑等精神症状；还有躯体化障碍的患者，常常有多种多样、反复出现、经常变化的躯体症状。患者主诉较多，可有腰背痛和胸痛的症状，体格检查和实验室检查不能发现躯体障碍的证据，但患者表现痛苦，不断求诊，和独居、接受外界刺激较少、抑郁和焦虑情绪相关。对于这些患者应注意适当从精神上给予支持或治疗，抗抑郁药物度洛西汀治疗有效支持本病的诊断。

（杨念生）

参考文献

［1］姜召彩，苏园林．腰背痛．中国疼痛医学杂志，2010，16：321-323.

［2］何晓清，徐永清，朱跃良．腰背痛流行病学进展．国际骨科学杂志，2008，5：115-116，122.

［3］HASWELL K, GILMOUR J, MOORE B. Clinical decision rules for identification of low back pain patients with neurologic involvement in primary care. Spine (Phila Pa 1976), 2008, 33 (1): 68-73.

［4］BARDIN LD, KING P, MAHER. Diagnostic triage for low back pain: a practical approach for primary care. Med J Aust, 2017, 206 (6): 268-273.

［5］ROUDSARI B, JARVIK JG. Lumbar spine MRI for low back pain: indications and yield. AJR Am J Roentgenol, 2010, 195 (3): 550-559.

［6］AL-ZAGHAL A, AYUBCHA C, KOTHEKAR E, et al.

Clinical applications of positron emission tomography in the evaluation of spine and joint disorders. PET Clin, 2019, 14 (1): 61-69.

［7］曹吉怀，康立清，张春霞，等．布鲁菌病脊柱炎与脊柱结核的CT及MRI鉴别诊断．放射学实践，2013，28：196-199.

［8］盛伟斌，刘毅，徐小雄，等．脊柱包虫病的临床特点及诊断方法．中华骨科杂志，2006，26：7-12.

［9］颜华东，张子言，佟坤，等．脊柱嗜酸性肉芽肿诊断与治疗．国际骨科学杂志，2013，17：88-90.

［10］杜联军，丁晓毅，江浩，等．脊柱骨巨细胞瘤的影像学表现及临床意义．实用放射学杂志，2006，22：300-303.

［11］FIRESTEIN GS, GABRIEL, SE, MCINNES, IB, et al. Kelley and firestein's textbook of rheumatology. 10 ed. Philadelphia: Saunders Elsevier, 2017.

［12］RUDWALEIT M, LANDEWÉ R, VAN DER HEIJDE

D, et al. The development of Assessment of SpondyloArthritis international Society classification criteria for axial spondyloarthritis (part I): classification of paper patients by expert opinion including uncertainty appraisal. Ann Rheum Dis, 2009, 68 (6): 770-776.

［13］RUDWALEIT M, VAN DER HEIJDE D, LANDEWÉ R, et al. The development of Assessment of SpondyloArthritis international Society classification criteria for axial spondyloarthritis (part II): validation and final selection. Ann Rheum Dis, 2009, 68 (6): 777-783.

［14］顾雪梅, 李珍平. 弥漫性特发性骨肥厚症的临床及影像学特点. 中国全科医学, 2008, 11: 257.

［15］黄光, 刘兴洲. Paget 骨病的临床特点及其诊治. 中国全科医学, 2008, 11: 1658-1659.

［16］LARRY JAMESON, FAUCI AS, KASPER DL, et al. Harrison's Principles of Internal Medicine. 20 ed. McGraw-Hill, 2018.

46

肢 痛

肢痛作为一种常见的临床症状,其病因众多。四肢的皮肤、皮下脂肪组织、肌肉、骨、关节、血管、淋巴管、神经、筋膜、韧带、肌腱、腱鞘、滑囊等病变(如炎症、肿胀、肌肉缺血等所致的痛觉感受器刺激)均可引起肢痛。导致肢痛的常见疾病有下列几个方面(表46-1)。

表 46-1　肢痛疾病的分类

I　神经系统疾病	二、静脉疾病
一、周围神经疾病	(一)血栓性静脉炎
(一)脊神经根炎	1. 良性血栓性浅静脉炎
1. 颈胸神经根炎	2. 游走性血栓性静脉炎
附:颈椎病	(二)静脉曲张综合征
2. 腰骶神经根炎	三、毛细血管疾病
3. 吉兰-巴雷综合征	血管球瘤
(二)臂丛神经痛	四、淋巴管疾病
(三)股外侧皮神经炎(感觉异常性股痛)	五、自主神经功能紊乱所致的血管疾病
(四)多发性神经炎	(一)雷诺病
(五)坐骨神经痛	(二)红斑性肢痛
(六)灼性神经痛	III　关节及关节周围组织疾病
(七)带状疱疹	IV　骨疾病
(八)胸廓出口综合征	一、骨质疏松、骨质软化
(九)腕管综合征	二、骨肿瘤、骨炎、骨坏死、骨折
(十)幻肢痛与残肢痛	三、骨膜下出血
二、中枢神经疾病	四、骨嗜酸性肉芽肿
(一)脊髓肿瘤	五、畸形性骨炎
(二)脊髓蛛网膜炎	六、跟痛症
(三)脊髓痨	V　四肢肌肉疾病
(四)肢痛性癫痫	一、痛性痉挛
(五)脊髓空洞症	二、手足搐搦症
(六)丘脑综合征	三、炎性肌病
II　周围血管、淋巴管疾病	四、风湿性多肌痛
一、动脉疾病	五、其他原因的肌痛
(一)原发性动脉疾病	(一)钩端螺旋体病
1. 血栓闭塞性脉管炎	(二)人旋毛虫病
2. 闭塞性动脉硬化症	(三)维生素 C 缺乏症
3. 大动脉炎	(四)热痉挛
4. 结节性多动脉炎	(五)职业性肌痉挛
(二)继发性动脉疾病	(六)横纹肌血管瘤
1. 动脉栓塞	(七)药物诱导性肌病
2. 急性动脉血栓形成	(八)遗传性异常引起的肌病
3. 糖尿病下肢血管病变	

1. **神经系统病变**　由于机体的感觉神经纤维和自主神经受到病变刺激,往往发生不同程度的疼痛,最常见的有周围神经炎、外伤和受压,其次为脊髓病变所致的神经根受刺激。

2. **周围血管、淋巴管病变**　由于四肢动脉管腔狭窄、阻塞,皮肤或皮下组织血管收缩和舒张的功能紊乱,均可导致肢体血液循环不足而产生缺血性疼痛,如血栓闭塞性脉管炎、闭塞性动脉硬化症、雷诺病、动脉栓塞和红斑性肢痛症等。此外,血栓性静脉炎、静脉曲张也可导致肢体疼痛。

3. **关节及关节周围组织病变**　四肢关节急性或慢性炎症,不论休息或活动时,患者均可感到自发性疼痛,如病变在小关节上,则可发生刺痛和麻木感。常见的有类风湿关节炎、骨关节炎等。

4. **骨病变** 常见的有骨质疏松、骨髓炎、骨结核、骨肿瘤、无菌性骨坏死等。

5. **四肢肌肉病变** 引起肌肉疼痛的原因主要是肌肉痉挛,如手足搐搦症;肌肉缺氧时,中间代谢产物如乳酸及丙酮酸积聚也可产生肌肉疼痛。

肢痛病因的诊断,首先需注意病史与体格检查。如年龄、性别、个人嗜好等病史对发现诊断线索往往有参考价值。如雷诺病多见于年轻女性,血栓闭塞性脉管炎多见于20~40岁吸烟的男性,闭塞性动脉硬化症往往发生于60岁以上的老年人等。体格检查时注意双侧肢体是否对称,有无溃疡或坏疽,两侧肢体的肤色、皮温、感觉、肌力、肿胀、动脉搏动等方面有无差异。准确的神经系统检查对神经系统疾病的诊断帮助很大。怀疑为脊髓痨的患者需检查有无阿·罗(Argyll Robertson)瞳孔、膝反射。

在寻找肢痛的病因时,首先需区别是血管性或非血管性病变所引起。通过详细的病史询问,一般可以初步确定是血管性还是非血管性;此时应了解肢痛的部位,是单侧或双侧、上肢或下肢、起病因素、有何伴随症状等。血管性病变的肢痛多有皮肤颜色、温度的改变,疼痛发作与运动、休息、体位、药物、外界温度和湿度有密切关系。如典型的雷诺病,双手受寒冷刺激时,则发生动脉痉挛性痛和皮色变白;红斑性肢痛时,双足遇热或下垂时,往往引起疼痛加剧,抬高患肢或局部冷敷则疼痛缓解。如突然发生的肢体剧烈疼痛、感觉异常、运动消失、肢体皮肤苍白,常提示动脉急性栓塞。当出现间歇性跛行时,则提示下肢动脉供血不足,需注意血栓闭塞性脉管炎和闭塞性动脉硬化症等情况。间歇性跛行伴有静息痛,说明血管功能严重损害;若仅有剧烈的静息痛而不伴有间歇性跛行,则肢痛可能为非血管性病变所致,还需进一步鉴别是由其他何种原因(如神经、肌肉、骨或关节病变)所致。神经系统病变引起的肢痛,其疼痛多沿罹患神经分布或放射,常同时伴有其他神经系统症状。如腰神经根第4、5和骶神经根第1、2、3部位病变引起的下肢痛,是从腰部向臀部、大腿后侧及小腿后外侧和踝部放射。肌肉病变引起的肢痛,主要表现为受累肌肉有自发性酸痛或剧痛,局部有触痛和压痛,部分患者伴肌肉萎缩和肌力减退。肌肉痉挛性疼痛可在夜间突然发作,常表现为小腿剧痛,持续数分钟,经肌肉按摩及活动后可缓解。关节和骨病变引起的疼痛,部位明确固定,疼痛呈持续性,按压病变处疼痛加剧,伴关节肿胀和功能障碍。

实验室与影像学检查对肢痛原因的分析亦具有重要价值,有时甚至起到决定性的作用,但其结果不能孤立地看待,要注意与临床表现相结合。实验室检查方面,除血、尿常规外,应根据诊断思路尽可能地完善相关检查,如考虑可能存在自身免疫性疾病,应进行全面的免疫血清学检查,对中枢神经系统病变还应考虑行脑脊液检查,脊椎、上肢、下肢、骨关节病完善X线、CT、磁共振等影像学检查。

46.1 神经系统疾病

一、周围神经疾病

(一)脊神经根炎

脊神经根炎是指脊髓前根和后根(位于脊膜腔内)病变,疼痛的特点是沿神经根分布区的刺激性放射性疼痛,体格检查常在相应的脊椎棘突或棘突旁有压痛;在引起脑脊液压力增高的情况下,如咳嗽、喷嚏、震动或用力排便时,疼痛往往加剧。当低头或弯腰等动作使神经根受牵拉时,疼痛也加剧。病变严重时可有肢体无力、腱反射减弱与轻度肌萎缩。脑脊液检查多有蛋白量增加,少数病例蛋白量与细胞数两者均有增加。

引起四肢痛的脊神经根炎如下所述。

1. **颈胸神经根炎** 本病发病年龄往往较轻,常由病毒感染所致,发病前多有上呼吸道感染史。主要症状为一侧或双侧颈、上胸、背、肩、臂部或直到肘、腕、指部放射性疼痛或麻木感。疼痛时轻时重,性质为酸痛、钝痛,也可为刀割样痛。患肢可有感觉减退、运动障碍、腱反射减弱或消失。当头颈部或患肢做过度伸屈运动时,疼痛往往加剧。

颈胸神经根炎、颈椎病、肩手综合征等易混淆。神经根型颈椎病可出现颈部、肩部和一侧上肢疼痛,颈部僵硬、活动受限,常有明确的压痛点和放射性疼痛,同时伴有上肢的感觉和运动功能障碍。脊髓型颈椎病也可出现与神经根型相似的上肢症状,但多无颈部疼痛和感觉障碍。肩手综合征则包括各种原因所致的上肢神经营养障碍。

本病还需与纤维肌痛综合征、肩关节周围炎、脊髓病变(尤其是肿瘤、蛛网膜炎)早期引起的神经根刺激症状、颈椎结核等相鉴别。纤维肌痛综合征有焦虑情绪、睡眠障碍和特异的压痛点,无感觉障碍。肩关节周围炎主要表现为肩关节外展旋转障碍与疼痛,神经系统检查无异常。脊髓病变早期引起的神经根刺激症状,常局限于 1~2 个神经根的损害,必要时可做脑脊液检查与脊髓 MRI 检查,以明确诊断。颈椎间盘脱出则有明确的外伤史,起病急,疼痛剧烈,X 线摄片或 CT 有助于诊断。颈胸椎结核的发病年龄较轻,可根据磁共振等放射学检查所见而与本病鉴别。

上述一系列颈神经根受压症状,其由颈椎病、颈肌损伤、颈肌炎症等引起者,也称颈神经根综合征。

颈椎病以男性罹患较多,发病年龄常在 40 岁以上,但随着智能手机相关的"低头族"的增多,发病年龄日趋年轻化。最常累及负重最大的第 5、6 颈椎,其次为第 4、7 颈椎。通常主诉为缓慢出现的单侧颈根和肩部疼痛,可向同侧上、下臂与手指放射,往往在夜间较剧。疼痛向上臂外侧放射者,提示为颈 5 神经根受累;疼痛向上臂外侧和前臂桡侧放射者,提示为颈 6~7 神经根受累;疼痛放射至前臂内侧和第 4、5 指者,提示为颈 3 神经根受累。但颈椎病时往往累及多神经根。体格检查常于颈椎棘突或椎旁有压痛,头顶加压试验及颈神经根紧张试验(患侧肩下压,头向对侧推移)阳性,即患侧颈、肩及上肢发生疼痛。检查者用双手将患者头部向上牵引则疼痛减轻或消失。颈椎增生性变可经 X 线颈椎正、侧位平片检查而确定。

颈椎病的定义:颈椎椎间盘组织退行性变及其继发病理改变累及其周围组织结构(神经根、脊髓、椎动脉、交感神经等),出现相应的临床表现者。一般原则:

(1)临床表现与影像学所见相符合者,可以确诊。

(2)具有典型颈椎病的临床表现,而影像学所见正常者,应注意除外其他疾患后方可诊断为颈椎病。

(3)仅有影像学表现异常,而无颈椎病临床症状者,不应诊断为颈椎病。

各型颈椎病的诊断标准:

(1)颈型:①主诉头、颈、肩疼痛等感觉异常,并伴有相应的压痛点;②X 线片上颈椎显示曲度改变或椎间关节不稳等表现;③除外颈部其他疾患(落枕、肩周炎、纤维肌痛综合征及其他非椎间盘退行性变所致的肩颈部疼痛)。

(2)神经根型:①具有较典型的根性症状(麻木、疼痛),且范围与颈脊神经所支配的区域相一致;②压颈试验或臂丛牵拉试验阳性;③影像学所见与临床表现相符合;④痛点封闭无显效(诊断明确者可不做此试验);⑤除外颈椎外病变(胸廓出口综合征、网球肘、腕管综合征、肘管综合征、肩周炎、肱二头肌腱炎等)所致以上肢疼痛为

主的疾患。

(3)脊髓型:①临床上出现颈髓损害的表现;②X 线平片上显示椎体后缘骨质增生、椎管狭窄,影像学证实存在脊髓压迫;③除外肌萎缩性脊髓侧索硬化症、脊髓肿瘤、脊髓损伤、继发性粘连性蛛网膜炎、多发性末梢神经炎。

(4)椎动脉型:此型颈椎病的诊断问题尚待研究。①曾有猝倒发作,并伴有颈性眩晕;②旋颈试验阳性;③X 线片显示节段性不稳定或颈椎关节骨质增生;④多伴有交感症状;⑤除外耳源性、眼源性眩晕以及椎动脉 I、III 段受压引起的基底动脉供血不全。

(5)交感神经型:临床表现为头晕、视物模糊、耳鸣、手麻、心动过速、心前区疼痛等一系列交感神经症状。X 线片有失稳或退变,椎动脉造影阴性。

患者也可表现为混合型的症状。

2. **腰骶神经根炎** 腰骶神经根炎常由于腰骶椎病变、劳损或感染所致,其疼痛在腰、骶和臀部并放射至下肢。临床表现主要为下背部痛和腰部僵直感,局部有明显压痛,直腿抬高试验(Lasègue 征)和 Wasserman 征(患者俯卧,检查者抬起其伸直的患腿,使股神经受牵拉时沿患腿前面股神经分布区域发生疼痛)均呈阳性,腰骶部及下肢活动受限制或呈保护性姿势;病变加重时,于腰骶部出现节段型感觉障碍、下肢无力、肌肉萎缩、腱反射减退。本病常需与单纯性骨关节病变、腰肌劳损及椎管内腰骶部病变(如马尾、圆锥肿瘤)所致的神经根刺激症状以及脊柱关节病相关的腰骶部和下肢疼痛相鉴别。X 线检查易与单纯性骨关节病变区别。腰肌劳损主要表现为腰肌僵硬感和压痛,无神经系统体征。椎管内腰骶部病变引起神经根激惹症状,则往往需做脑脊液检查才能鉴别。此外,腰骶神经根炎如病变范围局限于腰 4~5 和骶 1~3,其临床表现与根性坐骨神经痛相同,临床上很难区别。通过 X 线、MRI 等影像学和 HLA-B27 等检查一般也不难与强直性脊柱炎等脊柱关节炎鉴别。

3. **吉兰 - 巴雷(Guillain-Barré)综合征** 本病又称急性感染性多发性神经根神经炎,四肢痛是本综合征早期的一个突出表现。患者于早期除常有不同程度的上呼吸道感染症状外,主要是四肢自发性痛,检查时患者甚至不能忍受。由于其周围神经受损害,故常伴随四肢无力、麻木、感觉减退或消失、腱反射减弱等。此外,患者也常有脑神经损害。脑脊液检查出现蛋白、细胞分离现象,即蛋白明显增高,而细胞数正常或轻度增高。

(二)臂丛神经痛

臂丛由第 5、6、7、8 颈神经根及第 1 胸神经根组成,其主要位置在锁骨上、下窝。臂丛的功能大部分是支配上肢,罹病时疼痛首先在胸颈根部和锁骨上部臂丛区,迅

即扩展至肩后部，放射至臂和手。疼痛初期呈间歇性，但可迅速变为持续性而影响整个上肢，患者多呈屈肘姿势，并避免不必要的运动以减轻疼痛。睡眠时病侧侧卧位症状加重，锁骨上窝及神经干有压痛，牵引上肢向外后上方活动时疼痛加剧。此外，患侧上肢无力、麻木和腱反射减弱，常与肩关节周围炎和颈胸神经根炎相混淆。肩关节周围炎的疼痛局限于肩部，无神经系统症状。臂丛神经痛与颈胸神经根炎的鉴别主要根据疼痛的主要部位及感觉障碍的类型。前者主要为锁骨上部臂丛区疼痛，皮肤感觉障碍多不明显，后者为颈椎下段、胸椎上段痛，常有节段性感觉减退。

臂丛损害的原因常为感染、外伤(如颈部、锁骨上窝及肩部外伤)、锁骨骨折、头固定时臂部过度运动或臂固定时头部过度运动，以及难产时施行胎儿牵引手术等。

(三) 股外侧皮神经炎(感觉异常性股痛)

股外侧皮神经发自腰丛，通过腹股沟韧带，距髂前上棘 5~10cm 处穿出大腿的阔筋膜，而分布于大腿前外方下 2/3 的部位。发病多为 20~50 岁的男性。发病原因可为感染、受冷、盆腔病变或神经受压。主要症状是大腿前外方下 2/3 感觉异常，以麻木最为多见；部分患者有疼痛(刺痛、灼痛)，在行走或站立时疼痛加重。体格检查可发现相应部位的痛觉与温度觉减退，而触觉与压觉存在。

(四) 多发性神经炎

多发性神经炎是指四肢远端末梢神经病变。发病早期的自觉症状为手指或足趾的疼痛或发麻。病变区的皮肤可有痛觉过敏现象，即轻触也可引起疼痛，感觉异常(如蚁行感、刺痛)等也常发生，伴肌肉压痛。此外，尚有四肢感觉、运动和自主神经营养障碍。

(五) 坐骨神经痛

坐骨神经起自骶丛，即由第 4、5 腰神经根和第 1、2、3 骶神经根组成，先入骨盆，向下穿过梨状肌，分布于臀部，沿大腿后面下行，到达腘窝稍上处即分成腓总神经和胫神经。腓总神经向外向前分为腓深神经和腓浅神经，走至足背；胫神经则由腘窝一直沿小腿后面走至足底。在脊髓分出的近侧段为神经根部，在骶丛分出之后为神经干部。临床上根据其发病部位不同，区别为根性坐骨神经痛及干性坐骨神经痛。根性坐骨神经痛的临床表现与腰 4~5、骶 1~3 的神经根损害所表现的症状相同。以下主要介绍干性坐骨神经痛。

干性坐骨神经痛的特点主要为沿坐骨神经分布区疼痛。疼痛多呈持续性钝痛并有发作性加剧，发作性疼痛呈烧灼样和刀刺样性质，且常在夜间加剧，患者往往取一系列的减痛姿势。例如睡时取健侧卧位及微屈病侧下肢，从仰卧位起坐时即屈曲病侧膝关节；坐下时以健侧臀部先着力，站立时身体重心略向健侧倾斜，患者下肢在

髋、膝关节处微屈，造成脊椎侧弯，凸部多朝向健侧。干性坐骨神经痛常有下列压痛点。①臀点：相当于环跳穴，在坐骨结节与股骨大粗隆之间；②腘点：腘窝线中点向上约 2cm 处；③腓肠肌点：在小腿后面的中央，相当于承山穴；④踝点：在外踝之后，相当于昆仑穴。90% 以上的患者直腿抬高试验阳性，此外，尚可见坐骨神经所支配的肌肉如后腘肌和腓肠肌等出现肌肉松弛和萎缩，跟腱反射减弱或消失，患肢小腿外侧和足背有感觉减退区。

临床上根性坐骨神经痛比干性坐骨神经痛多见，某些病例则两者同时存在，根据下述情况一般可将两者区别。根性坐骨神经痛于咳嗽、喷嚏和用力时疼痛加剧；腰椎棘突和横突压痛最为显著，Neri 征阳性(仰卧时屈颈或向前弯腰，患者下肢即自动屈起，同时腰腿痛加剧，为阳性)和交叉性直腿抬高征阳性(将患者健侧腿抬高，患侧腿出现疼痛，为阳性)；脑脊液中蛋白或细胞多有改变。干性坐骨神经痛以沿坐骨神经压痛点的压痛较明显，而无腰部体征，交叉性直腿抬高征常为阴性，脑脊液一般无改变。

根性坐骨神经痛最常见的病因是腰骶椎间盘脱出，其次为椎管内肿瘤压迫、腰骶神经根炎、脊髓腰段蛛网膜炎、脊椎关节炎等。干性坐骨神经痛多见于感染性坐骨神经炎、盆腔疾病和脊椎关节疾病等。

(六) 灼性神经痛

灼性神经痛是四肢周围神经外伤后出现的特殊疼痛症状群，国内报道的一组病例中，上肢以正中神经最为常见，下肢以坐骨神经(以胫神经为主)最为常见。疼痛多发生于受伤后立即或数小时内，也有长达 1~2 个月后发生者。神经完全损伤时更易发生。主要症状为患部持续的、弥漫的、烧灼样疼痛，疼痛非常剧烈，可因轻微刺激或情绪激动而加剧。常伴有血管舒缩和营养障碍，如皮肤充血、发热、光亮、变薄，指甲松脆弯曲，汗液分泌失常，指骨萎缩和脱钙等现象。

灼性神经痛发生的原因主要是神经受伤部位的疼痛性刺激，如来自神经瘤、瘢痕、小量出血、血液循环障碍或炎症等。

(七) 带状疱疹

(八) 胸廓出口综合征

在锁骨与第一肋骨间的狭窄部位中，前斜角肌、异常的颈肋和第一肋骨等可压迫臂丛下组和锁骨下动脉，从而产生第 8 颈神经和第 1 肋间神经损害以及血管功能障碍等两类症状。起病时疼痛多呈针刺样或烧灼样性质，从受压点向患侧颈部、腋下、前臂内侧及手掌放射；上肢伸展及外旋运动(如举物、背物或提物时)均可使疼痛加重，手臂内收和屈肘时疼痛减轻。此外，在前臂内侧可有感觉减退及肌力轻度减弱。当提高患侧手而不耸肩时，

由于锁骨下动脉受压,可出现手部皮肤变冷、苍白乃至完全发展为雷诺现象,或锁骨下动脉阻塞的表现。

上述综合征可分别见于下列情况:

1. **颈肋** 由颈椎突出的肋骨称为颈肋,是一种先天性异常。颈部或锁骨上窝可触及硬块,一般在 X 线检查时才发现,但大多数颈肋无症状。

2. **前斜角肌综合征** 前斜角肌因有纤维织炎而发生痉挛时,使第一肋骨抬高而致臂丛下组受压。当患者头向对侧强度旋转时,可使疼痛加剧及桡动脉搏动消失,有时深吸气时也可使症状加剧。如在锁骨上窝注射普鲁卡因后疼痛暂时缓解或消失,则可协助诊断。

3. **锁骨下动脉病变** 锁骨下动脉病变多为动脉瘤或血栓形成,临床诊断比较困难。如在锁骨下动脉区听到动脉杂音,则提示为动脉瘤。

4. **肋骨-锁骨综合征** 本病的肋骨及锁骨并无病变,但由于肩部经常向下及向后牵引(如肩部负重),引起第一肋骨与锁骨的间隙变窄,导致臂丛及锁骨下动脉受压而出现症状,当肩部下垂时症状加剧,放松肩部时疼痛减轻。

胸廓出口综合征需与颈椎病、颈胸神经根炎以及肩关节周围炎鉴别。本综合征的特点主要是:①下臂丛受压,出现上肢尺侧神经障碍;②锁骨下动脉受压而出现上肢供血不足的症状。

爱德生(Adson)试验在本综合征常呈阳性。试验方法:嘱患者采取坐位,双手放在双膝上,将头转向患侧,抬高颏部并使颈部过度向上伸展,然后深吸一口气,紧闭声门做屏气动作,阳性反应则桡动脉搏动减弱或消失。根据这些特点,可与上述其他病变鉴别。

(九)腕管综合征

任何引起腕管压力增加的情况均可使正中神经受压而引起本病。本病原因未明。患者以中年女性为多。病变可侵犯单侧(右侧多见)或双侧,屈指肌腱常有非特异性慢性炎症。本综合征多发生于手部劳动强度大的人,故手部劳损也可与发病有关;也可见于类风湿关节炎、痛风等。

症状早期轻微,逐渐加重,主要是手的桡侧和第1~4手指疼痛和麻木,疼痛一般于夜间加剧,也有于手部劳动后出现。疼痛常放射至手掌,个别至前臂远段及腕部,甚至达肘部或肩部。此外,尚有手指(尤以拇指为主)无力和自主神经营养障碍(拇指和示指严重发绀、指尖坏死、间歇性发白和发绀,如同雷诺现象),掌侧腕关节处常可见明显肿胀及叩痛,腕关节过度屈伸均可使症状加重。如在掌侧腕横韧带近侧缘处加压,患指常刺痛,称为蒂内尔(Tinel)征阳性。根据蒂内尔征和局限于手腕部远侧正中神经支配区的手部症状,可以除外周围神经炎及进行

性肌萎缩等病变。电生理检查常起决定性诊断作用。

(十)幻肢痛与残肢痛

幻肢是患者截肢后具有已丧失的肢体依然存在的体验。幻肢痛是存在于幻肢上的疼痛感觉,常与残肢痛并存。残肢痛即截肢后肢体残端的疼痛感觉。幻肢痛的表现不一,其中以烧灼痛为多。一组报道为烧灼痛52%,痉挛性痛40%,锐器刺痛7%,其他类型疼痛1%。疼痛程度可轻可重,有的痛至不能忍受。疼痛持续时间可为几秒、几分钟、几小时乃至十余小时。每个月发作1~20次。慢性幻肢痛常伴有焦虑、抑郁、食欲缺乏、睡眠障碍甚至自杀意识。患者人际关系敏感,敌对、偏执常有发生。激发或加重因素常为触动残肢、残肢处于不适当位置、假肢不合适、气候突变、精神刺激、疲劳、排尿、咳嗽等。

二、中枢神经疾病

(一)脊髓肿瘤

脊髓肿瘤最常见于髓外硬膜下,其次为硬膜外,这两部位的肿瘤初期可压迫脊髓神经后根,产生剧烈的阵发性疼痛,如刀割样或针刺样。最初可为相应节段的一侧,继后发展至对侧。当肿瘤位于颈下胸上段时,根性痛可放射到肩部或上肢;当肿瘤位于马尾或圆锥时,可引起骶部、臀或大腿疼痛。患者常有束带样感。病情发展往往出现脊髓受压症状,即病灶以下的运动、感觉障碍和大小便功能紊乱。如早期表现为脊髓半侧损害者,则肿瘤的可能性较大。

早期的脊髓肿瘤主要表现为神经根刺激阶段时,需要与一些病变相鉴别。如颈段肿瘤刺激颈部神经根时,常易误诊为颈胸神经根炎、颈椎病、颈肌纤维织炎等;圆锥马尾肿瘤易误诊为腰肌劳损、坐骨神经痛、腰骶神经根炎、骨关节病、脊柱关节病以及泌尿生殖系统疾病等。进行鉴别诊断时,除详细询问病史及神经系统检查外,往往需要做脊椎 X 线摄片及脑脊液检查。X 线检查有时可发现椎弓根变宽或骨质破坏。脑脊液检查时发现蛛网膜下腔有阻塞现象及脑脊液蛋白含量增高。

(二)脊髓蛛网膜炎

脊髓蛛网膜炎是由于外伤、病毒感染、结核病、多次药物鞘内注射或其他未明原因引起的蛛网膜炎症。因其病程中往往发生粘连性病变,其临床表现与脊髓肿瘤非常相似。本病早期也多出现神经根受刺激症状,表现也与脊髓肿瘤相似,也为脊柱手术后顽固性腰腿痛的原因。

(三)脊髓痨

脊髓痨是一种晚期神经梅毒,潜伏期长短不一,平均为 10~15 年。损害部位主要在脊髓后索及后根,故疼痛系脊髓痨的主要症状之一。病变好累及胸下段及腰骶段

的神经根。临床症状以下肢疼痛最为常见,有人报道 43 例中,首发症状最多为下肢疼痛(24 例),就诊时有下肢疼痛者 33 例,四肢闪痛、上肢疼痛则各占 3 例。其疼痛特点为闪电样剧痛,也可有刀割样、烧灼样痛;疼痛发作突然,数秒钟即可消失。疼痛消失后常出现感觉异常或皮肤血管扩张现象。

本病常由于后根的内脏感觉纤维受刺激而出现内脏危象,常表现为胃危象(剧烈的胃痛伴有呕吐)、喉危象、咽危象、交感神经危象(阵发性血压升高)、肛门危象等。当后根的本体感觉纤维受损时,引起感觉性共济失调现象;后根受损,反射弧被破坏,常引起膝与踝反射消失。有重要诊断意义的病征是阿·罗瞳孔——瞳孔缩小、对光反应消失、调节反应存在。部分病例出现阳痿、膀胱功能障碍、沙尔科关节等。半数以上患者的血清康氏与华氏反应阳性。脑脊液蛋白增高,细胞数轻度增高(10~200 个),胶状金试验常呈麻痹型曲线,康氏与华氏反应常为阳性。

临床上,根据病史、神经系统检查(如下肢共济失调、

感觉障碍而无运动系统异常及典型的阿·罗瞳孔)和血、脑脊液的康氏与华氏反应阳性,脊髓痨的诊断一般易于确定。本病应与多发性神经炎、遗传性共济失调相鉴别。

(四)肢痛性癫痫

局限性感觉性癫痫少见,少数可以阵发性肢痛为主要表现。罹患以儿童、少年为多。患肢或关节疼痛可剧烈,历时数秒至数小时不等,能自行缓解。脑电图以典型癫痫样放电为特征。抗癫痫药物治疗大多有效。

(五)脊髓空洞症

有些脊髓空洞症病例可在一侧或双侧痛觉减退区出现自发性和持续性疼痛,阵发性加剧,有时相当剧烈。疼痛的发生认为是病变损害后角的感觉神经元所致。

(六)丘脑综合征

本病由血管病变、损伤或肿瘤等引起,可引起病灶对侧上、下肢的自发性或激发性剧痛,患侧上、下肢感觉过敏,针刺、碰触或冷热刺激均可引起不适乃至剧痛,停止刺激后疼痛仍持续相当时间。

46.2 周围血管、淋巴管疾病

一、动脉疾病

(一)原发性动脉疾病

1. **血栓闭塞性脉管炎** 血栓闭塞性脉管炎也称 Buerger 病,是一种慢性进行性动脉和静脉同时受累的全身性血管疾病。本病国内相当多见。患者绝大多数为男性,国内报道 617 例中,男 597 例,女 20 例,故在女性患者中诊断本病时应十分慎重。发病以 20~40 岁的青壮年最多,且大多数有长期大量吸烟的嗜好。

本病多于寒冷季节发病,病变主要发生在中、小动脉(如胫前、胫后、足背动脉等)和伴行的中、小静脉。临床表现为患肢局部血液循环障碍,主要具有下列特点:

(1)患肢疼痛,往往于受冻后感足部麻木、冰凉、疼痛,走路时小腿酸痛或抽痛,发生间歇性跛行。病变继续发展时,疼痛不仅在行走时发作,而且在休息时也出现痉挛性痛,夜间尤甚,患者常双手抱足而坐。晚期患肢由于有严重的血液循环障碍,足趾或足部可出现溃疡或坏疽,疼痛剧烈难忍,且坏疽的足趾可以脱落,遗留溃疡面而长期不愈。

(2)早期在患肢小腿及足背常反复出现游走性血栓性浅静脉炎,呈索条状、结节状,发红,疼痛,是具有诊断意义的病征。

(3)肢体位置试验阳性,即患者肢体下垂,患肢皮肤颜色先潮红后发绀,将下肢高举 45° 持续 3 分钟,足部皮肤立即变苍白,并出现冰凉和疼痛。

(4)小腿肌肉常有萎缩,病变严重者可出现缺血性神经炎,主要表现为触电样疼痛和感觉障碍。

(5)患肢股动脉搏动减弱,腘动脉和足背动脉搏动减弱或消失。

根据以上特征,血栓闭塞性脉管炎的诊断可以肯定,但需与雷诺病鉴别。典型的雷诺病大多发生于女性,主要是双手末端发作性苍白→发绀→潮红,呈对称性,发作后双手恢复正常,极少发生肢体坏死,肢体动脉搏动正常。

2. **闭塞性动脉硬化症** 本病常侵及下肢,主要是由于下肢血液供应不足,产生肌肉和神经营养障碍,表现为下肢疼痛、间歇性跛行、静息痛,可出现患肢雷诺现象;严重时可引起足趾溃疡与坏疽。此种表现与血栓闭塞性脉管炎相似。闭塞性动脉硬化症一般发生于 60 岁以上的人(糖尿病患者的发病可较早),动脉粥样硬化累及全身动脉系统,内脏器官也可出现供血不足的现象,如脑动脉粥样硬化时常引起眩晕,冠状动脉粥样硬化时可发生心绞痛。眼底也常有动脉粥样硬化的改变。X 线片不少患者可发现动脉钙化阴影;动脉造影或 CTA 发现罹患动脉

扭曲,呈波浪状或节段性阻塞。多普勒超声定位的诊断符合率达91%。此类患者血中胆固醇常升高。

血栓闭塞性脉管炎的发病年龄较轻,45岁以上罕见,大多有滥吸烟史,通常无动脉钙化现象,常出现游走性浅静脉炎,血中胆固醇不升高等,可与本病相鉴别。

动脉硬化所致的间歇性跛行还需与马尾性间歇性跛行相鉴别。主要鉴别点为后者下肢周围动脉的搏动一般正常,脊髓造影有腰段椎管梗阻或狭窄的表现。

3. 大动脉炎 大动脉炎(亦称无脉症)的病变主要在主动脉及其分支,多见于年轻女性;大多数表现为上肢缺血(如桡动脉搏动弱或消失、血压低或测不出)或脑缺血症状。部分病例病变累及下肢,主要侵犯中、小动脉,如足背动脉、胫后动脉、腘动脉,可出现下肢酸麻、无力、间歇性跛行;体格检查股动脉、腘动脉和足背动脉搏动均可消失。多数患者有系统性炎症表现,红细胞沉降率及C反应蛋白(CRP)升高,约1/5的患者有发热和体重减轻。

4. 结节性多动脉炎 结节性多动脉炎是一种主要侵害中、小动脉为主的坏死性动脉炎,病变可损害全身各血管。其临床表现呈多样性,主要取决于受累血管的部位和程度。典型病例常以发热、乏力、体重减轻、关节痛、肌痛等起病,继之出现某些系统或脏器损害的表现。当下肢动脉受累、肌肉或/和周围神经病变时,患者可出现下肢疼痛、无力、垂足、间歇性跛行等表现。此病多见于40~60岁患者,相当部分患者有乙肝病毒感染。

(二)继发性动脉疾病

1. 动脉栓塞 造成动脉栓塞的原因很多,如空气、脂肪、肿瘤、子弹等,但最主要的原因是血栓。最常见的血栓来源是心脏病,心脏原发病依次为风湿性心脏病、动脉粥样硬化性心脏病、心肌梗死、亚急性细菌性心内膜炎等。在风湿性心脏病二尖瓣狭窄合并心房颤动时,1/3~1/2的病例在左心房内有血栓形成。此外,在粥样硬化的动脉管壁上或动脉瘤内、二尖瓣分离术后的左心房内,均可有血栓形成。这些血栓脱落后,往往造成动脉栓塞。动脉栓塞的主要症状是突然发生闭塞动脉供血区疼痛,并向肢体远端放射,疼痛特别剧烈,患肢厥冷、苍白,栓塞平面以下动脉搏动消失,肢体远端显示感觉丧失和动脉功能障碍,晚期肢体坏疽。

临床上由于栓塞动脉的大小、部位、痉挛程度均不同,上述症状也应鉴别。一般栓塞的血管愈大,引起血流障碍的表现愈严重。小动脉栓塞时,由于早期形成侧支循环,可不发生症状或仅出现轻微的局部症状。大的栓子卡于主动脉分叉部时,早期出现休克和双侧下肢缺血,其表现为双侧下肢突然剧烈疼痛,伴有下腹痛或腰骶部

痛,大小便失禁或外生殖器麻木,下肢肌力减弱,皮肤温度自臀以下显著降低,肤色苍白,感觉丧失。由于血栓跨在主动脉分叉处,两侧髂总动脉阻塞的程度并不完全相等,故两下肢的症状不完全对称。不完全性栓塞时,主要表现为间歇性跛行。若有下肢肌肉萎缩、肤色呈象牙样、感觉异常及营养神经性障碍,则虽股动脉搏动不完全消失,也应怀疑为主动脉分叉综合征。

肢体动脉栓塞的临床表现一般比较典型,诊断并不难。必要时可借助皮肤测温器、动脉CT血管成像(CTA)或磁共振血管成像(MRA)和X线动脉造影术等,以确定栓塞的准确部位。超声血管造影诊断周围血管疾病有较高评价。

2. 急性动脉血栓形成 急性动脉血栓形成引起的症状与体征很难与动脉栓塞相区别,因此鉴别诊断上主要根据其原发病。病史的询问极为重要。急性动脉血栓形成最常发生于重症动脉粥样硬化的基础上,故病史中如有长期麻木或间歇性跛行等肢体供血不足的征象,则有助于动脉血栓形成的诊断。此外,局部检查有肢体血管功能不全的证据,X线检查血管壁有钙化阴影,均有助于本病的诊断。多普勒超声诊断下肢动脉血栓形成,方法简单,准确性高,必要时行CTA或MRA检查。

急性静脉血栓形成有时可伴发反射性动脉痉挛,但与急性动脉血栓形成和动脉栓塞不同。患肢暖和,皮肤不显苍白,多呈发绀、水肿,动脉搏动存在,浅静脉扩张。急性动脉血栓形成或动脉栓塞时,浅静脉凹陷,疼痛主要发生于肢体的远端。此外,血栓性静脉炎时常出现全身反应,如发热和白细胞增多、红细胞沉降率增高等,而动脉性损害则较少此类症状。

3. 糖尿病下肢血管病变 糖尿病下肢血管病变是糖尿病的常见并发症,往往同时合并有微血管病变以及糖尿病周围神经病变,是糖尿病足溃疡感染和截肢的重要病因。与非糖尿病患者相比,病变范围更广泛,病变程度更重,治疗效果更差。下肢缺血可以引起下肢间歇性跛行或静息痛,如同时合并有周围神经病变导致的感觉减退或消失,血管病变虽严重反而无疼痛。下肢动脉彩色多普勒超声检查无创、方便,敏感性与重复性较好而作为首选,CTA或MRA检查客观,可作为术前评估检查,动脉造影为诊断金标准,同时应注意检查评估糖尿病周围神经病变及微血管病变。

二、静脉疾病

(一)血栓性静脉炎

临床上可区分为两种:一种是良性血栓性浅静脉炎,比较常见,可单独侵犯一条静脉,有血栓形成;另一种是

游走性血栓性静脉炎,比较少见,病变发生在浅静脉的一小支或小分支。

1. 良性血栓性浅静脉炎 本病常见,多由于肢体外伤血管壁受损害、静脉曲张、局部化脓性感染、静脉注射高渗葡萄糖溶液或其他刺激性药物等引起。临床表现主要为肢体疼痛,其疼痛弥漫而明显,触诊常可发现患肢有一条索状物,有明显的压痛,常伴不同程度的患肢水肿。本病也有轻微的全身症状,如发热、全身不适及心率加快。实验室检查显示白细胞计数增高或正常,慢性经过者出现中度贫血,红细胞沉降率中度至高度加快。

良性血栓性浅静脉炎一般不必依赖特殊检查即易于诊断,但其与静脉血栓形成的鉴别往往不易。一般说来,静脉血栓形成时无发热,临床症状不明显或缺如,与良性血栓性浅静脉炎不同。

2. 游走性血栓性静脉炎 游走性血栓性静脉炎有的病因未明(特发性);有的往往是潜在肿瘤的表现,如胃癌、胰腺癌、肺癌、前列腺癌等,特别与胰腺癌的关系最密切。有些病例可能与变态反应或自身免疫有关。

特发性游走性血栓性静脉炎大多侵犯壮年男性,其特征是肢体浅静脉部位有皮肤红热的炎症反应,并有散在柔韧小结形成结节,这些小结节与周围有炎症的皮肤粘连。患者常有中等度发热与轻度白细胞增多,触诊时可发现罹患的静脉如坚实的绳索,伴有大片局部皮肤潮红。此种病变可发生于单条的静脉或肢体不同部位的静脉,病变的特点是小结节形成,具有迅速移行的性质,大多数仅持续 7~8 天,当某处的病变出现时,其附近或同一血管的病变征象即自行消退。病变消退后,通常在皮肤上遗留棕色的色素沉着,并不发生结节化脓或坏死现象。本病的另一特征是可累及内脏静脉(如肾静脉、门静脉等)和肢体深部的静脉系统。

血栓闭塞性脉管炎的病程中也常伴发游走性血栓性静脉炎。因此,特发性游走性血栓性静脉炎的诊断,必须排除各种原因所致者方能建立。血栓闭塞性脉管炎除有静脉病变外,主要还同时有动脉系统受损的表现。癌性血栓性静脉炎多见于中年以上男性,在受累静脉皮肤附近一般无红、热的炎症反应,抗凝药治疗无法控制复发,活体组织检查静脉壁炎症反应很轻。

(二)静脉曲张综合征

本综合征的患者多为中年男性,其临床表现因人而异。轻度单条静脉曲张在敏感的患者可感到一定程度的疼痛,而有的高度静脉曲张患者可几无症状。一部分患者主诉为下肢沉坠感和易疲劳,另一些患者主要在长期站立后出现小腿部刺痛、钝痛,或于夜间出现肌肉痉挛现象。有些病例表现为踝部水肿,活动后出现,经晚间休息

后自行消退。检查时在下肢可发现静脉高度扩张、隆起、迂曲,站立位时更明显。本病常并发顽固性下肢溃疡和湿疹样皮炎。

下肢静脉曲张必须与血栓性静脉炎后引起的继发性静脉曲张鉴别。后者也与静脉曲张综合征有许多相同点,表现为水肿、静脉扩张、溃疡形成、慢性湿疹样皮肤改变,但通常有静脉炎发作的病史,继而出现静脉曲张,这是两者的鉴别点。此外,先天性动静脉瘘也可引起静脉曲张,鉴别诊断时应加以考虑。先天性动静脉瘘好发于青少年,曲张的静脉有搏动,可有杂音及震颤,患肢皮肤温度增高,静脉含氧量增高,均有助于鉴别。

Parkes-Weter 综合征是一种复杂的先天性血管畸形综合征,临床上少见,典型的三联症为肢体肥大、皮肤血管痣及浅静脉曲张,同时存在动静脉瘘。血管造影(上行性深静脉造影、数字减影动脉造影)可明确诊断。

三、毛细血管疾病

血管球瘤是一种少见的疾病,乃因动静脉末梢未吻合小体及神经纤维的过度增殖所致。病变虽小,但患者痛苦却大。往往易被误诊而延误治疗。文献报道以女性罹患较多。中山大学附属第一医院曾经手术切除病理检查证实者至少有 4 例,均为女性。检查时可发现指甲下或指端皮下有一至数毫米大小的小肿物,呈浅红色或紫色,不隆起,有明显局限性压痛,疼痛非常剧烈,呈针刺样或烧灼样,可向上肢放射,温热刺激或触动之则疼痛加剧。由于疼痛致患者不敢活动患肢,可发生失用性肌肉萎缩及血管神经营养性障碍。本病如及时诊断,经手术切除,效果极好。

四、淋巴管疾病

急性淋巴管炎是四肢痛常见的原因,常由于皮肤损伤或足癣抓伤后继发链球菌感染所引起。患者早期突然出现全身感染症状,如畏寒、高热、头痛、全身不适等,自局部病灶沿淋巴管通路有一条不规则的红线,向肢体近端蔓延至所属的淋巴结(如腋窝、腹股沟淋巴结),该淋巴结肿大并有压痛。本病一般易于诊断。

以血液循毒性为主的毒蛇咬伤也常在患肢出现急性淋巴管炎与局部疼痛。

五、自主神经功能紊乱所致的血管疾病

(一)雷诺病

雷诺病是一种少见的周围血管疾病,其特点是对称性肢端小动脉阵发性痉挛,出现苍白、发绀、潮红 3 个阶段的皮肤变化。本病多见于女性,在寒冷或感情激动时容易诱

发。发作时肢端冰冷,常伴有感觉异常,如麻木、针刺感。在发作间歇期,手指(趾)可有疼痛和酸、麻、烧灼感。小部分病例长时间反复发作后出现营养障碍,如皮肤萎缩、指甲改变等,个别病例于肢端并发溃疡,疼痛剧烈。

根据以上特点,雷诺病的诊断一般不难,但雷诺病与雷诺现象的鉴别并不太容易。雷诺病的发作大多较雷诺现象显著,两者的鉴别主要根据是排除或证实引起雷诺现象的各种原发病。雷诺现象最常见于某些职业性损伤(如长期使用震颤性工具所致的"气锤症"、打字员、钢琴演奏者)、外伤、手术后和结缔组织病,少数见于胸廓出口综合征、闭塞性动脉硬化症和血栓闭塞性脉管炎。职业史对鉴别职业性雷诺现象帮助很大。结缔组织病尤其是系统性红斑狼疮的雷诺现象可出现于其他症状之前,需注意随诊才不致漏诊。胸廓出口综合征除可出现雷诺现象外,还常伴有臂丛神经受压症状。至于雷诺病与血栓闭塞性脉管炎、闭塞性动脉硬化症的鉴别见表46-2。

表 46-2　雷诺病、血栓闭塞性脉管炎与闭塞性动脉硬化症的鉴别

	雷诺病	血栓闭塞性脉管炎	闭塞性动脉硬化症
发病年龄	20~30 岁	20~40 岁,尤其是长期吸烟者	50 岁以上,糖尿病患者发病年龄可较早
性别	女性为主	绝大多数是男性	两性都有,但男性较多见
病理特点	大多数血管无变化	动、静脉均受累,全动脉炎,引起血栓形成	动脉内膜病变,不侵犯静脉
好发部位	仅手指及足趾动脉,手指较多见	下肢较上肢多见	主要发生于下肢大血管
对寒冷的变态反应	常有	无	无
游走性血栓性静脉炎	无	占40%的病例可有	无
寒冷或情绪激动诱发动脉痉挛症状	有,为本病的主要诊断依据	少数病例可有	无
全身动脉硬化	无	无	常伴有
X 线检查	动脉未见钙化现象	动脉未见钙化现象	动脉可有钙化现象

(二) 红斑性肢痛

本病的主要症状是患者的肢端(有时只有一个或两个趾或指)阵发性血管扩张、发红、皮肤温度升高,疼痛剧烈。本病国内有不少病例报道。发病机制尚未清楚。过去教科书记载多见于青年男性。广州地区报道433 例中,青年女性最多,占92.86%。起病较急,主要是双足同时发病,少数也累及双手。当患者局部温度超过一定的临界温度(在33~34℃)时,疼痛立即发生,而低于此界限则疼痛消失。疼痛多为烧灼样,有些表现为刺痛或胀痛,症状夜间比白昼重。热刺激、行动及足垂吊姿势均可使疼痛加剧;浸冷水、抬高患肢或将足露出被外均可使疼痛暂时缓解。疼痛时患部有潮红充血现象,局部皮肤温度升高(达 35~37℃),伴有出汗、足背动脉与胫后动脉搏动增强,故与血栓闭塞性脉管炎有所不同。患者全身情况良好,发作间歇期肢端仍常遗留轻度麻木感与轻度疼痛,但不伴发神经营养障碍如溃疡和坏疽等。

除上述的原发性红斑性肢痛外,继发性红斑性肢痛可见于真性红细胞增多症、糖尿病等。

46.3　关节及关节周围组织疾病

详细内容见前文相关内容。

46.4　骨　疾　病

由于骨疾病引起的肢痛较起源于其他疾病者少见。但骨疾病早期易被漏诊。X 线、CT、MR 等影像学检查是重要的诊断方法。

一、骨质疏松、骨质软化

二、骨肿瘤、骨炎、骨坏死、骨折

骨肿瘤、骨炎、骨梅毒、骨结核、骨髓炎、骨膜炎、骨无菌性坏死、骨折等均可引起不同程度的患肢局部疼痛,影像学检查有重要的诊断意义。

三、骨膜下出血

本病可见于血友病、维生素 C 缺乏症、血小板减少性紫癜等出血性疾病。主要症状为受累骨的局部疼痛,触诊有硬块,常伴有皮下及黏膜出血。本病的诊断必须找出原发病。

四、骨嗜酸性肉芽肿

骨嗜酸性肉芽肿国内有多例报道。本病是组织细胞病 X 的特别良性类型。骨病变可为局限性或多发性。本病好发于扁平骨,少见于长骨,受累骨按好发程度排列,依次为肋骨、颅骨、椎体、股骨、下颌骨和肱骨。半数以上病变累及下肢骨、肋骨和颅骨。

本病主要累及青少年,单发性病变者常无全身症状,仅表现为局部较轻疼痛、肿胀和压痛;多发性病变者疼痛较剧烈。大多数患者以患肢疼痛、跛行为主诉而就诊。可伴有发热、食欲减退、消瘦等全身症状。四肢病变偶可引起病理性骨折。颅骨病变表现为凹陷畸形;脊柱病变有时可引起臂丛神经受压,出现上肢放射性疼痛和感觉障碍。

本病的血象可有轻度嗜酸性粒细胞增多(偶达 10% 以上),血清碱性磷酸酶增高,骨髓检查可见嗜酸性粒细胞增多。诊断主要根据骨活检。

五、畸形性骨炎(佩吉特病)

本病是一种原因未明的慢性进行性骨病,国内有少数病例报道。约 1/4 的病例无症状。常见症状为骨疼痛与畸形。患者多因患部疼痛、畸形而就诊。有时因骨折或恶性变(发生率 2%~10%)等并发症而就诊。本病可发生于骨的一部分,一般均超过一半以上,也可同时侵犯数骨。国内报道病例有侵犯股骨、颅骨、腓骨、胫骨、肱骨等。血液化学检查血清钙、磷值一般正常,但血清碱性磷酸酶则有明显增高,可高达正常值的 4~5 倍。尿及粪中钙、磷排量也不增加。X 线检查早期表现为急性脱钙,无特征性;晚期则极为典型,可分为骨松变型、骨硬化型与骨硬化囊肿型 3 型,其中以骨松变型最为常见。累及颅骨时,可出现头颅增大、听力减退、面肌痉挛等症状。如发生恶性变,受累部位有不规则的骨破坏或放射状骨刺形成,局部一般也有软组织肿块出现,同时疼痛加剧,局部病变进行加速。

六、跟痛症

据国内作者 107 例跟痛症的研究报道,患者以中年女性多见,40~60 岁为高发年龄组。跟痛症可能与体内激素代谢水平有关。疼痛侧足跟腱组织肿胀,提示跟痛症与足跟腱组织炎症有关,而与跟骨骨刺的大小、方向及形状无关。临床上也观察到有跟痛症的患者不一定有骨刺,而有骨刺的足跟不一定有疼痛。此组患者经局部按摩理疗及局部泼尼松龙液注射治疗,2 周左右奏效。

46.5　四肢肌肉疾病

一、痛性痉挛

痛性痉挛是一种疼痛性肌肉强直性收缩,可发生于任何年龄,但以老年人及孕妇多见。最常受累者为腓肠肌,发作多在夜间、过度活动或受凉后。发作时腓肠肌突然绷紧、坚硬、挛缩性疼痛,持续几秒乃至数十秒方缓解。

二、手足搐搦症

手足搐搦症以疼痛性、痉挛性肌肉收缩为特征,常伴有麻木、感觉异常和疼痛。发作时可出现上臂内收肘屈曲、腕及指屈曲,呈握拳状,或指间关节伸直、大拇指内收,在下肢双足呈内翻尖足位,膝关节及髋关节屈曲。严重者全身骨骼肌与平滑肌均可呈痉挛状态,可发生喉、气管、胃肠、膀胱、膈甚至心肌痉挛。手足搐搦症最常见于低钙血症,但血钙总量正常而有碱中毒时也可发生本症。

三、炎性肌病

炎性肌病主要包括多发性肌炎和皮肌炎。多发性肌炎的典型症状是对称性近端肢体无力(肩胛带、骨盆带肌受累所致)、肌肉酸痛并有压痛。严重者出现肌萎缩,小部分患者亦可有远端肢体无力和肌肉酸痛,多无感觉障碍,可伴有发热和吞咽困难。血清肌酶(包括肌酸激酶、谷草转氨酶等)检测、肌电图、肌活检等检查对诊断的确立具有重要价值。多发性肌炎患者如出现 Gottron 征、眼睑和胸上部等处的紫红色皮疹、技工手等特征性皮疹时则应诊断为皮肌炎。

四、风湿性多肌痛

本病是一种以四肢近端和躯干疼痛为特征的综合征,主要表现为肩、骨盆带肌、颈部等部位的疼痛和僵硬,症状有时和多发性肌炎非常相似,但血清肌酶正常,多见于 50 岁以上患者,红细胞沉降率和或 C 反应蛋白升高,中、小剂量糖皮质激素反应迅速有效。

五、其他原因的肌痛

(一) 钩端螺旋体病

本病常引起剧烈肌痛,尤以腓肠肌痛最为显著。中山大学附属第一医院报道的一组病例中,约 2/3 的病例有腓肠肌压痛,且早期出现,也为提示诊断此病的重要线索。诊断参见 2.1。

(二) 人旋毛虫病

本病因摄食半熟肉或生肉感染旋毛虫所引起。近年国内有不少病例报道,常引起全身肌肉酸痛,尤以腓肠肌为甚,伴明显压痛,重者稍触摸皮肤也感疼痛。肌肉疼痛常持续 3 周以上,甚至长达 2 个月;且伴四肢乏力、发热,

早期出现凹陷性水肿、皮肤瘙痒等症状。患者血中常有显著的嗜酸性粒细胞增多,据文献报道,血嗜酸性粒细胞增多高达 20%~75% 或以上。肌活检有助于确诊。

(三) 维生素 C 缺乏症

本病可引起肌肉出血,往往早期引起下肢肿痛、肌肉僵硬,不能站立,触诊有明显的压痛。患者一般同时有皮肤、牙龈和口腔黏膜出血。

(四) 热痉挛

本病主要发生于高温下作业的工人,肌肉痉挛与大量丢失氯化钠有关。患者主诉乏力、口渴、肌痉挛及疼痛,尤以腓肠肌、腹直肌等为明显。

(五) 职业性肌痉挛

本病乃因某些手艺操作,手指活动频繁,疲劳过度,以致引起手部肌肉痉挛性疼痛,可见于打字员、打电报员、挤奶员、抄写员、乐器演奏者等。体格检查时无神经肌肉症状征,停止这些操作后不再出现痉挛。

(六) 横纹肌血管瘤

本病是肌肉内血管组织的先天性异常或畸形,也称血管错构瘤,国内有少数病例报道。此瘤多发生于四肢肌肉,主要症状为局部肿胀,皮肤温度稍增高,有疼痛和压痛,肢体活动时疼痛加剧,有的患者由于肿物不断增大,影响肢体活动,肌肉发生失用性萎缩,甚至肢体畸形和残废。有时在肿物之上触到搏动和听到血管杂音。本病病程经过缓慢,患者全身情况良好,局部穿刺抽出血液可确定诊断。X 线检查受累肌肉或其他非正常的静脉丛可发现静脉石,此为血管瘤的特殊 X 线征。最有确诊价值的方法是局部直接注入 35% 造影剂 4~20ml,进行肿物内直接显影。

(七) 药物诱导性肌病

临床上常用的许多药物如糖皮质激素、他汀类药物、阿司匹林、羟基氯喹、普鲁卡因胺等均可引起四肢肌肉疼痛、无力等表现。这类肌病易被忽视,而一旦发现又较容易治疗,所以寻找肌痛的原因时要想到这类疾病。

(八) 遗传性异常引起的肌病

糖原贮积病、线粒体肌病等遗传性疾病亦可出现运动后肌肉疼痛、肌无力、肌萎缩等表现,但常有原发病的表现以做鉴别。

(许韩师)

参考文献

[1] 沈伯台. 红斑肢痛症 233 例报告. 中华医学杂志, 1984, 64: 49.

[2] 周墨宽, 勇强. 多普勒超声诊断下肢静脉血栓形成. 中华外科杂志, 1991, 29 (2): 113-115.

[3] 张强, 段志泉. 超声血管造影用于诊断周围血管疾病. 中华外科杂志, 1995, 33 (7): 422-424.

[4] 赵春起. 下肢动脉闭塞症疾病多普勒波形的临床分析. 中华外科杂志, 1988, 36: 6.

［5］周方，党耕町．神经源性间歇性跛行的病因分析．中华外科杂志，1995, 33 (3): 140-143.

［6］第二届颈椎病专题座谈会纪要．中华外科杂志，1993, 31 (8): 472-476.

［7］吕厚山，谷国良．跟痛症与跟骨结节骨赘．中华外科杂志，1996, 34 (5): 294-296.

［8］吴志全，蒋小平．Parkes-Weber 综合征五例报告．中华外科杂志，1993, 31 (12): 749-751.

［9］廖琳，徐德凤．糖尿病下肢血管病变的彩色多普勒检查及治疗．中华内分泌代谢杂志，1996, 12 (3): 186-187.

［10］卢祖能，汤晓芙．腕管综合征 262 例的回顾性分析．中华神经科杂志，1996, 29 (2): 115-118.

［11］吴东海．多发性肌炎和皮肌炎 // 蒋明．中华风湿病学．北京：华夏出版社，2004: 1091-1105.

［12］张奉春．巨细胞动脉炎和风湿性多肌痛 // 蒋明，张奉春．风湿病诊断与诊断评析．上海：上海科学技术出版社，2004: 281-287.

［13］刘霞，叶华．结节性多动脉炎及相关疾病．栗占国．凯利风湿病学．第 9 版．北京：北京大学医学出版社，2015: 1553-1634.

［14］PAUL TUCK S, LAYFIELD R, et al. Adult Paget's disease of bone: a review. Rheumatology (Oxford), 2017, 56 (12): 2050-2059.

［15］利洪艺，温丽丽，王博，等．成人孤立性骨嗜酸性肉芽肿 45 例临床分析．中山大学学报（医学版），2018, 39 (06): 904-911.

［16］WIGLEY FM, FLAVAHAN NA. Raynaud's Phenomenon. N Engl J Med, 2016, 375 (6): 556-565.

［17］张华一．血栓闭塞性脉管炎的近期治疗进展．中华普通外科学文献（电子版），2009, 3 (4): 52-54.

［18］刘大看，马玉春，雷红召，等．56 例血管球瘤临床诊治分析．中华实用诊断与治疗杂志，2009, 23 (10): 1026-1027.

47

头痛和面痛

头痛（headache）是指位于头颅上半部，包括眉弓、耳轮上缘和枕外隆凸连线以上部位的疼痛；面痛（facial pain）则是指位于眉弓、耳轮上缘以下、颈部以上和耳以前的疼痛。

【头痛疾病的分类】

根据国际头痛协会 2018 年制定的"国际头痛分类第三版"，头痛疾病的分类见表 47-1。

表 47-1　头痛疾病的分类

Ⅰ.原发性头痛	二、缘于头颈部血管性疾病的头痛
一、偏头痛	（一）缘于缺血性卒中或者短暂性脑缺血发作的头痛
（一）无先兆偏头痛	（二）缘于非创伤性颅内出血的头痛
（二）有先兆偏头痛	（三）缘于未破裂颅内血管畸形的头痛
（三）慢性偏头痛	（四）缘于血管炎的头痛
（四）偏头痛并发症	（五）缘于颈段颈动脉或椎动脉疾病的头痛
（五）很可能的偏头痛	（六）缘于大脑静脉血栓形成的头痛
（六）可能与偏头痛相关的周期性综合征	（七）缘于其他颅内动脉疾病的头痛
二、紧张型头痛	（八）缘于遗传性血管病的头痛
（一）偶发性紧张型头痛	（九）缘于垂体卒中的头痛
（二）频发性紧张型头痛	三、缘于颅内非血管性疾病的头痛
（三）慢性紧张型头痛	（一）缘于脑脊液压力增高的头痛
（四）很可能的紧张型头痛	（二）缘于脑脊液压力减低的头痛
三、三叉神经自主神经性头痛	（三）缘于颅内非感染性炎性疾病的头痛
（一）丛集性头痛	（四）缘于颅内肿瘤病变的头痛
（二）阵发性偏侧头痛	（五）缘于鞘内注射的头痛
（三）短暂单侧神经痛样头痛发作	（六）缘于癫痫发作的头痛
（四）持续性偏侧头痛	（七）缘于Ⅰ型 Chiari 畸形的头痛
（五）很可能的三叉神经自主神经性头痛	（八）缘于其他颅内非血管性疾病的头痛
四、其他原发性头痛	四、缘于某种物质或物质戒断性头痛
（一）原发性咳嗽性头痛	（一）缘于某种物质使用或接触的头痛
（二）原发性劳力性头痛	（二）药物过量性头痛
（三）原发性性行为相关性头痛	（三）缘于物质戒断的头痛
（四）原发性霹雳性头痛	五、缘于感染的头痛
（五）冷刺激性头痛	（一）缘于颅内感染的头痛
（六）外部压力性头痛	（二）缘于全身性感染所致的头痛
（七）原发性针刺样头痛	六、缘于内稳态紊乱的头痛
（八）圆形头痛	（一）缘于低氧血症和 / 或高碳酸血症的头痛
（九）睡眠性头痛	（二）缘于透析的头痛
（十）新发每日持续性头痛	（三）缘于高血压的头痛
Ⅱ.继发性头痛	（四）缘于甲状腺功能减低的头痛
一、缘于头颈部创伤的头痛	（五）缘于禁食的头痛
（一）缘于头部外伤的急性头痛	（六）心源性头痛
（二）缘于头部外伤的持续性头痛	（七）缘于其他内稳态紊乱的头痛
（三）缘于挥鞭伤的急性头痛	七、缘于颅、颈、眼、耳、鼻、鼻窦、牙、口或其他面、颈部结构的头面痛
（四）缘于挥鞭伤的持续性头痛	（一）缘于颅骨疾病的头痛
（五）缘于开颅术的急性头痛	（二）缘于颈部疾病的头痛
（六）缘于开颅术的持续性头痛	

（三）缘于眼部疾病的头痛	（二）舌咽神经痛
（四）缘于耳部疾病的头痛	（三）中间神经（面神经）痛
（五）缘于鼻或鼻窦疾病的头痛	（四）枕神经痛
（六）缘于牙齿或下颌疾病的头痛	（五）颈舌综合征
（七）缘于颞下颌关节紊乱的头痛	（六）痛性视神经炎
（八）缘于茎突舌骨韧带炎的头面痛	（七）缘于缺血性眼动神经麻痹的头痛
（九）缘于其他颅、颈、眼、耳、鼻、鼻窦、牙、口或其他面、颈部结构的头面痛	（八）托洛萨 - 亨特（Tolosa-Hunt）综合征
八、缘于精神障碍的头痛	（九）三叉神经交感 - 眼交感神经综合征（Raeder 综合征）
（一）缘于躯体化障碍的头痛	（十）复发性痛性眼肌麻痹神经病
（二）缘于精神病性障碍的头痛	（十一）烧灼嘴综合征
九、痛性脑神经病和其他面痛	（十二）持续性特发性面痛
（一）三叉神经痛	（十三）中枢性神经病理性疼痛

【头痛发生的机制】

头痛可由于下列组织的病变引起。①血管改变：血管被伸展、移动、挤压，如脑肿瘤、脑水肿、脑出血；颅内、外动脉高度扩张，血流冲击松弛的血管壁，刺激痛觉神经末梢或使血管壁发生震动而致头痛，见于偏头痛、发热、低氧、低血糖、一氧化碳中毒、使用扩张血管药、癫痫大发作后；颅内静脉扩张，牵引痛敏结构发生头痛，见于肺气肿、心功能不全、腰穿后；血管炎症，如颞动脉炎、静脉窦炎、各类脉管炎；颅内小血管收缩或痉挛，如蛛网膜下腔出血时，血浆中的游离肽和血小板破坏后释放出的 5- 羟色胺均可刺激颅内小血管收缩或痉挛，产生头痛。②脑膜病变：脑膜炎、脑水肿、蛛网膜下腔出血、脑膜癌病等皆可刺激或牵引脑膜而产生头痛。③肌肉病变：额、颞、枕、颈后、头顶和肩背诸肌可由于各种病变发生收缩，导致头痛，称为"紧张型头痛合并颅周压痛"（旧称肌收缩性头痛）。④神经病变：含有痛觉纤维的神经由于本身或邻近组织的病变而发生激惹、挤压、绞榨、牵引等引起面痛，如三叉神经痛。⑤五官和颈椎病变：可直接刺激、牵引或压迫邻近的痛敏结构，引起头痛和颅面痛。⑥生化改变：如偏头痛的发生与 5- 羟色胺、降钙素基因相关肽等的改变密切相关。⑦内分泌改变：绝经期头痛、月经期头痛、偏头痛等均与内分泌有关。⑧其他：遗传因素、食物因素、过敏。

总之，头痛的发生机制异常复杂，有些头痛并非单一因素构成，而是上述多种机制复合所致。

【头痛的检查】

详尽的病史对头痛的诊断至关重要。对每个头痛患者至少应进行神经系统筛查，有重点的全面体格检查，特别是血压、五官、颈椎、皮肤等的检查也非常重要。辅助检查应在病史以及体格检查的基础上根据患者具体情况选择相应的项目进行，如神经影像学、电生理、脑脊液、血液检查等。头痛患者需行诊断性辅助检查的指征见表 47-2。

表 47-2　头痛患者诊断性辅助检查的指征

头痛的特点：

首发的或最严重的头痛

发作频率增加，程度加重或临床特征发生变化的头痛

新发持续性或慢性每日头痛

非常见的、持续时间较长的先兆和无头痛的偏头痛先兆

基底型或偏瘫型偏头痛

睡眠中反复痛醒或睡醒后即刻出现的头痛

药物治疗无效的头痛

伴发症状和体征：

伴癫痫发作、视力改变、精神认知障碍等神经系统症状的头痛

神经系统检查异常

伴其他系统的症状和体征如发热、皮疹等

头痛的流行病学：

年龄 50 岁以后的新发头痛

内科疾病如癌症、结缔组织病、血液病或心血管疾病患者的新发头痛

患者和 / 或家属要求

【头痛鉴别诊断的思路】

（一）性别及年龄

偏头痛女性患者是男性的4倍，丛集性头痛男性患者是女性患者的3倍，发作性偏侧头痛患者大部分为女性。偏头痛多在40岁前发病，50岁以后发病少见；颞动脉炎多发生于50岁以上的患者；颜面神经痛多发生于成年以后，少见于儿童和青少年。

（二）头痛部位

尽可能弄清楚头痛的部位是单侧或双侧、前头或后头、局部或弥漫、表浅或深在。颅外病变其头痛多较局限及表浅，常在刺激点附近或神经分布区内；颅内病变其头痛多较弥散及深在。小脑幕以上病变的疼痛一般位于额、颞和顶区；小脑幕以下者一般位于耳后、枕、颈上部，也可放射至前额。半侧头痛是偏头痛、发作性偏侧头痛的特点。弥漫性全头痛常见于颅内感染、颅脑外伤、颅内高压、脑出血。枕颈部痛见于枕神经痛、颈源性头痛、蛛网膜下腔出血。半侧面痛见于三叉神经痛、带状疱疹后神经痛等。

（三）头痛性质

搏动性痛是偏头痛的特征，也是诊断偏头痛的标准之一；紧缩感、压迫感、钳夹样痛是紧张型头痛的特点；霹雳性头痛可见于蛛网膜下腔出血、颈动脉夹层动脉瘤；尖锐、电击样痛是颜面神经痛的特征。

（四）头痛程度

头痛程度大致分为轻、中、重度，但与疾病的轻重不一定呈正相关，一般以霹雳性头痛、脑膜刺激性头痛、偏头痛、三叉神经痛最剧。妨碍患者入睡或使患者痛醒的头痛，常有器质性疾病的基础。

（五）头痛发生的方式及经过

必须注意头痛是急性、亚急性抑或慢性发生。其过程为波动性、持续进展、周期发作抑或慢性复发性。急起尤其是第一次出现的剧烈头痛更需警惕，因其病因多属器质性。头痛呈周期性发作是偏头痛的特征；持续进展见于颅内占位性疾病；亚急性进展见于硬膜下血肿、脑脓肿；慢性头痛见于颅内占位性疾病、慢性紧张型头痛。

（六）头痛出现的时间与持续时间

某些头痛发生在特定的时间，如清晨、日间、入睡后、月经前或月经期间。丛集性头痛常在夜间入睡后发作；三叉神经痛多在日间发生；头痛的持续时间则有数秒、数分钟、数日、数月甚至数年不定。典型三叉神经痛和舌咽神经痛发作时疼痛往往持续数秒至几十秒；紧张型头痛则常经年累月，其间有波动性。

（七）加重、减轻或激发头痛的因素

咳嗽、打喷嚏、大笑、摇头、俯首以及弯身等动作可促使颅内高压性头痛、偏头痛、颅内感染性头痛、脑肿瘤等的头痛加剧（用力性头痛的特点）。偏头痛的诊断标准之一是"日常体力活动如走楼梯可加重头痛"；颅内低压性头痛可因卧床减轻或消失，而直立位则头痛出现或加重，也可因注射低渗溶液而减轻；高颅压头痛则需注射高渗溶液才能缓解；丛集性头痛取直立位可减轻；压迫颞动脉或颈总动脉可减轻由于颅外动脉扩张而引起的头痛。使用一些药物可产生头痛，但突然撤停某些长期服用的镇痛药物，可发生反跳性头痛。月经来潮、某些食物可触发偏头痛，丛集性头痛发作期间，酒精可以是一个触发因素，精神压力常常是偏头痛和紧张型头痛的触发因素。碰触患侧面部的扳机点可诱发典型的三叉神经痛，发作性偏侧头痛服用治疗量的吲哚美辛往往可完全预防发作。

（八）伴随症状与体征

特别注意患者有无发热、眩晕、恶心、呕吐、发作性或持续性视力减退、视野缺损、眼肌瘫痪、瞳孔改变、眼底改变、鼻腔、鼻窦、耳部、口腔、牙齿、咽喉症状、精神症状、意识障碍、脑膜刺激征、抽搐、肢体麻木或瘫痪、共济失调、血压等。如急性颅内感染性头痛时，发热与头痛同时发生或发热先于头痛出现；颅内高压症的头痛常伴有头晕或眩晕；发作性视力减退、视野缺损有先兆偏头痛的常见先兆。单侧眼及眼周痛伴有Ⅲ、Ⅳ、Ⅵ对脑神经瘫痪（完全或不完全）很有可能是托洛萨-亨特综合征，但如伴有眼球突出、发热则要考虑有否海绵窦血栓性静脉炎，偶尔也可见于海绵窦内的颈内动脉瘤扩张，压迫周围的Ⅲ、Ⅳ、Ⅵ对脑神经所致。头痛发作时伴有流泪、流涕、眼和/或该侧面部充血等，见于三叉神经自主神经性头痛。

对头痛的鉴别，首先要区分是原发性还是继发性。前者基本上是良性疾病，而后者主要是脑部结构损害所致。在发作性头痛中，如神经症状或体征在头痛之前，则很可能为原发性头痛；如神经症状或体征伴随头痛发生或持续存在，则极可能为继发性头痛。超过数周或数月的头痛并伴有局灶性神经症状或体征，肯定是继发性头痛。

47.1　原发性头痛

一、偏头痛

偏头痛（migraine）是一种反复或周期性发作，表现为单侧或双侧搏动性头痛的疾病。头痛持续数分钟至数日，常伴恶心、呕吐，可有或无先兆。偏头痛在 2010 年全球疾病流行谱排名第三，在所有会造成失能的疾病中排名第七。世界卫生组织将严重偏头痛与痴呆、四肢瘫痪和严重精神病一起定为最致残的慢性疾病，可见本病对人类所造成的巨大危害。此外，偏头痛还可以进一步导致其他损害。偏头痛是脑卒中的一项独立危险因素；偏头痛的反复发作还可导致脑白质病变、认知功能减退；偏头痛可与多种疾病共患，如癫痫、抑郁症及情感性精神障碍等。偏头痛多在青春期发病，好发年龄为 25~35 岁，男女患者比例为 1:4。

已知有许多因素可引起或加重偏头痛的急性发作。①食物与饮食习惯：包括奶酪、巧克力、亚硝酸盐、咖啡因、味精、坚果等；②气候和季节变化：偏头痛在春、夏季多发，尤其是湿热的气候条件；③精神心理因素：不良情绪、压力、疲劳等精神心理因素与头痛的发作关系密切且相互影响、互为因果；④吸烟与饮酒：吸烟（包括被动吸烟）可诱发 1%~61% 的患者发生头痛，饮酒（尤其是红酒）是头痛可能的主要诱发因素之一；⑤感官刺激：光线、噪声、气味可能诱使偏头痛发作；⑥药物作用：口服避孕药、硝酸甘油、西洛他唑、利舍平、肼苯达嗪、雷尼替丁、西地那非等可诱发偏头痛发作；⑦作息不规律：如误餐、睡眠不足、睡眠过多等可诱发偏头痛发作；⑧其他相关诱发因素：包括头部创伤、性生活、月经来潮、癫痫发作和从事强体力活动等。

在有先兆偏头痛的先兆症状之前或者同时，特征性皮质扩布抑制诱导皮质血管周围末梢和脑干感受伤害系统发生变化，激发了三叉神经血管系统，导致有先兆偏头痛的发生。既往认为，无先兆偏头痛发作时和间歇期均无皮层扩布性抑制时的血流变化，但近期也一些研究有不同观点。既往三叉神经血管反射学说被认为是偏头痛发病机制的主流学说，以 5- 羟色胺（5-hydroxytryptamine，5-HT）、降钙素基因相关肽（calcitonin gene-related peptide，CGRP）和 P 物质（substance P，SP）为代表的血管活性物质在偏头痛发病过程中发挥着至关重要的作用。近几十年，偏头痛疼痛环路、三叉神经血管反射系统、周围和三叉神经脊束核尾段、中枢间脑灰质和丘脑核团内的递质传递越来越受到重视。

三叉神经血管反射学说：Moskowitz 发现三叉神经血管系统或中枢神经内源性疼痛调节系统存在功能缺陷，分布于硬脑膜的三叉神经无髓 C 纤维受到刺激时，释放血管活性物质如 5-HT、CGRP、SP、神经激肽 A 等，产生神经源性炎症，使血管扩张、血浆成分外渗、肥大细胞脱颗粒和血小板激活，提出了三叉神经血管反射学说，是目前研究偏头痛发病机制的主流学说，它将神经、血管、递质三者相结合，主要涉及 3 种机制：供应脑膜的颅内脑外血管扩张、血管周围神经释放血管活性肽引起神经源性炎症以及中枢痛觉传导的抑制性降低。

其他与偏头痛发生有关的因素包括：① TXA2 和 PGI2 平衡障碍；②血小板功能异常；③内分泌改变：偏头痛最常始于青春期，多在更年期后渐减轻或消失，生育期的女性患者大约有 60% 在妊娠期偏头痛停止发作，分娩后可复发，提示偏头痛的发生与内分泌有关；④遗传因素：偏头痛一向被认为是多基因遗传病，近年发现家族性偏瘫性偏头痛（familial hemiplegic migraine，FHM）为单基因遗传病。

偏头痛的临床表现：偏头痛发作可分为前驱期、先兆期、头痛期和恢复期，但并非所有患者或所有发作均具有上述四期。同一患者可有不同类型的偏头痛发作。

1. 前驱期　头痛发作前，患者可有激惹、疲乏、活动少、食欲改变、反复打哈欠及颈部发硬等不适症状，但常被患者忽略，应仔细询问。

2. 先兆期　先兆指头痛发作之前出现的可逆的局灶性脑功能异常症状，可为视觉性、感觉性或语言性。视觉先兆最常见，典型的表现为闪光性暗点，如注视点附近出现"之"字形闪光，并逐渐向周边扩展，随后出现"锯齿形"暗点。有些患者可能仅有暗点，而无闪光。其次是感觉先兆，表现为以面部和上肢为主的针刺感、麻木感或蚁行感。先兆也可表现为言语障碍，但不常发生。不同先兆症状可以接连出现。先兆通常持续 5~30 分钟，不超过 60 分钟。有些患者可能有典型的先兆，但随后发生的头痛不完全符合偏头痛的特点，还有一些患者有典型先兆，但无头痛。这两种类型的先兆症状需与其他严重疾病鉴别（如短暂性脑缺血发作、颈动脉夹层、动静脉畸形、癫痫等），特别是 40 岁以上才开始出现的先兆发作；先兆以阴性症状为主，先兆持续时间很长或很短的患者。

3. **头痛期** 约 60% 的头痛发作以单侧为主,可左右交替发生,约 40% 为双侧头痛。头痛多位于颞部,也可位于前额、枕部或枕下部。偏头痛的头痛有一定的特征,程度多为中至重度,性质多样,但以搏动性最具特点。头痛常影响患者的生活和工作,行走、登楼、咳嗽或打喷嚏等简单活动均可加重头痛,故患者多喜卧床休息。偏头痛发作时,常伴有食欲下降,约 2/3 的患者伴有恶心,重者呕吐。头痛发作时尚可伴有感知觉增强,表现为对光线、声音和气味敏感,喜欢黑暗、安静的环境。其他较为少见的表现有头晕、直立性低血压、易怒、言语表达困难、记忆力下降、注意力不集中等。部分患者在发作期会出现由正常的非致痛性刺激所产生的痛觉超敏。

4. **恢复期** 头痛在持续 4~72 小时的发作后可自行缓解,但患者还可有疲乏、筋疲力尽、易怒、不安、注意力不集中、头皮触痛、欣快、抑郁或其他不适。

根据国际头痛协会 2018 年制定的"国际头痛分类第三版",将偏头痛分为 6 个亚型。

（一）无先兆偏头痛（migraine without aura）

无先兆偏头痛也称普通偏头痛,是临床最常见类型,约占偏头痛患者的 80%,鲜有家族史。无先兆偏头痛系指无明确先兆症状(如视觉先兆、感觉先兆和语言先兆)的发作性偏头痛,它是一种反复发作的头痛,典型特征见表 47-3。本型偏头痛在女性患者与月经关系密切。

表 47-3　无先兆偏头痛的诊断标准

A. 符合 B~D 项特征的头痛至少发作 5 次
B. 头痛发作(未经治疗或治疗无效)持续 4~72 小时
C. 至少有下列 4 项中的 2 项: 　(1)单侧性 　(2)搏动性 　(3)中或重度疼痛 　(4)日常活动(如走路或爬楼梯)会加重头痛或头痛时避免此类活动
D. 头痛过程中至少伴随下列 2 项中的 1 项 　(1)恶心和 / 或呕吐 　(2)畏光和畏声
E. 不能归因于其他疾病

（二）有先兆偏头痛

有先兆偏头痛旧称典型偏头痛,占全部偏头痛的 15%~18%,此型具有遗传特征,60%~80% 的病例在同一家庭的同代人或连续几代人中发生。先兆为短暂的局灶性神经症状,通常在 5~20 分钟内逐渐发生,持续不超过 60 分钟。头痛具备上述无先兆偏头痛的特征,常在先兆症状之后出现,也可与先兆同时发生。少数情况下后继的头痛没有偏头痛的特征,甚至完全没有头痛。有先兆偏头痛的诊断标准见表 47-4。

表 47-4　有先兆偏头痛的诊断标准

A. 至少有 2 次发作符合 B~D
B. 至少有 1 个可完全恢复的先兆症状 　(1)视觉 　(2)感觉 　(3)语音和 / 或语言 　(4)运动 　(5)脑干 　(6)视网膜
C. 至少符合下列 4 项中的 2 项 　(1)至少有 1 个先兆持续超过 5 分钟和 / 或 2 个或更多的症状连续发生 　(2)每个独立先兆症状持续 5~60 分钟 　(3)至少有 1 个先兆是单侧的 　(4)与先兆伴发或者在先兆出现 60 分钟内出现头痛
D. 不能归因于其他疾病,排除短暂性脑缺血发作

有先兆偏头痛共分 4 个亚型,其诊断主要根据先兆特征,需要有 2 次以上的先兆发作并排除继发性头痛的可能。

1. **典型有先兆偏头痛** 先兆主要是视觉、感觉或者言语症状,无运动症状,逐渐发展,持续时间不超过 60 分钟,阳性或者阴性症状混合存在并可完全恢复。典型有先兆偏头痛的诊断标准见表 47-5。典型先兆伴随头痛或者在 60 分钟内出现头痛(头痛可以符合或不符合偏头痛的特征)诊断为典型先兆伴头痛。有典型先兆,而无伴发的或随之而来的任何形式的头痛,诊断为典型先兆不伴头痛。对先兆及其他有类似表现的疾病(如短暂性脑缺血发作、癫痫)要慎重鉴别(表 47-6),特别是 40 岁以上才出现先兆,以阴性特征(如视野缺损)为主,或先兆时间延长或非常短,则应先排除其他病因。

表 47-5　典型有先兆偏头痛的诊断标准

A. 符合 B 和 C 特征的发作至少 2 次
B. 先兆包括视觉、感觉和语言症状,没有运动、脑干和视网膜症状,并可完全恢复
C. 至少满足下列 4 项中的 2 项 (1)至少有 1 个先兆症状持续超过 5 分钟,或者 2 个及 2 个以上的先兆症状相继出现 (2)每个先兆持续时间 5~60 分钟 (3)至少有 1 个先兆症状是单侧的 (4)与先兆伴随或者在先兆出现 60 分钟内出现头痛
D. 需要排除短暂性脑缺血发作,不能归因于其他疾病

表 47-6　局灶性发作性神经症状在
3 种疾病的鉴别诊断

临床表现	短暂性脑缺血发作（TIA）	癫痫	偏头痛先兆
起病	急起	急起	进行性
进展速度	无	快	慢
不同的症状	同时出现	连续出现	连续出现
视觉症状的类型	阴性	阳性，有色彩	阳性或阴性，无色彩
损害的结构	血管	皮层	皮层
持续时间	10~120 分钟	以分钟计	5~60 分钟

2. **有脑干先兆偏头痛**　曾用名：基底动脉型偏头痛、基底偏头痛、基底型偏头痛。本型先兆明显源自脑干，但不会发生肢体无力（表 47-7）。本型头痛好发于年轻成人，且有不少患者发作时与典型先兆偏头痛混合发作。

表 47-7　有脑干先兆偏头痛的诊断标准

A. 符合 B 和 D 标准的头痛至少发作 2 次

B. 先兆包括视觉、感觉或者言语 / 语言症状，完全缓解，无运动和视网膜症状

C. 至少存在下列脑干症状中的 2 项
(1) 构音障碍
(2) 眩晕
(3) 耳鸣
(4) 听力减退
(5) 复视
(6) 共济失调

D. 至少符合下列 4 项中的 2 项
(1) 至少 1 个先兆持续时间大于 5 分钟，或者 2 个以上的先兆相继发生
(2) 每个先兆持续时间 5~60 分钟
(3) 至少有 1 个先兆是单侧
(4) 与先兆伴发或者在先兆出现 60 分钟内出现头痛

E. 不能归因于其他疾病，除外 TIA

3. **偏瘫型偏头痛**　偏瘫型偏头痛（hemiplegic migraine）属于有先兆偏头痛，先兆症状包括肢体力弱。某些患者肢体力弱可以持续数周。诊断标准见表 47-8。若患者的一、二级亲属中至少有 1 人有类似发作，则诊断为家族性偏瘫性偏头痛（familial hemiplegic migraine，FHM）。特异性基因有：FHM1 基因突变在 19 号常染色体的 *CACNA1A*（钙通道）；FHM2 基因突变在 1 号常染色体的 *ATP1A2*（K/Na-ATP 酶）；FHM3 基因突变在 2 号常

染色体的 *SCN1A*（钠通道），也可能还有其他未鉴定的基因。FHM1 发作时可伴随有脑干先兆偏头痛的症状，而且 FHM1 发作时可能发生意识障碍（有时会昏迷）、发热、脑脊液白细胞增多。轻微的头部外伤可能诱发 FHM1。大约 50% 的家庭其成员在与偏头痛发作无关的情况下，产生慢性渐进性小脑性共济失调。一级或二级亲属中并无类似发作，则诊断为散发性偏瘫性偏头痛（sporadic hemiplegia migraine，SHM）。SHM 的诊断需有神经影像学检查及其他检查，以排除其他病因。

表 47-8　偏瘫型偏头痛的诊断标准

A. 符合 B 和 C 的头痛至少发作 2 次

B. 先兆包括以下 2 项：
(1) 完全可逆的肢体力弱
(2) 完全可逆的视觉、感觉和言语症状

C. 至少符合下列 4 项中的 2 项：
(1) 至少有 1 个先兆逐渐发生，时间超过 5 分钟；或者 2 个以上的先兆先后相续发生
(2) 每个先兆的持续时间是 5~60 分钟，运动症状持续小于 72 小时
(3) 至少有 1 个先兆是单侧的
(4) 与先兆伴随或者在先兆出现 60 分钟内出现头痛

D. 不能归因于其他疾病

4. **视网膜型偏头痛**（retinal migraine）　视网膜型偏头痛是反复发作的单眼视觉障碍，包括闪光、暗点或黑矇，并伴随偏头痛。诊断标准是：①至少有 2 次发作符合标准②和③；②单眼完全可逆性阳性和 / 或阴性视觉症状（如闪光、暗点或黑矇），在发作期间被临床视野检查证实和 / 或在适当指示下由患者描绘发作时的单眼视野缺陷来确定；③具有符合表 48-3 无先兆偏头痛的 B~D 标准的头痛，后者开始于视觉症状发生时或发作过后 60 分钟内产生；④发作间期眼科检查正常；⑤不能归因于其他疾病。诊断本型头痛应排除其他会引起暂时性单眼失明的原因（黑矇症），例如视神经病变或颈动脉夹层。

（三）慢性偏头痛

慢性偏头痛的定义是指在没有药物过度使用的情况下，至少 3 个月偏头痛发作每个月达到或超过 15 天；且符合偏头痛特点的头痛至少每个月 8 天，诊断标准见表 47-9。

（四）偏头痛并发症

偏头痛并发症包括下列几种情况：

1. **偏头痛持续状态**（status migrainosus）　逐渐变轻的偏头痛发作持续超过 72 小时（表 47-10）。

表 47-9　慢性偏头痛的诊断标准

A. 至少 3 个月符合 B 和 C 的头痛（紧张型头痛和 / 或偏头痛）每个月 ≥ 15 天

B. 至少有 5 次头痛发作符合无先兆偏头痛的诊断标准 B~D 或有先兆偏头痛 B 和 C

C. 至少 3 个月每个月有 ≥ 8 天头痛符合下列 2 项的任何 1 项

（1）无先兆偏头痛的 C 和 D

（2）有先兆偏头痛的 B 和 C

（3）患者所认为的偏头痛发作并可通过服用曲普坦或者麦角类缓解

D. 不能归因于其他疾病

表 47-10　偏头痛持续状态的诊断标准

A. 符合 B 和 C 的头痛

B. 符合无先兆偏头痛和有先兆偏头痛的诊断，除了持续时间和疼痛程度外，发作与既往的典型发作相似

C. 符合下列全部 2 项特点

（1）持续超过 72 小时

（2）疼痛或者相关症状逐渐减轻

D. 不能归因于其他疾病

2. **不伴脑梗死的持续性先兆**（persistent aura without infarction）　该病是指有先兆偏头痛患者在本次发作中除一种或更多先兆症状持续大于或等于 1 周外，其他情况和以前典型发作相同，神经影像学检查没有脑梗死的证据，不能归因于其他疾病。诊断时需与偏头痛性脑梗死鉴别，并排除那些以症状性先兆为主要表现的其他原因引起的脑梗死。那些发作时间 60 分钟~1 周且不符合有先兆偏头痛的可以诊断为很可能的有先兆偏头痛。

3. **偏头痛性脑梗死**（migrainous infarction）　偏头痛性脑梗死是指有先兆偏头痛患者在本次发作中除一种或更多先兆症状持续超过 60 分钟外，其他皆符合以前的典型发作，不同的是本次发作还出现神经影像学证实的与先兆症状相应的大脑区域脑梗死，不能归因于其他疾病。偏头痛患者发生缺血性脑卒中的可能情况有：偏头痛合并其他原因引发的脑梗死、其他原因的脑梗死而症状类似有先兆偏头痛、在典型有先兆偏头痛发作当中发生了脑梗死，只有最后一种才符合偏头痛性脑梗死的诊断。大量研究证实，偏头痛是缺血性卒中的危险因素。偏头痛，尤其是有先兆偏头痛和年龄 <45 岁的女性偏头痛会增加脑卒中的风险，而无先兆偏头痛与缺血性卒中之间并无相关。

4. **偏头痛先兆诱发的痫样发作**（Migraine aura-triggered seizure）　偏头痛和癫痫是脑部发作性疾病的典型例子，类似偏头痛的头痛常在癫痫发作后产生，有时则是偏头痛发作中或发作后发生痫样发作，这种现象称为偏癫痫（migralepsy）。在此亚型中，偏头痛发作符合有先兆偏头痛的诊断标准，痫样发作则符合癫痫发作诊断标准中的某一类型，并在有先兆偏头痛发作期间或发作后 1 小时以内发生。

（五）很可能的偏头痛

偏头痛样发作，仅有 1 项不符合以上各亚型偏头痛的诊断标准，且不能用其他头痛诊断解释。

（六）可能与偏头痛相关的周期综合征

本病曾用名儿童周期性综合征。这组疾病虽然儿童多见，但成人也有，包括下列 3 种类型。

1. **反复胃肠功能障碍**　至少有 5 次反复发作腹痛，或腹部不适，或恶心，或呕吐发作，但胃肠道、肝胆以及肾等检查正常，不能归因于其他疾病，包括以下 2 种类型。

（1）周期性呕吐综合征（cyclical vomiting syndrome）：是儿童期一种发作性自限性疾病，诊断标准是：①至少有 5 次发作符合标准②和③；②阵发性发作的严重恶心及呕吐，常有其固定的发作模式；③发作期间 1 小时内呕吐至少 4 次，持续 1 小时至 10 天，间隔大于 1 周；④两次发作间期症状完全缓解；⑤不能归因于其他疾病。

（2）腹型偏头痛（abdominal migraine）：是一种原因不明、主要发生于儿童的发作性疾病。诊断标准：①至少有 5 次发作符合标准②~④；②腹痛持续 2~72 小时（未经治疗或治疗失败）；③腹痛具备下列所有特征：位于腹部中线、脐周或难以定位，钝痛或疼痛性质难以描述，中至重度；④腹痛期间至少有下列 2 项发生：食欲缺乏、恶心、呕吐、面色苍白；⑤发作间期完全正常；⑥不能归因于其他疾病。此外，本型发作可伴随血管运动症状（面部潮红），大部分患儿日后会发展为偏头痛。

2. **良性阵发性眩晕**（benign paroxysmal vertigo）　本病特征是在健康儿童反复短暂性眩晕发作，眩晕可突然发生和迅速缓解，发作常伴随眼震、共济失调或呕吐，脑电图正常。有些发作会有单侧搏动性头痛。诊断标准：①至少有 5 次发作符合标准②；②无预兆多次严重眩晕发作，数分钟到数小时后自行缓解；③发作间期神经系统检查、听力和前庭功能正常；④不能归因于其他疾病。良性阵发性眩晕需与前庭性偏头痛鉴别。

3. **良性阵发性斜颈**　本病常见于婴儿和低龄儿童，多于 1 岁以内起病。表现为阵发性斜颈，可自行缓解，有每个月发作倾向。诊断标准：①儿童期反复发作，符合标准②和③；②头转向一侧，可伴或不伴旋转，数分钟至数日内自行缓解；③至少存在下列中的 1 项：苍白、易激惹、全身乏力、呕吐、共济失调；④发作间期无神经系统阳性

体征；⑤不能归因于其他疾病。须排除后颅窝或颅颈结合部疾病诱发的斜颈、胃食管反流、特发性斜颈性肌张力障碍和复杂部分性发作。

以下偏头痛发作的诊断名称目前临床上也很常用，但尚未获得广泛、正式的接受：

（一）月经性偏头痛

月经性偏头痛是一种与卵巢周期变化有关的特殊类型偏头痛，多为无先兆偏头痛，发作通常持续时间较长，可达 4~5 天，与月经持续时间相当。本病可分为单纯性月经性无先兆偏头痛（pure menstrual migraine without aura，PMM）和月经相关性无先兆偏头痛（menstrually related migraine without aura，MRM）。PMM 指无先兆的偏头痛只发生在月经期的第 1±2 日（月经第一日记为第 1 日，月经前一日记为第 –1 日，没有第 0 日），至少在 3 个月经周期中有 2 个周期发作头痛，且在一个周期的其他时间并无发作。MRM 指无先兆的偏头痛不仅发生在月经期的第 1±2 日，也发生在该月经周期的其他时间里。约 46% 的女性偏头痛是 MRM，14% 的女性偏头痛是 PMM。

（二）前庭性偏头痛（vestibular migraine，VM）

VM 是逐渐被人们了解的疾病，患者表现为发作性眩晕或不稳感，而这些患者在发病时或发病前同时具有偏头痛史。

诊断标准：有无先兆偏头痛或有先兆偏头痛的病史，至少有 5 次发作符合标准②和③；②中或重度的前庭症状，持续 5 分钟到 72 小时；③至少 50% 的发作中伴有至少 1 项偏头痛样症状；④不能归因于其他疾病。

前庭症状包括：①自发性眩晕：a. 内部眩晕（自身运动错觉）；b. 外部眩晕（视觉环境物体的旋转或漂浮错觉）；②位置性眩晕，头部位置改变后出现；③视觉诱发眩晕：视觉性眩晕是 VM 的另一主要特征，是身处移动变换的场景（商业区、电影院）中诱发产生的眩晕。同时伴发恶心和平衡失调，但并非 VM 发作的特异性症状；④头部运动引发的眩晕，在头部运动过程中出现；⑤头部运动诱发的头晕伴恶心（此处的头晕特征为空间定向的失常）。

头痛的部位和严重程度变换多样。眩晕发生往往在偏头痛发作期，但也可发生在偏头痛间期或前期。约半数患者从未在眩晕发作期出现过头痛症状。一些患者（48%）VM 发作期仅表现为偏头痛症状。畏光、畏声、恐嗅和视觉或其他先兆，是 VM 最常见的伴随症状，这些对于诊断极为重要，眩晕的患者出现偏头痛先兆更加证实诊断的确切性。无先兆的偏头痛患者较有先兆者，更容易发生 VM。一般患有 VM 的围绝经期女性仅表现为眩晕，而无偏头痛症状。

前庭性偏头痛易与其他原因导致的发作性眩晕症状相混淆。①良性发作性位置性眩晕（BPPV）：VM 的眩晕症状在头部保持一定位置时持续存在，而 BPPV 的眩晕仅持续数秒钟。②后循环缺血：VM 的重要鉴别点为发作时常有畏光或畏声等偏头痛伴随症状，而后循环缺血主要临床特点包括血压、血脂和 / 或血糖异常、血管超声有动脉粥样硬化以及突然起身眼前发黑或头晕等。③梅尼埃病：很多患者同时具有梅尼埃病和前庭性偏头痛的特征。偏头痛和梅尼埃病实际上属于同一症候群。偏头痛性头痛、畏光，甚至偏头痛的先兆症状在梅尼埃病中很常见。前庭性偏头痛发作时也可出现波动性的听力下降、搏动性耳鸣及耳压波动，但听力下降不会很严重。若症状符合梅尼埃病的诊断标准，尤其当听力下降得到听力检测的证实时，即使在前庭症状发作时出现偏头痛症状也应该被诊断为梅尼埃病。若患者确实存在两种不同发作类型，则诊断为共患两种疾病。④良性阵发性眩晕：良性阵发性眩晕是一种儿童期疾病，眩晕无征兆地发生并持续数分钟至数小时后自发缓解。发作间期，神经学查体、听力测定、前庭功能以及 EEG 检查均必须正常。发作中可出现偏头痛样头痛，但并不是必需标准。良性阵发性眩晕被认为是偏头痛的前驱症状之一，故偏头痛病史并不作为诊断的必要条件。前庭性偏头痛则可发生于任何年龄，儿童符合其诊断标准时也可以诊断。⑤脑干先兆偏头痛：尽管超过 60% 的脑干先兆偏头痛患者有眩晕症状，但至少要有除视觉、感觉或语言障碍先兆以外的两种脑干症状才可诊断脑干先兆偏头痛。

（三）儿童偏头痛

偏头痛是儿科头痛中常见病因之一，6~12 岁儿童偏头痛发病率为 2%~5%，青春期后渐增多，14 岁左右发病率达 10%。

儿童偏头痛与成人相比有其特征性：①多为无先兆偏头痛发作类型；②头痛发作持续时间相对较短，而发作相对较频繁，患儿中有不少发作时间在 1 小时以内，甚至半小时左右；③头痛搏动性特点不突出；④头痛位于双侧较单侧常见，位于双侧前额多见，少见于后枕部，若是后枕部头痛为主，则需进一步排除器质性病变；⑤畏光或畏声情况常见，胃肠道症状突出，伴有恶心、呕吐、腹痛者远较成人多；⑥约 20% 的患儿在头痛之前或头痛时，逐渐出现视觉先兆，表现为双眼经常可见到光点、色彩、亮点或光线，偶尔也可发生在单眼，持续时间通常不超过 30 分钟。

偏头痛的鉴别诊断：偏头痛首先要与颅内动脉瘤、动静脉畸形（arteriovenous malformation，AVM）鉴别，后两者的头痛性质类似偏头痛但有时并非搏动性，而是胀痛、牵拉痛或其他；不一定伴有恶心、呕吐；动脉瘤的疼痛偶尔伴有该侧动眼神经麻痹而出现复视，应注意与脑干先兆偏头痛区别；偶尔先兆延长的发作可见于脑膜血管瘤。动静脉畸形在频发头痛前常有癫痫发作。偏头痛因其单侧性特点易误诊为三叉神经痛，但两者的疼痛性质迥异，前者为搏动性痛，而后者为尖锐、电击样痛；发作时前者往往伴有恶心、呕吐、畏光或者畏声，后者则多伴有流泪、面肌抽搐。

二、紧张型头痛

紧张型头痛（tension-type headache，TTH）旧称紧张性头痛、肌收缩性头痛、心理源性头痛、心因性头痛、压力性头痛等，诊断标准见表 47-11。

表 47-11　紧张型头痛的诊断标准

A. 至少 10 次发作符合标准 B~E
平均每个月发作天数：<1 日（偶发性发作性紧张型发痛）、1~14 日（频发性发作性紧张型头痛）、>15 日（慢性紧张型头痛）

B. 头痛持续 30 分钟~7 日

C. 至少符合以下 2 条
(1) 性质为压迫感或紧缩感（非搏动性）
(2) 强度为轻~中度
(3) 双侧性
(4) 日常活动如步行、上下楼梯不加重疼痛

D. 满足以下全部 2 项
(1) 无恶心或呕吐（可有食欲缺乏）
(2) 通常无畏光和畏声，或仅出现其中之一

E. 不能归因于其他疾病

紧张型头痛是原发性头痛中最常见的一种，占慢性头痛的 40%。不同研究显示一般人群的终身患病率为 30%~78%。诱因包括口及腭部的功能异常、心理或社会应激、惊恐、抑郁、妄想、肌肉紧张、紧张型头痛治疗药物的过量使用以及其他器质性病变影响等。

紧张型头痛多在 20 岁左右起病，随年龄增长发病率增加，两性均可患病，女性多见。典型的紧张型头痛位于双侧颈枕部或全头部，呈压迫感、紧缩感，每次头痛发作持续数十分钟至数日，程度轻至中度，不随日常活动加重，因此不致导致日常生活障碍，这是和偏头痛在鉴别上的重要区别。除了慢性紧张型头痛可以伴有轻度恶心之外，一般无恶心、呕吐，但可有食欲缺乏。光或声音刺激有时是加重因素。

既往认为本型头痛主要是心因性所致，但近年不少研究提示本型头痛有其神经生物学基础，其发病有周围性以及中枢性机制的参与。本型头痛患者颅周肌筋膜组织压痛程度及肌筋膜触发点数目均明显增加，进而肌筋膜疼痛感受器敏化或周围激活促使疼痛敏感性增加。周

围性机制对于发作性紧张型头痛极其重要。敏感的颅周肌筋膜组织接收到延长的疼痛信息，致使节段性中枢敏化，包括高颈段脊髓后角/三叉神经核水平，然后继发上位脊髓神经元的敏化，促使发作性紧张型头痛慢性转化。其他的因素（如焦虑、抑郁）可进一步加重中枢敏化。

触诊检查颅周压痛增强：触痛肌肉部位的肌肉敏感性和硬度源于局部挛缩，需触诊检查颅周肌筋膜压痛程度和扳机点位置来发现痛源，在额肌、颞肌、咬肌、翼内肌、翼外肌、胸锁乳突肌、夹肌、斜方肌上用力压迫，每块肌肉的局部压痛评分（0~3 分）相加作为患者总压痛评分。

依其发作频率以及是否伴有颅周压痛分为以下几型：

（一）偶发性发作性紧张型头痛（infrequent episodic tension-type headache）

偶发性发作性紧张型头痛是指头痛平均每个月发作少于 1 日（每年少于 12 日），至少有 10 次以上发作。根据颅周压痛试验是否阳性，可以细分为"偶发性发作性紧张型头痛伴颅周压痛"和"偶发性发作性紧张型头痛不伴颅周压痛"。

（二）频发性发作性紧张型头痛（frequent episodic tension-type headache）

频发性发作性紧张型头痛是指头痛经常发作，平均每个月 ≥ 1 日，但 <14 日，已至少 3 个月（每年 ≥ 12 日，且 <180 日），至少有 10 次以上发作。根据颅周压痛试验是否阳性，可以细分为"频发性发作性紧张型头痛伴颅周压痛"和"频发性发作性紧张型头痛不伴颅周压痛"。此型头痛多伴无先兆偏头痛。

（三）慢性紧张型头痛（chronic tension-type headache）

慢性紧张型头痛由发作性紧张型头痛演变而来，每日或非常频繁地发作，平均每个月 ≥ 15 日（每年 ≥ 180 日），已至少 3 个月。根据颅周压痛试验是否阳性，可以细分为"慢性紧张型头痛伴颅周压痛"和"慢性紧张型头痛不伴颅周压痛"。此型头痛就医比例较高，有药物依赖倾向。

若头痛符合慢性紧张型头痛诊断标准，且明确地于第一次发作 24 小时内，头痛即每日发作且无缓解，则诊断为新发每日持续性头痛（new daily-persistent headache，NDPH），但如开始发作的情形不记得或不确定时，则诊断为慢性紧张型头痛。

三、三叉神经自主神经性头痛

三叉神经自主神经性头痛（trigeminal autonomic cephalalgia）是指同时有头痛的临床特征及明显的颅部副交感神经症状，不同于后述的三叉神经痛。实验及人体 FMRI 检查显示这些综合征会激活正常人体的三叉神经、

副神经反射,伴随继发性颅部交感神经功能异常。三叉神经自主神经性头痛包括丛集性头痛、发作性阵发性偏侧头痛、短暂单侧神经痛性头痛发作伴结膜充血及流泪等。

（一）丛集性头痛

丛集性头痛（cluster headache）是一种局限于单侧,以眶、颞、额等区为主的严重发作性疼痛,并伴有同侧的自主神经症状的原发性头痛,具有典型的周期性,在丛集期内头痛密集发作,因而得名。本病包括两种类型：发作性丛集性头痛（episodic cluster headache，ECH）和慢性丛集性头痛（chronic cluster headache，CCH）。ECH 有自限性发作周期,所谓丛集期一般持续 7 天 ~1 年,间歇期不少于 1 个月,通常为数月至数年。CCH 特点为至少 1 年内无间歇期或间歇期少于 1 个月,发作频率增加或对药物治疗不敏感。CCH 可由初次发作就持续无缓解,称为原发性慢性丛集性头痛；也可由 ECH 发展而来,称为继发性慢性丛集性头痛。最少见的是继发性发作性丛集性头痛,即由慢性发展为发作性。ECH 和 CCH 都会持续数年,两者可互相转化。ECH 的间歇期可能持续很多年,但患者直到老年才会停止复发。

至今仍缺乏对丛集性头痛发病机制统一的解释。任何假设都必须解释该疾患的 3 个基本特征：周期节律性、疼痛以及自主神经表现。有模型对丛集性头痛的发病机制进行总结,即在一易感时间,即"丛集期"内,丛集性头痛的发作由一个功能异常的下丘脑节拍器起步,来自中枢或周围的触发因素激活硬脑膜的三叉神经血管和脑副交感神经系统,在脑干和脊髓中下丘脑与泌涎核和副交感神经核、节前交感神经元有明确的功能联系,这些通路的激活导致海绵窦痛性血管的改变,继而颈动脉海绵窦段的交感神经丛参与进来,刺激泪腺和其他黏膜腺体的分泌功能。

丛集性头痛主要为男性多发,有报道男女比例约为 9：1,人群中患病率为 0.1%~0.4%。发病年龄多为 20~40 岁,儿童及 70 岁以上老年人很少见。郭述苏等于 1986 年对我国 26 个省、自治区进行丛集性头痛流行病学调查,显示患病率 6.8/100 000,男女比例为 6.2：1,总体认为,中国丛集性头痛患病率较低,CCH 患病率低于 ECH。

丛集性头痛发作的典型特征是突然发作而无任何先兆。10~15 分钟达高峰,一般持续 30~45 分钟。按国际头痛协会（IHS）诊断标准,可持续 15~180 分钟,发作频率不等,从 2 天发作 1 次至 1 天发作 8 次或更多。头痛通常局限在单侧,最常见的部位按发作频率高低依次为眼眶、眶后、颞部、眶上和眶下。对于大多数患者而言,疼痛先起自眼窝和附近区域,或起自三叉神经第一支分布区,随后扩展至同侧额部、颞部、耳周和鼻区,还可扩展至同侧肩部和颈部区域。丛集性头痛是最严重的头痛,患者常描述为钻痛或撕裂样疼痛、非搏动性烧灼样疼痛。

在任何丛集期,头痛始终发生在同一侧,甚至每年都在同侧,偶尔头痛位于对侧,左右两侧交替出现极少见。

发作的周期如同钟表一样规律,头痛可在每年同一季节发作。头痛常在每日的同一时间发作,有些患者头痛发作时间超级准确。头痛大部分发生在休息时,如在工作一天后回家的路上,许多患者在入睡大约 2 小时后的快速眼动（REM）睡眠期会痛醒,头痛也可发生在非快速眼动（NREM）期。睡眠呼吸暂停和氧饱和度下降可能诱发发作。有时每晚头痛发作 3~4 次,使患者无法睡眠,导致白天打盹,出现更严重的头痛发作。

头痛发作时可伴有一个或多个以下的伴随症状：结膜充血、流泪、鼻塞、流涕、前额和面部出汗、瞳孔缩小、眼睑下垂和眼睑水肿,还经常伴有面部发红或苍白、头皮和面部触痛、颈动脉压痛等症状,并且均为同侧发作。多数认为不会出现恶心、呕吐,但一个针对中国人丛集性头痛的调查发现：60% 患者有恶心,41.7% 的患者畏光,40.8% 的患者畏声。与有自主神经症状的患者相比,无自主神经症状的患者剧烈发作的次数少。在无自主神经症状的患者中,女性患者和慢性患者有更高的发作频率。

在丛集性头痛发作期,患者有烦躁感或易怒、行为怪异、咆哮、哭叫,甚至会自杀。多数患者会不停来回走动以缓解头痛；少数与偏头痛患者一样,喜欢在黑暗安静的环境中独处。许多患者会用手、冰袋或热毛巾压住眼睛或颞部。头痛发作后,患者常筋疲力尽。有的患者害怕入睡后再次头痛发作,宁愿彻夜不眠,当睡意最终无法克服时,会导致患者迅速进入 REM 期睡眠,入睡后数分钟头痛再次发作。

在丛集期,患者对某些物质特别敏感,如酒精和血管扩张药（硝酸甘油、组胺）,而在间歇期这些物质很少诱发头痛。与偏头痛不同,任何形式的酒精（包括啤酒、烈酒、葡萄酒等）都可诱发丛集性头痛。酒精也许仅作为血管扩张药发挥其作用,但目前尚不明确。与偏头痛不同,食物类型及对某种食物嗜好不会诱发丛集性头痛发作。丛集性头痛患者中吸烟的比例较高,一些患者戒烟后头痛得到缓解,但吸烟不像酒精那么敏感。近来又发现一种新的诱发因素——体温升高。由于环境、热水浴、中枢性发热、劳作、性交等,可在约 1 小时内诱发,有患者在夏季度假时出现了新的丛集期。一般建议患者保持室内温度凉爽,并尽量避免其他可能增加体温的因素,这样可明显降低丛集期的发作频率和严重程度。

丛集性头痛的诊断主要是临床诊断,其中头痛迅速加剧、夜间发作明显、每次头痛持续时间短等病史是诊断的重要依据,必要的神经影像学检查有助于排除颅内器质性病变。

丛集性头痛的诊断标准见表 47-12。

表 47-12 丛集性头痛的诊断标准

A. 至少 5 次发作符合标准 B~D

B. 重度和极重度的单侧眶、眶上和 / 或颞部疼痛,如不治疗疼痛持续 15~180 分钟 *

C. 头痛发作时至少符合下列 2 项中的 1 项:

  1. 至少伴随以下症状或体征中的 1 项

  (1)同侧结膜充血和 / 或流泪

  (2)同侧鼻充血和 / 或流涕

  (3)同侧眼睑水肿

  (4)同侧前额和面部出汗

  (5)同侧前额和面部发红

  (6)耳部胀感

  (7)同侧瞳孔缩小和 / 或上睑下垂

  2. 感觉躁动或不安

D. 丛集期内超过半数的时间,发作频率从隔日 1 次到每日 8 次 **

E. 不能归因于其他疾病

注:*. 丛集性头痛的病程中,部分(但不超过发作期的 1/2)可能会有头痛程度减轻,和 / 或持续时间的改变(缩短或延长);**. 丛集性头痛的发作间期(但不超过发作期的 1/2),可能会有发作频率的下降。

丛集性头痛的分类及诊断标准见表 47-13。

表 47-13 丛集性头痛的分类及诊断标准

ECH	CCH
1. 符合丛集性头痛诸标准	1. 符合丛集性头痛诸标准
2. 至少有 2 次丛集期持续(若不治疗)7d~1 年,间歇期至少 1 个月(丛集期往往为 2 周~3 个月)	2. 丛集期 ≥ 1 年,无间歇期或间歇期 <1 个月

按诊断标准,ECH 与 CCH 发作时临床表现相似,仅有缓解期起始与持续时间不同。但最近发现两者有一定临床差异:①与 ECH 相比,CCH 在两次发作间更多出现轻度持续性头痛;②ECH 疼痛部位主要为眶后及颞部,且头痛始终发生在同一侧,但 CCH 也可有上齿、颚部、面颊、耳、肩部疼痛及疼痛部位的左右换位;③ECH、CCH 最常见的自主神经症状均为流泪,但 CCH 鼻溢症状较少,而恐嗅症出现较多;④CCH 发作持续时间较 ECH 短。

丛集性头痛与常见原发性头痛的鉴别见表 47-14。

表 47-14 丛集性头痛与常见原发性头痛的鉴别

原发性头痛	偏头痛	紧张型头痛	丛集性头痛
家族史	多有	可有	多无
性别	女性远多于男性	女性多于男性	男性远多于女性
周期性	多无,部分女性与月经有关	多无	多有,有丛集发作期,期间发作频率为隔天 1 次到每日数次
持续时间	头痛持续 4~72 小时	不定	头痛持续 15~180 分钟
头痛部位	多单侧	多双侧	固定单侧眶部、眶上、颞部
头痛性质	搏动性	压迫、紧缩、钝痛	锐痛、钻痛、难以言表
头痛程度	中、重度	轻、中度	重度或极重度
活动加重头痛	多有	多无	多无
伴随症状	多有恶心、呕吐、畏光、畏声	多无,可伴食欲缺乏,对光线、声音可觉轻度不适	常躁动不安,同侧结膜充血和 / 或流泪、鼻塞和 / 或流涕、眼睑水肿、额面部出汗、瞳孔缩小及 / 或眼睑下垂

丛集性头痛与持续时间短暂的头痛的鉴别见表 47-15。

表 47-15　持续时间短暂的头痛的鉴别诊断

特征	丛集性头痛	CPH	EPH	SUNCT	特发性针刺样头痛	三叉神经痛
男：女	9：1	1：3	1：1	8：1	女＞男	女＞男
疼痛类型	钻痛	搏动性/钻痛	搏动性	刺痛	刺痛	钻痛
严重程度	非常严重	非常严重	非常严重	比较严重	严重	非常严重
部位	眶、颞单侧	眶、颞严格单侧	眶、颞严格单侧	眶、颞严格单侧	任何部位易于改变	上颌支/下颌支多为单侧
发作持续时间	15~180min	2~45min	1~30min	5~250s	＜1min	＜1min
发作频率	1~8 次/d	1~40 次/d	3~30 次/d	1 次/d~30 次/h	少~多次/日	少~多次/日
自主神经症状	+++	++	++	+++	−	−
酒精诱发	+	+	+	+	−	−
吲哚美辛疗效	±	+++	+++	−	+	−

注：CPH.慢性阵发性偏侧头痛；EPH.发作性阵发性偏侧头痛；SUNCT.短暂单侧神经痛样头痛发作伴结膜充血及流泪；特发性针刺样头痛：可与偏头痛、丛集性头痛、紧张型头痛及外伤后头痛伴发，也可以是一个独立的疾病；三叉神经痛：面部存在扳机点，刺激该处可引起剧烈疼痛。三叉神经痛患者不愿触摸面部，而丛集性头痛患者却宁愿按压面部以缓解疼痛。

（二）其他三叉神经自主神经性头痛

1. **阵发性偏侧头痛（paroxysmal hemicrania）**　其特征、伴随症状和体征均与丛集性头痛相似，但持续时间较短（2~30 分钟），且较频繁（在全部发作中，发作频率为每日 5 次以上者一半以上），头痛时至少伴随下列 1 项症状并位于同侧：①结膜充血和/或流泪；②鼻腔充血和/或流涕；③眼睑水肿；④前额及面部出汗；⑤前额和面部发红；⑥耳部胀满感；⑦瞳孔缩小和/或眼睑下垂。本病的特征之一是治疗量的吲哚美辛可完全预防发作。阵发性偏侧头痛可分为：①发作性阵发性偏侧头痛：至少有两次的发作持续时间为 7~365 天，其中间隔至少 1 个月的无痛缓解期；②慢性阵发性偏侧头痛：反复发作持续时间长于 1 年而无缓解期或缓解期小于 1 个月。

2. **短暂单侧神经痛性头痛发作伴结膜充血及流泪（short-lasting unilateral neuralgiform headache attack with conjunctival injection and tearing，SUNCT）**　本病在近年内已被确认，特征是短暂的单侧头痛发作，位于眼眶、上眼眶或颞部和/或其他三叉神经支配区域刺痛或搏动性疼痛，持续 5~250 秒，伴随同侧结膜充血及流泪，发作频率为 1 次/d~30 次/h。有文献指出，症状最类似 SUNCT 的颅内结构性疾患是位于颅后窝或侵犯脑垂体的病变，需注意鉴别。

四、其他原发性头痛

其他原发性头痛包括临床上几种异质性疾病，对其发病机制仍然了解很少。

（一）原发性咳嗽性头痛

原发性咳嗽性头痛（primary cough headache）曾称良性咳嗽性头痛、瓦尔萨尔瓦（Valsalva）动作性头痛。原发性咳嗽性头痛为突然发作，持续 1 秒至 2 小时，仅由咳嗽、用力和/或瓦尔萨尔瓦手法诱发和加重。原发性咳嗽性头痛一般是双侧受累，一部分患者在伴有咳嗽的呼吸道感染后发作。原发性咳嗽性头痛的发病与颅内压升高有关，疼痛的确切病因仍不清。咳嗽性头痛约 40% 是继发性的，大部分继发性咳嗽性头痛患者存在阿诺德-基亚里（Arnold-Chiari）畸形 Ⅰ 型。其他继发病因还有低颅压、颈动脉或椎基底动脉疾病、中颅窝或后颅窝病变、蛛网膜下腔出血、硬膜下血肿和可逆性脑血管收缩综合征。需经神经影像学检查排除结构性损害后方可考虑原发性咳嗽性头痛。吲哚美辛（50~200mg/d）对原发性咳嗽性头痛有效。

（二）原发性劳力性头痛

原发性劳力性头痛（primary exertional headache）又称良性劳力性头痛。原发性劳力性头痛由剧烈运动引起，只发生于运动期间或之后，持续 ＜48 小时，典型的为双侧搏动性疼痛，不能归因于其他疾病。目前报道的原因包括跑步、划船、打网球、游泳等运动。一种特定的运动对于某些人可以诱发头痛，而对其他人可无反应。原发性劳力性头痛在天气炎热时或高海拔地区尤其易发作。鉴别诊断：①运动可为某些偏头痛患者发作典型偏头痛的诱发因素,需注意鉴别;②原发性劳力性头痛常由持续的剧烈运动引起,不像原发性咳嗽性头痛可由一连串短暂用力触发(如瓦尔萨尔瓦动作);③当劳力性头痛第一次发生时,需注意排除症状性劳力性头痛,如蛛网膜下腔出血、动脉夹层和可逆性脑血管收缩综合征(RCVS)等。吲哚美辛对大部分原发性劳力性头痛的患者有效。

(三) 原发性性行为相关性头痛

原发性性行为相关性头痛(primary headache associated with sexual activity)是在没有任何颅内疾病的情况下,因性行为引起的头痛。本病可发生在任何性活跃的年龄,男女比例 1.2:1~3:1,仅发生于性活动中,大多不伴自主神经症状,2/3 为双侧,1/3 为单侧,枕部或全头占所有病例的 80%。通常在性兴奋增加时开始出现头部两侧钝痛,在性高潮之前或性高潮时突然变为剧烈、重度头痛持续 1 分钟到 24 小时和/或轻度头痛达到 72 小时。在极少数情况下,性活动能造成脑脊液漏,导致低脑脊液压力型头痛。对于首次出现的性行为相关性头痛,诊断时要谨慎,必须除外蛛网膜下腔出血、动脉夹层以及可逆性脑血管收缩综合征(RCVS)。与性行为相关的原发性头痛不伴随意识障碍、呕吐、视觉、感觉或运动症状,而症状性性头痛可能存在这些伴随症状。

(四) 原发性霹雳性头痛

原发性霹雳性头痛(primary thunderclap headache)为突发的头痛,不到 1 分钟便可达到最严重的程度,其剧烈犹如破裂的脑动脉瘤头痛,持续时间 ≥ 5 分钟。诊断该型头痛除了这些临床特点以外,还必须符合:①脑脊液和神经影像学检查均正常;②必须排除下列疾病:蛛网膜下腔出血、脑出血、脑静脉血栓形成、未破裂的血管畸形(多数为动脉瘤)、动脉夹层(颅内及颅外)、可逆性脑血管收缩综合征、垂体卒中、中枢神经系统血管炎、第三脑室囊肿、低颅压和急性鼻窦炎(尤其是气压性创伤所致者)等。

(五) 冷刺激性头痛

冷刺激性头痛是头部受外界寒冷刺激或摄入或吸入冷刺激物所致的头痛。去除冷刺激后 10 分钟(摄入或吸入冷刺激物)~30 分钟(外界冷刺激)内头痛缓解。

(六) 外部压力性头痛

外部压力性头痛是由颅周软组织持续受压或牵拉引起的头痛,是一种原发性头痛。压迫和牵拉的力量很轻微,为生理性刺激,不足以引起头皮损伤。解除压迫或牵拉后 1 小时内头痛消失。

(七) 原发性针刺样头痛

原发性针刺样头痛(primary stabbing headache)旧称冰锥痛、眼中钉综合征、一过性头部刺痛等。在不存在组织结构或脑神经器质性病变的情况下,出现头部自发性、短暂性的局部刺痛。70% 刺痛位于三叉神经支配范围以外。可以从一个部位移动到另一个部位,位于同侧和对侧头部。只有 1/3 的患者发作位置固定。持续最多数秒(80% 的刺痛持续 ≤ 3 秒),一日内出现 1 次至很多次不规则发作,少数患者可有伴随症状,但无头部自主神经症状。如连续发作 1 周以上且局限于同一部位时,应详细检查该处有无结构性病变。

(八) 圆形头痛

在不存在任何的结构损伤的情况下,发生于头皮的一个界限分明的、形状及大小固定的、直径 1~6cm 的局域性疼痛,持续时间差异很大,但通常是慢性的。头痛可位于头皮的任何部位,但以顶部常见。受累区域通常表现为感觉减退、感觉倒错、感觉异常、触摸痛和/或压痛。

(九) 睡眠性头痛

睡眠性头痛(hypnic headache)是一种只在睡眠中发生并使患者痛醒的头痛,为钝痛性质,多数双侧,通常为轻至中度,约 20% 的患者为重度,一般持续 15~180 分钟,至少具有下列两项特征:①每个月内发作天数 ≥ 10 天,持续 >3 个月;②醒来后持续 ≥ 15 分钟,可长达 4 小时;③首次发作在 50 岁之后。无自主神经系统症状,且恶心、畏光、畏声这三项症状中最多不超过一项。诊断该型头痛时应排除颅内结构性疾病,还须与三叉神经自主神经性头痛、睡眠呼吸暂停综合征、夜间高血压、低血糖和药物过量使用相鉴别。

(十) 新发每日持续性头痛

新发每日持续性头痛(new daily-persistent headache, NDPH),旧称新发慢性头痛(de novo chronic headache)、急性发作的慢性头痛(chronic headache with acute onset)。本型头痛的诊断标准是:①头痛持续大于 3 个月;②从开始发生或发生后的 24 小时内,头痛即每日发作且无缓解;③不能归因于其他疾病。此外,本型头痛可有两种亚型:一是自限型,患者在数月内在无治疗下自行缓解;另一为难治型,对各种治疗无效。此型患者能清楚回忆头痛发作的具体时间,否则就应考虑其他诊断。既往有头痛病史(偏头痛或紧张型头痛)的患者不能排除 NDPH,但 NDPH 发作前不应有头痛频率的增加。既往有头痛病史的患者如考虑此型头痛,应排除药物过量应用所致,除非患者头痛发作的起始时间点明确早于药物过度使用的时间,否则不能诊断 NDPH。

47.2 继发性头痛

当首次发生的头痛与另一种已知可以导致头痛的疾病在时间上密切相关，或符合有病因关系的其他标准时，即使头痛符合原发性头痛的特点，也应考虑新的头痛为缘于某种疾患的继发性头痛。

当以前存在的原发性头痛明显加重（通常指频率和/或严重程度增加 2 倍或以上），如果与有确切证据证明能引起头痛的另一疾病在时间上密切相关，原发性头痛和继发性头痛应同时诊断。

一、缘于头颈部创伤的头痛

头、颈或脑部外伤后常发生头痛，往往伴有其他症状如头晕、注意力难集中、神经质、人格改变和失眠，此症状群称为外伤后综合征（posttraumatic syndrome），头痛是其中最突出的症状。缘于头颈部外伤的头痛并无特异性的头痛特点，可出现多种类型的头痛。①紧张型头痛：约占外伤后头痛的 85%。头痛的分布范围多种多样，持续时间不同。通常描述为头部压痛、紧缩或钝痛；②偏头痛：反复发作的伴有或不伴有先兆的偏头痛亦可由轻微头部外伤引起；③枕神经痛：疼痛的性质可为钝痛、紧缩感、刺痛或跳痛，疼痛的范围为颈枕部或顶、颞、额或眶周或眶后。头痛持续时间从数分钟、数小时至数日不等，单侧或双侧同时出现；④丛集性头痛：丛集性头痛也可由轻微头部外伤引起，但很少见；⑤眶上和眶下神经痛：在闪电样、麻刺感、刺痛或烧灼痛的同时，常伴有受损神经分布范围的感觉减退或改变，以及出汗减少。疼痛可为发作性或持续性，钝痛或跳痛也可发生在损伤的周围。

因此，缘于头颈部外伤的头痛的诊断主要取决于头痛发作与头部外伤的时间关系是否密切。根据 ICHD-3 的诊断标准，所有亚型头痛的发生必须在外伤后 7 天内，或者在意识恢复的 7 天内，和/或恢复感知和描述疼痛能力的 7 天内。尽管有一小部分人的头痛在外伤较长一段时间后才发生，但目前尚未有足够的证据来改变这一标准。头痛在外伤后 3 个月内缓解或头痛虽未缓解，但距外伤不超过 3 个月为急性头痛；持续时间超过 3 个月为持续性头痛。

缘于头颈部创伤的头痛主要分类为：①缘于头部外伤的急性头痛；②缘于头部外伤的持续性头痛；③缘于挥鞭伤的急性头痛；④缘于挥鞭伤的持续性头痛；⑤缘于开

颅术的急性头痛；⑥缘于开颅术的持续性头痛。

上述的①②为缘于头部外伤的急性/持续性头痛，其诊断标准如下：

1. 符合下列至少 1 项的头部外伤为中重度头部外伤

（1）意识丧失超过 30 分钟。

（2）格拉斯哥昏迷（GCS）评分 <13 分。

（3）创伤后失忆持续时间 >24 小时。

（4）意识状态改变 >24 小时。

（5）创伤性脑损伤的影像学证据，如颅内出血和/或脑挫裂伤。

2. 头部外伤同时符合以下条件的为轻度头部外伤

（1）不伴标准 1 的任何一项。

（2）头部外伤后头痛立即发生，伴有以下任何或更多的症状和/或体征。

1）一过性意识模糊、失去定向力或意识障碍。

2）头部损伤前后的即刻记忆丧失。

3）2 个或更多的症状提示轻度创伤性脑损伤：恶心、呕吐、视觉障碍、头晕和/或眩晕、记忆和/或注意力损伤。

上述的③④为缘于挥鞭伤的急性/持续性头痛：挥鞭伤（whiplash）多见于交通事故，外力自背后或一侧经加速/减速机制，使能量转移至颈部而引起的损伤。临床表现主要是与颈部有关的症状和体征，还有颈部以外的症状，诸如躯体障碍、神经感觉障碍、行为和认知障碍、情感性疾病等。头痛在挥鞭伤后综合征中很常见。挥鞭伤后，约 80% 的患者主诉头痛，头痛常为紧张型头痛，并常与枕大神经痛相伴随。半头棘肌、头上斜肌、头夹肌、头直肌、颈夹肌、上斜肌、胸锁乳突肌、咬肌、颞肌及枕额肌等肌肉上的触发点受到刺激时，常产生头部疼痛。挥鞭伤后头痛无典型特征，颈部疼痛和/或头痛与挥鞭伤发生在时间上相关，头痛在挥鞭伤后 7 日内发生，不能归因于其他病因可诊断。

上述的⑤⑥为缘于开颅术的急性/持续性头痛。

头痛发生于下列任意情况的 7 天之内：①开颅术；②开颅术后意识恢复；③开颅术后停用对感知或者描述头痛能力有损害的药物。不能用其他病因解释可诊断。超过 2/3 开颅术后的患者会发生缘于开颅术的急性头痛。大多数在术后 3 个月内缓解,约 1/4 发展为持续性头痛。与其他部位相比,颅底手术后头痛更常见。痛感一般在手术部位最明显,但也可能更弥散,类似于紧张型头痛或偏头痛。

除了缘于开颅术的急性头痛外,开颅术后的急性头痛还有颈源性头痛(术中体位摆放引致的并发症)和手术继发的脑脊液漏、感染、脑积水以及颅内出血的头痛等原因,须注意排除。

二、缘于头颈部血管性疾病的头痛

头、颈部血管性疾病常伴有头痛。头痛的性质、起病形式和持续时间差别很大。在缺血性或出血性卒中,头痛会被局灶体征和 / 或意识障碍所掩盖,而在蛛网膜下腔出血,头痛常是最突出的症状。还有一些血管病可同时引起头痛和卒中,如动脉夹层、脑静脉系统血栓形成、巨细胞动脉炎和中枢神经系统血管炎等,头痛常是最初的预警症状。认识头痛和这些血管病的关系非常重要,可以对潜在的血管病做出正确诊断,尽早开始适当治疗,从而避免可能的灾难性后果。

在既往任何类型的原发性头痛患者身上,如头痛为突发的、尚不明确的新发头痛,要立即查找血管病因。

(一)缘于缺血性卒中或者短暂性脑缺血发作的头痛

缺血性卒中的头痛多见,但头痛往往因局部神经体征及 / 或意识障碍而被忽略,实际上头痛见于超过 1/3 的缺血性卒中患者,且发生在椎基底动脉供血区的卒中多于颈内动脉供血区卒中。头痛可为双侧或与卒中病灶同侧,如颈内动脉或大脑前动脉受累则头痛多在前额部;若基底动脉或椎动脉狭窄或闭塞则头痛常发生在枕部或头部双侧。缺血性卒中的头痛性质可为持续性跳痛,没有特异性,多属中等程度。头痛极少发生于腔隙性脑梗死,但急性动脉壁病变(如夹层或可逆性脑血管收缩综合征)的头痛却极为常见。这些动脉壁病变时,头痛可由动脉壁病变直接引起,并可早于缺血性卒中发生。

短暂性脑缺血发作(TIA)合并头痛:与有先兆偏头痛的鉴别较困难(见表 47-6)。究竟偏头痛是否为缺血性卒中的独立危险因素仍有争论,不过青年女性偏头痛患者如服用避孕药和吸烟,则肯定是缺血性卒中的独立危险因素。

(二)缘于非创伤性颅内出血的头痛

1. 脑出血的头痛　脑出血的头痛比缺血性卒中的头痛常见且更严重,偶尔表现为霹雳性头痛(thunderclap headache)。突然的、剧烈的头痛在 1 分钟内症状迅速达高峰并且无蛛网膜下腔出血证据,这种头痛被命名为霹雳性头痛。一部分病因为未破裂的动脉瘤、中枢神经系统良性血管病、中枢神经系统脉管炎、脑内出血、大脑静脉血栓形成、颈动脉或椎动脉夹层。

2. 蛛网膜下腔出血(subarachnoid haemorrhage,SAH)　头痛通常是最明显的症状,突然发作是一个关键性特征,可伴恶心、呕吐、意识障碍、后颈僵硬,偶有发热及心律不齐。也有少数轻型 SAH 仅表现为中度头痛或轻微的后枕痛和上颈痛而不伴任何其他相关征象,因而,任何一个患者突发剧烈头痛或霹雳性头痛,特别是接踵而来的颈后痛,都应考虑是否有 SAH。颅脑 CT 平扫在最初的 12 小时内其敏感性可达 98%(24 小时为 93%,7 天为 50%)。如果颅脑 CT 不能明确,则需行腰椎穿刺,如有血性脑脊液或脑脊液黄变可确诊 SAH。不建议 MRI 作为 SAH 早期诊断的首选,但当 CT 正常而 CSF 异常时,Flair 加权成像和梯度回波 T2 加权成像有助于明确诊断。1/4~1/2 的患者存在早期误诊,最常误诊为偏头痛。最常见的误诊原因是未进行合适的影像检查、检查结果误判、疑诊病例未行腰椎穿刺术,诊断延误经常会造成严重后果。

(三)缘于未破裂颅内血管畸形的头痛

未破裂颅内血管畸形(未发生出血)可引起继发性头痛。根据畸形的类型,头痛可为慢性病程,像原发性头痛一样反复发作,或呈急性自限性病程。未破裂血管畸形的头痛发生在下列情况。

1. 未破裂囊状脑动脉瘤的头痛　约 18% 未破裂脑动脉瘤患者有头痛,但头痛无特征性。数项回顾性研究表明,大约 50% 的患者在囊状动脉瘤发生破裂之前会出现预警性头痛。预警性头痛可位于任何部位,可单侧,也可双侧。其典型表现是突然起病,通常持续 1~2 天,但也可持续数分钟至数小时甚至 2 周不等。70% 的患者会出现伴随症状和体征:恶心和呕吐、颈部疼痛和僵硬、视物模糊或重影、运动或感觉障碍、疲乏、眩晕或短暂性意识丧失。如出现急性动眼神经麻痹、眶后疼痛和瞳孔扩大等症状,则提示后交通动脉或颈内动脉末端动脉瘤,这种情况属于神经科急症,表明动脉瘤即将破裂或进行性扩张。有研究提示,头痛由动脉瘤的突然扩张所致(前哨头痛)或由于尚未确诊的轻度蛛网膜下腔出血(警示性渗漏)所致,应积极进行全面检查,包括头颅影像、CSF 检查、血管造影(MRA 或 CTA)。

2. 动静脉畸形(arteriovenous malformation,AVM)的头痛　AVM 可以表现为各种类型的头痛,如丛集性头痛、慢性阵发性偏侧头痛以及短暂单侧神经痛样头痛发作伴结膜充血和流泪(SUNCT),但 AVM 的头痛不具有典型特征。AVM 的头痛 95% 总是发生于同侧(单侧固定性),某些统计显示在 AVM 女患者中,约有 58% 会有先兆头痛;然而另有大规模的 AVM 病例研究则显示,有先兆偏头痛的发生率比癫痫、出血、局灶体征的发生率少得多。MRA 尤其是 DSA 能确诊本病。

3. **硬脑膜动静脉瘘的头痛** 其表现形式可能为痛性搏动性耳鸣，伴有由于静脉回流减少或静脉窦血栓形成所致的颅内高压症状。颈内动脉海绵窦瘘可表现为痛性眼肌麻痹。神经影像学检查可证实有硬脑膜动静脉瘘。

（四）缘于血管炎的头痛

1. **巨细胞动脉炎（giant cell arteritis，GCA）的头痛** 本病旧称颞动脉炎、Horton 病。在所有动脉炎及结缔组织病的血管疾病中，巨细胞动脉炎是与头痛最明显相关的疾病，且与中枢神经系统血管炎、动脉夹层、大脑静脉血栓形成等常同时引发头痛和卒中，而且头痛常是一个最起始的警兆。巨细胞动脉炎是原发性颅脑动脉（大多数是颈外动脉的分支）的炎症，其特点：①60 岁以上患者新发生的持续性头痛；②头皮动脉肿胀并有压痛；③红细胞沉降率及 C 反应蛋白增高。若患者伴有风湿性多发肌痛症、下颌跛痛症（jaw claudication，下颌在口嚼时疼痛），更要考虑 GCA 的可能。如老年人最近反复发作并伴随头痛的一过性黑蒙（amaurosis fugax），提示极有可能是 GCA。本病视力丧失的发生率为 7%~60%，由于双侧前循环障碍所致缺血性视神经病变引起的失明是最主要的危险，从一眼失明到另一眼失明的间隔通常小于 1 周，这种情况可通过立即给予类固醇来预防。另外，本病还会发生脑部缺血或痴呆的危险。本病可借动脉活检证实诊断，有时颞动脉某些区域不被侵犯（跳跃式损害），需有连续切片检查方能发现病变。颞动脉超声多普勒检查可以看到动脉壁增厚。本病经高剂量类固醇治疗后，头痛在 3 日内缓解或明显改善。

2. **中枢神经系统血管炎（原发性或继发性）的头痛** 虽然头痛是中枢神经系统血管炎的主要症状，50%~80% 的患者有之，但头痛无特征性，几乎不具有诊断价值。除非合并有局部神经缺损、癫痫、认知功能改变、意识障碍等，确诊本病需靠病理活检。治疗效果远不如缘于巨细胞性动脉炎的头痛的戏剧性治疗效果。

（五）缘于颈段颈动脉或椎动脉疾病的头痛

颈动脉和椎动脉夹层动脉瘤的头痛伴或不伴颈痛可以是颈动脉夹层的唯一临床表现。头痛是夹层常见的症状（占 55%~100%），并且是最常见的首发症状（占 33%~88%）。缘于颈动脉夹层的头、面、颈痛的疼痛通常是单侧的（与夹层动脉同侧）、重度的、持续性的（平均持续 4 天）。然而，头痛没有特征性，很容易误诊。颈部动脉夹层可能伴发颅内动脉夹层。约 60% 颈内动脉颅外段夹层动脉瘤患者有局灶性脑缺血症状，可出现于头痛后 4 周内，也可出现于头痛前。颈内动脉颅内段夹层动脉瘤的典型表现为同侧严重头痛和重度脑卒中，20% 发

生蛛网膜下腔出血。椎动脉夹层动脉瘤最常见的症状为头痛和颈痛（88%），后出现椎基底动脉分布区的脑卒中或短暂性脑缺血发作，尤其是在几小时到 2 周内发生的延髓背外侧综合征。其他伴随症状如痛性的霍纳综合征、突发痛性耳鸣、痛性第Ⅻ脑神经麻痹高度提示颈部动脉夹层。诊断依赖于头颈部核磁共振的脂肪抑制成像、多普勒超声扫描、MRA 和/或 CTA，必要时需行血管造影术。诊断通常需要数项检查互相印证，因为这其中任何一项检查均可能是正常的。

（六）缘于大脑静脉血栓形成的头痛

头痛可以说是大脑静脉血栓形成（cerebral venous thrombosis，CVT）最常见的症状（占 80%~90%），也是最常见的起始症状，但头痛无特征性，最常见的是整个头部渐进性的严重疼痛。头痛可以是单侧突然发生，90% 以上的病例其头痛是伴随颅内高压症状及/或局部症候（神经缺损或癫痫）和/或颅内高压、亚急性脑病、海绵窦综合征的相关体征。只有不到 10% 的病例是以头痛为唯一症状。偶尔 CVT 的头痛类似偏头痛、原发性霹雳性头痛、低脑脊液压力头痛、缘于非创伤性蛛网膜下腔出血的头痛（CVT 可致 SAH）等，需鉴别之。因为缘于 CVT 的头痛缺乏特异性，所以任何新发的持续性头痛均应提高警惕，特别是存在潜在的高凝状态时。诊断及鉴别诊断的根据是神经影像学检查（MRI+MRA 或 CT+CTA）的结果，对疑诊病例可行血管造影。应尽早治疗，包括病因治疗、对症治疗以及至少 6 个月的抗凝治疗。

（七）缘于其他颅内动脉疾病的头痛

1. **缘于可逆性脑血管收缩综合征（RCVS）的头痛** 可逆性脑血管收缩综合征的临床特点为严重的弥漫性头痛、霹雳样头痛，类似于动脉瘤破裂蛛网膜下腔出血（SAH）。RCVS 是数日或数周内复发性霹雳样头痛最常见原因。头痛可以是 RCVS 的唯一症状，但有时也会伴有发作性局灶神经功能缺损，偶有癫痫发作。

RCVS 的典型血管造影可见节段性动脉收缩和舒张（"串珠样"外观），但在临床发病 1 周内，MR、CT，甚至血管造影可恢复正常。30%~80% 的病例脑 MRI 可有多种异常表现，包括颅内出血、脑梗死和/或"可逆性后部脑病综合征"相关脑水肿。

超过一半的 RCVS 是继发性的，主要继发于产后和/或接触血管活性药物（违禁药物、α 拟交感药和血清素能药物）后。该病有自限性，在 1~3 个月内头痛缓解、动脉异常消失，故称"可逆"。

2. **缘于颅内动脉夹层的头痛** 头痛由颅内动脉夹层引起。头痛多数是单侧的，与夹层血管同侧，且常突然（甚至霹雳样）发作。头痛可以是唯一症状或为先于卒中

（大多数为出血性）的预警症状。动脉夹层可累及任何颅内动脉，并且可诱发缺血性梗死、压迫邻近组织或颅内出血（蛛网膜下腔或脑实质）。

（八）缘于遗传性血管病的头痛

1. 伴皮质下梗死和脑白质病的常染色体显性遗传性脑动脉病（cerebral autosomal dominant arteriopathy with subcortical infarcts and leukoencephalopathy，CADASIL）**的头痛** 这是一种非动脉硬化性、非淀粉样血管病的脑小血管病，呈常染色体显性遗传（有部分散发病例），以中青年起病、反复发作皮质下小梗死、情绪障碍、皮质下痴呆为特征，1/3 患者可出现有先兆偏头痛发作，但先兆延时或发作频率超常。先兆偏头痛也常是这类疾病最早出现的症状，出现的平均年龄是 30 岁，大约在缺血性卒中发作前 15 年、死亡前 20~30 年出现。本病的头部 MRI T2WI 上有典型的白质改变。诊断除了上述特征以外，主要根据检出 NOTCH-3 基因片段和 / 或皮肤活检发现嗜锇颗粒证实。

2. 线粒体脑肌病伴高乳酸血症和卒中样发作（mitochondrial encephalomyopathy with lactic acidosis and stroke like episodes，MELAS）**的头痛** MELAS 综合征包括线粒体肌病、脑病、乳酸性酸中毒和卒中样发作，是一种遗传异质性线粒体疾病，表现为中枢神经系统受累征象（癫痫、偏瘫、偏盲、皮质盲、感音性耳聋和 / 或发作性呕吐）、反复的偏头痛样头痛发作，或头痛作为卒中样发作的主要症状。急性头痛先于局灶性神经功能缺损和 / 或癫痫发作出现，主要表现是有先兆以及无先兆偏头痛发作。

（九）缘于垂体卒中的头痛

头痛由垂体卒中引起，特征是突然（甚至霹雳样）发生的眼窝后、额部或整个头部重度疼痛，至少伴有下列一项症状：恶心及呕吐、发热、意识程度下降、垂体功能低下、低血压、眼肌麻痹或视力障碍。大多数情况下头痛作为首发症状，是因出血和 / 或梗死而使无功能的垂体巨腺瘤快速增大所致，它也是非动脉瘤性蛛网膜下腔出血的病因之一。MRI 比 CT 扫描对于检测蝶鞍内病变更敏感。

三、缘于颅内非血管性疾病的头痛

（一）缘于脑脊液压力增高的头痛

颅内压增高所产生的头痛主要是由于颅内的肿物、异物、血液、炎性或其他分泌物对颅内痛敏结构（尤其是血管）的刺激、牵引、压迫或移位所致。急性颅内压增高往往引起剧烈头痛，慢性颅内压增高则因患者有代偿性，头痛较轻。高颅压性头痛多属弥漫性、深在性、持续性，呈胀痛、钻痛、牵拉痛而非搏动性痛。晨起较重，这是由

于睡眠后颅内压增高之故。凡能促使颅内压增高的动作如咳嗽、摇头、俯首、用力排便等均可加剧头痛。常伴呕吐、头晕、眩晕、耳鸣、复视、视盘水肿、第 VI 对脑神经麻痹、反应迟钝等颅内压增高症状。由头部外伤、血管性疾病或颅内感染所致的颅高压引起的头痛归类到相应病因所致头痛，以下是其他病因引起的颅高压头痛。

1. 特发性颅内高压性头痛（idiopathic intracranial hypertension，IIH） 旧称良性颅内高压症（benign intracranial hypertension）、假性脑瘤、脑膜水肿、浆液性脑膜炎。

IIH 头痛符合下列标准：①意识清楚的患者，神经系统检查正常，或出现下列任何异常：视盘水肿、盲点扩大、视野缺损（未治疗则恶化）、第 VI 对脑神经麻痹；②脑脊液压力增高（在没有使用镇静药物的情况下，行侧卧位腰椎穿刺或硬脑膜外或脑室内的压力监测所测得的压力。有些患者，尤其是儿童，颅内压即使高达 280mmH$_2$O 仍是正常的，但对绝大多数人而言，颅内压超过 280mmH$_2$O 应考虑中枢神经系统压力升高）；③脑脊液细胞及化学检查正常（低蛋白可接受）；④已排除颅内疾病，无代谢、中毒或激素原因导致的颅内高压；⑤头痛的发生和颅内压增高在时间上密切相关，颅内压力降低则头痛减轻。

特发性颅内压增高（IIH）最常见于青年肥胖女性。IIH 患者绝大部分有视盘水肿，偶可见视盘正常者。下列症状或体征在本病多见：肥胖女性（93%）、恶心（57%）、呕吐（30%）、眼眶痛（43%）、短暂视物模糊（71%）、复视（38%）、视力丧失（31%）。此外，尚有瞬间视矇、耳鸣、颅内杂音等。IIH 可有以下神经影像学表现：空蝶鞍、眼周蛛网膜下腔扩张、巩膜后扁平化、视盘突入玻璃体和大脑横窦狭窄。

2. 缘于代谢、中毒或激素的颅高压引起的头痛包括急性肝功能衰竭、肾衰竭、高碳酸血症、急性高血压危象、瑞氏肝脑综合征、脑静脉窦血栓形成、右心衰、儿童期的甲状腺激素替代疗法、维生素 A 中毒、糖皮质激素撤退等，系统性疾病好转后头痛缓解，但去除诱因并不一定能使颅内高压恢复到正常，常需要对症治疗减轻头痛和其他症状，防止颅高压所致的视力丧失。

3. 缘于脑积水所致颅内压增高的头痛 正常压力脑积水一般不会引起头痛或只有轻度头部隐痛。脑脊液压力增高的脑积水引起的头痛，视脑积水发生的急缓可有不同表现，并伴有其他临床症状和 / 或体征。脑积水好转后，头痛缓解。

（二）缘于脑脊液压力减低的头痛

低颅压头痛主要表现为直立位后出现头痛（无论原发还是继发），常伴随颈部疼痛、耳鸣、听力改变、畏光和 / 或呕吐，脑脊液压力低于 60mmH$_2$O 和 / 或脑脊液漏的影

像学证据。头痛的发生和低颅压或脑脊液漏在时间上密切相关，不能归因于其他疾病。若脑脊液压力恢复正常或脑脊液漏口被封堵，上述症状缓解。

1. 腰椎穿刺术或硬脊膜穿刺术后头痛 低颅压综合征是腰穿后最常见的一种反应，一般在10~12小时后发生，最常发生于腰穿后第2、3天，最晚可在腰穿或硬脑膜穿刺后5天内发生，一般持续3~5天，最长可在2周内自发缓解。腰穿术或硬脊膜穿刺术后头痛的独立危险因素包括：女性、年龄31~50岁、既往有硬脊膜穿刺术后头痛的病史、穿刺时穿刺针斜面垂直于脊柱长轴。

2. 脑脊液漏头痛 符合低颅压头痛的诊断标准，进行过手术，或发生过外伤，且这种手术和外伤都可以引起持续性脑脊液渗漏，MRI、脊膜造影术、CT脊髓造影术或放射性核素脑池造影术证实存在脑脊液漏，不能归因于其他疾病。

3. 自发性低颅压头痛 符合低颅压头痛的诊断标准；MRI有脑脊液低压的证据（如硬脑膜对比增强），脊髓造影、CT造影或脑池造影证实有脑脊液渗漏；无硬脑膜穿刺或导致脑脊液漏病因的病史；不能归因于其他疾病。

自发性低颅压头痛在直立体位后迅速发生头痛，平躺后头痛迅速缓解（1分钟内），也可能姿势改变后出现延迟反应，即在直立位后数分钟或数小时头痛加重，在平躺后数分钟甚至数小时后头痛减轻，但不一定完全缓解。这与硬脊膜穿刺术后头痛不同，后者在直立位后即刻发生头痛。

虽然硬膜外自体血贴（EBP）对脑脊液漏非常有效，但单次修补效果不一定持久，有时需要2次或以上的修补，甚至需要外科手术干预。对于一些没有明显原因的典型的直立性头痛，在排除体位性心动过速综合征外，可以结合临床进行腰部硬膜外自体血贴。

自发性低颅压头痛有些是由于低脑脊液容量所致，有些可追问到颅内压轻微升高（如剧烈咳嗽或性活动）的病史，可能是脑脊液漏所引起。自发性低颅压性头痛患者其脑脊液可有红细胞或蛋白增多，前者的原因可能是脉络膜丛停止分泌脑脊液而脑和脑膜充血，因而红细胞渗出。也有认为在正常情况下，颅内压与蛛网膜下腔内静脉压大致相等，颅内低压时静脉压相对高于颅内压，可引起血液进入蛛网膜下腔。

（三）缘于颅内非感染性炎性疾病的头痛

出现在非感染性炎性疾病中的头痛常伴有脑脊液淋巴细胞数增多，细胞数增多在炎症控制后可降低。

1. 缘于神经系统结节病的头痛 神经系统结节病引起的头痛的发生机制，与无菌性脑膜炎、脑神经受累、头颅MRI显示的颅内占位性病变、脑室旁炎症性局灶性病变和/或脑或脊髓MRI显示的均匀增强的占位性病灶相关，并且该病灶经活检证实为非干酪样肉芽肿。

2. 缘于无菌性（非感染性）脑膜炎的头痛 头痛由无菌性脑膜炎引起，可伴其他症状和体征（脑膜刺激征）。头痛在脑膜炎缓解后消失。患者的脑脊液检查显示淋巴细胞增多、轻度蛋白升高、糖正常，同时无感染性病原微生物的证据。无菌性脑膜炎可以在接触特定药物后发生，包括鞘内注射或雾化吸入NSAID、免疫球蛋白、青霉素、甲氧苄胺嘧啶等。

3. 缘于其他非感染性炎性疾病的头痛 头痛由多种自身免疫性疾病引起，伴随相应的其他症状和体征。头痛在自身免疫性疾病的成功治疗后缓解。头痛可伴发急性炎性脱髓鞘性脑脊髓炎、系统性红斑狼疮、白塞综合征以及其他自身免疫性疾病，但头痛通常并非这些疾病的常见表现或主要症状。

4. 缘于淋巴细胞性垂体炎的头痛 头痛由淋巴细胞性垂体炎引起，可在淋巴细胞性垂体炎治疗成功后缓解。淋巴细胞性垂体炎常有垂体增大，头颅MRI检查可见均匀强化，超过50%的病例中伴有高泌乳素血症，约20%病例中有垂体细胞基质蛋白自身抗体阳性。此病常发生在妊娠末期或者产后，但亦可发生在男性。

5. 伴脑脊液淋巴细胞增多的短暂性头痛和神经功能缺损综合征（syndrome of transient headache and neurological deficits with cerebrospinal fluid lymphocytosis，HaNDL） 或称为短暂头痛及神经缺损综合征并脑脊液淋巴细胞增生症（HaNDL），旧称伴脑脊液细胞数增多的头痛；伴淋巴细胞增多的假性偏头痛。本症的诊断标准：①发作性中至重度偏头痛样头痛，持续>4小时才完全缓解，且符合标准③及④；②脑脊液白细胞增多以淋巴细胞为主（WBC>15×10⁶/L），神经影像学、脑脊液培养及其他病原学检验均正常；③发作性头痛伴随或略早出现的短暂性神经学缺损，且头痛发生与脑脊液白细胞增生有密切的时间点的关联；④不能归因于其他疾病。

HaNDL综合征首先由Bartleson等提出，其表现为1~12次的头痛伴神经缺损发作，神经缺损可影响大脑半球、脑干和/或小脑，最常见的是感觉症状（78%），其次为失语（66%）、运动缺损（56%），视觉症状较少见（18%）。患者在发作间期无不适。脑脊液检查除淋巴细胞增生可达（10~760）×10⁶/L外，总蛋白增高（1.2~2.5g/L）见于90%的病例，脑脊液起始压力在100~400mmH₂O者见于半数以上的病例。发作间期的常规CT和MRI扫描（有或无注射造影剂）以及血管影像几乎都是正常的。发作期的头颅影像学可能显示脑灌注延迟，脑动脉狭窄。微生物学检查也都正常，EEG及SPE-CT检查可能显现与局部神经缺损相符的局部异常区域。疾病多在3个月内自发缓解。

至少1/4病例中有病毒感染的前驱症状，也有报道患者中存在对电压门控钙离子通道 *CACNA1H* 的 T 型亚单位抗体,这提示 HaNDL 存在自身免疫性的发病机制。大部分 HaNDL 综合征的患者无偏头痛的病史。临床医师须注意鉴别有类似临床症状的诊断,包括家族性偏瘫型偏头痛、神经莱姆疏螺旋体病、神经梅毒、神经型布氏杆菌病、支原体感染、肉芽肿病、瘤型蛛网膜炎、脑炎及中枢神经系统血管炎等。

(四)缘于颅内肿瘤病变的头痛

1. 缘于颅内肿瘤的头痛 头痛呈渐进性、局灶性,晨起较严重,咳嗽或身体前屈会加剧头痛。头痛的原因是肿瘤本身或肿瘤引起的脑移位(如颅内压增高)对颅内痛敏结构(主要是大动脉、静脉、静脉窦、神经、软脑膜)产生牵拉、压迫或刺激所致。头痛出现的迟早和轻重则因肿瘤的位置、对周围组织的侵犯、肿瘤生长的速度、肿瘤的病理性质、颅内压增高的程度以及患者的年龄、对疼痛耐受性的大小等综合因素决定,而以颅后窝肿瘤的头痛最常见、也最早出现。至于头痛部位,一般而言,在颅内压明显增高之前,约 1/3 的脑肿瘤其头痛部位与肿瘤所在的位置相符,这有助于病灶的定位:幕上肿瘤的头痛多位于前额;幕下肿瘤的头痛多位于枕部,并可出现颈肌痉挛;大脑半球肿瘤(颅内压没有明显增高前)的头痛常位于病灶侧。当颅内压明显增高后,头痛的部位可能失去其定位意义。幕上生长缓慢的肿瘤可有局限性叩击痛,幕下肿瘤常伴有头晕和强迫头位。据统计,头痛的性质 25% 为跳痛,75% 为钝痛。头痛的强度 40% 为重度,40% 为中度,20% 为轻度。约 85% 的病例其头痛呈间歇性,15% 恒定。当患者出现下列几种头痛时,也要考虑有否颅内肿瘤的可能:①头痛使患者早醒或夜间痛醒,大约 10% 的颅内肿瘤患者具有此种头痛。②反复发作性头痛,头痛突然发生,患者取一定头位或迅速移动头部可诱发,持续数秒至 1~2 小时消失,伴有短暂意识水平下降甚至丧失、呕吐、一过性黑矇或伴有倾倒发作(drop attack)者,提示可能有第三脑室胶样囊肿。绝大多数的第三脑室胶样囊肿没有症状,是被偶然发现的。但他们的位置若紧邻 Monro 孔,有时可导致突发性梗阻性脑积水,从而引起霹雳样头痛发作以及短暂意识水平改变。这些高度特异性的表现提示致命性危险。这种头痛也偶见于侧脑室、大脑半球和小脑肿瘤、颅咽管瘤、松果体瘤等。③用力性头痛是由于用力、大笑、咳嗽、打喷嚏、弯腰等所诱发的一过性头痛,其中大部分见于良性自限性疾病,小部分是由于颅内肿瘤、尤其是颅后窝肿瘤引起。颅内肿瘤的头痛约 50% 伴随恶心与呕吐,40% 出现颅内压增高。转移性脑肿瘤通常伴有剧烈头痛,但有些老年患者的头痛并不剧烈而表现为较明显的呆滞、迟钝,易被误诊为缺血性脑血管病。

2. 缘于下丘脑或垂体分泌过多或者不足的头痛 头痛是由于垂体腺瘤和下丘脑、垂体分泌过多或不足所致,经常伴发体温调节异常、情绪异常和 / 或口渴感或食欲改变。病因去除后头痛好转。

垂体腺瘤患者的头痛发生率为 33%~72%。头痛可为间歇性或持续性,常为双侧性且多见于头的前半部。垂体肿瘤引起的头痛可以和良性疾病引起的头痛相似。垂体巨腺瘤可表现为三叉神经痛、伴有结膜充血和流泪的短暂的单侧神经样头痛发作(SUNCT)、持续性偏侧颅痛、丛集样头痛和雷德综合征。可伴有视野缺损和 / 或内分泌功能改变。

3. 缘于癌性脑膜炎的头痛 软脑膜转移癌的症状和体征包括脑实质受累症状 50%(头痛、意识状态改变、癫痫发作、恶心和呕吐),脑神经功能障碍 56%(最常受累的脑神经是第 Ⅲ、Ⅳ 和 Ⅵ 对脑神经,其次是第 Ⅶ、Ⅷ、Ⅱ 对脑神经),脊髓受累 82%(脊神经根、脊髓和脊膜疾病的症状和体征,包括颈背部疼痛),头痛 33%~62%,常不剧烈。癌性脑膜炎的头痛表现为弥漫性或局部性,头痛随病程进展而发生及 / 或恶化,经多次脑脊液检查及 / 或 MRI 硬脑膜对比增强证实有癌性脑膜炎。

(五)缘于鞘内注射的头痛

头痛在直立位和卧位均可发生,常在鞘内注射后 4 天内发生,14 天内缓解。若头痛持续超过 14 天,应考虑其他诊断,如脑脊液瘘的头痛、脑膜炎或软脑膜疾病等。

(六)缘于癫痫发作的头痛

偏头痛与癫痫的关联是复杂和双向的,可能有一些遗传及 / 或环境的危险因子使这两类疾病的神经兴奋性增加或使发作阈值降低。若两者同时并存且两者均不是对方的危险因素,则头痛根据偏头痛的亚型进行分类;若偏头痛与某些形式的癫痫共病,如良性枕叶癫痫、良性 rolandic 癫痫和皮质网状系统癫痫伴失神发作,头痛也根据偏头痛的亚型进行分类,偏头痛在这类癫痫患者中发生率偏高;若偏头痛样或其他头痛和癫痫均是一些特异性脑部疾病的部分临床表现(如 MELAS),则按相应疾病诊断;若癫痫发作发生在偏头痛先兆期或紧随其后(被称为 "migralepsy"),则诊断为偏头痛先兆诱发的痫性发作。

1. 癫痫性偏侧头痛(hemicrania epileptic) 诊断标准:①头痛时患者正发生部分性癫痫发作;②头痛与癫痫发作同时出现,且与发作放电同侧;③癫痫发作后头痛立即缓解;④不能归因于其他疾病。

2. 癫痫发作后头痛(post-ictal headache) 癫痫发作后头痛具有偏头痛特征,是癫痫发作放电后的结果,其诊断标准为:①患者近期有局部或全身性癫痫发作;②头痛在癫痫发作终止后 3 小时内发生;③头痛在癫痫发作终止后 72 小时内缓解;④不能归因于其他疾病。癫痫发作后头痛往往与偏头痛难以鉴别,而且都伴随恶心和呕吐,不论有否偏头痛家族史,这种头痛同样常见。其他与偏头痛类似的是:有些患者在视幻觉结束3~15分钟后开始出现癫痫发作后头痛(视觉发作时间越长,头痛时间越长且越严重)。超过40%的颞叶癫痫或额叶癫痫患者和高达60%的枕叶癫痫患者,会发生癫痫发作后头痛。强直阵挛癫痫患者,痫性发作后头痛的发生频率比其他发作类型更高。

(七)缘于 I 型 Chiari 畸形(Chiari malformation type I,CM1)的头痛

头痛由 I 型 Chiari 畸形引起,通常发生在枕部或枕下,疼痛持续时间短(少于5分钟)并可由咳嗽或瓦尔萨尔瓦(Valsalva)动作诱发,头痛伴发脑干、小脑、后组脑神经和/或颈段脊髓功能障碍的其他症状和体征,成功治疗 Chiari 畸形后,头痛缓解。

继发于脑脊液漏的自发性低颅压患者在 MRI 上可显示出小脑扁桃体下降和 CM1 的表现,这些患者同样可以表现为咳嗽或其他瓦尔萨尔瓦动作相关的头痛,因此,所有表现为头痛和 CM1 的患者,都必须除外脑脊液漏。缘于 CM1 的头痛的临床表现常类似于原发性咳嗽性头痛,当咳嗽性头痛发作时间较长(持续数分钟而不是数秒)时,须除外 CM1。

(八)缘于其他颅内非血管性疾病的头痛
除上述疾病以外的颅内非血管性疾病所致头痛。

四、缘于某种物质或物质戒断性头痛

(一)缘于某种物质使用或接触的头痛

接触以下物质均有可能立即发作或数小时内发作头痛,在停止接触该物质后72小时内头痛缓解:一氧化氮供体(如亚硝酸戊酯、丁四硝酯、四硝酸戊四醇酯、三硝酸甘油、单硝酸异山梨酯或硝酸异山梨酯、硝普化钠、甘露六硝酯)、磷酸二脂酶抑制药、一氧化碳、酒精、食物和/或食品添加剂、可卡因、组胺、降钙素基因相关肽、外源性升压药,偶尔或长期使用用于其他治疗目的(非治疗头痛)的药物,长期规律服用外源性激素(通常是避孕药或激素替代治疗),使用或接触上述药物之外的其他物质(常见的无机化合物:砷、硼酸盐、溴酸盐、氯酸盐、铜、碘、铅、锂、汞、苄唑啉盐酸盐;有机化合物:苯胺、香脂、樟脑、二硫化碳、四氯化碳、十氯酮、乙二胺四乙酸、七氯、氢硫化物、煤油、长链醇、甲醇、甲基溴、氯甲烷、甲基碘、萘、有机磷化合物如对硫磷、除虫菊)。

其头痛特点多为双侧额颞部搏动性痛,因身体活动而加剧。一般来说,偏头痛、紧张型头痛、丛集性头痛患者比一般人更容易产生这类头痛。使用硝酸甘油会产生头痛的副作用,慢性使用者,1周内会产生抗药性,由此引发的头痛在这段时间内也会消失,而单硝酸异山梨酯因

其释放一氧化氮较慢,它引起的头痛持续时间也要比三硝酸甘油引起的头痛长很多。在食物成分及添加物引发的头痛中,以谷氨酸钠(味精)引发的头痛较为著名,旧称"中国餐馆综合征"(Chinese restaurant syndrome),主要表现除头痛外,还常伴有其他症状,包括头部压迫感、颜面压迫感及/或紧张,胸、颈或肩有灼热感,面潮红,头晕及腹部不适。缘于非头痛药物长期使用的头痛可能是药物的直接药理效应所致,例如血管收缩可产生恶性高血压,也可以是继发效应,如药物引起的颅内高压。后者被认为是长期使用合成类固醇、胺碘酮、碳酸锂、萘啶酸、甲状腺激素替代治疗、四环素和米诺环素的并发症,此类头痛即使在停止使用药物后也不一定可逆。

(二)药物过量性头痛

药物过度使用性头痛(medication overuse headache,MOH)旧称反跳性头痛,是指头痛患者规律过度使用止痛药物之后出现的频繁发作的头痛。随着所用药物的戒断,头痛会逐渐缓解或恢复到先前的头痛类型。MOH 是慢性每日头痛(chronic daily headache,CDH)的一种类型,占 CDH 的33%~48%,相当于世界成人人口的1%,可能是继偏头痛和紧张型头痛后的第3位最常见头痛类型。MOH 的发生是易感者和过度使用药物共同作用的结果。在过度使用药物前最常见的原发病是偏头痛和紧张型头痛,只有少数患者起源于其他类型的头痛。国内引起 MOH 的常见药物主要是含咖啡因的复方制剂(普通止痛药加上阿片类药物、布他比妥和/或咖啡因),另有少数过度使用布洛芬、对乙酰氨基酚、曲马朵、麦角胺者。

MOH 的临床特征:①头痛为顽固的、每日的或接近于每日的头痛。②经常过量使用速效止痛药的原发性头痛患者所发生的头痛。③头痛的程度、类型和部位经常发生变化。④极低的体力、脑力劳动均可导致头痛,即头痛的阈值降低。⑤头痛通常伴无力、恶心、胃肠道症状、不安、焦虑、易激惹、记忆力减退、注意力不集中和抑郁。⑥头痛存在药物依赖的节律性。头痛经常于每日清晨2:00~5:00发生,尤其是那些经常大量使用镇痛药、镇静药、咖啡因或麦角胺的患者。布他比妥以及一部分镇痛药能够抑制睡眠的快速眼动期,防止快速眼动期出现头痛而使患者惊醒。⑦使用镇痛药一段时间后会出现耐药,随着用药时间的延长,患者需要增加服药量。⑧突然停用镇痛药会出现戒断症状。⑨一般情况下,终止使用镇痛药后头痛会自发缓解,与接受预防性治疗的反应类似。但也不是所有患者都能缓解。⑩预防头痛的药物对仍在过量使用速效止痛药的患者相对无效。

诊断标准为:①原发性头痛发作≥15d/月;②规律地过度使用一种或多种急性或对症治疗的药物≥3个月;a.麦角胺、曲普坦类、阿片类、复方镇痛药,规律使用

≥3个月，≥10d/月；b.非甾体抗炎药≥15d/月，持续3个月以上；c.麦角胺、曲普坦、普通镇痛药、非甾体抗炎药和/或阿片类药物任意联合应用总天数≥10d/月，连续3个月，但任何一种药物的单独剂量并不过量；③不能归因于其他疾病。

（三）缘于物质戒断的头痛

咖啡因、阿片类、雌激素这三种物质都会发生戒断头痛，前两者都是双侧搏动性痛，而后者则是头痛或偏头痛。每日消耗咖啡因>200mg，>2周后突然戒断或延迟服用，最后一次摄取咖啡因后24小时内头痛发作，并在摄取100mg咖啡因后1小时内头痛缓解；或每日摄取阿片类>3个月后突然戒断，最后一次摄取阿片类后24小时内头痛发作；或每日使用外源性雌激素>3周后突然戒断，最后一次使用雌激素后5天内头痛或偏头痛发作。咖啡因或鸦片类完全戒断后7天内头痛缓解，而雌激素的头痛或偏头痛则在3日内缓解。

五、缘于感染的头痛

感染所致的头痛可分为颅内感染的头痛、全身性感染的头痛两类。颅外（如眼、耳或鼻窦感染）感染所致头痛划分至缘于颅、颈、眼、耳、鼻、鼻窦、牙齿、嘴或其他面、颈部结构的头面痛。

（一）颅内感染的头痛

在颅内感染中，头痛通常为首发症状，也是最常见的症状。若出现新发弥漫性头痛，且有相关的神经系统定位体征和/或精神状态改变、全身不适和/或发热，即使没有颈强直，也要立即考虑为颅内感染。

1. **缘于细菌性脑膜炎或脑膜脑炎的头痛** 头痛前可先有发热，头痛部位多为弥漫性，较深在，呈胀痛、跳痛、钝痛、撕裂样痛；摇头、咳嗽、震动躯体可使头痛加剧。头痛常是颅内感染首发且最常见的症状，临床上如遇到一个新发的头痛、位于整个头部、搏动性、伴随全身不适及/或发热、精神状况的改变（包括警惕性减退）、脑膜刺激征、局灶性神经系统症状或全身性癫痫发作时，应特别注意有否颅内感染尤其是细菌性脑膜炎。鉴别单纯脑膜受累和单纯脑实质受累十分困难，但这些鉴别不会对病情评估和治疗选择方面造成影响。

细菌性脑膜炎或脑膜脑炎的头痛在感染缓解后仍持续3个月以上，则为慢性细菌性脑膜炎后头痛，有一项研究报道罹患细菌性脑膜炎的生存者有32%仍会有持续性头痛。

2. **缘于病毒性脑膜炎或脑炎的头痛** 病毒性脑膜炎或脑炎的典型表现为突发剧烈头痛、发热、不适感、食欲减退、眼球活动疼痛、畏声、畏光、颈部抵抗等。脑炎的表现有头痛、发热、意识障碍、脑膜刺激征、局灶神经系统缺损体征、癫痫发作等，也可见霹雳样剧烈头痛。

肠道病毒是病毒性脑膜炎或脑炎头痛最常见的病因，单纯疱疹病毒、腺病毒、腮腺炎病毒以及其他种类的病毒也有可能导致头痛。脑脊液聚合酶链式反应（PCR）为特异性诊断的检测方式。但在症状出现1周后，PCR的敏感性会降至一半以下，从而导致假阴性结果。因此，发病1周后PCR检查结果为阴性时，可依据变化的脑脊液/血液抗体比值做出诊断。

与细菌性脑膜炎或脑膜脑炎的头痛类似，鉴别单纯脑膜受累还是单纯脑实质受累也十分困难。但对这两种情况的鉴别非常重要，因为二者的预后大不相同，累及脑实质的预后往往更差。

3. **缘于颅内真菌或者其他寄生虫感染的头痛** 当头痛伴有发热、进行性精神状态改变（包括警惕性受损）和/或逐渐加重的多发局灶性神经功能受损，并且神经影像学检查提示软脑膜强化和/或弥漫性脑水肿时，应考虑颅内真菌或其他寄生虫感染的头痛，通常发生于先天或后天的免疫功能低下的患者或老年人。

CT和MRI是早期诊断的首选检查。除了脑脊液培养和PCR检测外，亦可行病原体直接检测（细胞学检测，显微镜镜检，观察、培养和鉴定生物取材的真菌成分）和间接检测（抗原识别和荚膜成分识别）。

4. **缘于脑脓肿的头痛** 脑脓肿的病程特点是全身感染症状期→颅内压增高期→神经系统定位症状期。头痛多发生于感染活跃期，发生机制是脓肿直接压迫和刺激脑膜或动脉以及颅内压升高。头痛的特点是双侧持续或脓肿侧较剧烈，强度从中度逐渐增至重度，用力时加重，伴颅内压增高征，如头晕、眩晕、呕吐、复视等。因脑脓肿多位于颞叶及小脑半球，故可伴有病灶对侧肢体的锥体束征或轻偏瘫以及感觉障碍（颞叶脓肿），或者是一侧小脑征（小脑半球脓肿）。某些患者可有低热、周围血白细胞增多等征象。常见导致脑脓肿的微生物包括链球菌、金黄色葡萄球菌、多形杆菌和大肠杆菌，也有报道曲霉病和芽生菌病与脑脓肿相关。诱发因素包括鼻窦、耳、下颌、牙齿或肺部的感染。

（二）全身性感染的头痛

全身性感染的头痛往往伴发于全身症状如发热、乏力，因而不引起注意，对诊断也帮助不大，但是头痛也会在没有发热的情况下发生。在全身性感染的头痛中，以流行性感冒的头痛最为突出，在败血症中也较常见，但在其他的全身性感染中少见。

【附：人类免疫缺陷病毒（HIV）/艾滋病（AIDS）的头痛】

HIV感染/AIDS的患者中一半以上诉有头痛，头痛可能是急性或慢性HIV感染的症状群中的一种（无菌性脑膜炎或类似的机制）。头痛常为双侧钝痛,或符合原发性头痛的性质。头痛的程度、频率及致残性可能和以CD4细胞计数或病毒复制负荷量为指标的HIV感染严重程度相关,但与HIV感染的病程或使用抗逆转录病毒药物量无关。

HIV感染合并的机会性感染及肿瘤也可引起头痛。艾滋病脑膜炎包括隐球菌性脑膜炎、结核性脑膜炎、梅毒性脑膜炎、淋巴瘤性脑膜炎等。可导致头痛的局灶性病变有弓形虫脑炎、原发性中枢神经系统淋巴瘤、进行性多灶性白质脑病、隐球菌性脓肿、结核球及念珠菌性脑脓肿。

发生在HIV患者中的特殊机会性感染所致的头痛,其头痛应划分为相应机会感染所致的头痛,而抗逆转录病毒的药物引起的头痛应划分至缘于长期使用非头痛治疗药物的头痛。

六、缘于内稳态紊乱的头痛

（一）缘于低氧血症和/或高碳酸血症的头痛

由低氧血症和/或高碳酸血症引起的头痛可发生在处于缺氧环境时或CO中毒、肺部疾病、贫血、心力衰竭、阻塞性睡眠呼吸暂停综合征时,分为如下几种。

1. **高海拔性头痛** 头痛在登高超过海拔2 500m时发生,头痛的发生与海拔上升在时间上相关,头痛随海拔不断上升而明显加重,常为双侧性,但也可为单侧性,轻或中度,因运动、用力、咳嗽或弯腰而加剧,脱离高海拔环境24小时内即可缓解。

2. **缘于飞机旅行的头痛** 头痛仅在飞行时发生,在飞机起飞和/或飞机着陆前的下降中加重,飞机起飞或下降动作完成30分钟内头痛明显缓解。为重度针刺样(有时是搏动性)头痛,单侧眶额部痛(有时扩散至顶部)。超过85%的患者发生在飞机降落过程中。约10%患者每次飞行时头痛不固定于一侧头部。同侧鼻塞、面部闷热感或流泪仅见于少于5%的患者。诊断前应特别注意排除鼻窦疾病。

3. **潜水性头痛** 诊断标准:当潜水至10m深度以下发生头痛;在原来没有潜水病的情况下,伴随至少下列1项二氧化碳中毒症状:头晕、神智混乱、呼吸困难、面部潮红的感觉、动作失调。头痛在潜水中加重,给予100%氧气治疗后,头痛在1小时内缓解或潜水结束3天后自行缓解。潜水性头痛通常会在潜水压力下降或重新浮出水面时加重。

4. **缘于睡眠呼吸暂停的头痛** 诊断标准为:反复发作的头痛,至少具有以下1项特征,且符合标准③及④:①每个月发生多于15天;每次头痛在4小时内缓解;双侧紧缩性头痛,不伴随恶心、畏光、畏声;②应用睡眠多项

生理检查仪进行整夜监测,证实是睡眠呼吸暂停(呼吸暂停低通气指数≥5);③头痛出现在刚睡醒时;④头痛随睡眠呼吸暂停症的加重而加重,随睡眠呼吸暂停症的改善而缓解;⑤不能归因于其他疾病。至今尚未明确此种头痛的机制是否与缺氧、高碳酸血症或睡眠失调有关。

呼吸暂停低通气指数 = 呼吸暂停次数/睡眠时间(5~15次/h,轻度;15~30次/h,中度;>30次/h,重度)。虽然晨起头痛在睡眠呼吸暂停的患者中很常见,但醒后头痛是非特异性症状,可见于多种原发和继发性头痛,在一些可引起睡眠呼吸障碍(而不是睡眠呼吸暂停)如皮克威克(Pickwickian)综合征,慢性阻塞性肺病等疾病中更常见,也可见于其他原发性睡眠障碍如睡眠中周期性腿动。

（二）缘于透析的头痛

透析过程可以诱发紧张型头痛或偏头痛。透析后数小时也可出现新型头痛,开始为双侧前额疼痛,后转为跳痛,有时伴恶心和呕吐。诊断标准为:①至少有3次急性头痛发作符合标准③及④;②患者正在接受血液透析;③每次头痛都发生在血液透析时或每次头痛在血液透析期间加重,在血液透析后72小时内缓解;④在成功肾移植,停止血液透析后头痛不再发作;⑤不能归因于其他疾病。透析性头痛常和血压过低以及透析失衡综合征同时发生,该综合征常首发头痛,继而反应迟钝,最后昏迷,伴或不伴癫痫。可以通过改变透析的参数来预防。低血镁和高血钠可能是发生透析性头痛的危险因素。

（三）缘于高血压的头痛

轻度(140~159/90~99mmHg)或中度(160~179/100~109mmHg)慢性动脉高血压一般不会引起头痛,但中度高血压是否易造成头痛仍有争议。高血压性头痛常为双侧搏动性,收缩压≥180mmHg和/或舒张压≥120mmHg。血压正常后头痛减轻。

1. **缘于嗜铬细胞瘤的头痛** 嗜铬细胞瘤已确诊,头痛发作常是突发的、严重的,且持续时间短(小于1小时),每次头痛发作与血压突然升高相关,每次头痛减轻与血压正常相关,同时伴有嗜铬细胞瘤所致的出汗、心悸、面色苍白和/或焦虑。嗜铬细胞瘤切除后,头痛完全缓解。

2. **无高血压脑病的高血压危象的头痛** 高血压危象定义为发作性收缩压上升至或大于180mmHg及/或舒张压上升至大于120mmHg,但没有高血压脑病的特征。头痛发生在高血压危象时期,其特点为两侧,或搏动性,或因身体活动而触发,头痛在血压正常后缓解。需排除由于血管加压药所致。

3. **高血压脑病的头痛** 持续性血压升高至或大于180/120mmHg,头痛位于整个头部,搏动性,或因身体活动而加剧,至少具有下列两项特征:①精神紊乱;②意识

水平降低;③视觉障碍(包括失明)、痫样发作。头痛发生在时间点上与血压升高密切相连,经有效治疗并控制血压后头痛缓解。一般认为头痛是因为血压升高已超出脑血管收缩的代偿能力,导致脑的过度灌注。当脑血流的自我调节受损时,内皮通透性增加,继而出现脑水肿。在 MRI 以顶枕区白质明显。之前正常血压者可在最低160/100mmHg 血压时出现脑病体征。

4. 缘于子痫前期或子痫的头痛 头痛常是双侧搏动性的,发生在怀孕期或产褥期并有子痫前期或子痫的临床表现,头痛随子痫前期或子痫症状的缓解而消失。

5. 缘于自主反射障碍的头痛 脊髓损伤或自主反射障碍的患者,阵发性高于基线的收缩压升高(>30mmHg)和 / 或舒张压升高(>20mmHg),突然发生严重搏动性头痛,可伴脊髓损伤平面以下出汗异常、心率增快。头痛随血压恶化而恶化,随血压降低而减轻。通常由膀胱或大肠受刺激(感染、膨胀或嵌塞)诱发。这种自主反射障碍可能是致命的。

(四)缘于甲状腺功能减低的头痛

头痛呈双侧非搏动性,见于甲状腺功能减低的患者,甲状腺功能恢复正常后头痛缓解。

(五)缘于禁食的头痛

轻至中度弥散的非搏动性头痛,禁食 ≥ 8 小时发作,进食后可缓解。禁食性头痛在有头痛病史的患者中更常见,随着禁食时间延长,头痛发作的可能性也迅速增加。

(六)心脏源性头痛

心肌缺血发作期间的偏头痛样发作,常在(但不总是在)运动后加重。此类型头痛与无先兆偏头痛的鉴别至关重要。血管收缩类的药物(曲普坦、麦角胺等)可用于偏头痛患者发作期治疗,而这类药物则是心脏缺血患者治疗的禁忌。心绞痛治疗药物(如硝酸甘油)可能诱发偏头痛样头痛,但能缓解心肌缺血性头痛。

七、缘于颅、颈、眼、耳、鼻、鼻窦、牙、口或其他面、颈部结构的头面痛

颈椎及头、颈其他结构的疾患常被视为头痛最常见的原因,因为许多头痛发作始于后颈、枕部或头痛部位就在该处。再者,颈椎退行性改变在绝大多数年过 40 岁的人几乎都可见到。若依疼痛部位和 X 线检查所见来推断,则颈椎改变应是头痛最常见的原因。然而,大规模标化对照研究显示,此种退化改变在没有头痛的人也同样常见。因此,颈椎关节强硬(spondylosis)或临床上称为颈椎增生、或笼统称为颈椎病的、或者是骨软骨病(osteochondrosis)不能视为头痛的主要原因。类似情况也适用于慢性鼻窦炎、颞

颌关节疾患、眼屈光不正。

(一)缘于颅骨疾病的头痛

大部分颅骨疾病(先天异常、骨折、肿瘤、转移)不会引起头痛,例外的有骨髓炎、多发性骨髓瘤、佩吉特病。头痛也可能起因于乳突病变、颞骨岩部炎。

(二)缘于颈部疾病的头痛

1. 颈源性头痛 颈椎外伤、畸形、肿瘤、炎症、严重的增生性及退行性病变、颅颈接合部位畸形等可引起头痛,常位于颈部及枕部,可放射至同侧额、颞及肩部,有时颇似偏头痛。部分患者还有一侧上肢发麻、酸痛、无力,颈椎棘突及椎旁软组织可有压痛,颈部突然扭转或上肢高举时头痛往往加剧。如出现下列病症,提示可能是由于颈椎病变所致的头痛:①持续性枕部或枕下部痛,特别是单侧者;②移动颈部可重现或改变原来的头痛;③头和颈部常处于异常位置;④枕下或颈部触痛,尤其是枕下深部压迫时可加重或再现头痛;⑤颈部运动有明显的痛性受限;⑥颅颈接合处异常;⑦枕部或枕下部感觉异常(由于上段颈髓或颈神经受累所致)。

2. 缘于咽后肌腱炎的头痛 咽后软组织炎症或钙化导致的头痛,是位于颈背单侧或双侧的非搏动性疼痛,扩散到头的后面或整个头部,头向后仰时、转头或吞咽常使疼痛严重加剧,体温和红细胞沉降率往往升高,颈椎1~3 的横突通常有压痛,颈部平片、CT 或 MRI 可见椎骨前组织的钙化,MRI 检查可见颈椎 1~4 间的脊椎前软组织肿胀(成人大于 7mm)。须注意排除高位颈动脉夹层(或者颈动脉内或颈动脉周围的损伤)。

3. 缘于头颈肌张力障碍的头痛 疼痛可能是由于局部肌肉收缩和疼痛敏化的继发性病变引起。主要表现是颈部痉挛、紧缩或疼痛感,扩散到头的后面或整个头部,临床症候显示痛源来自过度活跃的肌肉(例如疼痛因肌肉收缩、运动、固定姿势或外来压力而触发或加剧)。可引起这种头痛的疾患有咽肌张力障碍、痉挛性斜颈、颌肌张力障碍、舌肌张力障碍以及颅颈部联合肌张力障碍。

(三)缘于眼部疾病的头痛

1. 缘于急性青光眼的头痛 临床上急性青光眼的头痛常被误诊为血管性头痛而耽误治疗。对位于眼球内、眼球后或眼球上方的疼痛要特别注意。患者眼压上升(眼内压升高 >30mmHg)并至少伴有下列一项:结膜充血、角膜浑浊、视觉障碍。青光眼可致永久性视力丧失,故早期诊断非常必要。

2. 缘于屈光不正的头痛 缘于眼屈光不正的头痛通常在长时间视觉作业后出现症状,停止视觉作业,头痛明显缓解,屈光不正矫正后头痛明显缓解。屈光不正导致的头痛在儿童和成年人中都很常见。

3. 缘于隐性斜视或显性斜视(潜在的或持久的斜视)

的头痛 潜在的或持久的斜视的症状可有：视物模糊、复视、由近及远调节焦点困难，反之亦然。隐性斜视或显性斜视（潜在的或持久的斜视）导致的头痛通常发生在长时间视觉作业后，闭一只眼睛和/或视觉任务中止可使头痛缓解，斜视校正后头痛有明显的改善。

4. 缘于眼部炎性疾病的头痛 由眼部炎症引起头痛，如虹膜炎、葡萄膜炎、巩膜炎、结膜炎，伴随这种疾病的其他症状和/或临床表现。

5. 缘于滑车神经炎的头痛 滑车神经炎症为滑车神经和/或上斜肌鞘炎症，可引起同侧眼痛和额部头痛。头痛由于眼球运动（特别是向下内收）而加剧。滑车神经区周围注射局部麻醉剂或类固醇剂可以使头痛缓解。滑车神经炎症也可以诱发偏头痛的发作。

（四）缘于耳部疾病的头痛

耳郭、外耳道、鼓膜或中耳的结构性病变（炎症、肿瘤或其他疾病）可引起原发性耳痛伴随头痛，但还未有证据显示耳部病变可单纯引起头痛而不合并耳痛者。在所有的耳痛病例中，大约只有 50% 是源自于外耳或中耳的结构性病变，在此范围外的疾患可能因疼痛扩散到耳部而产生耳部牵连痛，因为第 V、Ⅶ、Ⅸ、Ⅹ 脑神经的感觉纤维分布在上述的耳部结构，当这些神经支配区远端发生结构性病变，就会发生耳部牵连痛。

（五）缘于鼻或鼻窦疾病的头痛

由鼻炎、鼻窦炎引起的头痛常位于额面部，常在炎症急性期或恶化时发生。疼痛主要位于鼻窦或鼻旁窦周围，因天气、季节及变应原诱发，可伴鼻部自主神经症状，如鼻塞、流涕及流泪等。偏头痛和紧张型头痛被误诊为鼻窦炎的头痛，因为它们头痛位置相似，偏头痛也常伴有鼻部自主神经症状。但仅以鼻窦炎症状及影像学改变难以确诊，头痛与鼻窦炎的发作在时间上密切相关，头痛随着鼻窦炎恶化而加重，随着鼻窦炎的改善而改善，按压鼻窦使头痛加剧，有无脓性鼻分泌物等均有助于鉴别诊断。然而，鼻腔或鼻窦的病变可能诱发偏头痛发作或偏头痛加重。

（六）缘于牙齿或下颌疾病的头痛

牙齿疾病通常造成牙痛及/或眼面痛，造成头痛则少见。牙周炎、冠周炎可产生弥漫性头痛（牵涉性头痛），这是由于部分长出的下智齿附近有感染或外伤刺激所致。牙源性疼痛一般较短且存在夜间痛及冷热刺激痛，无扳机点，可查见病源牙。牙裂综合征主要见于下颌第二磨牙、下颌第一磨牙及上颌前磨牙亦可累及，表现为咀嚼硬物时牙齿不适及一侧面部疼痛，常因咀嚼硬物或拔牙引发。

（七）缘于颞下颌关节紊乱的头痛

来自颞颌关节或相关组织的疼痛相当多见，此类头痛可由颞颌关节疾病（关节盘错位、骨关节炎、关节运动过度和肌膜疼痛）引起。其特点为反复发作的头及/或颜面一处或多处持续性钝痛，以耳前的面部、咀嚼肌或颞区最明显，病程持续数周至数年，并伴有下列至少一项情况：①疼痛因为主动或被动活动颞下颌关节，或者刺激颞下颌关节（如对颞下颌关节和周围的咀嚼肌进行加压、咀嚼坚硬食物）而诱发；②颞下颌关节活动的范围减少或不规则；③颞下颌关节运动时一侧或双侧关节有杂声；④一侧或双侧颞下颌关节的关节滑液囊有压痛。X 线、CT、MRI 证实有颞下颌关节疾病。

（八）缘于茎突舌骨韧带炎的头面痛

由茎突韧带炎症所致的单侧头痛，伴随颈、咽喉和/或面部的疼痛。转头、触诊茎突舌骨韧带时可诱发或加重疼痛。X 线检查发现茎突舌骨韧带钙化或拉长，在茎突舌骨韧带局部注射局部麻醉药或切除茎突韧带可明显改善疼痛。

（九）缘于其他颅、颈、眼、耳、鼻、鼻窦、牙、口或其他面、颈部结构的头面痛

八、缘于精神障碍的头痛

精神疾患的头痛绝大部分和精神疾患一起发生，两者之间并无因果关系，而是代表了共病性（comorbidity）（或许反映两者有共同的生物学基础）。与头痛并发的精神疾患有忧郁症（中度及重度）、惊恐症、广泛性焦虑障碍以及创伤和应激相关精神障碍（反应性依恋障碍、急性应激障碍、创伤后应激障碍、适应性障碍）。

精神类疾病可引起偏头痛和紧张型头痛的频率增加和严重程度加重，并可能降低其对治疗的反应。因此，查明并治疗所有并存的精神疾病对于正确治疗头痛非常重要。

（一）缘于躯体化障碍的头痛

躯体化（somotization）疾患的头痛较多见，躯体症状化是一种多症状的疾患，包括至少涉及 4 个不同的部位或功能（头，胸，后背，腹部，关节，四肢和/或直肠，和/或在月经期，性交和/或排尿）的反复发生的疼痛症状，两种非疼痛的胃肠道症状，一种生殖系统症状（如性冷淡、勃起或射精障碍，月经不规律，经期出血过多和/或孕期全程呕吐），一种假神经病学的症状（pseudoneurological symptom）。头痛无典型特征，患者的病史中有很多身体症状于 30 岁前开始，且发生超过数年，或在集会、职业或其他重要领域的功能有重大障碍，导致患者寻求治疗。经适当诊查后，这些症状仍无法以已知的一般身体疾病解释，也无法归因于物质或药物直接造成的效应，或是虽有相关的身体疾病，但是患者的不适或障碍超过病史、体格检查或实验室检验所预期的程度。躯体化障碍以多种

不适症状以及对这些症状的反应过度或适应不良为特征。不管医学上能否解释，患者的痛苦感受是真实的。

(二) 缘于精神病性障碍的头痛

精神病性疾患(psychotic disorder)的头痛旧称妄想型头痛，头痛并无典型特征，但患者有妄想信念(delusional belief)，相信自己有头痛及/或有造成头痛的原因(例如患者认为自己有脑瘤或颅内有淤血而造成头痛)，头痛只发生在有妄想之时，当妄想解除时头痛也缓解。

九、痛性脑神经病和其他面痛

头和颈部疼痛由三叉、中间、舌咽、迷走神经以及源自颈上神经根的枕神经所传入，这些神经受到压迫、扭曲、冷刺激或其他形式的刺激，或这些神经的中枢传导路径有病变，均可造成在其神经支配区域的刺戳痛或持续性疼痛。有些原因明确，例如带状疱疹感染、影像学证实的神经结构异常等，但在某些病例中是找不到原因的神经疼痛。既往对找不到原因的三叉神经痛和舌咽神经痛一直使用"原发性三叉神经痛"和"原发性舌咽神经痛"的称谓，但近年由于"原发性三叉神经痛"病例进行的手术愈来愈多，发现有不少是因三叉神经被血管环压迫所致，去除压迫疼痛便可缓解。因此严格地说，这种三叉神经痛应是继发性的。基于这个理由，国际头痛协会(HIS)的头痛分类第3版已将那些有典型病史的病例采用"经典"这个名词而非原发性，即使以后发现了血管源性压迫。症状性这个名词保留给那些证实有神经瘤或类似病变的病例。

(一) 三叉神经痛

三叉神经痛(trigeminal neuralgia)旧称痛性抽搐(tic douloureux)，分为典型三叉神经痛与症状性三叉神经痛。

1. **经典的三叉神经痛** 经典的三叉神经痛是一种单侧疾患，有短暂(持续不到1秒~2分钟)的剧烈、尖锐、电击样、表浅或刺戳痛，疼痛突然发生和突然停止，局限在三叉神经的一支或一支以上分支的支配区，常因轻微刺激而诱发疼痛，例如洗脸、刷牙、讲话、剃须、进食等皆可诱发，也经常自然发生，病侧鼻与唇皱襞的小区域和/或下颌特别容易诱发疼痛(称为诱发区或扳机点)，神经系统检查未发现异常。受累的三叉神经分布区域的触觉或痛觉减退常提示轴突损伤。出现感觉障碍均可能是三叉神经病，需排除继发性病因，但一些患者在疼痛区域出现痛觉敏感，可能是对患侧的注意力增加所致，未必因此就诊断为继发性三叉神经病。典型三叉神经痛常发生于第二或第三分支，造成脸颊或下颌疼痛，临床上不少患者表现为牙齿痛而误被拔去无病变的牙齿，仅不到5%的患者发生于第一分支。因右侧圆孔较小，故右侧三叉

经痛的发病率较高。疼痛绝不会横跨过对侧。极少数会发生两侧疼痛，一旦发生这种情况，必须考虑中枢性病因如多发性硬化等。不发作时，患者无症状。疼痛发作一段时间后，通常有一段不反应期，在此期间即使有诱因也不会引起发作。疼痛时常引发病侧肌肉痉挛，痛性抽搐因而得名。疼痛发作时可伴有自主神经症状，如流泪和/或眼睛发红等。有报道部分进行性偏侧面肌萎缩症患者可伴发典型三叉神经痛。随着愈来愈多病例进行MRI检查以及颅后窝开颅探查术，已有很多病例被证实三叉神经痛是由于神经根被扭曲或异位的血管压迫所致。但在疾病初期，药物对典型三叉神经痛还是有效的。

2. **痛性三叉神经病** 现认为是由非血管压迫的其他结构性病变引起，临床表现几乎无法与经典的三叉神经痛鉴别，但下列几点有时也可作为症状性与经典的三叉神经痛的鉴别参考：①前者在疼痛相对应的支配区可能会有感觉受损或三叉神经反射异常，而后者则无；②前者常双侧受累，而后者常单侧受累；③前者发作后无不反应期，而后者则有；④如疼痛发作持续超过半小时以上，则前者的可能性较大；⑤发作间期前者常有轻痛，而后者则无。

(二) 舌咽神经痛

舌咽神经痛(glossopharyngeal neuralgia)表现为舌咽神经分布区发作性剧痛，分为典型舌咽神经痛和症状性舌咽神经痛。典型舌咽神经痛为位于单侧耳内、舌根、扁桃体窝、咽喉或下腭弯角处(也就是位于迷走神经的耳和咽分支，以及舌咽神经的支配区域)的一种剧烈、尖锐、短暂的刺戳痛，突发突止，发作持续30秒左右，常因吞咽、咀嚼、讲话、咳嗽、大笑、打呵欠、冷热酸甜饮食，甚或患侧转头、摆臂引发。也如三叉神经痛一样，疼痛会缓解和复发，在舌咽神经支配的皮肤及黏膜区域存在扳机点，部分患者可伴有耳鸣、眩晕、呕吐、不自主运动等症状。典型舌咽神经痛多发生于左侧，局限于单侧，极少患者可延及对侧或双侧同时起病。部分患者除疼痛症状外，常合并心动过缓、惊厥及发作性晕厥等表现，称为迷走舌咽神经痛。神经系统检查无异常。症状性舌咽神经痛的疼痛特点与典型者相仿，但在发作间期可能会有持续痛，且在舌咽神经支配区可能有感觉异常。舌咽神经痛最易与三叉神经痛混淆，两者常合并发生。两者可根据以下方面进行鉴别：①疼痛特征性分布区域不同。三叉神经痛：鼻翼、唇缘、颊部；舌咽神经痛：扁桃体窝、咽后部。②特异诱发因素不同。三叉神经痛：冷风、触摸、洗脸、剃须及咀嚼等；舌咽神经痛：吞咽等。影像学检查可能发现舌咽神经受到神经血管的压迫或由颈部外伤、多发性硬化、扁桃体或局部肿瘤、桥小脑角肿瘤和阿诺德-基亚里畸形所

致的继发性舌咽神经病。

（三）中间神经（面神经）痛

中间神经（面神经）痛为一种罕见的非结构性损伤疾患，是位于耳深部的间歇性自发疼痛，有时放射至顶-枕部。发作持续数秒至数分钟，存在明显的发作间期，在外耳道后壁有一诱发区，常单侧发生。疼痛有时会伴流泪、流涎及/或味觉障碍。继发性中间神经病最常见的病因是带状疱疹，耳或口腔黏膜上的带状疱疹伴面神经麻痹具有特异性的诊断价值，还可伴有眩晕、耳鸣、听觉障碍和恶心等症状。

（四）枕神经痛

枕神经痛为枕大、枕小神经及/或第三枕神经分布区的发作性刺戳痛，患处神经有压痛，以局部麻醉阻断神经可暂时止痛。枕神经痛常起于枕下，放射至颅顶部，可由按压或拍打颈部诱发，常伴有感觉过敏或减退，或视觉障碍、耳鸣、头晕、恶心等症状。枕神经痛需与来自寰枢关节、上椎骨关节突或颈部肌肉，或其附着处压痛诱发点所引发的枕部牵连痛鉴别。

（五）颈舌综合征（neck-tongue syndrome）

颈舌综合征是在枕骨部或上颈部（舌神经和第二颈神经根分布区）的急性发作性疼痛，可因颈椎炎症、外伤和畸形等引起。疼痛持续数秒至数分钟，通常会因突然转头而促发，可能伴随同一侧的舌部有异常感觉（麻木、感觉异常、不自主运动等）。舌的本体感觉纤维经由第二颈神经背根、通过舌神经与舌下神经之间，以及舌下神经和第二颈神经根之间进入中枢神经系统。临床和手术时都有证据显示当颈部突然旋转尤其是在寰枢关节半脱臼时，会伤及第二颈神经根。

（六）痛性视神经炎

痛性视神经炎由视神经脱髓鞘引起一侧或双侧眼后疼痛，伴随中央视觉障碍。头痛位于眶后、眶周、前额和/或颞部，眼球运动加重疼痛。视神经炎通常是多发性硬化的一个临床表现，疼痛可以出现在视觉障碍发生之前，临床报道视神经炎的头痛发生率约为90%。当头颅MRI显示眶内段有强化时，眼球运动伴发的疼痛发生率高达90%；无强化时，疼痛发生概率约为70%。

（七）缘于缺血性眼动神经麻痹的头痛

单侧前额和/或眶周的疼痛由同侧第Ⅲ、Ⅳ或Ⅵ对脑神经的缺血性麻痹引起，并伴随其他症状和体征。疼痛最常见于第Ⅲ对脑神经麻痹患者，其次为第Ⅵ对脑神经麻痹，第Ⅳ对脑神经麻痹少见。无论是否合并糖尿病，大部分眼动神经麻痹伴有疼痛。此型头痛可在复视之前或与之同时出现。

（八）托洛萨-亨特（Tolosa-Hunt）综合征

托洛萨-亨特（Tolosa-Hunt）综合征曾称痛性眼肌麻痹症（painful ophthalmoplegia），是一种阵发性单侧眼窝痛，伴随第Ⅲ、Ⅳ、Ⅵ对脑神经中的一条或多条麻痹。麻痹与疼痛可同时发生，或在疼痛发作后2周内发生。MRI检查或活检常证实有炎性肉芽肿（位于海绵窦、眶上裂或眼眶）。本综合征如不治疗，疼痛会持续数周自行缓解，但易复发，给予皮质类固醇激素适当治疗后72小时内缓解。有些报道托洛萨-亨特综合征会波及三叉神经（常为第一分支）、视神经、面神经或听神经，偶尔也会影响瞳孔的交感神经。此外，托洛萨-亨特综合征的其他原因包括肿瘤、血管炎、颅底脑膜炎、结节病、糖尿病性眼肌麻痹等。

（九）三叉神经交感-眼交感神经综合征（Raeder综合征）

持续单侧疼痛位于三叉神经眼支分布区，有时波及至上颌支区，眼球运动加重疼痛，伴霍纳综合征（Horner syndrome）。由位于颅中窝或颈动脉的病变引起。

（十）复发性痛性眼肌麻痹神经病

因支配眼肌的一支或多支脑神经（通常为第Ⅲ脑神经）反复出现麻痹，伴同侧头痛。头痛可在眼动神经麻痹前14天出现。MRI检查可有钆增强或神经增粗。须注意排除眶部、鞍区或后颅窝的病变。皮质类固醇对部分患者有效。

（十一）烧灼嘴综合征（Burning mouth syndrome, BMS）

口内烧灼感或感觉迟钝，每天至少2小时，反复发作超过3个月，疼痛一般是双侧的，部位很表浅，最常见于舌尖。可有主观的口干、感觉迟钝和味觉改变。口腔黏膜外观正常，包括感觉测试在内的临床检查正常，临床未发现明显的致病灶。继发性口部灼热综合征症状与原发性几乎完全一致，但可有致病因素，如局部的病变（念珠菌病、扁平苔藓、唾液减少）或系统性的疾病（药物副作用、贫血、维生素 B_{12} 或叶酸缺乏、干燥综合征、糖尿病）等，有报道发现帕金森病和睡眠障碍患者可伴有口部灼热综合征。

（十二）持续性特发性面痛（persistent idiopathic facial pain, PIFP）

持续性面痛和/或口腔痛，临床表现多样，性质为钝痛、酸痛或不适，难以定位，不符合周围神经分布，反复发作，每天超过2小时，持续超过3个月，临床神经系统检查正常。疼痛可以描述为深部或表面痛。随时间推移，疼痛可扩散至头颈部。

持续性特发性面痛可与其他疼痛如慢性广泛性疼痛和肠易激综合征并存。该病也与社会心理和精神疾患有较高程度的共病。持续性特发性面痛可能源于面部、上颌骨、牙齿和牙龈的小手术或轻微损伤，但在原有损害已经愈合后,疼痛仍一直持续存在。

"非典型性牙痛"表现为一个或多个牙齿或拔牙后残眼的持续性疼痛,没有任何确切的牙齿病因,多数患者有拔牙或根管治疗史,可能是持续性特发性面痛的亚型,也可能是痛性外伤后三叉神经病的亚型。

（十三）中枢性神经病理性疼痛

单侧或双侧的头颈痛,表现多样,伴或不伴中枢源性感觉改变。根据病因的不同,疼痛可为持续性,逐渐缓解和反复发生。

1. 缘于多发性硬化的中枢性神经病理性疼痛 多发性硬化已经确诊,单侧或双侧的头颈痛,表现多样,疼痛可以是痛性抽搐样（tic-like）,也可以是连续痛,伴或不伴中枢性感觉异常,由多发性硬化患者中枢神经系统上行联系纤维的脱髓鞘病变引起,MRI证实脑干或推测三叉神经核上行投射区域有脱髓鞘病灶,往往反复缓解和复发。若三叉神经痛发生在年轻人,或先影响一侧再影响另一侧,应考虑有多发性硬化的可能。

2. 卒中后中枢性疼痛（central post-stroke pain, CPSP） 通常在卒中后6个月发生,通常为单侧面痛和/或头痛,表现多样,累及部分或全部的头颈部,伴感觉减退,持续性,无法用周围的三叉神经或其他脑神经或颈神经的病变解释,影像学检查（通常为MRI）证实存在相应部位的血管性病变。推测由三叉神经核上行投射区域的病灶引起卒中后中枢性疼痛,颈部的脊髓丘脑通路和皮质的信息处理也起到重要作用。因此,症状可累及患侧的躯干和肢体。丘脑病变导致的头颈部疼痛是偏侧综合征的一部分。如病损发生在延髓外侧,可出现单侧颜面疼痛,但常伴随对侧身体感觉异常。

【附:带状疱疹所致的头痛或颜面痛】

本病疼痛分为急性和疱疹后疼痛两种。急性带状疱疹所致的头痛或颜面痛发生在某一神经或其分支的分布区（最常见是三叉神经,眼分支约占80%,三叉神经节占10%~15%,膝状神经节、软腭或上颈神经根也可受侵犯）,疼痛在疱疹出现前7天以内发生。眼部疱疹会伴随第Ⅲ、Ⅳ及/或第Ⅵ对脑神经麻痹,膝状神经节疱疹则会伴随面神经麻痹及/或听觉症状。疱疹后神经痛是指带状疱疹发生后≥3个月,颜面痛仍持续或复发,颜面痛的部位与疱疹的部位相一致,都是某一神经的分布区,此种疼痛在疱疹出现前7天以内发生。疱疹后神经痛多半是老年人患带状疱疹的后遗症。在罹患的神经支配区往往出现感觉迟钝、痛觉过敏及异质性疼痛（allodynia）。

临床上常遇到头面部疼痛的病例,如符合下列特点,可诊断为头面神经痛,进而寻查病变的神经:①患者大多数为成年人;②疼痛沿单一神经放射,部位较明确;③疼痛部位较表浅,多为锐痛,如电击、火焰、针刺、刀割、撕裂样痛;④疼痛常为发作性,持续短暂(多见于原发性神经痛),或为持续而有发作性增剧(多见于继发性神经痛);⑤疼痛的发作常有诱因,例如局部刺激;⑥发作常伴有血管神经症状,如局部充血、灼热、流泪、流涕、鼻塞等;⑦沿神经行程有时可触及压痛点。

（林健雯　方燕南）

参考文献

［1］ HEADACHE CLASSIFICATION COMMITTEE OF THE INTERNATIONAL HEADACHE SOCIETY (IHS). The International Classification of Headache Disorders, 3rd ed. Cephalalgia, 2018, 38 (1) 1-211.

［2］ 伦道夫 W. 埃文斯, 尼南 T. 马修. 于生元主译. 头痛诊疗手册. 2版. 北京: 科学出版社, 2007: 463.

［3］ LIPTON RB, BIGAL ME, STEINER TJ, et al. Classification of primary headaches. Neurology, 2004, 63: 427-435.

［4］ VOS T, FLAXMAN AD, NAGHAVI M, et al. Years livedwith disability (YLD) for 1160 sequelae of 289 diseases andinjuries 1990—2010: A systematic analysis for the global burden of disease study 2010. Lancet, 2012, 380: 2163-2196.

［5］ GOADSBY PJ. Migraine pathophysiology. Headache, 2005, 45 (Suppl 1): S14-S24.

［6］ CHARLES A, BRENNAN K. Cortical spreading depression-newinsights and persistent questions. Cephalalgia, 2009, 29: 1115-1124.

［7］ GOADSBY PJ. Recent advances in the diagnosis and management of migraine. BMJ, 2006, 332: 25-29.

［8］ BISDORFF A, VON BREVERN M, LEMPERT T and Newman-TokerDE (on behalf of the Committee for the Classification of Vestibular Disorders of the Ba' ra'ny Society). Classification of vestibular symptoms: Towards an international classificationof vestibular disorders. J Vest Res, 2009, 19: 1-13.

［9］ BENDTSEN L, JENSEN R. Tension-type headache: The mostcommon, but also the most neglected, headache disorder. Curr Opin Neurol, 2006, 19: 305-309.

［10］ CATHCART S, PETKOV J, WINEFIELD AH, et al. Central mechanisms of stress-induced headache. Cephalalgia, 2010, 30: 285-295.

［11］ FERNANDEZ-DE-LAS-PENSA C, CUADRADO ML, ARENDT-NIELSEN L, et al. Myofascial trigger points and sensitization: An updatedpain model for tension-type headache. Cephalalgia, 2007, 27: 383-393.

［12］ SCHMIDT-HANSEN PT, SVENSSON P, BENDTSEN L, et al. Increased muscle pain sensitivity in patients with tension-type headache. Pain, 2007, 129: 113-121.

［13］ EULENBERG A. Lehrbuch der Nervenkrankheiten. 2nd ed. Berlin: Hirschwald 1878. Goadsby PJ. Pathophysiology of cluster headache: A trigeminalautonomic cephalgia. Lancet Neurol, 2002, 1: 37-43.

［14］YOUNG WB, SWANSON JW. New daily-persistent headache: The switched-on headache. Neurology, 2010, 74: 1338-1339.

［15］SOLOMON S. Post-traumatic headache: Commentary: An overview. Headache, 2009, 49: 1112-1115

［16］OBERMANN M, NEBEL K, RIEGEL A, et al. Incidence and predictors of chronic headache attributed to whiplash injury. Cephalalgia, 2010, 30: 528-534.

［17］VERDELHO A, FERRO JM, MELO T, et al. Headache in acute stroke. A prospective study in the first 8 days. Cephalalgia, 2008, 28: 346-354.

［18］JENSEN TS, GORRELOCK PB. Headache associated with stroke and intracranial hematoma.//J Olesen, P Telt-Hansen, KMA Welch. The Headaches. 2nd ed. Philadelphia: Lippincott Williams and Wilkins, 2000: 781-787.

［19］EDLOW JA, CAPLAN LR. Avoiding pitfalls in the diagnosis of subarachnoid hemorrhage. NEJM, 2000, 342: 29-36.

［20］GARZA I. Images from headache: A 'noisy' headache: Dural arteriovenous fistula resembling new daily persistent headache. Headache, 2008, 48: 1120-1121.

［21］GONZALEZ-GAY MA, BARROS S, LOPEZ-DIAZ MJ, et al. Giant cell arteritis: Disease patterns of clinical presentation in a series of 240 patients. Medicine (Baltimore), 2005, 84: 269-276.

［22］HAJJ-ALI RA, SINGHAL AB, BENSELER S, et al. Primary angiitis of the CNS. Lancet Neurol, 2011, 10: 561-572.

［23］DEBETTE S, LEYS D. Cervical-artery dissections: Predisposing factors, diagnosis, and outcome. Lancet Neurol, 2009, 8: 668-678.

［24］WASAY M, KOJAN S, DAI AI, et al. Headache in Cerebral Venous Thrombosis: Incidence, pattern and location in 200 consecutive patients. J Headache Pain, 2011, 11: 137-139.

［25］SINGHAL AB, HAJJ-ALI RA, TOPCUOGLU MA, et al. Reversib le cerebral vasoconstriction syndromes: Analysis of 139 cases. Arch Neurol, 2011, 68: 1005-1012.

［26］FRIEDMAN DI, JACOBSON DM. Idiopathic intracranial hyper-tension. J Neuroophthalmol, 2004, 24: 138-145.

［27］SCHIEVINK WI, DODICK DW, MOKRI B, et al. Diagnostic criteria for headache due to spontaneous intracranial hypotension: A perspective. Headache, 2011, 51: 1442-1444.

［28］KWAN P, MAN CBL, LEUNG H, et al. Headache in patients with epilepsy: A prospective incidence study. Epilepsia, 2008, 49: 1099-1102.

［29］GRAZZI L, USAI S. Headache and Chiari malformation in young age: Clinical aspects and differential diagnosis. Neurol Sci, 2011, 32 Suppl 3: S299-S301.

［30］AMBROSE HE, GRANEROD J, CLEWLEY JP, et al. UK Aetiology of Encephalitis Study Group. Diagnostic strategy used to establish etiologies of encephalitis in a prospective cohort of patients in England. J Clin Microbiol, 2011, 49: 3576-3583.

［31］KRISTIANSEN HA, KVAERNER KJ, AKRE H, et al. Sleep apnea headachein the general population. Cephalalgia, 2012, 32: 451-458.

［32］GIPPONI S, VENTURELLI E, RAO R, et al. Hypertension is a factorassociated with chronic daily headache. Neurol Sci, 2010, 31Suppl 1: 171-173

［33］WEI JH, WANG HF. Cardiac cephalalgia: Case reports and review. Cephalalgia, 2008, 28: 892-896.

［34］KNACKSTEDT H, BANSEVICIUS D, KJERSTI A, et al. Cervicogenic headache in the general population: The Akershus study of chronic headache. Cephalalgia, 2010, 30: 1468-1476.

［35］ZARAGOZA-CASARES P, GO'MEZ-FERNA'NDEZ T, GO'MEZ DE LIANO MA, et al. Bilateral idiopathic trochleitis as a cause of frontal cephalgia. Headache, 2009, 49: 476-477.

［36］COLBY CC, DEL GAUDIO JM. Stylohyoid complex syndrome: A new diagnostic classification. Arch Otolaryngol Head Neck Surg, 2011, 137: 248-252.

［37］BORKUM JM. Chronic headaches and the neurobiology of somatization. Curr Pain Headache Rep, 2010, 14: 55-61.

［38］SMITHERMAN TA, BASKIN SM. Headache secondary to psychiatric disorders. Curr Pain Headache Rep, 2008, 12: 305-310.

［39］KANDAN SR, KHAN S, JEYARETNA DS, et al. Neuralgia of the glossopharyngealand vagal nerves: Long-term outcome following surgical treatment and literature review. Br J Neurosurg, 2010, 24: 441-446.

［40］DU Y, YANG J, LI JJ, et al. Unilateral optic neuritis in a Chinese population in three centers. J Clin Neurosci, 2011, 18: 902-904.

［41］WILKER S, RUCKER J, NEWMAN N, et al. Pain in ischemic ocularmotor nerve palsies. Br J Ophthalmol, 2009, 93: 1657-1659.

［42］SHOJA MM, TUBBS RS, GHABILI K, et al. Johan Georg Raeder and paratrigeminal sympathetic paresis. Childs Nerv Syst, 2010, 26: 373-376.

［43］GELFAND AA, GELFAND JM, PRABAKHAR P, et al. Ophthalmoplegic "migraine" or recurrent ophthalmoplegiccranial neuropathy: New cases and a systematic review. J Child Neurol, 2012, 27: 759-766.

［44］SARDELLA A, GUALERZI A, LODI G, et al. Morphological evaluation of tongue mucosa in burning mouth syndrome. Arch Oral Biol, 2012, 57: 94-101.

［45］SARDELLA A, DEMAROSI F, BARBIERI C, et al. An up-to-date view on persistent idiopathic facial pain. Minerva Stomatol, 2009, 58: 289-299.

［46］ ABHINAV K, LOVE S, KALANTZIS G, et al. Clinic opathological review of patients with and without multiple sclerosis treated by partial sensory rhizotomy for medically refractory trigeminal neuralgia: A 12-year retrospective study. Clin Neurol Neurosurg, 2012, 114: 361-365.

［47］ HONG JH, BAI DS, JEONG JY, et al. Injury of the spino-thalamocortical pathway is necessary for central post-stroke pain. Eur Neurol, 2010, 64: 163-168.

［48］ KLIT H, FINNERUP NB, JENSEN TS. Central post-stroke pain: Clinical characteristics, pathophysiology, and management. Lancet Neurol, 2009, 8: 857-868.

48

眩　晕

美国学者Drachman和Hart在1972年把头晕分类为眩晕、晕厥前、失衡和头重脚轻。眩晕是由于人体的平衡系统发生障碍，导致人体对空间定向的一种运动错觉，出现自身或环境的旋转、摆动感，临床上也称为真性眩晕。而仅有一般晕动感并无对自身或外界环境空间位置错觉称假性眩晕。眩晕的特点：①一种有运动的感觉，典型为旋转感，其他如倾斜感、侧拉感、上升下沉等；②常伴随3种病征：眼球震颤、躯体不稳或倾倒、迷走神经激惹征（恶心、呕吐、出汗、面色苍白）。

正常人在空间能定位准确，在静止及各方向活动时均不出现眩晕，且能保持平衡，就是依靠前庭系统和非前庭系统的功能协调完成的。前庭系统包括3个半规管、球囊、椭圆囊、前庭神经、前庭神经核、前庭神经核与其他器官的联系通路等；非前庭系统包括视觉、深感觉、前庭外反射（颈反射与视动反射）。

【眩晕的分类】

眩晕的分类见表48-1。

表48-1　眩晕疾病的分类

I　周围性眩晕（耳蜗和/或前庭及前庭神经病变所致眩晕）	听神经瘤、脑干、小脑肿瘤，桥小脑角肿瘤，第四脑室、颞枕叶肿瘤
一、伴有听力障碍	三、颅内感染
（一）梅尼埃病	小脑炎、颅后窝蛛网膜炎、脑干脑炎、小脑脓肿、脑寄生虫病
（二）内耳损伤	四、头颈外伤后
（三）迷路炎	迷路震荡、颞骨骨折和内耳贯通伤、脑干挫伤后、脑震荡后综合征、颈椎损伤性眩晕
（四）中耳炎	五、脑部脱髓鞘性疾病
（五）外淋巴瘘	六、脑部先天性疾病
（六）突发性耳聋	延髓空洞症、Arnold Chiari畸形、颅底凹陷、齿状突半脱位
（七）前庭阵发症	七、脑部变性疾病
（八）大前庭水管综合征	遗传性共济失调、多系统萎缩
（九）耳硬化症	八、前庭性偏头痛
（十）自身免疫性内耳病	九、癫痫性眩晕
（十一）药物中毒	十、药源性眩晕
（十二）肿瘤	III　全身病患及精神疾患相关性眩晕
（十三）上半规管裂综合征	一、心血管疾病
二、不伴有听力障碍	高血压、低血压、体位性低血压、颈动脉窦综合征、病态窦房结综合征、心肌缺血、心瓣膜病
（一）良性发作性位置性眩晕（壶腹嵴顶结石病）	二、血液病
（二）前庭神经元炎	贫血、真性红细胞增多症、白血病
（三）前庭神经中毒、外伤	三、内分泌及代谢疾病
（四）丹迪（Dandy）综合征（前庭性视觉障碍识别综合征）	低血糖、甲状腺功能低下或亢进
（五）运动病	四、感染及中毒疾病
（六）双侧前庭病	五、水、电解质和酸碱平衡失调
（七）家族性前庭病	六、眼源性眩晕
（八）变压性眩晕	（一）眼肌麻痹
II　中枢性眩晕（脑干神经核以上病变）	（二）Cogan综合征
一、脑血管病	（三）眼球阵挛
（一）椎基底动脉短暂性脑缺血发作	七、精神躯体性疾病
（二）锁骨下动脉盗血综合征	八、原因不明
（三）小脑梗死或出血	
（四）延髓背外侧综合征	
二、脑肿瘤	

【眩晕的表现】

眩晕最重要的特征是必须有运动的感觉。典型的运动感觉是旋转感,其他有晃动感、摇摆感、上升或下沉感、地动感、侧拉感、地面倾斜感、坐小艇感等。眩晕发作时大多数患者只能卧床,头部不动及闭眼可使症状减轻;反之可加重眩晕。常伴以眼球震颤(前庭神经核通过内侧纵束与眼肌联系);姿势不稳或倾倒以及偏过定位(前庭神经核通过前庭脊髓束、小脑红核脊髓束与脊髓前角细胞联系);迷走神经激惹症状如恶心、呕吐、面色苍白、出冷汗和血压改变(前庭神经核与脑干内迷走神经核核血管运动中枢联系)。下面分述各类型眩晕的特点。

(一) 耳性眩晕

耳性眩晕是迷路病变所致。这是一种典型的眩晕,具有明显的外周物体按一定方向旋转或自身的旋转感,持续时间较短,通常在数秒、数分钟至10余分钟停止,但可在数日内多次发作。眩晕发作时往往伴以:①水平性眼球震颤(其性质属于周围性眼球震颤,见表48-2);②姿势不稳或倾倒以及偏过定位;③迷走神经激惹症状较明显。如耳蜗器同时受累则伴有耳鸣和听力减退,该类型眩晕的典型表现见于梅尼埃病;只有眩晕而耳蜗器不受影响者多见于壶腹嵴顶结石病。

表 48-2 周围性眼震与中枢性眼震的鉴别

	外周型眼震(主要为内耳及前庭神经颅外段病变所致)	中枢型眼震(主要为脑部及前庭神经颅内段病变所致)
类型	水平、旋转、斜向,多有快、慢相	水平、垂直、旋转,可无快、慢相
频率	强度渐减	慢或不定
强度	快,>6次/秒	强度持续
持续时间	数分钟、数日、数周	数周、数月、数年
分离性眼震	无	可有
眩晕	常伴有	可无
听力减退	常伴有	可无
其他神经体征	无	可有

(二) 前庭神经性眩晕

前庭神经性眩晕可分为前庭神经颅外段(耳段)和前庭神经颅内段病变所致。前者的眩晕性质与耳性眩晕相似(一般较轻),但持续时间较长,如前庭神经元炎(眩晕持续数周)、药物中毒性内耳疾病(眩晕持续数月),发病开始时可伴有外周性眼震、姿势不稳以及迷走神经激惹症状,随病程渐长,这些症状也逐渐消减。药物中毒性神经病如同时损害耳蜗神经,也可发生听力减退甚至全聋,早期还可有耳鸣。前庭神经颅内段病变的眩晕主要指脑底的前庭神经病变引起者,常见的是小脑脑桥角肿瘤和蛛网膜炎,前者尤其是听神经瘤,早期常伴有病侧耳鸣及听力减弱,眩晕的发生多为慢性或亚急性,轻至中度,病程进展中逐渐出现第Ⅴ、Ⅵ、Ⅶ对脑神经损害、同侧小脑征以及对侧锥体束征(脑干损害),并出现眼球震颤。小脑脑桥角蛛网膜炎较少见,其病征与小脑脑桥角肿瘤相似,但病程中缓解和复发比肿瘤明显。

(三) 前庭神经核性眩晕

前庭神经核性眩晕是由于脑干的前庭神经核病变所致,眩晕可突发且剧烈(如延髓背外侧综合征);也可缓慢发生、逐渐加剧(如脑干肿瘤)。常伴有眼震,其方向可为水平性、旋转性或垂直性,并可伴有邻近脑神经核以及上行性或下行性长传导束受累的病征,但不伴耳蜗症状,也很少伴发迷走神经激惹征。

(四) 脑干性眩晕

脑干性眩晕是由于脑干病变损害了脑干内前庭神经核及其传入核传出纤维束,眩晕一般较轻,可伴有眼球震颤(水平性、旋转性或垂直性),如出现垂直性眼震则病变部位几乎可确定在脑干下部。不伴听觉障碍,可因病变不同而出现邻近神经核和长传导束受累的病征。这种眩晕可见脑干肿瘤、脑干脑炎、脱髓鞘病、先天性和变性病。

(五) 小脑性眩晕

小脑性眩晕是由于病变损害了小脑的绒球小结叶及其传入核传出纤维束,可引起急性眩晕(如出血或梗死)、亚急性眩晕(如亚急性小脑变性)、慢性持续性眩晕(如慢性药物中毒、肿瘤)。眩晕的程度因其病变性质可为轻至重度,伴随较明显的姿势不稳、偏过定位、眼球震颤,很少伴有恶心、呕吐、耳鸣、听力减退等(但如小脑病变导致颅内压增高则可出现恶心、呕吐等)。小脑性眼震的特点为振幅较大,速度较慢,不规律,多为水平性,也可有混合性或斜向性,向病灶侧注视时眼震最明显。

(六) 大脑性眩晕

大脑性眩晕是由于前庭皮质区(颞上回)病变所引起。眩晕的特点是强度较轻,有时呈发作性(癫痫先兆或癫痫发作),不伴恶心、呕吐、出汗、姿势不稳,眼震也少见,但可伴有邻近大脑结构性受累的表现。

(七) 颈性眩晕(cervicogenic dizziness)

颈性眩晕常发生于颈部突然转动时,患者出现明显的眩晕,颈部恢复中立位后眩晕消失。推测有3种病理机制参与了颈性眩晕的发生,包括旋转性椎动脉闭塞(rotation vertebral artery occlusion, RVAO)、颈部交感神经损伤以及颈部本体觉损伤。RVAO是指当头颈部转向一侧时，椎动脉受到牵拉或被压迫，在侧支循环缺乏的情况下，导致一过性后循环血流的下降，其本质为后循环缺血，目前全世界范围内的报道仅150余例。颈部交感神经损伤的假设已基本被否定。颈部本体觉异常，多与挥鞭样损伤（whiplash injury）相关，相对较为肯定。多数国内外专家对颈性眩晕的概念和机制仍持谨慎的态度，需进一步的研究。

（八）其他疾病

如心血管病、贫血、眼肌麻痹等所致者在大多数情况下都表现为头晕，少数情况下表现为眩晕。

【眩晕的检查】

（一）前庭功能检查

前庭功能障碍时可发生自发性前庭症状，如眩晕、眼球震颤、平衡障碍、迷走神经激惹症状；也可通过多种试验诱发出这些症状，根据诱发试验时患者的反应特点可以判断其前庭功能状态。

1. 自发性眼球震颤的检查　眼球震颤是指眼球不自主、短促地往返摆动。前庭器受刺激所产生的眼震为慢相（眼球向某一方向缓慢移动）和快相（继慢相之后眼球迅速返回原位的跳动，是大脑皮质的代偿作用），临床以快相定为眼球震颤的方向。检查时患者头部不动，双眼注视前方50cm处的目标，并向左、右、上、下、左上、左下、右上、右下注视，侧视的角度不应超过45°，否则可能诱发出生理性终位眼球震颤。继而交替遮盖一眼检查，遮盖一眼出现的眼球震颤称为单眼眼球震颤或潜伏性眼球震颤，往往是先天性或中枢性疾病所致。检查时应注意眼震有无快相与慢相之分，眼震的形式（水平性、垂直性、旋转性、斜动性、混合性）、眼震的振幅、频率、强度和持续时间。根据这些特点以确定眼震的类型，从而协助判断其病因。几种类型的眼球震颤其特点如下。

（1）周围性眼震（前庭周围性眼震）：主要见于内耳疾病。眼震多呈水平性或水平略带旋转性，有快、慢相之分，病变较轻时（刺激性）快相多向病灶侧；病变较重时（破坏性）快相多向健侧。眼震持续时间较短，为时数分钟、数日至数周。多伴有眩晕，其程度与眼震程度较一致，躯体多向眼震慢相侧倾倒，常伴有听力减退。引起周围性眼球震颤的疾病主要为耳石病变和前庭神经颅外段病变，前者又称耳石源性眼球震颤。出现眼震时，应注意其方向、程度、持续时间等。耳石功能正常时，任何头位均不出现眼震；球囊体或球囊角耳石功能增高或不对称时，可出现水平性眼震。耳石源性眼震的特点是：眼震持续至头位纠正时为止，有较短的潜伏期，有一定的方向性，病程久则因中枢代偿而消失。

（2）中枢性眼震（前庭中枢性眼震）：主要见于脑干、小脑、内侧纵束的疾病。眼震可呈水平、旋转、垂直或混合性，眼震方向不定，有时并无快、慢相之分，可持续数月至数年。眼震不一定伴有眩晕，两者的程度不一致，眼震方向与躯体倾倒方向无一定关系，多不伴有听力减退。在中枢性眼震中，还有两种比较特殊的眼震：①小脑性眼震，其特点已如上述；②内侧纵束性眼震，如内侧纵束有病变，可破坏双眼的协调性共同运动，出现分离性眼震（一眼向内下、一眼向外上），两侧眼震的程度不等。周围性眼震与中枢性眼震的鉴别见表48-2。

2. 前庭诱发试验　前庭诱发试验是用各种方法刺激半规管，借以诱发眩晕、眼球震颤、倾倒、偏过定位、自主神经症状，以判断前庭功能状态。常用的方法有冷热试验（也称变温试验）、旋转试验、位置试验、视动性眼震试验、眼震电图检查（包括扫视试验、平稳跟踪试验和视动性眼震试验、凝视试验、静态位置试验、动态位置试验和冷热试验）、平衡试验［龙贝格（Romberg）征、Mann 试验、直线试验］等。

3. 位置性眼震和眩晕　当头部处于某一种或某几种特定位置时出现的眼球震颤及眩晕，称为位置性眼震和眩晕。位置性眼震及眩晕有两种：①周围性，也称良性位置性眼震及眩晕，大多由于内耳的前庭疾病所引起；②中枢性，也称恶性位置性眼震及眩晕，常由于颅后窝病变，尤其是颅后窝肿瘤、多发性硬化、后循环缺血、颅脑损伤等引起。两型各有其特点，可通过位置性试验（Dix-Hallpike 或 Roll 试验）给予初步鉴别（表48-3）。检查方法：患者坐于检查台上，检查者以双手固定患者头部，患者双目注视检查者前额。然后让患者仰卧，观察其有无眼球震颤，如 10~15 秒仍无反应，则让患者坐起再观察10~15 秒。随后以同样的步骤让患者左侧卧、右侧卧、仰卧头 30° 等观察是有否眼震。患者头位变动至出现眼震的时间称为位置性眼震的潜伏期，一般为 5~20 秒。诱发的眩晕和眼震一般持续在 1 分钟之内，表现为“由弱渐强再逐渐弱”；患者由卧位坐起时，常出现“反向眼震”。

（二）听力检查

1. 阈上听力检查　阈上听力检查是鉴别耳蜗性聋与蜗后性聋的方法之一，同时做重振试验。

2. 声阻抗测定法　声阻抗测定法不仅可测试中耳的传音功能，而且通过镫骨肌反射的测试，可以了解脑干听觉通路的状况。

3. 脑干听觉诱发电位（BAEP）　脑干听觉诱发电位对蜗后、脑干病变的诊断较有帮助。

（三）电生理检查

电生理检查包括普通脑电图、视频脑电图、听觉诱发电位（BAEP）、视觉诱发电位（VEP）、眼震电图、耳蜗电图。

表 48-3 外周性(良性)与中枢性(恶性)
位置性眼震的鉴别

鉴别要点	外周型(良性)	中枢型(恶性)
出现时的体位	常仅在一种头位出现,多在患耳向下时	不只在一种头位出现
眼震潜伏期	2～10秒,常在5秒左右	无
眼震持续时间	15秒左右,30秒以下	较长,30秒以上
连续检查出现疲劳现象	有	无
眼震类型	多为水平略带旋转性	水平、斜向、垂直或方向不定
眼震与眩晕程度	一致	多不一致,可只有眼震而无眩晕,或相反
迷走神经反应(恶心、呕吐)	明显	不明显
神经系统阳性体征	无	可有

(四)神经影像学

神经影像学包括X线片、CT、MRI、fMRI、MRA、CTA等。

(五)其他

SPECT、PET、CT-PET、TCD、DSA、脑脊液、脑磁图等。

【眩晕鉴别诊断的思路】

(一)首先确定是否为眩晕

通常依据典型的、有运动感的眩晕发作,常表现以突发性和间歇性的外物和/或自身旋转、翻滚、浮沉或飘移感(闭眼不缓解)为主要症状,伴眼球震颤及迷走神经激惹症状,临床上可诊断为眩晕。

在诊断过程中需与头晕(dizziness)鉴别,头晕多表现为头轻目眩性、视物模糊、头脑麻木或空虚感、脚步轻浮感或摇晃不稳感,而无运动的感觉;一般不伴眼球震颤、倾倒、偏む定位,无或仅有轻微迷走神经激惹症状;前庭功能检查正常。

眼部疾患和系统性疾病(如心脏病、贫血等)以及深感觉障碍疾病常引起头晕,而较少引起眩晕。

头晕也可见于小脑性共济失调引起的失平衡和摇摆的感觉,是由于小脑组织中除了绒球、小结叶以外的部位损害所引起。

耳石功能障碍也可引起头晕,其特点是多在头部做直线运动时出现,如蹲下、起立、行走等(椭圆囊耳石有病变);头晕也可出现于左右摆头或卧位侧翻身(球囊体耳石有病变)。

此外,头晕常见于一些精神、心理及外伤性疾病,如抑郁症、焦虑症、更年期综合征以及脑震荡后遗症等患者,其症状较长时间存在或反复出现,可伴恶心或自主神经紊乱症状。往往伴有大脑皮质功能减弱的其他表现,如头痛、失眠、多梦、记忆力减退、注意力不集中、倦乏等。头晕的程度常与情绪不稳、紧张或疲劳相平行。体格检查常无异常发现。

另外,眩晕还需与晕厥(syncope)鉴别,尤其是晕厥发作前的感觉意识要丧失和黑矇也会使患者感觉头晕或眩晕。

(二)判断导致眩晕的病变部位及病因

1. 详细了解病史及眩晕的特点 发作的形式和频率:急性或慢性,频率是单次、首次或复发性;发作的持续时间:数秒、数分钟、20分钟以上、数日或持续性;诱发因素及与体位的关系:是否由于头位或颈位与体位的改变而诱发? 是否与月经、睡眠剥夺、瓦尔萨尔瓦动作、视野中物体的运动有关? 发作时能站稳或向何方倾跌;伴随症状:有无听力下降、耳鸣、耳胀? 是否伴有自主神经症状? 是否有复视、构音障碍、共济失调等中枢神经症状? 是否有畏光、头痛、视觉先兆等。

2. 详细了解过去史、既往用药史 特别是有无使用容易引起内耳中毒的药物如链霉素类、容易引起中枢损害的药物如镇静、催眠、麻醉药和苯妥英纳等。其他病史如头颈部外伤史、耳部和眼部疾病史、心血管病、内分泌及代谢病史、血液病史。有无眩晕的家族史。

3. 体格检查和相关的辅助检查

(1)体格检查:最重要的是神经系统和耳部。应重视前庭功能检查。内科尤其是心血管、血液系统检查不能忽视。

(2)实验室检查:项目繁多,可选择需要者行之。在神经影像学的多项检查中,MRI是中枢性眩晕的首选检查。业已证明颅后窝病变(如小脑脑桥角病变)最敏感的方法是对比增强MRI。对疑为多发性硬化的炎性脱髓鞘病灶所致的眩晕,首选的检查必定是MRI。此外,MRA是发现基底动脉和椎动脉供血区梗死的好方法,但有时会出现假象,其分辨率不如血管造影(DSA),故必要时可进行选择性后循环的血管造影以助诊断。检查迷路的病变采用MRI有其优点,因MRI的分辨率高,还可用特殊序列增强以观察迷路内液体的情况,帮助医师能更细致地分析迷路病变。对梅尼埃病进行MRI检查可发现的特征性改变是病变侧内淋巴管和内淋巴囊萎缩,后半规管和后窝之间的骨密度降低。怀疑中耳炎引起的眩晕或外伤后眩晕都要求使用高分辨率 CT 检查，以了解骨骼的情况。

4. 综合分析病变部位和病因 综合病史、阳性体征、辅助检查的结果，进一步考虑眩晕属于前庭系统性或非前庭系统性。如属前者，应尽可能鉴别是迷路或前庭神经颅外段的病变所引起，抑或前庭神经颅内段、前庭神

经核、小脑、脑干、大脑前庭中枢以及它们的上、下行联系束病变所引起。进而确定病因。临床上常需着重下列两个方面的鉴别。

(1) 前庭系统的外周性与前庭系统的中枢性眩晕的鉴别见表 48-4。

表 48-4 前庭系统外周性眩晕与前庭系统中枢性眩晕的鉴别

特点	前庭系统的外周性眩晕	前庭系统的中枢性眩晕
发作形式	常为发作性	急性发作性或慢性持续性
眩晕特点	多呈旋转性或上下左右晃动，程度较剧	可表现为旋转性，但较常见的是摇摆感、地动感、倾斜感、侧拉感，程度相对较轻
持续时间	持续时间较短，从数秒、数分钟至数日，很少超过数周（内耳链霉素中毒除外）	持续时间可长可短，视病因不同而异，可长达数月以上
眼球震颤	水平性或水平-旋转性眼球震颤，慢相向病灶侧，其程度与眩晕较一致，当眩晕减轻时眼震也消失	可为水平性、旋转性、垂直性或混合性；眼震与眩晕的出现和强度可不一致（眩晕存在而眼震消失，或相反）
耳症状	可伴有耳鸣及听力减退，因邻近的耳蜗（由于迷路病变所致的眩晕）或听神经（由于前庭神经颅外段病变所致的眩晕）受累之故	很少伴发耳鸣和听力减退
神经系统体征	很少伴有其他神经系统阳性体征	常伴有其他神经系统体征
自主神经功能	常伴有迷走神经激惹征	迷走神经激惹征较轻或缺如
倾倒	常伴有姿势不稳或向病变侧倾倒	也可伴有姿势不稳或倾倒
典型疾病	良性阵发性位置性眩晕（壶腹嵴顶结石病）、梅尼埃病	椎-基底动脉供血不足、椎动脉急性缺血、小脑、脑干卒中或肿瘤

临床上常遇到一类发作性眩晕，表现为突然发生，在仰卧位或侧卧位突然起坐或急剧转头时才最易出现，眩晕有旋转感或其他运动感，可伴恶心、呕吐，但罕有伴发耳鸣，持续时间多为几秒、几十秒，很少超过几分钟。在数日、数周甚至数月内反复发作。临床上对这类眩晕的诊断往往含糊其至混乱，较多诊断为后循环缺血，或者是颈性眩晕、良性位置性眩晕（壶腹嵴顶结石病），也有诊断为梅尼埃病。事实上，这种表现的眩晕均可见于前三种疾病，但以良性位置性眩晕多见。

(2) 对眩晕病因诊断的一些线索

1) 眩晕发生的年龄：①儿童，常发生眩晕，急性者见于急性小脑炎；如反复发作性，考虑是否为儿童期良性发作性眩晕（或前庭性偏头痛）。慢性进展性需考虑颅后窝占位性病变或蛛网膜囊肿、苯妥英钠中毒；②青年，颅内各种疾病，头颈外伤，苯妥英钠中毒；③中年，梅尼埃病（10~50 岁）；前庭神经元炎 30~60 岁）；良性发作性位置性眩晕（中年后）；④老年，良性发作性位置性眩晕、丹迪（Dandy）综合征、脑血管病性眩晕（常见的是后循环缺血、颈性眩晕）。老年人由于迷路感觉、本体感觉以

及视觉的结构退化导致传入冲动减少或不对称，同时中枢控制功能也减弱，因而易发生眩晕和平衡障碍。

2) 眩晕的起病形式及病程经过：①急性，复发性，极短暂性，反复发作数周至数月，如良性发作性位置性眩晕（壶腹嵴顶结石病）；②急性，复发性（有或无），短暂性，持续 2 周左右，如梅尼埃病；③急性，单次发作（可有复发），如脑血管病性眩晕；④急性发生、慢性经过，如头颈部外伤性眩晕；⑤急性或亚急性发生，好转或恶化，如脑部感染，脑脓肿；⑥慢性，进展性，如颅内占位病变（主要是小脑脑桥角肿瘤、脑干肿瘤、小脑肿瘤、第四脑室肿瘤等）；⑦慢性发生，慢性过程，可缓解或加重，如慢性颅内高压症；⑧慢性进展性，可有缓解及复发，如多发性硬化（由于第四脑室前庭神经进入颅内处的斑块所引起）；⑨慢性发生，较缓慢发展，如橄榄脑桥小脑萎缩（OPCA）、脊髓小脑性共济失调（SCA）；⑩亚急性进展至高峰，可缓解，如亚急性小脑病（副肿瘤综合征）。

3) 伴随症状：①伴有耳蜗症状，如梅尼埃病，内耳药物中毒，小脑脑桥角肿瘤、内听动脉病变；②伴有轻微或不伴有耳蜗症状，如后循环缺血，颈性眩晕；③不伴有耳蜗症状，

如良性发作性位置性眩晕,前庭神经元炎,瓦伦贝格综合征,脑干或颅后窝肿瘤;④伴有恶心、呕吐,如梅尼埃病、前庭神经元炎、前庭动脉病变、颅内占位性病变、颅内高压症;⑤除了第Ⅷ对脑神经之外还出现其他神经症状,如小脑脑桥角肿瘤,脑内其他结构性病变所致的眩晕;⑥伴有较明显的头痛,如颅内占位性、血管性、感染性、外伤性疾病,颅内高压症;⑦伴明显视物模糊及黑矇,如丹迪综合征。

几种以眩晕为主要症状的疾病的鉴别见表48-5。

表48-5　以眩晕为主要症状疾病的鉴别

	眩晕	眼球震颤	耳聋	耳鸣	冷热试验	神经系统病征	病程经过
梅尼埃病	急性发作性、旋转性,多为中至重度	水平或水平旋转性,与眩晕程度一致	发作性、感音性,多为单侧	发作性,多为单侧	病侧减弱或消失	无	数小时或数日,不超过2周
良性阵发性位置性眩晕（壶腹嵴顶结石病）	位置性、发作性、多为中度,偶有重度	周围性位置性	少有	少有	一般正常	无	持续短暂,常有复发
链霉素中毒	亚急性转为慢性持续性、摇摆不稳感或旋转性,轻至中度,偶有重度	较轻,水平性或不明显	可有,感音性	可有	变化不定	可有口周或四肢发麻	数周、数月或更长
前庭神经元炎	急性发作性,中至重度	多数有,水平性	无	无	双侧减弱	无	4~6周
听神经瘤	慢性进展性,中至重度	可有,多属水平性	感音性	早期较多见	病侧减弱	同侧第Ⅴ、Ⅶ脑神经损害,同侧小脑征,对侧锥体束征	持续进展
后循环缺血	急性发作性,多为中度	可有,水平性或垂直性、旋转性	间有,感音性	间有	正常或减弱	脑干或/及小脑缺血症状	持续数小时至一两天,或更长
延髓背外侧综合征	突发,一般为中至重度	可有,水平性,垂直性	无	无	一般正常	病侧共济失调,软腭及声带麻痹,病侧面部与对侧肢体交叉性浅感觉减退	持续数周,多数好转,少数恶化

48.1　周围性眩晕

由于脑干神经核以下(耳蜗和/或前庭以及前庭神经)病变所致眩晕,绝大多数系耳部疾患引起,除眼震和有时可能伴听力障碍之外,患者没有相关的神经系统损害的症状和体征。

一、伴有听力障碍的周围性眩晕

(一)梅尼埃病(Ménière disease)

本病又称膜迷路积水、内耳眩晕病。发病机制是由于内淋巴分泌过多或吸收障碍,引起膜迷路积水,淋巴压力因而增高,导致内淋巴腔扩大以及内耳末梢器缺氧变性所致。关于产生膜迷路积水的原因有多种学说,较多人支持神经-血管障碍学说,即认为自主神经调节障碍引起内听动脉痉挛、微循环障碍,影响内淋巴的分泌吸收。其他学说包括:内耳变态反应学说,使血管壁渗透性增高而致局部水肿;发作性椭圆囊和半规管膜破裂伴淋巴液外渗学说,使高钾的内淋巴液和高钠的外淋巴液混合,刺激和破坏内耳的感觉细胞和神经;内分泌障碍学说,主要是肾上腺皮质功能不全或甲状腺功能减退,引起内耳的组织代谢降低,导致内淋巴吸收障碍;代谢障碍学说,认为酶活动异常,以致内淋巴的蛋白水解过程不完全;感染学说,尤其是上呼吸道感染;维生素缺乏学说;电解质和水的平衡障碍学说,因本病发作时血清钾离子增高,镁离子下降。所有这些学说均未得到充分证实。

1. 临床特点 本病好发于中年人,儿童及老人偶有发生,男女罹病大致相等或呈 3∶2。梅尼埃病在眩晕/头晕疾病谱中占 4.4%~10%。多为单耳受累,约 10% 的病例累及双耳。发作通常无明显诱因,也可由于疲劳、焦虑而诱发。不少患者在发作前数周、数日或数小时出现患耳胀满感、重压感、耳后钝痛等前驱症状。典型临床表现是发作性眩晕、波动性耳聋、耳鸣三联征。眩晕可在任何时间突然发作,常呈旋转性,程度颇剧,伴有身体不稳或向一侧倾倒,因而患者不能走路或站立,闭目静卧于某一位置可使眩晕减轻,睁眼或头部略移动使眩晕加重。眩晕多持续数分钟至数小时渐消退,但仍在数日内遗留轻微头晕及不稳感。眩晕常伴恶心、呕吐、出汗、面色苍白和血压下降。耳鸣及耳聋与眩晕同时出现者大约见于 50% 的病例,另有约 25% 的病例在眩晕出现前、25% 的病例在眩晕出现后才发生耳鸣及耳聋。耳鸣初时多数为低音调,以后可转为持续高音调,眩晕消失后耳鸣也渐消失,听力则有部分恢复。发作时意识清晰,罕见病例有短暂的意识丧失而误诊为癫痫。眩晕发作时可出现水平略带旋转的眼球震颤,向患侧注视明显,眼震与眩晕的出现及程度比较一致,随眩晕缓解眼震也消失。本病发作频度不等,重者每周发作数次,也有终生仅发作一次,间歇期通常为数月至数年。多次发作后眩晕程度渐减而耳聋渐重,待完全耳聋后眩晕发作可终止。

2. 辅助检查

(1)甘油试验:于发病时检查,方法是以 95% 的甘油(0.5~1.5ml/kg)加生理盐水一倍顿服,分别在服前及服后 1、2、3 小时检查听力变化,约 70% 的患者听力改善约 15dB。

(2)冷热水试验:可见患侧前庭功能减退。

(3)重振试验:大约 60% 的患者呈阳性。

(4)耳蜗电图:Sp/Ap>0.40,提示淋巴内水肿。

(5)MRI 检查:可发现的特征性改变是病变侧内淋巴管和内淋巴囊萎缩,后半规管和颅后窝之间的骨密度降低。

3. 诊断和鉴别诊断

(1)诊断:梅尼埃病诊断标准,①自发性眩晕发作至少 2 次,持续 20 分钟至 12 小时;②至少 1 次纯音测听为低到中频感音性聋;③患侧耳聋、耳鸣或耳胀满感呈波动性;④排除其他疾病引起的眩晕。

(2)鉴别诊断:梅尼埃病应与迷路炎、良性位置性眩晕、前庭神经元炎、内耳药物中毒、后循环缺血等病鉴别(见表 48-5)。另外,临床上有一种少见的发作性眩晕病,称为莱穆瓦耶综合征(Lermoyez syndrome),也会与梅尼埃病混淆,不过前者发病时先出现病侧耳鸣、耳聋,继后出现眩晕,眩晕发生后耳鸣和耳聋逐渐恢复,眩晕持续 10~20 分钟后逐渐消失。所以莱穆瓦耶综合征也称为耳鸣-耳聋-眩晕综合征。其发生机制可能是病变先堵塞了蜗管和球囊间的连合管,蜗管内的内淋巴压力升高,影响听觉神经末梢;继后半规管内淋巴压力上升刺激壶腹嵴顶的前庭神经末梢才出现眩晕发作。梅尼埃病与莱穆瓦耶综合征的鉴别是眩晕出现在前,然后才出现耳鸣和耳聋,眩晕持续时间也较长。

(二)迷路炎

迷路炎(labyrinthitis)是由于耳部感染累及骨迷路及膜迷路所致的眩晕,四种迷路炎(弥漫性浆液性迷路炎、弥漫性化脓性迷路炎、病毒性迷路炎、药物中毒性迷路炎)都可引起眩晕,但以前两者引起的眩晕最重。临床上对于急性或反复出现的周围性眩晕,应注意是否有迷路炎症。

(三)外淋巴瘘

外淋巴瘘是指膜迷路周围的外淋巴与中耳腔之间的异常通道,使外淋巴逸出内耳而引起听力障碍和/或平衡障碍。据统计,外淋巴瘘人群发病率为 1/10 万,约占突聋患者的 10%。目前临床对本病的认识不十分清楚,小儿与成年人发病原因有差异,小儿双侧发病率较成年人高,在大多数病例中其发生与中耳或内耳畸形有关。

1. 病因和发病机制 可按先天性和后天性分类如下。

(1)先天性:内耳骨性包囊的孤立缺损,如镫骨底板瘘、圆窗畸形、内听道的筛状板缺损、窗前裂未闭、岩大神经管裂孔畸形等;先天性外淋巴瘘伴颞骨或颅外畸形,如 Mondini 型内耳发育不全、蜗小管宽大而开放、前庭小管扩大、先天愚型等。

(2)后天性

1)外伤性:中耳和内耳直接穿通伤,闭合性头颅外伤或头颅钝挫伤,耳创伤,气压伤,中耳和乳突手术直接损伤或通过听骨链间接损伤镫骨。

2)肿瘤和感染:内耳骨性包囊被中耳乳突胆脂瘤、肿瘤或梅毒侵犯。

3)特发性外淋巴瘘:无外伤、气压创伤史,亦无耳部手术史,由于中耳或蛛网膜下腔(脑脊液)压力的急剧变化,如用力擤鼻、排便、剧咳,从事需用力屏气的体力劳动(如抬举重物等)引起。

本病引起感音神经性聋和眩晕的机制:①双膜破裂后,使外淋巴向圆窗纵向流动导致广泛的内外淋巴混合,引起一系列生物化学和病理生理变化,使耳蜗感觉神经上皮功能严重受损;②外淋巴液流失,空气逸入外淋巴系,使内淋巴液流动受到干扰,对声波传导受到破坏,并对耳石器和壶腹终顶产生异常刺激;③继发性膜迷路水肿,螺旋器退变;④浆液性或纤维素性迷路炎。

2. 临床表现

(1)听力障碍:可发生于单耳或双耳,程度从轻度到重度,听力损失多为进行性或稳定的感音神经性聋,也可表现为波动性或突发性感音神经性聋。并发于手术者,多为术后出现波动性耳鸣,听力损失一般不重。如瘘管不能修复,耳聋则逐渐加重,言语接受阈升高,言语识别率下降。

(2)耳鸣、眩晕和平衡障碍:发作性眩晕,平衡障碍或共济失调这些周围性前庭症状可单独出现或与感音神经性聋同时发生。特发性迷路窗膜破裂者,多有严重旋转性眩晕,伴恶心、呕吐、冷汗等自主神经症状,卧床不起,日后眩晕逐渐减轻,但仍有平衡失调、不稳感。在瘘管修复前,此症状经久不愈。典型患者诉言强声,听到强声时即有头晕、恶心感,系强音引起镫骨肌反射,使外淋巴液经卵圆窗漏出增多所致。外淋巴瘘大多数伴有耳鸣。

3. 诊断和鉴别诊断 Kohut 等指出,外淋巴瘘诊断应包括病理诊断资料,诊断方法包括 3 个方面。①查"洞":通过影像检查、耳内镜及手术探查发现瘘管;②查"漏":通过内镜、手术探查或通过外源性荧光素或内源性标志物(β2-转铁蛋白)查找外淋巴瘘的证据。近来有学者发现 β2-转铁蛋白是脑脊液、玻璃体和外淋巴液才有的特殊蛋白质,主张用测定鼓室液体中的 β2-转铁蛋白作为外淋巴瘘的诊断方法;③查外淋巴瘘所致的反应变化:即 ENG/ 听力学检查及瘘管试验。

据临床经验,有如下情况应疑为本病:①不明原因的突发性聋伴眩晕,经治疗后眩晕不减轻或虽有减轻,仍有平衡失调、位置性或变位性眩晕,如发病前有鼓室压或颅内压骤升者,更应高度疑为本病;②颅脑外伤后眩晕长期不愈,感音神经性聋逐渐加重者;③良性位置性眩晕,手术探查时确诊外淋巴瘘的重要手段,应作为外淋巴瘘诊断的常规方法。鼓室探查可确定迷路窗的"洞"或"漏"。

(四)突发性耳聋

突发性感音神经性聋(sudden sensorineural hearing loss,SSHL)简称突发性聋或突聋,是一种以短时间内听力明显下降为主要表现的综合征,部分病例伴有眩晕等不适。目前其具体病因、发病机制仍不明了。突聋的致病原因不清,与内耳微循环障碍、病毒感染、窗膜破裂、变态反应、血管纹功能不良及代谢障碍等有关,其中内耳血流障碍和病毒感染学说被普遍接受。无论是内耳血流障碍或病毒感染,最终都导致螺旋神经节、耳蜗内神经元及听毛细胞的供血障碍、营养缺乏,致神经萎缩、变性,引起感音功能减退甚至全聋。内耳供血系统的脆弱性及耳蜗与前庭供血部分同源性,当某种原因引起内耳血供障碍,极易导致内耳组织(包括耳蜗、前庭及半规管)水肿、缺血、缺氧、代谢紊乱,功能突然下降、甚至丧失而表现为突聋并伴或不伴眩晕。30%~40% 的 SSHL 患者出现眩晕或头晕发作。SSHL 的诊断标准:①突发的感音性耳聋于 72 小时内达到高峰;②与病前或对侧比较,听力图中至少 2 个连续频段的听力下降 ≥ 20dB。极少数耳蜗出血、桥小脑角肿瘤以及桥臂脑梗死的表现与 SSHL 类似,有条件者应尽可能进行 MRI 检查。需要强调的是,伴有眩晕的 SSHL 应与孤立性中枢性眩晕相鉴别。部分 SSHL 伴眩晕,因前庭功能严重损害,姿势性不稳可迁延不愈,应注意与其他病因导致的慢性头晕相鉴别。

(五)前庭阵发症

前庭阵发症(vestibular paroxysmal,VP)是常见的眩晕疾病之一,约占眩晕疾病的 4%。病因可能与神经-血管交互压迫(NVCC)有关。血管压迫导致第Ⅷ对脑神经局部脱髓鞘及继发的动作电位假突触传播,使受微血管波动性压迫的前庭神经活动信号异常放大,可能是其发病的主要病理机制。VP 临床主要表现为反复的短暂的眩晕发作,持续数秒至数分钟。随着病程的延长,眩晕发作的频率增加,持续时间延长,可出现听觉过敏及耳鸣,少数患者仅表现为发作性耳鸣或听力下降而无眩晕症状。有报道前庭神经和血管交互压迫导致打字机式耳鸣。头颅 MR 增强扫描可了解颅内前庭神经和血管的关系,脑干听觉诱发电位检查也有助于诊断。VP 的诊断应结合病史、试验性治疗和辅助检查等综合判断,防止漏诊以及诊断的泛化。确诊 VP 的标准:①至少 10 次眩晕发作;②多数眩晕发作,每次持续时间不超过 1 分钟;③对于患者个体而言,眩晕发作具有刻板性;④卡马西平或奥卡西平试验性治疗有效;⑤难以归咎于其他疾病。

(六)大前庭水管综合征

大前庭水管综合征(large vestibular aqueduct syndrome,LVAS)又称先天性导水管扩大,是在 20 世纪 70 年代末随着 CT 的问世才被发现的一种新的致聋疾病,主要表现为幼儿波动性感音神经性耳聋和眩晕。1978年被正式命名为LVAS，是一种先天性遗传性疾病，一般认为为常染色体隐性遗传，除前庭导水管扩大外，不合并其他内耳畸形。

由于先天发育异常导致前庭导水管扩大时，内淋巴液可经扩大的前庭导水管从内淋巴囊倒流于耳蜗或前庭，损伤感觉毛细胞出现耳聋或眩晕。在耳部影像检查者中存在大前庭导水管者占1%；患儿出生时听力一般接近正常，多数在3~4岁发病。感冒和外伤常是发病的诱因，即使轻微的外伤也可引起重度感音神经性耳聋和眩晕；采用神经营养治疗有一定效果，部分患儿的听力可恢复到原有水平，但仍较正常儿童听力差，听力容易波动，目前尚无特效的治疗方法。

早期发现采取防范措施，可延缓病情发展，患儿出生后听力接近正常，虽处于亚临床期，患儿说话较晚，口齿不清，上呼吸道感染或外伤后听力下降有时呈可逆性，及时行听力和平衡功能检查有助于诊断，做颞骨CT扫描检查可以确诊。早期证实此症并采取预防措施，特别是预防头部磕碰，有可能保持更多的听力储备。

（七）耳硬化症

耳硬化症（otosclerosis）又称名耳海绵化症（otospongiosis），是一种以原发性迷路包囊骨海绵样变性为病理特征的内耳疾病。其颞骨病理特征为骨迷路包囊灶性骨质吸收，髓腔扩大，血管增多，呈海绵样变，破骨、成骨现象可同时存在。临床耳硬化症的发病率随种族和地区不同而有所不同。白种人的发病率最高，为0.3%~0.5%，黄种人则被认为是此病的低发种族。然而，组织学上耳硬化症的发病率远比临床的发病率高，约为2.5%。本病的男女发病率之比为1∶1.85，高发年龄为20~50岁，高峰在30~40岁。因病变侵犯的部位和范围不同，临床特征可表现为隐匿型、传导性聋、感音神经性聋及混合性聋，部分伴有眩晕症状。

病灶接近前庭窗、侵犯环韧带及锤骨板者，表现为传导性聋；病灶侵犯蜗管表现为感音神经性聋或混合性聋，侵犯半规管及前庭，可出现持续性或发作性头晕。病情发展一般较慢，可侵犯单侧或双侧，双侧可同时发病或先后发病。

耳硬化症的病因迄今尚未完全明确，主要有以下因素：遗传学、内分泌学、病毒感染、免疫因素、酶学说等。多层螺旋CT可辅助诊断。

（八）自身免疫性内耳病

自身免疫性内耳病（autoimmune inner ear disease，AIED）可以是器官特异性的原发性内耳损伤，也可以是某些系统性自身免疫疾病（非器官特异性，如韦格纳肉芽肿病、多发性结节性动脉炎、系统性红斑狼疮等）累及内耳而出现的症状。临床上部分原因不明的感音神经性聋、突发性聋和梅尼埃病等也可能是由于自身免疫介导的损伤所致。

AIED的临床表现多变，取决于原始病因。主要表现为进行性波动性听力减退，蜗性或者是蜗后性，可以为双耳或单耳，双耳同时或先后发病；部分患者伴有耳鸣；可伴有眩晕；少数可出现面瘫。本病病程较长，可持续数周、数月或数年，可伴有系统性自身免疫性疾病。但是突发性聋或突发性前庭功能低下也可以发生。听力和前庭症状可以单独出现，也可以同时发生。相应的实验室检查有助于明确病因。

中华耳鼻咽喉科杂志编辑委员会在1994年的全国自身免疫性内耳病研讨会上提出诊断标准为：①快速进行性、波动性、双侧或单侧的感音神经性聋，可伴有眩晕、耳鸣；②病程数周、数月，甚至数年，但不包括突发性聋；③血清免疫学检查有改变，或伴有其他免疫疾病如关节炎、血管炎、桥本甲状腺炎、肾小球肾炎等；④除外噪声性聋、突发性聋、药物性聋、外伤性聋、遗传性聋、老年性聋等；⑤激素试验性治疗有效。

（九）内耳药物中毒性眩晕

内耳药物中毒性眩晕以链霉素所致者多见，其他如卡那霉素、庆大霉素、新霉素、多黏菌素、春雷霉素、万古霉素、奎宁、酒精也可发生内耳中毒性眩晕。以链霉素为例，发生内耳中毒的主要因素是个体的易感性，也与剂量大小及用药长短有一定关系。

急性中毒常在用药后数日甚至当日出现眩晕和平衡障碍、恶心、呕吐，停药后症状可缓解。慢性中毒多在用药后2~4周发生眩晕，并在一段时间内逐渐加重，眩晕的性质多属摇摆不稳感、地动感或旋转性，头部活动或走路时加重。由于链霉素可损害双侧前庭，使前庭功能丧失，产生了完全的"去传入作用（deafferentation）"，丧失了前庭动眼反射。当头部运动时，患者为了定向目的而出现眼跟踪反射。患者在睁眼情况下不敢做转头运动，行走发生困难，需向远处目标做固定注视后才减轻症状，这在老年人尤甚。

眩晕严重者伴有恶心、呕吐，常伴有耳鸣、进行性听力减退，后者常在用药后数日或数月出现。眼球震颤多不明显。在眩晕出现前或出现时可有唇周及面颊发麻感，偶尔双上肢末端感到麻木。前庭功能检查显示两侧不对称或反应消失。眩晕可持续数月甚至1~2年，不少患者仍有高频性耳鸣。

（十）上半规管裂综合征

Minor等于1998年报道了一组因强声刺激、中耳压力或颅内压改变诱发，以眩晕、耳内震动感及平衡紊乱为临床表现的病例，其诱发的眼震方向与上半规管平面一致，颞骨薄层 CT 显示上半规管顶部骨质部分缺损，其中 2 例经颅中窝进路手术探查证实上半规管顶裂，故将其命名为"上半规管裂综合征（superior semicircular canal dehiscence syndrome，SSCD）"，又称 Minor syndrome。SSCD 的病因尚不清楚，在 CT 上发现很多患者都是双侧上半规管顶部骨质缺损，即使是单侧缺损，对侧的骨质往往也会变薄。主要临床表现为渐进性的听力下降，有时也可表现为外伤后的突发性聋，多不伴耳鸣，可单侧或双侧发病；听力下降为唯一的临床症状，也可同时伴有诱发性眩晕或平衡障碍。该病的听力下降主要表现为低频区域的传导性聋。患者有时会有骨导听敏度异常增高的表现，如能听见自己的心搏和关节运动的声音，Hal-magyi 等曾报道 1 例患者能听到置放在踝关节的音叉的振动声。强声刺激诱发的眩晕（Tullio 现象）是该病的特征性表现，增加耳道内压力或增加颅内压的方法也会诱发眩晕 [安纳贝尔（Hennebert）征]，患者偶尔会有上呼吸道感染后或咳嗽后出现眩晕的主诉。眩晕发生时，多可以发现与受累上半规管平面一致的垂直或旋转眼震。耳内震动感也是 SSCD 的常见表现，部分患者会出现站立不稳、易倾倒等平衡功能紊乱的症状，这也可能与上半规管因素导致的前庭功能异常有关。

本病诊断可借助纯音听阈测试、眼震电图、前庭诱发电位及颞骨高分辨率 CT。一般采用手术治疗。

二、不伴有听力障碍的周围性眩晕

（一）良性发作性位置性眩晕

良性发作性位置性眩晕（benign paroxysmal positional vertigo，BPPV）又称壶腹嵴顶结石病，是一种在体位改变时以短暂眩晕发作为主要表现的内耳半规管疾病，其发病机制主要是椭圆囊斑中的碳酸钙颗粒（耳石）脱落并进入半规管，多见于中年以上患者，是临床常见的眩晕病，在眩晕 / 头晕疾病谱中占 17%~30%，是发病率最高的一种前庭疾病。

1. **病因和发病机制** BPPV 的病因和发病机制尚未完全阐明，但多数人接受 Epley 提出的半规管结石病（canalithiasis）的假说，认为从椭圆囊中脱落的耳石沉积到后半规管引起 BPPV。临床上用半规管耳石症可以很好地解释 BPPV 眩晕发作的特点：有潜伏期、短暂性、互换性、疲劳性。另外，基于此假说建立的"颗粒复位手法（particle repositioning maneuver）"治疗 BPPV 获得良好效果，均支持了这个假说。还有，有作者在手术中发现约 30% 的患者确实存在耳石，这为半规管耳石症提供了佐证。至于椭圆囊的耳石膜为何发生变性而破裂成碎片，推测变性的原因可能是：①局部缺血病变（供血不足或血

栓形成）；②颅脑外伤引起内耳震荡；③中耳炎、镫骨手术术后、内耳感染等。发病机制很可能是耳石的碎片凝结成一个悬浮于内淋巴中的栓子（管结石），由于栓子比内淋巴重，在头位改变时栓子总是在半规管最下部，类似活塞，此栓子常在后半规管嵴顶引起双向（推或拉）作用力，刺激其上的前庭感觉神经末梢，促使眩晕的发生。另外有人认为，这种碎片或微粒在头位改变的重力作用下游动，达一定强度时可带动半规管中的内淋巴流动，产生眩晕，故本病也称为半规管结石病。后半规管、水平半规管和前半规管 BPPV 的发生率分别为 80%~85%、10%~15% 和 5% 以下。

2. **临床特点** 患者多由于特定头位而急骤发病，尤其是头向一侧后仰，或者是仰卧位或侧卧位突然起坐，或头部转至患耳最低位时最易出现眩晕，患者感到自身在翻滚、转动，相当剧烈，眩晕持续数秒至 10 余秒，严重时伴恶心、呕吐，极少数伴发耳蜗症状，有时伴有短暂的水平带旋转性眼球震颤。眩晕与眼震持续时间一致。重复该头位时眩晕及眼震再度发生，但由于短时间内重复多次则可逐步适应而不再发生，即疲劳现象。对疲劳现象的解释是由于耳石散落在内淋巴腔，一时未能沉积在后壶腹顶部，故不再出现症状，待耳石再次沉积于壶腹顶部时，可再出现同样的症状。本病可有家族史。

3. **辅助检查** Dix-Hallpike 试验用于诊断垂直半规管耳石症。试验方法：①患者坐在检查床上，头向一侧转 45°，检查者手扶患者头部并判断患者所坐的位置，以保证患者由坐位变为平卧位时其头能够超出床沿；②检查者迅速将患者由坐位变成平卧位，头向下垂 30°，观察患者双眼的眼震情况，如果经过短暂潜伏期（1~5 秒），患者出现眩晕和旋转向地性眼震即为阳性；③当患者再由平卧位复原至坐位时，再次出现眩晕和反方向旋转性眼震；④患者头部向另一侧转 45°，重复 1、2、3 步骤，比较两次检查时患者眩晕的程度和旋转性眼震的强度，判断出哪一侧后半规管受累。如果头向右侧转 45° 时出现明显眩晕和眼震，则为右侧后半规管受累，反之为左侧后半规管受累；如果向两侧转头时均有明显的眩晕和眼震，则为双侧后半规管部受累。但位置性阴性也不能排除 BPPV，应继续随诊。对本病进行神经系统检查一般无异常。Roll 试验用于诊断水平半规管耳石症。后半规管 BPPV 的治疗常用 Epley 法和 Semont 法，水平半规管 BPPV 则常用 Barbecue 法和 Gufoni 法。不能配合的患者可尝试 Brandt-Daroff 训练。频繁复发以及复位后存在残余症状的患者，可尝试药物辅助治疗。极少数难治性 BPPV 可以考虑手术。不典型 BPPV 需要与前庭性偏头痛及中枢性位置性眩晕等相鉴别。需要强调的是，既

要防止漏诊，又要警惕 BPPV 诊断的泛化，手法复位是治疗的根本。

4. 诊断和鉴别诊断

（1）诊断要点：本病的诊断主要根据典型发作病史、体位诱发试验阳性、神经系统检查无异常、排除了其他疾病引起的眩晕。临床上一般将位置性眩晕分为良性（周围性）与恶性（中枢性）两种。良性者指发作后多数能自行缓解者［也有将持续 3 个月不愈或丧失劳动力者称为顽固性（intractable）］。

（2）鉴别诊断：应注意与恶性发作性位置性眩晕鉴别，后者常由于颅后窝肿瘤、后循环缺血、血管袢压迫第Ⅷ对脑神经、多发性硬化、颅脑外伤等引起。鉴别良性与恶性位置性眩晕可借下列几点：①良性者眩晕持续时间短，每次发作持续不超过 30 秒，恶性者持续时间较长；②良性者不伴有神经系统症状和体征，恶性者可伴有其原发病的神经症状和/及体征；③位置性眼震试验的结果有助于鉴别良性与恶性位置性眩晕；④进一步明确鉴别常可借助实验室及其他辅助检查，找出病因。本病还需与后循环缺血、颈性眩晕、梅尼埃病相鉴别。本病一般反复发作持续数周至数月，为自限性疾病，罕有超过数年。若给予"颗粒复位手法"治疗，则大部分患者恢复更快。

（二）前庭神经元炎

前庭神经元炎（vestibular neuronitis，VN）病因尚未清楚，可能为病毒感染，病变部位可能在一侧前庭末梢或前庭神经，甚或前庭神经核，故又名为"前庭神经炎"。本病好发于 30~50 岁，性别无差异，病前可有上呼吸道感染症状，眩晕多为急起，少数为亚急性发生，眩晕的性质酷似梅尼埃病，但持续时间长得多，头部转动时眩晕加剧，多伴有水平性眼震，快相向健侧，可伴恶心及呕吐，通常无耳鸣或听力减退。前庭功能检查显示单侧或双侧反应减弱，部分病例痊愈后前庭功能也渐恢复。眩晕于几小时至几日内达高峰，后渐减轻，多数持续 2~6 周痊愈，极少数病例可复发。本病主要与梅尼埃病鉴别，前者的眩晕持续时间比后者长，罕有伴随耳蜗症状，可有上呼吸道感染的前驱症状；病愈后极少复发。此外，尚有两种疾病的表现及过程均与前庭神经元炎相似：①流行性迷路炎，其病灶局限于前庭器；②流行性眩晕，其病灶局限于脑干。应尽早使用糖皮质激素，尽早进行适当的活动。多数患者数周后可恢复正常，冷热试验等异常可持续较长时间；本病的复发率极低，部分 VN 未及时治疗或因单侧前庭功能严重损害，姿势性不稳可迁延不愈，应注意与其他病因导致的慢性头晕相鉴别。

（三）丹迪综合征

丹迪综合征（Dandy syndrome）是老年人较常见的

一种耳石病。本病是多种原因引起耳石功能障碍所致的疾病，如内耳缺血性障碍、耳石变性、先天性耳石病变等。由于正常的前庭反射性眼球运动功能减弱或丧失，当头部活动时视线的调整不能依靠正常的反射，只能依靠眼视动反射，这种反射的潜伏期较长，速度较慢，视线不能迅速对准新的前方景物，即感到视物不清。

1. 临床特点 任何年龄都可发生，以老年人多见。头位和体位改变过程中突发视物模糊、眩晕、站立不稳，活动停止后这些症状即自行消失，严重时伴恶心、呕吐、倾倒。因而患者常保持头部正位，少动，需做头部活动时患者将动作尽量放缓。本综合征不出现耳蜗症状，也无神经症状。

2. 辅助检查 对本病的辅助检查：Dandy 试验，方法是让患者直立，双眼注视正前方景物，向其走去数次，如视物模糊，停步后立即变为清晰，为阳性。如做加强试验（原地小跑步），则症状更明显。严重病例可出现恶心、眼震、站立不稳。做前庭功能试验，结果提示一侧或双侧耳石功能改变。还可做平衡试验（Mann 试验、直线行走试验）。

3. 诊断和鉴别诊断 诊断本综合征可根据上述眩晕的特点及辅助检查所见，需与梅尼埃病、良性位置性眩晕、后循环缺血鉴别。

（四）双侧前庭病

双侧前庭病（bilateral vestibulopathy，BVP）是双侧内耳平衡器官或传导通路受损导致的一种临床综合征。有报道 BVP 在眩晕/头晕疾病谱中占比为 4%~7%，继发性和特发性各占一半。BVP 一般隐袭起病，缓慢进展，表现为行走不稳且夜间为著，近半数患者出现振动幻觉；约 1/3 的患者早期表现为发作性眩晕，数年后出现行走不稳；约 1/4 的患者合并不同程度的听力障碍。病因多种，包括氨基苷类前庭耳毒、双侧梅尼埃病、迷路震荡、耳硬化症、病毒性双侧前庭病、中枢性前庭病及原因不明的前庭病变。

（五）家族性前庭病

家族性前庭病（familial vestibulopathy）由 Baloh 于 1994 年描述，为常染色体显性遗传疾病。特点是几年内短暂的眩晕发作，可持续几分钟，发展为慢性失衡和震动幻视。前庭检查显示双侧前庭功能减退，冷热反应减退，VOR 增益下降。患者无听力损失或听觉系统的任何症状，其他听力学和影像学均正常。神经学检查和眼动功能定量检查也正常。偏头痛是本综合征另一重要表现，所有患者和受累的双亲都有偏头痛，但偏头痛和眩晕的发作在时间上无一定的联系。病变部位和发病机制还不清楚。最近，又发现一种偏头痛伴眩晕和原发震颤的家族性综合征，眩晕可持续分钟至数小时，但不出现渐进性的前庭功能减退。

（六）变压性眩晕

变压性眩晕多为有潜在上呼吸道感染而潜水或飞行时所产生的一过性眩晕。目前对变压性眩晕发生机制的看法尚不统一，国内外关于变压性眩晕的病例少见报道，一般多发生于军事飞行员或潜水员中。

48.2 中枢性眩晕

一、脑血管病所致眩晕

脑血管疾病性眩晕临床常见，其中以椎基底动脉系统疾病所引起者较颈动脉系统疾病引起者为多。这是因为前庭系统主要由椎基底动脉系统供血，而且供血给内耳及前庭神经核的动脉均为终末动脉，发生病变时较难建立侧支循环。据 Fisher 统计，下列动脉发生供血障碍时出现眩晕的频率：小脑后下动脉，2/2（100%）；小脑前下动脉，9/10（90%），椎动脉，29/36（80%），大脑后动脉，12/50（24%）；基底动脉，36/112（17%）；大脑中动脉，12/140（8%）；大脑前动脉，0/13（0%）；小脑上动脉，0/3（0%）。另外，前庭神经核是脑干中最大的神经核，位置较表浅，对缺氧特别敏感而较易表现眩晕。病因最常见的是动脉粥样硬化、高血压动脉硬化、低血压，其他如动脉痉挛、血栓、血管畸形、动脉炎、心血管疾病、血液病等。患者多在中年以上，常突然发病，一般而言，病变越接近椎基底动脉的末端，眩晕越剧烈；病变越接近内耳，耳鸣、耳聋越明显；病变越接近动脉主干，内耳症状越不明显而以神经症状多见。脑血管性眩晕可分为下列几种临床类型。

（一）椎基底动脉的短暂性脑缺血发作

椎基底动脉供血不足（vertebrobasilar insufficiency，VBI）曾被广泛地用于眩晕/头晕的诊断，尽管近年来 VBI 的诊断已鲜有见到，却出现了以后循环缺血（posterior circulation ischemia，PCI）代之的错误倾向。事实上，PCI 仅指后循环的脑梗死或短暂性脑缺血发作（TIA）。

本病的病理基础：①椎基底动脉的解剖特点有 2 个。其一是两侧椎动脉的走行及管径有很大差异，两侧管径不等者在正常人占 2/3，甚至单侧椎动脉极细小或缺如；其二是双侧椎动脉起始于左、右锁骨下动脉，上行穿过第 6 颈椎～第 1 颈椎的横突孔后经枕大孔入颅，也就是说，椎动脉行经一条活动度很大的骨性隧道；②椎动脉较易发生动脉粥样硬化，随年龄渐大，椎动脉管腔逐渐变窄、血流量渐减；③ 50 岁以后颈椎易发生退行性变和骨赘形成，或是颈椎椎体脱位或半脱位，当颈部急剧活动时易压迫椎动脉（颈椎病血管型），如果血压低，则更易促发 PCI；

④与椎动脉伴行的交感神经突然收缩或痉挛，导致椎动脉缺血。一般认为发病主要是血流动力学改变所致，少数 PCI 可能由于微栓子所引起。

1. 临床特点　本病的主要临床表现是突然发生眩晕，占 80%~98%，眩晕常是首发症状，性质可为旋转性、浮动性、摆摆性、下肢发软、站立不稳、地面移动或倾斜、下沉感。颈部突然过度伸屈（如快速躺下或快速坐起）或侧转可诱发或加剧眩晕，发作时间短暂，往往不超过几分钟，眩晕减轻或消失，也可在 24 小时内发生几次，某些病例可持续数日，以后也可能再发。眩晕常伴发恶心、呕吐、站立不稳、共济失调，还可伴发下列一种或数种供血不足症状（缺血区在眼部、脑干、小脑）：①黑矇、偏盲，偶尔视物距离及大小有改变；②复视、面麻、呛咳、语音欠清，一侧或双侧肢体无力、麻木；③小部分患者有耳鸣，单侧或双侧，耳内疼痛；④头痛，多呈搏动性，后枕部最甚；⑤跌倒发作（drop attack）；⑥少数有晕厥。

神经系统阳性体征轻微，可有：①眼球震颤，多呈水平性，少数为垂直性，若未发现自发性眼震，可做位置性眼震检查（须在患者情况允许时），有时可发现中枢性位置性眼震；②轻度锥体束征，如肌力减弱、腱反射活跃或亢进、腹壁反射不对称；③龙贝格（Romberg）征阳性，指鼻试验欠准；④面部或肢体感觉减退。

2. 辅助检查　发作间期可做下列检查。

（1）影像学检查：颈椎照片（正、侧、斜位及过伸位）、CT 或 MRI，不少患者被发现有颈椎病。头颅或/及颈椎 CT 血管成像（CTA）或磁共振血管成像（MRA）检查，可发现患侧椎动脉变窄、不光滑或受压等。

（2）前庭功能检查：主要做冷热试验，约 1/4 的病例显示单侧或双侧前庭功能减弱。

（3）眼震电图（ENG）：检查较广泛用于 PCI 的诊断，具有定位价值并可监测病情发展，能在其他体征出现之前敏感地检出脑干功能障碍，是区别 PCI 性眩晕与前庭周围性眩晕的有效方法。据国内外研究报道，在眼震电图检查中，显示扫视试验异常、眼平稳跟踪试验 Ⅲ 型曲线、视动性眼震快/慢相峰速比值下降、出现自发性眼震和位置性眼震、冷热反应减弱、固视抑制失败等改变,对 PCI 有较大的诊断意义。

(4) 脑干听觉诱发电位(BAEP):PCI 的 BAEP 异常率国外统计为 35% 左右,国内约 80%。国内还有学者对本病进行了 BAEP 转颈试验研究,结果表明患者 BAEP 的异常率由转颈前的 48% 增至 80%,与对照组比较差异显著。但国内也有学者持相反意见,认为 BAEP 对 PCI 的诊断价值有限。

(5) 经颅超卢多普勒(TCD):探测椎动脉颅内段及基底动脉可提供实时频谱和血流动力学参数,尤其是加上"颈部旋转与侧屈活动",其结果可为 PCI 提供可靠的观察指标。

(6) 颈部的血管超声检查。

3. 诊断和鉴别诊断 本病的诊断依据:①发病年龄多在 50 岁以上;②突然出现眩晕,与头位密切相关,持续时间短暂且刻板;③眩晕发作伴有一种或数种神经缺血症状或体征(符合椎基底动脉供血区);④眩晕常在 24 小时内减轻至消失,以后可再发作;⑤辅助检查的阳性结果。本病主要与梅尼埃病、良性发作性位置性眩晕、前庭神经元炎、听神经瘤等鉴别(见表 48-5)。

(二) 锁骨下动脉盗血综合征(subclavian steal syndrome)

锁骨下动脉盗血综合征(subclavian steal syndrome)是由于锁骨下动脉第一段(常在左侧)有病变,如狭窄或闭塞、出血、先天畸形、炎症、外伤、肿瘤压迫等,导致患侧椎动脉血流压力下降。当患者活动患侧上肢时,心脏流出的血液不能直接流入患者椎动脉,而健侧椎动脉的血液一部分流入患侧脑组织,另一部分则经基底动脉逆流入患侧椎动脉,再进入患侧上肢,由于血流不足而引起内听动脉缺血,发生眩晕,还有脑干缺血的其他症状。诱因主要是患侧上肢活动时需血量增加。本病的主要临床表现与 PCI 相似。检查可发现患侧上肢:①桡动脉搏动减弱;②患侧收缩压比健侧低 20mmHg 以上;③锁骨上窝可听到血管杂音。确诊有赖于血管造影。

(三) 小脑梗死或出血

小脑梗死或出血也常有突发性眩晕。眩晕常为首发症状,并可伴发头痛及后枕痛、恶心、呕吐,也可伴发小脑体征,如手震、眼球震颤、平衡障碍、构音不清。如为出血,则这些症状比梗死的程度剧烈。然而,这些症状和体征常被接踵而至的其他神经症状或颅内压增高症状所掩盖。本病不少病例被误诊,主要是由于对本病认识不够,没有注意或观察到上述病征。何志义等对一组 10 例老年人小脑前下动脉(AICA)区脑梗死(经 MRI 证实)的病例进行分析,发现老年人 AICA 区脑梗死占全部 AICA 区脑梗死的 58.8%,占同期老年人小脑梗死的 22.7%;病因以动脉粥样硬化为主,全部患者均有眩晕合并共济失

调症状,而且大多数合并脑神经损害,按受累频率,依次为第Ⅷ、Ⅶ、Ⅴ、Ⅸ对脑神经。AICA 梗死的特征性表现是出现耳鸣和耳聋(由于第Ⅷ对脑神经受累),当 AICA 区发生脑梗死影响到其分支内听动脉(IAA)时,就会出现耳蜗症状,可根据这点与小脑后下动脉(PICA)梗死相鉴别。

(四) 延髓背外侧综合征

瓦伦贝格综合征(Wallenberg syndrome),又称延髓背外侧综合征,其常见原因为小脑后下动脉或椎动脉血栓形成,近年发现小脑前下动脉闭塞也可出现瓦伦贝格综合征。小脑后下动脉是椎动脉的主要分支,较易发生动脉粥样硬化,30~40 岁的成年人约有 20% 出现此种改变,后者使得动脉管腔逐渐变窄,造成局部血流量逐渐减少。而高血压、高血脂、糖尿病往往是造成这些动脉硬化的主要基础疾病。本病的主要临床表现多数是急性发生的、中度或重度旋转性眩晕,伴水平性或混合性眼震及恶心、呕吐(前庭神经下核受累);病侧肢体共济失调,向病侧倾倒(绳状体受累);病侧软腭及声带麻痹,患者构音障碍、吞咽困难(疑核及第Ⅸ、Ⅹ对脑神经受累);同侧面部及对侧肢体呈交叉性浅感觉减退(三叉神经脊束核及脊髓丘脑束受累);同侧霍纳综合征(网状结构受累)。临床上这种综合征的表现多数是不完全的,但若有眩晕、构音障碍或 / 及吞咽障碍、面部或对侧肢体感觉障碍,则可诊断为本综合征。

(五) 颈动脉窦综合征

参见 49.2。

(六) 脑桥梗死或出血

参见 53.2。

(七) 迷路卒中

迷路卒中(labyrinthine apoplexy)是由于一侧内听动脉或其分支"前庭前动脉"痉挛、梗死或出血所致。临床表现为突然发生剧烈的旋转性眩晕,可伴恶心、呕吐,若同时有前庭耳蜗动脉受累则伴有耳鸣、耳聋,而神志清楚,无神经症状。迷路卒中的眩晕性质属于前庭外周性眩晕,但病因归类也可属于中枢性眩晕。

二、脑肿瘤所致眩晕

可由于肿瘤直接压迫或浸润前庭神经、前庭神经核、小脑绒球小结叶等处或其有关的神经径路而出现眩晕,或因颅内压增高使前庭神经核受压引起眩晕。眩晕性质可为真性眩晕、头晕,程度多不剧烈,眩晕常持续存在而有发作性加剧。

(一) 听神经瘤

听神经瘤是最常引起眩晕的脑部肿瘤,常见于 20 岁以后的患者。开始常为单侧耳鸣及听力减退,渐而发

生眩晕,可呈摇摆感、不稳感,旋转性眩晕较少见,以后相继出现同侧三叉神经、面神经及小脑受累症状。检查可见眼震、同侧感音性耳聋、半规管冷热试验反应消失,同侧面神经、三叉神经以及同侧小脑损害的体征。病情较重时还可出现对侧脑干受累,甚至同侧舌咽神经和迷走神经损害。头颅 X 线摄片可见病侧内听道扩大或同时有骨质破坏;CT 或 MRI 检查常能清晰地显示肿瘤的情况。

（二）脑干肿瘤

脑干肿瘤特点是逐渐出现一侧或双侧交叉性瘫痪,眩晕及眼球震颤可为持续性,如肿瘤侵犯下脑干下部,则可有垂直性眼球震颤出现,头颅 CT 或 MRI 检查有确诊价值。

（三）小脑肿瘤

小脑肿瘤所致的眩晕也常见(但如果小脑完全破坏则多不发生眩晕),眩晕可有多种形式,多伴有小脑性眼震及后枕痛。小脑蚓部肿瘤还有显著平衡障碍、站立不稳并常向后倾倒。小脑半球肿瘤还伴有同侧肢体肌张力低及共济失调。小脑肿瘤因位于颅后窝,易产生颅内压增高,头痛和眩晕多数都很明显。然而,有些病例其症状和体征在长时间内均不明显,导致漏诊,可能的原因是病灶还未严重损害脑脊液的循环通路之故。但本病罕有伴发听力减退及耳鸣。头颅 CT 或 MRI 检查有确诊价值。

（四）第四脑室肿瘤或囊肿

患者在某种头位时因肿物堵塞脑脊液通道而引起急性颅内压增高,出现突发性眩晕、头痛、呕吐,患者常取固定头位,位置试验可诱发中枢性位置性眩晕及位置性眼震。做头颅 CT 或 MRI 检查有确诊价值。

三、颅内感染所致眩晕

（一）急性小脑炎

急性小脑炎多发生于儿童尤其是幼童,常在上呼吸道感染 2~4 周后或疫苗接种数周后急性起病。主要症状为较剧烈的眩晕(但幼童患者常不会表达这种感觉),伴恶心、呕吐、躯体不稳、行走困难、讲话含糊不清等,检查可发现眼、头部、躯干、四肢都有震颤,共济失调,较重的病例不能坐而只能卧床。

（二）小脑蛛网膜炎、小脑脑桥角脑膜炎或蛛网膜炎

症状和体征均与该处的肿瘤相似,但炎症所致的眩晕较肿瘤引起的眩晕有较明显的缓解与复发。

（三）脑干脑炎

脑干脑炎起病较急,有发热,迅速出现头痛和眩晕,以中脑及脑桥的局灶损害较常见。流行性眩晕可能是病毒性脑炎的特殊类型,呈发作性小流行,临床表现酷似前庭神经元炎,但伴有其他神经系统症状,如复视、眼睑下垂、面肌轻瘫等。小脑脓肿以头痛、呕吐、眩晕为其三联征,眩晕可轻可重。其他脑部感染性疾病如引起颅内压增高者均可发生头晕或眩晕,程度多数较轻。

四、头颈外伤后眩晕

眩晕是头部外伤的常见症状,其发生率为 51%~90%。闭合性颅脑外伤出现眩晕约占 12%,表现为头部外伤后出现的一过性自身旋转感,有时为持久性的自身不稳感。头部外伤由于损害前庭系统的不同部位而出现不同形式和不同程度的眩晕,伴发症状也不同。

（一）迷路震荡

迷路震荡(labyrinthine concussion)发生于内耳受到暴力或振动波冲击后,可迅速出现旋转性眩晕、恶心、呕吐,常伴有听力下降和耳鸣,持续数日,以后由于大脑的代偿作用可于较短时间内恢复。迷路损伤发生出血时眩晕持续时间较长。ENG 检查有位置性眼震、少数患者半规管麻痹,额骨和耳部影像学检查无异常。

（二）颞骨骨折和内耳贯通伤

颅底骨折可直接损伤第Ⅷ对脑神经或同时损伤内耳,迅速出现眩晕、眼震、耳聋。这些症状或于昏迷苏醒后出现,可遗留永久性前庭功能损失。

（三）脑干挫伤后

脑干挫伤后眩晕较常见且较持久,其形式多不是旋转性,不伴有听力障碍而伴有其他脑神经或上、下行神经传导束症状。

（四）脑震荡后综合征

脑震荡后综合征通常表现为头晕(也可表现为眩晕),可长年累月存在,但有波动性。

（五）颈椎损伤性眩晕

颈椎损伤性眩晕可由于下列情况所引起:①颅脑损伤并发颈椎损伤;②颈椎挥鞭样损伤,多由于乘坐汽车时被撞,颈部过伸后又过屈,或者颈部向侧方过度倾斜,引起颈椎或其软组织挫伤;③外伤坠地时以臀部着地,冲力自脊柱向上,损伤了颈椎;④举重也可使颈椎损伤。颈椎损伤后主要引起椎动脉移位、扭伤、狭窄甚至闭塞,影响了椎动脉供血。或周围软组织损伤的刺激向上传到前庭神经核、小脑齿状核而导致眩晕。损伤后可即刻出现症状,或者伤后 2 周至 4 年才发病,眩晕形式和伴随症状与慢性椎动脉缺血相似,行颈椎张口照片有时发现关节错位,也可做颈椎 CT、MRI 检查以帮助诊断。

近年来,临床上已逐渐认识到颈椎闭合性创伤继发椎动脉损伤引起眩晕的病例不少见,冯刚等利用 MRA

检查 46 例闭合性颈椎创伤中,12 例(26%)伴椎动脉损伤(其中 7 例为双侧损伤,5 例为单侧损伤),12 例中 2 例出现眩晕,伴恶心、呕吐、面麻、偏盲。作者提出疑有这类损伤时应常规进行颈部动脉 MRA 检查,因为这是目前最有效的辅助诊断方法。

五、脑部脱髓鞘疾病性眩晕

脑部脱髓鞘疾病性眩晕主要指多发性硬化引起的眩晕,多发性硬化以眩晕为首发症状占 2%~12%,在疾病过程中发生眩晕者为 8%~20%。发生眩晕的原因是由于位于脑干、小脑、前庭神经颅底段的斑块累及前庭神经核及其与小脑、内侧纵束、大脑和脊髓的联系。眩晕的出现可为急性、亚急性或慢性,程度一般较轻,无特异性。经常伴发小脑性眼震,还有内侧纵束性眼震。

六、脑部先天性疾病所致眩晕

延髓空洞症也有轻度持续性眩晕,不伴恶心、呕吐,可伴有眼球震颤,其主要病征是单侧舌肌萎缩,软腭无力,声带麻痹,分离性三叉神经感觉缺失以及脑干下部其他损害的症状。颅颈交界区畸形,如常见的阿诺德 - 基亚里畸形、颅底凹陷、齿状突半脱位等,可出现锥体束损害、小脑症状、后组脑神经和高颈段脊髓损害的表现,有时合并眩晕;瓦尔萨尔瓦呼气动作有时可诱发眩晕。需与其他小脑疾患、颈髓疾病鉴别,影像学检查是确诊依据。

七、脑部变性疾病所致眩晕

脊髓小脑性共济失调(SCA)和多系统萎缩常有眩晕的表现,程度较轻,持续性,通常不伴有恶心、呕吐,但有持续性躯体不稳、共济失调和眼球震颤(以小脑性眼球震颤为主)。

八、前庭性偏头痛

前庭性偏头痛(vestibular migraine,VM)在眩晕 / 头晕疾病谱中占 6.7%~11.2%,曾称偏头痛性眩晕,女性患病率明显高于男性。

VM 的确诊标准:

1. 至少发作 5 次中到重度的眩晕 / 头晕,每次持续 5 分钟至 72 小时。

2. 现病史或既往史中存在符合国际头痛疾病分类(ICHD)标准的偏头痛。

3. 至少 50% 的眩晕 / 头晕发作合并下列症状中的

一项。①头痛:至少符合 2 项,即位于头部一侧或呈搏动性或疼痛达到中到重度或活动后加重头痛;②畏光且惧声;③视觉先兆。

4. 临床表现不能用其他疾病解释。

除了 1 之外,若患者只存在 2 或 3,则应诊断可能的 VM。部分 VM 出现梅尼埃病样或 BPPV 样的表现,应注意鉴别;VM 合并焦虑抑郁的比例较高,应与精神心理性头晕相鉴别。

九、癫痫性眩晕

眩晕可为额叶癫痫的一种先兆,呈发作性,极短暂即消失。前庭癫痫是一种罕见的潜伏性癫痫,可在前庭功能检查时因刺激前庭而诱发,主要表现为短时眩晕和意识丧失;脑电图有癫痫的特征性异常表现,常见为一侧或双侧颞区的尖波或 / 和慢波发放。临床少见,国际分类属于局灶性癫痫,通常持续数秒或数十秒,发作与姿势改变无关。能产生眩晕性癫痫的部位包括顶内沟、颞叶后上回、顶叶中后回、左侧额中回、颞顶叶交界区等。临床上以眩晕为主或仅仅表现为眩晕的癫痫实属罕见;眩晕可是部分性癫痫,特别是颞叶癫痫的先兆症状。确诊需要脑电图在相应导联显示痫样波放电。

十、药源性眩晕

某些药物可损害前庭末梢感受器或前庭通路而导致药物性眩晕(drug-induced vertigo,DIV)。

卡马西平可造成可逆性小脑损害,在用药初期或用药量大的情况下容易出现眩晕,停药可缓解。长期应用苯妥英钠可致小脑变性,出现眩晕和小脑性共济失调。长期接触汞、铅、砷等重金属可损害耳蜗、前庭器和小脑,有机溶剂甲醛、二甲苯、苯乙烯、三氯甲烷等可损害小脑。急性酒精中毒造成半规管和小脑的可逆性损害,可出现姿势不稳和共济失调。

一些药物具有耳毒性作用,如氨基糖苷类、万古霉素、紫霉素和磺胺类等抗生素,顺铂、氮芥和长春新碱等抗肿瘤药,奎宁,大剂量水杨酸盐,呋塞米和依他尼酸等利尿药,部分中耳内应用的局部麻醉药,如利多卡因等。米诺环素仅损害前庭,庆大霉素和链霉素的前庭毒性远大于其耳蜗毒性。这类药物除引起眩晕外,还常伴有耳鸣、听力下降等症状。ENG 和旋转试验有时可发现双侧前庭功能下降;听力检查发现感音性耳聋。

一、全身疾病相关性眩晕

全身各系统的疾病都可发生眩晕,而以心血管疾病最为常见。颈动脉窦综合征患者常于头颈部突然转动、衣领过紧或颈部突然受压时迅速出现眩晕,重者伴发晕厥。直立性低血压患者于卧位突然转为直立位时,可骤然发生眩晕及晕厥。中度或重度贫血患者常在用力或运动时出现眩晕,真性红细胞增多症也常有眩晕。低血糖引起的眩晕多发生于饥饿时,伴出汗、手震、全身无力和不稳感,纠正低血糖后眩晕可明显缓解。

二、眼源性眩晕

眼源性眩晕(确切地说应是眼源性头晕)常在用眼过久或注视较长时间才出现,眩晕的程度较轻,遮盖患眼或闭目休息后眩晕可消失。如为眼肌麻痹所致的眩晕,则向麻痹侧注视时眩晕更明显。从高空向下俯视出现的眩晕属于眼源性眩晕。Cogan 综合征是一种非梅毒性间质性角膜炎,可伴有发作性眩晕,患者可伴有结节性多动脉炎。

三、精神躯体性疾病性眩晕

精神躯体性疾病(psychosomatic disorder)性眩晕以女性较多见,常有诱因,如情绪不佳、紧张、过劳等,伴以显著的自主神经紊乱症状,诸如恶心、上腹部不适、面色苍白、出汗、心悸、耳鸣等。眩晕多为发作性,持续数小时或数日,体格检查一般无明显阳性发现,或可发现四肢腱反射活跃、肢端湿冷、伸手及伸舌有细微震颤、眼睑震颤等。

(盛文利　李骄星)

参考文献

［1］SAKAIDA M, TAKEUCHI K, ISHINAGA H, et al. Long-term outcome of benign paroxysmal positional vertigo. NEUROLOGY, 2003, 60 (9): 1532-1534.

［2］姜建元. 颈部旋转与侧屈活动对椎动脉血供的影响. 中华骨科杂志, 2004, 24 (11): 666-669.

［3］KRIUKOV AI, KUNEL'SKAIA NL, GAROV EV, et al. The diagnostics and treatment of Minor's syndrome. Vestn Otorinolaringol, 2012, 5: 8-13.

［4］BALOH RW, JACOBSON K, FIFE T. Familial vestibulopathy: a new dominantly inherited syndrome. NEUROLOGY, 1994, 44 (1): 20-25.

［5］李艳成. 前庭阵发症的影像学特点. 临床神经病学杂志, 2013, 26 (1): 63-65.

［6］BRANDT T, DIETERICH M. Vestibular paroxysmia: vascular compression of the eighth nerve？. Lancet, 1994, 343 (8900): 798-799.

［7］NIELSEN VK. Pathophysiology of hemifacial spasm: I. Ephaptic transmission and ectopic excitation. NEUROLOGY, 1984, 34 (4): 418-444.

［8］ROBERT AARON LEVINE. Typewriter tinnitus: A carbamazepine-responsive syndrome related to auditory nerve vascular compression. ORL, 2006, 68 (1): 43-47.

［9］中华医学会神经病学分会, 中华神经科杂志编辑委员会. 眩晕诊治专家共识. 中华神经科杂志, 2017, 50 (11): 805-811.

［10］KARATAS, MEHMET MD. Central vertigo and dizziness: epidemiology, differential diagnosis, and common causes. NEUROLOGIST, 2008, 14 (6): 355-364.

［11］MICHAEL STRUPP, MARIANNE DIETERICH, THOMAS BRANDT. The treatment and natural course of peripheral and central vertigo. Deutsches Arzteblatt International, 2013, 110 (29-30): 505-537.

［12］BREVERN, MICHAELA, BERTHOLON, et al. Benign paroxysmal positional vertigo: Diagnostic criteria. JOURNAL OF VESTIBULAR RESEARCH-EQUILIBRIUM & ORIENTATION, 2015, 25 (3-4): 105-117.

［13］KIM, JS, ZEE, DS. Benign paroxysmal positional vertigo. New England Journal of Medicine, 2014, 370 (12): 1138-1147.

［14］FIFE TD, IVERSON DJ, LEMPERT T, et al. Practice Parameter: Therapies for benign paroxysmal positional vertigo (an evidence-based review): Report of the Quality Standards Subcommittee of the American Academy of Neurology. NEUROLOGY, 2008, 70 (22): 2067-2074.

［15］FIFE TD. Positional dizziness. Continuum (Minneapolis, Minn.), 2012, 18 (5): 1060-1085.

［16］BHATTACHARYYA N, GUBBELS SP, SCHWARTZ SR, et al. Clinical Practice Guideline: Benign Paroxysmal Positional Vertigo (Update) Executive Summary. OTOLARYNGOLOGY-HEAD AND NECK SURGERY, 2017, 156 (3):

403-416.

[17] AM BRONSTEIN, T LEMPERT, BM SEEMUNGAL. Chronic dizziness: a practical approach. Practical Neurology, 2010, 10 (3): 129-139.

[18] YIN MIN, ISHIKAWA Kazuo, WONG WENG, et al. A clinical epidemiological study in 2169 patients with vertigo. Auris Nasus Larynx, 2009, 36 (1): 30-35.

[19] BES A, KUNKEL R, LANCE JW, et al. The International Classification of Headache Disorders, 3rd edition (beta version). CEPHALALGIA, 2013, 33 (9): 629-808.

[20] ROBERT J. Clinical practice guideline: sudden hearing loss. Otolaryngology-Head and Neck Surgery, 2012, 146 (3Suppl): S1-S35.

[21] 中华耳鼻咽喉头颈外科杂志编辑委员会 . 突发性耳聋的诊断和治疗指南 . 中华耳鼻咽喉头颈外科杂志 , 2015, 50 (6): 443-446.

[22] RAUCH SD. Clinical practice. Idiopathic sudden sensorineural hearing loss. The New England Journal of Medicine, 2008, 359 (8): 833-840.

[23] OBERMANN M, BOCK E, SABEV N, et al. Long-term outcome of vertigo and dizziness associated disorders following treatment in specialized tertiary care: the Dizziness and Vertigo Registry (DiVeR) Study. JOURNAL OF NEUROLOGY, 2015, 262 (9): 2083-2091.

[24] STRUPP MICHARL. Vestibular paroxysmia: Diagnostic criteria. JOURNAL OF VESTIBULAR RESEARCH-EQUILIBRIUM & ORIENTATION, 2016, 26 (5-6): 409-415.

[25] VERA C. Causative factors and epidemiology of bilateral vestibulopathy in 255 patients. ANNALS OF NEUROLOGY, 2007, 61 (6): 524-532.

[26] JOSEPH M FURMAN, DAEN A MARCUS, CAREY D BALABAN. Vestibular migraine: clinical aspects and pathophysiology. Lancet Neurology, 2013, 12 (7): 706-715.

[27] THOMAS LEMPERT. Vestibular migraine: Diagnostic criteria. Journal of Vestibular Research, 2012, 22 (4): 167-172.

[28] 中国后循环缺血专家共识组 . 中国后循环缺血的专家共识 . 中华内科杂志 , 2006, 45 (9): 786-787.

[29] LI YC. Pathogenesis, diagnosis, and treatment of cervical vertigo. Pain Physician, 2015, 18 (4): E583-E595.

[30] YACOVINO. Clinical characteristics of cervicogenic-related dizziness and vertigo. Seminars in Neurology, 2013, 33 (3): 244-255.

49

晕 厥

晕厥（syncope）是由于一过性全脑血流液灌注不足，导致突发的、短暂的、并且具有自限性的意识丧失。患者因肌张力消失而倒地或不能维持正常姿势，可于短时间内恢复。意识丧失时间若超过 10~20 秒，有些患者可发生抽搐。

正常全脑血流量为 800~1 200ml/min。脑血流量主要受下列因素影响：平均动脉压、平均静脉压、颅内压、脑血流阻力（脑血管阻力和血液黏稠度）。此外，脑血流量的调节还受外周血管阻力、心率、血压以及压力感受器、化学感受器有关的神经体液影响。据估计，维持意识所需脑血流量的临界水平为 30ml/（100g·min），当脑的灌注压降低50%~55%，即降至 45~60mmHg 时可发生晕厥；或者是当每 100g 脑组织的氧供应从 114ml 降到 35ml 时，持续 6~8秒就会发生晕厥，如超过 10~20 秒可发生抽搐。

导致脑血流量骤减的原因：①血压急剧下降；②心排血量突然减少；③供应脑部血流的动脉发生急性广泛性缺血。而导致上述三种情况的原因可有：心律失常、心力衰竭、静脉回流不全、微动脉张力缺失、血容量不足、神经 - 体液调节障碍等。此外，导致③的原因还有动脉本身病变引起管腔狭窄或闭塞、颈部疾病或人为地压迫颈部血管、交感神经受累引起反射性椎动脉痉挛等，这些因素之间可相互联系、相互作用。

【晕厥疾病的分类】

临床上可将晕厥分为三大类，即神经介导的反射性晕厥、直立性低血压性晕厥和心源性晕厥（表 49-1）。

表 49-1　晕厥的分类

Ⅰ　神经介导的反射性晕厥	4. 脊髓损伤
一、血管迷走性晕厥	5. 其他原因导致的周围神经病
1. 情绪引起：恐惧、疼痛、操作、恐血症	三、药物诱发的直立性低血压
2. 直立体位引起：如仰卧位低血压综合征（下腔静脉综合征）	酒精、血管扩张药、利尿药、吩噻嗪类、抗抑郁药
二、情境性晕厥	四、血容量不足
1. 突然见血	出血、腹泻、呕吐、艾迪生病等
2. 咳嗽、打喷嚏	**Ⅲ　心源性晕厥**
3. 胃肠道刺激（吞咽、排便、腹痛）	一、心律失常性晕厥
4. 排尿（排尿晕厥）	1. 缓慢型心律失常相关性晕厥
5. 运动后	（1）病态窦房结综合征
6. 餐后	（2）房室传导系统疾病
7. 其他（如大笑、操作、举重）	（3）束支传导阻滞和不明原因的晕厥
三、颈动脉窦性晕厥	2. 快速型心律失常相关性晕厥
四、舌咽神经痛性晕厥	（1）阵发性室上性心动过速
五、非典型晕厥：没有明显诱发因素和 / 或表现不典型	（2）阵发性室性心动过速
Ⅱ　直立性低血压性晕厥	（3）遗传性离子通道病
一、原发性自主神经功能不全	二、器质性心脏病所致的晕厥
1. 特发性直立性低血压	1. 心肌梗死
2. 多系统萎缩	2. 左心房黏液瘤与左心房巨大血栓
3. 伴有自主神经功能障碍的帕金森病	3. 扩张型心肌病
4. 路易体痴呆	4. 主动脉瓣狭窄
二、继发性自主神经功能不全	5. 肥厚型心肌病
1. 糖尿病性周围神经病	6. 先天性心脏病
2. 淀粉样变性周围神经病	7. 肺动脉高压症和肺动脉血栓
3. 尿毒症	8. 夹层主动脉瘤
	9. 致心律失常性右室心肌病

【晕厥的检查和诊断】

晕厥诊断最关键的首要问题是确定是否晕厥发作。除了要充分了解晕厥的诊断依据和临床表现特点外，还需要一些基本的询问和体格检查技巧。

（一）晕厥的表现

典型的晕厥发作可分为三期。

1. **晕厥前期**　自主神经症状明显，表现为面色苍白、恶心、出汗、头晕、眩晕、耳鸣、上腹部不适、打哈欠、肢端冷，常有黑矇，以及轻度肌张力减弱导致患者躯体摇摆。此期持续几秒至10秒，脑电图表现为脑波频率逐渐减慢以及波幅逐渐增高。部分病例在此期间如能扶持物体或躺下，症状可逐渐消失而不至发生意识丧失。

2. **晕厥期** 意识丧失及肌张力消失，患者可倒地，大多数血压下降，瞳孔散大及对光反应减弱，角膜反射消失，腱反射消失，可有遗尿。脑电图检查见各导联出现慢波，持续整个晕厥期。此期通常为几秒，若意识丧失时间更长，则可发生抽搐。

3. **晕厥后期** 意识恢复，对周围环境能正确理解，仍有面色苍白，全身软弱无力，不愿讲话或活动，或者有恶心、打哈欠、过度换气、心动过缓、头痛，偶有轻度精神紊乱。然而，不少类型的晕厥并无明显的三期表现，却有其独特症状。

(二)晕厥的病史询问

由于医师往往未能目睹患者的晕厥发作，故详细向作者及目击者询问病史显得特别重要。病史中尤应注意发作诱因、发作是否突然、发作场合和体位、前驱症状、意识丧失时间有多长、有否伴随症状；发作的后遗症状；晕厥发生的次数和频繁程度；发作前的活动，如饮食、饮酒、运动等情况。详细询问外伤史、用药史、家族史、神经系统疾病史、心血管疾病史等。尽可能了解发作时的伴随症状及体征，特别是面色、血压、脉搏、呼吸、心率的改变，有无伴发抽搐或神经系统局灶体征。

(三)晕厥的体格检查

血压的检查包括卧位、坐位、直立位的血压以及站立3分钟的血压；脉搏；心脏听诊；神经系统检查，了解是否有局灶性神经系统体征。

(四)晕厥的诊断依据

突然发作的意识丧失，时间短暂，不能维持正常姿势或倒地，可于短时间内恢复。

(五)晕厥的鉴别诊断

晕厥主要与一些可引起短暂意识障碍的疾病鉴别。

1. **各种原因造成的短暂性意识障碍** 代谢紊乱如低血糖、低氧血症、过度通气造成的低碳酸血症等造成的意识障碍均不属于晕厥；各种原因的中毒和椎基底动脉

供血不足导致的短暂性脑缺血发作也需与晕厥鉴别；头部外伤造成的脑震荡会出现短暂性的意识障碍，但有外伤史可资鉴别；假性晕厥没有导致晕厥的原因，发作貌似晕厥，发作时间一般比晕厥长，双眼紧闭，血压和脉搏增加，不是真正的意识丧失。

2. **眩晕** 眩晕主要感到自身或周围景物旋转或摇摆晃动的感觉，眼或头部转动时症状增剧，通常无意识障碍。

3. **昏迷** 昏迷的意识障碍持续时间较长，较难恢复(参见50)。

4. **休克** 休克的早期患者意识仍清醒，或仅表现为精神迟钝，周围循环衰竭更明显且持久。

5. **癫痫** 主要与失神发作鉴别，均有突然的意识丧失，但失神发作无诱因，面色、血压及脉搏无改变，一般不倒地，但也可因为失张力跌倒，发作及终止均比晕厥快；发作完毕可立即继续原来的工作或活动，脑电图见有3Hz的棘慢波。晕厥发作后一般会有全身软弱无力，不愿讲话或活动，晕厥发作时脉搏减慢、血压下降，脑电图出现普遍性慢波。晕厥如伴发抽搐，需与强直阵挛发作鉴别。后者发作时面色发绀，血压及脉搏改变不明显，抽搐多表现为四肢开始时为强直性继而为痉挛性，而晕厥持续时间较长出现的抽搐多表现为肢体不规则的零星抽动。

【晕厥的病因诊断】

晕厥发作年龄有两个高峰，一个是少年期(10多岁)，另一个为老年期。年轻人的晕厥常有明显的诱因和前驱症状，晕厥表现典型，心电图常为正常，多为神经介导的反射性晕厥；老年人常有心脏病史，诱发因素不明显，体格检查和心电图常可发现异常。晕厥最常见的原因是神经介导的反射性晕厥，约占40岁以前发病病因的90%，40~60岁的80%，随着年龄的增长，直立性低血压性晕厥和心源性晕厥逐渐增加。

临床确定为晕厥后，应进一步鉴别是哪一类晕厥，并尽可能寻找病因，通过患者提供的信息和体格检查结果(表49-2)进行初步评估后，进一步选择相关辅助检查(表49-3)以确定病因。但是，虽然经过这样的评估，据统计还有约10%的晕厥患者病因未明。

表 49-2 晕厥病因的初步评估

诊断线索	血管迷走性	情境性	直立性低血压性	心源性
年龄	年轻人多见	年轻人多见	>40岁	以老年多见(>60岁)
前驱症状	恶心、呕吐、视矇、发热感	一般无	一般无	可有短暂心悸
诱因和发作场合	疼痛、情绪不稳、恐惧、接受医疗操作；拥挤、高温环境下的长时间站立	见血、咳嗽、大笑、排尿、排便、吞咽、运动	从卧位或久蹲位突然转变为直立位时；各种原因引起的脱水状态或失血	用力或运动中(特别是由于心室流出道梗阻性疾病)

诊断线索	血管迷走性	情境性	直立性低血压性	心源性
体位	站立或坐位	站立位	在体位变换为直立位时	多与体位无明显关系,可在卧位发生
伴随症状和体征	面色苍白,血压降低、脉搏缓慢	面色苍白,血压降低、脉搏缓慢	血压明显降低;原发自主神经功能衰竭者可有帕金森病样症状和体征	面色苍白、发绀、呼吸困难;异常心脏体征;颈动脉怒张
过去史和家族史	反复发作晕厥病史	反复发作晕厥病史	帕金森病、多系统萎缩、路易体痴呆、糖尿病、淀粉样变周围神经病等病史;特殊用药史;消化道出血、腹泻、呕吐	心悸、胸痛史;器质性心脏病史;心脏猝死家族史

表 49-3　晕厥的辅助检查(不包括心源性晕厥)

检查项目	临床意义
特定的实验室检查:血常规、电解质、血糖、血气分析、粪隐血等	脱水导致的直立性低血压性晕厥可发现相应的水、电解质代谢紊乱;有助于排除其他因素导致的短暂性意识丧失,如低血糖、低氧血症、过度通气、急性消化道出血等
卧立位血压	平卧位血压和立位 1、2、3 分钟血压,收缩压差别 ≥ 20mmHg,舒张压 ≥ 10mmHg,或 3 分钟内收缩压降至 90mmHg 以下,提示直立位低血压
24 小时动态血压监测	可以发现日常活动中的直立性低血压
直立倾斜试验 *	3 分钟内出现收缩压下降至 60mmHg,为直立性低血压;3 分钟后血压逐渐下降,为延迟性直立性低血压;诱发先兆晕厥或晕厥,提示血管迷走性晕厥;对排除各种非血管迷走性晕厥有重要意义
颈动脉窦按摩	对于 40 岁以上,晕厥原因不明,但临床特征符合反射性晕厥者,建议进行此项检查,诱发先兆晕厥(心搏停止大于或等于 3s,和/或收缩压下降 >50mmHg)或晕厥,提示颈动脉窦过反应
脑电图和视频脑电图	晕厥患者一般正常,在初步评估之后不能确诊晕厥者,有助于排除或发现癫痫发作
颈椎 CT 或 MRI	在疑有颈部占位病变时检查
头部 MRI	对于有局灶性神经系统体征的患者以及怀疑多系统萎缩、头部外伤等患者,此项检查可以发现相关的病变
头部及颈部 MRA、DSA、TCD 等	在怀疑有颈部和脑部血管病变时
肌电图	可发现周围神经损害,见于糖尿病和淀粉样变周围神经病
自主神经系统评估(瓦尔萨尔瓦动作 ** 和深呼吸试验 *** 等)	阳性结果提示直立性低血压性晕厥(神经源性)

注:*.直立位倾斜试验:通过直立位刺激试验评估迷走反射的敏感性,其血流动力学反应决定了有无心脏抑制、血管减压或混合反应。研究表明,倾斜 70° 30~40 分钟效果最佳。其阳性反应为可诱发先兆晕厥和晕厥,与低血压相关,伴或不伴缓慢心率(较少停博)。应用小剂量注射异丙肾上腺素或舌下含服硝酸盐类作为辅助用药,可能提高敏感性,但特异性降低。一般在排除了器质性心脏病后检查。

**.瓦尔萨尔瓦动作:用力呼气 15 秒,同时监测血压和心电图的变化,若血压无明显增高,心率无增加,提示为神经源性直立性低血压。

***.深呼吸试验:每分钟深呼吸 6 次,试验 1 分钟,健康个体吸气时心率加快,呼气时心率减慢,深吸气时心率变化达到 15bpm。心率变异小或无变化,提示副交感神经功能异常。

49.1 神经介导的反射性晕厥

神经介导的反射性晕厥（neurology mediated reflex syncope，NMS）又称反射性晕厥（reflex syncope），是指神经反射介导的血管扩张和心动过缓，引起脑灌注不足所致的一过性意识丧失。由于压力反射功能一过性损害，NMS表现急剧的、自限性的血压下降。NMS发生时，一方面，患者的交感神经活性降低，去甲肾上腺素分泌减少，而肾上腺素、血管紧张素Ⅱ、加压素、内皮素释放增加，激活血管内皮细胞的一氧化氮（NO）合成系统，NO合成增多，导致血管扩张和血压下降；另一方面，患者副交感神经活性增高，乙酰胆碱释放增多，乙酰胆碱也可刺激内皮细胞合成NO。NO的强烈扩张血管作用通过以下机制完成：①激活腺苷酸环化酶，引起肌浆球蛋白的轻链脱磷酸；②血管平滑肌细胞超极化作用。同时，NMS患者的自主神经性心血管反射正常，甚至亢进。大多数NMS由于反射弧的传入通路功能障碍所引起；躯体性疼痛和内脏性疼痛也可成为传入刺激；精神活动可从大脑皮质经下丘脑传至延髓的心血管运动中枢，故疼痛和情绪不稳均可诱发晕厥。

一、血管迷走性晕厥

血管迷走性晕厥（vasovagal syncope，VVS）也称为血管减压性晕厥（vasodepressor syncope）或单纯性晕厥（simple syncope），由多种因素触发引起周围血管扩张、低血压和心动过缓所致的自限性一过性意识丧失，是晕厥中最常见的一种。研究表明，多种机制参与了VVS的发病过程。①交感神经和迷走神经调节反射障碍：可用经典的贝-亚（Bezold-Jarisch）反射解释，即人直立时部分血液受重力作用聚积在腹腔及下肢，静脉回心血量减少，致每搏量、中心静脉压和动脉血压下降，从而激活颈动脉窦及主动脉弓的压力感受器，使交感神经活性增高以提高心率和血压。VVS患者的交感神经激活时，使心室过度、过快地收缩，导致左心室回心血量进一步减少，同时心室肌强烈收缩可兴奋位于心室后下壁的机械感受器，再通过心血管运动中枢，反馈调节使交感活性降低、迷走活性增加，导致血压下降、心率变慢而晕厥。②压力感受器敏感性下降：其一，在心动过缓和低血压发生前的几分钟内患者常发生过度通气，导致脑干化学感受器区出现低碳酸血症以及脑血管收缩。此时，化学感受器受体增加，反过来可能会降低压力感受器的敏感性；其二，生理

状态下，颈动脉窦和主动脉弓的动脉压力感受器（感受高压）和大静脉、心房和心室的心肺压力感受器（感受低压）接受血管系统的舒缩信号并传至脑干中枢调控血管紧张度。VVS患者在基础状态及下肢负压试验中的压力感受器敏感性均显著下降，并且静息状态时的肌肉交感神经活性也较健康人增高，因而导致血管系统不能维持正常的紧张度而出现晕厥。③心脏自主神经参与：有研究发现，VVS患者心肌分布更多的肾上腺素能神经。④外周循环阻力增加：有研究发现，外周循环阻力下降是硝酸甘油介导的直立倾斜试验发生晕厥的主要原因。

本病在男女各年龄段皆可发生，而以年轻体弱女性多见，青少年也是高发年龄段。也有人提出在不明原因晕厥儿童中，VVS的比例大于成人，VVS的发病年龄高峰为5~19岁。另有研究认为儿童晕厥中以VVS最常见。VVS有如下特征：①发作前往往有明显的诱发因素，诱因最常为疼痛、情绪不稳、恐惧、紧张、注射、小手术、天气闷热、拥挤场所、疲劳、久站、饥饿、失眠等；②发作几乎都在站立位或坐位发生，不会在卧位中出现；③发作常表现为典型的晕厥三期（晕厥前期、晕厥期、晕厥后期），晕厥前期有显著的自主神经失调症状，如面色苍白、出汗、恶心、上腹部不适、眩晕或头晕、耳鸣等，持续数秒至数十秒后进入晕厥期，此期意识丧失，血压速降，脉缓弱（40~50次/min），瞳孔扩大，对光反应迟钝或消失，角膜反射消失，偶尔遗尿。意识丧失时间约几秒至几十秒，可自行苏醒，如让患者平卧，取头低足高位则恢复较快。晕厥后期症状多数较轻，主要是全身乏力或短期遗忘、精神恍惚。晕厥过后30分钟内不应让患者坐起或站立，否则或可再发。发作时如能检查脑电图，在晕厥期开始可见各导联波幅逐渐变慢并出现对称性2~3Hz慢波，晕厥后期脑波渐恢复正常。不少病例既往有同样的发作或有反射性晕厥的其他类型（如排尿晕厥）发作。少数病例有家族史。

VVS诊断和鉴别诊断的主要方法是倾斜试验（tilt table test）。在倾斜试验中，以心率减慢为突出表现者为心脏抑制型；以血压下降为突出表现而心率轻度减慢者为血管抑制型；心率和血压均明显下降者为混合型。另外，有学者对VVS发作前后进行了Holter监测，结果显示，晕厥前87%的患者存在无症状心律失常，表现为窦性心动过速、心房颤动；晕厥发作时可出现窦性心动过

速,但 Holter 对 VVS 的预测效果不如倾斜试验可靠。VVS 很少威胁生命,但频繁发作会影响生活质量,也有可能发生意外或外伤。另外,有少数患者晕厥发作时伴有严重的心脏停搏,这是发生猝死的高危人群,故称为恶性 VVS。对于那些反复发作、以心脏抑制为主的 VVS 患者,安装具有频率骤降反应功能的双腔起搏器,可以有效防止晕厥的发作。

本型晕厥的主要诊断依据为:每次发作都有明显的诱因;在站立位或坐位发生;发作都具有典型晕厥的三期表现;发作时伴有明显的自主神经症状而没有神经系统阳性体征。本型晕厥需注意与某些类型的心源性晕厥相鉴别。

二、情境性晕厥

情境性晕厥是一种在某些特定情境下出现的晕厥,包括排尿、排便、咳嗽、进食、运动后等行为动作时发生的晕厥,亦属于神经介导的反射性晕厥,但其中具体机制尚未完全明确。情境性晕厥发作时常存在神经血管反射,迷走神经兴奋,外周血管压力下降,或者存在心率下降,心排血量下降,从而导致一过性全脑灌注不足。不同情境诱发的晕厥患者可有不同的疾病基础。如排尿晕厥的患者可有高血压、冠心病、充血性心力衰竭、左室肥厚、十二指肠溃疡、糖尿病等一种或几种疾病,吞咽性晕厥常发生于存在食管痉挛、食管狭窄、松弛、食管癌等食管器质性或功能性病变的患者,咳嗽性晕厥可伴随后颅窝肿瘤、胃食管反流、缩窄性心包炎、慢性阻塞性肺疾病等。

(一) 咳嗽性晕厥

紧接于咳嗽后发生的短暂意识丧失称为咳嗽性晕厥或喉性眩晕(laryngeal vertigo)。一般认为,由于咳嗽时胸腔内压增高而致静脉回流受阻,回心血量减少;同时咳嗽也使颅内压增高,两者均能引起脑血流量减少而发生晕厥。也有人认为可能是胸壁内感受器的一种血管性反射,引起外周血管阻力降低、血压下降而致晕厥。本病多见于慢性支气管炎、哮喘、肺气肿的老年嗜烟患者,或百日咳、支气管哮喘的患儿。发病是在剧烈咳嗽后(有时只咳嗽一声或大笑几声),随即有短暂的意识丧失。部分病例在晕厥前期有短时眩晕、视物模糊、面色苍白。发作后无不适,不少患者可有反复发作。这种发作偶见于老人用力打喷嚏或用力解便时,也偶见于举重比赛时。

(二) 吞咽性晕厥

由于舌咽、咽喉、食管和胃的机械性刺激所引起的晕厥,称为吞咽性晕厥(swallowing syncope)。当吞咽时,沿舌咽神经运动支下行的冲动于颈静脉孔区通过异常传导,经感觉纤维返回脑干,入孤束核并扩散到迷走神经背核而引起晕厥。吞咽性晕厥可见于食管、舌根、咽、喉部

或纵隔等部位的疾病,也可见于高度房室传导阻滞、窦性心动过缓、病态窦房结综合征等患者。心肌梗死后由于心脏传导系统对迷走神经兴奋特别敏感,较易发生吞咽性晕厥。晕厥发作与体位无关,但与吞咽食物的性状有关,如硬物、冷、酸、咸、辣等食物易于诱发。饮用含重碳酸钠的饮料,因持续释放 CO_2 时食管内压力增高,易诱发发作。吞咽性晕厥还可见于胆绞痛、胸膜和肺受刺激、支气管镜检查时。吞咽性晕厥在发作前、后常无明显不适。

(三) 排尿晕厥

发生于排尿时或排尿结束时的晕厥称为排尿晕厥(micturition syncope)。发病机制是综合性的:夜间迷走神经张力增高,心率较慢;体位骤变,血液滞留于下肢;排尿时的屏气动作使胸腔内压增高。后两者妨碍静脉回流,是发病的主要因素。另外,当胸腔内压增高时静脉压也增加,颅内压也增高,脑血流量减少。而也有人认为与排尿时有瓦尔萨尔瓦动作有关,瓦尔萨尔瓦动作为紧闭声门时尽力做呼气动作,胸内压力增加,静脉回流减少,心排血量下降,血压下降,从而脑血流量减少。患者几乎全为男性,因男性尿道较女性长,排尿时取直立位之故。发病多在 20~30 岁,也可发生于少年及老年。排尿晕厥发作最常在午夜起床排尿时,清晨或午睡起床排尿也可发生,天气寒冷或饮酒后较易诱发。晕厥前期症状多不明显,或有极短时的头晕、视物模糊、下肢发软。患者突然晕倒,意识丧失持续数十秒,自行苏醒。晕厥后期症状通常较轻。本型晕厥的诊断主要根据其发作特点,以男性患者为主,于排尿过程或排尿后即发生。

(四) 运动后晕厥

运动后晕厥机制相对可能更清晰一些,其涉及两个相关机制:①运动后过度低血压反应;②神经介导的反射性晕厥,如血管迷走反应,可能前者对后者存在进一步激发作用。运动后低血压反应在步行、跑步、游泳等运动时均可发生,这些患者在运动后常可出现血管扩张,扩张血管的区域不仅包括运动时收缩的肌肉,而且累及未激活的肌肉内血管,动脉血流量升高,继而静脉池的血流量增加,而由于运动后肌肉疲劳,其泵血作用下降,导致静脉内淤滞血液增加,而且运动可导致失水,进一步导致有效循环减少,从而导致回心血量不足,脑血流量下降。虽然心脏前负荷下降可导致心脏代偿性搏动加快,然而这种代偿作用并不足以弥补前者造成的影响。因此目前认为体循环血管阻力持续性下降是运动后晕厥的主要发生机制。另外,运动后肌肉疲劳,肌肉泵血作用下降,且运动时被抑制的迷走神经张力快速恢复,同样导致心排血量下降,这些过程常发生在运动后静止状态的前 5~10 分钟。据统计,平板试验后神经介导的反射性晕厥的发生

率为 0.3%~3%,但若紧接着进行倾斜试验,晕厥的发生率可增高至 50%~70%,这说明神经介导作用在运动后晕厥过程中可能并非起严重影响。

综上可以看出,情境性晕厥的发病机制各有特点,不同情境下神经血管反射过程不同,但总的来说,基本与自主神经调节功能异常有关,均可导致血压下降或心排血量下降,一过性脑供血不足,共同结局则是造成晕厥。

（五）舌咽神经痛性晕厥

舌咽神经痛患者在疼痛发作时或紧接发作后,偶尔因迷走神经激惹而发生心率减慢和血压降低,出现晕厥。本类晕厥临床少见,意识丧失时间一般较短,偶或伴有抽搐。触动舌根、扁桃体、耳部等可诱发舌咽神经痛而间接诱发晕厥。

三、颈动脉窦性晕厥

颈动脉窦性晕厥也称颈动脉窦综合征(carotic sinus syncope),是由于颈动脉窦反射过敏所致的晕厥。颈动脉窦反射是一种调节血液循环的正常生理反射。正常情况下,兴奋冲动通过神经(主要是舌咽神经第一支即 Hering 神经)传入延髓,引起迷走神经兴奋,心率减慢;或者引起交感神经的血管抑制纤维兴奋而使血管扩张,血压下降。当颈动脉窦内压力降低时则产生相反的效应。当颈动脉窦或其附近有病变时,颈动脉窦因激惹而反射过敏,可产生发作性眩晕或晕厥。病因最常见是动脉粥样硬化,其

他如动脉炎、颈动脉体瘤、近窦处的炎症、肿瘤、淋巴结肿大、瘢痕组织、人为压迫等。发病诱因大多是突然引起颈动脉受压的因素,如急剧转颈、低头、刮面、衣领过紧等。

颈动脉窦性晕厥的特点:①以中年以上男性多见,青壮年也可罹患;②通常在站立位或坐位发生;③晕厥前期和晕厥后期的症状均不明显;④在意识丧失前可有眩晕,意识丧失时间一般较短,多在数分钟以内,少数病例有抽搐。

按其发作时脉搏和血压的改变分为三型。①迷走型:出现晕厥并有明显的窦性心动过缓或房室传导阻滞,偶可发生窦性停搏,本型占 70%;②减压型:出现晕厥伴有血压下降,心率改变不明显。如晕厥伴有心率及血压均明显改变者称混合型;③脑型:因脑血管收缩发生广泛性脑供血不足,出现晕厥,心率及血压变化不大。

颈动脉窦性晕厥的诊断根据上述临床特点,下述两种方法可协助诊断:①颈动脉窦按摩,应在心电图监测下进行,先按摩左侧,需要时再按摩右侧,两侧不能同时进行,每次按摩时间不得超过 20 秒。颈动脉窦按摩的正常反应是心率减少在 5 次/min 以下,血压下降不超过 10mmHg(收缩压)。如出现意识丧失即阳性。颈动脉窦按摩有一定的危险性,还可诱发心脏骤停、脑梗死等,应严格掌握适应证和禁忌证。②发作频繁时以普鲁卡因封闭颈动脉窦,如发作减少也可协助诊断。本病应与血管迷走性晕厥、直立性低血压性晕厥鉴别。

49.2　直立性低血压性晕厥

直立性低血压(orthostatic hypotension)性晕厥是从卧位或久蹲位突然转为直立位时发生的一种晕厥。其病因可有:①压力感受器的心源性晕厥反射弧受损。反射弧的传入纤维受累,可见于糖尿病、脊髓痨、多发性神经炎;位于脑干网状结构内的血管运动中枢受累,如脑干或颅后窝的急慢性炎症、肿瘤、血管性疾病、外伤等;反射弧的传出纤维受累,见于肌萎缩性侧索硬化、多发性硬化、血卟啉病、脊髓外伤、交感神经切除术后、药物影响(如利舍平、胍乙啶、肼屈嗪、氯丙嗪、奋乃静、左旋多巴、司可巴比妥等)。②低血容量使心排血量减少。绝对性低血容量可由于大量利尿、失血、失液、肾上腺皮质功能不全所引起;相对性低血容量则可因重度下肢静脉曲张、扩张血管药物所致的血管扩张而引起。③缓激肽过高综合征(hyperbradykininism)的患者,由于体内缺乏分解缓激肽的酶,致使血管强烈扩张,患者站立时下肢因静脉和毛细

血管高度扩张而呈紫色,静脉回流减少,引起相对性低血容量而发生晕厥。④还有一类由于生理性障碍所致,如长期站立于固定位置(特别是炎热天气,血管更易扩张)、长期卧床、孕妇等,其所发生的晕厥也属于直立性低血压性晕厥。

直立性低血压性晕厥的发生机制是由于正常人从卧位或久蹲位突然改变为直立位时下述 3 种生理调节发生障碍:①由于地球引力作用,300~800ml 血液储积于下肢,使回心血量骤减,动脉血压立即下降。这种改变迅即作用于颈动脉窦和主动脉弓的压力感受器,使其发放到血管运动中枢的抑制冲动减少,导致肾上腺能交感神经张力增高,引起心率加速和小动脉收缩,以保证足够的心排血量,因而脑灌注量得以维持,此为最重要的生理调节。②直立位时,下肢骨骼肌的肌张力增高和等长收缩,产生"肌肉泵"作用,帮助血液通过静脉瓣流

回心脏。③由于体位改变发生过度换气,胸腔内负压增加,有助于心脏充盈。直立性低血压患者因从卧位迅速转为直立位时引起血液重新分布,大量血液聚积于下肢,回心血量减少,导致晕厥。此外,直立位时心脏向脑供血需克服平均45cm的心脑间距所形成的静脉压(相当于33mmHg),故于直立位时容易发生晕厥。

本型晕厥的主要表现是患者从卧位或久蹲位突然转为直立位的短暂时间内,常常出现头晕、眩晕、视物模糊、下肢发软,严重者发生晕厥。晕厥的特点是:①除体位改变外,通常无其他诱因;②晕厥前期和晕厥后期的症状均不明显;③意识丧失时间短;④血压急骤下降,心率无大改变(继发于低血容量者可有心动加速);⑤立即卧床则症状可缓解。

诊断根据晕厥出现的特定场合(从卧位或久蹲位快速起立)、无前驱症状、血压速降、卧床即缓解等特点。正常人站立时收缩压下降一般不超过20mmHg,舒张压基本不下降,通过躯体的调节反射于30~40秒血压回升。疑诊直立性低血压者,可做血压体位试验以协助诊断。方法是让患者平卧,2分钟后测量血压,站立后1、2、3分钟分别测量立位血压。如直立位收缩压下降20mmHg以上,舒张压下降大于10mmHg,且持续较长时间不恢复,同时出现头晕者,可诊断为直立性低血压。若3分钟内无变化者,可于5分钟后复测一遍,有上述血压变化者,为延迟性直立位性低血压。本病若为隐性,可在做此试验前嘱患者先做体力活动,引起小动脉扩张则较易诱发。

直立性低血压性晕厥需与血管迷走性晕厥鉴别,血管迷走性晕厥的发病有明显诱因,晕厥的三期症状较典型,发作时除血压速降外,心率也明显减慢,发作时多为站立时间长,一般与体位变化无关。

一、原发性自主神经功能不全

(一)特发性直立性低血压

特发性直立性低血压也称单纯自主神经功能不全(pure autonomic failure),由Bradbury和Eggleston于1925年描述,故也称Bradbury Eggleston综合征。其病理改变主要累及节后交感神经元,神经细胞变性、丢失;副交感神经损害,中枢神经系统不受累。生化改变主要是在卧位时血中去甲肾上腺素水平降低。部分患者也可发展为多系统萎缩。

(二)多系统萎缩

多系统萎缩(multiple system atrophy,MSA)是一神经变性病,临床表现为自主神经功能障碍,并且常伴有不典型帕金森病症状、共济失调或锥体束征等。既往将以自主神经功能障碍为突出症状的称为特发性直立性低血

压(中枢型)、原发性直立性低血压或特发性自主神经功能不全(idiopathic autonomic insufficiency),属于多系统萎缩(MSA)三个亚型中的一个亚型,亦称为Shy-Drager综合征(Shy和Drager于1960年和1961年分别详述。有学者不主张用此名称,也不同意其为MSA的一种亚型)。目前认为,MSA包括自主神经功能障碍伴左旋多巴非敏感性帕金森症状(MSA-P亚型)、伴小脑性共济失调(MSA-C亚型)或三种症状共存。

病理学特征改变为少突胶质细胞胞质内的α-突触核蛋白(alpha-synuclein,AS)嗜酸性包涵体,其他病理改变包括神经元细胞丧失、星形胶质细胞增生等。病变部位早期主要在胸腰髓侧角的交感神经元,其后(也可能同时)脑干及骶髓的副交感神经元也累及,位于第1和第2骶节的前角灰质柱中的Onuf核受损,Onuf核是支配会阴横纹肌的脊髓低级中枢,发出的纤维支配骨盆底部肌肉和肛门以及尿道括约肌。随着疾病的进展,纹状体黑质系统、橄榄脑桥小脑系统也有同样的损害,程度较轻。生化改变主要是在卧位时血中去甲肾上腺素水平正常或升高(与周围型直立位低血压相反)。

本型晕厥在中年以上男性多见(男:女=5:1),隐袭起病,缓慢发展。首发症状可以是交感神经或副交感神经系统损害症状:①交感神经功能障碍中,因肾上腺能不足造成最突出症状是直立性低血压和射精不能。平卧位转为直立位时收缩压下降20mmHg以上,舒张压下降10mmHg以上,患者感到全身无力、头晕、眩晕、黑矇,甚至晕厥;因胆碱能不足造成的常见症状是无汗。②副交感神经系统的突出表现是泌尿障碍(尿失禁或潴留)和性功能障碍、便秘或腹泻、出汗异常、体表温度异常、瞳孔不等大、固定心率;可有喉鸣(吸气喘鸣)、呼吸暂停和呼吸困难,严重时需气管切开,这是因为延髓的疑核萎缩造成声带外展麻痹所致;也可能是由于喉肌的肌张力不全或运动障碍,或者是两种因素均存在。喉鸣的出现对本综合征的诊断颇有价值。呼吸困难还可能是延髓腹外侧的NK-1R-LI神经元(neurokinin-1 receptor-like-immunoreactive neurons,NK-1R-LI)严重损害所致。此外,患者还有中枢性和梗阻性呼吸暂停、睡眠障碍、吞咽障碍。患者于卧位时去甲肾上腺素水平正常或升高,血压正常甚至增高(本型患者除了低血压以外,也可发生高血压,特别是夜间由于高血压导致脑出血死亡);少数患者由于夜间迷走神经功能亢进,可发生心搏骤停而猝死。交感和副交感损害可同时或不同时出现。疾病逐渐发展时,锥体外系、小脑、锥体系等运动损害几乎不能幸免。

辅助检查:体位性血压测定,除可发现直立位低血压外,不少患者同时出现眩晕、黑矇,甚至晕厥;脑CT检查可见小脑萎缩;MRI平扫可见壳核、小脑中脚和脑桥萎

缩,黑质致密带和壳核后外侧有低信号(是否铁沉积未能确定),其中 T2 加权相中脑桥"十字征"和壳核"裂隙征"是 MSA 的特征性但非特异性改变;[18]氟-荧光脱氧葡萄糖 PET 结合多巴胺转运体 PET 可发现小脑、基底核葡萄糖代谢降低;肛门括约肌肌电图异常等对诊断和鉴别诊断有一定帮助。

MSP 的诊断和鉴别诊断比较困难且有争议。在疾病早期如果只有自主神经功能障碍而多系统症状尚未出现,其诊断难以确定,此后逐渐出现帕金森综合征、小脑损害及锥体系统症状时,诊断才得以明确,诊断标准可参考"多系统萎缩诊断标准中国专家共识"[中华老年医学杂志,2017,36(10):1055-1060]。

MSP 的鉴别诊断:①疾病早期,其他神经系统症状和体征不明显时,需与非神经源性直立性低血压鉴别,后者当体位改变引起晕厥时可伴心率增快;还需与糖尿病性周围神经病、淀粉样变性周围神经病所引起的继发性自主神经损害鉴别,这两种慢性变性疾病的自主神经功能障碍都很明显,但均有周围神经病损以及原发病可寻。②以小脑损害症状突出者,主要表现为步态不稳、肢体共济失调、眼球震颤、小脑性构音障碍,需与散发性脊髓小脑性共济失调鉴别。后者多为常染色体显性遗传,进展较慢,常有阳性家族史,无明显自主神经功能症状。③以帕金森综合征表现为主者,主要表现为肢体震颤、肌强直、动作缓慢,需与帕金森病鉴别,MSA 对左旋多巴的反应不佳或仅有轻微疗效,自主神经功能障碍出现早并且严重有助鉴别。本病预后不佳,患者发病后一般于 7~10 年死亡。

(三)帕金森病

帕金森病(Parkinson disease,PD)为常见的神经系统变性病,主要病理特点为黑质致密部多巴胺能神经元丢失和路易体形成,生化改变特点为纹状体多巴胺递质减少。主要临床表现包括运动症状和非运动症状两大类:①运动症状主要表现为静止性震颤、肌强直、运动迟缓和姿势平衡障碍;②非运动症状包括嗅觉减退、快动眼睡眠行为异常和自主神经功能障碍,诊断标准参考"中国帕金森病的诊断标准(2016 年版)"[中华神经科杂志,2016,49(4):268-271]。

PD 患者普遍伴有自主神经功能障碍,如皮脂溢、多汗、直立性低血压、流涎、便秘、尿失禁、性功能障碍等,这与 PD 病变除累及黑质、蓝斑外,还累积下丘脑背部、迷走神经背核、交感神经节、肾上腺髓质等有关。蓝斑、下丘脑背部、迷走神经背核为多巴胺能神经元,这些部位的损害可造成自主神经功能障碍,尤其与直立性低血压有关,患者可有乏力感、头晕、黑矇,甚至晕厥。PD 患者血浆儿茶酚胺含量较正常人降低,直立位时血浆去甲肾上腺素增幅小,有些患者虽然在一般状态下,上述物质

在正常范围,但在下丘脑-垂体-肾上腺轴受到刺激时,ACTH 和儿茶酚胺上调速度明显减缓。PD 伴有直立性低血压患者在立位时,心脏迷走神经增强反射和血浆去甲肾上腺素增加量均明显降低,且因自主神经功能损害,骨骼肌和内脏血管的感受压力变化及通过交感调节收缩的功能下降,外周阻力血管呈现去交感支配的倾向,这些都可导致直立性低血压。

据文献统计,PD 患者有 20%~50% 伴有直立性低血压,且在年龄较大、病程较长的患者中更多见,但也有报道在疾病早期,甚至在 PD 典型症状出现前便可出现直立性低血压,需要与 MSA 进行鉴别,MSA 有更严重的自主神经功能障碍,对美多芭治疗的反应以及影像学和 PET-CT 等检查有助鉴别。

此外,PD 治疗药物也可产生心血管系统的副作用,合并用药较单用左旋多巴有更高的心电图异常、心血管反射减弱及直立性低血压,抗胆碱药、溴隐亭等多巴胺受体激动剂与脱羧酶抑制药的合剂也被认为是直立性低血压的原因。儿茶酚氧位甲基转移酶抑制药(恩他卡朋)可以轻度收缩血管而产生升高血压的作用,提示与左旋多巴合用可减少直立性低血压的发生率。

(四)路易体痴呆

路易体痴呆(dementia with Lewy body,DLB)是一种神经系统变性疾病,其主要临床表现为波动性认知障碍、帕金森综合征及以视幻觉为突出代表的精神症状。1961 年 Okazaki 等首次描述该病。主要的病理表现为脑皮质和皮质下有大量的路易体(Lewy body),其主要成分是 α-突触核蛋白。患者存在胆碱能递质和单胺能递质异常,是导致认知功能障碍和锥体外系症状的可能原因。

DLB 的三大临床表现特征:①进行性、波动性的认知功能障碍,可在正常和异常间波动,同时伴有觉醒状态和注意力的波动;②精神症状表现为视幻觉(80%)、谵妄、异常行为、抑郁;③帕金森综合征表现为僵硬、动作迟缓多见,一般较轻微,多四肢对称性出现,震颤少见,左旋多巴疗效欠佳。此外,还可有快速眼动期睡眠障碍;严重自主神经功能障碍(直立性低血压、尿失禁)、反复跌倒、晕厥、短暂意识丧失、焦虑、嗜睡等。对常规剂量的神经安定药物出现严重的副作用。头颅 CT、MRI 正常或轻度弥漫性脑萎缩,与 AD 相比,颞叶内侧萎缩程度轻者高度提示 DLB。PET 显示颞顶枕皮质的低代谢,枕部代谢减低远远重于 AD。

诊断根据下列三项特征中存在两项可拟诊 DLB,一项为可疑 DLB:①波动性认知障碍,以注意和警觉障碍波动尤为明显;②反复发作形式完整、内容具体的视幻觉;③帕金森综合征的运动特征。诊断标准参见"路易体痴呆诊治中国专家共识"[中华老年医学杂志,2015,34(4):339-344]。

鉴别诊断上首先要与帕金森病痴呆（Parkinson disease dementia，PDD）鉴别，但两者的鉴别不易，且存在较大的分歧。既往常以 1 年时间为期，即 PD 运动症状出现 1 年后再出现认知障碍者，PDD 的可能性大。但因为 DLB 和 PDD 的病理改变都与 α- 突触核蛋白相关，故有人为这两种病实际上是一种疾病的两个亚型。此外，DLB 还需与血管性痴呆、克 - 雅病（Creutzfeldt-Jakob disease，CJD）、进行性核上性眼肌麻痹（PSP）和药物中毒等鉴别。血管性痴呆多有反复卒中病史，突然起病，阶梯样进展，有局灶神经系统症状和体征，无明显的视幻觉，头颅 CT 或 MRI 可见多发的梗死灶；克雅病主要表现快速进行性痴呆，可有视力障碍和视幻觉，肌阵挛，早期头颅 MRI 的 DWI 成像可见皮质异常信号，呈彩带样改变，脑脊液 14-3-3 蛋白阳性，脑电图具有典型的周期发放的高幅棘 - 慢综合波（PSWC），进展快，病程多为 1 年；进行性核上性眼肌麻痹表现明显的上下视受限，不过在眼球运动障碍出现之前，较难鉴别，但 PSP 的痴呆无症状波动，视幻觉少见；老年患者要注意有否药物因素引起，注意询问用药情况，如为药物作用所致视幻觉、直立性低血压、认知功能改变等，在停药后症状可缓解。

二、继发性自主神经功能不全

（一）糖尿病性周围神经病

有 20%~40% 的糖尿病性周围神经病（diabetic autonomic neuropathy，DAN）患者合并有自主神经病变，尤其是心血管自主神经病变。在糖尿病早期，甚至在糖尿病症状及体征出现之前，患者已可能有心血管及其他系统的自主神经功能异常，但由于起病隐匿，且长时间无临床症状，容易被患者和医师忽视，然而糖尿病性心血管自主神经病变后果严重，与糖尿病患者无症状性心肌缺血和无痛性心肌梗死有关，需高度重视并及时干预。

糖尿病性自主神经病变的发病机制尚不清楚，相关的假说包括：①高血糖引起一系列的代谢障碍影响神经系统；②微血管病变引起神经缺血；③自身免疫性损害；④神经生长因子缺乏。直立性低血压是 DAN 的常见表现，通常认为，糖尿病患者先表现为副交感神经病变，而直立性低血压则为晚期的交感神经病变表现，是由于交感神经传出纤维受损，特别是支配内脏血管的纤维受损，皮肤、内脏及全身血管阻力下降也容易导致直立性低血压。一般情况下，体位改变时血浆去甲肾上腺素增加以调节血管收缩活动，在糖尿病性直立性低血压患者这种反应减弱，出现血压下降。心脏收缩功能减弱也参与了直立性低血压的发生。

DAN 导致的直立性低血压可表现为乏力、疲劳、头晕、心悸甚至晕厥等症状，但有些患者在血压明显下降时

也没有明显症状，对于这些患者需进行教育，避免容易出现低血压的行为和环境，如避免起床过快，避免热水淋浴。少数患者还同时可合并卧位高血压，因此对于这些患者不仅要控制直立性低血压，还需防止卧位高血压的发生，如睡前限水，避免夜间使用控制低血压药物米多君等。

（二）淀粉样变性周围神经病

淀粉样变性周围神经病（amyloid peripheral neuropathy，AN）是淀粉样物质在周围神经沉积，引起的一组严重的进行性感觉、运动周围神经病，伴自主神经功能障碍。主要包括三大类：遗传性淀粉样变性周围神经病（由某些基因突变导致）、原发性淀粉样变性周围神经病（由免疫球蛋白轻链积聚所致，与良性或恶性浆细胞瘤、骨髓瘤有关）、继发性淀粉样变性周围神经病（与透析相关、β2 微球蛋白淀粉样变性、慢性炎症、风湿、肿瘤等）。

淀粉样物质在生理状态下是可溶性蛋白质，但在一些病理因素作用下形成 β 折叠结构，变为不可溶的蛋白质并在多个器官或组织的细胞外沉积，这些蛋白质包括转甲状腺素蛋白（主要见于遗传性淀粉样变性周围神经病）、免疫球蛋白的轻链（κ 链和 λ 链，由浆细胞产生，见于原发性轻链淀粉样变性和浆细胞增生症）、β- 微球蛋白（见于肾衰后长期透析的患者），此外，还有糖尿病相关胰岛淀粉样多肽链、载脂蛋白系列、血清淀粉样物质 A 和胶质蛋白等。

遗传性淀粉样变性周围神经病（hereditary amyloid neuropathy，HAN）是一组常染色显性遗传病，有外显不全，不同的突变、不同地区和不同的人种其外显率有所不同，男患者比女性多。主要表现感觉、运动和自主神经损害的症状，随着病情进展常伴有内脏损害。HAN 分别由 *TTR*、*ApoA1* 或 *GSN* 基因的缺陷所引起，由于基因突变导致血浆中不可溶的纤维状蛋白发生 β 折叠，进一步沉积形成淀粉样物而致病，其中 *TTR* 基因突变最为多见。

TTR 基因突变的遗传异质性及表型异质性较大，主要表现为多发性周围神经病，以感觉障碍为显著，部分表现腕管综合征，表现肢体麻木、消瘦、乏力；多有自主神经功能障碍，导致直立性低血压，可无症状，或站立时出现疲乏、黑矇、头晕；随病情进展可有多系统损害，累及胃肠道会出现餐后腹泻和餐后呕吐症状。累及心脏传导系统、心肌细胞，导致心律失常、束支传导阻滞、限制型心脏病，可表现头晕、晕厥，甚至猝死。对于这一类患者应及早进行血压监测及心电生理检查、心脏彩超评估心功能，评估其危险性，及早进行干预。还可有玻璃体浑浊、肾衰竭、尿潴留等表现。部分突变可累及中枢神经系统，出现听觉丧失、偏头痛、痴呆、小脑性共济失调、抽搐、卒中、脊髓病等。晚期因为严重腹泻而吸收障碍，出现恶病质，四肢无力，进一步加重直立性低血压症状，出现晕厥。

对疑似有 HAN 症状和体征的患者,进一步进行组织、血液和基因检查,以达到确诊目的。主要诊断依据:① 20~50 岁逐渐起病,男多于女;②双下肢感觉异常及疼痛,伴周围性瘫痪;③早期自主神经症状,如阳痿、括约肌功能障碍、皮肤营养改变、胃肠道及心血管症状,尤要注意直立位性低血压;④脑脊液蛋白增高;⑤阳性家族史;⑥神经活检刚果红染色可发现淀粉样蛋白沉积。首先要与慢性炎症性脱髓鞘性周围神经病(CIDP)相鉴别,两者均表现为进行性感觉运动神经病,如合并以下症状任一项,要考虑 TTR-HAN 的诊断:早发自主神经症状,心脏受累、腹泻或腹泻、便秘交替、不明原因的体重减轻、双侧腕管综合征、肾损害、玻璃体浑浊;另外,TTR-HAN 进展较快,对免疫抑制治疗无效,此时需进一步进行组织学和基因检测以确诊。其次要与获得性的淀粉样变性神经病相鉴别:原发性淀粉样变性神经病为免疫球蛋白轻链积聚所致,与良性或恶性浆细胞瘤、骨髓瘤有关,多见于中年男性,是由于免疫球蛋白轻链沉积所致,常继发于异常的蛋白血症(M 蛋白),表现有多发性神经病,肌病和多系统的损害,包括紫癜、下颌下水肿、心肌病、肾病综合征、腹泻、贫血等;继发性淀粉样变周围神经病:与慢性炎症、风湿和肿瘤(如淋巴瘤)有关。其次要排除慢性起病的周围神经病变,依据上述的自主神经症状尤其是神经活检所见可区别之。基因诊断是该病诊断和鉴别诊断的重要依据。

三、药物诱发的直立性低血压

临床上常见用药后引起动脉血压降至 90/60mmHg 以下,患者伴有头晕、乏力、精神不振,甚至出现晕厥等临床症状,称为药源性低血压。当患者服药治疗期间血压降至 90/60mmHg 以下,或高血压患者用药后血压明显降低,并出现头晕、眩晕、乏力、嗜睡甚至晕厥等症状时,需高度怀疑药源性低血压。如患者卧位血压正常,而从卧位突然变成坐位或立位时收缩压下降 20mmHg 以上,舒张压下降大于 10mmHg,应怀疑存在药源性直立性低血压。这时需仔细询问用药史,明确药物使用与低血压症状的因果关系,并排除脑血管病、低血糖、癫痫等其他原因所致情况。对于药源性低血压患者,可调整药物剂量,严重低血压者需立即停药,补充血容量或使用升压药。明确导致低血压的药物后,使用上述对策升压作用不明显时可使用特异拮抗剂治疗。可导致低血压反应的一些药物及可能的作用机制见表 49-4。

表 49-4 可导致低血压的药物及其作用机制

分类	主要药物	降低血压的可能机制
降压药	α 受体阻滞药物、钙离子拮抗药、β 受体阻滞药、血管紧张素转换酶抑制药、血管紧张素 II 受体拮抗药	通过各种不同机制扩张血管,降低血压。应用降压药后血压下降过快或下降幅度过大,同时出现低血压表现,即使动脉血压并未降至 90/60mmHg 时也视为药源性低血压
抗心律失常药	胺碘酮、普萘洛尔等	通过抑制心肌收缩力、减慢心率而使心排血量减少,动脉血管充盈不足引起血压下降
利尿药	呋塞米、甘露醇等	有效血容量下降,血压降低
解热镇痛药	洛索洛芬钠	出汗过多,有效血容量下降,血压降低
抗精神病药	奥氮平、氯丙嗪等	抑制中枢调节的加压反射和阻滞外周 α 肾上腺素受体
扩张血管药物	丹参、灯盏花素、地巴唑	直接扩张血管导致低血压
抗生素	青霉素类、部分头孢类、氨基糖苷类、喹诺酮类	药物过敏可导致低血压
催眠、抗抑郁药、镇静、镇痛、肌松药和麻醉药等	苯二氮䓬类、阿米替林、吗啡等	可导致降低血压,机制未明
神经节阻滞药物	溴丙胺太林、美卡拉明	M 及 N1 受体阻断作用,后者用于重症高血压
药物过敏		释放组胺引起血管扩张、通透性增高
不良的药物相互作用	不同作用的降压药合用;氯丙嗪、多巴胺与 α 受体阻滞药物合用	降血压的相加作用导致血压过低;降压作用过于剧烈
其他	酒精	饮酒后体内乙醛堆积产生戒酒硫样反应,均可导致血压下降

四、血容量不足

各种原因如大量失血,频繁的腹泻、呕吐,阿狄森病等导致的血容量不足,均可引起头晕、眩晕、乏力,甚至晕厥。艾迪生病(Addison disease)又称原发性肾上腺功能不足(primary adrenal insufficiency),由于肾上腺无法分泌足够的皮质醇,血中皮质醇浓度降低,导致血钠降低,血容量降低,引起直立性低血压。此外,尚有轻度倦怠感、无精神、皮肤颜色变黑、易怒、体重减轻、四肢肌力下降、恶心、呕吐等,症状于运动后恶化,卧床休息后好转。实验室检查发现血糖下降,血钾升高,ACTH 兴奋试验反应低于正常水平,B 超或 CT 提示肾上腺萎缩或增大、破坏、钙化。

49.3 心源性晕厥

心源性晕厥(cardiac syncope)是指由于急性心排血量突然降低引起一过性脑供血不足而产生的短暂意识障碍综合征,晕厥可发生于卧位、体力活动时或活动后。包括心律失常及器质性心血管疾病所致的晕厥,为第二位的常见原因。虽然较非心源性晕厥少见,但发病后果最严重,年病死率可达 18%~33%。猝死常见于心源性晕厥,大多数晕厥患者的猝死原因为心律失常。

由于神经介导性(或称神经反射性)心搏减慢或停止所致的晕厥,本章将之归入神经介导性晕厥范畴。

一、心律失常所致的晕厥

在心源性晕厥中,以心律失常所致的晕厥最常见。心电图具有下列征象之一可诊断心律失常性晕厥。①在清醒的状态下持续窦性心动过缓(<40 次 /min),反复窦房阻滞或窦性停搏 >3 秒,并且非体育运动训练所致;②二度Ⅱ型及三度房室传导阻滞;③交替性左、右束支传导阻滞;④室性心动过速或快速的阵发性室上性心动过速;⑤非持续性多形性室性心动过速合并长或短 QT 间期、或心室颤动;⑥起搏器或心律转复除颤器(ICD)故障伴有心脏停搏。

(一)缓慢型心律失常

1. 病态窦房结综合征 窦性心动过缓诱发的晕厥,由于自主神经系统功能失调,易造成反射性心动过缓或低血压,伴或不伴原发性窦房结功能障碍,从而导致晕厥。治疗方案的选择必须根据心律失常的性质、严重程度及基础疾病而定。病态窦房结综合征所致的晕厥有时需与血管迷走性晕厥鉴别,倾斜试验阳性支持后者的诊断。起搏器治疗适用于经心电图证实晕厥由间歇性窦性停搏或窦房阻滞引起。停用可能加重或触发心动过缓易感性的药物是预防晕厥复发的重要因素。对于患有慢快综合征的病态窦房结综合征患者,导管消融技术已经越来越多地应用于控制房性快速性心律失常,但并不常用于预防晕厥的发生。

2. 房室传导系统疾病 严重的获得性房室传导阻滞与晕厥密切相关。患者以次级起搏点(一般频率 25~40 次 /min)维持心律,当次级起搏点延迟起搏时,使脑供血不足而诱发晕厥。心脏起搏是治疗症状性房室传导阻滞相关晕厥的有效措施。尽管对于三度或二度Ⅱ型房室传导阻滞的随机试验尚未进行,但部分观察性研究表明,心脏起搏治疗在预防房室传导阻滞相关的晕厥复发方面非常有效。

3. 束支传导阻滞和不明原因的晕厥 双束支传导阻滞提示晕厥的原因可能是完全性心脏传导阻滞。

(二)快速型心律失常相关性晕厥

1. 阵发性室上性心动过速 室上性心动过很少引发晕厥,引起晕厥的主要因素包括心动过速的频率、血容量、体位、是否有器质性心脏病及外周血管反射性代偿作用、应用的药物等。对于室上速相关晕厥的患者,导管消融是首选治疗。药物治疗仅限于导管消融前的过渡期或在消融失败时使用。对于伴有房颤或非典型左心房扑动的晕厥患者,应进行个体化治疗。

2. 阵发性室性心动过速 因尖端扭转型室速(TdP)而引起的晕厥并不少见,并且获得型 TdP 通常是应用延长 QT 间期药物的结果。其治疗是立即停用可疑药物。对室速相关晕厥患者,无论是否存在结构性心脏病,推荐对其进行导管消融或药物治疗,以防止晕厥复发。心脏正常或有心脏病心功能轻度受损者,发生室性心动过速性晕厥应首选药物治疗;心功能差者应植入 ICD。虽然 ICD 可能无法预防这些患者晕厥的复发,但可用于降低心脏性猝死的风险。

(三)遗传性离子通道病

遗传性离子通道并可引发室性心律失常从而引发晕厥和猝死,最常见的是长 QT 综合征(LQTS)和 Brugada 综合征。遗传性长 QT 综合征主要与心室交感神经张力增高、或延迟后除极所致的触发活动有关,易诱发 Tdp。Brugada 综合征是一种遗传性钠离子通道疾病,胸前导联 $V_{1~3}$ST 段抬高为其表现,易产生多形性室速,心动图具有特征性改变,但可间歇出现,或需要药物(如普鲁卡因胺)诱发。Brugada 综合征伴晕厥者 2 年内猝死的风险为30%,主要治疗手段为植入 ICD。

二、器质性心脏病所致的晕厥

器质性心脏病所致的晕厥常见于老年患者,当大脑需要的供血量超过心脏的供血能力,如果相应的心排血量增加不足则可以引起晕厥。当晕厥合并急性心肌缺血证据时,可明确心脏缺血相关的晕厥。在部分患者可同时存在反射机制,如阵发性房性心动过速、病态窦房结综合征、肥厚型心肌病、下壁心肌梗死和主动脉瓣狭窄患者可同时存在神经反射机制、心排血量减少和心律失常。

超声心动图用于以左心室射血分数(LVEF)为基础的危险分层,确定瓣膜狭窄、心房黏液瘤、左室流出道梗阻、心脏压塞等。经食管超声心动图、CT 和 MR 适用于主动脉夹层和血肿、肺栓塞、心脏肿瘤、心包和心肌疾病、先天性冠脉异常等。冠脉造影适用于心肌缺血和梗死,排除冠脉病变。运动试验可用于与运动或劳力相关的晕厥或先兆晕厥的诊断,但应在有急救措施的条件下进行。

治疗目标不仅是防止晕厥再发,而且要治疗基础疾病和减少 SCD 风险。

(一)心肌梗死

心肌梗死引起的晕厥以发生在左心室前壁梗死者居多,因左心室前壁内神经丛与颈动脉窦有联系。急性心肌梗死以晕厥为主要表现者,多见于伴有高血压或老年冠心病者,发病可有两种情况:①晕厥发作时听不到心音或有心律失常,发作后方出现心前区疼痛,也可没有心前区疼痛,需做心电图描记始能及时确诊为心肌梗死;②出现明显的心前区疼痛后才发生晕厥。急性心肌梗死所致的晕厥其持续时间较长,偶有尿失禁,抽搐少见,意识恢复后某些患者有恶心、呕吐、全身无力。心电图及心肌酶学、冠状动脉造影等检查可协助诊断。

此类晕厥的死亡风险与左心室功能成正比,反复缺血发作导致的晕厥应首先考虑心律失常,需要评估缺血程度、心脏病变和心律失常以发现潜在的致命性危害。由于血管重建后不能改善导致心律失常的心肌病变,因此血管重建后仍需对心律失常评估。但急性心肌梗死时所产生但室速或室颤无需评估,尤其是左室功能正常者。冠心病晕厥患者应性心内电生理检查,若诱发出室速应植入 ICD,无论射血分数高低。

(二)左心房黏液瘤与左心房巨大血栓

左心房黏液瘤可发生在任何年龄,绝大多数发病于30~60 岁,女性受累是男性的 3 倍,发病可能与遗传有关。左心房黏液瘤与左心房巨大血栓可产生左室流入或流出道梗阻,导致心搏出量骤减,引起晕厥。临床特点:

①晕厥发生于体位改变时;②心尖部杂音随体位变化;③可有栓塞、呼吸困难、充血性心力衰竭、发热、等症状;④超声心动图有特征性改变是诊断黏液瘤的可靠方法。此外,细菌性心内膜炎的赘生物、人工瓣膜功能不良也可引起机械性阻塞,而发生晕厥。

(三)扩张型心肌病

晕厥可增加扩张型心肌病的病死率,由于自限性室速反复发作导致心脏骤停而造成晕厥。其鉴别诊断包括心律失常、肺栓塞和直立性低血压等。

心功能不全导致的心律失常性晕厥较为常见,此类患者的神经反射功能异常,加上抗心力衰竭药物的影响,容易诱发晕厥。此类患者的恰当治疗方案尚不明确,没有证据支持应用抗心律失常药物有效。研究显示无晕厥的严重心脏病患者应用除颤器治疗有效,有利于改善存活率,显著降低心脏性猝死的危险性。

(四)主动脉瓣狭窄

约有 10% 的主动脉瓣狭窄病例(先天性或获得性,各年龄组均有)发生晕厥,乃由于左心室流出道梗阻、心排血量减少所致。主动脉瓣区有收缩期杂音,向颈部传导。几乎所有的患者在晕厥前都有用力史。部分病例有短暂的前驱症状如头晕、视物模糊、出冷汗或有短促呼吸和心绞痛。晕厥时间可长可短,可伴有心律失常及抽搐。体格检查可发现特征性收缩期杂音(常伴有可触到的颤动)。这些患者 35 岁后做影像学检查可发现瓣膜钙化,超声心动图检查可确诊。晕厥发作后一般预后不佳,如无治疗则存活时间平均为 18 个月至 3 年,故确诊后应速行瓣膜置换术。

(五)肥厚型心肌病

肥厚型心肌病晕厥是其猝死的重要危险因素,特别是反复发作或在运动中发作者。除自限性室速外,也可以由其他原因引发,如室上速、缓慢性心律失常、运动中血压不升、严重的流出道梗阻和血管迷走反射性晕厥等。频发非持续性室速或心肌显著肥厚是决定风险高低的主要因素。多有家族史,通过体格检查及超声心动图不难确诊。基因检查有助于发现高危患者,有研究显示高危患者植入 ICD 有效。

(六)先天性心脏病

先天性心脏病是晕厥的少见病因。先天性心脏病合并右至左分流者(发绀型)发生晕厥比其他类型的先天性心脏病常见,主要有法洛(Fallot)四联症、艾森门格综合征、原发性肺动脉高压及肺动脉瓣口狭窄等,畸形不同,有不同类型的杂音,通过体格检查及超声心动图较易确诊。其中以法洛四联症引起者居多,患儿在啼哭或用力时,由于外周血管的阻力下降,使由右向左的分流增加,动脉血氧饱和度降低而致晕厥。

（七）肺动脉高压症和肺动脉血栓

肺动脉高压症患者在用力时或用力后发生晕厥，其原因主要是心肌缺血，导致心室颤动、心排血量剧减所致。晕厥前有短时头晕、视物模糊、上腹部不适、窒息感以及心脏紧迫感、用力性呼吸困难，意识丧失常伴发绀。本病若发生晕厥可能是猝死的先兆。血气分析即使安静状态也呈低氧血症。另外，在巨大的肺动脉栓塞患者中20%可发生晕厥（但微细的肺动脉栓塞则是晕厥的少见原因），晕厥消失后，患者往往诉胸痛、呼吸困难、恐惧。检查可见低血压、心率快、呼吸急速，明显的动脉低氧血症。诊断要点：①既往有器质性心脏病，有房颤或/和血栓史；②突然出现呼吸困难、胸痛、咯血、发绀、晕厥或急性右心衰竭；③肺动脉造影或螺旋CT可提供确诊依据。

（八）夹层主动脉瘤

5%~10%的急性主动脉裂解（acute aortic dissection）可发生孤立性晕厥，其他神经症状可出现或不出现。晕厥多发生于疾病初期，主动脉夹层血肿向上扩展，压迫颈动脉或无名动脉，使脑供血减少，或夹层破裂到心包，引起急性心脏压塞，均可致晕厥。主动脉裂解患者中约15%是无痛的。诊断要点：①胸部或腹部撕裂样剧痛；②临床上有休克样表现，但血压下降不明显或升高；③听诊有突然出现的主动脉瓣区舒张期杂音；④既往有高血压病史；⑤主动脉造影可提供确切依据，CT及MRI诊断特异性高。

（九）致心律失常性右室心肌病

致心律失常性右室心肌病表现为室速，心室肌由脂肪和纤维组织取代，好发于右心室游离壁，为此类疾病的特征性表现和病理改变。30%~50%的患者有家族史，也可以出现散发病例，但其临床过程不同。心电图、心脏超声和心室造影对诊断有重要意义。<35岁的患者猝死率高达20%，为青少年猝死的主要遗传性疾病。猝死可首发，但多表现为室性期前收缩、晕厥或伴有左束支传导阻滞但持续性室速；晕厥是另一个恶性表现。近几年研究发现植入ICD有效。

（李洵桦　董吁钢　黄慧玲）

参考文献

［1］刘文玲，胡大一，郭继鸿，等. 晕厥诊断与治疗中国专家共识（2014年更新版）. 中华内科杂志，2014，53（11）：916-925.

［2］SHEN WK, SHELDON RS, BENDITT DG, et al. 2017 ACC/AHA/HRS Guideline for the evaluation and management of patients with syncope: A report of the American College of Cardiology/American Heart Association Task Force on Clinical Practice Guidelines and the Heart Rhythm Society. J Am Coll Cardiol, 2017, 70 (5): e39-e110.

［3］BRIGNOLE M, MOYA A, DE LANGE FJ, et al. 2018 ESC Guidelines for the diagnosis and management of syncope. Eur Heart J, 2018, 39 (21): e43-e80.

［4］中华心血管病杂志编委会倾斜试验对策专题组. 倾斜试验用于诊断血管迷走性晕厥的建议. 中华心血管病杂志，1998，26（5）：325-327.

［5］王惠欣，宿燕岗，吕利利. 直立倾斜试验诊断神经介导性晕厥的影响因素分析. 实用心电学杂志，2018，27（5）：330-335.

［6］王晓莹，何文博，鲁志兵. 血管迷走性晕厥的研究进展. 中国心血管病研究，2018，16（4）：292-295.

［7］LIVANIS EG. Situational syncope: response to head-up tilt testing and follow-up: comparison with vasovagal syncope. Pacing Clin Electrophysiol, 2004, 27 (7): 918-923.

［8］KREDIET CT. Exercise related syncope, when it is not the heart. Clin Auton Res, 2004, 14 (Suppl 1): 25-36.

［9］FREEMAN R. Consensus statement on the definition of orthostatic hypotension, neurally mediated syncope and the postural tachycardia syndrome. Auton Neurosci, 2011, 161 (1-2): 46-48.

［10］CERSOSIMO MG, BENARROCH EE. Autonomic involvement in Parkinsons disease: pathology, pathophysiology, clinical features and possible peripheral biomarkers. J Neurol Sci, 2012, 313 (1-2): 57-63.

［11］唐北沙，陈生弟，中华医学会神经病学分会帕金森病及运动障碍学组，等. 多系统萎缩诊断标准中国专家共识. 中华老年医学杂志，2017，36（10）：1055-1060.

［12］中华医学会神经病学分会帕金森病及运动障碍学组，中国医师协会神经内科医师协会帕金森病及运动障碍专业. 中国帕金森病的诊断标准（2016年版）. 中华神经科杂志，2016，49（4）：268-271.

［13］中国微循环学会神经变性病专业委员会. 路易体痴呆诊治中国专家共识. 中华老年医学杂志，2015，34（4）：339-344.

［14］许樟荣. 糖尿病心血管自主神经病变. 国外医学内分泌学分册，2004，24（2）：84-86.

［15］NAGATA K, TAJIRI K, UEDA A, et al. Glossopharyngeal neuralgia with syncope caused by recurrence of esophageal squamous cell carcinoma. Intern Med, 2018,

［16］VINIK AI, FREEMAN R, ERBAS T. Diabetic autonomic neuropathy. Semin Neurol, 2003, 23 (4): 365-372.

［17］WANG AK. Patterns of neuropathy and autonomic failure in patients with amyloidosis. MayoClin Proc, 2008, 83 (11): 1226-1230.

50

抽 搐

抽搐（convulsion）亦译为惊厥，是发作性的全身或部分骨骼肌强烈收缩或快速交替收缩和松弛，导致肢体无法控制的姿势或节律性的抖动，可伴或不伴意识障碍，是临床上最常见发作性的症状。抽搐这一术语在临床广泛应用，可包含强直（骨骼肌持续、强烈、非颤抖性收缩）、阵挛（骨骼肌收缩和松弛交替出现）、肌阵挛（骨骼肌突发、短暂、闪电样收缩）或强直阵挛抽搐等。

【抽搐的临床类型】

临床实际中，常见患者出现反复的肌肉强烈收缩或者交替收缩，统称为抽搐。若此抽搐为大脑皮质神经元痫性放电，导致的短暂脑功能障碍，考虑为癫痫性发作（epileptic seizure），俗称真性发作。若该症状并非神经元异常放电引起，则称为非痫性发作（non-epileptic seizure），亦即常说的假性发作。常见的抽搐临床类型（表50-1）。

表50-1　临床常见的抽搐类型

真性抽搐/癫痫性发作	假性抽搐/非痫性发作
运动性的全面性起源的发作	心因性非痫性发作
运动性的局灶性起源的发作	晕厥
局灶继发双侧惊厥性发作	运动诱发性肌张力障碍
	抽动障碍
	口-面-舌运动障碍
	面-肩肌张力障碍发作
	震颤
	手足搐搦症
	痛性痉挛
	破伤风

（一）癫痫性惊厥发作（epileptic convulsive seizure）

2017年国际抗癫痫联盟（Intenatinal League against Epilepsy）提出了对癫痫发作分类的调整，根据癫痫发作的起源分成局灶性起源发作（focal onset seizure）、全面性起源发作（generalized onset seizure）和起源未知的发作（unknown onset seizure）。每一类别又根据有无出现抽搐，分成运动性和非运动性发作（图50-1）。

常见的癫痫性惊厥发作，亦即运动性发作，在症状发作期可见明显的抽搐样动作，全身或局部无法维持原有姿势，具体的临床表现如下。

1. 局灶性运动起源性发作（focal motor onset seizure）　局灶起源的发作源于一侧大脑半球局限的神经网络的异常放电，因而出现相应皮质区域的神经功能短暂异常。局灶性起源的发作中，患者在发作起始、过程中或发作后期保留自知力，并且知道周围环境，即使此时患者保持不能运动的状态，现称为知觉保留（aware），相当于以往的单纯部分性发作（simple partial seizure，SPS）；若患者无法感知自己的发作和周围环境，发作后不能忆起发作过程，则称为知觉障碍（impaired awareness），相当于以往的复杂部分性发作（complex partial seizure，CPS）。根据是否出现运动性症状，局灶起源的发作再分成运动性和非运动性两大类。

（1）自动症（automatisms）：自动症或称颞叶无意识行为（temporal lobe automatism）是一种无目的（或半目的性）的不自主活动，是在高级皮质功能障碍时的某种释放行为。自动症的内容可以是发作前正在进行的活动的继续，也可以是新产生的动作，表现为不自主重复刻板动作，如咂嘴、咀嚼、吞咽、自言自语、摸索、来回走动等，动作本身可以是协调或不协调，对外界环境保留一定程度的反应，可以避开障碍物，可伴有一侧肢体的强直或者阵挛样抽搐。自动症可见于癫痫发作中，构成局灶起源的伴知觉障碍的发作的主要临床表现，也可在惊厥性发作后意识障碍状态下出现。发作后无法回忆起发作过程的活动和对话。该发作类型通常起源于颞叶，脑电图表现为颞区的爆发的尖活动或慢活动，伴背景活动的变化。若是以θ活动起始，提示发作起源于颞叶内侧的海马或者杏仁核；若是以δ活动起始，提示发作起源于颞叶外侧的新皮质可能性大。

（2）局灶性起源的失张力性发作（focal onset atonic seizure）：也称抑制性运动发作（inhibitory motor seizure），表现为一侧或单个肢体的失张力，动作不稳，手中物品坠落，持续数秒、数分钟或更长时间，同步脑电图见对侧额、中央、顶区尖活动、棘活动或者慢活动。若同步脑电图可见对侧中央区棘慢复合波，肌电图可见棘波之后15~40ms出现短暂的肌电活动消失，持续50~400ms，则应考虑为局部负性肌阵挛（focal negative myoclonus）。

（3）局灶性起源的阵挛性发作（focal onset clonic seizure）：表现为一侧面部或手开始的阵挛性抽搐，可沿中央前回扩散，也称杰克森发作（Jacksonia seizure）或基本阵挛运动（elementary clonic motor sign）。基本阵挛运动发作后，在发作累及的部位可出现一过性肌力减弱或瘫痪，数分钟到数小时后科完全恢复，一般不超过24小时，称为Todd麻痹（Todd paralysis）。在继发双侧性发作的病例，Todd麻痹的部位有助于发作起源的定侧。局灶性起源的阵挛性发作脑电图表现为中央、中颞区的低幅快活动，波幅逐渐增高，频率逐渐减慢，可扩散至其他导联。发作间期可见中央、中颞区散在出现的尖慢复合波或者慢波增多。

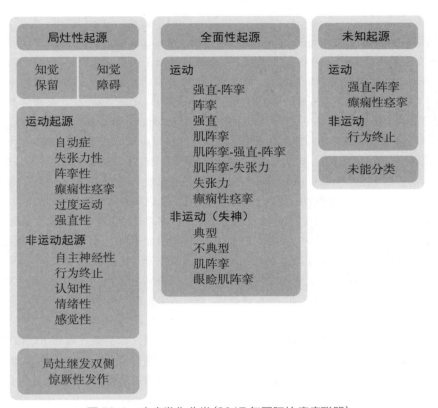

局灶性起源		全面性起源	未知起源
知觉保留	知觉障碍	**运动** 强直-阵挛 阵挛 强直 肌阵挛 肌阵挛-强直-阵挛 肌阵挛-失张力 失张力 癫痫性痉挛	**运动** 强直-阵挛 癫痫性痉挛 **非运动** 行为终止
运动起源 自动症 失张力性 阵挛性 癫痫性痉挛 过度运动 强直性 **非运动起源** 自主神经性 行为终止 认知性 情绪性 感觉性		**非运动（失神）** 典型 不典型 肌阵挛 眼睑肌阵挛	未能分类
局灶继发双侧惊厥性发作			

图 50-1　癫痫发作分类（2017 年国际抗癫痫联盟）

（4）局灶起源的过度运动发作（focal onset hyperkinetic seizure）：即过度运动性自动症（hyperkinetic automatism），表现为发作性躯干和四肢大幅度的不规则的不自主运动，上肢呈投掷样动作，下肢呈蹬车样、划圈样或者乱踢，躯干则左右扭动、髋部前冲或者向一方向转动，常伴有发声，持续数十秒，多在刚入睡后半小时到 1 小时内发作。脑电图常由于动作严重干扰而无法分析。部分患者可见发作期全导联电压降低，随后额、中央区出现爆发长程的尖活动或者 θ 活动。

（5）局灶性起源的强直性发作（focal onset tonic seizure）：即不对称强直运动发作（asymmetric tonic motor seizure），表现为击剑样动作，头、眼向一次强迫性偏转，伴同侧上肢上举、外展并外旋，对侧上肢上举、肘部屈曲。该发作起源于额叶前运动区或辅助运动区。发作期脑电图表现为弥漫性低波幅的快活动，随后同侧前区出现节律性放电，逐渐波及同侧其他导联，对侧半球可见慢活动。

2. 局灶继发双侧惊厥性发作（focal to bilateral tonic-clonic seizure）　该类型可继发于各种类型的局灶性癫痫，表现为上述各种局灶性发作演变成为双侧性阵挛或强直阵挛发作。同步脑电图可见双侧广泛性棘活动、棘慢复合活动，后转为长程慢活动，发作终止后出现暂时性的电抑制。

3. 全面性运动性发作

（1）全身性起源的强直阵挛发作（generalized onset tonic clonic seizure）：临床最常见的一种形式，旧称大发作（grand mal）。发作前无先兆，部分患者在发作前数小时或数日出现非特异性的前驱症状，如疲倦、头痛、失眠、情绪不稳、注意力下降等，可能与皮质兴奋性改变相关。发作过程可依次分成 3 个时相，分别是强直期、阵挛期和发作后抑制期。强直期表现为突然意识丧失，跌倒，全身肌肉持续强烈收缩，躯干呈轴性强直，头后仰，双眼上翻，瞳孔散大，四肢伸直或者上肢屈曲、下肢伸直，咽喉肌强烈收缩导致患者发出特殊喊声，呼吸肌强烈收缩导致呼吸运动停止，逐渐出现发绀，持续 10~20 秒。随后肢端出现细微震颤而转入阵挛期，即全身不同肌群强直和松弛交替出现，由肢端延及全身。阵挛频率逐渐减慢，松弛期逐渐延长持续 0.5~1 分钟。可伴心率和血压增高，出汗，气管及支气管内分泌物增多，可咬破舌头，最后一次阵挛后抽搐停止，持续 1~3 分钟。发作后抑制期患者进入深度睡眠状态，呼吸深大，可伴尿失禁，意识逐渐改善的过程中可见伴有自动症的意识朦胧状态。10 余分钟至数小时后患者神志转清，不能忆起整个发作过程，常伴有头痛、疲劳和全身肌肉酸痛。这种形式的抽搐既可以是原发性癫痫大发作的典型临床表现，也可见于由脑炎、脑膜炎、中毒代谢性脑病继发的症状性癫痫、急性症状性发作以及热性惊厥等。

（2）全面性起源的阵挛性发作（generalized onset clonic seizure）：表现为双侧肢体阵挛样抽搐，肢体远端肌、眼睑、下颌、面部肌肉等更明显，持续时间较短。阵挛频率逐渐变慢至发作终止，发作后可有短暂的意识不清。发作时自主神经功能改变相对少见，仅在发作持续时间长的患儿有呼吸道分泌物增多。几乎均发生在低龄儿童，主要是新生儿和婴儿。

（3）全面性起源的强直性发作（generalized onset tonic seizure）：表现为全身肌肉强烈而持续地收缩，使躯干和肢体固定在某种姿势，持续5~20秒。躯干肌肉持续收缩，患儿快速向前跌倒，往往容易跌伤，需与失张力发作鉴别。累及四肢肌肉时表现为肩部抬高，上肢外展、上举，下肢伸直。累及呼吸肌可导致呼吸暂停，引起发绀。可伴有自主神经功能异常，如心律失常、瞳孔扩大、面色苍白或潮红等。

（4）全面性起源的肌阵挛性抽搐（generalized onset myoclonic seizure）：肌肉快速的不自主收缩，包括生理性肌阵挛和病理性肌阵挛，前者如呃逆、惊跳反应、睡眠肌阵挛等，后者又可分成非癫痫性肌阵挛和癫痫性肌阵挛。癫痫性肌阵挛起源于中枢神经系统的皮质神经元、丘脑-皮质投射系统或者脑干网状结构。轴性肌阵挛（axial myoclonus）表现为突然的快速点头或头后仰，伴双上臂抽动，若累及下肢可导致站立不稳而跌倒，持续时间短暂，往往不能判断是否伴随意识丧失。声音、闪光、感觉刺激以及自主运动可诱发轴性肌阵挛的发作。游走性肌阵挛（erratic myoclonus）主要累及四肢远端，可呈游走性和不对称性，临床表现为做精细运动时出现肌阵挛性抖动，需要和小脑性共济失调的意向性震颤鉴别。尤其是进行性肌阵挛癫痫（progressive myoclonic epilepsy）患者，往往叠加频繁肌阵挛发作和小脑性共济失调。后者亦可出现行走不稳，在取物、持物的过程中出现肢体不规则快速抖动。肌阵挛脑电图表现为广泛同步的多棘慢复合波，之后跟随一个大的正相偏转电位，并继之以2~3秒的广泛性低电压，觉醒状态和思睡期多见，入睡后减少，间断闪光刺激可诱发。而小脑性共济失调脑电图同步脑电图未见痫性放电，虽然苯二氮䓬类药物有一定效果，但抗癫痫药物无效。

（5）全面性起源的肌阵挛-强直-阵挛发作（generalized onset myoclonic-tonic-clonic seizure）：表现为数次的肌阵挛抽搐，随后出现强直阵挛发作。常见于青少年肌阵挛癫痫，偶见其他全面性癫痫综合征。曾有争议认为起始的数次抽搐是阵挛性而不是肌阵挛性，但是这些抽搐通常持续时间非常短暂，仅有数秒，因此一般被认为是肌阵挛性。

（6）全面性起源的肌阵挛-失张力发作（generalized onset myoclonic-atonic seizure）：该类型表现为先出现肢体或躯干因肌阵挛而出现快速惊跳样抽搐，随即肢体因失张力而垂下。以往称肌阵挛-站立不能发作（myoclonic-astatic seizures）。最常见于Doose综合征，亦可见于Lennox-Gastaut综合征。

（7）眼睑肌阵挛发作（eyelids myoclonic seizure）：眼睑肌阵挛表现为双侧眼睑局部的节律性肌阵挛抽动,3~6次/s,可伴有双眼上视和头后仰。持续时间较长者可伴有轻-中度的意识障碍，称为眼睑肌阵挛伴失神，在类型中，眼睑肌阵挛总是最主要和首先出现的症状，失神成分是否出现则视发作持续时间的长短而异。眼睑肌阵挛常见于特发性全身性癫痫，平均起病年龄为6岁，多见于女孩。抗癫痫药物治疗后其他全身性发作类型，如失神、强直阵挛发作等容易控制，但眼睑肌阵挛发作对药物治疗反应较差，可长期存在。也可见于某些症状性或隐源性癫痫。该发作类型在强光下闭眼时特别容易诱发。少数患者有自我诱发倾向，刻意朝向阳光闭眼，或分开五指在眼前晃动诱发发作并有愉悦感觉。同步脑电图见广泛性3~6Hz的棘慢复合活动，前区占优。多在光亮的环境中闭目0.5~2秒后出现，持续1~5秒，但在黑暗环境中闭目时不出现。IPS和HV均可诱发发作，所有未经治疗的儿童患者均有光敏性反应，但治疗后或年龄较大的患者光敏性反应可减弱或消失。少数患者同时存在失对焦敏感（fixation-off sensitivity），即患者闭眼或完全黑暗时，脑电监测出现全导棘慢波持续放电夹杂快波活动，睁眼对焦时异常波抑制。睡眠期可见正常睡眠图形和睡眠周期，广泛性多棘慢复合波和多棘慢复合活动在睡眠期常增多，但持续时间缩短；偶见睡眠期放电减少。睡眠期通常观察不到临床发作。部分患者可有少量局灶性放电。

伴有失神的眼睑肌阵挛发作需要与失神发作鉴别，因后者也可伴有眼睑肌阵挛。鉴别点是后者失神发作为发作最先出现和最突出的症状；其次发作期脑电图为广泛性3Hz棘慢复合波，很少4~6Hz的快棘慢复合活动。此外，典型失神发作和眼睑肌阵挛发作可出现在同一个人，前者治疗后比较容易控制，而后者多长期持续存在。

（8）全面性起源的失张力发作（generalized onset atonic seizure）：表现为全身肌张力的突然减低甚至丧失，导致突然点头、弯腰、屈膝或跌倒，后迅速起来，持续时间短暂，数秒内恢复。与肌阵挛发作相似，意识丧失由于发作短暂而不易觉察。患者通常因下肢失张力跌坐而臀部着地，或者向前摔倒而膝部或者面部着地，这一特点有别于强直性或强直阵挛发作的向后摔倒。脑电图表现为广泛性高波幅的棘慢复合波、广泛性电抑制或低波幅去同步化。同步肌电图见脑电改变 20~40ms 后的短暂电静息,持续数十毫秒到数百毫秒。

(9)癫痫性痉挛(generalized onset epileptic spasm):痉挛发作(spasm)表现为短暂的低头,伴四肢屈曲样收缩,如"抱球样",或头后仰,四肢伸展,持续时间 1~2 秒,常在入睡前或睡醒后成串出现,频繁发作。同步脑电图可见广泛性高波幅的一过性慢波或广泛性尖慢复合波,随后跟随短暂的弥漫性低电压。

(二)非癫痫性惊厥发作(non-epileptic convulsive seizure)

1. 心因性非痫性发作(psycogenic nonepileptic seizure,PNES) 曾称癔症性抽搐亦称为假性抽搐发作,2011 年国际抗癫痫联盟(International Leargue against Epilepsy,ILAE)明确提出 PNES 属癫痫相关的精神病学疾病。PNES 约 3/4 发生于女性,年龄介于 20~30 岁。突然发生类似全身强直阵挛发作性抽动。患者往往是突然跌倒,手指伸直,拇指内收,腕及掌指关节屈曲,下肢伸直和全身僵直,伴肢体抽动或抖动,有时呈角弓反张状。但抽动时患者无意识丧失,无咬破舌头、跌伤身体或尿失禁等状况。发作持续时间长短不定,但远比癫痫大发作或晕厥的时间长,有的患者可连续反复肢体抽搐数十分钟至数小时(表 50-2)。若仔细询问病史,PNES 发作前多有某些刺激,如精神压力大、外伤。医疗活动常可诱发 PNES,包括体格检查、影像学检查、手术操作等,常规脑电图检查的间断闪光刺激(intermittent photic stimulation,IPS)和过度换气(hyperventilation)也可诱发 PNES。神经系统体格检查可见发作时眼睛紧闭,眼睑分开后眼球游动或眼球上翻,瞳孔等大,对光反应良好。四肢肌张力检查不合作,腱反射对称而活跃,病理征阴性。发作期脑电图检查可见较多量的 β 波和肌电干扰,无痫性放电。可通过暗示治疗终止发作,约 40% 患者接受抗癫痫药物治疗后短期有效。

表 50-2 心因性非痫性发作相对于癫痫发作的临床特点

支持 PNES 的症状	对于 PNES 的敏感性	对于 PNES 的特异性	备注
发作时程长	—	—	
病程波动	69%	96%	
运动症状不对称	47%~88%	96%~100%	除外额叶起源的局灶性痫性发作
骨盆摆动	1%~31%	96%~100%	除外额叶起源的局灶性痫性发作
头部或躯干左右摆动	25%~63%	96%~100%	
闭眼	34%~88%	74%~100%	
发作性哭泣	13%~14%	100%	
	对于癫痫发作的敏感性	对于癫痫发作的特异性	
发作后可回忆	61%~100%	88%	
清醒状态发生	31%~59%	100%	
无发作后模糊	61%~91%	100%	
无打鼾样呼吸	—	—	

心因性非痫性发作的诊断确立有赖于发作同步的脑电图监测。不典型患者则极为困难,易与真性痫性发作相混淆。据统计,约 10% 的 PNES 患者合并癫痫,而合并有认知功能障碍的 PNES 患者中合并癫痫的比例高达 30%,约 70%PNES 患者合并其他精神科疾病。反之,在癫痫发作病例中,特别是药物抗性性癫痫患者中约 20% 出现心因性非痫性发作。临床工作若遇到患者反复发作,应特别注意详细询问近期发作的表现,鉴别该阶段的发作性事件是否心因性,是否需要心理科或精神科干预。

2. 晕厥(syncope) 晕厥定义为全脑血流障碍引起突发的意识丧失,而晕厥前期(presyncope)则由全脑血流障碍引起的轻微头部不适。晕厥及晕厥前期可以由心动过速、心动过缓、神经 - 心血管反射等原因引起,也可能与心律失常无关。原因的具体分类详见表 50-3。

表 50-3　晕厥及晕厥前期的常见原因

类别	原因	发生率
神经—心源性	血管迷走性	8%~41%
	诱发性(排尿、排便、吞咽、咳嗽)	1%~8%
	颈动脉窦刺激	0.4%
	神经痛	
	精神疾病	
	药物或运动	
直立性低血压		4%~10%
心脏疾病	流出受限:①左心室流出或流入受限:主动脉瓣狭窄、肥厚型梗阻性心肌病、二尖瓣狭窄、黏液瘤;②右心室流出或流入受限:肺动脉瓣狭窄、肺栓塞、肺动脉高压、黏液瘤	1%~8%
	其他心脏疾病:心功能衰竭、心肌梗死、冠心病、心脏压塞、主动脉夹层	
心律失常	心动过缓:病态窦房结综合征、二或三度房室传导阻滞、起搏器功能障碍、药物诱导	4%~38%
	心动过速:室性/室上性、QT间期延长引起的扭转型室速(Tdp)	
神经精神类疾病	偏头痛	3%~32%
	短暂性脑缺血发作	
原因未知		13%~41%

晕厥前期患者自觉头晕、头昏、头轻、双侧耳鸣、恶心、虚弱、视物模糊或眼冒金星等感觉。晕厥前期的头晕需要和眩晕鉴别,后者常伴有共济失调的体征。晕厥的意识丧失发生迅速,若在站立位一般经历4~8秒后出现神志不清,而卧位则需要12~15秒。晕厥需要和癫痫发作鉴别,均可见抽搐样动作,前者一般表现为远端为主的肌肉抽动,持续时间短于30秒,可伴尿失禁。最重要的鉴别点是发作后症状,后者常有意识模糊、自动症、头痛、肌肉酸痛等(表50-4)。

神经-心反射性晕厥(neurocardiogenic syncope)也称为血管迷走神经晕厥(vasovagal syncope),与自主神经反射相关,常见于年轻人,可能为常染色体显性遗传(常染色体15q26)。这类反射通常存在直接的刺激,如排尿、排便、腹痛、见血、突然改变体位等。因这是副交感神经输出,常伴有唾液分泌增多、恶心、出冷汗等症状。突发心律失常引起的短暂意识障碍,也称阿-斯综合征(Adams-Stokes attacks)。

3. 发作性运动诱发性运动障碍(paroxysmal kine-sigenic dyskinesia,PKD)　表现为突然开始运动或者受到惊吓时出现双侧或单侧舞蹈样动作、手足徐动、投掷样动作或肌张力障碍,意识清楚,持续数秒至1分钟,可以自行缓解,每日上百次至每月数次,青少年期起病,常染

色体显性遗传,与PRRT2基因相关,小剂量的卡马西平有效。

4. 抽动障碍(tics)　表现为快速、反复、刻板的肌肉收缩,如不自主眨眼、耸鼻、转头、耸肩、发出清嗓子一样的声音,清醒时出现,紧张时加重入睡后消失。常见于Tourette综合征。

5. 口-面-舌运动障碍(orofaciolingual dyskinesia,OFLD)　抗N-甲基-D-天门冬氨酸受体(NMDAR)相关性自身免疫性脑炎最常见的临床表现,发生率高达57.1%。表现为颜面不自主运动,尤其是口周区域、眼睑和舌,有时导致患者难以把舌头保持在口内,难以正常发音。以上不自主运动在入睡后消失。通常患者伴有眼震,但对光反应敏感,意识清楚,软腭反射双侧存在。

6. 面-肩肌张力障碍发作(faciobrachial dystonic seizure,FBDS)　常见于LGI-1抗体或Caspr-2抗体相关的自身免疫性脑炎。FBDS可发生于成年人的各个年龄段(29~92岁),无性别差异,频繁出现(8~200次/d),可由情绪波动或者被动运动诱发,多不同步地累及双侧上肢近端,部分累及双侧下肢,罕见累及单侧颜面或下肢。主要表现为肌张力障碍,持续多大于10秒,部分伴有阵挛样抽搐。发作后可见惊恐、易激惹或言语缓慢。

50　抽搐

表 50-4 癫痫惊厥性发作与昏厥的鉴别

	癫痫惊厥性发作	晕厥
原因或诱因	神经系统或全身性疾病可引起癫痫发作;疲倦、睡眠剥夺、酗酒、酒精或药物戒断可诱发癫痫发作;可有癫痫家族史	休克、心血管疾病、脱水、贫血可引起晕厥;可有晕厥家族史
起病情况	突然,不分场合 反射性癫痫有固定的触发因素,如闪光、突发的声响、音乐、阅读	突然,直立性低血压,静脉穿刺、剧烈疼痛、伤害性刺激、情绪过度激动、排尿、瓦尔萨尔瓦动作(令患者行强力闭呼动作,即深吸气后紧闭声门,再用力做呼气动作,呼气时对抗紧闭的会厌,通过增加胸腔内压,显著减少静脉回心血量,兴奋迷走神经)
先兆	短暂,偶有胃气上涌	疲倦、恶心、黑矇或视野缩小、出汗
意识情况	意识丧失	短暂不清,持续数秒
抽搐形式	典型的强直、阵挛或强直阵挛发作,抽动时拇指在拳内	肌张力丧失,跌倒,可见局灶性肌阵挛性抽搐
面色	青紫	苍白
瞳孔	散大,对光反应消失	多无变化
大小便失禁	常有	有时出现
发作持续时间	多在 5 分钟之内	1~2 分钟
受伤状况	多见,如咬伤舌或腮腺、跌倒导致骨折或关节脱位	可见,罕有咬伤舌或腮
发作终止	自行缓解,发作后意识模糊,多需要睡眠数小时,醒后出现头痛、肌痛	自行缓解,数秒或数分钟后恢复正常,疲劳,但无意识模糊、头痛或肌痛
脑电图检查	可见痫性放电	间期多数正常,发作期可见慢活动

7. 震颤(tremor) 震颤是指躯体的一部分出现节律性的不自主肌肉收缩引起的抖动。根据震颤发生是否在静息状态(外力支持下可完全抵消重力的影响),分为静息性震颤和运动性震颤,前者见于帕金森病和帕金森综合征,后者进一步分为姿势性震颤、活动性震颤和意向性震颤。姿势性震颤见于克服重力维持某一姿势时,如站立位双上肢前伸。活动性震颤见于肢体的自主活动过程中。意向性震颤是指运动过程中,越接近目标,震颤的幅度越大。所有震颤在紧张时加重,在意识障碍的状态下,往往难以与癫痫持续状态部分控制下的轻微抽搐鉴别,鉴别的要点一是癫痫抽搐在无外界刺激的情况下自发出现,二是癫痫抽搐同步脑电图可见痫性放电。清醒状态的运动性震颤需要和肌阵挛发作鉴别,尤其是在进行性肌阵挛癫痫中,患者往往合并有频繁的肌阵挛发作和小脑体征。笔者曾接诊一名进行性肌阵挛癫痫的患儿,因严重的共济失调、意向性震颤而出现站立位全身抖动,无法使用筷子、勺子进食,无法持杯喝水,平卧位可以完全缓解,曾在外院误诊为肌阵挛持续状态进行治疗。常见震颤见表 50-5。

8. 手足搐搦症 手足搐搦症是由于血钙浓度降低所引起的骨骼肌肉兴奋性增高而产生的手部肌肉抽搐,主要临床表现为肘腕及手掌掌指关节屈曲,指关节伸直,大拇指内收,整个手部形状呈现特殊的"产科手"或称为"鹰爪手",双足跖屈,膝、髋关节亦呈屈曲状。严重患者较少见,一旦出现即表现为全身骨骼肌及平滑肌痉挛、呼吸屏气,暂停等。面肌叩击可见面肌抽搐的表现。临床表现与癫痫大发作极为类似,但其特殊的抽搐形式、无意识障碍和脑电图无癫痫样放电可与癫痫相鉴别。

表 50-5　常见震颤的原因

增强的生理性震颤	代谢性疾病	甲状腺功能亢进
		甲状旁腺功能亢进
		低血糖
		嗜铬细胞瘤
	药物	咖啡因、茶碱、安非他明、锂、丙戊酸、抗抑郁药、胺碘酮、β 受体阻滞药等
	减停药物	苯二氮䓬类、酒精等
	发热或脓毒血症	
	焦虑、紧张、疲劳	
原发性震颤	特发性震颤	
	任务特异性震颤	
	体位性震颤	
	特发性腭震颤	
中枢神经系统疾病相关性震颤	帕金森综合征的震颤	帕金森病
		多系统萎缩
		进行性核上性麻痹
		皮质基底核变性
		药物诱导的帕金森综合征
		肝豆状核变性
		多发性硬化
		脆性 X 综合征
		卒中
		动静脉畸形
		肿瘤
		颅脑外伤
		中脑震颤
周围神经病相关性震颤		
心因性震颤		

9. **痛性痉挛**　突发性、疼痛性、不自主骨骼肌收缩导致抽搐，是牵张反射兴奋性增高所引起的肌张力增高。痛性痉挛常见于小腿腓肠肌和足部肌肉，左右单独或交替出现，常夜间睡眠中出现，持续时间短暂，多数为数十秒到数分钟，被动对抗拉伸有助于缓解。用力收缩易患肌肉持续 10~60 秒可以诱发。可见于脊髓锥体束损害，如运动神经元病、多灶性运动神经病、脊髓灰质炎恢复期，也可见于周围神经损伤、神经根受压、晚期血液透析、高温环境中出现的热痉挛、失钠性低钠血症、使用 β 受体激动药、青霉胺、长春新碱、正己烷中毒、铅中毒、停用顺铂等。

10. **破伤风所致阵发角弓反张**　破伤风梭菌（clostridium tetani）经由皮肤或黏膜侵入人体，分泌的破伤风毒素引起周围神经突触前抑制，导致骨骼肌痉挛。颜面和下颌先受累，引起牙关紧咬，张口受限，呈苦笑样面容，后逐渐出现肌肉疼痛和僵硬、背痛、吞咽困难、全身肌肉剧烈痉挛导致角弓反张，每次持续数秒至数分钟，严重时可导致肌肉断裂，甚至骨折。咽喉肌肉痉挛导致吸气性呼吸困难。肌肉痉挛常由声、光、触碰、饮水等轻微刺激诱发。可伴自主神经功能紊乱，引起心血管问题，如快速的血压极大波幅的波动、心动过速、心动过缓、房室传导阻滞、胃肠活动减弱、出汗、支气管分泌物增多、急性肾衰竭。

【抽搐的病因分类】

引起抽搐的原因很多，大致上可分为由脑部疾病和非脑部疾病所致的抽搐两大类，见表 50-6。

（一）脑部疾病（脑源性抽搐）

脑部疾病（脑源性抽搐）多表现为癫痫的形式，但需要注意与急性症状性发作、热性惊厥两个概念相鉴别。癫痫的临床实践性定义为两次以上非诱发的癫痫发作间隔小于 1 年，或单次发作后再发风险大于 60%，或某些癫痫综合征。其中高风险的因素包括脑电图可见癫痫样放电、神经系统查体见阳性体征、发作前已经出现中枢神经系统疾病或结构异常或脑卒中 1 个月后出现单次癫痫发作。急性症状性发作定义为与中枢神经系统急性病变有密切的时间关系的抽搐发作，原因包括代谢、中毒、结构性损伤、感染或炎症。急性症状性发作与癫痫的最大区别点在于前者没有再次发作的趋势，并不必须长期使用抗癫痫药物。热性惊厥是指 6 月龄 ~6 岁儿童在急性感染所致体温上升高于 38.5℃时，出现肢体抽搐。热性惊厥也是自限性病程，6 岁以后罕有再发趋势。

癫痫的常见病因如下：

1. **特发性或隐源性癫痫**　特发性或隐源性癫痫是引起肢体抽搐较为常见的病因，脑电图提示为普遍性、双侧对称同步性的异常放电，发作间期可表现正常，无神经系统体征和神经影像学征象。常见类型有早期肌阵挛脑病、肌阵挛站立不能性癫痫、青少年肌阵挛型癫痫、进行性肌阵挛型癫痫等。

表 50-6　抽搐的常见原因和分类

Ⅰ. 脑部疾病(脑源性抽搐)	Ⅱ. 非脑部疾病
一、特发性或隐源性癫痫	一、全身感染性疾病
(一)良性家族性新生儿惊厥	(一)中毒性菌痢
(二)良性家族性婴儿惊厥	(二)狂犬病
(三)早期肌阵挛脑病	(三)破伤风
(四)肌阵挛站立不能性癫痫	二、全身代谢性疾病
(五)特发性全面性癫痫	(一)钙代谢障碍
(六)青少年肌阵挛性癫痫	(二)维生素 D 缺乏
(七)良性成人家族性肌痉挛性癫痫	(三)维生素 B_6 缺乏
(八)全面性癫痫伴发作性运动障碍	(四)低血糖性抽搐
(九)进行性肌阵挛性癫痫	(五)高血糖性抽搐
(十)肌痉挛癫痫伴破碎样红纤维	(六)水、电解质代谢紊乱抽搐
(十一)与发热相关的癫痫综合征	(七)尿毒症
1. 热性惊厥叠加全面性癫痫附加症	(八)肝性脑病
2. 婴儿重型肌阵挛性癫痫	(九)急性间歇性血卟啉病
二、症状性癫痫	三、全身中毒性疾病
(一)颅内肿瘤	(一)马钱子中毒
(二)脑血管病	(二)白果中毒
(三)脑感染性疾病	(三)有机磷农药中毒
(四)颅脑外伤	(四)酒精戒断综合征
(五)先天性发育异常	四、自身免疫性疾病
(六)遗传代谢性疾病	五、热性惊厥

2. **症状性癫痫**　颅内器质性病变常可引发癫痫发作,表现为局部和全身肢体的抽搐,脑电图提示为局灶性或全面性异常放电,多伴有神经系统阳性体征和神经影像学的异常。常见病因有颅内肿瘤、脑血管病、脑感染性疾病、外伤性、先天发育异常和遗传代谢性疾病。

(1)颅内肿瘤:大脑半球额叶、中央皮质区的肿瘤均可引起抽搐。按肿瘤分化来源不同,分为原发性肿瘤(少突胶质细胞瘤、星形胶质细胞瘤Ⅰ~Ⅱ级、脑膜瘤、颅咽管瘤、髓母细胞瘤等)和继发性肿瘤即脑转移瘤。

(2)脑血管病:脑动静脉血管畸形、脑动脉瘤、脑栓塞(心源性栓子、外伤性气栓、脂肪栓)、脑动脉血栓形成、脑静脉窦血栓形成、脑出血、蛛网膜下腔出血、无脉病、高血压脑病。

(3)脑感染性疾病:病毒感染(单纯疱疹病毒性脑炎、日本乙型脑炎病毒性脑炎、病毒性脑膜脑炎等)、细菌感染(化脓性脑膜炎、脑脓肿、结核性脑膜炎等)、真菌感染(隐球菌性脑膜炎、毛霉病等)、脑寄生虫病(脑血吸虫病、脑囊虫病、脑肺吸虫病、脑包虫病、弓形虫病、脑型疟疾)、肉芽肿(结核性肉芽肿、真菌性肉芽肿、寄生虫性肉芽肿、血管炎性肉芽肿、结节肿)、神经梅毒。

(4)外伤性:颅内血肿后、脑挫裂伤、脑穿通伤及火器伤、产伤。

(5)先天性发育异常:小头畸形、狭颅症、脑发育不全、先天性脑穿通畸形、先天性脑积水、先天性胼胝体发育不全。

(6)遗传代谢性疾病:①脂质累积病:家族性黑矇性痴呆、脑白质营养不良症、肾上腺皮质营养不良症;②糖原贮积病;③结节性硬化(tuberous sclerosis);④氨基酸代谢障碍病:苯丙酮尿症;⑤脑面血管瘤病[斯德奇 - 韦伯(Sturge-Weber)综合征];⑥脆性 X 综合征等。

(二)非脑部疾病

1. **全身感染性疾病**　急性胃肠炎、中毒型菌痢、败血症、中耳炎、百日咳、狂犬病、破伤风等。

2. **全身代谢性疾病**　发热性疾病,如热性惊厥、肺性脑病、肾性脑病、肝性脑病、低血糖症、水及电解质代谢紊乱(严重脱水、低钠血症、低钙血症、低镁血症)、急性间歇性血卟啉病、子痫、维生素 B_6 缺乏症等。

3. **全身中毒性疾病**　植物源性中毒(马钱子中毒、白果中毒、咖啡因中毒、乌头中毒等)、动物源性中毒(毒虫叮咬、毒蛇咬伤等)、化学物质性中毒(有机磷农药、苯、铅、汞、砷、等)、药物性中毒(洋地黄、阿托品、丙氧酚、丙咪嗪等)等。

4. **自身免疫性疾病** 系统性红斑狼疮、脑血管炎等。

5. **缩窄性周围神经病** 面肌抽搐、痛性肌痉挛。

6. **其他** 撤药诱发(抗癫痫药和镇静催眠药)、酒精戒断综合征等。

(三)心因性非痫性发作

详见抽搐的临床类型。

【抽搐的病理生理机制】

抽搐既可以是遗传性代谢疾病的重要症状之一,也可由后天因素(如中枢神经系统疾病、周围神经系统疾病和中毒、代谢性疾病)所引起。引起抽搐的病理生理机制复杂,因病变部位不同而有别。

(一)脑源性抽搐

脑源性抽搐由脑部神经元异常兴奋和同步放电所引起。许多机制如离子通道功能、神经递质水平、神经受体调节、能量代谢,以及调控这些机制的基因改变都可能引起皮质神经元的兴奋性增加,当脑的局部或全脑神经元以一种异常同步化的形式被激活时,就会引发痫性放电和出现临床抽搐发作。

神经系统先天或遗传因素可以作为痫性活动的病因和病理基础。如基因突变改变神经细胞膜离子通道的构型,导致离子的异常跨膜运动。目前发现与癫痫有关的基因多是通过调控钾、钙、钠、氯离子通道异常跨膜运动引起癫痫发作的。基因突变引起脑发育异常也可导致癫痫,其中以脑神经元异位征最常见。很多基因突变是通过代谢途径引起癫痫发作,尤其是线粒体突变对正常脑部的代谢影响更大:如伴破碎红纤维的肌阵挛、进行性肌阵挛性癫痫、拉福拉(Lafora)病、Unverricht-Lundborg病等都是由于基因突变引起代谢功能障碍,从而导致癫痫。对离子通道基因突变的离体研究还发现,受体功能和结构异常是癫痫发生的一个重要原因。目前已知的癫痫基因中相当部分与受体有关,如常染色体显性夜间发作性额叶癫痫是一种新发现的遗传性部分性癫痫,基因克隆发现20号染色体长臂调控神经元烟碱型乙酰胆碱受体α4亚基基因有突变;之后在挪威家系中又发现15号染色体上有另一个突变点,呈现出遗传异质性。此外,目前对GABA能系统遗传学研究提示GABA能A受体基因异常是癫痫发生的重要机制。突触功能的异常,特别是化学突触功能异常是神经元兴奋性增加的主要原因。

后天获得的许多疾病,如脑血管疾病、外伤、药物中毒、代谢性疾病都可引起细胞水肿及神经元膜通透性改变,钠离子及其他离子异常内流,引起细胞外离子浓度和电阻增加,这些改变引发细胞及组织的兴奋性增加。脑发育畸形、脑内新生物引起的癫痫患者中都能见到胶质增生,这种异常的胶质细胞可通过多种途径点燃癫痫。代谢紊乱,如低氧、低糖影响神经细胞的能量代谢,改变了细胞膜内、外离子分布的正常梯度,降低了膜的稳定性,导致神经元兴奋性增加。

理论上讲,脑的任何部位受到刺激都可能引起脑神经元兴奋性改变导致癫痫发作,但某些部位脑神经元对癫痫的敏感性高、发作阈值低,更易成为癫痫病灶。目前发现对癫痫最敏感的是新皮质、旧皮质、脑干及嗅皮质。其中新皮质的癫痫发作可以干扰人体的感觉和运动功能,出现相应的临床表现。目前研究表明:脑干是产生癫痫的一个重要部位,直接刺激脑干可引起最大惊厥和次最大强直阵挛发作,网状核团的刺激可在前脑完全无放电的情况下引发全身性发作。这种脑干点燃的痫性活动能够自身维持,即使是单侧刺激也可引发双侧抽搐,证实脑干有维持和产生全身性惊厥所必需的神经环路。在四叠体上方阻断前脑与脑干的联系,仍不能阻止电或化学刺激脑干所引起的强直性发作,证实脑干是独立于前脑的一个易产生癫痫的部位。某些强直阵挛发作起至脑干,网状结构全部活动产生强直性惊厥,部分活动则产生阵挛,破坏可抑制癫痫发作。

(二)非脑源性抽搐

非脑源性抽搐系可由精神病学因素引起的抽搐样异常行为,也可见于由于脊髓网状结构兴奋引起下运动神经元的γ纤维兴奋而致肢体强直收缩,如马钱子、士的宁中毒引起的肢体抽搐。周围神经病的面神经炎后遗症可出现面肌抽搐。钙离子代谢障碍和甲状腺手术后的手足搐搦等,均是肌细胞膜兴奋性增高所引起的肢体抽搐。

【抽搐的检查】

对于发作性抽搐,国际抗癫痫联盟推荐V轴的诊断步骤(表50-7)。

表50-7　癫痫的诊断步骤

I 明确是否痫性发作
II 明确是何种发作类型
III 明确何种癫痫类型或综合征
IV 明确是何种病因
V 明确有无共病

凡有抽搐者,均应通过以下诊断过程明确性质。

(一)病史询问

抽搐具有发作性、短暂性、刻板性的特点,症状并非持续存在,经过数秒到数分钟可完全缓解,因此抽搐的诊断和鉴别以病史询问所得为最首要依据。详细而又准确可靠的病史是诊断的主要依据,当患者不能诉述发作经过时,需向目睹者仔细了解发作的全过程。病史询问中应注意:①首次发生抽搐的年龄,发作频度,每次发作的持续时间以及家族中有无类似发作史者;②发作前有否先兆或前驱症状,发作时有否意识丧失,发作过程是否能够回忆;③抽搐时姿势如何,有否因抽搐而伤害身体,如咬破舌头、跌破头部等;④发作时有否伴随出汗、心慌、面色苍白还是潮红等自主神经症状;⑤伴随疾病,如伴随高血压、糖尿病、内分泌疾病、心脏病等情况,以及用药情况。若患者的具有不同的发作类型,对于每一种发作类型,均应该询问以上要点。因患者家属在目睹发作的过程中,往往会惊慌失措,无法留意所有发作的细节,所以建议家属使用手机拍摄发作时的视频。

(二) 体格检查

进行详细的内科和神经系统体格检查。一般智能检查,以便了解患者的智能情况、生长发育情况。神经系统体格检查的重点是了解是否肢体不对称性、局灶性神经系统损伤的阳性体征,为抽搐的定位、病因做出参考性诊断意见。建议癫痫患儿,需要特别注意容貌和皮肤体征,如叶状白斑和鲨鱼皮革是结节性硬化的特征性皮肤表现,是儿童药物抗性癫痫的常见原因。

(三) 必要的辅助检查

长程视频录像脑电图是鉴别癫痫性抽搐和非痫性抽搐关键的辅助检查,结构影像如头颅 CT、MRI 对脑部疾病引起的抽搐有定位和定性作用,而功能影像如 SPECT、PET、fMRI 不但对有明显脑部结构损害引起的抽搐有定位和定性作用,更可贵的是对仅有功能损害的脑部病变仍有定位定性诊断作用。血、尿常规检查,肝功能检查,特别是尿素氮及肌酐。查血糖、血清钙、磷等,以了解是否有代谢病所致的抽搐。

50.1 脑部疾病（脑源性抽搐）

一、特发性或隐源性癫痫引发抽搐

(一) 良性家族性新生儿惊厥

良性家族性新生儿惊厥(benign familial neonatal convulsion,BFNC) 是新生儿期发病的癫痫综合征,由 Rett 等首次报道。本病存在着遗传异质性,按其表型和基因型不同分为良性家族性新生儿惊厥Ⅰ型(BFNC1) 和良性家族性新生儿惊厥Ⅱ型(BFNC2)。

1. 良性家族性新生儿惊厥Ⅰ型(BFNC1) BFNC1 为常染色体显性遗传病,由 20q13.3 上电压门控性钾通道基因 KCNQ2 基因突变引起。首次发作始于出生后第 3 天,6 周内发作消失,发育过程正常。临床表现:开始为广泛性强直,继而出现自主神经症状(如呼吸暂停、心率改变等)、双侧或两侧游走的阵挛性抽搐及吸吮咀嚼等自动症。每次发作持续 1~3 分钟,第 1 周常有频繁发作、但少有持续状态,以后少量单次发作。在良性家族性新生儿惊厥 / 颤搐综合征,患儿相继出现良性家族性新生儿惊厥和肌肉抽搐。肌肉抽搐以肌纤维群自发地不自主收缩为特点,可见皮肤表面的蚓形运动,伴或不伴相应肌肉的僵硬和放松延迟,累及躯干、上肢、下肢肌肉,但不累及面部肌肉,发生于 8~10 岁。

2. 良性家族性新生儿惊厥Ⅱ型(BFNC2) BFNC2 亦为常染色体显性遗传,由 8q24 上电压门控性钾通道基因 KCNQ3 突变所致。其表型与Ⅰ型相似,在起病后 6~24 个月内发作缓解。

(二) 良性家族性婴儿惊厥

良性家族性婴儿惊厥(benign infantile familial convulsion,BIFC) 是婴儿期发病的良性特发性癫痫综合征,由 Vigevano 等 1990 年首次报道。本病起病年龄为 3~24 月龄、高峰在 4~8 月龄。患儿围生期无异常,病前精神运动发育正常。起病初期多为成簇发作(持续 1~3 天),最多一天 8~10 次,间隔数十分钟至数小时不等;也有少数初期为孤立性发作,数日后成簇发作。发作时最常见的症状为活动明显减少或停止、两眼凝视,意识似有障碍;也可见头、眼向一侧偏转(方向每次发作不定),四肢肌张力增高或降低,面、唇青紫,口咽部自动症。惊厥症状可见一侧或双侧肢体阵挛性抽动,两侧可同步或先后出现,每次发作 2~5 分钟。发作后有短期的疲乏、嗜睡。起病 1 个月内可有孤立性发作或偶尔成簇发作,以后很少再复发。未经治疗的患儿 1 岁内可有少量散在的无热惊厥或热性惊厥。

神经系统检查正常、神经影像学检查无异常发现。发作间期脑电图正常,但成簇发作间期可见顶、枕区慢活动或棘波发放。发作时脑电图显示放电起自顶、枕区,从低波幅棘波节律开始,波幅逐渐增高,频率逐渐减慢并扩散到一侧半球乃至双侧半球。同一患儿各次发作的起源侧不定。发作后可有短暂抑制波或弥漫性慢活动。

所有患儿其发作均会停止,故预后良好,在有限的随访中未见精神运动衰退的报道。本病呈 AD 遗传,全基因和单倍型连锁分析提示存在遗传异质性。目前按基因型不同分为四型。*BFIC1* 基因位 19q,*BFIC2* 基因位 16p12-p11 D16S690 和 D16S685 间的 2.7-Mb 区间。*BFIC3* 起病年龄出生后 3 天至 7 月龄,有作者将这型定为良性家族性新生儿 - 婴儿惊厥(benign neonatal-infantile familial convulsion,BNIFC),其基因位 2q24,现证实此型为 *SCN2A* 基因突变所致,目前已发现 6 种点突变,结果导致钠通道失活比率降低,离子跨膜运动增加从而兴奋性增高。Li 等(2008)对一个 4 代 8 例 BFIC 中国大家系的全基因组和单倍型连锁分析发现该型不同前面三型,其基因座位在 1p36.12-p35.1 D1S2864 和 D1S2830 之间 12.4-cM 区间,提示为 BFIC4。

(三) 早期肌阵挛脑病

早期肌阵挛脑病(early myoclonic encephalopathy)又称为早期肌阵挛癫痫性脑病。1978 年由 Aicardi 和 Goutiers 首次报道。在 1989 年国际抗癫痫联盟提出的癫痫及癫痫综合征分类中,将本病列在全身发作的癫痫综合征一类。患儿生后 3 个月以内(多在 1 个月内)起病。有家族聚集性,提示可能为先天性代谢异常。病前未见脑发育异常。男女发病率大致相同。

本病有 4 种发作类型:①不固定或部分肌阵挛;②大范围肌阵挛;③单纯部分发作;④强直型婴儿痉挛。肌阵挛可表现为肢体或面部肌肉抽动。有时表现为眼睑或手指快速微小的抽动。肌阵挛发作频繁,有时呈持续状态。少数病例发作次数很少。强直型婴儿痉挛发作常在病程较晚期出现,在生后 3~4 个月出现,多在睡眠时发生,有时可连续反复发作。脑电图的正常背景波消失,代之以"爆发抑制(suppression burst)",爆发波是由无规律的高波幅慢波混有尖波、棘波所组成,持续 1~5 秒,随后为持续 3~10 秒的低波幅缺乏电活动的平坦波形。

(四) 肌阵挛站立不能性癫痫

肌阵挛站立不能性癫痫(myoclonic-astatic epilepsy)又称为肌阵挛失张力性癫痫或 Doose syndrome,为小儿时期原发性全身型癫痫的一种,主要表现为肌阵挛及站立不能发作,常有遗传因素。发病年龄为 7 个月 ~6 岁,94% 的患儿在 5 岁以内发病,以 3~4 岁发病最多,个别患儿在 1 岁以内发病。男女比例为 2 : 1。病前智力、运动功能发育正常。发病形式多样,常见轴性肌阵挛发作,以头、躯干为主,表现为突然、快速地用力点头,向前弯腰,同时两臂上举。有时肌阵挛发作很轻微,仅表现为眼睑

和面部肌肉抽动或眼球快速运动。有时发作只表现为肌阵挛,但有时在肌阵挛后出现失张力发作,由于肌张力突然丧失而出现屈膝、跌倒、不能站立。有时可以见到强直阵挛发作。

本综合征常可见到非惊厥性持续状态,表现为不同程度的意识混沌,表情呆滞或中等程度的感觉迟钝,有时呈木僵状态。持续状态还可表现为一连串的点头动作,及反复发作的肌张力丧失、跌倒。

(五) 特发性全面性癫痫

特发性全面性癫痫(idiopathic generalized epilepsy,IGE)以反复全面强直阵挛发作为特征,无脑损害和 / 或代谢异常。EEG 表现为广泛的双侧同步对称性放电。包含 IGE 的各种综合征有良性新生儿家族性惊厥、儿童失神癫痫(CAE)、青少年失神癫痫(JAE)、青少年肌阵挛性癫痫(JME)和觉醒期大发作癫痫。

按遗传学分型,IGE 有若干亚型,不同的亚型与不同的基因有关。IGE 的易感位点已经鉴定出来,如 *EIG1*(8q24)、*EIG2*(14q23)、*EIG3*(9q32-q33)、*EIG4*(10q25-q26)、*EIG5*(10p11.22)。*EIG6* 与 *CACNA1H* 基因变异有关,*EIG7* 与 15q13.3 的一处微缺失有关。有证据表明,苹果酶 -2(malic enzyme-2,ME2)可能是青春期特发性全面性癫痫发病的易感基础。已经检测到伴抑制爆发的新生儿肌阵挛癫痫存在线粒体谷氨酸盐转运体缺陷,基因基础是 *SLC25A22* 基因突变。

(六) 青少年肌阵挛性癫痫

青少年肌阵挛癫痫(juvenile myoclonic epilepsy,JME)又称为前冲性癫痫小发作(impulsive petit mal)、急跳性癫痫(jerk epilepsy)、间歇性散发性肌阵挛性癫痫(intermittent sporadic myoclonic epilepsy)或 Janz 综合征。

这种综合征较常见,占所有癫痫的 5.4%~10.2%,占特发性全面性癫痫的 26%。本病起病多为 8~20 岁的青少年,有明显的遗传倾向,男女性别无差异。临床表现为双臂的单次或反复的不规则、无节律的肌阵挛性急跳,有些患者可因此突然跌倒,无或仅有短暂的意识障碍。通常在早晨觉醒时发作,可被缺睡所诱发。患者为光敏性。大多数患者伴全身强直阵挛发作,这种全身强直阵挛发作可在肌阵挛后发生,或在其前出现,少数有失神发作,患者无明显智能缺陷。最常见的脑电图异常为双侧对称的 4~6Hz 多棘 - 慢复合波、15~30Hz 的多棘波或 2~3Hz 棘 - 慢复合波。棘波和肌阵挛发作之间无密切的时相联系。而且 EEG 异常常见于患者的发作间期,多数节律性闪光刺激可诱发棘波、多棘波或棘 - 慢复合波甚至肌阵挛急跳。

JME 是一种遗传异质性疾病,JME 患者的家族中,JME 和其他几种全身发作类型的发病率都高于普通人

群。在无临床症状的家族成员中，异常脑电图(弥漫性棘-慢复合波或尖-慢复合波)的出现率也增高。连锁分析发现相同的临床表型可以由不同的基因突变引起，因此按照不同的连锁位点把 JME 分成 4 型：JME-1 由 6p12-p11 的 *EFHC1* 基因突变所致，JME-2 基因座位在 15q14，JME-3 基因座位在 6p21，JME-4 基因座位在 5q12-14。另外，有报道 4 个基因突变与 JME 有关，包括 5q34-q35 的 *GABRA1* 基因、2q22-q23 的 *CACNB4* 基因、3q26 的 *CLCN2* 基因、1p36.3 的 *GABRD* 基因。

本综合征对药物治疗反应良好。丙戊酸钠可以控制大多数 JME 患者的发作。

(七) 良性成人家族性肌阵挛性癫痫

良性成人家族性肌阵挛性癫痫(benign adult familial myoclonic epilepsy，BAFME) 又称伴癫痫症的家族性皮质肌阵挛震颤(familial cortical myoclonic tremor with epilepsy，FCMTE)，是一组罕见的癫痫综合征，多数家系来自日本的报道，所有资料显示其为常染色体显性遗传病，发病年龄在 18~50 岁，连锁分析显示存在遗传异质性。目前依据其基因座位的不同分为 *BAFME1* 和 *BAFME2*。

Ikeda 等(1990)报道了 2 例日本患者。临床表现以发作性非进展性姿势性和动作性手指震颤为特点，有家族史。EMG 显示与特发性震颤相似的 9Hz 节律波；SEP 可见伴有增强的长环 C- 反射的巨大的体感诱发电位；EEG 结果通过急跳锁定平均法确定运动前皮质的棘波发放，提示为皮质起源。本病用肾上腺素能 β 阻断剂治疗无效，但抗惊厥药如氯硝西泮、丙戊酸钠和扑米酮有效。Ikeda 等得出结论：不自主运动或"皮质震颤"是皮质反射性肌阵挛的一种形式。Kuwano 等(1996)描述了 5 个明显的常染色体显性遗传的 BAFME 日本家系。受累患者有肌阵挛、或癫痫和异常 EEG 表现，尤其 EEG 的光敏性。通过多个候选基因的连锁分析排除了已知合并肌阵挛的遗传代谢病。以后 Terada 等和 Okino 于 1997 年分别报道了 3 个家系 9 例患者确立了 BAFME 临床表型和电生理特征及良好的预后。但是，Elia 等(1998 年)描述了一个常染色体显性遗传模式的皮质震颤、癫痫、精神发育迟滞的欧洲家族，4 名存活的患者均具有 BAFME 电生理特征。3 例有 GTCS 患者可用苯巴比妥和 / 或地西泮得到良好控制。下一代的 2 名年龄最小的患者有更为严重的表型、出现症状更早(5 岁)和中度精神发育迟滞。

(八) 全面性癫痫伴发作性运动障碍

全面性癫痫伴发作性运动障碍(generalized epilepsy and paroxysmal dyskinesia，GEPD)为癫痫和发作性运动障碍共存于同一个体或同一家族。发作间期 EEG 示广泛的棘-慢复合波。家系分析提示为常染色体显性遗传。全基因组扫描显示该综合征由 10q22 的 *KCNMA1* 基因突变引起。由于离子通道在癫痫和发作性运动障碍如发作性共济失调中的重要性，推测编码离子通道的基因突变可能造成 GEPD，并通过连锁分析确定了在 8.4cM 区域内编码离子通道的 2 个基因：*VDAC2* 和 *KCNMA1*。目前的研究并没有发现 *VDAC2* 的突变，但发现 GEPD 先证者的家族中 *KCNMA1* 基因 10 号外显子中一个杂合子发生了 A 向 G 的转化。

(九) 进行性肌阵挛性癫痫

该病为遗传异质性疾病，按其临床表现、遗传方式和致病基因的不同分为 Unverricht-Lundborg 病和拉福拉(Lafora)型肌阵挛癫痫。

1. Unverricht-Lundborg 病　翁弗里希特-伦德伯格病(Unverricht-Lundborg disease，ULD) 又称为进行性肌阵挛性癫痫Ⅰ型(epilepsy progressive myoclonic 1，EPM1)或波罗的海肌阵挛型癫痫，为常染色体隐性遗传病。本病 6~13 岁发病，以惊厥为其临床特征。1~5 年后出现肌阵挛。颤搐主要见于四肢近端肌肉，双侧尽管不同步但呈对称性。开始轻微，病程后期变得严重，甚至发作时患者被抛在地板上。有精神衰退，最终发展为痴呆。小脑性共济失调的体征在病程后期(常为 10~20 年)。总体而言，与拉福拉病相比：ULD 患者病情相对稳定、发作稀少、没有或有轻微精神损害，而拉福拉病患者反复发作且精神状态恶化；ULD 患者多表现为随意运动激发的动作性肌阵挛，而拉福拉病患者是自发性肌阵挛。

Mascalchi 等(2002 年)对基因检查确诊的 10 例 ULD 患者行 MRI 和 MRS 检查发现其脑桥基底部、小脑半球体积缩小，大脑也有轻度萎缩。后者有别于橄榄体脑桥小脑萎缩。这一发现证实 ULD 存在脑干和小脑通过丘脑皮质环路对大脑皮质抑制减少。

本病为常染色体隐性遗传病，基因座位在 21q22.3。Pennacchio 等(1996 年)研究证实 ULD(或 EPM1)的发生是由于抑半胱氨酸蛋白酶蛋白 B 基因(*CSTB*)突变所致。*CSTB* 是一种半胱氨酸蛋白酶抑制物，正常个体可以广泛表达，而 ULD 患者淋巴样干细胞中的表达明显减少。目前在 ULD 患者中已发现 6 种 *CSTB* 基因突变导致蛋白截断和或功能改变。

2. 拉福拉型肌阵挛癫痫(myoclonic epilepsy of Lafora)　本病由 Lafora 和 Glueck(1911 年)首次描述，Ortiz-Hidalgo(1986 年)用显微镜观察到的神经细胞内的小体而命名。拉福拉型肌阵挛癫痫属常染色体隐性遗传病。通常在 15 岁左右起病，最初表现为癫痫大发作和 / 或肌阵挛发作，以后逐渐发生快速、严重的精神衰退，常伴有精神症状。本型预后差，发病后存活不超过 10 年。病理学检查发现脑、肌肉、肝和心脏细内存在 PAS 阳性包涵体（Lafora体），尤其在顶泌腺腺泡的肌上皮细胞和/或小汗管腺细胞明显。本型为常染色体隐性遗传，基因座位在 6q24 上（*EMP2A*）。

（十）肌阵挛癫痫伴破碎样红纤维

肌阵挛癫痫伴破碎样红纤维（myoclonic epilepsy and ragged red fibres，MERRF）又称线粒体脑肌病伴破碎样红纤维，系线粒体 DNA 的赖氨酸 tRNA 基因上发生点突变所致。可呈家族性发病，大部分病例由母系遗传，发病年龄 3~65 岁。临床表现个体差异很大，甚至同一家系成员也有很大差异。病前精神运动发育正常，病后表现为全身性肌阵挛发作或部分肌阵挛发作、进行性共济失调、耳聋、构音障碍和眼球震颤。个别病例可有视神经萎缩、深感觉障碍和弓形足。其他少见症状有身材矮小、痴呆、周围神经病等。肌肉活检如见到典型的"破碎样红纤维"，可确诊本病。

（十一）与发热相关的癫痫综合征

1. **热性惊厥叠加全面性癫痫附加症**　热性惊厥影响到 3% 的 6 岁以下的儿童，是相当常见的发作性疾病。一小部分热性惊厥的儿童后来转为无热惊厥的癫痫。热性惊厥叠加全面性癫痫附加症（generalized epilepsy with febrile seizure plus，GEFS+）是热性惊厥的一种临床亚型，其特点是 6 岁以后频繁热性惊厥发作，后来又发生了不同发作类型癫痫，有明显的家族聚集性。部分家族成员无热性惊厥，但出现了全面性强直阵挛发作、失神发作或青春期发作的颞叶癫痫。家族中所有受累成员精神运动发育正常。GEFS+ 是一组表型和基因型存在异质性的症状群。目前研究结果显示按表型和基因型不同 GEFS+ 可分为以下 5 型。

（1）伴热性发作的全面性癫痫 1 型（GEFS+1 型，GEFSP1）：与 19q13.1 连锁并且鉴定出 *SCN1B* 基因突变。

（2）伴热性发作的全面性癫痫 2 型（GEFS+2 型，GEFSP2）：定位于 2q21-q33*SCN1A* 基因突变所致。

（3）伴热性发作的全面性癫痫 3 型（GEFS+3，GEFSP3）：Baulac 等（2001 年）研究了 3 代连续有一致表型的 GEFS+ 的家族。一些成员有发热惊厥，一些为癫痫发作，另外一些两者兼有。该型因 *GABRG2* 基因突变使第 289 位赖氨酸被蛋氨酸替代（K289M），从而影响了跨膜段 M2 和 M3 之间的细胞外襻上高度保守的残基。

（4）伴热性发作的全面性癫痫 4 型（GEFS+5，GEFSP4）：Audenaert 等（2005 年）报道了一个 4 代比利时家族，符合 GEFS+ 的诊断。8 例患者有发热相关性发作，但后来未发展为癫痫。热性惊厥发生于 6 个月 ~2.5 岁，所有病例表现为全面性强直阵挛发作。多数发作短暂，但有 2 例曾长达 30 分钟以上。发作次数从 1~3 次不等，有 1 例患者共有 23 次发作。3 例患者有癫痫样发作但没有热性惊厥史，其中的 1 例患者已故临床病史不充分；第二例患者双亲之一患癫痫但不属于该家族；第三例患者没有热性惊厥，9 个月时有一次失神发作。全基因组连锁分析和单元型分析在这一家族中检测到 2p24 上一个 3.24cM（4.2-Mb）的候选区域（在标志物 D2S305 处最大两点 LOD 值为 4.22）。另外 50 个家至少有 1 名热性惊厥个体的比利时 - 荷兰血统的家族的分析显示与 2p24 相关。根据遗传重组事件，Audenaert 等提出在这个家系热性惊厥和癫痫的易感位点在 2p24D2S1360 和 D2S2342 之间 2.14cM 的范围内。

（5）伴热性发作的全面性癫痫 5 型（GEFS+5，GEFSP5）：Ibbens 等（2004 年）甄别了 GABA 受体 δ 基因突变者，其中 72 例无亲戚关系的特发性全面性癫痫（IGE）的患者、65 例 GEFS+ 患者、66 例 FS 患者。他们发现有 GEFS+ 的一个小家族发生了 177 位谷氨酸到丙氨酸的突变（E177A）。他们还鉴定了 IGE、GEFS+、热性惊厥患者 220 位精氨酸被组氨酸替代（R220H）的杂合子，这些变化导致了 GABAA 受体电流波幅下降。即 GABAA 介导神经元抑制减弱，从而增加了神经元兴奋性、导致了常见的全面性癫痫的发生。

2. **婴儿重型肌阵挛性癫痫**　婴儿重型肌阵挛性癫痫（severe myoclonic epilepsy in infancy）是一种罕见的癫痫综合征，由 Dravet 于 1978 年首次报道，故也称之为 Dravet 综合征。其特征为 1 岁时出现热性惊厥，以后出现以肌阵挛发作为主要表现，兼有其他发作类型包括失神和部分性发作，同时伴有精神运动发育停滞。SME 被认为是 GEFS+ 最严重的表型，是一种恶性癫痫综合征。

本病患病率为 1/40 000~1/20 000，男女比率为 2：1。起病前患儿生长发育正常，1 岁时出现发热诱发全面或一侧阵挛发作、全面强直、阵挛和强直阵挛发作，随后出现肌阵挛发作、偶有部分性发作，常有癫痫持续状态。同时患儿逐渐出现共济失调、精神运动发育迟缓和停滞，4 岁后病情不再恶化。本病多为难治性癫痫，预后差，据统计约 14% 患儿因发作中继发感染或意外而死亡。

疾病初期脑电图可以无明显异常，随疾病发展逐渐出现弥漫性棘波、多棘波，也可见局限性棘波和尖波、呈多灶性分布以及阵发性活动。

本病属于常染色体显性遗传，但也有散发病例的报道。分子遗传学研究证实本病与 *SCN1A* 基因突变密切相关。

二、症状性癫痫

（一）颅脑肿瘤

颅脑肿瘤是继发性癫痫的常见原因之一，尤其在中、老年癫痫患者中所占比例更高，其中少突胶质细胞瘤的癫痫发生率为 88%,星形细胞瘤为 58%,成胶质细胞瘤为 28%,癫痫的发作类型与肿瘤部位相关,大脑半球额叶和中央皮质区域的肿瘤常会引发部分性或全面性肢体抽搐。颅脑肿瘤除引发肢体抽搐外常可合并头痛、恶心、呕吐颅高压征象,神经影像学检查有助于明确肿瘤部位和类型。

（二）脑血管病

脑血管病继发癫痫发作发生率占继发性癫痫的 5.16%,其中由于脑血管病类型不同,癫痫发生率和发作类型也不同。脑血管病中以卒中继发癫痫最为常见,卒中部位不同,癫痫发生率亦不相同,其中颈内动脉系统大面积脑梗死、脑出血、卒中后遗软化灶、蛛网膜下腔出血都会引起部分性或全面性肢体抽搐,常合并神经功能缺损症状,神经影像学有助于明确诊断。颅内动脉瘤、动静脉畸形和静脉窦血栓形成也可继发癫痫,引起部分性或全面性肢体抽搐,神经影像学和脑血管造影检查有助于明确诊断。

（三）脑感染性疾病

病毒、细菌、螺旋体、真菌和寄生虫源性脑膜炎、脑炎、脑膜脑炎、脑蛛网膜炎、脑脓肿均可引起继发癫痫发作,出现部分性和全面性肢体抽搐。

1. **病毒性感染**　常见的急性病毒感染有流行性乙型脑炎、单纯疱疹病毒性脑炎、带状疱疹病毒性脑炎;慢性病毒感染和朊蛋白病有亚急性硬化性全脑炎、进行性多灶性白质脑病、进行性风疹性全脑炎和克-雅(Creutzfeldt-Jakob)病。急性期可引发癫痫发作,在后遗症期也可引发癫痫发作,表现为局灶性和全面性肢体抽搐,慢性型在病程中也可出现全面性肢体抽搐。

2. **细菌性感染**　流行性脑脊髓膜炎、结核性脑膜炎、脑脓肿、布鲁杆菌性脑炎在急性期和后遗症期均可出现部分性或全面性肢体抽搐。

3. **螺旋体感染**　梅毒螺旋体侵入中枢神经系统可引发神经梅毒,可出现部分性和全面性肢体抽搐,钩端螺旋体感染也可引发肢体抽搐。

4. **真菌性感染**　新型隐球菌、白念珠菌、组织胞浆菌和毛霉侵入神经系统可引发真菌性脑膜炎,在出现发热、头痛、恶心、呕吐等症状的同时会出现部分性或全面性肢体抽搐,神经影像学和脑脊液检查可有助于诊断。

5. **脑寄生虫**　常见脑内寄生虫感染有脑囊虫病、脑包虫病、脑血吸虫病、脑肺吸虫病、脑弓形虫病和脑型疟疾。颅内寄生虫感染可出现头痛、恶心、呕吐以及部分性或全面性肢体抽搐,神经影像学检查有助于明确诊断。

（四）颅脑外伤

颅脑外伤性损害可引发癫痫发作,出现部分性或全面性肢体抽搐,常见外伤有产伤以及枪伤、火器伤、外伤后颅内血肿。其中分娩时引起的颅脑损伤是儿童癫痫发作的常见原因,而外伤性癫痫多由各种外伤引起,通常颅脑损伤越重,癫痫发生率越高,开放性颅脑损伤较闭合性颅脑损伤癫痫发生率要高。结合患者有明确的外伤史以及神经影像学检查可有助于明确诊断。

（五）遗传代谢性疾病

临床上,一些遗传代谢性疾病也可累及脑部表现出部分性或全面性肢体抽搐,常见的有结节性硬化、脑面血管瘤病[斯德奇-韦伯(Sturge-Weber)综合征]等。

1. **结节性硬化**　结节性硬化为常染色体显性遗传病,临床上表现为癫痫发作,智能减退及皮肤色素脱失斑、鲨鱼皮样斑纹和皮质腺瘤,以及多脏器错构瘤;头颅 CT 可发现脑室周围和颞叶等部位的高密度钙化影,癫痫发作类型因年龄而不同,表现为部分性或全面性肢体抽搐。

2. **脑面血管瘤病**　又称斯德奇-韦伯(Sturge-Weber)综合征,为常染色体显性遗传病,表现面部三叉神经支配区域紫红色血管瘤,同侧脑内也有发现血管瘤,对侧肢体部分性肢体的抽搐。

50.2　非脑部疾病抽搐

一、全身感染性疾病引发的抽搐

（一）中毒性菌痢

中毒性菌痢是细菌性痢疾中最为凶险的一种类型,多见于 2~7 岁体质好的儿童。起病急骤,全身中毒症状明显,出现达 40℃的高热、意识障碍和全身肢体抽搐,而肠道炎症反应极轻,早期多无大便,以后可出现水样便,粪便中多夹有黏液和血丝,随着病情进展,也可出现典型的脓血便。若不及时治疗,病情继续发展,可出现休克、昏迷。也可由于弥散性血管内凝血而致全身皮肤和各脏器出血而死亡,预后极差。中毒型菌痢可分为休克型、脑型和混合型。患者发病前多有不洁饮食史,夏、秋季节好发,需与高热惊厥和流行性乙型脑炎相鉴别,肛拭子检查可有助于明确诊断。

（二）狂犬病

狂犬病又名"恐水症"，是由狂犬病毒所致的自然疫源性人畜共患急性传染病，病死率可达100%，典型病例临床上可为四期：潜伏期、前驱期、兴奋期和麻痹期。其中兴奋期表现为高度兴奋，突出为极度的恐怖表情、恐水、怕风。体温升高（38~40℃）、恐水为本病的主要特征，见水、闻水声、饮水或仅提及饮水时也可以引起咽喉肌严重痉挛，并可出现全身肢体抽搐，患者发病前多有被病犬咬伤史。

（三）破伤风

破伤风是由破伤风杆菌感染所致，患者常有坐立不安与烦躁易怒的前驱期。首发运动性症状常为牙关紧闭，颈部肌肉强直可能在其后或其前发生。数小时内，痉挛扩散至其他肌肉。面肌痉挛可引起口唇缩拢或口角内缩呈典型的"苦笑面容"。检查时可发现四肢与躯干肌肉的强直，可能有轻度的角弓反张，腹壁肌肉强直，下肢常较上肢受损为重，多固定于伸直位。严重时可出现典型角弓反张。患者发病前多有外伤感染史。

二、全身代谢性疾病障碍引发的抽搐

钙代谢障碍、维生素D缺乏、维生素B₆缺乏、低血糖、高渗性非酮症昏迷、水盐代谢紊乱、尿毒症、肝性脑病、急性间歇性血卟啉病等均可引起抽搐，但各自的特点不同。

（一）钙代谢障碍

低血钙常可引发手足搐搦症，本病主要见于儿童、佝偻病、甲状旁腺功能减退、Fahr综合征以及肾衰竭或行血液透析的患者。实验室检查可见血清钙降至1.75mmol/L以下，血磷增高，血清磷酸肌酸增高，心电图提示QT间期延长。骨骼X线片可见低钙性改变。

（二）维生素D缺乏

维生素D缺乏可引起的抽搐有3种形式：①手足搐搦，以6个月内的婴儿和儿童多见；②痫样抽搐，多见于婴儿期，表现为全身抽搐；③喉头痉挛和支气管痉挛，有呼吸困难和哮喘发作。

（三）维生素B₆缺乏

维生素B₆缺乏引起的抽搐见于与遗传有关的先天性维生素B₆依赖症，常在出生后几周至10个月内发生抽搐，应用抗惊厥药物不能控制发作，静脉滴注维生素B₆以后症状可以控制或减轻。

（四）低血糖性抽搐

低血糖性抽搐见于胰岛细胞瘤、糖尿病患者用药过度或在应用胰岛素治疗中出现，亦可在长期饥饿的患者中发生肢体或局灶性抽搐，以清晨为多见。抽搐发生时患者可出现浑身出汗、焦虑、面色苍白、意识朦胧或昏迷。一般是血糖降低至2.22~3.30mmol/L时发生抽搐。胰岛

细胞瘤产生的低血糖可反复多次发作，并继发癫痫。

（五）高血糖性抽搐

高血糖性抽搐常见于非酮症性高渗性糖尿病性昏迷，患者由于血浆渗透压改变引起神经元水肿而抽搐。此类抽搐的抗惊厥药物治疗效果很差。

（六）水、电解质代谢紊乱抽搐

水、电解质代谢紊乱抽搐是由低血钠或高血钠所产生的抽搐，低血镁常与低血钙并存，亦是水、电解质代谢引起抽搐的原因。

（七）尿毒症

尿毒症是产生抽搐的常见原因，可由高肌酐血症、低血钙或高钾血症所引起。尿毒症患者出现抽搐常提示预后不良。

（八）肝性脑病

肝性脑病可发生抽搐和/或扑翼样震颤，常伴肝臭和血氨增高。

（九）急性间歇性血卟啉病

急性间歇性血卟啉病在血卟啉病中较为多见，为一种常染色体显性遗传性疾病，由于胆色素原（PBG）脱氨酶（HMB合成酶）活性缺乏所致。临床上以间歇性腹痛为主要症状，病程中可出现意识丧失和四肢抽搐，家族遗传史的询问和基因检测有助于此病的诊断。

三、全身中毒性疾病引发的抽搐

（一）马钱子中毒

马钱子中毒多由马钱子食用过量所致，早期患者躁动不安、焦虑、头痛、头晕、呼吸加快，出现潮式呼吸，每10~15分钟发生1次，颜面部及颈部肌肉强直，吞咽困难。继之出现阵发性强直性痉挛、眼球突出、瞳孔放大、面带痉笑、面色青紫、角弓反张，受外界光、声等轻微刺激即可引起上述症状发作。兴奋过后继而出现麻痹，可因呼吸肌痉挛性收缩致窒息或因呼吸麻痹而死亡。

（二）白果中毒

白果中毒多由白果食用过多所致，临床表现为恶心、呕吐、腹痛、腹泻等消化系统症状，可出现神经精神症状，并出现意识丧失和肢体抽搐症状，严重时可致患者死亡，结合患者病史多可明确诊断。

（三）有机磷农药中毒

有机磷农药中毒患者发病前多有有机磷农药接触史，主要表现恶心、呕吐、腹痛、腹泻、多汗、流涎、呼吸道分泌物增多、呼吸困难等毒蕈碱样症状和面部和全身肌肉抽搐的烟碱样症状。

（四）酒精戒断综合征

酒精戒断综合征（alcohol withdrawal syndrome，AWS）是长期酗酒者在停止饮酒后12~48小时出现的一

系列症状和体征。长期酗酒者在停止饮酒后可引发痫性发作，虽然目前关于酒精、酒精戒断后痫性发作（alcohol withdrawal seizures）和癫痫三者间关系不太明确，但研究表明在酒精戒断后48小时内易发生酒精戒断后痫性发作，结合长期酗酒后停止饮酒病史和脑电图检查可有助于诊断。

四、自身免疫性疾病引发的抽搐

系统性红斑狼疮（systemic lupus erythematosus，SLE）是一类累及皮肤和多脏器的自身免疫性疾病，其典型的皮损为双侧颧部对称性蝴蝶样红斑。SLE可累及中枢神经系统表现为肢体抽搐和精神行为异常，根据典型的皮肤改变以及自身免疫性抗体检测可明确诊断。

五、热性惊厥

热性惊厥（febrile seizure，FS）是指在上呼吸道感染或其他感染性疾病的初期，当体温在38℃以上时突然出现的惊厥，排除颅内感染及其他引起惊厥的器质性或代谢性异常。本病多发生在3个月至5岁婴幼儿，男孩多于女孩，比率为（1.5~2）：1。在儿童各类惊厥中热性惊厥占30%。流行病学资料显示在美国和西欧，热性惊厥患病率为2.2%~5%，日本和以色列为3%左右，我国1988年资料为3.9%。WHO（1969年）公布的患病率为2%。

（一）病因

热性惊厥的原因至今尚不清楚，但公认本病与年龄、发热、感染、遗传等因素密切相关。

1. **年龄** 热性惊厥的发病与年龄有密切的依赖关系。首次发病最多见于6个月~3岁，1~2岁是起病的高峰期，6个月以下和6岁以上发病甚少。这可能和此时期脑在解剖、生理和生化各方面发育不成熟有关。婴儿期脑细胞结构简单，其功能分化及树、轴突分支不全，髓鞘生成不完善；脑的组织化学成分、酶活性及神经兴奋-抑制性递质功能均与成熟脑组织不同；各种神经功能处于快速发育但又极不稳定状态，惊厥阈值低，发热很容易促使惊厥的发生。

2. **发热** 发热可以改变神经细胞的代谢、耗氧量和血流量，高热又可使中枢神经系统处于过度兴奋状态，使脑对外界刺激的敏感性加强。这种作用可以影响到婴幼儿尚未发育成熟的丘脑，使之强烈放电，造成强烈的电化学爆发，并传导至脑的边缘系统和两侧大脑半球，在临床上就表现为惊厥发作。Fududa等发现在高热诱发的惊厥发作时，脑内GABA能神经元活动出现异常变化，并由此推测GABA能的异常活动是热性惊厥发作的基础。

3. **感染** 感染对于热性惊厥发生的作用是非特异性的，因为引起惊厥发作的直接原因不是感染本身，而是感染所致的发热。其中上呼吸道感染是最常见的促发疾病，占70%以上。其他如急性咽炎、扁桃体炎、中耳炎、出疹性疾病、急性菌痢和其他胃肠道感染。极少数热性惊厥发生于预防接种后，通常在接种后3~7天内发病。

4. **胚胎和围生期因素** 研究发现，热性惊厥患儿比对照组有更多胚胎及围生期异常，这些可能影响脑的早期发育，促使热性惊厥的发生。研究还发现，热性惊厥患儿母亲受孕前常有较多慢性病变，包括癫痫、甲状腺疾病、慢性胆囊疾患、类风湿、溃疡病等。此外，孕期母亲阴道流血，或使用药物（尤其利尿药、抗癫痫药、抗生素、止吐药或抗抑郁药）者，后代有较高的热性惊厥发生率。分娩中有宫内窒息、臀位产和低体重婴儿，日后发生高热惊厥可能性也高。

5. **遗传因素** 本病具有基因异质性，目前已证实5个基因位点。这些基因位点以发现时间依次被命名为FEB 1~5。*FEB1*基因被定位在8q13~q21的基因位点；*EB2*基因被定位在19p13.3；*FEB3*基因被定位在2q23~24；*FEB4*基因被定位于5q14；*FEB5*基因被定位于6q22~24。最近日本学者在对一热性惊厥小家系的研究中发现，18p11.2含有热性惊厥易感性的候选基因，但目前在该区域没有发现与离子通道亚单位有关的基因，其中*IMPA2*基因最可能与热性惊厥易感性相关，尚未在这一区域进行更深入的筛查以排除与其他基因相关的可能。

（二）临床表现

典型发作多在原发疾病初期体温骤然升高时，发作时体温多在39℃以上，有的惊厥可发生在降热期。发热的程度并非都与惊厥呈正相关，在以后再患发热性疾病的过程中，相同的温度常不再引起惊厥。热性惊厥反复发作的患儿，每次发作的热度有逐渐下降的趋势。惊厥发作的形式大多数呈全身性发作，可表现为强直阵挛、强直性或阵挛性发作，极少数呈失张力性发作。也有少部分呈局限性或偏身性发作，此并非由于大脑有局限性器质性病变，而可能是由于脑的解剖生理发育不成熟，两半球之间的联合传导不完全所致。热性惊厥发作多数仅数分钟，少数超过20分钟。3/4的患儿在同一次热性疾病过程中只有1次发作，1/5可有2次，仅少数达3次或更多次发作。惊厥发作后，大多数患儿在数分钟内清醒，不遗留神经系统异常特征。

根据其表现临床上可将热性惊厥分为两型：

1. **单纯性热性惊厥** 1983年全国小儿神经学术会议上提出的单纯性热性惊厥诊断标准：①首次惊厥年龄在4个月至3岁间，最后复发年龄不超过6~7岁；②体温38.5℃以上，先发热后惊厥，惊厥多发生在发热后24小时内；③惊厥发作呈全身性，伴意识丧失，持续数分钟内，发作后很快清醒；④无神经系统感染及其他脑损伤；⑤可伴有呼吸、消化系统等急性感染。辅助标准：①退热2周后脑电图正常；②脑脊液检查正常；③体格及智力发育正常。

2. 复杂性热性惊厥　首次发作于任何年龄，但通常发病年龄较早；发作次数较多，多在低热（≤38℃）时发作，惊厥持续时间超过15分钟甚至更长，呈部分性发作，发作后可能有神经系体征。24小时内反复多次发作。

需注意两型之间并无绝对界限，单纯性热性惊厥可以转变为复杂性热性惊厥。20%~58.5%（平均33%）热性惊厥的患儿会有第2次或更多次发作。复发者中，约1/3发生在首次惊厥后6个月，2/3在12个月内。首次发作年龄愈小，复发率愈高。

有热性惊厥的儿童，以后非热性惊厥的发生率为2%~7%，比正常儿童人群高2~10倍。Miyake等发现，大部分发生在第一次热性惊厥后1年内及3~4岁时。Annegers等在687例热性惊厥儿童随访到5岁时2%出现非热性惊厥，到25岁时7%发生非热性惊厥。儿童有局灶性、持久性或反复性热性惊厥发作者，以后发生非热

性惊厥危险性较大。仅有其中1项者为6%~8%，具有2项者为17%~22%，全部均具者可达49%。

（三）热性惊厥以后是否发生癫痫与5个危险因素有关

1. 热性惊厥前已有神经精神发育异常。

2. 首次发病年龄在1岁以内。

3. 复杂性热性惊厥。

4. 一级亲属中有癫痫或热性惊厥患者。

5. 多次复发热性惊厥。

当5个危险因素均存在时，癫痫的发生率达50%，无上述5个危险因素则至17岁时癫痫发生率仅为1.1%。

热性惊厥患者以后发生的癫痫中颞叶癫痫较多见。Maher等在6个家庭59例有热性惊厥的成员中，8例发生颞叶癫痫，而213名无热性惊厥的成员中仅1例有颞叶癫痫（$P<0.0001$）。颞叶癫痫的发生与热性惊厥的时程有关，发展成颞叶癫痫者和未发展者其时程分别为100分钟和9分钟（$P=0.02$）。其中5例曾做颞叶切除结果均有近颞叶内侧硬化。发展成其他类型癫痫者热性惊厥的时程平均为90分钟。

（陈子怡　周列民）

参考文献

［1］FISHER RS, CROSS JH, FRENCH JA, et al. Operational classification of seizure types by the International League Against Epilepsy: Position Paper of the ILAE Commission for Classification and Terminology. Epilepsia, 2017, 58: 522-530.

［2］陈子怡，王爽，倪冠中，等. 2017年ILAE癫痫发作分类中关于Awareness的解读. 中国神经精神疾病杂志, 2018, 44: 385-387.

［3］Proposal for revised clinical and electroencephalographic classification of epileptic seizures. From the Commission on Classification and Terminology of the International League Against Epilepsy. Epilepsia, 1981, 22: 489-501.

［4］KERR MP, MENSAH S, BESAG F, et al. International consensus clinical practice statements for the treatment of neuropsychiatric conditions associated with epilepsy. Epilepsia, 2011, 52: 2133-2138.

［5］LAFRANCE WC, JR., BAKER GA, DUNCAN R, et al. Minimum requirements for the diagnosis of psychogenic nonepileptic seizures: a staged approach: a report from the International League Against Epilepsy Nonepileptic Seizures Task Force. Epilepsia, 2013, 54: 2005-2018.

［6］BROWN RJ, REUBER M. Psychological and psychiatric aspects

of psychogenic non-epileptic seizures (PNES): A systematic review. Clinical Psychology Review, 2016, 45: 157-182.

［7］CHEN WJ, LIN Y, XIONG ZQ, et al. Exome sequencing identifies truncating mutations in PRRT2 that cause paroxysmal kinesigenic dyskinesia. Nature genetics, 2011, 43: 1252-1255.

［8］DUAN BC, WENG WC, LIN KL, et al. Variations of movement disorders in anti-N-methyl-D-aspartate receptor encephalitis: A nationwide study in Taiwan. Medicine, 2016, 95: e4365.

［9］LI LH, MA CC, ZHANG HF, et al. Clinical and electrographic characteristics of seizures in LGI1-antibody encephalitis. Epilepsy & behavior: E & B, 2018, 88: 277-282.

［10］IRANI SR, STAGG CJ, SCHOTT JM, et al. Faciobrachial dystonic seizures: the influence of immunotherapy on seizure control and prevention of cognitive impairment in a broadening phenotype. Brain, 2013, 136: 3151-3162.

［11］FISHER RS, ACEVEDO C, ARZIMANOGLOU A, et al. ILAE official report: a practical clinical definition of epilepsy. Epilepsia, 2014, 55: 475-482.

［12］BEGHI E, CARPIO A, FORSGREN L, et al. Recommendation for a definition of acute symptomatic seizure. Epilepsia, 2010, 51: 671-675.

51

瘫痪

瘫痪(paralysis)是骨骼肌随意运动功能的减低或丧失,是神经系统疾病常见的症状,是神经、神经肌肉接头或肌肉疾病所致。骨骼肌随意运动的传导通路包括皮质运动神经元、皮质脑干束/皮质脊髓束、脑干神经核团/脊髓前角运动神经元、周围神经、神经肌肉接头和肌肉细胞。整个通路上的任何一点出现故障均有可能导致瘫痪。

【瘫痪的分类】

(一)按瘫痪的病因分类

1. 神经源性瘫痪。

2. 肌肉源性瘫痪。

3. 神经肌肉接头性瘫痪。

(二)按瘫痪的程度分类

1. 完全性瘫痪。

2. 不完全性瘫痪。

(三)按瘫痪的分布分类

1. 偏瘫　即一侧肢体的瘫痪。

2. 交叉瘫　常指一侧脑神经瘫痪伴对侧肢体瘫痪。

3. 截瘫　即双下肢瘫痪。

4. 四肢瘫　即四个肢体的瘫痪。

5. 单瘫　即一个肢体的瘫痪。

6. 某些肌肉群的瘫痪

(四)按运动传导通路上不同部分的病变分类

根据运动传导通路受累的部位可以将瘫痪分为:

1. 上运动神经元瘫痪　包括皮质运动神经元、皮质脑干束/皮质脊髓束受累所导致的瘫痪。

2. 下运动神经元瘫痪　包括脑干神经核团/脊髓前角运动神经元、周围神经、神经肌肉接头和肌肉细胞受累所导致的瘫痪。

【瘫痪的检查】

(一)瘫痪程度的检查

肌力的临床检查常用5级6分法,具体分级如下,其中0级属于完全性瘫痪,1~4级为不完全性瘫痪。具体描述见下:

0级:无肌肉收缩,完全瘫痪。

1级:肌肉可收缩,但不产生动作。

2级:肢体能在床面上移动,但不能克服重力抬离床面。

3级:肢体能抵抗地心引力而抬离床面,但不能抵抗阻力。

4级:能做抵抗阻力的动作,但较正常差。

5级:正常肌力。

(二)轻瘫试验

较为轻微的瘫痪,临床易忽视,因此对于有无力主诉的患者可以进行轻瘫试验的检查。上肢轻瘫试验包括上肢平伸试验、轻偏瘫侧小指征、数指试验等;下肢轻瘫试验包括外旋征、膝下垂试验、足跟抵臀试验、下肢下落试验等。

1. 上肢平伸试验　嘱患者平伸上肢,掌心向上(下),持续数十秒后,可见轻瘫侧上肢逐渐下垂,前臂自然旋前,掌心向内(外)。

2. 小指征　双上肢平举,掌心向下,可见轻瘫侧小指轻度外展。

3. 数指试验　嘱患者手指全部屈曲,然后依次伸直,做计数动作;或手指全部伸直后顺次屈曲,轻瘫侧动作笨拙或不能。

4. 外旋征　又称Jackson征,嘱患者仰卧,双下肢伸直,可见轻瘫侧下肢呈外旋位。

5. 膝下垂试验　嘱患者俯卧,膝关键屈曲呈直角,持续数十秒后,可见轻瘫侧下肢逐渐下落。

6. 足跟抵臀试验　嘱患者俯卧,尽量屈曲膝部,使双侧足跟接近臀部,轻瘫侧不能抵近臀部。

7. 下肢下落试验　嘱患者仰卧,双下肢膝、髋关节均屈曲呈直角,数十秒后可见轻瘫侧下肢逐渐下垂。

(三)瘫痪的辅助检查

1. 实验室检查　血、尿、大便常规,肝、肾功能,血电解质,血糖,叶酸和维生素 B_{12} 浓度、血清肌酶谱(如天冬氨酸氨基转移酶、肌酸磷酸激酶)等。

2. 电生理与影像学检查　心电图、X线胸片、腰椎穿刺、肌电图(EMG)、CT、MRI等。

【不同类型瘫痪的临床特点】

(一)上运动神经元瘫痪

1. 分布范围　上运动神经元瘫痪多数累及范围比较广,可以表现为单瘫、偏瘫、截瘫或四肢瘫。

2. 临床特点　上运动神经元瘫痪多表现为痉挛性瘫痪。上运动神经元损害后牵张反射释放导致肌张力增高,但在急性期即休克期可以出现肌张力低下,呈弛缓性;正常受抑制的腱反射被释放,出现腱反射亢进;正常受抑制的原始反射出现,病理反射阳性;无肌肉萎缩(失用性萎缩除外)。

3. 肌电图检查　传导速度正常,无失神经电位。

(二)下运动神经元瘫痪

1. 分布范围　瘫痪多较局限,呈节段性或周围性分布,与节段性神经支配或周围神经支配相一致。

2. 临床特点　呈弛缓性瘫痪,表现为肌张力减低,腱反射减低或消失,病理反射阴性,肌肉常较早出现萎缩,有时伴有肌纤维颤动。不同的部位损害引起的下运动神经元瘫痪还有各自的特点:脊髓前角损害可以没有感觉障碍且瘫痪分布呈节段性;前根病变瘫痪分布亦呈阶段性分布,但因后根常同时受累可出现根痛和感觉障碍;神经丛病变更常伴有感觉障碍并引起一个肢体的多条周围神经瘫痪;远端的周围神经损害则表现为瘫痪和感觉障碍同时存在,且与每个周围神经支配关系相一致。

3. 肌电图检查 神经传导速度减慢,常出现失神经电位。

(三) 不同部位瘫痪的特点

根据瘫痪的部位分为单瘫、偏瘫、交叉瘫、四肢瘫、截瘫、节段性瘫痪、某些肌群瘫痪。单瘫是指单个肢体瘫痪,多见于大脑皮质的损害;偏瘫指一侧肢体瘫痪,同时可有/无同侧面、舌瘫,多见于对侧大脑半球皮质下白质、基底核内囊区域的损害;交叉瘫指一侧的脑神经瘫痪伴有对侧肢体瘫痪,多见于脑干一侧的损害;四肢瘫是指双侧上下肢均瘫痪,可见于脑干双侧的损害和颈段脊髓损害;截瘫指双下肢瘫痪,见于胸段脊髓损害;节段性瘫痪是与节段性神经支配区域一致的肌肉瘫痪,见于脊髓空洞症或脊髓灰质炎;某肌群的瘫痪指肢体部分肌群损害,多见于单支周围神经损害,如桡神经损害的垂腕,尺神经损害引起爪形手等。

【瘫痪的诊断及鉴别诊断思路】

(一) 首先排除需紧急处理的危重情况

根据病程的紧急与缓慢,在急性病程的患者,要注意脑血管病包括脑出血、脑梗死,创伤性疾病包括脑和脊髓外伤;在慢性病程的患者,可能存在颅内压增高、脑疝、脊柱不稳、呼吸循环功能障碍等;这些情况在需要急诊抢救的同时,也要相应专科(包括神经内、外科等)的紧急会诊。在排除这些紧急情况,确定无相关急症时,可进入下一步流程。

(二) 明确是否存在真正的瘫痪

多种原因可以导致肢体运动障碍。疼痛或骨关节病引起的肢体活动受限;锥体外系疾病所致的运动迟缓甚至僵硬;共济失调患者运动不协调;失用症患者的运用不能;精神患者出现的木僵状态均应注意与瘫痪鉴别。另外,癔症引起的瘫痪以青年女性多见。此病的发生往往存在有癔症特殊人格基础,由于精神刺激、不良环境暗示和自我暗示作用而发病。这类患者的瘫痪与解剖生理规律不符合,肌张力、腱反射无改变,无肌肉萎缩及病理征等客观体征,肌电图检查更是正常的。

(三) 瘫痪的定位和定性诊断

根据患者的神经系统症状和体征进行定位诊断。根据病情特点、起病方式、演变过程、伴随症状等进行定性诊断。神经系统疾病的诊断顺序常规是先进行定位诊断,然后进行定性诊断。但在诊断过程中,定位诊断和定性诊断并非截然分开。

1. 起病形式 明确为急性或亚急性起病、缓慢进展、反复发作3种情况。对急性起病患者进行颅脑、脊髓的CT/MR检查,有阳性发现的情况,结合病史中有无高血压、糖尿病、高脂血症等危险因素、创伤病史,确定是否存在脑梗死、脑出血、硬膜外或下血肿以及脊髓损伤等;影像学阴性的患者,结合有无发病前1~3周的发热等感染表现,有无毒物接触史和营养缺乏等病史,确定有无神经系统感染性疾病包括脑炎、脊髓炎、吉兰-巴雷综合征、中毒、维生素缺乏性周围神经病、急性间歇性卟啉病等。在缓慢起病的患者中进行颅脑、脊髓的CT/MR,对有阳性发现的患者判断是否有颈椎退行性改变、脊髓空洞症、颅内/椎管内占位性病变等;对影像学阴性的患者需注意排除因其他原因导致的运动障碍,包括锥体外系疾病如帕金森病、认知障碍疾病和精神疾病所致的假性瘫痪。对于急性、慢性发病的下运动神经元性瘫痪还应注意进行肌电图的检查,以确定脊髓前角运动神经元、神经根、周围神经和肌肉疾病的诊断。在反复发作的患者首先明确有无复发缓解、晨轻暮重的特点,前者多见于中枢神经系统脱髓鞘疾病如多发性硬化、视神经脊髓炎等,还可见于周期性瘫痪、急性间歇性卟啉病。后者最常见的是重症肌无力。

2. 瘫痪部位 明确为四肢瘫、截瘫、交叉瘫、偏瘫、单瘫、节段性瘫。对四肢瘫的患者进行CT/MR检查,有阳性发现者结合高血压、糖尿病、高脂血症等危险因素、创伤病史等,确定是否存在双侧基底核区梗死、出血以及脑干、颈髓的横贯性损伤;影像学阴性者,结合发病前有无发热病史、毒物接触史、营养缺乏以及是否反复发作、进展性病程等,明确是否为吉兰-巴雷综合征、炎症性肌肉病变、中毒、急性间歇性卟啉病、周期性瘫痪、重症肌无力、肌萎缩侧索硬化等。在截瘫的患者注意存在胸腰段脊髓横贯性损伤,这部分患者多伴随感觉障碍、二便障碍;还需注意大脑半球内侧面病变,特别是双侧旁中央小叶损伤;影像学检查和血液、脑脊液的检查可以协助明确病变性质。在交叉瘫患者,可以是脑干损伤的典型表现,有一侧脑神经的下运动神经元瘫痪,对侧肢体及脑神经的上运动神经元瘫痪,影像学和血液、脑脊液的检查协助明确病变性质。在偏瘫的患者,病变可发生于一侧额叶的广泛性病变、一侧深部脑白质/内囊/基底核的病变、高位颈髓的半切损伤,脑和脊髓的CT/MR影像学、脑脊液检查可协助明确病变性质,可见于脑梗死、出血、外伤、炎症、肿瘤、多发性硬化等疾病。在单瘫的患者,病变多见于一侧额叶皮质的局部病变、接近皮质的局部的放射冠损伤,可见于脑梗死、出血、炎症、肿瘤等疾病。节段性瘫痪可见于脊髓前角损伤、前根损伤、神经丛损伤和周围神经损伤。脊髓前角损伤时不伴有感觉障碍,常见疾病为脊髓灰质炎、脊髓空洞症;前根损伤时可伴有神经根性疼痛,常见疾病为椎管内髓外肿瘤、脊髓蛛网膜炎;神经丛损伤可同时伴有感觉障碍,常见疾病为肺尖肿瘤、锁骨骨折、颈肋、臂丛神经炎等;周围神经损伤多表现为支配区域的瘫痪,往往伴有感觉障碍,常见疾病包括尺神

经、桡神经、正中神经、腓总神经的炎症、压迫、外伤等。
瘫痪的常见病因见表51-1。

表51-1 瘫痪的分类和常见原因

Ⅰ. 上运动神经元瘫痪	（八）亚急性联合变性
一、大脑病变	（九）脊髓空洞症
（一）脑血管病	（十）脊髓血管病
（二）感染性疾病	Ⅱ. 下运动神经元瘫痪
（三）脑肿瘤	一、脊髓前角病变
（四）脑髓鞘疾病	（一）急性脊髓灰质炎
1. 多发性硬化	（二）进行性脊肌萎缩症
2. 同心圆硬化	（三）前根病变
3. 急性播散性脑脊髓炎	二、周围神经病变
（五）神经系统创伤	（一）臂丛神经炎
（六）中毒性疾病	（二）臂丛神经外伤
（七）放射性脑病	（三）多发性神经病
二、脑干疾病	（四）脑神经病变
（一）脑干肿瘤	三、神经肌肉接头疾病
（二）脑干血管病	（一）重症肌无力
三、脊髓疾病	（二）类重症肌无力
（一）急性脊髓炎	（三）有机磷中毒
（二）视神经脊髓炎	（四）肉毒素中毒
（三）脊髓外伤	四、肌肉疾病
（四）脊髓蛛网膜炎	（一）周期性瘫痪
（五）椎管内占位	（二）炎症性肌病
（六）脊髓型颈椎病	（三）进行性肌营养不良症
（七）肌萎缩侧索硬化	（四）中毒性肌病

51.1　上运动神经元瘫痪

产生上运动神经元性瘫痪的病变可位于脊髓、脑干、大脑。引起这些部位损害的疾病的鉴别诊断,按大脑、脑干和脊髓的次序在本节依次阐述。

一、大脑病变

一侧大脑病变通常引起对侧肢体瘫痪,瘫痪侧同时有下面部肌肉及舌半侧肌肉瘫痪,后者是由于面神经及舌下神经核上性损害所致。肢体瘫痪的表现视病变部位不同而异。若病灶在内囊附近,则主要表现为偏瘫,因锥体束在内囊比较集中,病变易破坏其全部或大部分纤维。若病灶靠近大脑皮质,则大多表现为单瘫或不完全偏瘫,

乃由于中央前回的神经细胞分布较广,病变往往只损害其中一部分细胞之故。此外,大脑皮质的刺激性病灶常有局限性癫痫发作。引起偏瘫的疾病繁多,按其病因可分为血管性、感染性、占位性、脱髓鞘性、变性、外伤性以及中毒性等,分述于下。

（一）脑血管病

脑血管病指脑部血管的各种疾病,包括脑动脉粥样硬化、脑动脉炎、脑动脉瘤、颅内血管畸形、脑动静脉瘘等。其共同特点是引起脑组织的缺血或出血性损害,包括脑梗死、脑出血、蛛网膜下腔出血等,导致患者的残废或死亡,发病率占神经系统总住院病例的1/4~1/2。其中

脑梗死和脑出血多数会引起肢体的瘫痪，表现为上运动神经元瘫痪，可以是单个肢体瘫痪，更多的是一侧肢体的偏瘫。

本病多见于有高血压、糖尿病或冠心病史的老年人，男性较多于女性。常在安静或睡眠中起病，一般无头痛、呕吐、昏迷等全脑症状。起病即有昏迷的多为脑干梗死，大脑半球大面积梗死多在出现局灶症状后，意识障碍逐渐加重，甚至因脑疝而死亡。本病多有明确的定位症状和体征，可在数小时至 3 天内逐渐加重。由于闭塞血管和梗死灶的大小、部位不同，神经功能障碍各异。

辅助检查可发现红细胞、血小板增多等血液病变，不少患者血糖、血脂高于正常。头颅 CT 检查于发病 24 小时后可显示梗死区为边界不清的低密度灶；2 周后，由于水肿消退和侧支循环改善，梗死区可呈等密度灶；5 周后，梗死灶为边缘清楚的持久性低密度灶。CT 检查对明确病灶、脑水肿情况和有无出血性梗死有很大价值，但发病 24 小时内、梗死灶过小或位于脑干、小脑时，CT 常不能显示。头颅 MRI 在发病 6~12 小时即可显示 T1 低信号、T2 高信号的梗死灶，并能发现脑干、小脑或 CT 不能显示的小病灶。MRI 弥散加权成像（DWI）和灌注加权成像（PWI）可发现更早期（20~30 分钟）的缺血病灶，对溶栓治疗有指导价值。磁共振血管造影（MRA）、CT 血管造影（CTA）或数字减影血管造影（DSA）可发现病变动脉狭窄、闭塞和硬化情况。有时可显示动脉炎、烟雾病、动脉瘤和血管畸形等。B 超多普勒断层扫描检查可发现颈部大动脉狭窄或闭塞。TCD 可发现颅内大动脉狭窄或闭塞所致的血流速度减慢或中断。腰穿不作为常规检查。无 CT 检查条件时，对颅内高压不明显的患者可行腰穿检查。梗死灶小时脑脊液可正常；大灶梗死时脑脊液压力高，细胞数、蛋白量稍高；出血性梗死者脑脊液中有红细胞。

根据临床症状、体征结合病史中存在的血管病危险因素、脑和脑血管的影像学检查等可以明确诊断。某些不典型脑肿瘤（尤其是颅内转移癌）的发病与动脉血栓性脑梗死相似，临床上有时可误诊。一般而言，脑肿瘤的发病过程应较为缓慢，逐渐出现颅内高压征，头痛比较明显，脑脊液压力升高以及蛋白质常增多，症状性癫痫较多见。头颅影像学检查有利于两者的鉴别。起病急的结核性脑膜炎偶也被误诊为动脉血栓性脑梗死，可能由于发热与瘫痪的先后被忽略所致。结核性脑膜炎往往先有发热，以后才出现神经系统局部体征，脑脊液检查可明确鉴别。年轻人发生动脉血栓性脑梗死、并无脑动脉硬化迹象时，多考虑为动脉炎所致。如同时有其他脏器的风湿病病征，经抗风湿治疗好转，诊断可大致确定。

（二）感染性疾病

各种不同原因所致的脑膜炎、脑炎以及脑脓肿，病变累及皮质运动区或锥体束时多有不同程度的肢体瘫痪。一般而言，脑炎的瘫痪较脑膜炎的瘫痪明显，程度较重，恢复也较困难。脑蛛网膜炎主要表现为慢性颅内压增高，瘫痪并非经常存在，有之也较轻。

病毒感染包括单纯疱疹病毒性脑炎、带状疱疹病毒性脑炎、肠道病毒性脑炎、巨细胞病毒性脑炎、麻疹缺陷病毒所致的亚急性硬化性全脑炎，以及慢病毒感染等。细菌性感染包括化脓性脑膜脑炎、结核性脑膜炎、隐球菌性脑膜炎等。脑寄生虫病如脑型血吸虫病、脑型肺吸虫病、脑囊虫病以及脑包虫病，也多有不同程度的肢体瘫痪。各种感染的病原体诊断主要依靠临床特点、影像学检查、脑脊液检查，以及血清和脑脊液的病原体以及病原抗体分析。

脑炎晚期可出现不同类型的瘫痪，炎症损伤脑的不同部位，会导致不同类型的瘫痪，肢体瘫痪均表现为上运动神经元性瘫痪。脑炎早期症状和体征包括意识丧失迅速（昏迷）、发热、头痛、畏光、呕吐、脑膜刺激征（颈项强直、克尼格征和布鲁津斯基征阳性）、失语，共济失调、眼源性麻痹、肌阵挛、癫痫。

（三）脑肿瘤

生长在中央前回及放射冠的肿瘤，引起比较明显的肢体瘫痪。如肿瘤位于中央前回下部，患者表现为对侧下面部肌肉及舌肌瘫痪（即面神经及舌下神经的核上性瘫痪）；如为主侧半球病变则伴有运动性失语，因此处靠近额下回后方的运动性语言中枢。肿瘤位于中央前回的中部时，主要表现为对侧上肢的轻瘫；若肿瘤位于中央前回的最上端，则表现为对侧足趾无力或对侧下肢轻瘫。由于中央前回的神经细胞受到肿瘤刺激，通常有局限性癫痫或癫痫大发作。生长在放射冠或内囊附近的肿瘤，由于锥体束纤维在此处比较集中，多表现为病灶对策的进行性痉挛性偏瘫，而癫痫少见，病变愈接近内囊，偏瘫愈完全。此外，额叶、顶叶及颞叶肿瘤有时也损害锥体束纤维而出现轻瘫。

本病多数起病缓慢，常有头痛、呕吐和视盘水肿以及肿瘤所在部位的局灶性神经功能缺损。部分肿瘤可以合并出血，可出现病情急性加重。CT 和 MR 检查可以协助明确诊断。

（四）脱髓鞘疾病

累及大脑的中枢神经系统脱髓鞘疾病主要包括多发性硬化、同心圆硬化、急性播散性脑脊髓炎。

1. 多发性硬化　本病是以中枢神经系统白质脱髓鞘病变为特点的自身免疫性疾病，可能是遗传易感个体与环境因素共同作用而发生的自身免疫过程。流行病学调查显示，处于地球纬度愈高的地区，其发病率也愈高，且 15 岁以后由多发性硬化高发地区移民至低发地区的人群发病率仍高,如 15 岁前移民则发病率可降低,反之亦然。此点似可说明本病的发生具有地理环境因素。

多发性硬化病变在空间上的多发性(即散在分布于中枢神经系统的多数病灶)及其在时间上的多发性(即病程中的缓解复发),构成了多发性硬化症状和体征的主要特点。患者出现神经症状前数周或数月多有疲劳、体重减轻、肌肉和关节隐痛等,感冒、发热、感染、劳累、应激、过劳等均可为诱因。我国多发性硬化病例多为急性或亚急性起病,病程中缓解 - 复发为本病的重要特点。通常每复发一次均会有部分症状、体征遗留,使病情加重。少数病例呈阶梯式进展。

多发性硬化的病灶散在多发,症状千变万化,症状和体征不能用中枢神经系统单一病灶来解释,常为大脑、小脑、脑干、脊髓和视神经病变的不同组合构成其临床症状谱。

在辅助检查方面,脑脊液检查、诱发电位和头颅磁共振检查是诊断本病的主要客观依据。脑脊液检查可见单核细胞数轻度增多,通常不超过 $50 \times 10^6/L$,脑脊液蛋白轻度增高;脑脊液 IgG 指数增高,寡克隆 IgG 带阳性;还可于脑脊液中检测到髓鞘碱性蛋白等抗体。磁共振成像具有识别临床不明显病损的高分辨能力,对 MS 的诊断有重要价值,使 MS 的诊断不再只依靠临床标准,MRI 主要表现:①侧脑室周围类圆形或融合性斑块,呈长 T1、长 T2 信号。②半卵圆中心、胼胝体的类圆形斑块,脑干、小脑和脊髓的斑点状不规则斑块,呈长 T1、长 T2 信号;③多数病程长的患者可伴有脑室系统扩张、脑沟增宽等脑白质萎缩征象。诱发电位检测的异常率达 50%~90%,主要表现为传导速度减慢和潜伏期延长。

MS 诊断可根据其临床特点:①发病大多为青少年;②反复发作的播散性神经系统病征,主要见于脑干、小脑、脊髓和视神经;③有明显缓解与复发,每次复发除有原来的症状重现以外,还添加新的病征;④脑脊液蛋白增多,IgG 指数增高,寡克隆 IgG 带阳性;⑤诱发电位及 MRI 的阳性表现。

诊断基本原则:①以客观病史和临床体征为基本依据;②充分结合各种辅助检查,特别是 MRI 与 CSF 特点,寻找病变的空间多发与时间多发证据;③排除其他可能疾病;④除满足以上 3 项条件外,应尽可能寻找电生理、免疫学等辅助证据。诊断标准参见多发性硬化诊断和治疗中国专家共识(2018 版)。

2. 同心圆硬化 本病较少见而又具有特异性病理改变的大脑白质脱髓鞘病变,又称 Balo 病。突出的病理特点是脱髓鞘带与正常髓鞘保留区形成整齐相间的同心圆形分层排列,状如树木的年轮。临床表现:①多为青壮年,急性起病;②多以沉默、淡漠、反应迟钝、重复性语言等精神障碍为首发症状,其后出现偏瘫、失语、眼外肌麻痹、假性延髓麻痹等,体征可有轻瘫、肌张力增高及病理征等;③MRI 可显示额叶、顶叶、枕叶、颞叶白质区洋葱头样或树木年轮样黑白相间的类圆形病灶。

3. 急性播散性脑脊髓炎 急性播散性脑脊髓炎是一种广泛累及脑和脊髓白质的急性炎症性脱髓鞘疾病,又称感染后、出疹后或疫苗接种后脑脊髓炎。本病是一种比较少见的脱髓鞘疾病,可并发于接种牛痘或注射狂犬病疫苗以及其他预防注射以后;也可继发于麻疹、水痘、腮腺炎、百日咳甚至伤寒、上呼吸道炎等疾病;还有一类并无发病诱因,称为特发性型。发病较急,病变弥漫,累及脑、脊髓和周围神经,而以中枢神经系统白质损害为主。罹患以儿童及青少年较多。起病多有发热,表现为偏瘫或截瘫,由于神经根受损,可使瘫痪呈弛缓性腱反射减弱,与多发性硬化的中枢性瘫痪有所区别。严重的脑部损害可引起昏迷和癫痫发作。脑膜刺激征也可出现。少数病例呈上行性麻痹发展,类似兰德里上行性麻痹(Landry paralysis)。

发生于感染或疫苗接种后急性起病的脑实质弥漫性损害、脑膜受累及脊髓炎症状,常使本病的诊断几乎无疑。脑脊液单核细胞数增多,脑电图广泛性中度以上异常,CT 和 MRI 发现脑和脊髓内多发散在病灶,有助于诊断。

此病的主要诊断依据:①广泛而复杂的神经系统病征,主要损害大脑、脊髓以及周围神经;②多累及儿童或青少年,发病较急,起病多有发热;③病前 2~3 周有接种疫苗或上述病史。病程无明显缓解与复发,视神经损害不常有,小脑症状、复视和情绪欣快等症状均少见,多有疫苗接种史或某些急性传染病病史,皆有助于与多发性硬化鉴别。本病有时可误诊为病毒性脑炎,但后者发病的前驱症状较为明显,发热 1~2 天后即出现神经系统症状,病变主要损害神经系统灰质,故以昏迷、癫痫和基底核受损的症状较为多见。

(五)神经系统创伤

神经系统创伤为常见病,多由于交通意外伤、跌伤、坠落伤、打击伤、火器伤、爆震伤等引起。脑原发及继发损伤部位可以在皮质、皮质下白质、脑干等,损伤部位影响到皮质运动区皮质下锥体束者,可引起上运动神经元瘫痪;损伤脊髓者,可以导致四肢瘫、截瘫、单瘫等。

(六)中毒性疾病

铅、四乙铅及四乙基铅汽油、一氧化碳、二硫化碳、有机汞、有机氯等毒物重度中毒时,可引起中毒性脑病,表现为局灶性神经系统体征。肢体瘫痪可为其中一种病象,多为单瘫或轻瘫,属上运动神经元性。患者还可有癫痫发作、锥体外系症状、小脑症状、脑神经麻痹、颅内高压等表现。因有上述毒物的急、慢性中毒病史，而瘫痪仅为重度中毒症状之一，故鉴别诊断较少困难。

（七）放射性脑病

放射性脑病一般发生于放射治疗后数月至数年，多见于鼻咽癌患者和脑瘤术后放疗者。主要表现为颅内高压、视力减退、失语、偏瘫、局灶性癫痫、精神症状或丘脑下部功能受损。脑脊液压力可升高、蛋白增多。超声检查显示中线波移位，脑血管造影、头颅 CT 或 MRI 均显示占位性病变。结合临床甚似脑瘤再发。通过手术探查能明确诊断并及时降低颅内高压。CT 扫描示大片不规则、边界不清的低密度区，其中伴有不规则或团块样高密度影，占位效应明显，增强扫描病变有片状或球状强化影。MRI 特征为主要累及白质，T1WI 呈低信号，T2WI 呈高信号，病灶中央见等信号区，增强后全部病灶均被强化、中央有非强化区；邻近骨髓明显脂肪沉积，齿轮状外观是本病的特征。

二、脑干疾病

脑干内有第 3~12 对脑神经核以及上行和下行的神经纤维传导束。脑干病变的最大特征是交叉性瘫痪，即病灶同侧损伤平面脑神经瘫痪，对侧损伤平面以下中枢性瘫痪。这是由于病变累及同侧的脑神经运动核或其纤维，以及未交叉的锥体束所致。脑干被盖部病变以脑神经瘫痪明显，脑干基底部病变则以肢体瘫痪明显。瘫痪的肢体可伴有感觉障碍。脑干比较窄小，组织致密，病变有时损害两侧，或起自一侧而蔓延至对侧，故临床上患者有时表现为双侧脑神经和双侧肢体均有症状。引起交叉性瘫痪的病变有脑干肿瘤、脑干型脑炎、脑桥出血和脑干梗死。

（一）脑干肿瘤

缓慢发生交叉性瘫痪且逐渐加重的病例，提示脑干肿瘤的可能。本病可见于任何年龄，5~30 岁发病者占 73%，主要为神经胶质瘤，其次有血管瘤、囊肿、畸胎瘤、转移性肿瘤。临床症状包括一般症状和局灶症状两部分，前者主要体现为头痛、性格改变、情绪变化等，后者随肿瘤部位而异，早期症状及具体脑神经损害出现的先后次序有助于确定肿瘤的部位。肿瘤常起自脑桥一侧，最早出现的症状是一侧眼球内斜，或面肌瘫痪，或面部麻木，乃由于第 6 或第 7 或第 5 脑神经核受损所致。部分患者的首发症状是构音困难、喝水反呛或吞咽困难，检查可见软腭提升不佳、咽反射迟钝，提示病变起自延髓，损害第 9、10 脑神经运动核，其后患者的对侧肢体或双侧肢体逐渐无力，出现锥体束征。瘫痪多为轻度，伴有或不伴有感觉减退。不少患者出现眼球震颤和共济失调，这是

由于脑干内与小脑联系的神经纤维也被累及。起自中脑的肿瘤少见，患者出现眼球向上或向下注视困难，乃因病变损害中脑的上丘或下丘所致。脑干肿瘤的诊断较难，下列几点可供参考：①幼年患者；②早期或首发症状提示脑干损害；③病程发展中始终有脑干损害征；④进行性病程，有时可暂时缓解；⑤早期病例颅内压增高不多（约占 1/10）；⑥脑脊液大多正常，如侵犯脑膜，细胞蛋白可增多；⑦气脑造影的典型改变为中脑导水管与第四脑室呈弧形向后上移位，脑桥池变窄；⑧ CT 由于组织分辨率低，加之颅后窝伪影的影响，常与脑干梗死、脑炎、脱髓鞘疾病相混，极易造成漏诊或误诊；⑨ MRI 对于脑干肿瘤的诊断及预后评估有较大意义，主要表现为脑干增粗、信号异常、占位效应、基底动脉包绕征、脑积水、脑水肿等。

（二）脑干血管病

脑干血管病包括脑干梗死和脑干出血，脑干出血见相关章节。脑干梗死最常见于脑桥。病因多数是基底动脉及其分支有粥样硬化、管腔狭窄，当血流减慢发生血栓形成、缺血时引起梗死。此外，也可由于动脉栓塞、痉挛、炎症等所致。本病多见于中、老年。大部分患者起病前数日或数小时有前驱症状，如头痛、头晕、视觉障碍等。发病较急，主要表现为偏瘫或四肢瘫，吞咽及构音困难，高热，意识障碍（昏迷、木僵、缄默症等）。由于受累血管不同而引起不同部位的梗死，表现为各种交叉性瘫痪征。其中约半数出现病灶侧面神经周围性瘫、对侧肢体中枢性偏瘫，乃由于一侧脑桥下部梗死所致。双侧性脑桥梗死见于 1/3 的病例。本病的诊断根据是：①发病年龄；②交叉性瘫痪；③意识障碍多见，尤以缄默症有诊断意义；④患者如有高血压动脉硬化的病史，则有助于诊断；⑤ MRI 可见脑干部位长 T1、长 T2 信号影。

三、脊髓疾病

脊髓病变累及侧索时，损害其中的皮质脊髓束，可产生上运动神经元性瘫痪。

（一）急性脊髓炎

急性脊髓炎多见于青壮年，起病急骤，有一般感染及脊髓横贯性损害的症状和体征，肢体瘫痪先呈下运动神经元性瘫痪，肌张力减低，腱反射消失或减弱，病理反射阴性（脊髓休克现象）。数日或数周后脊髓休克现象逐渐消失，肌张力与腱反射逐渐增高，并出现病理反射阳性，可伴有自主神经过度反射症状。同时可存在感觉障碍和自主神经功能障碍，脑脊液中蛋白和细胞数增加。脊髓 MRI 的典型改变是病变部脊髓增粗，病变节段髓内斑点状或片状长 T1、长 T2 信号，常为多发，或有融合，强度

不均；恢复期可恢复正常。也有脊髓MRI始终未见异常者。

典型病例的诊断不难，其根据是：①横贯性脊髓损害的三大特征（截瘫、损害平面以下感觉丧失、大小便潴留）迅速同时出现，在急性期多表现为脊髓休克；②上述的脑脊液改变；③发病前多有非特异性上呼吸道感染症状。

（二）视神经脊髓炎

视神经脊髓炎（neuromyelitis optica，NMO）是脱髓鞘疾病中的一种，病灶主要位于视神经及脊髓，病理改变以髓鞘脱失和细胞浸润为主要表现。脊髓症状与急性脊髓炎相似，病灶可位于脊髓的任何节段，以上胸段较多，患者常感到双下肢发麻，逐渐向上发展；或先感到双下肢沉重无力，迅速发展为不完全性或完全性瘫痪。如病灶位于颈髓，则患者发生四肢瘫痪。检查可发现感觉障碍平面，平面以下深、浅感觉减退乃至消失。急性期呈脊髓休克现象，患者还有大小便潴留或失禁。严重病例可发生呼吸肌麻痹，或因延髓被波及而发生中枢性呼吸麻痹。如患者以脊髓症状为首发时，往往被误诊为急性脊髓炎，直至视神经症状出现时才能明确诊断。特征性的辅助检查是血清和脑脊液中水通道蛋白（AQP4）IGg阳性，脊髓MRI显示长节段的横贯性脊髓损害，往往超过2个以上椎体的长度，此两特点有助于与多发性硬化鉴别。因NMO常包括一些非视神经和脊髓的表现，如延髓最后区综合征、急性脑干综合征、急性间脑综合征和大脑综合征，故目前将此类疾病统一命名为视神经脊髓炎谱系疾病，诊断主要依据病史、核心临床症候群、影像学特征和AQP4-IgG阳性，诊断标准参见《中国视神经脊髓炎谱系疾病诊断与治疗指南（2016版）》。

（三）脊髓外伤

引起脊髓外伤的原因较多，最常见由于脊椎骨折所致。脊髓外伤后迅速出现截瘫或四肢瘫。颈段严重损伤时还发生呼吸困难。瘫痪的程度视损伤的轻重而异。脊髓外伤由于有外伤史以及随即出现横贯性脊髓损害，诊断一般不难。偶有病例于外伤后间隔一段时间始出现明显的神经系统症状，如不注意可致误诊。

（四）脊髓蛛网膜炎

脊髓蛛网膜炎可因感染、外伤、药物鞘内注射，脊髓或脊椎病变等继发，起病可急可缓，可先有发热或感冒等症状，随后出现神经根性疼痛与脊髓压迫症状，表现为截瘫或四肢瘫，同时由感觉障碍和括约肌功能障碍。该病常有特征性的多病灶表现，如多个感觉平面。病程较长，病情起伏不定，时有缓解与复发。脑脊液中蛋白含量增多，白细胞增多或正常。MR检查可以协助诊断。

脊髓蛛网膜炎的诊断主要依据：①有神经根刺激症状，运动障碍与感觉障碍比较弥散和多样化；②病程无一定的规律性，起伏波动较大，时有缓解与加剧；③脑脊液的特殊改变以及椎管腔有阻塞现象；④如询得上述发病因素则对诊断有帮助，本病的脊髓碘油造影有一定改变，但无必要例行检查，因为造影后可能使病征加剧；⑤CT表现为硬膜囊内充盈缺损，脊髓移位及网状结构，椎管矢状径缩小，黄韧带增厚，纤维瘢痕增生等；⑥早期MRI检查多无阳性发现，随着病变发展，常引起蛛网膜下腔不对称或阻塞，脊髓与脑脊液分界不清。当蛛网膜炎囊肿形成时，可明显压迫邻近组织，T1加权像呈低信号，T2加权像呈高信号，与脑脊液信号完全一致。囊壁钙化时T1加权像呈高信号，与蛛网膜囊肿的低信号相反。

临床上脊髓蛛网膜炎与椎管内原发性肿瘤的鉴别颇为困难，尤其是发病较缓慢的病例或主要表现为脊髓半切损害的病例更易误诊。脊髓蛛网膜炎也须与急性脊髓炎鉴别，主要根据急性脊髓炎的下列特点：①病灶比较局限，甚少表现为多个病灶；②症状常在发病几天内达到高峰，以后趋向平稳；③病程中的缓解与加剧不甚明显；④椎管腔多无阻塞（少数病例可有轻度阻塞）。发生于脊髓颈段的蛛网膜炎，间有误诊为肌萎缩侧索硬化。

（五）椎管内占位

椎管内占位性病变包括肿瘤、脓肿、血肿等，可以分为髓外硬膜下病变和髓内病变。髓外硬膜下病变早期症状是根性疼痛，夜间痛、平卧痛是特征，可因咳嗽、大便和用力而加重，随着疾病进展出现对侧肢体感觉障碍，由下而上发展，同侧肢体病变平面以下的运动障碍，多数为上运动神经元性瘫痪。髓内病变疼痛症状少见，常产生节段性分离性感觉障碍，截瘫以及早期大小便失禁。肿瘤患者脑脊液中蛋白含量增高，可呈蛋白-细胞分离。创伤及出血为急性病程。CT、MR检查有助于诊断。

（六）脊髓型颈椎病

脊髓型颈椎病为颈椎退行性改变导致脊髓受压或/和脊髓供血障碍引起的脊髓功能障碍性疾病，占颈椎病的10%~15%，多见于中老年人。脊髓受压、缺血原因多见于中央型颈椎间盘突出、颈椎后纵韧带骨化、椎管内组织的炎性增厚等。表现有颈部不适、疼痛、上肢精细动作受影响、下肢麻木无力、踩棉花感、步态异常（快速步态困难）、躯体束带感，晚期表现有行走不稳、大小便异常、下肢痉挛、腱反射亢进、踝阵挛及巴宾斯基征阳性。73%~100%的患者MEP（运动诱发电位）潜伏期延长、波幅下降。

(七) 肌萎缩侧索硬化

肌萎缩侧索硬化是以脑干、脊髓和运动皮质中选择性的运动神经元变性为特征的进展性、致死性疾病。大多数患者在发病后的 3~5 年内死于呼吸衰竭，临床上常以一侧上肢远端局部肌肉（鱼际和小鱼际、骨间肌）萎缩、无力开始，逐渐波及对侧，并向上蔓延至前臂、上臂与肩带肌肉，上肢肌力减退、受累肌群常有明显的肌束颤动。同时可逐渐出现上下肢的肌力减退、肌张力增高、腱反射亢进和锥体束征，后期出现进行性延髓麻痹的症状。

(八) 亚急性联合变性

本病是由于维生素 B_{12} 缺乏引起的神经系统变性疾病，常与恶性贫血并存，不少病例仅有轻度贫血或血象正常。本病的基本缺陷在于胃内因子分泌障碍，致维生素 B_{12} 在肠道吸收不良。病变主要累及脊髓后索、侧索及周围神经，严重时大脑白质及视神经亦可受累。本病多于中年以上起病，亚急性或慢性临床经过，主要表现为双下肢深感觉缺失、感觉性共济失调、痉挛性截瘫及周围神经病变等。最早的症状多为指/趾末端麻木、刺痛、烧灼感等，对称、持续存在，手套、袜套样感觉障碍（周围神经受损），以后双下肢无力、发硬、双手笨拙，呈不完全痉挛样截瘫（侧索受损），行走不稳、踩棉花感（后索受损）。近年来 MRI 检查 T2W 显示病变脊髓后索高信号影，治疗后明显缩小，与临床表现和实验室检查呈明显正相关。

根据中年后起病，脊髓后索、侧索及周围神经受损的症状、体征，辅以血液及骨髓细胞学检查可考虑此病，维生素 B_{12} 治疗后神经症状改善可确诊。

(九) 脊髓空洞症

本病是一种慢性进行性脊髓变性疾病，在脊髓中央管的周围有神经胶质增生和纵长形的空洞形成，内含无色或浅黄色液体。空洞向周围组织扩展，出现相应组织受损的症状。患者常同时有颈枕区畸形、颈肋、脊柱裂等发育异常。发病多在 20~40 岁，男性罹患显著多于女性。典型症状是节段性分离性感觉障碍，病变节段支配区肌肉萎缩及营养障碍。

早期症状是病灶侧手部的小肌肉无力，逐渐萎缩，以后肩胛带和背部肌肉也有萎缩，肌束震颤少见，这是与进行性脊肌萎缩症的鉴别点。空洞向侧索发展时损害锥体束，引起肢体的肌张力增高以及腱反射增强，并有病理反射。空洞向侧角扩展时出现自主神经功能损害症状，约有 66.7% 发生营养障碍，主要表现是病变区皮肤粗糙、水肿、发绀、发汗障碍等，可有查科关节，少数患者有霍纳征。括约肌功能障碍很少。空洞偶向后索侵犯，出现感觉性共济失调。

脊髓空洞症的主要诊断根据是成年期发病，进展缓慢，常合并其他畸形，有分离性感觉障碍，肌无力，肌萎缩，皮肤关节营养障碍，以及下肢的锥体束征。病程绵长也可作为诊断的参考。MRI 是诊断本病的首选方法，矢状面可清晰地显示空洞的全貌，T1W 示脊髓中央低信号的管状扩张，T2W 见空洞内液呈高信号，无论 T1、T2，空洞内液的信号均匀一致，增强后空洞明显强化，MRI 可同时显示颅颈交界部位的先天畸形。

(十) 脊髓血管病

脊髓血管疾病可分为缺血性与出血性两类。脊髓缺血性疾病大多由于脊髓前动脉发生闭塞所引起，称为脊髓前动脉闭塞综合征。大多数突然发病，迅速发生截瘫或四肢瘫。开始时多有脊髓休克现象，大、小便障碍明显，易误诊为急性脊髓炎。应注意本病虽有痛、温觉脱失，但深感觉及触觉仍然存在，此种分离性感觉障碍的特点很少见于急性脊髓炎。另外，本病发病前并无上呼吸道感染症状，且发病极急，也与急性脊髓炎的发病方式有所不同。如果病变仅累及脊髓前动脉的小分支，可能发生局部小的软化灶，临床可有单瘫或轻度截瘫。本病的脑脊液蛋白质多数增高，椎管腔通常无阻塞，仅少数病例表现为不完全性或完全性阻塞现象。

脊髓缺血性疾病的诊断比较困难，往往误诊为急性脊髓炎、脊髓神经根神经炎、椎间盘脱出、脊柱外伤、多发性硬化、运动神经元疾病等。本病的诊断根据主要是：①发病前多无感染、中毒等病史，而常有血管病变或外伤史，或两者兼有；②症状多样化，比较符合脊髓血管解剖的特点；③病情常随全身血液循环状态而波动，可有间歇性跛行；④采用改善血循环功能的治疗有效。

脊髓出血性疾病（主要指脊髓的实质性出血）的发病相当迅速，起病时常伴有剧烈背痛，持续数分钟到数小时后停止，最常见的病变部位是脊髓的颈膨大处，临床表现为上肢肌无力、腱反射减弱或消失，以后可出现肌萎缩。下肢可呈现中枢性瘫痪的特点。如出血发生于脊髓胸段或腰段，则常表现为横贯性脊髓损害的病征。脑脊液的蛋白质多数增高，若合并蛛网膜下腔出血时，患者可有颈痛和颈硬，脑脊液呈血性。MRI 显示脊髓出血优于 CT，其信号改变与颅内出血相同，急性期（1 周内）T1W 呈略低信号或周边高中间低信号，T2W 呈低信号；亚急性期（1 周至数月）T1W、T2W 均呈高信号，2~3 个月后 T1W、T2W 均呈低信号。

引起脊髓出血的原因常是动脉硬化、高血压、动脉瘤、先天性血管畸形、血液病、感染、脊椎骨折、脊髓外伤等，其中隐匿的小动静脉畸形是出血的主要原因。

51.2　下运动神经元瘫痪

下运动神经元性瘫痪的病变部位可在脊髓前角、前根、脊神经以及脑神经运动核、脑神经运动支。引起这些部位的疾病及其临床特征、鉴别诊断等分别在下文讨论。

一、脊髓前角病变

(一)急性脊髓灰质炎

急性脊髓灰质炎是由脊髓灰质炎病毒直接感染引起的一种急性传染病。经消化道传染,并因为脊髓灰质炎病毒感染。小儿多见,夏、秋多发,潜伏期为 5~14 天。瘫痪表现为下运动神经元瘫痪,常不对称,多见于一侧下肢,不存在感觉障碍。随着儿童计划免疫的普遍推行,该病发生率明显降低。

典型病例是在高热消退后(发病第 3~5 天)迅速出现肢体瘫痪,瘫痪在 24h 内达高峰,或在 1~2 天内续有发展,其后趋向稳定,大约 1 周后瘫痪渐有好转。瘫痪最多见于一侧下肢,而两下肢或四肢受累者也不少见。颈部肌肉也常累及。瘫痪肢体的肌张力松弛,腱反射减弱或消失,肌肉萎缩在早期已明显。上肢近端肌肉比远端较常累及,下肢以胫骨前肌与腓骨肌受损多见。此种节段性和选择性肌肉瘫痪以及肢体罹患的不对称性,是本病的特征之一,也是与吉兰 - 巴雷综合征及多发性神经炎的鉴别要点。瘫痪的肌肉早期多有压痛及触痛,客观检查多无感觉减退或脱失,而括约肌功能障碍也较少见或程度较轻,根据这些特点可与急性脊髓炎的休克期鉴别。

(二)进行性脊肌萎缩症

进行性脊肌萎缩症是一种变性疾病,属于运动神经元疾病的一种类型(由于基因突变导致的儿童型脊肌萎缩症参见 52.1)。患者以青壮年多见。本病具有起病隐袭、病程缓慢、上肢表现为萎缩性麻痹、少有感觉障碍等特征。

患者最早的症状是双侧手部逐渐无力,不灵活或僵硬感,大、小鱼际肌,骨间肌及蚓状肌渐次萎缩,表现为"爪形手",有时可误诊为麻风(纯神经炎亚型),但后者有神经增粗、感觉减退、组胺试验呈不完全反应等特点可与本病鉴别,疑难病例的鉴别需借助活检。进行性脊肌萎缩症的部分病例其病变先累及一侧上肢,数月后再累及对侧上肢。

其后萎缩的肌肉逐渐向上蔓延至前臂甚至上臂,腱反射减弱或消失,患肢的深、浅感觉均属正常。本病的症状和过程与脊髓空洞症颇相似,后者有分离性感觉障碍和营养障碍、锥体束征,而为本病所无。肌束颤动有时可见于本病,而少见于脊髓空洞症。

(三)前根病变

前根由脊髓前角细胞的纤维所组成,主要功能是传导运动的兴奋冲动,又称运动根。前根与传导感觉的后根在椎间孔处汇合,组成脊神经。前根发生病变时产生下运动神经元性瘫痪,其时后根或可有不同程度的受累,表现为神经根性疼痛和轻度根性(或节段性)感觉障碍。

前根病变以急性感染性多发性神经根神经炎最为常见,又称炎症性脱髓鞘性多发性神经根神经病,或者吉兰 - 巴雷综合征。急性发病,累及多数脊神经和脑神经的脱髓鞘性疾病。病因多数认为和病毒感染及免疫反应有关。病前 1~3 周常有上呼吸道、消化道感染史。多数从下肢向上发展,1~2 日出现四肢下运动神经元瘫痪,下肢重于上肢,远端重于近端,30% 患者出现腓肠肌压痛,末梢型感觉障碍,可有脑神经损害(面神经多见)。脑脊液呈蛋白 - 细胞分离现象,电生理检查及腓肠肌活检可以帮助诊断。

二、周围神经病变

周围神经系统是指位于脊髓和脑干软膜外的所有神经结构,即从脊髓腹侧和背侧发出的脊神经根组成的脊神经,以及从脑干腹外侧发出的脑神经,但不包括嗅神经和视神经,它们是中枢神经系统的特殊延伸。周围神经疾病的发病机制包括:前角细胞和运动神经根破坏;结缔组织病变压迫周围神经或神经滋养血管而使周围神经受损;自身免疫疾病引起小静脉周围炎性细胞浸润及神经损伤;中毒、营养缺乏或遗传性代谢疾病因素等。由于周围神经包括感觉、运动、自主神经的纤维,病变时将出现感觉障碍、运动障碍、自主神经障碍等一系列症状。

(一)臂丛神经炎

急性起病,表现为突发性肩胛带严重疼痛,常主诉从熟睡中痛醒,以后迅速扩展到肩后部、臂及手,疼痛开始为间歇性,以后转为持续性。多在 1~2 周内消失。临床症状与体征往往不典型,神经根牵拉试验不会加重疼痛,咳嗽、打喷嚏等不会诱发疼痛。75% 的患者在发病后 2 周内发生受累肌肉运动功能丧失,肌力减弱或肌肉萎缩,感觉障碍常不明显,伴有腱反射消失,病理反射引不出。

肌电图很少能显示出神经传导速度或波幅的变化,但受累肌肉由于轴突丧失所产生的失神经改变却很明显。肌力逐渐恢复,但较慢。无特异性治疗方法,激素治疗无效,止痛药或麻醉止痛药在发病早期是有效的疼痛治疗方法,物理治疗对防止肩关节挛缩很有帮助。

（二）臂丛神经外伤

过度剧烈牵拉或扭转上肢、锁骨骨折、肩关节脱位、刀枪伤、颈部或腋部手术等,均可引起臂丛神经损伤。上臂丛外伤在婴儿主要由产伤引起,成人则多由于跌倒时肩部着地、头部被迫压向对侧所致。外伤后上臂内收,前臂伸直并旋前,三角肌、二头肌、冈上肌、冈下肌以及肱桡肌均表现为萎缩性麻痹,感觉障碍通常较轻。下臂丛外伤的主要表现是正中神经及尺神经受累,手部小肌肉萎缩,手部尺侧有感觉减退区,大多伴有霍纳综合征。

（三）多发性神经病

多发性神经病的瘫痪多表现为四肢对称性下运动神经元瘫痪,可同时有四肢对称性末梢型感觉障碍和自主神经障碍。引起多发性神经病的病因很多,有中毒、营养缺乏、代谢障碍、炎症性、免疫性、遗传性、感染、肿瘤远隔效应等多种因素。脑脊液检查一般正常,血液检查包括有关风湿免疫学指标和周围神经抗体等检查可以帮助明确病因。肌电图常呈失神经支配、感觉传导和运动传导速度减慢,周围神经活检可见髓鞘或轴突的变性。临床表现具有以下述特征:四肢的运动障碍、感觉障碍和自主神经功能障碍,通常以肢体远端症状重于近端,即远侧性。两侧肢体的症状常为对称性或基本对称。

多发性神经病的诊断主要依靠临床特点,如肢体对称性末梢型感觉障碍、下运动神经元性瘫痪和 / 或自主神经功能障碍。神经传导速度测定对于亚临床型病例的早期诊断,以及鉴别轴突与节段性脱髓鞘变性很有帮助,纯感觉或纯运动性轴突性多发性神经病提示为神经元病。

（四）脑神经病变

脑神经病变有原发性与继发性两类。前者如进行性延髓瘫痪,是由于延髓内脑神经核发生变性所致;又如多发性脑神经炎,病变原发于脑神经的纤维。后者则由于脑神经附近的组织发生病变累及脑神经所致,如鼻咽癌的颅底转移或结核性颅底脑膜炎等。

根据损害的病因和程度,脑神经瘫痪可为完全性或不完全性,瘫痪部位可为单侧性或双侧性,起病及病程经过可为急性或慢性。

常见的引起头面部肌肉瘫痪的脑神经病变包括三叉神经病变、面神经炎、延髓瘫痪等。病因包括炎症、外伤、脑血管病、肿瘤、理化因素等。鉴别需要结合有无肢体瘫痪及是否伴有感觉障碍等临床表现、脑脊液检查,以及神经电生理和影像学检查进行。

三、神经肌肉接头疾病

（一）重症肌无力

重症肌无力是一种神经肌肉接头传递障碍的自身免疫性疾病。表现为全身或骨骼肌易疲劳,短期收缩后肌力减退,休息后可恢复,晨轻暮重。眼外肌无力最常见,首发症状眼外肌麻痹者以眼睑下垂最多见,可有闭目无力、复视、吞咽困难、饮水呛咳、咀嚼无力等。病程具有缓解与复发倾向,部分可逐渐发展为全身肌肉无力。急重症表现为呼吸肌麻痹,可出现呼吸困难、发绀、心率加快,严重时呼吸衰竭,称为重症肌无力危象,严重时可以导致死亡。检查有疲劳试验和新斯的明药物试验、乙酰胆碱受体抗体测定、胸部 X 线或 CT 平扫以发现胸腺肿大或胸腺肿瘤,注意与多发性肌炎、吉兰 - 巴雷综合征的鉴别。

（二）类重症肌无力

类重症肌无力是一组累及胆碱能突触的获得性自身免疫性疾病。约 2/3 伴有癌肿,其特点是肌力静止时减弱,用力自主活动时反而增强,但持续活动数分钟后又减弱,抗胆碱酯酶药的作用甚微或不明显;约 80% 有自主神经功能障碍(唾液、眼泪减少,汗少,直立性低血压,便秘,阳痿,瞳孔光反应减弱等)。

（三）有机磷中毒

有机磷毒物进入体内后迅速与体内的胆碱酯酶结合,使胆碱酯酶丧失了水解乙酰胆碱的功能,导致胆碱能神经递质大量积聚,作用于胆碱受体,产生严重的神经功能紊乱,特别是呼吸肌功能障碍。还可因乙酰胆碱在横纹肌神经肌肉接头处过度蓄积和刺激,使面、眼睑、舌、四肢和全身横纹肌发生肌纤维颤动,甚至全身肌肉强制性痉挛。患者常有全身紧束和压迫感,而后发生肌力减退和瘫痪。个别患者在急性中毒症状消失后 2~3 周可发生迟发性神经病,主要累及肢体末端,且可发生下肢瘫痪、四肢肌肉萎缩等神经系统表现。

（四）肉毒素中毒

肉毒素中毒表现为急性、对称性、下行性的弛缓性瘫痪。中毒症状大多从脑神经损害症状开始,并与中毒途径无关,下行性弛缓性瘫痪的进展顺序,由眼睑下垂、视物模糊、复视、畏光开始,发展至构音障碍、发音困难、吞咽困难,然后抬头无力,上肢无力,呼吸肌无力,下肢无力。无感觉障碍,可有口干、胃肠功能障碍、尿潴留、瞳孔固定或散大、直立性低血压、窦性心动过缓和低体温等自主神经功能障碍。

四、肌肉疾病

（一）周期性瘫痪

周期性瘫痪表现为反复发作的肌无力，以下运动神经元瘫痪为特点，发作间期肌力正常。发作时可伴血钾水平异常，最多见为低钾型，也有高钾型和正常血钾型。原发性低钾型周期性瘫痪为常染色显性遗传钙通道疾病，可为家族性。前驱症状可有肢体酸痛、麻木感、烦渴、多汗、少尿。夜晚或晨醒时发病，肌无力由双下肢延及双上肢，四肢对称性瘫痪，近端较重，表现为肌张力减低，腱反射减弱或消失。症状持续时间 6~24 小时，个别可长达 1 周，最先瘫痪的肌肉最先恢复。发作间期肌力正常。发作频率不等，可数周、数年、1 年甚或每天发作。诱因为饱餐、酗酒、过劳、剧烈运动、寒冷、感染、创伤、情绪激动、焦虑等。血清钾降至 3.5mmol/L 以下，心电图有典型低钾型改变，肌电图也可见电位波幅降低，严重者电刺激无反应。继发性低钾型周期性瘫痪包括甲亢性周期性瘫痪、醛固酮增多症、肾小管性酸中毒。甲亢性周期性瘫痪症状与原发性低钾型周期性瘫痪相似，在我国较多见，男性居多，发作与甲亢严重程度无关，心律失常较多，T_3、T_4、TSH 检测可鉴别。

高钾型或正常血钾型周期性瘫痪为骨骼肌钠通道病，较为罕见，呈常染色体显性遗传。患者多数于 10 岁前发病，运动后发作，饥饿、寒冷及摄钾可诱发，肌无力始于下肢到躯干、上肢或颈肌、眼外肌，发作 <1 小时，每日至每年数次。严重时四肢完全瘫痪，但呼吸肌和吞咽肌极少受累，发作持续时间长，可 >10 天，患者常嗜盐，限盐或补钾可诱发，血清钾正常。

（二）炎症性肌病

炎症性肌病最常见为多发性肌炎，包括多种病因引起的自身免疫介导下的骨骼肌间质性炎症浸润及肌纤维变性为特点的综合征。30~60 岁发病为多见，女性多见，亚急性起病，病前可有低热、近端及肢带肌无力，严重者呼吸肌受累，有肌萎缩，常伴肌痛、触痛，腱反射不减低，无感觉障碍。急性期血白细胞数升高，红细胞沉降率增

快，血清肌酸激酶增高，与病变严重程度相关，肌肉活检可见肌纤维坏死，肌纤维间淋巴细胞浸润。有些患者合并 SLE、RA、干燥综合征、风湿热、混合性结缔组织病等，10%~15% 的患者有肺癌等恶性肿瘤。40 岁以上发生肌炎特别是皮肌炎应高度警惕潜在的恶性肿瘤。

包涵体肌炎是特发性炎性疾病特殊类型，病因不清，50 岁后隐袭起病。症状为下肢渐进性无痛性近端肌无力或肌萎缩，其后上肢也可出现，双侧多不对称，呈进行性。检查可见血清肌酸激酶水平正常或轻度升高，肌活检显示肌纤维结构异常或炎症性改变，CD8 细胞浸润。

（三）进行性肌营养不良症

进行性肌营养不良症是一组以进行性、对称性的肌肉无力和肌肉萎缩为特征的遗传性疾病群（参见 52.2）。不同类型的肌营养不良有不同的致病基因，不同程度地累及肢体、躯干和面肌，部分类型累及呼吸肌、心肌和吞咽肌，个别伴发中枢神经系统、眼部、内耳或皮肤损害，但发病年龄、疾病进程、进展方式、并发症和预后存在显著差别。肌电图可见肌源性损害的表现，包括运动单位平均时限缩短，运动单位电位平均幅度下降，多相电位增加，重收缩时出现干扰相，运动单位范围缩小，运动单位电位最大幅度下降等，此外还可见到纤颤电位，正相电位等。肌肉活检可见肌纤维大小不一，脂肪及结缔组织增生，可见肌纤维坏死和再生，肌活检标本中可见散在嗜酸性肥大肌纤维，缺乏炎症细胞浸润。日趋发达成熟的基因检测技术也可帮助明确分型和致病基因。

（四）中毒性肌病

中毒性肌病指某些化学物质中毒时以及滥用药物或某些药物的非治疗作用对横纹肌毒性引起的非特异性肌肉疾病，以出现肌无力、疼痛、肿胀，肌酶增高、电解质紊乱及肌红蛋白尿等为特点的一组临床综合征。严重时表现为横纹肌溶解，即以全身或局部横纹肌发生横纹消失、变性、程度不等的肌浆溶解。这里所指中毒性肌病也是相对于免疫性、感染性以及有剧烈活动等引起的非外伤性横纹肌溶解症而言。

（范玉华）

参考文献

［1］中国免疫学会神经免疫学分会，中华医学会神经病学分会神经免疫学组．多发性硬化诊断和治疗中国专家共识 (2018 版)．中国神经免疫学和神经病学杂志，2018, 25 (6): 387-394.

［2］中国免疫学会神经免疫学分会，中华医学会神经病学分会神经免疫学组，中国医师协会神经内科分会神经免疫专业委员会．中国视神经脊髓炎谱系疾病诊断与治疗指南．中

国神经免疫学和神经病学杂志，2016, 23 (3): 155-166.

［3］中华医学会神经病学分会神经肌肉病学组．中国吉兰 - 巴雷综合征诊治指南．中华神经科杂志，2010, 43 (8): 583-586.

［4］中华医学会神经病学分会神经肌肉病学组．中国慢性炎性脱髓鞘性多发性神经根神经病诊疗指南．中华神经科杂志，2010, 43 (8): 586-588.

［5］中华医学会神经病学分会神经免疫学组．中国重症肌无力诊

断和治疗指南 2015. 中华神经科杂志, 2015, 48 (11): 934-941.

[6] 孙若鹏, 李保敏. 小儿急性瘫痪的诊断与鉴别诊断. 实用儿科临床杂志, 2004, 19 (8): 625-626.

[7] 李妍, 黄天龙, 张朝东, 等. 脊髓灰质炎后综合征 2 例. 中国临床神经科学, 2012, 20 (11): 680-681, 685.

[8] 辛在娥, 郭珍妮, 何思源, 等. 东北地区 204 例多发性硬化患者临床特征分析. 中风与神经疾病杂志, 2012, 29 (3): 252-255.

[9] 江娇美, 漆学良, 张明, 等. 中国同心圆硬化 72 例临床特点分析. 中风与神经疾病杂志, 2016, 33 (8): 735-737.

[10] 刘路琼, 徐静, 黄永坤, 等. 儿童急性播散性脑脊髓炎 3 例报告. 第二军医大学学报, 2017, 38 (8): 1081-1085.

[11] 罗琼. 鼻咽癌放疗后致放射性脑病的影响因素分析. 实用癌症杂志, 2017, (05): 859-861.

[12] 聂志宇. 脊髓蛛网膜炎的诊断与治疗. 中国全科医学, 2007, 10 (12): 959-960.

[13] 魏晓晶, 高彦露, 康志霞, 等. 肌萎缩侧索硬化研究进展. 中风与神经疾病杂志, 2019, 36 (2): 178-180.

[14] 王智巍. 脊髓亚急性联合变性 56 例临床分析. 海军医学杂志, 2017, 38 (5): 479-480, 封 3.

[15] 张雷, 刘庆鹏, 姚猛, 等. Chiari 畸形合并脊髓空洞症的诊疗进展. 现代生物医学进展, 2015, 5 (2): 394-397.

[16] 贾凌, 孙海晨, 吴学豪, 等. 注射肉毒素过量引发中毒 3 例. 中国急救医学, 2006, 36 (10): 716-717.

[17] 周芳珍, 吕小平. 周期性瘫痪误诊为癔症 8 例临床分析. 临床精神医学杂志, 2014, 24 (2): 111.

51

瘫痪

51.2

下运动神经元瘫痪

52

肌肉萎缩

临床上,肌肉萎缩是指机体横纹肌体积缩小,肌纤维减少。病理上,在显微镜下男性成人骨骼肌纤维直径在 35μm 以下(正常为 48~65μm),女性在 28μm 以下(正常为 33~53μm)才诊断为肌萎缩。肌萎缩应与消瘦鉴别,前者多为局部现象,且多伴相应部位的肌力减退,而后者为全身普遍现象,肌力一般正常。肌萎缩常引起肌肉瘫痪,也有部分疾病只有肌肉瘫痪而无肌肉萎缩,如重症肌无力和周期性瘫痪。

【肌肉的解剖生理基础】

人体的 647 块骨骼肌占体重的 40%,心脏总输出量的 12%,全身耗氧量的 18%。每块肌肉由许多肌束组成,每条肌束由许多纵向排列的肌纤维聚集而成。肌纤维(肌细胞)呈圆柱状,长 10~15cm,直径 7~100μm,为多核细胞,外被肌膜,内含肌浆。细胞核位于肌膜下,呈椭圆状,一个肌细胞的胞核可有数百个。肌膜为包裹肌纤维的一层密度较高的匀质性薄膜,除与普通细胞膜的功能相同外,还有兴奋传递功能。肌膜的特定部位(终板)与神经末梢构成神经肌肉突触联系,完成神经肌肉的兴奋传递。肌膜还每隔一定距离向内凹陷,穿行于肌原纤维之间,形成横管。后者与肌原纤维纵行排列的纵管交接处略扩大,称为终池,该池内含有钙离子。肌浆中有许多与肌轴平行的肌原纤维,直径约 1μm,由许多纵行排列的粗、细肌丝组成。粗肌丝含肌球蛋白(myosin),细肌丝含肌动蛋白(actin)。前者固定于肌节的暗带(A 带),后者一端固定于 Z 线,另一端伸向暗带。Z 线两侧仅含细肌丝,称为明带(I 带)。两条 Z 线之间的节段(即两个半节的明带和一个暗带)称为一个肌节(sarcomere),为肌肉收缩的最小单位,每条肌原纤维由数百个肌节组成,故有数百个明暗相间的横纹,横纹肌故此得名。电镜下,在暗带区断面上可见每根粗肌丝周围有 6 根呈六角形排列的肌动蛋白纤维包绕。静息状态时,细肌丝的两端相距较远;当收缩状态时,Z 线两侧的细肌丝向暗带滑动,细肌丝两端的接近使肌节缩短。

肌肉收缩和舒张所需的能量来自三磷酸腺苷(ATP),由线粒体的氧化代谢过程所提供。根据肌肉中氧化酶和糖原水解酶活性高低,结合其形态结构和生理功能将骨骼肌纤维分为两型:Ⅰ型为红肌纤维,又称慢缩肌纤维(slow twitch fibers),其氧化酶活性较高,糖原水解酶活性较低,以脂类为主要能源,有氧代谢为主要获取能量的方式,主要分布在与维持人的体位有关的肌肉,如骶棘肌等躯干肌肉。Ⅱ型为白肌纤维,又称快缩肌纤维(fast twitch fibers),以糖酵解活动为主,可进行糖原无氧代谢获得能量,主要分布于与运动直接有关的肌肉。

骨骼肌受运动神经支配。一个运动神经元支配的范围称为一个运动单位,包括脊髓和脑干的运动神经细胞的胞体、周围运动神经、突触和肌肉。一个运动神经元的

轴突可分出数十至数千分支,分别与所支配的肌纤维形成突触。突触由突触前膜(突入肌纤维的神经末梢)、突触后膜(肌膜的终板)和突触间隙构成。突入肌纤维的神经末梢不被髓鞘,顶端都呈杵状膨大,它可通过由载体介导的"胞纳作用"摄取胆碱,然后合成乙酰胆碱(ACh),贮存于突触前膜的突触囊泡(vesicle)中,每个囊泡内约含 1 万个 Ach 分子。囊泡壁厚 45nm,直径约 45nm,多集中于突触前膜稍增厚的乙酰胆碱释放部位,即针对突触后膜皱折。突触后膜由肌细胞表面特殊分化的终板构成,有许多皱褶,每个皱褶的隆起处存在许多乙酰胆碱受体(AChR),其密度为 $10^4/\mu m^2$。突触间隙非常狭小,一般约 $500A^0$,充满了细胞外液,内含使 Ach 降解的乙酰胆碱酯酶。

神经肌肉接头的传递过程是电学和化学传递相结合的复杂过程。当电冲动从神经轴突传到神经末梢,钙离子内流使突触前膜的囊泡向轴突膜的内侧面靠近,囊泡膜与轴突膜融合并出现裂口,使囊泡中的 ACh 按全或无的定律进行量子释放,大约 10^7 个 ACh 分子进入突触间隙。1/3 的 ACh 分子弥漫到突触后膜,两个分子的 ACh 与一个分子的 AChR 结合,使离子通道开放,引起细胞膜钾、钠离子通透性改变,细胞内的 K^+ 外溢,细胞外大量的 Na^+ 进入细胞内,导致细胞膜的去极化,产生终板电位,并沿肌膜进入横管系统扩散至整个肌纤维,促使钙离子从肌浆网中释出,肌凝蛋白与肌动蛋白结合,细肌丝与粗肌丝滑行而向肌节中心靠拢,使肌节变短,肌纤维呈收缩状态。多个运动单位的神经肌肉接头同时兴奋和肌纤维收缩则引起肌肉收缩,产生动作电位。另 1/3 的 ACh 分子被突触间隙中的胆碱酯酶分解成乙酸和胆碱而灭活,其余 1/3 的 ACh 分子则被突触前膜重新摄取,准备另一次释放。随后,释放到肌浆中的钙迅速被肌浆网纵管系统重吸收,肌浆中 Ca^{2+} 浓度降低,肌凝蛋白与肌动蛋白解离,粗细肌丝回复到收缩前状态,引起肌肉舒张。与此同时,肌细胞外的 K^+ 内流,Na^+ 外流以恢复静止膜电位,完成了一次肌肉收缩周期。

当运动单位的任何部位(运动神经细胞的胞体、周围运动神经、突触和肌肉)受到损害,均可引起肌肉细胞的破坏而导致肌肉萎缩。在引起肌肉萎缩的病因中,常见的有:①感染(如病毒性肌炎);②中毒(如铅中毒);③代谢障碍(如线粒体代谢障碍);④缺血(如缺血性肌病);⑤遗传(如脊肌萎缩症、腓骨肌萎缩症、假肥大型肌营养不良症);⑥先天性(如中央核肌病);⑦肿瘤(神经纤维瘤病)等。另外,当大脑顶叶或丘脑损害时,也可出现肌萎缩,如偏侧面肌萎缩症和偏身萎缩症。

【肌肉萎缩疾病的分类】

本章将肌肉萎缩主要分为神经源性、肌源性和失用性肌萎缩。常见病因见表 52-1。

表 52-1　肌肉萎缩的常见病因

Ⅰ . 神经源性肌肉萎缩	1. 假肥大型肌营养不良症
一、脊髓前角细胞疾病	2. 面肩肱型肌营养不良症
（一）脊肌萎缩症（SMA）	3. 肢带型肌营养不良症
1. SMA1 型	4. 眼咽型肌营养不良症
2. SMA2 型	5. Emery-Dreifuss 型肌营养不良症
3. SMA3 型（少年型）	（二）远端型肌营养不良症
4. SMA4 型（成人型）	1. Welander 远端肌病
（二）肌萎缩侧索硬化症	2. 胫骨远端肌营养不良症
（三）脊髓延髓肌肉萎缩症	3. Miyoshi 远端型肌病
（四）平山病	（三）先天性肌营养不良症
（五）其他前脊髓前角细胞疾病	1. Merosin 蛋白缺失型先天性肌营养不良症
1. 肩腓型肌萎缩症	2. Ullrich 先天性肌营养不良症
2. 远端型脊肌萎缩症	3. 福山型先天性肌营养不良症
3. 面肩肱型肌萎缩症	4. 肌 - 眼 - 脑病
4. 少年型进行性延髓麻痹	5. Walker-Warburg 综合征
二、周围神经疾病	6. 先天性肌营养不良伴早期脊柱强直 1 型
（一）糖尿病性周围神经疾病	（四）强直性肌营养不良症
（二）急性炎症性脱髓鞘性多发性神经病	三、先天性肌病
（三）正中神经麻痹	（一）中央核肌病
（四）尺神经麻痹	（二）中央轴空病
（五）桡神经麻痹	（三）杆状体肌病
（六）腓总神经麻痹	四、代谢性肌病
（七）胫神经麻痹	（一）糖代谢障碍性肌病
（八）腓骨肌萎缩症	（二）脂代谢障碍性肌病
Ⅱ . 肌源性肌肉萎缩	（三）能量代谢障碍性肌病
一、获得性肌病	五、其他遗传性肌病
（一）多发性肌炎	（一）先天性肌强直
（二）皮肌炎	（二）遗传性包涵体肌病
二、遗传性肌病	**Ⅲ . 失用性肌肉萎缩**
（一）肌营养不良症	

【肌肉萎缩的诊断思路】

肌肉萎缩诊断的总体思路：当接诊肌萎缩患者时，首先应详细地询问病史，全面地查体，合理地辅助检查。根据肌肉萎缩的类型初步确定是神经源性还是肌源性肌萎缩，然后进一步确定是哪一种神经源性（前角、前根、周围神经、神经肌肉接头）肌萎缩和哪一种肌源性肌萎缩。若有上运动神经元病变引起肢体瘫痪；外伤后石膏固定、骨关节病变、长期卧床；全身消耗性疾病如甲状腺功能亢进、胶原病、恶性肿瘤等，应考虑有无失用性肌萎缩。

（一）详细地询问病史

病史应从第一症状开始，按时间顺序记录，应包括起病年龄、起病急缓、起病状况、首发部位、病程进展的速度、伴随症状、是否累及其他系统（心脏及内分泌系统）和家族史。重点采集肌萎缩发生及发展过程、肌萎缩的程度、伴发症状和发病的可能原因。对于新生儿、婴儿，应详细了解出生后有无全身发软，哭声大小，吸奶情况，抬头、端坐、走路时间等运动发育史是否延迟。步态、速度和参加体育运动的能力也应详细询问。在病因方面，要注意询问有无发热史，这对于诊断多发性肌炎和皮肌炎有重要价值。食品、药物、锻炼、食物中毒、意外接触有毒物质或有害的（venomous）的动物对急性横纹肌溶解的病因分析有帮助。清楚地记载家族史和详细地绘制家系图也很重要。

1. 起病年龄　婴儿肌张力低、不能抬头多为 SMA1型、先天性肌病；男性儿童出现腓肠肌假性肥大、鸭步、

Gowers 征阳性多为 DMD；少年期出现鹤腿、弓形足、跨越步态多为腓骨肌萎缩症。

2. 起病急缓　急性、亚急性、慢性潜行性起病。急性起病常提示为中毒或代谢异常（钾代谢），中毒可引起肌肉快速萎缩。亚急性发生的肌萎缩，炎症可能性大，如多发性肌炎或多发性神经根炎。慢性潜行性起病者多为遗传变性疾病或内分泌性疾病。

3. 起病状况　有无外伤史、感染史、食物中毒史、意外接触有毒物质史或有害动物史。

4. 首发部位　肌萎缩首发于两手小肌肉以平山病和肌萎缩侧索硬化症（ALS）多见，首发于双足部小肌肉以腓骨肌萎缩症（CMT）多见。

5. 病程进展　肌肉萎缩进展的速度如何，是持续进行性加重（进行性肌营养不良症），还是进行至一定时期即停止进展（被控制的肌炎）。

6. 伴随症状　如腓肠肌假肥大（DMD）、肌跳（ALS），延髓麻痹（ALS）。有无发热、皮损、静止性疼痛（肌炎、结缔组织病）。

7. 是否累及其他系统　如心血管系统（心肌病）、内分泌系统（糖尿病周围神经性肌萎缩）、骨骼系统（弓形足）。

8. 家族、遗传史　肌肉萎缩是否有家族聚集现象和遗传规律。若每代都有男性和女性的肌肉萎缩患者多为常染色体显性遗传（CMT，FSHD）；若隔代有男性和女性的肌肉萎缩患者多为常染色体隐性遗传（SMA，LGMD2）；若家族中只有男性患者多为 X 连锁隐性遗传（DMD，BMD，EDMD）

（二）全面地体格检查

体格检查应按规范的检查程序进行，应审视有无肌肉萎缩；肌肉和神经的触诊；检查肌张力、肌力、感觉、关节被动运动、腱反射、病理反射。在检查肌肉萎缩时，要注意检查肌肉萎缩是广泛性的还是局限性的、肌萎缩的严重程度、肌纤维颤动、肌肉肥大、肌强直、延髓麻痹和伴随体征等。除神经系统的检查外，还应重点检查心脏、关节、皮肤及内分泌系统等。

1. 肌萎缩的分布

（1）广泛性肌萎缩：呈弥散、对称分布，如肌萎缩侧索硬化症（ALS）、脊髓性肌萎缩症（SMA）、腓骨肌萎缩症（CMT）、强直性肌营养不良症（DM）、Duchenne 型肌营养不良症（DMD）、肢带型肌营养不良症（LGMD）、肌炎、皮肌炎、多发性神经炎等。神经源性损害肌萎缩多分布在四肢远端，与神经支配范围一致；肌源性肌萎缩多分布在四肢近端和肢带部。

（2）局限性肌萎缩：肌萎缩部位局限，一般不扩延。如肿瘤压迫、单神经炎、单神经病、周围神经外伤、局限性

肌炎如腹直肌炎。

2. 伴有特征性体征的肌肉萎缩

（1）伴有腓肠肌假性肥大的肌肉萎缩：DMD、BMD 很常见，也偶可见于 FSHD 和肢带型肌营养不良症的患者。

（2）伴有肌肉跳动的肌肉萎缩：ALS、SMA、肯尼迪病、平山病。

（3）伴有叩击性肌强直体征的肌肉萎缩：强直性肌营养不良症患者常见。

（4）不对称性肌肉萎缩：FSHD、平山病、腕管综合征。

（5）半侧肌肉萎缩：面偏侧肌萎缩症、偏身萎缩症。

（6）伴有弓形足的肌肉萎缩：腓骨肌萎缩症。

（7）伴有皮肤牛奶咖啡斑的肌肉萎缩：神经纤维瘤病。

（8）伴有男性乳房增大的肌肉萎缩：肯尼迪病。

早期轻微肌萎缩：在早期轻度肌萎缩时，注意检查大鱼际肌、骨间肌、前臂肌的尺侧、肩胛带的冈上肌和冈下肌、小腿胫前肌。

3. 肌纤维颤动　在萎缩的肌腹上于静止状态下在数厘米的范围内出现的一种不规则、不随意、蠕动样肌纤维收缩，提示脊髓前角细胞病变。

4. 肌肉肥大　真性肥大的肌肉弹力、肌力、腱反射均正常；假性肥大的肌肉弹力、肌力、腱反射均减弱。

5. 肌强直　肌肉收缩后不能立即松弛，仍呈持续收缩状态，必须反复动作后肌肉才松弛，常发生在鱼际肌、腓肠肌和舌肌，可见于 DM 和先天性肌强直症，肌球征阳性。

6. 腱反射　下运动神经元损害和肌源性肌萎缩的腱反射均减弱或消失。有上运动神经元损害时腱反射是增高还是降低，由上、下运动神经元损害的程度来决定。

7. 感觉障碍　神经源性肌萎缩伴有感觉障碍，如CMT、脊髓空洞症、多发性神经炎等。

8. 延髓麻痹　肌萎缩合并球部症状常见于 ALS、延髓空洞症、MG、多发性肌炎。

（三）必要的辅助检查

1. 生化检查　对鉴别神经性和肌源性肌萎缩有重要意义，可对大多数常见的神经性与肌源性肌萎缩区分开来。

肌源性肌萎缩尤其是进行性肌营养不良症中的DMD、BMD、LGMD 和多发性肌炎患者血清中肌酸激酶（CK）及其同工酶（CK-MB）明显升高，而神经性肌萎缩的ALS、SMA、CMT 的血清肌酸激酶（CK）基本正常。血清肌酶（尤其是 CK）是反映骨骼肌损害的特异性的指标，有时可高达正常值的 20~100 倍。天冬氨酸氨基转移酶、丙冬氨酸氨基转移酶、醛缩酶、乳酸脱氢酶（LDH）等均有不同程度的增高。目前常用 CK、CK-MB 和 LDH 三个指标

来判断是否主要是骨骼肌损害。但肝病及心脏病上述肌酶亦有不同程度的升高，要注意鉴别。临床上有的假肥大型肌营养不良症儿童因体检发现肌酶升高而被拒之于幼儿园门外，并作为肝炎患者进行治疗。另外，肌源性肌萎缩疾病患者因肌酸代谢障碍，尿中肌酸排泄量会显著增加。神经性肌萎缩则无以上血、尿生化酶学的改变，较易鉴别。

脑脊液检查对肌源性肌萎缩疾病的诊断意义不大（癌性肌病除外），但对神经性肌萎缩尤其是脊膜和脊神经根部位的炎症、肿瘤以及脊髓压迫症等引起的肌萎缩，其脑脊液蛋白及细胞数增加具有较大的诊断价值。

2. **肌电生理检查** 临床上，肌电图检查是鉴别神经性和肌源性肌萎缩的重要方法。总体来讲，神经源性肌萎缩时肌电图的波幅明显增高，有巨大电位（ALS和SMA）或神经传导速度减慢（CMT）；肌源性肌电图的时相短、波幅低、神经传导速度正常（DMD、FSHD、LGMD）。这样，很容易将常见的肌萎缩是属于神经性肌萎缩还是肌源性肌萎缩区分开来。

神经源性肌萎缩常有失神经支配的自发电位如肌纤维颤动电位和正锐波、多相运动电位、神经传导速度减慢等。时限延长可能与神经细胞再生时形成的大量神经侧支，使支配运动终板范围扩大，支配的肌纤维数量增多，造成去极化所需时间增加有关。脊髓前角、神经根病变时，时限延长，波幅增高显著，可超过正常几倍甚至几十倍（可高达到10mV以上），形成巨大运动单位电位，电压增高原因与运动单位扩大，造成支配肌纤维数量及单位面积内肌纤维密度的增加有关。

肌源性肌萎缩常表现为平均时限缩短（严重时可缩短到3ms以内）；波幅下降；短棘多相运动电位增加（可达正常3倍以上）。这与电激动通过含有正常、变性、萎缩和肥大不同病变性质肌纤维的运动单位时传导速度不同有关。当只保留30%~40%肌纤维活动时，用力收缩可出现混合相波形，若仅存留25%肌纤维活动时，用力收缩出现单纯相，肌纤维受损极明显时可无运动电位出现，呈现一平线，这与疾病造成肌纤维变性、坏死、数量减少的程度有关。肌源性肌萎缩的神经传导速度一般正常。一般肌病不出现自发电位，但部分患者如先天性肌强直常出现肌强直电位，多发性肌炎可有纤颤电位。

3. **骨骼肌组织活检术** 肌肉活组织病理检查对某些临床确诊困难的病例有决定性价值。

肌萎缩患者肌肉活检部位的选择原则：①近端肌受累明显者取近端部位肌群，远端肌受累明显者取远端部位肌群，如患者前臂和手肌无力萎缩，可取肱二头肌或三角肌；②若全身有多处肌群萎缩，可选择股四头肌的外侧肌，因在各类型肌肉疾病中该处肌肉均可被累及；③神经性肌萎缩可选择神经末梢进入肌点的部位，使切片中能观察到肌间神经纤维和运动终板结构。

需要注意：手术操作要以不损害待检肌纤维为原则，尽可能避免人为造成肌肉组织学变化而导致错误诊断。手术麻醉时应避免针头刺伤或麻醉液体浸润待检肌肉；取标本时避免过度牵拉挤压肌组织，切下的圆柱形肌束标本（约1.0cm×0.5cm×0.5cm）应放在以生理盐水湿润的纱布上，轻轻包裹以防止扭曲和干燥皱缩，新鲜标本应立即送病理科检查，切忌把标本浸泡在生理盐水或缓冲液中，避免标本直接与冰块接触而致肌肉污染或冻结。

为避免常规组织病理程序中固定、脱水、包埋、切片等产生的人为变化，目前多采用速冻及恒冷冰冻切片染色，它既能保持肌肉原位组织学结构，又能广泛进行各种肌酶和免疫组化染色，对肌病的病理诊断和研究有重要意义。

一般来讲，神经性肌萎缩在组织学上示肌纤维结构清楚，细胞核增多，肌质网浓缩，肌纤维破坏不明显。而肌源性肌萎缩在组织学上示肌纤维溶解破坏，结构不清，大量脂肪空泡形成，同时肌纤维再生，细胞核变大，核仁明显，细胞核从肌细胞的边缘向细胞的中心移位，肌纤维间结缔组织增生。

正常肌肉切片肌核位于肌膜下，在胚胎发育和肌再生过程中，肌核位于肌纤维中央是肌肉高代谢的需要，出生后成熟的骨骼肌纤维中央性核数量应小于1%，若超过3%视为病理变化，超过10%者是诊断肌病的指征。若肌纤维核丛集深染，且位于空化的肌鞘膜内，提示为长期慢性肌萎缩，常见于缓慢进展的肌营养不良症、失用性肌萎缩和长时间失神经支配的萎缩的肌肉。

肌卫星细胞一般只在电镜观察超微结构中见到，若数量增多，提示有肌再生。青年人肌肉中卫星细胞数量较老年人多，老年人并非卫星细胞数量少，而是肌再生减数分裂能力存在缺陷。纤维结缔组织增多常由肌纤维膜和间质纤维隔塌陷所致，是肌纤维数量减少的继发病变，在肌病终末期尤为显著。肌束间若出现脂肪组织，常提示肌纤维数量减少（正常肌束间没有脂肪组织），因脂肪常充填在肌纤维坏死后残留的空隙中。脂肪储积见于线粒体肌病、各型脂质贮积病及慢性毒性甲状腺肿肌病等。

另外要注意的是，年龄对肌纤维大小和特征有很大影响。新生儿和婴儿肌肉标本中有两种不同体积的肌纤维，称Wohlfart A型和B型纤维。B型纤维较大，相当于Ⅰ型纤维，数量远比A型纤维少。足月产胎儿中B型纤维极少，但在胎儿成熟延缓或早产儿中增多；若Ⅰ型纤维呈相对发育不全改变，需考虑是肌纤维型不均衡、肌管肌病或先天性肌强直性肌营养不良症。在65岁以后的老年人肌肉活检中，某些肌肉如腓肠肌可出现束性萎缩，核集聚,肌纤维轻度大小不一或肥大等现象,并非疾病所致,可能与晚年单纯失用或关节退变、脊髓运动神经元冲动及肌肉活动减少有关;老化的肌肉也可出现环状条纹结构、肌酶组化染色活性降低、I型肌纤维萎缩、肌纤维脂褐素颗粒增多等表现。

肌酶免疫组织化学对肌肉病理诊断有重要意义,可依据肌纤维型的变化及其受累的各种因素来分析其临床病理变化。正常人体肌肉I型和II型肌纤维数量大致相等,混合呈镶嵌式分布,但不同部位略有差异,一般紧贴骨组织的(如比目鱼肌)I型纤维较多,而浅表部位的(如腓肠肌)则II型纤维较多。当肌肉失神经支配后,两型肌纤维镶嵌式的分布形式消失,同时同一生理型和组化型的运动单位所支配的范围扩大;失神经支配中II型纤维萎缩比I型纤维严重。若同一类型肌纤维相邻聚集一起数量超过15条以上者(束性萎缩纤维),或I型肌纤维数量超过55%者,或II型肌纤维数量超过80%者,都可认为有肌纤维的同型肌群化现象,这是失神经支配的最早期现象之一;在I型纤维中出现靶纤维也是失神经支配的早期现象,有人认为这是神经再支配的征象。

在肌病,分析I型和II型肌纤维时有一个基本原则,即I型肌纤维的数量和体积是相对恒定的,而II型纤维常常受后天肌肉的承重与锻炼等影响有所改变。

肌酶组化染色可显示肌浆中各种结构变化,或包涵体的存在而诊断各种类型肌病,但一般均需经电镜超微结构观察进一步证实。电镜下可观察到肌纤维的坏死、再生或萎缩,以及糖元、脂质等代谢物质的储积等骨骼肌微细结构的基本病理变化,但各种细胞器变化和各类小体或包涵体的存在有时是非特异性的,需综合其他形态学变化才有诊断意义。

进行性肌营养不良症的特征是肌纤维结构完全紊乱,肌活检切片中没有一处有正常的肌组织结构,主要为肌肉呈慢性、弥漫性退变、坏死,这是基因遗传性肌营养不良症的可靠证据。坏死纤维肌浆染色不均,常伴有吞噬反应,呈现特征性的不透明纤维。再生嗜碱性肌纤维体积较小,肌核大,呈空泡状,核仁明显。各肌束中肌纤维数量减少,体积缩小变圆,可见大、中、小体积不等的肌纤维混杂存在,肌间质结缔组织和脂肪组织随病程进展而增多。终末期残留肌纤维极少,但肌梭可完整存在。

先天性肌病一般没有肌纤维的坏死和再生现象,肌活检切片可发现杆状体、中央轴空、微小或多数性轴空、异常线粒体、肌管集中、肌纤维型不均衡或某一型占优势、糖元脂质累积等异常改变。不同肌病中上述肌纤维结构形态变化常有重叠现象,也有许多是非特异性变化。在诊断该组肌病时,需结合其他资料尤其是电镜超微结构加以综合分析。

多发性(皮)肌炎的组织病理变化主要由肌纤维的坏死、再生和明显的炎症细胞浸润三部分组成。炎症性浸润有间质性和血管周性两种情况,主要以淋巴细胞和浆细胞浸润为主。若有大量嗜酸性粒细胞浸润,需考虑为寄生虫性肌炎。另外,成群的束周肌萎缩提示有失神经支配,可发生于结节性多动脉炎、类风湿关节炎和恶性肿瘤患者。组化染色可显示以束周萎缩区为主的II型肌纤维萎缩,而I型肌纤维可显示蚕蚀样变化。电镜观察可见坏死、再生及肌原纤维均质化、Z带水纹状、细胞器肿胀消失或有自噬体和脂褐素小体等变化。活检切片肌纤维碎片块状坏死或再生有时是非特异性变化,因在中毒性、内分泌性、代谢性肌病中也可有此改变。

4. 基因分析 随着分子生物学技术的发展,越来越多的肌肉萎缩疾病的基因已被克隆,可以进行基因诊断和产前诊断。采用 PCR、印迹杂交、DNA 测序等方法,可以发现基因突变位点而进行准确的基因诊断。如用多重 PCR 法可检测 *SMA*、*DMD*、*BMD* 基因外显子的缺失;印迹杂交法可进行 *FSHD* 基因诊断;DNA 测序可明确 *LGMD* 基因、*EDMD* 基因、*OPMD* 基因的突变碱基。

5. 影像学诊断 肌肉 MRI、CT 可帮助诊断哪些肌肉出现了萎缩及萎缩的程度,还可能了解脂肪浸润的程度。如 MRI 可见 DMD 患者近端骨骼肌呈不同程度的"蚕蚀现象",其肌肉受累的规律是,最早是臀肌受累,然后依次是大收肌、股二头肌、股直肌、股外侧肌、半腱肌、半膜肌,股薄肌和缝匠肌相对不受累,除非是在疾病的晚期。CT 也可发现骨骼肌受损的范围。

(四) 综合分析进行诊断

根据起病年龄、进展速度、遗传方式、伴随症状、基因分析、肌肉蛋白分析来确定是哪一种肌源性肌萎缩或是哪一种神经性肌萎缩。如已确定是肌源性肌萎缩,若患者在 3~5 岁起病、症状进行性加重、双小腿腓肠肌假性肥大、X 连锁遗传、血清 CK30 倍以上增高、基因分析 *DMD* 基因有缺陷、肌肉活检其肌肉示肌细胞大量坏死、脂肪组织增生、肌肉中抗肌萎缩蛋白缺乏,可以确定诊断为 DMD;若患者婴儿期起病、哭声小、四肢近端无力、蛙腹、血清 CK 基本正常、肌电图有巨大电位、神经传导速度正常、*SMN* 基因第 7 和 8 外显子缺失,可确诊为 SMA。

【肌肉萎缩的鉴别诊断】

肌肉萎缩的鉴别诊断主要是区分该肌肉萎缩是神经源性的还是肌源性的(见表 52-2),然后根据其病史、临床特点和特征性的辅助检查确定诊断。不同起病年龄的肌肉萎缩有不同的鉴别诊断特点,如新生儿期或婴儿期患儿出现肌肉萎缩伴肌张力很低、哭声小、吸奶无力、腱反射低,当拟诊为软婴儿(floppy infants)时,应与 SMA1

型、先天性重症肌无力、先天性肌病和中枢神经系统疾病鉴别；儿童期患儿出现四肢近端肌肉萎缩和血清肌酸激酶显著升高而拟诊为 DMD 时，应与炎性肌病（多发性肌炎、皮肌炎）、脂质沉积症、糖原贮积症（Pompes 病）、内分泌代谢病（低钾性周期性瘫痪）、SMA2 型、重症肌无力和周围神经病（慢性炎症脱髓鞘性周围神经病）相鉴别；成人快速进展的四肢近端肌肉萎缩、肌肉压痛、肌酶升高，当拟诊为多发性肌炎时，应与急性脱髓鞘性感染性神经根炎、代谢及中毒性肌病、重症肌无力、痛性臂丛神经病鉴别；成人慢性进展性近端肌肉萎缩、翼状肩胛、下蹲及起立困难、肌酶升高，当拟诊为肢带型肌营养不良症时，应与面肩肱型肌营养不良症、BMD、脂质沉积性肌病、线粒体肌病、糖元贮积病、内分泌性肌病、慢性中毒性肌病、SMA4 型、慢性炎症性脱髓鞘性周围神经病、近端型糖尿病性周围神经病鉴别；成人慢性进行性远端型肌肉萎缩、肌酶基本正常，当拟诊为腓骨肌萎缩症时，应与 ALS、平山病、神经根神经病、远端型肌病、包涵体肌炎、肩腓型肌病、杆状体肌病、中央核肌病、中央轴空症等鉴别；成人慢性肌肉萎缩伴有眼外肌麻痹，当拟诊为眼咽型肌营养不良时，应与线粒体肌病、强直性肌营养不良症、甲状腺功能亢进性眼肌病、重症肌无力等鉴别；成人慢性肌肉萎

缩伴有吞咽困难、舌肌萎缩，当拟诊为 Kennedy 病时，应与进行性延髓麻痹、重症肌无力、多发性肌炎、强直性肌营养不良症、眼咽型肌营养不良症、白喉性神经病鉴别；成人慢性肌肉萎缩伴有呼吸肌麻痹，当拟诊为 ALS 时，应与酸性麦芽糖缺乏症、中央轴空症、杆状体肌病、重症肌无力等鉴别。下面将主要的肌肉萎缩疾病简介如下。

表 52-2　神经源性肌肉萎缩与肌源性肌肉萎缩的临床鉴别

	神经源性	肌源性
部位	可为单侧、双侧、节段性、远端或近端	多为近端受累
腱反射	较早消失	减弱或消失
肌束颤动	可有	无
感觉障碍	伴周围神经损害时有	无
血清肌酶	正常或轻度升高	明显升高
肌电图	神经源性损害，可有 NCV 异常	肌源性损害，NCV 正常
肌肉活检	神经源性改变	肌源性改变

52.1　神经源性肌肉萎缩

一、脊髓前角细胞疾病

脊髓前角细胞疾病是各种原因引起前角细胞的损害，其临床特点是肌肉萎缩、肌肉跳动、血清肌酶基本正常、肌电图有巨大电位和肌肉活检病理检查为簇状肌肉萎缩。

（一）脊肌萎缩症

脊肌萎缩症（spinal muscular atrophy，SMA）是 1893 年由 Hoffmann 提出的一组脊髓前角细胞损害引起的肌无力和肌萎缩，当时主要是与进行性肌营养不良症引起的肌萎缩进行鉴别。这两种疾病都表现为近端肌无力和萎缩、病情进行性加重，感觉功能正常。后来已将脊肌萎缩症归为运动神经元病的范畴，根据其起病年龄、临床特点、预后和遗传类型将脊肌萎缩症分为三型。

1. SMA1 型［韦德尼希 - 霍夫曼综合征（Werdnig-Hoffmann disease）］

（1）临床特征：病变在宫内就开始出现，胎动明显减少，男女均受累。患婴出生时肌张力极低，吸奶无力，哭

声小，吞咽困难。肢体和躯干活动明显减少，四肢近端重，不能竖头和坐立。四肢肌肉萎缩，但由于皮下脂肪多而不易查觉，腱反射引不出。病情进展较快，一般在 18 个月内死于呼吸衰竭。

（2）诊断要点：① 6 月龄前起病；②肌张力极低，不能坐立，四肢近端明显无力，哭声小，四肢反射消失；③ EMG 波幅高、时相宽（巨大电位）；④常染色体隐性遗传，SMN1 基因第 7 和 8 号外显子纯合缺失。

（3）鉴别诊断

1）弛缓性脑性瘫痪（脑瘫）：本病有肌张力低下、吸奶无力、竖颈困难，易与 SMA1 型混淆。但弛缓性脑瘫是由于大脑和小脑病变引起，患儿有明显的智力低下，深反射易引出，可有病理反射。当提起患儿躯干，双腿迅速变硬，出现伸肌反射增强。部分患者在 1~3 年内出现锥体外系表现或肌张力增高。

2）先天性肌弛缓：又称良性先天性肌张力不全症。患儿肌肉柔软、松弛，应与 SMA1 型鉴别。但先天性肌弛缓患儿属运动功能发育迟缓，病情静止或进展极缓慢，部

分患儿可完全康复。自主活动比 SMA Ⅰ 型多,呼吸肌轻度受累,肌电图和肌活检大致正常。

3)先天性重症肌无力:患儿出生后肌张力低,四肢无力,应与 SMA1 型鉴别。但先天性重症肌无力的重要特征是用胆碱酯酶抑制药后患儿肌无力可缓解,其母亲为重症肌无力患者。

SMA1 型还应与唐氏综合征、脊髓灰质炎、营养不良、佝偻病、糖原累积症等鉴别。

2. SMA2 型(intermediate 型)

(1)临床特征:6 月龄至 2 岁起病,坐、站能力比同龄儿差,约 1/3 的患者不能行走,其余的要在扶助下才能行走,四肢近端、躯干和骨盆带无力明显,四肢远端和呼吸肌及延髓肌受累较轻。脊柱后凸,髋、膝、肘关节挛缩很常见。50% 的患者有舌肌萎缩和纤颤或其他肌肉纤颤。四肢腱反射减弱或消失。在 1 岁以后起病者相对良性,进展缓慢,多数可存活至青少年期。

(2)诊断要点:①6 月龄至 2 岁起病,不能单独行走;②四肢近端、躯干和骨盆带明显无力,四肢反减弱或消失,脊柱后凸,关节挛缩,舌肌纤颤;③EMG 波幅高、时相宽(巨大电位);④常染色体隐性遗传,*SMN1* 基因第 7 和 8 号外显子纯合缺失。

(3)鉴别诊断

1)假肥大型肌营养不良症:因均为儿童期起病、四肢近端肌无力和萎缩,需与假肥大型肌营养不良症鉴别。但假肥大型肌营养不良症呈 X 连锁隐性遗传,有肌肉假肥大的表现,20 岁以后仍存活的不多,血清酶明显增高,肌电图及肌活检均呈肌源性损害易于鉴别。

2)肢带型肌营养不良症:因均有四肢近端肌无力和萎缩,需与肢带型肌营养不良症鉴别。但肢带型肌营养不良症血清酶明显增高,肌电图及肌活检均呈肌源性损害易于鉴别。

3. SMA3 型[库格尔贝格 - 韦兰德病(Kugelberg-Welander disease)少年型]

(1)临床特征:2~15 岁隐袭起病,大多数患者在 5 岁前出现四肢近端肌无力和肌萎缩,以大腿和骨盆带为甚,上楼困难,下蹲起立困难,Gowers 征阳性。逐渐出现双上肢近端和肩胛带肌无力和萎缩,翼状肩胛,常误认为是肢带型肌营养不良症。肌纤颤明显,四肢腱反射减弱。脊旁肌受累出现颈部屈伸困难,脊柱前凸或侧弯。可出现面肌和软腭无力,上睑下垂,肱桡肌、前锯肌和三角肌无力,可有腓肠肌假性肥大、弓形足。病情进展缓慢,能坐、站立和行走,智力正常,多数患者生命期限接近正常。

(2)诊断要点:①2~15 岁起病;②四肢近端、躯干和骨盆带明显无力,上楼梯困难,翼状肩胛,四肢反射消失,脊柱前凸,四肢及舌肌纤颤;③EMG 波幅高、时相宽(巨大电位);④常染色体隐性遗传,SMN1 基因第 7 和 8 号外显子纯合缺失。

(3)鉴别诊断

1)进行性肌营养不良症:因 SMA3 型有四肢近端肌无力和肌萎缩,需与进行性肌营养不良症鉴别。后者无肌束震颤,可有假性肌肥大,发病年龄较轻,血清酶多数明显升高,肌电图及肌活检均显示为肌性损害,可资鉴别。

2)肌萎缩侧索硬化症(ALS):ALS 主要有上运动神经元损害的体征,肌萎缩的症状从上肢远端小肌肉开始,影响精细动作的完成,一般从一侧累及另一侧,从远端到近端逐渐发展。此外,SMA3 型还应与颈椎病、椎管狭窄症、颈和腰椎间盘突出、脊髓肿瘤等进行鉴别。

(二)肌萎缩侧索硬化症

肌萎缩侧索硬化症是选择性侵犯上、下运动神经元的慢性进行性变性疾病。1869 年由法国的 Charcot 首次详细描述,因此在欧洲称为 Charcot 病。美国著名棒球运动员 Lou Gehrig 因该病死亡,故在美国称为 Lou Gehrig 病。该病多于 40~50 岁起病,发病后 3~5 年死亡。

1. 临床特征 患者通常最先出现手不对称性肌无力,扣钮扣、用钥匙开门等手部动作不灵活,握力减退。病情缓慢发展,并出现手部小肌肉萎缩,以大鱼际肌、小鱼际肌、骨间肌、蚓状肌为明显,并逐渐延至前臂、上臂、肩胛带肌群。肌萎缩区肌肉跳动。体格检查可见双上肢肌肉萎缩,肌力减退远端重于近端,有的呈"鹰爪手"。萎缩肌肉可见明显肌束震颤,肌张力不高,但腱反射亢进,霍夫曼征阳性。双下肢痉挛性瘫,肌张力高,腱反射亢进,病理反射阳性。感觉系统客观检查无异常。

随着病情发展,肌无力和肌萎缩蔓延至躯干、颈部,最后到面肌和延髓支配肌,表现为构音不清、吞咽困难、咀嚼无力等延髓症状,但舌肌萎缩和纤颤是一例外,常在疾病早期就较明显,甚至可为首发症状。由于双侧皮质延髓束受损,发音困难和吞咽障碍可由假性延髓麻痹引起。面肌中口轮匝肌受累最明显,眼外肌一般不受累,一般无括约肌功能障碍,意识不受影响。至疾病晚期,双侧胸锁乳突肌萎缩,患者无力转颈或抬头,不能吞咽而靠鼻饲进食。呼吸肌一旦受累,即致呼吸困难、胸闷、咳嗽无力,常死于呼吸肌麻痹所致的吸入性肺炎、呼吸衰竭。

肌电图可出现波幅增高,时相延长的巨大动作电位,感受神经传导速度不受影响。

2. 诊断要点 ①下运动神经元损害特征(包括肌肉的 EMG 改变);②上运动神经元损害的特征;③病情逐渐进展;④排除其他原因引起的上、下运动神经元损害。无感觉障碍、括约肌功能障碍和意识障碍。

3. 鉴别诊断

(1) 颈椎病：因颈椎病变对脊髓、神经的损害可有手肌萎缩，四肢腱反射亢进，双侧病理反射阳性，需与 ALS 鉴别。颈椎病常有上肢或肩颈痛，伴有感觉障碍，无舌肌萎缩和延髓麻痹表现。颈椎 X 线片、CT 或 MRI 示颈椎骨质增生、椎间孔变窄、椎间盘变性或脱出，脊髓或神经根受压。上肢皮节体感诱发电位异常，胸锁乳突肌肌电图检查一般正常，但 ALS 有异常。

(2) 延髓和脊髓空洞症：该病可有肌萎缩，反射亢进，延髓肌损害需与 ALS 鉴别，但延髓和脊髓空洞症主要特征为不对称性、节段型分离性痛温觉障碍。MRI 示脊髓和延髓空洞影像，诊断不难。

(3) 颈段脊髓和脑干肿瘤：由于颈段脊髓受压可有上肢肌肉萎缩，腱反射亢进和病理征阳性需与 ALS 鉴别，但一般无肌跳，常有根痛和脊髓传导束型感觉障碍。脑干肿瘤为交叉性瘫痪。腰穿可有椎管堵塞，脑脊液蛋白增高。椎管造影、CT、MRI 有助于诊断。

(4) 颈段脊髓蛛网膜炎：因有上肢肌肉萎缩和脊髓受压的表现需与 ALS 鉴别。但颈段脊髓蛛网膜炎临床上为反复发作，症状时轻时重，不对称节段性感觉障碍和脑脊液蛋白增高，椎管造影梗阻和粘连可与 ALS 鉴别。

(5) 多灶性运动神经病(multiple locus motor neuropathy)：该病主要为对称性下运动神经元损害，以手为著，男多于女。进展速度比 ALS 慢。肌电图上有三个以上部位的传导阻滞。50% 的患者波幅下降和时相延长。用免疫抑制药和免疫球蛋白效果好，可与 ALS 鉴别。

(6) 重症肌无力：ALS 患者以发音和吞咽困难为主要症状者需与重症肌无力鉴别。该病特征为肌肉病态疲劳、症状波动，上睑下垂，眼球运动障碍，复视，对抗胆碱脂酶药物反应好，检测可有高效价的乙酰胆碱受体抗体和胸腺瘤，易与 ALS 鉴别。

(三) 脊髓延髓肌肉萎缩症

脊髓延髓肌肉萎缩症(spinal bulbar muscular atrophy，SBMA)，又称 Kennedy 病或遗传性迟发性近端脊髓延髓运动神经元病，是一种较为少见的 X 连锁隐性遗传性运动神经元变性疾病。1991 年 La Spada 证实该病是由于位于染色体 Xq21 的雄性激素受体(androgen receptor，AR)基因 1 号外显子编码多聚谷氨酰胺(polyglutamine)的 CAG 重复扩增导致的动态突变所致。健康个体的 CAG 重复数在 10~36，Kennedy 病患者通常达 40~62。

1. 临床特征 中年男性(40~50 岁)起病，病程进展缓慢，常在发病前有多年的肌肉痛性痉挛。主要表现为肢体近端(肩胛带和骨盆带)肌肉萎缩和无力，延髓运动神经元所支配的肌肉受累引起舌肌萎缩纤颤，吞咽困难，构音障碍。患者常伴肌痛和肌束震颤，腱反射降低，感觉正常。患者可出现男性乳房女性化等性征异常，以及阳痿、睾丸萎缩和生育能力降低。血清睾酮水平低，雌激素水平高。EMG 为下运动神经元损害表现。

2. 诊断要点 ①中年男性缓慢起病，四肢近端肌肉萎缩无力；②延髓肌肉麻痹，出现舌肌萎缩纤颤、吞咽困难及构音障碍；③X 连锁隐性遗传；④EMG 为下运动神经元性损害改变，基因检查发现 AR 基因 CAG 重复拷贝数大于 40。

3. 鉴别诊断

(1) 肌萎缩侧索硬化(amyotrophic lateral sclerosis，ALS)：本病有肌跳、肌萎缩、肌电图巨大电位，需与 SBMA 鉴别。临床上，ALS 与 SBMA 的最大区别在于 ALS 的病程进展快，每个月均有加重，且有上运动神经损害的表现。而 SBMA 的病程相对较长，以年为单位计算病情的进展，患者的一般情况较好，且只有下运动神经元损害。另外，ALS 患者没有性功能障碍、乳房女性化发育等内分泌损害的症状。

(2) 肢带型肌营养不良症(limb-girdle muscular dystrophy，LGMD)：有近端肌无力和肌萎缩、肌酶升高，需与 SBMA 鉴别。但 LGMD 通常 10~20 岁起病，血清肌酶明显升高，肌电图检查呈典型的肌源性损害可资鉴别。

(3) 多发性肌炎(polymyositis，PM)：本病有近端肌无力、肌萎缩和肌酶升高，需与 SBMA 鉴别。但多发性肌炎通常急性或亚急性起病，除对称性四肢近端和颈肌及咽肌无力外，还有肌肉压痛、血清肌酶明显升高、红细胞沉降率增快，肌肉活检示骨骼肌坏死及淋巴细胞浸润为特征，肌电图检查呈肌源性损害、糖皮质激素治疗等可与 SBMA 鉴别。

(4) 平山病：因二者均有上肢肌肉萎缩、肌肉跳动、病程进展缓慢、肌电图巨大电位需要鉴别。但平山病常在青少年起病，仅脊髓颈膨大受累明显，肌萎缩常以手部小肌肉为主，无肌酶升高，屈颈位颈椎磁共振检查有特征性改变，双下肢的肌电图正常，可与 SBMA 鉴别。

(5) 成年型脊肌萎缩症：因有四肢近端无力和萎缩、进展较慢、肌电图巨大电位，需与 SBMA 鉴别。但 SMA Ⅲ型通常无血清肌酸激酶升高和感觉神经传导速度减慢，另外，对 SMA Ⅲ型和 SBMA 进行基因检测可资鉴别。

(6) 雄激素不敏感综合征(androgen insensitivity syndrome，AIS)：因均有性功能障碍，需与 SBMA 鉴别。但 AIS 没有神经症状如四肢近端无力和萎缩可资鉴别。

(四) 平山病

平山病(Hirayama disease，HD)，又称少年上肢远端肌萎缩症(juvenile type of distal muscular atrophy，

JDMA）、慢性上肢节段性脊肌萎缩症（chronic segmental spinal muscular atrophy of upper extremities）和良性局限性肌萎缩症（benign focal amyotrophy）。平山病与运动神经元病等临床表现相似，但其病因、发病机制和预后与运动神经元病完全不同。平山病呈良性过程，其脊髓前角细胞慢性缺血性损害可能与颈椎前屈时椎管后壁前移压迫颈髓和脊髓前动脉以致脊髓前角供血减少相关，从而引起"屈性脊髓病"。

1. **临床特征** 青少年期（15~25 岁）隐袭起病，男性明显多于女性（7∶1），主要为手部的大鱼际肌、小鱼际肌、骨间肌及前臂远端肌肉无力和萎缩，多为单侧损害，部分为不对称双侧损害。病情缓慢进展，绝大多数患者在 5 年内可自然中止。患者握力减弱，上肢腱反射减弱，手部发凉，双下肢肌力正常。单侧上肢或双上肢肌肉 EMG 可出现失神经、神经再支配改变，轻度肌肉收缩时 EMG 波幅增高，时相延长的巨大动作电位，神经传导速度不受影响。双下肢肌肉 EMG 检查正常。颈部过屈位 MRI 示颈硬脊膜囊增宽和颈髓变小。

2. **诊断要点** ①青少年期缓慢起病，手及前臂远端肌肉不对称无力和萎缩；②双上肢下运动神经元损害表现；③双上肢肌肉 EMG 巨大电位，双下肢正常；颈部过屈位 MRI 示颈硬脊膜囊增宽和颈髓变小；④预后良好。

3. **鉴别诊断**

（1）腓骨肌萎缩症：部分腓骨肌萎缩症患者前臂和手部小肌萎缩萎缩明显，需与平山病鉴别。但腓骨肌萎缩症的神经传导速度常常减慢，且有弓形足和小腿肌明显萎缩，可资鉴别。

（2）包涵体肌病：包涵体肌病有远端肌萎缩，血清肌酸激酶水平轻度升高或正常，需与平山病鉴别。但包涵体肌病为肌源性损害，肌活检可见镶边空泡，可资鉴别。

（五）其他前脊髓前角细胞疾病

1. **肩腓型肌萎缩症**（scapulo peroneal atrophy）

（1）临床特征：肩腓型肌萎缩症最早在 1886 年报道，主要表现为 30 岁后隐袭出现双下肢腓部和肩胛带肌萎缩和肌无力。下肢主要累及腓骨长、短肌和胫前肌，足肌不受累。肩带部主要累及胸锁乳突肌、菱形肌、斜方肌和冈上肌。病情进展缓慢，可有关节挛缩和心脏改变，不影响生命年限。血清肌酶谱正常，肌电图为神经源性损害。

（2）诊断要点：①成人缓慢起病；②肩腓部无力和肌萎缩；③血清肌酶正常，受累肌肉 EMG 巨大电位；④预后较好。

（3）鉴别诊断

1）肌源性肩胛腓骨肌萎缩症：因均有腓骨肌和肩胛带肌肉萎缩无力，故常常需要与神经源性肩胛腓骨肌萎缩症鉴别。两者临床表现相似，临床上区分较难，需要借

助于肌电图和肌活检查进行鉴别。但肌源性肩胛腓骨肌萎缩症除腓骨肌和肩胛带肌肉萎缩无力的特征性体征以外，常有心电图异常如心律失常、左心室肥厚，可发生左心功能不全。肌电图和肌活检为肌源性损害，位于 12 号染色体 *MYH7* 基因存在一种 5533C>T 的突变，可与神经源性肩胛腓骨肌萎缩症相鉴别。

2）腓骨肌萎缩症：因腓骨肌萎缩症有腓骨肌萎缩、弓形足、肌电图为神经源性损害，需与神经源性肩胛腓骨肌萎缩症鉴别。但腓骨肌的萎缩症呈典型的鹤腿样改变，有明显的神经传导速度减慢，而且大多数腓骨肌萎缩症不会出现肩胛带或上肢近端肌肉萎缩和无力，可资鉴别。

3）面肩肱型肌营养不良症：因均有明显的肩胛带肌萎缩，需与神经源性肩胛腓骨肌萎缩症鉴别。但面肩肱型肌营养不良症主要表现为面部口轮匝肌和眼轮匝肌等肌肉的无力、肩胛带肌萎缩、上臂肌无力和萎缩，基本不会出现腓骨肌的萎缩和无力。肌电图和肌活检均表现为典型的肌源性损害。必要时可做面肩肱型肌营养不良的基因诊断。

4）强直性肌营养不良：少数强直性肌营养不良在其发病某一阶段可出现肩胛腓骨肌综合征，但是肩胛腓骨肌萎缩症没有强直性肌营养不良特征性症状如斧状脸、鹅颈、秃发可予鉴别。

5）肌炎：少数肌炎表现为肩胛腓骨肌萎缩症，需与本病鉴别。肌炎患者会出现发热或疼痛，其肌活检肌源性改变的同时应有炎性细胞浸润。

2. **远端型脊肌萎缩症**（distal spinal muscular atrophy, DSMA）

（1）临床特征：远端型脊肌萎缩症的临床表现类似腓骨肌萎缩症，故又称为腓骨肌萎缩型脊肌萎缩症，主要为常染色体显性遗传，本病罕见。主要特征为 15~30 岁隐袭起病，双下肢远端肌无力和肌萎缩，可逐渐累及手部及前臂肌肉，踝反射减弱或消失，弓形足常见，不影响生命年限。血清肌酶正常，EMG 为神经性损害。

（2）诊断要点：① 15~30 岁隐袭起病；②类似腓骨肌萎缩样临床表现；③血清肌酶正常，受累肌肉 EMG 巨大电位；④预后较好。

（3）鉴别诊断：主要与腓骨肌萎缩症进行鉴别，因两者均有腓骨肌萎缩。但腓骨肌萎缩症除腓骨肌萎缩以外，常有弓形足、鹤腿、腓神经传导速度常明显减慢，而远端型脊肌萎缩症的神经传导速度正常，肌电图有巨大电位，可资鉴别。有困难时可做基因检测进行鉴别。

3. **面肩肱型肌萎缩症**（facioscapuloperoneal muscular atrophy）

（1）临床特征：面肩肱型肌萎缩症为常染色体显性遗传，于成年期隐袭起病，缓慢进展。主要表现为面部和肢

体肌跳和肩胛带肌萎缩。血清肌酶基本正常,肌电图有巨大电位,感觉和运动神经传导速度基本正常。

(2)诊断要点:①常染色体显性遗传,成人隐袭起病;②类似面肩肱型肌营养不良症样临床表现;③血清肌酶正常,受累肌肉 EMG 巨大电位;④预后较好。

(3)鉴别诊断:主要与面肩肱型肌营养不良症进行鉴别,因两者均有面部、肩胛带肌和上臂肌萎缩,血清肌酸激酶基因正常或轻度升高。主要是通过肌电图检测:面肩肱型肌萎缩症有巨大电位,而面肩肱型肌营养不良症为肌源性损害,可资鉴别。有困难时可做基因检测进行鉴别。

4. **少年型进行性延髓麻痹**(juvenile progressive bulbar palsy)

(1)临床特征:少年型进行性延髓麻痹又称 Fazio-Londe 病,罕见,是一组累及脑神经的遗传病。一般在少年期隐匿起病,逐渐加重。临床上以单侧眼外肌麻痹或面瘫为首发症状,表现为睑下垂,闭眼无力,不能抬头,眼球运动受限,面肌萎缩,累及额肌和咬肌。稍后出现舌肌萎缩和纤颤、吞咽困难、构音障碍和流涎等延髓麻痹症状,四肢反射低。晚期出现四肢和躯干肌无力和萎缩,可累及呼吸肌,一般起病后数年死亡。本病主要为常染色体隐性遗传,EMG 有巨大电位。

(2)诊断要点:①少年期隐匿起病,进行性发展;②脑干运动神经核受损害表现如眼肌麻痹和延髓麻痹。四肢近端肌肉萎缩,腱反射低;③EMG 提示前角损害;④有家族史。

(3)鉴别诊断:主要与肌萎缩侧索硬化症的延髓型进行鉴别,因两者均有舌肌萎缩和纤颤、吞咽困难、构音障碍和流涎等延髓麻痹症状,肌电图检测有巨大电位。但肌萎缩侧索硬化症的延髓型一般无眼球运动障碍、无上睑下垂和闭眼困难,可资鉴别。必要时可做基因检测进行鉴别。

二、周围神经疾病

(一)糖尿病性周围神经疾病

1. **临床特征** 该病是葡萄糖代谢障碍导致的周围神经病,在我国占糖尿病患者的 5%,常见于 50 岁以上的糖尿病患者。临床表现多样,与受累的周围神经的数量有关,最常见的类型是远端对称性感觉性多发性周围神经病伴自主神经功能障碍;痛性非对称性多数性神经病引起的下肢不对称性肌萎缩、骨盆带和大腿肌萎缩也较常见,通常称为糖尿病性肌萎缩(diabetic amyotrophy)。肌萎缩是糖尿病性周围神经疾病的主要体征之一,同时伴有始于一侧背部或臀部阵发性撕裂样剧痛。病理改变主要为神经纤维节段性脱髓鞘和有髓神经纤维的缺失。

2. **诊断要点** ①确诊为糖尿病;②受累神经支配区持续性疼痛、感觉障碍、肌力减退和肌肉萎缩,常有振动觉减弱和踝反射消失;③ EMG 检测神经传导速度减慢。

3. **鉴别诊断** 主要与各种原因的周围神经损害疾病,如异烟肼性周围神经病、铅中毒性周围神经病等进行鉴别,因它们均有周围神经损害的共同表现,如远端肌肉无力、疼痛、神经传导速度减慢。但通过询问病史、药物或毒物史可提供鉴别的线索,然后进行相应的检测,如血糖水平和糖化血红蛋白、血铅含量等,可资鉴别。

(二)急性炎症性脱髓鞘性多发性神经病

急性炎症性脱髓鞘性多发性神经病(acute inflammatory demyelinating polyneuropathy,AIDP),又称吉兰-巴雷综合征(Guillain-Barré syndrome,GBS),以往多译为格林-巴利综合征。

1. **临床特征** 该病为急性或亚急性起病,病理改变为周围神经炎性脱髓鞘,临床表现为四肢对称性、弛缓性瘫痪的自身免疫病。多数患者起病前 4 周内有胃肠道或呼吸道感染症状,急性或亚急性起病。弛缓性瘫痪可自肢体远端向近端发展,严重者波及躯干,出现呼吸肌瘫,可出现四肢肌肉萎缩。脑神经损害以双侧周围性面瘫最常见,可有多汗、皮肤潮红,严重病例出现心动过速。脑脊液改变常在发病后 14 天出现蛋白细胞分离现象。

2. **诊断要点** ①发病前 4 周内有胃肠道或呼吸道感染症状,急性或亚急性起病;②两侧对称性四肢弛缓性瘫痪,可有肌肉萎缩,双侧周围性面瘫;③脑脊液蛋白细胞分离。

3. **鉴别诊断** 因有四肢肌无力在临床上需与周期性瘫痪、重症肌无力、播散性脊髓炎鉴别,但它们均有自身的突出特征,如低钾性周期性瘫痪的血钾低,重症肌无力的病态疲劳、晨轻暮重,播散性脊髓炎的感觉平面及括约肌功能障碍,吉兰-巴雷综合征的脑脊液蛋白细胞分离,可资鉴别。

(三)正中神经麻痹

1. **临床特征** 正中神经由 $C_5 \sim T_1$ 的纤维组成,沿肱二头肌内侧沟伴肱动脉下降至前臂之后分支,支配旋前圆肌、桡侧腕屈肌、各指屈肌、掌长肌、拇对掌肌及拇短展肌。正中神经受损部位不同,其临床表现不同。本节主要指上臂正中神经受损的诊断要点。

2. **诊断要点** ①前臂旋前受限,握拳无力,拇指不能对掌、外展,大鱼际肌萎缩;②掌心、大鱼际、桡侧三个半手指掌面和 2、3 指末节背面的皮肤感觉减退或丧失,灼性神经痛。

3. **鉴别诊断** 正中神经麻痹主要与局部软组织损伤引起的上肢痛和无力和手部肌萎缩鉴别,后者常有外伤史,局部红、肿、痛,无感觉障碍,神经传导正常,可资鉴别。

（四）尺神经麻痹

1. **临床特征** 尺神经由 C_7~T_1 的纤维组成，主要支配尺侧腕屈肌、指深屈肌尺侧半、小鱼际肌、拇收肌与骨间肌，还支配手掌面 1 个半指，背面 2 个半指的皮肤感觉。尺神经损伤常见于腕、肘部外伤，尺骨鹰嘴部骨折、肘部受压等。

尺神经损伤主要表现为手部小肌肉的运动丧失，精细动作困难；屈腕能力减弱并向桡侧偏斜；拇指不能内收，其余各指不能内收和外展；小鱼际肌和骨间肌萎缩。第 4、5 指的指间关节弯曲，形成"爪形手"。环指尺侧半、小指感觉减退或丧失。

尺神经在肘管内受压的临床表现称为肘管综合征，主要为手部尺侧感觉障碍，小肌肉萎缩，肘关节活动受限，肘部尺神经增粗以及肘内侧压痛。

2. **诊断要点** ①运动障碍：手部骨间肌、小鱼际肌、萎缩无力，"爪形手"，精细动作困难；②感觉障碍：环指尺侧半、小指感觉减退或丧失；③肘管综合征除上述要点外，还有肘关节活动受限，肘部尺神经增粗以及肘内侧压痛。

3. **鉴别诊断** 尺神经麻痹主要与局部软组织损伤引起的前臂和手部小肌肉无力和萎缩鉴别，后者常有外伤史，被动运动手指关节、掌指关节痛，神经传导正常，可资鉴别。

（五）桡神经麻痹

1. **临床特征** 桡神经源自 C_5~T_1 神经根，主要支配伸肘、伸腕及伸指的肌肉。桡神经损伤的常见病因是骨折、外伤、炎症或睡眠时以手代枕、手术中上肢长时间外展和受压、上肢被缚过紧等。典型表现为腕下垂，但受损伤部位不同，其症状有差异。

2. **诊断要点** ①高位损伤时上肢所有伸肌瘫痪和萎缩，肘关节、腕关节和掌指关节均不能伸直；手呈旋前位，垂腕，握力减弱；②上臂中 1/3 以下损伤时，伸肘功能保留；③在前臂上部损伤时伸肘功能保留；④腕关节部损伤时仅出现虎口区感觉障碍。

3. **鉴别诊断** 桡神经麻痹主要与局部软组织损伤引起的前臂和手部伸肌无力和萎缩，不能伸腕进行鉴别，后者常有外伤史，被动运动手指关节、掌指关节痛，神经传导正常，可资鉴别。

（六）腓总神经麻痹

1. **临床特征** 腓总神经源自 L_4~S_3 神经根，在腓骨颈前分为腓深和腓浅神经，前者支配胫骨前肌、趾长伸肌、蹬长伸肌、蹬短伸肌和趾短伸肌，后者支配腓骨长肌和腓骨短肌及足背 2~5 趾背面皮肤。

腓总神经麻痹常见各种原因的压迫（如两腿交叉久坐，下肢石膏固定不当、沉睡者卧姿不当等）、腓骨头部外伤、骨折、糖尿病、感染、酒精中毒和铅中毒等。

腓总神经麻痹的临床表现包括足与足趾不能背屈，足下垂并稍内翻，行走时为使下垂的足尖抬离地面而用力抬高患肢，并以足尖先着地呈跨阈步态。胫骨前肌、腓骨长肌和腓骨短肌萎缩无力，不能用足跟站立和行走，感觉障碍在小腿前外侧和足背。

2. **诊断要点** ①足与足趾不能背屈；②跨阈步态；③胫骨前肌、腓骨长肌和腓骨短肌萎缩无力，不能足跟走路；④小腿前外侧和足背感觉障碍。

3. **鉴别诊断** 腓总神经麻痹主要与局部软组织损伤和踝关节韧带损伤引起的足不能背屈相鉴别，后者常有外伤史，被动运动时踝关节痛，腓总神经传导正常，可资鉴别。

（七）胫神经麻痹

1. **临床特征** 胫神经由 L_4~S_3 神经根组成，支配腓肠肌、比目鱼肌、腘肌、跖肌、趾长屈肌和蹬长屈肌以及足底的所有短肌。其感觉分支分布于小腿下 1/3 后侧与足底皮肤。

胫神经麻痹多为药物、酒精中毒，糖尿病等引起，也见于局部囊肿压迫及小腿损伤。当胫神经及其终末支在踝管处受压时，可引起特征性表现——足与踝部疼痛及足底部感觉减退，称为踝管综合征。其病因包括穿鞋不当、石膏固定过紧、局部损伤后继发的创伤性纤维化以及腱鞘囊肿等。

胫神经损伤的主要表现是足与足趾不能屈曲，不能用足尖站立和行走，感觉障碍主要在足底。

2. **诊断要点** ①足与足趾不能屈曲；②足底肌萎缩，不能足尖站立和行走；③足底感觉障碍。

3. **鉴别诊断** 胫神经麻痹主要与小腿后部局部软组织损伤和踝关节韧带损伤引起的足不能跖屈、足趾不能屈曲相鉴别，后者常有外伤史，被动运动时踝关节痛及腓肠肌痛，胫总神经传导正常，可资鉴别。

（八）腓骨肌萎缩症

腓骨肌萎缩症（Charcot-Marie-Tooth disease，CMT）也称为遗传性运动感觉性神经病，由基因突变所致，是遗传性周围神经病中最常见的类型。

1. **临床特征** CMT 多在儿童期或青少年期起病，主要表现为进行性四肢远端肌肉萎缩和无力，以双下肢明显。根据神经传导速度将 CMT 分为 1 型和 2 型：传导速度 <38cm/s 为 1 型，即以脱髓鞘为主；正常或接近正常为 2 型，即轴索损害为主。

2. **诊断要点**

(1) CMT 1A 型：①儿童期或青春期出现缓慢进展的

对称性双下肢无力；②"鹤腿"，垂足、弓形足，可有脊柱侧弯；③腱反射减弱或消失，常伴有感觉障碍；④常有家族史；⑤周围神经运动传导速度减慢，神经活检显示神经源性肌萎缩；⑥基因检测 PMP-22 基因重复突变等。

（2）CMT2 型：① 20 多岁起病；②临床表现与 CMT1 相似；③神经传导速度正常或接近正常。

3. **鉴别诊断** 腓骨肌萎缩症主要与远端型肌营养不良症、慢性炎症性脱髓鞘性多发性神经病、远端型脊肌萎缩症鉴别，但各种疾病均有显著的临床特征，易于鉴别。如远端型肌营养不良症的肌电图为肌源性损害、血清肌酸激酶水平常升高；慢性炎症性脱髓鞘性多发性神经病无弓形足；远端型脊肌萎缩症肌电图有巨大电位、神经传导速度正常。

52.2 肌源性肌肉萎缩

一、获得性肌病

（一）多发性肌炎

1. **临床特征** 多发性肌炎（polymyositis）是一组对称性四肢近端、颈肌、咽肌无力，肌肉压痛及血清酶增高为特征的弥漫性肌肉炎症性疾病。在各个年龄阶段均可发病，女性较多。部分患者病前有病毒感染史或恶性肿瘤史。主要临床特征是四肢近端无力，骨盆带、肩带肌肉萎缩，上楼、起蹲困难，双臂不能高举，抬头、构音、吞咽困难，关节、肌肉痛，肌肉压痛明显，腱反射减弱或消失，无感觉障碍。急性期周围血 WBC 增高，红细胞沉降率增快，血清 CK 明显增高。肌电图肌源性损害，肌活检见纤维变性、坏死、再生、炎性细胞浸润、血管内皮细胞增生。

多发性肌炎与免疫失调有关，包括细胞免疫和体液免疫的异常。90% 的患者血清抗肌球蛋白抗体阳性，50% 的患者抗核抗体阳性，肌纤维及其周围可见 T 辅助细胞。

2. **诊断要点** ①急性或亚急性起病，病前常有低热或感染；②四肢近端无力，骨盆带、肩带肌肉萎缩，上楼、起蹲困难，双臂不能高举，抬头、构音、吞咽困难；③关节、肌肉痛，肌肉压痛，腱反射减弱或消失，无感觉障碍；④急性期周围血 WBC 增高，红细胞沉降率增快，血清 CK 明显增高；⑥肌电图肌源性损害，肌活检见纤维变性、坏死、再生、炎性细胞浸润、血管内皮细胞增生。

3. **鉴别诊断** 急性起病、肌无力伴有轻度发热者，要注意与吉兰 - 巴雷综合征鉴别，后者有典型的脑脊液蛋白细胞分离现象，以面神经损害为主的多脑神经损害，EMG 提示神经源性损害。慢性起病者应与肢带型肌营养不良症鉴别，后者无肌痛和肌肉压痛，可有肌肉假性肥大和家族史，肌肉活检有重要鉴别意义。主诉肌无力活动加重，伴有吞咽困难，极少数注射新斯的明后症状也略有改善者，要注意与重症肌无力鉴别，后者有典型的晨轻暮重、病态疲劳、上睑下垂、复视，可资鉴别。

（二）皮肌炎

1. **临床特征** 皮肌炎（dermatomyositis，DM）主要累及皮肤和肌肉。急性或亚急性起病，在数周或数月内加重。典型的皮疹为眶周和上、下眼睑水肿性淡紫色斑和 Gottron 征，后者指四肢关节伸面的水肿性红斑，其他皮肤损害还包括光敏性皮疹、面部蝶形红斑等。因累及颈屈肌及四肢近端肌，出现抬头费力、梳头及上楼梯困难。严重的可累及延髓肌群和呼吸肌，出现吞咽、构音障碍及呼吸困难。常有肌肉疼痛或压痛，关节痛，可有心律失常、心肌炎等心脏表现；还可有消化道受累和肾受累等表现，少数病例合并其他自身免疫性疾病，如类风湿关节炎、系统性红斑狼疮、进行性系统性硬化等。还有少数病例可能伴发恶性肿瘤，如乳腺肿瘤、肺癌、卵巢癌和胃癌等。

在急性期，周围血白细胞数增高，红细胞沉降率增快，血清 CK 明显增高，可达正常的 10 倍以上。1/3 患者类风湿因子和抗核抗体阳性，免疫球蛋白及抗肌球蛋白的抗体增高。肌肉 MRI 的 STIR 相可见因炎症所致的弥漫或灶性水肿。肌电图呈肌源性损害。肌活检示束周肌纤维萎缩、微血管病变和炎症细胞浸润。

2. **诊断要点** ①急性或亚急性四肢近端及骨盆带肌无力伴压痛，眶周和上、下眼睑水肿性淡紫色斑和 Gottron 征，腱反射减弱或消失；②血清 CK 明显增高；③肌电图呈肌源性损害；④活检见典型肌炎病理表现和束周肌纤维萎缩。

3. **鉴别诊断**

（1）包涵体肌炎：因有肌肉炎性损害、吞咽困难，需与皮肌炎鉴别。包涵体肌炎的肌无力呈非对称性，远端肌群受累常见，如屈腕屈指无力与足下垂，肌痛和肌肉压痛非常少见，无皮扶损害。血清 CK 正常或轻度升高、肌肉病理发现嗜酸性包涵体和激素治疗无效可与多发性肌炎鉴别。

(2) 肢带型肌营养不良症：因有四肢近端和骨盆、肩胛带无力和萎缩，肌酶增高而需与皮肌炎鉴别。但肢带型肌营养不良症常有家族史，无肌痛，无皮损，病程更缓慢，肌肉病理表现以肌纤维变性、坏死、萎缩和脂肪组织替代为主，而无明显炎症性细胞浸润，可资鉴别。

(3) 重症肌无力：严重的皮肌炎患者晚期卧床不起，构音、吞咽困难要与本病鉴别。根据皮肌炎明显的皮肤损害、对抗胆碱酯酶药物治疗不敏感、血清酶活性增高，可与重症肌无力鉴别。

二、遗传性肌病

(一) 肌营养不良症

1. 假肥大型肌营养不良症（Duchenne 型）　Duchenne 型肌营养不良症（Duchenne muscular dystrophy，DMD）是最常见的 X 连锁隐性遗传性肌病，女性为致病基因携带者，所生男孩 50% 发病。该基因位于 Xp21，其基因组跨度 2 300Kb，是迄今为止发现的人类最大基因，cDNA 长 14Kb，含 79 个外显子，编码 3 685 个氨基酸，组成 427KD 的细胞骨架蛋白 - 抗肌萎缩蛋白（dystrophin），位于肌膜的质膜面，具有抗牵拉、防止肌细胞膜在收缩活动重撕裂的功能。患者因基因缺陷而使肌细胞内缺乏抗肌萎缩蛋白，造成功能缺失而发病。

(1) 临床特征：主要临床特征为 3~5 岁出现上楼困难，下蹲及起立扶膝，Gowers 征阳性，不能跳跃，小腿腓肠肌假性肥大，足尖走路。血清肌酸激酶显著增高。

(2) 诊断要点：① X 连锁隐性遗传，3~5 岁隐袭起病，骨盆带肌肉萎缩无力，走路易跌跤；②双小腿腓肠肌假性肥大，腱反射减弱或消失，无感觉障碍；③上楼及蹲位站立困难，翼状肩胛，鸭步，Gowers 征阳性，12 岁后不能行走，晚期关节挛缩及骨骼畸形；④血清 CK 显著升高，心电图右胸前导联出现高 R 波和左胸前导联出现深 Q 波，肌电图肌源性损害；⑤肌活检抗肌萎缩蛋白抗体染色阴性，DMD 基因检测为外显子缺失、重复或点突变；⑥ Becker 型肌营养不良症（BMD）临床表现与 DMD 类似，起病较晚，病情进展缓慢。

(3) 鉴别诊断

1) 婴儿型脊肌萎缩症：因有骨盆带肌无力和肌萎缩，需与 Duchenne 型肌营养不良症鉴别，但婴儿型脊肌萎缩症起病年龄更早，有时可见肌束震颤，血清肌酸激酶水平正常，SMN1 基因检测、肌电图检查及肌活检可鉴别。

2) 多发性肌炎：小儿因感染出现肌酶明显升高、四肢近端无力，需与 DMD 鉴别。但小儿多发性肌炎常急性或亚急性起病，常伴有肌痛、外周血白细胞升高、红细胞沉降率加快。经治疗病情明显改善可与 DMD 鉴别。

3) Emery-Dreifuss 肌营养不良症：此型肌营养不良症应与 Becker 型肌营养不良症鉴别，此型亦为 X 连锁隐性遗传，亦在儿童期发病，进展相当缓慢，其特点是有肘关节、跟腱和颈项肌肉的挛缩畸形。此外，多数患者有心脏的传导阻滞，且多为房室传导组滞。该病的基因已定位于 Xq28，其基因产物可能为 emerin，但其肌酶不高、无小腿肌肉假性肥大可与 BMD 鉴别。

2. 面肩肱型肌营养不良症　面肩肱型肌营养不良症（facioscapulohumeral muscular dystrophy，FSHD）基因定位在 4 号染色体长臂末端（4q35），在此区域有一与 KpnI 酶切位点相关的 3.3kb 重复片段。正常人该 3.3kb/KpnI 片段重复 10~100 次，而面肩肱型肌营养不良症患者通常少于 8 次，故通过测定 3.3kb/KpnI 片段重复的次数则可做出基因诊断。

(1) 临床特征：主要临床特征为面肌、肩胛带肌和上臂肌不对称性肌无力和肌萎缩，闭眼不全、不能鼓腮和吹口哨、上下唇外翻，双上臂平举不能、梳头困难，明显翼状肩胛，病情缓慢发展。

(2) 诊断要点：①常染色体显性遗传，青年期隐袭起病，缓慢进展；②面部、肩胛带和上臂肌肉萎缩，面部表情少，眼睑闭合无力，鼓腮困难，翼状肩胛，双臂不能平举；③血清 CK 基本正常，肌电图为肌源性损害；④ 4 号染色体长臂末端 3.3kb/KpnI 重复次数少于 8。

(3) 鉴别诊断

1) 重症肌无力：由于重症肌无力单纯眼型易与早期 FSHD 患者面肌无力时或累及患者眼外肌的 FSHD 特殊类型相混淆，虽然两类疾病都可引起闭眼不能或无力，但是重症肌无力有典型的"晨轻暮重"现象、新斯的明试验阳性、胸腺多有增大等易与 FSHD 鉴别。

2) 少年型脊肌萎缩症：虽然少年型脊肌萎缩症与 FSHD 都有肢体近端肌无力、肌萎缩等表现，但是前者肌萎缩和无力为对称性，肌电图有巨大电位，肌活检呈神经源性损害，与 FSHD 较容易鉴别。

3) 多发性肌炎：多发性肌炎与 FSHD 均有肩胛带肌萎缩和无力，但多发性肌炎常是对称性四肢近端无力且伴有肌痛，血清肌酶明显升高。肌活检见纤维变性、坏死、再生、炎性细胞浸润和血管内皮增生等炎性改变，血清免疫球蛋白和抗肌球蛋白抗体多有增高，与 FSHD 有明显不同，可资鉴别。

4) 肌管肌病：属先天性疾病，因有四肢近端肌无力和萎缩，与 FSHD 症状相似容易相混淆。但肌管肌病是对称性肌无力和肌萎缩，肌活检至少 20% 以上的肌纤维出现 1~4 个中央核，有核周空晕，肌膜核消失，在 HE 及改良 Gomori 染色中即可清晰查见，纵切面中央核呈链状排列。此外,常见Ⅰ型纤维直径缩小,Ⅱ型纤维正常,通常Ⅰ型纤维占优势,可资鉴别。

3. 肢带型肌营养不良症 肢带型肌营养不良症(limb-girdle muscular dystrophy,LGMD)是一类具有高度遗传异质性和表型异质性的常染色体遗传性肌病。根据遗传方式,常染色体显性遗传的称为LGMD1,常染色体隐性遗传的称为LGMD2。各自按每一个不同的致病基因分为不同的亚型,如LGMD1分为LGMD1A、1B、1C、1D和1E等类型;LGMD2分为LGMD2A、2B、2C、2D、2E、2F、2G、2H、2I和2J等类型。90%以上的肢带型肌营养不良症是常染色体隐性遗传,以LGMD2A型最常见。肢带型肌营养不良蛋白与附着于肌纤维膜上的抗肌萎缩蛋白-糖蛋白复合物构成一个肌纤维蛋白复合体。在复合体内,各蛋白之间紧密结合,互相关联。任何一种蛋白的缺失均会影响到整个膜结构的稳定,导致肌细胞的坏死。

(1)临床特征:肢带型肌营养不良症的主要临床特点为慢性进行性的四肢近端和骨盆带及肩胛带的肌肉萎缩和无力,无感觉障碍,四肢反射减弱,血清CK水平明显升高,肌电图肌源性损害。

肢带型肌营养不良症是遗传异质性疾病,有很多临床亚型,其表现有共性也有个性,见表52-3、表52-4。

(2)诊断要点:①常染色体隐性遗传或显性遗传,青年期隐袭起病,缓慢进展;②骨盆带肌肉萎缩,腰椎前凸,鸭步,上楼困难、梳头困难;③血清CK明显升高,肌电图为肌源性损害,肌活检为肌源性损害。

(3)鉴别诊断

1)Becker型肌营养不良症:肢带型肌营养不良症与Becker型肌营养不良症均有四肢近端肌无力和肌萎缩、血清CK明显升高,在临床上易于混淆。但Becker型肌营养不良症为X连锁隐性遗传,小腿肥大明显。如果仍不能区别,可做肌活检进行dystrophin染色或做基因检测,可明确诊断。

2)多发性肌炎:因肢带型肌营养不良症和多发性肌炎均有四肢近端肌无力和萎缩,血清CK明显升高,应与之鉴别。主要鉴别点是多发性肌炎有肌痛、病情变化快、对糖皮质激素治疗反应良好。

3)面肩肱型肌营养不良症:因肢带型肌营养不良症和FSHD均可在青少年期发病,均有肩胛带肌无力和萎缩,应与之鉴别。但FSHD患者为不对称性肩胛带肌无力和肌萎缩,翼状肩胛或足部背屈肌无力,血清CK轻度增高或正常,95%的患者存在4号染色体长臂D4Z43.3kb重复序列的缺失。

4)Emery-Dreifuss肌营养不良症:因在青少年期有缓慢发生的肌萎缩,需与肢带型肌营养不良症鉴别。但Emery-Dreifuss肌营养不良症有临床三联征:儿童早期起病的关节挛缩;缓慢进展的肌肉无力,肌肉萎缩呈肱腓型分布,晚期发展到肩胛带和盆带肌;心脏常出现心悸、晕厥、耐力差、阻塞性心力衰竭。X连锁患者EMD基因突变,该基因编码emrin,常染色体显性或隐性遗传的患者通常由LMNA基因突变引起,该基因编码laminA/C。血清肌酸激酶水平正常或轻度增高,也可与肢带型肌营养不良症鉴别。

表52-3 常染色体显性遗传肢带型肌营养不良症临床表现

肌病名称	发病年龄	临床表现		晚期表现
		症状	体征	
Myotilinopathy(LGMD1A)	18~35岁	近端无力	跟腱痉挛,构音障碍	远端无力
LGMD1B	出生到成人均可,1/2儿童起病	下肢近端无力		轻度肘关节挛缩,心律失常和其他心脏并发症,猝死
Caveolinopathy(LGMD1C)	0~5岁	痉挛,轻中度近端无力	腓肠肌肥大 心脏受累	
LGMD1D	25岁以内	扩张型心肌病,心脏传导障碍,近端肌无力		保持行走能力
LGMD1E	9~49岁	四肢近端无力	Pelger-Huet畸形	挛缩,吞咽困难
LGMD1F	1~58岁	四肢近端无力 盆带肌先受累	血清CK值正常至20倍高不等	远端无力
LGMD1G	30~47岁	下肢近端无力	手指和足趾进行性屈曲受限	上肢近端无力

表 52-4　常染色体隐性遗传肢带型肌营养不良症临床表现

肌病名称	发病年龄	临床表现		晚期表现
		症状	体征	
Calpainopathy（LGMD2A）	2~40 岁	四肢近端无力,奔跑困难,足尖行走	跟腱挛缩,翼状肩胛	起病后 11~28 年丧失行走能力
Dysferlinopathy（LGMD2B）	17~23 岁	不能足尖行走,奔跑或上楼梯困难	四肢远端（或盆带和股四头肌）无力,腓肠肌萎缩明显	起病后 15 年部分患者需用轮椅代步,双上肢近端肌肉萎缩明显
Sarcoglycanopathies（LGMD2C,LGMD2D,LGMD2E,LGMD2F）	5 岁以前	四肢近端肌无力,下肢重于上肢,上楼梯扶梯,类似 DMD	腓肠肌不肥大,Gowers 征阳性,不能连续跳跃	起病后 10~15 年部分患者需用轮椅代步
Telethoninopathy:（LGMD2G）	9~15 岁	四肢近端肌无力,奔跑行走困难,垂足	Gowers 征阳性,不能连续跳跃,足尖走路差,下肢皮肤毛增多且长	起病后 18 年丧失行走能力
LGMD2H	1~9 岁	四肢近端和面肌无力,竖颈困难,上楼梯费力	鸭步,颈部肌肉萎缩,膝反射减弱	起病后 20 年左右丧失行走能力
LGMD2I	5~27 岁	四肢近端无力,上肢近端重于下肢	腓肠肌假性肥大	发病后 23~26 年
LGMD2J	5~25 岁	下肢近端无力明显	Gowers 征阳性,不能连续跳跃	5~25 岁
LGMD2K	1~3 岁	易疲劳,上楼奔跑困难,智能言语发育迟滞	腓肠肌和大腿肥大。2/5 患有踝部挛缩,少数有肘、脊柱、颈部挛缩	17 岁左右

5）先天性肌营养不良症：该病是在出生时出现的肌无力,患儿通常肌张力很低,松软无力,血清酶增高。层黏蛋白缺乏型先天性肌营养不良症患者的脑 MRI 常表现为白质发育不良,为常染色体隐性遗传。

4. 眼咽型肌营养不良症（oculopharyngeal muscular dystrophy,OPMD）　眼咽型肌营养不良症基因位于染色体 14q11.2-13,其蛋白产物为多聚腺苷酸结合蛋白 2［Poly（A）binding protein 2,PABP2］,故也称多聚腺苷酸结合蛋白 2 基因。PABP2 蛋白存在于细胞核中,对信使 RNA 起增加 poly（A）的作用。PABP2 基因 1 号外显子上的 GCG 重复突变增加是发病的原因：正常人仅 6 次重复,而眼咽型肌营养不良症患者 GCG 重复 8~13 次,编码异常的多聚丙氨酸链。重复的次数越多,症状越重。

（1）临床特征：主要临床特征为双眼上睑下垂、闭合无力、双眼球活动明显受限、构音障碍、吞咽困难、颈肌萎缩、颈部细长。

（2）诊断要点：①常染色体显性遗传,40 岁左右隐袭起病,缓慢进展；②对称性上睑下垂和眼球运动障碍,面肌、眼肌无力和萎缩；③吞咽困难、构音不清；④血清

CK 正常,PABP2 基因 1 号外显子上的 GCG 重复次数大于 8。

（3）鉴别诊断：因重症肌无力出现上睑下垂、眼球活动障碍、构音不清,与眼咽型肌营养不良症的症状相似,故应与重症肌无力眼肌型相鉴别。重症肌无力是免疫缺陷导致的神经肌肉接头传递障碍肌病,临床主要表现为部分或全身骨骼肌病态疲劳,活动后症状加重,休息或经胆碱酯酶抑制药治疗后症状减轻。眼咽型肌营养不良症患者无病态疲劳,新斯的明试验、腾喜龙试验阴性,重复神经电刺激和 ACHR 抗体效价检测及基因检测也可鉴别。

5. Emery-Dreifuss 型肌营养不良症　Emery-Dreifuss 型肌营养不良症（Emery-Dreifuss muscular dystrophy,EDMD）的 X 连锁隐性遗传型（XL-EDMD）于 1962 年首先由 Emery 和 Dreifuss 描述,Rowland 于 1979 年提议将该病命名为 EDMD。1941 年 Hauptmann 等报道在法裔加拿大人家族中发现 EDMD 常染色体显性遗传型（AD-EDMD）。Raffaele 等在 2000 年报道了 EDMD 常染色体隐性遗传（AR-EDMD）,XL-EDMD 的发生率约

为 1/100 000，其中大约 1/10 的患者为新发突变导致发病。XL-EMD 基因位于 X 染色体，基因组跨度 2 100bp，含有 6 个外显子，编码由 254 个氨基酸组成 34kDa 的富含丝氨酸的 emerin 蛋白。除蛋白羧基端包含有 20 个疏水氨基酸序列外，其余部分均为亲水性。emerin 蛋白主要分布在骨骼肌、心肌和平滑肌的内核膜上，也可在其他组织，如结肠、睾丸、卵巢、胎盘等细胞质内弥散分布。emerin 蛋白通过其疏水的羧基端区域与核膜相连，其余部分位于核质内。emerin 抗体染色 XL-EDMD 患者肌肉，emerin 蛋白着色阴性，而 XL-EDMD 女性携带则为 emerin 蛋白部分表达。XL-EDMD 患者多为该基因的无义突变。

（1）临床特征：EDMD 主要以早期出现肘部屈肌、颈部伸肌和小腿腓肠肌挛缩，伴有不同程度的心脏受累为特征。血清肌酸激酶轻度升高或正常，病情进展缓慢。

（2）诊断要点：①X 连锁隐性遗传，5~15 岁缓慢起病。②临床特征为疾病早期出现肘部屈曲挛缩和跟腱缩短，颈部前屈受限，脊柱强直而弯腰、转身困难。③受累肌群主要为肱二、三头肌，腓骨肌和胫前肌，继之骨盆带肌和下肢近端肌肉无力和萎缩。腓肠肌无假性肥大。智力正常。④心脏传导阻滞，表现为心动过缓、晕厥、心房颤动等，心脏扩大，心肌损害明显。⑤血清 CK 轻度增高。⑥XL-EDMD 基因点突变。

（3）鉴别诊断：EDMD 需与其他一些能够引起选择性肌肉受累、关节挛缩或心脏受累的神经肌肉病相鉴别。其他疾病中，可能只表现为该三联征的一项或两项，只有 EDMD 同时具备此这三联征。需要鉴别的疾病包括如下几种。

1）Bethlem 肌病（Bethlem myopathy）：是一种常染色体显性遗传性肌营养不良症，基因突变位置在 21q22.3-2q37，该病不常见。肌萎缩常发生于 5 岁以前，患者表现为四肢近端肌无力，关节挛缩主要为踝关节和肘关节，脊柱很少累及。该患者的血清 CK 升高，骨盆带肌无力和萎缩明显，可与 EDMD 鉴别，必要时可做基因检测进行鉴别。

2）肩胛带肌 - 腓骨肌受累综合征：这类肌病通常选择性累及肩胛带肌群和腓骨肌群，某些类型还可合并存在关节挛缩或心脏受累的表现。无关节挛缩和心脏受累的肩胛带肌 - 腓骨肌受累综合征包括面肩肱型肌营养不良症、成人起病的肩胛带肌 - 腓骨肌性肌病、与 12 号染色体相关的肩胛带肌 - 腓骨肌性肌营养不良症、Stark-Kaeser 型脊肌萎缩以及某些类型的玻璃体肌病等。而常染色体显性遗传型肱骨盆带肌 - 腓骨肌性肌病是一种合并有关节挛缩无心脏受累的肩胛带肌 - 腓骨肌受累综合征，该病早期即出现关节挛缩。合并有心

肌病和智能障碍的肩胛带肌 - 腓骨肌性肌营养不良症则只有心脏受累而无关节挛缩表现。基因检测有助于鉴别。

（二）远端型肌营养不良症

远端型肌营养不良症（Distal muscular dystrophy）是一组遗传方式各异，以四肢远端的肌无力和肌萎缩为主要表现的肌病。该病于 1902 年由 Gowers 首先报道。随着近几十年分子生物学的发展，该组疾病的许多致病基因已被定位，并探测出多种新的诊断技术和防治方法。远端型肌病依据临床表现、组织病理和基因分型主要分为以下几种。

1. Welander 远端肌病（Welander distal myopathy，WDM） 该病也叫做成人晚发型肌病 I 型（late adult onset distal myopathies type I），该病属常染色体显性遗传疾病，基因定位于 2p13，但致病基因尚未被克隆。Walander 在 1952 年首先报道，主要发生在瑞典，发病率高达 1/1 000，在芬兰的发病也较多。

（1）临床特征：患者 20~77 岁发病，首发症状为手部肌肉（如手指伸肌）无力，精细动作不灵活。随着病情缓慢发展，可出现下肢远端肌（如足）的伸肌肌群无力，跨阈步态。少有四肢近端肌无力，无心肌受累。血清 CK 值正常或轻度升高。肌电图显示多为肌源性损害。肌肉活检呈慢性肌病改变，有边缘空泡和脂肪和结缔组织增生，肌细胞核和胞质中出现管状细丝包含物，患者可有周围神经损伤。

（2）诊断要点：①常染色体显性遗传，20~77 岁缓慢起病；②手和足的伸肌无力和萎缩，精细动作不灵活，跨阈步态；③血清 CK 值正常或轻度升高，肌电图为肌源性损害；④肌肉活检呈慢性肌病改变。

（3）鉴别诊断：该病主要与引起手伸肌无力的桡神经损害相关疾病进行鉴别，与跨阈步态的腓总神经麻痹、腓骨肌萎缩症、Nonaka 远端型肌病和胫骨远端肌营养不良症进行鉴别。肌电图和基因检测可进行鉴别。

2. 胫骨远端肌营养不良症（tibial muscular dystrophy，TMD） 该病也称为芬兰型远端肌病（Finnish distal myopathy）和晚发远端肌营养不良症 IIa，属常染色体显性遗传，致病基因定位于 2q31，由 titin 基因突变所致。该基因纯合子突变时可致更严重的肢带肌营养不良 2J 型。该病在芬兰的发病率约 6/100 000，在我国少见。

（1）临床特征：TMD 一般病变仅局限于下肢，主要累及胫前肌，进而波及伸趾肌，双足背屈困难、足下垂、跨阈步态，不能用足跟走路。下肢感觉无异常。病情缓慢进展，可累及到下肢和上肢近端和面肌，但手肌、心肌和呼吸肌不受累。一般患者能保持终生活动能力。发病早的患者可能在 60 岁以后丧失行走能力。血清 CK 轻度升

高,肌电图示肌源性损害。肌肉活检示肌纤维断裂,细胞核内移,肌纤维再生;肌细胞呈嗜碱性,无炎细胞浸润;部分患者可见明显的镶边空泡。电镜下可见肌原纤维溶解、崩解,Z线呈水纹状。CT显示小腿肌肉有萎缩和脂肪变性。

(2)诊断要点:①常染色体显性遗传,成年缓慢起病;②小腿胫前肌萎缩,足下垂、跨阈步态,不能以足跟走路,无感觉障碍;③病情缓慢进展,可有下肢和上肢近端肌萎缩,但手肌、心肌和呼吸肌不受累;④血清CK值正常或轻度升高,肌电图为肌源性损害,CT显示小腿肌肉有萎缩和脂肪变性,肌肉活检呈慢性肌病改变。

(3)鉴别诊断:主要与具有跨阈步态的腓总神经麻痹、腓骨肌萎缩症、Nonaka远端型肌病和Welander远端肌病进行鉴别。肌电图和基因检测具有明确的鉴别价值。

3. Miyoshi远端型肌病(Miyoshi myopathy,MM) 该病也称青少年早发肌病Ⅱ型和Miyoshi远端肌营养不良症(Miyoshi distal muscular dystrophy)。该病最先由日本学者Miyoshi报道,我国也有发生。MM为常染色体隐性遗传,基因定位于2p13.3-13.1,cDNA长6 234bp,含有55个外显子,编码2 080个氨基酸,组成230kD的dysferlin蛋白。该蛋白定位在肌细胞膜,其功能与膜的融合的修复有关。*Dysferlin*基因的插入、缺失或点突变造成dysferlin蛋白缺失而致病。*MM*和*LGMD2B*基因定位相同,是等位基因疾病。

(1)临床特征:一般在10~40岁发病,最初主要为小腿腓肠肌和比目鱼肌无力,剧烈活动之后可出现肌肉痛,足尖走路困难,可足跟走路。随病情缓慢进展,肌萎缩可波及近端肌如臀肌、股四头肌、髂腰肌、肱二头肌、肱三头肌等,晚期累及小腿前部肌、肩胛带肌和上肢远端肌肉。呼吸肌一般不受累,10~15年后患者开始依赖轮椅生活。同一家族的不同成员之间可以有不同的症状。血清CK明显升高,为正常值的20~100倍。肌电图为肌源性损害。肌肉活检肌肉病理示显著的肌纤维萎缩、变性、坏死及再生,肌内膜及肌内膜周围胶质增生。肌肉MRI显示选择性腓肠肌和比目鱼肌损害,信号中度升高,表明有脂肪浸润。

(2)诊断要点:①常染色体隐性遗传,10~40岁缓慢起病;②小腿腓肠肌无力和萎缩,足尖走路困难,活动后肌痛;③随病情发展,可累及髂腰肌、股四头肌、肱二头肌、肱三头肌;④血清CK为正常值的20~100倍。肌肉MRI显示选择性损伤腓肠肌和比目鱼肌,有脂肪浸润。肌肉活检为免疫检测dysferlin表达阴性。

(3)鉴别诊断:主要与不能足尖走路的疾病鉴别,如各种原因引起的胫神经损害。

(三)先天性肌营养不良症

先天性肌营养不良症(congenital muscular dystrophy,CMD)是一组常染色体隐性遗传性肌病,在出生时或生后数月内出现症状,具有临床和遗传异质性。其主要临床表现为婴儿早期出现肌无力、肌张力低下,运动发育落后,关节挛缩等。肌肉病理为肌营养不良的特征性改变,即肌纤维大小不等,圆形,脂肪和结缔组织增生等,但变性、坏死及再生等改变没有DMD明显。

1. Merosin蛋白缺失型先天性肌营养不良症(merosin deficient congenital muscular dystrophy,MDC1A) 该病为常染色体隐性遗传,基因定位于6q22-q23,含有64个外显子,编码3 088个氨基酸,组成merosin蛋白,主要位于横纹肌的肌膜。该基因突变引起merosin蛋白的缺乏可造成造成细胞骨架与细胞外基质的连接破坏,导致肌纤维变性、坏死。

(1)临床特征:患儿多在出生时或出生后6个月内发病,表现为肌张力低,四肢近端肌无力和肌萎缩,吮吸无力。严重的患者终生不能行走。随着年龄增长,病情可有改善,在2~3岁可独坐。轻微智力障碍,30%的病例伴有不同类型的癫痫。血清CK升高,可达正常值的3~150倍。肌电图为肌源性损害。肌活检为肌纤维呈圆形,大小不等,大量的肌细胞坏死和再生,肌间质纤维化,merosin蛋白抗体染色检测阴性。脑MRI示脑室周围和白质髓鞘发育不良,可有枕叶巨脑回或无脑回畸形。CT可见广泛的脑白质低密度影。

(2)诊断要点:①常染色体隐性遗传,出生时或出生后6个月内发病;②肌张力低,四肢近端肌无力和肌萎缩,吮吸无力,不能行走;③轻微智力障碍,可有不同类型的癫痫发作;④血清CK3~150倍升高,肌电图为肌源性损害,肌活检为肌细胞坏死和再生,肌间质纤维化,merosin蛋白抗体染色检测阴性。MRI有脑白质发育不良,可有枕叶巨脑回或无脑回畸形。

(3)鉴别诊断:因出生时就有肌张力低、哭声小、吸吮无力、喂养困难,要注意与脊肌萎缩症1型、糖原贮积症2型的婴儿型、先天性重症肌无力鉴别。脊肌萎缩症1型血清肌酸激酶不高,肌电图有巨大电位;糖原贮积症2型的婴儿型有心脏扩大;先天性重症肌无力的母亲有重症肌无力的特征性表现,可与Merosin蛋白缺失型先天性肌营养不良症鉴别。

2. Ullrich先天性肌营养不良症(Ullrich congenital muscular dystrophy,UCMD) 该病也称为Ullrich病,属常染色体隐性遗传性疾病。基因定位于2q37,编码Ⅵ型胶原,对肌纤维及结缔组织有重要作用。该病在1930年由Ullrich最先描述,当时被称为迟缓硬化型先天肌营养不良症(scleroatonic muscular dystrophy)。

（1）临床特征：婴儿期起病，表现为肌张力低，肌无力和近端关节挛缩，斜颈，脊柱后侧凸，远端关节过度伸展，髋关节脱位，呼吸功能不全。典型患儿有特征性面容：圆脸，眼睑下垂，招风耳。智力正常，脑部 MRI 无异常。随病情进展，患儿手指关节过度伸展和跟部肌腱挛缩加重，脊柱强直症状更加明显，四肢伸肌皮肤高度角化。在患病的 10~20 年内，由于胸壁和膈肌无力，可导致肺部感染致呼吸衰竭而致死。血清 CK 正常或轻度升高，肌电图为肌源性损害，肌肉活检呈不同程度的肌细胞坏死和再生，线粒体形态异常、体积变小、线粒体嵴和所含基质减少。胶原Ⅵ抗体检测阴性。

（2）诊断要点：①常染色体隐性遗传，婴儿期起病；②肌张力低，肌无力和近端关节挛缩，远端关节过度伸展，脊柱后侧凸；③特征性面容：圆脸，眼睑下垂，招风耳，可有髋关节脱位和呼吸功能不全，智力正常；④血清 CK 轻度升高。肌活检为肌源性损害，胶原Ⅵ抗体检测阴性。脑部 MRI 无异常。

（3）鉴别诊断：因出生时就有肌张力低、远端关节过度伸展，要注意与脊肌萎缩症 1 型、糖原贮积症 2 型的婴儿型进行鉴别。

3. 福山型先天性肌营养不良症（Fukuyama congenital muscular dystrophy，FCMD）　该病为常染色体隐性遗传，基因（*Fukutin*）定位于 9q31，包含 10 个外显子，编码含 461 个氨基酸组成 56kDa 的蛋白，目前功能不清。以 *Fukutin* 基因序列推测，可能编码一种糖基转移酶，该糖基转移酶可能与 α-DG 的糖基化有关。基因突变类型有无义突变、错义突变、插入和缺失。本病在日本多见，发病率为 (0.7~1.2)/10 000，其他国家少有报道。

（1）临床特征：FCMD 主要临床特征是严重的先天性肌营养不良伴智能发育迟缓。患儿在子宫内已有运动减少，新生儿期肌张力低伴吮吸和哭泣无力。关节过度伸展，面肌无力表现为不能闭口，挛缩主要发生在髋、膝和踝关节。大多数患儿不能行走，少数能走很少几步。可有舌肌和腓肠肌肥大。患儿通常在 10 岁以前就卧床不起，常有脊柱侧凸和扩张性心肌病及充血性心力衰竭，大多数患者在 20 岁前死亡。智能低下，智商评分在 30~50 分，80% 患儿有癫痫发作，首次发作一般在 3 岁左右。50% 的患者有眼部病变，包括视神经萎缩、近视、远视、斜视、视网膜剥离、眼底色素形成等。FCMD 另一常见的重要特征是脑部畸形，主要有多脑回、巨脑回和大脑小脑的无脑回畸形，另外可能有神经元可异位于脑脊髓软膜、脑积水、大脑半球间融合、小脑叶间融合和皮质脊髓束发育不全等。

患者血清 CK 是正常值的 20~50 倍，在 6 岁左右达高峰。头部影像学发现脑部畸形、脑积水、白质密度降低，部分患者还有胼胝体、小脑、脑干发育不全。肌肉活检呈典型的肌营养不良的改变，结缔组织增生、脂肪浸润等。免疫组织化学发现 β-DG 表达正常而 α-DG 表达缺失或减少。

（2）诊断要点：①常染色体隐性遗传，新生儿期起病；②吮吸和哭泣无力，关节过度伸展，髋、膝和踝关节挛缩，不能行走；③智力低下，癫痫发作，视神经萎缩；④血清 CK20~50 倍升高，肌活检为肌源性损害，免疫组化检测为 β-DG 表达正常而 α-DG 表达缺失或减少，脑部 MRI 有多脑回、巨脑回、无脑回畸形和脑积水。

（3）鉴别诊断：因出生时就有肌张力低、远端关节过度伸展，要注意与脊肌萎缩症 1 型、糖原贮积症 2 型的婴儿型进行鉴别。因有明显的智力低下，要注意与各型精神发育不全的疾病相鉴别，如肌 - 眼 - 脑病。

4. 肌 - 眼 - 脑病（muscle-eye-brain disease，MEB）　最早发现于芬兰，基因定位于 19q13.3 和 1p34-p33，现已证实其基因产物 N- 乙酰氨基葡萄糖 - 甘露糖转移酶（Protein-O-linkedmannoseβ1,2-N-acetylglucosaminyl-transferase1，POMGnT1）为 O 连接糖基转移酶。突变可致 α-DG 的糖基化减少，与 laminin 结合减少。

（1）临床特征：患儿在子宫中胎动已开始减少，新生儿期肌张力降低。面肌和颈肌无力，不能翻甚至坐立。严重的患儿在出生 1 年内死亡。患者终生不能行走，最多只能坐立。智能发育迟缓和癫痫发作是该病的典型临床症状，10 岁之后可有严重先天性近视、先天性青光眼、视网膜发育不良、视神经萎缩等。巨脑回、多小脑回、脑积水、透明隔和胼胝体发育不全或缺损等脑部畸形也很常见。血清 CK 显著增高、脑电图异常。POMGnT1 酶活性降低，肌肉活检为肌纤维呈圆形，大小不等，肌细胞坏死。

（2）诊断要点：①常染色体隐性遗传，新生儿期起病；②肌张力低，吮吸无力，哭声小，不能行走；③智力低下，癫痫发作，视神经萎缩；④血清 CK 显著升高，脑电图异常，肌活检为肌源性损害，POMGnT1 酶活性降低，脑部 MRI 有多小脑回、巨脑回和脑积水。

（3）鉴别诊断：因出生时就有肌张力低、面肌颈肌无力，喂养困难，要注意与脊肌萎缩症 1 型、糖原贮积症 2 型的婴儿型进行鉴别。因有巨脑回，要注意与各型精神发育不全的疾病相鉴别，如福山型先天性肌营养不良症、Walker-Warburg 综合征。

5. Walker-Warburg 综合征（Walker-Warburg Syndrome，WWS）　该病也称为 HARD+/-E 综合征，常染色体隐性遗传，基因定位于 19q13.3，基因产物为甘露糖转移酶。WWS 最先由 Walker 在 1942 年报道此病的中枢神经系统症状，40 年后才有肌营养不良症状的描述。WWS 是最严重的抗肌萎缩蛋白相关糖蛋白疾病。

（1）临床特征：患儿出生即缺少自主运动，四肢和面肌无力，吮吸无力，哭声小，肌张力明显降低，往往死于吸入性肺炎，生存年龄很少超过 2 岁。幸存患儿严重神经精神发育迟缓，鹅卵石样脑皮质（无脑回畸形）是其主要特征。小头畸形、小脑及脑干发育不良、广泛脑白质异常、梗阻性脑积水很常见。眼部病变包括前房及后房功能障碍、巨角膜、牛眼或小眼球、视网膜剥离、虹膜缺损、白内障、视神经发育不良和视网膜异常，甚至失明。可有唇裂、耳发育异常。免疫学检测显示糖基化 α-DG 减少，其次 β-DG 和 lamininα2 也减少。WWS 基因点突变。

（2）诊断要点：①常染色体隐性遗传，新生儿期起病；②肌张力低，缺少自主运动，吮吸无力，哭声小，不能行走；③精神发育迟缓，小头畸形，巨角膜，牛眼，视力障碍，视网膜畸形；④脑 MRI 示鹅卵石样脑皮质，广泛脑白质异常，梗阻性脑积水，肌活检为肌源性损害，免疫学检测显示糖基化 α-DG 减少，WWS 基因点突变。

（3）鉴别诊断：因出生时就有肌张力低、面肌及颈肌无力，喂养困难，要注意与脊肌萎缩症 1 型、糖原贮积症 2 型的婴儿型进行鉴别。因有巨脑回，要注意与各型精神发育不全的疾病相鉴别，如福山型先天性肌营养不良症、肌-眼-脑病。

6. 先天性肌营养不良伴早期脊柱强直 1 型（congenital muscular dystrophy1 with early rigid spine，RSMD1）也称为脊柱强直综合征（rigid spine syndrome，RSS），为常染色体隐性遗传，基因（selenoprotein N，SEPN1）定位于 1p35，包含 13 个外显子，编码 590 个氨基酸组成细胞质内质网糖蛋白，可能与膜转运、蛋白的加工处理和钙离子的稳定等方面有关。*SEPN1* 基因突变编码蛋白减少而致病。该病主要发生在摩洛哥、伊朗、斯堪的纳维亚。

（1）临床特征：RSMD1 的临床特征是肌张力减低、颈部及四肢近端无力、早期脊柱侧凸、呼吸抑制等。在新生儿期，肌张力过低，颈部无力可见患儿颈部柔软不能控制。随着年龄增长，患儿出现脊柱侧凸，近端肢体无力，鸭步，Gowers' 征。四肢关节成中度挛缩，颞下颌的关节受累则表现为不能张口。脊柱强直可在 3~7 岁间发生，使颈部和脊柱的屈曲受限，脊柱侧凸发生在 4~12 岁，并进行性加重。在发病 10 年内由于胸廓僵直和膈肌无力常有呼吸衰竭，需辅助呼吸。智力正常，心脏有轻度的传导障碍。血清 CK 值正常，肌肉 MRI 显示肌肉呈选择性损害，股外侧肌和股二头肌损害较明显。对受累肌肉活检显示肌纤维大小不一，偶有坏死的肌纤维，肌内膜结缔组织轻度增生，不同肌肉受累程度不同。

（2）诊断要点：①常染色体隐性遗传，新生儿期起病；②肌张力低，颈部及四肢近端无力，吮吸无力，哭声小；③脊柱强直或侧凸，鸭步，Gowers' 征。四肢关节挛缩，颞下颌关节挛缩；④血清 CK 值正常，肌肉 MRI 示股外侧肌和股二头肌损害较明显，肌电图为肌源性损害，肌活检为肌源性损害。

（3）鉴别诊断：因出生时就有肌张力低、面肌及颈肌无力，喂养困难，要注意与脊肌萎缩症 1 型、糖原贮积症 2 型的婴儿型进行鉴别。因四肢关节挛缩，要注意与 EDMD、Ullrich 先天性肌营养不良症相鉴别。

（四）强直性肌营养不良症

强直性肌营养不良症（myotonic dystrophy，DM）又称萎缩性肌强直，是一组多系统受累的常染色体显性遗传病。发病率为(1~37)/10 万。DM 包括 I 型（DMI，OMIM 号 160900）和 II 型（DM II，OMIM 号 602668）。DM I 型又称 Steinert 病，以肌强直、进行性肌无力、性腺萎缩、白内障和心律失常为特点。

DM I 型基因又称肌强直蛋白肌酶（DMK）基因，位于染色体 19q13.3，该基因 3' 端的非翻译区域 CTG 重复序列扩增而致病。在正常人群中，(CTG) 序列重复 5~30 次，而患者重复长度范围 50~2 000 次，且重复次数与疾病的严重程度和起病年龄有关。长度越短，重复越少，病情越轻。随着代数延续，发病年龄提早，病情加重。

1. 临床特征 DM I 型起病隐袭，多发生在婴儿期或于青春后期起病。主要症状为肌无力、萎缩和肌强直。开始表现手和足部无力、萎缩，特别是足背屈和腕关节无力。进展缓慢，逐渐发展至面肌、咬肌、颞肌和胸锁乳突肌，故患者面容消瘦，颧骨隆起，双睑下垂，闭眼不紧，唇厚而微张，呈典型的斧状脸。颈消瘦、细长而稍前屈被称为鹅颈。前臂远端肌肉较背部肌肉、肢带肌受累明显。构音不良，吞咽困难亦可出现。叩击前臂肌、手肌和舌肌可引出典型的肌强直，尤以指屈肌群明显，放松困难。寒冷可加重，重复收缩可减轻。其他系统症状有：1/2~2/3 的患者出现心脏传导阻滞；年龄大于 20 岁的患者伴发白内障；认知和行为改变，成人较少见智能障碍，可能有轻度社会适应能力下降。内分泌系统损害为男性患者睾丸酮水平下降，精子形成减少，血清卵泡刺激激素水平继发升高；女性患者月经不调，排卵不规则，不孕常见。大多数男性患者早秃，偶可见于病情严重的女性患者。虽然临床上伴发糖尿病的发病率不高，但是葡萄糖耐受和高胰岛素血症多见。呼吸系统受累与两个因素有关：舌咽肌无力和呼吸肌强直。因此，导致呼吸困难和通气不足，患者对低氧和高二氧化碳的通气反应亦减弱。平滑肌障碍的结果是食管扩张，蠕动减慢，胆囊排空能力降低，易形成胆囊结石。患者接受麻醉时要特别小心谨慎，因为发生恶性高热的危险大大提高。由于 IgG 代谢加快，导致血清 IgG 水平低下，免疫功能缺陷。

DM Ⅱ型又称近端肌强直性肌病（proximal myotonic myopathy，PROMM），该型在 20~40 岁肌强直，随后出现轻度近端肌无力，临床表现轻于 DM Ⅰ型。DM Ⅱ型是由位于 3q13.3-q24 的锌指蛋白 9 基因（ZNF9）的 1 号内含子 CCTG 序列异常扩增所致。其发病机制可能与 DM Ⅰ型类似，也是与异常扩增的 CCTG 序列在细胞核内聚集影响正常 RNA 的功能有关。DM Ⅱ型起病年龄在 20~40 岁，间歇出现手部和下肢近端肌肉的肌强直症状，随后出现轻度、缓慢进行性的近端肢体肌肉无力，而没有明显的肌肉萎缩。一半以上的患者合并出现白内障，少数患者合并有心律失常。在婴儿期起病者，可有眼睑下垂、面肌、咀嚼肌和肢体远端的肌无力，一般没有智能障碍。

DM Ⅰ型和 DM Ⅱ型的血清肌酶正常，肌活检示肌核数目增多，Ⅰ型纤维萎缩和Ⅱ型纤维肥大。肌电图示运动传导速度轻度减慢，肌强直放电在面肌和手部远端肌肉明显。脑电图可见基本节律慢波化和散在慢波。头颅 X 线和 CT 检查可有蝶鞍变小，脑室扩大和大脑皮质萎缩等改变。

2. 诊断要点　①常染色体显性遗传，婴儿期或青春后期隐袭起病，缓慢进展；②肌无力、萎缩和肌强直，主要影响手部动作和进食，如用力握拳后不能立即将手伸直，开始咀嚼时不能张口；③肌球征阳性，"斧状脸""鹅颈"，心脏传导阻滞，心律失常，秃发，白内障，性腺萎缩，智能减退；④血清 CK 值正常，肌电图有肌强直放电，肌活检为肌源性损害。DM Ⅰ型为 *DMK* 基因 3′ 端非翻译区域 CTG 重复序列扩增 50~2 000 次；DM Ⅱ型为 *ZNF9* 基因 1 号内含子 CCTG 序列异常扩增。

3. 鉴别诊断　因肌强直和肌萎缩是主要体征，故要注意肌强直的疾病鉴别，包括先天性肌强直症和先天性副肌强直症。先天性肌强直症常在青少年起病，肌强直分布较为广泛，肌肉肥大，无肌萎缩和其他系统损害的表现，可与强直性肌营养不良症鉴别。先天性副肌强直症为幼年起病，肌强直常侵犯头面部肌如舌肌、面肌、颈肌及手部肌肉。受冷后出现症状，如患者因冷水洗手，甚至进食冰激凌时肌强直发作，将手和前臂浸入冰水中 30 分钟，可诱发肌强直，遇热则缓解。随肌肉连续运动无明显缓解，反而加重，以上特征可与强直性肌营养不良症鉴别。

各种进行性肌营养不良的鉴别要点见表 52-5。

表 52-5　进行性肌营养不良症各型的临床特点

类型	遗传方式	发病年龄	首发症状	假肥大	进展速度	肌痉挛	心肌受累	智商
DMD	XR	2~5 岁	盆带肌	>80%	快	常见	50%~80%	常下降
BMD	XR	儿童期	盆带肌	90%	慢	常见但轻	罕见（约 15%）	正常
FSHD	AD	儿童~成年期	面肌 肩带肌	不常见	慢,有顿挫型	罕见	罕见	正常
LGMD	AD AR	10~20 岁	肩带肌 盆带肌	<30%	变异大	疾病晚期	很罕见	正常
EDMD	XR AD	5~15 岁	上臂 腓骨肌	无	慢	肘关节 颈后肌	常见且重	正常
CMD	AR	出生时	近端肌	无	慢,不可预见	常见	罕见	常下降
眼咽型	AD	45 岁以后	眼外肌 咽喉肌	无	慢	无	无	正常
远端型	AD AR	12~30 岁	腓肠肌	无	慢	无	无	正常
强直型	AD	儿童~成年期	远端肌	无	慢	无	常见	可下降

注：XR.X-linked recessive inheritance（性连锁隐性）；AD.autosomal dominant inheritance（常染色体显性）；AR.autosomal recessive inheritance（常染色体隐性）。

三、先天性肌病

先天性肌病(congenital myopathy)是病理上以先天性肌纤维结构异常,临床上以出生时就出现全身肌张力低下、肌肉萎缩无力、血清肌酶无明显升高和病情稳定或进展相对缓慢为特征的一组肌肉疾病。主要根据肌肉的病理和免疫组化结果诊断,部分已有明确基因定位。临床上最为常见的先天性肌病是中央核肌病、中央轴空肌病和杆状体肌病。

(一)中央核肌病

中央核肌病(centronuclear myopathy)由 Spiro 于 1966 年首次报道,为 X 连锁隐性遗传疾病,也有常染色体显性及常染色体隐性遗传。其主要临床特点为儿童期出现肢体肌肉无力和萎缩,眼肌、面肌无力,缓慢进展,肌活检为具有中心核的 I 型纤维占优势,由于其结构与肌管相似,故又称肌管肌病(myotubular myopathy,MTM)。由于 X 连锁 MTM(XMTM)的肌肉超微结构与胚胎发育早期的肌肉结构相似,估计本病的发病与肌肉发育停滞在肌管阶段而致肌纤维成熟延迟有关。1990 年,多个研究者通过基因连锁分析将 *XMTM* 基因定位于 Xq[28]。1996 年 Laporte 等分离了 *MTM1* 基因,该基因有 15 个外显子,编码 603 个氨基酸的肌管蛋白(myobutularin),后者包含有蛋白酪氨酸磷酸酯酶的活性区域,其功能可能是作为二级肌管最终分化为有功能肌纤维的信息传递通路。Noguchi 等证实 *MTM1* 能上调细胞骨架及细胞外基质蛋白表达,下调能量代谢(尤其是糖酵解途径)的蛋白基因表达,并从患者肌肉活检中发现增强重塑肌纤维细胞骨架及细胞外基质将促使肌萎缩及细胞器的破坏。*XMTM* 基因的突变达 100 多种,包括各种点突变、缺失、接合点突变和部分外显子的滑动等,50% 的突变发生在 4 号和 12 号外显子。

1. 临床特征 根据不同的发病年龄、病情程度和预后,本病可分为以下几型。

(1)婴儿型:X 连锁隐性遗传,出生前常有羊水过多,胎动少,头大,体长。出生后表现严重肌张力低下,全身肌无力,半数缺乏自主的抗重力活动,多数有面肌无力,眼肌麻痹,哭声低微,吞咽困难,腱反射消失,约半数无呼吸。部分有髋关节及膝关节挛缩。常由于呼吸道感染、呼吸衰竭而于新生儿期死亡。有幸存活下来的,往往会有一些外表上的特征,如高腭弓、长脸(类似先天性肌强直性肌营养不良)、漏斗胸、瘦长指等。部分可伴有球形红细胞增多症,脑积水,维生素 K 依赖的凝血障碍及脊柱侧弯等。

(2)早发型:常染色体隐性遗传。发病可在婴儿期或儿童期。主要症状有眼肌麻痹、眼睑下垂、面肌无力,四肢无力以近端明显,智力正常。出生时可为软婴儿,伴喂养困难,窒息。

(3)晚发型:常染色体显性遗传。发病年龄为儿童期至少年期。主要为近端肢体无力,少数为远端肌无力。常有面瘫和眼睑下垂,可有腓肠肌肥大。本病进展缓慢,部分患者接近正常生命年限。

该病的血清 CK 正常或轻度增高,EMG 为肌源性损害。特征的病理改变是肌肉 I 型纤维萎缩,肌核位于中央区,核周带清晰,ATP 酶染色中央轴心区增强。中央核肌纤维可达 25%~95%,肌纤维直径变小。电镜下中央核由糖原及线粒体分隔,有线粒体聚积。在免疫组化检测中,中间细丝蛋白的 vimentin 和 desmin 表达强烈,与胎儿肌肉相似,为胚胎肌丝蛋白的表达形式。并有肌凝蛋白的不正常表达,肌膜和网状层蛋白显著增加,肌纤维功能丧失。

2. 诊断要点 ①常染色体遗传或 X 连锁隐性遗传,可在不同年龄期起病;②四肢肌肉无力和萎缩,眼肌、面肌无力,缓慢进展;③起病年龄越小,症状越重;④血清 CK 正常或稍高,肌电图为肌源性损害。肌活检为 I 型纤维萎缩,肌核位于中央区。电镜下中央核由糖原及线粒体分隔,有线粒体聚积。*XMTM* 基因突变。

3. 鉴别诊断 婴儿型中央核肌病主要是肌张力低,应特别注意与各种可引起软婴儿综合征(floppy baby syndrome)的疾病鉴别,如脊肌萎缩症 1 型,糖原贮积症 2 型中的婴儿型,merosin 先天性肌营养不良症等。早发型和晚发型的需与其他先天性肌病、各种肌营养不良症和脊肌萎缩症 2 型进行鉴别。

(二)中央轴空病

中央轴空病(central core disease,CCD)属于细肌丝性肌病,是罕见的先天性肌病。Shy 和 Magee 于 1956 年首先报道了一个家族 3 代 5 个患者。该病呈散发性,常染色体显性和隐性遗传。主要表现为出生时全身肌张力低下,缓慢进展或非进展性近端肢体无力。诊断主要建立在肌肉组织酶化学染色出现特征性的中央轴空结构。在纵切面上,轴空结构贯穿肌纤维的全长。CCD 基因定位在染色体 19q13.1,是由骨骼肌基质网 ryanodine 受体基因(*RyR1*)突变所致。*RyR1* 基因 cDNA 全长大于 15kb,编码大约 5 033 个氨基酸,产生相对分子质量为 563 000 的 RyR1 蛋白。RyR1 蛋白是一种同种四聚体钙离子通道蛋白,主要分布于骨骼肌细胞的终末池,在钙离子信号的产生及肌细胞兴奋收缩中起着关键性的作用。*RyR1* 基因突变多位于"热点"区域的 N 端和中央区域(如 Tyr523Ser、Arg2163His、Arg2435Leu)。

1. 临床特征 患儿出生后起病,主要表现为肢带肌及四肢近端肌无力和肌张力低,早期可见到脊柱侧弯和四肢关系挛缩,髋关节脱位,平底足,胸廓畸形。患儿坐立不稳,运动发育迟缓,3~4 岁才能走路,跑跳困难,Gowers 征阳性,重者常因呼吸困难和肺部感染而夭折。脑神经支配的肌肉相对不受影响,虽有肌萎缩但不显著并无肌束震颤。多数病例为非进展性,腱反射正常或减弱、消失,智能正常。CCD 患者的临床表现变异很大,可以从严重的不能走路到无任何症状。典型的中央轴空病在 HE 染色中,可见肌纤维中央有圆形深红色染色区,NADH2TR 染色见肌纤维中央有圆形不着色空白区,以 I 型肌纤维表现更为显著,提示该处线粒体缺乏或氧化酶活性低下。PAS 染色提示糖原减少。MGT 染色呈紫色,说明此处为肌质,而肌原纤维已破坏或减少。血清 CK 正常,肌电图可见短时限、低电位及多相运动单位,运动传导速度正常。MRI 可见肌肉容积减少。

2. 诊断要点 ①常染色体显性或隐性遗传,病情缓慢进展。②出生时全身肌张力低下,近端肢体无力。③早期出现脊柱侧弯和四肢关系挛缩,髋关节脱位。患儿坐立不稳,运动发育迟缓,Gowers 征阳性,智能正常。④血清 CK 值正常,肌电图有肌强直放电,肌活检 HE 染色 I 型肌纤维中央有圆形深红色染色区,NADH2TR 染色见肌纤维中央有圆形不着色空白区。*RyR1* 基因检测有 Tyr523Ser、Arg2163His、Arg2435Leu 等突变。

3. 鉴别诊断 中央轴空病因出生时肌张力极低,需与各种原因的软婴儿综合征(floppy baby syndromes)的疾病鉴别,如脊肌萎缩症 1 型,婴儿型中央核肌病,糖原贮积症 2 型中的婴儿型,merosin 先天性肌营养不良症等。

(三)杆状体肌病

杆状体肌病(nemaline myopathy,NM)是一种细肌丝性先天性肌病,由 Shy 等于 1963 年首次报道,因在患者肌纤维中发现大量杆状体(nemaline body)或称肌杆(rod)而得名。其主要病理特征为电镜下观察可见肌纤维内有大量短棒状小体(rod)形成。常染色体显性或隐性遗传,散发也常见,主要表现为肢体近端肌肉和躯干肌无力和萎缩,并可逐渐发展为全身力弱,也可伴有面肌、舌肌和咽喉肌的无力。此病临床表现类似一般先天性肌病,但具较大异质性,根据临床过程分为先天性重症型、先天性中间型、典型先天型、儿童型和成人型 5 个亚型。NM 是一异质性疾病,目前确定的致病基因至少 5 种,编码蛋白均为肌原纤维细肌丝组分,分别为 α-tropomyosin$_{SLOW}$(*TPM3*)、α-actinin(*ACTA1*)、β-tropomyosin(*TPM2*)、nebulin(*NEB*)和 troponin T1(*TNN T1*)。

1. 临床特征 主要的临床特征是肌张力降低和肌肉无力,瘦长体型,长脸,帐篷型嘴,高腭弓,颌后缩。根据发病年龄、呼吸受累和肌无力的程度将 NM 分为以下几个亚型。

(1)新生儿型:常染色体隐性遗传。出生时肌张力极低,肌肉无力,缺少自主运动,吸吮和吞咽困难,于生后数周到数月因呼吸衰竭或复发性肺炎死亡。患儿还伴有关节挛缩、肺发育不全,妊娠期可有羊水过多和胎动减少。偶尔可见扩张性心肌病和骨骼关节等其他先天发育畸形,免疫组化发现线粒体脂肪酸氧化障碍。

(2)经典型:多为常染色体隐性遗传。出生后 1 年起病,出现肌张力低,四肢肌无力以远端明显,吞咽困难和运动发育不全。并有呈高音调的声音,垂足等,Gowers 征阳性。病情常进展缓慢或不进展。大多数患者可正常生活,部分患者因青春期快速生长使肌肉受损,从此开始使用轮椅。

(3)儿童型:为常染色体显性遗传,出生早期运动发育正常,常在儿童期有肌无力表现,最早出现的症状是踝关节背屈无力,之后是缓慢进行的踝关节无力和四肢近端肌无力,面及颈肌均无力,故而出现长脸,无表情。有弓形足和脊柱侧弯,可有呼吸肌累及,但症状很轻,病情稳定或进展缓慢,心肌很少受累,多数可正常活到成年,多在 40 岁后需用轮椅,少数在青春期病情恶化。

(4)成人型:多为散发,发病年龄在 23~79 岁,平均 45 岁,男性略占优势。本病多无家族史,主要表现为肢体近端无力并呈进行性或缓慢发展,伴有肌萎缩,少数为广泛肌无力,个别患者表现为肢体远端无力。可伴有肌肉疼痛,病程缓慢进展。中枢神经系统通常不受影响,智力正常。CK 水平通常轻度增高或正常,EMG 提示肌源性损害。通常对激素治疗无效,呼吸肌麻痹是最常见的致死原因。肌肉病理发现胞质中可见大量杆状体。

血清 CK 正常或稍高,肌电图为肌源性损害。肌肉活检突出改变为肌纤维内出现杆状体。HE 染色难以识别,在改良 Gomori 染色时最清晰,可见杆状体染成紫红色,长 1~7μm,宽 0.3~3.0μm,随机分布于肌膜下或核周。此外,肌纤维直径大小不一,多数直径小于正常,I 型纤维占优势,II 型纤维减少,IIB 纤维缺乏。磷钨酸苏木素(PTAH)染色杆状体呈蓝色。ATPase 染色杆状体聚集区酶活性缺乏。电镜下杆状体为电子致密结构,成群分布于肌膜下或肌原纤维间,Z 盘增粗呈短棒状。已证实杆状体来源于 Z 盘。

2. 诊断要点 ①常染色体显性或隐性遗传,可在不同年龄期起病;②肌张力低、肌无力,呼吸肌受累明显,瘦长体型,长脸,帐篷型嘴,高腭弓,颌后缩,智能正常;③起病年龄越小,症状越重;④血清 CK 正常或稍高,肌电图为肌源性损害。肌肉活检改良 Gomori 染色可见肌纤维内的杆状体。

3. 鉴别诊断 杆状体肌病新生儿型因出生时肌张力极低,需与各种原因的软婴儿综合征(floppy baby syndromes)的疾病鉴别,如脊肌萎缩症 1 型,婴儿型中央核肌病,糖原贮积症 2 型中的婴儿型,merosin 先天性肌营养不良症等。在不同年龄起病的杆状体肌病尚需与各种进行性肌营养不良症、代谢性肌病、炎性肌病、进行性脊肌萎缩症、急性酒精性肌病等鉴别。若鉴别困难，可做肌肉活检和基因检测，是有力的鉴别方法。

四、代谢性肌病

（一）糖代谢障碍性肌病

糖代谢障碍性肌病的主要类型为糖原贮积病Ⅱ型（glycogen storage disease type Ⅱ，GSD Ⅱ），也称为酸性麦芽糖酶缺乏症（acid maltase deficiency，acid α-glucosidase deficiency），1932 年由荷兰病理学家 Pompe 首次报道本病，故常称为庞贝病（Pompe disease）。该病是由于位于染色体 17q25.3 上的溶酶体酸性 α-1,4- 葡萄糖苷酶（acid α-1,4-glucosidase，GAA）基因突变导致所编码的 GAA 活性降低或缺失，使糖原不能在溶酶体内分解为麦芽糖和葡萄糖而在溶酶体内贮积，造成多组织器官损害，以心脏、肝、骨骼肌损害为著。该病呈常染色体隐性遗传。根据发病年龄、受累器官、疾病进展速度的不同可分为婴儿型（infant onset Pompe disease，IOPD）及晚发型（late onset Pompe disease，LOPD）。1 岁内起病的为婴儿型，主要表现为软婴儿、肥厚型心肌病、肌酶升高、呼吸肌无力。晚发型分为儿童型和少年型，主要特征为消瘦、四肢近端肌萎缩和无力、运动不耐受。最突出的特点是因劳累、感染突发呼吸功能衰竭而需要紧急气管插管和呼吸机辅助呼吸。

庞贝病发病率约为 1∶40 000，婴儿型庞贝病基于携带者频率预测的发病率约为 1∶138 000，晚发型约为 1∶57 000。在不同人群中，庞贝病的发病率有所不同，澳大利亚一项新生儿筛查研究显示，其发病率约为 1∶8 684。中国台湾新生儿筛查显示庞贝病总体发病率为 1∶17 000，早发型为 1∶52 000，晚发型为 1∶25 000。中国大陆尚缺乏大宗的流行病学筛查资料。

1. 临床特征　根据患儿的起病年龄、受累器官及酶活性情况，庞贝病可分为两种临床表型。

（1）婴儿型庞贝病（infant onset Pompe disease，IOPD）：典型患者于新生儿期～生后 3 个月起病，肥厚型心肌病为 IOPD 的特征性表现（图 52-1），患儿出现四肢松软，肌力、肌张力低下，少动，运动发育迟缓，舌大，喂养及吞咽困难，易呼吸道感染。病情进展迅速，常于 1 岁左右死于心力衰竭及呼吸衰竭。少数不典型婴儿型患者起病稍晚，病情进展较慢，心脏受累较轻，又称非经典婴儿型。婴儿型患者 GAA 活性严重缺失，GAA 酶活性多 <1%。

（2）晚发型庞贝病（late onset Pompe disease，LOPD）：患者于 1 岁后起病，可晚至 60 岁发病，主要累及颈肌、躯干肌、四肢近端肌群及呼吸肌（图 52-2），呼吸肌早期受累为 Pompe 病突出表现，部分患儿可能因急性呼吸困难或呼吸功能衰竭而首诊于急诊科或呼吸科，疾病后期所有患者

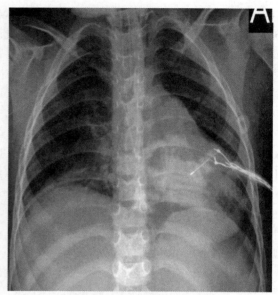

图 52-1　婴儿型庞贝病
以肥厚型心肌病为典型表现，X 线胸片显示心影明显增大。

均有呼吸困难、通气功能下降和低氧血症、高碳酸血症、晨起头痛、嗜睡，可伴有肺动脉高压，易合并呼吸道感染、肺不张，严重的患者可出现呼吸功能衰竭。躯干肌受累常导致腰背痛、脊柱弯曲、脊柱强直。四肢近端受累下肢比上肢重，上楼、下蹲及起立困难，运动不耐受。心脏一般不受累。GAA 酶活性多在 1%~30%。

2. 诊断要点　①常染色体隐性遗传；②婴儿型在出生后 3 个月内起病，主要表现为四肢松软无力、肌张力很低、哭声小、吸奶费力、喂养困难，血清 CK 升高，X 线胸片示心脏肥大；③晚发型于 1 岁后起病，主要累及颈肌、躯干肌、四肢近端肌群及呼吸肌，呼吸肌早期受累为突出表现，通气功能下降和低氧血症、高碳酸血症、晨起头痛、嗜睡、运动不耐受，心脏一般不受累；④外周血 GAA 酶活性缺乏明显降低，肌电图为肌源性损害，肌活检糖原染色（PAS）染色显示在肌细胞内有大量糖原颗粒。*GAA* 基因检测为病理性点突变（图 52-3）。

3. 鉴别诊断　Pompe 病婴儿型主要与 SMA1 型鉴别，主要鉴别要点是 Pompe 病婴儿型有心脏肥大，血清 CK 升高，外周血白细胞中 GAA 酶明显降低，*GAA* 基因检测有助鉴别。晚发型主要与重症肌无力、肢带型肌营养不良症和多发性肌炎等鉴别，但重症肌无力有上睑下垂、复视、新斯的明试验阳性；肢带型肌营养不良症无明显的病态疲劳，早期通气功能基本正常；多发性肌炎的肌痛、血清 CK 明显升高等，可与晚发型 Pompe 病鉴别。

（二）脂代谢障碍性肌病

脂代谢障碍性肌病主要是指脂质沉积性肌病（lipid storage myopathy，LSM）。LSM 包括原发性脂肪酸代谢

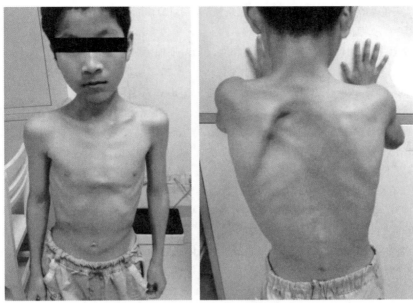

图 52-2 晚发型庞贝病患者（文末彩图）

以躯干肌及呼吸肌受累为特征表现，出现躯干肌无力、萎缩、脊柱弯曲等。

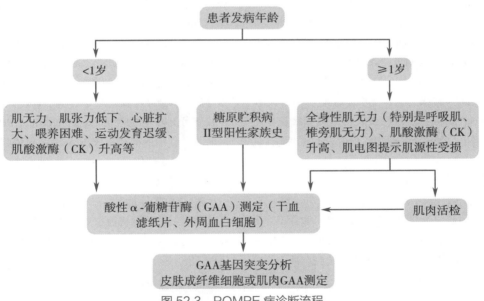

图 52-3 POMPE 病诊断流程

途径中的酶或辅基缺陷导致的以肌纤维内脂肪沉积为主要病理特征的一组肌病。临床上以运动不耐受和进行性肌肉无力为特征，病程有波动。LSM 主要包括晚发型多酰基辅酶 A 脱氢酶缺陷症（multiple acyl coenzyme A dehydrogenase deficiency，MADD），即戊二酸尿症 II 型（Glutaric aciduria type II，GA II）和原发性系统性肉碱缺乏症（primary carnitine deficiency，PCD）。我国 LSM 中以晚发型 MADD 最常见，多数患者单用核黄素（维生素 B2）治疗有肯定疗效。PCD 导致的 LSM，补充肉碱治疗有效。

1. 晚发型 MADD 在我国约 90%LSM 为晚发型 MADD。MADD 是一种以反复发作的非酮症或低酮症性低血糖、代谢性酸中毒、轻度高氨血症和脂质沉积性肌病为特征的常染色体隐性遗传病，其主要生化缺陷是脂肪酸、支链氨基酸和胆碱代谢障碍。MADD 分为新生儿型及晚发型，新生儿型主要表现为肌无力和中枢系统症状，病情危重，病死率高。婴幼儿型 MADD 主要表现为肌无力和间歇性低血糖、高氨血症和代谢性酸中毒。而青少年和成人晚发型 MADD 则多数表现为进展性或波动性颈肌、四肢近端肌萎缩和无力，运动不耐受。

(1)临床特征:常染色体隐性遗传,10~40岁隐匿起病,运动不耐受,波动性肌无力,肌肉酸痛,休息后可缓解。四肢近端和躯干肌肉受累,表现为蹲起费力,上楼困难。椎旁肌和颈伸肌群明显受累,表现为抬头无力,严重时出现"垂头"征。进食期间需要多次停顿休息,类似重症肌无力的病态疲劳。饥饿、寒冷、感染和妊娠等应激状态可为肌病发作的诱发因素。10%的患者可有肌肉压痛。肌电图为肌源性损害,血清肌酸激酶(CK)可正常或轻至中度升高,多在2 000U/L以下,伴有横纹肌溶解时,CK可超过10 000U/L。发作期尿有机酸分析示戊二酸浓度升高;血脂酰肉碱谱分析可见中、长链脂酰肉碱增高。肌肉病理光镜下HE染色肌纤维内可见大量散在的细小圆形空泡,ORO染色显示肌纤维内空泡为脂肪沉积,以Ⅰ型肌纤维为主。基因分析可见 *ETFDH/ETFA/ETFB* 基因突变。

(2)诊断要点

1)隐匿起病,波动性肌无力、肌肉酸痛和运动不耐受。

2)对称性四肢近端和躯干肌无力,颈肌、咀嚼肌受累相对明显,可伴有四肢近端和椎旁肌萎缩。

3)肌肉活检病理示肌纤维内大量脂肪沉积。

4)发作期尿有机酸分析示戊二酸浓度升高;血脂酰肉碱谱分析可见中、长链脂酰肉碱增高。

5)基因分析发现 *ETFDH* 或 *ETFA/B* 基因突变。

(3)鉴别诊断:临床上主要与重症肌无力、糖原贮积病2型、Lambert-Eaton综合征、多发性肌炎和线粒体肌病鉴别。神经电生理检查和肌肉活检可为上述疾病提供鉴别诊断依据。

2. 原发性系统性肉碱缺乏症(PCD) PCD为常染色体隐性遗传,Na$^+$依赖性有机阳离子肉碱转运体蛋白(OCTN2)功能障碍导致细胞对肉碱摄取障碍和肾小管重吸收减少,从而引起细胞内肉碱缺乏而致全身多系统受累。通过尿有机酸筛查和血清脂酰肉碱检测有助于诊断PCD。

(1)临床特征:常染色体隐性遗传,可发生在任何年龄,病情严重程度具有很大的异质性。多数婴幼儿起病患者表现为发作性低酮、低糖血症、高氨血症、转氨酶和CK升高、肌无力、肝大、心肌病变等,常危及生命。儿童和成人起病的患者多表现为肌无力、运动不耐受、肌张力低下、肌痛、扩张型心肌病和心律失常等。血清CK、转氨酶、乳酸、血氨升高,血糖降低。超声检查可发现肥厚性心肌病或扩张性心肌病和肝大。血清游离肉碱和各种脂酰肉碱水平均明显下降。尿游离肉碱显著增高。肌肉活检病理所见同MADD导致的脂质沉积性肌 *SLC22A5* 基因突变,半数为错义突变,其余为意义突变、剪切突变、插入或缺失突变,常见突变是c.136C>T(p.P46S)。

(2)诊断要点

1)骨骼肌受累表现:肌无力、疲劳不耐受、肌张力减退、肌痛等肌病症状。

2)多脏器受累的表现:肝大、扩张型或肥厚型心肌病、Reye综合征样发作。

3)血清检查示低血糖、高血氨和高乳酸血症等代谢性紊乱。

4)肌肉病理可见肌纤维内大量脂肪沉积。

5)血酰基肉碱分析示游离肉碱和各种酰基肉碱均明显下降。

6)常染色体隐性遗传, *SLC22A5* 基因突变。

(3)鉴别诊断:PCD需与糖原贮积症、MADD、线粒体肌病和各种有机酸血症和脂肪代谢性疾病引起的继发性肉碱缺乏鉴别,如极长链酰基辅酶A脱氢酶缺陷(VLCAD)、中链酰基辅酶A脱氢酶缺陷(MCAD)、肉碱棕榈酰转移酶Ⅱ缺陷(CPTⅡ)。

(三)能量代谢障碍性肌病

能量代谢障碍性肌病主要是指线粒体肌病及脑肌病。线粒体肌病(mitochondrial myopathy)和线粒体脑肌病(miochondrial encephalomyopathy)是一组主要由线粒体DNA(mitochondrial DNA,mtDNA)突变、少数由核DNA(nucleus DNA,nDNA)突变导致的线粒体结构和功能障碍、ATP合成不足的遗传病,其共同临床特征为轻度活动后即感到极度疲乏无力,休息后好转;肌肉酶组织化学检查可见破碎红纤维(ragged red fiber,RRF)。如病变同时累及到中枢神经系统,则称为线粒体脑肌病。线粒体遗传为母系遗传。

1. 临床特征

(1)线粒体肌病:多在青少年起病,男女均可受累。以骨骼肌运动不耐受为主要特征,往往轻度活动后即感疲乏,休息后好转。常伴有肌肉酸痛及压痛,无"晨轻暮重"现象。后期可出现持续性肌无力,甚至肌萎缩。动态血乳酸水平升高。

(2)线粒体脑肌病

1)慢性进行性眼外肌瘫痪(CPEO):双眼睑下垂,可不对称,缓慢进行性眼球活动受限,甚至全眼外肌瘫痪,眼球完全固定。部分患者可有咽部肌肉和四肢无力。动态血乳酸水平升高,新斯的明试验阴性,mtDNA片断的缺失。

2)线粒体脑肌病伴高乳酸血症和卒中样发作(MELAS)综合征:多为青少年突然发病,表现为突发的偏瘫、皮质盲、癫痫、精神障碍、头痛和呕吐等;常伴有身体矮小、神经性耳聋和运动不耐受。头颅CT和MRI显示以皮质为主的低密度或高信号,与脑血管支配分布不一致。可有基底核钙化。发病时血和脑脊液乳酸增高。乳酸及丙酮酸试验阳性。mtDNA第3243位点发生A到

G 的点突变（A3243G）。

3）Kearns-Sayre 综合征（KSS）：① 20 岁前起病；②CPEO；③视网膜色素变性。在具备这三种条件下，加上以下一种即可诊断，如心脏传导阻滞、小脑症状和脑脊液蛋白>100mg/dl，动态血乳酸水平升高，mtDNA 片断缺失。

4）肌阵挛性癫痫伴破碎红纤维（MERRF）综合征：多为儿童发病，常有家族史。主要特征为：①肌阵挛；②癫痫；③共济失调；④肌肉活检提示有 RRF。部分患者还可有身材矮小、智力低下、视神经萎缩、听力障碍、运动不耐受及周围神经病等，也偶有心肌病、视网膜色素变、锥体束征眼外肌麻痹和多发性脂肪瘤。动态血乳酸水平升高，mtDNA 第 8344 位点 A 到 G 的点突变（A8344G）。

2. 诊断要点

（1）线粒体肌病的诊断：①四肢近端极度不能耐受疲劳；②轻度活动后肌无力明显加重，休息后好转；③腱反射减弱或消失；④血生化及肌活检异常同线粒体脑肌病；⑤没有中枢神经系统相关受损的证据；⑥ mtDNA 丢失和重排是主要的突变方式。

（2）线粒体脑肌病的诊断：①四肢近端极度不能耐受疲劳，具有脑和肌肉受累的症状和体征，如发作性头痛、肢体无力、癫痫发作、神经性耳聋、视力障碍等，常伴身体矮小，并具有各亚型的临床特征；②血乳酸、丙酮酸绝对值增高或血乳酸/丙酮酸最小运动量试验阳性；③肌活检可见 RRF 纤维，电镜下显示线粒体特殊异常；④影像学显示特殊改变的大脑皮质"层状坏死"；⑤线粒体呼吸链酶异常或 mtDNA 的病理性突变。

3. 鉴别诊断　线粒体肌病主要与重症肌无力、多发性肌炎、眼咽型肌营养不良症、肢带型肌营养不良、其他代谢性肌病鉴别；线粒体脑肌病还应与多发性硬化、急性播散性脑脊髓炎、脑炎及脑膜炎、脑血管病、周期性瘫痪、心肌病、肌阵挛癫痫、血管性痴呆等鉴别。

五、其他遗传性肌病

（一）先天性肌强直症

先天性肌强直症（congenital myotonia）又称 Thomsen 病，常染色体显性遗传。主要临床特征为骨骼肌用力收缩后放松困难，患病率为(0.3~0.6)/10 万。症状自婴儿期或儿童期开始，逐渐进行性加重，在成人期趋于稳定。

1. 临床特征　患者表现为全身骨骼肌强直和肥大，肢体僵硬，动作笨拙；静息后初次运动较重，如久坐后不能立即站立，静立后不能起步，握手后不能放松，但重复运动后症状减轻。在寒冷的环境中上述症状加重。体格检查可见全身肌肉肥大，酷似"运动员"。叩击肌肉可见肌球或局部肌肉收缩出现持久强直。全身感觉正常。肌

电图检查出现肌强直电位，插入电位延长，扬声器发出轰炸机俯冲般或蛙鸣般声响。

2. 诊断要点　①常染色体显性遗传，婴儿期或儿童期隐袭起病，缓慢进展；②全身骨骼肌肥大，酷似"运动员"，但动作笨拙；③起始运动症状较重，握手后不能放松，但重复运动后症状减轻。肌球征阳性；④血清 CK 值正常，肌电图有肌强直放电，肌活检为肌源性损害。

3. 鉴别诊断　因肌强直是主要体征，故要注意肌强直的疾病鉴别，包括强直性肌营养不良症和先天性副肌强直症。先天性肌强直症无肌萎缩、脱发、白内障和内分泌功能障碍等与强直性肌营养不良症鉴别。先天性副肌强直症为幼年起病，肌强直常侵犯舌肌、面肌、颈肌及手部肌肉。其特征性表现是受冷后出现症状，患者因洗手，甚至进食冰激凌时肌强直发作，遇热缓解。随肌肉连续运动无明显缓解，反而加重，可与先天性肌强直症鉴别。

（二）遗传性包涵体肌病

遗传性包涵体肌病主要是指 GNE 肌病，又称 Nonaka 肌病，是由于染色体 9p13.3*GNE* 基因突变引起的以肌纤维内出现异常管丝状包涵体病理改变为特征的常染色体隐性遗传的骨骼肌疾病。其基因产物为 53 个氨基酸组成的尿苷二磷酸 -N- 乙酰葡糖 2 表位酶 /N- 乙酰甘露糖激酶，亚太地区以复合杂合突变为主，我国常见突变为 p.D176V、p.L508S 和 p.A631V、T1574C。

1. 临床特征　本病呈常染色体隐性遗传，通常于 30 岁以前发病，缓慢进行性发展，以四肢远端骨骼肌无力、萎缩为特征，胫前肌受累最明显，双下肢远端细小。有时臀部肌群轻度萎缩，但股四头肌极少累及。血清肌酸激酶（CK）水平正常或轻度升高，一般不超过正常值的 2~5 倍。肌电图改变以肌源性损害，肌活检示肌营养不良改变伴镶边空泡和管丝状包涵体，GNE 基因测序为纯合或复合杂合点突变。

2. 诊断要点　①常染色体显性遗传，15~30 岁缓慢起病；②以胫前肌明显的肢体远端肌（脚趾伸肌）无力和肌萎缩，足下垂，跨阈步态，股四头肌相对不受累；③血清 CK 正常或轻度增高，肌电图提示肌源性损害，MRI 显示小腿胫前肌萎缩及脂肪变性，肌活检提示肌营养不良改变伴随镶边空泡；④ *GNE* 基因显示纯合或复合杂合突变。

3. 鉴别诊断　遗传性包涵体肌病属远端型肌病，主要与远端型肌萎缩疾病相鉴别，如腓骨肌萎缩症、dysferlin 病。腓骨肌萎缩症为神经性损害，运动和感觉神经传导速度明显减慢，常有弓形足，腓神经活检有特征性的"洋葱样"改变，易于鉴别。dysferlin 病的肌酶显著升高，腓肠肌萎缩明显，可与包涵体肌病鉴别。

52.3 失用性肌肉萎缩

上运动神经元病变引起肢体瘫痪可导致失用性肌萎缩。石膏固定、骨关节病变、长期卧床可引起肌肉萎缩，多在制动 20 天后发生，萎缩程度轻重不等。膝关节病变引起的关节周围的肌萎缩较明显，其周径缩小可达 4cm。当去除引起失用性肌肉萎缩的原因后，并加强功能锻炼，肌容积可恢复。肌萎缩的鉴别诊断流程见图 52-4。

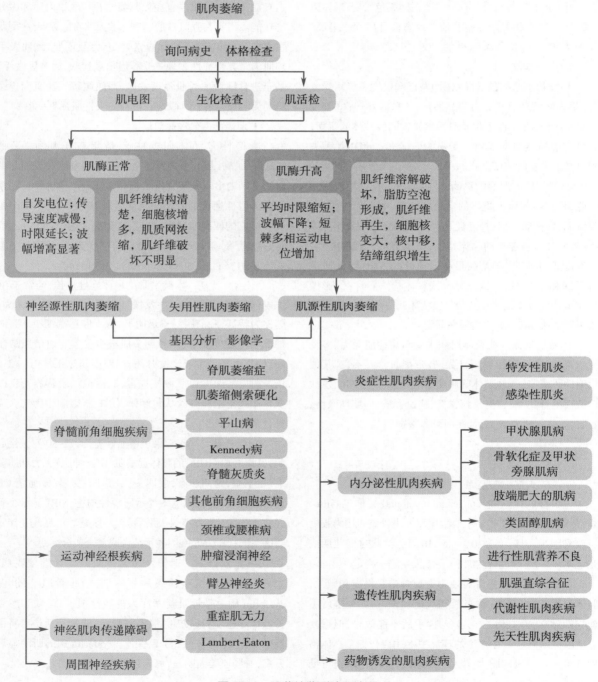

图 52-4 肌萎缩鉴别诊断流程

（张 成）

参考文献

［1］ ROWLAND LP. Meritt's Neurology. Tenth edition. Williams & Wilkins, 2015: 694-941.

［2］ 贾建平，陈生弟. 神经病学. 北京：人民卫生出版社，2018：414-435.

［3］ 刘焯霖，梁秀龄，张成. 神经遗传病学. 北京：人民卫生出版社，2011：172-433.

［4］ YANG J, LI SY, LI YQ, et al. MLPA-based genotype-phenotype analysis in 1053 Chinese patients with DMD/BMD. BMC Med Genet, 2013, 14: 29.

［5］ 王训，张成，刘焯霖. 免疫荧光检测抗肌萎缩蛋白诊断肌营养不良症的临床应用. 中华医学遗传学杂志，2002，19 (3): 239.

［6］ NIGRO V, SAVARESE M. Genetic basis of limb-girdle muscular dystrophies: the 2014 update. Acta Myol, 2014, 33: 1-12.

［7］ 曾缨，姚晓黎，张成. 面肩肱型肌营养不良症的遗传早现现象三家系14例. 中华医学遗传学杂志，1999，16 (4): 275-276.

［8］ 曾缨，苏全喜，张为西. 面肩肱型肌营养不良症的早期诊断与症状前诊断. 中国神经精神疾病杂志，2002，28 (1): 23.

［9］ 苏全喜，张成，谢有梅，等. BglⅡ-BlnⅠ剂量检测方法在面肩肱型肌营养不良症1A基因诊断中的应用. 中华医学遗传学杂志，2004,(21) 3: 27.

［10］ DESIMONE AM, PAKULA A, LEK A, et al. Facioscapulo-humeral Muscular Dystrophy. Compr Physiol, 2017, 7: 1229-1279.

［11］ 周运鹤，许艺明，何玮璇，等. 单分子荧光原位杂交技术在面肩肱型肌营养不良症精准诊断中的应用研究. 中国临床神经科学，2018，26 (3): 269-280.

［12］ 刘晓蓉，张成，卢锡林，等. 广东地区最大家系强直性肌营养不良症的临床分析. 中国神经精神疾病杂志，2002，28 (1): 47-48.

［13］ SANTORO M, MASCIULLO M, SILVESTRI G, et al. Myotonic dystrophy type 1: role of CCG, CTC and CGG interruptions within DMPK alleles in the pathogenesis and molecular diagnosis. Clin Genet, 2017, 92: 355-364.

［14］ CASSANDRINI D, TROVATO R, RUBEGNI A, et al. Congenital myopathies: clinical phenotypes and new diagnostic tools. Ital J Pediatr, 2017, 43: 101-110.

［15］ KANG PB, MORRISON L, IANNACCONE ST, et al. Evidence-based guideline summary: Evaluation, diagnosis, and management of congenital muscular dystrophy: Report of the Guideline Development Subcommittee of the American Academy of Neurology and the Practice Issues Review Panel of the American Association of Neuromuscular & Electrodiagnostic Medicine. Neurology, 2015, 84: 1369-1378.

［16］ 操基清，张成，李亚勤，等. 核黄素反应性脂质沉积性肌病临床特征与基因变异分析：两家系三例报告并文献复习. 中国现代神经疾病杂志，2014，14: 479-484.

［17］ HUIZING M., CARRILLO-CARRASCO N., MALICDAN M. C. V., et al. GNE myopathy: new name and new mutation nomenclature. Neuromusc. Disord, 2014, 24: 387-389.

［18］ SU F, MIAO J, LIU X, et al. Distal myopathy with rimmed vacuoles: Spectrum of GNE gene mutations in seven Chinese patients. Exp Ther Med, 2018, 16: 1505-1512.

53

意识障碍

【意识障碍的定义】

意识是大脑高级神经中枢活动的综合表现,包括意识内容和觉醒状态两方面。前者主要指清醒状态下对自身和环境的认知能力,后者主要指精神活动,包括语言、记忆、视觉、情感、知觉、计算等。正常意识的维持需要脑干网状结构不断地将各种内外感觉冲动经丘脑广泛地投射至大脑皮质,这一上行网状激活系统发生弥漫性损害或功能抑制时,便可引起意识障碍。

【意识障碍疾病的分类】

意识障碍疾病的病因分类见表53-1。

表 53-1 意识障碍疾病的病因分类

I. 全身性疾病	（六）糖尿病性昏迷
一、急性感染性疾病	1. 糖尿病酮症酸中毒
（一）病毒感染	2. 高渗性非酮症糖尿病性昏迷
1. 流行性乙型脑炎（乙脑）	（七）乳酸酸中毒致意识障碍
2. 单纯疱疹病毒脑炎	（八）低血糖性昏迷
3. 森林脑炎（壁虱性脑炎）	（九）慢性肾上腺皮质功能减退症性昏迷
4. 带状疱疹病毒脑炎	（十）肺性脑病
5. 亚急性硬化性全脑炎	三、水、电解质代谢紊乱
6. 脑膜脑炎型脊髓灰质炎	（一）稀释性低钠血症
7. 肠道病毒性脑膜（脑）炎	（二）低氯血性碱中毒
8. 淋巴细胞脉络丛脑膜炎	（三）高氯性酸中毒
9. 类脑炎型病毒性肝炎	四、外因性中毒
10. 肾综合征出血热	（一）工业毒物中毒
11. 脑炎型流行性感冒	1. 一氧化碳中毒
12. 传染后脑炎	2. 急性硫化氢中毒
（二）立克次体感染	3. 急性苯中毒
（三）细菌性感染	4. 急性苯胺中毒
1. 结核性脑膜炎	5. 急性丁二烯中毒
2. 细菌性脑膜炎	6. 急性二硫化碳中毒
3. 急性单核细胞增多性李斯特菌脑炎	（二）农药类中毒
（四）螺旋体感染	1. 急性有机磷中毒
（五）真菌感染	2. 急性有机氯中毒
1. 隐球菌性脑膜炎	3. 急性有机汞中毒
2. 念珠菌性脑膜炎	4. 急性氯化苦中毒
3. 组织胞浆菌性脑膜炎	5. 急性磷化锌中毒
4. 毛霉性脑膜炎	6. 急性硫酸亚铊中毒
（六）寄生虫感染	（三）药物类中毒
1. 脑型疟疾	1. 巴比妥酸盐中毒
2. 急性脑型血吸虫病	2. 吩噻嗪类中毒
3. 广州管圆线虫病	3. 急性吗啡类药物中毒
（七）感染中毒性脑病	4. 颠茄类中毒
二、内分泌及代谢障碍性疾病	5. 急性醇中毒
（一）尿毒症性意识障碍	（四）植物类中毒
（二）肝性脑病（肝昏迷）	1. 氰化物中毒（包括木薯、苦杏仁中毒）
（三）垂体性意识障碍	2. 急性棉子中毒
（四）甲状腺危象	3. 钩吻中毒
（五）黏液性水肿性昏迷	4. 苍耳子中毒

5. 白果中毒

（五）动物类中毒

蛇咬伤

五、物理性及缺氧性损害

（一）热射病（中暑性高热）

（二）日射病

（三）触电

（四）高山性昏迷

Ⅱ. 颅内病变

一、脑感染性疾病

二、脑血管疾病

（一）脑出血

1. 壳核出血

2. 丘脑出血

3. 脑叶出血

4. 脑干出血

5. 小脑出血

6. 继发性脑室出血

（二）蛛网膜下腔出血

（三）脑梗死

1. 基底动脉尖闭塞

2. 基底动脉主干闭塞

3. 急性颈内动脉闭塞

4. 急性大脑中动脉主干闭塞

（四）其他脑血管疾病

1. 高血压脑病

2. 颅内静脉窦血栓形成

三、脑占位性疾病

四、闭合性颅脑损伤

（一）脑震荡

（二）脑挫裂伤

（三）外伤性颅内血肿

1. 硬脑膜外血肿

2. 硬脑膜下血肿

3. 脑实质内血肿

五、颅内压增高综合征与脑疝形成

Ⅲ. 癫痫

53
意识障碍

【意识障碍的鉴别】

意识障碍需与下列几种貌似意识障碍的状态鉴别。

（一）去皮质状态

大脑两侧皮质发生弥散性的严重损害引起皮质功能丧失，而皮质下结构的功能仍保存或部分恢复，形成意识丧失、肢体强直等。临床表现为患者常睁眼凝视（也称睁目昏迷或醒状昏迷），能无意识地睁、闭眼，眼球能活动，瞳孔对光反应、角膜反射存在，四肢肌张力增高，双上肢屈曲，双下肢伸直，病理反射阳性。可有吸吮反射、强握反射。甚至喂食也可以引起吞咽，但无自发动作，对外界刺激不能产生有意识的反应，大小便失禁，存在睡眠觉醒周期。

（二）无动性缄默症

无动性缄默症是由于脑干或丘脑上行性网状激活系统的不完全性损害所致，而大脑半球及其传出通路则无病变。患者不言、不语、不动，意识内容丧失，四肢肌张力增高，但无锥体束征，吞咽等反射活动保留，瞬间反射存在，对疼痛刺激有躲避反应，存在睡眠觉醒周期。

（三）持续植物状态

持续植物状态主要为前脑结构，尤其大脑皮质的广泛损害。基本表现为睁眼昏迷，存在睡眠觉醒周期，但无任何意识心理活动，保存吸吮、咀嚼、吞咽等原始反射。对有害刺激可有肢体屈曲躲避反应，大小便失禁。

（四）闭锁综合征

闭锁综合征是由于脑桥腹侧的局限性病变累及双侧皮质脊髓束以及三叉神经以下的皮质延髓束所致。患者能睁、闭眼，眼球能垂直运动而不能水平运动。因大脑半球和脑干被盖部上行性网状激活系统未受累之故。患者的意识活动存在，对语言理解无障碍，由于动眼神经及滑车神经功能保留，能以眼球的上、下活动来表达其思维活动。本病的常见病因是基底动脉脑桥支闭塞，导致脑桥基底部双侧梗死所致，偶见于脑桥出血、肿瘤和脑桥中央髓鞘溶解症，神经影像学和脑血管学检查有助于诊断。

（五）紧张综合征

紧张综合征包括木僵、违拗、刻板言语和动作、模仿言语和动作、蜡样屈曲、缄默等症状，可以持续数周至数月。紧张性木僵可以突然转入紧张性兴奋状态。紧张性兴奋持续时间短暂，常常是突然暴发的兴奋和暴力行为，然后又突然进入木僵或缓解。典型的紧张综合征见于精神分裂症的紧张型，其他精神病、抑郁症、反应性精神障碍、颅脑损伤时也可见到不典型的表现。

（六）晕厥

晕厥是由多种原因导致一过性脑供血不足而发生短暂意识丧失，常见类型为神经介导的反射性晕厥、直立性低血压性晕厥和心源性晕厥（参见49）。昏迷与晕厥的鉴别要点是前者的意识丧失时间较长，不易迅速逆转；后者则为短暂的意识丧失。

（七）发作性睡病

发作性睡病为一组睡眠障碍性疾病，典型表现为四联症，分别是不可抗拒的病理性睡眠、猝倒发作、入睡前睡眠幻觉、睡眠瘫痪。发作性睡病与昏迷不同，前者是睡眠障碍，患者在正常人不易入睡的场合下，如行走、骑自行车、工作、进食时均能出现难以控制的睡眠，其性质与生理性睡眠无异，持续数分钟至数小时，但可唤醒。

（八）癔症

癔症是临床上常见的一类精神心理障碍性疾病，发作时需要与意识障碍之昏迷相鉴别。癔症的意识障碍仅为意识范围的缩窄而非意识丧失。患者在发作时仍有情感反应（如眼角噙泪）以及主动抗拒（在扒开患者的双眼时，患者的眼睛反而闭合更紧，称之违拗）等。

（九）阵发性意识障碍

某些意识障碍呈阵发性出现，称为阵发性意识障碍。这种情况可见于肝硬化、胰岛细胞瘤、脑部中线肿瘤。偶有阵发性昏迷并伴有阵发性精神症状的患者，需考虑间脑病变的可能。

了解意识障碍发生的全过程，对意识障碍的鉴别诊断有重要意义。意识障碍发生急骤并成为疾病的首发病征者，常见于颅脑损伤、脑血管疾病、外源性中毒、热射病、日射病，以及某些中枢神经系统急性感染，如暴发型流行性脑膜炎；在疾病发展过程中较为缓慢发生的意识障碍，见于代谢障碍疾病，如肝性脑病和尿毒症性昏迷、脑肿瘤和结缔组织病等。

急性颅内或颅外感染性疾病所致的意识障碍，其基本规律是意识障碍前先有发热。发病于冬、春季者多见于流行性脑膜炎、斑疹伤寒、回归热、大叶性肺炎等；发病于夏、秋者多见于乙型脑炎、脑干型脊髓灰质炎、脑型疟疾、中毒型菌痢、伤寒等。在高温或烈日下工作而突然意识障碍者，多考虑热射病和日射病。意识障碍前经常有头痛或伴以呕吐者，应考虑颅内占位性病变的可能。患有高血压动脉硬化的老年人突然发生意识障碍时，应首先想及脑血管疾病。颅脑损伤后昏迷时间的长短以及有无中间清醒期，可协助诊断有无继发性颅内血肿，甚至有助于提示硬脑膜外或硬脑膜下血肿。

【意识障碍的检查】

病史询问中，尤应注意既往有无高血压、动脉硬化、糖尿病、心脏病、肝病、肾病、癫痫等情况。昏迷前的用药史也有助于鉴别诊断，如使用过量胰岛素所致的低血糖性昏迷，慢性肝病患者因应用氯丙嗪或巴比妥类药物而诱发的肝性脑病。

体格检查对意识障碍的鉴别往往能提供若干线索。下列各项内容需要细致的观察：

（一）皮肤

皮肤灼热、干燥见于热射病昏迷；皮肤湿润见于低血糖性昏迷、吗啡类药物中毒、心肌梗死和日射病等；皮肤苍白见于尿毒症性、低血糖性昏迷等；皮肤潮红见于脑出血、颠茄类中毒及酒精中毒；一氧化碳中毒的口唇常为樱红色；肝性脑病患者的皮肤多伴黄疸；唇颊和手指发绀以及静脉充盈，提示心脏功能不全或肺功能不全所致的缺氧；单纯的发绀见于某些化学物品中毒。皮肤见有出血点，应警惕流行性脑脊髓膜炎；皮肤出现蔷薇疹者，提示伤寒的可能；口唇疱疹可并发于大叶性肺叶、流行性脑膜炎、间日疟等疾病。此外，尚需检查皮肤尤其是头颅部分皮肤有无伤痕或骨折，可以作为颅脑损伤以及癫痫大发作的佐证。

（二）呼吸

呈深大呼吸者应考虑代谢性酸中毒（糖尿病、尿毒症等）；鼾声呼吸且伴有呼吸时一侧面肌瘫痪者提示脑出血；呼吸急促多为急性感染性疾病；低血糖性昏迷的呼吸则较浅。呼气带有氨味见于尿毒症性昏迷；呼吸带有烂苹果味见于糖尿病性昏迷；若杏仁气息提示氢氰酸（苦杏仁、木薯、氰化物等）中毒；呼气及排泄物（尤其是尿液）有大蒜样臭味者可见于有机磷农药中毒；呼气中及尿液出现"肝臭"者提示为肝性脑病。

脑部不同水平损害可引起不同的呼吸紊乱形式，这有助于病变水平的定位。例如脑部广泛损害或代谢障碍时，可引起过度换气后呼吸暂停现象；双侧大脑深部病变或天幕上占位病变，可产生潮式呼吸；中脑下部和脑桥上部病变，可引起中枢神经性过度换气；脑桥下部病变，可引起长吸式呼吸；Biot 呼吸（呼吸深浅或节律完全不规则）见于延髓背内侧病变，表示病情危笃。

（三）发热

意识障碍伴发热常见于各种颅内外感染、脑出血或蛛网膜下腔出血；昏迷伴体温过低可见于休克、低血糖、中毒、甲状腺功能减退、肾上腺皮质功能减退等。

（四）脉搏

脉搏触诊有助于及时发现阿-斯综合征。脉慢而充盈见于脑出血、酒精中毒；脉慢而弱见于吗啡类药物中毒；脑脓肿患者的脉搏常缓慢、充实而规则，而脑膜炎患者的脉搏多细速。颠茄类中毒、氯丙嗪中毒时脉搏显著加快。

（五）眼症状

昏迷患者的眼球活动异常或眼球位置异常，可提示脑部受损的平面。例如，患者不能眨眼，说明脑干网状结构已受抑制。患者若有自发性眼球浮动（以水平性多见），说明昏迷的程度较浅，脑干功能仍存在。当中脑或脑桥损害时，眼球浮动消失而固定于中央位置。眼球沉浮(两眼迅速向下方偏转,超过正常俯视的范围,而后缓慢向上回到正常的位置)可见于脑桥局限性病变。眼激动(不安眼)常见于两侧大脑半球损害,如两侧卒中、脑炎、肝性脑病。双眼向下偏视(凝视鼻尖)见于丘脑或丘脑底部病变、中脑广泛病变。两眼向偏瘫对侧注视时,提示病灶在大脑半球;两眼向偏瘫侧注视时,提示病灶在脑干。明显的分离性斜视,表示中脑受累或动眼神经瘫痪。垂直性分离性斜视,意味着颅后窝损害。昏迷患者有完整的两眼反射性水平协同运动时,提示病变仍限于大脑半球,若病变累及脑干则此种运动消失。将患者的头部向两侧及前、后轻轻但较快地移动,可见两眼球协同向相反的方向转动,称为玩偶眼现象,提示昏迷较浅;倘若脑干广泛损害或巴比妥类药物中毒,则此征象消失。瞳孔改变是意识障碍患者一项极为重要的体征,常能提示某些病因及反映病情的变化。双侧瞳孔散大可见于多种药物或食物中毒,如颠茄类、巴比妥类(有时瞳孔缩小)、可待因、氰化物、肉毒杆菌中毒等;双侧瞳孔缩小见于氯丙嗪、吗啡类药物、有机磷、水合氯醛、毒蕈等中毒与尿毒症。双侧瞳孔缩小如针眼、伴有高热是原发性脑桥出血的特征,若患者还有四肢阵发性强直性抽搐,则是脑室出血的表现。两侧瞳孔大小不等或忽大忽小,可能是脑疝的早期征象;一侧瞳孔散大和对光反应消失,是蛛网膜下腔出血、颅内血肿以及小脑幕切迹疝等病变压迫动眼神经的结果。双侧眼球同向偏斜的急性昏迷患者,提示有脑出血或大面积脑梗死的可能;突然昏迷而伴有单侧眼肌麻痹的患者,有可能是脑动脉瘤破裂出血;昏迷患者伴有高热和一侧(有时是双侧)眼球突出以及眼外肌麻痹时,要想到海绵窦血栓性静脉炎。

对昏迷患者进行眼底检查,其重要性自不待言。视盘水肿是颅内压增高重要而客观的指征;视网膜有渗出、出血以及动脉改变,有助于尿毒症、恶性高血压和糖尿病的诊断。玻璃体下出血常见于蛛网膜下腔出血。

(六)颈项强直

颈项强直是各种脑膜炎和蛛网膜下腔出血常见而有诊断意义的征象。颈项强直或伴有颈痛应警惕早期枕骨大孔疝的可能。

(七)神经系统局灶体征

昏迷患者有无神经系统局灶体征,有助于鉴别是全身性病变所致的昏迷抑或颅内病变所致的昏迷。如伴有偏瘫体征,则提示颅内有局灶性神经系统病变,常见于脑血管病、脑部感染、颅脑损伤、颅内占位性病变等。但无局灶性神经系统表现的昏迷也可能是颅内病变,例如蛛网膜下腔出血、脑积水或脑内静脉窦血栓形成,不少患者除颈项强直之外,并未发现神经系统的局灶体征,如癫痫发作后的昏迷,局灶性神经系统症状常缺如。发生昏迷的某些化脓性脑膜炎患者不一定伴有脑膜刺激征,尤其是婴幼儿或老年患者在疾病的早期阶段。昏迷患者伴有双侧巴宾斯基征阳性,见于多种原因所致的昏迷,如脑血管病、颅脑损伤、颅内感染、低血糖状态和中毒性昏迷等。

(八)不随意运动

意识障碍伴有不随意运动如肌肉抽搐见于尿毒症、肺性脑病;扑翼样震颤多见于肝性脑病,也可见于肺性脑病;二硫化碳、阿托品类、有机氯等中毒可发生阵发性抽搐;一氧化碳、有机磷、氰化物、士的宁等中毒可引起强直性抽搐;使用胰岛素过量可引起阵发性或强直性抽搐;癫痫样发作可见于高血压脑病、脑出血、蛛网膜下腔出血、脑栓塞、颅脑损伤等疾病;舞蹈样动作见于风湿性脑病。

(九)伴有精神症状的意识障碍

如谵妄多由于感染、蛛网膜下腔出血或外源性中毒所引起;昏迷而有兴奋躁动,见于颅脑损伤、酒精中毒等;昏迷患者显得安静,所谓宁静型昏迷,见于尿毒症、营养不良或衰竭性昏迷等。

(十)其他

浅昏迷患者出现频频的呃逆或呵欠,表示颅内压增高;呃逆有时也可见于尿毒症性昏迷前期。

上述各种体征有些虽有特异性,但切勿根据一种征象而下诊断,临床医师必须结合其他检查结果全面考虑,方能做出较为正确的诊断。

实验室检查对昏迷有一定的诊断价值,可根据初步的临床印象选择有关的检查。

53.1　全身性疾病

一、急性感染性疾病

(一)病毒感染

1. 流行性乙型脑炎(乙脑)　乙型脑炎(乙脑)或流行性乙型脑炎亦称日本脑炎(JE),是嗜神经性乙脑病毒(JEV)引起的以脑实质病变为主的急性中枢神经系统传染病,是一种人畜共患的自然疫源性疾病。临床上以起病急、高热、意识障碍、抽搐及脑膜刺激征为特征。乙脑患者约 2/3 有意识障碍,自轻度倦睡乃至深度昏迷。凡在夏、秋季节,在乙脑病区,有蚊虫叮咬史,尤其是儿童与青年人,突然高热兼有惊厥、意识障碍等神经精神症状时,应考虑乙脑的可能性。

患者通常急骤起病,在 2~3 天内多有嗜睡、昏睡或昏迷;或初有谵妄、惊厥,而后转入昏迷。发热是常见的症状,体温常达 40℃ 或以上。发热的高低常与神经系统症状的轻重成正比。如患者昏迷程度深,惊厥严重而体温不高,或仅轻微发热,则乙脑的可能性甚少。如昏迷先于发热或高热起病而立即昏迷者,也不符合乙脑症状。脑膜刺激征见于 70%~80% 的病例,脑脊液符合病毒性感染的改变。血象白细胞增多[常达 $(10\sim20)\times10^9/L$],分类中性粒细胞增多与核左移,对除外其他病毒性脑膜脑炎可有参考价值。

神经系统症状多在病后 1~2 周达到最高峰;如在 2 周后才出现昏迷,则应考虑其他疾病。患者的大脑皮质症状也较其他中枢神经症状为重,如有肢体瘫痪也必有意识障碍,若急性期有肢体瘫痪而意识清楚,则大致可除外乙脑。

有的中毒型菌痢患者在腹泻未出现前先有高热、惊厥与昏迷,易误诊为乙脑。前者通常有进食不洁饮食史,早期出现休克,一般无脑膜刺激征,肛检或盐水灌肠常能发现脓血或黏液便,脑脊液符合化脓性炎症改变。有时肺炎或败血症早期所致的中毒性脑膜脑炎(尤其是腮腺炎病毒及肠道所引起者)在临床上均可与乙脑类似,需细心加以鉴别。

乙脑的确诊有赖于流行病学史、上述临床表现及血清补体结合试验,血或 CSF 乙脑病毒 IgM 抗体检测是确诊的主要依据。丘脑及中脑受损是乙脑的特征性影像学表现。据报道,乙脑患者中丘脑受累占 94%~100%,基底核受累者占 35%,中脑受损者占 58%,脑桥、小脑及脑皮质受累均有报道。MRI 可作为乙脑的首选影像诊断手段。乙脑可以累及多个部位,但以双侧丘脑对称性损害为特征性表现。几乎所有病例有双侧丘脑中脑的病变,伴有或不伴有其他脑区的病变。乙脑的病灶累及范围有一定的特点,常见于丘脑、脑干、基底核、海马、大脑皮质、小脑、皮质下白质及脊髓,其中以丘脑、中脑和基底核的病变最为多见。病灶一般在 T1-Flair 上呈低信号,在 T2WI 上呈高信号。病灶早期或病理变化轻微时,在 T1-Flair 或 T2WI 上均难以显示病灶。合并有出血时,多表现为点状或小片状高信号。在 DWI 上,早期病灶因为细胞毒性水肿的存在而表现为高信号,后期病灶以血管源性水肿为主,多呈等或低信号。T2-Flair 主要显示病灶中的结合水成分,无论病灶处于细胞毒性水肿或血管源性水肿,在 T2-Flair 上多呈高信号,而且在较长时间内保持

这种信号特点。

2. 单纯疱疹病毒脑炎　单纯疱疹病毒脑炎又称急性坏死性脑炎或出血性脑炎,是由单纯疱疹病毒引起的中枢神经系统最常见的病毒感染性疾病。意识障碍是常见症状,早期以嗜睡多见,随病情进展,意识障碍加重,最后昏迷。

单纯疱疹病毒是一种嗜神经 DNA 病毒,经呼吸道感染隐藏于三叉神经节,数年后或机体免疫力低下时,非特异性刺激可诱发病毒激活而发病。国外报道发病率为 (4~8)/10 万,患病率为 10/10 万。病理改变为颞叶、额叶等部位出血性坏死、脑水肿。

任何年龄均可患病,无地区性和季节性。急性起病,初有发热、全身不适、头痛、肌痛、嗜睡、腹痛和腹泻等前驱症状,约 1/4 的患者有口唇疱疹病史。发病时中至高度发热,精神异常、人格改变是本病的突出表现,个别病例以全身性或部分性运动性发作为首发症状,意识障碍多伴随于精神异常,并随病情进展而加重,最后昏迷。神经症状可有偏盲、偏瘫、失语、眼肌麻痹、多动、脑膜刺激征等弥散性和局灶性脑损害的表现。重症患者可因广泛脑实质坏死和脑水肿引起颅内高压,甚至脑疝形成。病程为数日至 1~2 个月,病死率高,有后遗症。

脑电图可见弥漫性高波幅慢波;脑脊液压力正常或轻度增高,细胞数明显增多,以单个核细胞为主,可有红细胞增多,蛋白质轻、中度增高,糖和氯化物正常。

单纯疱疹病毒脑炎的影像学具有特征性:①病变先累及颞叶,有时可向额叶或枕叶发展,很少单独累及额叶或枕叶;②病变与豆状核之间界限清楚,凸面向外,如刀切样,称为刀切征,是最具特征性表现;③头颅 CT 可见一侧或双侧颞叶、海马及边缘系统局灶性低密度区,若低密度灶中出现点状高密度影,提示颞叶有出血,更支持本病的诊断;④病变边缘部分可呈脑回状增强,增强与否可能与病变严重度相关,因为广泛的血管炎和脑组织坏死灶是出血强化的基础。

诊断依据疱疹病史、发热、明显的精神行为异常、抽搐、意识障碍,以及脑脊液、脑电图、脑 CT 改变,特异性抗病毒治疗有效可间接支持诊断。注意与带状疱疹病毒脑炎、肠道病毒脑炎、巨细胞病毒脑炎及急性播散性脑脊髓炎相鉴别。

3. 森林脑炎(蜱虫性脑炎)　诊断森林脑炎必须注意流行病学史。森林脑炎是森林地区特有的急性传染病,有严格的地域性与季节性。在某些地区发生于 5~8 月。患者主要为从事林业的人,发病年龄以 20~40 岁居多,尤以新近进入该病区的人常见。一般均有被蜱虫叮咬史。凡患者急性高热、意识障碍、颈肩肌及肢体瘫痪而兼有上述流行病学史者,需考虑森林脑炎的可能性。

本病潜伏期为 10~15 天。患者通常突然发病，呈高热或过高热、头痛、恶心、呕吐、意识不清、昏睡或昏迷，并迅速出现脑膜刺激征。昏睡与瘫痪是本病的主要特征，对诊断有意义。患者常于发病后 2~5 天迅速出现颈肌、肩胛肌与肢体瘫痪，多累及上肢，其次为下肢或上下肢。此种瘫痪与乙型脑炎不同，呈弛缓性，故有鉴别诊断意义。血象白细胞增多，分类计数中性粒细胞增多。脑脊液压力正常或稍高，无色透明，蛋白量轻度增加，糖与氯化物均正常，细胞数多在 (50~200)×10⁶/L，分类以淋巴细胞占优势。确诊需依靠特殊的补体结合试验或病毒分离。

森林脑炎容易与脊髓灰质炎相混淆，流行病学史是重要的区别点之一，且脊髓灰质炎少有意识障碍，血清学检查是主要的鉴别根据。此外，森林脑炎也需注意与乙型脑炎相鉴别，主要根据脑脊液中特异性抗体的存在。

4. 带状疱疹病毒脑炎　意识障碍是带状疱疹病毒脑炎的常见症状，多数患者表现为昏睡，少数病例可发展为昏迷甚至死亡。

带状疱疹病毒与水痘病毒一样，属脱氧核糖核酸疱疹病毒。初次感染常发生于儿童，病毒感染后可长期潜伏于脊神经节细胞内或三叉神经节细胞内。当各种原因导致机体免疫功能低下时，潜伏的病毒可被激活复制，并在相应的感觉神经节段皮肤出现带状或束状疱疹，亦可沿感觉神经上行入脑，数周后发生脑炎或脑膜炎。临床表现为突然发热、头痛、呕吐、抽搐、偏瘫、失语、精神异常及意识障碍，部分患者可有脑神经损害、共济失调或脑膜刺激征。一般病情较轻，常见于中年患者，多数经治疗数周或数月痊愈。少数开始表现为躁狂、谵妄，继而昏睡、昏迷，甚至死亡。脑脊液白细胞轻至中度增高（最高达 0.5×10⁹/L），蛋白质可正常或轻至中度增高，糖与氯化物正常。补体结合试验可显示带状疱疹病毒抗体阳性。皮疹明显者，皮肤受损细胞活检可查到核内包涵体。头颅 CT 及 MRI 扫描显示带状疱疹同侧大脑中动脉区内，包括内囊及大脑皮质、皮质下椭圆形、边界清楚的多灶性梗死灶，颈动脉造影可见大脑中动脉近端呈节段性串珠状狭窄，这种现象提示可能系眼眶带状疱疹病毒发展波及颈内动脉虹吸部动脉炎引起大脑半球梗死所致。

根据皮肤带状疱疹、临床症状、实验室检查及头颅 CT 及 MRI 改变，诊断并不困难，唯临床表现不典型者，需与单纯疱疹病毒脑炎及乙型脑炎鉴别。

5. 亚急性硬化性全脑炎　亚急性硬化性全脑炎又称亚急性包涵体脑炎、亚急性硬化性白质脑炎。进行性意识障碍是本病中、晚期的主要表现，意识障碍一旦发生便呈进行性发展，直至昏迷、死亡。本病由麻疹缺陷病毒所致，主要罹患于 12 岁以下的儿童，农村男孩多见，发病率 (5~10)/100 万儿童；典型病例通常在 2 岁前患原发性麻疹感染，经过 6~8 年无症状期后发病。起病隐袭，病程呈阶梯状发展，历时数月至数年。临床表现首先是行为和精神异常，如健忘、性格改变、焦虑、忧郁或幻觉等。接着可出现运动障碍症状，包括特征性的肌痉挛抽动、各种类型的癫痫发作、运动性震颤、舞蹈症、手足徐动和肌张力增高等。进一步发展可出现意识模糊、嗜睡甚至昏迷，呈去皮质或去大脑强直，角弓反张，病理征阳性。最后发展成为儿童植物人状态，常死于合并感染或循环衰竭。血清和脑脊液麻疹病毒抗体升高；脑电图呈弥漫性同步慢波；CT 及 MRI 示皮质萎缩，局灶性低密度病灶。病理检查可见脑皮质及白质萎缩，触之发硬，故称硬化性脑炎。

临床诊断依据临床病程、特征性脑电图改变、血清及脑脊液病毒抗体增高。确诊需要脑活检找到细胞内包涵体或麻疹病毒颗粒，或从脑组织分离出麻疹病毒。至今尚无特殊治疗方法。

6. 脑膜脑炎型脊髓灰质炎　脑膜脑炎型脊髓灰质炎少见，国内报道的 114 例脊髓灰质炎中仅 3 例有脑症状。其中 1 例有惊厥、昏迷，2 例分别表现为中枢性偏瘫及癫痫持续状态。这些症状与其他病毒性脑膜脑炎相似，借助特殊的实验室检查方能确诊。

脊髓灰质炎主要为散发性，发病多在夏、秋季，且主要侵犯儿童，各地 5 岁以下的患者占 90%。由于早期症状无特殊，往往在肢体瘫痪出现时方能确诊。凡在流行季节，遇发热患者有多汗、嗜睡、烦躁不安、软弱无力或某个肢体感觉过敏，以及具有特征性的颈背肌强直时，应考虑此病的可能性。

7. 肠道病毒性脑膜（脑）炎　肠道病毒（如轮状病毒）可引起病毒性脑膜（脑）炎，多见于婴幼儿、儿童及青年人，好发于夏、秋季节，可为流行性或散发性。此病主要表现有发热、腹泻、腹胀、腹痛、恶心、呕吐，严重时除发热及脑膜刺激征外，可出现意识障碍。

8. 淋巴细胞脉络丛脑膜炎　本病是由淋巴细胞脉络丛脑膜炎病毒所致的无菌性脑膜炎，严重者可出现脑膜脑炎。临床上少见，为散发性，潜伏期一般 5~10 天，主要表现为急性发热（可高达 39.5℃），伴有腰背痛、头痛、全身肌肉酸痛。意识障碍及脑膜刺激征等为神经系统主要症状和体征，脑脊液压力正常或稍有升高，细胞数 0.5×10⁹/L，其中淋巴细胞增多为主。本病为自限性，预后良好。

9. 类脑炎型病毒性肝炎　类脑炎型病毒性肝炎十分罕见。国内报道一组 170 例急性病毒性肝炎中，此型仅 2 例，占 1%~2%；患者起病急骤，常表现为剧烈头痛、呕吐、高热、烦躁不安、假性脑膜炎等症状，每于发病数小时后出现黄疸，继而进入肝性脑病。

10. 肾综合征出血热　又称流行性出血热，是一种自然疫源性疾病。临床上以发热、休克、充血、出血和急性肾衰竭为主要表现。可出现脑水肿、脑出血或脑疝并发症而出现意识障碍。此病的病原是布尼亚病毒科汉坦病毒属病毒，流行季节为 5~7 月及 11~ 次年 1 月。

11. 脑炎型流行性感冒　据国外报道，流行性感冒可伴发"脑炎"症状，表现为剧烈头痛、嗜睡，继而进入昏迷，体格检查有脑膜刺激征及上运动神经元受损征象，脑电图不正常，脑脊液正常或显示淋巴细胞轻度增多。脑炎型流行性感冒在国内甚罕见，有报道一组 157 例流行性感冒患者中，仅 1 例发生昏迷。

12. 传染后脑炎　传染后脑炎可分为两类：①接种疫苗如牛痘苗、狂犬病疫苗、百日咳疫苗等疫苗后发生的脑炎；②急性发疹性病毒性传染病后如麻疹、风疹、天花、水痘，或其他急性感染如传染性单核细胞增多症、流行性感冒、某些病毒性上呼吸道感染、流行性腮腺炎、百日咳等恢复期中发生的脑炎，此类称为狭义的传染后脑炎。以往的带状疱疹合并脑炎的少数成人病例报道，部分病例可能是带状疱疹病毒脑炎，值得注意。

本病属急性播散性脑脊髓炎的范畴，是一种比较少见的脱髓鞘疾病，主要累及儿童，成人甚少罹患。主要临床表现是高热、呕吐、烦躁不安、嗜睡、惊厥、昏迷及脑膜刺激征。脑脊液压力稍高或正常，细胞数轻度或中度增多，分类以淋巴细胞占优势，蛋白量正常或稍增，糖量正常或稍增，氯化物含量正常；但也有脑脊液完全正常者。

临床上怀疑脑炎是并发于急性感染（包括发疹性传染病）或接种疫苗后时，如能查明脑炎的发病日期，则对诊断有帮助，大概的天数如下：

（1）麻疹病期第 6~12 天，多在体温下降、皮疹开始褪色之时。

（2）风疹皮疹出现后第 3~6 天。

（3）天花皮疹出现后第 1~28 天（常在第 2 周内）。

（4）水痘病期第 6~12 天。

（5）带状疱疹多发生于皮损之后数日至数周，临床上有双峰相特征，即先有皮疹、发热，症状消退后数日或数周出现脑炎症状，伴有或不伴发热。

（6）流行性腮腺炎发生于腮腺炎之前 8 天到之后 10 天。

（7）百日咳发病后第 2~7 周。

（8）牛痘接种后第 2~25 天（常在第 10~13 天）。

（9）狂犬病疫苗接种多见于注射第一针之后的 15~20 天。

（二）立克次体感染

立克次体常在脑内引起小血管炎性变，故重症斑疹伤寒和恙虫病可发生不同程度的意识障碍（参见 2.3）。

（三）细菌性感染

急性细菌性感染如大叶性肺炎、败血症、伤寒与副伤寒、波状热、急性粟粒型结核、中毒型菌痢等，均可引起意识障碍。意识障碍一般发生于病程经过中，而非初发症状，往往在高热出现之后方发生。如有脑膜刺激征出现，则为并发假性脑膜炎或细菌性脑膜炎。

据国内报道一组亚急性细菌性心内膜炎，伴有昏迷者占 28%。结核性脑膜炎并发昏迷者，多在发病 5~6 天后出现。

1. 结核性脑膜炎　结核性脑膜炎是结核分枝杆菌导致的脑膜非化脓性炎症，严重者也会出现意识障碍，通常急性或者亚急性起病，一般来说，患者的症状和体征随着病情发展逐渐加重。具体临床表现可包括结核本身症状，如全身倦怠乏力、低热、消瘦、精神萎靡；颅内压升高的症状，如头痛、恶心、呕吐、视盘水肿；脑膜刺激征，如颈项强直、克尼格征阳性、布鲁津斯基征阳性；脑神经损害的症状，单侧或双侧脑神经受累，展神经、动眼、滑车、面神经比较常见，表现为眼球活动障碍、复视、面瘫等；脑实质损害的症状，如淡漠、谵妄等精神症状、意识障碍、癫痫甚至偏瘫，这可以由结核累及脑实质导致，也可以是结核性闭塞性动脉炎所致的脑梗死导致。典型的结核性脑膜炎脑脊液检查可以发现压力升高，细胞数升高（随病情变化，从中性粒细胞为主过渡到淋巴细胞为主），蛋白升高，葡萄糖、氯化物降低，腺苷脱氨酶（ADA）升高等现象。当脑脊液 ADA>8U/L 时，基本可以证实结核性脑膜炎的诊断，<4U/L 时可以排除诊断，但在 4~8U/L 时，很难判断。结核性脑膜炎在 CT 和 MRI 上最常出现的特征包括脑积水（45%~75%）、颅底脑膜强化（34%~38%）、梗死（15%~30%）、结核瘤（5%~10%）。因此，当同时出现颅底脑膜强化和脑积水时，强烈提示结核性脑膜炎。

2. 细菌性脑膜炎　急性细菌性脑膜炎最常见的致病菌是脑膜炎球菌、肺炎链球菌和流感嗜血杆菌。通常急性或暴发性起病，急性期全身症状明显，畏寒、发热和全身不适等，可有咳嗽、咳痰等上呼吸道感染症状，头痛是突出表现，可出现意识障碍，如昏睡、嗜睡、意识模糊等。部分患者出现癫痫发作，多见于感染后最初数日。体格检查可发现患者有颈项强直等脑膜刺激征。病程后期可出现持续发热、反应迟钝甚至昏迷。婴儿及患儿可出现头颅扩大、囟门膨起等症状。部分患者可出现偏瘫、失语等症状。部分患者可有比较特殊的临床特征，如脑膜炎球菌脑膜炎可出现全身性瘀点、瘀斑或紫癜。脑脊液浑浊，细胞数升高，早期以中性粒细胞占优势，后期以淋巴细胞及浆细胞为主；蛋白升高，多为 1~5g/L；糖及氯化物降低；免疫球蛋白 IgG 和 IgM 明显升高。脑脊液涂片染色镜检,部分患者的脑脊液内可见致病细菌。CT 早期可正常,病程进展可见脑膜呈线状强化,脑实质受损可见低密度区和占位效应。磁共振检查早期脑膜及皮质呈条状信号增强,脑组织广泛水肿;中期皮质和皮质下梗死;后期可见脑积水、硬膜下积液及脑萎缩。急性起病,有高热、头痛、呕吐、意识障碍、抽搐症状,体格检查有脑膜刺激征,脑脊液以中性粒细胞为主的白细胞升高即可考虑该病。脑脊液细菌涂片检出病原菌和细菌培养阳性可确定诊断。

3. 急性单核细胞增多性李斯特菌脑炎 李斯特菌脑膜炎是由单核细胞增多性李斯特菌(简称李斯特菌)所引起的脑膜炎,多见于婴幼儿、老年人及免疫功能缺陷的成人患者。李斯特菌又称为冰箱杀手,可见于各种食物,如生肉、蔬菜和未经高温消毒牛奶制成的乳制品。进食受李斯特菌污染的食品可引起严重感染。这种细菌是革兰氏阳性杆菌。与其他细菌性脑膜炎相似,一般起病急,90% 病例的首发症状为发热,体温大多在 39℃以上。有严重的头痛、眩晕、恶心、呕吐。脑膜刺激征明显,且常伴有意识障碍,如木僵、谵妄等亦可发生抽搐。重症者可在 24~48 小时内昏迷。少数起病缓慢,病程较长而有反复。如病变累及脑实质则可有脑炎和脑脓肿的表现。个别发生脑干炎而呈复视、发音和吞咽困难、面神经瘫痪和偏瘫等。MRI 可能对该病的早期诊断至关重要。李斯特菌感染易感染背侧脑干和小脑、第四脑室的特殊层。

(四)螺旋体感染

在国内报道的一组钩端螺旋体病例中,约 10% 病例发生不同程度的意识障碍,严重者出现昏迷。回归热伴有昏迷者也非罕见。

(五)真菌感染

1. 隐球菌性脑膜炎 隐球菌性脑膜炎是由新型隐球菌感染所引起的亚急性或慢性脑膜炎,患者可有饲养鸽子或免疫缺陷病史。本病亚急性起病,表现为发热、剧烈头痛、恶心、喷射状呕吐,病程中可出现意识障碍,非 HIV 感染患者隐球菌性脑膜脑炎的临床表现多种多样。大部分患者呈慢性发病,在诊断前已有症状可长达数月,常见临床表现为亚急性或慢性脑膜脑炎的症状和体征;约 50% 的患者可见发热,典型情况下,2~4 周出现头痛、嗜睡、人格改变与记忆丧失。对于实体器官移植受体,约 2.8% 的患者可出现隐球菌感染,从移植到疾病发作的中位时间为 21 个月;68% 的患者发生于移植后 1 年以上。经证实,52%~61% 的隐球菌感染患者有中枢神经系统受累和播散性感染,伴新型隐球菌病的移植受体中约 25% 有真菌血症。临床主要表现包括发热(低热和中等度发热)、渐进性头痛、精神和神经症状(精神错乱、易激动、定

向力障碍、行为改变、嗜睡等)。颅内压增高往往比较明显,头痛、恶心、呕吐较剧烈;病情进展可能累及脑神经(动眼神经、展神经、视神经等),出现脑神经麻痹(表现为听觉异常或失聪、复视或视物模糊、眼球外展受限等)和视盘水肿;脑实质受累可出现运动、感觉障碍,脑功能障碍,癫痫发作和痴呆等临床表现。体格检查可有脑膜刺激征。中枢神经系统感染可同时伴发肺部或其他部位播散性感染,但大多数不伴有其他感染的临床表现。与非 HIV/AIDS 的隐球菌性脑膜炎患者相比,HIV 感染患者隐球菌性脑膜炎的临床症状无明显差异,但 HIV 患者症状持续时间较非 HIV 感染者长,且更不典型。腰穿脑脊液(CSF)压力高,脑脊液呈无色透明状,墨汁染色有助于明确病原学诊断。

对于任何伴有发热、头痛以及中枢神经系统相关体征或症状的免疫功能受损患者,或表现出亚急性或慢性脑膜炎的免疫功能正常个体,均应考虑新型隐球菌性脑膜炎的可能性。进一步行腰椎穿刺检查,若存在神经系统定位体征、视盘水肿或精神状态受损的情况下,应行放射影像学检查。通过脑脊液培养、墨汁染色和 / 或隐球菌抗原检测来对脑脊液仔细评估应能明确诊断。

2. 念珠菌性脑膜炎 念珠菌性脑膜炎由白念珠菌感染所致,常见于重症衰竭、恶病质、长期使用抗生素和免疫抑制药者,临床以发热和脑膜炎症状为主,侵袭脑实质严重时可出现意识障碍,脑脊液沉渣检查可发现白念珠菌。

3. 组织胞浆菌性脑膜炎 组织胞浆菌广泛存在于鸡、鸽等鸟禽类粪便中,可通过呼吸道进入肺部,再经血液循环达到脑部,多见于健康人,急性起病并进行性加重,侵袭脑实质严重时可出现意识障碍,脑脊液检查与新型隐球菌性脑膜炎类似。

4. 毛霉性脑膜炎 毛霉是一种条件致病真菌,只有在重症衰竭、恶病质、长期使用抗生素和免疫抑制药者人群中容易发病。本病常急性起病,表现为高热、头痛、呕吐,脑部受损可出现抽搐、意识障碍、精神行为异常。鼻窦影像学检查可示鼻窦黏膜增厚,窦壁点状破坏,病变处活检和分泌物可查毛霉。

(六)寄生虫感染

1. 脑型疟疾 在疟疾病区,凡遇有发热原因未明而兼有意识障碍,如嗜睡、谵妄、昏迷及 / 或惊厥者,需考虑脑型疟疾的可能性,血检疟原虫应作为常规检查项目。

脑型疟疾是疟疾中最凶险者,最多见于恶性疟,有时也见于间日疟或三日疟。新近进入病区而初次感染疟疾者症状往往较当地居民为重,且患脑疟疾者也较多见。在国内报道的 1 533 例恶性疟中,脑型占 9.8%,其病死率为 45%。脑型疟疾的主要病理改变是由循环障碍引

起的脑白质内弥散性点状出血与 Durck 疟疾肉芽肿。发病初期为一般疟疾症状,如畏寒、高热、头痛、出汗等,神经系统症状多于病后第 2~7 天出现,主要表现为昏睡、谵妄、昏迷、抽搐或惊厥,并可有脑膜刺激征与病理反射,常易误诊为乙脑。因此凡遇有突然昏迷的患者,不能忽视脑型疟疾的可能性。患者有贫血与脾大更提示此病的诊断,但确诊有赖于从血中找到疟原虫。采用厚滴片法镜检疟原虫的阳性率高,值得推广。疑似病例一次结果阴性时应反复检查。有些患者曾接受过不规则的抗疟治疗(例如注射复方奎宁注射液),周围血液内不易检出疟原虫,需要时可做骨髓穿刺涂片检查,争取尽早获得病原学诊断。

2. 急性脑型血吸虫病　在血吸虫病地区,凡遇有急性高热、血中嗜酸性粒细胞增多而兼有意识障碍者,必须考虑脑型血吸虫病的可能性。

急性脑型血吸虫病是由血吸虫卵沉积于脑部组织后导致脑水肿所引起。潜伏期大多在感染后 6 周左右,但可长至 3~4 个月。其主要表现为高热、昏睡、昏迷、痉挛或瘫痪、腱反射亢进、锥体束征、脑膜刺激征等,酷似乙脑或其他原因所致的脑膜脑炎。血中白细胞增多,分类计数嗜酸性粒细胞显著增多,或兼有脑脊液嗜酸性粒细胞增多,对此病的诊断有重要提示。急性脑型血吸虫病的诊断依据应包括:①发生在急性血吸虫病的基础上;②除外其他原因的急性脑炎或脑膜脑炎;③锑剂治疗有明显疗效,经治疗后一般无神经系统后遗症。

3. 广州管圆线虫病　广州管圆线虫病又名嗜酸性粒细胞增多性脑膜炎。该病是人畜共患的寄生虫病,因进食了含有广州管圆线虫幼虫的生或半生的螺肉而感染。其幼虫主要侵犯人体中枢神经系统,表现为脑膜和脑炎、脊髓膜炎和脊髓炎,严重患者会出现意识障碍,可使人致残或致死。

该虫的主要传染中间宿主是褐云玛瑙螺,其体内幼虫感染率极高。人食用螺蛳,尤其是福寿螺和大蜗牛会感染广州管圆线虫病。广州管圆线虫幼虫大量进入脑部后,会引起剧烈的头痛,有约 99% 的患者由于头痛入院治疗。除头痛外,尚有恶心、呕吐、颈强直和发热,视物模糊或复视,感觉麻木、面瘫、抽搐。并伴有颈部硬等脑炎、脑膜炎症状。严重者瘫痪、嗜睡、昏迷导致死亡。脑脊液压力升高,多明显升高,严重时可达 1 000mmH₂O 以上,外观浑浊或是乳白色,似淘米水样,白细胞计数可达 $(0.5~2.0) \times 10^9/L$,或者更高,嗜酸性粒细胞比例明显升高为此病的特征性改变。约 85% 病例其比例 >25%,最高者在 90% 以上。蛋白中度升高,糖和氯化物正常或轻度增高。

（七）感染中毒性脑病

感染中毒性脑病可见于急性感染的早期或高峰期,系机体对感染毒素产生高敏反应所致。此病多发生于 2~10 岁的儿童,成人较少罹患。败血症、肺炎、痢疾、猩红热、白喉、百日咳、伤寒、泌尿系感染等均为常见的病因。

感染中毒性脑病的临床特征是:①脑症状与原发疾病同时发生。患者除有高热、头痛、呕吐外,可出现烦躁不安、谵妄、惊厥、昏迷以及病理反射等。脑膜刺激征也常见(假性脑膜炎);②脑脊液无色透明,压力大都增加,细胞数正常或稍增高(一般不超过 $50 \times 10^6/L$),蛋白定量轻度增加;③脑症状多在 1~2 天内消失,少数病例也可持续数日乃至数周之久。

感染中毒性脑病需与乙脑、病毒性脑膜脑炎、脑脓肿、高血压脑病等相区别。

二、内分泌及代谢障碍性疾病

（一）尿毒症性意识障碍

尿毒症性意识障碍的前期症状为精神不振、乏力、眩晕、头痛、表情淡漠、视力障碍等,继而发生嗜睡、意识不清,或先有烦躁不安、谵妄,最后转入昏迷。尿毒症需与急性肾炎高血压脑病(肾性惊厥)相鉴别,但前者有肾病史或恶性高血压病史,二氧化碳结合力降低,代谢性酸中毒,一般不难鉴别。

（二）肝性脑病(肝昏迷)

肝性脑病发生于下述三种情况:①由于病毒性肝炎或中毒所致的急性肝功能衰竭,昏迷发生急骤;②慢性肝病的肝衰竭期,昏迷发生较为缓慢;③门脉分流性脑病,昏迷的表现是易反复,易发生于高蛋白饮食或消化道出血后。昏迷的诱因通常为肝病恶化、食管静脉曲张破裂出血、感染、外科手术、应用麻醉药或镇静药、高蛋白饮食、过度应用利尿药、大量放腹水,以及任何原因所致的缺氧与休克等。

患者精神状态改变是肝性脑病前期最突出的症状。精神症状可分为抑制与兴奋两类,前者如精神萎靡不振、淡漠、迟钝、记忆力显著减退、嗜睡等,后者如欣快、情绪高涨、烦躁不安等。抑制与兴奋可相互交替。患者常有举止失常,如循衣摸床、随地小便或突然变得温和有礼,逐渐出现定向障碍、谵妄,嗜睡加深,最后进入昏迷状态。昏迷前期的精神症状常被误诊为精神分裂症、抑郁症、动脉硬化性精神病、焦虑状态等,甚或给予大量氯丙嗪而致症状迅速恶化者。此外,昏迷前期尚有两种特征性症状:扑翼样震颤、肝臭,后者可于患者呼气和尿液中嗅到,呈鱼腥样带有芳香性甜味的臭气。

体格检查常可发现一系列肝功能不全征象,如肝臭、黄疸、肝掌、蜘蛛痣、营养不良、出血倾向，以及门脉压力增高的体征，如脾大、腹壁静脉怒张、鼓肠、腹水等。神经系统体征早期可有腱反射亢进、髌阵挛和踝阵挛、巴宾斯基征阳性等。昏迷时各种腱反射减弱或消失。常规肝功能检查结果为显著异常。

脑电图检查对本病的诊断有一定价值。昏迷前期及昏迷期可出现慢波，如有三相波则有助于本病的诊断。少数患者即使神经症状尚未出现，其脑电图亦已有改变。

在昏迷前期如能掌握患者的临床特征——精神症状、扑翼样震颤和肝臭，常可对肝性脑病做出早期诊断。

血氨升高对肝性脑病的诊断有较大价值，但血氨正常未能除外肝性脑病。暴发型肝炎患者往往血氨并未升高而陷入深度昏迷。失代偿期肝硬化所引起的昏迷常见血氨升高。

（三）垂体性意识障碍

垂体前叶功能减退症并发垂体性意识障碍并非少见。国内两大组病例统计，发现有昏迷及半昏迷者占24%~36.9%。昏迷原因主要为血糖过低，此外，失盐、水中毒、体温过低、感染、药物作用（如治疗本病在未给肾上腺皮质激素前先给干甲状腺片）、麻醉以及直立性低血压等均可诱发。临床常表现为表情淡漠、嗜睡、缺乏自理能力，继而丧失定向力、记忆力减退，甚至进入昏迷。也有少数病例出现精神失常和精神兴奋症状。

在鉴别诊断上，本病需注意与原发性黏液水肿性昏迷相区别。垂体前叶功能减退症常有毛发、腋毛及阴毛明显脱落，皮肤有脱色现象（由于色素生成激素缺乏所致）；直立性低血压、低血糖也较严重；血胆固醇大都正常，24小时尿17-酮类固醇、17-羟类固醇测定明显低下。原发性甲状腺功能减退症大多有高胆固醇血症，24小时尿17-酮类固醇及17-羟类固醇测定正常低值。

Houssay现象即糖尿病并发垂体前叶功能减退症，临床上罕见。国内仅见少数病例报道。病因大多由于产后出血、垂体前叶坏死或动脉硬化。患者除糖尿病之外，尚有垂体前叶功能减退的临床表现。糖尿病患者如有上述情况而频发胰岛素低血糖反应，继而每日需要的胰岛素量明显减少，或甚至引起低血糖性昏迷而注射葡萄糖无甚显效者，可考虑Houssay现象，此病易因发作性低血糖性昏迷而死亡。胰岛素耐量试验有诊断价值，但有一定的危险性，虽用1/2或1/3的标准剂量也可促发低血糖性昏迷。

（四）甲状腺危象

甲状腺危象是甲状腺功能亢进症最严重的并发症，往往发生于未能适当控制的重症病例。急性感染、甲状腺功能亢进症状尚未控制之前即做手术、[131]I治疗后、精神刺激等情况是主要的诱因。其主要临床表现为心率增快、高热、气促、食欲缺乏、恶心、呕吐、腹泻、烦躁不安、谵妄、嗜睡，甚至发生昏迷。其他表现为心律失常、电解质紊乱、循环衰竭等。甲状腺危象的诊断主要根据：①甲状腺功能亢进症的临床表现；②存在上述诱因；③心率增快，160次/min以上；④高热，体温常在39℃以上；⑤出现上述胃肠与精神症状。

（五）黏液性水肿性昏迷

黏液性水肿甚少发生昏迷，国内仅见少数病例报道。本病昏迷多发生于冬季，体温过低可能为主要原因。患者多有血糖过低，对巴比妥酸盐类及吗啡均甚敏感，可能成为昏迷的诱因。

（六）糖尿病性昏迷

1. 糖尿病酮症酸中毒（DKA） 1型糖尿病有自发DKA倾向，2型糖尿病患者发生DKA常有诱因，如感染、胰岛素治疗中断或不适当减量、饮食不当、创伤、手术、妊娠和分娩等。多数患者在发生意识障碍前数日有多尿、烦渴和乏力，随后出现恶心、呕吐、食欲减退，常有头痛、腹痛、不安或嗜睡，最后进入昏迷。昏迷患者常伴严重失水，表现为尿量减少、皮肤弹性差、眼球下陷、脉细速、血压下降，酸中毒表现为深大呼吸，呼气中有烂苹果味（酮体气味）。对有糖尿病史的患者，出现昏迷、酸中毒、失水、休克应考虑本症。实验室检查证明有糖尿及酮尿、血糖升高及血浆二氧化碳结合力下降即可确诊。

临床上应注意部分患者以DKA为首发表现而就医，或少部分患者腹痛症状突出而酷似急腹症，或感染等诱因的临床表现掩盖DKA的表现，均易造成误诊。本病还应与低血糖性昏迷、高渗性非酮症糖尿病性昏迷及乳酸性酸中毒鉴别。

2. 高渗性非酮症糖尿病性昏迷 这种昏迷较DKA少见，常见于老年人，好发年龄为50~70岁。多数患者发病前仅有轻症糖尿病或过去尚未诊断为糖尿病。本症的发病机制复杂，尚未完全阐明，主要与高血糖、高血钠所致的血浆渗透压增高有关。常有明显的诱因，如急性胃肠炎、液体摄入受限，使用利尿药、糖皮质激素等易导致失水或高血糖的情况，或严重伴随病治疗期间，或因误诊而大量输入葡萄糖液而促使病情恶化。临床表现为多饮、多尿，失水随病程进展而逐渐加重，各种精神神经症状相继出现，多数患者迅速进入半昏迷或昏迷。实验室检查尿糖强阳性而无酮尿；突出表现为血糖常超过600mg/dl（33.3mmol/L），血钠常超过155mmol/L，血浆渗透压常高于350mmol/L；血尿素氮及肌酐升高；血浆二氧化碳结合力可正常或稍低。本症与DKA的区别见表53-2。

表 53-2　高渗性非酮症糖尿病性昏迷与糖尿病酮症酸中毒昏迷的鉴别

	高渗性高血糖非酮症性昏迷	糖尿病酮症酸中毒昏迷
发生年龄	老年人居多(50 岁以上)	青年人或中年人居多(多在 50 岁以下)
诱因	液体摄入受限,急性胃肠炎,应用利尿药、皮质激素、苯妥英钠等,肝病,胰腺疾病,烧伤,腹膜透析,低温等	饮食不当,感染,停用胰岛素等
呼吸	无酮味	酸中毒大呼吸,有酮味
临床表现	脱水常严重,低容量休克较突出,常有四肢抽动的表现	大多无周围循环衰竭
血糖	常 >600mg/dl,甚至 ≥ 1 000mg/dl	大多 <600mg/dl
血浆二氧化碳结合力	正常或稍低,(−)~(±)	明显降低,(+)~(+++)
尿酮体	阴性或弱阳性	阳性
血钠	升高	正常或降低,也有升高
血钾	正常或升高,也可降低	正常或升高,也可降低
血浆渗透压	常 >350mOsm/L	<350mOsm/L
血尿素氮、肌酐	常升高	一般在正常范围,可升高

（七）乳酸酸中毒致意识障碍

乳酸酸中毒同样多发生于老年患者,可由于尿毒症、糖尿病、细菌性感染、动脉硬化性心脑血管病、肺炎、急性胰腺炎、慢性酒精中毒、休克以及应用氯丙嗪、苯乙双胍等药物而诱发。

大多数糖尿病患者发生乳酸酸中毒是由于服用苯乙双胍。苯乙双胍引起乳酸酸中毒可能是由于抑制氧化磷酸化作用,导致葡萄糖无氧酵解增加所致。这些患者原先已有某种程度的肾功能不全,由于苯乙双胍的排泄取决于肾小球滤过率是否正常,苯乙双胍蓄积达到一定的水平而引起乳酸酸中毒。

通常病情发展相当快,患者可在数小时内发生谵妄而迅速陷入昏迷,伴有酸中毒深大呼吸。缺氧症状也出现,低血压为突出表现之一。患者有上述病史而出现酸中毒与周围循环衰竭表现时,应考虑乳酸酸中毒。

实验室检查血 pH 与二氧化碳结合力下降,血乳酸 >5mmol/L。血糖水平正常或增高。血酮体与尿酮体正常或轻度增高。由于换气过度所致的呼吸性碱中毒,血中也可有乳酸积聚,故血 pH 测定有特殊的鉴别诊断意义。治疗措施主要是静脉滴入碳酸氢钠溶液,必要时尽早行血液透析治疗。

（八）低血糖性昏迷

低血糖性昏迷可见于应用过量胰岛素的糖尿病患者,或注射胰岛素后未及时进食,也见于使用胰岛素促泌剂或含有胰岛素促泌剂成分中成药的患者。患者在昏迷前常有心悸、出冷汗、眩晕、复视、乏力等感觉,但偶尔在注射胰岛素后突然发生昏迷者也有之。此时需与糖尿病酮症酸中毒昏迷严格区别。主要根据皮肤湿润、瞳孔散大(后期可缩小)、呼吸气息无酮味、尿中无糖与酮体、血糖 <60mg/dl、巴宾斯基征阳性等表现。

重症肝病(尤其是原发性肝癌、肝硬化、肝炎)引起低血糖性昏迷也时有之,在乙醚麻醉后尤易激发。

胰岛功能亢进症的低血糖症状发作,如未加以适当的治疗,也易引起低血糖性昏迷。

荔枝病是发生于荔枝收获季节的急性疾病。患者常因进食过多荔枝而未进食晚餐。一般在次晨发病,表现为低血糖症状,注射葡萄糖溶液多有疗效。患者大多为儿童。

（九）慢性肾上腺皮质功能减退症性昏迷

慢性肾上腺皮质功能减退症(艾迪生病)如无并发症,甚少发生昏迷。患者一般只有不同程度的衰弱、乏力、头晕、视物模糊,有时发生晕厥,主要原因是电解质代谢紊乱、失水、低血压及血糖过低。提示慢性肾上腺皮质功能减退症性昏迷的主要症状是血压急剧下降,在昏迷时甚至可测量不出。

（十）肺性脑病

肺性脑病常是慢性肺源性心脏病的严重并发症,发病通常在 40 岁以上,一般见于并发肺部感染或感染恶化之际,应用镇静催眠药为发病的诱因。临床表现为肺、心功能衰竭以及一系列神经精神症状,主要是由于肺功能障碍所致的体内二氧化碳潴留与缺氧。当动脉血二氧化碳分压（PaCO$_2$）增高为正常值的 2 倍，约达 10.6kPa（80mmHg）时，则患者表现为神志模糊、嗜睡（称为二氧化碳麻醉）、肢体颤动、扑翼样震颤、心动过速、视网膜充血等。如 PaCO$_2$ 继续增高为正常值的 3 倍，即 16.0kPa（120mmHg）时，则出现腱反射抑制、病理反射、昏迷、视盘水肿等。上述症状的出现与 PaCO$_2$ 升高的快慢有关。如 PaCO$_2$ 急骤升高，则症状出现较快；如 PaCO$_2$ 缓慢升高，则症状出现较慢。

肺性脑病的诊断可根据肺心病伴有失代偿性呼吸性酸中毒的存在，上述临床表现，血分析检查 PaCO$_2$ 增高与动脉血氧分压（PaO$_2$）降低，并除外其他原因的中枢神经系统疾病而确定之。

三、水、电解质代谢紊乱

（一）稀释性低钠血症

此症起病较缓，但也可急性起病。主要临床表现为厌食、表情淡漠、恶心、呕吐、嗜睡、尿量减少、水肿、体重增加、周围静脉充盈饱满、低血压。血中非蛋白氮可升高，血清钠降低（130mmol/L 以下），尿钠浓度低。血清钠下降至 120mmol/L 左右时，患者常有易激动与神志错乱。若降至 110mmol/L 或以下时，患者常有嗜睡或昏迷，且出现全身性抽搐。如不立即采取适当措施，则患者可致死亡。

此症主要见于重度及病程较长的慢性充血性心力衰竭或肝硬化顽固性腹水患者，伴有肾滤过率降低，同时严格限制食盐并输入过多水分的情况。细胞外液的水分相对增多，水肿显著，少尿而患者并无口渴的感觉，这种情况也称水中毒。

水中毒尚可见于慢性肾上腺皮质功能减退症的患者，或垂体功能减退症患者接受药物治疗而又大量饮水时，以及急性肾衰竭患者少尿期未限制水入量等情况，此时肾血流量不足，未能正常地排出水分。

（二）低氯性碱中毒

此症在内科方面主要见于充血性心力衰竭时不适当地应用汞利尿药，致血中氯化物过度丧失。此外，此症也可见于幽门梗阻兼有剧烈呕吐等情况。患者表情淡漠、厌食、乏力、意识朦胧或错乱，更严重时发生搐搦（由于血中钙离子减少）及昏迷。血生化检查血清氯明显降低（常在 90mmol/L 以下），血清钠往往正常（幽门梗阻时可减少），二氧化碳结合力升高。尿 pH 趋向碱性，则表明逐渐趋向碱中毒。每日多次用 pH 试纸测定尿 pH，可及早发现碱中毒。如充血性心力衰竭患者应用利尿药渐而失效，水潴留及心力衰竭现象反而加重，而患者无感染、心肌梗死、肺栓塞、肾功能不全等并发症时，应考虑此症的可能性。

（三）高氯性酸中毒

高氯性酸中毒可见于充血性心力衰竭时、过量应用氯化铵所引起。氯化铵在肠道被吸收之后，铵在肝内与二氧化碳结合成为尿素，产生大量氢离子，致使血液酸化，血中碳酸氢盐含量下降。氯离子从肾排出时又携走钠离子，血中二氧化碳结合力不断下降，结果导致高氯性酸中毒，血清氯含量常超过 110mmol/L。钾离子也可大量从尿液排出而致血清钾降低。

高氯性酸中毒的早期临床表现是厌食、恶心、呕吐、乏力等症状，进一步则可出现神志不清、呼吸深大，如不及时救治则可昏迷。

高氯性酸中毒尚可见于慢性肾盂肾炎、肾小球性酸中毒、范科尼综合征、输尿管结肠吻合术后等情况。慢性肾盂肾炎时肾小球滤过功能仅有轻度损害，而肾小管排酸功能显著减退，致血中碳酸氢盐不断降低，氯离子重吸收增加，则可产生高氯性酸中毒。输尿管结肠吻合术后尿液在结肠中潴留，氢、氯和铵离子等被吸收，再经肾排泄，形成肠间循环，肾排酸负担加重，肾小管排酸功能减退及氯离子等的渗透性利尿，使碱基不断耗损，结果可发生高氯性酸中毒。

四、外因性中毒

对有明确毒物接触史的昏迷患者诊断为外因性中毒并不困难，而无（或不注意）毒物接触史则易误诊。如患者素来健康，突然发生头痛、头晕、恶心、呕吐、腹痛、抽搐乃至昏迷等症状，需注意急性中毒的可能性。又如慢性疾病突然发生昏迷而不能用原有疾病解释其原因时，也应考虑急性中毒的可能性。如有毒物接触史或身边遗有剩余毒物，则可能性甚大。当患者昏迷时，向其家属、同事或其他有关方面了解，往往也能提供诊断的线索。应立即取患者的剩余可疑毒物、排泄物（呕吐物、尿、粪）甚至血液进行毒物分析，以期迅速确定诊断。表 53-3 可作为外因性急性中毒诊断与鉴别的参考。

（一）工业毒物中毒

1. 一氧化碳中毒 一氧化碳中毒俗称煤气中毒，患者中毒场所的调查有助于诊断。此病通常发生于冬季，中毒场所必有煤炉或漏气的煤气管。患者颜面粉红、口唇樱红、呼吸与脉搏加快，严重者发生惊厥、昏迷、瞳孔散大，呈潮式呼吸，可因心脏与呼吸受抑制而死亡。静脉血呈鲜红色泽，分光镜检可证明有碳氧血红蛋白。简单的化验方法为采取患者的血液数滴，加入蒸馏水，再加入 10% 氢氧化钠溶液数滴，如有碳氧血红蛋白存在，则所呈的淡红色不变，如为正常血液，则变为带黄绿的棕色。

表 53-3　外因性中毒昏迷某些表现的鉴别诊断意义

昏迷伴随的症状与体征	可能引起中毒表现常见的毒物、药物或食物
瘫痪	一氧化碳,河豚等
谵妄、躁狂	酒精,颠茄碱类,四乙基铅,二硫化碳,苯,樟脑等
呼吸困难	氯化物,亚硝酸盐,一氧化碳,二氧化碳,硫化氢等
呼吸缓慢	吗啡类药物,催眠药,鱼藤,银环蛇咬伤等
肺水肿	有机磷,安妥,氨水,有机氯,五氯酚钠,硫化氢,棉子,苍耳子等
喉水肿	氨水等特殊气味　酒精,氨水,硫化物,碘,樟脑,磷等
心动过速	阿托品,颠茄碱类,水杨酸类等
心动过缓	吗啡类药物,毒蕈,鱼藤,附子等
腹痛、呕吐或腹泻	汞,砷,铅,有机磷,磷化锌,酒精,毒蕈,硫酸亚铊,棉子,钩吻,苍耳子,白果等流涎,有机磷,有机氯,毒蕈,烟碱,汞,硫酸亚铊,银环蛇咬伤等
瞳孔扩大	颠茄碱类,酒精,氰化物,钩吻,乌头等
瞳孔缩小	吗啡类药物,有机磷,巴比妥酸盐,毒蕈,枸橼酸哌嗪(驱蛔灵),氯丙嗪(冬眠灵)等
上睑下垂	河豚,硫酸亚铊,钩吻,银环蛇咬伤,海蛇咬伤等
皮肤潮红	颠茄碱类,酒精,亚硝酸异戊酯,硝酸甘油,一氧化碳等
皮肤、黏膜发绀	亚硝酸盐,苯胺,硝基苯类,臭丸(萘),吗啡类药物等
皮肤干燥	颠茄碱类等皮肤湿润,吗啡类药物,水杨酸类,酒精,五氯酚钠,有机磷,有机氯等
血红蛋白尿与黄疸	毒蕈,砷化氢,磷化锌等

　　一氧化碳急性中毒后不少病例发生神经精神症状,主要表现是帕金森综合征、舞蹈症、痴呆、木僵、精神错乱、躁动不安、抽搐、肢体瘫痪、失语。大部分病例是昏迷清醒后数日至 2 个月内发生,有时可误诊为其他原因所致的神经精神病;小部分病例上述症状是昏迷后延续出现而无间歇期。

　　2. 急性硫化氢中毒　由于跌入化粪池、腌菜池引起的急性硫化氢中毒,临床上均有报道,但也可由于工业事故所致。硫化氢由呼吸道吸收后,作用于神经系统,极大量则引起意识模糊、谵妄、抽搐与昏迷。最后可因呼吸麻

痹而死亡。病程迁延者可以发生中毒性肺炎与肺水肿。

　　3. 急性苯中毒　苯是工业上广泛使用的一种溶剂和原料,特别是油漆、喷漆中含量甚高。有人报道,吸入高浓度的苯蒸气可引起急性中毒死亡,发生在通风不良处从事油漆或喷漆操作过程中。轻症急性中毒时患者呈醉酒状,出现兴奋、颜面潮红、头晕、头痛、恶心、呕吐、行走蹒跚、手足感觉异常及胸部紧迫感等症状,并可因苯的局部刺激而引起结膜炎。严重中毒时出现神志不清、昏睡、脉搏细弱、血压下降、瞳孔散大、对光反应消失,甚至昏迷、抽搐、全身皮肤出血,最后可因呼吸中枢麻痹而死亡。突然大量吸入时,可在数分钟内因昏迷与呼吸麻痹而死亡。

　　4. 急性苯胺中毒　急性苯胺中毒曾见于喷漆、印染及化工工人。苯胺中毒主要由于皮肤与黏膜的直接接触而吸收,后者常由于呼吸道吸入所引起。主要症状为眩晕、头痛、嗜睡、呼吸困难、恶心、呕吐、体温与血压下降、发绀,严重者有神志模糊、抽搐甚至死亡。

　　5. 急性丁二烯中毒　丁二烯是人造橡胶的原料,是带有甜味的气体,短期内大量吸入对黏膜有强烈刺激作用,表现为眼痛、喉痛、刺激性咳嗽、流泪、畏光、胸闷与呼吸困难。吸收后损害中枢神经系统,引起头痛、头晕、乏力。重症者出现烦躁不安、震颤、昏迷与抽搐。

　　6. 急性二硫化碳中毒　由于工业事故而在短期内吸入大量二硫化碳蒸气时,可引起急性中毒性脑病,表现为谵妄、昏迷、抽搐,甚至呼吸麻痹。

　　(二) 农药类中毒

　　1. 急性有机磷中毒　有机磷可从消化道、呼吸道、皮肤进入人体而引起中毒,以对硫磷(1605)、内吸磷(1059)、敌百虫、敌敌畏等中毒多见。有机磷能抑制胆碱酯酶的活性,致乙酰胆碱在体内蓄积过多而引起中毒症状,主要表现为胃肠道与神经系统方面的损害。

　　重度有机磷农药急性中毒患者呈昏迷状态,需注意与中暑、乙型脑炎、中毒型菌痢等相鉴别。有时患者被送入院时多汗期已过,临床表现为昏迷与瞳孔缩小,需注意与吗啡类药物或巴比妥类药物中毒相鉴别。细致采取病史和做血胆碱酯酶活性测定(重度有机磷农药急性中毒时一般降至正常值的 30% 以下),有助于诊断。

　　2. 急性有机氯中毒　有机氯可从消化道、呼吸道进入人体而引起中毒,以由于六六六、二二三(氯苯乙烷)等引起者为多见。急性中毒主要侵犯神经系统,也可引起肝、肾损害。轻度中毒乏力、头痛、头晕、厌食、视物模糊、恶心、呕吐、腹痛等;中度中毒多汗、流涎、呕吐、肌肉震颤、抽搐、发绀等;重度中毒出现癫痫样发作、昏迷,大量吸入时可发生肺水肿。可因呼吸衰竭或心室颤动而死亡。

3. 急性有机汞中毒 有机汞中毒可由于误服或吸入有机汞农药(赛力散、西力生、新西力生等)所致。急性中毒主要表现为胃肠道、神经系统与感觉器官方面的症状。患者自觉口有金属味、流涎、恶心、呕吐。神经系统症状表现为中毒性脑病,出现头痛、头晕、肌肉震颤、共济失调、言语困难,甚至四肢瘫痪。感觉器官症状则有视物模糊、视野缩小、听力减退、嗅觉障碍等。心动过速或过缓,可出现房室传导阻滞。严重者可发生昏迷、抽搐而死亡。

4. 急性氯化苦中毒 氯化苦(三氯硝基甲烷)为农药熏蒸剂,有严重的刺激性,短期内吸入高浓度时可引起急性中毒。初期表现为头晕、头痛、恶心、流泪、流涕、咽干、气促等症状,继而出现呼吸困难、胸闷、胸痛、发绀,严重者出现昏迷。肺部听诊有干啰音。恢复后常有肝大与触痛。

5. 急性磷化锌中毒 磷化锌是一种剧毒的杀鼠剂,误食之可引起急性中毒。磷化锌遇酸即分解成有剧毒的磷化氢,对胃肠黏膜有腐蚀作用,引起腹部不适、厌食、恶心、呕吐、血便。吸收以后引起中枢神经系统损害,使患者出现头晕、烦躁、四肢抽搐、发绀、昏迷等症状。毒物经肝解毒、肾排泄,引起肝、肾损害,出现黄疸与血尿。

6. 急性硫酸亚铊中毒 硫酸亚铊是白色结晶体,能溶于水,有剧毒。致死量在0.2~1.0g,一般用作灭鼠药及脱毛剂。误服可引起死亡。重症急性中毒表现为急性胃肠炎症状,如恶心、呕吐、腹绞痛、下痢等,其他有溃疡性口炎、流涎、口有金属味。吸收后损害神经系统与心肌,可引起四肢麻木、斜视、眼睑下垂、瞳孔散大、血压上升、心肌损害、窦性心动过速、发绀、震颤、四肢抽搐与昏迷。

(三)药物类中毒

1. 巴比妥酸盐中毒 巴比妥酸盐中毒时,患者平静进入昏迷。患者全身肌肉松弛,呼吸浅慢,体温降低,脉搏微弱,瞳孔缩小,重症者反射消失。巴宾斯基征有时阳性。在昏迷期的患者,亦可并发肺炎而高热达41℃。诊断需根据服毒史以及胃内容物或尿液化学定性分析。

2. 吩噻嗪类中毒 氯丙嗪、乙酰丙嗪、奋乃静等轻度中毒,表现为嗜睡、软弱、血压轻度下降、直立性低血压。剂量较大时,有恶心、口干、肌肉震颤与抽搐、瞳孔缩小、心动过速、体温下降;严重中毒时有深昏迷、休克。长期服用氯丙嗪可使耐受量增加,例如精神病患者,曾有一例顿服氯丙嗪5 000mg,经及时救治而痊愈。诊断未明的病例可做尿氯丙嗪定性试验以证实之。

3. 急性吗啡类药物中毒 急性吗啡类药物中毒的临床特征为瞳孔缩小如针眼,脉搏与呼吸减慢,常有发绀,有时出现巴宾斯基征,昏睡或昏迷。严重者出现潮式呼吸,可因呼吸抑制而死亡。诊断需根据用药史、临床症

状及胃内容物与尿液化学分析。

4. 颠茄类中毒 颠茄类包括颠茄、莨菪碱、曼陀罗素、阿托品等。中毒的主要表现是颜面潮红、口干、皮肤干燥、发热、视物模糊、瞳孔散大、心动过速等。重症者发生谵妄与昏迷。

颠茄在秋季结美丽的橙红色果实于旷野间,儿童误服而致中毒者也曾见之。

5. 急性醇中毒 急性醇中毒甚少引起深度昏迷。患者发病前有酗酒史,患者的呼吸气息、呕吐物、血液与尿均有醇味,可协助诊断,需注意的是以饮酒为诱因的脑出血,但后者有神经学病征(偏瘫、巴宾斯基征)可资鉴别。

(四)植物类中毒

1. 氰化物中毒(包括木薯、苦杏仁中毒) 氰化物、木薯和含氰苷类种子(苦杏仁、枇杷仁、桃仁、樱桃仁)所致的中毒,并非过于少见。其发病机制是因氰酸离子被吸收后即与细胞色素氧化酶的铁结合,从而破坏细胞色素氧化酶的作用,抑制组织呼吸,使机体陷于窒息状态所致。苦杏仁中毒的潜伏期多为1~2小时,木薯中毒为2~9小时。一般急性中毒可分为4期。

(1)前驱期:患者有咽部热辣感与麻木感、流涎、恶心、呕吐、头痛、头晕、耳鸣、乏力、心悸、胸闷、肌肉震颤等症状。

(2)呼吸困难期:出现胸闷、心悸、气促、血压升高、脉搏缓慢、瞳孔散大、神志模糊乃至昏迷。

(3)痉挛期:全身性阵发性抽搐、大小便失禁、意识丧失、体温下降、出汗。

(4)麻痹期:深度昏迷、呼吸浅慢乃至停止。临终前均无明显发绀。

2. 急性棉子中毒 棉子所含的毒物为棉子油酚,大量进食时可引起急性中毒。潜伏期大多数为2~4天,短者仅数小时,而长者在6~7天后始病。中毒较轻者出现恶心、呕吐、厌食、便秘、腹胀或腹痛等胃肠症状,以及乏力、头晕、精神不振等全身症状。严重者可发生嗜睡或烦躁不安、抽搐、昏迷等中枢神经系统症状,以及胃肠道出血。部分患者可发生肺水肿、肝性脑病与心力衰竭、肾功能不全,最后可死于呼吸与循环衰竭。

3. 钩吻中毒 钩吻也称断肠草、水莽草、大茶药、雷公藤,有剧毒,民间有作治风湿药,可引起中毒。主要的毒性症状是口、咽与腹部烧灼痛,厌食,呕吐,腹泻,少尿或无尿,蛋白尿,以及吞咽困难、眩晕、复视、视力减退、眼睑下垂、瞳孔散大、肌肉软弱、四肢麻木、言语含糊等神经系统症状。严重者可发生昏迷,并可因肾衰竭与休克而死亡。

4. 苍耳子中毒 苍耳子及其幼芽均含有毒性颇强的毒物。轻度中毒表现为乏力、精神萎靡、头晕、头痛、

厌食、恶心、呕吐、便秘或腹泻等。较重病例则除上述症状之外，尚有嗜睡或烦躁不安、心率增快或减慢、微热、出汗，或有轻度黄疸、肝大与触痛等。更严重者则发生昏迷、抽搐、休克、尿闭、胃肠道大出血或出现肺水肿、肝性脑病等，以致死亡。血清丙氨酸氨基转移酶均有不同程度地增高。尿中可出现蛋白、细胞与管型。

5. 白果中毒　参见23.2。

（五）动物类中毒（毒蛇咬伤参见36.2）。

五、物理性及缺氧性损害

（一）热射病（中暑性高热）

人体在高温和热辐射的长时间作用下，尤其是当空气温度高、风速小时，体温调节发生障碍而发生热射病。在强体力劳动、久病后体弱、产后、老年人、不惯在炎热的环境下工作、饮水不足以及穿衣过多等情况下较易发生。初起表现为疲乏、头痛、头晕、口渴、多汗、脉搏与呼吸加快等症状。患者迅速昏倒，脉搏微弱，呼吸浅表，血压下降，面容苍白，皮肤潮冷，口腔温度低于正常而肛温微升，此类表现称为循环衰竭型中暑。另一类表现是患者在短期内意识不清、烦躁不安、抽搐，继而昏睡、昏迷，颜面潮红，皮肤干燥、灼热，瞳孔缩小，反应迟钝，脉快，呼吸浅速，体温可高达41℃以上，称为高热昏迷型中暑。晚期瞳孔散大，对光反应消失。实验室检查可发现血浆二氧化碳结合力降低，氯化物减少。

老年人发生热射病时，首先需与脑出血相区别。脑出血时常先出现昏迷，然后有发热，同时出现肢体的弛缓性瘫痪。

乙型脑炎也流行于炎热季节，并出现高热与昏迷，与热射病的鉴别是乙型脑炎有神经系统损害征象，脑脊液的蛋白质与细胞数均增加。热射病与脑型疟疾的鉴别则主要依据后者有流行病学史，昏迷发生较慢，周围血中可检出疟原虫。

（二）日射病

日射病不同于热射病，是由于日光或强烈的辐射热相当长时间地作用于人体引起，主要发生于烈日下不戴帽从事体力劳动、行军及其他作业的人，在有大量热辐射的高温车间工作的人有时也可发生。日射病并非体温调节障碍的结果。日光的辐射热在穿过头皮和颅骨时，99%被其阻留，能达到脑膜者约1%。此量虽小，也足以引起脑膜和大脑充血及其他损害。

本病发病急骤，开始时有乏力、剧烈头痛、头晕、耳鸣等症状，呕吐也较多见。继而血压下降，脉搏与呼吸加快，出汗，重症者发生惊厥，最后陷入昏迷。患者体温正常或轻度升高。

（三）触电

重症的触电可立即发生昏迷，呼吸中枢麻痹而致呼吸停止，但心搏仍存在。皮肤发绀而厥冷，血压下降甚剧。如合并心室颤动，则心音也消失。

（四）高山性昏迷

人从平原地带如未经适应锻炼而进入高山或高原地区，在短期内可因机体急性缺氧而发生昏迷。迅速缺氧时，首先影响中枢神经系统，开始是兴奋，渐入抑制，表情淡漠、反射迟钝、不思饮食、嗜睡，最后发生昏迷，为高山性昏迷。脑脊液检查可有压力增高，蛋白质、糖、细胞数一般无改变。心脏、肺及血象检查通常无显著异常。约半数患者血压升高。由于呼吸频数、肺泡二氧化碳张力降低，可引起呼吸性碱中毒。缺氧也可增加肺毛细血管的通透性，从而导致急性肺水肿。

53.2　颅内病变

一、脑感染性疾病（参见56.1）

二、脑血管疾病

（一）脑出血

脑出血是指原发性非外伤性脑实质内出血，也称自发性脑出血，占全部脑卒中的20%~30%，小脑出血及脑桥出血广义上也属于脑出血，分别在本节述及。

脑出血多发生在50岁以上、血压控制不良的高血压患者。部分患者有家族性高血压病史或脑血管意外病史。最常见的病因是高血压性脑内小动脉硬化，国外某组225例脑出血的尸检结果证实，60%是由于高血压性动脉硬化所引起，其他较少见的原因是颅内动脉瘤、脑血管畸形、血液病、子痫、脑肿瘤破裂出血等。

国内报道一组脑出血中，发病时有高血压者占94.9%，意识障碍占79.5%，较梗死性血管病多见且严重，在鉴别诊断时值得注意。意识障碍越深，病死率越高。

本病起病多数较突然，通常在用力、兴奋、情绪激动等状态下发病，症状在数分钟至数小时内达高峰。临床主要表现为两大类症状，即全脑症状（颅内压力增高所致)以及神经系统定位症状(出血对某部分脑组织的刺激和破坏所致)。

全脑症状中最突出的症状是不同程度的昏迷,这也是与其他类型急性脑血管疾病鉴别的要点。根据几组病例的统计,有昏迷者占70%~88%。大部分患者开始即有昏迷,少数病例其昏迷逐渐发生。昏迷的程度与出血量的多寡以及出血的部位有很大关系。有人认为,如病灶接近第三脑室的中央灰、白质或丘脑核,则昏迷最易发生。如出血流入脑室,则常呈深度昏迷。如血肿波及或压迫丘脑下部时可刺激丘脑下部的自主神经中枢,使其功能紊乱,导致上消化道黏膜的血管急性扩张出血,称应激性溃疡出血。

神经系统的局部症状根据出血部位而定。出血可发生在大脑皮质、皮质下、基底核区、脑干、小脑、脑室等部位。基底核区是最常见的好发部位,占60%~70%,其中壳核出血约占60%,丘脑出血约占10%,带状核和尾状核出血少见。

1. 壳核出血 即内囊外侧型出血,多由外侧豆纹动脉破裂引起,血肿常向内扩展压迫内囊,出血量大可致昏迷。由于行经内囊的皮质脊髓束、皮质脑干束、脊髓丘脑束和视放射受累,患者出现病灶对侧偏瘫以及对侧下部面肌瘫痪(面神经核上性瘫痪)。至于对侧舌肌的核上性瘫痪和对侧偏身感觉障碍在患者昏迷时不易查出,病灶在优势半球者可有运动性失语。急性期偏瘫多为弛缓性。患者两眼球常向病灶侧凝斜。不少患者的另一侧肢体也有锥体束征,乃因脑水肿所致。

2. 丘脑出血 即内囊内侧型出血,是丘脑穿通动脉或丘脑膝状动脉破裂所引起,典型的症状是偏身感觉异常,血肿向外压迫或损伤内囊可引起病灶对侧偏瘫、偏身感觉障碍和同向偏盲,部分患者可伴有偏身自发性疼痛或感觉过度;优势半球出血可有运动性失语,非优势半球出血可有体像障碍及偏侧忽视症。部分患者还可出现精神障碍,表现为情绪低落、情感淡漠或视幻觉、类精神分裂样症状或记忆和认知功能减退。血肿向内破入脑室称继发性脑室出血,可引起昏迷、高热和瞳孔改变。血肿向下扩展压迫丘脑下部和脑干,亦可出现昏迷、高热和上消化道出血,最后继发脑干功能衰竭而死亡。

3. 脑叶出血 即皮质下白质出血,老年患者常由高血压动脉硬化或淀粉样变血管病所引起,青壮年多为先天性脑动静脉畸形或先天性动脉瘤破裂所致。出血量大时常有不同程度的昏迷,且伴有相应脑叶功能受损的表现,如额叶出血可出现精神异常、摸索、强握等;颞叶出血可出现幻视、幻听、感觉性失语等;顶叶出血则为肢体感觉障碍、失用、失认、体像障碍等;枕叶出血可出现皮质盲。

4. 脑干出血 占全部脑出血的10%左右,主要由旁正中动脉和短旋动脉破裂所致。按出血部位可分为中脑出血、脑桥出血和延髓出血。其中以脑桥出血最常见,占脑干出血的80%以上,病变部位多位于脑桥中部的基底部和被盖部之间。临床表现与出血量有关,当出血量达3ml以上时,患者很快陷入昏迷(脑桥内网状结构受损)、高热(脑桥内两侧交感神经纤维受累)、四肢瘫痪、针尖样瞳孔(脑干与视丘下部调节体温的纤维破坏)、呼吸节律不整甚至呼吸停止,并可伴多脏器功能衰竭;多数患者于短期内死亡,临床不易确诊。如出血量在1.5ml以下,患者可不昏迷。部分患者出现抽搐,少数病例在起病时有构音障碍、吞咽困难。此时细致检查或可发现一侧面肌麻痹和对侧肢体弛缓性瘫痪的交叉性特点,患者的头部和两眼斜向偏瘫侧。并非所有的患者皆表现为交叉性瘫痪的典型征象,因出血和水肿可很快扩展至脑桥另一侧,或开始起病即为双侧。瞳孔多数缩小如针尖,眼球可上、下浮动或固定于中间位置。脑脊液多为血性。临床遇有突然昏迷、呕吐、四肢弛缓性瘫痪的中年及老年患者,应疑及脑桥出血。若患者双侧瞳孔极度缩小以及中枢性高热,则进一步支持本病的诊断。后期患者双侧瞳孔散大,对光反应消失,四肢强直。由于出血及水肿波及延髓生命中枢,呼吸明显障碍,循环衰竭,病情危笃。经抢救度过昏迷期者,可表现为四肢瘫、双侧性面神经和展神经麻痹、不能言语、不能进食、不能做各种动作、不能自解大便,仅可做眼球上、下运动,貌似闭锁综合征。中脑出血和延髓出血均比较少见。中脑少量出血时表现为昏睡、单侧或双侧动眼神经麻痹、眼位异常、单侧或双侧锥体束征。大量出血者表现为深昏迷,双侧瞳孔散大,四肢瘫痪,可在短期内死亡。延髓出血常由脑桥出血扩展而来,表现为突然昏迷,血压下降,呼吸节律不整或呼吸停止,心律失常,亦可迅速死亡。

5. 小脑出血 并非罕见,其发生率占脑出血的10%左右,病因最常为高血压及动脉硬化,故患者大多为60岁以上的老年人;较少见的病因是先天性血管畸形,其发病年龄常在15~40岁。有人认为血管畸形愈小,愈易出血,有时剖检找不到原因,可能出血原发于微细的血管畸形,后者为出血灶所掩盖。小脑出血的症状无一定的规律,取决于出血部位、出血量的多寡以及病变对邻近组织的压迫。临床表现可分三型。

(1) 暴发型(闪电型):约占20%。常为蚓部出血破入第四脑室。患者突然昏迷,呕吐,四肢弛缓性瘫,脉细,呼吸弱,瞳孔散大,对光反应消失,可在数小时内死亡。伴急性肺水肿者可在数分钟内死亡。

(2) 恶化型:占多数。出血后逐渐流入脑室,或破入蛛网膜下腔阻塞脑脊液通道。大部分病例起病突然,初起可有头晕或眩晕、头痛、呕吐、共济失调等，逐渐出现脑干受压症状，如眼球协同运动障碍、面瘫、呼吸障碍等。其后患者出现不同程度的意识障碍，后期可有去脑强直。可在数日或1~2周内逐渐加重而死亡。

（3）良性型：占少数。多为小脑半球的中心部少量出血，缓慢进展，临床表现似小脑肿瘤。常表现为头痛、头晕、呕吐、眼球震颤、共济失调，角膜反射常早期消失。如出血停止，可渐被吸收，逐渐恢复，或遗留某些后遗症。如出血继续发展，则转为恶化型。

小脑出血最常见的病征是眼症状，可见眼球浮动、眼球分离性偏斜或上、下偏斜；注视麻痹；眼球震颤；瞳孔不等大或忽大忽小，对光反应减弱；角膜反射较早消失。患者常有三项体征同时存在，名为三联症。最常见的三联症是：①瞳孔缩小或一侧扩大；②注视麻痹；③呼吸障碍。其他三联症是：瞳孔缩小或不对称、注视麻痹、轻偏瘫，或注视麻痹、周围性面瘫、共济失调。由于小脑出血常继发脑干受压，故呼吸障碍也为常见的病征。小脑出血易破入第四脑室，继发脑室出血及蛛网膜下腔出血，脑脊液压力增高，据统计，血性脑脊液为47%~90%。小脑出血后因患者大多迅速昏迷，因而小脑损害的病征如步态不稳、共济失调、构音障碍等有时存在，有时不易查出，临床上难以完全依靠小脑病征的有无来确诊。

在CT、MRI问世之前，小脑出血的诊断相当困难，经常被误诊为脑出血和蛛网膜下腔出血。小脑出血的主要诊断根据为：①患有高血压及动脉硬化的老年人，少数患者为青壮年；②发病突然，大多数患者在初起时头痛特别是枕后痛、眩晕、呕吐，其后迅速出现不同程度的意识障碍；③瞳孔缩小或不对称，注视麻痹，眼球浮动或分离，角膜反射早期消失；④呼吸障碍尤以呼吸暂停为多见；⑤血性脑脊液及脑膜刺激征；⑥如有小脑病征则进一步支持本病的诊断；⑦头颅CT检查可发现小脑内高密度影，能明确出血部位、范围和第四脑室受压情况，对指导治疗、估计预后有重要价值。临床一旦怀疑小脑出血，应尽快行头颅CT检查。头颅MRI检查可明确出血部位、范围和第四脑室受压情况；T1加权像呈等信号，T2加权像呈略高信号，但检查耗时长，不属首选。小脑出血主要需与脑出血、原发性蛛网膜下腔出血、脑桥出血等相鉴别。典型的大脑半球出血常有偏瘫和面神经的核上性瘫；患者眼球多向病灶侧偏斜；原发性蛛网膜下腔出血患者多为青壮年，意识障碍不深，且较易恢复，眼球浮动或分离性偏斜少见。脑桥出血常有四肢及脑神经瘫痪，瞳孔缩小如针眼，中枢性高热等，可与小脑出血鉴别。小脑出血与小脑梗死的鉴别是：后者的脑干受压症状较慢，脑脊液非血性，压力不高，脑超声波检查侧脑室不扩大，头颅CT可鉴别。

6. 继发性脑室出血　蛛网膜下腔出血血肿破入脑室引起脑室出血称继发性脑室出血。症状因出血部位、脑室积血量及是否阻塞脑脊液通路而异。如出血量大，病情危笃，呈深昏迷、高热、双侧瞳孔缩小如针眼，与脑桥出血相仿，不同者是继发性脑室出血很早就出现四肢阵发性强直性抽搐，死亡的发生更快。直接由脉络丛血管出血或室管膜下1.5cm处出血破入脑室者为原发性脑室出血，较少见，出血量少时表现为头痛、呕吐、颈项强直，克尼格征阳性，意识清楚，预后良好。如出血量大，则表现与继发性脑室出血或脑桥出血雷同，但脑的局灶症状缺如。脑出血经由脑室或穿破脑实质流入蛛网膜下腔，称继发性蛛网膜下腔出血，刺激脑膜，约半数患者出现颈强直及克尼格征阳性。少数患者发生全面性癫痫或部分性癫痫发作。病情较单纯性脑实质出血严重，且预后更差。

不少患者伴有心肌损害、肺炎、电解质平衡障碍、蛋白尿和糖尿、周围血白细胞增多等。患者的体温逐渐升高，极期可达40℃以上。

辅助检查：①头颅CT，临床一旦怀疑脑出血，应尽快检查，可发现脑内相应部位的高密度影，能明确出血部位、范围和脑水肿的程度及脑室系统情况，对指导治疗、估计预后有重要价值，对判断昏迷发生的原因也有意义；②头颅MRI检查，可明确出血部位、范围和脑水肿及脑室情况；T1加权像呈等信号，T2加权像呈略高信号，但检查耗时长，不同时段有不同的改变，且图像不如CT易于判断，不属首选；③脑血管造影（DSA、CTA、MRA）可显示血管走行的移位，有的尚可发现脑动脉瘤或血管瘤，但急性期较少使用；④腰穿脑脊液压力增高，多呈均匀血性，但血肿没破入脑室或蛛网膜下腔时，脑脊液可为非血性，随着CT的临床应用，本项检查已不属常规检查项目。

综上所述，脑出血的主要诊断根据：①患者大多数是患有高血压及动脉硬化的中、老年人；②常在用力或兴奋情况下骤然发生昏迷及偏瘫；③发病当时血压高；④全脑症状明显；⑤头颅CT或MRI检查可发现脑出血的特征性改变；⑥脑脊液压力高，多为血性。但如诊断较明确，则不必检查脑脊液。

脑出血主要应与动脉血栓性脑梗死、脑栓塞、蛛网膜下腔出血鉴别。脑出血与动脉血栓性脑梗死的鉴别有时颇困难。若患者出现下列情况则脑出血可能性大：①起病时头痛剧烈和呕吐；②起病时血压明显增高；③起病时伴有抽搐；④鼾声样呼吸或潮式呼吸；⑤两眼球同向偏斜；⑥双侧肢体均有锥体束征或病理反射；⑦脑膜刺激征；⑧并发上消化道出血。其中以①②项的鉴别意义较大。

四种常见急性脑血管疾病的临床鉴别见表53-4。

脑出血与高血压脑病的鉴别是后者的症状与体征常于1~2天内明显减轻或消失,癫痫样抽搐较多见。脑出血患者在昏迷前多无发热,脑脊液内的白细胞、糖和氯化物改变不大,可与急性脑膜炎鉴别。颅脑损伤所致的昏迷多有外伤史,出血以硬膜外或硬膜下多见。当患者出现一过性糖尿和血糖增高时,要注意与糖尿病性昏迷鉴别,后者一般无神经系统局灶体征,呼吸带有烂苹果味,还可从家属中查出患者有糖尿病病史。此外,脑出血还需与其他原因所致的昏迷如尿毒症性昏迷、肝性脑病、中毒性昏迷、中暑等鉴别,但这些昏迷病例均不伴有或罕有偏瘫或面瘫、眼球偏斜等,常有原发病史可寻,头颅CT与MRI扫描未见明显的局部异常改变,可资鉴别。

表 53-4 常见急性脑血管疾病的临床鉴别

	脑出血	蛛网膜下腔出血	动脉血栓性脑梗死	脑栓塞
发病年龄	中、老年	青、壮年多见	老年多见	青壮年多见,中老年
主要病因	高血压及动脉硬化,血压突然升高引起动脉破裂	先天性动脉瘤或脑血管畸形或动脉硬化性动脉瘤破裂	脑动脉硬化、动脉内膜炎、脑血管管腔变窄,于血流减慢时形成血栓,梗死血管	风湿性心瓣膜病、亚急性细菌性心内膜炎、冠状动脉硬化性心脏病等的血栓或细菌性栓子堵塞脑血管
发病形式	急骤(分钟或小时),多在活动或情绪激动时发生	急骤(分钟),起病时有剧烈头痛	发病稍慢(小时或天)	最急(秒或分钟),多在活动时发生
意识状态	昏迷较深,多呈持续性	常为短期轻度昏迷	清醒或有不同程度的昏迷	昏迷较轻,且易恢复
瘫痪	最常见	可有一侧动眼神经麻痹,肢体瘫痪较少	最常见	单瘫或不完全偏瘫
脑膜刺激征	见于大约半数患者	明显	少见	少见
抽搐	间有	可有	少见	间有
颅内压增高症	多有	多有	可有	少见
脑脊液	压力高,多为血性	压力高,血性	压力正常或增高,清亮	同左
头颅CT	脑内高密度灶	蛛网膜下腔有高密度灶	脑内低密度灶	脑内低密度灶,灶内可有出血
脑DSA	大动脉多无闭塞	动脉瘤或脑血管畸形	大动脉多见狭窄或闭塞	大动脉可见狭窄或闭塞

(二)蛛网膜下腔出血

蛛网膜下腔出血包括原发性与继发性蛛网膜下腔出血。前者是指位于脑表面的血管破裂出血进入蛛网膜下腔,年轻者多由颅底动脉瘤破裂或脑血管畸形出血所引起,年老者多与动脉硬化性动脉瘤破裂出血有关。后者是继发于脑实质出血(大脑半球、脑干或小脑出血)、颅脑损伤、脑肿瘤出血等破入蛛网膜下腔所致。本节所指的蛛网膜下腔出血为原发性蛛网膜下腔出血。

意识障碍是蛛网膜下腔出血常见而重要的症状。典型表现是突发性头痛、呕吐、意识障碍,后者以短暂而轻度昏迷为其特点,系大量血液进入蛛网膜下腔刺激脑膜及急性脑血管痉挛所致。进行性意识障碍、昏迷提示迟发性脑血管痉挛,常发生于蛛网膜下腔出血后1周左右,多伴有偏瘫或四肢瘫或癫痫发作;突然头痛、呼吸停止、昏迷提示枕骨大孔疝形成,常见于颅底动脉瘤再破裂出血,病情危重。继发性蛛网膜下腔出血的症状取决于原发病的状况,除可以出现意识障碍、昏迷外,还有明显的原发病症状和局部体征。预后亦与原发病的病情相关。

体格检查颈项强直,克尼格征阳性,继发性蛛网膜下腔出血尚有原发病的症状和局部体征。头颅CT显示蛛网膜下腔有高密度影像学改变,可以确诊。腰穿脑脊液压力增高,均匀血性,在CT问世之后已不属确诊的必检项目。

(三)脑梗死

脑梗死包括动脉粥样硬化性脑梗死和血栓性脑梗

死(脑栓塞)。前者是指在脑动脉粥样硬化等动脉壁病变的基础上形成管腔内血栓，造成该动脉供血区血流中断，局部脑组织发生缺血缺氧、坏死。脑栓塞是指脑动脉管壁上的粥样硬化斑块或心源性血栓脱落后引起的脑动脉栓塞。

意识障碍是脑梗死的主要症状之一，其发生与梗死灶的部位、大小和数量有关。

1. 基底动脉尖闭塞　基底动脉尖端分出两对动脉：大脑后动脉和小脑上动脉，供血区域包括中脑、丘脑、小脑上部、颞叶内侧和枕叶。基底动脉尖闭塞的突出症状是波动性意识障碍，一过性或持续数日的意识障碍，反复发作，此症状是由于中脑或丘脑网状激活系统受累所致。脑神经损害可表现为单侧或双侧动眼神经麻痹，肢体瘫痪呈不完全性，可偏瘫或四肢瘫。

2. 基底动脉主干闭塞　基底动脉或双侧椎动脉闭塞是危及生命的严重脑血管事件，预后极差，常引起广泛的脑干梗死，表现为深昏迷、中枢性高热、四肢瘫、共济失调、眩晕、呕吐等。部分患者尚出现消化道出血，眼外肌麻痹，延髓麻痹等。中脑受累出现中等大固定瞳孔，脑桥病变出现针尖样瞳孔。病情危重，常导致死亡。

3. 急性颈内动脉闭塞　急性颈内动脉闭塞如侧支循环代偿不良，可引起 TIA 发作或大面积脑梗死，临床表现的严重程度不等，轻者对侧轻单瘫、轻偏瘫、同向偏盲，重者可完全性偏瘫、偏身感觉障碍、失语、失认，甚至嗜睡、昏迷。后者的发生与梗死灶的大小直接相关，多在发病后数小时开始，呈进行性加重。

4. 急性大脑中动脉主干闭塞　可迅速出现意识障碍、对侧肢体完全性偏瘫；意识障碍以嗜睡开始，逐渐加重，数小时至数日可因进行性广泛性脑水肿、脑内高压发展至昏迷。多数病例在数日内死亡。

有些风湿性心脏病、多发性脑动脉炎或高血压动脉粥样硬化患者，临床上出现急性双侧性大脑半球损害的症状，轻者表现为四肢轻瘫，言语障碍；重者四肢瘫痪明显，意识障碍，轻者昏睡，重者昏迷，并出现假性延髓麻痹。首次发病者多数预后较好，但复发率高。头颅 CT 显示双侧大脑半球急性梗死灶，病灶多，但梗死体积不大。临床表现因病灶的多寡、大小不同而异，昏迷的发生可能与双侧大脑半球水肿有关(影响上行网状结构向皮质的投射)。

脑梗死的头颅 CT(发病 24 小时后)可发现低密度病灶；MRI(发病 6~12 小时后)可显示 T1 低信号、T2 高信号的梗死灶，并能发现脑干、小脑(CT 不能显示的)小病灶。MRI 弥散加权成像(DWI)和灌注加权成像(PWI)可发现更早期(20~30 分钟)的缺血病灶，对溶栓治疗有指导价值。

脑梗死的诊断主要依靠临床表现和神经放射学检查。

(四) 其他脑血管疾病

高血压脑病及颅内静脉窦血栓形成等均可发生不同程度的意识障碍。

1. 高血压脑病　高血压脑病是指因急性肾炎、妊高征或恶性高血压等原因引起的血压骤然急剧升高所致的一种短暂性急性全面脑功能障碍综合征，一般血压突升至 180/120mmHg 时即可发病，其机制至今尚不清楚。病理改变主要是广泛性脑水肿、脑小动脉壁纤维素样坏死、点状淤血或大量出血。主要临床表现为头痛、呕吐、黑矇、烦躁、意识模糊、嗜睡、视物模糊和癫痫发作，如血压控制良好，症状可在数分钟至数日缓解，否则可导致昏迷甚至死亡。

2. 颅内静脉窦血栓形成　颅内静脉窦血栓形成是一组由多种病因引起的脑静脉系统血管病，临床症状因病变部位、病因不同而异。常见的病变部位为乙状窦、上矢状窦、直窦和大脑静脉等部位血栓形成；约 85% 以上的患者存在一种或多种危险因素，包括各种遗传性或继发性的血栓形成倾向(如 V 因子 Leiden 突变，凝血酶 G20210A 突变，高同型半胱氨酸血症，蛋白 C、蛋白 S 或抗凝血酶Ⅲ缺陷)、妊娠、产后或口服避孕药物、各种急性或慢性感染或炎性疾病、各种血液系统疾病、肿瘤或外伤等，但部分患者原因不明。临床表现为头痛、呕吐等颅内压增高症状，严重时可出现意识模糊、嗜睡甚至昏迷，可有抽搐、脑神经损害和双下肢无力或瘫痪等局限性体征。

头颅 CT 和 MRI 可见窦旁出血、水肿、脑室变小、窦旁静脉扩张。脑血管造影可见血栓形成的静脉窦和引流静脉不显影。

三、脑占位性疾病

脑肿瘤引起的昏迷往往是疾病的后期。下述几种情况有导致昏迷的可能：①颅内压逐渐增高，继发脑疝；②肿瘤内血管破裂(脑瘤性卒中)；③脑室系统及其附近的肿瘤突然闭塞脑脊液的循环通路，引起昏迷。典型的临床特征是进行性头痛、呕吐与眼底水肿(参见 56.5)。

脑脓肿引起颅内压增高时，常有嗜睡、昏睡等意识障碍，及至脑疝形成时可发生昏迷；或者是脓肿穿破，引起急性脑膜炎时也发生昏迷，因此昏迷常是脑脓肿的垂危征象。耳源性脑脓肿所致的昏迷与化脓性脑膜炎(尤其是耳源性者)颇难鉴别。如在昏迷前有局限性体征(颞叶或小脑损害征)，则脑脓肿的可能性大。此外，脑脓肿患者的脉搏规则、充实和缓慢；脑膜炎患者的脉搏往往细速而不规则。脑脓肿的脑脊液改变是细胞轻度增加,糖与氯化物正常;脑膜炎则细胞显著增多,糖与氯化物含量降低。

四、闭合性颅脑损伤

颅脑外伤是发生意识障碍的常见原因之一。据国外某组1 167例昏迷病因的分析,由于外伤引起者为152例(13%),居第二位。本文仅述及闭合性颅脑损伤所致的昏迷。通常将闭合性颅脑损伤简单分为原发性脑损伤与继发性脑病变两类。前者如脑震荡、脑挫裂伤;后者如脑水肿、颅内血肿、脑疝等。同一患者可存在多种不同的损伤。昏迷的程度和持续的时间,一般与损伤的轻重相一致。

(一)脑震荡

头部外伤后立即发生的中枢神经系统一时性功能障碍,谓之脑震荡。脑震荡可单独发生,或合并其他类型的颅脑损伤。伤者在受伤后立即出现意识障碍,其程度可为一时的神志恍惚乃至意识完全丧失;其持续时间仅数秒至数分钟,一般不超过半小时。伤者面色苍白,双侧瞳孔散大或缩小,对光反应消失,肌张力降低,脉慢而弱,呼吸缓慢,全身出汗,历时数秒钟、数分钟,或迟至20~30分钟内恢复。几乎所有的伤者于清醒后对所发生的情况不能回忆,称为逆行性遗忘,这是本病的特征之一。伤者也往往对醒后的一段时间发生遗忘,称为顺行性遗忘。此外,伤者多有头痛、头晕、恶心、怕光、出汗、注意力涣散、记忆力减退、失眠等,持续数日渐消失。如此等症状长时间(3个月以上)继续存在,即构成临床上的脑外伤后遗症。头颅CT或MRI无阳性发现。

诊断脑震荡的依据:①头部外伤后即时出现短暂的意识障碍及近事遗忘;②除上述瞳孔与肌张力改变之外,神经系统检查一般无明显异常;③脑脊液检查正常;④头颅CT或MRI无阳性发现。脑震荡主要需与脑挫裂伤以及颅内血肿相鉴别。

(二)脑挫裂伤

脑挫裂伤是指头部外伤后脑组织发生器质性损伤。受伤后伤者即时出现不同程度的昏迷,从嗜睡状态直至深度昏迷,持续半小时至数小时、数日、数周或数月以上,偶尔可达数年。脑挫裂伤后继发脑水肿,临床表现有颅内压增高征象,如剧烈头痛、呕吐、血压升高及脉搏减慢等。如伤者出现躁动不安而意识障碍随之加深时,应警惕脑疝形成的可能;如伤者出现躁动而意识障碍的程度前后相似,则可能属于创伤疼痛或尿潴留等身体不适,也可能是伤情趋向好转的现象。由于脑损伤的部位不同而出现各种神经系统定位体征,如肢体瘫痪、脑神经瘫痪、感觉障碍、失语、癫痫样抽搐等。此外,在恢复期间的头

痛、头晕、出汗、恶心、记忆力减退、失眠等症状也较脑震荡显著。

脑挫裂伤不同于脑震荡的要点是:①昏迷时间较长和程度较重;②神经系统检查往往有定位体征;③脑脊液压力升高,可混有血液;④头颅CT或MRI可见点片状出血。

脑挫裂伤与颅内血肿的区别在于:①前者在伤后立即出现症状和体征,而后者的症状和体征是逐渐发展的,且在昏迷期间可有中间清醒或好转期;②伤后即刻出现单瘫或偏瘫而无对侧瞳孔散大者多为脑挫裂伤,如伤后一段时间才出现偏瘫而对侧瞳孔散大者多为颅内血肿;③脑挫裂伤的头颅CT或MRI见点片状出血,后者见颅内血肿,但两者常并存。

(三)外伤性颅内血肿

颅脑损伤后出现下列情况时,应高度怀疑颅内血肿的可能。

1. 意识改变　①伤后昏迷转为清醒或者意识好转,然后再度昏迷;②伤后清醒,以后转为昏迷;③伤后持续昏迷且进行性加深。

2. 急性颅内压增高　伤后头痛持续和加剧,或伴有呕吐而意识障碍又呈进行性加深。

3. 脑疝形成　伤后逐渐出现一侧瞳孔扩大而对侧肢体呈现进行性瘫痪(或有锥体束征),是小脑幕切迹疝(颞叶钩回疝)的表现。脑疝的出现常是颅内血肿较为后期的表现。

颅内血肿按其部位可分为硬脑膜外血肿、硬脑膜下血肿和脑实质内血肿,分述于下:

1. 硬脑膜外血肿　硬脑膜外血肿是指出血积聚于颅骨与硬脑膜之间的血肿。大多由于颅骨骨折使脑膜中动脉(或静脉)破裂所致;次为静脉窦破裂;有时是板障静脉或导血管破裂出血所引起。典型表现是伤后立即有短暂昏迷(由于脑震荡或脑挫裂伤所致),继而意识清醒或好转(中间清醒期),旋又进入再次昏迷(由于颅内血肿形成)。但此种昏迷→清醒→昏迷的典型病例并不多见,约占30%。伤者有颅内压增高,清醒时感到头痛、恶心、呕吐。多有烦躁不安、意识进行性障碍、血压升高、脉缓而充实等,并逐渐出现伤侧瞳孔散大、对光反应迟钝或消失(动眼神经受压),对侧肢体瘫痪或有锥体束征(血肿压迫局部大脑皮质或颞叶钩回压迫大脑脚)。

诊断除依靠上述临床表现外,在伤者病情许可的情况下,争取早期做头颅CT扫描,在颅骨内面和脑表面之间出现凸透镜形或弓形高密度影,并且周边可见水肿带及脑室受压和中线结构移位的影像学改变。若病情危急,来不及CT检查或没有CT设备时,也可直接钻颅探

查,以争取时间抢救伤者的生命。

2. 硬脑膜下血肿　硬脑膜下血肿是由于颅脑损伤后大脑表面的浅静脉或皮质小动脉破裂出血,血液积聚于硬脑膜下间隙所致。按病程发展分为急性、亚急性与慢性3种。急性者在3天之内,亚急性者3天~3周,慢性者3周以上。急性与亚急性在病理上并无明显区别。

(1)急性与亚急性硬脑膜下血肿:伤者的伤势较重,多合并广泛严重的脑挫裂伤,常为双侧性。受伤后持续昏迷,进行性加重,少数有中间清醒期。主要表现是原发性脑损伤及继发性脑受压的混合改变。临床上急性颅内压增高、生命体征改变以及颞叶钩回疝出现早,进展快。伤后早期常有一侧肢体表现为不完全性瘫痪,并呈进行性加重,还可有部分性癫痫发作。头颅CT扫描绝大多数患者在颅板下方出现新月形高密度区,范围广泛时可为双凸型。部分患者可高、低密度同时并存,有时高密度区局限于血肿下部而出现液平面,系由部分溶血后血红蛋白释出下沉所致,血肿周围可见水肿带;病侧脑组织可见受压水肿移位。根据头颅CT检查诊断并不困难,如情况危急,可行钻颅探查。

(2)慢性硬脑膜下血肿:多因头部受到较轻的外伤所引起,常为大脑凸面表浅静脉缓慢出血的结果。早期症状较轻或无明显症状。经3~4周后,血肿逐渐增大时始出现头痛、呕吐、嗜睡、视盘水肿等颅内压增高症。意识障碍也呈进行性加重,可出现脑受压的局灶体征或小脑幕切迹疝。若病程较长又无明确外伤史(由于外伤较轻或外伤距离发病时间过长,致伤者不复记忆),临床易误诊为脑肿瘤。CT检查在紧贴颅骨内板下方可见双凸形或平凸形血肿影,其密度可因血肿期龄不同而有所差异,多数表现为密度降低,部分可为等密度或略高密度,侧脑室常受压变形或消失。单侧病变中线结构向对侧移位,双侧时可无移位。强化可显示血肿包膜。MRI可显示独特的T1加权、T2加权均表现为高信号,对本病的诊断有重要价值。

3. 脑实质内血肿　急性脑实质内血肿多在严重脑挫裂伤的基础上形成,且往往与急性硬脑膜下血肿并存,故颇难做出单独的诊断。

慢性脑实质内血肿与慢性硬脑膜下血肿的症状相似,但前者的定位体征有时较后者明显。

五、颅内压增高综合征与脑疝形成

正常情况下,脑和脑膜的体积与颅腔容积之间的差别为10%(8%~10%),颅腔内通过血液循环和脑脊液循环起调节作用,并维持适当的颅内压力。侧卧位腰椎穿刺测量脑脊液压力时,成人正常值为70~180mmH$_2$O(20~50

滴/min)。由于某些病变引起颅内容物体积增加或颅腔容积缩小,均可产生颅内压增高。颅内压增高的主要病理基础是脑水肿(包括脑肿胀),其原因:①脑小血管壁或血脑屏障的通透性增加;②脑组织渗透压增高或血液渗透压减低;③脑血液循环障碍,表现为脑静脉血流淤滞和动脉血流减少;④脑脊液的生成增多、吸收障碍和循环梗阻。这四者互为因果,造成恶性循环,导致颅内压力不断增高。颅内压增高在临床上有其特殊表现,称为颅内压增高综合征。颅内压增高的严重性是脑疝形成。

颅内压增高通常分为急性与慢性两种。慢性者由于机体的代偿作用,可在较长时间内不出现危险,但因某些因素的促发可突变为急性颅内压增高,甚至发生脑疝。

(一)疾病种类

引起颅内压增高的疾病种类很多,大致分为下列几项。

1. 颅内或颅外急性或慢性感染　如脑膜炎、脑炎、脑蛛网膜炎、中毒性肺炎或中毒性菌痢、败血症,以及其他原因所致的感染中毒性脑病。

2. 脑血液循环障碍所致的疾病　如脑出血、蛛网膜下腔出血、脑动脉血栓形成性脑梗死、脑栓塞、高血压脑病、颅内静脉窦血栓形成等。

3. 颅脑损伤　如脑震荡、脑挫裂伤、颅内血肿、脑部手术伤等。

4. 颅内占位性疾病　如脑肿瘤、脑脓肿、脑寄生虫病等。

5. 颅脑先天性畸形　如先天性脑积水、颅狭窄症、小头畸形、颅骨发育异常等。

6. 各种原因引起的缺氧　如窒息、循环骤停、癫痫持续状态等。

7. 中毒　工业毒物、农药、药物、食物等中毒。

8. 其他　如尿毒症、肝性脑病、血小板减少性紫癜、脑型白血病、再生障碍性贫血、真性红细胞增多症、肾上腺皮质功能亢进症或减退症、甲状旁腺功能减退症、急性水中毒、中暑、妊娠中毒症、严重的输血或输液反应、放射性脑病等。

(二)临床表现

颅内压增高症的临床表现主要有下述几方面。

1. 一般症状　常见者为头痛、头晕、眩晕、呕吐、耳鸣等。头痛是由于颅内痛敏结构(结膜、血管、神经)受刺激、牵拉或压迫所致。头痛的性质可为钝痛、胀痛、牵扯痛,部位多为全头部。头痛以清晨最剧烈,有时下半夜痛醒。凡能促使颅内压增高的动作如摇头、弯身、咳嗽、用力排便等,均可导致头痛加剧。颅内压逐渐增高时,头痛程度也随之增加。患者还可有单侧或双侧展神经轻瘫,这是由于该神经在颅底行程较长、易遭受损害所致,并无定位价值。

2. **意识障碍及精神症状** 早期患者表现为呆滞、淡漠、嗜睡或神志恍惚。颅内压急剧增高乃至发生脑疝时,患者的意识障碍急转直下,进入昏迷,可有兴奋、躁动或癫痫样抽搐,再进而呈深昏迷。慢性颅内压力增高者可产生脑积水,继发脑萎缩,出现行为异常、痴呆等。

3. **生命体征变化** 颅内压增高使脑组织缺氧,机体发挥代偿作用使血压升高,脉慢而洪大,呼吸深慢。随着颅内压力的继续增高,此三种变化可更明显,收缩压可上升至 200mmHg,心率可减慢至 40 次 /min,呼吸可变得不规则,或出现抽泣样呼吸、间歇呼吸等。后期则因延髓功能衰竭而致血压下降、脉速而弱,呼吸停止。

4. **眼底及瞳孔改变** 颅内压力增高的重要体征是眼底改变。由于颅内压增高使视神经鞘内的脑脊液压增高,导致视神经的组织压力也增高,轴浆流动停滞,眼静脉回流也受阻,因而发生静脉充血及视盘水肿。急性而严重的颅内压增高可于 3 天甚至数小时内出现视盘水肿,后者成为急性颅压增高的佐证;慢性颅压增高者多在数周内出现视盘水肿。瞳孔改变在颅内压增高,尤其是脑疝形成时最明显,且有诊断意义。丘脑下部单侧受累时,该侧瞳孔缩小;如双侧受累,则表现为双侧瞳孔缩小。倘若双侧瞳孔对光反应消失,说明中脑已有广泛损害。小脑幕切迹疝压迫该侧动眼神经时,瞳孔可先缩小,短时后扩大。若病灶将对侧脑组织推移压向对侧骨壁,则病灶对侧的瞳孔先扩大。

5. **癫痫样抽搐** 因脑细胞缺血缺氧所致。

6. **锥体束受累征** 颅内压增高可引起大脑皮质运动区受损,或继发脑干受损,出现锥体束受损征象或轻偏瘫。小脑幕切迹疝可引起偏瘫或四肢瘫。

7. **颅骨改变** 慢性颅内压增高时才有颅骨改变。X线片可见蝶鞍骨质吸收以及蝶鞍扩大、脑回压迹增加等。头颅 CT 或 MRI 见脑肿胀、脑干及 / 或脑室可受压,中线移位。

颅内压力增高时,腰椎穿刺可促发脑疝,通常列为禁忌。如因诊断或鉴别诊断的需要,应极为谨慎地进行,使用小号腰穿针,尽可能慢放、少放脑脊液。

某些病变(如颅脑损伤)可引起继发的低颅压综合征,表现为剧烈头痛、眩晕、呕吐,甚至颈强直或发作性昏睡等,易误诊为颅内压增高症。两者的头痛有所不同:低颅压时头痛在头高位时加重,头低位时减轻,饮水后或静脉滴注低渗溶液后头痛也得以减轻;高颅压时则相反。低颅压时眼底视盘无水肿现象,颅骨 X 线片也无改变。头颅 CT 或 MRI 未见异常改变。

(三) 脑疝形成

颅腔内某部分脑组织向压力较低的部位发生移位现象,称为脑疝。导致脑疝形成的主要因素是颅内压力增高,但后者并非引起脑疝的唯一条件,只有颅内压严重增高或急剧增高时才会发生脑疝。此外,也可因某些因素(如腰椎穿刺)的促发而引起脑疝。脑疝的危险性不仅是疝入的脑组织发生淤血、出血、水肿和软化,以及某一脑池被堵塞;更重要的是疝入物压迫附近的脑组织(最常是脑干)和血管、脑脊液通道等,引起继发的脑血液和脑脊液循环严重障碍,以及生命中枢功能障碍,并形成恶性循环。脑疝有多种,常见的是小脑幕切迹疝和枕骨大孔疝两种。

1. **小脑幕切迹疝(颞叶钩回疝)** 一侧颞叶钩回向内下方移位,嵌顿于小脑幕切迹,称为小脑幕切迹疝。最常见的由于小脑幕上病变所引起,如病变为占位性,则其常见的部位是颞叶与内囊。小脑幕切迹疝的主要表现:①头痛显著增剧,患者难以忍受;②意识障碍逐渐加重,开始时患者嗜睡或躁动不安,进一步陷入浅昏迷,再进而为深昏迷,意识变化主要是由于中脑上行性网状激活系统受损所致;③疝侧瞳孔散大是诊断小脑幕切迹疝的重要指征,因脑疝对该侧动眼神经的压迫引起疝侧瞳孔散大,对光反应消失(开始时瞳孔可先缩小,对光反应迟钝),极少数病例是对侧瞳孔先散大,晚期由于双侧动眼神经均受压,而致双侧瞳孔散大;④疝侧的大脑脚被压,而致对侧肢体瘫痪或出现锥体束征,偶尔瘫痪是在病灶同侧肢体,乃因脑疝推移中脑,使对侧大脑脚压于小脑幕切迹或岩骨嵴上之故;⑤生命体征改变已如前述,脑疝初期体温升高,极期体温更高,后期则体温下降,低于正常温度;⑥部分患者出现颈硬,某些患者则因中脑受损出现去大脑强直现象,少数病例发生失明,可能是大脑后动脉受压使枕叶软化所致;⑦头颅 CT 或 MRI 可见脑肿胀、脑干受压、移位。

2. **枕骨大孔疝(小脑扁桃体疝)** 小脑扁桃体下降于枕骨大孔内或椎管内,称为枕骨大孔疝,主要由于小脑幕下病变所引起,而小脑幕上病变也可引起。枕骨大孔疝可单独出现或继发于小脑幕切迹疝,其严重性在于延髓受压。最早的症状是颈部有阻力或颈项强直、强迫头位,是由于局部神经受牵扯所表现的防御反射。最主要的症状是呼吸改变,患者的呼吸常突然停止。双侧瞳孔散大且对光反应消失,乃由于动眼神经核受损所致。慢性枕骨大孔疝大多表现为颈痛、颈硬,而无其他症状。

颅内压增高的患者出现下列征象时,有助于脑疝的早期诊断:①头痛突然显著加剧,常是脑疝发生的前奏;②意识障碍加重,尤其是躁动不安,预示脑疝的来临;③瞳孔改变,开始时双侧瞳孔可缩小,或忽大忽小,继则双侧瞳孔不等大;④患者出现颈痛或颈硬或有强迫头位时,应警惕枕骨大孔疝的发生;⑤呼吸骤停,是枕骨大孔疝发生的征兆;⑥临床表现为颅内压增高症,但腰椎穿刺时脑脊液压力不高,应怀疑有枕骨大孔疝的存在,可能是从颅腔通向椎管的道路有梗阻,腰椎穿刺所测得的压力未能真正反映颅内压力;⑦头颅 MRI 矢状面可见小脑扁桃体下降于枕骨大孔内或椎管内,嵌顿于脑干、延髓。当怀疑患者有脑疝时,腰椎穿刺应为禁忌。

小脑幕切迹疝与枕骨大孔疝的鉴别是:①前者的意识障碍较后者出现为早;②后者以呼吸变化为主征;③前者以一侧瞳孔散大为诊断的主要依据,后者可见双侧瞳孔散大;④早期出现颈痛、颈硬多见于枕骨大孔疝;⑤前者多伴有脑疝的对侧肢体瘫痪,后者较少见。

53.3　癫　　痫

意识障碍是癫痫大发作、癫痫失神发作(典型和非典型)、复杂部分性发作以及癫痫持续状态的主征(各型癫痫的诊断和鉴别诊断参见 50)。

参考文献

[1] DYKEN PR. Neuroprogressive disease of post-infectious origin: a review of a resurging subacute sclerosing panencephalitis (SSPE). Ment Retard Dev Disabil Res Rev, 2001, 7 (3): 217-225.

[2] FERENCI P. Hepatic encephalopathy-definition, nomenclature, diagnosis, and quantification: final report of the working party at the 11th World Congresses of Gastroenterology, Vienna, 1998. Hepatology, 2002, 35 (3): 716-721.

[3] YARED Z, CHIASSON JL. Ketoacidosis and the hyperosmolar hyperglycemic state in adult diabetic patients. Diagnosis and treatment. Minerva Med, 2003, 94 (6): 409-418.

[4] MORITZ ML, AYUS JC. New aspects in the pathogenesis, prevention, and treatment of hyponatremic encephalopathy in children. Pediatr Nephrol, 2010, 25 (7): 1225-1238.

[5] SUNGUR M, GÜVEN M. Intensive care management of organophosphate insecticide poisoning. Crit Care, 2001, 5 (4): 211-215.

[6] MENDELOW AD. Early surgery versus initial conservative treatment in patients with spontaneous supratentorial intracerebral haematomas in the International Surgical Trial in Intracerebral Haemorrhage (STICH): a randomised trial. Lancet, 2005, 365 (9457): 387-397.

54

认知障碍

【认知障碍的定义】

认知障碍（cognitive disorder）又称为痴呆（dementia），是以认知功能障碍为核心表现的获得性智能损害综合征．认知损害可累及记忆、语言、运用、判断、计算、视空间等功能，其受损程度足以影响患者的正常生活、工作或社会功能。在病程的某些阶段常伴有精神、行为和人格异常，通常具有慢性或进行性的特点。

【认知障碍的临床表现】

（一）记忆障碍

早期主要表现为短时记忆、记忆保存和学习新知识困难。表现为近事遗忘，如丢三落四、说过就忘、重复语言或重复提问、忘记刚做过的事（如炒菜忘记加盐或重复加盐）、购物忘记付款、忘记别人交代的事情或赴约等，常表现为行为退缩，只能从事简单刻板的工作，不能完成新的任务。随着病程进展，远期记忆也逐渐受累，如忘记朋友和亲人的电话号码、姓名、自己的出生年月、家庭住址和结婚时间、参加工作时间等生活经历，严重者忘记家里的人数、子女的姓名和年龄，甚至忘记自己的年龄和姓名。

（二）语言障碍

表达、理解、复述、命名、阅读和书写都可能受到损害，可以出现失语。由于痴呆的发病原因多种多样，几乎各种类型的失语都可在不同类型的痴呆患者中出现，后期可以发展为缄默。

（三）视空间障碍

不能判断物品的确切位置、分不清存在于空间的若干物体间的位置关系、对立体物品丧失立体感、偏侧空间疏忽。不能分辨衣物的上下、左右、内外而穿衣困难。辨向障碍，轻者在较陌生的环境迷失方向，严重者在熟悉的环境甚至在家中迷路。画图测验不能准确临摹简单的图形。

（四）失认及失用

失认以视觉失认较常见，如视物失认、面孔失认，严重时不认识镜子中的自己。失用是在无理解障碍、无运动障碍的情况下，不能准确执行有目的的动作。临床表现为随意运动和模仿动作困难，如进食不会使用餐具，不能穿衣，不能完成按指令性动作，如伸舌、举手等。

（五）失算

不能认识和利用数字及加、减、乘、除等运算符号，没有量的评估，不能回忆以前所学的运算法则、乘法口诀而出现计算障碍，常表现为购物算账困难、不能管理财物等。

（六）进食、睡眠和行为障碍

食欲常减退，也有部分患者出现食欲增强，吃饭时不知饥饱。可以有睡眠节律紊乱或颠倒，白天卧床，晚上到处活动。会出现异常行为，如反复踱步、反复拉开抽屉、玩弄衣扣等重复刻板行为，动作笨拙或回避交往，表现为退缩。

（七）情感障碍

情感迟钝和情感淡漠是痴呆常见的症状，表现为对外界刺激的表现平淡或完全缺乏相应的情感反应。对周围事物漠不关心，细微情感丧失最为明显。内心体验极为贫乏，往往不愿意交谈，对家人漠不关心，甚至家人的死亡也不会引起患者相应的情感反应。也可以有抑郁、焦虑、欣快和易激惹。

（八）人格改变

额、颞叶受累常有明显的人格改变，懒散、退缩，行为不符合社会规范，不修边幅，病后与病前判若两人，往往给家人带来沉重负担。

（九）感知觉障碍

可有感知觉障碍，其中以幻视及幻听比较常见，如路易体痴呆患者常出现生动的视幻觉。

（十）日常生活、职业和社交功能障碍

痴呆的以上表现均不同程度地影响患者的日常生活、职业和社交能力，严重者生活完全不能自理、终日卧床、大小便失禁。

【认知障碍的诊断思路】

痴呆是一种综合征，其诊断需要根据：①可靠的病史；②一般体格检查和神经系统检查；③神经心理评估；④辅助检查包括相关的实验室检查、脑脊液、EEG、影像学检查（脑 CT、MRI、PET-CT 等）。

痴呆的诊断主要分 3 个步骤进行：①明确是否为痴呆；②明确痴呆的病因；③明确痴呆的严重程度。

（一）用于认知障碍诊断的量表

1. **协助痴呆诊断的量表**　痴呆的诊断主要依据智能减退以及生活和社会功能障碍两方面的证据，量表可起到支持临床诊断的作用。常用的量表有简易智能状态检查量表（mini mental state examination，MMSE）、蒙特利尔认知评估（Montreal cognitive assessment，MoCA）、日常生活活动量表（activities of daily living scale，ADL）等。

2. **确定痴呆严重程度的量表**　临床上不仅要确定痴呆的诊断，而且要确定痴呆的严重程度。常用的量表有临床痴呆评定量表（clinical dementia rating，CDR）、总体衰退量表（global deterioration scale，GDS）以及严重损害量表（severe impairment battery，SIB）等。

（二）认知障碍的鉴别诊断

认知障碍应与下面表现类似痴呆的情况鉴别。

1. **老年人良性健忘**　健忘是大多数老年人常见的主诉。老年人良性健忘是启动回忆困难，一时想不起来，但通过提示可以想起，不影响其日常生活、工作及社交功能，有自知力，神经心理量表显示其记忆力正常。痴呆的

遗忘是记忆过程受损,新信息并未进入信息库,虽提示也不能改善回忆。而且痴呆除记忆障碍外,还可有语言、定向力和人格方面的障碍。

2. 抑郁(depression) 抑郁症常有注意力和记忆力下降,严重者表现为思维缓慢、意志丧失、对环境反应冷淡,显得迟钝呆滞,容易被误诊为痴呆。但抑郁症常有明确的起病时间、有明确的诱因、抑郁的病史或家族史,常见症状还包括情绪低落、精神不振、悲观厌世、自我评价低、食欲改变、消瘦以及睡眠障碍,有时有自杀倾向,主观记忆障碍显著严重于客观检查,抗抑郁治疗有效。

3. 谵妄(delirium) 谵妄起病较突然,持续时间较短,表现为定向力、理解力、注意力障碍,思维不连贯和语无伦次,可有幻觉,并有明显的相关躯体性疾病的证据。

(三) 认知障碍疾病的鉴别诊断

认知障碍的诊断一旦确定,应依据详细的病史、体格检查(包括神经系统检查和精神状态检查)以及辅助检查,进一步确定痴呆的病因。

1. 病史采集 发病时间、起病形式、临床表现(首发症状、主要症状出现的顺序)、进展方式、可能诱因以及既往疾病、个人史、家族史等相关信息。急性或亚急性起病者常提示脑血管病、脑炎、中毒、颅脑外伤等,而慢性进行性者常提示神经系统变性病、脑肿瘤等,需根据其他信息综合分析。

2. 体格检查 详细的神经系统体格检查要注意轻微的神经系统体征,如偏盲、偏身感觉障碍、反射不对称、一侧病理反射、轻的锥体束和锥体外系体征等。轻度运动障碍和步态不正常可见于大多数痴呆患者,尤其是痴呆晚期。阿尔茨海默病和额颞叶痴呆早期无运动、感觉和反射系统异常,早期出现舞蹈样动作提示亨廷顿病性痴呆,早期出现肌阵挛提示克-雅病性痴呆。眼部体征可见于核上性眼肌麻痹(眼球垂直运动障碍)、神经梅毒(阿·罗瞳孔)、肝豆状核变性(角膜 K-F)等。周围神经病体征可见于合并酒精中毒或维生素 B_{12} 缺乏。

躯体检查对痴呆的病因诊断也很重要,因为各系统的疾病均可能影响神经系统而出现认知功能损害。

3. 辅助检查 实验室检查(如血液、脑脊液)对诊断代谢性疾病或感染性疾病导致的痴呆很重要。神经生理检查包括脑电图、脑诱发电位可提供某些痴呆的病因信息。神经影像学在痴呆的病因诊断上有很重要的作用,可对绝大多数痴呆的病因提供有价值的信息。

【认知障碍的病因】

认知障碍的病因见表 54-1。

表 54-1 认知障碍的常见病因

神经变性性痴呆	非神经变性性痴呆	
阿尔茨海默病、额颞变性痴呆、路易体痴呆、帕金森病痴呆、进行性核上性麻痹、皮质基底核综合征、亨廷顿病等	(一) 脑血管疾病	
	多发性梗死性痴呆、皮质下动脉硬化性脑病、关键部位梗死性痴呆、脑淀粉样血管病	
	(二) 头部外伤	
	脑挫裂伤、拳击家痴呆、慢性硬膜下血肿等	
	(三) 营养代谢障碍性疾病	
	甲状腺功能亢进或低下、肝性脑病、肾性脑病、肺性脑病、电解质紊乱、维生素缺乏	
	(四) 肿瘤和脑积水	
	脑膜瘤、胶质瘤、转移瘤、正常颅压性脑积水	
	(五) 中枢神经系统感染	
	单纯疱疹性脑炎后、克-雅病、神经梅毒、艾滋病、多灶性白质脑病等	
	(六) 自身免疫性脑炎	
	桥本脑病、抗 NMDA 受体脑炎	
	(七) 中毒	
	CO 中毒、乙醇中毒、药物中毒、重金属中毒、有机物中毒等	

54.1 神经变性疾病所致的痴呆

一、阿尔茨海默病

阿尔茨海默病（Alzheimer's disease，AD）是老年人最常见的中枢神经系统变性疾病，临床特征为隐匿起病，进行性智能衰退，在几年内丧失独立生活能力，10年左右常因并发感染而死亡。病理特征是老年斑（senile plaques，SPs）、神经原纤维缠结（neurofibrillary tangle，NFT）、海马锥体细胞颗粒空泡变性及神经元缺失。根据家族聚集性，AD可分为家族性AD（FAD）和散发性AD（SAD）。我国近年流行病学资料显示，目前65岁以上老年人患病率约为3.21%，85岁以上为20%~30%。

（一）临床症状

1. **认知障碍** 本病多数隐匿起病，早期不易被家人和患者觉察，表现为记忆力轻度减退，常常忘记一些小事，尤其是刚刚做过的事情不记得，以前熟悉的名字容易搞混。词汇减少，有时不断地重复一个问题，有时刚刚讨论的事情也记不起来。一般认为早期以近事记忆减退为主，远事记忆相对保留。

随着病情进展，当记忆障碍较显著时，其他大脑功能受累的情况也渐渐表现出来。由于记不起要用的词汇，使语言中断或书写中断。早期可保持对语言的理解力，以后渐渐不能执行较为复杂的指令。语言功能障碍的进展使之不能讲完整的语句，最后表现为失语。可出现计算力障碍，常常弄错物品的价格，逐渐连最简单的计算也不能做。严重时出现视空间定向力障碍，表现为穿外套时手伸不进袖子，铺台布时不能把台布的角和台子的角对在一起，回家时走错方向或迷路。不能描述一个地方与另一地方的方向关系，不能独自去以前常去的熟悉场所。后期连最简单的几何图形也不能描画。出现失用，不会使用最常用的物品或工具，但仍然保留运动所需的力量和协调。

2. **精神行为症状** 可出现妄想、错觉，有时伴幻觉，怀疑自己的年老配偶有外遇，或者怀疑子女偷他的钱财、物品。有时出现贪食行为，但多数情况下是忽略进食。初期可保持一般的外貌，以后逐渐表现为坐立不安，易激动或运动减少，少动。不注意衣着、洗澡、剃胡子等。一般无锥体束征和感觉障碍，视力、视野可保持相对完整。

后期的主要神经系统体征有强握反射和吸吮反射，括约肌控制不能，缄默。运动技能减退，步态失调。腱反射偶尔变化。抽搐极少见。整天卧床，生活全靠护理。AD病程通常持续5~20年，患者常死于肺部感染、褥疮等并发症。

（二）病程

1. **第一阶段（早期）** 一般持续1~3年，以近记忆障碍、学习功能下降和缺乏主动性为主要表现。生活基本自理。

2. **第二阶段（中期）** 病程继续发展，智能改变日益明显，出现皮质受损症状，如失语、失用和失认，也可以出现片段妄想。生活基本不能自理。

3. **第三阶段（晚期）** 在包括个人卫生、吃饭、穿衣、洗漱等各个方面生活完全不能自理。可有肌强直、震颤和强握、摸索和吸吮反射，大小便失禁。

（三）诊断

AD的临床诊断主要根据患者详细的病史、临床资料，结合精神状态检查、神经系统体格检查及有关的辅助检查、实验室资料进行诊断。临床AD诊断可依据2011版NIA-AA提出的可能或很可能AD诊断标准进行诊断，在有条件地区应首先依据"很可能AD"诊断标准进行诊断（表54-2）。

表54-2　2011版NIA-AA"很可能AD"诊断标准

Ⅰ.符合痴呆诊断标准
Ⅱ.起病隐匿，症状在数月至数年中逐渐出现，而不是数小时或数日间突然发生
Ⅲ.通过报告或观察到的明确的认知损害的病史
Ⅳ.在病史和检查中，起始和最突出的认知障碍在以下某一范畴中表现明显，至少有两个认知领域有认知功能障碍的证据：①遗忘表现；②非遗忘性表现，包括语言障碍、视空间功能障碍、执行功能障碍
Ⅴ.当有下列证据之一时不应该诊断很可能的AD：①伴确凿的脑血管病，有与认知障碍起病或恶化暂时相关的卒中病史；存在多发或广泛梗死，或严重的白质高信号病灶；②有路易体痴呆的核心特征；③有行为变异型额颞叶痴呆的显著特征；④有语义变异性原发性进行性失语或非流利变异性原发性进行性失语的显著特征；⑤有另外的同时发生的、活动的神经病学疾病，或非神经病学的医学共病，或有对认知造成重大影响的药物应用的证据

（四）鉴别诊断

1. **额颞叶痴呆** 额颞叶痴呆早期出现人格、精神障碍,记忆力损害出现较晚。影像学显示额叶和颞叶脑萎缩,与 AD 的弥漫性脑萎缩不同(表 54-3)。

表 54-3　阿尔茨海默病与行为变异型额颞叶痴呆的鉴别

特征	阿尔茨海默病	行为变异型额颞叶痴呆
记忆障碍	早期	晚期
视空间障碍	早期	晚期
语言障碍(早期)	找词困难,流利性失语	命名性失语
失算	早期	晚期
人格障碍	晚期	早期
精神行为异常	晚期	早期
脑萎缩	弥漫性	额、颞叶
病理学	SPs、NFT	部分见 Pick 细胞 / 小体

2. **血管性痴呆**　血管性痴呆的症状为波动性进展或阶梯性恶化,有神经系统定位体征,有高血压、糖尿病等病史,可能有一次或多次脑卒中病史,影像学检查可发现多发的脑血管病灶。

3. **正常颅压脑积水(NPH)**　NPH 多发生在脑部疾病后,如蛛网膜下腔出血、缺血性脑血管疾病、头颅外伤、颅内感染等,也可为特发性。临床上常出现痴呆、步态障碍和排尿障碍的典型三联症。头颅 CT 可见脑室扩大,腰穿脑脊液压力正常。

4. **遗忘型轻度认知功能障碍(mild cognitive impairment,aMCI)**　轻度认知功能障碍主要表现为记忆力减退,很少有其他认知功能损害,其日常的生活能力、工作能力相对保存,是介于正常老化及轻度痴呆之间的一种临床状态,部分可转化为 AD。

二、额颞叶变性

额颞叶变性(frontotemporal lobar degeneration,FTLD)是一组以进行性精神行为异常、执行功能障碍和语言损害为主要特征的痴呆症候群,其病理特征为选择性的额叶和 / 或颞叶进行性萎缩。FTLD 分为 3 种临床类型:行为变异型额颞叶痴呆(behavioral variant of frontotemporal dementia,bvFTD)、语义性痴呆(semantic dementia,SD)和进行性非流利性失语(progressive non-fluent aphasia,PNFA),其中以 bvFTD 最为常见,约占 FTLD 的 70%。

(一) bvFTD 的临床表现

起病隐匿,逐渐进展,以人格、社会行为和认知功能进行性恶化为特征,多在 60 岁左右发病。早期出现额叶损害症状,明显的人格和行为改变比记忆障碍出现得更早也更常见,有情感失控或冲动行为,易激惹,对事物漠不关心,部分表现为双侧颞叶切除综合征(Kluver-Bucy syndrome),即迟钝、淡漠、口部过度活动、口趋性(即将各种可吃或不能吃的、凡是可拿到手的东西都放进口中的试探动作)、退缩及不恰当的行为举止、性行为脱抑制,以及食欲改变等。随病情进展出现认知障碍,注意力和记忆力减退,语量减少,但是空间定向能力可以保存,晚期可以出现妄想以及感知觉障碍等精神症状。CT 或 MRI 检查可见额叶和 / 或颞叶萎缩,额角扩大,额极皮质和前颞极皮质变薄,而顶枕叶很少受累。

(二) bvFTD 的诊断

主要依靠临床诊断标准,推荐诊断标准如下(表 54-4)。

表 54-4　bvFTD 的国际统一标准(2011)

Ⅰ. 神经系统退行性病变
必须存在行为和 / 或认知功能进行性恶化才符合 bvFTD 的标准
Ⅱ. 疑似 bvFTD
必须存在以下行为 / 认知表现(A~F)中的至少 3 项,且为持续性或复发性,而非单一或罕见事件
　A. 早期脱抑制行为
　B. 早期出现冷漠和 / 或迟钝
　C. 早期出现缺乏同情 / 移情
　D. 早期出现持续性 / 强迫性 / 刻板性行为
　E. 口欲亢进和饮食改变
　F. 神经心理表现:执行障碍合并相对较轻的记忆及视觉功能障碍
Ⅲ. 可能为 bvFTD
必须存在下列所有症状(A~C)才符合标准。
　A. 符合疑似 bvFTD 的标准
　B. 生活或社会功能受损
　C. 影像学结果符合 bvFTD(至少存在下列 C1~C2 中的 1 个):
　C1. CT 或 MRI 显示额叶和 / 或前颞叶萎缩
　C2. PET 或 SPECT 显示额叶和 / 或前颞叶低灌注或低代谢
Ⅳ. 病理确诊为 bvFTD
必须存在 A 标准和 B 或 C 标准的 1 项。
　A. 符合疑似 bvFTD 或可能的 bvFTD
　B. 活检或尸检有 FTLD 的组织病理学证据
　C. 存在已知的致病基因突变

(三) bvFTD 的鉴别诊断

1. **AD**　bvFTD 早期出现脱抑制等行为改变以及人格改变,AD 早期表现为记忆力减退,影像学可协助鉴别。

2. 麻痹性痴呆　临床表现变异甚大,各种不同智能障碍与神经精神病特征混杂,错觉和幻觉很常见,血清和脑脊液梅毒特异性试验可鉴别。

三、路易体痴呆

路易体痴呆(dementia with Lewy bodies,DLB)占老年期痴呆患者总数的 20%,是仅次于 AD 而占第二位的原发变性痴呆。该病的病理特点是在皮质下和大脑皮质中有路易体,且有老年斑以及神经原纤维缠结。

(一) 临床表现

DLB 有三大核心症状:①认知功能的波动性,并有注意力以及反应的明显变化;②反复的、生动的视幻觉,如患者在自己的房间内看到有人或动物或在墙壁上、天花板上看到抽象的图案,并能对看到的景象做详细的描述;③帕金森综合征:动作僵硬,讲话声音低,身体前屈姿势及步态缓慢、拖地。另外,一些支持症状也有助于 DLB 的诊断。如反复跌倒发作、晕厥、短暂意识丧失、抗精神病药物敏感,所有的抗精神病药物(包括氯氮平),都可以引起病情恶化、帕金森症状、精神错乱以及嗜睡的加重。

(二) 诊断

推荐使用 2005 年修订版本的 DLB 临床诊断标准诊断 DLB(表 54-5)。

表 54-5　DLB 临床诊断标准

> Ⅰ.必须症状:痴呆
> 　ⅰ.进行性认知功能减退,以致干扰患者正常的社会和职业功能
> 　ⅱ.早期可无显著或持久的记忆损害,但随病情的进展,记忆障碍常明显存在
> 　ⅲ.认知测查可发现显著的注意力、执行功能和视空间功能损害
> Ⅱ.核心症状(具备 2 条核心症状可诊断为很可能 DLB;1 条为可能 DLB)
> 　ⅰ.波动性认知变化并伴有显著的注意和觉醒异常
> 　ⅱ.反复发作的典型的详细成形的视幻觉
> 　ⅲ.自发的帕金森综合征症状
> Ⅲ.提示 DLB 的症状(1 个或以上的提示症状 +1 个或以上的核心症状,可诊断为很可能 DLB;如无核心症状,1 个或以上的提示症状可诊断为可能 DLB;单独的提示症状不能诊断很可能 DLB)
> 　ⅰ.REM 睡眠行为异常
> 　ⅱ.对镇静催眠药异常敏感
> 　ⅲ.SPECT 或 PET 显示基底核多巴胺转运低摄取

(三) 鉴别诊断

帕金森痴呆(PDD)和 DLB 都属于路易体病或 α- 突触核蛋白病,病因有一定相似性而较难鉴别。PDD 也可产生视幻觉及精神症状,但出现较晚,一般认为如锥体外系症状出现 1 年以上才出现的认知功能受损以致痴呆者,PDD 的可能性大。而早期就有认知功能受损且以痴呆症状为主伴帕金森症状者,则支持 DLB。另外,DLB 的运动障碍以肌张力增高、少动为主,静止性震颤少见。PDD 的运动症状应用左旋多巴治疗效果好,而左旋多巴对 DLB 的运动症状疗效较弱。

四、亨廷顿病

亨廷顿病(Huntington disease)是罕见的中枢神经系统变性疾病,具有明显的遗传倾向,为单基因常染色体显性遗传,呈完全外显性。基因定位在 4p16,为 HTT 基因 CAG 异常扩增所致。病理上表现为大脑皮质、尾状核、壳核等基底核受累,呈脑萎缩,胶质细胞增生。尾状核头部萎缩及侧脑室前角扩大。

(一) 临床表现

本病多在 30~50 岁发病,平均年龄 40 岁。临床表现为不自主舞蹈样动作及进行性痴呆。早期可以出现迟钝、情感淡漠、懒散、注意力不集中、理解力差,但是记忆障碍不像 AD 那样明显。判断力往往受损,但是定向力、自知力往往保存。智力障碍有时可以作为首发症状,但舞蹈症状出现后认知功能障碍往往加重。常有抑郁症状,并有自杀倾向。

脑电图可见脑的各部位表现为低波幅、无节律的慢波,α 波节律可缺乏。另外,对光刺激反应不明显,睡眠时缺乏纺锤波和 K 综合波。CT、MRI 显示部分患者尾状核头部和壳核萎缩,以及侧脑室前角扩大。SPECT 可见尾状核的 CBF 低下。PET 可见尾状核和壳核的脑循环和糖代谢低下。尾状核出现代谢低下可见于发病早期 CT 尚无尾状核萎缩者或未发病但有亨廷顿病危险因素的患者,故尾状核和壳核的代谢低下对诊断有参考价值。

(二) 诊断

本病的主要诊断依据为:①阳性家族史;②中年起病;③舞蹈样症状进行性加重;④进行性痴呆;⑤HTT 基因 CAG 异常扩增(重复次数 >37 次)。

(三) 鉴别诊断

肝豆状核变性亦可同时出现锥体外系症状及认知损害,但两者遗传方式不同,肝豆状核变性发病年龄轻,锥体外系症状常表现为震颤和肌强直,血清铜蓝蛋白水平明显下降,角膜可见 K-F 环,常有肝功能异常。另外,神经棘红细胞病也有舞蹈动作,影像学上同样出现尾状核头部萎缩,需与本病鉴别,神经棘红细胞病常有癫痫发作,血 CK 增高,末梢血红细胞中棘红细胞数增多,HTT 基因检测阴性可资鉴别,检查神经棘红细胞相关基因可确诊。

54.2　血管性认知障碍

血管性痴呆(vascular dementia,VaD)在老年期痴呆中占第二位,占所有痴呆总数的 15%~30%。血管性痴呆的诊断要点包括如下几个。

（一）具有痴呆的表现

主要表现为认知功能明显下降,尤其是自身前后对比,包括 2 个以上认知功能障碍,如定向、注意、言语、视空间功能、执行功能、运动控制等,其严重程度已干扰日常生活,并经神经心理学测试证实。

（二）具有脑血管病的特点

1. 认知功能障碍　非均衡分布,部分功能受损,其他功能相对保留。

2. 局灶性神经系统症状和体征　如偏瘫、中枢性面瘫、感觉障碍、偏盲、言语障碍等。

3. 脑血管病的证据　病史、体征、检查提示脑血管病的证据,可有 CT、MRI 上的相应病灶,可有 / 无卒中史。

4. 痴呆与脑血管病密切相关　痴呆发生于卒中后 3 个月内并持续 6 个月以上;或认知功能障碍突然加重,或波动,或呈阶梯样逐渐进展。

本组痴呆主要与阿尔茨海默病鉴别见表 54-6。

表 54-6　血管性痴呆与阿尔茨海默病鉴别

	VaD	AD
起病	较急,常有高血压病史	较缓,隐匿起病
病程	波动或阶梯恶化	进行性缓慢进展
认知障碍	以执行功能障碍为主,思维动作缓慢,后期则记忆力和判断能力均受损	记忆力明显下降,生活能力、社会能力障碍,有人格改变
神经系统体征	局灶性神经系统定位体征	无局灶性神经系统定位体征
CT	多发梗死灶、腔梗等	脑萎缩
Hachinski 评分	>7	<4

几种主要的血管性痴呆分述如下:

（1）多发梗死性痴呆(multi-infarct dementia,MID):由多发性脑梗死引起,梗死灶可以在大脑皮质,也可以在皮质下,或皮质及皮质下同时受累。多有高血压、动脉硬化、反复脑梗死病史,病程阶梯式发展,认知功能的损害取决于受累部位,常为记忆缺失、失语、失用、失认等皮质功能减退表现,每次脑血管事件后遗留部分神经精神症状的叠加,直到智能全面衰退。

（2）皮质下缺血性血管性痴呆:主要为脑小血管病变导致的脑梗死、腔隙性脑梗死或白质损伤,包括宾斯旺格病(Binswanger disease)和腔隙状态。临床表现为精神运动迟缓,注意力下降,步态障碍和排尿异常。常伴神经系统局灶体征,如中枢性面瘫、轻偏瘫等。影像学呈腔隙性脑梗死或白质损伤。

（3）关键部位梗死性痴呆(strategic infarct dementia,SID):指具有重要功能的皮质、皮质下部位梗死而致的痴呆,如角回、海马、丘脑、基底前脑等。可导致多种认知损害,包括失写、失算、不辨左右、不辨手指、失语以及结构性障碍、注意力涣散、记忆丧失、情感淡漠、意志缺失和精神运动性迟滞。

（4）伴有皮质下梗死和白质脑病的常染色体显性遗传性脑动脉病(cerebral autosomal dominant arteriopathy with subcortical infarcts and leuoencephalopathy, CADASIL):本病是一种中年发病的家族遗传性血管性痴呆,其病因与 19 号染色体上 *Notch3* 基因突变有关。一般在 30 岁左右出现有先兆的偏头痛,出现偏头痛后 10 年往往出现脑血管缺血事件(TIA 或卒中)。临床以反复发作的皮质下缺血性卒中、进行性血管性痴呆为特征,常伴有先兆的偏头痛发作,影像学上有侧脑室周围和深部脑白质异常信号和腔隙性脑梗死,后期步态不稳、尿失禁、假性延髓麻痹、认知功能损害和痴呆。

一、克 - 雅病

克 - 雅病（Creutzfeldt-Jakob disease，CJD）是朊蛋白所致的中枢神经系统变性疾病。本病潜伏期长，以快速进展性痴呆为其典型临床表现，病程短，多在 1~2 年内死亡。病因为外源性朊蛋白感染与编码 PrP 蛋白的基因突变，后者可以引起蛋白的折叠异常，从而使神经细胞逐渐失去功能。病理改变可见脑呈海绵状变，皮质、基底核和脊髓萎缩变性；镜下可见大脑皮质有大小不等的圆形和卵圆形空泡，呈海绵状改变，神经细胞脱失伴星形细胞增生，无炎性细胞浸润。PrP 免疫染色阳性，刚果红染色偶见淀粉样斑。

（一）临床表现

CJD 分为散发型、医源型（获得型）、遗传型和变异型 4 种类型。80%~90% 为散发型。发病年龄为 25~78 岁，平均 58 岁，表现为快速进展性痴呆、锥体系或锥体外系损伤症状、肌阵挛。前驱症状类似感冒的疲倦、乏力，并出现注意力不集中、记忆力减退、精神涣散及易激惹等精神症状，可以有视力减退、复视、视物变形以及视幻觉。随病情进展，出现进行性痴呆、不自主运动、肌强直、震颤及小脑性共济失调、失语等症状。约 2/3 患者出现肌阵挛，具有特征性。EEG 特征性表现为典型的周期性三相波，阳性率达 75%~94%。脑脊液检查蛋白可正常或轻度升高，14-3-3 蛋白阳性。脑 MRI-DWI 或 Flair 成像上可见皮质异常高信号"缎带征"和 / 或尾状核 / 壳核异常高信号。病程为亚急性进展，在感染后数周到数月症状明显恶化，患者多在 1 年内死亡。

变异型患者则较年轻，多在 40 岁之前发病，平均发病年龄 26 岁，病程相对较长，通常 >1 年，早期主要以精神症状和行为改变为主，痴呆发生较晚。没有类似散发型克雅病的 EEG 改变，而且没有编码 PrP 蛋白的基因突变。

（二）诊断

CJD 的确诊靠脑组织病理学检查。临床诊断散发型 CJD 可采用以下中国疾病预防控制中心推荐的诊断标准：

1. 进行性痴呆，临床病程短于两年。

2. 有以下 4 项中的 2 项　①肌阵挛；②视觉障碍和 / 或小脑症状和体征；③锥体系和 / 或锥体外系功能障碍；④无动性缄默。

3. 以下辅助检查至少 1 项阳性　①脑电图典型的周期性发放的尖慢复合波（三相波）；②脑脊液检查 14-3-3 蛋

白阳性；③ MRI-DWI 像或 Flair 像上存在两个以上皮质异常高信号"缎带征"和 / 或尾状核 / 壳核异常高信号。

（三）鉴别诊断

本病主要与其他表现快速进行痴呆的疾病鉴别，如病毒性脑炎、桥本脑病、自身免疫性脑炎等，病毒性脑炎有相关病毒感染依据，脑电图可有弥漫慢波和癫痫放电波型改变，不会有周期性发放的三相波；桥本脑病甲状腺球蛋白抗体和过氧化物酶抗体明显增高；自免脑炎的脑脊液和血液中检出各种神经自身免疫抗体。CJD 的智能衰退进展迅速，可与变性疾病所致的痴呆，如 DA 相鉴别。锥体外系症状需与肝豆状核变性、帕金森病、橄榄桥小脑萎缩鉴别，这些疾病脑电图检查没有典型的周期性三相波，也不会出现肌阵挛。

二、麻痹性痴呆

麻痹性痴呆为神经梅毒的一种常见类型，多于初期感染后 10~30 年发病，男性多于女性。

（一）临床表现

以进行性痴呆为主要表现，早期表现为注意力不集中，记忆力减退，焦虑，性格改变，计算力和判断力下降，自制力差，逐渐发展至痴呆。若伴有梅毒性脑血管病则可出现肢体瘫痪、偏身感觉障碍、失语等。神经系统查体可见肢体震颤、言语含糊、腱反射亢进及病理征阳性。脑脊液检查可有压力升高，以淋巴细胞为主的白细胞增多，一般在 $100 \times 10^6/L$ 以下，蛋白正常或轻度升高，糖和氯化物正常。可有多种影像学表现，如脑萎缩、脑白质病变等，但均缺乏特异性。血清和脑脊液梅毒特异性试验阳性。

（二）诊断与鉴别诊断

麻痹性痴呆的诊断需慎重，依据要充分。有梅毒感染史，进行性痴呆的临床表现，血清和脑脊液梅毒特异性试验阳性，综合分析，方可确诊。本病需与各种原因引起的痴呆鉴别，病史与病原学检查有助于鉴别。

三、AIDS 痴呆综合征

AIDS 痴呆综合征也称 AIDS 脑病。人类免疫缺陷病毒 -1（HIV-1）的中枢神经系统损害是 AIDS 痴呆综合征形成的直接原因，其在临床上表现为认知和行为障碍。

（一）临床表现

AIDS 痴呆综合征是一种渐进性的痴呆。临床早期表现为行为、智力障碍,以及注意力不集中、反应迟缓、社交能力减退和记忆能力受损,并有情感淡漠。晚期出现严重痴呆、瘫痪及病理反射阳性等锥体束受损表现。AIDS痴呆综合征并发脊髓病变时,表现截瘫、腱反射亢进、病理征阳性、深感觉障碍、大小便障碍等。

(二)诊断与鉴别诊断

AIDS痴呆综合征的诊断主要依靠病史,HIV血清学阳性,以及结合临床认知能力的改变进行诊断。AIDS痴呆综合征需与长期使用免疫抑制药引起的获得性免疫缺陷,其他病原体感染引起的脑炎、脑膜炎鉴别。常用评价量表见表54-7~表54-10。

表54-7 简易精神状态评价量表(MMSE)

项目		积分					
定向力 (10分)	1. 今年是哪一年?					1	0
	现在是什么季节?					1	0
	现在是几月份?					1	0
	今天是几号?					1	0
	今天是星期几?					1	0
	2. 你住在哪个省?					1	0
	你住在哪个县(区)?					1	0
	你住在哪个乡(街道)?					1	0
	咱们现在在哪个医院?					1	0
	咱们现在在第几层楼?					1	0
记忆力 (3分)	3. 告诉你3种东西,我说完后,请你重复一遍并记住,待会儿还会问你(各1分,共3分)			3	2	1	0
注意力和计算力 (5分)	4. 100-7=? 连续减5次(93、86、79、72、65。各1分,共5分。若错了,但下一个答案正确,只记一次错误)	5	4	3	2	1	0
回忆能力 (3分)	5. 现在请你说出我刚才告诉你让你记住的那些东西			3	2	1	0
语言能力 (9分)	6. 命名能力					1	0
	出示手表,问这个是什么东西?					1	0
	出示钢笔,问这个是什么东西?					1	0
	7. 复述能力 我现在说一句话,请跟我清楚地重复一遍 (四十四只石狮子)!					1	0
	8. 阅读能力 (闭上你的眼睛)请你念念这句话,并按上面意思去做!					1	0
	9. 三步命令 我给您一张纸请您按我说的去做,现在开始: "用右手拿着这张纸,用两只手将它对折起来, 放在您的左腿上。"(每个动作1分,共3分)			3	2	1	0
	10. 书写能力 要求受试者自己写一句完整的句子					1	0
	11. 结构能力 (出示图案)请你照上面图案画下来!					1	0

表 54-8　记忆障碍自评表（AD8）

姓名：_____　年龄：_____　评估人：_____　评估日期：_____

第一栏中的"是"表示在过去的几年中在认知能力方面（记忆或者思考）出现问题	是，有改变	无，没变化	不知道
1. 判断力出现问题（例如，做决定存在困难，错误的财务决定，思考障碍等）			
2. 兴趣减退，爱好改变，活动减少			
3. 不断重复同一件事（例如：总是问相同的问题，重复讲同一个故事或者同一句话等）			
4. 学习使用某些简单的日常工具或家用电器、器械有困难（比如 VCD、电脑、遥控器、微波炉等）			
5. 记不清当前月份或年份等			
6. 处理复杂的个人经济事务有困难（忘了如何对账、忘了如何交付水、电、煤气账单等）			
7. 记不住和别人的约定			
8. 日常记忆和思考能力出现问题			
总分			

　　如果以上问题，您回答"是，有变化"达 2 项及以上，您需要去医生处就诊，并向医生描述您在您家人身上观察到的变化。

　　很多因素会导致健忘，一些是可逆的。您也许并没有在您的家人身上观察到以上这些具体的表现，但是也许您对他们最近一些行为举止的改变感到担忧。

　　这张筛查表能帮助您确定是否存在问题，但是，请注意，只有医生能诊断阿尔茨海默病或者其他类型的痴呆，请和您的医生一起来确定您的家人究竟发生了什么问题。

　　注意：这张筛查表不能用来诊断您的家人是否存在疾病，只能确定他 / 她是否需要就诊检查。

表 54-9　改良 Hachinski 缺血指数量表

	项目	不存在	存在
1	突然起病	0	2
2	阶梯式恶化	0	1
3	躯体主诉	0	1
4	情感失禁	0	1
5	高血压病史	0	1
6	脑卒中病史	0	2
7	局灶性神经系统症状	0	2
8	局灶性神经系统体征	0	2

表 54-10　蒙特利尔认知评估量表

蒙特利尔认知评估量表（MOCA）

姓名：＿＿＿＿＿＿＿

教育年限：＿＿＿＿＿＿　　　年龄：＿＿＿＿＿＿

性别：＿＿＿＿＿＿　　　日期：＿＿＿＿＿＿

视空间 / 执行功能		画钟（11 点 10 分）（3 分）	得分

复制立方体

戊　甲
结束
5　　乙　2
1
开始
丁　　4　　3
丙

[　　]　　　　　　　[　　]

[　　]　　[　　]　　[　　]
轮廓　　　数字　　　指针　　　___/5

命名

[　　]　　　　　[　　]　　　　[　　]　　　___/3

记忆	阅读名词清单，必须重复阅读。第 2 次，在 5 分钟后回忆一次		面孔	天鹅绒	教堂	雏菊	红色	没有分数
		第 1 次						
		第 2 次						

注意力	现在我阅读一组数字（1 个 / 秒）	顺背　[　　]　2 1 8 5 4	___/2
		倒背　[　　]　7 4 2	

现在我阅读一组字母，每当读到 A 时请用手敲打一下。错 2 个或更多得 0 分。

[　　] F B A C M N A A J K L B A F A K D E A A A J A M O F A A B　　___/1

现在请您从 100 减去 7，然后从所得
的数目再减去 7，共计算五次。连减：4 或 5 个正确得 3 分，2 或 3 个正确得 2 分，1 个正确得 1 分，0 个正确得 0 分。　　[　　]93 [　　]86 [　　]79 [　　]72 [　　]65　　___/3

语言	现在我说一句话，请清楚地重复一遍，这句话是："我只知道今天李明是帮过忙的人"。[　　]　"当狗在房间里的时候，猫总是藏在沙发下。"[　　]	___/2

流畅性 / 固定开头词语 "请您尽量多地说出以"发"字开头的词语或俗语，如"发财"，我给您 1 分钟时间，您说得越多越好，越快越好，尽量不要重复。"　[　　]（N ≥ 11 个词）　___/1

抽象能力	请说出它们的相似性。　例如：香焦---橘子[　　]　火车---自行车[　　]　手表---尺	___/2

延迟回忆	没有提示	面孔 [　　]	天鹅绒 [　　]	教堂 [　　]	雏菊 [　　]	红色 [　　]	只在没有提示的情况下给分	___/5
选项	类别提示							
	多选提示							

定向力	[　　]星期　[　　]月份　[　　]年　[　　]日　[　　]地方　[　　]城市	___/6

正常 ≥ 26/30

总分　___/30

教育年限 ≤ 12 年加 1 分

（吴琪　郑一帆）

［1］贾建平.中国痴呆与认知障碍诊治指南(2015 年版).北京：人民卫生出版社 , 2016.

［2］贾建平 , 陈生弟 . 神经病学 . 7 版 . 北京：人民卫生出版社 , 2013.

［3］DENING T, SANDILYAN MB. Dementia: Definitions and types. Nurs Stand, 2015, 29: 37-42.

［4］LIEBETRAU M, HAMANN GF.[Vascular dementia]. Fortschr Neurol Psychiatr, 2014, 82: 707-718, 719-720.

［5］BRODY H: Alzheimer's disease. Nature, 2011, 475: S1.

［6］AARSLAND D. Cognitive impairment in Parkinson's disease and dementia with Lewy bodies. Parkinsonism Relat Disord, 2016, 22 Suppl 1: S144-S148.

［7］AL-ANSARI A, ROBERTSON NP. Creutzfeldt-Jacob disease: New directions in diagnosis and therapeutics. J Neurol, 2017, 264: 1029-1031.

［8］SANDILYAN MB, DENING T. Diagnosis of dementia. Nurs Stand 2015; 29: 36-41.

［9］PREMI E, PADOVANI A, BORRONI B. Frontotemporal lobar degeneration. Adv Exp Med Biol, 2012, 724: 114-127.

［10］HA AD, FUNG VS. Huntington's disease. Curr Opin Neurol, 2012, 25: 491-498.

55

脑膜刺激征

【脑膜刺激征的定义】

脑膜刺激征(meningeal irritation)为软脑膜和蛛网膜本身病变或受到其他各种因素刺激,使脊神经根受影响而出现的不同肌群的反射性痉挛,多见于脑膜炎、颅内压增高和蛛网膜下腔出血等疾病。脑膜刺激征表现为不同程度的头痛和呕吐,检查时常出现屈颈试验阳性(颈项强直)、克尼格征和布鲁津斯基征阳性等体征。婴幼儿、老年人以及昏迷、免疫功能低下或脑膜炎早期时,脑膜刺激征可不明显,在单纯颈椎疾病时亦可能出现假阳性,因此,当有怀疑时,应行脑脊液和影像学等检查,以免漏诊或误诊。

【脑膜刺激征的体格检查】

常用的脑膜刺激征检查方法有:

(一)屈颈试验

被检查者仰卧,屈颈使下颌贴近前胸。正常颈部活动自如,无抵抗感,屈颈时下颌可抵达胸部。后颅窝脑膜因炎症、出血等受到激惹时,影响颈神经根而使颈部肌肉、斜方肌和胸锁乳突肌等肌群痉挛,出现颈项强直,以伸肌更为明显,屈颈时下颌不能抵达胸部,严重时颈部各向运动均受限。颈项强直也可见于颈椎疾病或其他颈部病变,须加以鉴别。

(二)克尼格征

克尼格征又称屈髋伸膝试验、抬腿试验。被检查者仰卧,一侧髋、膝关节屈曲成直角,试抬高小腿而被动伸展膝部,如大小腿间夹角不到135°活动即受限,并伴股后疼痛和肌肉痉挛,为试验阳性,多由于腰骶神经根受累所致。

(三)布鲁津斯基征

被检查者仰卧,双下肢伸直,屈颈时如出现抵抗和颈后疼痛,并伴双髋、膝关节屈曲;或叩击耻骨联合时出现双下肢屈曲和内收,为试验阳性。

(四)其他试验

被检查者取坐位,双下肢伸直并与躯干呈直角,做低头动作。正常时下颌可触及前胸,如低头受限、疼痛或下颌不能触及前胸提示脑膜刺激,为坐位低头试验阳性;或被检查者坐位,双髋、膝关节随意屈曲,以口或下颌触膝,正常时可触及,如不能触及提示脑膜刺激,为吻膝试验阳性。

【脑膜刺激征的疾病分类】

可引起脑膜刺激征的疾病分类见表55-1。

表 55-1　引起脑膜刺激征的疾病分类

Ⅰ.假性脑膜炎	(八)腮腺病毒脑炎
Ⅱ.感染性脑(膜)炎	(九)EB 病毒脑炎
一、细菌性脑膜炎	(十)Mollaret 脑膜炎
(一)脑膜炎球菌脑膜炎	(十一)狂犬病毒脑炎
(二)肺炎链球菌脑膜炎	(十二)艾滋病脑炎
(三)流感嗜血杆菌脑膜炎	(十三)其他病毒的中枢神经系统感染
(四)金黄色葡萄球菌脑膜炎	1. 尼帕病毒脑炎
(五)结核性脑膜炎	2. 西尼罗病毒脑炎
(六)单核细胞增多性李斯特菌脑膜炎	3. 其他病毒
(七)铜绿假单胞菌脑膜炎	三、立克次体脑膜炎
(八)伤寒杆菌脑膜炎	四、螺旋体脑膜炎
(九)布鲁杆菌脑膜炎	(一)神经系统钩端螺旋体病
(十)炭疽杆菌脑膜炎	(二)神经梅毒
(十一)鲍曼不动杆菌脑膜炎	(三)神经系统回归热螺旋体病
(十二)其他细菌性脑膜炎	(四)莱姆病
二、病毒性脑膜炎	五、神经系统放线菌病
(一)肠道病毒脑膜炎	六、中枢神经系统真菌病
(二)淋巴细胞脉络丛脑膜炎	(一)隐球菌脑膜炎
(三)流行性乙型脑炎	(二)念珠菌脑膜炎
(四)森林脑炎	(三)曲霉脑膜炎
(五)单纯疱疹病毒脑炎	(四)毛霉脑膜炎
(六)巨细胞病毒脑炎	七、中枢神经系统寄生虫病
(七)带状疱疹病毒脑炎	(一)阿米巴脑膜脑炎

（二）脑型肺吸虫病	（一）原发性蛛网膜下腔出血
（三）脑型疟疾	（二）继发性蛛网膜下腔出血
（四）脑型血吸虫病	二、颅内外肿瘤
（五）脑包虫病	（一）癌性脑膜炎
（六）脑弓形虫病	（二）脑肿瘤
（七）脑囊虫病	三、药物性脑膜炎
Ⅲ. 非感染性脑膜炎	四、结缔组织疾病
一、脑血管疾病	五、嗜酸性粒细胞增多性脑膜炎

55.1 假性脑膜炎

假性脑膜炎（meningism, pseudomeningitis）是指有与脑膜炎类似但并非由脑膜炎所引起的脑膜刺激征，如头痛、颈项强直、克尼格征和布鲁津斯基征阳性等表现，严重时可致抽搐和昏迷。假性脑膜炎通常出现在急性病毒性或细菌性等感染性疾病的初期或中期，以婴幼儿多见，脑脊液检查不能找到病原体，除压力增高外，细胞数、葡萄糖、蛋白和氯化物一般正常。假性脑膜炎可能与血液-脑脊液间滤过失调有关，在急性感染性发热时，血液被稀释，形成相对低渗，低渗性液体可迅速经脉络膜丛渗透入脑脊液中，致使脑脊液压力增高。诊断主要依靠病史和上述脑脊液检查，积极针对原发病治疗和适当使用脱水药物降低颅内压，脑膜刺激症状常可于数日内消失。

55.2 感染性脑（膜）炎

脑膜炎（meningitis）是指脑膜或脑脊膜的弥漫性炎症，大多为致病病原体引起，包括细菌、病毒、真菌、螺旋体、寄生虫和立克次体感染等，少数可由肿瘤、药物、免疫异常和出血性脑血管疾病等引起。脑膜炎通常累及软脑膜、蛛网膜和相应的蛛网膜下腔，引起脑脊液性状改变，如同时伴有脑皮质或皮质下结构损害，即为脑膜脑炎（meningoencephalitis）。脑膜炎按起病过程可区分为急性（数小时至数日）、亚急性（数日至数周）、慢性（数周至数月）和复发性等类型，按脑脊液性质可区分为化脓性（中性粒细胞反应为主）、淋巴细胞性（淋巴细胞反应为主）和出血性（红细胞为主）等类型。

一、细菌性脑膜炎

细菌性脑膜炎是最常见的中枢神经系统的急性化脓性感染，主要累及脑膜和蛛网膜下腔，也可同时伴有脑实质损害。社区获得性感染的常见细菌包括肺炎球菌、脑膜炎球菌、B组溶血性链球菌、单核细胞增多性李斯特菌和B型流感嗜血杆菌等病原菌，医院内感染则以金黄色葡萄球菌和凝固酶阴性葡萄球菌等病原菌为多见，常与开颅手术、颅脑外伤和脑内置管引流等原因有关。致病菌种亦与年龄和基础疾病等因素有关，新生儿最常见为B组链球菌和大肠埃希氏菌感染，约占2/3以上，而在儿童和成人则以脑膜炎球菌和肺炎球菌感染多见，此外，李斯特菌感染也是成人细菌性脑膜炎的常见病原菌。近年来，由于脑膜炎球菌、流感嗜血杆菌等多价疫苗的广泛接种，细菌性脑膜炎在儿童的发病率已明显降低。

细菌性脑膜炎的常见临床表现为发热、头痛、呕吐、颈项强直、精神和意识状态异常，尚可出现痫性发作、脑神经损害和颅内压增高（>180mmH$_2$O）等，部分致病菌可伴有皮肤黏膜皮损和出血，多有脑膜刺激征，但在新生儿和年老患者，临床表现可不典型甚至缺乏，不能据此排除脑膜炎的诊断。脑脊液检查对诊断细菌性脑膜炎有重要意义，脑脊液呈清亮或浑浊，大多呈化脓性炎性改变：①细胞数增加，在（100~1 000）×10^6/L以上，以中性粒分叶核细胞为主；②葡萄糖降低，多 <2.2mmoL/L，或脑脊液 / 血液葡萄糖比值 <0.4 ；③蛋白增高，常 >0.45g/L；④乳酸含量或乳酸脱氢酶活性增加，但不同病原菌感染后脑脊液改变的性状和程度可有不同，在新生儿、使用抗生素治疗或病程早期等情况下，脑脊液改变亦可不明显。脑脊液涂片染色或培养找到病原菌即可明确诊断，乳胶凝集试验、鲎试验、免疫色谱分析和病原菌 PCR 核酸检测等可提供重要的感染诊断依据，但需注意可能出现假阳性。无法获取脑脊液时，外周血细胞计数和分类、血培养以及 C 反应蛋白、降钙素原(>0.5ng/ml)等炎症标志物可提供支持依据。此外，脑部 CT/MRI 等影像学检查可发现弥散性脑膜强化、脑脓肿、硬膜下积液积脓或脑梗死等各种继发的脑部病变，特别是对于伴有局灶神经功能障碍、癫痫、严重意识障碍或免疫抑制的患者。

（一）脑膜炎球菌脑膜炎

脑膜炎球菌为革兰氏阴性需氧菌，常由鼻咽部、呼吸道侵入血液，在冬、春两季引起流行性脑膜炎的暴发流行，多发生于儿童和青少年，以寒战、高热急骤起病，病程进展快，发病 24h 内即可出现剧烈头痛、呕吐、激惹、抽搐、意识障碍和脑膜刺激征等，但在年幼儿表现可不典型，常合并脑膜炎球菌败血症。皮肤黏膜出血点具有早期诊断意义，多发生在结膜、口腔黏膜以及躯干和下肢皮肤等处，呈瘀点、瘀斑或紫癜改变，直径从 1mm 到 1cm 不等，出血点取材，以碱性亚甲蓝染色镜检常可发现细菌。腰穿脑脊液呈化脓性炎性改变，脑脊液涂片染色镜检和培养可发现肾形革兰氏阴性双球菌，又以前者阳性率更高。

（二）肺炎链球菌脑膜炎

肺炎链球菌为革兰氏阳性兼性厌氧菌，以 I、II、III 型致病力较强，通常寄生于上呼吸道和鼻咽部。肺炎链球菌脑膜炎多继发于该病原菌引起的大叶性肺炎、中耳炎、乳突炎、鼻窦炎和败血症等感染后，亦可见于颅脑外伤、免疫功能缺陷或长期使用免疫抑制药物后，少数患者无明显的感染来源。本病多发生于婴幼儿和年老体弱者，冬、春两季发病较多，发病急骤，病情一般较重，易发生惊厥和昏迷，如原发病灶未除或治疗不彻底，可致病程迁延不愈和反复发作。并发症较多，常见有脑脓肿、脑积水、硬膜下积液与积脓或脑神经损害等。腰穿脑脊液细胞数增多，呈脓样、浑浊。脓液易沉积于大脑凸面，颅底相对较少。脑脊液涂片染色镜检和培养可发现大量肺炎链球菌，有时脑脊液细胞数增多不明显，但涂片染色镜检往往发现大量肺炎链球菌，往往提示病情严重。

（三）流感嗜血杆菌脑膜炎

流感嗜血杆菌为革兰氏阴性需氧菌，常寄生于上呼吸道和鼻咽部等处，以 B 组流感嗜血杆菌致病多见，可原发侵入脑膜或继发于其他病原体感染后。易感人群为婴幼儿和年老体弱者，又以 1 岁以下多见，秋、冬两季发病最高。本病起病相对较缓慢，初期大多有上呼吸道感染或支气管炎症状，在数日至 1、2 周内出现化脓性脑膜炎的一般表现，如发热、头痛、激惹、抽搐和脑膜刺激征等，常伴有菌血症，但皮肤及黏膜出血点罕见。常见并发症有硬膜下积液积脓、脑脓肿、脑积水或脑神经损害等。腰穿脑脊液呈化脓性改变，涂片染色和培养可找到革兰氏阴性短小杆菌。

（四）金黄色葡萄球菌脑膜炎

金黄色葡萄球菌为革兰氏阳性需氧菌或兼性厌氧菌，可借以下途径侵入脑膜。①原发感染病灶直接扩散，如颅脑外伤感染、中耳炎、乳突炎、鼻窦炎、面部蜂窝织炎等；②血行播散：如金黄色葡萄球菌败血症；③医源性通路：如开颅手术或脑内置管引流直接感染，一般认为前两者为主要侵入途径。本病较易侵犯婴幼儿，又以新生儿多见，起病缓急不一，多于原发化脓性感染数日至数周后发病，临床表现与其他化脓性脑膜炎相似，但脑脓肿、硬膜下积液积脓和脑神经损害等并发症较多，颈项强直和全身中毒症状较为突出，可出现各种类型的皮疹，如荨麻疹、猩红热样皮疹、小脓疱疹等，亦可出现与脑膜炎球菌脑膜炎相似的皮肤黏膜出血点，但很少融合成片。腰穿脑脊液外观浑浊、呈化脓性改变，细胞数增高明显（常 >1 000/ × 10⁶/L），涂片染色和培养可找到革兰氏阳性葡萄球菌。

（五）结核性脑膜炎

结核分枝杆菌为专性需氧杆菌，包括人型、牛型、非洲型和鼠型，人感染者基本为人型结核杆菌引起。结核性脑膜炎大多继发于肺部结核或其他肺外结核，病原菌经血行传播所致，少数可由于耳部、鼻窦和乳突等邻近组织感染直接侵入颅内。各年龄段均可发病，多见于儿童，起病缓急不一，可急性、亚急性或慢性发病，多有肺结核、肠道结核等结核病史，出现低热、盗汗、食欲减退、乏力、倦怠等全身结核中毒症状，以及头痛、呕吐、脑膜刺激征、颅内压增高和脑实质损害等表现。由于炎性渗出物在颅底聚集、刺激和粘连，易出现脑积水和脑神经损害，以单侧或双侧展神经、动眼神经、滑车神经和面神经受累多见，亦可因结核性血管炎致脑梗死，部分患者眼底可见视盘水肿和脉络膜层结核结节，为黄色、边缘不清的单个或多个病灶，对诊断有一定意义。

按病情和病程不同，结核性脑膜炎可分为以下 3 期。1 期：无特异性症状和体征、无意识模糊、无神经系统功能受损；2 期：脑膜刺激征、轻度神经系统功能受损（脑神经麻痹）和运动功能异常；3 期：惊厥、抽搐、昏睡或昏迷、严重神经系统功能受损（瘫痪、全身麻痹），但在老年患者，症状可不典型。实验室检查可提供结核性脑膜炎诊断的重要依据。皮肤结核菌素试验呈阳性反应，但阴性不能排除本病,胸部照片可发现肺部活动性或陈旧性结核感染证据。脑脊液压力多增高,呈无色、微浑或毛玻璃样,静置后有薄膜形成,细胞数增多,常在(50~500)×10⁶/L,呈单核淋巴细胞反应性(早期可能以中性分叶核粒细胞占优势),蛋白质增高,通常为1~2g/L,蛛网膜粘连时可达3g/L以上,糖降低,多在1.65mmol/L以下,氯化物降低更为明显,常低于102.6mmol/L,脑脊液薄膜或沉淀抗酸染色或培养可发现结核杆菌。目前,已有基于结核杆菌γ干扰素释放试验(TIGRA)的 QFT-G 和 T-Spot.TB 等技术在临床应用以诊断结核杆菌感染,敏感性和特异性均高。此外,在结核性脑膜炎时,脑脊液乳酸、乳酸脱氢酶、腺苷脱氨酶、谷氨酸脱羟酶和谷氨酸脱氢酶等的活性均有不同程度的增高,有助于辅助诊断。

(六) 单核细胞增多性李斯特脑膜炎

李斯特菌为革兰氏阳性需氧或兼性厌氧杆菌,在自然界广泛存在,主要通过污染的肉类、蔬菜、生海鲜、生牛奶和奶酪等食物传播,人畜均可发病,重症者病死率较高,可达 20% 以上,国内近年来的报道逐渐增多。易感人群为新生儿、妊娠妇女、60 岁以上老年人、免疫功能低下或抑制个体,呈散发或食源性暴发出现。李斯特菌感染后 50%~70% 可累及中枢神经系统,成人最常见为脑膜炎,可同时合并李斯特菌败血症。本病大多急性起病,亦可缓起而有反复,临床表现与其他细菌性脑膜炎相似,可并发脑炎、脑脓肿。少数患者出现李斯特菌菱脑炎(局灶性脑干脑炎),以急性进行性非对称性脑神经功能损害、小脑性共济失调、轻偏瘫、偏身感觉障碍和意识障碍为表现,易出现呼吸衰竭,脑脊液白细胞增多并多核细胞为主,头部 CT/MRI 可发现脑桥、延髓和小脑病变。确诊需要在脑脊液或血液涂片或培养中发现李斯特菌。

(七) 铜绿假单胞菌脑膜炎

铜绿假单胞菌为革兰氏阴性需氧菌,在自然界广泛存在,是一种条件致病菌,也是医院内感染的常见病原菌。本病多见于免疫功能低下、颅脑外伤、手术或治疗操作感染患者。临床和脑脊液多呈急性化脓性脑膜炎的一般特点,伴有败血症时皮肤可出现坏疽性脓疱表现,渗液涂片或培养易找到病原菌。此外,脑脊液外观呈较为特征性的草绿色,脑脊液涂片和培养可找到病原菌。

(八) 伤寒杆菌脑膜炎

伤寒杆菌为革兰氏阴性杆菌,主要经污染的水和食物传播,引起伤寒。伤寒杆菌脑膜炎较少见,可发生于伤寒病程的各期,但以第 1 周内较多见,病情多较重,常有意识障碍,脑脊液呈淋巴细胞为主的混合细胞反应,与结核性脑膜炎易混淆,但浆细胞比例较高,可伴有伤寒的其他表现,如肌颤、皮疹等。血液、脑脊液和骨髓培养可发现伤寒杆菌,又以骨髓培养阳性率为高。

(九) 布鲁杆菌脑膜炎

布鲁杆菌病为地方性的人畜共患疾病,多发生在西北和东北地区,以羊型、牛型和猪型多见。病原菌可通过破损皮肤黏膜或污染的食物传播,感染者多有与病畜直接接触、饮用污染乳制品或进食未熟畜肉史,或在实验室中被感染。起病缓急不一,可数日至数月不等,临床多有长期发热(弛张热或波状热)、多汗、关节痛、睾丸炎、肝大、脾大、淋巴结肿大等表现,脑膜炎是布鲁杆菌病的严重并发症之一,发生率为 3%~6%。可依据以下标准诊断:①流行病学接触史;②有神经系统的临床表现,常见脑神经损害(Ⅷ、Ⅵ、Ⅶ等)、脑血管炎、脑脊髓膜炎和颅内压增高等;③脑脊液初期蛋白和细胞数仅轻度升高,以淋巴细胞为主,葡萄糖和氯化物多正常,与病毒性脑膜炎类似;后期细胞数可中度升高,仍以淋巴细胞为主,葡萄糖和氯化物降低,与结核性脑膜炎类似;④血液、骨髓或脑脊液中分离出布鲁杆菌,或血清学凝集试验效价 >1:100,或脑脊液布鲁杆菌抗体阳性;⑤针对布鲁杆菌治疗有效、病情好转;⑥除外其他类似疾病。

(十) 炭疽杆菌脑膜炎

炭疽杆菌为革兰氏阳性需氧菌,为人类炭疽病的病原菌,多引起皮肤炭疽。伴发败血症时可侵及中枢神经系统,出现继发性的炭疽出血性脑膜炎,病情发展迅速、病死率高,近 100%。脑脊液多为血性,涂片和培养可见革兰氏阳性两端方形的竹节状粗大杆菌。

(十一) 鲍曼不动杆菌脑膜炎

鲍曼不动杆菌为革兰氏阴性需氧菌,广泛存在于外界环境中,亦在人体皮肤、呼吸道、胃肠道和泌尿生殖道中存在,是一种条件致病菌,也是医院内感染的常见病原菌,大多与开颅手术、脑内置管引流、颅脑外伤或免疫力低下等因素相关,可引起重症监护病房的暴发流行。临床多表现为手术或外伤后出现持续发热、进行性意识障碍和脑膜刺激征等,病死率高,但有时原发疾病亦可引起类似症状,需加以区分。通常可依据以下标准诊断。①脑脊液培养出鲍曼不动杆菌;②非其他原因导致的下列至少一项症状:发热(38℃)、头痛、脑膜刺激征、脑神经功能障碍或刺激症状;③脑脊液至少有以下一项改变:中性粒细胞数增高,蛋白增高和 / 或葡萄糖低;④获得性感染的时间于住院 72 小时后和 / 或侵入性检查后。如果葡萄糖、蛋白及细胞数正常,无临床症状,而脑脊液培养阳性则为隐性感染。

(十二) 其他细菌性脑膜炎

文献报道黏液双球菌、产碱杆菌、产气杆菌、卡他球菌、四联球菌以及肠球菌属等病原菌均有引起化脓性脑膜炎的可能,但发病均甚少见,确诊需依靠脑脊液涂片或培养发现相应的病原菌。

二、病毒性脑膜炎

病毒性脑膜炎是指多种病毒引起的脑膜弥漫性炎症，是临床最常见的无菌性脑膜炎，约 2/3 的无菌性脑膜炎可在脑脊液中发现特定病毒感染的证据。大多为肠道病毒、腮腺炎病毒、疱疹病毒、腺病毒或 EB 病毒等经消化道或呼吸道感染而发病，一些虫媒病毒可经昆虫叮咬经血行传播。通常起病较急，出现发热、头痛、呕吐、颈项强直、脑膜刺激征等表现，可伴肌痛、皮疹、疲乏、咽痛、腹痛等全身不适，病程有自限性，病程多在 2~3 周，一般预后较好，同时合并脑炎时，可出现脑神经损害、意识障碍和痫性发作。脑脊液压力正常或轻度增高，呈无色透明的无菌浆液渗出性表现，与细菌性脑膜炎的脑脊液改变不同：①细胞数增加，大多在 $(25~500) \times 10^6/L$，早期可以中性多形核细胞为主，1~2 天后则以淋巴细胞为主；②葡萄糖和氯化物正常；③蛋白正常或轻度增高，0.2~0.8g/L；④乳酸含量或乳酸脱氢酶活性正常。脑脊液涂片革兰氏染色或培养无病原菌，如能在脑脊液检测出病毒核酸，或病毒接种培养和特异性抗体阳性、或恢复期血清抗体效价高于急性期 4 倍以上有助于诊断。外周血白细胞计数和分类一般正常。有研究认为，临床上如存在以下情况，则基本可排除细菌性脑膜炎：①脑脊液细胞数增多，但中性粒细胞 $<1\ 000 \times 10^6/L$；②脑脊液革兰氏染色阴性；③脑脊液蛋白 $<0.8g/L$；④外周血中性粒细胞 $<10 \times 10^9/L$；⑤无癫痫发作或病史。此外，其他检查，包括脑脊液 C 反应蛋白、乳酸、乳酸脱氢酶、白介素和肿瘤坏死因子等亦可有助于区分两种不同类型的脑膜炎。

（一）肠道病毒脑膜炎

肠道病毒包括脊髓灰质炎病毒、柯萨奇病毒 A 和 B、埃可病毒和新型肠道病毒等，属于微小核糖核酸病毒科，通常寄生于人体肠道中，经粪 - 口传播，是病毒性脑膜炎最常见的病毒类型，占 85%~90%。本病多见于青少年，好发于夏、秋两季，可流行或散发。潜伏期 3~6 天，起病急骤，有畏寒、发热、头痛、呕吐、颈项强直等表现，肢体瘫痪少见，部分患者表现为双峰热，可伴有腹痛、腹泻、疱疹性咽炎、手足口病、皮疹、肌痛、心肌炎、出血性结膜炎等全身症状，重症者可出现精神症状、癫痫和意识障碍，预后大多良好，通常在 1~2 周内完全恢复而无神经功能残障，但肠道病毒 70 或 71 或柯萨奇病毒 A7 或 A9 等感染者可引起脑干脑炎，出现脑神经损害、肢体瘫痪甚至死亡。脑脊液细胞数正常或增多，以淋巴细胞为主，一般在 $(100~1\ 000) \times 10^6/L$ 以下，蛋白可轻度增高，葡萄糖和氯化物正常，脑脊液 RT-PCR 是确诊病毒感染的重要手段，如能在发病 2 天内阳性率可达 100%，其后随时间灵敏度和特异度逐渐降低，咽拭子、粪便找到病毒亦有助于帮助诊断。

（二）淋巴细胞脉络丛脑膜炎

淋巴细胞脉络丛脑膜炎是由淋巴细胞脉络丛脑膜炎病毒所引起一种动物传播疾病。患者有与家鼠等啮齿类动物接触史，或进食被鼠类排泄物污染的食物，病毒首先侵入呼吸道，经血行入脑而感染脑膜。发病以晚秋与冬季为多，潜伏期 1 周至数周。临床表现多样，可为流行性感冒样症状、脑膜炎或脑膜脑炎等，脑膜炎可出现于流行性感冒样症状后，期间因常有短时缓解而呈双峰热型，亦可为首发表现，部分患者伴有皮疹、肺部浸润性病变、脱发、腮腺炎、睾丸炎或心肌心包炎等全身症状，外周血白细胞和血小板减少、淋巴细胞相对增多、肝功能多有异常，脑脊液细胞数可明显增高（$>1\ 000 \times 10^6/L$）、以淋巴细胞为主，蛋白正常或轻度增高（$<1g/L$），葡萄糖和氯化物一般正常。确诊有赖于病毒血清学试验和病毒分离，血清免疫荧光试验在病程第 1 周即可阳性，补体结合试验于病程 1~2 周呈阳性。本病为自限性疾病，病程多在 2 周左右，预后良好。

（三）流行性乙型脑炎

流行性乙型脑炎由乙型脑炎病毒引起，经蚊虫叮咬经血行传播，夏、秋季多见。乙型脑炎病毒有较强的嗜神经性，因而易侵入脑部，大多为隐性感染或症状轻微，易感人群为 10 岁以下儿童，潜伏期 1~2 周，起病急，初期体温急骤增高，可达 39~40℃以上，有头痛、呕吐、嗜睡、肢体瘫痪、肌张力增高和脑膜刺激征等表现，重症者出现昏迷、中枢性呼吸衰竭和抽搐，病死率高，存活者多有不同程度的神经系统后遗症。脑脊液细胞数增高，以单核细胞、淋巴细胞增高为主，急性期死亡病例脑组织中可分离出病毒，脑脊液或血清分离病毒则较难，起病 2~3 天后脑脊液或血清可检测出特异性 IgM 抗体，持续数周之久，是诊断本病的重要依据。

（四）森林脑炎

森林脑炎又称蜱传播脑炎、俄国春夏季脑炎、远东脑炎。森林脑炎病毒是一种嗜神经病毒，蜱为其传播媒介，人体被蜱叮咬后而发病。本病主要分布于我国东北和西北原始森林地区，是森林地区特有的蜱媒自然疫源性疾病，好发季节为 5~7 月，青壮年的森林工作者或旅游者多见。潜伏期一般为 1~4 周，急性起病，可有发热、头晕、乏力、全身不适、四肢酸痛等前驱症状，持续 1~3 天，随后出现剧烈头痛、高热、呕吐、精神障碍、意识障碍、颈肌、肩胛带和上肢肌肉迟缓型瘫痪等，重症者可致死亡，脑膜刺激征常见，可持续 1~2 周，此后逐步进入恢复期，一般病程 2~4 周，预后一般较好，少数可遗留有构音障碍、不自主运动、震颤、瘫痪等神经系统后遗症。急性发热患者外周血白细胞总数升高，在 $(10~20) \times 10^9/L$，以中性粒细胞增高为主，脑脊液外观清亮透明、压力正常或增高、细胞数轻度增多、以淋巴细胞为主,葡萄糖、氯化物和蛋白含量一般正常,脑脊液或血清特异性病毒 IgM 抗体阳性有助于早期诊断。血清学检测补体结合、血凝抑制、ELISA 试验、RT-PCR 等亦有助于诊断。脑脊液或脑组织标本可分离出病毒,但阳性率较低。

(五)单纯疱疹病毒脑炎

单纯疱疹病毒(HSV)为嗜神经性 DNA 病毒,是最常侵犯中枢神经系统的病毒之一,有 HSV-1 和 HSV-2 两种血清型,前者主要通过接触或呼吸道传播,可见于各年龄段,是引起单纯病毒性脑炎的主要类型;后者主要通过性接触和母婴传播,多见于 1 岁以下婴儿。本病全年均可发病,无明显地区性和性别差异,病变主要侵犯颞叶、额叶、岛叶和边缘系统等部位,脑组织呈出血坏死和免疫性损害改变。本病多急性起病,部分患者有口唇疱疹病史,前驱期表现为发热、咽痛、咳嗽、肌痛、全身疲乏、食欲减退、呕吐等上呼吸道感染症状,可持续 1~2 周,随后出现急性脑炎或脑膜脑炎表现,精神行为异常和认知功能障碍较为突出,常有癫痫发作,亦可出现不同程度的局灶神经系统体征、颅内压增高、脑膜刺激征或意识障碍表现。影像学典型表现为颞叶、额叶、岛叶或扣带回病灶,可有出血改变,多在起病 1 周内出现。脑电图表现为以颞叶、额叶损害为主的弥漫性高波幅慢波和痫样放电。脑脊液改变与一般病毒性脑炎相似,呈淋巴细胞反应性,但本病病灶常有出血,脑脊液中可见有红细胞增多,为本病特点之一,葡萄糖和氯化物正常。确诊可通过以下检查:脑脊液单纯疱疹病毒核酸或病毒分离培养阳性,特异性抗体效价增高或双份抗体效价 4 倍以上增长,脑组织中发现细胞核内嗜酸性包涵体,电镜下找到病毒颗粒。

(六)巨细胞病毒脑炎

巨细胞病毒脑炎是由巨细胞病毒引起的急性中枢神经系统感染。病毒有嗜神经性,受累细胞胞质或核内出现嗜酸性包涵体为其特征,多见于免疫功能缺陷或低下患者,如艾滋病、使用免疫抑制药、恶性肿瘤、放射治疗或器官移植等。病毒可原发感染或潜伏在体内,在免疫功能低下时再次活化而侵犯中枢神经系统,可表现为胶质细胞增生结节性脑炎或坏死性脑室脑炎,一般为急性或亚急性进展病程,病情较重。免疫功能正常者多呈亚临床感染,可仅表现为发热、头痛等。脑脊液中单核细胞增多,血清或脑脊液中特异性 IgM 抗体阳性,检出病毒核酸或脑组织活检找到病毒可做出诊断。

(七)带状疱疹病毒脑炎

带状疱疹病毒初次感染多见于儿童,并可潜伏于脊神经背根神经节或三叉神经节内,在机体免疫功能缺陷或低下时,如艾滋病、使用免疫抑制药、恶性肿瘤、放射治疗或器官移植等,病毒可再次活化并沿神经上行入脑而引起脑炎或脑膜炎。通常先表现为受累皮肤感觉异常、过敏或疼痛,随后出现群集的丘疹或疱疹(内含清亮的液体),沿周围神经走行呈条带状分布,以胸段肋间神经和三叉神经眼支受累最多,其次为颈、腰段脊神经。三叉神经眼支感染后,在同侧眼上额部皮肤出现疱疹及眼部带状疱疹,可侵犯眼球出现结膜炎、角膜炎、巩膜炎或虹膜睫状体炎等眼部症状。脑部损害多在皮疹发生 1 个月左右出现,少数可先于皮疹或与皮疹同时出现。急性起病,突然出现头痛、呕吐、发热、抽搐、精神异常、意识障碍、脑神经和肢体瘫痪、脑膜刺激征等表现,一般病情较轻,但昏迷者可致死亡。脑脊液呈淋巴细胞反应性,蛋白可轻度增高,葡萄糖和氯化物正常。本病临床表现较为典型,诊断一般不难。如有困难,可通过血清或脑脊液中特异性 IgM 抗体,病毒核酸或脑组织活检等辅助诊断。

(八)腮腺病毒脑炎

腮腺病毒脑炎由流行性腮腺病毒引起,多见于儿童和青少年。病毒主要感染腮腺、附睾和中枢神经系统。中枢神经系统感染可与腮腺炎等同时或先后发生,也可单独发生。神经系统损害以急性脑膜炎或脑膜脑炎多见,表现为发热、头痛、呕吐、抽搐、偏瘫、脑神经瘫痪、脑膜刺激征和意识障碍等。病毒如侵犯鼓膜,可出现眩晕、耳鸣,严重者可致耳聋,病程大多有自限性,病程 3~4 周,一般预后较好,偶有听力障碍、抽搐、头痛或梗阻性脑积水等后遗症状。脑脊液呈淋巴细胞反应性,蛋白可轻度增高,葡萄糖和氯化物正常。血清或脑脊液特异性病毒抗体效价升高,大多数患者伴有血清淀粉酶增高。

(九)EB 病毒脑炎

EB 病毒与传染性单核细胞增多症、鼻咽癌、非洲儿童伯基特淋巴瘤等疾病有关,也可引起中枢神经系统感染。原发 EB 病毒感染可产生无症状的血清抗体阳性和传染性单核细胞增多症等疾病,多见于儿童及青少年,出现发热、咽痛、淋巴结肿大、贫血、脾大、单核细胞增多以及出现不典型淋巴细胞等临床表现,伴发神经系统损害较少见,约在 5% 以下,但常为病情加重的重要原因,可在传染性单核细胞增多症病程中或病程前后发生。病程初期常表现为无菌性脑膜炎,可出现头痛、畏光和颈项强直等,部分患者以急性脑炎为表现,有发热、头痛、癫痫、小脑性共济失调、精神异常、认知功能障碍或昏迷等,少数可出现梗阻性脑积水、内分泌异常或急性肝脂肪变性。因 EB 病毒对基底核有特殊亲和力,头部 MR 常可发现双侧尾状核和壳核对称性异常信号。脑脊液细胞数增多,呈淋巴细胞反应性,可见不典型淋巴细胞或单核细胞,蛋白含量正常或轻度增高,葡萄糖和氯化物正常。此外,嗜异性凝集反应、EB 病毒特异性抗体检测等均有助于辅助诊断。

（十）Mollaret 脑膜炎

Mollaret 脑膜炎又称复发性无菌性脑膜炎，为一种急性发作的、良性经过的无菌性脑膜炎综合征。病程自限，预后良好。本病病因未明，可能与病毒感染、局部化学刺激或免疫因素有关，多见于儿童和青壮年，主要表现为反复发作的头痛、肌痛、发热和脑膜刺激征，亦可出现程度不一、历时短暂的脑实质损害表现，如脑神经瘫痪、幻觉、复视等，每次发作形式十分相似，无特殊诱因或任何先兆，症状数小时内达高峰，多持续数日至 1 周后迅速缓解，发作间歇期无临床症状，可间隔数日至数年不等，再次发作时间难以预料，部分患者多次历经发作后可突然停止，不再发作。诊断可依据如下标准：①反复发热伴脑膜刺激征；②间歇性发作，间歇期无任何症状和体征；③发作期脑脊液细胞数增加，包括内皮细胞、中性粒细胞、淋巴细胞等，脑脊液呈中度葡萄糖含量减少与轻度丙球蛋白增加；④病程自限无后遗症；⑤应用现代检查技术不能发现任何致病微生物。实验室较具特征性的是脑脊液中发现形态大而规则、胞质和细胞核分界不清、容易破碎的单核细胞，即 Mollaret 细胞。一般认为 Mollaret 细胞在发病后数小时内出现，24 小时后很少见到。在症状缓解期，血液中有白细胞减少与轻度嗜酸性粒细胞增多倾向。血清免疫球蛋白 M（IgM）中度升高。

（十一）狂犬病毒脑炎

狂犬病又称恐水症，由于被病犬、病猫咬伤或抓伤后，唾液的狂犬病病毒经皮肤黏膜伤口进入人体，沿周围神经向心性扩散，到达背根神经节大量繁殖，进而侵入中枢神经系统。潜伏期多在 3 个月内，亦有长达数十年之久。典型者可分为 3 期。①前驱期：伤口周围出现麻木、疼痛、蚁走感等感觉异常，伴有低热、乏力、倦怠、烦躁、易怒、恐惧不安等，对风、声、光刺激较敏感，常由此感到喉头发紧，本期持续 2~3 天。②兴奋期：患者进入高度兴奋状态，出现恐水、畏光、畏声、怕风、流涎等症状。恐水为最典型症状，患者极度惊恐，不敢饮水，饮水、听见水声、见水，甚至仅提及饮水时均可诱发严重的咽喉肌痉挛，其他刺激如风、光、声等亦可引起咽喉肌痉挛，常致声音嘶哑、脱水、呼吸困难，甚至出现全身痉挛性抽搐和角弓反张，多伴有流涎、大汗、心率增快、瞳孔散大、血压增高和体温增高等交感神经功能亢进表现，一般神志清楚，部分可出现谵妄、幻觉等精神异常，但伤人行为少见，本期持续 1~3 天。③麻痹期：痉挛发作减少或停止，进入全身弛缓性瘫痪，部分病理表现为肢体上升性瘫痪，从下肢开始，向上逐步累及躯干、上肢、呼吸肌、颜面肌等，最后因昏迷、呼吸及循环衰竭而死亡，本期持续 6~18 小时。整个病程在 6~10 天，一旦发病则无有效治疗。脑脊液细胞数增多，一般不超过 200×10^6/L，主要为淋巴细胞，蛋白含量增高，葡萄糖和氯化物正常。根据病犬、病猫咬伤或抓伤史，典型的恐水、流涎、畏光、畏声等表现，一般诊断不难，不典型者可行狂犬病毒抗原和特异性抗体检测帮助确立诊断。

（十二）艾滋病脑炎

艾滋病病毒具有嗜神经性，体内感染的病毒可通过单核吞噬细胞经血脑屏障侵入中枢神经系统，引起艾滋病脑炎，多累及大脑白质和深部灰质核团，可在局部形成多核巨细胞和小胶质细胞结节。本病多见于艾滋病病毒感染晚期，临床表现为不同程度的痴呆综合征和神经精神症状，诊断可参照以下标准：①有艾滋病感染的确切证据；②进行性智力减退及运动障碍，持续数月；③排除其他感染或肿瘤因素；④头部 MRI 显示不同程度的脑萎缩。

（十三）其他病毒的中枢神经系统感染

1. 尼帕病毒脑炎　尼帕病毒属于 RNA 病毒，是副黏病毒科的一种新的人畜共患病毒，最早在 1999 年马来西亚养猪场及猪农中暴发而确认，其后在南亚有多次暴发。尼帕病毒的天然宿主为果蝠和狐蝠，可与猪相互传播，人体可因与病猪和患者密切接触或食用污染的水果而发病。潜伏期 4~45 天，平均 14 天，主要影响脑部和呼吸系统，前驱症状可表现为发热、头痛、呕吐、肌痛等，随后可出现肢体偏瘫、抽搐、小脑功能障碍、颈项强直、肌阵挛和意识障碍等急性脑（膜）炎表现，重症者可出现昏迷和呼吸衰竭，病死率较高。头部 CT/MR 可发现脑部病灶呈多发散在性，广泛累及大脑皮质和皮质下白质、小脑、脑干、丘脑和脑膜等处。脑脊液蛋白含量和细胞数多增高，血清和脑脊液中可检测到该病毒的抗原或抗体。

2. 西尼罗病毒脑炎　西尼罗病毒属于黄病毒科黄病毒属，为正单链 RNA 病毒，是一种人畜共患病毒，最早在非洲乌干达西罗尼地区一名发热的妇女血液中分离而来，其后在非洲、欧洲、北美洲等地有多次暴发流行。西尼罗病毒的天然贮存宿主为鸟类，蚊子为最重要的传播媒介，蚊子叮咬鸟类后，再叮咬人体和马等而传播，也可能通过输血或器官移植在人与人之间传播。本病多发生于夏、秋两季蚊虫滋生时，8 月下旬最集中，人群普遍易感，免疫功能低下或长期使用免疫抑制药时更容易受到感染。潜伏期 2~15 天，大部分（80%）为隐性感染，不产生任何症状，少部分（20%）表现为西尼罗热，出现发热、头痛、肌痛、恶心、呕吐、皮疹、淋巴结肿大等症状，可持续 3~6 天，极少数（1%）由于病毒侵入中枢神经系统而表现为西尼罗病毒性脑炎或脑膜炎，急起高热、头痛、颈项强直、抽搐、肌阵挛、震颤、共济失调、精神行为异常等，病情发展可出现急性肢体弛缓性瘫痪和昏迷，脑脊液呈淋巴细胞反应性，蛋白含量可轻度增高。西尼罗病毒和免疫球蛋白 M 抗体检测在感染早期可呈阴性,8 天后可呈阳性。

3. **其他病毒** 如禽流感病毒、蝙蝠狂犬病毒、博尔那病毒等,均有引起中枢神经系统感染的报道。

三、立克次体脑膜炎

立克次体是一类介于细菌与病毒之间的原核细胞微生物,共有 3 个属,12 个种,呈革兰氏染色阴性,专性寄生于真核细胞内,具有多形性特点,是引起各型斑疹伤寒的病原体。自然条件下鼠类为传播宿主,经蜱、虱、恙虫等媒介叮咬后传给人类。立克次体侵入人体后,常在血管内皮细胞和单核吞噬细胞中繁殖,引起皮肤、肝、脾、脑、肾、心脏等全身器官损害,潜伏期 2~14 天,多有发热、头痛、精神症状和脑膜刺激征,伴有皮疹,肝、脾和淋巴结肿大,可发现较为特征性的皮肤溃疡或焦痂,脑脊液细胞数增多,以单核淋巴细胞为主。确诊需要找到病原体和特异性血清抗体阳性。变形杆菌某些菌株菌体抗原,如 OX19、OX2、OXK 等与立克次体抗原有交叉反应,可利用其进行血清免疫学试验检测相应抗体。氯霉素或四环素类抗生素及时治疗预后良好。

四、螺旋体脑膜炎

(一)神经系统钩端螺旋体病

神经系统钩端螺旋体病是由致病性钩端螺旋体(钩体)引起的以脑膜/脑损害为主要表现的急性感染性疾病。钩体为革兰氏阴性染色,鼠和猪是其主要传染源,人群普遍易感,以雨水丰富、鼠类活动频繁的夏、秋季为多见,人体多因接触钩体污染的疫水或进食污染的食物,经皮肤黏膜或消化道黏膜而发病,也可经胎盘感染胎儿。钩体在局部经 1~2 周潜伏期后,进入血液大量繁殖,出现发热、头痛、乏力、肌肉酸痛、淋巴结肿大等全身症状,随后可侵入肝、脾、脑、肾、心脏等全身脏器,常见类型有黄疸出血型、肺出血型、脑膜脑炎型、胃肠炎型等。临床可分 3 期:早期(钩体血症期)、中期(器官损伤期)以及后期(恢复期或后发症期)。脑部损害多出现在中期,也可出现在后发症期,以无菌性脑脊髓膜炎和闭塞性脑动脉炎为主要表现,出现头痛、呕吐、脑膜刺激征、肢体偏瘫、失语等症状和体征。对于来自疫区或有疫水接触史,有发热、肌肉疼痛等全身中毒症状,出现脑部和/或其他脏器损害时,应注意本病可能,凝集溶解试验和补体结合试验有较高的特异度和敏感度,以效价 >1:400 为阳性或间隔 2 周双份血清效价增高 4 倍以上为阳性。脑脊液和血清如能分离出钩体即可确诊。

(二)神经梅毒

梅毒是由梅毒螺旋体(又称苍白螺旋体)引起的慢性传染性疾病,人类是梅毒螺旋体的唯一自然宿主,多由性接触,通过受损的皮肤、黏膜侵入体内,也可经母婴和输血传播,梅毒螺旋体可经血流侵入包括中枢神经系统在内的全身各脏器和组织,引起多脏器功能损害。神经梅毒可发生于梅毒各个时期,早期主要影响脑(脊)膜及其血管,晚期则多影响脑脊髓实质。其基本病理改变为脑(脊)膜的炎症和脑小动脉内膜炎。临床表现多样,一般可分为无症状型、脑膜血管间质型、脑实质型和树胶样肿型等类型,出现神经浸润、急性和慢性脑膜炎、脑脊髓血管炎、麻痹性痴呆、脊髓痨、肌萎缩和锥体外系症状等。脑脊液异常很常见,即使在早期未出现神经系统症状的患者中亦可出现异常,脑脊液白细胞数增多,>20×10^6/L,以淋巴细胞为主,蛋白含量亦增高。诊断需结合流行病学资料、临床表现、脑脊液和特异性血清免疫学等检查,确诊条件包括:①处于梅毒的任何时期;②脑脊液 VDRL 试验阳性。疑似条件包括:①处于梅毒的任何时期;②脑脊液 VDRL 试验阴性;③脑脊液白细胞数和蛋白含量增高,排除其他已知疾病;④临床症状和体征与神经梅毒相关,并排除其他已知疾病。

(三)神经系统回归热螺旋体病

回归热是由回归热螺旋体引起的急性虫媒传播性传染病,可分为虱传回归热(流行性回归热)和蜱传回归热(地方性回归热)两种类型。临床上以周期性发热、剧烈头痛、全身肌肉及关节疼痛、肝大、脾大和出血倾向为特点,外周血和骨髓涂片可找到螺旋体。重症者累及中枢神经系统,出现昏迷、谵妄、抽搐和脑膜刺激征。脑脊液压力和蛋白均可增高,淋巴细胞较多,亦可为血性脑脊液,如能在脑脊液中发现螺旋体即可确诊。

(四)莱姆病

莱姆病是由伯氏疏螺旋体感染所致的人畜共患疾病。传染源主要是野生和驯养的哺乳动物,蜱为传播媒介,多在夏、秋两季发病,在森林地带居住或劳作感染概率较高,呈地方性流行。潜伏期数日至数周,平均 1 周左右,一般可分为三期。Ⅰ期(局部皮肤损害期):有游走性的皮肤红斑,好发于腹股沟、腋下、股部等处,呈红色斑疹或丘疹,逐渐发展至环状红斑、硬块、水疱或坏死,可反复发作,亦可伴有发热、头痛、肌痛等类似感冒症状,局部或全身淋巴结肿大或伴有脑膜炎样表现。Ⅱ期(播散感染期):随后在发病数周至数月后,出现神经系统和心脏异常,或伴有反复发作性多发骨骼肌和关节疼痛,多累及大关节,可对称性或不对称性发作。Ⅲ期(持续感染期):在发病数月至数年后呈慢性损害表现,如慢性关节、骨骼肌和滑膜炎症,慢性皮肤和神经系统损害等。

莱姆病患者可出现中枢和周围神经系统损害,多发生于Ⅱ期,但在Ⅰ期部分患者可有头痛、颈项强直等脑膜刺激征表现，脑脊液通常无异常，亦可在病程数年后出现迟发性神经系统损害。以脑膜炎和脑膜刺激征为主要表现，可同时伴有脑实质损害、一侧或双侧面神经等脑神经损害，亦可有多发脊神经损害，常见临床表现有脑神经瘫痪、不对称性多发周围神经病、痉挛性截瘫、共济失调、失语、癫痫等。脑脊液检查呈淋巴细胞反应性，蛋白含量增高，葡萄糖和氯化物正常，慢性患者可出现蛋白 - 细胞分离现象。诊断可依据以下标准：①有接触伯氏疏螺旋体的流行病学史，可有蜱等吸血节肢动物叮咬史；②皮肤游走性红斑、类似感冒样症状伴淋巴结肿大、中枢或周围神经系统炎症、心脏和骨关节损害等；③血清或体液高效价伯氏疏螺旋体抗体、双份血清抗体效价 2 倍以上增高，受累组织或血液、体液发现病原体或病原体 DNA 阳性；④排除其他原因所致的类似神经系统和全身损害。

五、神经系统放线菌病

人型放线菌为厌氧或微需氧菌，革兰氏染色阳性而抗酸染色阴性，常寄生在人体口腔处，在外伤、手术、机体抵抗力降低时侵入人体而发病。常见感染部位有面颈部、腹部、胸部、皮肤等处，原发脑部受累较少，多由头面部病灶直接扩散所致，少数可经血流侵入脑内。本病为慢性化脓性炎症，受累部位呈化脓性改变，脓肿破溃可形成窦道或瘘管，脓液中可找到硫磺颗粒，在脑内以化脓性脑膜炎或脑脓肿为主要表现，与结核性脑膜炎类似。确诊需要脑脊液找到病原菌，亦可能找到硫磺颗粒。

六、中枢神经系统真菌病

中枢神经系统真菌感染是由致病性真菌或条件性致病菌侵犯脑膜和脑实质所致，常见类型有新型隐球菌、白念珠菌、曲霉、球孢子菌、毛孢子菌等，属于深部真菌疾病。随着抗生素、糖皮质激素和免疫抑制药等的广泛应用，以及器官移植、恶性肿瘤和艾滋病患者的增加，本病的发病率也日益增多。由于患者免疫功能低下或抑制，大多具有病情较重、并发症多、病死率高等特点，需要临床早期识别和治疗。

（一）隐球菌脑膜炎

隐球菌已知有 17 个种和 7 个变异种，是中枢神经系统最常见的真菌感染。临床可表现为脑膜炎、脑膜脑炎、脑脓肿或肉芽肿等类型，又以脑膜炎更常见。致病菌主要为新型隐球菌及其变异型，在自然界广泛分布，特别是在土壤、鸽子或其他鸟类的粪便中繁殖，在机体免疫力低下或缺陷时，主要经呼吸道侵入肺部，并经血流侵犯脑膜和脑实质，少数也可经皮肤黏膜直接侵入颅内。各年龄段均可发病，青壮年多见，鸽子饲养者发病率较一般人群明显增高，起病多隐袭，病程进展缓慢，不规则或间歇性

低热、头痛、呕吐，逐渐加重，亦可急性起病，至病程后期颅内高压十分突出，头痛剧烈、频繁呕吐、视盘水肿，甚至出现抽搐、昏迷、脑疝等，检查可发现明显的脑膜刺激征，伴脑实质损害时可出现肢体瘫痪、共济失调、精神症状等，约 1/3 患者伴有脑神经损害，因颅内高压引起视神经损害最多见，因颅底蛛网膜粘连出现展神经、听神经、面神经等损害。头部 CT/MR 可见脑水肿、脑积水、脑内脓肿或肉芽肿，以及脑膜强化等改变，合并肺部感染时可发现肺部孤立或多发结节影及浸润病灶，易与肺癌、肺结核混淆，部分患者可同时存在结核或寄生虫等双重或多重感染，使得临床表现更为复杂。脑脊液压力明显增多，可达 200~300mmH$_2$O 或以上，外观透明或微浑，细胞数轻、中度增高，一般在 (10~500) × 10^6/L，以淋巴细胞为主，免疫功能抑制或低下者细胞增多可不明显，蛋白含量增高，葡萄糖和氯化物降低，常与结核性脑膜炎和其他细菌性感染的脑脊液改变相类似，在脑脊液中找到新型隐球菌可直接确定诊断，脑脊液涂片墨汁染色可发现特征性的带荚膜的新型隐球菌，但有时需反复多次检查才有阳性发现，脑脊液离心沉淀 May-Grunwald-Giemsa 染色检出率更高，有利于发现少量的隐球菌，或可行脑脊液真菌培养或脑组织活检以找到隐球菌。此外，脑脊液乳胶凝集试验和酶联免疫吸附试验可直接检测隐球菌荚膜多糖抗原，有助于早期诊断。

（二）念珠菌脑膜炎

念珠菌属小圆酵母菌，广泛分布于自然界，是人体正常定居菌群之一。白念珠菌是念珠菌性中枢神经系统感染最常见的菌株，多发生于长期使用免疫抑制药或激素、免疫缺陷疾病以及慢性消耗性疾病等情况时，可引起中枢神经血管炎、脑膜炎或脑膜脑炎等。临床和脑脊液表现与隐球菌性脑膜炎类似，但多同时有颅外其他部位念珠菌感染的表现，如鹅口疮、念珠菌性尿路感染和肺部感染等，或者作为全身播散性念珠菌病的部分表现，预后通常不良。确诊需要脑脊液或脑组织中发现念珠菌。

（三）曲霉脑膜炎

致病性曲霉包括烟曲霉、黄曲霉、白曲霉、米曲霉、绿曲霉等菌种，属于条件致病菌，广泛存在于自然界的土壤和动植物中，在健康人体面颊、外耳道、趾间等处均可发现，在机体免疫功能低下或缺陷时，可侵入人体而发病。致病性曲霉一般可通过肺部原发感染经血行播散入脑，或经鼻、眼、面部原发病灶直接扩散入脑，引起脑膜炎或脑膜脑炎，多出现化脓坏死性病灶，或真菌性脓肿或肉芽肿，病灶内可见放射状或珊瑚状真菌菌丝和孢子。以发热、头痛、呕吐、脑神经损害、脑膜刺激征等神经系统炎性表现为主，重症者出现癫痫、昏迷、脑疝等，可伴有眼、鼻或全身曲霉感染表现，如视力进行性降低和真菌性鼻窦炎等。脑脊液压力、细胞数和蛋白含量均增高，葡萄糖和

氯化物正常或降低,脑脊液涂片阳性率较低,培养可找到黄绿色的曲霉菌落。

(四)毛霉脑膜炎

毛霉为条件致病菌,常见于自然界的腐败物质和土壤中,在机体免疫功能低下或缺陷时,经呼吸道、消化道和皮肤黏膜侵入人体,进而可经血行播散入脑或经鼻、眼、面部原发病灶直接扩散入脑,引起脑膜炎或脑膜脑炎。毛霉易侵犯血管而致血管闭塞和血管壁破坏,造成组织坏死和化脓性改变。除脑神经损害、颅内压增高和脑膜刺激征等神经系统表现外,常出现海绵窦及其窦内颈内动脉闭塞病变,以及鼻腔、鼻窦黑色血性黏稠分泌物。脑脊液压力、细胞数、葡萄糖和蛋白含量均增高,确诊需要在脑脊液或脑组织中找到毛霉菌,通常脑脊液涂片阳性率较低,培养可找到黄绿色的毛霉菌落。

七、中枢神经系统寄生虫病

中枢神经系统寄生虫病是由寄生虫侵犯中枢神经系统而引起的脑或脊髓的感染性疾病,多伴有全身寄生虫病的表现。侵入脑内的寄生虫可通过虫体移行和增殖、压迫和阻塞血管、释放毒素和蛋白酶、诱发免疫反应等机制造成脑组织损害。

(一)阿米巴脑膜脑炎

自由生活阿米巴原虫生活在污水、泥土和腐败有机物中,在人体接触污染水源后,阿米巴原虫可经鼻腔沿嗅神经侵入脑内,引起原发性阿米巴性脑膜脑炎或肉芽肿性阿米巴脑炎。前者病原体为耐格勒阿米巴,多见于健康青少年,急性起病,发热、头痛、呕吐、脑膜刺激征明显,迅速出现谵妄、抽搐或昏迷,甚至在发病数日内死亡。脑脊液改变与化脓性脑膜炎类似,呈血性或脓性,细菌培养阴性,但可发现阿米巴原虫;后者病原体为棘阿米巴,起病较缓,病程进展较慢,可达数月之久,以发热、肢体瘫痪、共济失调、癫痫发作、失语等为主要表现,脑内有肉芽肿性压迫病灶,活检多可找到病原体,脑脊液改变与病毒性脑膜炎类似。此外,溶组织阿米巴可引起脑内阿米巴脓肿,多伴有阿米巴肠病、肝脓肿或肺脓肿等表现

(二)脑型肺吸虫病

脑型肺吸虫是由卫氏并殖吸虫和斯氏并殖吸虫等感染所引起的中枢神经系统疾病,多呈地方性流行,青少年多见,通常在食用生的或未煮熟的水生贝壳如淡水蟹或蝲蛄后被感染,幼虫可穿过肠壁进入腹腔,经膈肌到达肺部发育为成虫,成虫可从纵隔沿颈内动脉周围软组织上行侵入脑部。患者多先出现咳嗽、咳铁锈色痰等肺部症状,随后出现发热、头痛、呕吐、脑膜刺激征、癫痫、偏瘫、失语等神经系统表现,可分为脑膜炎型、脑膜脑炎型、慢性肉芽肿型和慢性脑病综合征等类型,临床表现各异。

头部 CT/MR 可发现脑内单个或多个占位病灶,囊壁可钙化,周围有炎性水肿反应,增强扫描可有环状或结节状强化,部分可见虫体移行的孔洞样"隧道征"。脑脊液嗜酸性粒细胞和蛋白含量增多,亦可呈血性,脑脊液涂片或脑组织活检找到病原体可确诊,但阳性率不高。血清和脑脊液肺吸虫抗体阳性有助于诊断。

(三)脑型疟疾

各型疟原虫均可导致脑型疟疾,又以恶性疟原虫多见,疟原虫可经蚊虫叮咬、输血、不洁针头注射等方式传播入体内,含疟原虫的红细胞可在脑毛细血管中聚集,阻塞血管,引起弥散性血管内凝血、脑组织缺血、出血或坏死等病理改变。本病以青少年多见,夏、秋两季发病较多。首发症状为寒战、高热,伴肝大、脾大、贫血等,发病数日后出现颅内压增高、癫痫发作、脑膜刺激征、谵妄、昏迷等神经系统症状和体征,脑脊液压力、淋巴细胞和蛋白含量多增高,患者如同时有疟疾流行病区居住或旅行史,近期有疟疾发作或接受输血史,需考虑本病可能。血液中抗疟疾抗体一般在感染 2 周后出现,对早期诊断帮助不大。外周血和骨髓涂片发现疟原虫可确诊。

(四)脑型血吸虫病

脑型血吸虫病指寄生于门静脉系统的血吸虫成虫或虫卵异位于脑内而引起的脑部寄生虫疾病,多形成分布于脑动脉供血区的以虫卵为中心的肉芽肿性病灶。本病可分为急性和慢性两种临床类型。急性型表现为发热、头痛、精神异常、肢体瘫痪、意识障碍、脑膜刺激征等脑膜脑炎征象;慢性型可表现为癫痫发作、脑瘤样占位病变或卒中样发作等,多伴有肝大、脾大、腹水、食管静脉曲张等门脉高压表现。脑脊液压力多增高,细胞数轻至中度增多,$(10\sim100)\times10^6/L$,以淋巴细胞为主,可有嗜酸性粒细胞增多,蛋白含量正常或增高。头部 CT/MR 可发现脑内大小不一的多发结节状病灶、相对集中于脑部某一区域,增强扫描呈不同程度强化。根据血吸虫感染或疫水接触史,出现神经系统症状和体征,需考虑本病可能,粪便可找到虫卵或血液特异血吸虫抗体阳性,而脑脊液找到虫卵或特异血吸虫抗体阳性可诊断脑型血吸虫病。

(五)脑包虫病

包虫病又称棘球蚴病,是细粒棘球绦虫的幼虫引起的一种慢性寄生虫疾病,主要流行于畜牧地区。主要传染源为犬,人体摄入污染虫卵的食物或水源而发病,男性较女性多,又以儿童多见。本病主要累及肺、肝、心脏等脏器,脑包虫病占其中 1% 左右,原发型者由肠道蚴虫侵犯颈内动脉而入脑,多表现为大脑中动脉供血区的单发病灶;继发型者由心脏中蚴虫破溃至心内,再经血流而入脑,多表现为颅内多发病灶。临床以颅内压增高和癫痫发作等为主要表现,可伴有肝、肺包虫病。头部 CT/MR

可发现脑实质内圆形或类圆形囊性占位病灶,囊液信号同脑脊液信号,增强扫描无强化,囊内有时可见蚴虫头节,囊周水肿一般较轻。外周血嗜酸性粒细胞多增高,补体结合试验、间接血凝抑制试验和免疫印迹试验等均有助于本病诊断。

(六)脑弓形虫病

脑弓形虫病是由胞内寄生的刚地弓形虫所引起的寄生虫疾病。传染源主要为猫和猫科动物等哺乳动物,人体主要经摄入污染的肉、蛋、奶类等食物,接触污染的土壤、水源,经受损的皮肤、黏膜、或母婴垂直传播,多见于宿主免疫功能低下或缺陷时,免疫力正常宿主多只引起亚临床感染,仅 10%~20% 可发生急性播散性感染。脑弓形虫病可分为先天性和后天获得性两种类型。先天性者在妊娠期母体感染,可致胎儿早产、流产或死产,或脑积水、脑部畸形等神经系统发育异常;后天性者多为原发脑部感染,也可为全身弓形虫病的局部脑表现,急性或亚急性起病,临床表现为脑炎、脑膜炎、颅内占位等类型,出现癫痫、颅内压增高、脑膜刺激征、精神异常、肢体瘫痪等异常,伴发热、肌痛、乏力、淋巴结和肝、脾大等全身表现。脑脊液细胞数增高,以淋巴细胞为主,可见嗜酸性粒细胞

增高,头部 CT/MR 可发现脑实质多发性病灶,以脑灰质与白质交界区、基底核区分布较多,增强扫描为环状或结节样强化。血清和脑脊液抗弓形虫抗体阳性,如能在脑脊液或脑活检组织中找到弓形虫可确诊。

(七)脑囊虫病

脑囊虫病是由猪带绦虫幼虫囊尾蚴寄生于脑内而引起的寄生虫疾病,主要分布于我国东北、西北、华北等地区,多因摄入含猪带绦虫虫卵的食物而传播,虫卵在消化道发育成囊尾蚴,穿肠壁经血流分布于脑、内脏、皮肤等处,2~3 个月后发育为囊虫。脑囊虫病占囊虫病的 80% 以上,多见于青壮年,病程较长,可达数年至数十年之久,以癫痫发作、颅内压增高、脑膜刺激征、精神障碍和痴呆等为主要表现,常伴有脑外囊虫病的表现,如皮肤、肌肉、眼部囊虫病等。头部 CT/MR 可发现脑实质或脑室内大小不一的囊虫影、肉芽肿或钙化灶,增强扫描可有环状强化,周围组织水肿等影像学异常。脑脊液压力、细胞数和蛋白增高,以单核、淋巴细胞为主,可见嗜酸性粒细胞增多,脑电图呈广泛中度或重度异常,脑脊液和血清抗囊虫抗体阳性、皮下结节活检发现囊虫、或有肠绦虫病史等均为本病的重要诊断依据。

55.3 非感染性脑膜炎

一、脑血管疾病

(一)原发性蛛网膜下腔出血

由于脑表面血管破裂,血液直接流入蛛网膜下腔,常出现明显的脑膜刺激征。脑血管破裂最常见原因为颅内动脉瘤、脑动静脉畸形、高血压脑动脉硬化、脑动脉炎、脑底部异常血管网病和血液系统疾病等。本病多见于 30 岁以上青壮年,起病急骤,可有剧烈运动、情绪激动、咳嗽、用力等诱因,头部胀痛或炸裂样痛,常伴恶心、喷射状呕吐,或有短暂意识障碍、癫痫发作或烦躁、谵妄等精神症状,出血量大者头痛、呕吐后即出现昏迷或去大脑强直,常见并发症有再出血、脑积水、脑动脉痉挛等。由于血液刺激脑膜和颅内压增高使脑膜受牵扯,因而脑膜刺激征突出,可有一侧动眼神经麻痹和眼底玻璃体后片状出血,少数有肢体偏瘫、偏盲、偏身感觉缺失等。出血 5~7 天内头部 CT/CTA 可发现脑池、脑沟或脑室内有高密度的出血影,增强扫描时可发现动脉瘤或血管畸形。脑脊液压力增高,呈均匀血性或黄变,细胞数增多,红细胞与白细胞比例一般与周围血一致,(500~700):1,葡萄

糖和氯化物一般正常。某些出血性脑膜炎也可出现血性脑脊液,但多先有发热,脑脊液中白细胞较红细胞增高更明显,可伴有葡萄糖和氯化物改变。

(二)继发性蛛网膜下腔出血

外伤性蛛网膜下腔出血或脑实质出血破入蛛网膜下腔,亦可出现脑膜刺激征,但与原发性蛛网膜下腔出血不同。患者多有明确的脑部外伤史或脑出血史,常伴有不同程度的神经系统局灶体征,如肢体偏瘫、偏盲、失语、偏身感觉缺失等。

二、颅内、外肿瘤

(一)癌性脑膜炎

癌性脑膜炎又称为脑膜癌病,是由于恶性肿瘤细胞直接浸润或血行转移至脑膜而引起的类似脑膜炎表现的一种颅内转移病变。患者有全身其他部位的原发癌肿史,如肺癌、白血病、胃癌、乳腺癌、淋巴瘤等,常有头痛、呕吐等症状,随病情进展,可出现脑神经损害、脑膜刺激征和颅内压增高,但缺乏特异性。磁共振增强扫描有时可发现脑膜弥漫性强化,脑脊液压力升高,可为血性(软

脑膜血管受累出血),蛋白和细胞数常增多,葡萄糖和氯化物正常或降低。确诊需要在脑脊液中找到异形的肿瘤细胞,呈原发肿瘤的特征,如白血病细胞、腺癌的印戒样细胞、恶性黑色素瘤的黑色素颗粒细胞等。对于治疗敏感的脑膜白血病、淋巴瘤等,如积极抗肿瘤治疗后临床症状和脑脊液改善,亦有助于支持诊断。

(二)脑肿瘤

脑原发肿瘤,特别是后颅窝肿瘤可直接刺激脑膜引起脑膜刺激征。病情进展较缓慢,病程较长,有慢性进行性头痛等颅内压增高表现,一般无发热等感染症状,神经系统局灶定位体征一般多较明确,脑脊液蛋白多增高,细胞数多正常,头部 CT/MR 等影像学检查可发现脑部肿瘤。

三、药物性脑膜炎

某些药物,如非甾体抗炎药、硫唑嘌呤、磺胺类药物、非那吡啶、拉莫三嗪等可引起无菌性脑膜炎,表现为不同程度的头痛、发热、呕吐、颈项强直,或伴皮疹和肌肉酸痛等症状。这种无菌性脑膜炎与药物相关,停止用药后症状完全消失,再次使用同一药物后症状可在数分钟至数小时迅速复发,且往往更加严重。脑脊液细胞数增多,可为中性粒细胞或淋巴细胞反应,蛋白轻到中度升高,葡萄糖正常。部分患者有系统性红斑狼疮或其他自身免疫疾病等基础疾病,也可合并有肝、肾等其他器官的新发症状和体征,推测本病可能是一种免疫反应,或为全身药物反应的组成部分。

四、结缔组织疾病

一些结缔组织疾病可并发脑膜和脑实质损害,如风湿性脑膜炎、类风湿性脑膜炎、贝赫切特病(白塞病)等,可能与颅内血管免疫性损害有关。急性或亚急性起病,除原发疾病表现外,颅内硬脑膜和/或软脑膜均可受累,脑膜增厚,并有脑膜血管淋巴细胞和单核细胞浸润,影像学上可发现脑膜强化,脑脊液压力常增高,细胞和蛋白增多,以单核淋巴细胞为主,最终确诊有赖于病理检查。

五、嗜酸性粒细胞增多性脑膜炎

本病常继发于寄生虫所致的中枢神经系统感染,在我国南方地区和东南亚多见。常见病原体有广州管圆线虫、猪囊虫、人旋毛线虫、蛔虫和包虫等,多有进食污染的生食或半生食史,虫体经肠道进入血液循环到达中枢神经系统而发病,主要特点为外周血和脑脊液内可发现大量嗜酸性粒细胞,且持续时间长,与细菌性和病毒性脑膜炎等不同。临床可有头痛、呕吐、发热、视物模糊、皮疹、脑膜刺激征等,可伴有嗜酸性粒细胞肺炎。

(余 剑)

参考文献

[1] FAUCI A, FAUCI AS, BRAUNWALD E, et al. Harrison's Principles of Internal Medicine, 17th Edition. Mcgraw-hill, 2014.

[2] GOLDMAN EBL, SCHAFER AI. Goldman's Cecil Medicine. 2 Vols, 2012.

[3] MCGILL F, HEYDERMAN RS, PANAGIOTOU S, et al. Acute bacterial meningitis in adults. Lancet, 2016, 388 (10063): 3036-3047.

[4] BUCH K, BODILSEN J, KNUDSEN A, et al. Cerebrospinal fluid lactate as a marker to differentiate between community-acquired acute bacterial meningitis and aseptic meningitis/ encephalitis in adults: a Danish prospective observational cohort study. Infectious diseases, 2018, 50 (7): 514-521.

[5] VIBHA D, BHATIA R, PRASAD K, et al. Clinical features and independent prognostic factors for acute bacterial meningitis in adults. Neurocritical care, 2010, 13 (2): 199-204.

[6] LAGI F, BARTALESI F, PECILE P, et al. Proposal for a new score-based approach to improve efficiency of diagnostic laboratory workflow for acute bacterial meningitis in adults. Journal of clinical microbiology, 2016, 54 (7): 1851-1854.

[7] TAJ A, JAMIL N. Cerebrospinal fluid concentrations of biogenic amines: potential biomarkers for diagnosis of bacterial and viral meningitis. Pathogens, 2018, 7 (2).

[8] MARTINOT M, GREIGERT V, SOUPLY L, et al. Cerebrospinal fluid monocytes in bacterial meningitis, viral meningitis, and neuroborreliosis. Medecine et maladies infectieuses, 2018, 48 (4): 286-290.

[9] LYONS JL. Viral meningitis and encephalitis. Continuum, 2018, 24 (5, Neuroinfectious Disease): 1284-1297.

[10] SANAEI DASHTI A, ALIZADEH S, KARIMI A, et al. Diagnostic value of lactate, procalcitonin, ferritin, serum-C-reactive protein, and other biomarkers in bacterial and viral meningitis: A cross-sectional study. Medicine, 2017, 96 (35): e7637.

[11] GARCIA-ESTEVEZ DA. Viral meningitis in adults in a district hospital. Revista de neurologia, 2015, 60 (11): 527-528.

[12] HARVALA H, SIMMONDS P. Viral meningitis: epidemiology and diagnosis. The Lancet. Infectious diseases, 2016, 16 (11): 1211-1212.

[13] BRAVO FG, SEAS C. Balamuthia mandrillaris amoebic

encephalitis: an emerging parasitic infection. Current infectious disease reports, 2012, 14 (4): 391-396.

[14] GORALSKA K, BLASZKOWSKA J, DZIKOWICE M. Neuroinfections caused by fungi. Infection, 2018, 46 (4): 443-459.

[15] SHIH RY, KOELLER KK. Bacterial, fungal, and parasitic infections of the central nervous system: radiologic-pathologic correlation and historical perspectives. Radiographics: a review publication of the Radiological Society of North America, Inc, 2015, 35 (4): 1141-1169.

[16] KOURBETI IS, MYLONAKIS E. Fungal central nervous system infections: prevalence and diagnosis. Expert review of anti-infective therapy, 2014, 12 (2): 265-273.

[17] GAVITO-HIGUERA J, MULLINS CB, RAMOS-DURAN L, et al. Fungal infections of the central nervous system: A pictorial review. Journal of clinical imaging science, 2016, 6: 24.

[18] VAN DE BEEK D, CABELLOS C, DZUPOVA O, et al. ESCMID guideline: diagnosis and treatment of acute bacterial meningitis. Clinical microbiology and infection, 2016, 22 Suppl 3: S37-62.

[19] JARRIN I, SELLIER P, LOPES A, et al. Etiologies and management of aseptic meningitis in patients admitted to an internal medicine department. Medicine, 2016, 95 (2): e2372.

[20] SHUKLA B, AGUILERA EA, SALAZAR L, et al. Aseptic meningitis in adults and children: Diagnostic and management challenges. Journal of clinical virology, 2017, 94: 110-114.

[21] NIHAT A, CHINTHAPALLI K, BRIDGES L, et al. Rheumatoid meningitis. Practical neurology, 2016, 16 (4): 312-314.

[22] ROQUES M, TANCHOUX F, CALVIERE L, et al. MRI with DWI helps in depicting rheumatoid meningitis. Journal of neuroradiology. Journal de neuroradiologie, 2014, 41 (4): 275-277.

[23] RUDOLPH H, SCHROTEN H, TENENBAUM T. Enterovirus infections of the central nervous system in children: An update. The Pediatric infectious disease journal, 2016, 35 (5): 567-569.

[24] REID S, THOMPSON H, THAKUR KT. Nervous system infections and the global traveler. Seminars in neurology, 2018, 38 (2): 247-262.

[25] ROTH P, WELLER M. Management of neoplastic meningitis. Chinese clinical oncology, 2015, 4 (2): 26.

[26] MARRODAN M, BENSI C, ALESSANDRO L, et al. Chronic and subacute meningitis: differentiating neoplastic from non-neoplastic etiologies. The Neurohospitalist, 2018, 8 (4): 177-182.

[27] RIGAKOS G, LIAKOU CI, FELIPE N, et al. Clinical presentation, diagnosis, and radiological findings of neoplastic meningitis. Cancer control, 2017, 24 (1): 9-21.

[28] CHOWDHARY S, DAMLO S, CHAMBERLAIN MC. Cerebrospinal fluid dissemination and neoplastic meningitis in primary brain tumors. Cancer control:, 2017, 24 (1): S1-S16.

[29] DEIGENDESCH N, COSTA NUNEZ J, STENZEL W. Parasitic and fungal infections. Handbook of clinical neurology, 2017, 145: 245-262.

[30] BORRAS SALVADOR R, CUENCA-ESTRELLA M, DOMINGUEZ MARQUEZ MV, et al. Molecular diagnosis of parasitic and fungal infections. Enfermedades infecciosas y microbiologia clinica, 2008, 26 Suppl 9: 50-57.

[31] MEZOCHOW A, THAKUR K, VINNARD C. Tuberculous meningitis in children and adults: new insights for an ancient foe. Current neurology and neuroscience reports, 2017, 17 (11): 85.

[32] SILI U, KAYA A, MERT A, et al. Herpes simplex virus encephalitis: clinical manifestations, diagnosis and outcome in 106 adult patients. Journal of clinical virology, 2014, 60 (2): 112-118.

[33] KENNEDY PGE, QUAN PL, LIPKIN WI. Viral encephalitis of unknown cause: current perspective and recent advances. Viruses, 2017, 9 (6).

[34] HASBUN R, ROSENTHAL N, BALADA-LLASAT JM, et al. Epidemiology of Meningitis and Encephalitis in the United States, 2011-2014. Clinical infectious diseases:, 2017, 65 (3): 359-363.

[35] PARDIGON N. Pathophysiological mechanisms of Flavivirus infection of the central nervous system. Transfusion clinique et biologique, 2017, 24 (3): 96-100.

56

颅内压增高

【颅内压增高的定义】

正常情况下,脑和脑膜的体积与颅腔容积之间的差别约为 10%(8%~10%),颅腔内通过血液循环和脑脊液循环起调节作用,并维持适当的颅内压力。侧卧位腰椎穿刺测量脑脊液压力时,成人正常值为 70~180mmH$_2$O(20~50 滴/min)。由于某些病变引起颅内容物体积增加或颅腔容积缩小,导致颅内压持续在 200mmH$_2$O 以上,从而引起相应的临床综合征,称为颅内压增高。颅内压增高的主要病理基础是脑水肿(包括脑肿胀),其原因是:①脑小血管壁或血脑屏障的通透性增加;②脑组织渗透压增高或血液渗透压减低;③脑血液循环障碍,表现为脑静脉血流淤滞和动脉血流减少;④脑脊液的生成、吸收障碍和循环梗阻。这四者互为因果,造成恶性循环,导致颅内压力不断增高。

【颅内压增高的病因学分类】

(一)根据病因分类

1. **弥漫性颅内压增高** 常见原因为颅腔狭小,或脑实质体积增大,如弥漫性脑水肿,交通性脑积水等。特点:颅腔内各部位及各分腔之间压力均匀升高,不存在明显的压力差。

2. **局灶性颅内压增高** 颅内压有局限的扩张性病变,病变部位压力首先增高,使附近的脑组织受到挤压而发生移位,并把压力传向远处,造成颅内各腔隙间的压力差,这种压力差导致脑室、脑干及中线结构移位。

(二)根据病变发展速度分类

1. **急性颅内压增高** 病情发展快,症状和体征严重,生命体征变化剧烈,如急性颅脑损伤引起的颅内血肿,高血压脑出血等。

2. **亚急性颅内压增高** 病情发展较快,但没有急性颅内压增高那么紧急,颅内压增高的反应较轻或不明显。亚急性颅内压增高多见于发展较快的颅内恶性肿瘤、转移瘤及各种颅内炎症。

3. **慢性颅内压增高** 病情发展较慢,可长期无颅内压增高的症状和体征,病情发展时好时坏,多见于生长缓慢的颅内压良性肿瘤、慢性硬膜下血肿等。

(三)根据疾病种类分类

引起颅内压增高的疾病种类很多,大致分为以下几大类。

1. **颅内或颅外急性或慢性感染** 如脑膜炎、脑炎、脑蛛网膜炎、中毒性肺炎或中毒性菌痢、败血症,以及其他原因所致的感染中毒性脑病。

2. **脑血液循环障碍所致的疾病** 如脑出血、蛛网膜下腔出血、脑动脉血栓形成性脑梗死、脑栓塞、高血压脑病、颅内静脉窦血栓形成、特发性颅内高压等。脑出血、颅内动脉瘤、动-静脉畸形破裂发生蛛网膜下腔出血后,由于脑脊液循环和吸收障碍形成脑积水,而发生颅内压增高。

3. **颅脑损伤** 如脑震荡、脑挫裂伤、颅内血肿、脑部手术伤等。常见原因为颅内血管损伤而发生的颅内血肿,脑挫裂伤伴有的脑水肿,外伤性蛛网膜下腔出血等。

4. **颅内占位性疾病** 如脑肿瘤、脑脓肿、脑寄生虫病等。颅内肿瘤出现颅内压增高者约占 80% 以上。一般肿瘤体积愈大,颅内压增高愈明显。但肿瘤大小并非是影响颅内压增高的程度的唯一因素,肿瘤的部位、性质和生长速度也有重要影响,例如脑室或中线部位的肿瘤,颅前窝和颅中窝底部或位于大脑半球凸面的肿瘤。脑内多发性囊虫结节可引起弥漫性脑水肿,单个或数个囊虫在脑室系统内阻塞导水管或第四脑室,产生梗阻性脑积水,葡萄状囊虫体分布在颅底脑池时引起粘连性蛛网膜炎,使脑脊液循环受阻。

5. **颅脑先天性畸形** 如先天性脑积水、颅狭窄症、小头畸形、颅骨发育异常等。

6. **各种原因引起的缺氧** 如窒息、循环骤停、癫痫持续状态等。

7. **中毒** 工业毒物、农药、药物、食物等中毒。

8. **其他** 如良性颅内压增高、尿毒症、肝性脑病、血小板减少性紫癜、脑型白血病、再生障碍性贫血、真性红细胞增多症、肾上腺皮质功能亢进症或减退症、甲状旁腺功能减退症、急性水中毒、中暑、妊娠中毒症、严重的输血或输液反应、放射性脑病等。

【颅内压增高的诊断思路】

颅内压增高可发生在任何年龄,寻找病因时,先从引起颅内压增高的机制入手,主要有以下思路:

(一)有无脑组织体积的增加

脑组织体积增加主要见于各种原因引起的脑水肿:①血管源性脑水肿,多分布于脑白质区域,好发于脑肿瘤、出血、创伤或炎症等,MR 表现常呈手指状分布,长 T1 长 T2 信号,DWI 不呈高信号,ADC 常高于正常脑组织;②细胞毒性水肿,多累及灰白质,好发于急性期缺血性脑血管病,MR 表现脑沟变窄,脑回肿胀,模糊,Flair 序列皮质高信号。DWI 高信号,ADC 明显降低;③间质性脑水肿,多分布侧脑室周围的白质或第三脑室,常见于脑积水,MR 表现稍长 T1,稍高于脑脊液信号,长 T2 信号,为较高信号。DWI 不表现为高信号,ADC 常轻度升高。

（二）有无脑脊液过多

脑脊液过多可见于：①生成过多主要见于脉络丛乳头状瘤；②吸收障碍见于脑膜炎、蛛网膜下腔出血引起的蛛网膜粘连及颅内静脉窦血栓形成；③脑脊液循环梗阻主要见于各种原因引起的梗阻性脑积水。

（三）有无脑血流量增加

脑血流量增加见于：①各种原因引起血液中的二氧化碳蓄积或碳酸血症、脑外伤或手术后造成丘脑下部、鞍区或脑干损伤均可导致脑血管调节中枢的功能紊乱，脑血管反应性扩张，使脑血流量急剧增加；②颅内大的动静脉畸形也可引起脑血容量的增加。

（四）有无颅内占位性病变

如良性或恶性肿瘤，为颅腔内额外增加的内容物，除病变本身占有一定的颅腔容积外，还可引起病变周围的脑水肿或脑脊液循环通路的梗阻，从而导致颅内压增高。

颅内高压的常见病因见表56-1。

表 56-1 颅内高压的常见病因

Ⅰ. 颅内或颅外急性或慢性感染	（一）硬脑膜外血肿
一、病毒感染	（二）硬脑膜下血肿
（一）流行性乙型脑炎	1. 急性与亚急性硬脑膜下血肿
（二）单纯疱疹病毒脑炎	2. 慢性硬脑膜下血肿
（三）森林脑炎（壁虱性脑炎）	（三）脑实质内血肿
（四）带状疱疹病毒脑炎	**Ⅴ. 脑占位病变**
二、细菌性感染	一、脑肿瘤
（一）结核性脑膜炎	（一）脑膜瘤
（二）细菌性脑膜炎	（二）淋巴瘤
（三）急性单核细胞增多性李斯特菌脑炎	（三）星形细胞瘤
三、真菌感染	（四）颅咽管瘤
（一）隐球菌脑膜炎	二、脑脓肿
（二）念珠菌脑膜炎	**Ⅵ. 颅脑先天性畸形**
（三）组织胞浆菌性脑膜炎	一、先天性脑积水
（四）毛霉性脑膜炎	二、颅狭窄症
四、寄生虫感染	三、小头畸形
（一）广州管圆线虫病	四、颅骨发育异常
（二）脑囊虫病	**Ⅶ. 脑组织缺氧**
（三）脑型疟疾	一、缺血缺氧性脑病
（四）急性脑型血吸虫病	二、癫痫持续状态
Ⅱ. 自身免疫性脑炎	**Ⅷ. 中毒**
Ⅲ. 脑血管疾病	一、金属及其化合物中毒
一、脑出血	二、有机溶剂中毒
（一）壳核出血	三、窒息性气体中毒
（二）丘脑出血	四、农药中毒
（三）脑叶出血	五、成瘾性物质中毒
（四）继发性脑室出血	**Ⅸ. 其他**
二、蛛网膜下腔出血	一、特发性颅内高压
三、脑梗死	二、高血压脑病
四、颅内静脉窦血栓形成	三、肝性脑病
Ⅳ. 闭合性颅脑损伤	四、水中毒脑病
一、脑挫裂伤	五、中暑
二、外伤性颅内血肿	

一、病毒感染

（一）流行性乙型脑炎

乙型脑炎（乙脑）或流行性乙型脑炎亦称日本脑炎（JE），是嗜神经性乙脑病毒（JEV）引起的以脑实质病变为主的急性中枢神经系统传染病，是一种人畜共患的自然疫源性疾病。临床上以起病急、高热、意识障碍、抽搐及脑膜刺激征为特征。乙脑患者约 2/3 有意识障碍，自轻度倦睡乃至深度昏迷。凡在夏、秋季节，在乙脑病区，有蚊虫叮咬史，尤其是儿童与青年人，突然高热兼有惊厥、意识障碍等神经精神症状时，应考虑乙脑的可能性。

患者通常急骤起病，在 2~3 天内多有嗜睡、昏睡或昏迷；或初有谵妄、惊厥而后转入昏迷。发热是常见的症状，常达 40℃ 或以上。发热的高低常与神经系统症状的轻重成正比。如患者昏迷程度深，惊厥严重而体温不高，或仅轻微发热，则乙脑的可能性甚少。如昏迷先于发热或高热起病而立即昏迷者，也不符合乙脑症状。脑膜刺激征见于 70%~80% 的病例，脑脊液符合病毒性感染的改变。血象白细胞增多［常达（10~20）× 10^9/L］，分类中性粒细胞增多与核左移，对除外其他病毒性脑膜脑炎可有参考价值。

神经系统症状多在病后 1~2 周内达到最高峰；如在 2 周后才出现昏迷，则应考虑其他疾病。患者的大脑皮质症状也较其他中枢神经症状为重，如有肢体瘫痪也必有意识障碍，若急性期有肢体瘫痪而意识清楚，则大致可除外乙脑。

有的中毒型菌痢患者在腹泻未出现前先有高热、惊厥与昏迷，易误诊为乙脑。前者通常有进食不洁饮食史，早期出现休克，一般无脑膜刺激征，肛检或盐水灌肠常能发现脓血或黏液便，脑脊液符合化脓性炎症改变。有时肺炎或败血症早期所致的中毒性脑膜脑炎（尤其是腮腺炎病毒及肠道所引起者）在临床上均可与乙脑类似，需细心加以鉴别。

乙脑的确诊有赖于流行病学史、上述临床表现及血清补体结合试验，血或 CSF 乙脑病毒 IgM 抗体检测是确诊的主要依据。丘脑及中脑受损是乙脑的特征性影像学表现。据报道，乙脑患者中丘脑受累占 94%~100%，基底核受累者占 35%，中脑受损者占 58%，脑桥、小脑及脑皮质受累均有报道。MRI 可作为乙脑的首选影像诊断手段。乙脑可以累及多个部位，但以双侧丘脑对称性损害为特征性表现。几乎所有病例有双侧丘脑、中脑的病变，伴有或不伴有其他脑区的病变。乙脑的病灶累及范围有一定的特点，常见于丘脑、脑干、基底核、海马、大脑皮质、小脑、皮质下白质及脊髓，其中以丘脑、中脑和基底核的病变最为多见。病灶一般在 T1 Flair 上呈低信号，在 T2WI 上呈高信号。病灶早期或病理变化轻微时，在 T1 Flair 或 T2 WI 上均难以显示病灶。合并有出血时，多表现为点状或小片状高信号。在 DWI 上，早期病灶因为细胞毒性水肿的存在而表现为高信号，后期病灶以血管源性水肿为主，多呈等或低信号。T2 Flair 主要显示病灶中的结合水成分，无论病灶处于细胞毒性水肿或血管源性水肿，在 T2 Flair 上多呈高信号，而且在较长时间内保持这种信号特点。

（二）单纯疱疹病毒脑炎

单纯疱疹病毒脑炎又称急性坏死性脑炎或出血性脑炎，是由单纯疱疹病毒引起的中枢神经系统最常见的病毒感染性疾病。意识障碍是常见症状，早期以嗜睡多见，随病情进展，意识障碍加重，最后昏迷。

单纯疱疹病毒是一种嗜神经 DNA 病毒，经呼吸道感染隐藏于三叉神经节，数年后或机体免疫力低下时，非特异性刺激可诱发病毒激活而发病。国外报道发病率为（4~8）/10 万，患病率为 10/10 万。病理改变为颞叶、额叶等部位出血性坏死、脑水肿。

任何年龄均可患病，无地区性和季节性。急性起病，初有发热、全身不适、头痛、肌痛、嗜睡、腹痛和腹泻等前驱症状，约 1/4 的患者有口唇疱疹病史。发病时中至高度发热，精神异常、人格改变是本病的突出表现。个别病例以全身性或部分性运动性发作为首发症状，意识障碍多伴随于精神异常，并随病情进展而加重，最后昏迷。神经症状可有偏盲、偏瘫、失语、眼肌麻痹、多动、脑膜刺激征等弥散性和局灶性脑损害的表现。重症患者可因广泛脑实质坏死和脑水肿引起颅高压，甚至脑疝形成。病程为数日至 1~2 个月，病死率高，有后遗症。

脑电图可见弥漫性高波幅慢波；脑脊液压力正常或轻度增高，细胞数明显增多，以单个核细胞为主，可有红细胞增多，蛋白质轻、中度增高，糖和氯化物正常。

单纯疱疹病毒脑炎的影像学具有特征性：①病变先

累及颞叶,有时可向额叶或枕叶发展,很少单独累及额叶或枕叶;②病变与豆状核之间界限清楚,凸面向外,如刀切样,称为刀切征,是最具特征性表现;③头颅 CT 可见一侧或双侧颞叶、海马及边缘系统局灶性低密度区,若低密度灶中出现点状高密度影提示颞叶有出血,更支持本病的诊断;④病变边缘部分可呈脑回状强化,增强与否可能与病变严重程度相关,因为广泛的血管炎和脑组织坏死灶是出血强化的基础。

诊断依据疱疹病史、发热、明显的精神行为异常、抽搐、意识障碍,以及脑脊液、脑电图、脑 CT 改变,特异性抗病毒治疗有效可间接支持诊断。注意与带状疱疹病毒脑炎、肠道病毒脑炎、巨细胞病毒脑炎及急性播散性脑脊髓炎相鉴别。

（三）森林脑炎

诊断森林脑炎必须注意流行病学史。森林脑炎是森林地区特有的急性传染病,有严格的地域性与季节性。在某些地区发生于 5~8 月。患者主要为从事林业的人,发病年龄以 20~40 岁居多,尤以新近进入该病区的人常见。一般均有被蜱虱叮咬史。凡患者急性高热,意识障碍,颈、肩肌及肢体瘫痪而兼有上述流行病学史者,需考虑森林脑炎的可能性。

本病潜伏期为 10~15 天。患者通常突然发病,呈高热或过高热、头痛、恶心、呕吐、意识不清、昏睡或昏迷,并迅速出现脑膜刺激征。昏睡与瘫痪是本病的主要特征,对诊断有意义。患者常于发病后 2~5 天迅速出现颈肌、肩胛肌与肢体瘫痪,多累及上肢,其次为下肢或上下肢。此种瘫痪与乙型脑炎不同,呈弛缓性,故有鉴别诊断意义。血象白细胞增多,分类计数中性粒细胞增多。脑脊液压力正常或稍高,无色透明,蛋白量轻度增加,糖与氯化物均正常,细胞数多在 $(50~200) \times 10^6/L$,分类以淋巴细胞占优势。确诊需依靠特殊的补体结合试验或病毒分离。

森林脑炎容易与脊髓灰质炎相混淆,流行病学史是重要的区别点之一,且脊髓灰质炎少有意识障碍,血清学检查是主要的鉴别根据。此外,也需注意与乙型脑炎相鉴别,主要根据脑脊液中特异性抗体的存在。

（四）带状疱疹病毒脑炎

意识障碍是带状疱疹病毒脑炎的常见症状,多数患者表现为昏睡,少数病例可发展为昏迷甚至死亡。

带状疱疹病毒属脱氧核糖核酸疱疹病毒,初次感染常发生于儿童,病毒感染后可长期潜伏于脊神经节细胞内或三叉神经节细胞内。当各种原因导致机体免疫功能低下时,潜伏的病毒可被激活复制,并在相应的感觉神经节段皮肤出现带状或束状疱疹,亦可沿感觉神经上行入脑,数周后发生脑炎或脑膜炎。临床表现为突然发热、头痛、呕吐、抽搐、偏瘫、失语、精神异常及意识障碍,部分患者可有脑神经损害、共济失调或脑膜刺激征。一般病情较轻,常见于中年患者,多数经治疗数周或数月痊愈。少数开始表现为躁狂、谵妄,继而昏睡、昏迷甚至死亡。脑脊液白细胞轻至中度增高(最高达 $0.5 \times 10^9/L$),蛋白质可正常或轻至中度增高,糖与氯化物正常。补体结合试验可显示带状疱疹病毒抗体阳性。皮疹明显者,皮肤受损细胞活检可查到核内包涵体。头颅 CT 及 MRI 扫描显示带状疱疹同侧大脑中动脉区内,包括内囊及大脑皮质、皮质下椭圆形、边界清楚的多灶性梗死灶,颈动脉造影可见大脑中动脉近端呈节段性串珠状狭窄,这种现象提示可能系眼眶带状疱疹病毒发展波及颈内动脉虹吸部动脉炎引起大脑半球梗死所致。

根据皮肤带状疱疹、临床症状、实验室检查及头颅 CT 及 MRI 改变,诊断并不困难,唯临床表现不典型者,需与单纯疱疹病毒脑炎及乙型脑炎鉴别。

二、细菌性感染

引起脑膜炎常见的细菌包括脑膜炎球菌、肺炎球菌、金黄色葡萄球菌、流感杆菌、李斯特菌、大肠杆菌、绿脓杆菌、结核杆菌等,引起中毒性脑病的细菌包括伤寒、百日咳、链球菌、布鲁氏杆菌等,均可引起颅内压增高。

（一）结核性脑膜炎

结核性脑膜炎是结核分枝杆菌导致的脑膜非化脓性炎症,通常急性或者亚急性起病。一般来说,患者的症状和体征随着病情发展加重逐渐出现。具体临床表现可包括结核本身症状,如全身倦怠、乏力、低热、消瘦、精神萎靡;颅内压升高的症状,如头痛、恶心、呕吐、视盘水肿;脑膜刺激征,如颈项强直、克尼格征阳性、布鲁津斯基征阳性;脑神经损害的症状,单侧或双侧脑神经受累,展神经、动眼神经、滑车神经、面神经比较常见,表现为眼球活动障碍、复视、面瘫等;脑实质损害的症状,如淡漠、谵妄等精神症状、意识障碍、癫痫甚至偏瘫,这可以由结核累及脑实质导致,也可以是结核性闭塞性动脉炎所致的梗死导致。典型的结核性脑膜炎脑脊液检查可以发现压力升高,细胞数升高(随病情变化从中性粒细胞为主过渡到淋巴细胞为主),蛋白升高,葡萄糖、氯化物降低,腺苷脱氨酶 ADA 升高等现象。当脑脊液 ADA>8U/L 时基本可以证实结核性脑膜炎的诊断,<4U/L 时可以排除结核性脑膜炎诊断,但在 4~8 U/L 时,很难判断。结核性脑膜炎在 CT 和 MRI 上最常出现的特征:脑积水(45%~75%)、颅底脑膜强化(34%~38%)、梗死(15%~30%)、结核瘤(5%~10%)。因此,当同时出现颅底脑膜强化和脑积水时,强烈提示结核性脑膜炎。

（二）细菌性脑膜炎

急性细菌性脑膜炎最常见的致病菌是脑膜炎球菌、肺炎链球菌和流感嗜血杆菌。通常急性或暴发性起病。急性期全身症状明显，畏寒、发热和全身不适等，可有咳嗽、咳痰等上呼吸道感染症状，头痛是突出表现，可出现意识障碍如昏睡、嗜睡、意识模糊等。部分患者出现癫痫发作，多见于感染后最初数日。体格检查可发现患者有颈项强直等脑膜刺激征。病程后期可出现持续发热、反应迟钝甚至昏迷。婴儿及患儿可出现头颅扩大、囟门膨起等症状。部分患者可出现偏瘫、失语等症状。部分患者可有比较特殊的临床特征，如脑膜炎球菌脑膜炎可出现全身性瘀点、瘀斑或紫癜。脑脊液浑浊，细胞数升高，早期以中性粒细胞占优势，后期以淋巴细胞及浆细胞为主；蛋白升高，多为 1~5g/L；糖及氯化物降低；免疫球蛋白 IgG 和 IgM 明显升高。脑脊液涂片染色镜检，部分患者的脑脊液内可见致病细菌。CT 早期可正常，病程进展可见脑膜呈线状强化，脑实质受损可见低密度区和占位效应。磁共振检查早期脑膜及皮质呈条状信号增强，脑组织广泛水肿；中期皮质和皮质下梗死；后期可见脑积水、硬膜下积液及脑萎缩。急性起病，有高热、头痛、呕吐、意识障碍、抽搐症状，体格检查有脑膜刺激征，脑脊液以中性粒细胞为主的白细胞升高即可考虑该病。脑脊液细菌图片检出病原菌和细菌培养阳性可确定诊断。

（三）急性单核细胞增多性李斯特菌脑炎

李斯特菌脑膜炎是由单核细胞增多性李斯特菌（简称李斯特菌）所引起的脑膜炎，多见于婴幼儿、老年人及免疫功能缺陷的成人患者。李斯特菌感染易感染背侧脑干和小脑，第四脑室的特殊层。与其他细菌性脑膜炎相似，一般起病急，90% 病例的首发症状为发热在 39℃以上。有严重的头痛、眩晕、恶心、呕吐。脑膜刺激征明显，且常伴有意识障碍，如木僵、谵妄等亦可发生抽搐。重症者可在 24~48 小时内昏迷。少数起病缓慢，病程较长而有反复。如病变累及脑实质则可有脑炎和脑脓肿的表现。个别发生脑干炎而呈复视、发音和吞咽困难、面神经瘫痪和偏瘫等。MRI 可能对该病的早期诊断至关重要。

三、真菌感染

（一）隐球菌脑膜炎

隐球菌脑膜炎是由新型隐球菌感染所引起的亚急性或慢性脑膜炎。患者可有饲养鸽子或免疫缺陷病史，亚急性起病，表现为发热、剧烈头痛、恶心、喷射状呕吐，病程中可出现意识障碍，非 HIV 感染患者隐球菌性脑膜脑炎的临床表现多种多样。大部分患者呈慢性发病，在诊断前已有症状可长达数月，常见临床表现为亚急性或慢性脑膜脑炎的症状和体征；约 50%的患者可见发热，典型情况下，2~4 周出现头痛、嗜睡、人格改变与记忆丧失。对于实体器官移植受体，约 2.8% 的患者可出现隐球菌感染，从移植到疾病发作的中位时间为 21 个月；68% 的患者发生于移植后 1 年以上。经证实，52%~61% 的隐球菌感染患者有中枢神经系统受累和播散性感染，伴新型隐球菌病的移植受体中约 25% 有真菌血症。临床主要表现包括发热（低热和中等度发热）、渐进性头痛、精神和神经症状（精神错乱、易激动、定向力障碍、行为改变、嗜睡等）。颅内压增高往往比较明显，头痛、恶心、呕吐较剧烈；病情进展可能累及脑神经（动眼神经、展神经、视神经等），出现脑神经麻痹（表现为听觉异常或失聪、复视或视物模糊、眼球外展受限等）和视盘水肿，脑实质受累可出现运动、感觉障碍，脑功能障碍，癫痫发作和痴呆等临床表现。体格检查可有脑膜刺激征。中枢神经系统感染可同时伴发肺部或其他部位播散性感染，但大多数不伴有其他感染的临床表现。与非 HIV/AIDS 的隐球菌性脑膜炎患者相比，HIV 感染患者隐球菌性脑膜炎的临床症状无明显差异，但 HIV 患者症状持续时间较非 HIV 感染者长，且更不典型。腰穿脑脊液（CSF）压力高，脑脊液呈无色透明状，墨汁染色有助于明确病原学诊断。

对于任何伴有发热、头痛以及中枢神经系统相关体征或症状的免疫功能受损患者，或表现出亚急性或慢性脑膜炎的免疫功能正常个体，均应考虑新型隐球菌性脑膜炎的可能。进一步行腰椎穿刺检查，若存在神经系统定位体征、视盘水肿或精神状态受损的情况下，应行放射影像学检查。通过脑脊液培养、墨汁染色和 / 或隐球菌抗原检测来对脑脊液仔细评估应能明确诊断。

（二）念珠菌脑膜炎

念珠菌脑膜炎是由白念珠菌感染所致，常见于重症衰竭、恶病质、长期使用抗生素和免疫抑制药者，临床以发热和脑膜炎症状为主，脑脊液沉渣检查可发现白念珠菌。

（三）组织胞浆菌性脑膜炎

组织胞浆菌广泛存在于鸡、鸽等鸟禽类粪便中，可通过呼吸道进入肺部再经血液循环达到脑部，多见于健康人，急性起病并进行性加重，脑脊液检查与新型隐球菌性脑膜炎类似。

（四）毛霉脑膜炎

毛霉是一种条件致病真菌，只有在重症衰竭、恶病质、长期使用抗生素和免疫抑制药者人群中容易发病,常急性起病。表现为高热、头痛、呕吐,脑部受损可出现抽搐、意识障碍、精神行为异常。鼻窦影像学检查可示鼻窦黏膜增厚,窦壁点状破坏,病变处活检和分泌物可查毛霉。

四、寄生虫感染

(一)广州管圆线虫病

广州管圆线虫病又名嗜酸性粒细胞增多性脑膜炎。该病是人畜共患的寄生虫病,人因进食了含有广州管圆线虫幼虫的生或半生的螺肉而感染。其幼虫主要侵犯人体中枢神经系统,表现为脑膜和脑炎、脊髓膜炎和脊髓炎,严重患者会出现意识障碍,可使人致残或致死。该虫的主要传染中间宿主是褐云玛瑙螺,其体内幼虫感染率极高,食用螺蛳,尤其是福寿螺和大蜗牛会感染广州管圆线虫。广州管圆线虫幼虫大量进入脑部后,会引起剧烈的头痛,有约99%的患者由于头痛入院治疗。除头痛外,尚有恶心、呕吐、颈强直和发热,视物模糊或复视,感觉麻木、面瘫、抽搐。并伴有颈部硬等脑炎、脑膜炎症状。严重者瘫痪、嗜睡、昏迷导致死亡。脑脊液压力升高,多明显升高,严重时可达1 000mmH$_2$O以上,外观浑浊或呈乳白色,似淘米水样,白细胞计数可达$(0.5\sim2.0)\times10^9$/L,或者更高,嗜酸性粒细胞比例明显升高为该病的特征性改变。约85%病例其比例>25%,最高者在90%以上。蛋白中度升高,糖和氯化物正常或轻度增高。

(二)脑囊虫病

脑囊虫病是由猪绦虫幼虫(猪囊虫)所引起的一种脑部寄生虫病,为国内脑部寄生虫病中最常见者。常因个人卫生习惯不良,便后饭前不洗手,进食了被自身或其他猪肉绦虫病患者由大便排出的猪肉绦虫虫卵所污染了的食物或饮水,以皮下组织、肌肉、口腔黏膜、眼和脑部等处最为常见,囊虫在脑内多分布于灰质或灰、白质交界处。临床表现与囊虫所处的位置、数目、生物学状态及其周围脑组织受损的性质和强度密切相关。脑部症状多种多样,可多可少,甚至不出现任何症状。癫痫发作最为常见。几乎见于所有患者,出现反复发作的各种类型癫痫,癫痫发作形式多样性及易转换性为其特点。颅内压增高较常见,以急性起病,进行性加重为特点。主要表现有突发头痛、呕吐、视力减退和视盘水肿等症状。系因囊虫阻塞了侧脑室的室间孔、大脑导水管、第3~4脑室或脑底池等,或由于脑底囊虫所引起的局限性脑蛛网膜粘连影响了脑脊液的循环所致。如囊虫寄生于脑室系统内,头位改变时偶可突然出现剧烈眩晕、头痛、恶心、呕吐以及呼吸和循环功能紊乱,甚至昏迷等临床症状[布伦斯布

(Brun)综合征]。系因囊虫引起脑脊液循环急性梗阻、颅内压急剧升高和迷走神经核受刺激所致。精神异常较常见,以意识障碍和智能减退最多见。此外,尚可出现脑底脑膜炎,感觉、运动障碍。

辅助检查包括大便寄生虫检查,常可发现猪绦虫成虫节片,但一般难找到虫卵。脑脊液压力升高,可有细胞数增多,有嗜酸性粒细胞、蛋白增高,葡萄糖降低。血及脑脊液补体试验可呈阳性。颅内平片及四肢软组织透视(或照片)可见钙化点,颅内压增高较久者的颅骨平片可显有颅内压增高征象。

(三)脑型疟疾

在疟疾病区,凡遇有发热原因未明而兼有意识障碍,如嗜睡、谵妄、昏迷及/或惊厥者,需考虑脑型疟疾的可能性,血检疟原虫应作为常规检查项目。脑型疟疾是疟疾中最凶险者,最多见于恶性疟,有时也见于间日疟或三日疟。新近进入病区而初次感染疟疾者症状往往较当地居民为重,且患脑疟疾者也较多见。在国内报道的1 533例恶性疟中,脑型占9.8%,其病死率为45%。脑型疟疾的主要病理改变是由循环障碍引起的脑白质内弥散性点状出血与Durck疟疾肉芽肿。发病初期为一般疟疾症状,如畏寒、高热、头痛、出汗等,神经系统症状多于病后第2~7天出现,主要表现为昏睡、谵妄、昏迷、抽搐或惊厥,并可有脑膜刺激征与病理反射,常易误诊为乙脑。因此凡遇有突然昏迷的患者,不能忽视脑型疟疾的可能性。患者有贫血与脾大更提示此病的诊断,但确诊有赖于从血中找到疟原虫。采用厚滴片法镜检疟原虫的阳性率高,值得推广。疑似病例一次结果阴性时应反复检查。有些患者曾接受过不规则的抗疟治疗(例如注射复方奎宁注射液),周围血液内不易检出疟原虫,需要时可做骨髓穿刺涂片检查,争取尽早获得病原学诊断。

(四)急性脑型血吸虫病

在血吸虫病地区,凡遇有急性高热、血中嗜酸性粒细胞增多而兼有意识障碍者,必须考虑脑型血吸虫病的可能性。急性脑型血吸虫病是由血吸虫卵沉积于脑部组织后导致脑水肿所引起。潜伏期大多在感染后6周左右,但可长至3~4个月。其主要表现为高热、昏睡、昏迷、痉挛或瘫痪、腱反射亢进、锥体束征、脑膜刺激征等,酷似乙脑或其他原因所致的脑膜脑炎。血中白细胞增多,分类计数嗜酸性粒细胞显著增多,或兼有脑脊液嗜酸性粒细胞增多,对此病的诊断有重要提示。急性脑型血吸虫病的诊断依据应包括以下3项:①发生在急性血吸虫病的基础上;②除外其他原因的急性脑炎或脑膜脑炎;③锑剂治疗有明显疗效,经治疗后一般无神经系统后遗症。

56.2 自身免疫性脑炎

自身免疫性脑炎（autoimmune encephalitis，AE）泛指一类由自身免疫机制介导的脑炎。根据不同的抗神经元抗体和相应的临床综合征，抗 NMDAR 脑炎是 AE 的最主要类型，其特征性为症状多样且全面的弥漫性脑炎。

临床特点：①青年多见，女性多于男性；②急性起病，一般在 2 周至数周内达高峰；③可有发热和头痛等前驱症状；④主要表现为精神行为异常、癫痫发作、近事记忆力下降、言语障碍/缄默、运动障碍/不自主运动，意识水平下降/昏迷、自主神经功能障碍等，自主神经功能障碍包括窦性心动过速、心动过缓、泌涎增多、中枢性低通气低血压和中枢性发热等；⑤中枢神经系统局灶性损害的症状，例如复视、共济失调等。

实验室检查包括以下几项。①脑脊液检查：腰椎穿刺压力正常或者升高，超过 300mmH$_2$O 者少见。脑脊液白细胞数轻度升高或者正常，脑脊液细胞学多呈淋巴细胞性炎症。脑脊液蛋白轻度升高，寡克隆区带可呈阳性，抗 NMDAR 抗体阳性。②头颅 MRI：可无明显异常，或者仅有散在的皮质、皮质下点片状 Flair 和 T2 高信号；部分患者可见边缘系统病灶，病灶分布也可超出边缘系统的范围。③脑电图：呈弥漫或者多灶的慢波，异常 δ 刷是该病较特异性的脑电图改变，多见于重症患者。④肿瘤学：卵巢畸胎瘤在青年女性患者中较常见，中国女性抗 NMDAR 脑炎患者卵巢畸胎瘤的发生率为 14.3%~47.8%，在重症患者中比例较高，卵巢超声和盆腔 CT 有助于发现卵巢畸胎瘤，卵巢微小畸胎瘤的影像学检查可以为阴性。男性患者合并肿瘤者罕见。其他自身免疫性脑炎如抗 LGI1 抗体相关脑炎、抗 GABABR 抗体相关脑炎与抗 AMPAR 抗体相关的脑炎等也可能有部分患者出现颅内压增高。

56.3 脑血管疾病

一、脑出血

脑出血是指原发性非外伤性脑实质内出血，也称自发性脑出血，占全部脑卒中的 20%~30%，脑出血多发生在 50 岁以上、血压控制不良的高血压患者。部分患者有家族性高血压病史或脑血管意外病史。最常见的病因是高血压性脑内小动脉硬化，60% 是由于高血压性动脉硬化所引起，其他较少见的原因是颅内动脉瘤、脑血管畸形、血液病、子痫、脑肿瘤破裂出血等。

本病起病多数较突然，通常在用力、兴奋、情绪激动等状态下发病，症状在数分钟至数小时内达高峰。临床主要表现为两大类症状，即全脑症状（颅内压力增高所致）以及神经系统定位症状（出血对某部分脑组织的刺激和破坏所致）。

全脑症状中最突出的症状是不同程度的昏迷，这也是与其他类型急性脑血管疾病鉴别的要点。根据几组病例的统计，有昏迷者占 70%~88%。大部分患者开始即有昏迷，少数病例其昏迷逐渐发生。昏迷的程度与出血量的多寡以及出血的部位有很大关系；有人认为，如病灶接近第三脑室的中央灰、白质或丘脑核，则昏迷最易发生。如出血流入脑室，则常呈深度昏迷。如血肿波及或压迫丘脑下部时可刺激丘脑下部的自主神经中枢，使其功能紊乱，导致上消化道黏膜的血管急性扩张出血，称应激性溃疡出血。

神经系统的局部症状根据出血部位而定。出血可发生在大脑皮质、皮质下、基底核区、脑干、小脑、脑室等部位。基底核区是最常见的好发部位，占 60%~70%，其中壳核出血约占 60%，丘脑出血约占 10%，带状核和尾状核出血少见。

（一）壳核出血

壳核出血即内囊外侧型出血，多由外侧豆纹动脉破裂引起，血肿常向内扩展压迫内囊，出血量大可致颅内压增高及昏迷。由于行经内囊的皮质脊髓束、皮质脑干束、脊髓丘脑束和视放射受累，患者出现病灶对侧偏瘫以及对侧下部面肌瘫痪(面神经核上性瘫痪)。至于对侧舌肌的核上性瘫痪和对侧偏身感觉障碍在患者昏迷时不易查出,病灶在优势半球者可有运动性失语。急性期偏瘫多为弛缓性。患者两眼球常向病灶侧凝斜。不少患者的另一侧肢体也有锥体束征,乃因脑水肿所致。

(二)丘脑出血

丘脑出血即内囊内侧型出血,由丘脑穿通动脉或丘脑膝状动脉破裂所引起。典型的症状是偏身感觉异常,血肿向外压迫或损伤内囊可引起病灶对侧偏瘫、偏身感觉障碍和同向偏盲,部分患者可伴有偏身自发性疼痛或感觉过度;优势半球出血可有运动性失语,非优势半球出血可有体像障碍及偏侧忽视症。部分患者还可出现精神障碍,表现为情绪低落、情感淡漠或视幻觉、类精神分裂样症状及记忆和认知功能减退。血肿向内破入脑室称继发性脑室出血,可引起昏迷、高热和瞳孔改变。血肿向下扩展压迫丘脑下部和脑干,亦可出现昏迷、高热和上消化道出血,最后继发脑干功能衰竭而死亡。

(三)脑叶出血

脑叶出血即皮质下白质出血,老年患者常由高血压动脉硬化或淀粉样变血管病所引起,青壮年多为先天性脑动静脉畸形或先天性动脉瘤破裂所致。出血量大时常有不同程度的昏迷,且伴有相应脑叶功能受损的表现,如额叶出血可出现精神异常、摸索、强握等;颞叶出血可出现幻视、幻听、感觉性失语等;顶叶出血则为肢体感觉障碍、失用、失认、体像障碍等;枕叶出血可出现皮质盲。

(四)继发性脑室出血

蛛网膜下腔出血,血肿破入脑室引起脑室出血称继发性脑室出血。症状因出血部位、脑室积血量及是否阻塞脑脊液通路而异,如出血量大,病情危笃,呈深昏迷、高热、双侧瞳孔缩小如针眼,与脑桥出血相仿,不同者是继发性脑室出血很早就出现四肢阵发性强直性抽搐,死亡的发生更快。直接由脉络丛血管出血或室管膜下1.5cm处出血破入脑室者为原发性脑室出血,较少见,出血量少时表现为头痛、呕吐、颈项强直,克尼格征阳性,意识清楚,预后良好。如出血量大,则表现与继发性脑室出血或脑桥出血雷同,但脑的局灶症状缺如。脑出血经由脑室或穿破脑实质流入蛛网膜下腔,称继发性蛛网膜下腔出血,刺激脑膜,约半数患者出现颈强直及克尼格征阳性。少数患者发生全面性癫痫或部分性癫痫发作。病情较单纯性脑实质出血严重,且预后更差。

辅助检查:①头颅CT,临床一旦怀疑脑出血,应尽快检查,可发现脑内相应部位的高密度影,能明确出血部位、范围和脑水肿的程度及脑室系统情况,对指导治疗、估计预后有重要价值;②头颅MRI检查,可明确出血部位、范围和脑水肿及脑室情况;T1加权像呈等信号,T2加

权像呈略高信号,但检查耗时长,不同时段有不同的改变,且图像不如CT易于判断,不属首选;③脑血管造影(DSA、CTA、MRA)可显示血管走行的移位,有的尚可发现脑动脉瘤或血管瘤,但急性期较少使用;④腰穿脑脊液压力增高,多呈均匀血性,但血肿没破入脑室或蛛网膜下腔时,脑脊液可为非血性,随着CT的临床应用,本项检查已不属常规检查项目。

综上所述,脑出血的主要诊断根据为:①患者大多数是患有高血压及动脉硬化的中、老年人;②常在用力或兴奋情况下骤然发生昏迷及偏瘫;③发病当时血压高;④全脑症状明显;⑤头颅CT或MRI检查可发现脑出血的特征性改变;⑥脑脊液压力高,多为血性。但如诊断较明确,则不必检查脑脊液。

脑出血主要应与动脉血栓性脑梗死、脑栓塞、蛛网膜下腔出血鉴别。脑出血与动脉血栓性脑梗死的鉴别有时颇困难。若患者出现下列情况则脑出血可能性大:①起病时头痛剧烈和呕吐;②起病时血压明显增高;③起病时伴有抽搐;④鼾声呼吸或潮式呼吸;⑤两眼球同向偏斜;⑥双侧肢体均有锥体束征或病理反射;⑦脑膜刺激征;⑧并发上消化道出血。其中以①②项的鉴别意义较大。

四种常见急性脑血管疾病的临床鉴别见表53-4。

脑出血与高血压脑病的鉴别是后者的症状与体征常于一两天内明显减轻或消失,癫痫样抽搐较多见。脑出血患者在昏迷前多无发热,脑脊液内的白细胞、糖和氯化物改变不大,可与急性脑膜炎鉴别。颅脑损伤所致的昏迷多有外伤史,出血以硬膜外或硬膜下多见。当患者出现一过性糖尿和血糖增高时,要注意与糖尿病性昏迷鉴别,后者一般无神经系统局灶体征,呼吸带有烂苹果味,还可从家属中查出患者有糖尿病病史。此外,脑出血还需与其他原因所致的昏迷如尿毒症性昏迷、肝性脑病、中毒性昏迷、中暑等鉴别,但这些昏迷病例均不伴有或罕有偏瘫或面瘫、眼球偏斜等,常有原发病史可寻,头颅CT与MRI扫描未见明显的局部异常改变,可资鉴别。

二、蛛网膜下腔出血

蛛网膜下腔出血包括原发性与继发性蛛网膜下腔出血。前者是指位于脑表面的血管破裂出血进入蛛网膜下腔,年轻者多由颅底动脉瘤破裂或脑血管畸形出血所引起,年老者多与动脉硬化性动脉瘤破裂出血有关。后者是继发于脑实质出血(大脑半球、脑干或小脑出血)、颅脑损伤、脑肿瘤出血等破入蛛网膜下腔所致。本节所指的蛛网膜下腔出血即原发性蛛网膜下腔出血。典型表现是突发性头痛、呕吐、意识障碍,后者以短暂而轻度昏迷为其特点,系大量血液进入蛛网膜下腔刺激脑膜及急性脑血管痉挛所致;进行性意识障碍、昏迷提示迟发性脑

血管痉挛，常发生于蛛网膜下腔出血后1周左右，多伴有偏瘫或四肢瘫或癫痫发作；突然头痛、呼吸停止、昏迷提示枕骨大孔疝形成，常见于颅底动脉瘤再破裂出血，病情危重。继发性蛛网膜下腔出血的症状取决于原发病的状况，除可以出现意识障碍、昏迷外，还有明显的原发病症状和局部体征。预后亦与原发病的病情相关。

体格检查颈项强直，克尼格征阳性，继发性蛛网膜下腔出血尚有原发病的症状和局部体征。头颅CT显示蛛网膜下腔有高密度影像学改变，可以确诊；腰穿脑脊液压力增高，均匀血性，在CT问世之后已不属确诊的必检项目。

三、脑梗死

脑梗死包括动脉粥样硬化性脑梗死和血栓性脑梗死(脑栓塞)。前者是指在脑动脉粥样硬化等动脉壁病变的基础上形成管腔内血栓，造成该动脉供血区血流中断，局部脑组织发生缺血、缺氧、坏死。脑栓塞是指脑动脉管壁上的粥样硬化斑块或心源性血栓脱落后引起的脑动脉栓塞。

颅内压增高是大面积脑梗死的主要症状之一，常见于①急性颈内动脉闭塞：急性颈内动脉闭塞如侧支循环代偿不良，可引起大面积脑梗死，重者可完全性偏瘫、偏身感觉障碍、失语，甚至昏迷。颅内高压的发生与梗死灶的大小直接相关，多在发病后数小时开始，呈进行性加重。②急性大脑中动脉主干闭塞：可迅速出现意识障碍、对侧肢体完全性偏瘫；意识障碍逐渐加重，数小时至数日可因进行性广泛性脑水肿、颅内高压发展至昏迷。多数病例在数日内死亡。

脑梗死的头颅CT(发病24小时后)可发现低密度病灶；MRI(发病6~12小时后)可显示T1低信号、T2高信号的梗死灶，并能发现脑干、小脑(CT不能显示的)小病灶。MRI弥散加权成像(DWI)和灌注加权成像(PWI)可发现更早期(20~30分钟)的缺血病灶，对溶栓治疗有指导价值。

脑梗死的诊断主要依靠临床表现和神经影像学检查。

四、颅内静脉窦血栓形成

颅内静脉窦血栓形成是指多种病因引起的以脑静脉回流受阻、脑脊液吸收障碍为特征的特殊类型脑血管病，占所有卒中的比例为0.5%~1%。常见的病变部位为上矢状窦、横窦、乙状窦、直窦和大脑静脉等部位。大部分情况下，炎症型的血栓容易发生在乙状窦和海绵窦部位，而非炎症型的血栓则容易出现在上矢状窦和横窦。85%以上的患者存在一种或多种危险因素，包括各种遗传或继发性的血栓形成倾向(如V因子Leiden突变、凝血酶G20210A突变、高同型半胱氨酸血症、蛋白C、蛋白S或抗凝血酶Ⅲ缺陷)、妊娠、产后或口服避孕药物、各种急性与慢性感染或炎性疾病、各种血液系统疾病、肿瘤或外伤等，但部分患者原因不明。临床缺乏特异性，漏诊率可达73%，40%的患者平均诊断时间在10天以上。

症状因受累静脉窦的部位、范围、血栓形成的程度、速度以及侧支循环建立情况的不同而异。一般多有以下表现：

1. 颅内压增高。

2. 邻近栓塞静脉窦的头皮、颜面肿胀，静脉怒张、迂曲；海绵窦血栓则更有眼睑、结膜肿胀充血和眼球突出(非搏动性且无血管杂音，可与海绵窦内动脉瘤和动静脉瘘鉴别)，且可通过环窦而使对侧海绵窦出现相同症状。

3. 除横窦、窦汇和上矢状窦中段不全闭塞外，脑部因水肿、继发的出血性梗死或出血、血肿而呈现各种限局症状。①上矢状窦血栓：以下肢或近端为重的肢体瘫痪(双下肢瘫、偏瘫、三肢或四肢瘫)、限局性癫痫、双眼同向偏斜、皮质觉障碍、精神症状和一过性尿潴留等。②海绵窦血栓：因动眼神经和三叉神经Ⅰ、Ⅱ支受累，眼球活动受限或固定，颜面疼痛和角膜反射消失。③乙状窦血栓：岩窦受累时三叉和展神经麻痹；血栓扩及颈静脉时，舌咽、迷走和副神经受累。④直窦血栓：出现去大脑强直和不自主运动。

如存在局灶性神经功能缺损同时合并颅内压增高，应该考虑到颅内静脉窦血栓形成的可能。其中包括急性或反复发作的头痛，此外还包括视盘水肿，偏侧肢体的无力和感觉障碍包括失语、偏盲、痫性发作，以及不同程度的意识障碍或精神症状。脑出血很常见，但表现为颅内静脉窦血栓的主要见于孤立性脑叶出血、不符合动脉供血分布区的多发性脑出血、反复发生邻近部位的出血、双侧丘脑出血、吸收缓慢的脑内血肿及水肿严重的脑内血肿等。

辅助检查：CT/CTV被认为是最常用、最好用的手段，直接征象包括条索征(cord sign)、高密度三角征(dense triangle)。CTV可显示静脉窦内血栓，呈充盈缺损样病变，上矢状窦血栓形成可见特征性的"空三角征"，间接征象为包括相应静脉/静脉窦引流区脑水肿、缺血梗死灶、出血性梗死、脑室梗阻或阻塞性脑积水。头颅MRI可直接显示颅内静脉和静脉窦血栓，以及继发脑实质损害，较CT更为敏感和准确；血栓表现随时间而变化：急性期(1~5天)，T1WI等信号、T2WI低信号；亚急性期(6~15天)，T1WI、T2WI均为高信号；慢性期(>16天)，T1WI、T2WI信号降低且不均匀，又以亚急性期的血栓高信号较为可靠。头颅MRV可以作为颅内静脉窦血栓形成的主要诊断手段，可反复复查。可发现相应部位静脉和静脉窦狭窄或闭塞,或静脉侧支形成或异常扩张。不同部位的静脉窦血栓影响着脑部不同的区域,其中上矢状窦血栓主要影响的是额叶、顶叶和枕部;横窦、乙状窦血栓主要影响的是颞叶;最值得注意的是 Galen 静脉(大脑大静脉)或直窦血栓可见深部脑实质异常,包括丘脑出血、水肿或脑室出血。数字减影脑血管造影术 DSA 是诊断 CVST 的金标准,是目前诊断 CVST 最可靠的依据,可直接显示静脉/静脉窦血栓以及所属血管病变状况,具有 CT/MRI 无法比拟的优势,逆行静脉窦造影测压;缺点是有创性的操作和颅内压增高的风险,不作为患者或危重患者反复复查的手段,通常用于其他检查完成后仍不能确诊或需要同时经导管进行药物治疗时。

56.4 闭合性颅脑损伤

颅脑外伤是发生颅内高压的常见原因之一。急性颅脑创伤患者因为颅内出血、广泛脑挫裂伤、tSAH、脑水肿、脑梗死、弥漫性脑肿胀等病理现象,当其增加体积超过代偿容积后,即可出现颅内高压症。如颅内压增高超过了颅内代偿机能限度,颅内压不断持续升高,则可引起脑血流量调节功能发生障碍,脑组织缺血及缺氧严重,加重了脑水肿,使脑组织体积增加,颅内压更上升,可使脑组织移位形成脑疝,终致脑干受压造成呼吸、循环中枢衰竭而死亡。脑挫裂伤及外伤性颅内血肿是这种颅内压升高的常见原因。颅内压增高的发展过程,根据临床症状和病理生理特点,分为代偿期、早期、高峰期和晚期(衰竭期)4 个不同阶段。对于特重型颅脑创伤和特急性颅脑创伤患者分期并不明确。

1. 代偿期 颅内压仍可保持在正常范围内,临床上也不会出现颅内压增高的症状和体征,所以早期诊断较为困难。此期进展的快慢,取决于病变的性质、部位和发展的速度等因素。

2. 早期 病变发展并超过颅腔的代偿容积,但颅内压低于平均体动脉压正常值 1/3,<35mmHg(4.7kPa),脑灌注压值为平均体动脉压正常值的 2/3,脑血流量也保持在正常脑血流量的 2/3 左右,34~37ml/(100g 脑组织·min),PaCO$_2$ 值在正常范围内。脑血管自动调节反应和全身血管加压反应均还保持良好。但脑组织已有早期缺血、缺氧和脑血流量减少,血管管径也有明显改变,所以逐渐出现颅内压增高症状和体征如头痛、恶心、呕吐,因导致颅内压增高的动作而加重。在急性颅内压增高时,尚可出现血压升高、脉率变慢、脉压增大、呼吸节律变慢、幅度加深的库欣反应。

3. 高峰期 病变已发展到严重阶段,颅内压为平均动脉压正常值的 1/2(35~50mmHg)(4.7~6.6kPa),脑灌注压也相当于平均体动脉压值的一半,脑血流量也为正常的一半,为 25~27ml/(100g 脑组织·min)。如颅内压接近动脉舒张压水平,PaCO$_2$>46mmHg(6.1kPa)而接近 50mmHg(6.6kPa)时,脑血管自动调节反应和全身血管加压反应可丧失,可出现脑微循环弥散性障碍。此时患者有剧烈头痛、反复呕吐、神志逐步趋向昏迷,并可出现眼球、瞳孔固定散大或强迫头位等脑疝症状。

4. 晚期(衰竭期) 病情已发展到濒危阶段,颅内压增高到相当于平均体动脉压,灌注压 20mmHg(<2.6kPa),血管管径已接近管腔完全闭塞,脑血流量仅为 18~21ml/(100g 脑组织·min),脑代谢耗氧量(CMRO$_2$)<0.7ml/(100g 脑组织·min)[正常值为 3.3~3.9ml/(100g 脑组织·min)],PaCO$_2$ 接近 50mmHg(6.6kPa),PaO$_2$ 下降到 50mmHg(6.6kPa),SaO$_2$<60%。此时患者处于深昏迷状态,各种反射均可消失,出现双瞳孔散大、去大脑强直等现象,血压下降,心搏快弱,呼吸浅快或不规则甚至停止。

一、脑挫裂伤

脑挫裂伤是指头部外伤后脑组织发生器质性损伤。受伤后伤者即时出现不同程度的昏迷,从嗜睡状态直至深度昏迷,持续半小时至数小时、数日、数周或数月以上,偶尔可达数年。脑挫裂伤后继发脑水肿,临床表现有颅内压增高征象,如剧烈头痛、呕吐、血压升高及脉搏减慢等。如伤者出现躁动不安而意识障碍随之加深时,应警惕脑疝形成的可能;如伤者出现躁动而意识障碍的程度前后相似,则可能属于创伤疼痛或尿潴留等身体不适,也可能是伤情趋向好转的现象。由于脑损伤的部位不同而出现各种神经系统定位体征,如肢体瘫痪、脑神经瘫痪、感觉障碍、失语、癫痫样抽搐等。此外,在恢复期间的头痛、头晕、出汗、恶心、记忆力减退、失眠等症状也较脑震荡显著。

脑挫裂伤不同于脑震荡的要点:①昏迷时间较长和程度较重;②神经系统检查往往有定位体征;③脑脊液压力升高,可混有血液;④头颅 CT 或 MRI 可见点片状出血。脑挫裂伤与颅内血肿的区别:①前者在伤后立即出现症状和体征,而后者的症状和体征是逐渐发展的,且在昏迷期间可有中间清醒或好转期;②伤后即刻出现单瘫或偏瘫而无对侧瞳孔散大者多为脑挫裂伤,如伤后一段时间才出现偏瘫而对侧瞳孔散大者多为颅内血肿;③脑挫裂伤的头颅 CT 或 MRI 见点片状出血,后者见颅内血肿。但两者常并存。

二、外伤性颅内血肿

颅脑损伤后出现下列情况时,应高度怀疑颅内血肿的可能:

1. **意识改变** ①伤后昏迷转为清醒或者意识好转,然后再度昏迷;②伤后清醒,以后转为昏迷;③伤后持续昏迷且进行性加深。

2. **急性颅内压增高** 伤后头痛持续和加剧,或伴有呕吐而意识障碍又呈进行性加深。

3. **脑疝形成** 伤后逐渐出现一侧瞳孔扩大而对侧肢体呈现进行性瘫痪(或有锥体束征),是小脑幕切迹疝(颞叶钩回疝)的表现。脑疝的出现常是颅内血肿较为后期的表现。

颅内血肿按其部位可分为硬脑膜外血肿、硬脑膜下血肿和脑实质内血肿,分述于下:

(一)硬脑膜外血肿

硬脑膜外血肿是血积聚于颅骨与硬脑膜之间的血肿。大多由于颅骨骨折使脑膜中动脉(或静脉)破裂所致;次为静脉窦破裂;有时是板障静脉或导血管破裂出血所引起。典型表现是伤后立即有短暂昏迷(由于脑震荡或脑挫裂伤所致),继而意识清醒或好转(中间清醒期),旋又进入再次昏迷(由于颅内血肿形成)。但此种昏迷→清醒→昏迷的典型病例并不多见,约占 30%。伤者有颅内压增高,清醒时感到头痛、恶心、呕吐。多有烦躁不安、意识进行性障碍、血压升高、脉缓而充实等,并逐渐出现伤侧瞳孔散大、对光反应迟钝或消失(动眼神经受压),对侧肢体瘫痪或有锥体束征(血肿压迫局部大脑皮质或颞叶钩回压迫大脑脚)。

诊断除依靠上述临床表现外,在伤者病情许可的情况下,争取早期作头颅 CT 扫描,在颅骨内面和脑表面之间出现凸透镜形或弓形高密度影,并且周边可见水肿带及脑室受压和中线结构移位的影像学改变。若病情危急,来不及 CT 检查或没有 CT 设备时,也可直接钻颅探查,以争取时间抢救伤者的生命。

(二)硬脑膜下血肿

硬脑膜下血肿是由于颅脑损伤后大脑表面的浅静脉或皮质小动脉破裂出血,血液积聚于硬脑膜下间隙所致。按病程发展分为急性、亚急性与慢性三种,急性者在 3 天之内,亚急性者 3 天~3 周,慢性者 3 周以上。急性与亚急性在病理上并无明显区别。

1. **急性与亚急性硬脑膜下血肿** 伤者的伤势较重,多合并广泛严重的脑挫裂伤,常为双侧性。受伤后持续昏迷,进行性加重,少数有中间清醒期。主要表现是原发性脑损伤及继发性脑受压的混合改变。临床上急性颅内压增高、生命体征改变以及颞叶钩回疝出现早,进展快。伤后早期常有一侧肢体表现为不完全性瘫痪,并呈进行性加重,还可有部分性癫痫发作。头颅 CT 扫描绝大多数患者在颅板下方出现新月形高密度区,范围广泛时可为双凸型。部分患者可高、低密度同时并存,有时高密度区局限于血肿下部而出现液平面,系由部分溶血后血红蛋白释出下沉所致,血肿周围可见水肿带;病侧脑组织可见受压水肿移位。根据头颅 CT 检查诊断并不困难,如情况危急可行钻颅探查。

2. **慢性硬脑膜下血肿** 多因头部受到较轻的外伤所引起,常为大脑凸面表浅静脉缓慢出血的结果。早期症状较轻或无明显症状。约经 3~4 周后,血肿逐渐增大时始出现头痛、呕吐、嗜睡、视盘水肿等颅内压增高症。意识也呈进行性障碍,也可出现脑受压的局灶体征或小脑幕切迹疝。若病程较长又无明确外伤史(由于外伤较轻或外伤距离发病时间太长致伤者不复记忆),临床易误诊为脑肿瘤。CT 检查在紧贴颅骨内板下方可见双凸形或平凸形血肿影,其密度可因血肿期龄不同而有所差异,多数表现为密度降低,部分可为等密度或略高密度,侧脑室常常受压变形或消失。单侧病变中线结构向对侧移位,双侧时可无移位。强化可显示血肿包膜。MRI 可显示独特的 T1 加权、T2 加权均表现为高信号,对本病的诊断有重要价值。

(三)脑实质内血肿

急性脑实质内血肿多在严重脑挫裂伤的基础上形成,且往往与急性硬脑膜下血肿并存,故颇难做出单独的诊断。慢性脑实质内血肿与慢性硬脑膜下血肿的症状相似,但前者的定位体征有时较后者明显。

一、脑肿瘤

脑肿瘤根据颅内肿瘤的病理类型、肿瘤所在的部位的不同通常会出现很多症状，典型症状包括颅内高压和局灶性症状及癫痫发作。颅内肿瘤为占位性病变，可造成颅内压增高，表现为头痛、呕吐、视神经盘水肿等。头痛为早期出现的症状，以清晨及晚间出现较多，主要位于额颞部，开始时多为间歇性的头疼，随着肿瘤的增长，渐渐变成持续性的头痛，并逐渐加重。脑疝是颅内肿瘤的最严重的并发病，反应迟钝、头晕、情绪淡漠、意识模糊、视力减退、记忆力减退等也可出现。颅内肿瘤所造成的局灶性症状是由肿瘤的压迫、浸润和破坏脑组织或脑神经所造成的。如肿瘤侵犯神经组织使之毁坏而造成的症状，虽将肿瘤切除，症状也难以逆转。扩张性生长的肿瘤以压迫脑组织多见，浸润性生长的肿瘤以破坏脑组织为多见。颅内肿瘤所造成的最早局灶性症状大多提示脑组织直接受肿瘤影响的部位，因而具有较大的定位诊断价值。病变晚期当颅内压增高，症状已经出现，由于脑组织的移位，重要血管或神经受到牵拉或推移，这时所出现的症状就不再具有定位诊断的价值。

（一）脑膜瘤

脑膜瘤为颅内常见肿瘤，大多数位于脑实质外，中老年人好发。好发于矢状窦旁、大脑镰、大脑凸面，瘤细胞表现多样化。肿瘤以宽基底靠近颅骨或硬脑膜，呈圆形或椭圆形肿块，CT 平扫呈等密度或稍高密度，MRI 信号与脑皮质信号相近，在 T1WI 呈等信号，在 T2WI 上呈等或略高信号，其中偶见沙粒状钙化，以 CT 显示较佳。囊变、坏死较少见，灶周水肿多不明显，增强扫描，肿瘤呈均匀明显强化。

（二）淋巴瘤

原发性中枢神经系统淋巴瘤（PCNSL）是指原发于脑、脊髓、眼或软脑膜的淋巴瘤，70%PCNSL 为 B 细胞起源，WHO 中枢神经系统肿瘤新的分类方法将其归为 Ⅲ~Ⅳ级，属非霍奇金淋巴瘤，约占脑内原发肿瘤的 1%，肿瘤沿血管周围间隙呈浸润性生长，常无固定形态，可为单发或多发的圆形病灶，也可为边界不清浸润或弥漫分布的病灶，肿瘤可侵犯脑实质与脑膜，男女发病率大

致相等，好发于中、老年人。任何年龄均可发生，免疫系统正常者发病高峰为 50~60 岁，免疫缺陷者好发年龄为 30 岁左右。好发部位：基底核、脑室周围和胼胝体，脑干和小脑也可累及；临床症状各异，病程短，病情发展迅速，以头痛、癫痫、神经系统局灶症状为主要表现，无特征性临床表现。诊断要点：①位于大脑深部灰质和白质内如基底核区、丘脑、脑室周围的单发或多发圆形病灶，肿块在 CT 上呈高密度；病变易累及室管膜、边缘锐利，呈圆形或椭圆形，占位效应及周围水肿均较轻。②T1WI 呈低 / 等信号，T2WI 呈高 / 等信号，有时淋巴瘤呈明显的长 T1 长 T2 信号，肿瘤本身很少有出血、坏死及钙化。③因肿瘤在病理上细胞密度高，DWI 上常为高信号。④增强上，肿瘤常呈明显均匀的团块样或"拳头状"强化，有时肿瘤为均匀强化或带缺口的环形强化，有一定特征性。

（三）星形细胞瘤

星形细胞瘤是原发性脑肿瘤中最常见的一类肿瘤，约占整个脑肿瘤的 33%。肿瘤好发于额部，其次依次为颞叶、顶叶、小脑和脑干。脑室系统内的星形细胞瘤报道较少，故临床工作中常易发生误诊。

（四）颅咽管瘤

颅咽管瘤是颅内最常见的先天性良性肿瘤，其起源于 Rathke 囊的残余上皮细胞。颅咽管瘤可发生在 Rathke 囊位于口咽到第三脑室底之间的任何部位，即颅咽管的任何部位。颅咽管瘤为 WHO Ⅰ级肿瘤。颅咽管瘤一般为良性，虽然好发于儿童和青少年，但由于生长缓慢，病史一般较长，患者多出现临床症状才就诊。临床表现因肿瘤部位及发展方向、患者年龄等而有所不同。由于颅咽管瘤多位于蝶鞍部，因而其临床表现多与垂体腺瘤类似。临床表现主要是梗阻性脑积水造成的颅内压增高和内分泌（如侏儒、尿崩、肥胖等）改变，可有视力下降。颅咽管瘤病程早期可无颅内压增高。当肿瘤生长，瘤体巨大，压迫第三脑室前半部，闭塞室间孔，影响脑脊液循环通道，可引起脑积水，从而使颅内压增高，此症状成人很少见。主要表现有头痛、恶心、呕吐、视盘水肿等。晚期患者可出现嗜睡，甚至昏迷。因肿瘤生长的部位不同，症状有所差异。位于鞍上的肿瘤，常因直接压迫视神经、视交叉、视束等而引起视力视野障

碍。鞍内型则易压迫腺垂体而导致生长激素及促性腺激素分泌不足，从而使生长发育障碍，骨骼生长迟缓甚至停止，引起垂体性侏儒或者内分泌异常、性器官发育障碍。而当瘤体向鞍上发展增大至第三脑室底部、压迫下丘脑，可引起体温调节障碍、嗜睡、尿崩症及肥胖性生殖无能综合征等。该肿瘤 CT 表现为鞍上区肿块，圆形、类圆形或不规则分叶状。CT 密度因肿瘤内成分不同而变异较大。肿瘤以完全囊性和部分囊性多见，尤其是儿童颅咽管瘤，少数肿瘤也可完全呈实质性。鞍上区圆形或类圆形囊性肿物，单房或多房，少数为分叶状，边缘锐利，囊壁及囊间隔为等密度，光滑、薄且均匀，张力较高，也可因含有较多的胆固醇而呈极低密度，或因囊内含有较多钙质和角蛋白而接近于等密度或稍高密度。肿瘤的钙化发生率较高，尤其是成釉质细胞型的钙化发生率远远高于鳞状乳头型，所以，钙化尤其容易发生于儿童患者，可高达 80%。肿瘤的钙化有一定特点，囊性部分多呈蛋壳样钙化，实质性肿瘤或实性部分多表现为斑块状或小斑点状钙化。此外，还可出现云絮状、点片状或团块状钙化。蛋壳样钙化常是颅咽管瘤的特征性表现。囊壁及囊间隔常强化，囊内容物无强化，鞍上池受累显示部分或完全闭塞，压迫第 3 脑室；第 3 脑室前部消失，如果阻塞室间孔可见双侧侧脑室对称性扩大。蝶鞍多正常。

二、脑脓肿

脑脓肿为颅内脓性感染病灶，可由细菌、分枝杆菌、原虫、蠕虫、真菌等引起，患者的症状及体征因脓肿的数量、位置及大小而异。每年每十万人中就有 0.3~0.9 人发生脑脓肿，对于艾滋病等高危人群，脑脓肿的发病率相当高。脑脓肿一般继发于体内的化脓性感染，根据细菌来源可分为以下 5 类：耳源性、鼻源性、血源性、外伤性和隐源性脑脓肿。耳源性可继发于慢性化脓性中耳炎及乳突炎，多见于颞叶；鼻源性脑脓肿由邻近副鼻窦化脓性感染侵入颅内所致；血源性脑脓肿多由于身体其他部位的化脓性感染，细菌栓子经动脉血行播散到脑内而形成多发性脑脓肿；外伤性脑脓肿多继发于开放性脑损伤，尤其鉴于脑穿透性伤或清创手术不彻底者，致病菌经创口直接侵入或异物、碎骨片进入颅内而形成脑脓肿；隐源性是原发感染灶不明显或隐蔽，机体抵抗力弱时，脑实质内隐伏的细菌逐渐发展为脑脓肿。贯通伤、神经外科手术、耳及

鼻旁窦感染等，菌栓经血行播散到脑，引起小血管栓塞、炎症和坏死而形成脑脓肿。

常见致病菌为金黄色葡萄球菌、厌氧或需氧链球菌、肠杆菌、克雷伯菌、变形杆菌及沙门菌等。来源于感染性心内膜的病原菌常为金葡菌及链球菌，而并发于口腔或鼻窦感染的则是梭杆菌、普氏菌、放线菌、类杆菌、嗜血杆菌等多种微生物感染。合并艾滋病的脑脓肿患者，病原体以弓形虫多见，其次是诺卡氏菌、结核分枝杆菌。接受器官移植或造血干细胞移植的患者则是真菌性脓肿的高危人群，病原菌包括曲霉、念珠菌、毛霉、赛多孢菌等。

脑脓肿患者的临床表现多样，可出现急性全身感染症状，颅内压增高和局灶性神经功能缺陷，但只有 20% 的患者同时出现这三个症状，患者还可以表现进行性的行为及认知功能障碍。严重者可出现脑疝形成及脓肿破溃。早期可出现全身急性感染症状，发热，头痛，呕吐，颈部抵抗及脑膜刺激症状，严重者可出现急性颅内压高，脑疝而死亡。颅内压高的症状可表现为头痛，部位与颅内病灶有一定关系，出现喷射性呕吐，伴有不同程度精神及意识障碍。局灶体征可出现中枢性瘫痪，失语，癫痫，共济失调等症状。脑疝形成及脓肿破溃是脓肿可能发生的危象，可使病情恶化，出现高热，昏迷，甚至死亡。

腰椎穿刺脑脊液检查有助于诊断：脑脊液白细胞可轻中度升高，一般在 $(50\sim100)\times10^6/L$ 以下，以中性粒细胞为主，少数合并化脓性脑膜炎者脑脊液白细胞数可达数千以上，蛋白也相应增高，糖降低。头颅 X 线平片可发现乳突、副鼻窦和颞骨岩部炎性病变等。脑 CT 是诊断脑脓肿的重要方法。对于可疑病患，建议行增强 CT 检查。脑脓肿的典型 CT 表现为边界清楚的低密度灶，脓肿周边呈均匀环状增强，脓肿附近脑组织可有低密度水肿带，脑室系统可受压、推移等。利用 MRI 的弥散加权成像可有效鉴别脑脓肿、囊肿、原发性或坏死性肿物。磁共振波谱分析和脑血容积测量也是重要诊断手段。红细胞沉降率、白细胞数、CRP 升高，伴发细菌性脑膜炎患者的脑脊液检查等感染指标可辅助诊断，但感染指标不升高不能排除脑脓肿的可能。找到原发灶意义重大。超声心动图可识别感染性心内膜炎，X 线胸片用于诊断胸部感染等。病原体的确诊后可指导抗菌药物的合理使用。

56.6 颅脑先天性畸形

一、先天性脑积水

先天性脑积水由脑先天畸形或其他发育异常所引起,以中脑导水管发育异常和第四脑室中、侧孔闭塞症为常见,多见于婴幼儿,患儿最突出的临床表现为头围进行性增大,囟门扩大、张力增高,颅缝分离,两眼下斜,呈落日征,有时伴有癫痫、肢体障碍和颅内压增高的表现。CT示脑室扩大,脑室周围的脑白质密度减低,脑实质受压变薄,严重者可似纸样菲薄;还可显示颅骨变薄,颅缝分离等改变。

二、颅狭窄症

颅缝早闭,也称颅骨狭窄症或狭颅症,是不同部位的颅缝过早闭合,影响了头颅和脑的正常发育,从而产生的一组疾病的统称,在新生儿中的发病率为0.25‰,可表现为脑组织受压、癫痫发作、颅内压升高、发育迟缓、智能低下、精神活动异常等症状。

三、小头畸形

小头畸形是指头围低于同年龄同性别正常儿童头围2个标准差以上,常常伴有智力低下的一种疾病。小头畸形头围明显偏小,导致脑发育迟缓,从而导致智力低下。原发性小头畸形最主要的病因是孕早期感染,尤其是弓形虫感染,新生儿缺氧缺血性脑病、新生儿颅内缺血、早产、脑膜炎脑病也是常见的致病因素,脑外伤、梅毒感染和孕期大量酒精摄入也与小头畸形发生有关系。寨卡病毒暴发后小头畸形发生率明显上升,可能由于寨卡病毒侵入胎盘,影响胎儿大脑生长,可导致新生儿头颅过小,身体及智力发育落后。小头畸形患儿最直观最突出的表现是头颅偏小,形态可正常,也可出现顶部小而尖、头颅前部狭窄、后脑勺平坦等典型表现;头围明显偏小,最大不超过43cm,脑重量一般在900g以下;脑发育明显迟缓,常伴有智力低下,部分患有还可能伴有语言及行为发育障碍,也可伴有惊厥、肌张力增高等表现。

四、颅骨发育异常

遗传性家族性颅面骨发育不全又称Crouzon综合征,是一种导致颅缝早闭的常染色体显性遗传病,约占颅缝早闭症的4.8%,以颅缝早闭、眼眶浅、眼球突出,鹰钩鼻、上颌骨发育不良、下颌相对前突等面部发育不良为主要表现,严重的还会引起颅内压增高、失明等并发症。

56.7 脑组织缺氧

一、缺血缺氧性脑病

缺血缺氧性脑病是各种原因引起的脑组织缺血缺氧导致的脑部病变,最常见的是新生儿缺血缺氧性脑病,也可见于呼吸心搏骤停、休克、CO中毒、癫痫持续状态、重症肌无力等引起的严重脑组织缺血缺氧。临床表现为昏迷、惊厥、颅内压增高、肌阵挛、认知障碍、四肢肌张力下降性瘫痪、持续性植物状态与脑死亡以及根据大脑损伤层面不同出现不同的临床表现。瞳孔大小、形状、位置、是否对称、有无对光反应,对神经系统损害的定位和定性很重要。瞳孔对光反应的敏感性与昏迷程度成正比,与脑部损伤程度称正比。眼底双侧视盘水肿、充血、渗血,早期可见视网膜静脉怒张、静脉搏动消失,乳头边缘模糊、消失。脑电图主要表现为<20μV的全脑抑制;全脑癫痫样放电;全脑间歇性暴发放电等。急性期脑水肿时CT显示脑沟减少,白质密度低,尚可有小出血灶。后期发生脱髓鞘改变,CT表现皮质下、侧脑室旁、脑白质区及双侧内囊后支对称性片状稍低密度影;双侧基底核区对称性稍低密度影,以苍白球密度改变最明显;脑萎缩:表现为弥漫性脑萎缩,脑室系统扩张,脑沟脑池增宽,蛛网膜下腔增宽。MRI显示脑水肿:①脑外间隙消失;②脑沟标志消失;③外侧裂变窄或消失;④半球间裂变窄;⑤侧脑室前脚呈裂隙样。且同时伴随白质和皮质的病变:表现为白质和灰质弥漫性或两侧不对称性的低密度或长T1、

长 T2 异常信号影,异常信号边界多欠清;当脑水肿较轻或较局限时可表现为相应外围灰质低信号薄层状,而脑水肿较重或脑梗死时表现为脑皮质明显变薄,T1WI 呈锯齿状或脑回状,称为"脑回征",为缺氧性脑病典型表现。晚期 MRI 表现有:①皮质下脑白质呈长 T2 信号;②侧脑室前脚外侧有两侧对称或不对称点片状长 T1、长 T2 信号,边界不清;双侧内囊后支对称点片状长 T1、长 T2 信号。

二、癫痫持续状态

癫痫持续状态是严重的神经科急症,是指每次全身性强直阵挛发作持续 5 分钟以上,或 2 次以上发作,发作间期意识未能完全恢复。可分为 3 个阶段:全身强直 - 阵挛性发作(GTC)发作超过 5 分钟,为第一阶段;发作后 20~40 分钟属于第二阶段;发作后大于 40 分钟进入第三阶段,属难治性癫痫持续状态。长时间癫痫发作,如不及时治疗,可因高热、颅高压、神经元兴奋性损伤导致不可逆的脑损伤。各种癫痫发作均可发生持续状态,临床以强直阵挛持续状态最常见。全身性发作的癫痫持续状态常伴有不同程度的意识、运动障碍,严重者更有脑水肿和颅高压表现。常规 EEG、视频 EEG 可显示尖波、棘波、尖慢波、棘慢波等癫痫性波型,有助于确诊。

56.8 中　　毒

中毒性脑病是毒物引起的中枢神经系统器质性病变或功能性异常,可出现多种脑病的临床表现。脑病理变化有弥漫性充血、水肿,点状出血,神经细胞变性、坏死,神经纤维脱髓鞘。引起中毒性脑病的毒物有很多,他们的致病机制有差异,因此各种中毒性脑病患者的临床表现、辅助检查结果及治疗等有相同之处,也有不同之处。

一、金属及其化合物中毒

如铅、四乙基铅、汞、铊、锰、三烷基锡等,具有神经毒性,有研究认为,汞对神经系统的损害是从大脑皮质高位开始,然后逐渐发展到皮质下神经节等,最后影响到周围神经。汞进入脑内可通过引起细胞膜钠—钾离子泵功能障碍及血脑屏障功能障碍而引起脑水肿,脑水肿是急性中毒性脑病的主要病理改变。

二、有机溶剂中毒

如汽油、苯、甲苯、二硫化碳、三氯乙烯、甲醇、乙醇、氯乙醇、四氯化碳、二氯乙烷等。有机溶剂可通过呼吸道、皮肤和消化道等途径进入人体,其中呼吸道吸入最为主要;毒物进入人体后,可以对人体各部位如神经、血液、肝、肾等产生一定的影响,严重者会导致中毒;有机溶剂对神经元的损害可能是脑水肿形成的机制之一,对神经胶质细胞的毒作用表现较早,且较严重。它引起的急性中毒可引起脑皮质的含水量增多,进而引起脑水肿。并且这种作用脱离接触后,脑水肿仍继续发展。

三、窒息性气体中毒

如一氧化碳、硫化氢、氰化物等。一氧化碳中毒后主要引起机体缺氧,可引起机体多系统损害,以中枢神经系统最为敏感。急性中毒后经急救治疗意识障碍恢复后,经 2~60 天"假愈期",又出现以脑病的神经精神症状为主,伴有伴有学习记忆障碍、锥体及锥体外系功能障碍的迟发性脑病临床症状,称为急性 CO 中毒迟发性脑病。

四、农药中毒

如有机磷酸酯类、氨基甲酸酯类、拟除虫菊酯类、溴甲烷、氟乙酰胺、四次甲基二砜四胺(毒鼠强)等。有机磷中毒其发病机制为中枢神经系统大量乙酰胆碱积聚,影响中枢神经系统之间的冲动传导,使中枢神经功能失调,早期出现兴奋症状,继而出现抑制,尤其脑干网状结构功能受损而出现意识障碍。在有机磷中毒急性期的脑病理改变主要表现为脑及软脑膜的充血,水肿,脑内小血管周围有渗出性出血,脑细胞肿胀,胞核溶解。损害主要在丘脑、中脑和延髓。脑水肿主要是中毒后脑组织能量代谢障碍,细胞膜通透性改变,细胞内钠离子增加致渗透压增高,液体进入细胞内,而出现细胞内水肿。临床上出现神经精神症状。

五、成瘾性物质中毒

如海洛因、酒精。海洛因中毒性脑病多于戒毒后发病,可能是在戒毒过程中某些因素影响了阿片受体的构型,进而影响了阿片系统的功能。当戒毒后,神经组织代谢中所依赖的物质消失,出现代谢障碍、细胞水肿、神经纤维脱髓鞘等病理变化。慢性酒精中毒性脑病是长期大量饮酒引起的神经系统严重损害而出现的一组病症。

辅助检查,中毒性脑病患者脑电图多有异常表现,但缺乏特异性。脑影像学检查可清楚地显示急性中毒性脑病时的脑水肿,但 CT 和 MRI 虽能发现脑白质及神经核团的变性和坏死改变,但各种中毒性脑病的这些改变大都不具有特异性。氰化物中毒后出现肌张力不全及帕金森综合征时,CT 及 MRI 皆见基底核、小脑和大脑皮质的局限病变和脑萎缩;一氧化碳中毒出现迟发脑病临床症状约两周后,CT 及 MRI 多可发现大脑皮质下白质及苍白球损害,后期并见脑室系统扩大。CT 和 MRI 虽能发现脑白质及神经核团的变性和坏死改变,但各种中毒性脑病的这些改变大都不具有特异性,只是小脑齿状核的改变仅见于海洛因中毒患者。

56.9 其　　他

一、特发性颅内高压

特发性颅内高压主要见于女性,与肥胖密切相关。据报道,在 2002—2014 年,该病按年龄和性别调整的年总发病率逐渐增加,已达到了 2.4 人 /10 万人口。颅内压升高、没有脑积水或占位性病变、脑脊液(CSF)成分正常、没有发现潜在病因等,是诊断的公认标准。大多数特发性颅内高压患者就诊时,存在发作程度和频率进行性加重的头痛。其头痛表型具有高度差异,且可能类似于其他原发性头痛疾病。患者的其他症状可包括短暂的视力暗淡(单侧或双侧视力变暗,通常持续几秒钟)、脉搏性耳鸣、背痛、头晕、颈痛、视物模糊、认知障碍、根性疼痛和典型的水平复视等。但所有这些都不是特发性颅内高压的独有表现。特发性颅内高压的诊断标准:视盘水肿、神经系统体格检查正常(第Ⅵ对脑神经除外)、影像学显示脑实质正常(无脑积水、占位、结构性病变或脑膜增强)、可完全排除颅内静脉窦血栓形成、脑脊液检测正常、颅内压超过 250mmH$_2$O。如无视盘水肿,则需加上单侧或双侧第Ⅵ对脑神经麻痹。

二、高血压脑病

高血压脑病是指因急性肾炎、妊高征或恶性高血压等原因引起的血压骤然急剧升高所致的一种短暂性急性全面脑功能障碍综合征,一般血压突升至 180/120mmHg 时即可发病,其机制至今尚不清楚。病理改变主要是广泛性脑水肿、脑小动脉壁纤维素样坏死、点状淤血或大量出血。主要临床表现为头痛、呕吐、黑矇、烦躁、意识模糊、嗜睡、视物模糊和癫痫发作,如血压控制良好,症状可在数分钟至数日缓解,否则可导致昏迷甚至死亡。

三、肝性脑病

肝性脑病(HE)是一种由于急、慢性肝功能严重障碍或各种门静脉体循环分流异常所致的,以代谢紊乱为基础的神经精神异常综合征。以中枢神经系统功能失调和代谢紊乱为特点,以智力减退、意识障碍、神经系统体征及肝损害为主要临床表现,一般分为急性和慢性两大类,其中急性肝性脑病常发生于急性肝功能衰竭患者因急性大量肝细胞坏死、病情较重而常无明显诱因就可很快进入昏迷状态;而慢性肝性脑病多见于各种肝硬化和门体分流术后,常见诱发原因有上消化道大出血、大量利尿或放腹水、高蛋白饮食、氮质血症、镇静催眠药、感染和缺氧、外科手术、麻醉、便秘或尿毒症等。临床可分为四期:一期(前驱期),轻度性格改变和行为失常;二期(昏迷前期),以意识错乱、睡眠障碍、行为失常为主;三期(昏睡期),以昏睡和精神错乱为主,各种神经体征持续或加重,大部分时间患者呈昏睡状态,但可以唤醒。醒时尚可应答问话,但常有神志不清和幻觉。扑翼样震颤仍可引出;四期(昏迷期),神志完全丧失,不能唤醒。浅昏迷时,对痛刺激和不适体位尚有反应,腱反射和肌张力仍亢进;由于患者不能合作,扑翼样震颤无法引出。深昏迷时,各种反射消失。肌张力降低,瞳孔常散大,可出现阵发性惊厥、踝阵挛和换气过度。脑电图明显异常。

四、水中毒脑病

水中毒即机体细胞内、外液由于人为的或病理的积贮了过多水分,超过与正常电解质的比例关系,从而引起一系列临床病理症状。如不及时处理纠正,可发生致命的脑水肿,引发水中毒脑病。常见病因有①肾性因素,如急性肾衰竭的少尿期、无尿期,如果不限制水的摄入量,体内水分积聚过多,就容易发生水中毒。②抗利尿激素分泌过多,如应激状态、内分泌疾患、药物作用(吗啡、哌替啶等)等。③重度缺钠,由于水、钠过滤减少、近端肾小管对水、钠的吸收能力增强,水排出减少,当继续输入不含电解质溶液时,即可引起水中毒。急性水中毒多起病急骤,常以神经、精神症状为突出表现,明显乏力、头痛、感觉功能的抑制和障碍,意识淡漠或混乱不清,甚至精神失常。嗜睡、躁动可以交替出现。重症可以发生抽搐、癫痫样发作,以至陷入昏迷。

五、中暑

中暑,是人体在高温和热辐射的长时间作用下,机体体温调节出现障碍,水、电解质代谢紊乱及神经系统功能损害症状的总称,是热平衡机能紊乱而发生的一种急症。

重度中暑出现嗜睡、昏迷、面色潮红、皮肤干热、无汗、呼吸急促、心率增快、血压下降、高热、体温可超过40℃。日射病表现为强烈的阳光照射头部,造成颅内温度增高,出血剧烈头痛、头晕、视物模糊、恶心呕吐、耳鸣、烦躁不安、意识障碍、重者发生昏迷,体温可轻度增高。

(陈 玲 周鸿雁)

参考文献

[1] 中华医学会神经病学分会,中国自身免疫性脑炎诊治专家共识,中华神经科杂志,2017, 50 (2): 91-98

[2] 中华神经外科学会神经创伤专业组,中国颅脑创伤去骨瓣减压术专家共识(2015),中华神经创伤外科电子杂志2015, 1 (2): 6-8.

[3] Idiopathic intracranial hypertension: consensus guidelines on management. Journal of neurology, neurosurgery, and psychiatry, 2018, 89 (10): 1088-1100.

[4] DYKEN PR. Neuroprogressive disease of post—infectious origin: a review of a resurging subacute sclerosing panencephalitis (SSPE). Ment Retard Dev Disabil Res Rev, 2001, 7 (3): 217-225.

[5] Ferenci P, et al. Hepatic encephalopathy—definition, nomenclature, diagnosis, and quantification: final report of the working party at the 11th World Congresses of Gastroenter-ology, Vienna, 1998. Hepatology, 2002, 35 (3): 716-721.

[6] YARED Z, CHIASSON JL. Ketoacidosis and the hyperosmolar hyperglycemic state in adult diabetic patients. Diagnosis and treatment. Minerva Med, 2003, 94 (6): 409-418.

[7] MORITZ ML, AYUS JC. New aspects in the pathogenesis, prevention, and treatment of hyponatremic encephalopathy in children. Pediatr Nephrol, 2010, 25 (7): 1225-1238.

[8] SUNGUR M, GÜVEN M. Intensive care management of organophosphate insecticide poisoning. Crit Care, 2001, 5 (4): 211-215.

[9] MENDELOW AD, et al. Early surgery versus initial conservative treatment in patients with spontaneous supratentorial intracerebral haematomas in the International Surgical Trial in Intracerebral Haemorrhage (STICH): a randomised trial. Lancet, 2005, 365 (9457): 387-397.

索　引

索引

索引

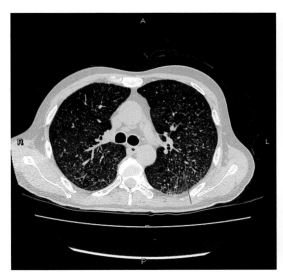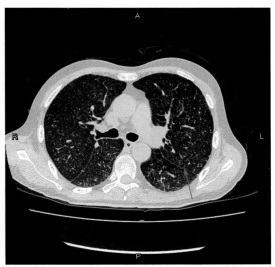

图 9-1　粪类圆线虫在肺中表现为弥漫点状粟粒状病灶

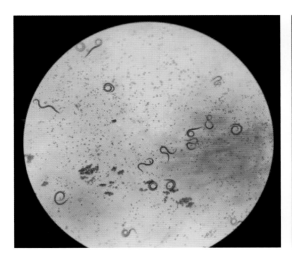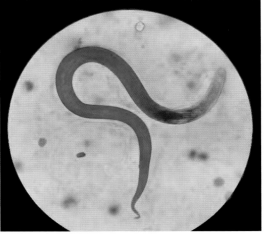

图 9-2　痰中粪类圆线虫

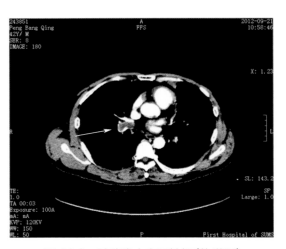

图 10-2　肺动脉内充盈缺损（轨道征）

1

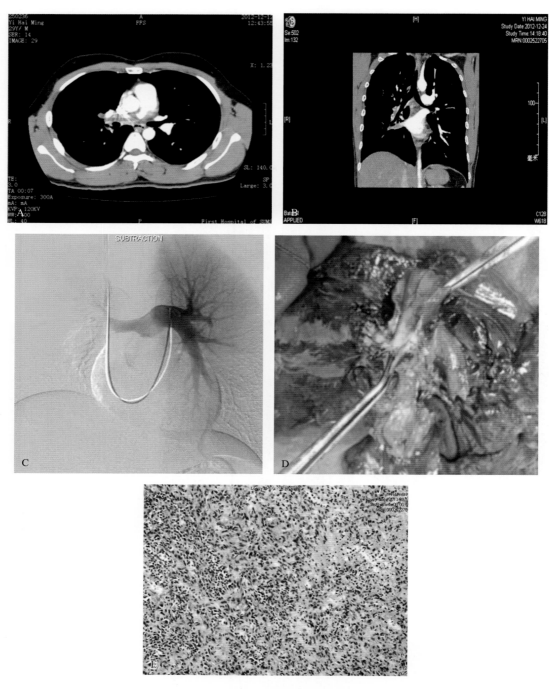

图 10-4　原发性肺动脉肉瘤病例

A、B. 右肺动脉主干,右肺上、中、下叶动脉及其分支栓塞并动脉瘤样扩张。C. 肺动脉造影＋测压,肺动脉造影示右肺动脉主干充盈缺损,右肺中、下叶动脉闭塞,肺动脉干压力 35/17(26)mmHg,右肺动脉压 37/16(26)mmHg,右室压 21mmHg,右房压 7mmHg,上腔静脉压 7mmHg。D. 标本肉眼所见,肺动脉主干远端、中间段肺动脉及中叶肺动脉内鱼肉样肿物。右肺动脉主干狭窄,腔内灰黄色肿物向上、中、下叶分支延伸,可见坏死。E. 病理及免疫组化:(右肺动脉)肿瘤细胞显著异型性,核仁明显,部分细胞质丰富,呈上皮样,部分呈梭形。富含血管。可见坏死。肿瘤浸润血管壁。右中肺可见梗死。肺动脉断端可见血栓形成,伴机化。淋巴结可见癌转移:(肺门)淋巴结 2/2。染色结果:CK(－)\VEMENTIN(＋)\CD34(－)\CD31(－)\Factor Ⅷ(－)\DESMIN(－)\SMA(－)\S100(－)\MELANA(－)(部分＋)\EMA(－)\LCA(－)\CALRETININ(－)\MC(－)\CD99(＋)\CK7(－)\CK19(－)\CD117(少量弱＋)\D2-40(－)\BCL2(部分＋);(12\25\26\27\30)ELASTIC(＋)。(右肺动脉)恶性间叶肿瘤(3 级),结合免疫表型,考虑为内膜肉瘤。

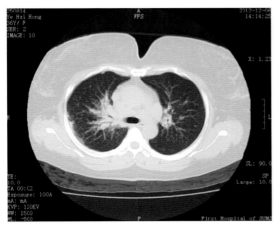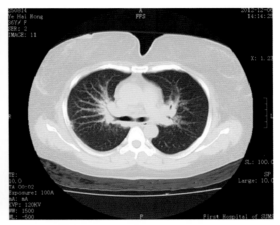

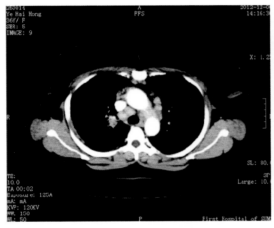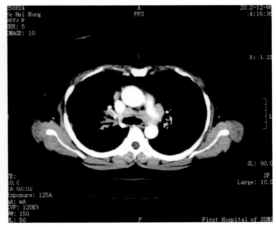

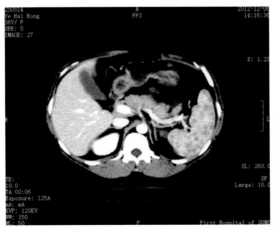

图 10-5　结节病患者在肺、纵隔、脾、腹膜后影像学表现

双肺弥漫分布 1~2mm 大小不一斑点状影,边缘不清。双侧肺门及纵隔内见多数大小不等淋巴结影,最大者约 14mm,部分融合,以右侧肺门显著,未见钙化。双肺见支气管壁增厚,由肺门向外周放射分布,周围肺实质见粟粒状小结节。脾多发低密度结节,腹膜后淋巴结肿大。

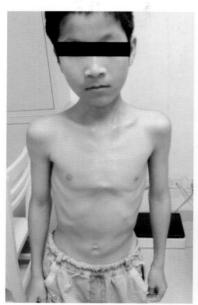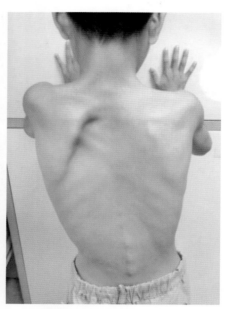

图 52-2　晚发型庞贝病患者

以躯干肌及呼吸肌受累为特征表现,出现躯干肌无力、萎缩、脊柱弯曲等。